プライマリケアに活かす

臨床耳鼻咽喉科学

元東京慈恵会医科大学耳鼻咽喉科助教授

白幡 雄一

中山書店

Texbook of Clinical Otolaryngology
Yuji Shirahata
Published by Nakayama Shoten Co.,Ltd.
Copyright @ Yuji Shirahata 2018
ISBN 978-4-521-74599-2

序　文

　耳鼻咽喉科学の対象となる耳，鼻副鼻腔，咽頭，喉頭という器官は，それが頭頸部に位置するというだけであって，解剖学的にも，生理学的にもまったく異なっている．しかし，それらの器官のうち，中耳，鼻・副鼻腔，咽頭，喉頭は同じ発生源を持つ粘膜によっておおわれている．したがって，そこにみられる炎症には共通の傾向があって，一つの学問領域をなす要因の一つである．一方，はたらきの面からみると耳の機能は聴覚と平衡覚，鼻のそれは呼吸と嗅覚，口腔のそれは咀嚼と味覚，咽頭のそれは呼吸と食物の通路，喉頭のそれは呼吸と嚥下，発声である．最後の発声には制御器官としての耳が，構音器官としては咽頭，鼻腔が関与するほか，口腔が重要な役割を演じている．その感覚は神経によって中枢へ伝えられ，吸呼気は気管に，食物は食道に入っていく．すなわち，耳鼻咽喉科学は，人間が生存するために欠かせない呼吸と食物摂取の門戸を扱う学問であり，また人間が人間らしく生きるために重要な多くの感覚器を研究と診療の対象としている．高齢化を迎えた今日の時代，人間が文化的で健康な生活を営む上で良好な感覚，呼吸，飲食物の摂食が必要不可欠であるかぎり耳鼻咽喉科学は今後さらに重要性を増していく学問の領域である．

　現在，耳鼻咽喉科の専門領域の学問体系は，外科領域としての耳鼻咽喉科学と，内科領域としての耳鼻咽喉科学に大別できる．しかし臨床の実際面において，これらの体系は，耳科学・聴覚医学，平衡医学，鼻科学，口腔・咽頭科学，音声・言語医学，気管・食道科学，頭頸部腫瘍学に細分化され，同じ外科領域としても，鼻科学，耳科学，口腔咽頭科学，喉頭科学，頭頸部外科学などの専門領域を形成している．これは耳鼻咽喉科領域内の臓器別学問体系であるが，これとは別に複数の病気を抱える高齢者が増加していることもあり，現在の医療環境下の臨床面では，これらの臓器の集合体としての耳鼻咽喉科領域のみならず境界領域の疾患にも対応できる総合的な耳鼻咽喉科学を考慮する必要がある．

　新たな新専門医制度が2018年度から始まった．新専門医制度では，基本的な診療科目領域の特定の臓器や疾患に限定することなく，幅広い視野で患者を診る新しい専門医の概念が導入された．そして，基本領域に総合医という診療科目が加わった．これからプライマリケアに携わる耳鼻咽喉科医は専門的知識をよりブラッシュアップすることは言うに及ばず，またよく経験する周辺領域や関連領域疾患の新しい概念や診断・治療法にも目を向け，新しい知識を常に得ておく必要がある．そして，総合医にも頼りにされる耳鼻咽喉科・頭頸部外科領域の super specialist としての耳鼻咽喉科の存在意義を自ら涵養する必要がある．

　現在，耳鼻咽喉科を開業した専門医の多くは病院から独立して開業し，地域のプライマリケアを独学で習得し，そのまま耳鼻咽喉科領域のプライマリケアを担っている．その専門医の多くはプライマリケアの専門訓練を受けてはいない．近年，巷では「家庭医構想」「総合医」構想，「総合診療医」育成など，多くの議論がなされた．「プライマリケア医」「かかりつけ医」とは，「なんでも相談できる上，最新の医療情報を熟知して，必要な時には専門医療機関を紹介でき，身近で頼りになる地域医療，保健，福祉を担う総合的な能力を有する医師」

である．しかし，これまでの耳鼻咽喉科医はそもそも伝統的な耳鼻咽喉科という在野におい
て自らが家庭医，総合医，総合診療医の役割の一端を果たしてきたという自負があった．いま，新専門医制度の発足にあたり，これからは耳鼻咽喉科開業医には従前にも増して一層の
「かかりつけ医機能」の向上に努めることが求められるようになる．しかも医学の進歩に後れ
てはならない．

　常に進歩する医学的知識と医療技術を習得するには，医師は自律的な生涯教育
（professional autonomy）が不可欠である．そのためには，さまざまな研修機会を捉えた自
己研鑽が必要である．情報過多なこの時代は，新しい情報を盛り込み，しかも診療の質を落
とさずに学習の効率をあげるよい耳鼻咽喉科専門書が求められる．しかも，それは他科の医
師や，医学生・研修医にもわかりやすい専門書である．わたしは東京慈恵会医科大学耳鼻咽
喉科学教室に在籍して50年この方，かつては東京慈恵会医科大学耳鼻咽喉科故高橋良教授か
ら鼻科学を，本多芳男名誉教授から耳科学を，瀧野賢一客員教授から気管食道学の薫陶を受
けた．その時々に得た貴重な経験，知識をもとにこのたびここに『プライマリケアに活かす
臨床耳鼻咽喉科学』を上梓することができた．この本では耳鼻咽喉科医だけでなく専門外の
第三者が読んでも合理的な思考ができ，耳鼻咽喉科医が耳鼻咽喉科周辺領域疾患のさまざま
な臨床上の疑問にも答えられるよう，近年の耳鼻咽喉科学の進歩を俯瞰し，耳鼻咽喉科専門
医が知ってほしい医学知識のできるだけ平易な解説に努めた．

　出版に当たっては中山書店梅原真紀子氏の大変心強いご支援を受けた．ここに深甚なる感
謝の気持ちを捧げます．

2018年5月

元東京慈恵会医科大学耳鼻咽喉科助教授
新小岩耳鼻科クリニック院長
　白幡　雄一

目 次

▶ 序　文　　　　　　　　　　　　　i
▶ 目　次　　　　　　　　　　　　　iii
▶ 口　絵　　　　　　　　　　　　　xxiv

第Ⅰ部　耳科学

A 聴器　　　　　　　　　　　　　2
Ⅰ 耳の構造・聴力検査　　　　　　　2
第1章　耳の構造と機能　　　　　2
1 中耳・内耳の発生について　　　　2
　1）中耳の発生　　　　　　　　　2
　2）内耳の発生　　　　　　　　　2
2 耳の解剖とはたらきについて　　　2
　1）外耳　　　　　　　　　　　　2
　2）中耳　　　　　　　　　　　　3
　3）内耳　　　　　　　　　　　　7
第2章　耳の徴候　　　　　　　　9
1 難聴　　　　　　　　　　　　　9
　1）物理現象としての音のもつ意味　9
　2）聞こえの仕組み　　　　　　　10
第3章　聴覚の検査　　　　　　　11
1 純音閾値検査　　　　　　　　　11
　1）気導オージオメトリー　　　　11
　2）骨導オージオメトリー　　　　11
　3）オージオグラムの記載法　　　11
2 聴力障害の分類と難聴の程度　　　11
　1）聴覚の過敏現象は内耳性難聴の特
　　　徴　　　　　　　　　　　　13
　2）補充現象の検査　　　　　　　13
　3）後迷路障害の検査　　　　　　14
　4）電気生理学的検査法　　　　　16
第4章　スクリーニング聴力検査　19
1 選別聴力検査　　　　　　　　　19
2 音叉による検査　　　　　　　　19
3 詐病の取り扱い　　　　　　　　20
　1）注意点　　　　　　　　　　20
　2）詐聴検査　　　　　　　　　21
第5章　子どもの聴力検査　　　　21
1 新生児聴覚スクリーニング　　　21
　1）出生施設での初回スクリーニング
　　　natus-ALGO 2 e（簡易型聴覚検
　　　査機器）を用いた聴力検査　　22
　2）新生児，乳幼児の検査　　　　22
　3）1〜3歳児の検査　　　　　　23
　4）3〜5歳児の検査　　　　　　24
　5）6歳児以上の検査　　　　　　24

第6章　耳管機能検査　　　　　　24
1 圧平衡能を調べる方法　　　　　24
　1）加圧・減圧耳管機能検査法
　　　（ID test）　　　　　　　　25
　2）耳管鼓室気流動体検査法（TTAG）25
2 音響耳管検査法（音響法）　　　　25
3 耳管の排泄機能検査法　　　　　26
4 ティンパノメトリー（インピーダンス
　法：鼓膜・中耳インピーダンス検査）26
　1）原理　　　　　　　　　　　26
　2）診断法　　　　　　　　　　26
5 アブミ骨筋反射（耳小骨筋反射）　26
　1）原理　　　　　　　　　　　26
　2）測定方法　　　　　　　　　27
第7章　耳鳴　　　　　　　　　　27
1 耳鳴の定義：耳鳴は難聴の裏返し？27
2 分類：自覚的耳鳴と他覚的耳鳴　28
3 成因：末梢説と中枢説　　　　　28
4 中枢の関与：嵐を呼ぶ耳鳴？　　29
5 耳鳴の性質，特徴　　　　　　　30
6 耳鳴の検査　　　　　　　　　　30
　1）概要　　　　　　　　　　　30
　2）検査法　　　　　　　　　　31
7 診断　　　　　　　　　　　　　31
8 治療　　　　　　　　　　　　　32
　1）薬物治療　　　　　　　　　33
　2）キシロカイン®内耳麻酔　　　33
　3）キシロカイン®静注　　　　　33
　4）星状神経節ブロック　　　　　33
　5）鼓室内薬物注入（鼓室内ステロイ
　　　ド鼓室内注入療法）　　　　33
　6）音響療法，マスカー療法　　　33
　7）心理療法（カウンセリング）：TRT
　　　（認知行動療法）　　　　　　34
　8）補聴器の有用性　　　　　　35
第8章　耳閉感　　　　　　　　　35

Ⅱ 内耳・後迷路疾患　　　　　　　　37
第1章　神経性難聴　　　　　　　37
1 音響によって引き起こされる聴覚障害　37
　1）急激に難聴が発症する場合　　37
　2）徐々に難聴が発症する場合　　38
2 病理　　　　　　　　　　　　　39
3 病因　　　　　　　　　　　　　39
4 診断　　　　　　　　　　　　　40
5 治療・予防　　　　　　　　　　41

第2章　乳幼児の難聴　41
1 一側性か両側性かは早期に発見　41
  1）一側聾　41
  2）両側聾　41
2 診断　42
3 治療　42
4 遺伝性難聴　42
  1）遺伝性難聴の分類　43
  2）遺伝子診断　43
  3）日本人に多い遺伝性難聴　44
  4）ミトコンドリア性感音難聴（ミトコンドリア遺伝子変異）　45
  5）症候性難聴（症候群性遺伝性難聴）　46
  6）治療と遺伝カウンセリング　48
5 内耳奇形　48
  1）前庭水管拡大症候群（LVAS），前庭水管拡大症（EVA）　48
  2）蝸牛奇形　49

第3章　糖尿病による難聴　50

第4章　聴器毒性薬物による蝸牛障害　51
1 特徴　51
2 病理　51

第5章　ウイルス・細菌感染による難聴　52
1 概論　52
  1）病理　52
  2）ウイルス性感音難聴の診断法　53
2 ウイルス，細菌感染にみる胎生期難聴　53
  1）先天性風疹症候群（CRS）　53
  2）先天梅毒　54
  3）先天性サイトメガロウイルス（CMV）感染症　54
3 ウイルス感染による後天性難聴　55
  1）髄膜炎，脳炎　55
  2）ムンプス難聴　56
  3）麻疹ウイルスによる難聴　56
  4）水痘帯状疱疹ウイルス（VZV）による難聴　57

第6章　小児心因性難聴　57
1 病因　57
2 原因　57
3 診断　57
4 治療　58

第7章　加齢性難聴　58
1 高齢者と聴力　58
  1）病理　59
  2）加齢性難聴の聞こえ　59
  3）加齢性難聴の進行や予防に関するアドバイス　60
  4）補聴器対策　61

第8章　中枢性聴覚障害　62
1 聴皮質・聴放線障害　62
  1）両側性損傷の場合　62
  2）片側性障害の場合　63
2 脳幹：中脳障害による聴覚障害　63
3 聴覚情報処理障害（APD）　63

第9章　補聴器　63
1 補聴器の現状　63
2 補聴器の適応と限界　64
3 どのような補聴器を選ぶか（補聴器の機能と種類）　65
4 補聴器の適合について　66
  1）補聴器診療システムについて　66
  2）フィッティング（補聴器の適用）の実際　67
  3）補聴器適合性の問題点　69
  4）補聴器装用により聞き取りが改善しているかどうか　70
  5）補聴器装用後の問題点　71
  6）補聴器適応患者の不満に対する耳鼻咽喉科医の対処法　72
  7）補聴器の両耳装用の問題と使用例　72
  8）補聴器を巡る法律的な問題　73

第10章　人工聴覚器　74
1 骨導補聴器：人工中耳と埋め込み型補聴器（IHA）　74
  1）人工中耳（VSB）　74
  2）埋め込み型骨導補聴器（BAHA）　74
2 人工内耳　75
  1）人工内耳の原理　75
  2）人工内耳の音声処理コード化法の原理　76
  3）人工内耳の適応と利得　77
  4）人工内耳医療の利得　78
  5）リハビリテーション　79
  6）人工内耳の展望　80

第11章　急性感音難聴と突発性難聴　81
1 突発性難聴（SD）　81
  1）病理・病因　81
  2）診断　81
  3）原因：ウイルス感染説と血液循環不全説　82
  4）治療　83
  5）予後　84
2 急性低音障害型感音難聴（ALHL；低音障害型突発難聴）　85
  1）定義・疫学　85
  2）特徴ある所見　85
  3）診断　85
  4）鑑別疾患　85

5）病因・病態 85
6）治療 86
3 外リンパ瘻（内耳窓破裂症, 髄液瘻） 86
1）原因・頻度 86
2）診断 86
3）治療 87
4）予後 87
4 特発性髄液耳漏 87
1）病態 87
2）診断 87
5 脳脊髄液減少症（低髄液圧症候群） 87
1）病理・病態 87
2）診断 88
3）治療 88
6 ステロイド依存性感音難聴（自己免疫性感音難聴） 88
1）病態 88
2）内耳症状 88
3）治療 88
7 特発性両側性感音難聴 89

Ⅲ 外耳疾患 90
第1章　異物症 90
1 耳垢栓塞 90
1）疫学 90
2）治療 90
3）どれくらいの頻度で耳掃除をしたらよいか 91
2 外耳道異物 91
第2章　外耳の奇形・変形 91
1 小耳症（外耳道閉鎖症） 92
1）病因 92
2）病態 92
3）治療 93
2 先天性外耳道閉鎖症 93
3 耳介の奇形 94
1）副耳（軟骨母斑） 94
2）埋没耳（袋耳, 折れ耳） 94
3）立ち耳 94
4）スタール耳 94
4 外耳道の変形（後天的なもの） 94
1）サーファーズイヤー（外耳道外骨腫） 94
2）後天性外耳道閉鎖症（外耳道深部線維性閉鎖症） 95
第3章　外耳の外傷 95
1 耳介血腫 95
1）成因と病変部位 95
2）治療法のポイント 96
2 外傷性鼓膜穿孔 96

1）分類 96
2）病理 96
3）症状 96
4）治療 96
3 外傷性耳小骨離断 97
4 外耳道骨折 97
第4章　側頭骨の外傷 97
1 側頭骨骨折 97
1）分類 97
2）診断 98
3）治療 98
第5章　耳介・外耳道の炎症 98
1 反復性多発性軟骨炎（RP） 98
1）病因・診断 98
2）診断 98
3）治療・予後 99
2 外耳道炎 99
1）分類 99
2）診断 99
3）治療 99
3 悪性外耳道炎（壊死性外耳道炎） 100
1）病態 100
2）治療 100
4 外耳の脂漏性皮膚炎 101
1）病理 101
2）治療 101
5 外耳道真珠腫 101
1）病理 101
2）病因 101
3）臨床症状・局所所見 101
4）治療 101
6 閉塞性角化症 101
7 外耳道真菌症 102
1）疫学 102
2）診断・治療 102
8 外耳道皮膚瘙痒症 102
1）診断 102
2）治療 102
9 感染性アテローム 102

Ⅳ 中耳疾患 103
第1章　中耳奇形 103
1 耳小骨奇形 103
1）分類 103
2）病理 103
3）診断 103
4）治療 104
第2章　中耳の代謝異常 105
1 耳硬化症 105
1）病態 105

vi　目次

2）症候	105
3）治療	106
2 骨ページェット病	106

第3章　耳管の病気　107
1 耳管疾患　107
　1）耳管狭窄症　107
　2）耳管開放症　108
　3）気圧性中耳炎　110

第4章　中耳炎　112
1 概説　112
2 病理　113
3 急性中耳炎　113
　1）疫学　113
　2）中耳炎の発症因子　113
　3）急性化膿性中耳炎の起炎菌　114
　4）中耳炎の徴候と診断　115
　5）反復性中耳炎　116
　6）治療　117
　7）特殊な急性中耳炎　121
4 小児滲出性中耳炎　124
　1）定義　124
　2）疫学　124
　3）病因・病態　125
　4）滲出性中耳炎罹患遷延化の危険因
　　子　125
　5）小児滲出性中耳炎における副鼻腔
　　炎，鼻アレルギーの役割　126
　6）滲出性中耳炎の症状　126
　7）診断　127
　8）治療　128
　9）予後と後遺症　130
5 癒着性中耳炎　130
　1）病態　130
　2）治療　131
6 中耳コレステリン肉芽腫　131
　1）病理　131
　2）治療　131
7 慢性化膿性中耳炎　132
　1）病理　132
　2）起炎菌　132
　3）薬物療法　132
　4）慢性中耳炎と聴力　132
　5）鼓室形成術　133
8 鼓室硬化症　134
　1）病理　134
　2）診断　135
　3）治療　135
9 真珠腫性中耳炎（中耳真珠腫）　135
　1）病因　135
　2）分類　135

3）病態	135
4）先天性真珠腫とは	136
5）真珠腫の病態の把握と診断	137
6）治療	138

第5章　耳疾患による合併症　141
1 頭蓋内合併症　141
　1）髄膜炎　141
　2）脳膿瘍　142
2 耳合併症　143
　1）迷路瘻孔　143
　2）錐体尖病変　143
　3）Bezold 膿瘍　144

第6章　耳の腫瘍　144
1 中耳傍神経節腫瘍（側頭骨グロームス
　腫瘍）　144
　1）分類　144
　2）症状・診断　144
　3）治療　145
2 聴器癌　145
　1）原発性聴器癌　145
　2）特殊な腺様嚢胞癌　146
　3）悪性腫瘍の側頭骨転移　146

B 平衡器　148
| **構造・機能・検査・治療**　148
第1章　身体平衡の生理と解剖　148
1 平衡機能とその異常　148
2 身体の平衡機能に果たす内耳の役割　149
3 バランスの取れた姿勢保持　149
4 立ち直り反射　150
5 平衡器官の構造と役割　150
　1）半規管　151
　2）耳石器　152
　3）内リンパ管と内リンパ嚢　152
　4）前庭の動脈　152
　5）脳動脈　153
　6）前庭神経核　153
　7）小脳　154
　8）大脳皮質　154

第2章　めまいと平衡障害　155
1 平衡障害と加齢変化　155
2 めまいの内容　155

第3章　めまいの診断　155
1 めまいの診断における留意点　155
2 めまい患者の初期診察　156
　1）めまい患者の問診　156
　2）めまいの性質について，回転性か
　　非回転性か　157
　3）めまいの起こり方（誘因）と経過
　　（持続時間）について　158

3 めまいの随伴症状について―プライマ
　　　リケアにおける中枢性，末梢性めまい
　　　の鑑別に重要　　　　　　　　　160
　　　1）聴神経症状（耳鳴，難聴，耳閉感
　　　　　など）：主に末梢前庭系の障害でみ
　　　　　られる　　　　　　　　　　160
　　　2）中枢神経症状（頭痛，手足のしび
　　　　　れや脱力感，舌のもつれ，複視，
　　　　　嚥下障害，顔面神経麻痺，意識障
　　　　　害）　　　　　　　　　　　160
　　　3）自律神経症状　　　　　　　162
　　　4）全身的要因　　　　　　　　162
　　　5）既往歴　　　　　　　　　　162
第4章　めまいの検査　　　　　　　163
　1 めまいの診断に必要な検査と注意点　163
　2 一次平衡機能検査　　　　　　　　164
　　　1）平衡機能検査　　　　　　　164
　　　2）眼球運動検査　　　　　　　166
　　　3）自覚症状と他覚所見との関連　170
　3 二次平衡機能検査　　　　　　　　170
　　　1）ENG（electronystagmogram）
　　　　　検査　　　　　　　　　　170
　　　2）視運動性眼振検査（OKN）　171
　　　3）温度刺激検査　　　　　　　171
　　　4）前庭性頸筋電位検査（VEMP，前
　　　　　庭誘発筋電図）　　　　　　172
　　　5）重心動揺検査　　　　　　　173
　4 めまい診断に必要な聴覚検査　　　174
　5 画像検査　　　　　　　　　　　　174
第5章　めまいの治療　　　　　　　175
　1 急性のめまい　　　　　　　　　　175
　2 慢性のめまい　　　　　　　　　　176
　3 中枢性めまい　　　　　　　　　　177
　　　1）急性期：急性期めまいの治療　177
　　　2）間欠期：椎骨脳底動脈循環を改善
　　　　　するための治療　　　　　　177
　　　3）原因となる疾患に対する治療　178
　4 リハビリテーション　　　　　　　178
　　　1）めまいの代償機能　　　　　178
　　　2）長く続く体動時のふらつきの診断178
　　　3）平衡訓練リハビリテーション　179

Ⅱ 平衡障害　　　　　　　　　　　　　181
第1章　高齢者のめまい・ふらつき　181
　1 疫学　　　　　　　　　　　　　　181
　2 病因　　　　　　　　　　　　　　182
　3 病理・病態　　　　　　　　　　　183
　4 合併症から見ためまいの診断　　　183
第2章　脳血管障害とめまい　　　　184
　1 内耳出血　　　　　　　　　　　　185

　2 内耳血流障害　　　　　　　　　　185
　3 椎骨脳底動脈循環不全（VBI）　　185
　　　1）病因・病態　　　　　　　　185
　　　2）症状　　　　　　　　　　　186
　　　3）診断　　　　　　　　　　　187
　　　4）治療　　　　　　　　　　　189
　　　5）予後　　　　　　　　　　　189
　4 解離性脳動脈瘤　　　　　　　　　189
　　　1）病態　　　　　　　　　　　189
　　　2）症状・診断　　　　　　　　190
　　　3）治療　　　　　　　　　　　190
　5 無症候性脳梗塞（ラクナ梗塞）　　191
　　　1）頻度　　　　　　　　　　　191
　　　2）病因　　　　　　　　　　　191
　　　3）ラクナ梗塞がもつ意味　　　191
　6 脳幹病変とめまい（延髄外側症候群
　　　「ワレンベルグ症候群」と橋下部外側
　　　症候群）　　　　　　　　　　　191
　　　1）病態　　　　　　　　　　　191
　　　2）後下小脳動脈域の梗塞　　　192
　　　3）前下小脳動脈域の梗塞　　　192
　7 小脳梗塞　　　　　　　　　　　　193
　　　1）病因・病態　　　　　　　　193
　　　2）画像診断　　　　　　　　　193
　　　3）症状・診断　　　　　　　　194
　　　4）治療・予後　　　　　　　　195
　8 小脳出血　　　　　　　　　　　　195
　　　1）症候　　　　　　　　　　　195
　　　2）診断　　　　　　　　　　　195
　9 神経血管圧迫症候群（NVCS）　　195
　　　1）病態　　　　　　　　　　　195
　　　2）症状・診断　　　　　　　　195
　　　3）治療　　　　　　　　　　　196
　10 脱髄性疾患　　　　　　　　　　196
　　　1）多発性硬化症　　　　　　　196
　　　2）ギラン・バレー症候群　　　196
　11 脊髄小脳失調症（SCA）　　　　197
　12 パーキンソン病（PD）　　　　　197
　13 Arnold-Chiari 奇形　　　　　　197
　14 頭部外傷とめまい　　　　　　　197
　15 シャイ・ドレージャー症候群　　198
第3章　頸性めまい　　　　　　　198
　1 概念　　　　　　　　　　　　　　198
　2 頸椎症でめまいが起こる機序　　　198
　3 診断　　　　　　　　　　　　　　198
　　　1）症状から　　　　　　　　　198
　　　2）X線検査から　　　　　　　198
　　　3）診療的診断から　　　　　　199
　4 治療　　　　　　　　　　　　　　199
　　　1）薬物療法　　　　　　　　　199

viii 目次

2) 持続牽引療法　199
3) 手術療法　199
4) 頸椎カラー着用　200

**第4章　内科的原因，眼科的原因による
めまい**　200

1 てんかん　200
2 不整脈・房室ブロック　200
3 血圧とめまい　200
　1) 降圧に伴うめまい（起立性低血
　　　圧）　200
　2) 高血圧そのものが原因であるめま
　　　い　201
4 薬物による前庭障害　201
　1) めまいをきたす薬物　201
　2) めまいの性状　201
　3) 診断　201
　4) 治療　202
5 眼疾患によるめまい　202

第5章　心因性めまい　202

1 分類　202
2 診断　202
3 心身症とめまい　203
4 自律神経とめまい　203
　1) 自律神経失調症によるめまい　203
　2) 神経原性起立性低血圧（OH）　204
　3) 小・中学生の起立性調節障害
　　　（OD）　206

第6章　小児のめまい　208

1 小児の平衡機能　208
2 小児のめまいの頻度　208
3 診断で注意すべき点　208
4 治療　209

第7章　耳疾患とめまい　209

1 聴力障害を伴わないめまい疾患　209
　1) 前庭神経炎（前庭ニューロン炎）　209
2 症状・検査所見　210
3 治療　210
4 鑑別診断　210
　1) 良性発作性頭位めまい（眩暈）症
　　　（BPPV）　210
　2) 悪性発作性中枢性頭位眩暈症
　　　（MPPV）　215
　3) 乗り物酔い（加速度病・動揺病）　215
　4) 宇宙空間での健康　216
　5) 地震酔い　216
　6) 治療ないし予防　216
5 聴力障害を伴うめまい疾患　217
　1) メニエール病（特発性内リンパ水
　　　腫）　217
　2) 遅発性内リンパ水腫（DEH）　226

3) 片頭痛関連めまい（MAV）　227
4) 上半規管裂隙症候群（SCDS）　227
6 炎症により起こるめまい　228
　1) 迷路周囲炎（内耳炎）　228
　2) 髄膜炎に合併する迷路炎　228
　3) ウイルス性迷路炎　229
　4) 迷路梅毒　229

第8章　腫瘍とめまい　229

1 聴神経腫瘍（AN）　229
　1) 疫学・病因・病理　229
　2) 症状　230
　3) 診断　230
　4) 鑑別すべき小脳橋角部病変　232
　5) 聴神経腫瘍の治療　232
　6) 神経線維腫症（NF）　234

C 顔面神経　236

I 顔面神経の解剖・概論　236
第1章　顔面神経の臨床解剖　236
第2章　顔面神経麻痺の病理　237
　1 病態　237
　2 麻痺の分類・頻度　237
第3章　顔面神経麻痺の診断　238
　1 顔面神経麻痺の程度・予後評価　239
　　1) 視診評価法　239
　　2) 電気生理学的検査法　240
　2 障害部位診断　241
　　1) 流涙検査（シルメル試験）　241
　　2) アブミ骨筋反射（SR）　241
　　3) 味覚検査　242
　　4) 画像検査（MRI）　242
　　5) 顎下腺唾液（分泌）検査　242
第4章　顔面神経麻痺の治療法　242
　　1) 薬物療法　243
　　2) 目のケア　244
　　3) 星状神経節ブロック　244
　　4) リハビリテーション　244
　　5) 手術療法　245
第5章　顔面神経麻痺の予後　246

II 顔面神経の障害・疾患　248
第1章　顔面神経麻痺　248
　1 ベル麻痺（特発性末梢性顔面神経麻痺）
　　　　248
　　1) 臨床症候　248
　　2) 病因と病態　248
　2 ハント症候群（Ramsay Hunt 症候群）
　　　　249
　　1) 病因　249
　　2) 治療　250

3 メルカーソン・ローゼンタール症候群
　　　（MRS）　　　　　　　　　　　250
第2章　顔面痙攣　　　　　　　　　251
　1 片側顔面痙攣（特発性顔面痙攣）　251
　　1）臨床像　　　　　　　　　　　251
　　2）治療　　　　　　　　　　　　251
第3章　顔面神経の腫瘍　　　　　　253
　1 顔面神経鞘腫　　　　　　　　　253
　　1）病因　　　　　　　　　　　　253
　　2）診断　　　　　　　　　　　　253
　　3）治療　　　　　　　　　　　　253

第II部　鼻科学

I 鼻副鼻腔の構造・機能・検査・治療　256
第1章　鼻の構造と機能　　　　　256
　1 鼻副鼻腔の発生・発育　　　　　256
　2 鼻副鼻腔とその周辺の臨床解剖　256
　　1）鼻腔　　　　　　　　　　　　256
　　2）副鼻腔　　　　　　　　　　　257
　　3）翼口蓋窩（PPF）　　　　　　260
　　4）鼻中隔　　　　　　　　　　　261
　　5）鼻腔の血管　　　　　　　　　261
　　6）鼻腔の神経　　　　　　　　　263
　　7）鼻腔のリンパ管　　　　　　　264
　3 鼻粘膜の微細構造　　　　　　　264
　　1）呼吸上皮　　　　　　　　　　264
　　2）嗅上皮　　　　　　　　　　　266
第2章　鼻の生理　　　　　　　　267
　1 粘膜防御機構　　　　　　　　　267
　　1）粘膜線毛浄化作用　　　　　　268
　　2）空気力学的機構　　　　　　　268
　　3）神経生理学的防御機構　　　　269
　　4）免疫学的防御機構　　　　　　269
第3章　鼻の症候　　　　　　　　269
　1 嗅覚障害　　　　　　　　　　　269
　　1）病因・病理　　　　　　　　　269
　　2）分類（嗅覚脱失・低下の原因部位
　　　による分類）　　　　　　　　270
　　3）嗅覚検査法　　　　　　　　　271
　　4）診断　　　　　　　　　　　　273
　　5）嗅覚障害の臨床像　　　　　　273
　　6）嗅覚障害の治療　　　　　　　275
　2 鼻閉　　　　　　　　　　　　　276
　　1）鼻弁狭窄による鼻閉　　　　　276
　　2）解剖学的鼻閉　　　　　　　　277
　　3）粘膜性鼻閉　　　　　　　　　277
　　4）アレルギー性鼻炎による鼻閉　277
　　5）主観的鼻閉を生じる状態　　　277
　3 くしゃみ・鼻汁　　　　　　　　277

第4章　鼻の検査法　　　　　　　278
　1 鼻鏡検査（前・後）　　　　　　278
　2 鼻粘膜粘液線毛輸送系の検査法　278
　3 鼻腔通気度検査　　　　　　　　279
　4 副鼻腔レントゲン診断法　　　　280
　　1）CT，MRIの選択　　　　　　281
　　2）鼻腔・副鼻腔疾患のCT，MRI画
　　　像の特徴　　　　　　　　　　281
第5章　鼻副鼻腔疾患の治療　　　281
　1 鼻副鼻腔疾患の各治療法　　　　281
　　1）薬物療法　　　　　　　　　　281
　　2）吸引　　　　　　　　　　　　281
　　3）鼻洗浄　　　　　　　　　　　282
　　4）塗布　　　　　　　　　　　　282
　　5）噴霧法　　　　　　　　　　　282
　　6）点鼻法　　　　　　　　　　　282
　2 エアロゾル療法（nebulizer療法）　282
　　1）吸入療法の効能　　　　　　　282
　　2）安全性　　　　　　　　　　　282
　　3）実施上の留意点　　　　　　　282
　　4）吸入方法　　　　　　　　　　282
　3 上顎洞穿刺洗浄　　　　　　　　283

II 感染性鼻炎　　　　　　　　　　284
第1章　かぜ症候群　　　　　　　284
　　鼻副鼻腔炎概論　　　　　　　　284
　1 普通感冒　　　　　　　　　　　284
　　1）分類　　　　　　　　　　　　284
　　2）症状・診断　　　　　　　　　285
　　3）疫学　　　　　　　　　　　　286
　　4）かぜの病理　　　　　　　　　286
　　5）かぜと免疫　　　　　　　　　287
　　6）診断　　　　　　　　　　　　288
　　7）臨床病型　　　　　　　　　　288
　　8）かぜの病原微生物　　　　　　289
　　9）細菌感染か？　　　　　　　　292
　　10）喀痰培養における各種分離菌　293
　　11）かぜ症候群に抗生物質投与は必
　　　要か　　　　　　　　　　　　293
　　12）治療の実際　　　　　　　　　295
　　13）感冒様症状を有する有熱者の入
　　　浴について　　　　　　　　　297
　　14）熱性けいれんについて　　　　297
　　15）小児のウイルス性脳炎　　　　297
　2 インフルエンザ　　　　　　　　299
　　1）疫学　　　　　　　　　　　　299
　　2）症候　　　　　　　　　　　　299
　　3）インフルエンザ脳症と肺炎　　300
　　4）診断　　　　　　　　　　　　301

x 目次

　　5）治療：抗インフルエンザ薬の使い
　　　方　301
　　6）予防　303
　　7）ワクチン　303
　　8）新型インフルエンザ　305
　　9）デング熱　306
第2章　感染性鼻副鼻腔炎　307
　1 急性鼻副鼻腔炎　307
　　1）病態　307
　　2）症状・診断　307
　　3）治療　308
　2 慢性鼻副鼻腔炎　308
　　1）病態　308
　　2）慢性気道感染症の病原菌　309
　　3）鼻腔形態異常に起因する鼻副鼻腔
　　　炎　310
　　4）病理　310
　　5）診断　310
第3章　感染性鼻副鼻腔炎の治療　313
　1 薬物療法　313
　　1）マクロライド療法　314
　　2）副鼻腔炎における局所治療　315
　2 外科的治療　317
　　1）副鼻腔手術　317
　　2）新しい時代の内視鏡下副鼻腔手術
　　　（ESS）　318
　　3）ナビゲーション手術　322
第4章　副鼻腔炎合併症　323
　1 視器への合併症　323
　　1）鼻性視神経炎（球後視神経炎）　323
　　2）眼窩内合併症　323
　2 頭蓋内合併症　324
　　1）髄膜炎　324
　　2）脳膿瘍　325
第5章　特殊な鼻副鼻腔炎　325
　1 歯性上顎洞炎　325
　　1）歯と上顎洞炎との関係　325
　　2）病理　326
　　3）症状・診断　327
　　4）治療　327
　2 副鼻腔気管支症候群（SBS）　328
　　1）臨床病態　328
　　2）臨床症状　328
　　3）治療　329
　　4）副鼻腔気管支症候群の特殊型　329
　3 真菌性鼻副鼻腔炎　330
　　1）病因　330
　　2）病態　330
　　3）症候　331
　　4）診断　331

　　5）治療　331
　4 小児副鼻腔炎　332
　　1）病因・病態　332
　　2）小児副鼻腔炎の時代的考証　332
　　3）症状　332
　　4）治療　332
　　5）治療の実際　333
　5 乳幼児上顎洞炎　334
　　1）病態　334
　　2）乳児の症状　334
　　3）診断　335
　　4）治療　335
　6 老人性鼻炎　335
第6章　特殊な病型　335
　1 鼻茸，鼻ポリープ　335
　　1）発生　336
　　2）病理　336
　　3）診断　336
　　4）治療　336
　2 後鼻孔ポリープ　337
　3 髄膜脳瘤　337
　　1）病因　337
　　2）症状　337
　　3）治療　337

III 非感染性鼻炎　339
第1章　非アレルギー性鼻炎　339
　1 血管運動性鼻炎（本態性鼻炎）　339
　2 好酸球性副鼻腔炎（ECRS）　339
　　1）病理・病態　339
　　2）症状　340
　　3）治療　340
　　4）アスピリン喘息　341
　3 医原性鼻炎（薬物性鼻炎）　343
　　1）点鼻薬性鼻炎　343
　4 萎縮性鼻炎　343
　5 妊娠性鼻炎　343
　6 免疫異常に起因する鼻副鼻腔炎　344
　　1）多発血管炎症肉芽腫症（ウェゲ
　　　ナー肉芽腫症）　344
　　2）inflammatory pseudotumor
　　　（炎症性偽腫瘍），plasma cell
　　　granuloma（形質細胞肉芽腫）　346

IV アレルギー性鼻炎　347
第1章　アレルギー性鼻炎の病因　347
　1 アレルギー反応とは　347
　2 アトピー性疾患の新しい考え方　348
　　1）mast cell theory, eosinophilic
　　　theory, T cell theory　348

2) one airway, one disease とは　349
3 年齢とアレルギー疾患　350
　1）アレルギーマーチ　350
　2）小児とアレルギー　351
　3）老化（加齢）と鼻アレルギー　352
　4）妊婦のアレルギー　352
4 アレルギー性鼻炎の発症要因：遺伝的
　因子と環境因子　352
5 アレルギー性鼻炎の増悪因子　353
6 感作の成立とは？　353
7 アレルギーの原因　353
　1）ハウスダスト（HD）　353
　2）カビ，昆虫（ゴキブリ，ガ）　354
　3）花粉　354
8 スギ花粉症　355
9 果実アレルギー（OAS）　357
　1）疫学・病理　357
　2）症状・診断　358
　3）治療　358
10 食物依存性運動誘発アナフィラキシー
　（FDEIA）　359

第2章　アレルギー性鼻炎の病理，病態　359
1 アレルギーはどのようにして起こるの
　か　359
2 アレルギー性鼻炎の発症機序　360
　1）第一段階：感作の成立（IgE 抗体
　　の産生機序）　360
　2）第2段階：脱顆粒の状態　361
　3）第3段階：鼻アレルギーの反応　362
3 アレルギー性鼻炎の病型　362
4 ウイルス感染と気道アレルギーの急性
　増悪について　363
5 アレルギー性鼻炎の組織病理　363
6 鼻粘膜の過敏性　364
　1）鼻粘膜過敏性の成立機序の一つの
　　仮説　364
　2）鼻粘膜気道過敏性における好酸球
　　の役割　365
　3）鼻粘膜過敏性の検査　365
7 アレルギー性鼻炎の症候　365
　1）モーニングアタック：アレルギー
　　は朝方に発症する　366
　2）喉頭アレルギー：感冒との違い　366
　3）スギ花粉症の有病率・有病期間　366
　4）喘息との関係　366
　5）皮膚炎との関係　367
　6）アレルギー性鼻炎と副鼻腔炎の合
　　併　367
　7）アレルギー性結膜炎　368

第3章　アレルギー性鼻炎の診断　369
1 アレルギー性鼻炎の状態診断　370
2 病因抗原の診断：アレルゲンの検索　371
　1）抗原を用いた皮膚テスト　371
　2）抗原特異的 IgE 値　373
3 アレルゲン陰性で鼻汁中好酸球が陰性
　なら？　374

第4章　アレルギー性鼻炎の治療　374
1 アレルギー性鼻炎の治療方針　374
2 アレルギー性鼻炎の治療の実際　374
　1）患者教育・管理　375
　2）抗原の除去・回避　375
3 薬物療法　376
　1）概説　376
　2）花粉症治療の戦略　376
　3）ガイドラインにもとづく治療法　377
4 薬剤　378
　1）抗アレルギー薬（抗ヒスタミン薬）378
　2）局所ステロイド薬　382
　3）抗アレルギー点眼薬　383
　4）血管収縮薬（α交感神経刺激剤）384
　5）抗コリン（臭化イプラトロピウム）
　　局所剤　384
　6）経口ステロイド薬　384
5 アレルゲン 免疫療法（抗原特異的減
　感作療法）　385
　1）効能　385
　2）使用法　386
　3）新しい免疫療法　386
6 非特異的療法　389
7 手術療法　389
　1）方法と効果　389
　2）術式　390
8 アレルギー性副鼻腔炎の保存的治療　390

第5章　気管支喘息　391
1 病態　391
2 疫学　391
3 症状　392
4 診断　392
5 治療　394
　1）喘息治療の概念　394
　2）ガイドラインに沿った治療法　394
　3）吸入ステロイド薬　395
　4）気管支拡張薬と抗アレルギー薬，
　　その他　396
6 小児喘息について　398
　1）病因　398
　2）疫学　398
　3）診断　398
　4）治療　399

xii　目次

V　その他の鼻副鼻腔疾患　401
第1章　顔面外傷（顎顔面骨折）　401
　1　鼻骨骨折　402
　　1）病理・症状　402
　　2）診断　402
　　3）治療　403
　2　顔面ル・フォルト骨折　403
　3　頬骨骨折　404
　　1）診断　404
　　2）治療　404
　4　下顎骨骨折　404
　5　ブローアウト骨折（眼窩吹き抜け骨折，
　　　眼窩壁骨折）　405
　　1）病理・症状　405
　　2）診断　406
　　3）治療　406
　6　眼窩眼瞼気腫　407
　　1）発生機序　407
　　2）診断　407
　　3）治療　407
　7　外傷性外力による視神経障害（視神経
　　　管骨折）　407
　　1）病因　407
　　2）診断　408
　　3）治療　408
第2章　頭蓋底骨折　409
　1　前頭蓋底骨折　409
　　1）診断　409
　　2）症状　409
　　3）治療　409
　2　中頭蓋底骨折　410
　3　後頭蓋底骨折　410
第3章　異物　410
　1　顔面異物　410
　　1）異物の種類　410
　　2）迷入期間　410
　　3）診断方法　411
　2　鼻腔異物　411
　　1）原因　411
　　2）症状・治療　411
第4章　奇形，変形　411
　1　狭鼻症と後鼻孔閉鎖症　411
　　1）病因・診断　411
　　2）治療　411
　2　鼻中隔弯曲症　412
　　1）病理　412
　　2）症状　412
　　3）治療　412
　3　鼻中隔穿孔　413
　　1）原因　413

　　2）症状　413
　　3）治療　413
　4　鼻中隔膿瘍　413
　　1）成因　413
　　2）症状　413
　　3）治療　413
　5　酒さ　413
　　1）症状　413
　　2）原因　413
　　3）治療　413
第5章　出血　414
　1　鼻出血　414
　　1）特発性鼻出血　414
　　2）遺伝性出血性末梢血管拡張症（オ
　　　スラー病）に対する処置　418
第6章　顔面痛　418
　1　三叉神経痛　418
　　1）神経痛とは　418
　　2）病因・診断　418
　　3）治療　419
第7章　腫瘍　420
　1　鼻副鼻腔の囊胞性疾患　420
　　1）副鼻腔囊胞　420
　　2）後部副鼻腔囊胞（後部篩骨洞囊胞，
　　　蝶形骨洞囊胞，蝶形・篩骨囊胞）　421
　　3）術後性上顎囊胞（術後性頬部囊胞）422
　　4）歯原性囊胞　423
**第8章　鼻副鼻腔の良性腫瘍，および類似
　　　　　の骨疾患**　424
　1　乳頭腫　424
　　1）臨床的特徴　424
　　2）診断　425
　　3）治療・予後　425
　2　骨腫　425
　　1）病理・病因　425
　　2）診断・治療　425
　3　線維性骨疾患　426
　　1）上顎洞骨異形成症　426
　4　血管性腫瘍　426
　　1）血管線維腫（若年性鼻咽腔血管線
　　　維腫）　426
　　2）血瘤腫（血管腫）　427
第9章　鼻副鼻腔の悪性腫瘍　428
　1　上顎洞癌　428
　　1）病理　428
　　2）症状　429
　　3）診断　429
　　4）治療　430
　　5）術後の問題　431
　2　その他の悪性腫瘍　431

1）鼻副鼻腔の悪性リンパ腫（鼻性 NK/T 細胞リンパ腫，節外性 NK/T 細胞リンパ腫）　431
2）悪性黒色腫（メラノーマ）　432
3）基底細胞癌　434
4）横紋筋肉腫　434
5）嗅神経芽細胞腫　434
3 鼻副鼻腔と隣接する領域の脳腫瘍　435
1）下垂体腺腫　435

第Ⅲ部　口腔・咽頭科学

Ⅰ 構造・機能・検査・治療　438
第1章　口腔・咽頭・唾液腺の構造と機能 438
1 口腔　438
1）味覚　438
2 咽頭　439
1）上咽頭 / 鼻咽頭　439
2）中咽頭－扁桃　441
3）下咽頭　444
3 唾液腺　445
1）唾液腺の解剖　445
2）唾液の分泌とはたらき　445
第2章　口腔・咽頭・唾液腺の検査 446
1 味覚検査法　446
1）濾紙 ディスク法（全口腔味覚検査法）　446
2）電気味覚検査：EGM　446
3）血清微量元素測定　446
4）唾液量の測定　447
5）舌乳頭の観察　447
2 咽頭のX線診断　447
1）頸部X線側面像，頸部X線正面像 447
2）下咽頭食道造影　447
3）副（傍）咽頭間隙のCT　447
3 唾液腺疾患に対する画像検査　448
1）唾液腺造影法：シアログラフィー　448
2）超音波検査　448
3）MRI　449
4）唾液腺シンチグラム　449
第3章　口腔，咽頭疾患の治療 449
1 含嗽：うがい　449
2 吸入，噴霧　449
3 塗布　449

Ⅱ 口腔疾患　450
第1章　奇形，変形 450
1 兎唇・口蓋裂・唇裂口蓋裂　450
1）唇裂・口蓋裂の発生頻度　450

2）要因　451
3）治療方針　451
2 舌小帯短縮症　451
1）舌小帯短縮症とは　451
2）舌小帯短縮症によって起こる障害 451
3）手術の適応と時期　451
4）術式　452
第2章　口唇の外傷 452
1 口唇部の咬傷　452
第3章　口角・口唇の炎症 452
1 口角炎　452
1）感染性口唇・口角炎　453
2）非感染性口角炎　454
第4章　口腔の感覚異常 454
1 口臭　454
1）病因　454
2）治療　455
2 口内乾燥症，ドライマウス　455
1）病理　455
2）口内乾燥症の原因　456
3）症状　457
4）診断　457
5）治療　458
3 味覚障害　460
1）味覚障害と病因　460
2）味覚障害の原因と頻度　460
3）味覚障害の診断　462
4）亜鉛欠乏症の症状　462
5）亜鉛欠乏症の診断　463
6）味覚障害の治療　463
4 舌痛症　464
1）発生頻度と臨床的特徴　464
2）心理的特性と疼痛学的位置づけ 465
3）治療　465
第5章　口腔粘膜病変 466
1 舌の異常（色，形）　466
1）舌苔といちご舌　466
2）口腔毛様白斑症　466
3）萎縮性舌炎（赤い平らな舌）　466
4）肢端紫藍症　467
5）毛舌　467
6）溝状舌（皺状舌，陰嚢舌）　467
7）地図状舌　467
8）正中菱形舌炎　468
9）舌扁桃　468
2 口腔粘膜の異常　468
1）口内炎　468
第6章　白苔，白色（角化）病変を生じる 口腔疾患　483
1 カンジダ性口内炎（鵞口瘡）　483

xiv　目次

1）原因　483
2）診断　484
3）治療　484
2 粘膜扁平苔癬　484
1）病理　484
2）鑑別診断　485
3）原因物質と治療方針　485
3 歯科金属疹　485
4 口腔白板症（ロイコプラキア）　485
1）病理　485
2）治療　486
5 紅斑症（紅色肥厚症）　486

第7章　口囲，口腔に病変がみられる皮膚
　　　　疾患　486
1 伝染性膿痂疹（とびひ）　486
1）病理　486
2）治療　487
2 黄色ブドウ球菌による口内炎　487

第8章　歯性感染症と顎関節症　487
1 根尖性歯周炎　488
2 辺縁性歯周炎　489
3 智歯周囲炎（第3大臼歯，親知らずの
　周囲炎）　490
4 顎顔面領域の蜂窩織炎（口腔底蜂窩織
　炎，頬部蜂窩織炎）　490
1）病態　490
2）治療　490
5 顎骨骨髄炎　491
1）病態　491
2）治療　491
6 外歯瘻　491
1）病態　491
2）治療　491
7 顎関節症　491
1）顎関節の解剖　491
2）発症機序　492
3）分類　492
4）三大症状と診断　492
5）治療　493

第9章　口腔の良性腫瘍　493
1 舌良性腫瘍　493
1）血管腫　494
2）リンパ管腫　494
3）乳頭腫　494
4）線維腫　494
5）アミロイドーシス　494
2 口腔粘膜・粘膜下の腫瘤　494
1）ガマ腫（ラヌラ）　494
2）粘液囊胞　495
3）口腔底類皮囊胞（類表皮囊胞）　495

第10章　口腔悪性腫瘍　496
1）疫学・病因　496
2）病理・症状　496
3）診断　497
4）リンパ節転移　497
5）舌癌の治療　497

Ⅲ 唾液腺疾患　500

第1章　機能障害　500
1 口内乾燥症　500
2 流涎症（唾液分泌過多症）　500
1）病因・病理　500
2）治療　500

第2章　唾液腺炎　501
1 流行性唾液腺炎（おたふくかぜ）　501
1）病因・病理　501
2）症状　501
3）診断　502
4）治療　502
5）予防接種　502
2 急性化膿性耳下腺炎　502
3 耳下腺結核　502

第3章　反復する耳下腺腫脹　503
1 小児反復性耳下腺炎　503
1）病理　503
2）診断　503
3）治療　503
2 シェーグレン症候群（自己免疫性外分
　泌腺症，乾燥症候群）　503
1）病型　503
2）症候　504
3）診断の進め方　504
4）診断基準（厚生省研究班）　505
5）予後　505
6）治療　505
3 IgG4関連ミクリッツ病　506
1）概要　506
2）IgG4関連疾患の臨床的意義：ミク
　リッツ病との関係　506
4 慢性硬化性唾液腺炎（Kuttner 腫瘍）507
5 慢性線維素性唾液管炎（アレルギー性
　唾液管炎，Kussmaul 唾液管炎）　508
6 唾液腺症　508

第4章　唾石症　508
1 病理　508
2 症状　509
3 診断　509
4 治療　509

第5章　囊胞　510
1 口唇粘液囊胞　510

1）病理	510
2）診断	510
3）治療	510
2 ガマ腫	510
1）病理	510
2）診断	510
3）治療	510
3 耳下腺嚢胞	510

第6章　唾液腺腫瘍　511
1 疫学　511
2 病理　511
3 症状　512
4 唾液腺腫瘍の診断　512
　1）耳下腺腫瘍の超音波診断　513
　2）耳下腺腫瘍の MRI，CT による診断　514
　3）RI シンチ　514
5 治療　514
　1）治療法　514
　2）合併症　515
6 腫瘍各論　516
　1）多形腺腫　516
　2）ワルチン腫瘍（腺リンパ腫）　517
　3）悪性リンパ腫　518
　4）耳下腺粘表皮癌　518
　5）腺様嚢胞癌　518
　6）転移性耳下腺腫瘍　519
　7）顎下腺腫瘍　519

VI 咽頭疾患　520
第1章　咽頭・扁桃炎　520
1 急性咽頭炎（急性上気道炎）　520
　1）病因　520
　2）症状　520
　3）治療ならびに予後　520
2 急性喉頭蓋炎　521
　1）病態・症状　521
　2）診断　521
　3）治療　521
3 扁桃炎　522
　1）口蓋扁桃肥大（いわゆる扁桃肥大）　522
　2）咽頭扁桃肥大（腺様増殖症，アデノイド症）　523
　3）急性扁桃炎　523
　4）A群溶連菌性咽頭炎（A群溶連菌感染症）　524
　5）治療　527
　6）慢性扁桃炎　527

第2章　扁桃病巣感染症　529
1 病巣感染の定義　529
2 病態　529
3 病巣感染症の診断　530
　1）一般的診断法　530
　2）局所病巣診断法　530
　3）病巣感染二次疾患　531
第3章　咽喉頭深部感染症　533
1 扁桃周囲炎，扁桃周囲膿瘍　533
　1）原因　533
　2）病理　533
　3）症状・診断　534
　4）外科的治療　534
2 咽後膿瘍　535
　1）病理　535
　2）診断　535
　3）治療　535
3 ソーンワルト病　535
第4章　咽頭ウイルス感染症　536
1 伝染性単核（球）症　536
　1）病理・診断　536
　2）治療　536
2 アデノウイルス気道感染症（咽頭結膜熱）　537
　1）疫学　537
　2）症状　537
　3）診断　537
　4）治療　537
第5章　咽頭のアレルギー性炎症　538
　1）咽頭の血管性浮腫　538
　2）口腔アレルギー症候群（OAS）　539
第6章　性行為感染症　539
1 梅毒性口内炎　539
　1）病理　539
　2）診断　541
　3）治療　541
2 エイズの口腔症状　541
3 淋菌感染症，クラミジア感染症，単純ヘルペスウイルス性咽頭・扁桃炎，ヒトパピローマウイルス感染症　543
　1）クラミジア咽頭感染症　543
　2）淋菌咽頭感染症　544
　3）ヒトパピローマウイルス咽頭感染症　545
第7章　特異性炎症　545
　1）咽頭ジフテリア　545
　2）咽頭結核　546
　3）ワンサン・アンギーナ　546
　4）血液疾患に伴う扁桃炎　546

xvi　目次

第8章　機能性疾患　547
1（閉塞型）睡眠時無呼吸障害（OSA）547
- 1）過眠症とは　547
- 2）正常睡眠といびき　547
- 3）呼吸の生理的機構：化学的制御系と行動的制御系　548
- 4）睡眠時無呼吸障害の病態　549
- 5）睡眠時無呼吸障害の疫学　550
- 6）睡眠時無呼吸障害の定義　550
- 7）睡眠時無呼吸障害の症候　550
- 8）睡眠時無呼吸症候群の鼻・咽頭所見　551
- 9）SAS に伴う睡眠障害と循環障害　552
- 10）睡眠時無呼吸障害の病態生理　553
- 11）睡眠時無呼吸障害の診断　554
- 12）閉塞性睡眠時無呼吸障害の治療　556

2 咽喉頭異常感症　560
- 1）定義　560
- 2）病因・病態　560
- 3）診断　561
- 4）治療　561

3 舌咽神経痛　561

4 吃逆（しゃっくり）561
- 1）病態・発生説　561
- 2）病因・治療　561

第9章　咽頭異物　563
- 1）診断　563
- 2）治療　563

第10章　腫瘍　563
1 良性腫瘍　563
- 1）乳頭腫（上皮性乳頭腫）563
- 2）血管腫　564
- 3）神経鞘腫　564
- 4）若年性血管線維腫　564
- 5）形質細胞腫　565

2 悪性腫瘍　565
- 1）上咽頭癌　566
- 2）中咽頭癌　567
- 3）下咽頭癌　569

第IV部　喉頭科学・音声言語医学

I 喉頭の構造・検査　578
第1章　喉頭の構造　578
1 喉頭の骨格　578
2 喉頭筋と神経　579
- 1）内・外喉頭筋　579
- 2）神経　579
- 3）声帯の構造と振動のメカニズム　579
- 4）リンパ流　580

第2章　喉頭の生理　580
1 声帯運動と声帯位　581
- 1）声帯緊張機構　581
- 2）声帯運動　582

2 発声時の基本的な喉頭制御　582
- 1）声帯振動　582
- 2）音声の調節　583

第3章　嗄声の診断　585
1 問診　585
2 音響分析　586
- 1）声の聴診（聴覚による評価）586
- 2）音響分析：サウンドスペクトログラム（声の客観的な評価法）586
- 3）フォノラリンゴグラム（発声機能検査）587

3 呼吸力学的検査　587
- 1）最大発声持続時間－発声持続時間の測定　587
- 2）平均呼気流率　587
- 3）喉頭筋電図検査　587

第4章　喉頭の内視鏡診断　587
1 ストロボスコープ検査　588
- 1）原理・方法　588

第5章　音声治療　589
1 保存的治療　589
2 嗄声の外科的治療　589
- 1）隆起性病変に対しての喉頭微細手術ラリンゴマイクロサージャリー　589
- 2）形態や位置などの異常病変に対して　589

3 音声治療　590
- 1）音声治療の適応　590
- 2）音声指導　590
- 3）音声訓練　590

II 喉頭の疾患　593
第1章　先天性疾患　593
1 喉頭軟化症（喉頭脆弱症：軟弱症）593
- 1）病理　593
- 2）診断　593
- 3）治療　593

2 舌根嚢腫－喉頭嚢胞（喉頭蓋嚢胞を含む）594
- 1）分類　594
- 2）症状　594
- 3）治療　594

3 声門下狭窄　594

4 喉頭横隔膜症　595

第2章　後天性疾患　595

1 機能性発声障害　595
- 1）けいれん性発声障害　595
- 2）心因性失声症（機能性失声症）　596
- 3）心因性仮声帯発声　596
- 4）音声衰弱症　597
- 5）変声障害　597
- 6）喉頭振戦　597

2 反回神経麻痺（喉頭麻痺）　597
- 1）病因・病理　597
- 2）反回神経麻痺時の声帯位と症状　599
- 3）声帯麻痺の原因と予後　599
- 4）検査法の選択　600
- 5）治療　600

3 炎症性疾患　604
- 1）急性カタル性喉頭炎（声帯炎）　604
- 2）慢性単純性喉頭炎（慢性カタル性喉頭炎）　604
- 3）急性声門下喉頭炎（クループ）　604
- 4）急性喉頭蓋炎　605
- 5）喉頭アレルギー（アレルギー性喉頭炎）　607
- 6）自己免疫疾患に関連した音声病変　607
- 7）喉頭肉芽腫　608
- 8）喉頭結核（結核性声帯炎）　609

4 非炎症性疾患　609
- 1）声帯ポリープ　609
- 2）声帯結節　610
- 3）ポリープ様声帯（声帯ポリープ様変性，ラインケの浮腫）　610
- 4）声帯嚢胞　611
- 5）声帯溝症（内筋麻痺，声帯萎縮）　611
- 6）ラリンゴツェーレ（喉頭セル）　612

5 小児（学童）嗄声　612

第3章　腫瘍　613

1 良性腫瘍　613
- 1）声帯白板症（喉頭ロイコプラキア）　613
- 2）喉頭乳頭腫　614
- 3）喉頭アミロイドーシス　616
- 4）喉頭血管腫　616

2 悪性腫瘍　617
- 1）喉頭癌　617
- 2）喉頭摘出後の問題とリハビリテーション　624

第4章　喉頭外傷　625

1 種類　626
- 1）鈍的外傷　626
- 2）鋭的外傷　626
- 3）熱傷，酸，アルカリ中毒など　626

- 4）絞頸　626

2 診断　626
- 1）病歴の聴取　626
- 2）症状と視診・触診　626
- 3）喉頭鏡検査（内視鏡診断）　627
- 4）X線検査　627

3 治療　627
- 1）救急処置　627
- 2）保存的治療　627
- 3）手術的治療　627

4 喉頭外傷のいろいろ　627
- 1）披裂軟骨脱臼　627
- 2）喉頭気管狭窄　628
- 3）声門癒着症　631

第5章　言語障害 - 高次機能障害　632

1 言語による情報伝達過程　632

2 言語障害について　633

3 失語症　633
- 1）症状　633
- 2）病理　634
- 3）失語症の中身　634
- 4）病理学的分類　635
- 5）治療・予後　636

4 構音障害：運動障害性構音障害　636
- 1）分類　636
- 2）治療　636

5 言語発達遅滞　636
- 1）言語発達遅延とは　636
- 2）原因　637
- 3）診断・治療・予後　638

6 どもり　638
- 1）どもりの病態　638
- 2）成因　639
- 3）治療法（小児吃音の矯正）　639

第Ⅴ部　気管・食道科学

Ａ 気管・気管支・肺　642

Ｉ 構造・症候・検査　642

第1章　気管・気管支の解剖と生理　642

1 構造　642

2 機能　643

3 縦隔の解剖　643

第2章　肺の解剖と生理　644

1 肺実質系　644

2 肺気道系　644

3 肺のはたらき　644

第3章　気管・気管支の症候　644

1 痰　645
- 1）痰の生成と喀出　645

2) 気道の粘液線毛系　645
3) 痰の性状と病的な意味　645
4) 気道のクリーニング-痰の積極的な排出　646
2 咳　646
1) 咳嗽の発生機序　646
2) 湿性咳嗽と乾性咳嗽　647
3) 咳の分類と対策　647
4) 小児の慢性咳　654
5) 咳の診断　655
6) 咳の治療　656
3 血痰・喀血　657
1) 原因　657
2) 診断　658
3) 治療　658
4 呼吸困難　658
1) 呼吸困難の種類　658
2) 診断　659

第4章　呼吸器の検査　661
1 呼吸器感染症の病原微生物の検査法　661
1) 喀痰細胞診　661
2) 経皮的気管内吸引法（TTA）　661
3) 気管支鏡下内容物の検索　661
2 細胞・組織検査法　661
1) 気管支肺胞洗浄法（BAL）　661
2) 経気管支肺生検（TBLB）　662
3 呼吸機能検査　662
1) スパイロメトリーの基本　662
2) スパイロメトリーから読める指標の生理学的意味　663
4 気道過敏性テスト　666
5 血液ガス分析　666
6 気道領域のファイバースコピーと画像診断　667
1) 気管支ファイバースコピーの実際　667
2) 気管支ファイバースコープの使用目的　667

II 気管・食道・肺の疾患　669
第1章　先天性疾患　669
1 喘鳴をきたす先天性疾患　669
1) 喉頭脆弱症（喉頭軟化症）　669
2) 気管・気管支軟化症　669
3) tracheobronchopathia osteo-chondroplastica（気管内骨軟骨新生症）　670
4) 声帯麻痺，声門下狭窄（喉頭狭窄）　670
5) 舌根囊腫　670
6) 血管腫　670
7) 気管憩室　670

第2章　後天性気道・肺疾患　671
1 非炎症性疾患（機能性疾患）　671
1) パニック障害　671
2 炎症性疾患　672
1) 肺炎（市中感染肺炎）　672
2) 急性気管支炎　678
3) 注意を要する急性気管支炎　680
4) 慢性気管支炎　683
5) 閉塞性呼吸障害（慢性閉塞性肺疾患 COPD）　683

第3章　気道異物　693
1 喉頭異物　693
1) 病態　693
2) 窒息状態に対する応急処置　693
3) 応急処置が不成功な時の処置　693
2 気管支異物　693
1) 好発年齢と種類　693
2) 症状　694
3) 診断　694
4) 治療　695

第4章　腫瘍　697
1 気管腫瘍　697
1) 気管良性腫瘍　697
2) 気管悪性腫瘍　697
2 肺癌　697
1) 分類　697
2) 診断　698
3) 治療　698

B 食道　699
I 構造・嚥下障害・治療　699
第1章　食道の解剖と生理　699
1) 正常な咀嚼と嚥下　700
2) 咽頭期嚥下の神経支配　701
第2章　咀嚼・嚥下運動の実際と問題点　701
1 咀嚼運動　701
2 嚥下運動　702
第3章　嚥下障害の原因　703
第4章　嚥下障害「誤嚥」の分類　704
第5章　嚥下障害の診断　705
1 嚥下障害の評価（問診によるスクリーニング評価）　705
1) 自覚症状・病歴　705
2 理学所見と評価法　706
1) 身体所見　706
2) 検査　707
第6章　老化と誤嚥性肺炎　710
1 病理　711
2 誤嚥性肺炎のメカニズム　711

1）メンデルソン症候群（胃食道逆流性肺炎）　711

2）脳血管障害の高齢者に頻発する誤嚥（食物誤嚥性肺炎）　711

3）不顕性誤嚥（唾液誤嚥性肺炎）　712

第7章　嚥下障害をきたす疾患　713
1 中枢・末梢神経の障害　713
1）一側性上位脳神経障害　713
2）一側性下位脳神経障害　713
2 神経筋接合部の障害　714
3 筋肉の障害　714

第8章　嚥下障害の治療法　714
1 嚥下障害の管理および治療方針　714
2 リハビリテーションの手法　715
3 リハビリテーション（摂食・嚥下訓練）　715
1）口腔ケア　716
2）機能訓練　716
3）補助的栄養補給法　719
4 嚥下障害の保存的治療—薬物療法ほか720
1）誤嚥性肺炎の治療　720
2）誤嚥性肺炎の予防を目的とした治療　720
3）ボツリヌス毒素の輪状咽頭筋内注入療法　721
4）免疫系の賦活による肺炎予防を目的とした治療　721
5 手術的治療　721
1）機能性嚥下障害に対する手術　722

Ⅱ 食道のトラブルと疾患　725
第1章　嚥下障害をきたす疾患　725
1 Plummer-Vinson 症候群　725
1）病理　725
2）症状と検査所見　725
3）治療　725
2 食道異物症　725
1）年齢別頻度　725
2）異物の種類　725
3）異物の介在部位とX線透過性　726
4）診断方法　726
5）治療　727
6）食道異物の合併症　729
第2章　形態異常　731
1 食道憩室　731
1）病態　731
2）治療　733
2 食道気管支瘻　733
1）病理　733
2）診断・治療　733

第3章　食道の機能障害　733
1（咽頭，食道）アカラシア，特発性食道拡張症　733
2 胃食道逆流症（GERD），逆流性食道炎　734
1）病態生理・疫学　734
2）病因・予防　735
3）定型症状と非定型症状　735
4）食道の痛み　736
5）バレット食道（LSBE）　736
6）診断：問診と下咽頭局所所見，診断学的治療の意味　737
7）治療　738
8）胃切除後逆流性食道炎　740
第4章　食道の炎症　740
1 食道カンジダ症　740
1）診断　740
2）治療　740
第5章　食道の腫瘍　741
1 良性腫瘍　741
2 食道癌　741
1）好発年齢・性別　741
2）病理　742
3）症状　742
4）診断　742
5）治療　744
3 頸部食道癌　745

第Ⅵ部　頭頸科学

Ⅰ 頭頸部・甲状腺　748
第1章　総論　748
1 頸部の腫れ　748
2 頸部リンパ節群の解剖学的区域　749
3 頸部腫瘤の診断　750
1）診断　750
2）リンパ節腫脹の鑑別　750
3）リンパ節腫脹を検査する　752
4 頸部・甲状腺超音波検査の手順，診断の要点　754
1）装置　754
2）体位　755
3）判読のポイント　755
4）正常頸部・甲状腺の超音波診断像755
5）甲状腺腫瘍疾患の超音波像，その特徴　756
6）エコーでみる頸部疾患の特徴　756
第2章　顔面および頸部の炎症　757
1 顔面の丹毒，蜂窩織炎　757
1）病理　757

xx　目次

2）診断・治療　757
2 頸部急性化膿性リンパ節炎　757
3 組織球性壊死性リンパ節炎（菊池病，亜急性壊死性リンパ節炎）　757
　1）病因・病理　757
　2）検査　758
　3）治療　758
4 軟部好酸球肉芽腫症（木村病）　758
　1）病理　758
　2）症候　758
　3）鑑別診断　758
　4）治療　758
5 深頸部感染症（深頸部膿瘍）　759
　1）病態　759
　2）症状　761
　3）診断　761
　4）治療　762
6 結核性リンパ節炎　763
　1）疫学・病理　763
　2）診断　763
　3）治療　764
7 トキソプラズマ症　765
8 頸部放線菌症　765
9 ネコひっかき病　765
　1）疫学・病理　765
　2）診断　766
　3）治療　767
10 破傷風　767
　1）病態　767
　2）診断・治療　767

第3章　骨・脈管系疾患　767
1 茎状突起過長症（過長茎状突起症，異常茎状突起症，イーグル症候群）　767
　1）症状　767
　2）病因　767
　3）診断　767
　4）治療（外科的治療）　768
2 強直性脊椎骨増殖症（Forestier 病）　768
　1）病態　768
　2）症状　768
　3）治療　768
3 石灰沈着性頸長筋腱炎　768
4 血管腫　768
　1）単純性血管腫　769
　2）いちご状血管腫　769
　3）海綿状血管腫　770
　4）動静脈奇形（AVM）（動静脈瘻，拍動性血管腫，蔓状血管腫など）　770
　5）リンパ管腫　770
　6）内頸静脈血栓症（血栓性静脈炎）　771

　7）内頸動脈走行異常　772

第4章　頸部リンパ節転移癌（転移性腫瘍）　772
1 転移癌の性質　772
2 転移部位から原発巣を推測する　773
3 原発不明癌の対応　773
4 頸部郭清術　773
　1）根治的リンパ節郭清術　774
　2）保存的リンパ節郭清術　774
　3）頸部郭清術の合併症　775

第5章　悪性リンパ腫　775
1 分類・病理・病因　775
2 発生頻度　776
3 初発症状　776
4 診断　776
　1）生検について　777
　2）画像診断　777
　3）staging procedure について　777
5 治療法　778
　1）悪性リンパ腫の計画治療ガイドライン　778
　2）CHOP 療法の治療の実際　779
　3）予後　780
6 成人T細胞白血病（ATL）　780
　1）疫学　780
　2）臨床的特徴　780
　3）治療　780

第6章　頸部・顔面の腫瘍　781
1 頸部の腫瘍　781
　1）神経原性腫瘍　781
　2）副咽頭間隙の腫瘍　784
　3）その他の腫瘍　784
2 上皮の付属器腫瘍　785
　1）ケロイド　785
　2）悪性黒色腫（メラノーマ）　786
　3）基底細胞癌　787

第7章　頸部の先天性囊胞性疾患　788
　1）側頸囊胞（鰓性囊胞）　788
　2）甲状舌管囊胞（正中頸囊胞）　789
　3）下咽頭梨状陥凹瘻　790
　4）皮様囊胞　790

第8章　甲状腺疾患　791
1 甲状腺疾患の診断　791
　1）甲状腺の形と機能に変化が起こる　791
　2）触診　791
　3）甲状腺機能診断　792
2 甲状腺の機能障害　793
　1）甲状腺機能亢進症　793
　2）甲状腺機能低下症 - 慢性甲状腺炎（橋本病）　795

3　甲状腺炎　795
　　1）急性甲状腺炎　795
　　2）亜急性甲状腺炎　796
　　3）無痛性甲状腺炎　797
　4　甲状腺腫瘍　797
　　1）甲状腺腫瘍の診断（形態診断）　797
第9章　甲状腺結節の臨床　799
　1　甲状腺の結節病変　799
　2　甲状腺腫瘍の分類　799
　3　良性腫瘍　800
　　1）腺腫様甲状腺腫　800
　　2）腺腫　800
　4　甲状腺悪性腫瘍　801
　　1）疫学　801
　　2）甲状腺癌の特徴　801
　　3）甲状腺癌の診断の進め方　801
　　4）甲状腺癌の臨床症状　802
　　5）悪性腫瘍のいろいろ　802
第10章　副甲状腺疾患　807
　1　解剖と副甲状腺の超音波診断　807
　2　副甲状腺疾患　807
　　1）原発性副甲状腺機能亢進症　807
　　2）二次性副甲状腺機能亢進症（続発性副甲状腺機能亢進症）　808

第Ⅶ部　全身的な症候と耳鼻咽喉科疾患

Ⅰ　耳鼻咽喉科症候のみかたと対策　812
　第1章　頭痛・顔面痛　812
　　1　一次性頭痛　812
　　　1）原因による頭痛の分類　812
　　　2）一次性頭痛の病態：主として血管性頭痛の発生機序　813
　　　3）頭痛の診断　814
　　　4）一次性頭痛問診のポイント：頭痛の性質を知る　815
　　　5）頭痛の検査　819
　　　6）一次性頭痛の治療　820
　　　7）特異な機能性頭痛　822
　　2　二次性頭痛　826
　　　1）心因性頭痛　826
　　　2）頭蓋外疾患による頭痛　827
　　　3）頭蓋内疾患による頭痛　827
　　　4）二次性慢性頭痛に対する治療　831
　第2章　発熱　831
　　1　正常体温とは　831
　　2　発熱の発症機序　832
　　3　発熱の経過　833
　　4　発熱から診断へのアプローチ　833

　　5　発熱に対する対応の仕方　835
　第3章　貧血　835
　　1　貧血の確認　836
　　2　貧血の成因の検査　836
　　　1）平均赤血球容積（MCV）　836
　　　2）網状赤血球数　837
　　　3）血清フェリチン値　837
　　3　貧血の臨床上の問題点　837
　　4　鉄欠乏性貧血の診断と治療　838
　第4章　出血（傾向）　839
　　1　出血傾向とは　839
　　2　止血機序について　839
　　3　出血の性状の違い（出血性素因の原因）840
　　　1）血管壁の異常（血管性紫斑病）　840
　　　2）血小板の異常　840
　　　3）凝固因子の異常　840
　第5章　下痢　841
　　1　病態・病因・診断　841
　　2　治療　842
　　　1）一般療法　842
　　　2）薬物療法　842
　　　3）予防　842
　第6章　老化　843
　　1　高齢者の耳鼻咽喉科学　843
　　2　エイジングとアンチエイジング　844
　　3　カロリー制限―長生きするための食入門　844
　　4　老化のメカニズム―どうして我々は歳をとっていくのかという仮説，その対策　845
　　　1）酸化ストレス仮説　845
　　　2）カロリーリストリクション仮説　845
　　5　老化予防対策の最大のメリットは血管の老化を予防し寝たきりを防ぐこと　846
　　6　アンチエイジング，よりよく生きるために　846

Ⅱ　耳鼻咽喉科と精神神経学的アプローチ　848
　第1章　プライマリケアにおける精神医学的問題　848
　第2章　心身症　849
　　1　心身症の神経機序　850
　　2　自律神経反応とは　交感神経系と副交感神経系　851
　　3　心身症の見分け方　852
　　4　ストレスに対する生体反応　どう適応するか？　852
　第3章　心気症状を呈する精神身体疾患　853
　　1　身体表現性障害　853
　　　1）身体表現性障害とは　853

xxii 目次

2）身体化のメカニズム―抑圧　854
2 心気症（ヒポコンドリー）　854
　　1）心気症とは　854
　　2）心気症とどう向きあうか　854
第4章　不安障害（神経症）　855
1 不安障害とは　855
2 パニック障害　856
　　1）病態　856
　　2）病因　856
　　3）誘因・診断　856
　　4）治療　857
第5章　うつ病　858
1 疫学　858
2 成因　859
3 分類　859
4 症候　860

5 診断　861
6 治療　862
　　1）面接―患者への説明　862
　　2）休養，薬物療法，精神療法　863
　　3）薬物の使い方　864
　　4）認知療法・認知行動療法　864
第6章　統合失調症　866
1 疫学　866
2 症状　866
3 治療　867
第7章　心身医学的治療法　867
1 抗不安薬の使い方　867
2 抗うつ薬の使い方　868
3 睡眠薬　870
　　1）睡眠薬を用いる際に注意すべき事　870
　　2）睡眠薬の使い方　871

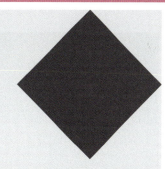

口絵

xxiv 口絵

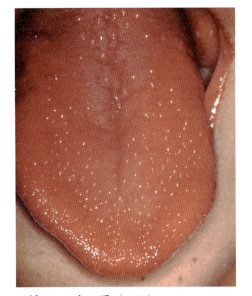

口絵1 いちご舌 (p466)

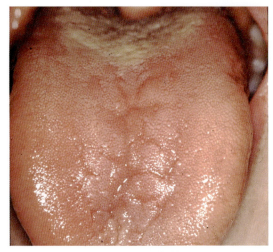

口絵2 鉄欠乏性貧血による萎縮性舌炎 (p466)

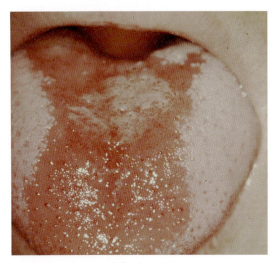

口絵3 ハンター舌炎 (p466)

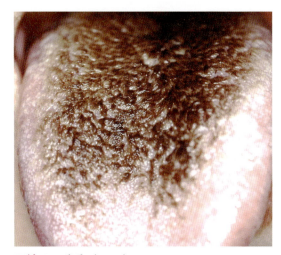

口絵4 毛舌 (p467)

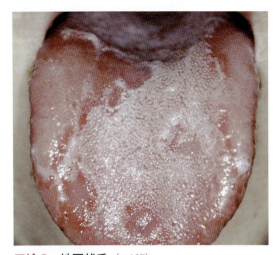

口絵5 地図状舌 (p467)

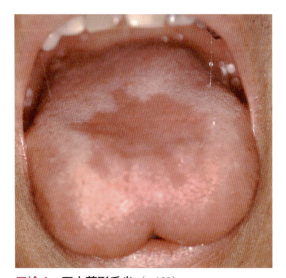

口絵6 正中菱形舌炎 (p468)

口絵 XXV

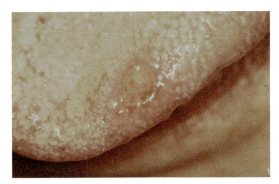

口絵7 再発性アフタ（p468）

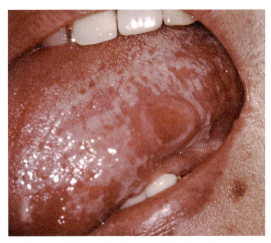

口絵8 ベドナーのアフタ（褥瘡性潰瘍）（p470）

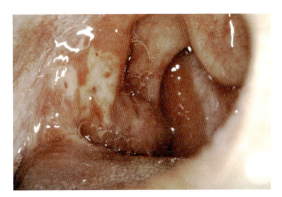

口絵9 尋常性天疱瘡（p472）

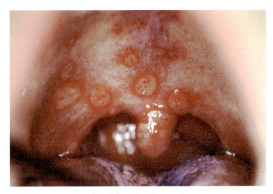

口絵10 ヘルパンギーナ（p476）

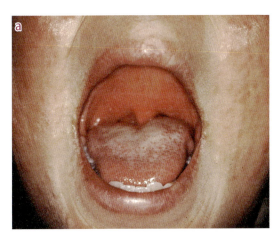

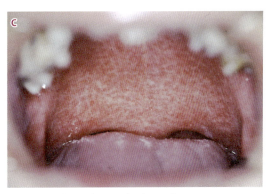

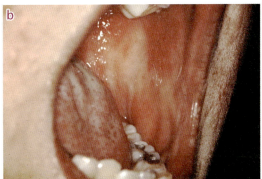

口絵11 麻疹（はしか）（p479）
a：麻疹様顔貌
b：コプリック斑
c：口蓋粘膜の紅斑

xxvi　口絵

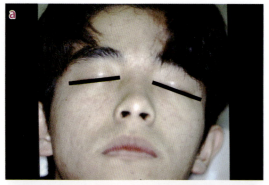
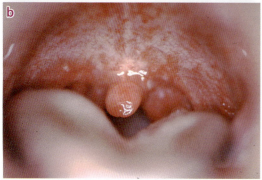

口絵12　風疹（p480）
a：発疹（細かい粉雪状で赤みの薄い紅色丘疹）
b：水疱を伴う粘膜疹

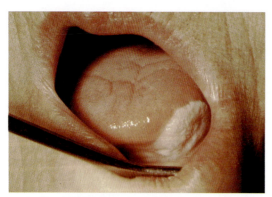

口絵15　白板症（ロイコプラキア）（p485）

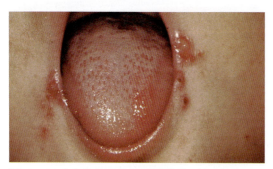

図17　口内炎を伴う伝染性膿痂疹（とびひ）
（p486）

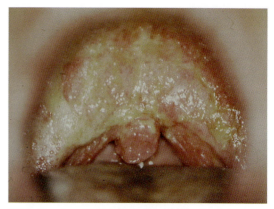

口絵13　カンジダ性偽膜性口内炎（p483）

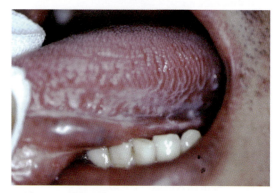

口絵14　舌扁平苔癬（p484）

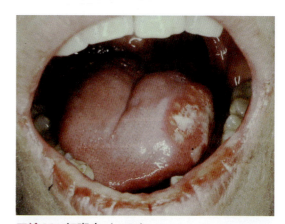

口絵16　紅斑症（p486）

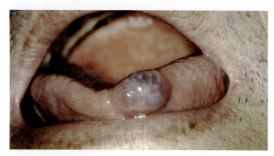

口絵18　血管腫（p494）

口絵 xxvii

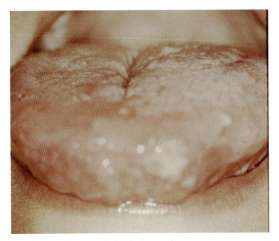

口絵19 舌リンパ管腫（p494）

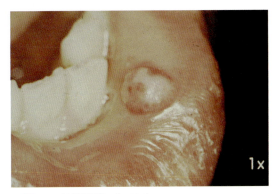

口絵21 粘液嚢胞（p495）

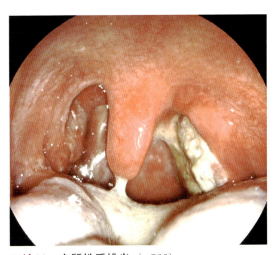

口絵23 実質性扁桃炎（p523）

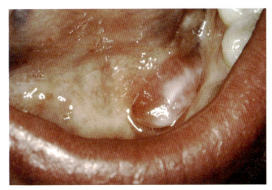

口絵20 ラヌラ（p494）

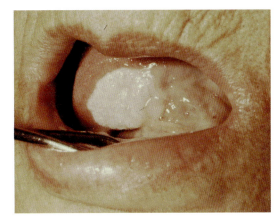

口絵22 舌癌（p496）

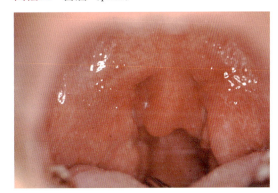

口絵24 A群溶連菌感染症（p525）

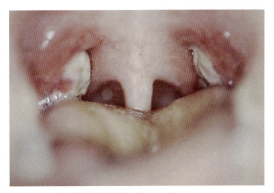

口絵25 伝染性単核症（p536）

xxviii 口絵

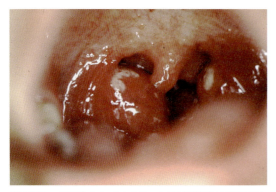

口絵26 アデノウイルスによる滲出性の咽頭炎（p537）

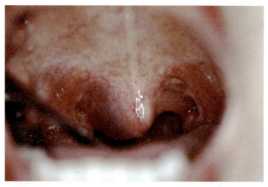

口絵27 血管神経性浮腫（クインケの浮腫）（p538）

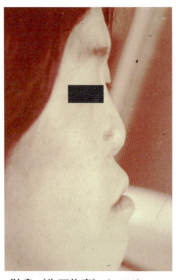

口絵28 鞍鼻（先天梅毒）（p539）

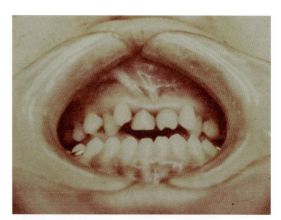

口絵29 ハッチンソン歯牙（先天梅毒）（p539）

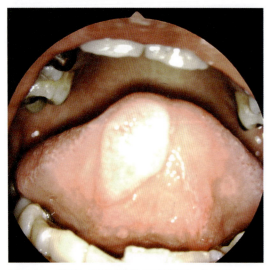

口絵30 梅毒（乳頭腫様の粘膜疹）（p540）

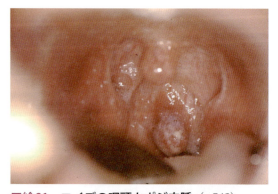

口絵31 エイズの咽頭カポジ肉腫（p542）

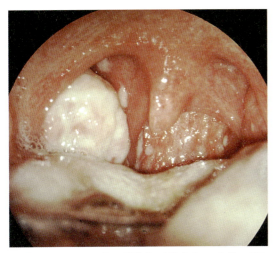

口絵32 クラミジア扁桃炎（乳白色の白苔で覆れた扁桃所見を呈するものもある）（p543）

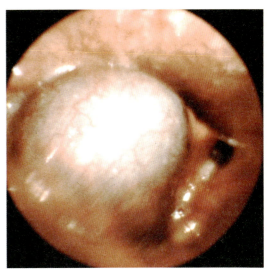

口絵33 舌根嚢腫（p594, 670）

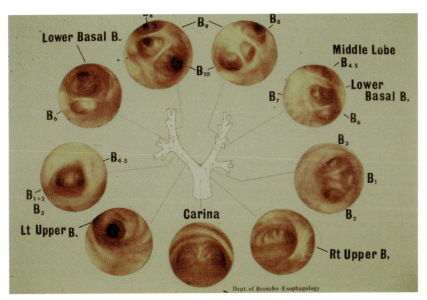

口絵34 気管支直達鏡検査所見（正常所見）（p643）
（瀧野賢一）

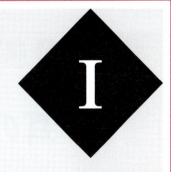

耳科学

2　耳科学

A　聴器

I 耳の構造・聴力検査

第1章　耳の構造と機能

1 中耳・内耳の発生について

1) 中耳の発生

　中耳腔より乳突蜂巣までの発育は，二つの異なった過程が関与する．第一段階として中鼓室より乳突洞までは，その内側に存在する耳嚢を中心として，主に既存の骨の吸収により passive な腔の形成がなされるもので，第二段階として乳突蜂巣の発育は3要素，すなわち側頭骨自体の外方への発育，蜂巣内面の骨代謝，そして蜂巣骨表面に進展する上皮などの各要素の調和により骨梁を形成しつつ active な形成がもたらされる．蜂巣発育の抑制は，これらのバランスが破れた場合に生じるものだが，主たる因子は側頭骨含気腔内上皮の炎症性変化による．

　中耳の発育に関しては，耳小骨は生下時には成人の大きさと形に達している．中耳腔は生後わずかに拡大する．乳突洞は成長し続け10〜15歳で成人の大きさに達する．

2) 内耳の発生

　聴覚前庭は胎生4週後半から11週までの期間の間に基本的な分化が行われる．

　内耳の膜迷路の原基は胎生3，4週頃より分化が始まり，胎生5週以後，さらに各器官へと発展し，4〜5か月頃に形態学的にほぼでき上がる．骨迷路の発生は膜迷路を取り囲んでいる間葉性組織から胎生7週頃より前軟骨，軟骨となり，膜迷路が完成する頃，骨化をはじめる．

　心臓は胎生3週後半から8週，顎口蓋は6〜8週に基本的分化が行われるので，重症内臓奇形を有するものでは耳介，顎口蓋の異常を伴う危険性が高いことが考えられる．反面，耳介，顎口蓋の奇形を有しないものでは，内耳の異常を合併する頻度は低いといえる．

　骨迷路は生下時から成人のそれと同じ大きさと形態を有している．しかもその周囲が海綿骨であるため，幼少児の側頭骨のX線写真では，含気蜂巣が発達した成人より観察しやすい．

2 耳の解剖とはたらきについて

1) 外耳

　外耳は耳介と外耳道からなる．耳介は人間では集音機能はあまりないが，動物によっては形も大きく，方向も自由に変えて音を集めるのに役立っている．また，耳は左右にあるので，音が到達するわずかな時間や強さの差が音源の位置を知るのに役立つ．

　外耳道は棒状のくぼみで，その壁は皮膚に覆われている．外耳道の長さは成人で約3cmであり，その奥は鼓膜になっていて中耳に移行する．したがって外耳道は中耳や内耳を保護するとともに，音を鼓膜に伝える通路の一部である．音は共鳴効果により外耳道を通過する際，2〜3kHzの音圧が増強される．

　また，外耳道は，耳垢腺や皮脂腺からの分泌物でpH5前後の弱酸性に保たれ，細菌繁殖が起こりにくい環境になっている．

2）中耳
（1）鼓膜
1．臨床解剖

内側から内胚葉由来の粘膜層，中胚葉由来の固有層，外胚葉由来の皮膚層の3層の薄膜からなり，外耳道と鼓室を境している．厚さは約0.06 mmと薄く，常に適度の緊張を保っている．固有層は数層の線維束からなるが，主なものは外側の放射状に走る線維と内側の輪状に走る線維である．外力に対して，両者の線維は互いにその強度を補強している．

鼓膜は弛緩部と緊張部に区分されるが，便宜上鼓膜緊張部を，ツチ骨柄に沿った直線と鼓膜臍を通り，これに直角な線を基準にして，前上，前下，後上，後下の4象限に分ける（図1）．後上象限の内側には耳小骨連鎖がある．鼓膜は再生能力の高い組織である．

2．鼓膜の位置と形：光錐は条件により変わる

鼓膜は前方が後方より深く，下方が上方より深い．鼓膜と外耳道とのなす角については，新生児でははほぼ水平に近いが，成人では約50°の傾斜をしている．鼓膜はスピーカのように円錐を裏返したような形で，ツチ骨の先端部は深く，この位置と鼓膜前下方が三角形をなして反射面となり，光錐（光の反射）を生じる．

この光錐は鼓膜が陥凹している場合には位置が変わるか消失し，乳児では鼓膜の傾斜が急なため，やや位置が水平にみえる．

3．鼓膜にみられる年齢変化：高齢者の鼓膜は濁っている

正常若年者の鼓膜は半透明であり，光は，一部は透過し，一部は反射する．高齢になると鼓膜の上皮は他の皮膚と同様に萎縮を示し，鼓膜固有層は線維化，石灰化が起こる．したがって高齢者の鼓膜では光の透過も少なく，反射は乱反射である．そのため，鼓膜の色調は若い人の薄いピンクの真珠色から白色の鈍い色に変わり，**鼓膜輪 tympanic annulus, limb** に環状の白色化が表れ光錐は目だたなくなる．60代では40％の人の鼓膜は混濁している．

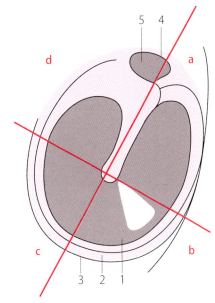

図1　正常鼓膜像（右）
1：緊張部，2：鼓膜線維輪，3：鼓室輪，4：リビニ切痕，5：弛緩部．
診断の便宜上，鼓膜はa：前上，b：前下，c：後下，d：後上の4象限に分けられる．白色の部分が光錐．

（2）鼓室（中耳腔）
1．解剖

鼓膜の内側は空気の入った空洞になっていて，これを**鼓室（中耳腔）**という．鼓室内の内耳窓には**前庭窓**と**蝸牛窓**がある．鼓膜の内側には，鼓膜の振動を内耳に伝える「てこ」の役割をもつ**ツチ骨，キヌタ骨，アブミ骨**という順に耳小骨が並んでおり，アブミ骨がはまっている窓が前庭窓で，これは内耳における音の入り口である．アブミ骨の奥は内耳液という液体のため，アブミ骨が内耳側に動くとき，その押された分だけ膨らむのが蝸牛窓である．したがって，蝸牛窓は内耳における音の出口ともいえる．蝸牛窓は，薄くて透明な膜になっており，第二鼓膜ともいわれる．形状的には，前庭窓は卵形，蝸牛窓は円形のため，それぞれ卵円窓，正円窓ともいう．

中耳は空気中から音波を外リンパに伝えるためのインピーダンス整合器の働きを持つ．インピーダンス整合の主な機序は，鼓膜とアブミ骨底板の面積比とツチ骨，キヌタ骨のテコ比だが，面積比はパスカルの原理により，前庭窓における音圧を強め，テコ比は空気中の音波を水中の特性インピ

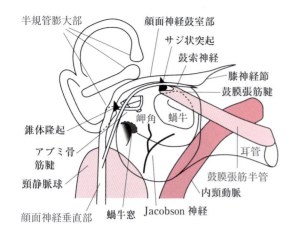

図2　右鼓室内側壁周囲の主要な構造
（須納瀬弘，日耳鼻会報113，862-865，2010．より）[1]

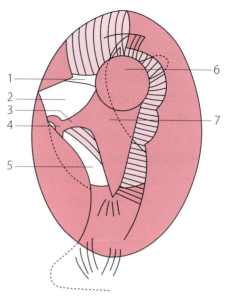

図3　右耳の鼓室天蓋側よりみた俯瞰図
斜線が mucosal fold，上・中鼓室間の aeration route は tympanic isthmus のみ．
1：鼓膜張筋，2：isthmus tympani anticus，3：キヌタ骨長脚，4：アブミ骨，5：isthmus tympani-posticus，6：ツチ骨頭部，7：キヌタ骨体部
（本多芳男：中耳疾患，耳鼻咽喉科学，白岩俊雄ほか編，医学書院，1984，より）

─ダンスに近づける作用がある[12]．どちらも人が水中生物から進化した進化のたまものである．

鼓室は一つの腔洞であるので，隣り合う上，中，下各鼓室の境界は明瞭でないが，鼓膜緊張部に相当する腔を**中鼓室**とし，その鼓膜輪より前後，上下方向に広がっている腔をそれぞれに**前鼓室，後鼓室，上鼓室，下鼓室**と区分することが可能である．鼓室は耳管によって咽頭と交通がある．

中鼓室と上鼓室の境界は，側方は**前後ツチ骨靱帯**で内方は**顔面神経管隆起**である．前方は**鼓膜張筋腱 tensor tympani tendon** と**サジ状突起 processus cochlear-formis** である．後方は外耳道後壁に連なる骨壁である（図2）[1]．この境界は鼓室腔の中では最も狭くなっている部分であり，Proctor はこの部を**鼓室峡部 tympanic isthmus** と呼んでいる[2]．この狭い通路はキヌタ骨長脚とアブミ骨で前後に2分されており，**前鼓室峡部 anterior tympanic isthmus** と**後鼓室峡部 posterior tympanic isthmus** に区分される（図3）．

前鼓室は全体としていびつな漏斗状を呈しているが，漏斗先端の口は**骨性耳管**である．内壁には内頸動脈と蝸牛がある．ここには2%に骨壁欠損があり内頸動脈が露出している．上壁には**鼓膜張筋半管**と**耳管上陥凹**とがある．漏斗の上後縁を顔面神経，膝神経節，大錐体神経が取り囲んでいる[3]．

前鼓室と上鼓室の間はツチ骨頭の前方で鼓室天蓋から出ている骨性隔壁（上鼓室前骨板，crista anterior, cog）とこれと鼓膜張筋腱に付着する粘膜ヒダ mucosal fold（**上鼓室粘膜ヒダ，鼓室張筋ヒダ tensor tympani mucosal fold**）で明確に境される．この上鼓室前骨板より前に**耳管上陥凹 sinus epitympani** と呼ぶ腔が存在する．粘膜ヒダは耳小骨などを栄養する腸間膜に似たような意義をもつ．だが，この骨板や fold の除去は鼓室形成術術後のドレナージのために非常に重要である[4]．

かつて Wullstein[11] はこの前鼓室と上鼓室との境界は骨性膜性壁で閉鎖されているので，耳管から前鼓室に流れた空気は直接に上鼓室に流入することなく，いったん中・下鼓室に流下してから鼓室狭部を通って上鼓室に流入するとした．こうして前鼓室と中鼓室は，ともに上鼓室に接していることになるが，この境界線を**鼓室横隔膜 tympanic diaphragm** と呼ぶ．Wullstein は，「**鼓室形成術は鼓室横隔膜を取り払って鼓室気流動態**

の改善を図る」とした.

後鼓室には**鼓室洞 sinus tympani** がある. ここは後鼓室の内側後方に広がり**錐体隆起 pyramidal eminence** と顔面神経垂直部の内側の入り込んだ凹みで, 顕微鏡手術で死角となる代表的な部位であり, 真珠腫遺残の発生母地として知られている.

2. 鼓室（中耳腔）の組織形態：耳も上気道の一部である

鼓室は気管, 鼻, 副鼻腔と同様に呼吸上皮の一部であり, 線毛細胞, 杯細胞, 基底細胞等により構成される**多列線毛上皮**の形態をとっている. この傾向は耳管開口部付近で顕著である. しかし, 蝸牛骨包表面から鼓膜付近へと, それも中耳腔後方に移行するにつれ, 線毛上皮の高さは次第に低くなり, 上鼓室, 乳突洞は大部分が無線毛細胞により占められている.

3. 知覚神経の分布：のどが痛むと耳が痛い, 耳をいじると咳が出る

①外耳道, 鼓膜

外耳道, 鼓膜は前方が三叉神経に, 後方が迷走神経耳介枝に支配されている. 一部顔面神経の知覚枝が関係している.

②中耳

中耳の内側の粘膜や耳管に分布し, 咽頭領域の放散痛を介在する神経が**鼓室神経 Jacobson's nerve** である. この神経は舌咽神経の下神経節に由来し, 蝸牛窓のレベルで頸鼓神経と合して**小錐体神経**となり中頭蓋窩の耳神経節に至る. 小錐体神経は交感神経線維と副交感神経線維を含んでいる.

岬角では, この神経に沿って多数の神経節があり, **鼓室神経叢 tympanic plexus** と呼ばれている. この plexus の意義は不明であるが, きわめて痛覚に敏感な部位である.

頸静脈孔から jugular bulb を越え, 顔面神経管に入る神経に, **Arnold's nerve** がある. この神経は迷走神経の上神経節に由来し, 一部舌咽神経の下神経節の線維を含んでいる. この耳介枝は, 外耳道をいじると喉に違和感を感じたり, 咳が出る現象の介在神経であり, ハント症候群で外耳道にヘルペスが生じる原因でもある.

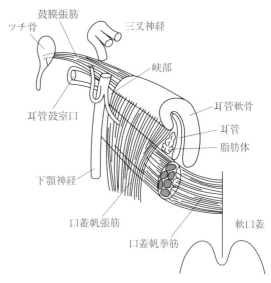

図4　ヒトの右側耳管と筋
(切替一郎, 野村恭也編. 新耳鼻咽喉科学, 南山堂, 1995. より)

(3) 耳管の構造とはたらき

耳管は約3.5 cm の上咽頭と中耳腔をつなぐ細い管である. 鼓室の上部からは乳突洞という大きめな空洞を経て, 側頭骨乳様突起の中に発達した小さい蜂の巣のような多数の小腔洞（乳突蜂巣）ともつながっている.

耳管は耳側の 1/3 は骨の中を走行し, 鼻側の 2/3 は軟骨の中を通る. 耳管は軟骨の中を通る部分で粘膜同士が接して通常は閉鎖している. その閉鎖には周囲の脂肪や筋組織の弾力, 表面張力が関係している. そして, 嚥下運動や開口（あくび）, 発声などの際に, 口蓋帆張筋の収縮により一時的に開大する（図4）.

この耳管の第一のはたらきは, 中耳腔圧を大気圧と等しくする**圧平衡作用 ventilation** であり, 第二のはたらきは, 中耳腔に貯留した液体を咽頭側に排除する**中耳浄化作用 clearance** であり, 第三のはたらきは上咽頭の音や分泌物から中耳を守る**中耳防御作用 protection** である. 中耳は空中を伝わってくる音のエネルギーを減衰することなく内耳リンパ液中の有毛細胞に伝えるが, その伝音機能を発揮するためには中耳は常に中耳空間を等圧に保たねばならない. そのため中耳には**耳管の開大と中耳粘膜ガス交換という二重の調圧機**

構が備わっている．そうして大気圧環境下で鼓室は，鼓膜を隔てて大気圧と常に等圧の1気圧に保たれている．

1．ガス産生による調圧機構

中耳含気腔においては，中耳粘膜を介したガス交換が存在する．この粘膜を介したガス交換は，中耳腔と中耳粘膜上皮下結合組織内の毛細血管との間で営まれる．

中耳腔の気体と大気の成分とでは大きく異なる相違点がある．それは中耳腔では酸素が少なく，ほぼそれに相当する分を二酸化炭素と水蒸気が占めている．最大の組成である窒素には大きな差はない．この中耳のガス組成は静脈のそれに近いことから，中耳腔の気体は中耳粘膜の毛細血管を介して維持されていることが推測されている．実際，中耳，特に**乳突腔粘膜**は，ガス交換が円滑にできるように薄い線毛上皮を介して毛細血管が乳突腔と接している．これは肺胞の構造に類似していて，**中耳腔と血液との間でガス交換が容易に行われる構造**といえる．

このような中耳粘膜ガス交換はガスの受動的な移動であるため，中耳腔に貯留液が充満し空間がなくなるとガス交換は行われなくなる．また空間がなくならなくても，中耳腔と血液との距離を隔てる中耳腔の粘膜肥厚や肉芽，瘢痕などはガス交換能を低下させる原因となりうる．結果として滲出性中耳炎にみられるように中耳腔圧が低下すると考えられる．

2．耳管の圧平衡作用

では，耳管と中耳粘膜ガス交換の中耳換気・調節機構は，それぞれどのような特徴があり，どのように役割が分担されているのだろうか．まず耳管は嚥下などの動作によりその瞬間に中耳を換気する能動的かつ即時的な機構をそなえている．潜水時や飛行機に乗った時のような急激な圧変化に対応しうるのはそのためである．この能動的な耳管開大による1回の換気で，200〜300 mmH$_2$Oの圧較差を解消することが可能である．その反面，前述のように上気道炎などの微妙な原因で耳閉感が生じ，しばしば耳管の調圧機構は傷害される欠点もある．

粘膜ガス交換は受動的，緩徐ではあるが間断な

く働く機構で，睡眠時などの嚥下が行われない状況でも働くという利点をもつ．耳管開大による能動的な調圧機構が働かないときは，粘膜ガス交換による受動的な調圧機構の出番である．ただ急激な圧変化に対応できないこと，また睡眠，覚醒などの際の血液ガスの変動により中耳圧も変化するために中耳圧をガス産生による調圧機構だけで正確に大気圧に保つことは難しい．

3．保護作用

耳管は中耳側から咽頭側へ空気は流れやすいがその逆に咽頭側から中耳側へは流れにくい一方弁のような構造ももつ．これは感染源の鼻咽腔から中耳への流入を防ぐ中耳防御機構の一つであるといわれる．そのためか正常人でも感冒などの上気道炎に罹患しただけでしばしば容易に耳閉感にみまわれるのは，この防御作用が働くためと思われる．

4．排泄作用

耳管の異物排除機能には口蓋帆張筋による**筋性排出**と粘液線毛輸送系による**線毛性排泄**の二つがある．異物排除に果たす役割は筋性排出6，線毛性排出1の比で，中耳貯留液の効果的な排除には筋性排出が必要である．

耳管の排泄作用は滲出性中耳炎などにみられる中耳貯留液の排泄に重要な役割を果たす．しかし，耳管の排泄機能は中耳貯留液の粘稠度や，中耳の陰圧状態の影響を受けやすい．それゆえに，滲出性中耳炎など中耳液体貯留例では，鼓膜切開などによる中耳陰圧解除など，排泄機能の障害因子の除去が治療上重要である．

①筋性排泄

嚥下運動に伴って耳管咽頭口から大量の液体排泄がみられるが，これは耳管筋（主として口蓋帆張筋）によるところから筋性排泄と呼ばれる．それは口蓋帆張筋の収縮でポンプ様に液体が排泄されるところからこの機能は**ポンプ様排泄作用**とも呼ばれる．嚥下時に耳管は開き，空気は耳管内に取り込まれ，液体は咽頭に排出される．嚥下終了時に耳管は閉じる．順次この繰り返しで中耳の貯留液は耳管咽頭口から排泄される．鼓膜に穿孔がなければ，この筋性排泄では中耳貯留液の排泄とともに中耳腔は陰圧になる．陰圧が進むと筋性排

泄は停止する．

②線毛性排泄

　耳管粘膜の大部分は，線毛細胞・杯細胞・基底細胞の3種の細胞で構成される多列線毛円柱上皮で覆われている．この線毛の表面には，粘液層があり，ベルトコンベア式に異物を咽頭へ排除する．1つの線毛細胞は約250〜300本の線毛を持っている．耳管，中耳腔内のクリアランスは，耳管開口部周辺を中心とした鼓室と耳管の線毛細胞と分泌細胞の協調作用（**粘液線毛輸送機能 muco-ciliary transportation system**）により営まれている．この粘液線毛輸送機能の存在，機能維持は滲出性中耳炎等の治癒過程あるいは，中耳炎手術後の鼓膜修復過程にとり非常に重要である．この線毛輸送機能は傷つきやすく，細菌，エンドトキシン，放射線などの種々の因子によって傷害される．

3）内耳

（1）蝸牛の構造とはたらき

　音は，内耳から聴神経を通じて脳に伝わり，言葉や音楽として認識される．

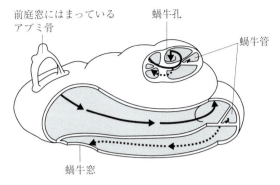

図5　蝸牛（右）（Neubert）
実線の矢印の通る場所：前庭階．
破線の矢印の通る場所：鼓室階．
（切替一郎，野村恭也編．新耳鼻咽喉科学，南山堂，1995．より）

　内耳は迷路 labyrinth ともいい，蝸牛・前庭・半規管からできている．骨に囲まれた部分を骨迷路といい，その中に同じ形の膜状のものが浮かんでいるような状態にあり，これを膜迷路という．

　そのなかで蝸牛は3つの階からなる蝸牛管が回転した構造をもつ（図5）．蝸牛は2巻き半のカタツムリのような形をしており，外リンパ液の

蝸牛コルチ器の生理と有毛細胞

　蝸牛とは，音波という**機械的刺激を，脳が音として認識する電気信号に変換する部位**である．その意味は，内耳に伝達されてきた複雑な音情報を周波数情報に分解し，その機械信号を電気信号に変換して蝸牛神経以降の中枢側に伝えるものである．

　その機構はアブミ骨の振動により蝸牛のリンパ液に波動が起き，基底板に振動が伝搬する．前庭窓から伝えられた音振動は，基底板を振動させ（図6），コルチ器（ラセン器）（図7）の**有毛細胞**が振動を電気信号に変換し，蝸牛神経や神経核を経由して，大脳半球の聴覚中枢に音が伝わる．蝸牛の中には音を聞き取るのに必要な有毛細胞と呼ばれる細胞が2種類ある．一つは音を脳に伝える**内有毛細胞**で，約3,500個，もう一つは音の信号の感度を上げるなど内有毛細胞を助ける**外有毛細胞**で約1万2,000個．そして，いずれの有毛細胞も再生しない．有毛細胞は生まれた時から，ずっと使われ続け，壊れても再生しない．だから年を取ると，次第に有毛細胞が失われてきて，音を伝える力が弱まりお年寄りは聞こえにくくなるのである．

　蝸牛コルチ器で発生した聴覚信号は，ラセン神経節細胞の90〜95%を占める比較的大型のI型細胞（有髄細胞）により脳幹の蝸牛神経核へと伝達される．このI型細胞は内有毛細胞との間に密なシナプスを形成している．一方，残りの5〜10%を構成する小型の無髄のII型ラセン神経節細胞は外有毛細胞とシナプス結合しているが，これらII型細胞と蝸牛神経核との役割は十分にはわかっていない．外有毛細胞は，増幅器・効果器としての機能，すなわち，蝸牛内における鋭敏なチューニング，周波数マップの形成，耳音響反射の発生などに関与するものと考えられている．

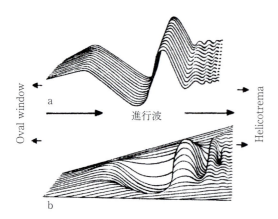

図6 基底膜上の音の進行波
アブミ骨の振動により蝸牛のリンパ液に波動が起こる．この波は進行波とよばれる．ある進行波の最大振幅は，周波数によって異なった部位にできる（Tonndorf）．最大振幅部は高音では，基底回転にあり低音では蝸牛頂へ近寄っていく．
（A. Buckingham. Ear, Nose and Throat Diseases. Thieme, 1989，より）

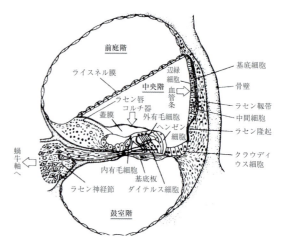

図7 蝸牛管の断面図
（宇佐美真一，日本医事新報，2015，より）

入った前庭階と鼓室階，および内リンパ液の入った蝸牛管（中央階）がある．蝸牛管の壁に張り巡らされた血管条と腎臓の尿細管はKやNaイオン能動輸送の面できわめて類似の機能をもっている．外リンパ腔と髄液腔は内耳道，蝸牛小管で連絡していて，外リンパは蝸牛由来と髄液由来のものが合わさってできる．

基底回転（第1回転）は2つの内耳窓に始まり，内頸動脈管の直上から上方へ，そして内耳道底に接しながら後方へ巻き上がっていく．その最上部は鼓膜張筋半管の下で，迷路部顔面神経管に接している．さらに下降してサジ状突起の直下に至る（図2）．岬角は位置的には蝸牛の基底回転と第2回転にあたる．

蝸牛窓小窩 round window niche は鼓室の後下方に存在している．最深部には蝸牛窓膜があるが，蝸牛窓膜は外耳道とほぼ平行に位置しているため，posterior tympanotomy を行い鼓膜を翻転しても，膜全体を直視することは困難である．蝸牛窓小窩には蝸牛窓小窩 niche membrane の存在することがあり，それをときに蝸牛窓膜と誤認することがある．この niche membrane には小孔がある．あるいは網状であることが多い．蝸牛窓膜はアブミ骨を軽く押すと膨隆する，また

メラニン色素細胞群が膜，特に付着部にみられることがある，などの違いにより蝸牛窓膜を蝸牛窓小窩膜と識別することができる．

(2) 平衡覚の構造とはたらき

耳のもう一つの機能である平衡覚は，半規管と前庭が感知する．半規管はそれぞれ直角に交叉する面で組み合わさった3つの半円状の管で，一端がふくれていて（膨大部），そこにある有毛細胞が回転運動を知覚する．前庭には卵形球形嚢管でつながった卵形嚢と球形嚢があり，その平衡斑にある有毛細胞と，その上にある耳石膜のずれで直線加速度や重力を知覚する．これらは前庭神経を経て前庭神経核に伝えられ，眼・深部知覚・大脳・小脳からの情報を得て，四肢・体幹・眼・内臓などとの反射を生じ，身体の平衡を保つ役割を担っている（後段の「平衡機能とその異常」を参照）．

1．半規管

前半規管，外側半規管，後半規管の3つの半規管はそれぞれほぼ直角をなす面に存在している．半規管の一端に膨大部があり，そこに感覚細胞を有する**膨大部稜**がある．稜に感覚細胞がある．その上面はゼラチン状の物質で包まれており，それが動いて感覚細胞を刺激して，下部にある前庭神経終末に伝わっていく．それぞれの半規管と同じ面で眼球が動き，内リンパがどちらに動

くかによって眼球の動く方向が決まっており，左右で6個の半規管それぞれの刺激により眼振の方向は生理学的にはっきりと決まっている．

2．内耳道内の血管

内耳孔より内耳道に入った血管は前庭神経と蝸牛神経の合併した第8神経と顔面神経の間を通ることが多いが，これには多くの variation がある（図8）．内耳道に入った血管は内耳に分枝する場合，前前庭動脈 anterior vestibular artery と総蝸牛動脈 common cochlear artery に分かれる．後者はさらに固有蝸牛動脈 cochlear artery と前庭蝸牛動脈 vestibulo-cochlear artery に分かれる．

前前庭動脈は半規管の一部を，固有蝸牛動脈は蝸牛基底回転以外の蝸牛を支配し，前庭蝸牛動脈は基底回転，前庭，半規管の一部に血液を送る．

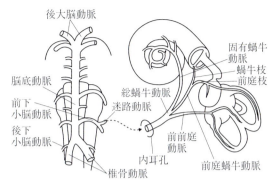

図8　内耳の血管と頭蓋底血管
（切替一郎，野村恭也編．新耳鼻咽喉科学第10版，南山堂，2004，より）

内耳血流には自己調節機構が関与していて，中耳血流とは本質的に異なるといわれる．

第2章　耳の徴候

1　難聴

難聴とは自覚的または他覚的な聴力の低下であるが，聴力の低下には音そのものが聞き取りにくい場合と音は聞こえるが言葉の聴取・理解がしにくい場合がある．難聴は音が伝わる経路のどの部位の障害でも起こりうる．

空気の振動が，鼓膜や耳小骨や内リンパ液を動かす過程までを伝音機構といい，この部位の障害による難聴を「**伝音難聴**」と称する．次に，内リンパ液の運動が刺激となって，有毛細胞が周囲の微細構造と絡み電気生理学的な生体現象を生じ，この生体現象が蝸牛神経から中枢聴覚路を上向し，側頭葉の第一次聴覚中枢へ達する．これら内耳の有毛細胞レベルから聴覚中枢路に至る部位の障害による難聴を「**感音難聴**」と称する．伝音系と感音系が共に障害されている場合には**混合難聴**と呼ぶ．

標準的な聴力の評価には**純音聴力検査法**が用いられる．平均聴力とは500 Hzと1,000 Hzと2,000 Hzの聴覚閾値の平均であり，正常聴力は25 dB以内である．この辺の周波数が「聴力の平均」を求めるとき用いられ，一般的には，この3周波数が社会生活上は重要と考えられている．平均聴力レベルが26〜39 dBは**軽度難聴**で，40〜69 dBは**中等度難聴**，70〜89 dBは**高度難聴**，それ以上を**聾**と分類する．

一般には**平均聴力レベルが45 dBを超えると，普通の大きさの会話音で不自由を感じるようになるため補聴器の適応となる場合が多い．65 dBを超えると大声での会話も理解が困難となる．**

1）物理現象としての音のもつ意味

音は物理的には波のような空気を伝わる圧力変化（**音波**）である．空気中に発生した圧力変動はいつまでも同じ場所にとどまることはない．**1秒間に340メートルの速さで駆け去り**，やがて消失する．だから音はきわめてはかない存在である．はかない存在ではあるが心に残される足跡は深く，大きい．感銘を受ける音楽がある一方，騒音として悩まされる音もあるように，聞く音の印象は多様である．多様な受け取られ方をする音では

あるが，**音の物理的な基本は音の大小と音の高低からなっている．**

人間が感知することのできる空気中の圧力変化は蚊の羽音のように微かなものからジェットエンジンの轟音まで，非常に広い範囲に及んでいる．一方，音の高低に関しても人間の耳は遠雷のような超低音から鈴虫の声のような極高音まで，広範囲の音を聞き分けることができる．周波数でいうと20〜20,000 Hzまでの音を聞くとされている．

このような音を聞くことができる耳は優れた機能を持った感覚器官である．情報収集と処理能力の点では目より重要な役割をしているらしい．**言葉による意志の伝達，音による危険の察知，その他の情報の認識など耳に頼る生活要素はきわめて多い．**

人は通常，共通の言葉によって互いの意思疎通を図っている．聴覚障害，あるいは眩暈・耳鳴などのために，相手からの言葉によるメッセージを的確にキャッチすることができなければ，相手の意志を解読できず，それに対する自分の意志を的確に返していくことも困難となる．それだけに聴覚に欠陥をもつ人々が音から遮断された世界で生活する苦労は健常者には計り知れないものがある．

2）聞こえの仕組み

内・外有毛細胞の先端部分には，**聴毛**が存在する．音の伝導により基底板が振動し，さらに基底板上の内有毛細胞先端の聴毛が直上にある**蓋膜**に当たると聴毛が屈曲する．聴毛が屈曲すると聴毛同士をつなぐ**tip link**という細い糸が引っ張られ

ることで，聴毛に存在する小さな穴が開き，その穴から**カリウムが有毛細胞内に入り，電気的興奮を発生する**のが聞こえの仕組みである．

このとき，同じくコルチ器に存在する外有毛細胞は，振動の周波数に合わせて長軸方向に伸縮し，基底板振動を増幅する．つまり，外有毛細胞は音響エネルギーを増幅するアンプamplifireの役割を果たしているとみることもできる[12]．

音は空気の振動として外耳道に入り，鼓膜を振動させ，その内側，すなわち中耳腔にある3つの**耳小骨連鎖の振動**を惹起する．さらに中耳と内耳の境にある小さな窓（前庭窓）の膜を振動させ，この小さな膜面の振動が内耳の蝸牛を満たしている内リンパ液に伝わり，蝸牛の一部にあるコルチ器の内有毛細胞を刺激して，上述のごとく電気的興奮を発生する．このようにして，音は中耳から内耳に伝達され，そこで**電気的信号として蝸牛神経から最終的に大脳皮質の聴覚一次領野に伝達され，ここで初めて「聞こえた」と認識される**わけである．

音感覚を，例えば「ことば」として認識するためには，大脳皮質の**聴覚連合野**で複雑な情報処理がなされる必要がある．外耳・中耳を介して蝸牛に送られ，蝸牛神経のインパルスに変換された音は，脳幹でインパルス発射のパターンがさまざまに替えられ，最終的に大脳の聴覚領で音として認知され，イメージ（聴覚心像）が想起される．例えば/hito/と経時的に入ってきた音声に対し，「ヒト」→「人」のイメージが生じるのである．

▌コウモリが夜も飛べるのは，超音波でまわりを調べているから

コウモリもヒトと同じ哺乳類だから，口や鼻から音を出して耳から入る音を聞く仕組みは人間と一緒．特別違うわけでなく，精度が抜群にいいだけ．コウモリは超音波といって，1秒間に2万回以上も空気を揺らす，きわめて高い音を出している．だから人間には聞こえない．人間が普段話す声はずっと低くて，1秒で100〜500回位の揺れ．

人も目を閉じて，声だけでどこに人がいるかがある程度わかる．コウモリは，自分の声が壁などにあたり跳ね返って戻るまでの時間や，その音の強さを測ることで距離を測ったり，虫の存在を調べている．それも自分の声など必要な音だけを拾って聴いている．人間にもそのような能力がある．目が見えない人は，足音や様々な音を聞いて，部屋の広さや電柱の位置までわかるそうだ．

第3章 聴覚の検査[5,6)]

オージオメータ audiometer は電気的に各種の純音を各周波数で任意の強さで出すことができる機械である．普通は125，250，500，1,000，2,000，4,000，8,000 Hz の 7 周波数の音について「聞こえ」の検査を行う．これを**オージオメトリー audiometry** といい，それによって得られた成績を図示したものを**オージオグラム audiogram** という．

オージオグラムは，横軸に周波数，縦軸に音の強さをデシベル単位で表す．**デシベル**は音圧として用いられる音の感覚の尺度で，0 dB は正常者がかろうじて聞くことができる強さ（正常振動音の最小可聴閾値の平均値）で，非常に聞こえがいい日本人の平均である．これと比較して何 dB 悪いか（聴力レベル hearing level）記録したのがオージオグラムである．

聴力検査では気導閾値測定は気導レシーバー，骨導閾値測定は骨導レシーバーを用いる．

1 純音閾値（threshold of hearing）検査

1）気導オージオメトリー

最初被検者が聞こえない大きさの音から，5 dB ステップで 1～2 秒間ずつ階段的に検査音を大きくして（上昇法），最初に聞こえた値，すなわち最小可聴閾値 threshold を求める（上昇法）．

検査音は 1,000 Hz より始めて漸次高い音を検査し，再び 1,000 Hz を測定し，次いで漸次低い音を検査する．聴力検査は室内騒音 30 phone（phone：音の大きさの単位で数値的には dB に一致する）以下の防音室内で行うのがよい．検耳に比し非検耳の聴力が非常に良好で，検耳の気導閾値と非検耳の気導閾値の差が 40 dB 以上であると，検耳に与えた気導検査音は検耳の閾値に達しないうちに，非検耳の方で聞かれる（クロス・ヒアリング）ので検査ができない．そのため，非検耳を 40～60 phone の検査音の周波数を中心にしたバンド・ノイズで遮蔽（マスキング）して検査

しなければならない．

2）骨導オージオメトリー

骨導においては検査側に与えた音は反対側にも伝わり約 5 dB の差で聴取される．したがって 5 dB 以上の骨導差が存在するときは，左耳を検査しているつもりで右耳を検査してしまうことになりかねない．そのため，骨導検査では必ず非検耳をバンド・ノイズで遮蔽しなければいけない．マスキングを行わないと，気導で 40～50 dB，骨導で 5～10 dB 閾値の低いところに miss hearing による測定値がくる．

8,000 Hz は，純音聴力検査上ばらつきが大きい周波数でもあり，ヘッドホンの装着状態や髪の毛の処理等でも測定誤差が生じる可能性がある．

3）オージオグラムの記載法

オージオグラムは，横軸に周波数を対数直線目盛りでとり，縦軸に聴力レベルを dB 目盛りで表示する．

聴力損失値の記入法は気導聴力右耳を○記号，左耳を×記号で表し，これを線で結ぶ．スケールアウトの場合は，↓で表し，隣の周波数の閾値記号とは線で結ばない．スケールアウトとは，オージオメータの出しうる最大のレベルで聞こえない場合をいう．

骨導聴力では，右耳を [記号，左耳を] 記号で示し，線で結ばない．黒以外の色で記入する時は，右耳は赤，左耳は青を用いる．

気導聴力は伝音系（外耳，中耳），感音系（内耳，中枢）を含めた総合聴力を示し，骨導聴力は感音系のみの聴力を示すので，どこに障害があるかの判定が可能である．両者の差を air-bone gap，または A-B gap という．通常，オージオグラム上での 5 dB の変化は誤差範囲とされる．

2 聴力障害の分類（図9）と難聴の程度（図10）

聴器のどの部位が侵されているかによって，起

こってくる難聴の性質は異なる．難聴の基本形は，①伝音難聴，②感音難聴，③混合難聴，である（**表1**）．

難聴の程度を比較するために，便宜さから難聴は軽度，中等度，高度難聴に分けられる．

オージオグラムの上で26〜39 dB までの聴力損失あるものを軽度難聴とし，以下40 dB 〜69 dB までを中等度，70〜89 dB までを高度，それ以上を聾と判断することが多い．実際問題としては，軽度難聴では囁語や小声の会話が聞き取りにくく，中等度難聴では普通の会話音であっても完全に聴取することは難しく，聞き落としがあり，大声で話してもらわないと聞こえない．高度のものは感音難聴の場合が大部分であるから，耳もとで，大声でしかもゆっくりした話し声でなければ判断しにくい状態である．

私たちが発声した声は気道と骨導を介して自己の耳に戻ってきて，その両者を併せた声の感じを自分の声として受けとっている．ところが伝音難聴の患者では，気道によって自分の耳に入ってくる音は小さく，骨導では大きいので，大声で話しているように感じられるので自分では控えめに小声で話すようになる傾向がある．感音難聴の場合は骨導成分が伝音難聴の場合より少ないから自分が適切な大きさで話しているかどうか判断がつきにくく，そのために大声で話すのが特徴だといえる．老人では大声の人がいるのはよく知られている事実である．

内耳の障害には，内耳のエネルギー源である血管系の障害，内リンパ組成の変化，交換器であるコルチ器の障害，内耳伝音系の障害など種々考えられる．神経系の障害としては，腫瘍による圧迫，出血による変化，乏血による変化，神経細胞

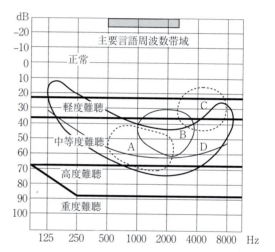

図10 日本語の周波数と音の大きさ，難聴の程度

A：母音，B：有声子音，C：無声子音，D：大きさの等感曲線レベルはJISによる．
（切替一郎ほか編，新耳鼻咽喉科学第7版，南山堂，1995，より）

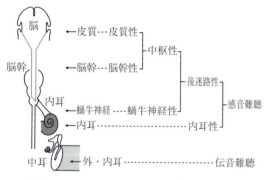

図9 難聴の種類とその障害部位
（耳鼻咽喉，成人看護学14，医学書院，2014，より）

表1 難聴の分類

伝音難聴 conductive deafness	［骨導聴力は正常で，A-B gap がある］
感音難聴 perceptive（sensorineural）deafness	［骨導聴力が低下し，A-B gap がない］
内耳性難聴 inner ear（cochlear）deafness	
後迷路性難聴 retrolabyrinthine（central）deafness	
蝸牛神経性難聴	
中枢性難聴	
混合難聴　mixed hearing loss	
混合性難聴 combined（mixed）deafness	［骨導聴力が低下し，A-B gap がある］

A-B gap：気 - 骨導差．

a. 補充現象陽性

b. 補充現象陰性

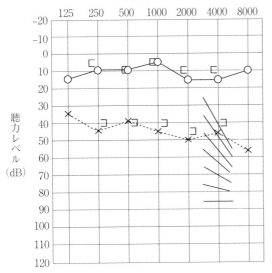
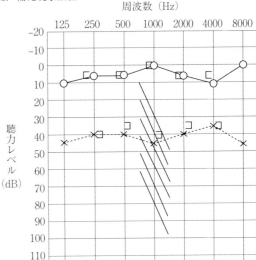

図11　補充現象の検査（ABLB）
（聴覚検査の実際 改訂二版，南山堂，2004，より）

の萎縮などが考えられる．なお，一側のみの障害は内耳から神経根までの障害である．両耳合成能，方向感は二次，三次ニューロンが一部交叉して，反対側の外側毛帯に向かう上オリーブ核群の上方の障害で影響を受ける．

今日，内耳障害に関しては，騒音性難聴，老化・薬剤による内耳障害，虚血による内耳障害の発現に**フリーラジカル**（遊離基：他の物と化合しないで存在する単体）が密接に関与しており，フリーラジカルが感覚細胞のアポトーシスを引き起こし内耳障害を生じさせることが明らかにされつつある．そして，進行性感音性難聴の多くは，現在でも根本的な治療は困難であり，患者のQOL向上のためには聴能訓練を含んだ教育面のアプローチが必要である．

1）聴覚の過敏現象は内耳性難聴の特徴

一般に刺激する音の強さが増すと，その音を聞くときに感じる音の大きさも増す．しかし，内耳性難聴では音をちょっと小さくすると聞こえないばかりか，ある程度の大きさ以上の音になると急に音が大きく聞こえたり，音が響いて聞こえるなどの**補充現象（リクルートメント現象）**がある．すなわち一側耳が何らかの障害によって小さな音が聞こえない一方で，大きすぎる音には敏感で不快になってしまうという矛盾した特徴を示す．有毛細胞障害にみられる現象である．これは，正常耳では聞き分けることができないようなわずかな音の強さの変化を鋭敏に感じ取ることができる**聴覚過敏現象**で，しばしば不快感を伴い，痛みのような感覚を生じることさえある．

2）補充現象の検査

(1) 音の大きさの平衡試験（loudness balance test：ABLB）（図11）

一側の耳は正常または伝音難聴で，左右の聴力差が20〜40 dBのとき用いられる．両耳にレシーバーをあて，正常耳に与える検査音を閾値より20 dBずつ増加し，それと同じ大きさに感じるまで難聴側に与える検査音を増加する．測定周波数を中心にして，左に正常耳，右に難聴耳の音をプロットして結ぶと，補充現象陽性の場合は線の勾配がだんだんなだらかになり，ついには水平になる．補充現象陰性の場合には斜めの線は平行して記録される．この検査は両耳の聴力差が50 dB以上になるとマスキングが起こるので測定はできない．

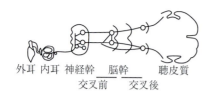
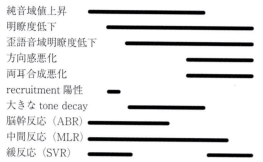

図12 各種聴力検査の意義と障害部位（黒線）との関係
（切替一郎，野村恭也編．新耳鼻咽喉科第10版，南山堂，2004，より）

表2 SISIテストによる診断結果

患者の応答	補充現象
70%以上	陽性
25～65%	正常
0～20%	陰性

表3 後迷路性難聴の特徴

1) 純音聴力は略正常で，語音弁別能低下
2) 語音弁別能は正常で，ひずみ語音聴取能低下
3) 自記オージオメトリーでIV型，および振幅増大
4) 両耳融合能の異常
5) 両耳分離能の異常
6) 両耳方向感の異常

(2) SISI（short increment sensitivity index）テスト

音の強さを周期的に変化させて，どのくらい変化させれば弁別できるかを調べる（表2）．

閾値上20 dBの音を聴かせながら，5秒に1回ずつ，200 msecの長さで1 dBだけ音を増加させる．これを繰り返し100秒間に20回増音して聴かせる．通常1,000 Hzと4,000 Hzの音を選んで行う．この方法は単耳に用いることができる．

3）後迷路障害の検査（図12，表3）

後迷路障害とは蝸牛第一次ニューロンから大脳皮質までの聴覚系を意味しているから，障害部位を一つの検査法だけで診断することは不可能である．いろいろな検査法を組み合わせて検査バッテリーをつくり，その一連の検査結果から障害部位の診断を行う．

(1) 自記オージオグラム

一般的に自記オージオグラムは，持続音記録が断続音記録より高いレベルにあることが普通である．断続音記録の閾値は純音オージオメータで測定した閾値とほぼ同等である．

検査にはBekesy型オージオメータを使用する．音の周波数と強さが自動的に変化して記録され，被検者が被検音を聴取してスイッチを閉じると音は自動的に減衰し，聞こえなくなり，開くと音が増強していく．周波数を変えつつこれが繰り返され，可聴閾値の最大値と最小値が鋸歯状波として自動的に記録紙上に記録される（図13）．

後迷路障害では周波数弁別能が劣化する

難聴者は，音としては聞き取れるのに，何を話されているのか言葉の聞き分けが難しいという特徴（**音声受聴明瞭度の低下**）がある．cochlear amplificationの部分が消失するため起こる周波数弁別能の劣化である．このため，80 dB以上の難聴者では，理解できる音声言語がきわめて少なくなる．したがって，基本的な増幅器でしかない補聴器が，80 dB以上の感音難聴にそれほど有用でないのは，このactive mechanismの補償がないためである．

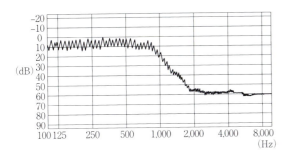

図13 自記オージオグラム（連続周波数音）
高音域において域値上昇と recruitment 現象（振幅縮小）のみられる感音難聴例．
（切替一郎，野村恭也編．新耳鼻咽喉科学，南山堂，1995．より）

①通常持続音記録の場合，その振幅は **5～10 dB** の間にあり，持続音記録で振幅が著しく縮小（**2 dB 程度**）すれば，**補充現象陽性**と判定する．しかし，振幅の縮小がみられない場合には，必ずしも補充現象陰性とはならない．

②周波数を一定にして持続音で連続描記させると，時間の経過とともに閾値が上昇する．これを **TTS（TTD）temporary threshold shift（drift）** 陽性といい，後迷路性難聴で認められる．平均振幅15 dB 以上の振幅増大を伴う TTS 陽性は中枢性障害を疑う．

この，**一過性閾値上昇**とは，一定の強さの音を聞いていると耳が慣れるため聞こえなくなる．少し音を大きくすると聞こえるが，その音も次第に聞こえなくなる．このように，はじめ聞こえている音が耳の慣れまたは疲れで聞こえなくなる程度を調べる検査が TTS である．

③自記オージオグラムによる鑑別診断（**Jerger の分類**）（図14）．

断続音（I）と持続音（C）の聴力像を比較する．上述の補充現象と一過性閾値上昇検査を行うことにより，正常または**伝音難聴（Jerger I）**，**感音難聴のうち内耳性（Jerger II）か後迷路性（Jerger III，IV）**かの鑑別が行われる．

（2）語音明瞭度検査

聴覚機能検査の基本は純音閾値検査と**語音明瞭度検査**である．語音検査は，単語や語音を聞かせ，どの程度正確な聞き取りが可能か検査する方

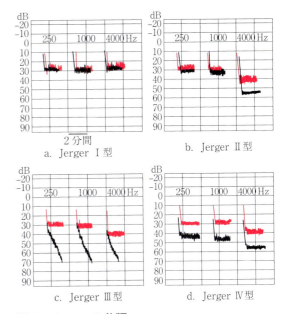

図14 Jerger の分類
黒線は連続音，赤線は断続音．
（切替一郎，野村恭也編．新耳鼻咽喉科学第10版，南山堂，2004．より）

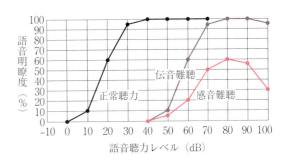

図15 スピーチオージオグラム

法で，言葉がどの程度聞き取れるかということを調べる聴覚機能の大切な検査である．「音は聞こえているのだけど，その中身が聞き取れない」というような「**言葉の明瞭度**」の低下を検査する方法（図15）である．

正常聴力者，伝音難聴者では検査音を大きくしていくと語音明瞭度は急速に上昇し，だいたい閾値上40～50 dB で100％の明瞭度が得られる．つまり補聴器で十分な大きさの音を与えると，100％の明瞭度が得られる．ところが感音難聴者では，最高語音明瞭度が低下し，100％にならないだけでなく，提示音を大きくすると逆に明瞭度が低下することもある．とりわけ後迷路性難聴があ

ると語音弁別能が低下することが多い．一般に，障害部位が中枢であるほど明瞭度は低下する．例えば，聴皮質に障害がある場合には，純音聴力検査ではそれほど高度の難聴を呈していないにもかかわらず，語音明瞭度が極度に低下する．**老人性難聴は感音難聴なので最高明瞭度は低下している**．そして，年齢が上昇すると明瞭度はさらに低下する傾向がある．一般に20～30％の聴取明瞭度では会話は困難で，普通に会話をするにあたっては60％以上の明瞭度が必要である．

　語音検査素材として，現在学会で公認されているのは57-Sと67-S語表がある．コミュニケーション障害の程度を評価するのみならず，**機能性難聴（詐病を含めて）を疑うときには必須の検査**である．難聴のうち，中枢性障害の程度も推定できる．補聴器装用の評価にも必要な検査である．語音明瞭度の左右差は，一般に**10％以上の開き**があるときに左右差があると考える．

（3）その他の検査

　①**両耳融合能**：例えば一耳に一つの語音の低域成分と，他耳に高域成分を聴かせると，頭の中で音像が一つに融合して，その語音を弁別し得る．

　②**両耳分解能**：右耳に「イチ」，左耳に「ハチ」という語音を同時に与えると正常者では「右に1」，「左に8」と正確に答えることができる．語音が複雑になると右耳優位がみられる．

　③**方向感検査**：外界の音を両耳で聴取すると，その音源方向を認識することができる．この機能は左右耳で同時に聴取された情報の有する両耳間の**時間差**と**強度差**が脳内，特に**上オリーブ核レベル**で正しく処理されることを必要とする．したがって，方向感機能は聴覚中枢機能の検査法として応用される．方向感現象には聴空間における音源定位と頭蓋内における音像定位に二大別される．

4）電気生理学的検査法

（1）聴性脳幹反応検査（auditory brainstem response：ABR）

1．概要

　刺激音（短音）が聴覚経路を上行する際に微妙な電気生理学的現象が生じる．そのうち第8脳神経および脳幹聴覚路に起源を有し，頭皮上に置かれた電極から導出し記録した電気現象を**ABR**と呼ぶ．つまり，ABRは音刺激による誘発される脳波であり，脳幹電位であるABRを測定するのである．音刺激には一般に**クリック音**（クリック音の周波数特性は2,000～4,000 Hzにピークをもち，sound spectrumは広く，蝸牛の広範囲の部分を刺激する）が用いられる．

　蝸牛神経から下丘に至る超ニューロンの中継段階の誘発電位を記録する聴性脳幹反応（I波からV波）は最も代表的な聴性誘発反応検査の一つである．その理由としては，①神経学的にきわめて重要な脳幹の機能を反映する，②安定かつ再現性に優れている，③記録に際しての手技・操作が容易，④睡眠や麻酔の影響を受けにくい，などがある．

　本反応は，音刺激によって誘発される聴神経および脳幹聴覚路の神経・神経核群に由来する反応電位で，潜時10 msec以内におよそ1 msecの間隔で5～7個のピークをもって出現する（**図16**）．ピークは潜時の速いものから順にI波，II波，III波，IV波，V波…というように命名されている．反応波形には個人差があるが，通常I，IIIおよびV波は安定して記録される．II波は安定性に欠け，IV波とV波は分離せず複合波として記録されることが多い．このうちV波は最も振幅が大きく，およそ0.5 μVの電位をもち，また出現性も最も高く，条件がよければ正常者自覚閾値上10 dBまで記録することが可能である．したがって，**この聴性誘発反応は2,000～4,000 Hzの聴覚を反映しているとされるV波を指標として，聴覚

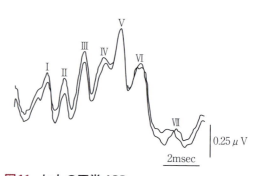

図16　ヒトの正常ABR
I～VIIは波につけられた番号．

閾値を推定する．反面，2,000 Hz 以下の低音域に残聴もしくは難聴がある場合は見逃す可能性がある．

2．誘発される各波形の起源と判読法

各波の起源については諸説があるが，Ⅰ波は検耳側のラセン神経節から蝸牛神経，Ⅱ波は検耳側の蝸牛神経核，Ⅲ波は対側の上オリーブ核，Ⅳ波は両側の外側毛帯，あるいは両側の下丘，Ⅴ波は両側の外側毛帯，あるいは対側の下丘（中脳の下丘）に由来するとされている．Ⅰ波は蝸牛神経線維束の誘発電位であるが，検出閾値が高く感度はあまりよくない．

記録条件としては，解析時間は10〜15 msec，増幅器のフィルターは一般に30〜3,000 Hz の band pass filter を用い，脳波の加算は通常1,000〜2,000回行って，目的の加算波形を得る．

乳幼児では各反応成分のピーク潜時が成人より延長している．一般的に各反応成分が分離し明瞭化するのは生後3か月頃からであり，Ⅰ波は生後3か月で，さらにⅤ波は生後18か月頃に成人の潜時に達するとされている．また50歳代ではⅤ波潜時が20歳代と比較すると0.2 msec 程度延長する．

ABR の異常は ABR 波形の定性的異常の有無および潜時の延長の有無である．また，潜時に関しては，Ⅰ−Ⅲ波間，Ⅲ−Ⅴ波間，Ⅰ−Ⅴ波間潜時の延長の有無について検討する．聴神経腫瘍の場合，Ⅰ波のみ認められ，Ⅱ波以降が消失するという部分的波形消失というかたちの異常を示すことが少なくない．

3．臨床応用

① audiological な応用

脳波聴力検査・他覚的聴力検査として，乳幼児の聴力検査，心因性難聴，詐病の診断，後迷路性難聴の診断などに応用される．しかし，現在の ABR では十分な周波数特異性のある反応を得ることは難しいため，全周波数成分からなるクリック音を用いて，難聴の有無をチェックするスクリーニング検査としての利用が通常行われている（自動 ABR：natus-ALGO 2 e）．クリック音刺激は主に2 kHz 以上の高音域聴力を反映するので，**低音域の聴力が十分に評価されないことが欠**

点である．

検査法は，刺激音圧をを10ないし20 dB step で下げてゆき，反応の認め得られる最小音圧をもって，ABR 上の閾値とし，難聴の有無を推定する．または，ある強さの音（35 dBnHL のクリック音）が聞こえるかどうかで判定し，高度から中等度の難聴を漏れなくみつけだそうとするスクリーニング検査としての使用法がある．

乳幼児の場合，初回の検査で反応が乏しくとも再検査で正常な反応を示すこともあり，最終的な難聴の判定の前に複数回の検査が必要である．周波数特異性の高い**聴性定常反応 auditory steady-state response：ASSR** を用いると，幼児においてより正確な聴力レベルの推定が可能となる．

② neurological な応用

連続する各波の起源が脳幹中継核の活動に対応していることから，種々の頭蓋疾患，特に脳幹障害の診断手段として，未熟児，乳幼児の神経発達の状態の把握，脳幹障害の局在診断，手術時の脳幹機能のモニター，さらに脳死・植物状態の補助診断として利用される．聴神経・脳幹の障害部位に応じて，それぞれの波形に変化が認められ，聴神経・脳幹における初期の病変の診断に ABR は CT と同様有効である．

（2）耳音響放射（otoacoustic emission：OAE）検査

1．原理

ヒトの外耳道に挿入した音響プローベから音（クリック，トーンバースト）を与えると，10ミリ秒前後遅れて**微弱な内耳からの反響音**を記録することができる．これは1978年に DT Kemp によって初めて報告された音響反応で，evoked（or stimulated）otoacoustic emmission と呼ばれ，本邦では**誘発耳音響放射（e-OAE）**と呼称されている．

内耳では電気から機械へのエネルギーの逆変換の機構がある．OAE は**コルチ器外有毛細胞の機械的振動に由来する内耳から発生する音**で，鼓膜を介して放射される蝸牛非線形音響現象の一つである．これをわかりやすくいうと，内耳の蝸牛というのは，外から音を伝えると，蝸牛の外有毛細

胞がその音に反応して細胞自体が縮んだり伸びたりするので，内耳の蝸牛細胞そのものから音が出る．その音を外耳道の中に挿入したマイクロホンで記録してコンピュータで解析すると，音の反応に対して内耳の細胞が伸びたり縮んだりしていることをみることができる．その反応が誘発性の耳音響放射という．聴力正常耳では**90％以上**に誘発される．

外有毛細胞のこの運動は主に蝸牛の音に対する感受性や周波数選択能を調整する機能を果たしている．OAEは外有毛細胞の機能を表す指標として期待され，簡便かつ非侵襲的，客観的に測定することができる**蝸牛機能検査法**として注目されている．内有毛細胞の機能は評価されない．

臨床的には**誘発耳音響放射（e-OAE）**と**歪成分耳音響放射** distortion product otoacoustic emissions：**dp-OAE**から内耳機能の他覚的評価が可能であり，検出できれば内耳機能が保たれているとされる．自然睡眠および覚醒していても安静なら測定可能といったことから，**他覚的聴力検査**としての利用が期待されている．

2. 感音難聴の耳音響放射の特徴

① e-OAE（単音刺激を用いる）

誘発耳音放射 e-OAE の有無（反応波形の大きさ）は，**内耳障害の検出**のために有用である．e-OAE は 30 dB 以上の感音障害では記録されにくく，純粋に**聴覚の質的診断に応用できる範囲は15 dB 以内**である．

e-OAE は，**簡単で，かつ非侵襲であり，かつ再現性がよいことから，内耳機能，特に蝸牛有毛細胞の障害を他覚的に知る優れた臨床的指標となり，新生児の聴力スクリーニングに有効とされる**（**自動OAE**）．また，原因疾患の診断，難聴の予後診断への応用が期待されている．しかし，後迷路性難聴では内耳が正常であれば e-OAE が誘発される可能性があることなどから，ABR と組み合わせて検討する方がよいともされる．突発性難聴では e-OAE が検出されれば（内耳機能が保たれていれば）予後はよいとされる．

しかし，OAE の記録には正常な中耳伝音機構の存在が不可欠である．したがって，中耳の貯留液など伝音成分の負の影響が現れるなら OAE の

反応は得られない．このことは，OAE による新生児聴覚スクリーニングにおいては疑陽性の判定が存在することを示し，実際 1 割程度の疑陽性がある．そこで，OAE 記録に際しては，前もって耳垢を除去し，鼓膜所見に異常がないことを確かめ，かつティンパノメトリーを施行して中耳伝音機構が正常であることを確認しておかなければならない．また，OAE は音響反応であるため体動，呼吸音等による雑音が混入すると明瞭な反応を得ることが困難であるという問題もある．

② dp-OAE（2つの周波数の連続音を用いる）

2つの純音による同時刺激によって，蝸牛内で発生した歪成分がトリガーとなり発生・記録される．誘発率は，2音の大きさや周波数によって異なるが，純音聴力レベルが30 dB 以下の聴力正常例では90％以上はある．

また，測定方法によって多少異なるが，1 kHz から 6 kHz 前後までと，e-OAE に比較してより広い周波数領域にわたって周波数特異性の高い測定が可能であるとされていることから，内耳性難聴のスクリーニングや病態解明の手段としての応用が試みられている．

3. 測定の実際

まず外耳道に，新生児用プローブを挿入し，後は測定手順に従い平均音圧 75 dB のクリック音刺激を加え，260 回の平均加算を行うが，雑音レベルが体動，呼吸音等で設定値以上の場合は加算されず，平均 3 分弱で測定を終わらせることができる．

（3）脳磁図（magnetoencephalography：MEG）

脳内の神経活動による電流が形成した微小な磁場の変化を測定したもの．音のピッチや強度などの判断課題を与えた際の聴皮質の活動や複数の音響事象から特定の事象を検出し，聴覚における高次機能の解明ができる．従来の脳波などの電気現象に比べ空間分解能が優れ，数 mm の誤差で活動源の特定が可能である．

第4章　スクリーニング聴力検査

1 選別聴力検査

　一般検診用のオージオメータを使用すると，操作が簡単で便利である．検診用オージオメータは，スクリーニングとしての聴力検査用に開発されたもので，検査音として難聴を発見しやすい1,000 Hzと4,000 Hzの純音だけが出るようになっていること，周囲の騒音を防ぐために受話器に音を遮る遮音カップがついていること，検査する場所の騒音が測定に影響しているかどうかが簡単にわかる騒音モニターが内蔵されている．

　検査法は，検査音は周囲の雑音と区別しやすい断続音を用い，右耳1,000 Hz → 4,000 Hz，左耳1,000 Hz → 4,000 Hzの順に行う．学校保健法では，学童生徒の聴力スクリーニングは少なくとも1年おきに，労働安全衛生法では，企業の一般検診の聴力検査は雇入れ時と35歳時，40歳以上は年1回に行うよう義務づけられている．各検査音のレベルは表4のように決められていて，この音が聞き取れない場合，さらに詳しい検査が必要となる．

2 音叉による検査

　古くから用いられているLucae音叉（cとfis4の2本がある）を用いる．fis4は2,896 Hz，cは128 Hzを代表する．発音させた音叉を耳に近づけても聞こえない場合，中程度以上の難聴が推定される．難聴が伝音性（外耳，中耳の障害）か，感音性（内耳，聴覚路の障害）かを鑑別するのに有用である．

　純音聴力検査が不可能な救急外来等で，音叉を用いた検査は重要である．基本は左右の耳に音叉

表4　検査音のレベル

①労働安全衛生法による一般健康診断における選別聴力検査のスクリーニングレベル：雇用時は1,000 Hz 30 dB，4,000 Hz 30 dB，定期検査は1,000 Hz 30 dB，4,000 Hz 40 dB（1989.10.1.改正）．
判定と事後処置：判定は医師によって行い，選別された者については診察依頼票をつけて耳鼻咽喉科医による精密聴力検査を受けること（なお毎年選別される者に対しては3年ごとに1度の精密聴力検査を受けるよう指導する）．

②学校保健法による学童の選別聴力検査：1,000 Hz 30 dB，4,000 Hz 25 dB．

③オージオメータによる選別聴力検査にて基準となる「所見なし」となるレベルは1 mの距離で囁語（ささやき声）を解する程度．

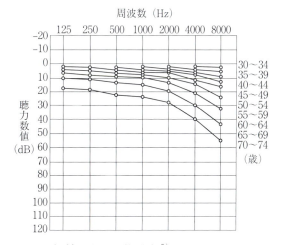

図17　年齢ごとの平均聴力[5]
（立木孝，一戸孝七．Audiology Japan 46, 235-240, 2003, より）

年齢別の聴力基準値

各年代別の正常者の平均聴力の閾値（図17）[5]

　会話聴取の状態からみれば，①125～2,000 Hzまで30 dB未満，②年齢を考慮すると，その年代の平均から10 dB未満までの低下ならほぼ正常範囲と考えてもよい．

を近づけて聞こえるか否か尋ねるもの（気道検査）だが，振動する音叉を前頭部に当てるWeber法やRinne法もよく行われる（骨導検査）．

①ウェーバー（Weber）法：発音させた音叉を前頭部正中に立て，どちらの耳に偏して聞こえるかを調べる．感音難聴では健側に，伝音難聴では患側に偏位する．Weber testの信頼率は250〜500Hzで50%，1,000Hzで80〜90%である．

耳硬化症でCarhart効果により骨導閾値が上昇すれば，その周波数においてWeber法は健側に偏位することになる．

②リンネ（Rinne）法：音叉を耳の後ろ（乳様突起）に立て，骨導音が聞こえなくなったとき，その音叉を直ちに同側の耳の近くまで持って行き，気導音を聞かせる．または逆の順序で，気導音を調べた後に骨導音を検査する．気導が長いとき（気導＞骨導）はRinne陽性（健常，感音難聴）といい，短いとき（気導＜骨導）は陰性（伝音難聴，混合難聴）という．

3　詐病の取り扱い

1）注意点

以下の点に注意する．

①難聴がいつから始まったか．難聴発症の状況をよく聞くことが大切である．自動車事故後の難聴は事故から難聴自覚までの期間，治療歴，頭部打撲の有無を尋ねる．

②検査技師から検査態度などの情報を得る．ヘッドフォンをつけたまま会話ができるか．

③オージオグラムをよく見る．オージオグラムから推定される聴力と会話能力との比較．得られたオージオグラムより会話聴取が良好である場合は詐病を疑う．

④治療より診断書を要求する．

上記のような場合は1回の検査では書けないことを説明して，次回を約束して帰す．

⑤疑問点があるときは，何度もオージオメトリーを行う．検査のたびに難聴の程度が悪化する，変動する場合は詐聴を疑う．

診断書の交付

診断書を記載するためには正確な検査を行うことが必要であると説明する．したがって場合によっては1回の検査，1種類の検査では記載できないことを説明する．

標準純音聴力検査および標準語音聴力検査は身体障害者に該当するかどうかの判断の材料になる．**両耳の平均聴力レベルが70dB以上，あるいは片耳が50dB以上でもう一方が90dB以上であれば6級の身体障害者に該当するし，両耳の最高語音明瞭度が50%以下であれば4級に該当する．**

4級であっても高度難聴用補聴器が必要と認めれば，そのように意見具申できる．補聴器の更新は4年ごとであるが，乳幼児では使用状況により故障・紛失もかなり多いので，場合によっては4年未満の更新も認められる．

なお，現在，過去に身体障害者手帳を所持していない者に対して聴覚障害2級の診断書を交付する際は，聴性脳幹反応検査（ABR）等他覚的検査を実施し，その記録データのコピーを貼付する取り扱いになっている．

労災や自賠責の診断書の作成は7日以上の日を変えて3回検査を行い，2回目と3回目の検査結果の平均をとる．ただし，身体障害者手帳の診断書の作成にはそのような取り決めはない．労災，自賠責の場合の疾病，外傷後の難聴についてはおおよそ6ヶ月を経過した後に症状固定として診断する．診断書の病名は「感音難聴」などと記載し，「騒音難聴」，「自動車事故による難聴」とは記載しない．検査結果が患者の応対と一致しない場合，「会話聴取可」など記載しておく．身体障害診断書・意見書を出す場合，将来再認定要（軽度化），再認定の時期1年後等と記載しておく．

2）詐聴検査

①陰影聴取（マスキング）検査：両耳間の聴力差が大きいとき，マスキングなしで悪いという耳の聴力を測定する．気導骨導とも陰影聴取がみられないときは詐聴を疑う．

②耳栓骨導閾値測定：骨導受話器を前額正中に置き，骨導閾値を測定する．当然良耳の骨導閾値が測定される．次に良耳に耳栓をしてもう一度測定する．先よりよくならねばならないのに，詐病では今度は患耳の検査と思って応答があいまいになる．

③自記オージオメトリー検査でⅤ型（断続音記録の閾値が持続音記録のものより上昇している）は機能性難聴に特徴的といわれるが，誇大難聴の場合，必ずしもⅤ型だけを示すわけではない．

④他覚的聴力検査法を利用する方法

　a．アブミ骨筋反射：反射を起こす刺激音は正常者では閾値上75〜90 dBとされているから，聴こえないはずの患耳に反応がみられたら詐病が疑わしい．

　b．ABR：現在一番広く用いられている．詐病では自覚閾値に比べて10〜15 dB上昇している．

第5章　子どもの聴力検査

　言語発達に影響する早期の聴力障害の発見は重要である．子どもの言語獲得が効果的に行われる年齢は2〜4歳頃がピークである．難聴がある子どもはこの年齢まに言語獲得プログラムが推進されなければならない．乳幼児の両側性中等度以上の感音難聴は，言語発達や知的発達に多大な悪影響を及ぼす．難聴の発見は早ければ早いほどよく，できれば1歳未満，遅くとも2歳までには発見して，その残存能力を十分に生かした療育を行わないと，その児童は将来大きなハンディを背負うことになる．重度の聴力障害は親や周囲の人が気づくことが多いので，比較的早期に発見されやすいが，軽度から中程度のものは発見されにくく，3歳くらいになって言葉の発達障害で気づかれることも多い．

　子どもは言葉の概念を獲得し，言葉が出始めるのが1歳前後頃，その後語彙数が増えて50語くらいになり2語文が出現するのが2歳前後である．難聴児の場合でも補聴・療育を始めれば全体的に遅れはあるものの，健聴児の言語発達と同様の発達経過をたどることができる．

1　新生児聴覚スクリーニング

　2000年に発表された米国の新生児聴覚スクリーニングnewborn hearing screening：NHSに関するjoint committeeでは，①出生施設退院ま

での初回スクリーニング，②1か月までにスクリーニングの過程の終了，③3か月までの診断，④6か月までに療育の開始，を推奨している．

　本邦では，厚生労働省は聴性脳幹反応の自動判定装置，自動ABR（automated auditory brainstem response-AABR）と耳音響放射（otoacoustic emission-OAE）検査を生後1週間以内の新生児のスクリーニング法として推進している（2001年）．ABRは35 dBHL（ささやき声程度）の刺激音に対する反応をみるため軽度難聴からの発見が可能である．成人と同様にⅤ波が消失する音圧を聴覚域値と推定する．

　OAEは導入および検査コストが低額ですむが，精度にやや欠ける．また，蝸牛より末梢のスクリーニングとなるので中枢性の聴覚障害の診断には限界がある．OAEで反応ありの場合は，少なくとも40 dBHL以上の聴力があるとされている．一方，AABRの診断精度は高いが導入および検査費用が増加し，スクリーニングへの一律的な導入には問題もある．どちらの検査も精密検査を行う児を選ぶためのスクリーニング検査であり，「pass」の場合は正常に近い聴力があると考えられるが，「refer」の場合は再検査が必要である．どちらの検査を使用してもよいが，難聴のハイリスク児に対しては，ABRでスクリーニングすることがすすめられている．だが，OAEを用

いて一次スクリーニングをして，その後 AABR を用いた二次スクリーニングに進む手もある．スクリーニングで見いだされる難聴は，ハイリスクだと4%位，ローリスクだと0.2%位である．

1）出生施設での初回スクリーニング natus-ALGO2e（簡易型聴覚検査機器）を用いた聴力検査

natus-ALGO2e（自動 ABR）を用いた聴力検査で35 dBHL の音圧でスクリーニングするのが現在の新生児のスクリーニング聴力検査法（**新生児聴覚スクリーニング：NHS**：現在，分娩取扱機関での普及率は60%台）である．新生児聴覚スクリーニング（NHS）の普及に伴い，先天性難聴児の難聴の早期発見，早期診断が可能となり，さらに早期の補聴と早期の療育が可能となった．生後1か月までには NHS を実施，生後3か月までに精密診断を実施，生後6か月までに支援を開始するのが聴覚障害の早期発見・早期支援"**1-3-6ルール**"と呼ぶ．

NHS では胎生36週で出生した新生児から**生後6か月までの新生児**における ABR の5波のデータを記憶させたコンピュータを用い，35 dB のクリック音を刺激音として使用し，1,000回の音刺激による被検者の誘発脳波を記録し，それぞれの波形とコンピュータに記録されている正常な聴力の持ち主の波形を一波ごとにコンピュータで比較し，正常波形とのマッチングを検討し，聴力正常か要再検かの判断をコンピュータが自動的にする．ただし，ABR は4,000 Hz 周辺の音に対する反応しか評価できない．

検査は生後2～3日して羊水が外耳道から消失した時期に行う．検査時間は3～10分ですみ，自然睡眠でよいので，新生児期の難聴児を発見するスクリーニングの手段に適している．しかし，時期を変えて数回の検査を行わないと信頼できる閾値を出せないとの批判がある．結果は pass（合格），refer（不合格）要再検と出る．

スクリーニングで **refer** となった症例は，あくまでもスクリーニングにひっかかったので，確定診断のためにはさらに検査が必要であることを親に強調する．そこで次のステップとして**耳鼻科医**は OAE，ABR などの他覚的検査，乳幼児聴力検査などで聴力閾値を測定し，どの程度の難聴であるか，低音部は聞きとれるか，補聴効果があるかを総合的にかつ慎重に判定し指導する．難聴診断後の療育こそが大切である．早期発見された難聴児への援助等の公的支援体制の構築は目下喫緊の課題である．一次スクリーニング検査の結果は，一側 refer が約50%，両側 refer が約40%，pass が10%という傾向である．

なお，スクリーニングで pass した症例のなかに，まれだが後に難聴が判明することがある．その理由は ABR は，一つは低音部障害型難聴が見逃されやすいこと，もう一つは新生児期に聴力正常であっても後に進行する難聴が存在するからである．

一方，refer とされ難聴と診断されたものの経過を観察すると，半数は精密聴力検査で正常と判断され，約4人に1人位は後に15 dB 以上の閾値の改善がみられる．その原因として0歳児の聴覚の未熟に伴うもの（2500 g 未満の低出生児が多い）と考えられるが1歳以上では滲出性中耳炎の改善など中耳・外耳の問題に起因するものが多い．両耳 refer の場合は高度難聴を認める割合が高く，人工内耳の適応となった例では，全例で両耳の ABR 検出閾値が105 dBnHL 以上であった．

2）新生児，乳幼児の検査 （表5）

子どもの聴力検査は，被検者の年齢と検者の設備の有無によりその方法は異なる．6歳以上になれば，純音聴力検査が可能でその結果も信頼できるが，5歳以下の乳幼児では純音聴力検査は不可能な場合が多く，結果も信頼性に欠けるので，新生児，乳幼児では検査によりおおよその聞こえのレベルを推定することにとどまる．

乳幼児の難聴の診断には**問診**が重要であり，まず子どもに発育の遅れがあるかどうか，音に対する反応が一定かどうかを両親に詳しく聞く．難聴のリスクファクターがある場合には，可及的速やかに前述の聴覚スクリーニングを行うべきである．

なお，新生児期とは生下時より1か月間，乳児期は生後2か月目より1年未満程度をいう．

表5 乳幼児聴力検査

自覚的検査	他覚的検査
1. 聴性行動反応聴力検査 （BOA）：0〜12か月	1. 聴性脳幹反応検査（ABR）
2. 条件詮索反応聴力検査 （COR）：6〜30か月	2. 新生児自動ABR（AABR）
3. ピープショウ検査：2〜3歳	3. 耳音響放射検査 （OAE）：OPOAE，TEOAE
4. 遊戯聴力検査：3〜6歳	4. 聴性定常状態誘発反応検査 （ASSR）
	5. 蝸電図検査（ECoG）

（泰地秀信，日医雑誌136．2007．より）

① 聴覚発達検査表を用いて**聴覚発達**の様子，音に対する具体的な反応の状態を把握する．生後4か月頃より音に対する反応が比較的明確になるが，新生児期や3か月未満の乳幼児には音に対する反射運動を重視する．

② **反射反応**（音刺激に対して目を動かす，身体を動かす，泣き出す，驚くなどの反応）により，音を感知しているかどうかのスクリーニングを行う（**聴性行動反応検査 behavioral observation audiometry：BOA**）．

聴性行動反応は反射ではなく，音刺激に対する興味と関心の現れとみることができる．したがって，検査音としては乳児の興味を引きそうな**太鼓，ラッパ，パラフィンをこする音，人の声，笛などを用いる**．検査方法は，母親が被検児を膝の上に抱いて，検者が後ろからそっと近寄り，片方の耳の近くで検査音を出す．**3か月〜2歳頃までが対象．BOAではしばしば反応が得にくく，正常聴力であっても50〜70 dBほどの反応しか確認できない**．判定には観察者のバイアスがかかり，また検査時の乳児の気分，活動状況で結果が影響を受ける．

BOAは続けるのは3〜5回を限度とする．新生児から可能な唯一の自覚的検査であるが，反応そのものが恒常性に欠けるので反応がなくても，難聴があるとは断定できないし，反射が出たからと安心しているとまやかしで，中等度の難聴を見逃すことになる．

乳幼児の難聴は早期発見により6か月までに発見され補聴器をフィッティングして聴能学習を

すると，3歳には正常時の90％の言語コミュニケーション能力を身につけることができる．しかし，生後6か月以降に発見され補聴器を使った教育を受けた場合では70〜80％程度の言語コミュニケーション能力しか発達しないといわれる．そこで，現在は新生児の聴力障害はできるだけ早く生後3か月までに診断し，6か月までに**補聴と療育をはじめる**ことを目標としている．

3）1〜3歳児の検査
（1）条件検索反応聴力検査（conditioned orientation response audiometry：COR）

生後6か月程度の乳児でも応用可能である．興味のあるおもちゃを見せると，幼児は反射的にその方を振り向く（**検索反射**）．**スピーカーから一定の音刺激を繰り返し，おもちゃの入った箱を光らせるなどの視覚刺激を提示し興味をもたせるよう条件づけを行うと，被検者はやがてその音を聞いただけで直ちに振り向き運動をするようになる．この振り向き運動を目印にして行う聴力検査**である．静かな環境下での正常反応レベルは**1歳頃までは30 dB程度**であり，成長するに従い低下する．3歳以上になると条件付けが悪くなる．

（2）1歳半・3歳児聴覚スクリーニング

早期の難聴児の発見を目指してわが国では**3歳児の聴覚スクリーニングが平成2年度から法制化**された．しかし，幼児ではできるだけ早期に音を聞かせる方が聴覚障害児の言語獲得や情緒の

発達に望ましいという考えから，平成9年度から**1歳6か月検診での聴覚健診**が制度化された．

ピープショウ検査は音刺激を提示した際にボタンを押すと電車などのおもちゃが動く，といった機器を用いて，患児の自発的行動をもとに判定する方法である．CORの単純な刺激に興味が薄れる2歳頃から対象となる．

4）3〜5歳児の検査

この年齢になると，高度難聴ばかりでなく，軽度あるいは中等度難聴も発見されやすくなる．滲出性中耳炎はこの時期の小児の難聴の原因として問題になる．質問票とささやき声による厚生省方式と呼ばれる検査が**3歳児検診**では広く行われている．

（1）ささやき声による聞こえの検査法（ささやき検査）

言葉の遅れの指標としては，1歳半近くで「言葉だけの指示がわかるか」，1歳代後半で「二語文，三語文を自由に話せるか」などがあり，中等度以上の難聴ではこれらの遅れが認められる．

ささやき声による聞こえの検査は，子どもと検者がテーブルをはさんで1m位離れて向かい合い，子どもに絵シートを見せながら，検者は口元を手で隠して，絵文字をささやき声で尋ね，該当する図を指でささせる．一般に，**1〜2m離れた**距離での「ささやき声」（囁語）は約30dBの大きさをもつといわれる．5m離れたところでささやき声が理解できれば，聴力はまず問題ない．中等度の難聴の中でも50dB以上の比較的重い難聴の発見には参考となる．

ささやき検査は言語発達に影響を及ばす中等度以上の難聴児の検出とその早期の療育開始を主目的に，東京都の3歳時聴覚検診に用いられる．

（2）指こすりによる聞こえの検査

左右別々の耳について調べる方法で，耳の真横5cm位のところで親指と人指し指を5〜6回こすり，聞こえたら手を上げさせる．比較的高音領域のチェックには有効である．

（3）遊技聴力検査（play audiometry）

聴力検査を幼児の喜びそうな遊びと組み合わせたものである．音が聞こえたときにボタンを押すかわりに，積み木を積む，シールを貼る，ビー玉を入れるなどを行わせて聴力閾値を測定する．検査対象年齢は3歳以上で，片耳ずつの測定も可能になる．

5）6歳児以上の検査

学童期になると，成人と同じ純音聴力検査を行うことができる．

第6章　耳管機能検査

中耳腔と鼻咽腔をつなぐ耳管の機能異常は，中耳疾患と密接な関係があるのでその機能異常把握のために多くの検査がある．基本的には圧を利用する方法，音を利用する方法，視覚による方法でありそれらの測定結果を圧変換器，インピーダンス，音の分析，内視鏡などを用いて耳管の開閉の状態を評価する．

耳管機能を評価するパラメーターとして，鼻咽腔や外耳道など外部からの圧によりどの程度耳管が開大するかを示す**受動的開大能**と，嚥下という能動的な動きによる耳管の開大を示す**能動的開大能**とがある．前者の受動的開大能を検査する方法として耳管カテーテル通気法，バルサルバ法による検査，耳管鼓室気流動態法（TTAG），さらに穿孔耳に適用される逆通気法があり，後者の能動的開大能を検出するものとして音響耳管機能検査や加圧・減圧法などがある．

1　圧平衡能を調べる方法

中耳腔に陽圧または陰圧の圧負荷を行い中耳腔

と外界圧の圧差（圧勾配）をつくり嚥下により中耳腔と外界圧の圧差がなくなるか否かにより耳管の圧平衡能を調べる.

中耳腔への圧負荷の方法は外耳道より圧負荷をする方法と鼻咽腔より耳管経由で圧負荷を行う方法がある.

1）加圧・減圧耳管機能検査法（inflation-deflation test：ID test）

鼓膜穿孔耳の外耳道に圧を加え，その圧が嚥下でどこまで解除できるかを測定する耳管の能動的換気能測定検査法.

カテーテルのバルーンで外耳道を密閉し，中耳に100〜200 mmH$_2$O 程度の陽圧を負荷し，それが嚥下の繰返しで大気圧とどれだけ平衡になるかを検査し（陽圧平衡能），次いで同様に−100から−200 mmH$_2$O 程度の陰圧を負荷して，同じように大気圧とどれだけ平衡になるかを調べる（陰圧平衡能）.

嚥下の繰返し後の中耳腔の最終圧の測定で，0 mmH$_2$O に近づくほど能動的耳管機能良好で，200 mmH$_2$O からあまり変化がない場合，耳管機能不良と考える. この検査法では耳管本来の機能を定量的に分析できるが，欠点は鼓膜に穿孔がなければ検査できない点である. 鼓膜切開や鼓室チューブ留置術を受けた滲出性中耳炎に対象は限られる.

2）耳管鼓室気流動体検査法（tubo tympano aerodynamic graphy：TTAG）

バルサルバ法により生じた鼻咽腔圧による中耳腔圧の上昇と嚥下時の下降を外耳道を密封することにより，外耳道の圧変化として捉える方法である.

正常例ではバルサルバ法で被検者の鼻咽頭圧が高まり，一定圧に達すると耳管内，ひいては中耳腔内に気流が進入し中耳圧の上昇を認め，これが外耳道におかれた圧トランスデューサで感知できる. いったん最高点に達した鼓室内圧は鼓膜・耳小骨などの弾性のためにある程度戻り，そのまま平衡を保つ. この時点で嚥下を行うと耳管が開き，中耳腔圧は元の状態になる.

狭窄症例では，嚥下をしても耳管が開かず元の状態に戻らないか，あるいはバルサルバ法でも耳管が開かず，中耳腔圧はまったく上昇しない. 一方，耳管解放症例ではバルサルバ法で上昇した中耳腔圧は嚥下をしなくてもすぐに元の状態に戻り，さらに呼吸による鼻咽腔圧変化に同調する外耳道圧変化を認める.

この検査はバルサルバ法で鼻咽腔圧を十分に上げることができない症例，特に幼小児などでは検査が不可能である. バルサルバ法の陽性率は，成人で87%，5〜10歳児は，初回検査で約半数が陰性である.

2 音響耳管検査法（sonotubometry：音響法）

音響法は，鼻腔に音を負荷しておいて嚥下すると，耳管が開閉し外耳道で負荷音を聴取できるという現象を利用したものである. この方法の特徴は嚥下運動に伴う自然な耳管開閉能を検査できる生理的な検査である. 欠点は耳管の開閉を見ているだけで，耳管が開かなくても必ずしも耳管機能が悪いとは言いきれない点である. 適応は，耳管狭窄症や耳管開放症など耳管障害のスクリーニング，滲出性中耳炎症例（特にチュービング施行症例）における耳管機能の評価，慢性中耳炎の術前検査などがある.

実際には鼻に音源用スピーカを挿入し，7 kHz の band noise を負荷する. 嚥下により耳管が開放したときにこの負荷音を外耳道におかれたマイクロホンより聴取する. この操作により嚥下で耳管が開放している時間（耳管開放持続時間），および音圧上昇（振幅）を読みとることができる. **振幅（amplitude）が5 dB 以上ある時は陽性（正常）**とする. 音圧は鼻腔形態を加味しなければ，ほぼ耳管の開大度を表しており，耳管の狭窄が強ければ音圧が大きくならないと外耳道部に圧は到達しない.

健常耳の平均値は，amplitude は約16 dB で，持続時間は約400 msec であるが，小児では200〜300 msec と成人に比べて短い. 音響法の特徴としては，小児の被検者にも十分施行可能，音響

を利用するため，生理的運動を阻害することなく，鼓膜の穿孔の有無にかかわらず耳管機能を調べることが可能であるが，中耳の貯留液の影響を受けやすいことが難点である．

3 耳管の排泄機能検査法

中耳腔に液体を注入して，その排泄の様子を観察する．色素法，味覚法，造影法，RI法などがある．味覚法はチューブを介してゲンチアナバイオレットで着色した20%サッカリン液を20μl滴下し，甘味を感じるまでの時間を測定する．

4 ティンパノメトリー（tympanometry：インピーダンス法：鼓膜・中耳インピーダンス検査）

閉鎖された外耳道内の気圧を変化させて，**鼓膜のコンプライアンス**がどのように変化するかを調べる検査．コンプライアンスの外耳道内圧による変化はグラフとして表示される（**図18**）．外耳道圧と中耳腔圧とが等しい時検査音が最もよく聞こえるという原理に基づく．そこでティンパノグラムのピークを表す中耳圧が，大気圧付近にあれば，中耳の圧平衡ひいては耳管機能は正常であると考えられる．

1）原理

インピーダンスとはある系を流れるエネルギーに対する抵抗である．外耳から入ってきた音はまず鼓膜に衝突する．このときその音の（音響）エネルギーの一部は鼓膜，中耳を通って蝸牛へと伝達されるが，残りは反射されて外耳道から出ていく．反射される（音響）エネルギーの大きさは鼓膜における（音響）抵抗に依存する．鼓膜面における抵抗が大きければより多くの音が反射され，小さければその逆となる．テニスのガットの張力とボールとの関係（強く張るとボールは強く跳ね返される）を考えると理解しやすい．鼓膜における抵抗が最も大きくなるのは中耳の伝音系に硬化病変があるときであり，耳硬化症や滲出性中耳炎においてみられる．抵抗が最も小さくなるのは耳小骨離断である．このように**鼓膜で反射されて戻ってくる音響を調べることによって中耳腔におけ**

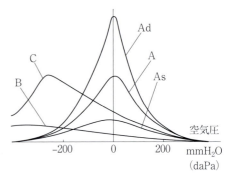

図18　ティンパノグラム（TG）

る情報を得ようとするのが中耳インピーダンス検査である．

2）診断法

診断では，外耳へ与える気圧を連続的に変化させながら圧力ごとの鼓膜の振動を曲線で記録する．その記録がティンパノグラム（TG）で横軸に外耳道に与える空気圧，縦軸に鼓膜の振動として等価空気容量（コンプライアンス）を示すグラフ波形を得る（**図18**）．

TG波形からは，外耳道と中耳腔の圧力が同じに保たれている**A型**（正常）では，外耳への圧力を0～100dapaと変化させたとき，コンプライアンスが大きく一番振動しやすい中央にピークをもった山形曲線となる．耳小骨離断などで大気圧下のコンプライアンスが最大かつスタティックコンプライアンスの振幅が大きい，鼓膜が動きやすいことを示すのが**AD（deep）型**，耳硬化症などでコンプライアンスが最大だが振幅が小さい，中耳が硬く動きにくいのが**As（shallow）型**である．

中耳腔への気圧が低い耳管狭窄症や滲出性中耳炎では，外耳道への圧力を低くした際（陰圧）に振動が最大になり，ピークの山が陰圧に移動するものを**C型**，癒着性中耳炎などで鼓膜の振動がみられない（山のない水平線に近い状態）ものを**B型**としている．

5 アブミ骨筋反射（耳小骨筋反射）

1）原理

一側耳に入力された音は第8脳神経（聴神経）

を通り脳幹部で同側および対側の第7脳神経（顔面神経）と反射弓を形成する．ティンパノグラム上のピークコンプライアンスの状態で，聴覚閾値上で，あるレベル以上（約80 dB）の音響を負荷すると反射弓を通じて両側の顔面神経の分枝であるアブミ骨神経が刺激されアブミ骨筋が収縮する（**アブミ骨筋反射**）．この収縮により鼓膜の音響抵抗が増加し，結果としてコンプライアンスが低下する．一般にアブミ骨反射は，音響刺激に対する内耳防御反射であると考えられている．

この耳小骨筋反射検査（SR：stapedial reflex test）は500 Hz～2 kHzの中音域の周波数で施行されるが，聴力正常者でもアブミ骨反射を引き起こす閾値が80 dB前後と高いことから，軽・中等度感音難聴の診断は困難である．

2）測定方法

測定方法は，一側耳に音を入れ同側 ipsilateral または対側 contralateral の反応を測定して評価する．その臨床応用としては，①末梢性顔面神経障害の部位診断，②tympanogram の結果と組み合わせて中耳伝音障害の細別診断，気骨導差が25～30 dB位になると反射はほとんどでなくなるので，アブミ骨反射がでなければ伝音難聴の可能性が高い，③反射閾値の測定から詐病などに対する他覚的聴力検査，④反射弓を利用してその反応の有無から脳幹障害や聴神経腫瘍の補助診断，⑤内耳性難聴の場合には60 dB位までに反射が出現するので，この反射閾値上での音響増大に対する反応性の増大率からリクルートメント現象の有無の判定などに利用される．

第7章　耳鳴

1　耳鳴の定義：耳鳴は難聴の裏返し？

耳鳴とは体外に音源がないにもかかわらず人間の耳の中で何かが鳴っているように感じる異常な音感をさす．一種の**聴覚異常感覚**と考えられている．**耳鳴りの95％は本人にしか聞こえないもの**である．痛みやかゆみなどと同様に他覚的に測定することが困難な自覚的症状であるため，耳鳴の発生機序は未だ不明であり，その検査法，治療法も確立されていない．しかし，日本人の場合，**人口の10～20％位は耳鳴をもっている**，あるいは経験したことがあるといわれている．ドイツにおける疫学調査では人口の約15％が一時的でも耳鳴を経験しており，British Tinnitus Association によると10人に1人は耳鳴に悩んでいるというように，耳鳴を訴える患者は洋の東西を問わず多い．そしてその割合は年齢とともに増加する（ただ，耳鳴を訴えて病院に来るのは耳鳴のある人の5人に1人位ともいわれている）．

耳鳴は聴覚障害の表現型の一つである．耳鳴の聴取部位は**一側性耳鳴約65％，両側性耳鳴約30％，頭鳴り約5％**であり，頭鳴りも耳鳴に含む．

両耳に似た音が聞こえると頭の中でなっていると感じることがあるのが頭鳴りだからである．

耳鳴の多くは何らかの難聴を伴っている．だから難聴の裏返しの現象を耳鳴りというように考えることもできる．そうであるなら，耳鳴りの原因は，難聴が起こっている原因と同じだろうということにもなるが，両者の関係については未だ不明なことが多い．実際，耳鳴と難聴との関係をみると，**耳鳴患者の約8割が難聴を併発**しており，**難聴症例のほぼ半分が耳鳴（感音難聴に限っていえばその2/3以上を占める）**を訴えている．それは難聴があると周囲の音が聞こえないので，体内から起こる耳鳴りは外部からの音で遮蔽されず，耳鳴りを意識する時間が増えるからだともいわれる．このように自覚的耳鳴は一般に難聴など他の聴覚症状に随伴して訴えられることが多いので，難聴と耳鳴との関係をみると，耳鳴りは，①難聴がないのに訴えられるもの（**無難聴性耳鳴：5～10％**），②**伝音難聴に伴うもの（25％）**，③**感音難聴に伴うもの（60％）**，の3種類に分類できる．このように**耳鳴は感音難聴に圧倒的に多く，伝音難聴では少ない**．耳鳴には内耳性難聴と後迷

路性難聴に伴う耳鳴もあるが，これら耳鳴の聴覚学的差異については厳密に検証された報告は少ない．

2　分類：自覚的耳鳴と他覚的耳鳴

　また，耳鳴は，「他覚的耳鳴」と「自覚的耳鳴」に分類できる．「他覚的耳鳴」とは体内に音源があり，他人も聞くことができるもの．「自覚的耳鳴」は本人しか聞こえず，聴覚伝導路のどこかに異常があり，そこから発せられる音を本人が聞き取っている場合をさすが，明らかな振動源は見いだせないものをいう．

　「他覚的耳鳴」は聴覚系以外の他の場所に物理的な振動源があり，これを聞くもので，本人以外の人も聞くことができる．震動源として**耳小骨筋，口蓋帆筋の不随意運動（痙攣）や血管性雑音**があげられる．この音源となる**不随意運動はストレス，過度の緊張などの心因反応や脳梗塞，脳出血などの後遺症として起こる．血管性雑音は高度の貧血，動静脈奇形，高血圧，動脈硬化などによって起こる**．頻度は多くはない．耳小骨筋によるものは主として中耳のアブミ骨筋や鼓膜張筋の痙攣に由来するものである[7]．

　耳鳴として通常問題となるのは「**自覚的耳鳴**」であり，**外耳道から聴覚中枢に至る聴覚伝導路のいずれかに障害があって出現する**と考えられているものである．しかし，難聴がないにもかかわらず耳鳴を訴える**無難聴性耳鳴**といっても正常者でも無響室内に入ると耳鳴を感じる（**無響室でも正常者の約95％が耳鳴を自覚する**）ので，無難聴性耳鳴は難聴がないのではなく，現在の聴力検査では検出できないとする見方がある．これの裏付けとして無難聴性耳鳴では現在の標準聴力検査では測定外の10 kHz以上の高周波数領域の聴力低下が原因であるとする報告がある．また，純音聴力検査では検出されない非常に軽度なあるいは限局した周波数範囲の障害による難聴例が含まれていることもあると考えられている．

　しかし，この分類のように難聴が耳鳴と共存したとしても難聴と耳鳴が同じ機序で起こるのかどうか，未だ明らかではない．

3　成因：末梢説と中枢説

　耳鳴の発生部位を特定することは困難だが，耳鳴に合併する難聴の責任部位が蝸牛の場合は末梢性耳鳴，中枢の場合は中枢性耳鳴と呼ぶなら，**中枢性起源は18％位，血管性のものは3％**といわれる．では，血管性耳鳴とはどのようなものであろうか．**血管性耳鳴が疑われる拍動性耳鳴の機序**については頸部，頭蓋底ないし頭蓋内の血流の異常が聴覚系によって知覚されるためと考えられている．その原因の多くは，頭蓋内では**動脈瘤，動静脈奇形，neurovascular compression（NVC）—前下小脳動脈のループによる蝸牛神経の圧迫—**などである．頭蓋外疾患による拍動性耳鳴としては**高位静脈球，グロームス腫瘍，頸部静脈走行異常**などがあげられる．このような疾患に伴う拍動性耳鳴が血管性耳鳴なら，なるほど血管性耳鳴の耳鳴の大きさや周期が血圧や脈拍数と相関し，体位や頸部の変化あるいは頸動静脈の圧迫により耳鳴の性質が変化することが多いとする報告は首肯できる．

　伝音性難聴がある場合も，その種類を問わず，拍動音がしばしば知覚されるが，その場合は難聴のために環境音が聞こえずに拍動などの体内音が聞こえやすくなるためだと考えられている．そのほか特殊な耳鳴としては鼓室の岬角粘膜に分布している鼓室神経叢の異常興奮による耳鳴がある．

　中耳炎に併発する耳鳴は，伝音系の振動様式の変化が，内耳に伝わり耳鳴になる場合と，中耳疾患により二次的に内耳病変が引き起こされ，それにより耳鳴が生じてくる場合が考えられる．滲出性中耳炎でも耳鳴は起こるが，これは滲出液が内耳窓の可動性に影響を与えるためといわれている．しかし，このような外耳や中耳に起因する耳鳴は多いものではなく，その原因となるとなお確信に至るものは少ない．

　一番多い**感音性の耳鳴**は，蝸牛障害によって蝸牛求心性線維の自発放電が増加し，不必要な電位が聴覚路に流れ，耳鳴を感じる．これを**耳鳴末梢発生説**と呼ぶ．外有毛細胞や蝸牛神経障害で起こりうると考えられているが，正確には内耳から大脳までのどこかで神経が異常興奮するのがこの種

の耳鳴りで本当のことはわからない．しかし，臨床的に多いのはこのような**内耳性難聴**に合併する耳鳴である．ことにラセン器を構成する感覚細胞の障害は耳鳴の発生と密接に関係すると思われる．例えば高音を感受するコルチ器の感覚細胞（有毛細胞）が何らかの原因で障害を起こすと，外部からの音刺激無しに**異常な電気放電**がそこに生ずる．その**持続的な異常な自発放電**が中枢神経に伝えられ，これを高音の耳鳴として患者が自覚するというように説明がなされる．この点に関しては，耳鳴群に有意にSOAE（自発耳音響放射）の頻度の上昇を示した報告もある．

その他，耳鳴は中枢神経系の抑制系の活動が低下し，中枢聴覚路が異常興奮した結果と考える人もいる．これを**耳鳴中枢発生説**と呼ぶ．しかし，耳鳴の成因が末梢説，中枢説いずれにおいても，耳鳴はすべて脳で知覚されることは確かである．

4 中枢の関与：嵐を呼ぶ耳鳴？

「耳鳴り」が耳で鳴っているのか頭で鳴っているのか議論は分かれるところである．有毛細胞が抜けるなど内耳の異常が原因ではないかという末梢（内耳）説がある．ところが，内耳に同じような異常があっても，耳鳴りを訴える人と訴えない人がいて個人差が大きい．さらに決定的なのは，蝸牛神経を切っても耳鳴りが消えない人や，むしろ悪化した人もいる．このような蝸牛を破壊しても耳鳴りが治癒しない症例があることからも，原因はともかく「耳鳴り」を自覚するのは脳であろうと考えられている[10]．

この現象は下肢を切断してもなお，足の痛みを感じる場合と同様の機序で起こると推測されている．そうした中でアメリカのある耳鼻科医が自らの体験として発表した論文が注目を集めた．「あるとき彼は脳梗塞を患ったが，その後40年来ずっと悩まされていた耳鳴りがぴたりと消えた．聞こえの状態は脳梗塞の前と変わらないのに，耳鳴りだけ消えたということは，脳の一部に耳鳴りに関連するネットワークがあると考えられる」それだから耳鳴りを苦痛と感じる人の多くは，脳の一部に耳鳴りに関連するネットワークが形成されているからではないかとこの研究グループは考え

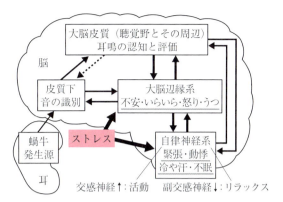

図19 Jastreboffの耳鳴の神経生理学的モデル
（小川 郁，SPIO出版，2014，より）[10]

た．この考えに基づけば，悪循環のネットワークを取り除くことで，耳鳴りは治療できるかもしれないということになる．これは後述する**TRTと呼ばれる耳鳴りの治療法**の基になった考え方である．

最近のPETを用いた研究では，耳鳴によって引き起こされた神経活動は第一次聴覚皮質のみならず，感情，記憶，注意に関係する領域にも及んでいることが示唆された．これらの結果から，**耳鳴が発生するメカニズムとそれが苦痛と感じるメカニズム（大脳辺縁系・自律神経系）を区別する必要があり**，耳鳴が発生するメカニズムだけであればそれを苦痛に感じずに通常の生活を営める．しかし，耳鳴りを感じると常に耳鳴りに注目してしまうため，不安を感じてさらに症状が悪くなる．こうした悪循環を**「苦痛のネットワーク」**と呼ぶ（**図19**）．

耳鳴を知覚したときに耳鳴に対して不快な感情（不安・怒り，イライラ・うつ傾向）をもつと，耳鳴に敏感になり，その結果ますます耳鳴は悪化して大きく感じられるようになり，心理的苦痛や生活障害にまで耳鳴が影響を及ぼす（Jastreboffら）．こうして耳鳴のために集中できなかったり不眠になったりして**生活に支障をきたす人は，耳鳴のある人の1〜2割に及ぶ**ともいわれる．音というのは感情によっても感じる音は変わる．人間の耳は聞こえた音を**不快に感じる**と，脳の異常ではないかなどネガティブなイメージをもつ．そう

するとそこに意識が集中し，わずかな音の変化にも敏感に反応する．つまり，ストレスがあると，耳鳴りを感じやすくなる．この反応は fight or flight response と呼ばれ，それは大脳辺縁系を刺激し血圧上昇や心拍数増加などを招き，さらに自律神経系を刺激して身体症状を呈し，その結果，**不安やいらだち，緊張状態が自覚されやすくなるのである**．

耳鳴りの症例の 1/3 程度に**うつ状態**が認められ，うつ病の患者では半数が耳鳴りを訴え，うつの改善とともに耳鳴りも改善することがあるという報告は，耳鳴が心理的影響を強く受ける症状であることを指している．

5 耳鳴の性質，特徴

① 伝音難聴より感音難聴に高頻度に出現する．したがって，小児の有病率は少なく，年齢が上がればより有病率が高くなる．60歳以上では約30％の人が耳鳴を自覚しているという統計がある．

② 耳鳴の音は「ジー」が多く，全体の 1/3 以上を占め，それに次いで「キーン」「ピー」「シーン」などが多い．しかし，音色の表現は主観的で個人差が大きい．一種類の耳鳴だけでなく，2つ以上の耳鳴を感じている人も 1/4 程度いる．一日の中では朝と夜が多い．

③ 耳鳴の**大部分（80％）は閾値上 0～20 dB 以下程度の大きさ**で，通常では大きな音としては感じない音の大きさである．ただし難聴があると，外部音としては聴力の域値上昇分だけ大きい音を提示することになる．

④ 補充現象が陽性だと，耳鳴の大きさは測定値より大きく感じる．難聴の程度とは比例しない．

⑤ 耳鳴の 20～30％ 程度は心理的要因に左右され，気にすると余計に大きく感じる．疲労，睡眠不足，興奮などにより耳鳴はひどくなることが多い．

⑥ 耳鳴周波数は聴力損失最大の周波数に一致するかもしくはその周辺にある．

⑦ 他覚的耳鳴で血管性のものは脈拍と一致したヒューヒューとした音であり，筋肉性のものはカチカチと鳴る特徴ある音色である．

⑧ 耳鳴には持続性のものと断続性のものがある．

⑨ 正常者でも無響室に入ると約95％の人は耳鳴を感じる（無響性耳鳴 subaudible tinnitus）．

⑩ 耳鳴は一側性のものが多いが，両側性のもの，どちらの耳でなっているのかわからないもの，あるいは頭で鳴っているようなもの（頭鳴）もある．高齢者では両側感音難聴が認められることが多い．

⑪ 一般に一側性，低音性の耳鳴は中耳疾患により，両側性，高音性の耳鳴は内耳か中枢の病変により生ずるとされる．しかし，耳鳴の原因はその性状（擬音語表現，大きさ，持続性）や耳鳴検査によるピッチ，大きさなどから推定することは困難である．

⑫ 耳鳴を引き起こす薬物としては，キニジン，サリチル酸，プロプラノロール，レボドパ，アミノフィリン，カフェイン，エタノールおよびニコチンがある．特にエタノール，ニコチン，カフェインは耳鳴を増悪させる．

⑬ 耳鳴を大きく感じるのは夜寝る時，朝目覚める時で，疲労時や寝不足，興奮時にも大きく感じる．十分休養を取ったり，睡眠を取った時は耳鳴は小さく感じられる．

⑭ 耳鳴の発症年齢に関しては，40歳から増加し，60歳をピークに減少する傾向にある．中高年者の5年間の追跡調査によると，軽度の耳鳴りの2割が悪化したが4割は消失した[9]．

6 耳鳴の検査

1）概要

耳鳴は自覚的なものである．これを他覚的に検査できると，耳鳴の発症機序や治療経過の観察等にきわめて有用と思われるが，現在のところそのような方法はない．したがって，耳鳴の検査はこの自覚的な耳鳴をできるだけ客観的に捉えるためのものになる．耳鳴の固有の検査を行う前に，純音聴力検査を行うのは，多くの耳鳴の背景にある難聴の性質を知るためである．

耳鳴を評価する方法として，**標準耳鳴検査法**（1993年耳鳴研究会作成）—耳鳴検査装置（TH-10）がある．この方法は（1）～（5）からなる．

（1）自覚的表現の検査（音色表現）：擬声語表現
　　による客観的評価
（2）高さの測定：ピッチ・マッチ法（pitch
　　match 法）
　　大きさの測定：ラウドネス・バランス法
　　（loudness balance 法）
（3）遮蔽検査：マスキング法（masking 法）
（4）residual inhibition の測定
（5）心理的評価：VAS スケールなどの尺度を使
　　い，耳鳴の自覚的大きさ，気になり方，苦
　　痛度を測る

　いずれも聴覚心理的な自覚的検査であり，疾患
の診断や予後の判定，難聴の程度，耳鳴発生部位
の判定に直接結びつかない．今後他覚的な耳鳴検
査法の確立が必要である．

2）検査法

（1）ピッチ・マッチ法

　耳鳴のピッチ（一般的に音の高さと表現され
る）がどの程度の周波数であるかを検査する．オ
ージオメータの各周波数の閾値上10〜15 dB の大
きさの連続音（純音，バンドノイズ，ホワイトノ
イズの順に似通う音を選択する）を原則として耳
鳴側に与える．はじめに，125 Hz と 8,000 Hz の
2音を聞かせ，どちらが耳鳴に近いか答えさせ
る．より近い音をそのままにし，より異なる音の
周波数を一段階近い方の音の周波数に近づけるこ
とを繰り返していく方法である．そして，最終的
に残った2音のうちどちらが耳鳴に近いかを決
定させる．しかし，耳鳴は周波数の近似した純音
で表せても決して完全な純音ではない．この方法
によれば耳鳴の多くは 8,000 Hz が最も多く，年
齢による差は認められないともいわれる．

（2）ラウドネス・バランス法

　耳鳴の大きさを客観的に評価する方法．前記方
法でピッチが同定されたら，その周波数の検査音
を用い，自覚閾値より5 dB step の上昇法で耳鳴
の大きさと比較して「小さい」か「大きい」かを
応答させ，耳鳴の大きさを測定する．しかし大き
さについては10 dB 以内の変化，周波数について
は1オクターブ以内の変化は有意の変化とはい

えない．耳鳴の音圧は，耳鳴周波数の閾値上
15 dB 未満のものが全体の70%以上になる．

（3）マスキング法（遮蔽検査）

　音は，他の音によって遮蔽される性質がある．
騒がしい場所で相手の話が聞き取れないのはその
ためである．そこで，どの程度の音圧の音を外部
から与えると耳鳴を感じなくなるか，すなわち遮
蔽されるかを検査する方法が遮蔽検査である．ピ
ッチ・マッチ検査で得られた耳鳴周波数の音を耳
鳴のしている耳に与え，音圧を上げながら耳鳴が
遮蔽される音圧を求める．バンドノイズを用い，
耳鳴側に5 dB ごと約1秒間の割合で，連続的に
上昇させ，耳鳴が聞こえなくなった点を求めて純
音オージオグラムに記入する．これによって耳鳴
の周波数（ピッチ），特に耳鳴の大きさ（ラウド
ネス）を評価する．主観による影響を受けにくい
マスキングカーブの平均値と自覚的耳鳴の大きさ
は比較的相関する．

（4）RI（residual inhibition）法

　耳鳴に対してマスキングを行うと，マスキング
を消去したあとも一時的に耳鳴が抑制されること
がある．この現象を residual inhibition という．
　測定法としてはホワイトノイズ（白色雑音）を
用い，閾値上10〜15 dB の音圧で3分間耳鳴側を
マスキングして，耳鳴の減弱または消失するＲＩ
陽性率を求める．

（5）グリセロール負荷耳鳴バランステスト

　まず純音聴力検査とラウドネスバランステスト
を行い，その後グリセロールを体重1 kg あたり
1.5 g 与え，3時間後に内服前と同様の検査を行
う．この検査で耳鳴が変化すれば内リンパ水腫に
よるものと推測できる．

7　診断

　耳鳴りで受診する理由は主に二つあり，何らか
の重篤な病気ではないか心配であるということ
と，耳鳴りがつらいということである．患者の心
理・生活状態をある程度把握するためにも**問診**が
重要となってくる．

耳鳴の診断にあたっては，その原因の鑑別が必要である．急に耳鳴が起こったり，耳閉感を生じた場合は，耳鳴の多くは**感音難聴**の随伴症である．耳鳴の擬声語表現により大体の耳鳴の周波数がわかる．キーンとかシーンとか，こういう音はその音の周波数をはかってみると，8,000 Hzとか1万Hzとか非常に高い周波数だが，ザーとかゴーとか表現をされる方の耳鳴というのは，500 Hzや250 Hzなどもっと低い周波数である．だから耳鳴はある程度，標準純音聴力検査結果から鑑別できる．難聴，つまり聞こえにくくなった音と耳鳴の周波数は比較的一致している．例えば，老人性難聴とか騒音性難聴の方の場合は，高い周波数からだんだん聞こえにくくなってくるが，そういう方の耳鳴の訴えはキーンとかシーンとかが多い．しかし，それでも聴力検査結果から鑑別が難しい場合もある．

耳鳴の診断にあたり留意したい注意点がある．例えば，①聴力像が，低音急墜あるいは高音漸傾をみた場合，ほとんどはそれは感音障害によるものである．②耳鳴と紛らわしい症状に自声強聴や補充現象，あるいは耳閉感があるが，これらも多くの場合感音障害による．③初期の聴神経腫瘍では，耳鳴以外に症状がない場合があるので注意が必要である．耳鳴や難聴が進行性の場合は，聴神経腫瘍なども疑い，画像診断が必要である．④薬剤性を考慮する場合がある．アミノグリコシド系抗菌薬やシスプラチンは，難聴を生じうることが知られている薬剤である．プライマリケアの分野で頻度が多いものには，アスピリンやループ利尿薬がある．ループ利尿薬の場合，8割ほどで投薬後急速に耳鳴が進行し，「ピー」や「キーン」といった高周波音を伴う耳鳴が生じやすいとされる．⑤高齢者の耳鳴の要因を，年齢や老人性難聴のためと早合点してはならない．耳垢蓄積による外耳道閉鎖での難聴が，耳鳴の原因となっていることも少なくない．⑥幻聴を耳鳴と表現していることがある．耳鳴の性状を確認し，「キーン」や「シュー」といった雑音様ではなく会話や話し声である場合には，統合失調症やてんかんといった疾患を想定すべきである．

8 治療

現在の耳鳴診療に対する一般的な認識は耳鳴の音そのものは止められないが，耳鳴の苦痛度は和らげられるというものである．そこで，**治療の目的は，耳鳴を消失させることでなく，気にならなくさせる（慣れる）こと，つらさをとることであることをまず患者とともに確認する**．治療はその重症度に応じ，カウンセリングを中心に薬物療法，重症例やうつ・不安が強い場合は心理療法，自律訓練法，認知行動療法も考慮される．

耳鳴の原因は千差万別であり発現部位も多彩なので，治療方法は一定しない．そのために耳鳴の治療は多くのものがあり，逆にいうと決定的な治療法がないともいえる．原因不明の耳鳴や原因療法を行っても軽減しない耳鳴に対しては，耳鳴の大きさを増幅している心理面での処理を行わねばならない．そこで行う耳鳴の治療は，**心理的受容と支持**であって，脳腫瘍や聴力を悪化させるような器質的疾患がないことを説明し，患者にもうだめだと思わせないことが肝要である．「耳鳴は治らない」といってはならない．このような言葉は，一部の患者には大きな心理的打撃を与えることがある．実際，3か月以内の急性耳鳴は消えることも多く，数か月で慣れることも多い．慢性耳鳴でも5年で4割は軽快消失するという報告もある[9]．

耳鳴の治療法はまず患者に耳鳴の基本的な情報提供をして，患者との間にラポールを形成する．その上で投薬したり，マスカーを用いたり，TRT治療を行う．**TRT（tinnitus retraining therapy）は耳鳴を重要な音，注意すべき音から無視してよい音にイメージを変えることで大脳辺縁系や自律神経系が刺激されにくい状態にして苦痛を軽減する治療法**である．

耳鳴に対する薬物療法は急性期を除けば有効なものは少なく，どちらかといえばその他の治療に加えて用いるといったものである．耳鳴りの発生源を除去する目的で聴器や聴神経を破壊・切断する治療は，中枢性の耳鳴りを残すことがあるため，現在は行われない．

主な治療法を以下にあげる．

1）薬物治療

血行改善剤（向神経剤，末梢循環促進剤，**代謝改善剤**，VB$_6$，VB$_{12}$複合剤）を投与する．

脳循環における血流を改善し，聴覚系の諸組織への酸素供給を促すことがねらいである．耳鳴患者の心理的苦痛と生活障害は不安や抑うつと強く関係しているので，不安が強い患者には**抗不安薬**を，うつ傾向がみられる患者には選択的セロトニン再取り込み阻害薬である**抗うつ薬**（SSRI，ドグマチール® 150- 300 mg／1日）を投与する．朝の起床時に耳鳴が変動する患者はうつ度が高い．**SSRIの有効率は40～60%**である．**精神安定剤**（マイナートランキライザー）が有効である場合には2週間以内に劇的な効果が現れる．治療効果は60～70%位．睡眠障害があれば**睡眠薬**を投与する．マイナートランキライザー，睡眠薬は習慣性に注意する．**抗てんかん剤**，**筋弛緩剤**（筋緊張亢進は耳鳴を大きくすることから各種の筋弛緩剤が用いられる）等の薬剤は患者が使用したいという希望があれば処方するが過度の期待を持たせないよう注意する．

2）キシロカイン®内耳麻酔

キシロカイン®内耳麻酔は正円窓膜を介して4%リドカイン1 mlが内耳に浸透し，内耳有毛細胞や前庭神経が一過性に抑制され，内耳の異常興奮の鎮静にあずかることを目的とする．

施術後めまいが20～30分後に起こり，患者は内耳麻酔のため数時間はめまい，吐き気，嘔吐に悩まされることになる．

3）キシロカイン®静注

2%静注用キシロカイン®を男性3 ml（60 mg），女性2 ml（40 mg）を5（20）%ブドウ糖液20 mlに混ぜ約90秒かけ静注し，耳鳴の変化を観察する．治療目的は耳鳴を抑制し，患者の不安感を解消することにある．ほとんどの例で一時的ではあるが数分～数時間の耳鳴の軽減，消失が起こり，その後は静注前の状態に戻る．注射は1週間1回で4回を1クールとして施行する．

キシロカイン®は一過性だが強力な耳鳴抑制効果を有するため，一時的な耳鳴の治療に用いられ

る．1回ごとの耳鳴変化の持続時間は数分から数時間（大多数では6時間以内）．**耳鳴抑制効果はほとんどの例で一過性**である．しかしこれを繰り返すと，ある程度持続的な耳鳴の改善が期待できるようになる．その効果は50%前後．少数例では静注反復のたびに作用時間の延長が起こり，3～5回目でほぼ永続的な効果がみられることがある．初回有効例に持続効果が期待できる．注意事項としては，（心停止の恐れがあるので）まずエピネフリン含有製剤は用いない．キシロカイン®静注の副作用は，舌や口唇のしびれ感や頭がボーッとする感じや浮動感などがみられる．いずれもキシロカイン®静注中か直後に一過性である．まれに全身的な副作用，例えば振戦，けいれんなどが現れることもあるので，人口呼吸，酸素吸入などの救急処置ができる態勢にしておく．皮内反応による過敏性テストも行っておく．

4）星状神経節ブロック

内耳の血流改善，自律神経異常の改善などがねらいである．

5）鼓室内薬物注入（鼓室内ステロイド鼓室内注入療法）

脂溶性のステロイド（例 デキサメタゾン1 ml 4 mg）を長針を連結した注射筒を用いてゆっくりと鼓室内に注入する．なるべく鼻先を天井に向けさせた位置（仰臥位）をとらせ，呼吸を止め頬をふくらませるよう命じ，薬液が1～2分窓を浸らせるようにする．注射回数は5～7日に1回計4回を1クールとする．

鼓室神経叢や内耳毛細胞の異常興奮の抑制，血液循環の改善が目的であるが，内耳に移行したステロイド剤やビタミン剤がどこに作用するのか不明な点が多い．内耳性耳鳴に対し約40%の治療効果があるとの報告がある．

6）音響療法，マスカー療法

例えば，加齢によって起こる難聴の場合，60代や70代になると何らかの難聴が生じる．そうなると難聴の裏腹の現象として耳鳴も出てくるはず．だが，多くの人は耳鳴を感じるかというとそ

んなことはない．それは少しずつ起こってくる耳鳴に対して，脳がだんだんと順応して，耳鳴りを認識しなくなるからだろうといわれている．統計的には8割の方は耳鳴がしていても，多くの方は耳鳴をそれほど苦痛には感じていない．しかし，残りの2割の方は耳鳴を非常に苦痛に感じて不眠に陥ったりしている．このように耳鳴に対する反応，感じ方は人によってまったく違う．これは脳の聴覚中枢の耳鳴に対する認識の度合いが違っているためである．

耳鳴に対する**音響療法（順応療法）は**，耳鳴そのものを治せないとすれば脳の耳鳴に対する認識を変えていけばよいという考え方に立った治療法である．音響療法の目的は，**耳鳴に慣れていくこと**である．まずは生活指導として，静かな環境を避けるように環境音，音楽，ラジオなどの利用を勧め，**耳鳴がきわだたない環境を定常的に作り出す**．遮蔽音はFMラジオの雑音に近い．マスカー（sound generator）は有用で，耳鳴音に近い帯域の雑音で耳鳴を**遮蔽（マスク）**する．具体的な方法としては，ピッチ，マッチ検査で得られた周波数をもとに，これを中心周波数とする帯域雑音（バンドノイズ）を聞かせて耳鳴を減弱する．音の大きさは，耳鳴が雑音によって遮蔽される最小音圧を用いる．通常は耳鳴より少し小さな音（目安としては耳鳴の8～9割の大きさ）を入れる．60秒間マスカーを使用すると装用後20～30秒間は耳鳴がない．これを後効果RI（residual inhibition）という（1日6～8時間，3～6か月装用する）．この耳鳴の抑制**効果は70～80%**．しかし，このRIは永続的なものでなく数時間後には大部分がもとに戻る．

音響療法は音を使って耳鳴と同じような音を聞いていくうちに，耳鳴も例えばエアコンの音と同じように脳が順応して認識しなくなる．脳で耳鳴に対する順応をもたらし，気にならなくさせることにより，永続的に耳鳴を軽減させることが音響療法の目的である．音響療法の目標は「耳鳴に慣れる」ことであり，耳鳴を小さくする・消すということではない．エアコンや冷蔵庫の雑音は，鳴ってはいるけれども，普段は意識しない．それと同じような音として耳鳴を認識するというか，と

らえるようになっていくと，耳鳴の苦痛も軽減するのである．

マスカー療法は老人性難聴で効果が高く，消失が49%と半数近くに上り，軽減した人まで含めると80%になる[11]．

7）心理療法（カウンセリング）：TRT（認知行動療法）

耳鳴に対する不必要な不安をなくし，耳鳴りに脳を順応をさせることを目的としている．

耳鳴が命に関わるものでないこと，多くの耳鳴は難聴と裏腹な関係にあることなどについて話すことが大切である．患者の一部は，耳鳴は脳の病気，例えば脳梗塞のような脳血管障害や脳腫瘍などの前駆症状ではないかという心配が強いが，特別な場合（聴神経腫瘍）を除けば耳鳴が主訴になることはまず考えられない．気にしない限り耳鳴から生じる疾患は何もないことを話すだけで，耳鳴を放置することができるようになる人も多い．

耳鳴の多くは内耳障害によって生じるので，聴力検査で難聴，特に感音難聴が検出される．感音難聴は一般に治癒しないものであり，そのことと裏腹の関係にある耳鳴も治癒することはまずないことを理解してもらう．原因は耳鳴は高次中枢との間にサーキットを作ってしまい，たとえ原因であった内耳を破壊しても，耳鳴の消失が得られないことについても理解してもらう．**耳鳴が気になるなら耳鳴の気になり方を少なくすることである．耳鳴は決して消失させるものではない（耳鳴の根治的治療法というよりは主に耳鳴の認知に対する効果）ことについても理解を得ることが大切**である[10]．

耳鳴は，なにかに熱中していたり，好きなことをしている時には，あまり気にならなかったりする．聴覚心理学的には，人の聞こえは注意を向けた話者や物音はよく聞き取ることができる．注意を向けた音以外の音は，まったく聞く必要がないと無意識に判断し，意識に上がらない．この現象は耳鳴にもあてはまる．

例えば，人は雑踏の中でも自分の名前が呼ばれれば気づくように，自分に必要な音と不要な音を聞き分けられる．耳鳴りは本来不要な音だが，過

剰に意識すると絶えず聞こえてくる．そのように耳鳴患者は本人が意識を向けない状態でも**常に耳鳴に意識が向いている**と考えられる．そして耳鳴が気になる．

「何かに熱中」していると耳鳴が「気にならない」，「聞こえない」状態になるが，耳鳴が「消えたわけ」ではない．だから自分が「無意識に」耳鳴に向けていた意識が「耳鳴」から離れ，意識が耳鳴以外に向かえば耳鳴は「気にならなくなる」うまくいけば「小さくなる」ことを理解してもらうのである．これが TRT である．

耳鳴に気づいたら耳鳴から注意がそれるような行動を取り（体操，会話，散歩，テレビを見るなど），耳鳴を気にしないですむような状況を作り，習慣化する．耳鳴を自覚するひとは，常に「耳鳴は今どうか」と考えることが多い．「今どうか」と比較しないことが大事である．

上述したことは，耳鳴りに悩んでいる人のほとんどは，脳の中に耳鳴りの悪循環が形成されているという考え方である．その悪循環の回路を弱めていく治療である **TRT（tinnitus retraining therapy：耳鳴順応療法）は指示的カウンセリング（directive counseling）と音響療法（sound therapy）を組み合わせて行う耳鳴の新しい治療法である**[10]．

サウンドジェネレータと呼ばれる機械を用いて，耳鳴りからの意識を逸らすためにの小さなノイズ（治療音）を発生させることでエアコンの音のように無意識下に処理される音と同様に耳鳴り

を意識しないように中枢神経に働きかける．いわば「知覚」自体を変えてしまうという療法である．耳鳴に慣れることにより耳鳴による苦痛・生活障害を軽減させることである．いわば**中枢性順応**によって耳鳴による苦痛度を軽快させる．音治療（部分遮蔽）により耳鳴りが聞こえていても気がまぎれている状況を作ることができ，耳鳴りに慣れることが可能になる．TRT6か月後の治療成績は80％以上といわれる．治療の効果が出るまでには6～18か月ほど必要である．

8）補聴器の有用性

耳鳴患者の多くは難聴があるため，難聴による不自由を改善させる補聴器が耳鳴にもまた福音をもたらす可能性が高いことが報告されている．また，近年の研究では，蝸牛障害などによる末梢の聴力入力低下が聴覚中枢の活性上昇につながり，それが耳鳴発生のメカニズムのひとつと考えられている．そこで，補聴器を用いて難聴による入力低下を補えば，中枢の活性上昇である耳鳴が軽減する可能性が指摘されている．「耳鳴りのせいで聞きづらくて困っている」という症例には補聴器はよい適応があると考えられている．補聴器装用ガイドラインでも推奨されている．実際，補聴器を使うだけでも，1/3程度の症例では耳鳴が消失する（新田）ともいわれる．補聴器に心理的抵抗がある例では，サウンドジェネレータ機能付きの補聴器が販売されている．

第8章　耳閉感

耳がボーっとする，低い耳鳴がするなどの訴えが耳閉感としての自覚症状である．

これが耳の第4の徴候といわれる耳閉感である．このような訴えは外耳より内耳までのいろいろな疾患で訴えられる．耳閉感の内容はそれぞれ少し異なるが，**この耳閉感から難聴の原因疾患を推測することはできない．**

外耳疾患では外耳道までの皮膚が腫脹していた

り，圧迫されていれば外耳道の知覚神経により圧迫感が知覚されて耳閉感となる．中耳・耳管疾患では中耳腔内の陰圧や陽圧が鼓膜および中耳腔粘膜内の知覚神経を末梢で刺激して耳閉感となり得る．耳管通気などで中耳腔圧が大気圧と等圧となったとき症状がとれるのはそのためである．

しかし，耳閉感が生じるのは内耳障害が原因のことが多い．特に，内耳性難聴が急激に生じた場

合，例えば突発性難聴の発症に際して耳閉感は必発である．しかし，なぜ急性の感音難聴が起こると耳閉感が生じるのか，その発生機序について明確な説明ができていない．耳閉感はそれのみが生じる場合もあるが，しばしば難聴を同時に伴う．内耳由来の疾患での耳閉感は中低周波領域での聴覚障害が比較的急激にきたため，それが聞こえが悪いという感覚にならないで耳閉感となるという見方がある．その見方が正しいとすれば大部分の低音障害型感音難聴は難聴を訴えずに耳閉感が主訴になるということになる．

なお，耳閉感は耳鳴と異なり，長期にわたってその患者を苦しめることは多くない．耳閉感の治療は，原則として，現疾患の治療を行うことによって耳閉感も軽快することが多い．

文献

1）須納瀬弘：側頭骨の臨床解剖. 日耳鼻会報113, 862-865, 2010.
2）Proctor, B : The development of the middle ear space and their surgical significance. J Laryng 78, 631-648, 1964.
3）白幡雄一：Tympanic Isthmus と鼓室内気流障害. 耳鼻咽喉科展望27, 17-21, 1984.
4）白幡雄一：前・下鼓室から見た Tympanic Isthmus. Ear Research 15, 176-177, 1984.
5）立木孝, 一戸考七：Audiology Japan 46, 235-240, 2003.
6）聴覚障害. リハビリテーション医学全書13, 後藤修二, 医歯薬出版, 南山堂, 1972.
7）白幡雄一：筋性耳鳴. JOHNS 9, 61-64, 1993.
8）白幡雄一ほか：軟口蓋間代性痙攣を伴ういわゆる他覚的耳鳴の1例. 耳鼻咽喉科展望17, 97-105, 1974.
9）後藤敏郎. 永浜武彦：耳鳴の治療. 医学書院, 1970.
10）小川郁：聴覚異常感の病態とその中枢性制御. SPIO出版, 2014.
11）新田清一：ゼロから始める補聴器診療, 中外医学社, 2016.
12）伊藤　健：聴覚検査の再学習―音響生理学の理解を通して―, 日耳鼻119：929- 936, 2016.
13）Tunkel DE, Bauer CA, Sun G, et al: Clinical practice guideline : tinnitus. Otolaryngol Head Neck Surgery 2014；151（2 Suppl）：S1-S40.

内耳・後迷路疾患　37

A 聴器

Ⅱ 内耳・後迷路疾患

「空気の振動」で鼓膜が震えると，それが耳小骨を通して内耳に伝わる．内耳には蝸牛と呼ばれるカタツムリの殻のような形の器管がある．中はリンパ液で満たされ，**内有毛細胞，外有毛細胞という細かな毛のある2種類の細胞が計1万5千個ある**．有毛細胞に届いた振動は電気信号に変わって脳に伝わり，「音」になる．この有毛細胞が傷ついて減ったり，なくなったりすることが聞こえなくなる原因の一つである．**有毛細胞は自然に再生しないため，有毛細胞が消失した感音難聴は不可逆性である**といわれている．

2001年に厚労省が行った国民生活基礎調査によると**国民の4人に1人（26.8%）が難聴・耳鳴**を，**5人に1人（20.1%）がめまいを経験している**ともいわれる．重い聴覚障害で身体障害の認定を受けている方だけでも40万近くいる．生まれてくる赤ちゃんの1,000人に1人は，ほとんど聞こえない．

2002年にWHOが発表したQOLに影響する疾患のなかでは聴覚障害（後天性）は視覚障害より上位の7位にランクされている．また，WHOの世界疾病調査（2008年度版）では高有病率の三大疾患に"鉄欠乏性貧血"，"難聴"，"片頭痛"があげられ，65歳以上の6割に難聴を認め，75歳以上の1/4が日常生活に支障をきたす難聴を有すると伝えている．

第1章　神経性難聴

1 音響によって引き起こされる聴覚障害

強大な音を聴いたことによって急激に難聴が発症する場合と，長期間の騒音暴露によって緩徐に難聴が発症する場合がある．後者の騒音の暴露状況はそのほとんどが職業としての場合であるから**職業性難聴**とも呼ばれる．一方，急激に発生する難聴には，次の二つの型がある．

1）急激に難聴が発症する場合
（1）急性音響性外傷

その音が起こるということは予期していない状態で，日常生活では聞くことのないような強大音に曝露されて聴覚が傷害される．耳が痛くなるほどの大きな音（130 dB以上）を一瞬，またはごく短い時間聞いたことで起こる．これはほとんど事故（爆発音や銃火器）による場合である．

（2）急性音響性難聴

事故ではなく，自ら意識して聞いた強大な音響（110〜120 dB）によって聴覚障害をきたす．ライブ，ディスコミュージックなど音楽による例がある．

一方，騒音下の作業に従事しており，何の耳症状のなかった人がそれまでとほとんど変わりない騒音下で作業中に突然一側（稀に両側）の高度難聴になる．これを**騒音性突発性難聴**といい，これ

も急性音響性難聴の一つである.

音響性難聴は細胞が一時的に機能しなくなった状態なら治る可能性はあるが,壊れると再生しない.特に音を聞き分ける外有毛細胞が傷つくと耳が詰まったようになり,音がこもって聞こえる.この場合,なるべく早く治療したり,耳を休ませたりして,傷の回復を図ると聴力は戻る.

1. ディスコ難聴・ヘッドホン難聴・ロック難聴・コンサート難聴

日常的なヘッドホン使用は強大音に曝される機会を増加させ,大音響の音楽(圧倒的にロック音楽が多い)に一定時間曝露された後,内耳障害を起こして,耳鳴,難聴,耳閉感などを訴える例が後を絶たない.同様な問題は**カラオケ**や**パチンコでも起こる**ことがある.

WHOによれば,現在中〜高所得国では,12〜35歳の若年層の50%近くが個人用の音楽デバイス使用により危険なレベルの音量に曝露されているほか,約40%がクラブやディスコなどで聴力に障害が及ぶレベルの音量に曝露されていると推定している.

その難聴の特徴は軽〜中等度で片側にも両側にも生じ,年齢は10〜20歳代が多い.

2. 予防

①過労,寝不足の時は音響曝露を避ける.
②大きなスピーカの近くは避ける.
③休止時間をとり時々耳を休ませる.
④耳鳴,耳閉感,めまいを感じた時は直ちに中止する.
⑤ヘッドホンを騒音の多いところでは聴かない.
⑥ヘッドホン,イヤホンをつけたまま眠り込まない.
⑦耳鳴,難聴を翌日も自覚するときは,耳鼻科医を受診する.

2)徐々に難聴が発症する場合
(1)慢性音響性聴器障害(騒音性難聴,職業性難聴)
1. 疫学

騒音性難聴は,騒音下で徐々に進行した内耳性難聴である.耳は大きな騒音(85 dB程度の騒音)に5〜15年以上曝露されると,音に対する感受性が低下する.これを**聴覚疲労現象**(NITTS:noise induced temporary threshold shift)と呼び,可逆的である.これが回復しない間に,再度大きな騒音に曝露されると,聴覚疲労は著明となり,回復に時間を要することになる.このようなことが反復されると,聴覚疲労が回復せず,**非可逆性の聴力低下**(NIPTS:noise induced permanent threshold shift)となる.これが**騒音性難聴**である.騒音レベルが増せば増すほど,騒音性難聴が発生する危険率が高くなる.難聴になるかならないかは個人差がある.騒音性難聴が発生するとされている**等価騒音レベル85 dB以上の騒音職場で従事する労働者は全国で約250万人**いると推定されている.85 dB以上の非常にうるさいところで,長時間にわたり音に対する曝露歴があると,左右両側の聴力が対照的に侵されている人もいる.

騒音が健康に及ぼす影響については,まず,30〜65 dBの音を常に聞くと,心理的な影響が出る.それより高い90 dBになると心理的ばかりで

高い周波数の音の方が内耳に与えるリスクが大きい

ヘッドホンを用いて音楽を聞く場合,通常の音場で減衰する高周波帯の成分が減衰しないという特徴があり,高い周波数の音で障害が生じる可能性がある.iPodでは115 dB以上の大音量が出力可能である.**実験的には,115 dBの音響を5時間負荷すると50 dB程度の難聴が生じることが明らかになっており,iPodでも115 dBの音量の音楽を30秒以上連続して聴取した場合には何らかの聴覚障害が生じる可能性がある**と指摘されている.そこで,米アップルコンピュータ社は使いすぎによる難聴の懸念に対応し,音量の上限を低めに変更できるソフトを作成してある.また,予防策としてノイズリダクション機能付きのイヤホンの使用などを勧める向きもある.

はなく，生理機能も障害されてくる．90 dB から 120 dB になると心理的・生理的ばかりではなく音を受容する内耳障害を起こしてくる．120 dB 以上になると，間違いなく高度の内耳障害，蝸牛障害が起こってくる．

騒音性難聴では，初発症状として耳鳴りが起こる．続いて被曝露騒音が低音でも高音であっても周波数と無関係に 4,000 Hz またはその付近の高音周波数 dip（c^5 dip）が出現する．「c^5」は大体 4,000 Hz に一致し，古くから音叉でチューニングフォークに用いられていた周波数なので，このあたりの難聴は古くから「c^5 dip」と呼ばれてきた．しかし，4 kHz 付近のみの聴力損失では会話聴取にはほとんど影響なく，本人は気づかないことが多い．騒音下作業年数が長くなるにしたがい 8 kHz および低音域に障害は順次進展し，**最終的には水平型の聴力図**を呈するようになり，会話が聞き取りにくくなる．

しかし，その進展の度合いは，騒音下作業開始後最初の 10～15 年では明らかだが，それ以後は一定したものではなく，加齢変化と大差がない[1]．騒音難聴の労災認定は退職時に行われる．

2 病理

強大音あるいは慢性的な騒音の曝露により蝸牛コルチ器に機械的障害が生じる．騒音は，3,000 Hz をはじめ高周波数帯で有害性が強く，振動の併存，喫煙，交感神経系の緊張は障害を助長する．騒音による障害部位は内耳の有毛細胞であり，側頭骨病理では難聴の程度に応じてまず**外有毛細胞から始まって内有毛細胞の消失までに至る**．軽度の外有毛細胞障害から，外有毛細胞の消失，欠損を示すものさらには内有毛細胞の消失とともにコルチ器全体としての圧平化，崩壊像，あ

るいは血管条の萎縮像を呈するものまでの蝸牛内変化がみられる．この**障害は一般的に基底回転に強く，内有毛細胞に比べると外有毛細胞に高度である**．

内耳障害に関しては，**フリーラジカル（遊離基）**が騒音性難聴，老化，薬剤による内耳障害，虚血再灌流による内耳障害の発現に関与しており，フリーラジカルが感覚細胞の**アポトーシス**（個体の生命を維持するために，遺伝子によって制御された能動的な細胞死）を引き起こし内耳障害を生じさせることが明らかにされつつある．一方では，動物実験においてはフリーラジカルを制御する薬剤や各種の神経栄養因子などを投与して内耳障害を予防できることが報告されている．

3 病因

強大音により内耳血管系に強度の交感神経緊張効果が出現し，蝸牛血管の収縮，スラッジなどにより内耳の血流変化を起こす**血管血流説がある**．蝸牛の栄養血管である固有蝸牛動脈と前庭蝸牛動脈とが蝸牛軸上で 4,000 Hz に対する責任部位付近で吻合する．そのため，この部位で血行不全が起こりやすく，虚血の結果変性が起こるとされている．その他，強大音に対し，外耳，中耳および内耳の伝音系が共鳴を起こし，蝸牛基底板の過大な振動によってコルチ器が傷害される**共振説**，蝸牛リンパ液の渦流説などがある．音響性外傷では，曝露強大音による基底膜の極端な偏位が原因とする説もある．

しかし，4 kHz dip は頭部外傷にも高頻度でみられ，4 kHz dip が音響によるとは考え難いものもあるので，4 kHz dip 型難聴は騒音性難聴だけに特有なものではないことを一応銘記すべきである．

▎慢性騒音性難聴のひとつ─剣道難聴について

主に発声や竹刀の破裂音による騒音、ならびに面の打撃に伴う内耳の圧変化や振動により内耳障害が引き起こされる。50歳以下では 4,000 Hz のみでなく 2,000 Hz の dip 型、または高音障害型を示し、50歳以上では広範囲の周波数にわたる聴力低下を特徴とし、剣道の経験年数が進むにつれて dip 型聴力損失が増大する傾向がうかがえる。

40　耳科学

表1　各種音源（騒音レベル）と1日あたりの許容基準

音源	騒音レベル	許容基準
航空機	130 dB	1秒未満
ブブゼラ	120 dB	9秒
ポップスコンサート	115 dB	28秒
ドライヤー	100 dB	15分
バイク	95 dB	47分
自動車	85 dB	8時間
目覚まし時計	80 dB	25時間
掃除機	75 dB	許容基準なし
洗濯機	70 dB	
エアコン	65 dB	
普通の話し声	60 dB	

（WHOの発表を基に作成）

騒音性難聴の発生には個人差が大きい．音響によって急激に発症する難聴の成因に関わる要因の主なものは，**音圧レベル，音響被曝の持続時間，音響のもつ周波数特性，個体の易受傷性**などである．音圧レベルと難聴との関係についてみると，一般にある強さの音を曝露することによって一過性閾値上昇をきたす．騒音性難聴が発症する可能性のある「著しい騒音に曝露された業務」とは，騒音が概ね**85 dB以上**とされている．85 dB未満の騒音では，**1日8時間**以内の曝露であれば10年以上継続して曝露されても難聴が起こりにくいとされている．そこでWHOは1日に職場で受ける騒音の許容上限を85 dB，8時間までと勧告している．そして85 dBを騒音職場での基準としている．130 dBを超える場合には短時間の曝露でも一過性あるいは永久的に聴覚機能の障害を生じる可能性がある．それは人ごとの音に対する受傷性（強さ）にも影響されるが，一般的な考え方としては，**音の大きさ×時間**のトータルが耳によくないというように考えられている．職場での基準を日常身近にある音を発する製品や現象に当てはめた許容基準には**表1**のようなものがある．

4　診断

騒音性難聴は緩徐進行性で自覚症状が乏しく，なかなか病院を受診してくれないため介入が難しい．慢性騒音性難聴の診断にあたっては，

①著しい騒音に曝露される業務に長期間従事した後に発生したもの．

②両側の感音難聴で低音域より4,000 Hz以上の高音域の障害が大きい．

③難聴の原因として，騒音以外に考えられるものがない．

といった特徴を考慮して行うことが必要である．

生活の中での騒音と受傷性

130ホン（ホン＝dB）以上の音は耳に痛みをおぼえる．ガード下で100ホン，東京の地下鉄車内で85〜80ホン，デパート店内で70ホン，教室内教師の声65ホン，普通の会話60〜45ホン，ささやき声20ホン，というのが大体のめやすである．WHOは危険なレベルの音量とは自動車による騒音（85 dB）から地下鉄による騒音（100 dB）相当と定義している．

音の人体に対する害は，3つの側面から検討されている．すなわち聴器障害，ストレスとしての障害，生活障害である．どれくらいの音の大きさが人間に有害なのかは障害側面により異なる．一般的にいえば，生活障害はもっとも小さい音から現れ，聴器障害が最も大きい音で現れる．ストレスとしての障害はその中間と考えてよい．

「聞こえは大丈夫」「よく聞こえる」という人の中にも，聴力検査をすると軽度な聴力障害がみられることがある．ことに音響による聴覚異常を訴える患者の場合には，時折 micro dip と呼ばれる軽度な聴力低下がみられることがある．通常の聴力検査では異常がなくても，検査音と検査音の間の1オクターブ間の狭い周波数帯域に障害がみられることがあり，これが micro dip で，自記オージオメトリーで検出できる．

5 治療・予防

急性音響性難聴では，少なくとも5日以内に治療を開始することが望ましい．内耳の有毛細胞が破壊されていなければ，副腎皮質ホルモンやビタミンB_{12}で改善していく．

慢性騒音性難聴に対する有効な治療はない．内耳障害の一般的治療を行う．重要なのはむしろ**予防**である．まず騒音レベルを測定する．そして，一般的にいえば，85 dB以下ではこういった騒音難聴は起こらないことになっていることを認識してかかる．騒音性難聴は一般に両側性であり，一度障害を受けると元へは戻らない．しかし幸い，騒音下の作業を離れるとほとんど進行・増悪しない．

騒音環境における騒音対策は，①**音源対策**，②**伝搬経路対策**，③**受音対策**の3つに大別される．このうち最も効果的な方法は音源対策だが，これには工学的専門的知識が必要となる．受音対策として聴力の経時的変化を調べ，個人および集団としての騒音の影響をいち早く知り，耳栓などの保護具の着用や，作業時間を少なくして，騒音曝露時間を減少させる対策も当然行わなくてはならない．近年，遮音性の高いイヤホンが開発されている．作業者には，禁煙，生活騒音（パチンコ，ヘッドホンなどの使用）の回避を指導する．

「騒音障害防止のためのガイドライン」では等価騒音レベル**85 dB以上を騒音職場**として，**騒音作業従事者には定期的な聴力検査を義務**づけ，聴力検査結果等に基づく事後処置等が必要であるとしている．屋内作業では**6か月以内に1回の定期健康診断**をしなければならない．この定期健康診断は選別聴力検査といい，1,000 Hzと4,000 Hzでの聴力検査が必要である．c^5 dipの無自覚難聴者を検出し，そのような人は場合により職場転換を行う．ちなみに事業所における定期健康診断における「聴力（4,000 Hz）」の有所見率は10～20％である．

ところが，こういった予防策は，現在，従業員数50人以上の，産業医が必ずいなければならない職場では行われているが，50人未満の比較的小さな工場ではまったく放置状態となっている．ここに問題がある．

その一方で現場で騒音が生じていても，どこに相談してよいかわかってないことが多い．それを支援するのが都道府県に1か所ずつ整備された地域産業保健センターである．労働衛生改善のための相談業務を行っているので，気軽に相談するように促すとよい．

第2章　乳幼児の難聴

先天性の神経性難聴は，**環境因子と遺伝因子**の両方が原因で発生すると考えられる．環境因子には，ムンプスウイルス，先天性サイトメガロウイルス（CMV）感染，先天性風疹症候群，内耳・内耳道奇形，細菌性髄膜炎，突発性難聴，auditory neuropathy，薬物による聴器毒性などが含まれる．遺伝子には，遺伝子変異，症候性と非症候性遺伝性疾患の両方が含まれる．

1 一側性か両側性かは早期に発見

1）一側聾

胎生期から乳幼児期に発症した一側聾は4歳以上になり，言葉によるコミュニケーションの増大に従い偶然発見されるか，学校検診で発見されることが多い．その原因は**流行性耳下腺炎によるものが多い**とされている．一側聾（片側聾）に関しては，難聴遺伝子変異はほとんどないとされている．

2）両側聾

両側性の**高度感音難聴**の特徴は，**遺伝性難聴，，周産期性難聴の頻度が高い**．発見年齢は0～3歳までが多い．言語発達，精神発達の遅延を訴えて気づくこともある．

小児の難聴は発音や言語の習得に影響するため，できるだけ早い対応と専門的な教育を要する．両側の高度難聴では，放置すると児は言葉を身につけられないし，難聴の程度が高度でなくても言葉の発達が遅れ，理解力・表現力も遅れてしまう．乳幼児では本人が聞こえないとは訴えないので，周囲の人ができるだけ早く気づいて治療や訓練を開始する必要がある．

2 診断

大きな音や話しかけに反応がない，言葉が出ないなど日常生活の様子から難聴が推測されることがある．しかし，乳幼児で難聴の程度が中等度以下の場合，周囲にはわかりにくい．難聴チェックリストの使用も難聴の早期診断に有用であるが，やはり**新生児聴覚スクリーニング**を進めていくことが重要である．特に難聴のリスクファクターがある場合は，聴力の評価が必要である．

乳幼児・小児の主な聴力検査にはそれぞれ限界があるので，複数の検査を必要に応じて行う．

3 治療

先天性の両側高度感音難聴は，ほとんど回復は望めない遺伝性難聴のため，補聴器の早期装用，人工内耳の利用，手話の活用などが選択される．この場合，生後3か月までに診断し，6か月まで

に補聴器を装用して聴能訓練を開始することが推奨されているが，児の発達に合わせた聴覚補聴が行われるようになるとよい．

補聴器は，難聴の程度によっては障害児自立支援制度を利用した交付も可能である．補聴器を用いる場合，フィッティングを行った後に，さらに聴能訓練（リハビリテーション）を行うことが必要である．年齢が1歳以上の重度難聴で，補聴器のみでは言語能力の獲得が困難と考えられた場合，人工内耳埋め込み術の適応となる．

4 遺伝性難聴

すべての感音難聴患者のなかでは**1/3**，小児難聴のおよそ半分は遺伝性，後天性が**25%**，原因不明が**25%**であると考えられている．高度の先天性難聴は出生**1,000人に約1人**の割合で生まれてくるとされ，その**先天性難聴の半数以上は遺伝子が関与する遺伝性難聴（約70%）**である．このうち症候性難聴が30%，非症候性難聴が70%と考えられている．

このように遺伝性難聴はすべての先天性の疾患のうち最も多い疾患の一つである．そして，今は先天性難聴児の遺伝子配列の検査により，従来は困難であった難聴の原因遺伝子と責任部位を同定することが可能となった．現在までに**100数種類の原因遺伝子**が特定され，1,000以上の変異が判

聴力障害児の早期発見

言語の発達は，遅くとも2歳までに訓練を開始しなければ効果が得られない．その後，就学時頃までが言語の基礎を築くのに重要である．脳の可塑性があるのは4，5歳までなので，それまでに言語習得を行う．

現在は新生児期に難聴が発見されて生後6か月までに補聴器装用を開始し，また聴能訓練を行えば，3歳までに正常者の90%近い言語力が得られると考えられており，障害児の早期発見のため，現在わが国でも60%程度の産科施設が新生児聴覚スクリーニングを行っている．

新生児聴力スクリーニング検査は新生児の難聴の早期発見・対策を目的に行われるが，**片側聾児の1/4が新生児聴覚スクリーニングで発見されている**[2]．片側聾児は学童期で30〜40%の言語の遅れをみるのが現状である．片側聾に対しては，海外では**埋め込み型骨導補聴器（BAHA）**が多くの患者に対して実施されている．

両側難聴と診断される割合は約0.008%と新生児聴覚スクリーニングを受けた児で報告されている（日本産婦人科医会が2013年度，全国2,640の分娩施設を対象に実施した調査）．

明し，150以上の染色体上の座位が明らかとなっている．

一般に，遺伝性難聴というとごく限られた先天性の難聴家系を思い浮かべがちだが，後天性の難聴でも加齢，騒音，感染，耳毒性薬物などに対する受傷性には一般的に個人差が大きいことから，これら**環境因子が遺伝性の因子に加わった難聴**というものを含めると，ほとんどの難聴に遺伝子が関与しているという見方もできる．

1）遺伝性難聴の分類

メンデルは1865年，エンドウ豆の研究から，優性，分離，独立の法則を報告した．そして，これこそが遺伝子への道を拓いたものである．

「**メンデルの法則**」は親の特徴が子に伝わる遺伝形式を解き明かしたものである．遺伝性難聴も，メンデルの法則に基づいた遺伝様式で症状が生じる．

遺伝性難聴は，**遺伝形式による分類**が一般的に用いられ，主に3つのグループに分類される．①1つの遺伝子の異常によって難聴をきたす**単一遺伝子異常**によるもの，②染色体異常によるもの（ダウン症，21 trisomy など），③複数の遺伝因子と複数の環境因子が関与しているとされている**多因子遺伝異常**によるものがあるが，遺伝性難聴のほとんどは単一遺伝子異常によるとされている．これには，**常染色体顕性**（優性），**常染色体潜性**（劣性），**伴性遺伝**（X連鎖遺伝）**の分類**がある．

体のいろいろな特徴を決める遺伝子は母親と父親から1つずつ受け継いで，その2つで必ず1組となる．遺伝子は表に現れる方を**顕性**，陰に隠れてしまう方を**潜性**と呼ぶ．髪の色にたとえれば，髪は黒など濃い色が顕性，金髪は潜性である．

両親のいずれか**片方が難聴遺伝子（キャリア）であれば，もう一方がどうでも難聴を発症**するのは**顕性遺伝**である．だから，罹患者は少なくとも1人の罹患した親を持つ．その罹患者が正常な者と結婚するとその子どもは平均すると罹患者と正常者が半々である．また罹患者の子どもが罹患する割合は50％である．

両親の**母親と父親とから受け継いだ遺伝子が**そろって難聴遺伝子であるとき難聴となるのが潜性遺伝である．潜性遺伝で問題になるのは近親婚である．血族では同じ遺伝子を持っている可能性が高いから，それがホモ接合体になれば疾患を発現する．ヘテロ接合体は表現形は正常であるが，その形質のキャリアである．

その遺伝法則は僕性遺伝では，2人とも表現型は正常なキャリア（ヘテロ接合体）である両親から罹患者が生まれたら，平均して子孫の1/4は罹患，1/2はヘテロ接合体，1/4は正常である．罹患者（ホモ接合体）と遺伝子型が正常な者の子どもは全表現形は正常なヘテロ接合体である．平均して罹患者とヘテロ接合体の子どもの1/2は罹患，1/2はヘテロ接合体である．罹患者2人の子どもはすべて罹患する．

X連鎖ではX染色体上に難聴遺伝子があるので，伴性遺伝形式（DFN）をとることになり，XとY染色体を持つ男性に難聴が生じる．ただし，ミトコンドリア病では母系遺伝を示し，メンデルの法則に従わない．メンデルの法則とは異なる遺伝形式である**母系遺伝**は，母親の受精卵中のミトコンドリアに存在するDNA（mtDNA）の遺伝子変異が，母親から子に受け継がれて難聴が発症する[3]．父親のミトコンドリアが自分の子どもに伝わることはない．

2）遺伝子診断

難聴の原因遺伝子に関しては，現在のところ数十から1,000ほどが想定されていて，非症候性遺伝性難聴ではすでに**100以上の原因遺伝子が判明**している．このうち，ここ数年の分子遺伝学のめざましい発展により，いくつかの先天性難聴の**原因遺伝子**，あるいは原因遺伝子の存在する染色体上のおおよその位置（**遺伝子座**）が特定されはじめている．

だが，「難聴」という同じ表現型を取る遺伝子は数十から1,000ほどあるため，難聴を主訴に外来を受診した患者にどの原因遺伝子が関与しているかを推測することは多くの場合困難である．現在までに日本人難聴患者からは合計十数種類の原因遺伝子が報告されている．

「**先天性難聴の遺伝子診断**」が2008年先進医療

として承認された．その先天性難聴の遺伝子診断は，イオン半導体シーケンス法を用い**19遺伝子154変異の難聴遺伝子スクリーニング**と遺伝カウンセリングを組み合わせたものからなる（網羅的解析）．現時点ではこれで先天性難聴の30〜40％が診断可能で，有用性が確認されている．

非症候性の感音難聴である遺伝性難聴の遺伝形式の頻度は**常染色体顕性遺伝15〜20％，潜性遺伝70〜80％，伴性遺伝2〜3％，ミトコンドリア遺伝1％程度**であることが明らかになった．**常染色体潜性遺伝の形式**では両親のどちらかがキャリアで，両親の血縁の人にも先天性難聴の人は1人もいないというケースが大部分である．

一般的に遺伝性難聴の程度，聴力像はさまざまであるが，常染色体潜性遺伝形式をとる難聴の多くは，高度難聴を呈することが多い．

一方，後天性の進行性感音難聴も日常臨床ではよく見かけるが，**この遺伝形式は常染色体顕性遺伝**を取ることが多く，この場合は難聴の進行は緩徐で，両耳が対称性の聴力図になることが多く認められる．両親のどちらかが難聴を示し，子どもは両親より難聴は軽度だが類似の聴力図を示し，年長の兄弟の方が聴力が悪く，健常な兄弟も存在することが多いなどの特徴がある．

ミトコンドリア遺伝子変異ではどちらかといえば後天性難聴の頻度が高い．

3）日本人に多い遺伝性難聴

遺伝性難聴の分類法として，他臓器に異常を認めない**非症候性 non-syndromic 難聴**と他臓器に異常を認める**症候性 syndromic 難聴**に分ける方法がある．**遺伝性難聴の大部分（約70％）は難聴以外の症候をもたない非症候性難聴**である．**症候性難聴は3割位**で，眼疾患，神経疾患，代謝異常，腎疾患，皮膚疾患に伴う難聴には感音難聴が，筋，骨格系疾患に伴う難聴には伝音難聴が多い．多くは稀な疾患である．

CTやMRIといった画像診断の発達に伴い，難聴児に内耳奇形が多く発見されるようになった．

難聴遺伝子検査は，聴覚検査やこの画像検査を組み合わせることで診断率がより向上する．種々の内耳奇形のなかでも**「前庭水管拡大」**は最も頻度が多い．

この「前庭水管拡大を伴った難聴」の原因遺伝子の一つが甲状腺腫を伴う Pendred 症候群の原因遺伝子（**SLC26A4**）である．この前庭水管拡大を伴った非症候性難聴は重症化していくケースを多く認める．

■ ミトコンドリア遺伝

男性は同じようなY染色体を，また，男性・女性も同じような mtDNA を携えている．しかし，不思議なことに，男性が作り出す精子中のミトコンドリアは，受精の後に卵子の持つ仕組みにより破壊されてしまうため，ミトコンドリア DNA は母方からしか伝わらない．これをミトコンドリアの母系遺伝という．

一方，Y染色体は母方にはないので，そのまま遺伝情報が男性に伝わる．X染色体は母方と父方が混ざるために世代ごとに変化し，系図をたどれない．そのためにミトコンドリア DNA とY染色体をたどることで母方と父方の系図がわかる．

さまざまな研究者が男性はY染色体を，女性はミトコンドリアDNAを手掛かりに，世界中の遺伝情報をかき集め，人類の系統樹をさかのぼった．その結果，約15万年前にアフリカで生きていた1人の女性（ミトコンドリア・イブ）にたどりついた．そして，現代ヨーロッパの90％はイブの子孫の7人の女性を共通先祖としてもち，日本人の95％が9人のイブの娘達の子孫と判定できるそうだ．全男性は人類の祖先集団のメンバーだったただ1人の男性，現代人の mtDNA はただ1人の女性の mtDNA の複製である．まさに，「アダムの染色体」と「イブのミトコンドリア DNA」というのがふさわしい．

（宇佐見真一）[4]

GJB2による難聴（コネキシン26遺伝子変異）は，すべての非症候性潜性遺伝性難聴者の25〜50％を占め，世界の先天性高度難聴患者の10〜20％を占めるともいわれている．内リンパの**カリウムイオン輸送**の経路として，**ギャップ結合（gap junction）**が細胞間の結合様式として重要でこのカリウム移送に関与する遺伝子が**コネキシン遺伝子**で，その遺伝子の変異がこの遺伝性難聴の原因と考えられている．

このGJB2遺伝子変異による難聴は非症候性で，常染色体潜性遺伝形式を取るため多くの両親の聴力は正常である．このため，合併症や家族歴からは遺伝性難聴を推測することは困難である．また，CTやMRIといった画像検査でも異常所見は検出できない．難聴は一般的には進行もしない．このGJB2遺伝子変異が原因の難聴患者には人工内耳手術の効果が高いことが報告されている．難聴遺伝子診断率の向上と診断確定の早期化により，先天性遺伝性難聴にも人工内耳などの治療の早期選択への道を拓くことができる[4]．

4）ミトコンドリア性感音難聴（ミトコンドリア遺伝子変異）[3]

ミトコンドリアは，細胞が必要とするエネルギー（ATP）を産生し供給する重要な細胞内小器官であり，真核生物のほとんどの細胞が有する．したがって，ミトコンドリアの機能異常によりATP供給が障害されると，高エネルギー組織でATPに大きく依存している骨格筋，中枢神経，心，内耳などの臓器症状が出現し，通常進行性の多系統的臨床像を呈する．組織に対する影響パターンは，特定のミトコンドリアDNAの変化と関連づけられる．

ミトコンドリアにはユニークな染色体が存在し，ミトコンドリアタンパク質の90％以上は核遺伝子にコードされている．しかし，ミトコンドリアには核遺伝子（核とはDNA）と異なるミトコンドリア独自の遺伝子（**mtDNA**）がある．そして，ミトコンドリア内で独自にmtDNAの転写・複製が行われている．mtDNAは核DNAのようなヒストンの保護構造がなく，変異を生じやすく，また生じた変異の修復機構も弱い．受精の

際に卵子に入った精子のmtDNAは特異的に除去される機構が存在するため，母系のmtDNAのみが子に伝えられる．その結果，mtDNAは母系遺伝の形式をとり，父から子には遺伝しない．それゆえに問診に際し，母方に難聴者が多い場合は，ミトコンドリア遺伝子の関与を疑う．

日本人に比較的多い遺伝性難聴は，ミトコンドリア遺伝子変異で，主なものはmtDNA 3234位の異常では糖尿病と感音難聴を，1555位の異常ではアミノ配糖体抗生物質で感音難聴をきたす．

mtDNA 3243位の異常は糖尿病と感音難聴を合併することが特徴である．mtDNAの正常塩基配列と異なるいくつかの塩基置換の中で，塩基番号3243におけるアデニン（A）からグアニン（G）への塩基置換は糖尿病と難聴に関連する．この変異は日本人糖尿病患者約600万人の約1％に存在するといわれ，現在知られている単一遺伝子疾患としては，その患者数は最多である．難聴はそのうち60％と高頻度に発症する．このミトコンドリア性難聴による高度難聴では，人工内耳が有効である．また注目すべきことは，必ず糖尿病と感音難聴が合併するわけではなく，感音難聴のみを呈する症例も少なからず存在する．このように同一の変異で多様な臨床症状を呈する理由は，変異mtDNAと正常mtDNAが同一個体で混在していて（**ヘテロプラスミー**），臓器や組織によってもその混在比率が異なり，変異型の比率が臓器での発症の閾値を超えるとその臓器症状が出現する．例えば，内耳や膵β細胞における変異型の比率が閾値を越えると，感音難聴や糖尿病を発症すると考えられている．

前述したミトコンドリアＤＮＡ塩基1555位のアデニン（A）がグアニン（G）に変化した際にみられる難聴は非症候性感音難聴であり，アミノ配糖体抗生物質に感受性のある感音難聴をきたす．1555位はアミノ配糖体抗生物質の結合部位の一つであり，この部位の変異でアミノ配糖体抗生物質に対する親和性が高まり，内耳毒性が生じやすいと想定されている．この難聴の程度は個人差が大きいが，一般的に難聴はいずれも**高音障害型の進行性の感音難聴**を示す．よってアミノグリコシド系の薬物により高度な聴力低下が起こった

場合，ミトコンドリア遺伝子変異による難聴を疑う．この変異は3243変異と異なり，**ホモプラスミー**（すべてのミトコンドリアが同じ変異塩基配列をもっている状態）であり，難聴以外の臨床症状はみられない．

5）症候性難聴（症候群性遺伝性難聴）

症候性難聴のうち原因遺伝子が単離されている疾患は，目の異常を伴う Waardenburg 症候群，Usher 症候群，腎の異常を伴う Alport 症候群，そのほかに Pendred 症候群，Treacher Collins 症候群，神経線維腫症Ⅱなどがある．比較的高頻度にみられるものもあるが，多くは稀な疾患である．

（1）外耳の異常にその他の異常を伴うもの
1．鰓弓耳腎症候群（Branchio-oto-renal syndrome：BOR）

難聴と鰓原性奇形（先天性耳瘻孔，側頸嚢胞，耳介奇形など），外耳や中耳，内耳の奇形，腎奇形を特徴とする（常染色体顕性遺伝）．10万人に2.5人の出現頻度で，高度難聴の子どもの約2％が本疾患である．難聴は90％にみられ，伝音難聴あるいは感音難聴，混合性難聴などさまざまである．難聴の出現年齢も幼児期から青年期までさまざまで，進行性の場合もある．

（2）眼の異常を伴うもの
1．アッシャー症候群（Usher syndrome）

感音難聴と網膜色素変性症が合併し，潜性に遺伝する疾患である．難聴遺伝子としてカドヘリン23（CDH 23）が同定されている．本邦での出現頻度は10万あたり6.7人であり，先天性難聴の約6％，盲聾患者の約半数は Usher 症候群である．難聴の程度や進行の有無，前庭機能障害の有無などの臨床症状から3タイプに分類される．

タイプ1では幼少期から高度難聴を呈するのに対して，網膜色素変性症の初期症状である夜盲が引き起こされるのは10歳前後であるため，それまでは非症候性難聴と診断される場合が多い．その後，視野狭窄などの視覚障害が進行するが，完全失明に至ることはあまりない．先天性高度難

聴に対しては早期の人工内耳手術が勧められる．タイプ2，3の難聴は軽度である．眼の異常は診断が遅れる場合が多いので注意が必要である．

2．Laurence-Moon-Biedl 症候群

肥満，網膜色素変性症，知能低下，性器発育不全，多指（趾）症，および遺伝性または家族性発症の6主徴を有する比較的稀な疾患．常染色体潜性遺伝．難聴をきたすものは少ない．

（3）筋・骨格疾患を伴うもの
1．ヴァンデルヘーベ症候群（van der Hoeve syndrome）

骨系統疾患である骨形成不全症 osteogenesis imperferta による**骨脆弱症 brittle bones（多発性骨折）**のほかに，**青色鞏膜 blue sclerae と伝音難聴（耳硬化症**－アブミ骨底板固着による：骨芽細胞の異常に伴うアブミ骨上部構造やキヌタ骨長脚の萎縮，あるいは欠損）を**3主徴**とする．

常染色体顕性遺伝による遺伝性疾患．両側性で，左右対称性を示すものが大部分である．青色鞏膜や難聴の出現頻度もさまざまで，家系内に散発的に発症したり，3主徴が揃わない不全型が多い．人種および男女の差はほとんどなく，頻度は約25,000人に1人とされ，20～35歳で徐々に発症する．

その主病因は，中胚葉由来の骨芽細胞の異常によって生じるコラーゲン合成系の障害とされ，現在は骨形成不全症の1型として考えられている．長管骨の骨皮質は薄く，骨梁も少なく，全体が細長くなる．乳幼児期に，自然に，あるいは軽度の衝撃で容易に骨折を起こしやすいことから本症に気づかれる．青色鞏膜もコラーゲン形成障害による鞏膜の透過性亢進に起因するといわれる．

難聴は混合性難聴が多く，通常20歳代以後に伝音難聴が出現し，その後感音難聴が加わり難聴は進行する．女性では妊娠を契機に増悪する．難聴は耳硬化症同様に卵円窓を中心とした病態で，アブミ骨の病理組織は耳硬化症同様に骨の線維性変性や萎縮，血管に富んだ未熟な骨組織を示す．治療は耳硬化症と同様な耳小骨連鎖再建術により聴力の改善が期待できる．感音難聴例もあるので，耳硬化症様の骨組織の変化だけでなく，コラ

ーゲン代謝異常が内耳感音系の構造・機能に変化をもたらしている可能性もある

2. トレーチャー・コリンズ症候群 （Treacher Collins syndrome）

下眼瞼欠損，小顎症，頬骨弓形不全，小耳症などによる特有の顔貌（下がり目）を示す顕性遺伝性疾患であり，半数に伝音難聴がある．しばしば外耳道閉鎖や中耳・耳小骨奇形を伴う．難聴は40〜60 dB程度である例がほとんどなので，補聴器が有効である．また，口蓋裂を35％で認める．25,000人に1人の出現頻度である．第1，第2鰓弓奇形によると考えられている．

（4） 皮膚とその付属器疾患を伴うもの

1. ワールデンブルグ症候群 （Waardenburg syndrome）

常染色体顕性遺伝による．

特徴は，①**内眼角側方偏位**，涙点の側方偏位，眼瞼浮腫を伴う，②高くて**広い鼻根部**，③眉毛叢性，眉毛内側部の多毛を伴う，④**前額の白髪**が部分的アルビニズムの一型としてみられる，⑤完全または部分的虹彩色素異常，⑥**先天性聾または難聴**．

④，⑤，⑥を3主徴とし，これらはメラノサイト異常による症候である．日本人では5万人に1人，**聾学校生徒の約2％弱**が本症候群である．難聴は本症候群の唯一深刻な問題となる症状であり，両側性が多い．高度難聴に対しては人工内耳が有用である．

（5） 腎疾患を伴うもの

1. アルポート症候群 （Alport syndrome）

腎障害（血尿を伴う**家族性遺伝性腎炎**）と**感音難聴**（徐々に進行する両側性高音障害型が多い），**眼病変**（円錐水晶体，黄斑部網膜変性症など）を伴い，Ⅳ型コラーゲンを主成分とする蛋白が，内耳の基底板，ラセン靱帯，血管条に，腎では腎糸球体基底膜に分布しており，このコラーゲン形成障害が起こると基底板や，基底膜が薄くなり，ついには断裂が起こることが報告されている．出現頻度は5,000人に1人とされる．

もっとも顕著な臨床症状は血尿で，幼少期に無症候性血尿で発症する．難聴は30〜50％にみられ，10歳代で発症する左右対称の進行性感音難聴である．内耳性難聴と考えられるが，一般に聴力閾値は60〜70 dBを超えることはなく，語音弁別能は良好であることが多い．症状やその軽重がさまざまで，遺伝形式も常染色体性であったり，X連鎖性（伴性）であったりする．女性にも発症するが，**男性では症状が強く現れ，若年で重症の腎不全になる**．

（6） 神経疾患を伴うもの

1. 神経線維腫症

多発性の神経線維腫と色素斑を主徴とするものであり，末梢神経および皮膚の病変が主体（末梢型）の神経線維腫症Ⅰ型（von Recklinghausen病：NF1）と，頭蓋内など中枢に腫瘍を形成する中枢型の神経線維腫症Ⅱ型（NF2）に分類される．NF2は5万〜10万人に1人の発症頻度であり中枢だけでなく末梢にも神経鞘腫が多発する疾病である．両側性聴神経鞘腫は必発ではない．

2. ダウン症候群

染色体異常に起因する**精神運動機能の発達の遅れ**を主徴候とし，独特な顔貌，身体奇形，言語発達遅延などを伴う症候群である．難聴は伝音難聴**（滲出性中耳炎）を主として，感音難聴，混合難聴など聴覚障害を高頻度（30〜80％）に合併している**．ダウン症候群ではABRのⅠ-Ⅴ波間隔の短縮が特徴の一つである．

（7） その他の疾患を伴うもの

1. ペンドレッド症候群 （Pendred syndrome）

感音難聴に甲状腺腫を伴う場合，ペンドレッド症候群を疑う．**甲状腺腫は思春期以降に出現する**ことが多い．その場合の甲状腺機能は正常で，サイログロブリンが高値を示す．甲状腺腫の病態はまだ不明である．約25％では甲状腺腫を発症しない．

ほとんどの例で両側性である．難聴は先天性もしくは生後数年内の発症がほとんどで，程度はさまざまであるが，経過中に急性増悪と回復を繰り返す場合が多い．急性増悪後の難聴は回復することが多いが，残存する場合もある．難聴の急性増

悪時には回転性のめまい発作が随伴することも多い．

ペンドレッド症候群ではCT像で**前庭水管の拡大と蝸牛の低形成（モンディーニ型奇形）**を伴う場合と伴わない場合がある．MRI像で前庭水管中の内リンパ管と内リンパ囊の拡大を認める．前庭水管の中間部が1.5mm以上あるいは中頭蓋窩への開口部が2mm以上で拡大ありと判定する場合が多い．蝸牛低形成では蝸牛の頂回転と第2回転の境界が確認できない．

これは**常染色体潜性遺伝疾患**であり，**SLC26A4（PDS）遺伝子**が原因疾患とされる．

現在，甲状腺腫と難聴の合併するペンドレッド症候群は，欧米では人口10万人あたり7.5〜10人と推定されている．**先天性難聴では3%，小児感音難聴の5〜10%位**を占めると報告されている．アジアでも常染色体潜性遺伝様式による難聴のうち最も頻度が高いものの一つであることが判明している．

ペンドレッド症候群では，保因者である両親の子が発症する確率は1/4である．

6）治療と遺伝カウンセリング

難聴・めまいの急性増悪時は突発性難聴に準じた経口あるいは経静脈のステロイド投与を行う．根本的治療はなく，難聴の急性増悪の誘因となりうる頭部への衝撃などはなるべく避けるよう指導する．高度難聴では，人工内耳が有効であるとの報告も多い．両親（患者が小児の場合）あるいは本人（患者が成人の場合）の希望に応じて遺伝カウンセリングを行う（図1）．

遺伝カウンセリングは完全な家族歴をとることと，文献や遺伝学の専門家から得た適切な情報をもとに家族の疑問や懸念に対応することを含む．

特殊な疾患に関しては専門家との相談がしばしば重要となる．提供する情報には診断と診断方法があり，それにはキャリアの特定，当該疾患の自然史とその合併症，患者および家族の発症の危険度，有効とみられる治療法，それに子どもをもうける際の選択肢が含まれる．遺伝リスクと選択肢のコミュニケーションは複雑な過程であり，しばしばフォローアップと文書によるコミュニケーシ

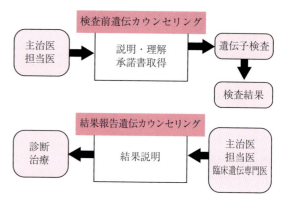

図1 遺伝カウンセリングの流れ[4]

ョンが必要である．家族の利益とフォローアップには，遺伝学センターと家庭医との協働が不可欠である．

5 内耳奇形

内耳奇形に伴う機能異常は無症状に経過するものから高度難聴あるいは聾となるものまで多彩である．めまい・平衡障害を呈するものも稀ではない．単純X線写真では内耳奇形の診断は困難で，CTによって初めて診断可能となる疾患が多数みられる．

その頻度は一般に考えられているよりも高いといわれており，**先天性難聴児の数%〜20%に内耳奇形が合併する**といわれていて，最も高い頻度でX線検査により検出できる内耳異常となっている．

1）前庭水管拡大症候群（large vestibular aqueduct syndrome：LVAS），前庭水管拡大症（enlarged vestibular aqueducts：EVA）

（1）病因

前庭水管は，図2のように内耳と頭蓋内をつなぐ骨性の導管であり，その中に内リンパ管を含んでいる．内リンパ管は頭蓋内の方向へ行くと内リンパ囊となり盲端となっているが，内リンパ囊は脳脊髄液の影響を直接受ける構造となっている．

内耳奇形のうち「**内リンパ囊と前庭水管の拡大**」はもっとも頻度が多い奇形として知られてい

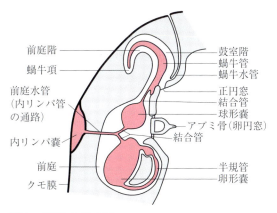

図2 迷路の模式図
内リンパ路は色で示す。
(Hollinshead, WH：Anatomy for Surgeons. 1968. より)

る．これは**前庭水管拡大症候群**と呼ばれ，**先天性難聴の中に重要な一群（原因不明の感音難聴の中で最も多い内耳奇形）**をなしていて，この症候群にPDS遺伝子（SLC26A4遺伝子）の異常を伴う例があることがわかってきた．それ故に前庭水管の拡大は，難聴と関連しているが遺伝学的には症候学的遺伝性疾患であるペンドレッド症候群と関連が深い．そして，**現在ではペンドレッド症候群遺伝子が疾患の原因と判明している**（前述）．また，前庭水管拡大症は**小児の原因不明の感音難聴の中で最も頻度が高い**とされる難聴である．前庭水管拡大症を呈する耳のほとんどが内リンパ管拡大および内リンパ嚢拡大を随伴する．前庭水管拡大がペンドレッド症候群によるならば，その2/3に甲状腺腫が合併する．前庭水管拡大症の80％は両側性である．

（2）症状

　前庭水管拡大例の特徴は，**先天奇形であるにもかかわらず，難聴の変動，進行，時にはめまいをも伴うような急激な難聴の出現，反復するめまい発作**などがみられる点である．

　耳鳴はほとんどすべての例で存在する．難聴はほとんどが**低音域の伝音難聴を伴う高音部に障害が強い感音難聴**で，ほとんどの例で**両側性**である．低音域のA-B gapは中耳病変によるものではなく前庭水管がシャントとして働くためと考え

られている．

　難聴の程度は軽度から重度まで広範囲である．進行性は2/3，そのうち半数は少しずつ進行し，あとの半数は時に急に進行する．したがってこの奇形は**進行性難聴**のリスク因子である．特に，難聴の進行あるいは急激な悪化には軽微な頭部外傷（頭部を軽く打ったり，サッカーのヘディングでも），あるいは身体的なストレスさえ誘因となる．これは脳圧の上昇が，内リンパ嚢を経由して内耳に何らかの悪影響及ぼすためと推定されている．しかし，聴力が急に低下しても，多くの場合は自然経過もしくは治療によって**聴力は元のレベルに戻る**．

（3）診断

　前庭水管拡大症においては，他の内耳奇形を合併している例も多く，約半数は蝸牛，前庭の骨迷路の奇形，あるいはMRIで初めて明らかとなる膜迷路の奇形を合併している．前庭水管の拡大の他，蝸牛にモンディーニ Mondini 型奇形といい，蝸牛に回転が認められず蝸牛が単一腔となっている場合がある．前庭水管拡大症の診断の手順としては，低音域のA-B gapを伴う高音障害型の両側難聴例で一側でも聴力が変動する症例では，特にそれが小児例においては**CTかMRIで前庭水管拡大の有無を確認**したい．そして前庭水管以外の内耳に奇形がないか，内耳全体の形態について観察する．**CTでは骨性の管である前庭水管が，MRIでは前庭水管内の内リンパ管，内リンパ嚢が拡大している所見を認める．内リンパ管の中央の位置で幅が1.5 mm以上（正常値上限は1.4 mm）あれば，前庭水管拡大症と診断される．なお，前庭水管の拡大の程度，内リンパ管または内リンパ嚢の寸法と難聴の程度には相関が認められない．**

2）蝸牛奇形
（1）分類

　障害（形態的）の様相によって型分類される[5]．蝸牛奇形を伴うものについて蝸牛の発達が停止した段階順に示す．

① Michel 型：内耳がまったく発達せず欠如する

もの．内耳発生初期，胎生 4 週の内耳原基の分離の時期の異常．

② **Mondini 型**：種々の程度の蝸牛および前庭，半規管の形成不全がある．蝸牛が短く基底回転の一部しかないか，あるいは蝸牛回転間の隔壁，蝸牛軸，骨ラセン板が未発達であることに加え，前庭，半規管の発育不全や内リンパ管，内リンパ嚢の拡張を認めるものなどがある．内耳発生後期の胎生 7 週の蝸牛，前庭，内リンパ嚢の発達の時期の異常による．

③ Bing-Siebmann 型：骨迷路は発達しているが，膜迷路の発育不全がある．

④ Scheibe 型：骨迷路は発育するが，蝸牛の膜迷路と球形嚢の感覚細胞（前庭迷路）が発育していない．蝸牛神経の低形成・欠損による一側高度難聴（cochlear nerve deficiency）もある．

これらのうちで最も頻度が高いものが Mondini 型の内耳奇形である．

（2）内耳奇形の画像診断

ひと頃の内耳奇形の臨床的分類は側頭骨 CT に基づいていたが，画像診断の限界から考えると，骨迷路が正常であれば膜迷路に異常があってもなくても画像上は正常所見となる．そのため，Scheibe 型の奇形を確定診断するのは困難で，臨床的に診断できる内耳奇形の型は結局 Mondini 型，Michel 型だけであった．しかし，MRI 画像による蝸牛神経や第 8 脳神経の観察も臨床的に不可欠となった現在は，内耳奇形の診断は側頭骨 CT と MRI 所見を総合して行うことが標準になった．

現在，もっとも標準的に使用されている内耳奇形の分類法は，前述した CT と MRI の所見を元にした Sennaroglu and Saatci の分類[5]である．奇形の類型を蝸牛の形態異常で大別し，半規管，前庭など他器官の所見に応じて分類する．この方法は内耳発生のいろいろな段階での発育停止の観点から分類されているので胎生期の形成異常時期と合わせて考えることができ実用的で，人工内耳などの治療的観点からも有用である．

第3章　糖尿病による難聴

糖尿病患者の難聴になるリスクは健常者に比べ **2 倍**高い．糖尿病による難聴の多くは自覚なしに徐々に進行する**両側性の左右対称性高音漸傾型感音難聴である**．

難聴が起こる病因として，**neuropathy**，**angiopathy**，その combination があるが，現在は microangiopathy に起因して生じるとする循環障害説が主流となっている．また，前述のミトコンドリア DNA 塩基3243の異常は糖尿病と感音難聴を合併する．

病理学的にも糖尿病患者の内耳は，毛細血管壁の肥厚と PAS 陽性物質の沈着が認められ，それが内リンパ液の代謝に悪影響を及ぼしていることが推測される．

糖尿病

現在，40歳以上の日本人の約10%，全体では500〜600万人が糖尿病である．糖尿病には**インスリン依存性糖尿病（IDDM）とインスリン非依存性糖尿病（NIDDM）**がある．わが国の大部分の糖尿病はNIDDMで，発病に遺伝とともに生活習慣のありよう（体重過多や運動不足）が大きく関係する．

欧米式食事習慣の下では糖尿病になりやすく，肥満，つまり脂肪細胞の肥大化は，インスリン抵抗性をもたらし，インスリン需要を増大させる．このときインスリンの供給が十分でないと血糖上昇が起こる．治療はIDDMは全員インスリン治療だが，NIDDMでは約3割の人がインスリンを使用している．

糖尿病の3大合併症は**糖尿病性神経障害，糖尿病性網膜症，腎症**である．糖尿病網膜症や腎症の進行が潜伏的であるのに比べ，糖尿病性神経障害の症状は糖代謝異常の随伴症状といわれるほど早期より自覚され，この時点で糖代謝を是正すれば速やかに症状が改善する．糖尿病性神経障害の本態は，末梢神経であれ自律神経であれ，各部の神経伝達速度が低下することによって起きる．末梢神経障害の代表的な症状は，手足のしびれ，疼痛，ほてりや冷えなどである．一方，自律神経障害には起立性低血圧や，インポテンツ，便秘や下痢といった体内の調整機構の種々の異常がある．自律神経障害は，患者本人も気づかないうちに進行しているので，問診にあたる医師にとっては特に注意が必要である．患者の精神状態やストレスが病状を悪化させることもある．神経障害の検査法としてはアキレス腱反射，振動覚，触覚，温痛覚，神経伝導速度，味覚検査，聴力検査が用いられる．

治療は対症療法で患者の苦痛を取り除きながら，血糖コントロールを厳格に進める．

第4章 聴器毒性薬物による蝸牛障害

1 特徴

聴器毒性をきたす薬物は，**蝸牛毒性** cochlear toxicity を示すもの，**前庭毒性** vestibular toxicity を示すもの，および両者とも傷害するものに分けられる．

蝸牛毒性による臨床症状は耳鳴りが初発症状であり，一般に持続的な性質を有する．聴力障害は初期に高周波数領域が傷害され高音急墜型を示す．程度の強いときには高度の難聴となる．

前庭傷害による障害では回転性めまい vertigo が起こる．回転性めまいは安静臥床時には生じないが歩行時に出現し，ふらつきを訴え，診察時，高度の平衡障害を認めることがある．また動揺視 oscillopia を訴える．

このような聴器毒性は一過性のこともあるが，恒久的・不可逆的な障害をもたらし患者を苦しめることが多い．薬物投与により聴器毒が発現あるいは増悪するリスク要因として，聴器毒性薬物投与の既往，聴器毒性薬物の併用投与，腎障害があること，もともと難聴があること，栄養状態がよくないこと，高齢者，遺伝などがあげられる．聴器毒性を有する薬物に対する**感受性には個人差があり，加えて薬物の投与量と投与期間が最も大きな要因**である．

2 病理

聴器毒性薬剤の中で大きな位置を占めるものに**アミノ配糖体系薬物，抗腫瘍剤，中でもナイトロジェンマスタードNオキサイド（NMO），シスプラチン（CDDP），ループ利尿剤，インターフェロン，アスピリンなどの鎮痛剤**などがある．これらの薬剤や化学物質を**聴器毒性物質**と呼ぶ．この薬剤の（全身投与による）蝸牛障害の特徴を次にあげる．

①ラセン器外有毛細胞，特に蝸牛基底回転が傷害を受けやすい．したがって**高音急墜型感音難聴**が特徴で，**不可逆性**のことが多い．次第に頂回転

方向に進行する．また，難聴に先立ち**高音性耳鳴**（**キーン，ピー，蝉の鳴き声といった表現が多い**）が出現することも多く，臨床的指標となる．

②**外有毛細胞の中でも第1列，第2列が第3列のそれよりも比較的早く傷害される**．

③ついで内有毛細胞，ラセン神経節が変性してくる．内有毛細胞あるいは外有毛細胞に終末を形成している求心性神経はかなり抵抗性が強い．

④血管条はラセン器に比し抵抗性が大である．

⑤ある一定の投与量までは障害が発生しないが，それを過ぎると急速に高度の障害が発生する．投与中止後も障害が**進行する**可能性がある．

総投与量と副作用（難聴）の発生頻度の間には比例的関連性を認めるが，しかしながら特殊な家系や症例では一回の投与でも難聴が出現することもある．

⑥鼓室内に注入した場合，上述の蝸牛内諸組織の高度の変性が急速に惹起される．

⑦**ループ利尿剤（フロセミドほか）**は腎細尿管のナトリウム再吸収を阻止する作用をもち，一過性の聴力低下が起こることが知られている．その薬の蝸牛障害の特徴は血管条の水腫様変化に基づく．内リンパ産生のポンプが一時的に異常をきたし，不要な物質が内リンパに流出している．大量静注投与時に発症しやすく，発症する聴力障害は静注直後より10〜20分後位に発症し，障害は4〜5時間で回復する．一過性，可逆性のことが多い．

⑧**アミノ配糖体抗生物質**の多くのもの，とりわけ**ストレプトマイシン**，バイオマイシン，ゲンタマイシンは前庭毒性を有する．個体差が大きく，

また薬剤投与中止後も難聴が進行する症例がある．また，アミン配糖体による難聴には，難聴が出現しやすくかつ高度難聴となる家系が認められ，そのミトコンドリア遺伝子解析により，1555 AG変異が明らかとなった．**ミトコンドリア遺伝子によるもの**であるから，当然母子遺伝の形式を取ることになる．

⑨**インターフェロン**治療で16〜45％に聴覚障害が生じるが，ほぼ可逆性と考えられる．

⑩**サリチル酸**による難聴の多くは一過性であり薬剤投与中止により軽快するが，その使用頻度，投与量が問題となる．その発現頻度は1％程度で，難聴の多くは**軽度〜中等度程度**である．漫然と使用した結果，不可逆的難聴を来したとの報告もあるので注意を要する．

⑪**シスプラチンやカルボプラチンら白金製剤**による難聴は一般に不可逆的なものであり，重篤，すなわち高度難聴や難治性の耳鳴を残すこともある．シスプラチンで治療を受けた成人癌患者の40〜80％に難聴が認められたという報告がある．シスプラチンが内耳の血管条に蓄積することが原因と考えられる．

⑫ステロイド点耳液のうち，**リンデロンA点耳液**®には0.1％ベタメタゾンの他に0.35％の硫酸ネオマイシンが含まれている．ネオマイシンはアミノ配糖体で，全身投与により内耳障害を引き起こすので，鼓膜穿孔のある例に本剤を使用することは禁忌である．

⑬消毒剤である**ポピドンヨード（イソジン液**®）も高濃度では内耳毒性が証明されている．

第5章　ウイルス・細菌感染による難聴

1 概論

1）病理

感音難聴の原因の一つとしてのウイルス感染は重要なものである．

ムンプスウイルスや風疹ウイルスなどに感染し

た際に，内耳炎が惹起され感音難聴が生じることはよく知られている．一方で，**蝸牛ラセン神経節，顔面神経膝神経節，前庭神経節に潜伏感染した帯状疱疹ウイルス**が免疫能低下などにより再活性化して難聴や顔面神経麻痺，めまいなどが発症することも考えられる．このようなことで，**突発**

性難聴，特発性顔面神経麻痺（ハント症候群），前庭神経炎などの病因としてのウイルス説は今日，有力なものの一つである．その他，風疹やサイトメガロウイルス，梅毒，トキソプラズマや単純ヘルペスなども母胎感染で胎児に難聴が起きることがある．

2）ウイルス性感音難聴の診断法

①感音難聴のほかに，そのウイルス感染に**特徴的な臨床症状**が時を同じくして存在する．

②**血清中ウイルス抗体価を**測定する．

　　a．急性期と回復期での変動を把握

　　　まず急性期（発症3日以内が理想的）および2，3週間後の二つの時期に採取した**ペア血清で**，ウイルス抗体価が有意に上昇している．

　　b．特異的IgM抗体を測定する．

2 ウイルス，細菌感染にみる胎生期難聴

　妊娠中の感染症のうち，母体には重篤な症状をきたさないが胎児や新生児に垂直感染して，難聴をきたす母子感染がある．これらを，トキソプラズマ（*Toxoplasma gondii*），others（梅毒，パルボウイルスB19など），風疹ウイルス（rubella virus），サイトメガロイルス（cytomegalovirus），単純ヘルペス（herpes simplex virus）の病原体や疾患の頭文字を取って「**TORCH症候群**」と呼ぶ．

　このような疾患の母子感染対策としては，妊娠初期～中期に妊婦の感染症検査を行い，妊娠中の初感染や垂直感染予防のための教育と啓発を妊婦検診で徹底することが挙げられる．また，妊娠予定の女性には，風疹ワクチンの接種を勧める．

1）先天性風疹症候群（congenital rubella syndrome：CRS）

（1）病理

　風疹ウイルスによる先天異常で，胎児の器官形成の完了しない**妊娠3か月以前**に母体がこのウイルスに罹患した場合，死産する確立が高いが，生まれても**白内障，心疾患（動脈管開存症），難**聴，風疹網膜症などを伴うことが多い．これらの症状のうち一つを単独に持つものと，二つ以上の症状を持つものとがあるが症状としては難聴が最も多い．

（2）診断

　診断は妊娠初期の母体の風疹罹患**病歴**の有無による．風疹（三日ばしか）は2～3週間の潜伏期間を経て発症し，発熱や発疹，リンパ節腫脹をきたす．風疹は**不顕性感染が20%程度**あるといわれるので，疑わしい場合は風疹抗体価の検査が必要である．妊娠中の風疹感染による先天性風疹症候群の発生率は，**妊娠第1か月で50%以上，3か月で18%である．5か月（20週）を過ぎるとほとんどなくなる**．しかし，難聴は別で妊娠初期のみならず，妊娠中期以降の妊婦の風疹罹患でも発症する可能性がある．一般に難聴は妊娠後期の罹患では比較的軽度であるが，妊娠初期の罹患では聴力のレベルも高度で，**両側性**であることが多い．難聴の種類は感音難聴が主であるが，混合難聴を呈することもある．

　風疹の検査は，風疹抗体検査を行い**風疹HI抗体価が512倍以上**なら，あるいはペア血清でウイルス抗体が有意に上昇しているなら，CRSと診断できる（**表3**）．そうしなければ**感染初期のみに検出される風疹特異的IgM抗体**などを測定するのが一般的である．

（3）予防接種

　妊娠を予定する女性が風疹に対する抗体をもち，風疹に罹患しないことがCRS発症予防につながる．その対処の方法は予防接種以外にない[6]．MMR（麻疹，ムンプス，風疹）ワクチンに関しては，1991年にMMRワクチン由来と考えられる難聴が発生し，ワクチン接種後の無菌性

表2　ウイルスの内耳への感染経路

1．経中耳感染
2．経脳脊髄液感染
3．血行性感染
4．神経行性（顔面神経を逆行性に）

54　耳科学

表3　先天性風疹症候群（CRS）診察マニュアル

以下の場合は，CRS/CRI を疑い検査を行うことを推奨する.

- 妊娠中に風疹に罹患した，または罹患が強く疑われる場合
- 妊娠初期の風疹 HI 抗体価が16倍以下で，妊娠中に2管差（4倍）以上上昇した場合
- 妊娠初期の風疹 HI 抗体価が16倍以下で，妊娠中に風疹患者との明らかな接触があった場合
- 妊娠初期の風疹 HI 抗体が高値であった場合（512倍以上）
- 胎児あるいは新生児に CRS を疑わせる所見を認めた場合
- 乳幼児で原因不明の白内障や難聴を認めた場合

（日本周産期・新生児医学会，2014年1月）

髄膜炎とともに問題となった. このような背景から MMR ワクチンは1993年に製造中止となったが，現在は MR ワクチン（麻疹と風疹の混合ワクチン，2005年許可）は定期接種とされ，1回目は12〜23か月に，2回目は小学校入学前の1年間に接種することになっている. 風疹ワクチンの抗体獲得率は95％とされる一方，抗体持続期間は10〜20年と短い.

　わが国では，毎年0〜5人の先天性風疹感染児が出生すると推計されていたが，2013年には風疹の大流行によって32人の報告があった. このような風疹の大流行はいつ起きても不思議ではない. ワクチン接種歴が1回以下の男女，妊娠を希望する女性などにはワクチン接種を推奨すべきである.

2）先天梅毒

　妊娠5か月以後，胎盤を通して胎児に

Treponema pallidum が感染を起こす. 難聴，角膜実質炎，Hutchinson 歯の，いわゆる **Hutchinson 主徴**を特徴とする. 早発性先天梅毒では，生後数週間〜3か月で第2期症状を発症し，骨軟骨炎，鼻炎，皮疹，髄膜炎などがみられる. 遅発性梅毒では，7〜14歳で第3期症状として難聴（内耳神経障害），角膜実質炎，Hutchinson 歯（永久歯奇形）のいわゆる **Hutchinson 主徴，他に扁平コンジローム，ゴム腫，中枢神経障害**を発症する. 難聴は先天梅毒の10〜20％に認められる. 難聴の初発期は幼児期の場合もあるが，成人になってからの場合もある.

　現在は梅毒感染者は男女ともに増加し，2016年には4,518人に達している. わが国では，毎年18人の先天性梅毒の児が出生すると推計されていたが，今後さらなる増加が危惧される.

3）先天性サイトメガロウイルス（cytomegalovirus：CMV）感染症

（1）疫学・病理

　生後1週間以内の自動 ABR を使用しての新生児聴覚スクリーニングでは1,000人に2〜3人難聴がみつかる. そのようなケース，または最初は難聴がなかったのに後に難聴がわかったようなケースを調べたら，このサイトメガロウイルス（CMV）感染にかかっている子が非常に多いことがわかった. CMV は，TORCH 症候群の中で最も高頻度に胎児感染を起こし，乳幼児に神経学的障害を残す，きわめて重要な病原体である. **遺伝性難聴**は小児難聴の原因の半数を占めるといわれるが，先天性サイトメガロウイルス感染症によるものは小児の先天性難聴の **15〜20％** と推定されている. 通常の出産の子どもの**大体1,000人に**

▌周産期難聴

　血清中20 mg/100 ml 以上のビリルビン値，1,500 g 以下の低体重出生，新生児無呼吸とチアノーゼ，新生児期の重症感染症が周産期難聴の危険因子としてあげられており，**乳幼児難聴の原因の6％**を占めるといわれている. しかし，この時期の聴力障害の評価は非常に難しく，先天性障害が合併している場合もあるため難聴の出現した時期がはっきりせず，聴力障害の原因は臨床的な推定となる場合が少なくない.

4〜5人位CMVに胎内感染していて，胎児感染例の20％が症候性，80％が無症候性の先天性CMV感染児として出生に至る．多くは無症候性に経過をたどるものの，生後も持続するウイルス増殖により幼児期に進行性，遅発性の聴覚障害，精神発達遅滞を発症することが欧米の研究によりわかってきた．現在，小児無症候性難聴の原因としてCMVがGJB2遺伝子異常（ミトコンドリア非症候群性難聴）に次いで2番目に多い原因と考えられている．

CMVは風疹ウイルスと同様，子宮内感染により出生後難聴をきたす病気の一つである．難聴の程度は種々だが，両側性の中等度から高度感音難聴が多い．聴覚障害は末梢内耳から大脳皮質に至るまで多様で，難聴以外に神経学的異常を認めることも多い．

内耳の病理組織所見としては，基本的には内リンパ迷路炎 endolymphatic labyrinthitis の型を示し，主に血管条，ラセン縁，ライスネル膜の上皮層に病変が強くリンパ球浸潤を伴っている．独特の封入体を持つ巨細胞が内耳にも認められる．

難聴以外の神経学的異常では，精神遅滞が多く，ADHD（注意欠陥・多動性障害），PDD（広汎性発達障害）などもみられる．

（2）先天性CMV感染の診断と問題点

わが国では，毎年3,000人以上の先天性CMV感染児が出生し，およそ1,000人が難聴や精神発達遅滞などの障害を残すと推計されている．

問題は先天性CMV感染症は頻度が高い感染症であり，聴覚障害の頻度が高いにもかかわらず，特に不顕性感染の場合，現在の新生児聴覚スクリーニングでは発見できない症例が多数存在することである．多くの先天性CNV感染が，そしてそれに伴う難聴が出生時に見逃されている現状が明らかになっている．その理由としては，CMVは感染症状が少なく，かつ妊婦スクリーニングや検査・診断法が確立されていないので，診断できていない出生児が多いためと考えられる．

現在，CMV感染症には，有効な治療法が存在しないため，全妊婦を対象とした血清学的スクリーニングは世界的にみても推奨されていない．し

たがって，現時点では，十分なカウンセリングが行える条件下で生後2週間以内に妊婦CMV抗体スクリーニング（IgG, IgM, IgG avidity測定や核酸検査）を実施し，ウイルスを尿または血液から分離することである．その一つの方法として，出産の記念に各家庭で保存している臍帯からPCR法を用いてウイルスのPCR-DNAを検出し，後方視的に先天感染を証明することも可能である．本法を用いた調査では，聴覚障害児の15％において，CMV-DNA陽性の結果が得られた．

また，全新生児を対象にした尿CMV核酸検査による先天性CMV感染スクリーニングは実現していない現状では，上記の妊婦CMV抗体スクリーニングによりリスクを有する妊婦を同定し，その妊婦から生まれたハイリスク新生児に対して尿核酸検査を実施する．そして，出生時にとくに異常所見を認めないものの将来聴覚障害の危険性が高いとされる無症候性患児を見いだしたら長期的な観察を行うのが現実的な先天性CMV感染の対処法と考えられる．

予防としては，多くの妊婦はCMVについての知識と，妊娠中のCMV初感染により胎児に影響がでることへの認識が乏しいので，抗体陰性妊婦には，妊娠中の初感染を予防するための教育と啓発を行う．

（3）治療

先天性サイトメガロウイルスにかかっていることがわかった場合は抗ウイルス剤の点滴治療（ガンシクロビル）を行う．近年，生後早期発症の症候性先天性CMV感染児に対して抗ウイルス薬治療を行うことで，難聴だけでなく神経学的予後も改善できる可能性が報告されている．しかし，先天性もしくは新生児サイトメガロウイルス感染症に対しての効能・効果ははっきりしない．重い難聴の場合には，補聴器を生後4〜5か月位でつけ，それでも聴覚が不十分である場合は2歳過ぎに人工内耳を行う．

3 ウイルス感染による後天性難聴

1）髄膜炎，脳炎
髄膜炎は小児の後天性難聴の原因として重要な

疾患の一つである．特に**細菌性髄膜炎の死亡率は1.5〜20％と高く**，**15〜20％に神経学的後遺症を残す**．

感染ウイルスはインフルエンザ，麻疹，単純ヘルペス，サイトメガロ，コクサッキー，エコー，エンテロウイルスなど，0〜3歳の発症（サイトメガロウイルス感染は胎児性），**後遺症としては難聴，精神発達遅滞**がみられる．

2）ムンプス難聴

ムンプスには一般的に3〜6歳で感染し，就学時の年齢ではすでに90％近い感染率である．潜伏期は2〜3週間[7]．

（1）病因・病理

ムンプスウイルスが内耳に入り，**内耳炎**を起こす．またムンプスは**髄膜炎**（髄膜刺激症状－頭痛，発熱，嘔吐）を起こしやすい（10〜20％）ウイルスでもある．思春期以後の男性患者では20〜25％に**睾丸炎**を起こす．ムンプス難聴は両側性の場合もあるが，通常**一側性であり障害は高度**である．その難聴の確実例は，耳下腺・顎下腺の腫脹4日前〜腫脹後18日以内に発生した急性感音難聴を主に指す．難聴は一度罹ると**改善しない**．一側の高度難聴例の5〜6％が本症であるとされている．

難聴の本態は**内リンパ迷路炎**で，蝸牛ラセン器の感覚細胞が破壊され消失しており，同時にこれらの感覚細胞に刺激を与える蓋膜が変性，萎縮している．

（2）発症様式

約8割がスケールアウトとなる．**発症から聾になるまでには1〜3日程度の期間があり，急性であるが突発性難聴ほど急性でない**．聴力像は，通常**一側性で障害は高度**である．眩暈は約30〜40％の症例にみられる．**発生率はおよそ1万5千〜2万人の患者に1人**といわれていたが，2001年，全国調査をした厚労省研究班は「**3,500人に1人**」との推計を出した．また，「**千人に1人**」というデータもある．突発性難聴と診断されたケースの中にもムンプス難聴が含まれていることも

ある．

幼小児のムンプス難聴は発症しても本人も訴えないし，家族も気づかないから，診断が難しく，来院するまでに日数を経ていることが多い．

（3）診断基準

MMR ワクチン（はしか・おたふく風邪・風疹）は中止になってから，ムンプスワクチンの接種は任意となり，接種率が低下している．ムンプスは耳下腺腫脹を伴わない**不顕性感染が30〜40％程度**あるといわれている．しかし，不顕性感染であっても無菌性髄膜炎や難聴などほかの臓器の炎症を発症することがある．そのため，疑わしいときは血清学的検査が必要である．**発症後3か月以内であれば診断はムンプス IgM によって可能**である．IgM は，初感染後2〜6か月間は高値となる．2〜3週間間隔で採血された**ペア血清**を HI と CF の抗体検査で調べることもできる．厚労省研究班によれば，**突発性難聴でも，ムンプス IgM 抗体陽性例が5〜7％**にみられたという．このような例はムンプス不顕性感染による突発性難聴との見方もできる．特に小児の突発性難聴には注意を要する．

（4）治療

突発性難聴に準じたステロイドを中心とした治療を行うが，その治療成績は悪く**予後不良**である．

ムンプスの予防接種は1歳すぎに受けるのがよい．現在は一昔のごとくムンプスワクチン（生毒ワクチン）の接種による髄膜炎の発生は低下し，ワクチン接種により難聴の発生も低下していると予想されるが，ワクチン接種後に難聴をきたす例（接種後3週間してムンプス性髄膜炎）もないわけではないので注意が必要である．**ワクチンによる抗体産生効果は，10％前後が陰性**とされる．

3）麻疹ウイルスによる難聴

麻疹は上気道炎症状，結膜所見，発熱および発疹を主徴とする急性の伝染性疾患である．このウイルスによる難聴は急性の**両耳性の高度難聴**で，**発疹の発現とともに起こる**．難聴発症の機序は中

耳炎から内耳への炎症波及と血行性内耳感染の二つが考えられる. **高音部が低音部よりも障害され やすい.** **内リンパ迷路炎**がその本体で，ウイルス性内耳炎の特徴の一つであるとされている蓋膜の球状化が認められる. 難聴の予後は悪い.

4）水痘帯状疱疹ウイルス（VZV）による難聴

顔面神経膝神経節に潜伏感染しているＶＺＶが再活性化して耳を中心に病気を起こした場合に耳性帯状疱疹となる. 顔面神経麻痺を伴うことが多く，顔面神経麻痺，感音難聴，めまいなどの内耳症状を伴うときは Ramsay-Hunt（Hunt）**症候群**と名付けられている. 発熱，寒気などとともに耳介，外耳道に小水疱ができ，激しい耳痛を伴う.

第6章　小児心因性難聴

1　病因

この難聴は聴器に器質的病変がないのに聴力検査で異常な所見が得られる，あるいは器質的病変があってもそれに見合う以上の難聴があり，病態に**心因性因子**が強く関与している. 症状としては，**難聴**が多いが，耳鳴，頭鳴，めまい，**耳閉感，耳痛**，聴覚過敏などもみられる. 難聴の程度は，**まったく難聴の自覚のないもの**から，家人や友人に難聴を指摘されてはじめて難聴を自覚するものもある. ヒステリー難聴，詐聴などとともに，**機能性難聴**の一群として考えられる.

心因性に非器質性の難聴が出現するという病態は，精神医学的にいうと**神経症の転換型ヒステリー**あるいは**身体表現性障害の転換性障害**ということになる. 最近，学童を中心に増加の傾向があり，**女子にやや多い**（約１：２）. **頻度は0.05〜0.1％程度**と推定される. **小学生1万人に対し8名**あたりという統計も出ている. 検診で難聴を指摘される症例のうち5％は心因性難聴であるという意見もある. したがって，小児の急性感音難聴では心因性難聴の鑑別は重要である. 「前思春期（7〜10歳）の女児，両側性の難聴」というのが典型的な臨床像であるが，一側性の心因性難聴も珍しくない.

近年増加傾向にあり，精神的ストレスの有無を調べ，それに対する生活指導が必要である.

2　原因

一般に学校内外のいじめ，課外活動，親子関係など**精神的ストレス**によるとされている. 心理・社会的問題が背景にあることが多い.

3　診断

①**大部分は会話に関しては正常者と変わりなく，難聴の訴えはない**が，聴力検査の結果が著しく悪かったり，**閾値が変動**して決めにくい場合に本症を疑う. 日を変えて検査すると閾値が変わることが多い. まず，**自覚的聴力検査と他覚的聴力検査の所見が乖離**したり，**聴力検査の閾値が安定しない**といった**矛盾 discrepancy** に注目することが本症診断の第一段階である.

②大部分が**感音難聴**，95％が**両側性**，聴力レベルの程度は40〜70 dB の**中等度**のものが多く，**水平型や皿型**の感音難聴をとることが多い（**図3**）.

③語音明瞭度検査では，大部分が**最高明瞭度が90〜100％**に達し，純音検査よりよい結果を示す.

④**アブミ骨反射や聴性脳幹反応検査（ABR：auditory brainstem response），耳音響放射検査は正常.** 自記オージオメータ検査では**ジャガーⅤ型**が70％（断続音による閾値が持続音による閾値より悪くなる），Ⅰ型が20％. 簡易スクリーニング法では純音聴力検査で**持続音と断続音の閾値差**をみる方法が有用である.

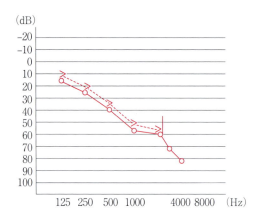

図3　小児心因性難聴の聴力図
話声域で55 dBの聴力障害がみられる.

純音聴力検査と他覚的検査との結果を比較することが最も診断に有用で，一般的には他覚的聴覚検査である**聴性脳幹反応検査（ABR）**による聴力の測定をもって診断が行われる．

⑤小児では，検査を理解できなかったり，検査に不慣れであったり，また恐怖心から異常と判定されることがあるので注意を要する．

⑥合併症として，視野狭窄や管状視野などの**視覚の異常が約半数（50%）にみられる．

⑦精神神経学的検査として，心理テスト，脳波検査などが行われる．心因性難聴と診断された場合は，背景因子の問診を行う．学校生活か家庭に問題があり，それがストレスとなり発症していることが多いが，その原因を特定することは難しい．

⑧咳嗽，咳払い，鼻すすり，耳痛等の中には心因が関係している症状があるが，心因であるという根拠を得るのは困難である．

⑨小児の突発難聴例で最も多い病態は心因性難聴である．鑑別診断としてはムンプス難聴や前庭水管拡大症も小児では考えておくべき疾患である．

4　治療

①ストレスの原因を調べ，生活指導をしながら，特別な病人扱いをせずに，数か月に1回程度の通院で静かに経過を見守る．50〜90%以上は改善する．成人，小児とも，心理的要因の解決により**聴力は正常化**する．
②暗示．
③精神科医との連携．
　予後は良好である．

第7章　加齢性難聴

1　高齢者と聴力

難聴は高齢者に最もよくみられる障害の一つである．加齢性難聴は加齢により進行する両側性の感音性難聴である．「**老人性難聴**」ともいう．純音聴力閾値の低下，（特に騒音下での）語音聴取能の低下，聴覚情報の中枢処理遅延，音源認知などの障害が知られている．高音域がより傷害され，その部位は聴覚経路の末梢から中枢の全般にわたる．聴力レベルに比べて語音聴力の著しい低下が特徴的で，補聴効果があがり難いことがある．

人の聴力はもともと年齢とともにわずかずつ悪化していくもので，悪化はすでに**20歳代後半**から始まっている．しかし，その悪化は1.5〜2.5 dBときわめて微々たるものであるために，実際の社会生活上不便を感ずるまでに至らない．年齢が進むと高音部より進行性に低下し，両耳がほぼ同程度に進行する．聴覚閾値が30 dBを超えると，何らかの**コミュニケーション障害**が起こると考えられている．高齢者の社会参加のためにはこのコミュニケーション障害を軽減することが重要である．

一般に，男性の聴力低下の方が女性よりも大きい（**図4**）[8]．聞こえの低下をはじめて自覚するのは50代前半からで，本当に**自覚するのは60代後半が多い．65歳以上の4人に1人，75歳以上では2人に1人**に難聴がみられる．いわゆる老化で不自由なほど難聴が進行するのは75歳からで，この時期から多くの人は耳が不自由となる．80歳以上ではほとんどの方が軽度難聴以上とな

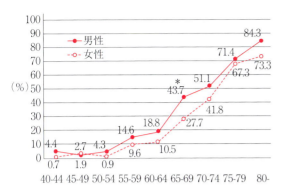

図4　NILS–LAS における難聴の有病率
＊：$p < 0.05$
(内田育恵ほか，日本老年医学会雑誌 49：222-227, 2012, より)

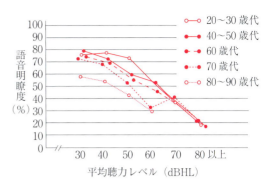

図5　年齢別による聴力レベルと語音明瞭度の関係
(前田知佳子ほか, Audiology Japan 33：215-219, 1990, より)

る．

　外因がまったくないにもかかわらず，聴力が時とともに生理的な範囲を超えて徐々に悪化して「聞こえ」が不自由となる．これがいわゆる**加齢性難聴 presbycusis** である．聴覚機構の持続力ないし耐久性といわれるものは，他の身体系統でも同様だが，その大きな部分が**遺伝的要因**により規定されており，これに生存期間に受ける**ストレスや音響要因（騒音曝露）など環境要因，動脈硬化・糖尿病等の全身疾患等**が難聴の促進因子となることが知られている．この障害の発症時期や難聴の進行の程度などは個体によってきわめてまちまちで，**個人差が大きい．両耳ともに対称的に難聴が生じる**．通常は緩徐ながらも常に**進行性**であって，自然緩解することはない．加齢による老人の聴力の変化として，男女差としてみると 1,000 Hz，2,000 Hz を境として**女性は低音域の障害が出やすく，男性は高音域の障害がより顕著に出る**．ただし，そうはいっても加齢性難聴の特徴は，**高音域から徐々に悪化するということである**．

1）病理

　年齢とともに，まず外有毛細胞の機能が次第に衰え，音の高低の聞き分けや言葉の識別が悪くなる．さらに内有毛細胞の機能が失われると，音そのものが聞こえづらくなると考えられている．

　聴覚の加齢変化は外耳・中耳の伝音システム，内耳および中枢の感音システムのいずれにも認め

られるが，**内耳の加齢変化の影響（加齢に伴うミトコンドリア DNA 障害の蓄積，および活性酸素による細胞障害など）**が大きい．そのため，加齢性難聴という聴器の加齢による機能障害は，もっぱら感音難聴として出現する．しかし，老人は，音は聞こえるが言葉がわからない（**弁別能の低下**）と訴える人が多い（**図5**）[9]．高音域の悪化は子音の聞き取り，特にカ行，サ行，タ行などの母音（ア，イ，ウ，エ，オ）以外の部分の聞き取りができないということである．母音は聞き取れるので，実際の言葉とは異なる音に聞こえる現象（「異聴」という）が起き，コミュニケーション障害の原因になる．例えば，「さかな」と言ったのが「ああな」と聞こえるのである．

2）加齢性難聴の聞こえ

　老化は，聞こえの神経の障害である．中でも内耳の有毛細胞の障害が主たる障害だが，多くはその奥の中枢にも障害がある．中枢機能の障害には中枢聴覚機能の低下のみならず認知機能全般の低下も関与している．この**内耳の有毛細胞と中枢神経，認知の三機能が，人の聞こえに対して，特に補聴器での対応に関して重要なはたらき**を担っている．

　有毛細胞（特に外有毛細胞）は，**小さな音は感度を上げて大きく感じるようにして，大きな音が入ったらそう感じないようにしている**．もしこれが傷害されると，少しの音の変化に対しても敏感

に反応するようになる．これを「聴覚補充現象」という．聴覚に支障がある高齢者が孫などの子どもの甲高い声が煩わしいとか，金属音などが響く，等と訴えることがあるが，これがこの現象である．

加齢性難聴では上述の蝸牛（通常は毛細胞‐内耳性難聴）だけでなく，第8脳神経から大脳皮質に至る聴覚路にも機能低下（後迷路性難聴）を起こすわけであるから，聴覚中枢路のうちでも脳幹中継核や皮質の聴中枢の機能の衰えが強い（このことは聴性脳幹反応でも脳幹での波形潜時の延長として示される）と，聞こえるか聞こえないかとともに，**わかるかわからないかの問題が生じてくる．聞き取りで肝心なことは言葉の伝達ではなく，いかに認識するかという点である．**

中枢の大切な機能に「**カクテルパーティ効果**」がある．それは立食パーティに参加した場合，正常な脳であれば，周りが多少騒々しくてもフィルター機能が働いて，特定の人の話だけを傾聴し，その他の雑音は無意識のうちにシャットアウトすることをいう．このような機能があることで正常な聞き取りでは，さまざまな音声情報の中から必要な情報のみを取り上げることが可能である．

しかし，高齢者では純音聴力レベルの程度に比して，語音明瞭度が低下（**図5**）している例も多く，ことに騒音下や複数話者の存在下での音声理解に困難を示すことが多い（**中枢性聴覚情報処理の機能低下**）．そのために，加齢性難聴では小さい音量の言葉に対する聞き取りが悪くなるだけでなく，十分な音量の言葉に対しても，聞き間違いが生じる．特に騒音下での聞き取りが悪くなるのが特徴で，静かな環境では比較的よく聞き取れる軽度難聴でも，ざわついた場所での会話や多人数の会話に際し，聞き取りの困難を感じる．

このような加齢性難聴の特徴は高音域がより傷害され，内耳とそれより中枢部分の変性による聞こえの悪さである．そのため**聴力レベルに比べて語音聴力の著しい低下が特徴**で，補聴器を用いても**補聴効果が上がり難い理由**の一つがここにある．老人は「騒音下での聞き取りが悪い」ということに配慮し，補聴器装用に際しては**ノイズリダクション機能**を活用することが重要である．高齢

者は会話のスピードについて行けない．高齢者に対し周囲の人は大声で話す必要はさほどなく，時間分解能が傷害されていることを念頭に置き，むしろ**ゆっくりと話すように心がける**必要がある．

3）加齢性難聴の進行や予防に関するアドバイス

聴覚が老いるということには，遺伝要因，遺伝外要因から多因子性の発症機転が想定され，加齢性難聴の危険要因，促進要因，また進行予防が期待できる要因についても多くの知見が得られている．しかし，加齢による聴器の退行性変化はいったん現れたら不可逆的で，進行増悪することはあってもその改善は期待できない．したがって，現時点では老人性難聴に対する有効な治療法は確立されていないだけでなく，その進行を阻止する手段すら知られていない．蝸牛の加齢性変化を回復させる方法はないが，聴覚によるコミュニケーション障害を放置し，日常生活で聴覚活用を行わない場合には，**認知機能低下**と**聴能の一層の劣化**を来す．

認知症患者では難聴があると有意に予後が悪くなることは古くから指摘されていた．高齢者の聴覚障害者がうつ病を発症する率は健聴の対照群と比べて約3倍高く，米国国立老化研究所によれば，難聴のある高齢者は30％から40％が認知症の進行が早くなり，認知症のない人でも難聴があれば7年分早く痴呆状態となるというデータを明らかにしている．このように難聴はうつ病や認知症などの精神活動にも大きく影響するのである．

これを踏まえて厚生労働省は，2017年に認知症高齢者にやさしい地域づくりに向けて**新オレンジプラン**を作成し，難聴を加齢，遺伝，高血圧，糖尿病，喫煙，頭部外傷などとともに認知症の危険因子と定めた．

だが，認知機能低下のある高齢者の難聴は，語音明瞭度が悪く補聴器の効果が限定的，かつ難聴の自覚が乏しく補聴器装用の意志が乏しい，意志があっても補聴器の操作が困難，紛失のリスクが高い，難聴を認めたくない高齢者の否認の心理，認知機能低下による病識の欠如などの問題点があり難しい対応が迫られる．注意すべきことは，加

齢性難聴に耳管狭窄症のような機能性難聴を合併する症例もあることである．そのような場合には正確に閾値の判断に苦慮する．補聴器適合や聴覚障害申請などにおいて留意を要する．一方では高齢者の難聴者に看過できない問題として耳垢栓塞もある．高齢者の1割弱の方に耳垢栓塞があると考えられいる．

聴覚加齢の遺伝外要因のうち，有害のものは，騒音環境，耳毒性薬物（アミノ配糖体系抗生物質，白金製剤，ループ利尿剤，サリチル散剤），疾患（腎不全，糖尿病，心循環系疾患，動脈硬化など），化学物質（トルエン，トリクロロエチレン，キシレン，スチレン），喫煙などである．一方，聴覚保護的な作用があるとしてあげられるのは，カロリー制限，魚の摂取，ポリフェノール，αリポ酸，コエンザイムQ10，ビタミンE，Lカルニチンなどの摂取である．ただし，なかには必ずしも効果について一定の見解に達していないものもある．カロリー制限については，哺乳類の寿命を延長することができる確実な方法であるのみならず，加齢性難聴に対する抑制効果も確認されている．

そのほか，ジョギングには動脈硬化の予防，健康障害の減少や加齢現象を遅らせる効果があることが知られ，加えて，学習効果を上げる，認知症の症状進行を抑制する，テロメアを伸ばす，などの報告があり，加齢性難聴の予防に効果が期待されている．

4）補聴器対策
（1）聴覚的特徴

通常，感音難聴に対しては補聴器が適応される．補聴器は，内耳への入力音を，会話が最も聞き取りやすいように増幅するのであるが，周波数分解能や時間分解能などの劣化した聴覚機能を補償することはできない．しかし，最近の補聴器の進歩は目覚ましく，かなり快適な聞き取りが実現されるようになったが，聞き間違いの改善（特に騒音下）にはなお限界があるのが実情である．

補聴器の所持率は聴力レベルが閾値上，50 dB以上になると高くなる．有識者は，もっと早く40 dBから補聴対策を希望しているとの報告もある．軽度の難聴でも本人が困っていれば適応は高く，逆に聴力からは十分に補聴器の必要がある場合でも，本人が不都合を感じていなければ活用は難しい．補聴器の適応は単に聴力検査結果のみから判断するのではなく，**コミュニケーションの状態と本人の気持ちのありよう**を観察することが必要である．

外来で簡単に補聴器の適応や難易度を予測するのに，**「難聴の自覚はあるか」「日常生活に困っているか」「家族の中でのコミュニケーション難易度」「テレビのニュースや天気予報がわかるか」などの質問**は有用である．

■ 認知症に対する補聴器の予防効果

認知症の好発年齢は65歳超の高年期であるが，脳の変化はその数年前から始まっていることが多い．そこで，小児期や中年期のリスク因子にも目を向けて認知症予防に取り組む必要がある．小児期では教育レベル（8％）が問題となり，たとえば小学校が最終学歴では認知予備能が低く，認知症リスクの上昇につながると考えられている．中年期では高血圧（2％）や肥満（1％），難聴（9％），高年期では喫煙（5％），抑うつ（4％），運動不足（3％），社会的孤立（2％），糖尿病（1％）などがリスク因子としてあげられるが，難聴に関しては複数のコホート研究から，軽度難聴でも長期的な認知症リスクにつながることが示されている．これらのリスク因子は社会生活に取り入れて安全かつ効率的な介入をはかれば認知症の予防につながる可能性が示されている．難聴もまた他の重要なリスク因子にも増して重要な修正可能リスクとして取り上げられているが，未だ難聴と認知症との関連についての研究は始まったばかりなので，補聴器の有用性など未解決な問題も数多く残されている．

数字は認知症発症抑制へのリスク因子の寄与割合（Lancet 2017年7月20日オンライン版）．

（2）補聴器の選択と調整の目安

　現在のところ，補聴器でどんなにうまく増幅しても，**聞き取りはほぼその人の最高語音明瞭度まで**である．**離れた人や騒音の中の話，大勢の会話などは補聴器をつけてもなお聞き取りにくい**．この補聴器のもつ限界は患者に十分に理解させなければならないが，同時にこれからの生活に補聴器は役に立つという認識をもってもらうことは必要である．

　補聴器の選択は，高齢者の場合は身体的理由から大きくて操作のしやすいものが第一選択となる．しかし，高齢者でも目立ちたくないという気持ちも強く，耳穴型を希望するものも多い．だが，本人がいくら希望しても使えなければいたし方なく，扱いやすくとも本人が使おうとしなければ意味はない．

　補聴器の新しい機能の一つとして，**ノンリニア補聴器**がある．入力音圧のレベルによって増幅カーブが変化する．簡単に例えて言えば，補聴器に小さい音が入ってきた時は大きく増幅するが，大きい音のときは増幅をやや小さくするというものである．聴力レベルや補充現象から補聴器の適応を予測するが，**従来型の補聴器と聞きくらべ選択**することが原則である．

　今日の**デジタル補聴器**の問題は，第一に高い価格にある．だから従来型の補聴器よりも明らかに有効な場合や，付加機能が使いこなせて初めて適応が定まる．

　補聴器特性の調整は，主に純音聴力検査結果が指標となる．**調整ポイントは増幅力と，強大力が入ってきた時に強大な音がでないようにする制御力，および高音または低音強調などの音質調整に代表される**．**増幅は聴力レベルのほぼ半分程度，最大音の制御は不快レベル以内が目安**で，そのためさまざまな算出方法があるが，最低限，選択した補聴器の調整範囲にこれらの適正値が含まれていなければならない．増幅不足ではまったく効果がなく，強大音を制御できなければ聴力障害の危険性があり，第一にうるさくて使えない．また，音質が適切に調整できなくてはまず好まれない．

　補聴器の調整は，一回では終わらない．実際の生活の場で使用して，初めてその使い心地がわかり，いろいろな問題に気づく．これらの問題を解決していくことがその人に補聴器を合わせ，その人が補聴器を使いこなせるようになる大切な過程となる．

第8章　中枢性聴覚障害

1　聴皮質・聴放線障害

　皮質性難聴 cortical deafness とは，大脳の一次皮質中枢の損傷によるもので，難聴というよりは**聴覚の認知障害**である．しかし，見かけ上は難聴患者と似ている．大脳には言語の優位半球がある．これは話し言葉だけでなく，聴覚のいわば聴く言葉についても同様である．**聴皮質**には古い視床の一つである内側膝状体のニューロンが投射するが，この神経線維の伝導路を**聴放線**という．したがって，聴放線が傷害されても聴皮質が傷害されても，ほとんど同様の症状を呈する．左右の聴皮質は脳梁神経線維によってつながっている．

　中枢性聴覚障害の原因は，脳内出血や脳梗塞，ヘルペス脳炎などである．CT，MRI，SPECT，PET で損傷部位を同定する．ABR で末梢・脳幹の傷害を除外する．

1）両側性損傷の場合

　「音はわかるが言葉がまったく聞き取れない」「言葉も音楽も聞き取れないが音はわかる」というのが代表的な症状である．皮質性難聴の場合，それまで聴覚障害のまったくなかった人が，脳血管障害やヘルペス脳炎（ほとんどが小児例）のあと，意識が回復した後に上記のような症状で気づかれる．両側半球の聴皮質が1回の脳血管障害で傷害されることは稀で，時期の異なる2回の脳出血や脳梗塞で生じる場合が多い．

ほとんどの例は純音聴力検査で正常か軽度の閾値の上昇を示すだけである．しかし，長期的には神経の逆行性変性が生じ，内側膝状体ニューロンが消失するにつれ，両側中等度の感音難聴に進行し，**聴覚失認**，あるいは**聴覚聾**と診断される．語音聴力検査の最高明瞭度は10％以下．純音聴力検査の閾値に比し，語音聴力検査上の閾値が極端に悪いのが特徴である．聴性脳幹反応（ABR）は，強い音刺激で正常波形，かつ閾値検査でも正常範囲内にある．

CT，MRIで左右大脳半球の聴皮質，あるいは聴放線に損傷があることを確認する．認知テストでは，音楽テストで，親しんでいた歌や音楽でもリズムはある程度はわかるが，ほかはまったくわからない．方向感テストでは，時間差も強度差も成立しない．

2）片側性障害の場合

脳血管障害で，聴皮質や聴放線が損傷されているときに「片側の耳の聞き取りが悪い」「耳に膜がはったようだ」という場合に疑う．左側頭葉（優位半球）に損傷があるときは，より強く言語的なテストに左右差が現れる．障害側では聴覚的理解は単語，文とも低下し，この状態を**語聾word deafness**という．

純音聴力検査では左右差は生じない．語音聴力検査は，損傷された聴皮質と反対側の耳の最高明瞭度が低下する．ABRでも左右とも正常で，閾値に左右差はない．CT，MRIで左か右の聴皮質に損傷のあることを確認する．左右分離機能検査を行うと左右差が著しく出現する．脳の損傷と反対側の耳の成績が低下するが，患者の自覚が乏しく，問診をして初めてわかることが多い．

2 脳幹：中脳障害による聴覚障害

脳幹の聴覚伝導路は，蝸牛神経核，台形体核，左右の聴覚情報がはじめて統合される上オリーブ核，外側毛様体核，下丘からなる．原因としては腫瘍，出血，脱髄，変性などの疾患がある．ABR，MRIによって詳細な部位診断が可能である．

上オリーブ核の交叉前の障害の特徴は，ABRがⅠ，Ⅱ波までは正常でⅢ波以降の波が消失するか，Ⅲ波以降の波が著しく延長する．

上オリーブ核の交叉後の障害の特徴は，ABRはⅠ，Ⅱ，Ⅲ波が正常でⅣ波以降の波が消失するか，著しく延長する．

3 聴覚情報処理障害（auditory processing disorders：APD）[10]

APDは中枢での聴覚情報処理の障害である．「聞き返しが多い」「雑音下での聞き取りが困難である」「類似する言語音の弁別や識別が困難である」などの臨床症状を呈する．海外では学童の2～5％はAPDを呈するとの報告もある．この報告のなかには，注意欠陥・多動性障害（ADHD）や広汎性発達障害（PDD）などの発達障害の合併例がある程度含まれているとされる．

第9章　補聴器

1 補聴器の現状

18世紀初頭，楽聖ベートーベンが使用したトランペット型の補聴器から始まる補聴器の歴史は，補聴器の第1期にあたる集音器時代が19世紀いっぱい続き，20世紀に入り，オーストラリアのF. Altによる電動式補聴器の製作，1920年のベル研究所の発明による真空管式補聴器，1948年の同研究所の発明によるトランジスタを実装した補聴器など小型化や性能の向上により，補聴器は難聴者へ多大な福音をもたらしてきた．

わが国ではどうか．1949年に身体障害者福祉法が施行され，補聴器が補装具の指定品目に指定されたことにより，補聴器は次第に市場へ浸透し

ていった．そして近年，世界に類のない速さで高齢化社会が進んでいて，わが国では補聴器に対する期待と需要がとみに高まっており，補聴器市場への注目がますます集まってきている[13]．

わが国の補聴器をとりまく環境はどうであろうか．疫学的に見ると日本の難聴者数は人口の5％，600万人といわれる．平成27年9月の人口推計では65歳以上の高齢者の総人口に占める割合は26.7%となり，80歳以上の人口が初めて1,000万人を突破した．そのうち75歳以上の方の約半数は自分の難聴を自覚している．この数字は先進国ではほぼ一貫している．その中で，補聴器使用者がどの位あるかをみると，諸外国では難聴を自覚している方の3～4割が補聴器を装用しているが日本ではその半分に満たない．補聴器の満足度に関しても先進国ではおしなべて70%以上の人が自分の所有補聴器に満足しているのに対して，日本ではたったの半分位の人しか満足していないという統計がある．日本が補聴器後進国といわれる由縁である．

折しも，2015年には日本では国が策定した認知症施策推進戦略（新オレンジプラン）で，難聴が認知症の危険因子に記載され，認知症の防御因子に補聴器装用を盛り込むことが提言された．補聴器装用が認知機能低下を抑制する傾向があるとしたフランスの前向きコホート研究などもあってのことだが，これからは日本でも認知症を心配する高齢者に補聴器の需要が一層高まると思われる．そんな補聴器をめぐるさまざまな動きの中で，難聴があってもなかなか補聴器が使われていない補聴器嫌いの状況があることを考慮し，アメリカでは補聴器でない集音器（PSAPS：Private Sound Amplifiation Products）の規制を一足早く緩和し（2016），"補聴器でなくても使わないよりはましだ"という考えのもと軽中等度難聴者にもその普及を推進している．日本もこの動きに同調するかどうかは今のところ未定だが，補聴器でない集音器の効能に関する検証がこれから行われるのではないかと思われる．補聴器の進歩としては最新の補聴器では"耳鳴り対応補聴器"や"スマートフォン対応補聴器"が出てきていることが目新しい．

わが国で補聴器を必要とする人たちは，現在，身体障害者福祉法に該当する**聴覚障害者が約35万人（高度難聴者）**，これに該当しないが日常生活で補聴器を必要とする軽度・中等度難聴者が10倍以上にあたる約400万人と推定されている．しかし，実際に補聴器が必要とされるのは，実は聴力障害の程度だけでない．本人がそれをどれ程必要としているか，ニーズの問題がここには大きく関係する．

近年，電子応用機器の進歩により，聴覚分野においてデジタル補聴器の研究が進められている．デジタル補聴器は，音の信号処理に**デジタル技術**を使った補聴器で，**騒音の抑制**をしたり，聞き取りにくい音声の**子音部分を強調**できるなど，これまでのアナログ補聴器を超える新時代の補聴器である．現在使われている補聴器の大半はデジタル式で，アナログ式は小数派である．

しかし，補聴器がいかに工学的に進歩しても，社会的には補聴器の供給は満足いくものではなく，多くの難聴者が不満を持っている．そこで，補聴器にかかわる制度につき，**学会認定補聴器相談医，認定補聴器技能者や認定補聴器専門店**などの制度ができ，少しずつだが患者のためによい補聴器を供給する体制が整いつつある．

2 補聴器の適応と限界

0.5，1，2，4 kHz の平均聴力が**40 dB 以上の軽・中等・高度聴覚障害**があり，補聴器使用のメリットがデメリットを上回る場合は適応がある．平均聴力が**55 dB 以上**になると補聴器は必須になる．逆に100 dB を超える難聴者では補聴器を用いても会話音の聴取は困難であるため，補聴器の効果は少ない．その場合，人工内耳の適応があるかもしれない．

しかし，聴力が低下している人がすべて補聴器を必要としているわけではない．**自分が期待するよりも聞こえが悪いと感じるときに補聴器が必要**となる．高齢者が「よく聞こえる」といい，実際，本人がそう感じているならば，家族が聞こえが悪いようだといっても補聴器は必要がない．**本人が満足していればそれでよいという考えもある**．これに対し，職務上の必要がある場合には，

聴力低下が軽度であっても補聴器が必要である．このように**補聴器の適応は単に聴力検査の結果のみから判断するのではなく，コミュニケーションの状態と本人の気持ちのありよう（聞く意欲）を観察することが必要である．**外国での報告だが，スクリーニングされて補聴器をつけなさいよといわれて，そのまま素直に補聴器をつける人の割合は60％というふうに推定されている（日本ではもっと低い）．

仮に補聴器が必要だとしても**補聴器適応は純音聴力検査と語音聴力検査に基づいて決定**する．"補聴器を使い音は聴こえても何を言ってるのかわからない"という高齢者は多い．語音明瞭度検査の最高明瞭度が低い患者では補聴器の装用はより慎重でなければならない．ほぼ満足して補聴器を使用できるレベルは語音検査の**明瞭度が60％以上**の場合である．50％以下であれば，補聴しても日常会話が聴覚だけで十分理解できるようにはならない．40％以下の難聴者では，補聴器を用いても聴覚のみによるコミュニケーションは困難である．

それゆえ，高齢者では語音聴力が悪化しないうちに，早めに補聴器を装用することが勧められる．補聴者の耳に積極的に音を入れることにより，聴覚伝導路の廃用性萎縮を防ぐとともに，器械の操作や装用の違和感に早めに慣れて，自然に補聴器で聞くことができるようにということが早期の補聴器装用を勧める理由である．

難聴者および家族は，コミュニケーション障害がすべて補聴器で解決されることを期待する．しかし，補聴効果は障害の程度によって到達できる**限度**があり，人によって100の中50〜70程度の場合も少なくない．しかも，その中で補聴器が役立つ割合はたかだか30％〜50％で，残りはその人の視覚や頭脳によってコミュニケーション能力を高めなければならないともいわれている．

一般に子音は高い周波数成分を含む．したがって周波数の高い音の聞こえが悪い加齢性難聴では，たとえ補聴器で一律に音を大きくしても子音の聞き取りが悪く，また増幅された低音域でかえってうるさいと感じてしまう．加齢性難聴が補聴器で苦労するのはこの点である．

補聴器は周囲の**雑音も同時に増幅する**，話者から離れている場合は雑音を拾ってしまい聞き取りにくい．有効に活用できるようになるまでには段階をおって**練習する**必要があることなどを補聴器装用時，前もってよく説明しておかなければならない．

---

3 **どのような補聴器を選ぶか（補聴器の機能と種類）**

補聴器の基本的な機能は，マイクロホンから入力された音が増幅器によって**増幅**され，イヤホンから出力されることである（**信号処理系**）．このあいだに，言葉を聞きやすくするための**音質調整器**や**利得調整器**また，補充現象に対応するため補聴器から出力される音のレベルの上限を制限する**最大出力制限装置**が付けられている（**出力制御系**）．

補聴器の基本的機能は音を大きくすることである．しかし，語音を聞き誤る障害に対しては十分対応できないのが現状である．なぜなら，**補聴器には語音明瞭度を改善する効果はほとんどない**からである．その限りで，**補聴器は会話音をできる範囲で最高明瞭度が得られる大きさで聞かせる機器である**と言い換えることもできる．補聴器はメガネと違って聴力検査だけでは十分な調節ができず，実際に使用しながら微調節することが大切である．

補聴器の種類は，外観から**ポケット型，耳掛け型，眼鏡型，耳穴型（カスタム）**などがある．ほぼこの順に大型でとり扱いが容易で聴力レベルの対応範囲が広い．耳穴型では，外耳道にほぼ隠れる外耳道挿入型 ITC（In-The-Canal），完全に外耳道の中に入ってしまう **CIC**（Completely-In-Canal）タイプ（外耳道型補聴器）やもっと小さく鼓膜に非常に近い位置に装用する deep canal といわれるタイプもある．

近年補聴器の大きさは小さくなる傾向があり，最も目立たない耳穴型を希望する人が多いが，小さな空間にマイクロホンと複雑なメモリを内蔵することはかなり難しい．少し前までは米国で上市されていた補聴器の**約80％は耳穴型**であったが現在は耳掛け型が多くなってきていて，使い勝手

を重視する傾向が強まっている．そして，これからの補聴器は操作性を補うためにリモコンによる操作が有用である．

耳穴型補聴器（小型，軽量）は，難聴患者の耳介と外耳道の耳型を取り，その中に補聴器の部分を組み込んだ補聴器である．美容上や装用感の点では優るものの，高価である点や出力の点で**軽度から中等度の難聴に限定**される．耳穴型は小さいが故に電池交換，スイッチを入れることが難しく，紛失しやすく，**高齢者では操作性が悪い**．また，利得（ボリューム）の調節が難しく，最大出力を高くできない．小さな補聴器ではハウリングが起きやすいなどから，年齢的にも耳穴型は**70歳まで**が限度と考えられている．そして原則的に**耳穴型は平均聴力60 dB 以内の患者**とし，それ以上の平均聴力の患者にはより多くの装備を内蔵できる耳掛型を使用させる方が安全であろう．

耳掛け型は，性能と操作性の観点からは現時点では最も優れていて，耳穴型と比べてハウリングが起きにくく，音量を上げやすいが外観の欠点がある．しかし，さまざまな音響特性を実現できるので，さまざまな難聴に対して適合しやすい機種といえる．高齢者の場合は身体的理由から大きくて操作がしやすいものが第一選択となるので，高齢者に向いた機種でもある．

ポケット型補聴器は一般に大きくまた，本体とイヤホンが分割されているため装用は不便だが，**集音，指向性が得やすくスイッチ操作も簡単**なため，高齢の方や細かい操作が苦手な方に薦められる．補聴器を音源に近づけることで指向性が得られる利点があり，会話聴取に役立てることができる．またイヤホンとマイクが離れているので，ハウリングが起こりにくい．しかし，これらの利点は，イヤホンとマイクの位置が離れているので日常生活に制限を受け，補聴器が大きく目立つことになり欠点ともなる．

音声処理に関しては，**デジタル補聴器**は，従来のアナログ信号処理に比べて，動作が安定しており，音質を調整できる範囲が大きく，複雑でかつ**ひずみが少ない信号処理**が可能である．かつ，外から入ってくる音に対して**騒音を抑制し，自動的に一番聞きやすい音**にしてくれる補聴器を目指し

て進化を続けている．

人工聴覚臓器としては，中等度の混合難聴・感音難聴に対する**埋め込み型補聴器**，高度の内耳性難聴に対する**人工内耳**，そして，より中枢の聴神経障害に対して脳幹レベルで蝸牛神経核を電気刺激する**聴性脳幹インプラント**という３タイプの人工臓器が病態に応じて現在，供給可能である．人工臓器補聴器も現在もなお進化を続けている．このうち人工内耳はすでに，1994年から保険適用がなされている．

4 補聴器の適合について

1）補聴器診療システムについて[11]

補聴器の適合は**表4**のような手順で行う．

フィッティングは補聴器装用聴耳の聴力と補充

表4　補聴器適合の手順

1. 問診票による質問（難聴の状態や日常生活，職場の様子，患者の意向を知る）

   患者が何に困っているのかを考えながら問診する．急性難聴の場合，1か月は補聴器をしないで聴力が安定するのを待つ．

   ↓

2. 耳鼻咽喉科診察（視診）

   ↓

3. 聴力検査（純音，語音，補充現象検査など）

   難聴診断と**補聴器装用の適応決定**（老人は語音弁別能の低下など補聴器にとって好ましくない条件が多い．高齢者で最も大切なことは本人の意志，**装用意欲**である）．

   ↓

4. **フィッティング**，試聴，補聴器貸与

   ＊補聴器フィッティングの実際

   　1）**装用耳の決定**

   　2）**補聴器の選択**（器種選定，周波数特性と音響利得）

   　3）**音質調整**

   　4）**最大出力音圧の決定**

   　5）**イヤモールドの作成**

   ↓

5. 適合補聴器装用と**補聴効果判定**

   ＊**再調整とカウンセリング**

   ＊実生活での使用と聴覚管理

   補聴器の装用時の評価（語音・閾値）はスピーカで測定することが重要である．

現象の有無などを考慮して，音響利得の調整を行う．患者が補聴器を装用する環境によっては，出力制限装置や騒音抑制装置のついた補聴器を用いる．そして，**最も言葉の了解度がよく，違和感が少なく快適に装用できて患者の満足度の高い補聴器を選択する**ことになる．フィッティング後の補聴器の最終的な評価は，その装用者である患者本人の判断による．

使用にあたっては**補聴器に慣れる**ことが必要である．長期にわたる難聴者は，長期間使用されていなかった脳の聴覚回路が萎縮している可能性があり，補聴器に適応するためにはある程度の時間が必要である．

2）フィッティング（補聴器の適用）の実際[11]

（1）装用耳の決定

補聴側に関しては，一般に軽度～中等度難聴では聴力の悪い側に，中等度～高度難聴では良聴側に装用することが多いが，語音明瞭度の良い側，ダイナミックレンジの広い側という基準も左右聴力に差がない場合には参考となる．**純音閾値と不快閾値との差**（これを**ダイナミックレンジ**と呼ぶ）が大きい場合は良好な会話聴取が期待できるが，差が小さい場合は補聴効果はあまり期待できない．そのようなわけで，**装用耳の目安は，試用して左右耳での聞き比べが参考となる**．

（2）補聴器の調整

補聴器の有効性の予測に**語音聴力検査**が有効である．語音聴力検査の結果はスピーチオージオグラムに記載する．縦軸は正答率，横軸は検査をするときの音の大きさである．

正常の人は10 dBでは10％しか聞こえなくても40 dBでは100％聞こえる．つまり音が大きくなれば聞こえが良くなる．普通会話音は50 dB位だから，普通の人は会話が100％聞こえるわけである．

しかし，難聴があって50 dBで検査しても10％位しか聞こえない人はこれでは言葉の意味は理解できない．しかし，80 dBという大きな音を与えると，100％聞こえるならこのような人には大声で話してあげるか，補聴器をつけてあげると大変よく聞こえるようになる．

ところがいくら音を大きくしても100％聞こえるようにならない人がいる．仮に80 dBで60％しか聞こえない（最大語音明瞭度60％）人は，聞こえないからといって，さらに音を大きくすると正答率は下がる．つまり，音を大きくすると逆に，聞こえが悪くなる（聴覚補充現象）．ただし，80 dBまでは音を大きくすると60％位聞こえは良くなることになる．語音明瞭度は60％以上あれば，日常生活の会話で意味が通じるといわれる．普通の会話の大きさは50 dBだから，つまりこの人は普通の会話の大きさでは5％しか聞き取れないので，意味は理解できないが，補聴器で30 dB音を大きくしてあげると，60％の言葉が聞き取れるようになり，会話が理解できるようになる．だから補聴器は有効なのである．

この語音明瞭度から補聴器と難聴の関係を考えていく場合，**問題が二つ**ある．その一つは，ことに加齢性難聴の人は昔は100％聞こえていた，だから，自分は「昔と同じように100％聞こえるようになりたい」と思うが，ところがどう転んでも限界は60％だからそのギャップに悩むことになる．悩んだ末に「こんなものいらない」というか，「それでもがんばってつけてみよう」というかは個人の意志の問題である．他の一つは，この人は聞こえないからといって補聴器をしているのに耳元で大きめの音，例えば70 dBで話したとする．すると補聴器には100 dBの音が聞こえてしまう．補聴器はある程度以上の音ではかえって聞こえは悪くなるので30％しか聞こえない．つまり聞こえが悪くなってしまうのである．この場合は補聴器を工夫する必要がある．入力音によって増幅度が変わる補聴器が必要となる．

補聴器は簡単にいうと音を大きくする機械である．30 dB増幅する補聴器は入力音圧プラス30 dBで出力する．ところで入ってくる音の大きさに対して，大きくする度合いを変えられる補聴器がある．つまり50 dBの時は30 dB位音を大きくし，60 dBの時は20 dB位，というように入力音の大きさにより増幅の程度を変えられるような補聴器があれば役に立つ．音の大きさだけでな

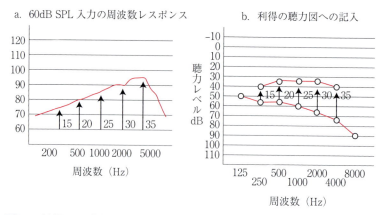

図6 利得・周波数レスポンスのオージオグラムへの換算
（小寺一興，臨床実習セミナー，より）

く，周波数によって増幅度を変えることもできる．例えばオージオグラムが右下がりの人は高音域の聞こえが悪いので，高音の方をより大きく増幅してあげる．デジタル補聴器とはこういう調整ができやすい補聴器なのである．

こういう調整をするために，専門の技術を持った人が対応するのがよいということで，「**認定補聴器技能者**」という資格がある．それを厚生労働省の外郭団体である**テクノエイド協会**が認定している．そして補聴器の利得の調整は現在はコンピュータのソフトウェアを使用して行っている．

（3）補聴器の利得と最大出力音圧レベル

補聴器の基本的な特性は，最大どれだけ大きい音が出るかを表す**最大出力音圧レベル**と，小さい音をどれだけ大きく増幅するかを表す**音響利得**である．**機種選択のためには，必要な音響利得，望ましい最大出力の目安が必要である**．難聴程度に対応した適切な利得と最大出力の値を参考に，機能的に合致する機種選択を行う．

補聴器の適合は，**機種の選択と調整を補聴器特性測定装置**で確認しながら行う．**補聴器を通って増幅された音がどれくらい大きくなっているかを測定するのが補聴器特性測定装置**である．補聴器に入力された会話音や環境音がどのように難聴患者に聞かれているかの評価に必要である．

この装置は無響箱と本体からなり，無響箱に対象とする補聴器を入れ，その補聴器の周波数特性を測定する．補聴器自体のデータが得られ，フィッティング時の調整効果比較，補聴器の動作確認などに不可欠な装置である．具体的には，200～6,000 Hz で，どの周波数で何 dB を増幅しているかを連続して測定する．この補聴器特性測定装置を用いた測定結果から，**どの周波数で何 dB 聴力が良くなるかを知ることができる**（図6）．

使用する補聴器特性の調整は主に純音聴力検査結果が指標となる．調整ポイントは**増幅力**と，高音または低音強調などの**音質調整**，および強大音が入ってきたときに過大な音が出ないようにする**出力制御力**に代表される．この補聴器の最大出力音圧レベルの設定は，不快閾値を超えた強大音が聴取されることを防ぐために重要である．最大出力音圧レベルを決定するのには**不快閾値検査**を行い，それらの調整状態は補聴器特性測定装置で記録しておく．

この補聴効果の測定は，フィッティングの際にはどうしても必要で，実際にはフィッティングは聴力像を見て補聴器の特性を見ながらするわけだが，各補聴器により調整の仕方はさまざまである．1例をあげると，ある耳掛け型補聴器では補聴器の背中にある3つのダイアルで調整する．HC（high cut）のところは2,000 Hz と 4,000 Hz の平均値を合わせる．その下のLC（low cut）のところは 500 Hz と 1,000 Hz の平均値を合わせる．一番下のダイアルは出力制限で4分法の聴力に合わせる．基本的にこれでフィッティングし

て補聴効果測定装置にて補聴器を装用した聴力を測る．その後微調整する．耳穴型補聴器を希望する場合は耳掛け型補聴器でフィッティングを繰り返し十分に適合した状態で耳穴式補聴器を作成する．

3）補聴器適合性の問題点

最近ではデジタル補聴器の機能の向上が著しい．具体的には，**雑音抑制と指向性，ノンリニア増幅**の有効性が認められている．また，**ハウリング（ピーピー音の発生）抑制機能**を使用した進歩が補聴器使用時の不快感を大きく抑制させている．

どの機能が患者にとって真に必要か，試聴により患者の希望を聴きながら総合的に判断する．その選択は価格にも影響する．

補聴器適合に際してうまく行かない要因の中でも重要なのが「**うるささ**」である．そのうるささの原因に対して，どう補聴器を適合させるかが問題である．

（1）補充現象

感音難聴の大部分を占める内耳性難聴の特徴は補充現象陽性である．この特徴は，小さい音は聞こえないが，ある程度以上の音は健聴耳と同じくらいの大きさに聞こえ，それ以上の音では健聴耳よりむしろ大きく聞こえる．これがうるささの要因の一つである．補充現象陽性の場合の補聴器適合では，**ノンリニア増幅の調整（圧縮比の調整）や最大出力の抑制で対処**するが，装用前にうるささについて十分に説明しておくことが重要である．ノンリニア増幅（図7）は，小さい入力音は大きく増幅し，大きい入力音は増幅を抑える．これはうるささへの対応になると同時に言葉も聞き取りやすくなる．

このほか，高齢者では高音の聴取が落ちているので，子音（特に，k,s,t）の聞き取りをよくするために，2 kHz あたりの利得をあげる．あげすぎるとまたうるささを訴える．デジタル補聴器では周波数ごとに利得の調整を利用することによって話し手の話が聞き取りやすくなる．

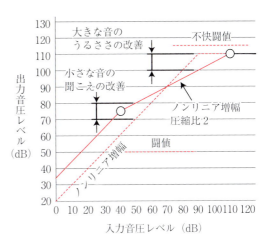

図7　リニア増幅とノンリニア増幅
（日本補聴器工業界，提供，岡本2015）

（2）不快閾値の低下

難聴者の中には不快閾値が低下している人もいる．不快閾値が低下している場合は**最大出力を抑える**．

内耳性難聴では，最小可聴域値の上昇に対して，**不快域値は健常者とそれほど違わないレベルにとどまるという特徴がある．このため，周波数によっては，聞き取ることのできる音の範囲（ダイナミックレンジ）が狭くなっている**．このために例えば話者の近くでは正常者と同じようによく聞こえても，話者から離れると急に声が小さくなり聞き取れなくなる．それ故にダイナミックレンジの狭い耳では，単純な音声の増幅では，ある周波数の音は不快閾値を越えるが，ある音は最小可聴域値に達しなかったりして非常に聞き取りにくい状況となってしまう．

このことは補聴器不適合の一番大きな要因である．利得が十分でない，つまり補聴器から十分に音が入っていない不適合の状態である．その原因の一つに，音を上げられない不適切な調整がある．不快感を調整者が重視しすぎると，音を下げる調整となり，音を下げれば聞き取りは悪くなる．聞き取りと不快感のバランスをいかに取るかが重要である．

（3）背景雑音の聴取

まずはそのようなことがあり得ることを装用前

に説明しておく．環境騒音といっても一人一人異なるので，具体的な音源を聴いて対処するのがよい．補聴器適合では周波数トリマーの調整ですむ場合（低周波数帯の増幅を小さくすることが有効である）もあるし，騒音抑制機能つき補聴器の使用，ダンパーやフックの交換，イヤモールドやベントの作成などが効果的な方策と考えられる．

雑音抑制機能（ノイズリダクション）を備えた補聴器では，定常的な音を雑音と判断して利得を小さくする．同時に音声情報部分のみは抑制を抑える．結果的には音声情報を浮き上がらせることができる．

大勢の中での会話は，**指向性マイクロホンのある補聴器**やこのような**騒音抑制機能付きの補聴器**で試聴させるのもよい．電車の中，雑踏などでは利得を下げること，またはスイッチを切ることが必要になる．しかし，環境が変わるたびにその都度調整したり，高齢者の眼鏡のように掛け替えたりするのは不便である．デジタル補聴器ではあらかじめ騒音下での聴取を考慮してフィッティングしたプログラムをつくっておき，プログラムの切り替えで対応することもできる．主に補聴器を家庭内で使用する難聴患者ではノイズリダクションの必要性は少ない．

（4）指向性

指向性の機能を備えた補聴器は，前方からの音を大きく増幅し，後方からの音は小さくする．会話の相手と雑音の音源の方向が異なる場合には，前述した**指向性補聴器**は雑音抑制に有効である．例えばパーティなど多数の話者の会話が雑音となる環境で正面の話者の話を聞く場合に適応がある．ただし，指向性機能を備えた補聴器は高価格なので，適応と判断する場合には必要性を十分検討しなければならない．

（5）ハウリング

耳栓が外耳道を密閉しないときは外耳道からの音漏れが多くなり，再度，マイクロホンに入力されるのでハウリングが発生する．ハウリングを防ぐには，出力を下げる，音が漏れないようにする，マイクロホンとスピーカの距離を離す，などの方法がある．出力が大きくなるとハウリングが生じやすいので，ハウリングを起こす場合には出力を下げるのが手っ取り早い．しかし，ボリュームを下げると当然聞き取りも悪くなる．次なる対応は出力された音が漏れないように耳栓を変えたり，イヤモールドを作成する．挿入方法の指導も重要である．

デジタル処理では恒常的に音漏れがあっても，ハウリングを抑制することができる．ハウリングをデジタル回路で抑制（演算処理）すればハウリングは実際には発生しない．ハウリングがないと利得を十分にあげることができるので，その分聞こえもよくなる．**ハウリング抑制機能**は耳を密閉しないで装着感が気にならない補聴器を出現させた．このようなハウリング抑制機能のある補聴器は**オープン型の補聴器**という．外耳道をオープンにすると低音の増幅が抑えられるのでうるささの軽減にもなる．耳閉感も生じにくい．軽度中等度難聴者の補聴において有効性が期待されている．

（6）補聴器本体以外を工夫することによりある程度不具合を調整できる

例えば，イヤモールドの音道の形や長さを変えたり，それから，空気抜きの穴（ベントホール）の形を変えたりすることにより，音の響き具合や機器具合や付け具合（**耳の閉塞感**）を改善することもできる．

4）補聴器装用により聞き取りが改善しているかどうか

調整した後にまた補聴器適合検査を行う．会話音を患者が最高の明瞭さで聞くことができれば，補聴器はよく適合されている．不都合があれば再調整を行う．

補聴器の適合の評価では，多くの方法が提案されているが，決まった方法はない．質問紙法等による点数評価など**装用者の主観的な評価**（音量はちょうど良いか，検者の話す内容が理解できるか，音質は不自然ではないか，その他不快感はないか）などを聞いたり，音場検査による語音明瞭度や**ファンクショナルゲイン**（自覚的に補聴器の利得を測定する：裸耳の閾値から補聴器装用の閾

値を引いた値がファンクショナルゲイン）の測定，実耳による特性測定，快適閾値の測定などが行われる．

　音響利得が十分か，最大出力音圧レベルは適切か，周波数レスポンスは適切か，明瞭度検査で良い結果を出すかを検討する．最高語音明瞭度ができるだけ通常の会話レベルの音圧で得られるように音響利得や最大出力レベルを調整するとよい．

　補聴器を装用した状態での聴覚機能はヘッドホンを装着しては行えないので，**音場でスピーカから検査音を提示して行う．**そして，音場で測定された裸耳（補聴器を装用していない状態）の検査結果と比較する．裸耳の閾値から補聴器装用時の閾値を引いた値がファンクショナルゲインである（図8）．中等度以上の難聴では装用時の閾値が35～50 dBでできるだけ水平型に近くなるのがよいといわれている．音場での補聴器測定閾値でいうと，ファンクショナルゲインが聴力レベルの半分（ハーフゲイン）程度となるのがよい．

　補聴器使用下の語音明瞭度検査は，補聴器使用下で閾値付近から閾値上50 dB程度まで，10 dBステップでレベルを変更して語音明瞭度検査を行い，語音明瞭度曲線を求めて比較する方法である．補聴器をつけないときの語音明瞭度検査に比べて**補聴器をつけたときの語音明瞭度検査の結果は普通は8～10％位よくなる．**語音明瞭度が80％以上であれば，一般に会話理解は良好である．語音明瞭度が60％未満であれば日常会話の理解は困難である．最高語音明瞭度が40％未満の患者では，コミュニケーションに役立つまでに至らない．一般に，60 dB少なくとも70 dBで最高明瞭度が得られるように補聴器を調整する．

　患者が使用する補聴器がよく適合しているか否かの判断は，フィッティングした後の特性測定結果が役立つ．フィッティングした補聴器の特性測定は，JIS規格と異なり，実際の使用状態を示すものでなければならない．

5）補聴器装用後の問題点

　補聴器は適切な補聴器適合のための検査を行い，試聴で効果を十分確認した上で購入することをモットーとする．また，重要な点は，難聴患者

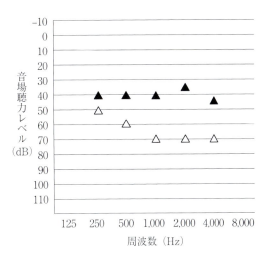

図8　ファンクショナルゲインの測定
裸耳閾値（△）から補聴器装用閾値（▲）を引いた値がファンクショナルゲイン．

が試聴で補聴器を十分に操作できることである．電池交換，補聴器の装着，状況に応じたボリューム調節を自分自身で行えなければならない．このように補聴器の装用にあたってはフィッティング（個人の耳の形態や聴覚障害の特徴に合わせて調節すること）と**装用指導**がたいへん重要である．

　補聴器使用開始後には，こまめに補聴器を調整していく必要がある．

　補聴器による難聴の進行は，頻度は少ないが起こりうると考えられている．その機序は職業性難聴や音響外傷と類似しており，最大出力音圧レベルや使用頻度との関係が指摘されている．しかし，補聴器を装用することにより難聴が進行したら，装用の対象となった感音難聴が進行（自然悪化）したものとの区別は容易ではない．**補聴器による難聴の進行は装用開始もしくは調整変更後に多い**ため，直後は聴力検査の間隔を短くし，進行が明らかであれば直ちに治療と聴覚保護につとめる．補聴器は正しく使用し，補聴器をつける，つけないにかかわらず耳鼻咽喉科で聴力のフォローアップ，管理をしてもらう．**安定期の定期検診は一年に2～3回，少なくとも1回は聴力検査を行いたい．**

6） 補聴器適応患者の不満に対する耳鼻咽喉科医の対処法

補聴器装用者の満足度の国際比較では日本は36％，ドイツ，フランス，アメリカは70〜80％，日本だけ著しく補聴器装用についての満足度が低い．

難聴患者が一般に感じている補聴器への不満は，**高価格すぎる，言葉がわからない（はっきり聞き取れない），雑音がうるさい，の三つの不満が多い**．こうした印象はトラウマとなり，補聴器を否定的に受け止めてしまう．そのまま補聴器を使用できない人もいる．そこを何とかできれば補聴器の有用性に気づいてくれるチャンスにもなる．

（1） 補聴器の価格が高すぎる

販売店には低価格のデジタル補聴器，または，従来のアナログ補聴器を販売するように要望する．補聴器の形はまず耳掛け型補聴器（ノンリニア増幅のデジタル型耳掛け型補聴器）を勧め，患者の希望が強い場合には挿耳型とするよう勧める．

（2） 補聴器を使っても言葉がわからない

大きな音であればテレビの内容が理解できることを確認する（最高語音明瞭度が70％以上と十分に高いことを確認する）．言葉がわからないのは補聴器の利得不足であるので，販売店に正しく調節させる．できれば補聴器特性測定結果の報告を受け，適切な利得であることを確認する．

患者の最高語音明瞭度が60％以下の場合には，補聴器を使用して理解するには正面の近いところから，"はっきり，ゆっくり話してもらう"必要があると相手方に伝える．

（3） 補聴器使用で雑音がうるさすぎる

フィッティングが適切でなく，難聴の程度に対して利得が大きいとか，最大出力が大きい場合には当然うるさいと感じる．

雑音が大きいところでは補聴器を使わないよう指導する．雑音下での補聴器使用を望む場合は，雑音抑制つきの補聴器が必要と説明し，たいへん高価格であることを説明する．

対応としてはデジタル補聴器では，ノンリニア増幅をすることにより大きな音に対するうるささを軽減できるとともに，言葉も聞き取りやすくなる．周囲がうるさい場合には，定常雑音や変動する雑音や衝撃音をカットすることにより対応する．指向性のある補聴を利用すると特定の方向（多くの場合，前方から）の音のみが聞こえ，そのほかの方向の音は聞こえにくくなる．宴会場など周囲が人の声などでうるさいときは雑音をカットする方法では対応できないのでこのような指向性機能が有効である．

（4） 補聴器の利得が適切であるか否かの評価法

補聴器を適合した状態で，補聴器に60 dB SPLを入力したときの利得周波数特性の記録を販売店に報告させ，1,000 Hzの利得を読み取る．オージオグラム上で利得を加えることで聴力レベルが35になっていなければ利得不足を考える．

7） 補聴器の両耳装用の問題と使用例

補聴器の総合評価は，音や言葉の**自然**さに関する因子と**装用感**等に関する因子によってほとんど決定される．

補聴器を片耳装用しても，囁くような**小さな音声が聞き取りにくい，方向感がわからない，静かな場所では有効でも騒音下では効果がない**等の不満のある人は多い．また，**言葉がわからないとの訴えには，例え両耳装用して補聴器を利用しても明瞭度検査の最高明瞭度を大きく超えて理解することはできにくい**．

補聴器の本質は**拡声器**（音を大きくする器械）であるから，補聴器のマイクロホンに到達する音は言語音だけではなく，すべての外部雑音をも増幅する．そのため，静かな環境ではよく聞こえても，交通量の多い戸外や反響音の大きい劇場などでは，音声だけでなく，雑音も増幅されるため非常に聞き取りにくい．

特に加齢性難聴は聴覚中枢路の障害があるので，言葉の聞き取りや早口の会話を理解することが難しいので，少しでも**騒音**があると聞き取りに影響する．補聴器装用状態で左右の耳のバランスがとれていない場合（両耳難聴であるにもかかわ

らず一側耳のみ装用しているような状態）には，聞き取り，特に騒音下での聞き取りがかなり低下する．語音聴力を改善する意味から，**騒音下など聞き難い条件下では，本来両耳補聴がよい**．その理由は，二つの耳で聞く両耳聴には片耳聴と比較してさまざまな聴力効果の増強があり，方向感機能もそのうちの一つである．両眼に障害があればほとんどの場合に両眼に眼鏡やコンタクトレンズを装用するのと同様に両耳が難聴であり補聴器を両耳に装用可能であれば，片耳装用に比べて聴取能力が飛躍的に向上するといわれている．音楽も両耳聴で聞きやすい．**幼児・小児では，教育上の観点から両耳装用を原則とする**．両耳装用に適した状態は，一般的には，両耳の語音明瞭度が似ていること，両耳の聴力レベルが似ていること，と考えられている．

左右の聴力レベルや語音明瞭度が大きく異なると，聴力の悪い方の耳に聞こえる音が不快に感じられることが多く，片耳装用だけの方が補聴器使用による疲労が少ないといわれる．また，両耳装用にした場合の，経済性や煩わしさも考慮すべきであるともいわれる．表示価格は片耳の場合が多く，明示されない場合，両耳では片耳の1.5～1.8倍の価格となることが多い．このような両耳装用が向かない難聴患者では，特に両方からの音を聞かなければならない状態に限って両耳装用を行うことが有効である．

片耳装用の場合の使用耳は，**語音明瞭度が良い方の耳**に装用させることが原則である．一般に難聴が軽い耳（**良聴耳**）**に補聴器を装用**するが，その理由は，難聴が軽い耳の方が語音明瞭度がよいことによる．

だが，良聴耳が平均聴力レベルで45 dB 以内であれば，反対の耳に補聴器を考える．その理由は良聴耳の平均聴力が45 dB 以内であれば，良聴耳側からの話は聞き取れることによる．左右の聴力に差がない場合は**利き手側**に装用する．補聴器の着脱は，高齢者にとって簡単ではなく，利き手側

の方が扱いやすいからである．

結局，両耳装用と片耳装用の決定は，十分な試聴を行った後に成人では難聴患者の好みを考慮して決定する．

8）補聴器を巡る法律的な問題

平成17年4月施行の**改正薬事法**によって，**補聴器は医療用具から管理医療機器（タイプⅡ）に変更**になり，**補聴器販売は届出制**となった．

これを受け，補聴器は耳鼻咽喉科医の診断のもとに購入されるべきであること，補聴器販売に従事するものは耳鼻咽喉科医の指導を受けることを目指すことになっている．

①医療機関における医療機器の「立ち会いに関する基準」について，補聴器のフィッティング，耳型採取と機種選定を医師と言語聴覚士が行うことが理想だが，現実には難しい．そこで，医療機器公正取引協議会による「**立ち会い実施確認書**」を担当医師と医療機器販売業者との間でかわすことが必要となる．

②補聴器販売店での**認定技能者の認定・更新には補聴器相談医の確認が必要**とされる．悪徳業者を排除することを目的として，**補聴器相談医は認定販売店を監督する立場**に立つ．

補聴器相談は，一定の研修を終了した日本耳鼻医咽喉科学会認定耳鼻咽喉科専門医であり，学会ホームページでは地域の補聴器相談医を公開している．

補聴器相談医の更新は，**6年間で6時間の講習**を受けることとなっている．補聴器相談医の役割は，①**補聴器の適応決定**，②**有効性の確認（補聴器の評価）**，③**適正販売の確認**，④**問題解決の指示・依頼**，⑤**聴覚管理**である．

適切な適合調整を行わないで使用する補聴器は，耳に悪影響を与える可能性がある．

補聴器技能者の仕事の内容は，補聴器フィッティングの実際で特に補聴器の選択，音質調整，最大出力音圧レベルの決定である．

74　耳科学

第10章　人工聴覚器

1　骨導補聴器：人工中耳と埋め込み型補聴器（IHA）

　一般の補聴器は気導式で，音を取り入れ電気信号に変換する**マイクロホン**とこれを増幅する**アンプ**，そして再び音として出力する気導**レシーバ**からなる．レシーバの小型化は補聴器の音質低下を招く．さらに，気導補聴器は外耳道を密閉しなければならない必要があるため，装用者は程度の差があっても耳閉感を自覚する．これに対し**骨導補聴器**はこのレシーバ部分が骨導端子となり，音でなく機械的な振動として出力する．音響信号を振動に変換するのみで，気導補聴器に比べて聞き取り音のゆがみがなく，音質が明瞭となる．また，外耳道を閉鎖することがないため，補聴器装用による耳閉感はなく，ハウリングが起こりにくいなどの利点がある．

　この骨導補聴器には，従来の補聴器とは異なる，**埋め込み型骨導補聴器 implantable hearing aid：IHA**（原理的には従来の補聴器のような音圧増幅による鼓膜の振動ではなく，頭蓋骨表面に設置し直接に側頭骨を振動させ骨伝導を利用する方式）と，耳小骨に設置して，これを直接に振動させる方式（**人工中耳**）とがある．

1）人工中耳（vibrant sound bridge：VSB）[12]

　人工中耳（VSB）は「音を振動エネルギーに変換して内耳に伝える」という疾患によって失われた中耳の機能を代行する機器である．人工中耳は現時点では半植え込み型の補聴器である．一部を体内に埋め込み，一部を体外に装着して使用する．

　中耳の鼓膜−耳小骨の機能をマイクロホン−増幅器−圧電セラミックの振動子が行う．人工中耳と補聴器の本質的な差は，音を内耳に伝える部分にある．通常の補聴器では，イヤホンから出る音を介して鼓膜を振動させ，耳小骨で振動振幅を増大させて内耳に音を伝える．中耳に疾患があると振動の伝達が阻害され，減衰やひずみによって聞きにくい音になる．一方，人工中耳では，**電気信号はアブミ骨に直接接続した耳小骨振動子によって振動に変換される**．近年では正円窓窩に振動子を設置する方法が普及している．このような振動子による直接的な音の伝達と，イヤホンに一度出力され，外耳道の空気と鼓膜の振動を介して内耳に伝えられる音の間には質的な差がある．

　一般に，骨導閾値が20〜40 dB（最高明瞭度が70％以上）で，手術で聴力の改善が不十分な混合性難聴，中耳手術後の聴力成績不良例，耳漏や耳閉感のため気道補聴器が装用できない例，伝音性難聴で補聴器装用によっても聴力改善が十分得られない難聴者が人工中耳の適応となる．疾患では，慢性中耳炎，中耳炎術後症，外中耳奇形などである．臨床的には特に**高周波数帯域の聴力改善効果**が確認されている．

　短所としては，手術が必要で，体内部の変化，故障などの可能性があること，音の増幅力が十分でないので適応聴力の範囲が狭いことである．

　残存聴力活用型人工中耳（EAS）は補聴器による補聴効果が難しいとされる高音急墜型感音難聴に対する人口聴覚器として有望である．これは聴力が残存している低音部分は補聴器で音響刺激し，聞こえない高音部を人工中耳による電気刺激するもので既存の人工中耳とほぼ同じ形態のために，同様の手術で埋め込むことができる．語音聴取の改善傾向がみられる．

2）埋め込み型骨導補聴器（bone anchored hearing aid：BAHA）[14]（図9）

　骨導補聴器の副反応としては，骨導端子を側頭部にしっかり圧抵しなければならないため，端子圧抵部分の疼痛，皮膚損傷，陥没などがあり，小児では硬質ヘッドバンド（純音聴力検査の骨導測定時の受話器と類似）の圧迫による頭部の変形をきたすことがある．この欠点を補うという意味で**埋め込み型骨導補聴器（BAHA）**がある．

BAHAは従来の補聴器に比べはるかに音質は良好である．埋め込み型骨導補聴器は，チタン性のねじを皮膚面から耳後部の骨壁に埋め込み，これを通じて対外部装置から振動を骨に直接与えるという単純な構造である．対外部からのエネルギーの減弱が少なく，皮膚面を圧迫する従来の骨導補聴器の弱点を補ったものといえる．外耳・中耳をバイパスして音の物理的振動を直接内耳に伝導するので，外耳道・中耳の病態とは無関係に作動可能で，安定した聞こえと快適な装用感，クリアで自然な音が得られる．手術は比較的簡単，また術前にBAHAの試聴が可能である．

現在世界で約10万人が使用している．欧米では外来で施行されるほど手術は容易である．効率にも優れるので，欧米では先天性外耳道奇形を伴う症例や中耳疾患をもつ混合性難聴例，片側性高度難聴例に対してポピュラーな治療法として定着している．わが国では上記の疾患に対しさらに，①既存の骨導補聴器を使用しても改善がみられない，②少なくとも一側の平均骨導聴力レベルが45 dB未満，③18歳以上（ただし両側外耳道閉鎖症では親の同意があれば15歳以上でも可）の患者を対象に許可され，2013年1月には保険収載となった．欧米でのもう一つのBAHAの適応は片側聾である．健側耳の聞こえにより，日常生活には大きな支障がなくこれまでは軽視されてきたが，聾耳にBAHAを装着することで，患側内耳での聴取が可能になる．気道−骨導差が30 dB以上の症例でBAHAは有効性が高い．

しかし，骨導補聴器は一般に故障しやすいという欠点がある．

2 人工内耳

1) 人工内耳の原理

感音難聴の原因のほとんどは，音を神経インパルスに変換する蝸牛コルチ器の障害によるといってよい．そこで障害されたコルチを経由せず，蝸牛内に挿入した電極でらせん神経節あるいは神経終末を直接刺激して中枢で音感を得させようとするのが**人工内耳の原理**である．

人工内耳は，特殊な電極を内耳に挿入し，音を電気刺激に変換し，生存している聴神経を刺激して音感を認知させようとするものである．つまり，**人工内耳は蝸牛の機能すなわち音の分析とそれに基づいた刺激電流の発生を代行する**．

補聴器や人工中耳は，残存する内耳機能を有効に用いるための電子器機であり，内耳機能がなければ効果は期待できない．このため補聴器や人工中耳が適応されない高度難聴や聾に対しては，**人工内耳**の埋め込みが適応である．その人工内耳は，脳幹の手前の聴神経を電気刺激するものだが，脳幹を直接，電気信号で刺激して音を伝える技術は**聴性脳幹インプラント auditory brainstem implant（ABI）**と呼ばれる．両側聴神経腫瘍の手術で，蝸牛や聴神経を保存できなかった例では，人工内耳は役に立たず，それより上位の蝸牛神経核を利用して，ここに人工内耳を装着するのが脳幹インプラントである．

人工内耳は，マイク，電池，音声信号処理装置からなる外部装置と側頭部皮下に埋め込む受信機と蝸牛に埋め込む電極という体内部装置で構成されている．人工内耳は日本では1944年に健康保険が適用された．人工内耳のシステムの概要（**図10**）は，人工内耳がマイクで拾った音声信号をスピーチプロセッサが解析し，コード信号に変換する．コード信号はスピーチプロセッサから送信コイルへ送られ，さらに皮膚を介してレシーバに送られ，埋め込まれた受信・刺激装置でコード信号を電気信号に変換され，蝸牛に埋め込まれた電

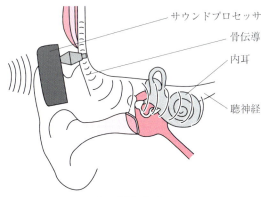

図9　埋め込み型骨導補聴器
 bone-anchored hearing aid（BAHA）
骨に埋め込まれたチタン製のビスを通して音（振動）を直接内耳に伝える．
（土井勝美[12]）

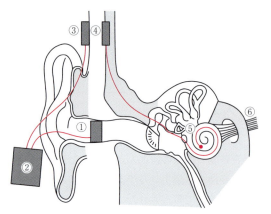

図10　人工内耳
①マイクロホン，②speech processor，③外部コイル transmitter coil，④内部コイル receiver coil（側頭骨内埋め込み），⑤蝸牛内電極，⑥蝸牛神経．
（新耳鼻咽喉科学，南山堂，1995）

極へ送られる．電気信号はらせん神経節を刺激し，大脳はこれを音として認識する．

以上から，患者は耳かけ式の**マイクロホンとスピーチプロセッサ（SP）**を携帯する．このSPの作用を制御し，患者各自の情報をSP内のメモリーに書き込む装置がマイクロコンピュータとそれに接続されたスピーチプロセッサ-インターフフェイスである．**人工内耳装用者の語音聴取能は，スピーチプロセッサの音声処理能力によるところが大きい**．

現在の人工内耳はいろいろな方式のものがあるが，SP，電極の数などにより分類すると，慣例として電極が一個のものは単チャンネル方式，複数のものは多チャンネル方式と呼ぶ．この分類での**単チャンネル方式**は，一本の電極を蝸牛または蝸牛内に挿入し，蝸牛外の不関電極との間に電気信号を送る方式である．この方式では蝸牛全体が刺激されるため，音信号は入るが言葉としての認識は不十分であり，現在，シングルチャンネル人工内耳は製造中止となった．

一方，**多チャンネル方式**は22本の刺激電極を蝸牛内に挿入し，その中の各一対の電極で聴神経の限局した部位を刺激しようとするもので，蝸牛内のいくつかの部位を蝸牛の"**場所説**"に準じて刺激することができ，**異なる周波数音の認識が可能**である．しかし，蝸牛内に挿入する人工内耳電極は蝸牛の主に基底回転のみに**挿入（約17 mm）**

されており，聴覚正常の人なら1,000～20,000 Hzに相当する部位に0～4,000 Hzの音を割り当てる状態になり，蝸牛の場所説が正しいとするなら患者の**聴取音は高音部へシフトする**．

わずか22本の電極数で2万数千本の聴神経線維を刺激するには情報伝達量はきわめて少ない．にもかかわらず会話が可能となるのは，**イメージや視覚など他の感覚による補助，そして言語そのものがもっている冗長度による**．

わが国の人工内耳は，かつてはほとんど22チャンネルのオーストラリアのコクレア社の**Nucleus 22**が使用されていた．しかし，2006年の**Nucleus CI 24**の薬事承認以来，日本では，オーストラリアのメドエル社，米国のアドバンスト・バイオニクス社のデバイス使用が増加している．この新しいシステムにより人工内耳埋込術中・術後に蝸牛神経の活動電位を計測することが可能となり，これは人工内耳プログラミングの設定に有用である．さらに**人工内耳は，より小型，コードレス化，音声処理法の改善やマッピングの客観化を目指して進化しており，その能力は正常の聴覚に近く進んできている**．

2）人工内耳の音声処理コード化法の原理

音声は，呼気のエネルギーを生体で空気の振動に変換することで作り出される．このとき声帯で作り出される振動を「**基本周波数**」と呼んでいる．人がいろいろな声が出せるのは，口や舌などの形を変えて，「基本周波数」による音のいろいろな「**倍音**」を作り出せるからである．この「倍音」を周波数の低い方から**第1フォルマント，第2フォルマント**……と呼んでいる．現在の音声分析装置では，第5フォルマントまで分析可能であるが，母音やある種の子音は第1および第2フォルマントまでわかれば認識できる．

人工内耳では，これらのフォルマント周波数に対応した複数の電極を同時に刺激し，さらに音声信号の強さに応じて刺激パルスの電流量を変化させ，音声の基本周波数（声の高さ）に応じて刺激パルスの頻度を変化させるように**プログラム**されている．つまり蝸牛と類似した機能をもたせてある．蝸牛の機能は，音素の基礎である**語音の分析**

と神経インパルスの発生であるが，人工内耳はこの蝸牛の機能を代用しようとするものである．この点が音圧の増幅しかできなかった従来の補聴器や人工中耳と原理的に異なる点である．最近の機器には，音声処理に **SPEAK 法**を用いるコクレア社製 Nucleus 24 型（Nucleus 22/24）の他，**CIS 法**を用いるクラリオン社製 Clarion-S 型（Clarion 16）がある．音入れ早期より十分な会話能が得られることが多く，成人の場合は必ずしもリハビリテーションが必要とはいえないレベルまで機能は向上している．

3）人工内耳の適応と利得
（1）小児人工内耳手術の適応と年齢（表5）

18歳未満の小児に対する**人工内耳適応基準**は，かつて（1998年）本邦では内耳性難聴で，小児例では**聴覚中枢が完成する4〜5歳前で，できれば2歳半までに人工内耳を使用することが必要**であり，原則として**6歳以上では言語習得後失聴者のみが適応**とされていた．往時は3歳までに手術しても，術後の言語発達の度合いは健聴者と同様であるという成績が示されていた．その後，この2014年までの16年間，本邦においても人工内耳手術は数多く行われるようになり，特殊な手術から日常的に行われる手術となった．その間，小児の人工内耳術は年齢が低いほど成績が良好であるという報告がなされるに至った．しかし，あまり低年齢だと正確な聴力の測定が難しいということが問題となった．

近年，「新生児聴覚スクリーニング」のシステム（1-3-6ルール：生後1か月までに難聴児を早期発見し，3か月までに早期診断し，6か月までに早期支援を開始する）が稼働するようになり，国内の新生児120万人のうちの0.1〜0.2%（約1,000〜2,000人）とされる先天性聾症例を出生時に選別し，6か月以上の補聴器装用効果の有無を確認した上で，人工内耳医療を提供することが可能となり，適応がよりよく吟味されるようになった．そして，第1に早期に発見・確定される人工内耳の適応となる高度難聴が増加していること，第2に人工内耳適応と判断された場合できるだけ早期の人工内耳装用が術後の成績の向上

表5　人工内耳の小児における適応

> 1．適応年齢は原則1歳以上（体重8 kg 以上）
> 2．平均聴力レベルが90 dB 以上．
> 　補聴器装用下の平均聴力レベルが45 dB よりも改善しない場合．
> 　補聴器装用下の最高語音明瞭度が50%未満の場合．
> 両耳聴の実現のために人工内耳の両耳装用が有用な場合にはこれを否定しない

（日本耳鼻咽喉科学会2014年，[15] より抜粋）

につながるという点が確認されるに至った．そこで人工内耳適応基準は2006年に再度改訂され，適応年齢の下限が2歳から1歳6か月に下げられ，適応となる純音聴力閾値が100 dB から90 dB に引き下げられた．2014年の改訂（**表5**）では，適応年齢のさらなる引き下げの他に，体重下限の設定，聴力基準の設定，両側人工内耳埋め込みも必要である場合にはそれも可能である，とうたわれるに至った．

人工内耳手術の適応を決める際，最も苦慮するのは，どのくらいの残存聴力の際に手術をするかである．2014年の適応基準では一つの目安として，**小児（原則1歳以上，体重8 kg 以上）では**純音聴力は原則として**両側とも90 dB 以上の高度難聴者で蝸牛神経機能が確認**されていて，かつ**補聴器の装用効果の少ないもの**，両耳装用が必要である場合にはそれも可能である，と明記された．成人例（18歳以上，年齢の上限は設けられていない）でも純音聴力は**両側とも90 dB 以上の高度難聴者で，かつ補聴器の装用効果の少ない聴覚障害三級以上のものが対象で，補聴器を調整しても平均聴力レベルが45 dB より改善しない場合，最高語音明瞭度が50%未満の両側感音難聴の方が適応となる**．また，この改訂では例外的適応条件への難聴遺伝子変異や低音部残聴の追加など多くの点が変更追加されている[15]．そして，両側高音急墜型感音難聴で，低音部のみに残存聴力がある症例に対しては低音部を音響刺激，中・高音部を電気刺激するために電極を部分挿入にとどめる人工内耳〔**残存聴力活用型人工内耳：EAS**〕という方式も開発され，それも同14年に保険収

載された.

今では人工内耳は中耳, 内耳の形態異常でも人工内耳手術の禁忌となる例はほとんどない. 両側高度感音難聴で, 補聴器装用で言語発達が十分でない症例に対しては, より積極的に人工内耳医療を導入していくという方向性にある. そのため, 人工内耳の装用はさらなる低年齢化と両側人工内耳の傾向が加速している. また, 一側性難聴に対する人工内耳も今後, 一般化していく可能性がある.

2017年現在, わが国での人工内耳手術は毎年1,000件近く行われるようになっている. その内訳は小児例が半数以上, しかし, 未だ成人・高齢者症例の手術件数は欧米に比べて少ない. 欧米では手術時年齢が, 本邦よりも低年齢(ドイツ6か月, 米国1歳)に, 米国では裸耳70 dB以上または補聴器装用下の語音明瞭度が50%以下にも適応が設定されている. 人工内耳手術を行うほうが言語発達は良好であり, 騒音下での聴取能や方向感などの両耳聴のメリットがあることが明らかになった現在, 日本でも先天性重度難聴小児にお

いて, 遺伝性難聴などで将来も難聴が改善しない患者に対しては早期に人工内耳の装用を開始することの重要性が広く認識されるようになってきている.

4) 人工内耳医療の利得

人工内耳は聴力を失った人にとっては最高の機器だが, 機器としての限界もまた存在する. 人工内耳手術後の言葉の理解度は, 聞こえを失った年齢によって大きく左右される. すなわち言語を習得する前の失聴か, いったん言語を習得したあとの失聴かによって成績が異なる.

日本コクレア社製の22チャンネル人工内耳システムにおける中途失聴成人での平均的な聴覚獲得は, 人工内耳を装着した状態での聴力検査を行った場合, **30〜40 dBのフラットな閾値を得る**ことができる. つまり, **90 dB以上の高度難聴から中等度難聴に改善する**とも言い換えられるが, なお聞こえない領域がある. **単語, 文章では60〜80%の理解**が可能になる. 環境音の聞き取りでは, 電話のベル, 掃除機, 洗濯機の音, 水の出る

■ 聴覚障害児の補聴器の適応と限界

生まれつき高度の難聴や聾では, 補聴器を使っても言葉の聞き取りができない. なぜかというと, 言葉の聞き分けに必要な**「内耳の外有毛細胞による音の精密な分析作用」が高度難聴や聾では失われている**ため, 言葉を自由に操る脳細胞間の基本的連絡網も作られないからである. したがって, 補聴器で大きな音を入れても, 音は聞こえるが言葉の聞き分けができない.

内耳の精密なはたらきが失われているのに, 声の聞き分けができない幼い子に補聴器を無理強いするのは, ちょうど近眼の人に, 「明るくしたから遠くの字を読んでごらん」と強いるようなものである.

聴覚障害児の場合, 補聴器を使って言葉を正しく聞き取れるのは, **70 dB**が限度である. これに身ぶり手振りなど視覚情報も加えれば, 81〜90 dBまでは, 何とか言葉の学習はできる. しかし, 一般的には91〜100 dBになると, 視覚情報を加えても言葉の聞き取りは言語習得後失聴者(後天聾)でも困難である.

人工内耳は, 聞き分けができない内耳に代わって, スピーチプロセッサが音を分析して入れ, その結果に基づいて聴神経をいろいろに刺激し興奮させて, 話された言葉を理解できるようにしてくれる器械である. このため, 成人では85〜90 dBで補聴器を使いこなせる感音難聴者に相当する程の言語聴取能を得ることができる.

このため, 90 dB以上の高度難聴児には, 早期に補聴器を装用して聴能訓練を行う. 2歳代になっても母音ならびに2〜3音節の単語を数語しか発語できない例では, **2〜3歳までに人工内耳を装用**し, 音声の聞き取りと発語訓練によって言語を習得するように努めるべきである. 現在は1歳未満の小児の聴力損失を補うための人工内耳移植も有効であることが実証されている.

音は100％，救急車のサイレン，車の走る音など
が90％以上，小鳥のさえずり，蝉の鳴き声では
約50％である．人との聞き取りでは，静かなと
ころでの1対1の会話では，「概ねわかる」以上
が80％に及び，2～3人の会話，騒がしいところ
での会話では成績は悪くなるが，電話でも約半数
が「概ね聞き取れる」と答えている（河野，
2015）．しかし，実際装用者本人がどの程度満足
するか，その主観的評価である満足度と客観的評
価である語音聴取成績とは必ずしも一致しない．
いまだ十分でない周波数分解能と時間分解能のた
めに，話し言葉の聴取能力は，0から100％まで
散らばる．なかには電話やTVを聞き取るのが
難しい人もいる．うるさい場所での会話や複数の
人の会話は聞き取ることが難しいことが多い．音
楽を楽しむにはあまり役立たない人が多い．この
ように人工内耳は健聴時の聞こえを取り戻すわけ
ではないし，軽度～中等度の難聴の状態が持続す
る．その効果は一人一人違うので，それぞれの人
に最適な状態でIC機器がプログラムされること
が将来的な展望として期待される．

　現状は中途失聴者（**言語習得後失聴者**）では，
リハビリテーションを適切に行えば，少なくとも
日常会話くらいは聞き取りが可能になり，簡単な
会話なら**電話での聞き取りも可能**になるになるこ
とを目標としている．そしてその目標が達せられ
患者が満足される割合は30～40％位であること
を一応念頭に置く．聞こえ（話し言葉を聞き取る
力）と満足度は，かならずしも一致するとも限ら
ないからである．

　現在，**人工内耳手術の半分以上が小児**で，その
約7割は術前の補聴器よりも人工内耳の方が装
用効果が高いと評価されている．先天聾児では**約
70～80％が普通小学校に入学可能**となる．

　言語習得前失聴者で，就学時期を過ぎた小児
は，人工内耳のみで言語を理解するのは困難であ
る．言語習得前の幼少時期に失聴したため（**言語
習得の臨界期は4～5歳**），脳内における言語の
構築が未発達の場合が多く，音に対する概念が曖
昧であること，さらに発音そのものに歪みをきた
している例が多く，そのような場合は発音の矯正
も考慮せねばならない．しかしこのような場合で

も，人工内耳は決して役立たないというわけでは
ない．環境音聴取や読話の補助にすることはでき
る．人工内耳を入れるということは，単に音が聞
こえることを目指しているわけでない．音を利用
して言語を発達させ，教育に役立ち，いろいろな
ことを学んでいくことができる．人工内耳の最終
目標はそこにある．

5）リハビリテーション

　人工内耳は埋め込んで直ちに音が聞こえるよう
になるものではなく，脳が音を知覚する機能を回
復するための**リハビリテーションを必要**とする．
人工内耳体外部（スピーチプロセッサ：音を周波
数に分解し電気的信号に変換させる装置）の調整
と，患者自身の努力（意欲と動機づけ），周囲
（家族，社会）の理解と支え，環境の調整によっ
て少しずつ言葉が聞き取れるようになる．術後手
術をした病院の言語聴覚士による音入れ，マッピ
ングが行われ，聴覚言語の療育はそれぞれの療育
および教育施設で行われる．現在は高齢者の人工
内耳も年齢を考慮せず70～80代の高齢者に対し
ても積極的に行われるようになった．だが，手術
を実施するには家族の支援が鍵となる．術前の家
族とのコミュニケーションの困難さによるトラブ
ルが，術後会話がスムーズに行われるようになっ
て激変し，昔のような明るい家族の復活が実現さ
れるようになっている．人工内耳使用後，特に小
児では言葉がかなり理解できるようになるには少
なくとも**2年位，安定した構音獲得には5年以
上の訓練が必要**である．幼児に対しては聴能訓練
と合わせて言語発達を促進するための訓練が必要
となる．手術後のリハビリテーションは，補聴器
での難聴者トレーニングに十分な経験を持つ言語
療法士を擁するいわゆる**人工内耳センター**のよう
な施設で行うのが理想的である．リハビリテーシ
ョンでは，学校や家庭の理解と協力が必須であ
る．人工内耳を用いて言葉の聞き取りが向上する
かどうかは，患者側（特に小児では家族や学校関
係者を含めた）の努力によることが多い．そうい
う意味では，小児に対する人工内耳医療は，手術
が終了してからが本当の意味でのスタートである．

6）人工内耳の展望[15]

（1）聴性脳幹インプラント（ABI：auditory brainstem implant）

聴性脳幹インプラントが人工内耳と異なるのは，電極部の形と埋め込む位置で，人工内耳は導線型の電極を蝸牛に挿入するのに対し，ＡＢＩは聴神経をつなぐ脳幹表面の蝸牛神経核に板上の電極を置く．内耳の蝸牛で音は振動から電気的な信号に変換され，同側延髄の中継核である蝸牛神経核に届く．ここから同側と対側の上オリーブ核に分かれて，外側網様体を上行し，中脳の下丘にて中継され，内側膝状体を通って，皮質聴覚野に伝えられる．この経路のいずれかを電気刺激することで人工的な聴覚を得ることができるのがABIである．

電極の適切な位置は術中に電気的聴性脳幹反応（electrically evoked auditory brainstem response：EABR）による蝸牛神経核以降の3波を確認してから決める．現在，ABIが適応となるのは原則的に聴神経腫瘍（神経線維腫症2型：NF2）による高度難聴者である．

（2）両側人工内耳手術

正常聴力者における両耳聴効果は，騒音下での会話を容易にし，同時に，音の局在の同定（方向感覚）に重要な役割を果たしている．

この両耳聴効果の発現を期待して，両側人工内耳手術の導入がかなり以前から始まり，ドイツでは成人例の約15％，小児例の約40％が両側手術例となっている．一方，国内の両側手術例はきわめて稀で，成人例，小児例とも2％弱にとどまっていた．早期に両側人工内耳を施行された症例では，その80％が普通小学校に進級し，全員が口話による会話を行い，90％が電話の使用が可能となるといわれる．日本でも2014年適応基準の改定により両耳装用が許可されたので，両耳装用が多くなった．

（3）ハイブリッド人工内耳（hybrid CI，残存聴力活用型人工内耳 EAS：electric acoustic stimulation）[16]

現在の人工内耳の適応は，全周波数が90 dB以上の重度難聴患者に限られており，高音急墜型あるいは高音漸傾型の聴力を示す難聴患者は適応外となっている．ハイブリッド人工内耳は既存の補聴器では効果がみられない高音急墜型感音難聴が適応となる．

欧米では，2005年以降，低音域〜中音域に残聴を有する症例に対する人工内耳手術の治験が開始された．EASは高音域は人工内耳で，中低音域は補聴器による増幅で言語聴取を行うことができる補聴器で，補聴器・人工内耳一体型の人工内耳である．耳介に装着したマイクで拾った音を高音域と低音域に分離して，高音域は電気信号として内耳に伝える一方，低音域は補聴器のように音を増幅して，外耳道・鼓膜に送り込む仕組みとなっている．高音部が80 dB以上の高度感音難聴であるものの低音部は65 dB以内の軽度から中等度の感音難聴，いわゆる高音急墜型感音難聴や高音漸傾型感音難聴の場合，適応となる（表6）．

ハイブリッド人工内耳では，電極を部分挿入にとどめる目的は，高度難聴の中・高音部だけを電気刺激するためと，残聴のある低音部を温存するためである．手術は人工内耳と同様の手技で行われるが，残存聴力がEAS電極挿入により失われないように低侵襲であることが求められ，ステロイド投与が必要になる．この人工内耳では音のピッチがわかるため，従来の人工内耳では難しかった音楽のメロディーも楽しむことが可能であり，言語の聞き取りも元の耳での聞き取りに近いともいわれる．高音急墜型の聴力像を呈する方で，補聴器を使用するも十分な補聴効果が得られず，また通常の人工内耳の適応聴力にも当てはまらない生後12か月以上の方々が対象となる．EAS装用患者は，初期段階では電気刺激と音響刺激が二重に感じるなどの違和感を訴えることが多い．しか

表6　ハイブリッド人工内耳の適応

1. 純音聴力検査
125〜500 Hzの純音聴力閾値が65 dB以内 2,000 Hzが80 dB以上 4,000 Hz, 8,000 Hzが85 dB以上
2. 補聴器装用下において語音弁別能が65 dBSPLで60％未満であること

し，違和感は数か月で消失し，時計のアラームや携帯電話の呼び出し音などの高音が聞こえるようになり，また，騒音下での会話の聞き取りが良好になるなど優れた効果を示す．今後，装用患者の増加が見込まれる．2014年7月に保険収載された．

第11章 急性感音難聴と突発性難聴

後天性の急性感音難聴は急性に突然の高度の感音難聴をきたすもので，その原因は種々である．急性感音難聴のうちで原因の明らかなものとしては，**ウイルス性内耳炎**（ムンプス等），**外傷**（頭部，音響，気圧），**外リンパ漏**，**メニエール病**などがあるが，それらは**10〜30％**にすぎない．残りの**原因不明（特発性 idiopathic）のものが突発性難聴**といわれるもので70〜90％を占める．ただし，**2 kHz 以上の高音が正常範囲であれば，突発性難聴から除外し，急性低音障害型感音難聴として区別する．**

病歴診断は，数多くの臨床症状の中から重要な情報を拾い上げ，適切な診断につなげる必要がある．その意味で突発性難聴は「突然発症の難聴」というのが大きなキーワードになる．

1 突発性難聴（sudden deafness：SD）

1）病理・病因

突発性難聴とは**ある時突然に，何の原因もなく（一側の）耳が聞こえなくなる**（聴力検査で診断）という疾患．**再発はきわめて少なく**（150人に1人程度），**回復**するものが比較的多い．

突発性難聴は原因不明とはいえ，きわめて多くの発症要因が推定される**急性の感音難聴群**[16]である．原因があれば突発性難聴より除外される．そして詳細な検査により後に**原因が同定されるのは約10〜20％ある**（図11）．そこで，現在まだ**原因が不明である急性感音難聴を一括した症候群**として突発性難聴という診断名が使用されているが，これは決して単一疾患ではない．

例えば聴神経腫瘍のうち約10〜20％の例は突発性の難聴で発症するとされ，また逆に突発性難聴（急性難聴）のうち**1〜2％は聴神経腫瘍**であるとされる．また，突発性難聴の**5〜7％は不顕性ムンプス**によるムンプス難聴によるともいわれる．適切な検査が行われないと，**上気道感染に起因する中耳の機能不全**と診断されてしまうこともある．鼓膜所見による診断を過信してはならない．また，突発性難聴と思っていても，耳管通気治療を行い，通気によって鼓室圧が一時的にも調節され症状が改善されることもある．

本邦では**年間3万5,000人程度**の本症患者が発生するとされており，その数は増加傾向にある．本症は発症後早期に治療すれば，治癒または改善することが多い数少ない感音難聴の一つである．年齢的には**30〜60歳代**に多い．**10歳以下には稀**である．性差はない．季節性は認められない．

2）診断

突発性難聴とは「突然起こる原因不明の高度の感音難聴」であるから，診断のためには次の3点が明らかにされる必要がある．

①難聴の発生が**突然**である．早朝起床時に発症することが多い．突然発症（突発）と急性発症は区別する．突然発症（突発）かどうかを確定するためには，「その症状が起きた時に何をしていましたか？」と聞くとよい．なぜなら，突然発症（突発）の時は，患者が「その時のことを克明に

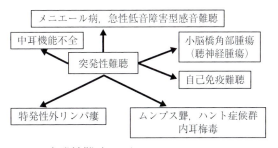

図11 突発性難聴の周辺

記憶している」ことが多いからである.

②オージオメトリーで一側性の**高度の感音難聴**がある.両側性のものは稀.必ずしも内耳性難聴の所見を示すとは限らない.高度とはどのくらいかということについて,規定はないが,一応言語帯域で難聴として自覚される40〜50 dB以上ならば本症と診断できる.2012年厚労省研究班から診断基準の改訂が提唱され,「**隣り合う3周波数で各30 dB以上の難聴(32時間以内に生じたもの)**」が参考事項として明記された.

③**原因が特定されない**.原因が明らかになれば突発性難聴ではなく,その原因に従った診断名が用いられる.

その他に随伴症状としては耳鳴り,**めまい(約30%)を伴う**こともあり,第8脳神経以外には顕著な神経症状を伴うことはない.難聴が高度なほどめまいを合併する率が高いとされている.突発性難聴の発症早期に温度眼振検査を行うと,**約40%が半規管機能低下(CP)**を呈するので,めまいは**前庭機能不全**と関連している.突発性難聴の**めまい発作は繰り返さない**のが特徴であるので,メニエール病の初回発作と,めまいを伴う突発性難聴との鑑別は,長期に経過を観察することではじめて明確になる場合もある.

患者の約80%は耳鳴を訴える.**耳鳴**は甲高い音が,耳の奥で響いている感じがする.また,耳が詰まったように感じる(**耳閉感**)こともよくある.

3)原因:ウイルス感染説と血液循環不全説

突発性難聴は,単一原因の疾患ではなく,さまざまな病態の難聴が含まれていると考えられる.突発性難聴研究班の病因分析からは突発性難聴を,infectious SD, vascular SD, metabolic SD, mechanical SDの4つに分類する考えもある(野村).発症要因としては,ウイルス感染,内耳血行障害もしくは不全,ライスネル膜破壊,免疫異常,内リンパ水腫などがあるが,最近になって確定診断に至らない外リンパ瘻(内耳窓破綻による外リンパ漏出)の関与も注目されている.そのうち,**ウイルス感染説と血液循環不全説**が有力である.

突発性難聴の原因は何であれ,最終病態は内耳の血行障害とこれによって招来される浮腫や代謝障害などから生じた**内耳機能不全→蝸牛のラセン器(コルチ器)を構成する細胞群の変性が主病変**であると推測される.さらに,一般に眼振のある症例においては,蝸牛にとどまらず前庭半規管まで及ぶ広範な循環障害を来していると考えられている.内耳の循環障害などは,現在,3テスラMRIによって一部検出できる.

(1)ウイルス感染説

ウイルス感染を原因とする説ではムンプス,風疹,サイトメガロウイルス,EBウイルス,**単純ヘルペスウイルス**などがあげられるが,いずれも**エビデンスは不十分**である.この説にはウイルスの再活性化も含まれる.これは側頭骨内の神経節,すなわち蝸牛ラセン神経節に潜伏感染したヘルペスウイルスが免疫機能低下などにより再活性化して発症する可能性も考慮されるからである.

既往に突発性難聴に罹患したことのある患者の内耳の病理組織所見がムンプスや麻疹など既知のウイルスによる内耳の変性に類似していることや,突発性難聴の再発がほとんどないという臨床的事実,あるいは突発性難聴患者の約20%に上気道感染などがみられる,また突発性難聴症例におけるムンプスIgM抗体陽性例の頻度は5〜8%と決して低いものでないなどということがウイルス説の根拠とされる.だがこれまでのところ,**原因となるウイルスを特定するまでに至っていない**.また,その発症において地域的,季節的に発生頻度が大であることもない.

(2)血液循環説

血液循環不全説とは,突発性難聴は血管条に何か一過性の障害が起こったのではないかと考えることに基づく.内耳の血管条とは,内耳のバッテリーのようなところで,ここがやられると一過性にバッテリーの機能が落ち,停電したようになってしまう.突発性難聴の**発症の誘因としてストレスや疲労が関与している症例が多いことから,内耳に血管攣縮が生じることが病因となることが多い**のではないかとも考えられている[17].

内耳を栄養する動脈は脳底動脈あるいは**前下小脳動脈（AICA）より分岐した内耳動脈**であり，これがさらに前庭動脈，総蝸牛動脈，後蝸牛動脈，固有蝸牛動脈と分岐するいわゆる終末動脈である．また，蝸牛管の内壁には微小な血管が集まっている「**血管条**」という部位がある．この血管条などの血液循環が傷害され，感覚細胞や聴神経に，十分な酸素が供給されなくなるために起こると考えるのが**血流障害説**である．内耳は多くのエネルギーを消費し活発な機能を営むが，グリコーゲンや脂肪などのエネルギー源を蓄積できない構造のため，**虚血により酸素やグルコースの供給が絶たれると，直ちにエネルギー不全に陥り難聴や眩暈をきたすのではないか**，と古くより虚血を含めた内耳の循環障害が突発性難聴の原因ではないかと考えられてきた．

血流障害には**血管攣縮，血栓，塞栓，出血，血流スラッジ現象**などがある．剖検例では血管系にこれらの変化がみられることや，突発性難聴が可逆的である場合が多いこと，難聴とともにめまいを伴う場合のあることはこの循環不全説を強く裏付けている．しかし，この説をもってしても，突発性難聴はほとんど再発がないことの説明がつきにくい．この点が循環不全説の弱点だが，この点の説明として，一度内耳に虚血が起こるとその後の高度虚血による障害は軽減される現象（**虚血耐性**）をあげる人もいる．

脳幹梗塞ではほとんどの場合，難聴やめまい以外の脳神経症状が出現するが，梗塞部位が前下小脳動脈の末梢で内耳動脈の本管に血流障害が起こったものでは突然の難聴，めまい，耳鳴の他わずかに顔面の知覚が鈍くなる程度である．

4）治療

虚血障害の治療の基本は**循環障害の改善**であり，原因の如何を問わず血流再開なしには聴力の回復は期待できない．一過性の虚血の場合，不可逆的な障害が定着する前にどこまで治療ができるかが勝負となる．

治療では全身的には**安静**が重要視されており，可能なら薬物治療目的も含めて入院が好ましい．「感音難聴の急性期は安静が必要」「それは身体の安静というより耳の安静」「睡眠をよくとるように」「小さな血管の血流がよくなるように」などと患者には説明する．

突発性難聴は難聴が発生してから1週間以内に治療を受けること，治療開始から**1週間以内に治療効果が現れてくること**が，回復が期待できる条件である．**治療期間のおよその目安は2～3週間程度**である．それは，発症後1か月以降には治療の効果はあまり望めないからである．ステロイドは10～14日間程度で漸減・中止する．

回復の程度はさまざまであり，現時点ではどのような治療が行われても，**約30～40％が完全治癒，40～60％は改善はするが完全治癒までは至らない．そして，残りの10～20％は改善がみられない**．

突発性難聴では**自然治癒が1/3～2/3の患者で認められるという報告**[17]があり，特に難聴の程度が軽いものや低音障害型の症例では予後がよいことが知られている．自然治癒例がある，また治療してもしなくても差がない，あるいは治癒例と非治癒例とには各薬剤間に有意差が認められないという報告もみられる．だが，突発性難聴ではまったく治療せずに様子をみることはできない．何もしなかったために失われた聴力は，二度と戻らないからである．確かに自然治癒による回復を上回る治療がみられてはじめて有効な治療といえるのだろうが，現在のところ，エビデンスがあるとされている突発性難聴の治療は**ステロイドと高気圧酸素療法**のみである．種々の病態，推定される原因に対する対応が即，真の病因の定まらない突発性難聴の治療となる．

以下は，治療の実際である．

（1）安静

肉体的，精神的安静（可能ならば入院）．

（2）薬物療法

病因の如何にかかわらず，最終的には内耳の循環不全を改善し，傷害された細胞や神経組織を賦活化して，**内耳機能の回復を助ける目的**で種々の循環改善薬や代謝賦活剤が多く用いられる．ステロイド，低分子デキストラン，血管拡張剤，血流

改善剤，神経賦活剤，代謝改善剤などを早期に集中的に使用する．

ステロイドは高度の難聴の第一選択として使用し，漸減法にて発症後3週間以内で終了する．ステロイドが内耳にもたらす作用としては，抗炎症作用，抗浮腫作用，内耳微小循環の改善，内耳血流の増加，電解質代謝の改善，抗免疫作用などがあげられ，**内耳の虚血障害プロセスの進行を抑止する効果**がある．だが，突発性難聴に対するステロイドの有効性はいまだ確定されていない．プレドニゾロン単独治療よりも循環改善剤**プロスタグランジン E₁ 併用療法**（プレドニゾロン漸減：80 mg/ 日〜＋ PGE1 80 mg/ 日を4日間）の方が効果的という報告もある．

ステロイド全身投与後聴力回復がなかった症例を中心として，その救済治療として**ステロイドの鼓室内注入療法**も行われている．鼓室から内耳への薬剤の到達経路として正円窓が想定されており，実験的にも局所投与により全身投与に比べて100倍以上高い外リンパ薬剤濃度が得られることが報告されていて，これにより44％が聴力回復を認めたという報告もある．米国では2012年に突発性難聴の診療ガイドラインが提唱された．そのなかで鼓室内ステロイド療法は recommendation として評価されており，初回治療で不完全な回復症例に対する治療の選択肢の一つとされている．

組織血流改善を目的とした薬剤はその作用機序により，次の3種に分類される．
交感神経を遮断するもの
直接の末梢血管を拡張するもの
血流のレオロジーを変えるもの
低分子デキストランは③のグループに属し，血小板凝集解離効果，血流粘度低下作用，血小板凝集抑制効果などを有し，末梢循環不全の治療に用いられている薬剤である．しかし，その組織血流改善効果については肯定，否定の両端があり，いまだに確定していない．

突発性難聴を含めさまざまな急性内耳障害では活性酸素が内耳障害に関与すると考えられている．動物実験だが，活性酸素を抑える**抗酸化物質**が急性内耳障害に対して予防のみならず治療効果

があることも示されている．ビタミン A, C, E は抗酸化物質として音響外傷に対する予防効果も示されており，臨床研究では加齢による難聴に対する予防効果も示されている．

（3）高気圧酸素療法（OHP）

OHP は他の治療で効果のない高度難聴に，また scale out 症例には最初からステロイドに併用するとよいとされる．しかし，高気圧酸素療法が有意に有用という成績は2週間以内の早期治療群のみにしか認められていない．

（4）星状神経節ブロック

交感神経を遮断し，末梢血管を拡張する．

（5）その他

循環改善目的で脱線維素原療法 defibrinating therapy，**ウロキナーゼ療法**，**プロスタグランジン E₁ 療法**や内耳への薬剤移行を意図したラシックスビタミン療法，抗ウイルス作用を目的にインターフェロンアルファ（IFN-α），**抗ウイルス剤**投与などがある．初期にコルチコステロイドと抗ウイルス薬（アシクロビル1日600 mg 分3を7日間）の併用投与を開始すると聴覚回復率が向上するという報告もある．しかし，どの治療法を選択しても治療成績に差はないというのが実感だろう．1週間治療しても治らないなら治療法を変える必要がある．

5）予後

発症後2週間以後の治癒率は急激に低下する．発症後約1か月で聴力が固定する．したがって，2週間経過しても変化がみられない場合には，その後の回復はあまり見込めない．

聴力回復の予後は発症からの期間，聴力低下の程度・型，めまいの有無，年齢等の因子により大きく左右される．

①発症より初診までの期間：治療開始時が早期のものほど予後が良好である．

②聴力低下の程度：軽度のもの，低音障害型ほど一般に癒りやすく，発症して3週間以上経て改善のない例，高度の例ほど回復率が悪い（聴力

レベルで 5 周波数平均が 60 dB 以下では予後良好，90 dB 以上では予後不良である）．聴力型で予後の良いのは低音障害型，谷型，水平型の順で，高音障害型，聾型は治り難い．なお治療中に高音部と低音部の間に大きい閾値の差がみられる場合は，高音部の聴力の回復は悪い．

③めまいの有無：めまいを随伴している場合，予後が悪い．めまいを伴う例は高度難聴あるいは聾の例が多いので当然といえる．

④年齢，合併症の有無：高血圧，糖尿病，腎疾患などの合併症があると回復率は悪い．年齢は 10 歳以下のものでは予後が悪く，50 歳以上になると回復率は悪くなる．

---

2 急性低音障害型感音難聴（acute low-tone sensorineural hearing loss：ALHL；低音障害型突発難聴）

低音障害型感音難聴を突発性難聴の範疇とするか，突発性難聴類似疾患として取り扱うかは議論があるが，現在では一応，急性低音障害型感音難聴あるいは低音障害型感音難聴とした**新しい疾患概念**が提唱され突発性難聴とは異なった疾患として取り上げられている．

1）定義・疫学

原因不明で，突然に発生する，めまいを伴わない軽度〜中等度の低音障害型感音難聴．**20〜40歳代の女性**（男女比は 1：2 ないし 3）に多い．約 1 割の症例が両側に生じる．障害が**低音域**（おもに 1,000 Hz より低周波域）に限られるため，難聴に気づかないケースもある．経過は比較的良好で，短期間に自然治癒することが多いが，**約 1/3 に再発・変動**あるいは不変例がみられる．**10 人に 1 人はメニエール病に移行する**．急性発症する感音難聴の中で，罹患率が**人口 100 万人対 420〜650 人**（1 万人に 4〜6 人）と高頻度である．

2）特徴ある所見

1. 急速に起こった**耳鳴（低調性）**，耳の異常感（**耳閉感**），**難聴**，**自声強聴**
2. 鼓膜の異常所見なし

3. 主に 1 kHz より低周波域の**感音難聴（軽度〜中等度）**
4. 耳管通気による症状の改善がない
5. 原則として**一側性**
6. **ストレス**が発症の誘因になる
7. 症状が**反復**しやすい
8. 比較的難聴の**予後が良好**．**7〜8 割の症例が 3 か月以内に改善する予後良好な疾患**である．年齢，初診時や 1 kHz の聴力レベルといった重症度，受診までの期間が予後と相関する．

3）診断

低音 3 周波数（125, 250, 500 Hz）の聴力レベル合計が 70 dB 以上，高音 3 周波数の聴力レベル合計が 60 dB 以下（阿部）．骨導検査を行わないと感音難聴の診断がつかない．そのため聴力検査時に気導のみでなく骨導検査やティンパノグラムを併用する必要がある．

4）鑑別疾患

低音障害型の突発性難聴，蝸牛型メニエール病の初期，外リンパ瘻，耳管狭窄症，心因性感音難聴，前庭水管拡大症，梅毒，聴神経腫瘍

5）病因・病態

臨床経過から単発型と反復型に大別できる．前者は突発性難聴の軽症型，後者は非定型メニエール病（いわゆる蝸牛型メニエール病，Williams 難聴）あるいは変動性感音難聴に属すると考えられるが，その病因は未だ不明である．

原因は**低血圧，自律神経失調，ストレス**，睡眠不足などを背景として，**内耳血行障害**に起因する**内リンパ水腫**との説が有力（メニエール病と同様にグリセオールテストに反応することが多い）．**経過中にメニエール病に移行する症例の割合は 10%である．**

内耳窓から入った音エネルギーによる traveling wave は上方回転にいくに従って基底板の弾性によって抵抗を受ける．血管条の何らかの病的状態によって内リンパ液の増量と，それによる内リンパ圧の上昇（内リンパ水腫）は，低音

域に向かって増大する抵抗を増強する形になって表れ，内耳の感受性が変化し低音域の聴力が悪化する（Tonndorf 1957,1976，蝸牛のモデル実験）という説がある．

6）治療

早期に少量，短期間，**ステロイド**を用いる（自然治癒もあるとされるが，それを期待して治療しないことは適当でない）．通常，予後は良く，1～2週間で様子を見て，ある程度落ち着けばビタミンB$_{12}$，循環改善剤などで様子をみる．

経過の判定は，低音2周波数がいずれも20 dB以内または健側との差がいずれも5 dB以内になったものを「治癒」，合計値の改善が20 dB以上を「改善」，20 dB未満を「不変」，負の変化を「悪化」とする．

3 外リンパ瘻（perilymphatic fistula：内耳窓破裂症，髄液瘻）

1）原因・頻度

外リンパ瘻は**内耳窓（蝸牛窓＞前庭窓）の破綻**に伴い外リンパが鼓室に流出して感音難聴，耳鳴，めまいなどの内耳症状をきたす疾患であり，飛行，スキューバダイビングなどの**気圧変化**，鼻かみ，力み（**異常な脳脊髄圧の上昇**），咳嗽，**頭部外傷**，中耳手術，頭蓋内圧亢進，中耳圧の急激な変化などさまざまな原因によって**内耳窓に過剰な力**が加わったときに発症する．しかし，原因が明確でない**特発性外リンパ瘻**が多い．リンパ液の漏出部位は，**内耳窓，microfissure，骨折部位**などである．

蝸牛窓破裂だけでは高度の難聴は起こさず，同時に合併する膜迷路の損傷が聴力悪化に深くかかわっているとの意見もあり，感音難聴の病態に関しては不明な点も少なくない．

前庭・蝸牛窓の破裂が生じる機序として，髄液圧の上昇が外リンパに伝わり，内耳窓を中耳腔側へ押し破る**外方爆発経路** explosive route と，鼻咽腔圧の上昇が経耳管的に鼓室に伝わり，鼓室圧の上昇が内耳窓を外リンパ側へ押し破る**内方爆発経路** implosive route がある（野村）．

小児，特に10歳以下の外リンパ瘻は，両側発症の比率が成人に比べ非常に高く，また**中・内耳の奇形**を伴うことが少なくない．聴力の予後も成人のそれと比べ悪い．

2）診断

平成24年度に外リンパ瘻の診断基準が改訂され，**確実例**は①瘻孔を確認できたもの，瘻孔は蝸牛窓，前庭窓，骨折部，microfissure，奇形，炎症などによる骨迷路破壊部などに生じる．②中耳から cochlin-tomoprotein（CTP）が検出できたもの．**疑い例**は，①外傷，手術，疾患（真珠腫，腫瘍，奇形，半規管裂孔症候群など），②外因性の圧外傷（爆風，ダイビング，飛行機搭乗など），③内因性の圧外傷（はなかみ，くしゃみ，重量物運搬，力みなど）などの原因や誘因があり，難聴，耳鳴，耳閉塞感，めまい，平衡障害などが生じたものとされる．

従来，外リンパ瘻の確定診断は**試験的鼓室開放術**により，外リンパの漏出を確認するとされていた．しかし，この方法は侵襲的検査で患者の負担が大きいうえ，総量が150 ml しかないリンパ液の漏出を目で確認できるとは限らないという難点があった．そこで，外リンパ液に特異的に含まれるタンパク質を**生化学マーカー**（**CTP**：cochlin-tomoprotein）として客観的に診断する方法[19]が新しいガイドラインでは採用された．CTP が中耳から検出されれば外リンパ液の中耳への漏出を診断できる．CTP 検出検査では，鼓膜に小さな穴をあけその穴から生理食塩水を注入し，その注入液を回収して検体を ELISA 法により検査し，陽性・陰性を判定している．

外リンパ瘻は問診により気圧変化の負荷があり，その後感音難聴，耳鳴，耳閉塞感を起こしたり，あるいはそれに続いて進行，変動，再発する感音難聴をきたす場合は本疾患を疑うべきであるとしている．**発症時の状況**に関しては詳細に問診する必要がある．

ただし，「水の流れるようなサラサラという耳鳴」「耳の中ではじけるような音」などの特徴的症状の有無，パチッという音（pop音）も外リンパ瘻のよく知られた症候だが新しいガイドラインでは参考所見に留められている．

外リンパ瘻の聴力検査ではさまざまな聴力像を呈し特徴的な聴力像はない．眼振検査では患側下で頭位眼振が認められ，外耳道を密閉し加圧，減圧を行い眼振を観察し瘻孔症状陽性を示唆する所見であっても，また，最近では高分解脳ＣＴ（UHR CT）によって蝸牛内の気泡や骨迷路の瘻孔を示唆する所見がみられてもそれもガイドラインでは参考所見に留められている．外リンパ瘻には明らかな原因，誘因がない例（idiopathic）がある．

3）治療

治療には手術と保存療法があり，**手術**の場合は結合組織，あるいは側頭筋膜を採取して内耳窓を閉鎖する．**保存療法**の場合は，髄液圧上昇を抑える姿勢で1週間安静にし，改善がみられない場合は手術に切り替える．

治療に際して問題となるのは**外リンパ瘻の自然経過**である．前庭・蝸牛窓膜の破裂そのものは実験的にも3～10日程度で自然閉鎖することが報告されている．そこで，**約2週間は保存的に治療**し，めまい，難聴などの症状に改善がみられない場合には積極的に**鼓室開放術**を行う．外リンパ瘻に対するステロイド治療のエビデンスはない．

治療は次のとおりに行う．

①まず保存的治療を試みる．発症早期は原則として入院の上，安静（**頭部を30～40°挙上して臥床安静**），保存的治療（ステロイド薬，循環改善薬などの突発性難聴に準じた点滴治療を行う）．圧上昇を引き起こす行為を禁ずる．

②**内耳窓閉鎖術：1か月以上症状が持続する場合**，あるいは聴力が日を追って変動する，悪化する，あるいはめまい・平衡障害が強くなる，温度眼振反応が廃絶する，など症状が進むときは試験的鼓室開放術を行って瘻孔を閉鎖する．しかし，この手術の明確な適応基準はまだ示されていない．

③**blood patch 療法**：鼓室内に自己血ないしフィブリン糊を注入し，内耳窓周囲に凝血塊を作って瘻孔を閉鎖しようとする試みがある．

4）予後

手術はめまいや平衡失調には有効だが，それに比べ聴力の回復は遅く，効果もめまいほどあげにくい．高度難聴の場合，手術による難聴の改善率は50％以下であるが，めまいの治癒率は高い．

4 特発性髄液耳漏

1）病態

主として Mondini 型の内耳奇形による**耳骨包の欠損**（アブミ骨底に欠損がよくみられる）から起こり，この種の小児型は反復する髄膜炎の発症後に発見されることが多い．平均**発症年齢は4歳**．軽微な奇形でも**小児の変動性，進行性難聴の原因**となることが報告されている．

成人型は**髄膜脳瘤（meningoencephalocele）または単純な骨欠損，硬膜欠損**によるもの．鼓膜穿孔がなければ診断は困難で，中耳換気チューブ挿入術後に大量の拍動性耳漏が出現して髄液の漏出が疑われることが多い．耳小骨外傷や頭部外傷後に外リンパ瘻となる頻度が高い．

2）診断

1. 合併する内耳異常のため感音性，ときに混合性の難聴を伴う．
2. 脊髄腔より造影剤（イソソルビド）を注入することにより，乳突洞内の髄液の漏出の確認（metrizamide CT）．
3. 脳槽シンチグラム．

5 脳脊髄液減少症（低髄液圧症候群）

1）病理・病態

脳脊髄液腔から脳脊髄液（髄液）が持続的ないし断続的に漏出することによって脳脊髄液が減少し，**頭痛，頸部痛，めまい，耳鳴，視機能障害，倦怠などさまざまな症状を呈する疾患である（脳脊髄液減少症ガイドライン2007）と定義されている．これらの症状は座位または立ち上がったときに増悪する**という特徴を有する．

症状は何らかの原因で脊椎領域からの**髄液の漏出**によって髄液量が減少し脳に対する浮力が低下するために脳が下垂し，脳・周囲の脳支持組織・脳神経の神経根などが圧迫または牽引されることによって生じるであろうと考えられている．**交通事故やスポーツ外傷後遺症**などの外傷をきっかけ

として生じることが多い．立ち上がったときに**何ともいえぬ重ぐるしい頭痛**がある．脳が下垂すれば，脳神経を圧迫されたり，引っ張られるので，めまいがしたり耳が聞こえにくいなどの症状が出る．

2）診断

症候的に，**立ち上がる，起き上がると15分以内に頭痛がして，臥床すると痛くなくなるという患者**の中に該当者がいる．この病気は病歴聴取のみで疑うことができるが，症状自体は頭痛以外多岐にわたるので，心身症のように見える時がある．めまいやふらつきを訴えることも多い．回転性めまいを訴えることはなく，ほとんどはふらつきである．平衡機能検査でも特徴的な所見はなく，異常を示さないことが多い．2013年に公表された国際頭痛分類によれば腰椎穿刺をして，通常は100～200 mmH$_2$O 位ある髄液圧が60以下位になり，髄液漏出の画像がみられるというということが診断の条件となっている．どこで漏れているか確認するためには造影 MRI，CT ミエログラフィー，**RI 脳槽シンチグラムというアイソトープを使った検査**を行う．MRI で脳の下垂や肥厚などを確認する．

耳鼻科では，この疾患に関しては難聴やめまいなどが改善せず精査目的で他科より診察依頼を受けることも多いので，**外リンパ瘻と機能性難聴（詐病や心因性難聴）**を念頭に置いて診療にあたる必要がある．機能性難聴とは，誘発耳音響放射検査や聴性脳幹反応検査，自記オージオメトリーなどを行い区別する．

外リンパ瘻は中耳への外リンパ腔から外リンパの漏出であり，外リンパ腔はくも膜下腔につながっていることから脳脊髄液減少症は外リンパ漏と同列の疾患にも思える．瘻孔症状検査としては，赤外線 CCD カメラを用い，ポリッツェル球を用いて外耳道の加圧・減圧を繰り返す．眼振が誘発されるかどうかを観察するだけでなくめまい感が生じないかどうかを患者に尋ねる．また，**鼻汁中にブドウ糖が含まれていないか**をチェックし，CTP 測定を行う．

3）治療

脳脊髄液減少症に対してはベッド上安静，補液と**ブラッドパッチ**（自己血を硬膜外に入れる）が治療の基本となる．

大きな外傷があったり，はっきり髄液腔が破綻している方以外は，安静臥床して5日から約2週間位安静にしていると自然寛解する率が高い．

6 ステロイド依存性感音難聴（自己免疫性感音難聴）

1）病態

ステロイド（プレドニゾロン）に反応して聴力が改善し，ステロイド投与を中止すると聴力が再悪化する特徴がある．30歳，40歳代の女性に発症する．多くは軽度〜中等度の難聴になってから急性に，あるいは突発的に悪化する．内耳以外に障害が見いだされない**局所型**と，原田病あるいは大動脈炎症候群（高安病）に合併するような**全身型**とある．

原田病はびまん性脈絡膜炎に白斑や白髪，脱毛などの皮膚症状に，難聴，耳鳴などの内耳症状，あるいは髄膜炎症状などを伴う全身疾患である．罹患率は100万人あたり6.3人，メラノサイトを標的とする**自己免疫性感音難聴** autoimmune sensorineural hearing loss と考えられている．

2）内耳症状

蝸牛症状は一般に**高度，両側性，対称性**である．混合難聴を示す例もあり，そのような例では耳管の病態が疑われるが滲出性中耳炎は認められない．

通常，臨床的に行われる免疫学的検査では特異的所見は見いだされないが，血沈亢進，血清総ガンマグロブリン高値，IgM 高値を示す例が多い．聴力悪化時に血沈亢進がみられる例がある．

3）治療

発症初期に十分なステロイドホルモンの投与が有効である．発症1か月以内の治療が予後を左右するともいわれる．ステロイドに柴苓湯を併用する場合があり，後者の併用によりステロイドを減量することもできる．

7 特発性両側性感音難聴

突発性難聴に似ているが少し異なった臨床経過，すなわち，**両側進行性**であるが1回の悪化は突発性難聴ほどひどくないかわりに，持続的でなく**段階的に進行**する．受診前は自覚的に聴力正常あるいは，今ほど悪くなかったのに，原因もなく，急にあるいは徐々に聴力が悪くなったという例が多い．

改善も突発性難聴より悪い等の特徴的臨床像をもつ疾患で発症率は10万人対で年間10〜20人である．自然寛解率は約60〜80％に達するとドイツからの報告がある．

ミトコンドリア遺伝子1555A→G点変異の難聴の特徴が特発性感音難聴の特徴に類似するが，成人の両側性の進行性高度感音難聴と前庭機能障害は髄膜炎を除き**原因が不明**なものが多い．稀ではあるが悪性腫瘍の側頭骨転移が原因の場合がある．

治療に関して，急性難聴に対するステロイドの有効性は証明済みである．フォローアップが重要である．患者には原則として外来治療を提案するが，これが失敗に終わった場合，患者が苦痛を訴えている場合，あるいは著しい聴力低下が3日間の治療で改善しない場合には入院が望ましい．

文献

1）志田亨，編：音響性聴器傷害．金原出版，1993．

2）鈴木篤郎：幼児難聴 – 特にその早期発見．金原出版，p1－14，1997．

3）喜多村健，玉川雄也：感音難聴と遺伝子異常．新臨床耳鼻咽喉科学，加我君孝ほか，編．中外医学社，256－263，2002．

4）宇佐見真一：人口聴覚の開発．感覚医学ロードマップ公団シンポジウム「感覚器障害の克服と支援を目指す10年間」より．

5）Sennaroglu L, Saatci I：A new classification for cochleovestibular malformations. Laryngoscope；112：2230-2241, 2002.

6）工藤曲代：風疹の流行と先天性症候群 – もう2度と風疹の流行を起こさないために．先天性風疹症候群の臨床．臨床と微生物41：263－268，2014．

7）西岡出男ほか：ムンプス難聴，日耳鼻会報88：1985，1647．

8）内田育恵ほか：NILS-LSAにおける難聴の有病率，日本老年医学会雑誌49：222-227，2012．

9）前田千佳子ほか：年齢による聴力レベルと語音明瞭度の関係，Audiology Japan 33：215-219, 1990．

10）Kaga K, Shindo M：Central auditory information processing in patients with bilateral auditory cortex lesions. Acta Otolaryngol Suppl 5352；77-82, 1997.

11）細井祐司：耳鼻科医にとっての補聴器フィッティングと最近の進歩．耳展 50（2），74-81, 2007．

12）土井勝美：人工中耳，日耳鼻118：801-803，2015．

13）岡本牧人：補聴器の進歩，日耳鼻118：797-780，2015．

14）細井祐司：補聴器この20年間の進歩，第112回日本耳鼻咽喉科総会ランチョンセミナー，日耳鼻114；905-911，2011．

15）小児人工内耳の新適応基準：日本耳鼻咽喉科学会のホームページ；http:/www.jibika.or.jp/members/iinkaikara/artificial_inner ear.html

16）柳田則之，中島努，設楽哲也：急性高度感音難聴の全国疫学調査（1933年）第一次調査について，Audiology Japan 3：184-188，1996．

17）暁清文：虚血機序に基づく突発性難聴の病態と治療，日医報4420，67-72，2009．

18）ハイブリッド型人工内耳EASガイドライン；http://www.jibika.or.jp/members/jynews/info_naiji.pdf

19）Ikezono, T, et al：CTP（Cochlin-tomoprotein）detection in the profuse fluid leakage（gusher）from cochleostomy. Acta Otolaryngol. 130（8）：881-887, 2010.

90　耳科学

A 聴器

III 外耳疾患

第1章　異物症

1 耳垢栓塞

1）疫学

　耳垢は，耳垢腺や皮脂腺からの分泌物と剥がれ落ちた外耳道の皮膚，ほこりなどが混じり合ったもの．分泌液は本来は有益で，皮膚に対する保護作用や潤滑（軟化）作用，抗菌作用を有する．耳垢には**湿性**（軟性）と**乾性**の2タイプがある．軟性か，乾性かを決めるのは遺伝子である．人種や民族により顕著なタイプの差がみられ，例えば乾性耳垢の人の割合は，日本では85％，東アジアでも80～95％を占めるのに対し，ヨーロッパやアフリカでは0～3％ときわめて低い．欧州やアフリカの民族集団では浸潤型が大半を占める．

　外耳道には自浄作用，すなわち，外耳道の深部の鼓膜側から外側に表皮が移動する作用があるため，剥がれた表皮は奥に貯まることなく軟骨部外耳道まで出てくる．そこで耳垢腺や皮脂腺からの分泌物と混じり合う．なので，耳垢は外耳道から自然に外に出て行くようになっている．性状がネバネバしている湿性耳垢は乾性耳垢より内に貯まりやすい．

　耳垢が貯まって外耳道がふさがれた状態を耳垢栓塞という．耳垢栓塞を来しやすいのは高齢者と幼小児である．高齢になると外耳道の自浄作用が低下し，耳垢が貯まりやすくなる．加えて認知機能が低下すると，清潔への関心が薄れ，耳掃除をしなくなる．物忘れセンターに入所している人の7％に耳垢栓塞が認められたという報告がある．幼小児では外耳道が狭いため，耳垢が貯まりやすい．

　耳垢が大きくても，少しでも外耳道が開通していれば耳閉塞はきたさない．耳垢が外耳道直径の80％以上を塞いだ場合に難聴が発生する可能性がある．耳垢が原因で難聴となり認知機能が低下する高齢者もいるので，高齢者の診察時には外耳道の状態にも気を配りたい．

2）治療

　外耳道に栓塞した場合は，鼓膜の観察に支障を

耳垢とは

　実は人間の耳垢は本来湿性であり，湿性耳垢の形質は顕性（優性）遺伝する．乾性耳垢という体質は本来存在しないのである．**乾性耳垢の人は遺伝的に耳垢が出ないかあるいは少ない体質（モンゴロイドに特異的な遺伝形質）であり，耳垢だと認識されているものは耳壁の皮膚が剥がれたものや外部から入った埃**である．約2万年前の最終氷河期にシベリア・東北アジア付近で突然変異により耳垢が出ない体質となった人が出現し，その子孫が主に東アジアに，そして世界に広がったらしい．

きたす．難聴，耳閉塞感以外，耳鳴，耳のかゆみなどが起きることがある．洗髪や水泳で耳に水が入ると，耳垢がふやけて外耳道が圧迫され，痛みやめまいを感じることもある．また，耳垢を気にするあまり不適切な耳掃除をすると外耳道や鼓膜を傷つけてしまうことがある．

治療は外耳道皮膚には自浄作用があるので，多くの場合，入口付近に移動してきた耳垢を綿棒で清掃すればよい．

耳鼻咽喉科では耳垢を鑷子あるいは鉗子で摘出する．それ以外の耳垢栓塞に対する適切な治療の選択肢は，①耳垢溶解薬の使用（自宅で数日間耳浴して耳垢を軟化させ除去する），②イリゲーション（洗浄）．耳垢溶解薬を耳洗浄15〜30分前に注入しておくと効果が高くなる，③吸引式の特別器具を使った用手除去は患者に与える負担が少なく，外耳道狭窄，鼓膜穿孔または鼓膜チューブ挿入下，免疫不全などを有する患者に適している．

家庭における耳垢除去の安全かつ簡便な方法は，入浴後に外耳道入口部を綿棒でやさしく拭うのがよい．しかし，耳垢を気にしすぎて，頻繁に耳掃除をしたり，綿棒などで奥の方まで掃除しようとすると，逆に耳垢を奥に押し込むことになることもある．また，外耳道の皮膚を傷つけて炎症やかゆみが生じたり，鼓膜を傷つけたりすることにもなりかねない．外耳道を傷つけたり，いじりすぎて外耳道皮膚の慢性炎症ともなればかえって耳垢が増え，それが耳垢栓塞の原因ともなることに注意を払わなければならない．耳を掃除するにあたっては鼓膜や外耳道を傷つけないような注意深い手技が要求される．

不適切は方法は，オーラルジェットイリゲータやイヤキャンドリングの使用である．外耳道に対する刺激が強く，使用は勧められない．市販の耳掻きや綿棒などは外耳道に強く挿入しない．耳垢のリスクの高い人は6〜12か月に1回は受診して，ルーチンの洗浄ないし除去を受けることが望ましい．

3）どれくらいの頻度で耳掃除をしたらよいか

耳垢は外耳道の自浄作用により自然に排出されるので，通常は耳の入口付近についた耳垢を綿棒で月に数回，掃除するだけで十分である．綿棒はベビー用の綿棒の太さが適している．入浴後に耳の中の水分が気になるようなら，綿棒で入口付近1cm位までの水を優しく拭き取る．綿棒を奥まで入れて逆に耳垢を押し込まないように注意する．赤ちゃんの場合は，入浴後に，耳の入口だけ軽くタオルで拭いて，水分を取ってあげればいい．

2 外耳道異物

異物は無生異物と有生異物に大別される．無生異物としては，モミ，小麦等の植物性のものと，毛クズ（ペットのものを含む），紙片，綿花，パチンコ玉等が多くみられる．有生異物としてよくみられるのは，甲虫類，小型のゴキブリの類，蛾等の羽の生えた昆虫類が多いが，小さなクモ，アリのように羽のないものもある．

動いている虫の動きを一刻も早く静めるためには，外耳道にアルコール，オリーブ油，クロロホルムを入れる．虫を溺れさせるのが目的であるが，アルコールやクロロホルムは，麻酔作用で早く静かになる．治療は摘出する．異物の形状が複雑であったり，患者が暴れたりして摘出困難な場合には，早めに全麻下に摘出を試みた方がよい結果が得られることが多い．

第**2**章　外耳の奇形・変形 （表1）[10]

耳の発生は複雑で，**外耳**は神経堤細胞に由来する第1および第2鰓弓の外胚葉性間葉および鰓弓間に形成される外胚葉性の第1鰓孔から，**中耳**は内胚葉性の第1咽頭嚢および外胚葉性間葉から，**内耳**は外胚葉性の耳胞に由来する膜迷路と耳胞周囲の間葉に由来する骨迷路から生じる．こ

92　耳科学

表1　耳の先天異常の分類

内耳	外耳
骨迷路・膜迷路　　Michel 型　　（無形成）　　Mondini 型　　（低形成）膜迷路　　Scheibe 型　　　（蝸牛および球形嚢に局限した形成不全）　　Bing-Siebenmann 型　　　（膜迷路全体の形成不全，特に感覚組織）　　Alexander 型　　　（蝸牛管基底回転の形成不全）前庭水管拡大	耳瘻孔耳介　小耳症　副耳　耳垂裂　埋没耳　折れ耳　コップ耳　立ち耳　スタール耳外耳道　狭窄　閉鎖　　膜性閉鎖　　骨性閉鎖第1鰓溝性瘻孔
中耳	
耳小骨　固着型　　ツチ骨固着　　キヌタ骨固着　　アブミ骨固着　離断型　　キヌタ・アブミ関節離断内耳窓閉鎖鼓室形成不全	

（船坂）

の過程が障害されると先天異常が起こる．**発生早期の段階で障害されるほど異常の程度は強い．中耳と外耳は発生母体が似ているため，発生異常を同時に合併することが多い．発生原基を異にする内耳の先天異常は単独で起こることが多い．**

1　小耳症（外耳道閉鎖症）

1）病因

　耳介が異常に小さいものを総称するが，そのほとんどで耳介の変形・欠損を伴う．頻度は欧米では2万人に1人といわれるが，本邦では出生数1万人に1人位とされ，やや多い．すなわち毎年約100名が出生し，**両側の小耳症は10万人に1人出生すると見込まれる．男：女＝2：1，片側：両側＝10：1，右：左＝2：1．**したがって，最も多いのは，男子の右側に生じた小耳症ということになる．

　遺伝的な関係は否定的で，外耳道の器官形成におけるアポトーシスの促進・抑制が奇形を生じさせる原因の一つであることが明らかにされつつあることから，本症の発生の多くは**環境因子**によるものと推定される．そして，原因としては胎生3か月未満に第1鰓弓，第2鰓弓の発育が抑制されて生じるとされる．だから，小耳症は下顎低形成，軟口蓋麻痺，稀に顔面神経麻痺などを伴う**第1第2鰓弓症候群の一部分症**であることもある．

2）病態

　小耳症の分類では**Max の分類**が有名で，**軽度のものをⅠ度，中等度をⅡ度，高度をⅢ度**と考えればよい．60％は耳垂が残存し，その上方に軟骨を含んだ小隆起が残っているのが**耳垂型（Ⅰ型）**で最も多い．**男子の右耳にピーナツ状の残存耳介がみられるもの（Ⅱ型）**が典型像である．

　小耳症は外耳道狭窄・閉塞を伴うことが多い．聴力は外耳道が閉鎖している場合，**50～60 dB の伝音難聴**を示し，骨導は正常であることが多い．耳介には支持体としての機能もあるので，小耳症の患者はマスクやメガネをかけられない．

外耳疾患　93

3）治療

小耳症には**耳介形成術が少なくとも2回に分けて施行**され，通常は1年以内に完成する．それは耳介の大きさが成人とほぼ同等になる9歳で第一期手術を行い，その約半年後に第二期手術を計画する．

現在行われている手術法のほとんどは，**Tanzer法**の流れをくむもので，第一期手術としてもっとも普通には肋軟骨移植術，すなわち側頭部皮膚ポケットに耳介の形状を模した**肋軟骨フレームワークを移植**する．そして約半年の待機期間を経て，第二期手術として**耳介挙上術**を行う．第二期手術の際に，症例に応じて**外耳道形成術**を伴う耳介挙上術を行う．片側の小耳症では，外耳道作成による瘢痕が，耳介再建にマイナスの影響を与えるから，両側でなければ外耳道形成術を行うかは両親と話し合って決める．

その耳介形成術は，自家組織を用いる方法と人工物を用いる方法に大別される．耳介再建の材料として**肋軟骨**（患児の**第6，7，8肋軟骨**の，平坦かつ繊維性に癒合している部分）はよく用いられる．形状が耳介に適し，量も適当であり，後遺症も少ないからであるが，弾性軟骨ではないので，再建耳介が硬いという欠点がある．シリコンなどの人工物を用いた場合，長期間の経過中に感染などのために取り出さねばならなくなることがある．

再建耳介の形状は肋軟骨フレームワークの形状に依存する．したがって，肋軟骨フレームワークの作製は，この治療の最もコアな部分である．さらに，耳輪と対耳輪の部分には，別の肋軟骨を重ねる．

耳介再建の時期は**小学校の高学年以降**．5～6歳頃再建すると，成人になって小さく見劣りがする，得られる肋軟骨も小さい，胸郭の変形（採取部の直上の肋骨が突出してくる）が強く現れるなどの問題がある．ちなみに，9歳時に耳長は19歳の耳長の90％に達するので，**小耳症の手術は9～10歳頃まで待機することが必要**である．そして，一般には，できあがった耳介の大きさは**左右差が10％以内**にとどまっていれば正常と判定される．肋軟骨採取部位の胸囲が60cm程度以上であると再建に必要な分量を採取しやすく，採取部位の変形が最小限にできる．

一般には耳介形成後に外耳道形成術に加えて鼓室形成術を行う．形態学的な矯正だけでなく，機能的な再建を行うことが形成手術では望ましいが，中耳および外耳の形態異常が高度な場合は聴力改善が困難である．うまくいって**30dB位までの聴力改善**が得られる．手術適応例の選択にあたっては画像診断が有用である．両側小耳症では高度な難聴があれば言語発達にも遅滞を生じるので，**骨伝導補聴器**使用を早期に開始する．

2　先天性外耳道閉鎖症

外耳道は正常なものから，狭窄または閉鎖しているものまでさまざまで，外耳道閉鎖を伴う場合には鼓膜の欠損と耳小骨の異常がある．ただし，

耳介形成術

材料：**肋軟骨**

耳の形に作った軟骨の型枠を耳介の残部に固定し，皮膚で被う．このときの手術法として二つの可能性がある．

①型枠をそのまま側頭部の皮下に埋入させ，3～6か月後に耳起こし手術を行い，同時に側頭耳介溝の部に遊離植皮術を行う．

②まず，耳を被う部分の皮膚を組織伸展器（ティシューエキスパンダーというシリコン性の袋を皮下に埋め，毎週生食水を注入して2，3か月かけてその上の皮膚を引き伸ばしておく）によってコブ状に伸展させておき，エキスパンダーを抜去したときに余裕のできた皮膚で，耳介の型に作った軟骨の型枠を包む方法．

発生原基が異なる内耳は正常であることが多い.

鼓室形成術を含んだ外耳道形成術は耳科手術の中で最も困難な手術の一つである. 現在では外耳道を外耳孔から鼓室までの間に形成する外耳道形成術をまず施行し, 引き続き鼓室形成術を一期的に行う術式が広く行われている. 外耳道奇形の手術を困難とするものとしては, 外耳道奇形に高率に随伴する**顔面神経の走行異常**があげられる. 顔面神経麻痺を避けるための有効な手段として, コンピュータ支援手術も考えられる.

術後合併症の中で, 最も大きな問題は形成外耳道の再狭窄で, 次に感染である. この術後の合併症のため, 形成外科医は外耳道奇形に対しては, 外耳道形成は施行せずに耳介形成だけを行うという意見が強い. ただ, 外耳道奇形の患者は, 得てして耳介形成後は外耳道形成を望む.

3 耳介の奇形

1）副耳（軟骨母斑）

副耳は第1鰓弓から発生する耳珠の形成異常であり, 耳珠と口角を結ぶ線状に生じるといわれる.

表面の色調, 性質は耳輪のそれに似る. 出生時よりみられる. ときに2つないし多発することがある. 組織学的に腫瘤の中央に軟骨が認められれば診断は確定するが, 軟骨のない場合もある.

必要があれば**1歳以上になるまで待機して切除**する. 通常は瘢痕が縦方向となるように紡錘形に切除縫縮する. 茎部の細いものは新生児のうちに糸で結紮すれば脱落するといわれるが, 軟骨を含む場合には小さな隆起が残ることが多いので切除が確実である.

2）埋没耳（袋耳, 折れ耳：pocket ear, cryptotia）

（1）病態

耳輪上部が, 側頭骨皮下にもぐり込んでおり, 指で引き出すことができるが, 離すと直ちに元の状態に戻る奇形. 整容的な問題の他に, 眼鏡やマスクがかけられないという不便がある.

埋没耳は欧米では稀だが, 本邦では比較的多くみられる耳介奇形の一つで, 発生頻度は約400人

に1人である. 男性に多く, 左右差では右側に多い. 両側性の埋没耳は全埋没耳中40％近くにみられる. これは耳介後面に停止する筋の付着異常によると考えられている.

（2）治療
1. 非観血的治療

耳介軟骨の柔らかい乳児期には, 発育不全の少ない軽度なものは, 手で絶えず引っ張り出していると, だんだん矯正されてくる. 多くのものは生後早期であれば, 装具による**矯正治療**で改善する.

2. 手術

矯正治療で改善が得られないものに対しては手術. 通常は3歳頃が適当である. 軟骨の切開, 切除, 遊離軟骨移植などが行われる. 手術のねらいは, ①耳介の埋伏状態の解除, ②耳介の対輪脚を中心にみられる折り畳まれるような軟骨変形の修正, である.

局所皮弁法, 遊離植皮法などがある.

3）立ち耳

耳介が異常に立っている状態をさす. 多くは対耳輪の彎曲が不十分なため, あるいは耳甲介後壁が異常に高いために生じる. 特に西洋ではコミカルな醜形として嫌われているために手術が盛んに行われる. 耳甲介腔の軟骨切除や対耳輪の稜線を強く出すように軟骨形成を行って, 耳介の尖立度を低くする.

4）スタール耳

対耳輪が後方へ分枝し耳介がとがった形態になっている. 手術においてはとがった部分をなくすように軟骨の形成を行う.

4 外耳道の変形（後天的なもの）

1）サーファーズイヤー（外耳道外骨腫： exostosis hyperostosis）

（1）病因・病理

海女や漁師, 海水温度の低い冬期にも泳ぐサーファーに多い（**サーファーズイヤー** surfer's ear は別名 **swimmer's ear** や **Australian ear** ともいう）. サーファーズイヤーは外骨腫 exostosis

で，外骨腫は骨部外耳道に生じ，多くは両側対称性・多発性で広基性骨隆起を形成する．鼓膜輪の外側に壁を作るように骨の増殖が認められ，次第に巾着の口を絞るように進行していく．長期にわたる頻回に繰り返された**冷水刺激**が原因といわれ，外耳道皮下組織の慢性炎症が**線維組織の増殖さらに骨細胞の形成**をもたらす．病理学的には扁平上皮と骨膜で被われた層板状の緻密骨で，骨細胞に富み，fibrovascular channel を欠く．骨髄腔に乏しい．

外骨腫とよく混同される疾患に**外耳道骨腫**がある．外耳道骨腫の多くは鼓室輪縫合・鼓室乳突縫合部位より発生する一側性・単発性・有茎性の骨腫瘤であり，比較的稀な疾患である．

サーファーズイヤーの初期段階は無症状に経過するが，増大により外耳道の狭窄が高度となると，狭窄自体や耳垢貯留に伴う伝音難聴が生じる．外耳道から水が抜けにくいと耳閉感をきたすようになる．また，耳垢・海水の貯留などから外耳炎を引き起こし，疼痛を訴えるようになる．外耳道外骨腫は一度形成されると保存的に改善することはない．

（2）症状・治療

治療は耳垢栓塞や外耳炎を繰り返す場合は手術的に骨の増殖部を削除する．手術は耳内に切開を起き，外耳道皮膚を外骨腫より剥離後，ドリルやノミで隆起病変を削除する．術後2〜4週で上皮化が完成する．ただし，炎症性の再狭窄を避けるために，上皮化完了まではサーフィンを控えさせる．またその後は，耳栓をして狭窄の進行，症状の悪化を防ぐことが勧められる．

2）後天性外耳道閉鎖症（外耳道深部線維性閉鎖症：medial meatal fibrosis）

（1）病因・症状

後天性外耳道閉鎖症は炎症，外傷，手術などが原因となって発症し，その大多数が肉芽や瘢痕組織による線維性閉鎖である．これは，先天性外耳道閉鎖症の大部分が骨性閉鎖を伴うのと対照的である．

後天性閉鎖の好発部位としては，外耳道入口部や軟骨部外耳道があげられるが，なかには鼓膜固有層の瘢痕性肉芽が肥厚して，外耳道深部から徐々に閉鎖してくる場合がある．耳鏡所見では一見，鼓膜が浅在化したようにみえるが，ＣＴをとると軟部組織による外耳道閉塞であることが明らかとなる．本症の病因や線維化進行の機序には，肉芽形成とその感染が重要な役割を演じている．症状は難聴と耳閉感が主で，伝音性または混合性難聴の聴力像を示し，診断はＣＴ所見が決め手となる．

（2）治療

治療は，気骨導差が大きい例に対しては手術により聴力改善が可能である．難聴の原因となっている外耳道深部の線維組織を鼓膜固有層から剥離して可能な限り切除する．ダイヤモンドバーで骨部外耳道を十分に拡大した後，骨面と鼓膜固有層を保存した外耳道上皮と分層遊離皮弁で完全に覆うことにより肉芽の再増殖防止を図る．術後の問題は再発だが，不適切な術後処置による肉芽形成は極力避ける工夫が必要である．

第3章　外耳の外傷

1 耳介血腫

1）成因と病変部位

耳介の打撲や反復する摩擦刺激によって生じるので，ほとんどが外傷性のものであり，格闘技やラグビーなどのスポーツを行うものによくみられる．固い枕で耳が折れ曲がって寝ていたときにも起こることがある．その耳介の形からギョウザ耳，カリフラワー耳とも呼ばれる．

耳介は前後面を連絡する多くの小血管が耳介軟

骨を穿通している．耳介に外力が加わった際，耳介後面では介在する組織のため皮膚と軟骨がずれても刺激が吸収される．しかし，耳介前面は皮膚は軟骨としっかり固定されているので，皮膚と軟骨がずれにくく，外力が加わるとこの間が裂けやすい．このため耳介前面に血腫を生じることが多い．血腫の存在部位は厳密には皮膚と軟骨膜の間ではなく，軟骨膜下または軟骨内に生じる．経過が長びけば軟骨自体の肥厚，変形が起こり，放っておくと，耳がゴツゴツと固くなってしまう．

2）治療法のポイント

治療のポイントは以下のとおり．

①早期治療
②血腫の完全除去
③安定した圧迫
④ドレナージの維持
⑤感染予防
⑥経過観察と生活指導

血腫が小さい場合は放っておいても自然に吸収される．血腫の多くは穿刺にて容易に除去できるが，凝血塊となり除去の困難な場合には切開して行う．18ゲージの注射針による吸引だけでは再発しやすい．

再発の予防は，非侵襲的な圧迫を主とする方法，ドレナージを主とする方法，枕縫合の固定による圧迫を主とする方法に分けられる．

内容液を吸引した後，その中にトリアムシノロン（ケナコルト®）を約1～2 mg，容積にして0.1～0.2 mlを入れ，圧迫固定する方法もある．再発しても，2，3回続けると多くの場合は治る．単純な圧迫では，三角窩や舟状窩の圧迫に難がある．外科的処置としては，耳の後ろから前の方に**ナイロン糸**を全層でU字形にかける．これを4か所ほど行い，そして耳の前後面に2個の小指頭大に巻いたクロマイP®をつけたガーゼ，あるいはソフラチュール®を置いて両面から挟みつける（耳介固定法）．曲がりの角針の大きなものを使うと軟骨を貫くのが楽である．10日から2週間で治る．

2　外傷性鼓膜穿孔

1）分類

①**直達性穿孔**：耳掃除によることが多い．
②**介達性穿孔**：平手打ちなど殴打（風圧）によるものと，スポーツ（球技，水泳など）によるものが多い．

2）病理

穿孔の多くは**粘膜固有層の放射状線維走向に沿い生じる**．通常，受傷時には鼓膜緊張部の裂傷としていろいろな形の穿孔がみられるが，**後には円形を呈するようになる**．**自然閉鎖は90％前後．2か月以内の閉鎖は新鮮例の約85％**．年齢が高くなるほど，鼓膜欠損度が大きいものほど閉鎖に長い期間がかかる．閉鎖傾向のみられないものでは，多くの場合鼓膜になんらかの原因がみられる．

3）症状

自覚症状としては難聴が最も多いが，介達性損傷ではそれについで耳鳴や耳閉感が，直達性では耳出血や耳痛が多い．めまいや高度難聴，味覚障害，顔面神経麻痺などの症状がみられるようであれが中耳や内耳の障害（耳小骨連鎖離断，感音難聴，外リンパ瘻など）も考慮しなければならない．例えば**難聴が中等度～高度である場合は耳小骨連鎖離断を，めまいを伴う場合はアブミ骨底板骨折や外リンパ瘻を疑う**必要がある．

耳小骨CT画像の3次元構築像があれば，耳小骨離断部位が明確に描出されるが，受傷直後は中耳腔に出血や炎症による陰影がみられ，耳小骨の微細な変位の判断が難しいことがある．乳幼児の聴力評価にはABRのV波閾値検査が必要である．

4）治療

適切な化学療法と局所処置を行えば感染は鼓膜穿孔閉鎖の遅延の原因にはならない．鼓膜の炎症はむしろ治癒機転を促進することもある．

2か月前後を目安に自然閉鎖傾向を示さない例や中等度以上の穿孔では穿孔縁に腐蝕剤（10％トリクロール酢酸など）を塗布しステリストリッ

プなどで穿孔をシールして鼓膜上皮の再生を促すやり方もある．これは穿孔縁を新鮮創にすることで組織損傷に対する反応が活性化され組織の増殖機構が働くものと思われる．

3 外傷性耳小骨離断

側頭骨打撲による介達性損傷と，鼓膜直達性外傷に合併する直達損傷がある．外傷性鼓膜穿孔例のうち耳小骨離断を合併した例は多くなく，2〜5％程度である．ツチ・キヌタ関節の離断とキヌタ・アブミ関節の離断とがあり，後者の方が多い．内耳障害がなく鼓膜穿孔が治癒してしまうと耳小骨離断があれば鼓膜正常伝音難聴の像を呈する．

なかにはアブミ骨底が前庭窓に陥入したり，外リンパ瘻を生じたりすることがあり，その場合，感音性難聴やめまいを生じるので注意が必要である．

4 外耳道骨折

顎顔面外傷後に下顎骨関節突起を介して外耳道前壁が損傷される．その場合，下顎骨の骨折を合併していることが多い．原因としては交通事故が多い．確認にはＣＴが不可欠である．受傷後，早い時期での整復が必要．対応が遅れると，外耳道の狭窄から閉鎖へと伸展することもあるし，外耳道の自浄作用の障害から真珠腫の原因ともなりうる．

第4章 側頭骨の外傷

1 側頭骨骨折（temporal bone fracture）

側頭骨骨折は**頭蓋底骨折の約2割**に随伴する．**側頭骨骨折の約30％は両側性**である．交通事故，労働災害（転落），スポーツ外傷（転倒），喧嘩などにより起こり，**縦骨折**と**横骨折**，さらに両者が合わさった混合骨折がある．脳損傷や出血など重篤な頭蓋内病変を伴う場合には，救急医や脳外科医による救命処置が優先され，実際に耳鼻咽喉科受診となるのは受傷後3週目以降になることも多い．

1）分類
（1）縦骨折
錐体稜に平行に起こる（**錐体骨長軸に沿う，錐体の長軸に対し平行に走る**）骨折で，錐体骨折の**70〜80％を占める．側頭部から頭頂部の打撲**時に起こることが多く，骨折線は鱗状骨から外耳道後上方，鼓室天蓋におよび，しばしば**鼓室血腫**や**耳小骨離断15〜20％**（アブミ骨キヌタ骨離断が最も多い），**鼓膜損傷**を伴う．このため，**伝音難聴**をきたす．内耳振盪による**感音難聴**やめまい，

顔面神経麻痺（10〜20％），髄液漏を伴うこともある．顔面神経麻痺は遅発性不全麻痺が多く，障害部位のほとんどが**膝部周囲**とされる．

（2）横骨折
後頭蓋より錐体に直角に（**錐体骨長軸方向に直交する**）中頭蓋に達する骨折で，錐体骨折の**10〜20％を占める．後頭部や前頭部**を打撲した

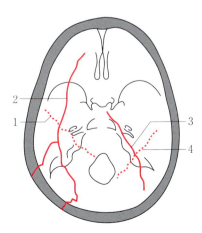

図1　側頭骨骨折
1と4：横骨折，2と3：縦骨折，2：複合骨折（前頭蓋底＋錐体骨縦骨折）

98 耳科学

ときに起こりやすく，しばしば重篤な頭蓋合併症を合併している．横骨折の症状は，膜迷路や内耳道の損傷により**一側聾**，**回転性めまい**，永続性**顔面神経麻痺（約50%）**であり，外耳道や耳管を通して**髄液漏**がみられることがある．縦骨折と横骨折の両者の成分が混在するものは混合型である．

2）診断

①頭部打撲外傷の既往がある．

②上記症状がある．

③CTで骨折線と乳突蜂巣の陰影（骨折による出血）の有無をみる．二次性変化である乳突洞，中耳腔への出血の描出にはMRIがCTより優れるが，骨折線自体をより明瞭に検出する**CTが重要**である．ことにマルチスライスＣＴを用いれば耳小骨病変の診断も可能になる．ただし，個々の症例で骨折線の全体像を評価することは必ずしも容易でなく，むしろ臨床症状（内耳症状の有無：内耳機能が保たれていれば縦骨折，高度障害ないし廃絶があれば横骨折）により分類されてきたの

が実情と思われる．

④純音聴力検査で伝音難聴か感音難聴か区別する．**伝音難聴は鼓室血腫か耳小骨離断による．感音難聴は内耳振盪によるものが実際は多い**．

⑤ティンパノメトリーは耳小骨離断があればAd型，鼓室血腫があればB型を示すことが多い．

3）治療

①救急処置：全身管理を優先する．髄膜炎予防のために抗生物質を服用．髄液漏に関しては初期には頭部挙上．

②保存的治療：内耳炎予防のためにステロイドを使用．

③手術的治療：耳小骨離断や鼓膜穿孔には鼓室形成術を，外リンパ瘻や髄液瘻には瘻孔閉鎖術を，顔面神経麻痺で保存的治療に抵抗するものに対しては顔面神経減荷術を行う．伝音難聴では，30dBを超える難聴が6か月以上持続する場合に外科的治療が考慮される．

第5章　耳介・外耳道の炎症

1　反復性多発性軟骨炎（relapsing polychondritis：RP）

1）病因・診断

全身の軟骨組織およびムコ多糖類を多く含む組織が系統的に障害され，軟骨組織が進行性に炎症をきたす病因不明の比較的稀な疾患．**Ⅱ型コラーゲンに対する自己免疫疾患**とされている．

臨床的には，①**耳介軟骨炎**，②**角膜炎**，③**鼻軟骨炎（鞍鼻）**，④**気道症状**，⑤**内耳症状**，⑥**全身の関節炎**などと多彩な症状を呈する．RPの25%は耳介軟骨の症状を初発症状とする．内耳が障害された場合は感音難聴，耳鳴，めまいをきたす．内耳障害は一側性の場合も，両側性の場合もある．喉頭・気管軟骨病変では，呼吸苦，喘鳴，および嗄声などを生じる．なかには喉頭気管狭窄などの重篤な症状をきたすこともあり，致死率は約

10%と報告されている．この疾患に特異的な検査法がなく，診断確定までに時間がかかる場合が多い．一説によると感染症などと誤診され，診断までに平均2.9年かかるといわれる．

2）診断

上に掲げた代表的な6つの臨床症状のうち3つ以上を満たし，かつ組織所見を満たすものを診断基準とする．病初期には急性の非特異的な耳介軟骨膜炎，急性喉頭炎などの感染症と区別しづらいが，繰り返す軟骨近傍の炎症をみる場合には反復性多発性軟骨炎を考慮に入れて診断する．軟骨を欠く外耳道下1/3は発赤しない．赤沈値はRPの病勢をよく反映し，経過観察には有用である．

3）治療・予後

治療は自己免疫疾患の治療に準じ，**ステロイド**が主に用いられる．難治例や重症例では，ステロイドのパルス療法が用いられ，免疫抑制剤なども併用される．しかし，病因が不明である上，症状が自然に寛解増悪を繰り返すため治療効果の判定が難しく，本疾患に対する治療法はまだ定まっていない．

予後は不良で，軽快，増悪を繰り返しながら徐々に悪化する．死因の半数以上が喉頭気管軟骨の障害による窒息，肺炎で，その気道症状は軟骨の炎症による粘膜腫脹と消炎後軟骨の消退による気道虚脱から生じる．消炎後の気道虚脱に関しては手術的に治療されることが多い．喉頭および声門下の狭窄に対しては気管切開が適応になる．一方，気管，気管支の閉塞についてはファイバー下にメタリックステントを留置する治療が主流となっている．

2 外耳道炎

1）分類

①急性限局性外耳道炎（せつ）frunculosis
②びまん性外耳道炎 diffuse external otitis
③肉芽性外耳道炎 granular external otitis
④外耳道湿疹 eczematoid external otitis
⑤悪性外耳道炎 malignant external otitis

そのほか皮膚瘙痒症，接触性皮膚炎，脂漏性皮膚炎などがある．

急性外耳炎は，外耳と外耳道の感染症で，外耳道に入った水が原因となることが多い．水が保護耳垢を取り除くことで，感染しやすくなる．よって外耳道炎は水泳後に多くみられるが，シャワーや入浴後でも起こりうる．耳内を容易に掃除したり擦ったりすること，また乾癬や痤瘡などの皮膚疾患も原因となる．

また外耳道の大きさや形状によっては分泌物や耳垢の蓄積が起こり，それが外耳道炎の発生や治癒遷延化に大きな影響を及ぼすこともある．したがって，耳に瘙痒，薄片・落屑のある人，耳垢が多い人は急性外耳道炎を発症しやすい．

外耳道は厚い皮下組織をもつ**軟部外耳道**と上皮層の薄い**骨部外耳道**とに分けられる．軟部外耳道

には毛囊，皮脂腺，耳垢腺があり，せつが発生しやすく，一方骨部外耳道は上皮層が薄く容易に傷つくため，びまん性外耳道炎や肉芽性外耳道炎を起こしやすい．

2）診断

外耳道炎は通常，一般の症状として，外耳道皮膚の発赤，腫脹，瘙痒，特に頭を動かす際に軽度～中等度の耳痛，圧痛と耳の閉塞感がみられる．また，耳漏，発熱，聴力低下，放散する疼痛，リンパ節腫脹が認められることもある．

耳の診察をする際に，**耳介を牽引したり，耳珠を圧迫したときに痛み**が増強する場合は，急性外耳道炎が疑われる．また，外耳より流出する耳漏のうち，中耳由来の分泌物は糸を引くような粘稠性あるいは粘膿性の耳漏であるのに対し，外耳道から分泌される耳漏は，膿性あるいは**漿液性**である．

外耳道の腺様囊胞癌や腺癌が難治性の外耳道炎として年余にわたって治療されていることがある．これらの外耳道癌は，よく見れば単純な1個の腫脹ではなく凸凹があり，硬いので区別できる．

3）治療

初期治療として，**抗菌薬などを外耳道内に滴下**し，細菌の増殖を抑制する．通常，これによりその日のうちに痛みが緩和し，1週間以内に症状は消失する．びまん性外耳炎では，糖尿病や免疫疾患などの基礎疾患がない限り点耳液で十分で，**抗菌薬の経口投与は避けるべき**である．

イヤホンなどの耳栓にかぶれる人は，耳栓の素材がアクリル系の樹脂だとかぶれやすいのでシリコンに変えることも治療の一つである．

肉芽性外耳炎の対策として，不良肉芽組織の増生が比較的軽度の場合は，十分に洗浄したうえでポビドンヨードゲル，あるいは抗浮腫作用のあるリンデロン VG 軟膏®などの抗菌薬含有ステロイド軟膏，あるいは点耳液を数日間用い，感染，浮腫，易出血性を沈静化させ，上皮化を期待する．軽い刺激でも疼痛，出血が著しい重度の不良肉芽組織の場合には，十分な鎮痛・麻酔下でデブリド

マンなどの外科的治療法を選択すべきである。このような場合の肉芽は十分な鉗除と腐食剤（三塩化酢酸など）での処置で治癒する。

3 悪性外耳道炎（壊死性外耳道炎 malignant external otitis）

1）病態

悪性外耳道炎は高齢糖尿病患者のように免疫不全がある人の外耳道に緑膿菌が感染し、激しい痛みを伴いながら周囲の骨・軟骨、さらに側頭骨深部に感染が拡大していき、なかには**頭蓋底骨髄炎**を引き起こすこともある。

外耳道からの感染経路は、外耳道軟骨の前下壁にある Santorini 切痕から前下方の下顎後壁に進展するとされる。そして前方の顎関節周囲に炎症が広がると耳前部腫脹や開口制限が生じる。一方内方に広がり茎乳突孔に達すると顔面神経麻痺が生じる。

悪性外耳道炎の**3主徴候は、高齢者、糖尿病の合併、緑膿菌感染**である。しかし、本症は必ずしも糖尿病患者と緑膿菌の組み合わせによるとは限らず、むしろ免疫力の低下が深く関係する。緑膿菌感染が証明されるのは50％位との報告があり、MRSA やアスペルギルスなどの真菌感染なども原因となる。

激しい耳痛（夜間に増強する）、頭痛を訴えるばかりでなく、外耳道皮膚には汚い**肉芽性病変（壊死性血管炎）**を認めることが多く、壊死性病変が周囲組織に波及して顔面神経麻痺などを合併することがある。そのような強い炎症による骨破壊を伴った**側頭骨骨髄炎が悪性外耳道炎の病態の本質**である。側頭骨 CT では外耳道の軽度の骨破壊が認められる。

外耳道癌との鑑別診断のため必ず組織診を行う。

2）治療

治療は耳漏の感受性検査に基づいた抗菌薬の長期の投与が必須である。欧米では緑膿菌が起炎菌である場合には経口ニューキノロン系抗菌薬（CPEX 1500 mg/ 日）を6〜8週間にわたって長期大量投与することが推奨されている。

▌知っておきたい抗菌外用薬の知識

耳鼻咽喉科の実地診療では、外耳道の浸潤性の湿疹病変に対してステロイド抗菌薬の配合薬が処方されがちである。その抗菌外用薬のメリットとしては局所の薬剤濃度を高め、全身的な副作用を軽減できることがあげられる。しかし、実は配合薬の抗菌濃度は十分な抗菌作用を発揮できるほど高くないため抗菌外用薬の抗菌作用は期待できない。効いたとしても表層の感染症にしか効かない。それどころか皮膚バリア機能の低下した病変皮膚から吸収され、経皮感作が成立してしまう恐れもある。加えて耐性菌を生じる可能性もある。

配合されている抗菌薬は製品数ではフラジオマイシンが最も多く、その他ゲンタマイシン、クロラムフェニコール、オキシテトラサイクリンなどが続く。フラジオマイシン（ネオマイシン）は接触皮膚炎を起こすことが最も多い抗菌薬で、ステロイドとの合剤が多数あるし、一般用医薬品として薬局で販売されているものもある。フラジオマイシンには聴器毒がある。ゲンタマイシンも汎用される外用抗菌薬（リンデロン VG®）である。これら抗菌外用薬が汎用された結果耐性菌が増加し、黄色ブドウ球菌の50％以上が耐性を獲得しているといわれている。したがってゲンタマイシン外用薬の抗菌作用はあまり期待できるものではない。

ステロイドの効果を期待して処方するのであれば、抗菌薬を含有しない製剤が望ましく、抗菌作用を期待するのであればステロイドを含有しない抗菌耳鼻科眼科用剤を使用するか、あるいは抗菌内服薬を併用した方がよい。なお、ステロイド外用薬の長期使用によって、「皮膚が黒くなる、厚ぼったくなる」というのは、アトピー性皮膚炎診療を中心に広まった誤解である。

4 外耳の脂漏性皮膚炎

1) 病理

脂漏性皮膚炎は，頭部，顔面，耳介，胸および背中の正中部といった皮脂腺の豊富な脂漏部位に生じやすい湿疹・皮膚炎の一つ．新生児・乳幼児と，中年の「あぶらぎった」男性によくみられるが，前者は1，2か月で自然に軽快することが多いのに対して，後者は慢性で長期間にわたって再燃を繰り返す．

耳介に脂漏性皮膚炎の症状が生じると，耳介湿疹として扱われるが，頭皮ではふけが増加し，顔面では髪の生え際から眉間，鼻背・鼻翼にわたる，いわゆる「Tゾーン」や鼻唇溝，外耳に，左右対称に乾性の紅斑と淡黄色の鱗屑を伴った皮疹がみられる．さらには境界明瞭な淡褐色の結節がみられ，その結節の表面が細かい乳嘴状で，ざらざらしていたら，それは脂漏性角化症で，老人性疣贅ともいう．

2) 治療

脂漏性皮膚炎の治療には，従来よりステロイド外用剤が用いられている．確かにステロイド外用剤を塗布するとすぐに症状は消失するが，治療を中止すると必ず再燃する．また，ステロイド外用剤を長期間連用すると，皮膚萎縮や毛細血管拡張などさまざまな副作用が問題となる．

具体的な軟膏の使い方は瘙痒や紅斑がみられ，皮膚を搔破してびらんを伴っているような症例は，まずMild～Strongクラスのステロイド外用剤で炎症を抑え，その後ケトコナゾール® クリームに切り替える．乾燥した鱗屑が主体の病変は，最初からケトコナゾール® クリームを1日2回，2～4週間塗布する．その後は症状をみながら，間欠的に使用する．皮膚の清潔は大切である．

近年，脂漏性皮膚炎の原因として皮膚の常在真菌（顔面などの毛孔に常在する）のマラセチア *Malassezia furfur*（別名 *Pityrosporum ovale*）の関与が注目されている．皮膚科領域では，マラセチアを直接，排除する抗真菌剤療法が脂漏性皮膚炎に行われ，ステロイド外用剤と同等の有効性が知られている．

5 外耳道真珠腫（external auditory canal cholesteatoma）

1) 病理

骨破壊を伴う角化堆積物（上皮落屑物）の異常蓄積をきたす外耳道（主に骨部外耳道）病変．外耳道の拡大がみられる．拡大が広がると，顎関節や頸静脈球，顔面神経が露出することもある．

類似の病態として，先天性外耳道狭窄に伴う外耳道の真珠腫，外傷・手術などに伴う外耳道の真珠腫がある．

2) 病因

未だ不明である．外耳道上皮の遊走が抑制されて外耳道の自浄作用が低下したり，外耳道の表皮基底層が骨膜下へ移入，増殖することが原因と考えられる．

3) 臨床症状・局所所見

一般に片側性，限局性で，慢性の耳痛や耳漏を主訴とする．鼓膜は正常なことが多い．

4) 治療

まず，栓塞・角化物（落屑）を除去し，肉芽の除去・清掃をしたうえで，外耳道皮膚の炎症に対する保存的治療を全身的あるいは局所的に行う．腐骨の存在・周辺臓器への浸潤傾向があるときは，手術的な病変除去が必要．手術治療は真珠腫病変の完全除去と外耳道再建からなる．

6 閉塞性角化症（keratosis obturans）

外耳道の皮膚炎による落屑の増加と正常なmigrationの障害によるもの．

通常両側性，外耳道真珠腫と比較し急性の激しい耳痛を呈するが，耳漏を訴えることは稀である．角化堆積物が外耳道を閉塞すると伝音性難聴をきたす．皮下の骨びらんは外耳道真珠腫に比して少ない．

治療は局所清掃・処置．局所あるいは全身的な抗生物質投与．

7 外耳道真菌症

1) 疫学

外耳炎の10％程度といわれている．外耳道上皮の小損傷に起因する外耳道内の湿潤，外耳道炎に対する抗生剤やステロイドの長期連用，慢性中耳炎による絶え間ない耳漏流出が原因となり真菌が繁殖する．慢性中耳炎，外耳道湿疹などのびらん面，浸潤面に**細菌と混合感染している**場合が多い．真菌としては**アスペルギルス属が多いが，カンジダ属も決して少なくない**．注意すべき基礎疾患は糖尿病，免疫不全，長期のステロイドの服用など．

2) 診断・治療

診断は**白色，黒色などの膜様物**，落屑物がみられ，容易である．1～2％サルチル酸アルコール，フェニル酢酸水銀，ミコナゾールの0.5％水溶液などの点耳や抗真菌剤クリーム塗布（エンペシド®，マイコスポール®，ラミシール®）が行われる．

8 外耳道皮膚瘙痒症

1) 診断

皮膚瘙痒症とは，痒みを起こさせるような皮膚病変がないにもかかわらず，皮膚に痒みを覚える状態をいう．皮膚瘙痒症は高齢者に多い皮膚疾患の一つで，空気の乾燥する冬期に好発する．

診断では，皮疹を伴う他の瘙痒性皮膚疾患（耳垢，外耳道炎，湿疹や蕁麻疹など）を除外したうえで，それが高齢者特有の乾燥肌（老人性乾皮症）を基盤とした，いわゆる狭義の老人性皮膚瘙痒症（限局性皮膚瘙痒症）であるか，あるいは各種高齢者疾患や基礎疾患，薬剤，環境因子などに起因した皮膚瘙痒症であるかを検討する必要がある．

実際の臨床では，繰り返しの掻破行動によって出血や，浅い傷などの掻破痕を局所に伴っていることが多い．

2) 治療

乾燥肌あるいはドライスキンとは皮膚の最外層を構成する角層の水分が低下した状態である．ドライスキンでは痒み閾値が低下して軽度の刺激により痒みが生じやすくなっている．乾皮症の改善には保湿性の外用薬を用いる．尿素軟膏，ヘパリン類似物質の軟膏が第一選択となり，白色ワセリンや亜鉛華軟膏，保湿クリームが有効なこともある．痒みが特に強い症例では，ステロイド外用薬を用いることもある．

内服薬では，抗ヒスタミン剤や抗アレルギー薬が第一選択となる．

9 感染性アテローム

粉瘤（アテローム）の好発部位は耳の周り（耳垂）で，本態は**皮膚でできた袋**である．**中身は油ではなくて，角質，つまり垢が詰まっている**．多くの粉瘤は毛穴が広がって，そこが徐々に膨らんでいって，できあがってくる．だから，中央に臍のような窪み（ピット）があって，毛穴が広がったように見える**面皰**という時期に，その中身を押し出してやるとよい．臭い粥状内溶液が出るので，大体診断はつく．できたものを治療しようと思えば，手術的な治療となる．袋が破れないよう，結局，中にある粉瘤の袋，それと中に詰まっている垢，そういうものを全部取り出してあげれば治る．

Ⅳ A 聴器

Ⅳ 中耳疾患

第1章 中耳奇形

1 耳小骨奇形

伝音性難聴を主症状として発来し，その奇形病態によっては手術的に聴力を改善させ得る．中耳先天異常の大多数を占め，**外耳道の形態異常（閉鎖とか狭窄）に伴う**ことが多い．

多くは一側性で，難聴は小児期からあるが，徐々に進行がみられることが多い．

1）分類

外耳道の形態異常の有無を基準に分類すると，中耳奇形は大きく2分される．

①外耳道に異常があるもの：**8割に小耳症を伴い**，外耳道も骨性に閉鎖し，中耳腔も小さめで，ツチ骨をはじめ耳小骨も形態異常を示すことが多い．

②外耳道が正常であるもの：外耳道，鼓膜は正常でも耳小骨など中耳腔構造物に形態異常を示す．

2）病理

胎生期の耳小骨形成段階の異常で，**連鎖の離断，固着，両者の複合の場合**があり，第2鰓弓由来のキヌタ骨長脚とアブミ骨上部構造の異常（**キヌタ-アブミ関節離断：Ｉ-Ｓ離断**），内耳骨包原基由来のアブミ・前庭窓関節の動きがないか前庭窓が存在しない（**アブミ骨底固着：Ｓ固着**），およびこれら2者合併している奇形が最も多い．骨欠損部には索状物があることが多い．次いで第1鰓弓由来のツチ骨・キヌタ骨体の周囲骨壁への固着（**ツチ骨・キヌタ骨固着：Ｍ／Ｉ固着**）が多い（船坂の分類）（**図1**）[1]．

3）診断

鼓膜穿孔や中耳炎がない耳に伝音難聴を生じる疾患には，**先天性疾患である耳小骨奇形があり，鑑別すべき後天性疾患に耳硬化症や外傷性耳小骨離断，中耳炎後遺症**がある．鼓膜所見が正常である場合の耳小骨奇形は，60 dB前後の**非進行性**の平坦な伝音性難聴像を示す．聴力検査で骨導の低下があれば，発生の異なる内耳の先天異常の合併が考えられる．

耳小骨の先天異常は，病態の違いにより大きく固着型と離断型に分類される．アブミ骨の固着Ｓ固着とＩ-Ｓ関節離断の両者の鑑別診断は，純音聴力検査とインピーダンス聴力検査および側頭骨CTの所見を総合して行う．聴力検査では，**固着型**では，標準聴力検査は低音域で気導骨導差が大きいstiffness curveを示し，ティンパノメトリーはAs型である．ただし，固着が高度な場合には**水平型**に近い聴力像を呈することも少なくない．**離断型**では，標準純音聴力検査では気導骨導差は周波数にかかわらず概ね水平で，ティンパノメトリーはAd型である．アブミ骨筋反射検査は病変に応じた結果になるが，認められないのが一般的である．鼓膜正常例での**アブミ骨筋反射の消失**は，アブミ骨の可動性低下を示唆する有力な所見だが，耳小骨離断や他の耳小骨固着でも反射は消失するので，CT所見と合わせた評価が必要で

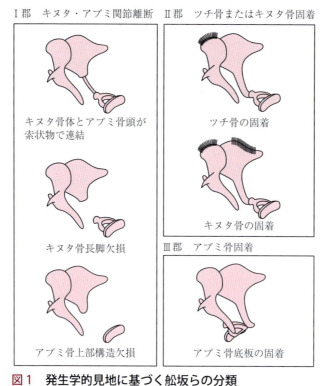

図1 発生学的見地に基づく舩坂らの分類
Ⅰ，Ⅱ，Ⅲ群に分けられ，おのおのが合併するmultifocal奇形もある．
（大田隆之ほか，2014）[2]

ある．乳突蜂巣の発育と含気は良好である．
　アブミ骨の固着では250 Hzに比べて500 Hzおよび1,000 Hzの骨導閾値が高い．2,000 kHzを中心とした骨導閾値が上昇するCarhart's notchはアブミ骨固着に特徴的な所見とされるが参考程度にした方がよい．しかし，一方では250 Hzの気道聴力閾値が40 dBを超える（80％以上）との報告もある．I-S関節の離断では4,000 HzのA-B gapが大きい．そして，4,000 Hzの気道聴力閾値が80％以上で40 dBを超えるといわれる．
　CTによる診断は非常に大きな助けとなるが，ツチ骨頭やキヌタ骨体部の異常やキヌタ骨長脚の比較的程度の強い奇形，鼓室内の異常石灰化などは判定できるものの，キヌタ，アブミ関節の細かな離断，アブミ骨底板の固着については判定は困難である．奇形に伴い先天性真珠腫や顔面神経の走行異常，内耳の奇形の合併などがある場合には，CTは非常に有用である．特にアブミ骨固着の場合Gelle testが陰性であることが参考とな

る．しかし，最終的な耳小骨奇形の確定診断はやはり**試験的鼓室開放**による．

4）治療

　外耳道閉鎖症では，耳介形成術，外耳道形成術，鼓室形成術などを同時進行的に組み合わせて行う．
　外耳道正常な中耳奇形ではアブミ骨の固着を呈するものが多く，そのため**アブミ骨手術（アブミ骨底開窓術** small fenestration-stapedectomy）を行うことがある．その適応は気骨導差が中音域で少なくとも30 dB以上あることが望ましい．気骨導差が30 dB未満の耳硬化症例では，症状が進行して気骨導差が拡大するのを待って手術を行う．
　十分な中耳腔の開放と鼓膜形成材料のツチ骨頭およびキヌタ骨体部への接着による鼓室形成術3型変法，4型変法による連鎖再建を行う．卵円窓閉鎖などの高度異常があれば，聴力改善は困難である．ツチ骨頭での固着例では，骨癒合部を除去

して**鼓室形成術Ⅰ型**を施行する．離断型ではキヌタ・アブミ関節やキヌタ骨長脚で耳小骨連鎖の連続性がない場合が多い．アブミ骨上部構造が存在する場合には，アブミ骨上部に再建材料を置く鼓室形成術Ⅲ型，存在しない場合にはアブミ骨底板上に再建材料を置く鼓室形成術Ⅳ型を施行する．

外耳道閉鎖症例の術後合併症として問題になるのは術後の外耳道再狭窄と聴力再低下である．原因は，形成外耳孔周囲の肉芽増生と奇形耳小骨と形成鼓膜の間の離開であり，これらの術後変化をいかに防止するかが臨床的に重要である．顔面神経走行異常による術後合併症としての顔面神経麻痺は，顕微鏡下手術では起こりにくいし，もし起こっても完全回復する可能性は高い．

第2章　中耳の代謝異常

1　耳硬化症

1）病態

骨迷路に**海綿様骨変化**が生じてアブミ骨底が骨性に固着する疾患．鼓膜は正常で徐々に進行する伝音難聴を示す．硬化性病巣によるアブミ骨の固着によって伝音障害が起こるが，病変の発生部位により**伝音難聴ばかりでなくさまざまな感音難聴もきたしうる**．アブミ骨の固着をきたす場所は**図2の4の部位**，前庭窓前方部で，伝音難聴をきたす．また，膜迷路にも病変をきたしさまざまな感音難聴が生じ，特に高音部の感音難聴は初期にもみられる．

難聴は10歳代に始まり，徐々に進行するものが多いが，難聴をきたすような耳疾患の既往がない．難聴の進行程度は一定ではなく，階段状であり急性に発症することもあるので急性の感音難聴と鑑別を要することがある．**白人**，**思春期以降の女性**に多く，男女比は2：3．妊娠，分娩，授乳により悪化する．難聴の自覚は30～39歳にピークがある．**通常両側耳に生じるが（約80％），10～15％に片側性**にみられる．本邦での耳硬化症の発生頻度は**耳疾患患者の約0.25％**で，かつ軽度な例が多い．

2）症候

純音聴力は，初期には低音域での**伝音障害** stiffness curveが強く，A-B gapが大きい．これはアブミ骨固着の初期には完全にはアブミ骨の振動を妨げないが，耳小骨連鎖の弾性を変化させる結果 stiffness成分が増加するからである．さらにアブミ骨固着が進行すると mass成分が増加し，高周波数域も悪化して，水平型の聴力を呈するようになる．また，感音難聴の合併は高音部に多いため，高音域では骨導値が低下していることが多い．**2 kHz で骨導値がわずかに下がっているのを Carhart's notch** といい，アブミ骨固着により主に慣性骨導（骨鼓室性骨導）の変化が生じるためによるものとされ，この疾患の特徴とされ約60％にみられる．この骨導聴力レベルの上昇は術後に改善する．

ティンパノメトリーは耳小骨の固着を表す**Asタイプ**が**典型的であるが，約1/3にしか認め**ず，逆に Ad 型も10％位認める．反対側音刺激

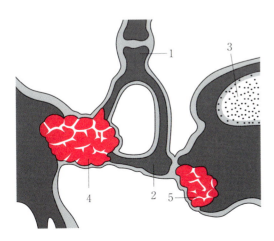

図2　耳硬化症の組織図
1：アブミ骨頭，2：アブミ骨底板，
3：顔面神経管，4：鼓室岬角の海綿様骨変化，
5：迷路骨包の海綿様骨変化．

では，**アブミ骨反射は固着のために記録されない**ことが多い．ただし，**ティンパノグラムがA型で**あることが必須条件である．

耳鳴も高頻度に合併し65％にみられる．めまいの合併は，逆に少ないが存在する例もある．

病変が蝸牛骨包にまで伸展した耳硬化症例では，鼓室岬角が充血のため紅色を呈する．耳硬化症の鼓膜所見では鼓室粘膜の発赤が鼓膜を介して透見される**Schwartze徴候**が唯一の所見としているが，それほど多くの症例で認められるわけではない．

画像診断上では，耳硬化症では含気蜂巣は高度に発育している．**前庭窓前方部あるいは迷路骨包の脱灰像**および前庭窓前方部の骨硬化肥厚所見などが側頭骨CTでみられることがあるが，何も所見がないことも多い．

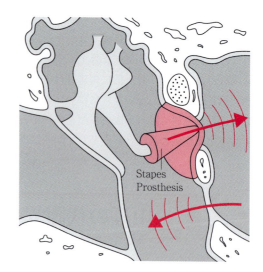

図3　アブミ骨手術（stapedectomy）
アブミ骨プロテーゼを用いた伝音再建手術．

3）治療

難聴の程度に応じて補聴器を使用するか，**アブミ骨手術**（図3）が行われる．手術適応の一般的な目安として，**500 Hz，1 kHzの気骨導差が平均30 dB以上あれば対象となる**．そうでなければ，症状が進行し，気骨導差が拡大するのを待って手術を行う．手術はアブミ骨手術につきる．

アブミ骨手術としては，アブミ骨底に小孔をあけてテフロン・ワイヤーピストン（4.25 mmおよび4.0 mmのピストン）を挿入しワイヤーをキヌタ骨長脚に締結するスタペドトミー small fenestra stapedectomy（SFS）[3]が手術として一般的である．底板への操作は，底板に小孔を開窓するアブミ骨底開窓術 stapedotomy と底板を摘出するアブミ骨摘出術 stapedectomy に大別できる．

術後成績は術後の気骨導差が10 dB以内に入る著明改善例は50％以下．アブミ骨手術により改善した聴力は，長期経過により少しずつ悪化する．アブミ骨手術の主な再手術理由は，聴力改善不良，あるいは聴力悪化である．その原因として，人工アブミ骨の偏位，アブミ骨底板の固着，外リンパ瘻 perilymph gusher，底板の骨性閉鎖，floating footplate, 肉芽形成，出血，内耳炎などがあげられる．しかし，再手術時には高度の感音難聴を生じる危険性が高いため，特に初回手術後に内耳症状を持つ例には再手術で人工アブミ骨の入れ替えはすべきでないと警告するひともいる．アブミ骨手術後の重大な合併症である高度感音難聴あるいは聾は，初回手術で0.2～1％，再手術例を含めると0.6～3％とされる．手術の成功例では，耳鳴の改善も1/3に期待できる．

2　骨ページェット病（Paget）

変形性骨炎ともいわれ異常な**破骨細胞により骨代謝亢進**をきたす原因不明の疾患である．体幹骨や頭蓋骨が侵されやすく，頭蓋骨罹患に難聴が合併することが多い（約50％）．側頭骨では骨髄の豊富な錐体尖や乳突部がまず障害されるが，錐体骨全体に病変が広がるまで骨髄のほとんどない**骨迷路は障害されにくい**．欧米では剖検例の約3％と高い頻度で本疾患がみられるが，本邦においては非常に稀である．発病の原因については，遺伝的素因も考えられているが，現在ではslow virus infectionが疑われている．

高アルカリフォスファターゼ血症やX線写真より偶然発見されることが多いが，臨床的には，病的骨折，骨の変形・圧迫現象，悪性化，骨髄血流増加などのためいろいろな症状が現れる．しかし，その程度は罹患骨の種類や組織学上の病期に

より異なる．罹患骨が1か所にとどまる monostotic type と，2か所以上に及ぶ polyostotic type があり，大部分が polyostotic type である．初めは，既存の骨に破骨細胞の出現による異常な吸収が起こり，続いてこれに伴い骨形成は反応性に高

進し造骨細胞の増生により真性骨が作られる．この両者が繰り返された結果，骨の Havers 構造が変化し，ページェット特有の**モザイク構造**ができあがるといわれている．

第**3**章　耳管の病気

1　耳管疾患

耳管は上咽頭と鼓室をつなぐ管状構造物で，頭蓋底深部を走行する．管腔は通常は閉鎖しているため CT や MRI では判別することは困難であり，読影に際してはその存在はほとんど意識されない．しかし，中耳の病態生理には不可欠な構造である．安静時に閉鎖している耳管は嚥下時などに瞬間的に（約数百ミリ秒）開放する．この開大機能が傷害されると，いわゆる耳管狭窄症となり，中耳腔の陰圧形成や滲出液の貯留（滲出性中耳炎）をきたす．

一方，耳管の開放が持続すると，咽頭と中耳腔を自由に空気と音声が交通することにより，自声強聴，自己呼吸音聴取，耳閉感などの症状を引き起こす．このような状態を耳管開放症という．

1）耳管狭窄症

耳管の狭窄により中耳の換気が障害され中耳が陰圧となるために鼓膜が陥凹して音に対する動きが悪くなり難聴，自声強聴，耳閉感が生じるのが耳管狭窄症である．しかし**中耳の換気は耳管だけでなく中耳腔の粘膜を介しても行われるので，乳突蜂巣の含気化が障害された人では耳管狭窄症でなくても同様の難聴，耳閉感が発症しやすい**．

（1）診断基準

①耳閉感があること，場合によっては滲出性中耳炎を伴っていること．ただし，耳閉感は内耳の障害でも起こる．
②鼓膜の陥凹ないし，中耳陰圧を証明すること．

（2）病理

耳管狭窄症には器質的な耳管狭窄や閉塞と，機能的あるいは軽度の狭窄がある．耳管の開大は**カテーテル通気**などで判断できる鼻咽腔からの圧による耳管の開きやすさを示す**受動的開大能**と，嚥下という動作によって耳管が開大するかを示す**能動的開大能**によって評価される．前者の異常が**耳管器質的障害**，後者の異常が耳管の**機能的障害**である（**図4**）．

小児においては機能的閉塞が一般的である．その理由としては小児では耳管軟骨の脆弱さにより耳管が**コラプス**を起こしやすい．また口蓋帆張筋のトーヌスが低いことなどによって，特に能動的に耳管を開放させる際，耳管の開放が障害されやすいことが考えられる．この傾向は鼻アレルギーや副鼻腔炎の存在下，耳管や耳管咽頭口の粘膜に浮腫性変化を生じることにより耳管の器質的閉塞は一層助長される[4]．

（3）耳管狭窄症の治療

①耳管通気（耳閉感の解消に有効）

1回の通気で6〜10%の中耳腔の換気が行われる．耳管通気後には耳が軽くなると答える人が多いが，低音性耳鳴にも軽減効果がある．それは，耳管通気は一過性の**高気圧療法**のようなものだから，耳管経由で高い酸素分圧の空気により中耳腔が置換され，中耳毛細血管の酸素分圧が高まり，**中耳ガス代謝**に好影響を与え中耳・内耳に良い影響を与える可能性があると考えられている[15]．

合併症としては稀に通気により外傷性気脳症が起こることがある．耳管通気カテーテルが翼突筋静脈叢にあたると空気栓塞が起こることがあると

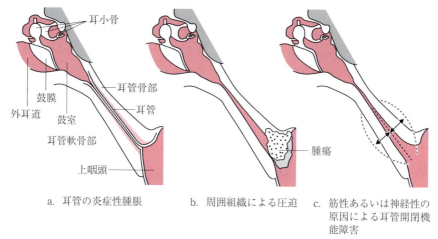

図4　耳管狭窄の起こり方
a, bは耳管器質的障害, cは耳管機能的障害.
（成人看護学14, 耳鼻咽喉, 医学書院, 2014, より）

されている．その他，強圧の通気により鼓膜穿孔をきたすことがあることが問題になる．
　②上気道炎の治療－鼻処置，咽頭処置
　③滲出性中耳炎があれば鼓膜切開
　④鼓膜内陥，弛緩部陥凹が著明であれば鼓室内チューブ留置

2）耳管開放症（patuolus eustachian tube）

(1) 病態

耳管は鼻咽腔と中耳を繋ぐ3.5 cmほどの細い管である．耳管には3つの機能がある．1つ目は中耳の換気機能，2つ目は咽頭からの感染防御機能，3つ目は中耳内の分泌物などの排泄機能である．

オストマン脂肪体や口蓋帆挙筋は，耳管が常時開放しないようにささえている．それゆえ，耳管は通常は閉じており，嚥下をした時などに瞬間的に（1秒の数分の1）開いて，中耳腔と外界の気圧を等しくして，聴覚が適正に働けるようにしている．これが耳管の換気機能である．

耳管が開いたままであれば鼓膜の内外の気圧は常に等しく，日常生活に都合がよいと思われがちである．しかし，このような状態は別の問題を生じる．それが耳管開放症である．

耳管開放症では，耳管を通って鼻咽腔から中耳に呼吸圧や体内音が伝わる．そのために鼓膜が安定せず，呼吸のたびに鼓膜が動く（**鼓膜の呼吸性動揺**），自分の声が耳に響く（**自声強聴 autophony**），自分の呼吸音が大きく聞こえる（**呼吸音聴取スースー，ゴーゴー，ザーザー**），耳が詰まった感じ（**耳閉感**），**体位変換時の症状の変化**などが起こる．すなわち耳管開放症は耳管閉鎖が緩いために症状を呈する疾患である．

耳管は普段閉じているが，その閉鎖には周囲の脂肪や筋組織の弾力が必要であり，それには粘液，サーファクタントも関係している．オストマン脂肪体の萎縮や血流障害により内腔が広くなると，**耳管開放症**となる．しかし，そのような耳管開放症でも耳管が常時開放している症例は稀で，多くは間欠的な開放である．したがって耳管開放症では経時的に症状に強弱がみられるのも特徴であり，一般に疲労時に悪化する．

耳管開放症の原因の中で最も多いのは**体重減少**である．耳管の周囲には小さな脂肪組織（オストマン脂肪体）があり，耳管をちょうどよく締めているが，痩せると脂肪も小さくなり，耳管が緩んで耳管開放症となる．年齢性別頻度では30歳代前後の年代の女性に多い．妊婦の約5人に1人はホルモンの影響で耳の異常をきたす．この耳の異常感の多くは耳管開放症によるものであるといわれる．異常感は妊娠が終わればほとんどの場合

治癒する．耳管の構造事態の問題（脆弱性）により耳管閉鎖不全が出現し発症するものもある．そのようなものでは運動時の発汗，中耳炎などの折りにも開放症状が出現する．

有病率は全人口の3～5％程度と考えられており，男性では60歳代，女性では30歳代に発症年齢のピークがある．

（2）診断

診断において重要なのは，体位による症状変化の問診である．耳管開放症であれば，**臥位や前屈位で症状が軽くなる**．しかし，中には臥位でも改善せず常時耳管が開放している症例もある．鼻すすりで耳管が閉鎖して症状が改善する例もある．

耳管は立位で開きやすく，臥位で開きにくい．臥位や前屈みになると耳管周囲組織にうっ血が生じ耳管を圧迫するためである[8]．立位になると血液が頭部から下方に移動し，静脈相の血液も減少し，耳管が開きやすくなる．したがって，ヒトは立位で生活するようになったため他の動物に比べて耳管が緩くなりやすくなっているともいえる．

また，耳管開放症では鼓膜が呼吸に合わせて動揺するので，それを直接観察できれば確定診断となる．患者に鼻孔を指で閉鎖させて，強く呼吸を行いながら鼓膜の動揺を観察する．このとき**鼓膜の呼吸性動揺**があれば，診断は容易である．オトスコープにて患者の呼吸音や発声音を耳より聴取できることもある．

Toynbee法（指で鼻孔を塞ぎ，嚥下する）を行い鼓膜が著明にあるいは早く動いたならば耳管開放症を疑う．カテーテル管による耳管通気検査は診断に有用である．塩酸リドカインを塗布した綿棒を耳管咽頭口へ挿入すると，自覚症状の軽減や消失がみられる．

問診では過去においてダイエットなどで急な体重減少の既往があったかを聞く．

耳管開放症では鼓膜所見，聴力，ティンパノグラムが正常のことが多く，特に軽症例は受診時に症状がほとんどない例が多い．

耳管機能検査を用いて確認する（音響時間検査で耳管開閉持続時間の延長がみられるか，または嚥下後に閉鎖不全に伴う基線の変動がみられる）．

（3）耳管狭窄症と耳管開放症の鑑別

①狭窄症では耳閉感，開放症では**自声強聴**が主症状であるが，これだけでは鑑別困難である．

②ティンパノグラムで狭窄症はBかC型，開放症では鼻からの深吸気で中耳圧が変化するA型か鋸歯状波型を呈する．

③開放症では頭を下げる（前屈位）か，仰臥位で症状が軽減する．

耳管開放状態では鼻すすりで耳管が閉鎖して症状が改善するが，鼻すすりなどにより鼻咽腔の分泌物が容易に中耳腔に進入し細菌感染を生じるため，開放症のある人は中耳腔や耳管に炎症性変化を生じやすい．息をしたり，げっぷをすると鼓膜が動く感じがする．閉鎖した耳管が嚥下で開放すると音がして，患者はこれを不快に感じ，その都度，鼻すすりをして耳管を閉鎖させ，症状を取り除こうとする．この鼻すすりはくせになるが，**鼻すすり癖**は本人も家族も意識していないことが多い．この鼻すすりのために繰り返して負荷される中耳腔陰圧が耳管開放症と逆の耳管狭窄症の症状である鼓膜陥凹や液貯留の原因となり，滲出性中耳炎，真珠腫などの陥凹性中耳疾患を引き起こすことがある．耳管開放症患者では4人に1人位の割合で鼻すすり癖がみられる．この鼻すすりのために繰り返して負荷される中耳腔陰圧が**耳管のロック現象**を招き，ひいては鼓膜陥凹や液貯留の原因となり，滲出性中耳炎，**真珠腫**などの陥凹性中耳疾患を引き起こすことがある．このような耳管開放症を**鼻すすり型耳管開放症または耳管閉鎖不全症 insufficient closure of the eustachian tube** と呼ぶ[5]．

このような鼻すすり型耳管開放症の患者では診察時には高率に鼓膜弛緩部陥凹や鼓室内の貯留液の存在など開放症とは逆の耳管狭窄症の所見がみられる．これは診察時に耳管がロックしているためである．このようなときにバルサルバ法を行いロックを解除すると陥没していた鼓膜が膨隆し，呼吸性動揺などが見られるようになる．鼻すすり癖があると耳管開放症の病態が変質し，鼓室内滲出性中耳炎を繰り返すため，開放症が耳管狭窄症と診断されることも少なくない．耳管開放症の患者にはまず鼻すすりの有無を聴取することが重要

である.

（4）耳管開放症の治療[5]

　耳管開放症の聴覚機能は保たれるというが自声強聴は患者とって耐え難いもので，日常生活の質を著しく低下させる．軽症例では自然寛解や保存的治療により軽快する例が多いものの，重症例の治療は困難である.

1．原因の除去，治療

　体重増加，無理なダイエットがあればこれをやめさせる．運動時の発汗・脱水が原因の場合は，まめな**水分補給**を勧める．脱水になると耳管の周囲の静脈のボリュームが減り，粘膜が乾いて耳管が緩くなるので，水分摂取を十分に行う.

　症状出現時に応急的に行いうるのは，頸部圧迫である．ネクタイやスカーフなどで頸部を締めつけると症状が直ちに軽減する.

2．局所療法

①耳管内腔への薬剤注入

　粘膜腫脹を起こす薬剤〈Bezold末（ホウ酸4：サリチル酸1），プロタルゴール，4％リドカイン，ルゴール〉を耳管カテーテルを通して耳管内に噴霧．耳管粘膜に一時的に炎症を引き起こし，粘膜を腫脹させて内腔を狭窄させる.

　生理的食塩水を鼻から入れて，耳管の鼻咽頭部を浸してやる（生理的食塩水点鼻）．耳管の入り口を湿らせて空気を抜けにくくさせる．生理的食塩水の耳管内への注入は，自分で簡単に生理食塩水を注入でき，副作用もなく軽症例では約6割の人に効果が得られる.

②耳管咽頭口への薬剤塗布

　先端を曲げた綿棒を用い，内視鏡下に耳管咽頭口を10％硝酸銀にて焼灼する.

3．外科的治療

①鼓膜切開，鼓膜換気チューブ留置術

　鼻すすり型耳管開放症の場合は，鼻すすりを停止しても鼓膜の陥凹や滲出液があれば，バルサルバ法による自己通気を指導し自宅で行わせる.

　鼻すすり型耳管開放症の患者では鼓膜を切開し，カフスボタン型のチューブを留置すると，鼓膜の呼吸性動揺が消失するので，一部の症例には効果がある.

②耳管咽頭口粘膜下への薬剤注入

　液状シリコンやアテロコラーゲン，自己脂肪を内視鏡下に局所注射する.

　難治例に対しては，耳管ピン挿入術[7]がある．鼓膜切開をして作った小さな穴から耳管ピン（シリコン製）を耳管の内腔に挿入して耳管の隙間を埋める．外来で行うことが可能で70％以上の有効性が確認されている．合併症としては術後に鼓膜穿孔の残存（28％），滲出性中耳炎（15％）などの報告がある．異物感，耳痛は，しばらく経過をみていると軽減される.

3）気圧性中耳炎

（1）病理

　中耳は気体を入れた腔であり，周辺気圧が変化するとき，耳管が開かなければ周辺の圧に対応できない．例えばダイビングにおいては，耳抜きといって耳管を経由して中耳の圧力の調節ができなければならない．圧力の調節がうまくいかないときに，鼓膜内外の気圧差が物理的な刺激となり気圧性中耳炎が発症する.

　今の人間は常圧環境にとどまらず，高圧環境や低圧環境に曝露される機会が増加している．それに伴い航空性中耳炎や潜水による耳障害が増えてきている.

（2）気圧変化により起こる障害

　気圧変化によって起こる障害には大別して気圧外傷と減圧症の2つがある.

　耳管はいつもは閉じている．耳管が開くのは飛行機の上昇時，上昇中は中耳腔に入っていた空気が貯まっていて，それがだんだん上空の気圧が低いところに行くと膨張する．そうすると，中耳側の圧が相対的に高くなるので，ちょうど風船の空気が抜けてくるように耳管を通って自然に空気が抜ける．このようなときに耳管が開く（図5）.

　一方，飛行機が下降して着陸態勢に入ると，中耳の部屋側は陰圧になるが，この時外耳側から空気が入っていくがなかなか自然に圧を調節してくれない．中耳腔からの空気は抜けやすいが，鼻咽腔からの空気は中耳腔に入りにくいからである．これが飛行機に乗っているときに一番起こりやす

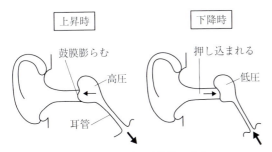

図5　飛行機の上昇下降と鼓膜の変化

いトラブルで，このとき「アメをなめたり，つばを飲む」と耳管が開いて圧が調節される．

1．気圧外傷

空洞を形成する器官，すなわち気圧変化に伴い容積変化を起こす臓器（耳，副鼻腔，肺等）には気圧外傷が起こる．潜水中，耳管が閉じたまま潜降すると，中耳腔が**スクイーズ（締め付け）**を起こしてしまい，耳に圧迫感や痛みを生じる．その予防は，潜降中，確実に耳抜き（両耳とも）をすること，足を下にしたまま潜降すること（頭を上にした状態の方が中耳腔に空気が入りやすい），上気道炎やアレルギー性鼻炎のあるときは，耳管が閉塞しやすいため潜水を中止することなどである．潜水中耳炎は中耳腔スクイーズが原因で起こる．中耳腔スクイーズを起こした中耳腔には滲出液がたまり，耳の閉塞感や難聴，耳痛が出現する．

これとは反対の**中耳腔リバースブロック**は，スクイーズの逆の状態をいう．何らかの原因で耳管が閉じたまま水中から急に浮上（減圧）すると，中耳腔の空気が鼻腔に出ていかないため，耳の圧迫感や耳痛を生じる．その予防としては，ゆっくり浮上することである．

副鼻腔は鼻腔と交通しているため，潜降・飛行時に耳抜きのような行為を必要としない．しかし，上気道感染，アレルギー性鼻炎，または副鼻腔炎などがあると，粘膜が腫脹しているため副鼻腔と鼻腔の交通が断たれ，潜降中，飛行機が下降中副鼻腔スクイーズを起こす．副鼻腔スクイーズを起こすと，潜水中耳炎と同様の理由で，潜水副鼻腔炎を起こり頭痛が生じる．これは前頭洞で起こる頻度が最も高い．

2．減圧症

外圧が急激に減少して，血液あるいは体内に溶解していた気体が溶けきれなくなり，気泡化することによる障害である．低気圧環境，高気圧環境のいずれでも起こるが，高気圧環境による方が頻度も高く，障害もひどい．

かつて潜水病と呼ばれていた疾患であるが，**潜水病**という病名は正式な用語ではなく，潜水によって起こる病的状態の総称で，潜水病は減圧症とガス塞栓症に区別する．

減圧症の原因は，高い圧力の下で血液や体液にとけ込んだ気体（主として窒素）が，減圧時に小気泡となって現れ，血管，関節腔，筋肉，脊髄などの機能を障害し，痛みやしびれ，あるいは麻痺を起こすもので，俗に「**ベンズ**」ともいわれる．

内耳動脈は側副血行路がない終末動脈でありしかも血管が細いため，他の臓器よりも減圧症にかかりやすい．ダイビング後1時間ないし数時間で発症し，時間を追うごとに悪化するのが典型例である．自覚症状としては耳鳴り，難聴，めまいである．

一方，**ガス塞栓症（エアエンボリズム）**はパニックになって，深場から急速に浮上したときなどにみられる．肺の空気が膨張して循環系に入り込み，**脳のガス塞栓を引き起こす**のである．減圧症であれ，ガス塞栓症であれ，いずれの場合も重症では生命の危険があり，死を免れても，長く**運動麻痺**を残すことがある．

減圧症は圧力の差が1/2以内なら現れない．水深10m（2気圧）までの深さなら，水面（1気圧）との差がこの限界内だから，減圧症にはかからない．減圧症にならないよう，息を詰めて潜れる深さはせいぜい20m，時間にして2分程度である．しかし，レジャー程度の潜水（潜水深度20～30m，1回の潜水時間30～40分，1日2ダイブ程度）であっても，限界を超えると気泡が出現することは珍しくなく，その気泡は静脈系に集まり，心臓を通過して肺まで運ばれ，肺の毛細血管にトラップ（フィルター機能によって捕らえられる）される．気泡の量が少なければ，肺の塞栓症状は出現せず，呼気として排泄されてしまう．これが正常のダイバーの窒素動態である．ところ

が，あまりにも大量の窒素が体の組織に溶解すると，浮上時に発生する窒素気泡が大量になり，呼吸によって肺から排泄しきれなくなり，大循環に流れ込む．この窒素気泡による動脈塞栓症が減圧症の発生機序である．

現在の減圧症罹患のほとんどはレジャーダイバーであり，レジャーダイバーとて脊髄障害（脳脊髄型）を伴う率は非常に高い．いったん減圧症の症状が現れたら治療薬はない．可及的速やかに現場での酸素吸入，補液，可及的速やかに再圧室と称する**高圧酸素室**に入れ，高圧により体内の気泡を小さくして障害を除いた後，徐々に1気圧に戻し気泡を呼気から逃がす．発症後処置が遅いと効果は低い．1週間以内に高圧酸素治療を施行するかしないかで後遺症残存率に大きな差が出る．

（3）ダイビングによる難聴（中耳気圧外傷）

スポーツダイビングでは**10 m潜ると気圧が2倍，30 m位まで潜ると，そこでは4気圧の水圧がかかるため，中耳腔の空気の体積は1/4になる**．その不足分の空気を，耳管を介して中耳に送り込む必要がある．**耳抜き**は唾を飲んだり，**バルサルバ法**は鼻をつまんで鼻腔内の空気圧を上昇させて，耳管から中耳腔に空気を送る方法である．浮上する際は逆に中耳腔の空気の体積は4倍になるため，今度は中耳から追い出さなければならない．この調整がうまくいかないと鼓膜や内耳窓が内側や外側に引っ張られて，内耳や中耳に負担がかかる．初心者や感冒罹患時，鼻アレルギー，副鼻腔炎などの鼻疾患を持っている場合などは，耳抜きがうまくいかないことが多い．

この時の主な耳のトラブルとしては，鼓膜穿孔，**中耳腔内出血**，中耳腔内滲出液貯留，内耳圧外傷（内耳窓破裂を含む），内耳減圧症，外リンパ瘻などがあり，難聴や耳鳴，耳閉感，めまいなどを生じる．

（4）航空性中耳炎

大気は標高5,000 mで気圧は地表の半分になり体積は2倍となる．地上約1万m（外気圧は地表の1/4 約0.25気圧前後）を飛ぶジェット旅客機内は，人為的に地上と同じ1気圧に保たれていると一般には思われがちだが，実は**0.8気圧**，つまり20%低下した状態である．機内気圧の低下に正比例して，機内酸素分圧も20%低下する．機内の気圧と酸素は，富士山の5合目と同じ低さなのである．

また，機内の湿度は**5〜10%**と，とても乾燥している．1〜2時間の国内旅行では影響はないが，7〜12時間の海外旅行の場合には，1時間あたり約80 mlの水分が，不感蒸発として肺と皮膚から失われる．高齢者，肥満者，妊婦などでは，長時間の座位と脱水により下肢に静脈血栓が起こることがあり，この深部静脈血栓が肺に詰まると肺塞栓となり，死亡するケースもある．これは**エコノミークラス症候群**と呼ばれている．鼻粘膜は乾燥することにより，鼻閉が生じやすく，**航空性（気圧性）中耳炎**が起こりやすい．耳抜きがうまくできない高度の耳管狭窄がある場合は，鼓室チューブ挿入が最も確実な予防策である．

耳管狭窄が軽い場合は，血管収縮剤を含んだ鼻のスプレーが，耳管咽頭口周辺の浮腫をとるのに有効．そしてバルサルバ通気を習得させる．バルサルバ法により通気できれば，耳に「ぷつん」と音が聞こえ，耳閉感は一気に解消する．

第4章　中耳炎

1 概説

中耳腔（より正確には側頭骨鼓室部・乳突部）の炎症は，単純な急性・慢性中耳炎や両者の移行型のほかに，特異な臨床像と病態を示す病型の存在も知られており，滲出性中耳炎，真珠腫性中耳炎（中耳真珠腫），癒着性中耳炎，好酸球性中耳炎などがその代表的な疾患である．

このように多彩な中耳の炎症像がみられる理由として，中耳腔の構造が耳管という**管腔構造で上気道に直接連絡する含気腔**であることから，単に上気道からの感染がこの経路から波及しやすいだけでなく，この経路を介する**換気能やクリアランス機構**などの中耳の機能不全が病態形成に密接に**関与する**ためとみなされている[9]．

2 病理

すべての**中耳の炎症は耳管から始まり**，前・中・上鼓室，乳突洞，乳突蜂巣へと進展波及する．**上気道の感染が耳管を介して中耳腔に波及し中耳炎になるが，耳管機能が傷害された場合には滲出性中耳炎になり，耳管障害がないか少ない場合には滲出性中耳炎に進展しない**．そして耳管機能の回復がない限り中耳炎は治癒しないが，耳管機能が回復しても，**鼓室峡部の狭窄**が解除されない限り，上鼓室や乳突部の炎症の治療は望めない．上鼓室の炎症は慢性化し，瘢痕形成によって鼓室峡部の閉塞をさらに強固なものにする．

鼓室峡部 tympanic isthmus は鼓室横隔膜に開いた小交通路で鼓膜張筋腱と外耳道後壁との裂隙である．その小交通路の中にキヌタ骨長脚やアブミ骨を入れている．炎症性粘膜腫脹や肥厚，濃厚な分泌物の栓塞によって容易に狭窄や閉塞をきたしやすい構造である．

3 急性中耳炎（acute otitis media：AOM）

1）疫学

急性中耳炎は「急性に発症した中耳の感染症で，耳痛，発熱，耳漏を伴うことがある」と定義される．

急性中耳炎についてその発症年齢をみると大部分は10歳以下の幼小児期に発症する．**特に生後6～18か月の間が最も発症する率が高い**．急性中耳炎は小児が最も罹患しやすい感染症の一つに数えられ，なかでも1歳～5歳の乳幼児が38℃以上の発熱が3日以上続いている場合に，急性中耳炎が占める割合は0歳児で約70％，1歳で約40％と非常に高いことが報告されている．また，**生後1歳までに62％，生後3歳までに83％が少**なくとも1回は中耳炎に罹患する（Teele et al）といわれる．一度中耳炎に罹患した小児は，反復して中耳炎に罹る率が高い．別の報告では中耳炎に罹患した小児の**10％以上が3か月以上にわたり中耳に貯留液が持続する**といわれ，乳幼児の中耳炎は遷延しやすい．

またある報告では，難治性中耳炎（反復性，遷延性を含む）は1歳児が最も多く，2歳児では少なくなる．5～8歳児でも6％程度に滲出性中耳炎がみられる一方で，中耳炎は小学1年生までに難治例を含み95％以上は治癒するといわれる．

2）中耳炎の発症因子（表1）

中耳炎の発症に関わる因子としては**年齢（低年齢で，特に2歳以下）**や**免疫能**などの宿主側の要因，生活・環境因子としての**集団保育の低年齢化，母乳栄養**の有無，起炎菌の薬剤耐性化（ペニシリン耐性肺炎球菌〈PRSP，PISP〉やβ–ラクタマーゼ非産生アンピシリン耐性インフルエンザ菌〈BLNAR〉に代表される起炎菌の薬剤耐性化）などが重要といわれている．

近年保育園に通う子ども達が，低年齢化しており，保育園においては，飛沫感染，接触感染により子ども達は容易に薬剤耐性菌に感染するといわれる．上気道炎・中耳炎は市中感染症であるため，非常に伝播しやすい．環境因子の中では親が喫煙すると子どもはその煙に曝露され，非喫煙者の子どもたちに比べ1.4倍程度，中耳炎を発症しやすいと考えられている．

宿主側の要因をさらに細かくみると，次のようなことが明らかにされている．
①幼小児は感染に対する**抵抗力**が弱いこと．
②**耳管の形態**が成人と異なり，耳管が**太く**，ある

表1 中耳炎発症に強く関与するリスクファクター

①低年齢，特に2歳以下．感染に弱い，耳管障害が起きやすい
②反復性中耳炎の既往
③集団保育の有無，とくに低年齢保育
④母乳栄養の期間が短い
⑤啼泣，鼻閉，鼻すすりなど

いは水平であるために炎症が上咽頭より中耳に波及しやすいこと．頭部が成長するにつれ耳管は成人と同じように垂直に近づくが，この時期は一般に6，7歳の頃からである．

また，2歳頃までは**耳管軟骨のコンプライアンス**は大きく，口蓋帆張筋の収縮時に支持帯である耳管軟骨は変形しやく，乳幼児は慢性的な耳管機能不全の状態にあるともいわれる．

③乳児では哺乳の際に乳汁や吐物などが耳管を経て鼓室内に侵入しやすく，臥位で一定の哺乳頭位をとることが多い新生児期には**頭位性中耳炎**が生じやすい．

加えて，**啼泣，鼻閉，鼻すすり**などの要因により小児では中耳炎が発症しやすくなる．

④**アデノイド肥大**により鼻咽腔に細菌が潜在しやすいこと．

⑤**保育園等での集団生活**により上気道感染の可能性が高いこと．

等が上げられる．

以上の中耳炎にかかりやすい要因は，また難治化の要因であり，**難治性中耳炎は 0～2 歳の中耳炎のうちおよそ 40％ を占める**．この難治性中耳炎には保育園に通院している影響が特に強くみられ，そこで繰り返し感染したり，保護者に気づかれず長期に放置されている乳児をみることも少なくない．

3）急性化膿性中耳炎の起炎菌（図 6）

急性中耳炎は通常，**急性上気道炎に合併して起こる細菌による感染症**である．そのため，中耳炎の多くの例では，ウイルスの上気道感染が先行感染として存在し，そのうえに細菌感染が合併して成立する．病院，診療所を受診する頃には感染相は細菌相となっている場合が多く，小児急性中耳炎の 96％ は細菌性（細菌のみ 27％，細菌＋ウイルス 66％）でウイルス単独は 5％ だったと報告されている．その一方で，小児の中耳炎の約 1/3 はウイルス性であるという報告もあり一定しない．

小児急性中耳炎の起炎菌は**肺炎球菌が約 30～50％，インフルエンザ菌が約 40％，モラクセラ・カタラーリスが 5％** とこの 3 大起炎菌がほとんどである．だが 1 か月以内に急性中耳炎を繰り返す例では，75％ は異なる異種菌による再感染である．口腔内常在細菌であるモラクセラ・カタラーリスは弱毒菌なので単独感染では重症化することは稀だが，肺炎球菌やインフルエンザ菌との混合感染により重症化，遷延化するとされる．細菌の伝搬が起こりやすい保育園などの環境，3 回以上の急性中耳炎の既往歴，両側性急性中耳炎例においては肺炎球菌とインフルエンザ菌の混合感染が多い．細菌感染には年齢による差がみられ，2 歳以下の乳幼児ではインフルエンザ菌感染の割合が高いのが特徴である．**インフルエンザ菌は 5 歳以下の幼小児から検出されるものの**，これより年齢が高いと検出されない．これに対し，**肺炎球菌，β-溶連菌は各年齢層から検出される**．以前から内耳炎の合併頻度が高いとされているムコーズス中耳炎の原因菌であるムコイド型肺炎球菌もときに検出される．

3 大起炎菌による鼻咽腔細菌叢の形成は，生後 3 か月以降から徐々に始まる．ウイルス感染によ

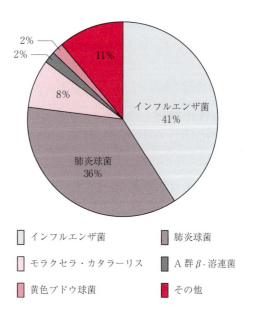

図 6　小児急性中耳炎の起炎菌
　　　─鼓膜切開例の中耳貯留液から
（日本医事新報　No.4303, 2006 年，より）

る気道上皮細胞の破壊や，鼻汁・アデノイド等による鼻腔内の自然の流通路の障害が鼻咽腔の菌量の増加と発症につながる．これ以降，肺炎球菌，インフルエンザ菌やモラクセラ・カタラーリスは健常児では免疫がまだ未熟な生後2歳位までには**常在菌**として**鼻咽腔に付着**するようになり，急性中耳炎の起炎菌となる．起炎菌を同定するためには，鼻経由による**鼻咽喉からの検体採取が重要**である由縁である．耳漏の細菌検査は膿性であっても菌陽性例は中耳貯留液より鼻咽腔ぬぐい液の方が高い場合が多く，加えて中耳貯留液と鼻咽腔ぬぐい液の菌陽性一致率は80％前後なので，どちらか一方を検査するのであれば**鼻咽腔ぬぐい液**を採用するのが正しい．

急性化膿性中耳炎の**約70％は菌検出可能**だが，残りの約30％は細菌検査をしても菌検出できない．その原因として一つはウイルス感染あるいはマイコプラズマなどが関与していると考えられている．急性中耳炎を合併するウイルス感染症としては，RSウイルス，インフルエンザウイルス，パラインフルエンザウイルス，エンテロウイルスなどによるものが知られている．近年は迅速診断キットの普及により，RSウイルス感染症，インフルエンザ，アデノウイルス感染症を簡単に診断できるようになった．

通常，ウイルス感染などにより上気道の細胞が破壊されると，その部位にびらん面が生じて線毛運動が阻害され，上気道の細菌が容易に経耳管的に中耳に侵入する．急性中耳炎はこれらの起炎菌が**経耳管的に感染**することにより発症する（**経耳管感染**）．中耳腔は元来無菌的な器官である．急性中耳炎の発症・経過には一般には**免疫機構**が大きく関与しており，免疫力が十分であれば中耳炎が初期の段階では**自然に治癒する割合は70〜80％**と高い．

上気道炎が先行した場合はその**80％が両側性中耳炎**である．1か月以内に治癒するものは一**側性中耳炎で75％，両側性中耳炎では50％**と両側性中耳炎は治癒が遷延することが多いことが知られている．

「急性に発症」とは本人の訴えあるいは両親や保護者により急性症状が発見され，その48時間以内に受診した場合を指す．また急性炎症の持続期間については3週間を超えないものとすると定義されている．

4）中耳炎の徴候と診断

急性中耳炎の病理学的な診断は，①急激に発現する症状および徴候，②中耳滲出液の存在，③中耳の**炎症症状および炎症徴候**の3点である．臨床症状としては，耳痛，発熱，啼泣・不機嫌などがあげられる．小児の気道ウイルス感染症は，発疹性疾患を含めても上気道炎単独で発熱が3日以上続くことはそれほど多くはない．「発熱が続く際には中耳炎を疑え！ 不機嫌であれば鼓膜を診よ！」は中耳炎診療の鉄則である．

急性中耳炎の初期では，ツチ骨柄に沿って充血がみられる．炎症が高度になると鼓膜全体がびまん性に強く発赤し，膿の貯留により黄赤色となり鼓膜の膨隆をみる．中耳腔に貯留した膿が穿孔により排出されてしまえば，耳痛は消失する．急性中耳炎の鼓膜所見としてあげられるのは，その発赤・膨隆・耳漏の3点である．

中耳炎の初期には，上気道炎に続発した突然の拍動性の耳痛に伴い，鼓膜あるいは外耳道深部に水泡形成が認められることがある．これを**水疱性鼓膜炎**と呼ぶ．鼓膜の膨隆と発赤を正確に捉え診断するためには，**ファイバースコープ鏡検査**は不可欠である．

中耳炎の経過中に耳鳴，急激な骨導値の上昇，めまいを訴える症例は，**内耳障害（迷路炎）**を合併している恐れがある．特に**成人の急性中耳炎は，肺炎球菌が起炎菌であることが多く，内耳障害を高率に起こす**．この場合の難聴は，**高音域の障害**が強いものが多い．この原因は一般に，細菌，ウイルス，あるいは炎症産物が内耳窓を透過して内耳障害を起こすと考えられる．**内耳障害の発生頻度は1.5％前後**でその**多くは可逆性**である．だが内耳障害の特殊な形として化膿性内耳炎がある．この場合，難聴が高度か聾であり非可逆性である．

耳痛は，その原因となっている疾患によって分類される．耳に疼痛の原因がある，①**耳性耳痛，**そして耳以外に疼痛の原因がある，②**非耳性耳**

痛，③神経痛，④心因性の耳痛に分けられる．

急性中耳炎の耳痛は急性外耳炎の耳痛と並び耳性耳痛の代表格である．非耳性耳痛は**放散痛あるいは関連痛**と呼ばれるもので，顎関節や咽頭に原因があることが多い．この放散痛は，**耳痛の約半数**を占めるといわれる．

耳介の前面は**三叉神経**，後面は**頸神経（C2，C3）**が分布している．外耳道の前半分は三叉神経，鼓膜・外耳道後半分は**迷走神経**が分布している．中耳腔，乳様突起は**舌咽神経**が分布している．これらの神経には神経痛が起きる．耳介，外耳道，中耳腔に分布する知覚神経の把握は耳痛の病態の理解に重要である．

5）反復性中耳炎
（1）疫学・病因

中耳炎が反復したり，遷延したりするケースは難治性中耳炎と総称され，Howie は生後6歳までに6回以上の急性中耳炎に罹患する小児を**反復性中耳炎**と定義している．2013年日本耳科学会が中心となり作成した小児急性中耳炎診療ガイドラインによれば**反復性中耳炎の定義は，「過去6か月以内に3回以上，12か月以内に4回以上の急性中耳疾患に罹患」**とある．

中耳炎難治化の原因としては免疫学的要因が重要であり，**2歳以下の低年齢児**に，とりわけ0～1歳児に多く，**生後12か月以内に急性中耳炎に罹患すると，その後は頻回の中耳炎に罹患しやすい**．それは，**宿主の起炎菌に対する特異的免疫応答の低下**が重要であることを意味している．その反復性中耳炎の**70%程度が保育園児**である．この場合，PRSP（耐性肺炎球菌）を起炎菌とする症例が多数を占める．ちなみに免疫力がついた年長児では PRSP が分離されても中耳炎の重症化は稀である．集団保育を離れ，2歳以上となり免疫力がつくと，中耳炎，肺炎などの呼吸器感染を繰り返さなくなる幼児も多い．

（2）臨床像

反復性中耳炎は臨床像より，①4週間以内に中耳炎貯留液が消失し，再び急性中耳炎に罹患する単純に急性中耳炎を繰り返すタイプ（**単純型**）

と，②4週間以上にわたって中耳貯留液が残存しているような滲出性中耳炎を合併しており，その急性増悪として急性中耳炎を繰り返すタイプ（**滲出性中耳炎合併型**）の大きく二つに分類される．鼓膜所見および中耳貯留液の有無の判断は，反復性中耳炎の病状を評価するうえで，非常に重要な所見といえる．

急性中耳炎が，急性中耳炎に止まるか滲出性中耳炎に至るかは鼻の炎症の耳管機能への影響の違いによる．上気道の感染が耳管を介して中耳腔に波及し中耳炎になるが，感染あるいは感染に伴うアレルギーや炎症反応によって耳管機能が障害された場合は滲出性中耳炎になり，障害がないか少ない場合は滲出性中耳炎には進展しない．

抗菌薬の使用中は膿性後鼻漏も一時的には消失しているが，内服を中止するとすぐに鼻閉，後鼻漏，咳嗽が悪化してしまう反復例がある．宿主側の要因もあるが，このような**反復性感染症では病原微生物（耐性菌）側に，より大きな原因がある**と考えられる．2歳以下で感染率が高いインフルエンザ菌は耐性化が進み，7割は耐性化している．さらに，β-ラクタマーゼ産生菌が増え，抗菌薬が効きにくくなっているという状況が背景にある．

（3）中耳炎マーチ

上気道炎による急性中耳炎に端を発した種々の中耳炎症病態には，急性中耳炎から慢性中耳炎に移行した**穿孔性中耳炎群**と，急性中耳炎から小児滲出性中耳炎を経て癒着性中耳炎や中耳真珠腫に移行した**非穿孔性中耳炎群**に分類される．

一般的に，穿孔性中耳炎群に移行した症例は，炎症の反復こそあれ中耳炎病態がさらに増悪して重篤な疾患に移行することは少ない．一方，非穿孔性中耳炎群では，その一部で癒着性中耳炎や中耳真珠腫など手術的治療を余儀なくされる病態に移行する例も稀ではない．ただし，**滲出性中耳炎が真珠腫性中耳炎を発症する頻度は実際は2%以下と少ない**．滲出性中耳炎が中耳真珠腫を発症するのは，**弛緩部の陥凹以外**に，例えば**弛緩部での感染や肉芽形成**が関与するものと思われる．

急性中耳炎から滲出性中耳炎に移行することが

あり，逆に滲出性中耳炎の経過から急性中耳炎へと移行するものもある．急性中耳炎から進展する滲出性中耳炎の好発年齢は2，3～10歳，そして癒着性中耳炎や中耳真珠腫となるのは20歳以降であることから，同じ中耳炎でもその時期その時期での病態の推移がうかがわれる（**中耳炎マーチ**）．したがって非穿孔性中耳炎群の急性炎症病態から慢性炎症病態へ移行した初発病態としての小児滲出性中耳炎を，その初期に完全に治療することが後々の中耳炎をコントロールするうえで重要である．

6）治療

急性中耳炎の診断にあたっては，ファイバースコープを使用して鼓膜の詳細な観察が不可欠である．**鼓膜における正確な局所所見と，臨床症状から急性中耳炎を軽症・中等症・重症の3段階に重症度分類**し，起炎菌，重症度に応じた抗菌薬の選択を行う．急性中耳炎では耐性化防止の観点からも漫然と抗菌薬の投与を行うことは慎まなければならない．

およそ耳感染症患児の約80％は抗菌薬をまったく使用しなくても軽快するという報告がある．よって急性中耳炎の**軽症例は2～3日は鼻炎治療を含めた対症療法のみとする．3日後に症状の改善がなければ抗菌薬使用を選択する**．その場合の第一選択薬の**抗生剤はペニシリン系薬**である．アメリカの小児科のガイドラインでは**症状が3日以上持続**した場合はアモキシシリン／クラブラン酸を推奨している．

ガイドラインが作成されれば治療のスタンダード化が図られ，耐性菌の減少も期待できる．

（1）本邦の小児急性中耳炎診療ガイドライン

感染症の治療に関しては**細菌の耐性化**の状況，普及している**抗菌薬の種類や使用量，保育園などの社会環境などに大きな相違**があるため，海外のガイドラインをそのまま本邦に応用できない．

2006年に日本耳科学会が核となり，日本小児耳鼻咽喉科学会と日本耳鼻咽喉科感染症研究会が協力して作成した「**小児急性中耳炎診療ガイドライン**」が発表され，その後2009年と2013年に改訂された[10]．そのガイドラインでは症状3項目，所見3項目に年齢を加えて重症度を判定している（**表2**）．「年齢」は2歳未満は3点，「症状」としては，耳痛，発熱，啼泣・不機嫌の3項目で，「所見」としては，鼓膜発赤，鼓膜膨隆，耳漏の3項目で点数化される．

そのガイドラインによれば合計点数が5点以下なら軽症，6～11点なら中等症，12点以上を重症とする．この13年のガイドラインの特徴は2歳未満の子は肺炎球菌の耐性菌比率が高く，重傷と考え3点加算されている．

表2 重症度分類に用いる症状・所見とスコア

①年齢に関したスコア		2歳未満は3点を加算する
②症状スコア	耳痛	0，1，2点の3段階分類
	発熱	0，1，2点の3段階分類
	啼泣・不機嫌	0，1点の2段階分類
③鼓膜スコア	鼓膜の発赤	0，2，4点の3段階分類
	鼓膜の膨隆	0，4，8点の3段階分類
	耳漏	0，4，8点の3段階分類

スコアの詳細

耳痛	0（なし），1（痛みあり），2（持続性の高度疼痛）
発熱	0（37.5℃未満），1（37.5℃から38.5℃未満），2（38.5℃以上）
啼泣・不機嫌	0（なし），1（あり）
鼓膜発赤	0（なし），2（ツチ骨柄あるいは鼓膜の一部発赤），4（鼓膜全体の発赤）
鼓膜の膨隆	0（なし），4（部分的な膨隆），8（鼓膜全体の膨隆）
耳漏	0（なし），4（外耳道に膿汁あるが鼓膜観察可能），8（鼓膜が膿汁のため観察できない）

重症度のスコアによる分類

軽 症	5点以下
中等症	6から11点まで
重 症	12点以上

（小児急性中耳炎診療ガイドライン2013，より）

ガイドラインによれば軽症の場合，ウイルス感染による急性中耳炎が多いことから基本的に抗菌薬は使用しない．しかし，3日間経過を見た上で臨床症状・所見があまり改善しない場合にはこの時点で抗菌薬 AMPC の常用量を使う．また3日間の抗菌薬投与で初回抗菌薬治療の効果が認められなかった場合には，**経口抗菌薬を**常用量の1.5～2倍に**増量**する．

中等症以上の場合は最初から**ペニシリン系の抗菌薬 AMPC** を使い，効果なければ次の段階でクラブラン酸（CVA）/AMPC，セフジトレンピボキシル（CDTR-PI）の高容量あるいは AMPC 高容量＋鼓膜切開のいずれかを行う．重症の場合は最初から鼓膜切開で排膿を行うか，経口カルバペネム系の TBPM-PI かキノロン系の TFLX の選択肢がある．

（2）急性中耳炎の化学療法の要点

抗生物質の第一選択は**アモキシシリン（AMPC）**や**アンピシリン（ABPC）**などの殺菌性の抗菌薬で，ほかに**セフロキシム，セファクロル（CCL）**などセフェム系の内服薬などが用いられることが多い（**表3**）．アモキシシリン（AMPC）やクラブ酸アモキシシリン（AMPC/CVA）はセフェム系抗菌薬に比べて肺炎球菌に対する抗菌活性が強く，組織移行性にも優れているという特徴がある．AMPC の欠点は，インフルエンザ菌，特に BLNAR 株に対する抗菌力が不十分な点である．その AMPC 治療のふるいからこぼれ落ちた改善不十分例に対しては AMPC の高容量投与やカルバネム系のテビペネムピボキシル（TBPN-PI）かキノロン系のトスフロキサシン（TFLX）などを再選択する．従来の抗菌

薬療法で効果がない場合には肺炎球菌に経口カルバペネム系抗菌薬のテレベネムピボキシル（TBPM-PI），インフルエンザ菌には良好な感受性をもつニューロキノロン系抗菌薬のトスフロキサシントシル酸塩水和物（TFLX）が推奨される．**中耳への抗菌薬の移行性は気道より悪く，血中濃度は1/3程度**である．

順調に回復すれば3～5日間の投与で十分だが，2歳未満の患児または鼓膜穿孔が認められる患児では3日間以上あるいは少し長めに投与する必要がある．中耳炎の再発，重症例は，最初から CVA/AMPC の高容量投与あるいは TBPN-PI または TFLX の3～5日間の投与を，あるいは必要において鼓膜切開を実施することが望ましい．

抗菌薬の耳浴療法は中耳内に高濃度の抗菌薬を入れることができ血中濃度も数千倍に上がるので，耐性菌であってもある程度の効果はある．

上述した抗菌薬の投与期間は長くても5日間とするが，**3日目に病態の推移を観察**する．マクロライド系は組織移行性や食細胞への移行性に優れた抗菌薬だが，静菌作用のため第一選択にはなりにくい．

（3）耐性菌に使用する抗菌薬

保育園児では PRSP や BLNAR などの薬剤耐性菌の分離頻度がきわめて高いが，肺炎球菌ワクチンや高用量ペニシリン療法の普及により，急性中耳炎の起炎菌としては肺炎球菌よりもインフルエンザ菌が今日では多くなっており，このことは世界的に重要視されている．

その特徴としては ABPC 耐性の**β－ラクタマーゼ産生インフルエンザ菌（BLNAR）**が増えて

表3　選択抗菌薬

略語	一般名	商品名	投与量（常用1日量）
AMPC	アモキシシリン	ワイドシリン®	30～50 mg/kg 分3
CVA/AMPC	アモキシシリン/クラブラン酸	クラバモックス®	96.4 mg/kg 分2
CDTR-PI	セフジトレンピボキシル	メイアクト MS®	9 mg/kg 分3
TBPM-PI	テビペネムピボキシル	オラペネム®	8 mg/kg 分2
TFLX	トスフロキサシントシル酸塩水和物	オゼックス®	12 mg/kg 分2

（黒木，2015）

おり，現状では**50〜70％前後に耐性菌**がみられる．特に５歳以下の乳幼児で耐性菌の分離頻度が高く，保育園や幼稚園での集団保育時による耐性菌のやりとりが小児の急性中耳炎感染のリスクファクターになっている．このBLNARはペニシリン系薬では治療しにくいのが現状である．

そこで，再発や再燃を繰り返す急性中耳炎に対しては，第一選択薬としてペニシリン系薬を投与するとしても，解熱しない例には初診後３日目にはインフルエンザ菌に感受性のある**アジスロマイシン３日間**を投与するか，始めからアジスロマイシンを投与するのも治療の選択肢の一つである．またガイドラインに沿い，オラペネム®や

オゼックス®の選択もある．

ペニシリン耐性肺炎球菌（PRSP）は15％位分離されるが，近年減少傾向にある．**低年齢ほど耐性菌の比率が高い**．肺炎球菌に対する抗菌力をみるとパセトシン®，サワシリン®，オーグメンチン®のAMCとメイアクト®（CDTR-PI）の抗菌力がよい．耐性菌が疑われる場合，また反復するものに対しては**アモキシシリンやメイアクト®高用量（倍量投与）**により有効性が期待できる．ニューキノロンの内服さらに，ペネム系の内服か点滴も有効である．

ガイドラインによる急性中耳炎の治療

ガイドラインの唱うところは以下の点である．
・ティンパノメトリーは中耳貯留液の有無を推測する際には有用である．
・純音聴力検査は，急性中耳炎による感音難聴の有無を鑑別し，病変の進展度，重症度を知るためにその施行は望ましい．
・軽症例に限っては３日間は抗菌薬を投与せず自然経過を観察する．多くの急性中耳炎は，抗菌薬非投与で軽快する．
・中等症・重症は抗菌薬投与の適応があり，AMPC高用量での治療開始が推奨される．AMPCはその組織移行の良さから第一選択薬としてよい．
・急性中耳炎の病態は中耳の炎症と貯留液であり，重症度に応じた急性中耳炎（AOM）の治療の選択肢として鼓膜切開による排膿，排液は病巣の治癒促進に有効である．しかし，at randomに行う鼓膜切開が急性中耳炎を優位に治癒促進させるという報告は少ない．
・鼻疾患を合併している例では，鼻治療も併せて行う．
・イブプロフェンは耳痛に対して効果があるが，アセトアミノフェンには有意な鎮痛効果は認められていない．
・ガイドラインに沿った治療を行っても，急性中耳炎を反復する症例や難治例には漢方製剤の十全大補湯などが効果がある．
・７価タンパク質結合型肺炎球菌ワクチン（PCV7）では肺炎球菌の血清型の63％がカバーされ，予防効果が期待できる（推奨度A）．
アメリカのガイドライン2013（AAP/AAFP）によれば，中耳貯留液を伴わない場合は急性中耳炎と診断しない．その小児の急性中耳炎の抗菌薬の投与法は，鼓膜所見から中等症以上の急性中耳炎と診断された生後６か月以上の小児は全例が抗菌薬投与の対象となる．これは鼓膜に発赤，膨隆がみられる急性中耳炎の85〜90％は細菌性であるというエビデンスに基づく．**６か月未満の乳幼児は抗菌薬を非投与とする**．抗菌薬の効果がよくても服薬コンプライアンスが不良であれば，治療失敗につながることから，特に小児では服薬コンプライアンスは抗菌薬使用時の重要な要素となる．抗菌薬の投与期間については鼓膜所見を観察しながら５〜７日を目安とする．投与中止後もティンパノメトリーなどによって耳管機能不全の完全な消失と貯留液の排除を確認する必要がある，などである．

（4）予防・処置

現在はAOMは，ある程度予防することも可能である．**ワクチンの予防的効果としては，インフルエンザワクチン**の接種により，AOMの発症率を30％低下させることができる．肺炎球菌に関しては**7価タンパク結合型肺炎球菌ワクチン（肺炎球菌ポリサッカライドワクチン）**で約35％の小児中耳感染症が減少したという報告がある一方，肺炎球菌ワクチンの有効性は中耳炎の罹患率を6％下げるのみにすぎないという報告もあり，ワクチン効果には意見が分かれるところである．

アメリカではPCV13（13価タンパク質結合型肺炎球菌ワクチン）導入後，急性中耳炎の中耳貯留液から肺炎球菌はほぼ検出されなくなったことが報告[11]されている．その一方，中耳炎，副鼻腔炎などのインフルエンザ菌は無莢膜型が多いのでHibワクチンでは予防できないとの見方もある．現在，本邦の肺炎球菌ワクチンは2013年11月より13価ワクチンに切り替わっている．

アデノイド増殖症がある場合には**アデノイドの切除**もAOMの予防につながるとされていたが，現在ではランダム化比較試験で反復性中耳炎の頻度を減少させることはなく，予防効果もないとされている．さらに，滲出性中耳炎患者には，アモキシシリンの長期投与あるいは気道感染症の際の予防的投与を可とする意見もあるが，現在のガイドラインでは**急性中耳炎の小児の中耳炎浸出液予防のための抗菌薬長期投与は，耐性の問題や有害事象の発生を考慮すると推奨されない**ことになっている．

鼻のかめない乳幼児では鼻処置は大切な治療である．**膿性鼻汁の改善は中耳炎治療の臨床的手応えともっとも関係する**．乳幼児に対しては，**食塩重層水による簡易鼻洗浄**（体温程度に温めた食塩重層水を鼻内にスプレーし，その後に鼻汁吸引器で吸引する）が勧められる．鼻洗浄は上咽頭の病原菌を減らす「理学的除菌」の一法として，また生体が本来備えている粘膜修復能力や抗菌作用を回復させる一助として有用である．

中耳に貯留液がたまり，発熱した重症の中耳炎では積極的に**鼓膜切開**と**吸引排膿**を行う．感染症治療の原則は排膿，菌量の減少だからである．切

開するだけで解熱する症例も多い．切開後浸出液が再び貯留してくる場合には，数回にわたり切開を繰り返すことがある．しかし，**反復する中耳炎**に対しては鼓膜切開よりもむしろ早期に**チューブ換気**を行い罹患頻度を軽減することも大切である．確かに鼓膜チューブは，中耳腔を換気し，滲出液を排出して空気をとりいれ，正常な聴力を維持する効果がある（効果は95％）．しかし，それは一時的な効果で国内の症例対照研究では反復性中耳炎の発症頻度低下に優位な効果は認められていない．

耳の感染症例に対し疼痛処置は重要である．3歳以下の小児では，疼痛が強い場合は，**イブプロフェンなどの鎮痛薬**を用いて楽にしてやる．抗菌薬のみでは投与後24時間は疼痛を緩和できず，鎮痛薬ほど迅速かつ効果的に解熱することもできない．

治療中はきめ細かく臨床経過を観察し，2～3日以内に改善傾向があるか，使用している抗菌薬はきちんと内服されているか，有効であるかをチェックする．急性中耳炎が治療により**改善しているかどうか**は，耳漏減少とともに鼓膜の可動性，透明度の改善の有無で判定する．経過観察には**拡大耳鏡**や，**顕微鏡による詳細な観察，ティンパノメトリーの所見**が有用である．発熱や耳漏，鼓膜所見の改善だけでなく**鼻汁の改善の有無**をみることも大切である．

難治性中耳炎児は急性中耳炎治癒後1～2週の間は，急性上気道炎に罹患するとまたすぐに急性中耳炎を再発しやすい．感染の機会にさらされやすい保育園児では特に注意が必要である．家族にも再感染の可能性について説明し，可能であれば保育園を少し休ませるとよい．**受動喫煙やおしゃぶりの使用**は，AOMの危険因子となるため，こうした危険因子を除去することは大切である．

（5）鼓膜穿刺，切開

鼓膜穿刺，切開は急性中耳炎の重症度に応じて選択肢とする．一般的には8％キシロカイン噴霧や鼓膜麻酔液，イオントフォレーゼなどでの局麻が行われる．**鼓膜麻酔液**（100 ml中，テーカイン20 g，フェノール20 g，グリセリン40 ml，メンソ

ール20g）を作成し，使用することもある．

鼓膜切開の切開線は鼓膜の前下象限から後下象限にかけて行われる．輪状または放射状に全層を確実に鼓膜切開刀（ルーツェ式）にて切開する．穿刺も切開と同位置で行う．1〜2mmの注射筒と先が鈍の注射針を用いる．注射器による吸引では貯留液の排除が不十分なので，ローゼン式吸引嘴管で十分に吸引除去する．

穿刺であれ，切開であれ両者の合併症は高位頸静脈球，内耳窓損傷，耳小骨連鎖離断，外耳道損傷，鼓索神経損傷などがあり，これらを避けるために，穿刺・切開いずれの場合も顕微鏡下に行うことが望ましい．鼓膜切開を繰り返した後に鼓膜穿孔が生じることは稀でなく，特に中耳炎の炎症が遷延化した場合や，再生鼓膜や形成鼓膜など再生力の弱い鼓膜では，鼓膜穿孔が生じる可能性が高い．

7）特殊な急性中耳炎
（1）急性乳様突起炎
1．病態

急性・亜急性中耳炎罹患後に**耳後部の腫脹，発赤，耳介聳立**を認め，拍動性の耳漏を認める．合併症では**顔面神経麻痺**の頻度が高いが，重要なのは髄膜炎，脳膿瘍などの**頭蓋内合併症**である．乳幼児では，上気道炎に伴う急性中耳炎に続発し，成人では，真珠腫性中耳炎に伴う慢性炎症の急性増悪により起こることが多い．1930年代までは急性中耳炎患者の約6％が頭蓋内合併症を併発し，その約75％が死亡した．中耳炎の5〜10％が乳様突起炎に侵され，その0.5％に顔面神経麻痺みられた．しかし，現況では一変している．頭蓋内合併症発現率は0.04％程度になり，顔面神経麻痺は0.005％にまで低下した．急性乳様突起炎はすっかり過去の病気となった感がある．

2．診断

X線上，**乳突蜂巣にびまん性陰影**を認める．X線で陰影を認めるだけの**潜在性乳様突起炎 masked mastoiditis** の場合もある．この潜在性乳様突起炎は抗菌薬使用により隠蔽された乳様突起炎であり，見かけ上は十分な治療が行われているがごとくであるが，潜在性に乳様突起炎が進行

していて，**耳後部の持続性の疼痛**が特徴である．約40％の症例で鼓膜所見は正常で，古典的な乳様突起炎と比較し発症は緩慢である．

乳様突起炎は免疫能が未熟な低年齢層に発症が多く，乳突蜂巣の発達が未熟で，形態的に未完成であることも発症要因の一つである．分離菌としては肺炎球菌が最も多く，その半数以上がペニシリン耐性肺炎球菌（PRSP），ペニシリン低感受性肺炎球菌（PISP）である．

3．治療

重症な合併症を認めない場合は，感受性のある**抗菌薬**の静脈内投与と**鼓膜切開**による排膿が第一選択である．頭蓋内への炎症の波及には十分注意する．錐体先端方向に炎症が波及すると，めまい，嘔吐，三叉神経痛，外転神経麻痺を生じる．合併症を伴う症例に対しては積極的な手術（鼓膜切開，膿瘍切開，乳様突起削開術）の施行が必要である．

乳様突起削開術は Macewen's triangle（道上三角）を指標として乳突洞に向かって削開を進める．前方は外耳道後壁の指標である道上棘，上方は中頭蓋窩硬膜の指標である側頭線，後方は後頭蓋窩の指標であるS状静脈洞からなる三角を指標として削開を進める．これらは症例ごとにその位置がきわめて異なる．強く前方に突出したS状静脈洞，下垂した中頭蓋窩硬膜により術野は著しく制限される．術前にCTやMRIを十分に吟味することが重要である．

（2）ムコーズ中耳炎
1．病態

ムコーズ菌とは**肺炎双球菌Ⅲ pneumococcus type Ⅲ** で現在は肺炎球菌（肺炎レンサ球菌）*Streptococcus pneumoniae* type Ⅲ と呼ばれる．この肺炎球菌による中耳炎は重くなりやすい．この菌は中耳炎の合併症を起こす最も頻度の高い菌で，この菌による中耳炎を**ムコーズ中耳炎**と呼ぶ．現在は抗菌薬の出現によりほとんどみられないが，しかしムコーズ中耳炎による髄膜炎は時に報告されており，忘れてはならない疾患である．

この疾患は中耳のカタル様症状で始まり，鼓膜は蒼白浸潤，または混濁したり，発赤は軽く穿孔

のないことが多い．しかし，**耳痛は激烈**，**難聴は鼓膜所見に比して高度**であり，X線像では肉芽増殖，骨破壊が強い．はじめは粘液性耳漏を排出するにすぎないが，次第に**膿性で多量**となり，**急速に内耳障害を起こしやすく**感音性難聴あるいは眩暈を生じやすいこと，高熱や激しい頭痛を伴うことがある．かつては乳様突起炎から急速に頭蓋内合併症を起こすので恐れられていた．

2．治療

細菌学的な問題点として，細菌検査の結果では多くの抗菌薬が良好な感受性結果が得られるものの，初期治療として**ペニシリン系以外の抗菌薬**を用いた場合，難治化しやすく合併症を生じやすい．

（3）好酸球性中耳炎

本疾患は，単に従来の中耳炎に対する治療に抵抗する難治性中耳炎というだけでなく，高度難聴（時には聾）をきたす危険性の高い疾患として，昔ムコース中耳炎，今は好酸球性中耳炎という側面をもっている．

1．病態

好酸球性中耳炎は，**気管支喘息などのアレルギー性疾患をもつ患者に合併**し，通常の抗菌薬治療では改善が得られない**難治性中耳炎**である．

鼓膜穿孔がある慢性中耳炎と，ない滲出性中耳炎の型に別れる．鼓室内に**肉芽や硬い耳茸**を認めるケースもある．**約9割の好酸球性中耳炎は喘息を合併している**．そのうちの2割はアスピリン喘息である．病態が似る**好酸球性副鼻腔炎のうち好酸球性中耳炎を合併する頻度は10〜30％**である．一方，**好酸球性中耳炎の側からみると好酸球性副鼻腔炎の合併が約7〜8割**で，その多くに鼻茸あるいは鼻粘膜のポリポイド変性をみる．**約8割で両側罹患**．

中耳に貯留した滲出液（耳漏）に好酸球の浸潤を認める所見が，好酸球性中耳炎の大きな特徴である．**好酸球の著しい浸潤**があるが必ずしもIgE の関与しない成人型の**非アトピー型の炎症**が気道粘膜の一部である中耳粘膜に生じたものとされている．

この中耳炎の最大の問題は，**感音難聴が半数近く高率に起こる**ことにあり，ときには突発性難聴

表4 好酸球性中耳炎の診断基準

疑い例：成人の気管支喘息患者にみられるニカワ状の耳漏*を特徴とする難治の**慢性中耳炎．
確実例：疑い例のうち耳漏または中耳粘膜・肉芽に好酸球の浸潤が確認された例．

* 初期には必ずしもニカワ状の耳漏ではない．
**難治とはステロイド以外の薬物療法，鼓膜チューブ留置術，手術などに抵抗性のもの．

のように急激な難聴の進行により，きわめて短期間で聾となることもある．

好発年齢は40〜50歳代で，女性患者が多い．

2．診断

鼓膜は黄色に見え，貯留液の存在が示唆される．通常の成人の滲出性中耳炎の貯留液は漿液性が多いが，本疾患では**粘度が高いニカワ状の耳漏**を特徴とする．穿孔型では黄色で粘稠な貯留液が流出する．重症例では肉芽形成がみられ，鼓膜穿孔から突出する耳茸を生じる．細菌感染が生じれば貯留液の粘稠度はむしろ減ずる．気管支喘息の合併がある症例や，鼓膜を切開した際に貯留液が粘稠なニカワ状である場合は，好酸球性中耳炎を疑う（**表4**）．

薬物療法，鼓膜チューブ留置術，手術などに抵抗性の難治の中耳炎である．したがって，**通常の抗菌薬治療で改善しない穿孔性中耳炎，気管支喘息に合併した滲出性中耳炎の場合には本症を疑い，耳漏のスメアーをハンセル染色などで確認する必要がある**．特に，成人発症の喘息やアスピリン喘息の患者が「耳が詰まってかゆい」「喘息がひどくなると聞こえにくい」などと訴える際は，好酸球性中耳炎の可能性を念頭に置く．

初期は伝音難聴だが，経過中に骨導閾値が上昇し，混合難聴を呈してくる．高音域から障害される点から，それは内耳窓を介して好酸球性炎症あるいは細菌感染による炎症産物が内耳に到達した結果と考えられている．聴力検査で**骨導聴力の低下が約50％**にみられる．そのうちの6％が聾である．

3．治療

手術を行った場合には，かえって増悪する危険

があり，治療の主眼は保存的に置かれる．

　手術を行う際には適応は慎重でなければならない．鼓膜換気チューブの挿入は，後に治療後の穿孔残存を避けるためになるべく行わない．

　治療法としては，感受性のある抗菌薬で感染をコントロール後，**ステロイドの点耳やトリアムシノロンアセトニド（ケナコルト®），あるいはデキサメサゾン（デカドロン®）の鼓室注入，ヘパリンによる鼓室洗浄，抗アレルギー薬，ステロイドの全身投与**などが行われている．ヘパリンは好酸球性炎症を抑制する効果が期待できるほかに，ニカワ状の耳漏・中耳貯留液の除去にも有用である．鼓室内の貯留液を反復するようであれば，その都度，ステロイド薬の鼓室内注入を行う．この際，気密鏡を用いて外耳道から耳管に向けて加圧し，逆通気をすることが重要である．鼓室内の肉芽形成が著明の際にはステロイドの局所使用，内服を考慮する．難聴が急激に進行するようであればステロイドの静注が必須である．肉芽型では鼓室内に薬液注入のスペースがないため，これらの肉芽や肥厚粘膜を截除鉗子などで除去しスペースをつくる．好酸球性副鼻腔炎がある場合は，副腎皮質ステロイド鼻噴霧薬の倍量投与が有効である．

（4）ANCA 関連血管炎性中耳炎

　本疾患は**好中球細胞質抗体 antineutrophil cytoplasmic autoantibody（ANCA）**が陽性となる**壊死性血管炎**が本体である．近年，これらANCA 関連血管炎に伴う中耳炎症例の報告が相次いでいる．特に，中耳炎が初発症状である場合は，診断に至るまでかなりの月日を要することが多く，致死的な経過をたどる場合も稀でないので，早期の診断，適切な治療が必要である．

1.　症状・診断[12]

　中耳炎型としては，滲出性中耳炎型と肉芽型があり，前者が6割を占める．症状としては骨導閾値上昇が92％に見られ，難聴は急速に悪化する．顔面神経麻痺や肥厚性鼓膜炎の合併も見られる．よって両側性難治性中耳炎で，急速な骨導の閾値の上昇あるいは顔面神経麻痺が生じた場合はANCA 関連疾患を疑い，血清学的検査を施行すべきである．しかし約2割のものは PR3-ANCA,

MPO-ANCA の両者とも陰性であり注意が必要である．組織診の診断率も低い．多臓器に血管炎病変がないかどうかの全身検索も必要である．診断が難しい疾患だが，難聴出現から比較的早期に治療介入できた症例では聴力が改善した例も多いので，早期診断の必要性が課題としてあげられている．臨床的に ANCA 関連血管炎性中耳炎が強く疑われても，多臓器に血管炎病変がなく，かつANCA が陰性，あるいは病理学的にも確定診断がつかない場合は診断的治療も考慮する．

2.　治療

　診断確定後，早期に治療を開始する．治療は副腎皮質ホルモンと免疫抑制剤の長期投与が選択される．膠原病科との連携が必要である．

（5）結核性中耳炎

1.　症状・局所所見

　結核菌の感染による中耳炎である．若年者に多い．中耳への感染経路としては**経耳管感染**が多い．耳漏，耳閉感を訴えることが多く，中耳結核に特徴とされる症状は急速に**進行する内耳症状と顔面神経麻痺**である．高度伝音難聴であったものが，突然急速な骨導聴力の低下により高度混合難聴を示し，聾となることもある．

　局所所見にはいくつかの特徴がある．典型例では中耳腔のみならず鼓膜，外耳道にわたり**蒼白な肉芽とフィブリン様白苔**を認める．これを一言でいえば異様な鼓膜所見である．**肉芽や白苔は癒着が強く，吸引しても除去が困難である**．無理に剥離除去すると外耳道皮膚は壊死に陥り，腐骨が露出する．このように**難治性の慢性中耳炎の病態**を示すことが多いが，なかには滲出性中耳炎の病態のこともある．昔，よくいわれた多発性鼓膜穿孔は稀である．高頻度に骨導閾値の上昇をみる．

　滲出性中耳炎と思っていたものが，感染を起こし難治性耳漏を呈した場合は，中耳結核をまず疑うべきであるという見方もある．原発巣が中耳に限局し，多臓器に病変がないものを原発性結核性中耳炎と称し，肺等の多臓器にも病変を伴うものを続発性結核性中耳炎という．

2.　診断・検査

　家族や周囲に結核の既往を有する人がいなかっ

たかの問診は重要である．すでに肺結核と診断されていれば疑い濃厚だが，最終診断には中耳腔に**結核菌 *Mycobacterium tuberculosis*** を証明しなくてはならない．結核を疑ったら，耳漏を一般的耳漏検査のみならず塗抹検査と結核菌培養（**小川培地**）に出す．いずれも5割前後の検出率で，結果が出るまで4～8週間を要する．**PCR法による結核菌のDNA診断**は判定時間が6～7時間と短く，特異性も高い．ただし感度（60～70%）は培養検査と同様低いので偽陰性も多い．

鼓膜や中耳腔にポリープや肉芽を認めたら必ず**病理組織検査**を行う．類上皮細胞，ラングハンス型巨細胞からなる結核結節，乾酪壊死，さらにZiehl-Neelsen染色により結核菌を陽性桿菌として認める．**ツベルクリン反応検査**は感染部位の特定はできないが結核の罹患，感染の既往を知る助けとなる．発赤径が大きい時，二重発赤や水疱などを伴う場合は，結核感染を示唆し，診断の参考になる．クオンティフェロン検査も診断的補助となる．**胸部X線検査**は必須である．

3. 治療

治療に際しては**結核予防法**に留意する．発見2日以内に保健所への届け出義務，入院治療は指定医療機関にて行う等，制約がある．

肺結核を合併していなくても全身的な抗結核療法（抗結核薬の**短期多剤併用療法**）は行う．一般的には**イソニアジド（INH）＋リファンピシン（RFP）**に**エタンブトール（EB）**か**ストレプトマイシン（SM）**を併用する．抗結核薬の聴器毒性に注意する．また今，INHとRFPに対する耐性結核菌が世界的に増加傾向にある．ニューキノロン系抗生物質の点耳液は一時的にせよ結核に対し効果があり，使用により一見改善傾向を示すことがあるが，点耳液を止めると耳漏が再発する．

結核性中耳炎は法定伝染病だから，結核性中耳炎患者に使用した器具の消毒は，ストリーハイド液に1時間以上浸けて，その後大量の滅菌水で十分に洗浄し，乾燥させる．

---

4 小児滲出性中耳炎（secretory otitis media：SOM, otitis media with effusion：OME）

1）定義

鼓膜に穿孔がなく**3か月以上**にわたり**中耳腔に貯留液**を認めるが，耳痛や発熱などの**急性炎症症状がないもの**をいう．急性中耳炎罹患後は中耳の貯留液がしばしば遷延する．これが3か月以上遷延した場合は滲出性中耳炎と定義される．

滲出性中耳炎と急性中耳炎（耳感染）はいずれも中耳に滲出液が認められる．滲出性中耳炎では滲出液に感染が認められず，通常は痛みもなく自然治癒する．滲出性中耳炎は感冒や耳感染，耳管機能の不良をきっかけに発症することがあるが，無症候性のため滲出液貯留の同定が困難な場合もある．

貯留液が膿性で発症経過が急でしかも3週間以内であれば，耳痛・発熱などの急性炎症症状がなくてもこれは急性中耳炎でacute otitis media with effusion（AOM-E）と診断される．

しかし，これらは臨床症状による分類であるため，実際にはOMEとAOM（acute otitis media）は厳密な区別が困難なことも多い．AOMは3週間以内を急性期，3週間～3か月以内を亜急性期，3か月以上経過したものを慢性期と分ける分類もある．

2）疫学

滲出性中耳炎の年齢分布は2峰性を示し，**8歳未満の幼少児**と，成人，特に**老年期**に多い．小児の罹患年齢のピークは1～6歳である．この病気に罹患する頻度はこの年代では非常に高く，健康な小児でも**90%**は就学前まで一度は滲出性中耳炎に罹患するという[9]．ほとんどの場合，滲出性中耳炎は無症候性であり，**自然治癒**しやすい予後をもつ．そして，**6歳を過ぎると減少に向かい，10歳までに患児の約9割が治癒する**．このように滲出性中耳炎は自然治癒を十分に期待できる疾患であるが，難治性，反復性に経過する小児も少なくなくあり，長じて慢性中耳炎に移行するケースもある[9]．

3）病因・病態

炎症物質が貯留液として中耳腔に停留し，同時に中耳および耳管の粘液線毛輸送能が障害される．**急性中耳炎から移行**するものや，小児期に特有な**耳管機能障害**のため中耳腔に陰圧を生じ，その結果補腔水腫として貯留液が形成されるものがある．

成人の滲出液は**漿液性**のものが多く，小児では**粘性液**が多い．小児の難治例では glue に似た粘稠液あるいはゴム状粘稠液の貯留がみられる．両者の滲出液性状が著しく違っていることが直ちに両者の病因，病態の違いに結びつかないとしても，本疾患が免疫機能の成熟途上にある幼少児と低下傾向にある老人に多発している点は，本症が中耳腔内の感染と免疫応答能にかかわる疾患の一つであることを考えさせられる．

滲出性中耳炎の中耳貯留液の20～50％の症例に微生物が検出される．**病原性をもつ細菌も10%前後検出される．頻度はインフルエンザ菌（30%前後）**が最も多く，次に肺炎球菌（10％前後），ブドウ球菌（7％）と続く．また，1か月以内に急性中耳炎を繰り返す75％の症例は異なる菌による再感染で，25％が同一菌による再燃である．このような傾向は，いわゆる急性化膿性中耳炎とほぼ同じであり，滲出性中耳炎の発症には急性中耳炎が強くかかわっていることを示唆している．通常感冒ウイルスは上皮細胞に感染するため，粘液線毛輸送系にダメージを与え，その結果上咽頭に常在している病原菌が，耳管ひいては中耳腔までも到達する可能性が考えられる（**経耳管感染**）．そして，細菌感染を引き金としての免疫複合体形成からの**Ⅲ型アレルギー関与**も考えられる．ただ，急性上気道炎ひいては急性中耳炎に罹患したものがかならず滲出性中耳炎に罹患するわけではなく，滲出性中耳炎にかかりやすく，また治りにくくしている病態には，感染，アレルギーなどの**慢性の鼻咽腔の炎症**と，**中耳換気不全**が主に関与している．**中耳の換気は耳管と，中耳特に乳突粘膜のガス交換が重要である**．そして，中耳粘膜分泌能の亢進，あるいは血管透過性亢進が滲出液産生の原因である．

反復性中耳炎や扁桃炎，ひいては上咽頭の感染を繰り返す小児では**局所免疫応答が弱い**ことが反復感染の一つの背景要因である．遷延化する一部の症例では耳管開放症の関与もあり，鼻すすりも一因となる．耳閉感，自声強聴が不快ではなすすりを行い，脆弱な耳管は耳管開放の状態になる．高齢者では耳管の無力症なども関係していると考えられている．

4）滲出性中耳炎罹患遷延化の危険因子

滲出性中耳炎の発症には中耳の急性感染症が先行していること，そして上気道の病変が強く影響していることは前述した．このうち急性中耳炎が完全治癒せずにそのまま滲出性中耳炎に移行してしまうものと，急性上気道炎時に無痛性に中耳貯留液のみが出現する場合がある．

急性中耳炎は，抗菌薬投与により大半は3か月以内に治癒し，貯留液も消失してしまうが，**約10%位**の小児では，そのまま貯留液が残存する．この原因として，①幼児の**未熟な感染防御機構**から感染に弱く，中耳炎は遷延ないし反復しやすい，②急性中耳炎に対する**不完全な治療**，③低年齢児の耳管軟骨は脆弱で嚥下時の耳管の開閉に必要な硬さが不十分であり，耳管の能動的解放に障害をきたす場合（**耳管機能が未熟**）が多い，などの3つが主因として考えられる．幼児の耳管機能は**鼻副鼻腔やアデノイドなどの周辺の影響を受け**やすい．だが，アデノイドは物理的に耳管機能に影響することは少なく，むしろ細菌をプールする場所として中耳炎の病因の一翼を担うという意見もある．

その他の因子として，④保育所や幼稚園，小学校など集団生活による上気道感染の機会が多い．そのような場所では発症に気づかず罹患児童は放置されがちであること，⑤乳児期の哺乳状態（人工栄養児），⑥受動喫煙，衛生環境，おしゃぶりの使用などがあげられる．

以上のリスクファクターを整理すると**宿主関連因子**としては，人種，年齢（2歳未満）性別（男子），免疫学的未熟性，頭蓋顔面の異常，遺伝的素因などがある．**社会環境因子**としては，上気道感染頻度，保育状態（保育園児），季節（冬季），同胞の有無などがある．

5）小児滲出性中耳炎における副鼻腔炎，鼻アレルギーの役割

2015年1月には日本耳科学会，日本小児耳鼻咽喉科学会により，「**小児滲出性中耳炎診療ガイドライン2015年版**」[14] が発刊された．そのガイドラインが欧米のガイドライン[13] と大きく違う点は，本邦のガイドラインでは滲出性中耳炎では，滲出性中耳炎そのものへの対応だけでなく，その遷延因子ともなりうる周辺器官（鼻副鼻腔や上咽頭）の病変に対する治療を積極的に行うことを推奨していることである．

乳幼児期の滲出性中耳炎は**鼻副鼻腔炎**を合併していることが多い．滲出性中耳炎の小児の約6〜8割には副鼻腔炎がみられる．副鼻腔炎が中耳に与える影響としては，中耳への**感染源**となること，鼻咽腔粘膜の炎症・浮腫が耳管機能を弱めること，後鼻漏が耳管を介した中耳の換気を障害することなどがあげられている．

また，アレルギー性鼻炎の影響としては，原則的には抗原は耳管から中耳に侵入することはなく，中耳粘膜にも免疫担当細胞はほとんどみられない．そして，滲出性中耳炎のIgE 量および特異IgE 抗体は低値を示すことから，**Ｉ型アレルギー反応は直接滲出性中耳炎の発症にかかわりをもっていない**（茂木）と考えられている．しかし，鼻アレルギー発症時の粘膜反応が，耳管咽頭口周囲に及び，**耳管機能に影響を与え**，貯留液の自然排出を妨げることは十分考えられる．とすれば，鼻アレルギーは成因ではないが**背景因子，遷延因子**といえるだろう．

6）滲出性中耳炎の症状

発熱，疼痛，発赤などの急性感染症症状を欠き，中耳貯留液による**軽度難聴**のみが主症状である．

小児の滲出性中耳炎の約半数は急性中耳炎の後に発症もしくは発見されるが，急性中耳炎の後にしばしば遷延する無症候性の中耳貯留液 asymptomatic middle ear effusion：ASMEE は発症3か月以内に75〜90％は自然治癒することが知られている．さらに，貯留液が引かず新たに診断された小児滲出性中耳炎の25％は3か月以内に自然

寛解する．だが，その後はさらに長期間観察を行っても自然治癒は得られにくい（Rosenfeld[13]）ものが難治性の滲出性中耳炎である．

滲出性中耳炎の症候的な特徴を記す．

（1）急性中耳炎，滲出性中耳炎と感音難聴

成人の急性中耳炎の主要な起炎菌は肺炎球菌だが，肺炎球菌の中耳感染は内耳障害を高率に起こす．滲出性中耳炎患者にも，時として**感音難聴が**認められる（**7％前後**）が，その原因として，中耳の肺炎球菌性炎症が正円窓を介して内耳に波及し，一時的にせよ内耳機能に影響を及ぼすためとも考えられよう．

改善する可能性があるものは，**中耳貯留液の存在により生じる骨導閾値の一時的な上昇である**．貯留液による鼓膜・耳小骨・正円窓膜の物理的な振動抑制，すなわち鼓膜および正円窓に陰圧による stiffness の増大があると低音部の骨導聴力が悪化する．逆に貯留液が鼓膜・耳小骨に対して mass として働けば低音部の骨導聴力は改善するが高温部の骨導聴力が落ちる．貯留液が消失すれば低音部，高音部の骨導聴力の改善が期待できる．貯留液が除かれても改善しないものは滲出性中耳炎と関連して非可逆的な**内耳病変**が生じていることが考えられる．その場合，**中耳に生じた炎症が内耳に波及**し，主に外リンパの組成に影響を与え内耳障害をきたしたことが考えられる．骨導閾値の上昇の程度と音域は，蝸牛窓付近に炎症が限局しているのか，あるいはさらに内耳の広い範囲へ波及しているのかによる．

中耳貯留液には，病原菌・エンドトキシン・免疫複合体・プロスタグランジン・ヒスタミン・蛋白分解酵素・補体活性化因子・細胞走化因子等，組織障害的に働く物質が多く存在する．また炎症をきたした病的な正円窓膜は，透過性が亢進しており，中耳貯留液の影響が内耳に及びやすくなっている．

（2）乳突蜂巣の発育の良否と中耳炎発症年齢との関係

乳突蜂巣の気胞化は，鼓室峡部 tympanic isthmus の広さと正の関係を示し，tympanic

isthmus の容積は 4 歳，気胞化は 8 歳でプラトーに達する．したがって tympanic isthmus ができあがる 4 歳以下の時期に中耳炎を繰り返すことが tympanic isthmus の発育を阻害し，ひいては炎症性の骨新生も加わって乳突蜂巣発育の抑制，乳突洞口のブロックを引き起こす．中耳炎の予後不良例にはそのような乳突蜂巣発育不良例（すなわち遷延慢性化した中耳乳突洞病変をもつもの）が多く含まれている[15]．

（3）成人の滲出性中耳炎の特徴

①片側罹患が多い．

②発症の原因として気道感染のはっきりしないこともある．

③耳閉感や難聴に気づき，比較的短時間のうちに耳鼻科医を訪れる．

④老人性難聴を合併することが多いため高度の難聴に陥ることがある．

⑤治療にはよく反応し，改善しやすいが，治療を止めると再発しやすい．

⑥咽頭に悪性腫瘍が発生している例もある．

7）診断
（1）問診，鼓膜・鼻内所見

まず，問診によって発症時期（急性，慢性）と程度を推測する．次いで，顕微鏡ないし硬性鏡，拡大耳鏡で拡大視して鼓膜を観察．鼓膜所見の特徴は暗赤色，黄褐色の暗い色調と陥凹であるが，そのほかに滲出液線や気胞が透見できるもの，**鼓膜の肥厚，萎縮，陥凹，石灰化，癒着や上鼓室の陥凹，拡大が顕著なもの**など多彩である．この際に，気密耳鏡 pneumatic otoscope を用い**鼓膜の可動性**をみることが重要である．

さらに遷延化・増悪因子となりうる周辺器官の所見を確認すべきである．鼻鏡を用い鼻腔病態を把握する．成人では上咽頭腫瘍が原因の場合があるため，時として鼻咽腔ファイバースコープを用いて腫瘍の有無を確認することも重要である．

米国耳鼻咽喉科頭頸部外科学会（ＡＡＯ-HNSF）が 2016 年に米国小児科学会，米国家庭医学学会と共同で作成した滲出性診療ガイドラインによると診断精度を改善するために，小児滲出性中耳炎の診断には気密耳鏡により滲出液を確認すべきとし，耳痛や難聴のみを呈する小児の評価にも気密耳鏡を用いるべきとしている．滲出性中耳炎が疑われるが，気密耳鏡により確診がつかない場合には，すすんでティンパノメトリーを行うべきとしている．

（2）ティンパノメトリー

大半はティンパノグラム B 型で，中耳圧 − 200 ミリ水柱以下の C 2 型は 2 割である．C 2 型では半数以上が 20 dB 以下の軽度の難聴にとどまるが，B 型になると約 8 割で 20 dB を超える難聴を示す．

（3）聴力検査

できる範囲で聴力検査を行う．滲出性中耳炎では 30 dB 程度の軽度から中等度位までの伝音難聴がみられる．感音難聴をきたすこともある．**4 歳以上の小児で 20 dB 以上の難聴があるものの約 9 割が滲出性中耳炎**であるという報告がある．中耳貯留液により中耳振動系の mass が増大した場合は，**高音低下型 mass curve** の難聴を示し，中耳の陰圧化等により stiffness が増加した場合は，逆に**低音低下型 stiffness curve** を示す．

新生児スクリーニングで滲出性中耳炎を認めた児は，滲出性中耳炎解消後に聴力が正常化するか確認することが重要である．また，1 年未満で滲出性中耳炎と診断された児は，生後 12〜18 か月の間に再検し，滲出性中耳炎があるかどうかのリスク評価を行う必要があることを親に伝えるべきである．

滲出性中耳炎は片側性よりも両側性が多いので，学齢前の**言語発達遅滞**をもたらす可能性がある．滲出性中耳炎はコミュニケーション障害や情緒不安定などの原因となることも少なくない．

（4）X 線検査

副鼻腔炎の合併の有無，上咽頭側面像によりアデノイドの大きさのチェック．乳突蜂巣の発育は不良例が多い．

8）治療

小児滲出性中耳炎の治療の目的は，①幼児期，学童期に持続する難聴を取り除くこと，②反復する中耳炎からの解放，③滲出性中耳炎の合併症，後遺症である癒着性中耳炎，真珠腫を予防する，ということにある．

滲出性中耳炎にかかりやすい児は，滲出液が確認されなくても診断から3か月間は注意深い観察が必要である．

滲出性中耳炎の病因は耳管機能不全と感染・炎症の両方の要素があり，したがってその治療は**中耳の換気の改善と上気道の消炎**が基本となる．滲出性中耳炎の治療はこのいずれか，あるいは両方を除くことにあるといえる．

欧米のガイドラインでは，プライマリケアを担当する家庭医や小児科は，「いつ，どの時点で鼓膜換気チューブ留置手術のために耳鼻咽喉科専門医を紹介するか」が主要な論点である．そのためか発症早期の3か月間はwatchful waitingの期間とし，治療は行わず，その後の治療は主に鼓膜チューブ留置術のみで保存的治療は行わない．一方，本邦のガイドライン[14]は，滲出性中耳炎の病態を考慮して鼻副鼻腔やアデノイドなど周辺器官の病変への対応に重きを置くべきであるというコンセプトである．つまり，小児滲出性中耳炎の遷延化因子ともなりうる周辺器官の病変に対する治療を積極的に支持している．

上気道の炎症をとる方法としては，種々の薬物治療，鼻・咽頭の炎症に対する処置やネブライザー，鼻副鼻腔の洗浄，アデノイドの切除がある．一方，耳管機能の改善や，耳管に代わって中耳の換気を図る方法としては，耳管通気，鼓膜穿刺・切開，そして鼓膜換気チューブ留置術などがある．このうち，鼓膜切開，チューブ留置，アデノイド切除などの**外科的治療は滲出性中耳炎という疾患が本来持っている自然治癒の傾向を十分に考慮して適応を厳密にしなければならない**．

小児滲出性中耳炎は大部分が予後のよい疾患であるので，発症から3か月間は外科的治療を行わず耳に関しては経過観察にとどめ，この間鼻副鼻腔炎やアレルギー性鼻炎を合併しているときには，それらに対する適切な治療を試みる．

（1）急性期滲出性中耳炎の治療はどうあるべきか

小児滲出性中耳炎の治療を考える上で大切なことは，患児がこの疾患の急性期にあるのか，あるいは慢性化の段階にあるのかという**滲出性中耳炎のstageの判断**である．小児では滲出性中耳炎に罹患する頻度は高いものの，急性期の滲出性中耳炎では無症状で経過し，自然治癒することが多い．したがって，急性中耳炎発症から3か月までは，耳管機能を改善する目的で鼻治療，鼻ネブライザーなどの保存治療を行う．

急性感染症を契機として発症し滲出液が貯留して間もない初期の段階，いわゆる急性期滲出性中耳炎には急性化膿性中耳炎に対する化学療法に準じた**抗菌薬内服療法**を行う．インフルエンザ菌や肺炎球菌に対してペニシリン系抗菌薬の1〜2週間投与が有効である．

上記の保存治療が奏効しない場合や3か月以上遷延する場合は，レントゲンでの乳突蜂巣発育，鼻副鼻腔炎，アデノイドなどの病態，鼓膜可動性検査から中耳腔貯留液充満の可否をみて治療方針を決める．また，滲出性中耳炎は年齢によって予後がかなり違ってくるため，症例に応じた治療方針を立てることが大切である．副鼻腔炎やアデノイド増殖症などの疾患の有無を調べ，治療を行う．また，危険因子を分析し，回避できるものは親の協力を仰ぐ．

（2）慢性期滲出性中耳炎の治療はどうあるべきか

6か月以上改善がみられない場合の鼓膜切開やチューブ留置などの外科的治療は鼓膜可動性消失が一つの適応基準となる．欧米においては，発症から3か月以上経過した滲出性中耳炎ではチューブ留置術の適応とされることが多い．

そのほか一定以上の難聴が持続する場合，反復性中耳炎の既往がある場合，上鼓室陥凹や緊張部癒着などの鼓膜の異常所見がみられる場合，両側性でかつ25 dB異常の難聴がある場合，画像上側頭骨の発育が不良で含気がまったく認められない場合なども外科治療の適応がある．チューブは**短期留置型チューブ**を選択する．短期留置型チュー

ブは8〜16か月で脱落する．再発例，難治例には長期留置型チューブを使用する

鼓膜切開や鼓膜チューブ留置の意味は，中耳貯留液を除去するあるいは切開部より排液するというよりは，むしろ経耳管的排泄を促すことに意味がある．**鼓膜チューブ留置は1回の留置で小児滲出性中耳炎の約3/4が治癒**する．

睡眠障害をきたすようなアデノイド肥大があれば**アデノイド切徐**を併用する．耳管機能不全とならぶ鼻副鼻腔炎に対する治療として，ペニシリン系抗菌薬の使用は効果はあるが，漫然とした投与は抗菌薬による副作用と耐性菌増加という害を引き起こすことから行うべきではない．**マクロライド系抗菌薬の少量長期投与**は小児副鼻腔炎を持たない6，7歳までのいわゆる滲出性中耳炎年齢の小児ではあまり効果がない．

アレルギー性鼻炎が合併する場合に第二世代抗ヒスタミン薬や鼻噴霧用ステロイドを治療の選択肢として用いても，これらの薬剤が小児滲出性中耳炎そのものに対する有効性のエビデンスは得られていない．

チューブ留置中でも，水泳・洗髪などの日常行為は支障がない．水泳，入浴での日常的な耳栓の使用は必要ない．

換気チューブ脱落後に鼓膜の永久穿孔，鼓膜萎縮や真珠腫性中耳炎などの合併症を起こすことがあり，加えてチューブ脱落後の再発がみられることがある．**チューブ抜去後穿孔の残る率は10%前後**にみられ，3年以上留置した長期間留置例に多くみられる．

（3）処置の内容
1．耳管通気
径耳管的に中耳を換気して貯留液を排除する治療法．ポリツェル球による方法とカテーテルを経鼻的に耳管咽頭口まで挿入する方法とがある．オトベントを使用する自己通気は1日3回以上行うと有効性が認められる．

2．鼓膜切開
速効性がある．切開口は通常2〜7日程度開存しているので，その間中耳が十分に換気され貯留液が排泄されるが，切開口閉鎖後に再発もみられ

る．急性中耳炎で貯留液が引かないときは1〜数回行う．しかし，**小児の滲出性中耳炎では切開だけの処置は長期的効果は乏しい**といわれる．

3．マクロライド療法
副鼻腔炎合併例に有効であり，合併する副鼻腔炎の改善と並行して，中耳貯留液の消失をみる場合が多い．マクロライドの投与は3か月を目安にして行い，効果がみられない場合はチューブ留置術など外科的治療も考慮する．

マクロライドはクラリスロマイシン（CAM）を例にとると6〜8 mg/kg/日，投与期間は一応8週間をめどにする．ただし，2歳以下の患児，アデノイド増殖症合併例，ダウン症・口蓋裂児などでは有効性が低いと考えられている．

4．アデノイド切除
上気道の炎症源を根絶し，耳管の換気能を改善する方法．通常全身麻酔下に行われ，鼓膜切開やチューブ留置を併用することも多い．滲出性中耳炎における4歳未満のアデノイド切除術は，特別な理由がない限り行わない[13]とする意見もある．

5．中耳換気チューブ留置術
換気チューブから中耳腔に大気が侵入して換気されることが粘膜障害等を改善に導くと考えられる．6か月〜1年留置すると，小児滲出性中耳炎の場合，治癒率は7〜8割となる．

0〜2歳の滲出性中耳炎は再発しやすいが3歳までには治癒する子が多いので，基本的には3〜4歳以上を対象とする．一般的に，3〜6か月以上鼓膜切開を含む保存的治療で改善されない症例，乳突蜂巣の発育不良例で20〜40 dB以上の難聴が続く場合に行う．しかし，**自然治癒する症例がかなりみられる**ので，これは一応の目安とする．オランダにおける臨床研究では，1〜2歳児の両側性滲出性中耳炎罹患児を鼓膜チューブ留置群と経過観察群の2群に分け，その長期的QOLを調べたところ，両群間には有意差はみられなかったという報告もある．

一方，大部分の小児滲出性中耳炎が治癒する10歳以降にも，なお滲出性中耳炎が続く例がある．これらは，鼓膜のアテレクターシスや癒着などの病的所見がみられる場合や，難聴の程度が強

い場合であり、いわゆる**難治性滲出性中耳炎**の範疇に入り、これらに対しては合併症、後遺症の観点からもチューブ留置術を含めたより積極的な対応が必要となる。

チューブ留置術は青色鼓膜でも単に滲出液が褐色である滲出性中耳炎であれば、耳管機能の改善が期待でき有効だが、**コレステリン肉芽腫では耳管は完全に閉塞しており、機能の改善は期待できず、チューブ留置によりかえって褐色の耳漏の流出が続くことが多い**。このような場合にはチューブを抜去しない限り耳漏が止まらない。

換気チューブ留置期間中の**反復性耳漏**の原因としては次のようなものがある。

①上述のような慢性遷延化した中耳乳突洞病変
②チューブに対する生体の異物反応

耳漏はチューブ自体の合併症の中では最も頻度は高く、発生率は2〜56%とばらつきが大きい。また、チューブ挿入部の肉芽形成が強いときにも抜去を検討すべきである。

水泳によって耳漏の発生率が高くなるという根拠はない。一時的な耳漏の原因は上気道感染が約40%と最も多い。

小児の鼓膜チューブ留置術後の耳漏からの検出菌では、上咽頭の好気性常在菌であるインフルエンザ菌も主要な検出菌の一つである。留置期間中の感染に対しては、**耳毒性のない抗菌薬、ステロイド剤の点耳**を行い消炎を図る。

経過観察中、チューブが乾燥した中耳貯留液や凝血塊で閉塞したら、ステロイド耳用液で軟化させ、吸引、除去する。

鼓膜チューブ脱落後は滲出性中耳炎が再発しないか、そして再チューブ留置術の必要性はないかなどについての経過観察が必要である。難治化のリスクを伴わない小児滲出性中耳炎例では、鼓膜チューブの留置期間は通常2〜3年までである。

9）予後と後遺症

遷延した滲出性中耳炎でも学童期になると急激に治癒に向かう。これは上気道感染を起こしにくくなること、側頭骨の発育に伴って耳管機能が改善することによる。しかしその後も改善をみず、後遺症を生じるものもごく一部存在する。後遺症

としては、atelectatic ear をはじめとして**コレステリン肉芽腫、癒着性中耳炎、真珠腫、鼓室硬化症、感音性難聴**があげられる。

滲出性中耳炎の経過が順調であるにもかかわらず難聴が疑われる場合（言葉の遅れがみられるなど）は、背景に感音難聴が隠れていないか、考えてみる必要がある。両側性滲出性中耳炎で難聴が確認された児に関しては、言語発達への影響、学童教育などについて親とカウンセリングを行う。

高頻度にみられる変化は鼓膜の菲薄化、あるいはチューブ留置後の鼓膜の石灰化である。また鼓膜弛緩部や緊張部後上部に陥没が生じてきた場合は、癒着性中耳炎や真珠腫性中耳に進展する場合があり、注意深い経過観察が必要である。

滲出性中耳炎が治りにくいときは難治性中耳炎という。**難治性滲出性中耳炎の特徴を次にあげる。**

①蜂巣発育がきわめて悪い。蜂巣の発育は耳管機能そのものを意味する。

②6か月以上保存的治療に抵抗する

③急性中耳炎と滲出性中耳炎を反復する

④10歳以上まで遷延する

⑤チューブ抜去後、再発する

このような条件を満たす難治性滲出性中耳炎は、鼓膜の陥凹の所見とともに中耳真珠腫や癒着性中耳炎などの滲出性中耳炎後遺症に移行する可能性がある。対応としてはチューブ留置術以外適切な方法はない。

5 癒着性中耳炎（atelectatic ear）

1）病態

癒着性中耳炎とは、鼓膜が陥凹し中耳腔の内側壁と癒着した病態であり、中耳癒着症、鼓膜癒着症、鼓室癒着症などとも呼ばれている。

鼓膜の癒着部位からみると、癒着性中耳炎は次の二つのタイプに分けられる。

①全面癒着タイプ：鼓室岬角を中心として緊張部全体が癒着する

②後半部癒着タイプ：鼓室の後部、後上部（PSQ）への癒着を中心とするタイプ

鼓膜の癒着度は、岬角部のみに癒着がみられる軽度の鼓膜癒着症を癒着Ⅰ度、キヌタ骨までをⅡ

表5 癒着性中耳炎の分類

> 緊張部が軽度内陥する（1度）.
> 陥凹してキヌタ骨，アブミ骨に接するもの（2度）.
> 鼓室岬角に接着（3度）アテレクターシス.
> 鼓室粘膜あるいは耳小骨に癒着（4度）癒着症.

atelectatic ear（Sade の分類）[16]

度，アブミ関節まで癒着している高度の鼓膜癒着症を癒着をⅢ度とする.

　Sade らは鼓膜の陥凹した状態を上記の分類とは別に**表5**のような4度に分類している.

　Sade の分類では，アテレクターシスは鼓膜の中耳粘膜への単なる接触した状態で，癒着症と区別される. 癒着性中耳炎は滲出性中耳炎の後遺症として一般的にもとらえられていて，鼓膜の癒着が進行した状態が真珠腫性中耳炎である. 上皮の侵入が鼓室峡部 tympanic isthmus のところで止まっている癒着性中耳炎は癒着性中耳炎と緊張部型真珠腫の中間型で，臨床的にどちらに分類してよいか判断に迷う例は**前真珠腫 pre-cholestea-toma（移行型あるいは境界型）**として癒着性中耳炎とは区別する.

　癒着性中耳炎は滲出性中耳炎の増悪と軽快を繰り返すことによって，本来中耳粘膜がもっているガス換気や線毛運動などが障害され，中耳粘膜，鼓膜の形態学的な変化をきたし，さらには鼓膜の癒着をきたすと考えられている. 癒着により嚢腫の形成，コレステリン肉芽の増生，滲出液の貯留，鼓室粘膜の肥厚と線維化が生じる. この一連の過程は「**鼓室線維症**」といえる過程である.

　一般的に，癒着性中耳炎は他の中耳疾患と比較して耳管の機能が障害されていたり耳管鼓室口に病変がある例が多く，また内耳窓付近の長年の炎症による感音性難聴の頻度が高く，高音部での聴力低下が著しい傾向がみられる.

2）治療

　鼓膜の再癒着の予防を期待して，さまざまな手術上の工夫がなされる. 1例として，中鼓室にシリコンシートを敷き，鼓膜チューブを留置する.

　この手術の術後の問題としては中耳腔の確保の困難さ→形成鼓膜の陥凹や再癒着→聴力改善度の悪さがある. 耳管鼓室口付近および上鼓室・乳突洞の含気の有無が術後成績を左右する.

6　中耳コレステリン肉芽腫

1）病理

　病理組織学的にはコレステリン結晶を含んだ肉芽組織を指し，臨床的にはコレステリン肉芽腫は鼓膜が青色に見えることから**青色鼓膜 blue ear-drum** とも呼ばれる.

　その成因はいまだ解明されていないが，耳管の閉塞により中耳腔が閉鎖腔となり，中耳腔粘膜の透過性が異常に亢進し，中耳腔内に漏出した血漿中のコレステリン結晶に対する**異物反応性肉芽**と考えられる[17]. したがって滲出性中耳炎とコレステリン肉芽腫は密接な関係にあることが想像される. したがって，中耳コレステリン肉芽腫では，特発性の出血が中耳腔内に生じており，褐色の滲出液が大量に貯留していて難聴をきたしている状態である. そのため，一般の滲出性中耳炎に準じて鼓膜切開を行うと，耳漏が続き，感染を併発してますます難治化することも多い. また，他の中耳炎に比べて感音難聴が早期から進行することがしばしばある.

　耳管閉塞によるもの（耳管型）は，鼓室部から乳突部にかけて全中耳腔に肉芽が形成され，臨床的には青色鼓膜となる. 一方，鼓室狭部での閉鎖によるもの（鼓室隔膜型）では，上鼓室・乳突部のみが隔絶され肉芽腫形成は上鼓室から乳突部に限定され，多くは乳突削開時に**黒色乳様突起 black mastoid** として認められる.

　耳管閉鎖症，滲出性中耳炎，各種慢性中耳炎，真珠腫性中耳炎などで発見されることが多い.

2）治療

　外科的治療として乳突切開術が行われるが，コレステリン肉芽腫は錐体炎部にまで及んでいることがあり，その場合には術後に錐体尖に残された肉芽腫が瘢痕によりかえって退路を断たれて嚢腫を形成して，重篤な錐体尖症候群をきたすことがある. そのため，本疾患は早期にできるだけ保存的に治療できれば理想的で，**ステロイドでその旺**

盛な分泌を抑えて鼓膜チューブ留置を併用する治療法もある.

7 慢性化膿性中耳炎

1）病理

慢性中耳炎では，ほぼ例外なく**鼓膜穿孔**が存在して，活動期には感染による急性増悪のたびに**耳漏を繰り返す**．一方，静止期には治癒機転が働き，不可逆的な中耳粘膜病変としての各種の**硬化性病巣**が形成される．慢性中耳炎による耳小骨障害はキヌタ骨長脚先端部に多い.

急性中耳炎が難治化し，慢性中耳炎となる原因として，宿主・病原体の相互関係や糖尿病や免疫疾患など**宿主の防衛機能の低下**によって病原体優位に傾く場合や，**薬剤耐性菌の増加**が考えられる．中耳炎では耳管機能，鼓室狭部の状態，乳突腔の発達などの**局所要因**も重要である.

2）起炎菌

慢性例では急性例に比べて**黄色ブドウ球菌**と**緑膿菌**の分離頻度が増加する一方，肺炎球菌，インフルエンザ菌の分離頻度が低い傾向にある．**複数菌による感染**が多く，混合感染が約50％を占めている．病期の違いで検出菌は異なっており，急性増悪期の比較的初期には 黄色ブドウ球菌が単独で検出されることが多く，次第に黄色ブドウ球菌と緑膿菌やクラブシエラなどのグラム陰性桿菌との複数菌感染となる．クラブシエラが検出される場合には嫌気性菌も同時に検出されることが多く，検出率は8〜30％ である.

それぞれの慢性中耳炎の検出菌の最近の傾向をみると，黄ブ菌の各薬剤に対する耐性化がみられており，ABPC に対しては50％，セフェム系薬剤には10％前後の耐性を示し，これらの耐性菌のほとんどがβ-ラクタマーゼ産生菌であると考えられている．また，**MRSA は30％以上の検出率**があり，増加傾向を示している.

3）薬物療法

難治性耳漏の停止を目標とする．薬剤選択にあたっては，薬剤の局所到達性や耳漏移行性などを考慮する必要がある．そのため，慢性中耳炎では抗緑膿菌薬を軸とした**併用療法**（例：βラクタム剤とアミノ配糖体系の組み合わせ）や，十分な局所濃度を得るために**点耳液（ニューキノロン点耳薬）**を用いる．点耳抗菌薬による耳浴などの局所治療は，まず外耳道の貯留物を清掃後，外耳道に2，3滴の点耳を行い，耳珠の部分を指で数回圧迫する．この**パンピング**という操作により，より多くの点耳薬が鼓膜穿孔部から鼓室内に入り高濃度の抗菌薬が比較的長時間作用することができる．そして，**1日1〜2回の点耳を5日間**続ければ，十分な効果が得られる.

ゲンチアナ・バイオレットは MRSA，MSSAに効果を有しているが，緑膿菌やクレブシエラのようなグラム陰性菌には効果を認めない．**ブロー液（13％酢酸アルミニウム）**の優れた効果は細菌の種類にかかわらず広く認められている．ステロイド点耳液や飽和ホウ酸水は効果はない．しかし，ゲンチアナ・バイオレットとホウ酸末は術後腔を乾燥化させるのに有効である．また，**局所の清掃や肉芽除去，耳洗浄などの局所処置**は，耳漏停止に重要な位置を占める.

4）慢性中耳炎と聴力

鼓室内に大きな病変がない場合には，鼓膜穿孔による聴力障害は穿孔が拡大するにつれて聴力も低下し，鼓膜が全部欠損した場合にはその聴力障害は通常約40 dB となる．また中耳腔内に病変がある場合はその種類，程度，広がりによって40 dB を超す障害が起こり，瘢痕や，癒着などで耳小骨が完全に固着した場合や，耳小骨連鎖が完全に消失した場合は聴力障害が**約60 dB に達する**とされる．しかし中耳腔内の病変のみでは60 dB以上の値を示すことはないとされており，これは聴力検査の際気導検査音が約60 dB に達すると頭骨を振動させて骨導音として聴取されるためである．したがって中耳の障害だけでは60 dB を超えることはなく，**60 dB 以上の場合は感音系の障害**があることを意味している．慢性中耳炎の罹病期間が長くなるにつれ，感音難聴を伴う頻度は高くなり，その度合いは大きくなる傾向がある.

中耳内に病変がある場合，耳小骨が周囲骨壁に癒着し剛性 stiffness が増加すれば低音に障害が

強く，オージオグラムは低音障害型 stiffness curve をとり，肉芽増生や中耳腔内の液体貯留の際は重量 mass の増加として，高音障害型 mass curve をとる．

5）鼓室形成術（tympanoplasty）（図7）

（1）目的

①鼓膜や耳小骨連鎖の修復を通して実用聴力を得させる．

②病変部の完全摘出，その後骨性中耳腔形態の改善を目指すその骨子は鼓室内気流動態の改善にある．術式には posterior tympanotomy, 上鼓室側壁の再建 scutumplasty，乳突腔の充塡術 mastoid obliteration, 経外耳道的内視鏡下耳科手術 transcanal endoscopic ear surgery などがある．

（2）鼓室形成術の2つのアプローチ：顕微鏡下手術と内視鏡下手術

鼓室形成術には2つのアプローチがある．乳突洞より末梢にある病変に対しては皮質骨を削開してアプローチする顕微鏡下手術が優れている．その一方，鼓室や前・後・上鼓室へ外耳道を介してアプローチするには内視鏡下手術が優れている．

顕微鏡下耳科手術の問題点として，良好な視野と広いワーキングスペースを確保するために広範囲に骨削開が必要なことや，視野が直線的であるため解剖学的に死角となる領域が複数できることなどが挙げられる．明視下に操作できない解剖学的死角の存在は病変遺残を引き起こすことになる．そのうえ，乳突洞を上・中鼓室内の病変部位へのアクセスルートとして利用するため，乳突洞に病変がない場合であっても削開しなければならず，健常な骨組織や粘膜を損なうことになる．

一方，内視鏡下耳科手術は外耳道をアクセスルートとして用い，視点を随時移動しながら高画質な映像下に手術を行う．そのためこれまで顕微鏡では死角となりやすい後鼓室や前鼓室の構造（鼓室洞，顔面神経窩，耳管上陥凹，耳管など）を明視下におき操作することができる．後鼓室や前鼓室は真珠腫手術では遺残性再発の多い部位であ

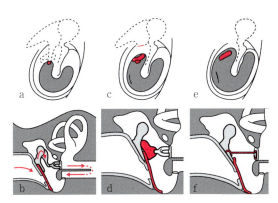

図7　鼓室形成術の基本
a. 鼓膜単純穿孔（耳小骨連鎖正常）
b. アンダーレイ法で筋膜グラフトを移植し，伝音連鎖を再建．
c. キヌタ骨長脚の欠損がある穿孔．
d. アンダーレイ法で穿孔を閉鎖．ツチ骨とアブミ骨の間に骨ないし軟骨を挿入し，コルメラ効果を生かす．
e. 大穿孔の上，キヌタ骨とアブミ骨が消失し，ツチ骨長脚と可動性のあるアブミ骨の底板が残っているとき．
f. 金属や合成資材，セラミックのプロテーゼでツチ骨とアブミ骨の間を橋渡しする．

る．また，外耳道後壁を温存するので術後のトラブルを減らすばかりでなく，必要最低限の骨削開で正常解剖の温存を図ることができる．また，最小限の骨削開のため，病変の進展範囲に応じて経外耳道的に上鼓室開放・乳突洞開放を順次行う retrograde mastoidectomy on demand を基本術式とすることができる．内視鏡下手術は鼓室形成術のみならず鼓膜穿孔や耳小骨離断など，比較的低侵襲で時間のかからない手術を中心に普及してきている[18]．鼓室形成術については後段の真珠腫性中耳炎の術式を参照．

（3）鼓膜穿孔閉鎖法

鼓膜穿孔を閉鎖する方法には，①剝離した鼓膜の間に筋膜などを挿入することで穿孔部を塞ぐ**鼓膜形成術**，②穿孔縁を新鮮化した後，紙テープなどを貼り付け上皮再生を促す**パッチ法**，③新鮮化した穿孔縁に筋膜などを当てフィブリン糊を用いて接着固定する**接着法**，などがある．パッチ法は簡便だが閉鎖率は低い．筋膜採取法は侵襲を伴うといった問題がある．一般に大穿孔や耳小骨を再

表6 鼓室形成術後の聴力変化の評価

①術後の気導平均聴力レベル（3分法）が30 dB
以内

②気導聴力改善が15 dB以上

③気導・骨導差が15 dB以内

（臨床耳科学会の提唱する基準案2000）

建する場合は鼓膜形成術，外傷性穿孔や単純な小穿孔はパッチ法，中等度までの穿孔は接着法が適しているといわれる．

通常，鼓膜穿孔閉鎖には何らかの移植材料を用いる．これには自家組織，同種組織，異種組織，人工合成組織（キチン膜，アテロコラーゲンなど）がある．キチン膜と自己血清を併用した**自己血清点耳療法**は，キチン膜パッチ単独での鼓膜穿孔閉鎖率約7％位であるのに対し，70〜80％と高い穿孔閉鎖率が報告されている．

鼓膜形成術（接着法，湯浅法1988）は，鼓膜穿孔の縁を新鮮化した後に，皮下結合織をアンダーレイ（鼓膜の下面に密着させること）し，多少外側に持ち上げ，少量のフィブリン糊で固定する．ときに，移植片の支えとして鼓室側にジュエルフォームを置くことも必要である．手術時には十分な大きさの移植片を用い，接着法では手術時の工夫にもまして術後の早期の修正が大切である．

穿孔閉鎖率は約80％で，大半の再穿孔は術後3か月以内に生じる．この接着法は大穿孔での閉鎖率が従来法である鼓室形成術に伴う鼓膜形成術に比べやや劣るものの，聴力予後は従来法より優れている（**表6**）．小児の場合は全身麻酔下に鼓膜形成術を行うが，一般には耳管機能が良好になり，中耳炎の反復や浸出液が貯留しなくなる5〜6歳以降を目安に手術時期を決める．

（4）中耳手術後の問題（cavity problem）

鼓室形成術の**鼓膜形成**は，皮膚切開を行いtympanomeatal flapを作製して**sandwich法ないしunderlay法**での鼓膜形成術が行われる．筋膜を用いて修復した術後鼓膜は，正常な円錐形と異なり厚く，平坦化する．高い周波数で可動性が低く，エネルギー伝達の性能が劣る．また，耳小骨が人工耳小骨に置換されると，テコ作用は消失し，音圧変換比も低下する．さらには手術後にみられる鼓膜の浅在化lateral healingにより聴力の改善が妨げられる．中耳手術に伴う**鼓索神経切断**に関しては，仮に両側切断しても長期的には日常生活に支障はない．

慢性中耳炎ならびに中耳真珠腫における**鼓室形成術の術後聴力成功率**は，Ⅰ型は90％近く，Ⅲ型は60％，Ⅳ型は50％程度．伝音難聴の改善が十分に得られない場合も10〜30％ある．聴力改善手術の治療成績不良因子として，中耳の貯留液，鼓膜の中耳粘膜への癒着，耳管機能不全，中耳伝音系の硬化性変化などがあげられる．

中耳炎手術後の術後症は**cavity problem**ともいい，中耳根治，聴力保存根治手術，鼓室形成の術後問題でありベテランの術者でも3〜18％に生じる．これらは乳突洞壁のびらん，再感染，耳漏，痂皮形成，肉芽形成，残存蜂巣からの粘液分泌などでであり，病変の遺残性再発と再形成再発とがある．この術後性問題は難治性で，対策としては，①清掃で経過をみる，②保存的治療として点耳耳浴などを続ける，③再手術があげられる．

8 鼓室硬化症（tympanosclerosis）

1）病理

中耳粘膜にコラーゲンの沈着，硝子変性，石灰沈着，骨新生などの**硬化性病変**が生じ，耳小骨や鼓膜の運動を障害して伝音性難聴stiffness curveをきたす疾患．硬化病変があってもそれによる難聴を生じていない場合には鼓室硬化症とは呼ばない．通常，慢性中耳炎の後遺症として発症し，耳硬化症とはまったく別の疾患である．病理学的には単なる**慢性中耳炎の終末像**にすぎず，耳漏はすでに停止していることが多い．多くの例では，中心性鼓膜穿孔を伴う．

粘膜下に沈着したコラーゲンに硝子変性や石灰沈着が起こったものは，tympanosclerotic plaqueまたはchalk patchと呼ばれる白い板状物質である．鼓膜では緊張部（鼓膜後上部＞前上部）に生じ，弛緩部には石灰化は生じない．鼓室では耳小骨周囲（ツチ・キヌタ関節周囲，ツチ骨

周囲）や蝸牛岬角に多い．下鼓室や乳突洞には稀であり，あっても難聴の原因にはならない．

2）診断

臨床症状は難聴のみのことが多く，難聴は硬化病変による鼓膜・耳小骨連鎖の固着に起因する．パッチテストでは多少の聴力改善を認めることもあるが，依然として気骨導差はそのままである．

3）治療

鼓室硬化症は，真珠腫や癒着性中耳炎とは違って耳管機能は比較的良好と考えられるので，術式としては外耳道保存型鼓室形成術が適当である．

先天性ツチ骨前突起固着症は稀だが，後天性にツチ骨前方突起が前鼓室棘に固着して伝音難聴をきたしている慢性中耳炎症例があり，これが**後天性ツチ骨前突起固着症**である．ツチ骨前靭帯の炎症性の瘢痕形成や石灰化病巣の化骨によるもので，**前鼓室棘切断術 anterior spinotomy** を行うことにより連鎖の可動性をよくすることができる場合がある．

9 真珠腫性中耳炎（中耳真珠腫, cholesteatoma otitis media, aural cholesteatoma）

1）病因

含気腔の発育する幼児期に炎症を反復すると含気化が妨げられたり，鼓室が瘢痕で仕切られ換気が妨げられる．この結果，鼓膜の薄い部分（弛緩部）やキヌタ骨に癒着した鼓膜が鼓室側に陥入する．本来は粘膜上皮で被覆されている中耳腔に，角化層を内側にした角化重層扁平上皮の嚢が形成され，その落屑上皮の堆積（ケラチンを主体とした角化物—落屑）によって次第に容積を増していくいわゆる**停滞嚢腫 retention cyst** が真珠腫の正体で，病理組織学的には**類皮嚢胞 epidermoid cyst** である．そして真珠腫を有する中耳炎が真珠腫性中耳炎である．

真珠腫上皮周辺では多くのサイトカインが産生されており，それが最終的に骨表面の破骨細胞を活性化して骨吸収を促している．破骨細胞の活性化を促し，サイトカインの一連の反応を引き起こ

す因子としては，真珠腫による骨への圧迫や上皮下組織の炎症がある．

2）分類

真珠腫は真性真珠腫と仮性真珠腫に分類される．前者は先天性のもので，後者は後天性である．

鼓膜無穿孔のまま鼓膜が内陥侵入する説は**一次性真珠腫**，鼓膜穿孔縁より上皮が鼓室内に侵入するという侵入説は**二次性真珠腫**に分類される（**表7**）．

真珠腫の発症にはまた上皮侵入説，上皮化生説などが成因として考えられている．

真性真珠腫（先天性真珠腫）は，原則として全面が角化扁平上皮で完全に包まれているが，二次性真珠腫は完全無欠な嚢状ではなく，外耳道上皮に連続する開口部（穿孔ではない）を持っている．一次性真珠腫は鼓膜の弛緩部や緊張部に端を発した上鼓室への上皮の内陥・侵入（**陥凹型真珠腫 retraction cholesteatoma**）である．このため仮性真珠腫と呼ばれる．開口部がどこにあるかによってさらに以下のごとく分類される．

①**弛緩部型**（同義語：上鼓室型）
②**緊張部型**（同義語：後上部型，鼓膜癒着型）

先天性真珠腫のほとんどは鼓膜に穿孔のない一次性真珠腫とされている．

3）病態
（1）後天性真珠腫はどうして作られるのか

真珠腫性中耳炎（後天性真珠腫）を発生母地より大別すると，弛緩部型と緊張部型に分けられる．**弛緩部型真珠腫**は鼓膜弛緩部から侵入し，す

表7 真珠腫性中耳炎の分類[16]

1．真性真珠腫	先天性真珠腫 congenital cholesteatoma
2．仮性真珠腫	後天性真珠腫 acquired cholesteatoma 一次性真珠腫 primary 　acquired cholesteatoma： 　鼓膜穿孔なし 二次性真珠腫 secondary 　acquired cholesteatoma： 　鼓膜穿孔あり

ぐに上鼓室に入って（ツチ骨骨頭＋キヌタ骨体部を溶解しながら）乳突洞に至る．一方，**緊張部型真珠腫**は陥没した鼓膜緊張部から中鼓室に侵入し，鼓膜峡部と呼ばれる砧骨長脚の裏側を（キヌタ骨長脚を溶解しながら）通って上鼓室，さらに乳突部へと至る[20]．

　緊張部型は真珠腫への移行が不明確であるが，弛緩部型真珠腫は比較的明確である．その病態は幼少児時代に遷延する中耳の慢性炎症に罹患すると側頭骨の気胞化が抑制され，これに伴い上鼓室の発育が抑制される．成長するにつれ耳管から中鼓室病変は消退しやすいが狭い上鼓室には中耳の**慢性炎症**はそのまま滞留しやすい．上鼓室と中鼓室は鼓室峡部 tympanic isthmus によって交通し，その狭い間隙をぬって上鼓室と中鼓室の換気排泄が行われている．上鼓室に滞留した炎症病巣は上方より鼓室峡部の一時的，あるいは恒久的閉鎖を招くがごとく作用し，閉鎖された**上鼓室は陰圧傾向**となる．その内部陰圧の影響を受けて，鼓膜弛緩部が上鼓室より乳突洞へ陥凹，進展し，そこに陥没型の真珠腫 retraction pocket（attic retraction）が形成されるのである（**図8**）．

　弛緩部型真珠腫の初期のものは真珠腫の範囲は限局され，真珠腫上皮ならびにデブリは陥凹嚢の中に包まれている．耳小骨連鎖もほぼ保存されている例も少なくなく，当然聴力の障害も軽度である（**図8 a, b**）．鼓膜緊張部・中鼓室ならびに耳管鼓室口には著しい病変はない．しかし，陥凹嚢の中にひとたび感染が起こると，肉芽組織の発生や排膿・出血が起こり，**真珠腫の拡大，増殖**が起きる．そして真珠腫の骨への破壊力は感染を伴うと強くなる（**図8 a, b**）．

　緊張部型真珠腫は弛緩型真珠腫より耳管機能障害がより高度で持続的であることが特徴である．遷延化した滲出性中耳炎は鼓膜後上部の緊張部鼓膜の菲薄化・内陥を生じ，いわゆる**アテレクターシスの状態**をきたす．陥凹や癒着が進行すると，剥奪上皮がポケットに堆積し，さらにそれが感染を誘発し，それとともにキヌタ骨長脚やアブミ骨上部構造は早期に破壊され，さらに陥凹，癒着した鼓膜は鼓室洞へ侵入し，鼓室峡部を下方から閉鎖する．そして，上鼓室は陰圧傾向を帯び，癒着

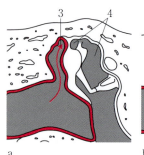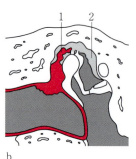

図8　真珠腫の形成
耳管機能障害や，それに伴う鼓室峡部下の閉塞は持続的な中耳腔（上鼓室や中鼓室）の陰圧を招く．鼓膜弛緩部は内陥，ポケット状となり（**一次性真珠腫**）（a），上皮剥落物が堆積していく過程で，粘膜上皮は肉芽組織に向かって進入し（**二次性真珠腫**）（b），これが深部に進んで真珠腫を形成する（retraction and migration theory）．
1：真珠腫嚢，2：上鼓室の肥大した粘膜ならびに間葉組織，3：上鼓室に侵入した弛緩部粘膜，4：上鼓室．

鼓膜の陥凹しうる空間が上鼓室にあれば，さらに峡部より陥凹鼓膜は上鼓室へ陥凹侵入し，ついには真珠腫となる．次いで上鼓室から乳突腔へと真珠腫は侵入する．

　このように弛緩部型と緊張部型の真珠腫の成立機転の違いは，**弛緩部型では耳管機能よりも tympanic isthmus の病変が影響するし，緊張部型では耳管機能の方がより大きな影響をもつ**といわれる．いずれにしても，**真珠腫形成に共通したものは，鼓膜の背後に陥凹しうる空洞が存在し，その空洞へ通じる換気ルートが閉塞すること**にある．

4）先天性真珠腫とは
（1）病理

　先天性真珠腫は胎生期の発育異常によって外胚葉組織（外耳道上皮板）の中耳腔や錐体部へ進入した表皮から発生し（**外胚葉組織迷入説**），真珠腫塊は中耳腔内に鼓膜とは遊離して存在する．胎児期に消失されるはずの上皮細胞の遺残によるとする説もある（**外胚葉組織遺残説**）．多くは耳小骨連鎖や鼓室峡部に近く存在し，稀に錐体部に発生する．キヌタ・アブミ骨関節周囲に発生することが多いので，**正常な鼓膜を通して中耳腔に白**

色の塊を透視でき，中耳疾患の病歴はないのが典型的な症例である．後天性真珠腫との鑑別点として鼓膜穿孔縁の上皮と真珠腫上皮が連続しているか（後天性真珠腫），**不連続**であるか（先天性真珠腫）を確かめる必要がある．

ちなみに，Derlacki による**先天性真珠腫の診断基準**では次の3点をあげている．
①鼓膜が正常であること
②中耳感染の既往がないこと
③胎生期の扁平上皮の迷入または未分化組織の扁平上皮化生によって発生すること，

先天性真珠腫の発生頻度は全真珠腫の2〜5%にすぎないが，**小児においては10〜20%**におよぶ．このため，小児の伝音性難聴で鼓膜に異常のないものは耳小骨奇形とともに先天性真珠腫の存在を念頭におく必要がある．先天性真珠腫と耳小骨奇形の関連性については，先天性耳小骨奇形がキヌタ・アブミ関節部に多発すること，先天性真珠腫が**第1，第2腮弓接合部である tympanic isthmus（鼓室峡部）**を中心に発生するなど耳小骨奇形と先天性真珠腫の形成には共通する点が多い．鼓室前上方 ASQ に存在するものは，小さく限局しており耳小骨も障害されないが，進行し鼓室後上方 PSQ に存在するものは，耳小骨も高度に障害され，発生部位の特定もできないことが多い．

（2）診断

先天性真珠腫の診断は，まず本疾患を疑うことから始まる．一般に先天性真珠腫は，1〜2歳児の，正常鼓膜を通して ASQ に透見される**白色塊**を指摘されて発見されることが多い．先天性真珠腫はツチ骨のサジ状突起あたりに発見されることが多いともいわれている．難聴と急性中耳炎を併発して，また3歳時健診の際などに鼓膜所見から発見されることも多い．稀に乳突洞に限局して発生する先天性真珠腫もあるので，診断のためには耳 CT（骨条件で）による**画像診断**は必須である．確定診断のために試験的な鼓室開放術を行うこともある．真珠腫は囊胞状の形態を呈することが多いが，なかには中耳粘膜の代わりに重層扁平上皮が膜状，島状に存在するものがある．

5）真珠腫の病態の把握と診断

ある程度進行すると真珠腫では少量の悪臭耳漏（時に血性）と耳の重い感じを訴える．難聴は病態の進行度と無関係に軽度から高度まである．内耳炎を併発したり，最近は稀だが放置すれば髄膜炎，脳膿瘍，S状静脈洞血栓など頭蓋内合併症をきたす可能性がある．

病態に関する情報は鼓膜所見，X線所見（CT所見），聴力所見などから得られる．

鼓膜所見から，鼓膜弛緩部にみられる内陥穿孔の大きさが小さいものであれば，内方への進展は軽度であろうと考えるのは誤りで，むしろ真珠腫囊は奥深く進展していると考えた方がよい．

一方，内陥入口部が広く，骨欠損が上鼓室側壁から一部外耳道後壁にまでおよび，耳小骨も浮き彫りになっているようなものでは，真珠腫の自然脱落などから思ったより進展していないことが多い．

上鼓室型真珠腫では中鼓室との境界（isthmus の部）が閉鎖されていれば比較的聴力は保たれていることが多いが，緊張部由来の真珠腫では早期より聴力障害が強い．それを反映してか上鼓室型真珠腫の初期はほとんど自覚症状がなく進行し，ある程度の真珠腫形成をみてから耳閉感，難聴または感染して耳漏をみるようになる．初期の鼓膜所見は弛緩部の痂皮付着以外著変をみない．弛緩部の痂皮は除去して観察すれば上鼓室穿孔が確認されるような具合である．上鼓室型でも炎症が強く，上中鼓室間の隔壁が破壊されれば聴力損失は著明となり，諸症状の出現がある．

（1）CT による真珠腫の診断

術前診断として真珠腫病巣の進展範囲（骨融解）や中耳腔含気状態，合併症の有無を評価するためには **CT 検査は必ず実施**すべきである．その場合，横断，冠状断が基本．場合によっては MRI 検査も必要となる．造影剤投与は合併症や腫瘍性病変の場合に限られる．

CT にてみられる真珠腫性中耳炎の一般的な特徴としては，**上鼓室，乳突洞の拡大，耳小骨の吸収消失，外耳道後壁（scutum の鈍化）や内耳骨壁の骨融解，弛緩部型真珠腫の病変局在を示す**

Prussak 腔の軟部組織陰影などがある.

真珠腫は CT 上辺縁平滑で**均一な濃度の非石灰化軟部組織病変**として描出される.しかし,真珠腫をその濃度によって滲出液,肉芽組織,肥厚した粘膜,新生物(グロームス腫瘍など)と区別することはできない.

ほとんどの慢性中耳炎では骨侵食は伴わないが,病初期の弛緩部型真珠腫は**上鼓室の外側部に限局し上鼓室外側壁を侵食**する.真珠腫は接する骨を融解・破壊するため,一般に弛緩部型真珠腫ではツチ骨体とツチ骨脚が,緊張部型真珠腫ではおもにキヌタ骨長脚とアブミ骨が種々の定度に侵食破壊する.緊張部型真珠腫では骨侵食が強いので,特に顔面神経窩,鼓室洞の骨侵食にも注意する.

進行例では拡大した乳突洞と外耳道との交通,**外側半規管瘻孔形成**の有無やS状静脈洞との関係に注意する.真珠腫性中耳炎のうち10%前後に**内耳瘻孔**がみられ,内耳瘻孔のうち**80%以上が外側半規管**である.真珠腫の伸展が著しい場合には疑陽性の診断をする可能性があるが,**内耳瘻孔のCT診断の陽性率は70%前後**である.

(2) MRIによる真珠腫の診断

近年,MRIでは拡散強調画像法(non-EP 拡散強調 MRI)が開発され,画質が飛躍的に向上し,脳虚血部分や真珠腫の描出に優れ,脂肪抑制画像は脂肪組織か否かの区別に役立つ.

さらに,CT 同様 MRI でも,造影検査を行う

と,信号増強によって炎症がある領域や腫瘍をさらに強調して描出することもできる.

真珠腫マトリックス周囲の肉芽組織 peri-matrix が真珠腫塊を取り囲む像が後天性真珠腫や術後性真珠腫の典型的な MRI 像である.真珠腫病変をガドリニウムで造影すると,血流の豊富な周囲の肉芽組織はより高信号領域を示す.コレステロール肉芽腫は増強効果のない真珠腫病変(真珠腫囊内部のデブリ)と比べてT1,T2強調画像でともに明らかに高信号領域を示す.

6) 治療

治療は原則として手術であり,再発防止と聴力改善が眼目である.再発防止のためには種々の工夫がされているが,進展例で中耳の換気システムを根本的に改善する鼓室形成術の手技はいまだ中耳真珠腫では確立されていない.

(1) 保存的治療

非進行性病変で,上皮の侵入部が広く外耳道に解放しており,真珠塊を清掃するのが容易な場合,debris やポリープ,肉芽などを徹底的に清掃する.排膿している場合は,抗生物質の投与を行う.以上の消炎,局所治療により真珠腫が乾燥状態になれば,真珠腫は非進行性の状態となるので保存的に経過をみるのもよい.しかし,少量でも排膿が続くようであれば,感染真珠腫塊の残存があると考える.このような場合や進展例では手術的療法の適応となる.

▌ only hearing ear の手術適応について

慢性中耳炎や真珠腫性中耳炎の鼓室形成術に際しては,アブミ骨周辺の操作,瘻孔の処理,ドリルの振動・接触などによる内耳障害の危険性が,確率が低いながらも常に伴う(1～4%).それだから対側耳が高度難聴で実用聴力がない耳なら,健聴時である他耳(only hearing ear)に鼓室形成術を行う場合は特に注意を要する.

その場合,進行性感音難聴・めまいなどの合併症のある慢性中耳炎や真珠腫性中耳炎であれば,たとえ only hearing ear であっても手術をすべきだが,その場合,手術は modified radical mastoidectomy か myringoplasty に留めるべきだという意見もある.

なお,術中の問題としては耳の消毒にヒビテン・グルコネート® 液を使用しない.ヒビテン液は難聴,神経障害をきたすことがあるとして,耳への使用を「禁忌」と明記している.

（2）手術的治療

中耳真珠腫の手術の要点は次の3点である．

①真珠腫や肉芽病変の郭清

②伝音系の再建

③真珠腫再発の予防（術後の乳突洞の含気化）

（3）真珠腫性中耳炎の術式（鼓室形成術）

真珠腫性中耳炎では病変の首座は上鼓室から乳突洞にあり，耳手術に際して乳突腔の清掃は必須である．この清掃腔の術後処置に関しては，大きく分けると再び中耳含気腔の一部として役立てるべく鼓室形成術を行うとする考え（保存型：closed 法）と外耳道に開放する考え（開放型：open 法）がある．

中耳真珠腫は鼓室形成術後に遺残性再発や再形成真珠腫の発生をみることが稀でない．この再発を防止し，より良い術後聴力を得るため，現在まで多数の手術方法が試みられてきた．そのために外耳道の処理に関しても削除型と保存型があり，削除した場合は mastoid open の状態で終了する方法と，外耳道後壁を再建して closed にする方法，削開乳突腔を充填する方法などがある（**表8**）．

①外耳道後壁を保存する closed 法（外耳道保存型鼓室形成術 intact canal wall tympanoplasty，TCW）

外耳道や鼓膜の形態を維持すれば自浄作用が保

表8 上鼓室・乳突腔病巣処理を伴う鼓室形成術の術式名称について

1．乳突非削開鼓室形成術
2．乳突削開鼓室形成術
A）外耳道後壁削除＋乳突開放型鼓室形成術（CWD）
B）＋乳突非開放型（再建型）鼓室形成術（combined operation）
C）外耳道後壁保存型鼓室形成術（TCW）
3．付帯手技
1）乳突腔充填術
2）段階的鼓室形成術
3）再手術（reoperation），修正手術（revision），点検手術（second look operation）

（矢部，2010）

てるうえに術後の聴力成績も勝るというという長所がある．そこで，真珠腫上皮が上鼓室にとどまり乳突腔の粘膜が保たれていれば**経外耳道的上鼓室側壁削開術 transcanal atticotomy** で真珠腫を取り除いたうえで，isthmus を十分に開放した鼓室の再建も可能である．

しかし，乳突洞削開術 mastoidectomy を行い，外耳道を保存したうえで乳突削開腔を鼓室腔に通じるようにした場合に，耳管機能不全があると再び鼓膜の内陥から真珠腫の形成をみることが少なくない（**再形成真珠腫 recurrent cholesteatoma**）．そのほか，真珠腫の遺残や，術後晩期の外耳道の変形などが問題となる．遺残性再発に対しては，外耳道後壁の死角になる部位（鼓室洞）などに対しては**内視鏡**を導入し，明視下にその部位の真珠腫の清掃を行うこともできる．

②外耳道後壁を削除し乳突腔と外耳道を一体化する open 法（外耳道削除型鼓室形成術 canal wall down tympanoplasty：CWD）

外耳道後壁を削除するため死角が生じにくく，真珠腫の完全除去が可能であり，再形成真珠腫は生じにくい．真珠腫の再発は少ないが，乳突腔の上皮化が起こりにくく，解放乳突腔の感染をきたし分泌物や痂皮が貯留して耳漏をきたしやすく，さらには肉芽形成などの原因となり（**乳突腔障害 cavity problem**），後に患者の QOL が問題となることが珍しくない．そこで，最大の欠点である術後乳突腔障害を防止するために，乳突削開・後壁削除の徹底，露出骨面の筋膜・筋骨膜弁による被覆，外耳道入口の拡大形成などがこの術式では強調される．

③外耳道再建型鼓室形成術 open and closed 法（combined approach）[19]

open 法の改良法で，これには**乳突腔充填鼓室形成術**と外耳道後壁をいったん切除して乳突腔をopen にし，続いて外耳道後壁を形成（close）する**外耳道再建法**がある．

真珠腫では，耳小骨欠損の多くはキヌタ骨の長脚ないしアブミ骨の上部構造に起こる．このような場合は，鼓室峡部に病変が存在する．峡部の粘膜が病的のまま残れば外耳道保存術式では術後の再形成真珠腫の発生する率が高くなる．この種の

再形成真珠腫を予防するためには，真珠腫の陥凹する空洞を充填すればよい．あるいは，充填せずとも後壁を除去したら，元通りの後壁の形を造り，鼓膜の支持組織を作るとともに鼓室形成術を行う．このアプローチが combined approach である．開放乳突腔を縮小するために乳突部を骨，軟骨，有茎筋肉弁あるいは骨パテで充填する**乳突腔充填術**を行う場合，術後の異物反応，移植片の萎縮，吸収などが問題である．そのうえ充填する乳突胞に真珠腫の残存がないことがこの術式の必要条件であるので，真珠腫マトリックスの蜂巣内侵入が明らかな症例では，たとえ郭清に自信があっても真珠腫の再発を診断しにくいなどの欠点があるため，一期的に充填は行わない方がよいとする意見もある．

中耳伝音機構の再建には皮質骨，耳小骨，耳介軟骨などの自家材料などの他に，ハイドロキシアパタイトなどの人工材料が使用される．いずれの自家材料も加工がやや煩雑であり，また人工物では感染がなくても自然排出されることがあり，長期予後に問題がある．これらの問題を解決するために，三次元的組織工学を用いた軟骨細胞培養による耳小骨作成の試みがある．また，中耳伝音機構の再建のためには，術後の乳突洞から上鼓室にかけての正常な粘膜再生が鼓膜の癒着防止や再発性真珠腫の予防のためにも必要である．そのための試みとしては，細胞シート工学を用いた中耳粘膜再生医療が有望視されている（小島）．

④段階的鼓室形成術（staged tympanoplasty, second look operation）

無理に１回で手術を行っても真珠腫の遺残再発をきたす可能性が高い場合，手術を計画的に２回に分け，安全・確実に本症の治療を図ろうとする術式．特に小児真珠腫に対しては段階手術の適応がある．段階手術では，真珠腫の遺残，再形成について二度目の手術で点検が可能だが，社会的，経済的に患者の負担が重くなるという欠点がある．

（4）真珠腫性中耳炎手術後の問題：医原性真珠腫（iatrogenic cholesteatoma）

前下部鼓膜輪の表皮を剥離できず，オーバーレ

イの鼓膜形成を行った場合に表皮細胞が鼓膜の下で増殖し真珠腫を形成したもの．初回手術が単純性中耳炎に対する鼓室形成術であれば，これは医原性真珠腫である．このような術後性真珠腫以外に，真珠腫性中耳炎の手術を行った後に再発する次のような医原性真珠腫がある．

①遺残型真珠腫（residual cholesteatoma）

筋膜移植によって形成された新鼓膜より内側に残された真珠腫の取り残しから発生した真珠腫である．真珠腫の摘出の際に真珠腫を覆っているマトリックスが破綻することが遺残の原因となることが多い．アブミ骨周囲が最も遺残しやすい場所である．一般に遺残した真珠腫マトリックスはパール状となり，二度目の手術での摘出は容易である．そのため最初から段階的鼓室形成術を計画したり，点検手術を進んで行うべきであるという考えもある．

②（術後性）再形成真珠腫（recurrent cholesteatoma）

遺残性真珠腫のみでなく，術後新しい真珠腫（再形成性再発）が発生することも多い．術後性真珠腫の発生率は，3～50%と施設間で開きがある．

再形成真珠腫は，鼓室形成術 canal up（外耳道再建）法術後の新鼓膜面の上皮が内陥し，その深さを増してやがて真珠腫となる．真珠腫の成立機序の観点からは，このような真珠腫は一次性真珠腫（陥凹型真珠腫）に相当する．

canal down（外耳道削開）法術後では開放乳突洞がいったん肉芽面で覆われ，その上に外耳道皮膚が延びていき上皮化が完了してひとまず治癒状態となる．しかしこのような状態で創腔にあたる乳突洞自体に自浄機能がない場合には肉芽に覆われた皮膚より真珠腫の再形成をみるようになる．真珠腫の成立機序からみると，このような真珠腫は二次性真珠腫に相当する．いずれであれ再形成真珠腫の発生もまた耳管機能や上鼓室の炎症状態を強く反映する．

第5章 耳疾患による合併症

耳疾患による合併症には**頭蓋内合併症** intra-cranial complication と耳合併症 aural complication がある（図9）．

1 頭蓋内合併症

頭蓋内合併症としては**硬膜外膿瘍**（内方に拡大すれば Gradenigo 症候群—錐体先端部の膿瘍が頭蓋内の外転神経や三叉神経を圧迫，後下方に拡大すれば**頸静脈孔症候群**），**化膿性髄膜炎**，**静脈洞炎**（S状静脈洞炎，静脈洞血栓等），**脳膿瘍**がある．

脳膿瘍以外は，急性疾患によっても起こる可能性があるが，ほとんどの耳性脳膿瘍は慢性中耳炎，特に真珠腫性中耳炎が原因となり，側頭葉または小脳に発生する．乳様突起炎の保存的治療中に**発熱**と**頭痛**がみられたらそれは病状進行の兆候であり，頭蓋内合併症の検索が必要となる．

頭蓋内合併症の診断は **CT や MRI** による画像診断により正確に把握される．MRI は初期の脳炎や脳浮腫の検出において CT に優る．それに至らない場合は頭痛のみのことが多く診断は困難となる．頭痛に関しては，迷路周囲部の炎症は後頭，頭頂，側頭部への関連痛がみられ，錐体先端部の炎症は眼球深部への関連痛がみられる．

1）髄膜炎
（1）病因・病理

小児に多く，特に2歳以下の幼小児での発症が高い．中耳炎の合併が多い．

高齢者の意識障害を見たら単なる発熱のせいと決めつけず，常に髄膜炎を鑑別して考えなければならない．髄膜炎の原因は，細菌，ウイルス，真菌，結核菌などであるが，大部分は**ウイルス感染**である．しかし，緊急疾患ですぐに治療を始めなければならない細菌性髄膜炎を見逃さないことである．

脳は頭蓋，脳表面を覆う軟膜，クモ膜，硬膜そして血液脳関門により感染から防護されている．これらの防御手段のいずれかが病原体によって突破され，クモ膜下腔に感染が起こり髄膜炎となる．そして病原体によりひとたび血液脳関門が突破されれば脳脊髄液 cerebrospinal fluid：CSF に炎症反応が起こる．

感染経路としては，上気道感染から**菌血症**をきたし，血行性に播種することによる場合と，真珠腫により頭蓋骨が侵襲を受け，硬膜が炎症を起こし連続性に**髄膜に波及する接触感染**が主な経路である．

わが国の細菌性髄膜炎 bacterial meningitis：BM は年間約1,500人の発症が推定され，そのうち成人例は約400～500人を占める．転帰は，死亡率15～30%，後遺症率は10～30%であり，いまだ十分な成績とはいえない．

化膿性髄膜炎の原因菌として，小児では**インフルエンザ菌**と**肺炎球菌**の両者が半数近くを占める．成人では**肺炎球菌**が最も多く，**黄色ブドウ球菌**がその次に多い．しかし，近年ではヘモフィルスインフルエンザ菌B型（Hib）ワクチン，**7価肺炎球菌結合型ワクチン（PCV-7）**が広範に使用されるようになり，髄膜炎の患者数は減少した．フィンランドで実施された大規模な後ろ向き研究では，65歳以上の髄膜炎のほとんどが，帯

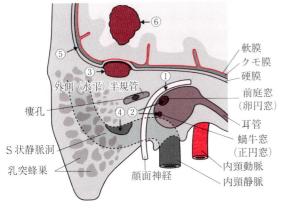

図9 中耳炎合併症（頭蓋内合併症と耳性合併症）
①耳性顔面神経麻痺，②内耳炎，③硬膜外膿瘍，④静脈洞血栓症，⑤化膿性髄膜炎，⑥脳腫瘍．
（成人看護学14，耳鼻咽喉，医学書院，2014，より）

状疱疹により引き起こされていたことがわかった.

髄膜炎の耳鼻咽喉科疾患中のリスク因子は中耳炎,副鼻腔炎,乳突蜂巣炎である.ことに反復する化膿性髄膜炎の原因としては**耳性髄液漏**の可能性が高い.後天性の耳性髄液漏の原因として頭部外傷,手術,真珠腫や腫瘍による骨破壊で起こることが知られている.

しかし,原因が不明な耳性髄液漏があり,これを**特発性耳性髄液漏**と呼び,**先天性の側頭骨奇形**が原因であることが多い.この側頭骨奇形による髄液漏は二つに分類され,**一つは聴力障害が高度なMondini型などの内耳奇形による耳性髄液漏である.他は聴力正常な先天性瘻孔(骨間隙)による耳性髄液漏**である.

原因が明らかな続発性髄膜炎は,細菌,梅毒,結核,真菌をはじめとした感染症によるものと,腫瘍性疾患などと関連して発症するものがあり,近年ではANCA関連血管炎に伴う肥厚性硬膜炎の報告が多い.その病態は周辺臓器からの肉芽の直接波及と硬膜周囲の血管炎である.

(2)診断と症状

髄膜炎の診断には,**腰椎穿刺による髄液検査**が必須である.髄膜炎に関しては白血球増とかCRPという生化学検査はあてにならない.

髄膜炎の典型的な症状と徴候は,発熱,頭痛,嘔吐,羞明,項部硬直,意識障害である.このうち**発熱・項部硬直・意識障害を髄膜炎の三徴**というが,これら三徴がすべてそろうのは髄膜炎患者の2/3以下とされる.とりわけ,高齢者の髄膜炎では家族からの情報が大事で,発熱と意識障害を呈することが多く,半数では頭痛,項部硬直はみられない.発熱にしても高齢者では40%が発熱を伴わず低体温で来院したという報告もあるくらいである.

項部硬直が髄膜炎に由来している時は,頭の屈曲には抵抗性があるが,左右への回旋はスムーズである.これは**ネックフレクションテスト**といい,座位でいる患者に頭部を前屈してもらうと,普通だったらあごが胸につくが,つかない場合を**陽性**とする.

ウイルス性髄膜炎の頭痛は,**jolt accentuation of headache**(患者に1秒間に2〜3回の速さで頭部を水平方向に左右に素早く回旋させた時に頭痛の増悪がみられる現象)がみられることが多い.熱発している赤ちゃんを母親が一生懸命あやそうとして,抱いて揺するとこのjolt accentuation of headacheにより赤ちゃんは余計に泣いて不機嫌になる.

Kernig徴候の検査では,仰臥位で股関節を90度屈曲した状態から膝を伸展すると抵抗感,あるいは腰背部や大腿後面に痛みが走る場合に陽性とする.

もちろん,髄膜炎の身体診察にはバイタルサインの確認が重要である.意識変化の評価も必要である.でも,やはり髄膜炎を疑ったら速やかに腰椎穿刺を施行することが最も患者のためになる.

中耳炎に合併する髄膜炎(肥厚性硬膜炎)は強い頭痛や脳神経麻痺をきたす疾患である.診断には頭部造影MRIで硬膜の造影効果を証明することである.

(3)治療

細菌性髄膜炎はneurological emergency(神経救急疾患)であり,数時間で亡くなることもあるため分刻みの適切な対応が求められる.細菌性髄膜炎では患者の有するリスクと年齢階層別の主要起炎菌の頻度,抗菌薬に対する耐性化率を考慮し抗菌薬を選択する.

細菌性髄膜炎の転帰を決定する最も重要な要因は,早期の適切な抗菌薬開始である.広域の抗生物質の投与(ガイドラインではアンピシリン,バンコマイシン,および第3世代セフェム系抗菌薬の3剤併用を推奨),ステロイド・γグロブリンの投与の併用,原病巣である側頭骨病変の排除,例えば急性中耳炎に対しては鼓膜切開を施行し,排膿をはかり,真珠腫があれば郭清し,髄液漏の停止を手術で施行する.

2)脳膿瘍
(1)病理・症状・診断

発生頻度は,側頭葉に発生することが小脳より3倍多い.耳性脳膿瘍は4病期があり,①浸潤期(脳炎の開始時期),②局在期(無症状期,数週

間），③増大期（膿瘍形成，有症状期），④終末期（膿瘍破裂）とに分けられる．膿瘍はこのように数週間の無症状期を有し，発生から発症まで数週間を要する．初発症状は，頭痛，軽度の発熱であり，小脳では眩暈や小脳性失調もきたす．膿瘍の増大により頭蓋内圧が亢進し，順次，意識障害などが発生する．

　耳性脳膿瘍の経過観察には週1度のCTが必要であり，膿瘍消失後にも月1度，6か月の経過観察が必要である．なお脳膿瘍の死亡率は現在でも10～40%である．

2　耳合併症

　耳合併症には乳様突起炎，骨膜下膿瘍，Bezold膿瘍，顔面神経麻痺，迷路炎，急性漿液性内耳炎，化膿性迷路炎，錐体尖端炎（稀）などがある．

　急性中耳炎から直接的に合併症へと短絡することは稀であり，**合併症の出発点には乳様突起炎が存在し，この動向によって病態が進行する方向が左右される．**

　また，中耳手術後の合併症である感音難聴は1.2～4.5%で発生する．さまざまな要因があるが，過剰なドリル操作の結果としてのノイズによる蝸牛の外傷，耳小骨の直接損傷，外リンパまたは迷路の瘻孔などがある．

1）迷路瘻孔

　真珠腫以外の疾患でもみられ，耳性眩暈の原因の一つとして重要である．

　骨迷路に瘻孔が生じると，外耳道に圧を加えることによって内リンパ流動が引き起こされ，眼振とめまいが誘発される．この状態を**瘻孔症状**と呼ぶ．真珠腫の**9%**位にみられる．瘻孔ができる部位は，多くが**外側半規管**である．一方，骨迷路に瘻孔がないにもかかわらず瘻孔症状が陽性に出ることがあり，これを仮性瘻孔症状（エンヌベールHennebert徴候）といい，内耳梅毒に特有とされている．

　真珠腫では瘻孔に真珠腫の表皮膜が密着している．瘻孔上の真珠腫上皮を一期的に除去するか，または除去しないで残しておくかは問題である．

しかし，そのいずれをとるにしても瘻孔をしっかり閉鎖しておかないと，術後に外耳道に圧力が加わった（**圧迫眼振検査**）ときにめまいが誘発されるなどの不都合な現象が起こる．瘻孔のある症例は高度内耳機能低下による混合難聴がみられるが，めまいは自覚しない例もある．

　外側半規管に瘻孔のある場合，圧迫眼振検査で陽圧を加えたときには向膨大部内リンパ流が，陰圧で反膨大部流が生じる．したがって，外耳道を陽圧にすると患側向き眼振が，陰圧にすると健側向きの眼振が生じる（定型的瘻孔症状）．

2）錐体尖病変
（1）病因・病理

　錐体部に真珠腫が発症または進展したものの，頻度はそれほど高くなく全真珠腫中1～4%とされる．真珠腫はしばしば骨迷路や内耳道を破壊するとともに，硬膜や内頚動脈，S状静脈洞にも進展して重篤な合併症を引き起こす．この合併症を招く真珠腫には先天性と後天性がある．

　伝音系の存在する中耳と異なり，錐体部真珠腫病変はある程度の大きさになるまで症状が出にくい．病変が内耳道に達して起こる**第8脳神経（顔面神経）症状**が多いが，病変によっては内耳への直接的な障害も多く関与する．**難聴**は概ね半数以上の症例に認められるとされ，ふらつきを主体とするめまいも多くみられる．

　運動神経である顔面神経は繊細な感覚神経である．内耳神経よりも障害されにくいが，顔面の進行性不全麻痺，ないしは顔面痙攣として現れることが多い．

　錐体尖病変が進行して海綿静脈洞を圧排するようになると，外転神経麻痺による複視が，下方に進展すると頚静脈部分での下位脳神経障害による嗄声や嚥下障害が起こりうるが，いずれも頻度は高くない．

　代表的な錐体尖疾患はコレステリン肉芽腫と真珠腫（中耳真珠腫，先天性真珠腫）である．真珠腫を高分解能CTでみると，拡張性に増大した真珠腫により蜂巣隔壁が消失し，辺縁が完全に平滑な球状陰影として描出される．MRIではT2強調画像で高信号，T1強調画像で低～中信号強度

144 耳科学

を呈する．先天性真珠腫では炎症性肉芽を伴わず，辺縁に造影効果がみられないことが多い．

（2）錐体部真珠腫に対する手術

治療は手術（経乳突法，経迷路法，経中頭蓋窩法，経後頭蓋窩法）で真珠腫を完全に摘出することである．多くの錐体尖真珠腫症例では，初診時にすでに病変が広範に広がり，母膜の多くを残して短期間に再発を繰り返すよりも，母膜の全摘ないし亜全摘を目指すべき症例が多い．アプローチとしては，脳神経外科的なアプローチと，経側頭骨的な手術がある．

しかし，真珠腫上皮がとりきれない場合には，無理に上皮をとらずに残存させ，削開腔を袋状に開放したまま創面を治癒させる創腔開放術 exteriorization を用いる．創腔充填は徹底した真珠腫郭清が行えた症例に限るべきである．経迷路法のため迷路機能が喪失しても，術後に生じた眩暈は 1 年以内に消失する．

3）Bezold 膿瘍

乳様突起炎の合併症として乳様突起先端内下方の乳突切痕（顎二腹筋溝）に穿孔が生じ，膿汁が顎二腹筋あるいは後頭動脈に沿って数週から数か月の間に下降して副咽頭間隙に膿瘍を形成する．これが Bezold 膿瘍である．したがって，乳突蜂巣の発育の良好な成人の慢性中耳炎，真珠腫性中耳炎，急性中耳炎に続発するもので，小児では稀である．

治療は切開排膿と感受性の高い抗生剤の大量投与が重要であるが，それと同時に原因となった耳疾患に対する手術的治療が不可欠である．

第6章　耳の腫瘍

1 中耳傍神経節腫瘍（paraganglioma，側頭骨グロームス腫瘍）

1）分類

非クロム親和性傍神経節 paraganglion より発生するもので，病理組織学的には良性腫瘍（傍神経節腫 paraganglioma）であるが，頭蓋内に進展する傾向が強く臨床的には悪性である．細胞異型はないものの，3〜10％にリンパ節転移や遠隔転移がみられる．性別では7〜9割が女性とされる．

舌咽神経鼓室枝（Jacobson 神経）に沿い特に岬角上で発生し中耳腔内にとどまる鼓室型グロームス腫瘍 Glomus tympanicum tumor と，頸静脈窩に発生し Jacobson 神経または迷走神経耳介枝（Arnold 神経）に沿い頸静脈球へ浸潤する頸静脈球型グロームス腫瘍 Glomus jugulare tumor の二つの病態がある．グロームス腫瘍は元来発育は緩慢である．

2）症状・診断

鼓室型は拍動性耳鳴や難聴（50％伝音難聴，23％正常聴力）などの臨床症状を主として鼓膜下象限に拍動を伴う赤色腫瘤として透見される機会が多いので安易な鼓膜切開は慎むべきである．鼓膜穿刺などを行うと大出血をきたす．これに対し，頸静脈型は腫瘍が周囲に進展するまでは拍動性耳鳴，難聴あるいはめまいなどの臨床症状に乏しく，鼓膜所見も腫瘍が鼓室に進展した場合には鼓室型と同様の鼓膜所見を呈するが，それ以外ははっきりした所見がないのが特徴である．しかし，腫瘍により内耳道周囲が障害されると第7,8脳神経障害が生じうるし，頸静脈周囲が強く障害されると第9〜11，舌下神経孔周囲では第12，顔面神経管から茎乳突孔付近では第7の各脳神経障害が発生しうる．1〜3％がカテコラミンを産生し，高血圧症状をきたす．

拍動性耳鳴や難聴あるいはめまいなど何らかの臨床症状があった場合に，鑑別診断として側頭骨高分解能 CT や MRI を撮影することにより軟部陰影の広がりや骨破壊の有無により本腫瘍が発見

されることが多い．グロームス腫瘍は血流が豊富なので，MRI（特に造影）がその診断にきわめて有用である．ガドリニウムで造影すると，腫瘍実質が高信号，血管の flow void が低信号を示し，これらが混在するいわゆる **salt and pepper pattern** を呈する．

鑑別診断として，同様に拍動性の鼓膜所見を呈するものに高位頸静脈球 high jugular bulb や異所性頸動脈管 aberrant carotid artery がある．

3）治療

本疾患の治療に際しては，臨床症状，画像診断に基づいた正確な腫瘍の伸展範囲の評価が重要であり，これにより**血管内治療（塞栓術），手術療法か放射線治療かの選択**がある．

放射線科医の中にはグロームス腫瘍に対して放射線が有効であるとの意見が多く，50 Gy 前後の照射量が必要であるという．外科側としては高齢者や手術適応のないもの，あるいは不完全切除の場合には照射を勧めたい，とする．

塞栓術により術中出血量を減少させることができるが，塞栓術単独での腫瘍の制御は困難とされ，ましてや鼓室型ではあまり行われない．

2 聴器癌

聴器に癌腫が生じる様式としては，①聴器に原発する場合，②遠隔臓器から癌が聴器に転移する場合，③隣接臓器から癌が聴器に浸潤する場合の3通りがある．

1）原発性聴器癌[19]

原発性聴器癌は耳介・外耳道・中耳に生じる癌で稀（発生頻度は，年間10万人対比約0.02人程度）である．発生頻度は耳介が最も多く（85％），次に外耳道（10％），中耳（5％）の順となる．

（1）病理

耳介腫瘍では基底細胞癌が多い．外耳道癌や中耳癌では**扁平上皮癌**が多く，そのほか腺様嚢胞癌，基底細胞癌，小児の横紋筋肉腫がある．

病因としては慢性の刺激があげられ，扁平上皮

癌には中耳炎の既往がある例が多い．

（2）症状

中耳炎や外耳炎などと紛らわしい症状を呈するため特徴的な症状は少ないが，長引く**耳痛・血性耳漏，顔面神経麻痺**は重要な症候である．ほかに感音難聴やめまいといった内耳症状が出現する．進行すると腫瘤やポリープ形成がみられる．

（3）診断

診断のポイントはまず疑うことである．異常な肉芽様病変が認められた場合は直ちに組織検査を行う．

（4）治療

外耳道や中耳病変に対して化学療法や放射線療法のみの効果はあまり期待できない．周囲が骨で囲まれていること，血流が乏しいことが原因と考えられる．そのため治療の主体は手術ということになる．一塊切除が原則である．

中耳癌の予後が悪いのは，完全摘出例が少ないこと，その解剖学的理由から前内方は内頸動脈，内方は内耳道，下方は頸静脈孔などに速やかに進展してゆく症例が多いためである．

外耳道腫瘍において予後を左右する大きな因子は，腫瘍の位置である．外方および後上方が最も予後がよい．後部，後上部の腫瘍ではその後方は乳突蜂巣であり，周囲組織に浸潤しにくいことから中耳根治術の形での完全摘出が可能であること，リンパの流れが小さく転移しにくいことなどがあげられる．外耳道に限局した場合は腫瘍切除術（乳様突起削開や前壁切徐）と術後照射を行う．

外耳道深部や中耳の癌腫には，①中耳根本手術と照射の組み合わせ，②**側頭骨亜全摘術**または全摘術が行われる．腺様嚢胞癌に対しては，照射による根治は難しく，拡大手術による腫瘍摘出を行う．

（5）予後

外耳道軟骨部にとどまる悪性腫瘍は予後良好（60％）．外耳道深部や中耳が侵される悪性腫瘍は，予後不良．5年生存率は25％と低い．

2）特殊な腺様嚢胞癌（adenoid cystic carcinoma, cylindroma）

頭頸部では唾液腺に，口腔内では小唾液腺に発生するが，外耳道では耳垢腺より発生するので，外耳道入口部付近にみられる．

この悪性腫瘍は痛み，特に触れたときの疼痛が特徴的である．臨床症状や所見はまるで耳せつのようであるが，初期には発赤を伴わず，数年にわたり徐々に疼痛も増悪する．神経に沿って浸潤する性格も持つので，腺様嚢胞癌では特に**耳痛の訴えが強い**．

入口部付近の有痛性の皮膚の肥厚，増生，小腫瘤などで始まるが，発育がきわめて緩慢で，湿疹，慢性外耳炎などと診断され，確定までに長いもので10年，平均4年間を要したという報告がある．

3）悪性腫瘍の側頭骨転移

（1）原発巣の頻度

乳癌，腎癌，気管支癌（肺癌を含む），胃癌，喉頭癌と続く．

（2）病理

側頭骨への腫瘍細胞の転移浸潤の経路は，血行性転移，隣接臓器腫瘍からの直接浸潤，特に解剖学的浸潤が容易な耳管，頸動脈管，内耳道からの経路がある．脳軟膜転移に起因するびまん性転移性髄膜癌からの浸潤は，いわゆる癌性髄膜炎が内耳道に波及し，内耳道内は癌細胞が充満する．肺癌，胃癌（5％前後）に多い．両側性進行性高度感音難聴・前庭機能喪失を生じ，さらに顔面神経障害を合併する転移様式は髄膜癌腫症がほとんどである．

側頭骨で最も転移しやすい部分は骨髄．骨髄成分の残存している錐体骨先端部に多く（椎体には赤色髄があり，血行が豊富であり転移しやすい），ついで中耳であり，天蓋部に多い．含気蜂巣部分には転移しにくい．

頭頸部悪性腫瘍からの直接浸潤としては上顎癌，耳下腺癌，上咽頭癌などが頭蓋底に浸潤し側頭骨にも浸潤する．頭蓋内に入り，片側のほとんどの脳神経が麻痺するGarcin症候群を呈することがある．頭蓋内腫瘍の直接浸潤は，橋部のグリオーマが第8神経へ浸潤する場合や白血病の内耳への波及による場合などもある．血行性転移が最も多い．

（3）治療法

一般に保存的のことが多く，放射線療法，化学療法の単独あるいはその組み合わせのことが多い．

文献

1）船坂宗太郎, 牛島達次郎, 松本和彦, ほか：軽度の外耳奇形を伴った耳小骨奇形 -monofocal 奇形と multifocal 奇形 -, 日耳鼻；84：179-85, 1981

2）大田隆之ほか：耳小骨奇形44耳の検討, 日耳鼻117, 175-183, 2014.

3）白幡雄一, 訳：Ugo Fisch, 著. 鼓室形成術とアブミ骨手術, 中外医学社, 1983.

4）白幡雄一：中耳炎の見方, medicina 32, 379-383, 1995.

5）小林俊光：耳管開放症の診断と治療, 日医報 4002, 33-36, 2001.

6）小林俊光：耳管閉鎖障害の臨床. 第106回日本耳鼻咽喉科学会総会宿題報告モノグラフ. 笹気出版；2005.

7）菊池俊晶, 堀容子, 大島猛史, 他：経鼓膜的耳管ピン挿入術の長期成績. Otol Jpn 17：421, 2007.

8）Ohshima T, Ogura M, Kikuchi T, et al：Involvement of pterygoid venous plexus eustachian tube symptoms. Acta Otolaryngol 127：693-699, 2007.

9）Tos M：Epidemiology and natural hisotory of secretory otitis. Am J Otol 5：459-462, 1984.

10）日本耳科学会, 日本小児耳鼻咽喉科学会, 日本耳鼻咽喉科感染症・エアロゾル学会：小児急性中耳炎診療ガイドライン. 金原出版, 2013.

11）Zhao AS, Boyle S, Butrymowicz A, et al：Impact of 13-valent pneumococcal conjugate vaccine on otitis media bacteriology. Int J Pediatr Otorhinolaryngol 78：499-503, 2014.

12）飯野ゆき子, 原渕保明, 岸部 幹, 他：難治性中耳炎の診断アルゴリズム－ ANCA 関連血管炎性

中耳炎を正しく診断するために−. Otol Jpn 23：282-284, 2013.

13）Rosenfeld RM, Culpper L, Doyle KJ, et al : Clinical practice guideline: Otitis media with effusion. Otolaryngol Head Neck Surg 130（5 Suppl）: S 95-118, 2004.

14）日本耳科学会, 日本小児耳鼻咽喉科学会編. 小児滲出性中耳炎診療ガイドライン2015年版, 東京, 金原出版, 2015.

15）青木和博, 清水佐和道, 江崎史郎：ヒト胎児における側頭骨含気蜂巣の発育―豚実験における蜂巣発育, 抑制過程との比較から. 日耳鼻 91：1220-1227, 1994.

16）Sade J, Babiacki A, Pinkus G. The metaplastic and congenital origin of cholesteatoma. Acta Otolaryngol 96：110-7, 1988.

17）Main, T, S : Experimental cholesterol granuloma, Arch Oto 91, 356-359, 1970.

18）Kakehata S, et al : Extension of indications for transcanal endoscopic ear surgery using an ultrasonic bone curette for cholesteatomas. Otol Neurotol 2014 ; 35 : 101-107.

19）白幡雄一：聴器原発癌の臨床, 特にその文献的考察―当教室例を中心として―. 耳鼻17：675-689, 1974

20）本多芳男：中耳疾患, 耳鼻咽喉科学, 白岩俊雄ほか, 編, 医学書院, p363, 1984.

B 平衡器

I 構造・機能・検査・治療

第1章 身体平衡の生理と解剖

1 平衡機能とその異常

　身体平衡系の最も重要な機能は，自己と空間の相対的関係の認知（**空間認知**）である．
　ヒトの平衡機能は，**視器**，**深部知覚**（筋，腱，筋膜，関節包），**内耳**（前庭，三半規管）にある平衡覚からの入力信号が中枢に送られ，小脳，脳幹を主体とした中枢の反射機能を経て，出力信号が眼筋，四肢躯幹の筋肉の筋緊張を調節することにより営まれている（**図1**）[2]．視覚からは外界の静止空間を，前庭器からは重力や加速度などの慣性入力を取り込むことにより，脳内に静止空間を再現している．さらに骨格筋や関節，足底の固有覚から身体の姿勢や移動を知覚している．静止空間は視覚と前庭覚が収束する脳幹の前庭神経核に，身体空間は固有覚が投影する小脳に再現され，脳幹と小脳を結ぶ神経ネットワークが静止空間と身体の情報を交換し，全身を制御している．

　めまいや平衡障害の第一の原因は，前庭器情報の誤りである．回転の力を感じる耳の奥にある3つの輪，三半規管というセンサーの情報と目から入ってくる情報が混乱してしまうからめまいは起きる．三半規管の中にはリンパ液という液体が入っていて，体の動きに応じて揺れる．それを微細な毛をもった細胞が感知する．体の回転が止まっても中の液体はすぐには止まらないから，なお体は回って動いているように感じるのである．
　第二の原因としては目の動きというのも大きい．体が回転するのを三半規管が感じると，脳から目にも信号が伝わって反射的に，回転と逆の方向に眼球が動く．この動きは頭が動いていても見ている像がぶれないようにする「防止装置」の役割をする．この前庭眼反射のおかげで回転が続くと，眼球が動いては戻るのを繰り返す「**眼振**」という現象が起こる．回転が止まっても，そういう影響が残るのが「目が回った」状態である．それゆえに，静止中も回転や移動の感覚が生まれる．遊園地での"回転木馬"を考えてほしい．そして，これに従い動作が失調となり，不快症状が警報として発令される．
　このように視器，前庭迷路ならびに深部知覚のどこからか異常な情報が送られてきて脳幹の知覚統合の異常，あるいは脳幹と小脳のネットワーク機能の障害を引き起こし，情報の不一致をきたしたり，情報が一部で激増したり，激減したりするとその情報を統合し，調節する小脳のはたらきの限界を超える．その結果，その情報に即応した感

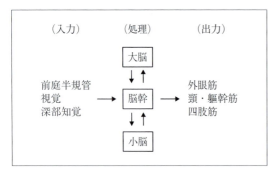

図1 身体の調節機構

覚や反射をスムーズに生むことができなくなり平衡機能異常が生じ，精神（大脳）にもある種の混乱（めまい）をひき起こすのである．

2 身体の平衡機能に果たす内耳の役割

　内耳の2種の感覚器，耳石器と半規管とは，①重力に対する姿勢保持，頭部動揺の抑制，②体動時の視線保持に貢献し，回転や傾きに対する抑制，すなわちブレーキとして働く．

　すなわち，①は，耳石器は加速（**直線加速度**），からだの傾き（**重力加速度**）に反応するが，特に**重力加速度に対する反射が最も重要**で，わずかな頭部の傾斜に敏感に反応して傾きを元へ戻す（頭部の傾斜に対する「立ち直り反射」）．抗重力筋の緊張が常時左右・前後にバランスを保っており，頭部がわずかでも傾くと直ちに耳石器からの信号が中枢へ送られ，傾きの進行を止める．同様な機序で半規管は回転運動（**角加速度**）を感じる．

　②は，ヒトの直立，歩行は日常生活の基本動作で，立ち直り反射により常にバランスのとれた**姿勢を保持**する．耳石器・半規管反射は視線を目標に固定することにより「体動時の固視」，ひいては姿勢の制御に役立っている（**前庭動眼反射**）．しかし，内耳からの反射は必要な目の動きの一部にとどまる．眼底からの反射すなわち視運動反射がそれに加わって100％視線が固定されるのである．

　視覚・深部知覚などの入力は内耳機能を助け，内耳機能が失われたときには内耳機能を代償するように働く．しかし，それには**中枢の代償機構**の関与が必要で，この能力は動物差が顕著である[3]．

3 バランスの取れた姿勢保持

　姿勢保持には，上述のごとく視覚系，前庭系，深部感覚系への入力が利用される．水平半規管，前半規管，および卵形嚢，球形嚢の一部を除いた求心神経は上前庭神経を，後半規管と球形嚢からの求心神経は下前庭神経を経て前庭神経核に入る（**図2**）[4]．そして，入力の統合はこの前庭神経核で行われる．統合された情報は**眼運動核**を通して眼筋に，また**脊髄**の神経細胞を通して四肢筋に出力される．もちろん，この統合にはさらに上位中枢の制御が関与している（**図3**）．

　直立，歩行には無意識な面と意識的な面がある．無意識な面には主として生来性の**反射**機構が関与し，意識的な面には練習（**学習**）によって習得された高次の調節機構が重要な役割を果たしている．したがって直立，歩行に関与する中枢神経

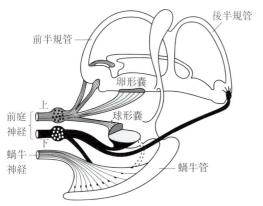

図2　迷路の支配神経
球形嚢神経黒色で示した．
（Hardy, Anat. Rec. 59：403，1934，より）

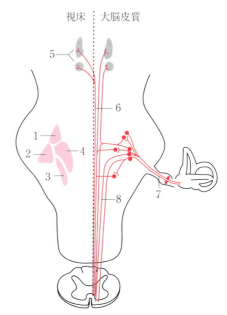

図3　前庭神経中枢部
前庭神経核（1：上核，2：外核，3：下核，4：内側核），5：眼球運動核，6：中縦束，7：前庭神経，8：脊髄前庭路．

系は，反射的要素に関与する系（脊髄，脳幹），より複雑な運動を統合，調節する系（小脳，大脳基底核），さらに最も高度な随意的調節に関与する系（大脳皮質）に分けることができる．

このことを少し詳しく説明すると，ヒトの二足直立は重心位置が高く，体重を狭い足底で支えるため不安定であるが，その不安定を補うために，からだの傾きを補正する立ち直り反射が働く．歩行では，伸筋－屈筋，左右脚の交互の緊張と弛緩が中枢神経系のはたらきにより行われ，補助的に上肢の運動も加わりバランスがとられるのである．容易に転倒する人形にはない巧妙な動きである．

4 立ち直り反射

立ち直り反射は，姿勢を鉛直方向にまっすぐただす反射であり視性，前庭性，頸性，体幹性の各反射が区別される．

前庭系では，静止時には**重力方向を耳石器が検知し，運動時には回転加速度を半規管が，直線加速度には耳石器が刺激され，前庭脊髄反射で姿勢調節が行われる**．また，頸を含めた躯幹と四肢の深部感覚による頸反射，躯幹反射がこの姿勢調節に関与している．特に，頸部固有受容器，それも後頸部からの入力が重要とされていて，前庭頸反射，頸眼反射，緊張性頸反射などが姿勢反射の中心となって，体平衡の維持や，眼球運動の調節に関与している．

眼球運動では，前庭眼反射と視運動反射（視刺激による反射的眼球運動）が共同して視覚を助ける．左右眼は共同して，左右（水平 horizontal），上下（垂直 vertical），回旋 rotary 方向へ動く．動く指標に対して，眼球はその方向へ移動し，物が見える．そして，前庭眼反射にも耳石器，半規管のそれぞれの反射がある．

立ち直り反射障害では直立時の体動揺が大きく，著しければ転倒する．開眼時では視性立ち直り反射が働くので，閉眼にくらべて体動揺は少ない．小脳障害では開眼でも体が不安定である．開・閉眼で平衡障害に著しい差がみられることを**ロンベルグ現象陽性**といい，このような場合は迷路障害，深部知覚障害を疑う．閉眼の足踏み，歩

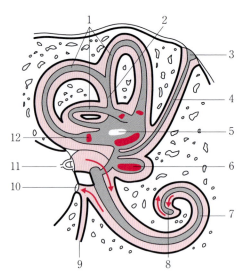

図4　膜迷路の模型図
1：三半規管の膜迷路（外側，前，後），2：総脚（前，後半規管），3：内リンパ嚢（錐体の後面），4：内リンパ管，5：卵形嚢，6：球形嚢，7：蝸牛管，8：蝸牛頂，9：蝸牛小管，10：正円窓，11：卵円窓，12：後半規管の膨大部．

行では，患側の前庭性筋緊張が低下しているので患側へ偏る偏倚現象がみられる．

5 平衡器官の構造と役割

内耳は迷路ともいわれ，**骨迷路（蝸牛，耳石器，三半規管）と膜迷路**からなる．膜迷路で蝸牛と三半規管，耳石器は連続している．膜迷路の中は**内リンパ液**で満たされ，外側は**外リンパ液**が入っている．このうち平衡器官は耳石器と三半規管で，二つ合わせて**前庭迷路**という（図4）．この前庭迷路をはじめ，目や深部感覚器からの情報は延髄にある前庭神経核や小脳に伝わり，それに基づいて運動系や各種筋肉を伸縮させ，平衡を保つように働く．アウトプットとして働く運動系としては，脳と骨格筋を結ぶ神経の**錐体路**が大きな役割を果たす．また，動き回っている時の平衡を保つには，これらの感覚系と運動系のほか調節役として脳幹や小脳のはたらきが大切である．

半規管は，それぞれが立体的にほぼ直交する3つの半環状の構造物で左右一対（外側，前，後の半規管）あり，頭部のどのような回転にも応じて反応するようできている（図5）．**耳石器**は，

構造・機能・検査・治療　　151

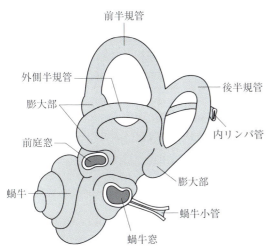

図5　迷路骨包（左側迷路の側方後下面図）
(新耳鼻咽喉科学, 南山堂　1995)

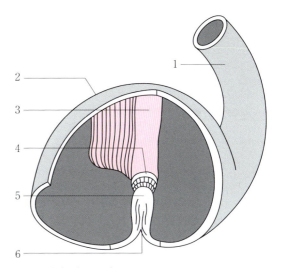

図6　半規管膨大部
膨大部を開放し，稜およびクプラの断面を示す．
1：半規管，2：膨大部，3：クプラ，4：クプラ下腔，5：稜，6：膨大部神経線維．

　頭部を垂直に保ったときのほぼ頭部の向きと平衡するように位置する**球形嚢**と，それにほぼ直交するように位置する卵形嚢からなり，これも左右一対ある．耳石器と半規管は**平衡センサー**としてのはたらきを持つ．**頭を動かしたときに感じるセンサーが半規管**で，直線加速度，地球上で一番大きい直線加速度は重力だが**重力センサーとして耳石器**がある．
　完全な暗所では空間における自分の位置を十分に把握できない．これは，視覚が平衡維持に大きな役割を演じているからである．完全暗所で平衡を維持するために，我々は視覚以外の入力を最大限活用する．すなわち，前庭覚と触覚を含めた深部知覚である．暗所では手探りをして壁等の対象物を感受し，自分の空間における位置を確かめようとするのはこのためである．
　内耳は発生学的な見地からは pars superior と pars inferior に分けられる[5]．pars superior は pars inferior より発生学的に古い．**pars superior** に含まれるのが，前半規管，後半規管，外側半規管の三半規管と耳石器のうちの卵形嚢である．**pars inferior** に含まれるのが蝸牛と耳石器のうち球形嚢である．蝸牛は球形嚢の機能が進化したものである．pars superior の外リンパ腔には trabecular mesh と呼ばれる繊維構造が張り巡らされておりこれが膜迷路をささえている．

これにくらべ，pars inferior の外リンパ腔にはこのような支持組織はない．それ故に内リンパ水腫の際の膜迷路の所見が顕著なのは球形嚢や蝸牛など pars inferior なのである．

1）半規管

　回転の受容器である半規管は，半環状をなす3つの管で骨半規管の中に存在する．3つの半規管は互いにほぼ直角をなしており，その位置により**外側半規管，前半規管，後半規管**と呼ばれている．すなわち，頭部のどのような方向への**回転**にも応じられるようにそれぞれの半規管が3次元的に直交するような位置に配置されている．
　この3つの半円形の管の一端は球状にふくれ，これを**膨大部 ampulla** といい，その中には回転に関する受容器である**膨大部稜 crista ampullaris** が存在する．この膨大部稜は鞍のような形をしており，半規管膨大部はクプラ，クプラ下腔，感覚上皮および神経よりなっている（図6）[6]．
　管の中はリンパ液で満たされており，体が回転したりすると中のリンパ液も一緒に動いて，内リンパの流れは管内の感覚毛の傾きとして感知され，その情報は前庭神経を介して脳に伝えられる．
　一方向への加速度刺激（**内リンパ流動**）は一つ

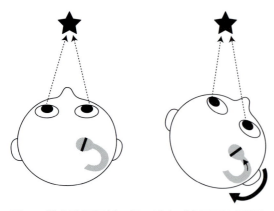

図7 前庭動眼反射の起こり方（水平面の回転）
頭を右に回転→右外側半規管が刺激→眼は左を向く．
（大塚康司, 東京耳鼻科医会誌, 2012, より）

の半規管では興奮性に働き，反対方向への刺激は抑制的にはたらく．**Ewald の法則**では，外側半規管で **ampullopetal（向膨大部性）な刺激は内リンパ流は興奮性**に，**ampullofugal（反膨大部性）な刺激は内リンパ流は抑制的に働く**．すなわち，頭を右に回すと右外側半規管の内リンパは向膨大部流を，左外側半規管では反膨大部流を起こし，右側促進，左側抑制となる．**この入力は前庭神経核に入り，左右の前庭神経核は抑制性交連線維により右促進，左抑制がさらに増強される．その結果，両眼は左に偏位する**（図7）．この前庭神経核の活動の左右差が，眼振や四肢，躯幹の筋緊張を変化させ，体の平衡を維持する．しかし，三半規管に炎症が起きたり，他の部位から剥がれ落ちた異物が入り片側が迷路障害におちいると安静時にも対側迷路を常に刺激している状態となり，脳へ誤った情報が伝わり平衡感覚が乱れて，直立，歩行の姿勢保持障害や自発眼振などの平衡障害とめまいが起こる．

2）耳石器

耳石器は**卵形嚢**と**球形嚢**からなり，**重力や直線加速度**を感知する．耳石器の中には膜があり，その膜の表面には微細な**炭酸カルシウムを主成分とする耳石**が分布し，また裏面には感覚細胞が張りめぐらされており，重力による耳石の傾き，あるいは直線加速度刺激による耳石の歪みを感覚毛がとらえ，その情報を脳に伝える．この二つの耳石器のそれぞれの耳石膜の配列は常に直角を作っている．つまり，人がどのような姿勢をとろうと，耳石にかかる重力の変化が瞬間的に察知でき，それによって自分の**水平，垂直の加速度運動や位置感覚**がわかる．

耳石器は頭部の鉛直面内の動きには半規管と協力し，水平面内の動きには協力しない．すなわち水平面内の動きは半規管だけが行うことになっている．

3）内リンパ管と内リンパ嚢（endolymphatic sac）

卵形嚢管 utricular duct と**球形嚢管** saccular duct がY字型に合流して**内リンパ管**となる．両管が合した後の内リンパ管は広くなっていて洞 sinus と呼ぶ．**前庭水管** vestibular aqueduct はここから入る．

内リンパ嚢は，側頭骨内の前庭導水管の中に存在し，その一部は後頭蓋窩の中に存在している．

内リンパ管と嚢は，内リンパ液の吸収，老廃物の排除，免疫，内リンパ腔の微細な圧調整を行っていて，内耳機能の恒常性の維持に欠かすことができない器官である．

4）前庭の動脈

内リンパ嚢が外頸動脈の枝である posterior meningeal artery に栄養されていることを除けば，**内耳への支配動脈は前下小脳動脈から分枝する迷路動脈** labyrinthine artery である．迷路動脈の分枝の仕方はさまざまだが一番多い分枝の仕方は，迷路動脈が前前庭動脈 anterior vestibular artery と総蝸牛動脈 common cochlear artery に分かれ，後者がさらに固有蝸牛動脈 cochlear artery と前庭蝸牛動脈 vestibulocochlear artery に分かれる場合である．

さらに後者から**前庭枝** vestibular branch と**蝸牛枝** cochlear ramus が分かれる．これらの動脈のうち前庭に血流を送っているのは前前庭動脈と前庭蝸牛動脈の前庭枝 vestibular branch である．

蝸牛血流は autoregulation でコントロールされており，特に交感神経の作用が優位である．

5）脳動脈

脳を支配する動脈系は，主に大脳半球の前2/3を灌流し前頭葉や側頭葉の領域を支配する**内頸動脈**と，大脳後頭葉や小脳・脳幹・内耳に血液を供給する**椎骨脳底動脈**系の二つがある．内頸動脈は前庭・平衡系とは関係が薄い．したがって，内頸動脈系の血流がとどこおっても回転性のめまいはなく，ふらふらしたりふわふわするめまいが多くなる．一方，椎骨動脈系では前庭・平衡系がネットワークをつくっており，この領域に急激な病変が起こると血流障害による回転性のめまい発作となる．脳血管障害の中で，めまいの主原因となるのは前下小脳動脈と後下小脳動脈，椎骨動脈の障害である．

（1）椎骨動脈

椎骨動脈は鎖骨下動脈から分岐し，第7頸椎横突起の前方を上行，第6頸椎より上位の横突孔，大後頭孔を通って頭蓋内にはいる．そして，**後下小脳動脈**を分岐した後，左右が合流し1本の**脳底動脈**になる．脳底動脈は分岐して左右の**後大脳動脈**となり，後交通動脈により内頸動脈と吻合してWillis動脈輪を形成する．この構造により，左右の椎骨動脈のいずれかに血流障害が生じても他の動脈が側副血行路として働き，循環を維持することができる．

小脳を灌流する主な血管は，椎骨動脈より分岐する**後下小脳動脈**と脳底動脈より分岐する**前下小脳動脈**および**上小脳動脈**の3対であるが，これらは末梢で相互に豊富な吻合を作っており，豊富な側副血行が形成されていることが多い．このため，主要な血管が閉塞しても小脳の虚血をきたすとは限らない．

椎骨動脈の内径は左右差を含めかなり個人差があり，しばしば片側が先天的に低形成のこともあるが病的意義はないことが多い．**椎骨動脈の狭窄病変の好発部位は，鎖骨下動脈からの起始部と後下小脳動脈の分岐部前後であることが知られている**．

（2）脳血管の神経支配

脳血管にはノルアドレナリンをはじめとして，アセチルコリン，アセトニン，ペプタイドといった数多くの神経伝達物質を含む神経線維が分布し，それらが各々の受容体に作用して，脳血管の機能に関与している．

脳循環の調節機序には，化学的調節機序と自動調節能とがある．**化学的調節機序**は脳局所の代謝要求に応ずるためのものであり，**自動調節能**は血圧の変動に際し脳血流を一定に保つためのものである．脳血管の神経支配は脳循環の自動調節能をコントロールしている．

椎骨脳底動脈は自動調節能や炭酸ガス反応性（化学的調節機序）は基本的には良好に保たれるといわれ，脳血管の特別な異常がない限りは，血圧の変化に対してはより広い範囲で対応し，血流を恒常的に保っている．むしろ，内頸動脈系の方が脳幹や小脳の椎骨動脈系に比べると自動調節の範囲が狭いといわれる．

6）前庭神経核

平衡に必要な知覚の統合は広範な脳を含むが，**視覚や前庭の情報を集束する脳幹の前庭核周辺（橋延髄境界部の第4脳室底）**が要（かなめ）である．この部位はきわめて細い横断血管で栄養されており，血流現象や低血糖，低酸素などの影響を受けやすいといわれている．それ故にこの部位の脳機能のささいな低下によってめまいが起こる．

脳幹にある前庭神経核には手足や首の筋肉や関節からの情報，視覚情報など種々の情報が集まる．また，小脳，脳幹網様体，対側前庭神経核とも密接な連絡がある．**前庭神経核からの出力**には，**①前庭脊髄運動系，②前庭眼運動系，③前庭自律神経系，④前庭小脳系，⑤前庭皮質系の五つの主要な出力（反射）系**，がある．この反射によって頭位が変化したときの姿勢調節，眼位の調節などを自動的に行っている．前庭神経核は脳幹網様体を介して中枢神経系と結合しているので迷路からのインパルスは大脳皮質に達し，めまいを感じる．めまいの診断にはこのうち**前庭－眼反射（眼振や異常眼運動），前庭－脊髄反射（身体のふらつき方）**を利用して検査・分析する．

頭部あるいは指標が動いている状態で網膜上の指標の像を固定するには**視運動性反応（opto-**

kinetic response）と前庭動眼反射（VOR）の2つの眼球運動が関与する．これらの2つの機構は完全に独立しているのではなく，前庭核と前庭－小脳片葉系において統括されている．この2つの眼球運動を使うことによって網膜上に投影された画像のずれを小さくすることができ，ヒトは移動しながら固視続けることができる．その一方で視覚の混乱でめまいを起こす原因にもなる．

7）小脳

小脳は運動の監視装置で平衡感覚の調節を行っている．迷路や目からの刺激は脳幹を経て小脳に伝わり，**前庭小脳**のコントロールを受け，さらに大脳に伝わる．つまり，**前庭小脳は，迷路や目からの情報を処理する重要なセンター**である．だから，この脳幹や小脳に異常が起こると，めまいが起こる．脳卒中によるめまいなどがこれにあたる．

小脳を発生学的にみると，前庭受容器に関連する**古小脳（前庭小脳）**，脊髄系と関連の深い**旧小脳**，手足の共同運動と関連し，大脳，橋からの線維を受ける**新小脳**で成り立っている．

前庭感覚器からの入力は大部分が前庭神経核に，一方，視覚入力は下オリーブ核を経て小脳片葉のプルキンエ細胞に至る．小脳からの出力細胞（プルキンエ細胞）はすべてが抑制的で，これが前庭神経核細胞に送られている．したがって，前庭入力に対して視覚入力は**抑制的に働き**，前庭眼反射や前庭脊髄反射に干渉している．この視覚入力による前庭入力の**抑制現象 visual suppression：VS** は，**温度眼振の視性抑制**としてよく知られている．また，頭位眼振検査や頭位変換眼振検査を，遮眼下や暗所開眼下で行う由縁である．完全暗所で観察可能な赤外線 CCD カメラ下では，不完全な固視機能抑制しかできないフレンツェル眼鏡下に比して，圧倒的に眼振の出現率が高くなることは知られている．

また，身体平衡の障害を検査する足踏み検査やマン検査などで，開眼と閉眼の検査を必ず行う理由もここにある．すなわち，開眼では平衡が保たれているにもかかわらず閉眼で平衡障害が明瞭になる場合は，開眼では前庭性の異常状態に対して**視性抑制**が正しく働いていることを示す．一方，

開眼でも閉眼でも平衡障害が明らかな場合は，視性抑制が働かない状態を示し，橋や小脳を含んだ障害であると解釈できる．

8）大脳皮質

大脳は中心溝を境に**前方脳（前頭葉）**と**後方脳（頭頂葉，後頭葉，側頭葉）**とに分けられる．**機能面から前者を運動脳，後者を感覚脳**とみることができる．平衡感覚に関する感覚情報は，お互いに矛盾しない情報を後方脳のそれぞれの皮質領域に投射し，処理されている．

人間の行為は，単に運動脳の活動によってのみ遂行されるのではなく，感覚脳を含む大きな回路を機能させることによって可能となる．この回路を構成するのは，末梢からの体性感覚，視覚，聴覚などを感覚脳に伝える**感覚系上行投射系**と，その各感覚野（中枢）からの情報を分析，統合しつつ運動脳へと伝道する**連合系（連合系路，連合野）**と，さらに運動脳から末梢運動器官へインパルスを伝える**運動系下行投射系**である．この行為が合目的に機能することによって行為は正しく遂行される．そして，この**皮質間の感覚情報相互処理機構の破綻が，多発性脳梗塞**などに伴う**慢性期の脳血管障害にみられるめまいやふらつき（post-stroke dizziness）の原因である可能性**が指摘されている[7]．

めまいは不定愁訴の一つに数えられており，過労，睡眠不足，体調のすぐれないとき，感冒時などしばしば訴えられる．しかし，多くは一過性で，詳しく調べてみても異常所見を認めることは少ない．このような原因のはっきりしない一過性の軽症のめまい群は，一般に「めまい症」あるいは「眩暈症」と呼ばれているが，これらに共通することは，脳機能の一過性の低下である．

めまいを感ずるところは頭頂葉の少し後ろのところの2V野と呼ばれるところで，そこにvestibular representation がある．そこは前大脳動脈と中大脳動脈の分水界（**ウォーターシェード**）にあたる部分で，虚血や血圧が下がったりしたときのめまいは，ここに障害が起きていると推測できる[8]．

構造・機能・検査・治療　155

第2章　めまいと平衡障害

めまいは患者の自覚，心理現象であり，平衡障害は身体現象である．めまいは，自分，または周囲のものが運動していないにもかかわらず，運動をしているように感ずる錯覚ないし異常感覚であり，空間識の破綻した状態である．そのために空間における体の位置や，姿勢に対する見当識が障害され，違和感や不快感がある状態をいう．このようにめまいは一つの感覚であるが，他の感覚，例えば嗅覚や味覚と異なり固有の受容器がない．

平衡を保つための3つの感覚入力は，前庭覚，視覚，深部知覚であり，これらの入力が脳幹や小脳で統合され四肢の筋肉や眼筋に出力される．したがって，これら3つの入力のどれか，あるいはそれらを統合する脳幹や小脳が傷害されれば，あるいは出力としての運動器の問題などがあれば平衡障害となって現れ，めまいを自覚する．

1 平衡障害と加齢変化

末梢前庭器，神経，小脳の退行変性は40代から始まり，下肢での振動覚の低下，関節知覚の低下も進行する．老人の平衡に関しては内耳よりも小脳の変化の方が大きな影響を持っている．加齢によって小脳のプルキンエ細胞は他の脳細胞よりも減少が著しい．それを反映して，立ち直りの機能も高齢になれば明らかに低下する．閉眼での30秒間の片脚立ちは20代では75％の人ができるが，70代では誰もできない．

加齢に伴い立ち直りの機能が低下する結果，反応の遅れや反応の不正確さをきたす．この結果，

高齢者は歩行時に急ぐとつまずきやすくなる．転倒による骨折は長期臥床，痴呆の原因となるので，転倒予防策として高齢者は杖を使用し，暗闇歩行を避け，歩行練習に励むことが必要になる．

2 めまいの内容

めまいは自覚的な訴えであり，大きく回転性めまい vertigo，浮動性めまい dizziness，失神発作ないし眼前暗黒感 syncope の三つに分けることができる．一般的には回転性のめまいは末梢性の疾患によるものが多く，浮動性のものは脳の疾患によるものが多いといわれているが，例外も多い．

①回転性のめまい（vertigo）：回転感を主とするもので，周囲がグルグル回る，自分自身が回っているなどと訴える．また，身体が上下，左右に動くとか床や壁が傾いたり動くなどと訴える．

②浮動性のめまい（dizziness）：浮動感や動揺感を主とするもので，宙に浮いたようだとか，頭がフラフラする，自分自身が不安定だなどと訴える．

なお，立ったときにくらくらする「立ちくらみ」も，広い意味ではめまいといえるが，立ちくらみは起立時の急激な血圧の低下が原因で生じることが多い．

③眼前暗黒感ないし失神発作（syncope）：瞬間的な意識喪失を伴うもので，眼前暗黒感，気の遠くなる感じなどと訴える．

第3章　めまいの診断

1 めまいの診断における留意点

めまいを診断するにあたり最も留意すべき点は，めまいの発症様式と，蝸牛症状（耳鳴，難聴，耳閉塞感）の有無により鑑別を進めていくこ

とである．そのため，めまいの診断に必要な手段は，「問診」と「検査」につきる．問診により病態・診断に関してある程度の絞り込みを行い，この判断を客観的に裏付けるために諸検査を行い，診断に結びつけていく（表1，表2）．

表1 めまいの診断

①患者の訴えるめまいを客観的に把握し（**めまいの客観的把握**）
②めまいを起こしている障害部位を明らかにし（**病巣局在診断**）
③障害の成因を明らかにすること（**成因診断**）

表2 めまいを訴える患者の診察

①めまいの性質と，それに伴う他の症状についての問診
②自発，頭位眼振の検査
③平衡障害の検査

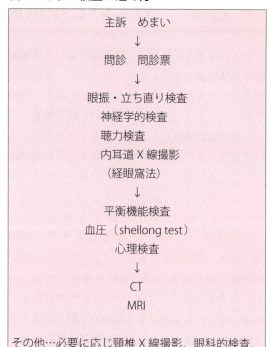

表3 めまい検査の進め方

めまい疾患の臨床統計では，めまいを主訴に受診する診療科は内科，脳神経外科，救急外来が約60％から75％を占め，ついで耳鼻咽喉科となっている．多忙な耳鼻咽喉科プライマリケア診療の中でめまい診療は時間がかかるので，クリニックでは効率のよいめまい診療を考える必要がある．

めまいの診療で最も重要なことは，生命を脅かすような危険なめまいを見逃さないことである．めまいの原因疾患としては約半数以上が末梢性であり，危険なめまいである脳血管障害による中枢性めまいは数％であるといわれる．

2 めまい患者の初期診察

めまいはさまざまな病気によって起こる．まずは，耳の病気なのか，脳の病気なのかというように脳血管障害などの中枢性めまいを効率的に鑑別することが重要となる．

めまいの診断の手順を**表3**に示すが，めまいの診断で最も重要なのは，詳細な**問診**である．めまいを主訴とする多くの症例は，**眼振**を含めたさまざまな異常眼球運動を呈し，これらの異常眼球運動の同定が診断上，重要な情報を提供する．そこで，めまいの鑑別診断として最初に行うのは，**眼振の性状**を的確に把握することである．眼振は中枢性の場合，**純垂直性ないし純回旋性眼振**である．**体平衡機能検査では立ち直り，偏奇検査**が基本である．聴覚障害を診断するためには**聴力検査**が必要である．プライマリケアでは末梢前庭の機能検査としては外側半規管を対象にした**温度刺激**検査は必要に応じて行う．中枢障害によるめまいを診断する際には**画像診断（CT，MRI）は必須**である．

精密な検査を行っても原因や診断が明らかにならず，「異常なし」とされても，めまいの患者は経過を見守ることが必要である．長い目でみて安心できるかどうか，油断しないで何か月後に専門医を再び訪れさせることが大切である．

1）めまい患者の問診（表4）

プライマリケアではめまいの診断における**問診のもつ重要性はきわめて大きく**，適切な問診を行うことができるならば，その問診のみでほぼ診断が確定する疾患すらある．**めまいの問診ではどれだけの鑑別診断を念頭に置きながら問診を行うかが大切である**．念頭にない疾患を診断できるはずもないからである．

中枢性めまいの特徴は，①めまい以外の神経症候（構音障害や運動障害，知覚障害，それから失調症）を伴う，②視覚や深部感覚による補正が効

表4　問診のポイント

現病歴
- いつ
- 何をしていたときに
- どのようなめまいが
- どのくらいの時間続き
- その後どのようにして
- どのようになったか
- その後は繰り返しているか
- 今はどうか
- そのときにほかの症状は
- 歩行はできますか
- 言葉がもつれたり，手足がしびれたり，麻痺していませんか
- 顔がひきつったりしませんか
- 口のまわりがしびれたり，2重にものがみえたりしませんか

既往歴
- めまいは今回が初めてか
- 何度目のめまいか
- 初めの頃のめまいと最近のめまいは同じか
- 違うならばどのように違うのか

- 全身や頭部打撲など
- 中耳炎
- 高血圧，糖尿病，脂質異常症

- 運動はしていますか？
- 乗り物酔いをしやすいですか？
- 現在，何かお薬を飲んでいますか？

きづらい，という2点に要約される．それに対して**末梢性めまい**では，めまい（および蝸牛症状）以外の神経症候は伴わない．また，末梢性めまいは脳が視覚や深部感覚で前庭感覚を代償するので，なんとか平衡を維持できる，つまり起立歩行は可能であることが多い．

　末梢前庭系疾患の半数近くは問診で鑑別可能である．内耳性めまいの場合は問診をとりながら，その疾患と患耳を推測する．

　さらには，既往歴の有無，脳や内耳の血管障害の危険因子となる高血圧，糖尿病，高脂血症，不整脈などの生活習慣病の既往歴を聞く．

2）めまいの性質について，回転性か非回転性か（表5）

　回転性めまいか浮動性めまいかは，病変の部位を示す病巣局在診断的意義は少なく，むしろ病態の経過すなわち急性障害であるか否かにかかっている．したがって，同じ病変が時期によっては回転性めまいと浮動感の両者を生じることがある．一般的に，末梢性のめまいは回転性で症状が非常に強いものが多く，逆に中枢性は「フワフワ」などの浮動性めまいで症状は比較的軽いことが多いといわれているが，急性発症した脳卒中に伴うめまいが回転性であることは少なくない．**診断に迷いがあったら，経過を見守ることが大切**である．

　原則としてめまい感の強弱はその障害の程度と起こる速度，経過による．すなわち高度の障害が急速に起こると強いめまいを訴え，障害が軽くなるに比例してめまいを軽くなる．**末梢から中枢にかけて左右に偏った病変が突発的に生じると，激しい回転性めまいと片方へのふらつきが生じる**．ただし，前庭系の機能障害が左右に偏っていても，**障害の程度が軽いと回転性のめまいとならず，浮動性のめまい**として訴えられる．

　末梢前庭系（内耳や前庭神経）のみならず中枢前庭系（小脳，前庭小脳路，前庭神経核からの上行路など主にテント下組織の障害）に急激に障害が発生したとき，いずれもそのめまいは**回転性**のものであり，慢性期に入ると**非回転性**のものに移行する．慢性期に入ると，内耳障害では脳の代償が働くため，やがてめまいも眼振も消失するが，一方，**この代償を行うべき脳自体に障害がある**と

表5　めまいの種類

●**回転性のめまい**
　ぐるぐる回るようなめまい．自分が回っている，あるいは周囲が回っている，などと感じる．
●**浮動性のめまい**
　ふわふわするようなめまい．雲の上を歩いているよう，足元がおぼつかない，などと感じる．
●**立ちくらみ**
　立ち上がったときなどに，くらっとくるようなめまい．起立時の血圧の低下が原因であることが多い．

きはめまいは消えても眼振は残ることが多い.

しかし，中枢の病気でめまいは普通にみられるといっても日常遭遇する回転性めまいの多くは末梢性疾患である．突発性の一過性めまい，単独発作を引き起こす可能性のある病態としては，まず**内リンパ水腫あるいは前庭系の循環不全**が考えられる．中枢性めまいでは頻度は少ないがワレンベルグ症候群（後下小脳動脈領域の梗塞）の場合にも回転性めまいを訴える．明らかに起立性低血圧でも回転性めまいを訴えたりすることを忘れてはならない．一方，末梢性疾患である良性発作性頭位眩暈症（BPPV）やメニエール病のうち2～3割は回転性めまい以外の訴えをする．**特徴的なのはたて方向に物が流れる**とか，目が回るといった訴えの時は中枢性障害を疑う．この場合，**垂直性眼振の出現**をみる．

めまい症状の割に平衡障害が強いことが多いのが中枢性めまいの特徴である．それ故に**動揺性**が強いめまいは脳血管障害を鑑別する必要がある．「ふらつきがあって歩きにくい」「後方に引かれる」などの症状を訴えた場合は，小脳梗塞が疑われる．**重心動揺検査で非常に動揺範囲が広いような場合は注意が必要**である．**浮動性めまいの原因**もいろいろあるが，高齢者で小さな梗塞あるいは脳梗塞の後遺症があってふらふらするという例は結構ある．高齢者が増えている分，麻痺が起こらないような小さな梗塞によるめまいが近年増えている．

立ちくらみは主に脳全体の一過性の環流障害，特に**不整脈や起立性低血圧**などで起こることが多いが，稀に脳に分布する頸動脈や椎骨動脈の高度狭窄でこのような症状をきたすことがある．脳血管障害によるめまいとしては，主として小脳や脳幹を支配する椎骨脳底動脈系の障害に際して認められることが多い．しかし，**眼前暗黒感や失神発作**は，内頸動脈の支配下にある中枢性疾患に圧倒的に多い症状で，椎骨動脈系の障害では少ない．原因としては**脱水，不整脈，起立性低血圧，血管迷走神経反射および降圧薬**などの薬物などの副作用がある．だが，このような立ちくらみや眼前暗黒感のような場合であっても中枢性，末梢性の疾患かをめまいの種類や性質で区別する（問診）の

は厳密には困難である．

3) めまいの起こり方（誘因）と経過（持続時間）について

(1) 自発性発症の誘因

特に内耳に特別な刺激が加わらない状態でもめまいは突然に起こる．疾患としてはメニエール病，突発性難聴，前庭神経炎，小脳・脳幹の血管障害など．

自発性に起こっためまいでも頭位を変化させたときに，一時的にめまいが増強する場合は頭位性とはいわない．このようなめまいは多くの耳性めまいの発作中にもみられるし，良性頭位眩暈症以外でも大半の回転性めまいは頭位変換で増悪するので，頭位性めまいの診断には**誘発と増悪が混同される可能性もあるので注意**が必要である．

(2) 誘発性発症の誘引（表6）

誘発因子としては，**ストレス，過労，睡眠不足，特定の動作，体位・頭位**等がある．

身体や頭の位置を変えることによりめまいが誘発される．

「どのような時に起きるか」では「立ち上がったときのみのめまい」では起立性低血圧を，「立ち上がったときだけでなく，ゴロンと横になったときにも」起きれば良性発作性頭位眩暈症を鑑別できる．良性頭位性めまいでは，朝，枕から頭を持ち上げたとき，あるいは寝返りを打った時，

表6 代表的な末梢性めまい疾患の誘発・増悪因子，寛解因子

疾患名	誘発・増悪因子	寛解因子
良性発作性頭位めまい症	特定の頭位（寝返りなど）	安静
メニエール病	心理的ストレス	リラックス，気分転換
前庭神経炎	上気道感染の先行	安静
めまいを伴う突発性難聴	なし	安静
薬剤性	アミノ配糖体系抗菌薬	急性期は服薬の中止

（肥塚泉，2015）

上や下を向いた時という訴えが多い．美容院で染髪のため懸垂頭位にするとき起きるめまいの多くは良性発作性頭位眩暈症である．しかし，良性発作性頭位めまいと特定できない椎骨動脈の血流不全で起きるめまい症（美容院後頸性めまい）であることもある．

太い頸動脈が車の車庫入れの際，頸を回転したときに潰されてしまうような形で血流が途絶えることがあるが，このような事象が振り向いたとき，首の捻転時にみられるのが椎骨脳底動脈循環不全である．

頸部の痛みや肩こりを伴いある特定の頭位や頸椎の運動時に誘発されるのは頸性めまい．頸椎の固定装具の着用により改善されるかどうか，この点から頸性めまいと頭位めまいを鑑別できる．

風呂あがりにみられるのは起立性低血圧．

大きな音を聞いたときめまいがするのはTulio現象．腕を回したときみられるのは鎖骨下動脈盗血症候群．人混みの中で順番待ちをしているときみられるのは心因性（パニック症候群）めまい．歩行時景色がぶれるのはjumbling現象．アミノグリコシド中毒などによる両側前庭機能障害の際にみられる．耳介，外耳道の圧迫時にみられるめまいは瘻孔症状である．

（3）経過

めまいの発症が急激（突発的）か緩慢かは，中枢性疾患と末梢性疾患との鑑別に関わらない．実際は急激に起こるめまいは比較的末梢性のものに多いが，中枢障害でも梗塞や出血といつた脳循環障害では，やはりめまいは急激に生じる．

突発的，発作性のめまいの場合，その一回のめまいが**持続する時間**（日，時間，分，秒）について聞く（**表7**)[9]ことは重要である．自発性めまいをきたす耳性めまい疾患の多くの回転性めまいは数分〜数時間，数日間である．その場合，**持続時間の長さは障害の強さにほぼ比例する**．

誘因のないめまいの持続時間が数時間で聴覚症状を伴う場合はメニエール病．椎骨脳底動脈循環不全による一過性脳虚血発作（TIA）の場合は発作は数秒〜数時間．持続時間が1日以上と長い場合は前庭神経炎や中枢神経疾患．中枢性疾患

表7 代表的な末梢性めまい疾患における症状の持続時間

持続時間	疾患名
秒〜分	良性発作性頭位めまい症
分〜時間	メニエール病
時間〜日	前庭神経炎 めまいを伴う突発性難聴 薬剤性

（肥塚泉, 2015）

では神経巣症候を伴う．数か月では心因性などを考える．前庭神経炎は特に誘因なく数日めまいが続き聴力障害を伴わないことが特徴である．だから，めまいが数時間以内に消退する場合には前庭神経炎と診断することは疑わしいともいえる．これに対し，誘発性めまいをきたす良性発作性頭位性めまいや起立性低血圧では数秒〜数分間と短い．1回のめまいが数10分以上続くときは逆に良性発作性頭位性めまいは否定的である．

めまいの**経過**からみた疾患の鑑別としては，急激な発症の後に次第に軽快するのが，前庭神経炎，突発性難聴，次第に進行するのが聴神経腫瘍，変性疾患（脊髄小脳変性症），反復するのがメニエール病である．

めまいを**反復**する患者も，自発性のめまいを反復する患者と誘発性にめまいを反復する患者に分類することができる．前者の代表的疾患はメニエール病であり，後者で最も頻度の高い疾患は良性発作性頭位眩暈症である．ただし，例えば急性の回転性めまいで発症したメニエール病や前庭神経炎でも代償機転が働かずに，非発作期でも浮動感が残存し慢性化したりすることはよく経験する．

複視や構音障害などの脳神経症状や小脳症状を伴って回転性めまいを反復する患者の病態は，椎骨動脈系のTIAであり，椎骨・脳底動脈循環不全症：VBIと診断される．前下小脳動脈の虚血の場合には回転性めまいに加えて蝸牛症状を伴うことがあり，メニエール病と誤診しないように注意が必要である．

3 めまいの随伴症状について —プライマリケアにおける中枢性，末梢性めまいの鑑別に重要

病巣局在診断上重要である．中枢性めまいと末梢性めまいを区別するためには，まず，両者の違いを確認しておく必要がある．

第一に，中枢には平衡維持に関与する神経機構とともに，眼球運動や構音（ろれつ），四肢の運動や感覚の神経機構が存在する．末梢前庭には，近接して聴覚の受容器がある以外は，ほかの神経機構は存在しない．よって中枢性のめまいは，めまい以外の神経症候を伴っているのに対し，末梢性のめまいは，めまい以外の神経徴候を伴わない．それ故，**中枢性めまいのような危険なめまいの鑑別診断には，ほかの神経症状があるかどうかをみることが重要**である．垂直性眼振は中枢性めまいを疑う有力な所見だが，垂直性眼振を示さない中枢性病変もある．やはり神経症状と神経学的所見を見逃さない，聞き漏らさないことが大事である．

1）聴神経症状（耳鳴，難聴，耳閉感など）：主に末梢前庭系の障害（表8）[9] でみられる

三半規管や耳石器は脳に平衡感覚を伝える．蝸牛は音を伝え本来は平衡器とはたらきが違うのだが，互いはつながっているために末梢前庭障害ではめまいだけではなく，耳鳴りや難聴といった症状がよく一緒に起きる．自覚的に大きな音がひびく（**聴覚過敏**），自分の声が響く（**自声強調**），音が割れる（**復聴**），左右の耳で音質が異なって聞

こえるといった症状があるときは内耳性難聴の存在を，耳が塞がれて膜が張ったように感じる**耳閉塞感**は，特に内耳障害による低音障害型の感音難聴を示唆する．このような場合すでに存在する耳鳴や難聴があるときは，その耳鳴や難聴が**めまいと共に増強すること**が末梢性前庭障害とするために重要である．変化がないものは慎重にその成因を考えなければならない．またこれらの症状を伴うときには病変の左右別も明らかとなる．内耳に血流を送っている前下小脳動脈系の血栓や梗塞などでもめまいに随伴して蝸牛症状が出現する．しかし，これは稀な病態で，この場合，めまい以外に小脳症状や顔面神経症状を伴っていることが多く，MRIにて病巣が抽出されると診断が確定する．一側の高度感音難聴があって，反復性のめまい発作が出現するようならば遅発性内リンパ水腫の可能性が高い．

2）中枢神経症状（頭痛，手足のしびれや脱力感，舌のもつれ，複視，嚥下障害，顔面神経麻痺，意識障害）（表9）[10]

何らかの神経症状が認められるならば，中枢性疾患を考えなければならない．中枢障害では大脳，小脳，脳幹部の器質的障害が示唆されるが，特にめまいを伴う上記の症状は**椎骨脳底動脈循環不全**の時に出現しやすい．

一般に脳血管障害の場合，めまいに随伴することが多い神経症状には，眼振，ホルネル徴候，嚥下障害，顔面・四肢の知覚障害，軽い手足の震え，Drop attack，四肢の不全麻痺や異常知覚，運動失調，複視がある．まずは**脳幹症状**と**小脳症状**があるかが中枢性めまいの目安になり，そうい

表8　代表的な末梢性めまい疾患の随伴症状

疾患名	随伴症状
良性発作性頭位めまい症	なし
メニエール病	難聴，耳鳴，耳閉感
前庭神経炎	聴力正常あるいは変動なし
めまいを伴う突発性難聴	難聴
薬剤性	動揺視（jumbling），平衡障害

（肥塚泉，2015）

表9　中枢性めまいの特徴

障害部位	特徴
脳幹	眼球運動障害や構音障害，上下肢や顔面の運動障害もしくは感覚障害を伴う
小脳上部	構音障害や上下肢の小脳性運動失調を伴う
小脳下部	体幹の小脳性運動失調（起立歩行障害）を伴う

（工藤洋祐，城倉健，2015）

う症状がない場合は末梢性のめまいではないかと考えていく．ただし，軽いめまい以外の症状がまったくない場合でも，中枢性のケースがある．例えば，前下小脳動脈から分枝して内耳へと向かう迷路動脈の血流障害により軽いめまいが起こる．そのような場合は一過性で予後もよいが，そのめまいが大きな発作につながるかどうかはその後の経過を見なければわからない．少しでも中枢障害を疑う場合には場合によっては画像診断を加えめまい発作を起こした後の経過を十分に観察することが重要である．

上記のような脳血管障害の場合，一過性脳虚血発作 TIA で起こるめまいは短時間でおさまるし，器質的な梗塞や出血でもめまいは 1 日位で改善され，その後，小脳症状や顔面の知覚障害などの症状が目立つようになる．

中枢性病変を見逃さないようにするためのルーチンは，まず名前をいってもらうこと，パ行（口唇音），ガ行（口蓋音），タ行（舌音）を発声させることで構音障害の有無を確認できる．握手や上肢のバレー徴候で軽い上肢の麻痺の検出ができる．指こすり音（音叉があれば使用）による聴覚の左右差も同時比較できる．顔面温痛覚の左右差，ホルネル徴候，開口できればカーテン徴候の有無などの平易な診察で脳幹障害のスクリーニングが可能である．開眼で片足立ちが可能なら，下肢の麻痺はまずないと考える．

口囲のしびれ感は視床を中心とする循環障害で出現する．前庭神経核に隣接する部分はちょうど口の周囲を支配する部分でありそこのしびれ感の

自覚があったかどうかを確認することは重要である．また，前庭神経核の頭側は眼運動核（外転神経核，動眼神経核）で，そこの障害で**複視**が出現する．

小脳障害の場合には，脳幹障害と異なり，麻痺や感覚障害はきたさない．小脳の障害によって出現する平衡障害は，**小脳上部の病変（血管障害であれば主に上小脳動脈〈SCA〉および前下小脳動脈〈AICA〉）では構音障害や躯幹失調が中心**で起立障害や歩行障害（千鳥足になる，左（右）によってしまう，階段の上り下りがつらい，後方へ倒れそうになる）が高度となり，小脳下部の**小脳半球の障害（血管障害であれば後下小脳動脈〈PICA〉領域）では四肢の運動失調が中心**となるので強い起立歩行障害の存在を観察すれば診断可能となる．麻痺がないのにどうしても立てない，あるいはつかまっても歩けない場合には方向固定性水平性眼振があっても**小脳虫部障害**の可能性を考慮する．

頭痛（頭部・後頭部痛）は伴う場合が多いが，欠落することもある．**頭痛が強いときは脳の出血も考える必要がある．頭痛を伴うめまいは，小脳出血**や椎骨動脈解離などが疑われる．しかし，末梢性めまい患者もしばしば緊張型頭痛を合併することも忘れてはならない．

主に脳底動脈の循環不全で**眼前暗黒感 black-out** が生じる．これは後頭葉の虚血を意味しており，続いて意識消失すれば上位の脳幹まで虚血になっていることを示す．眼前暗黒感に加え，動悸，腹部不快，胸痛，呼吸苦があれば前失神状態

▌大学病院の救急外来で神経耳科が対応しためまい321例についての疾患別内訳[11]

何らかの眼振は約80％に認められた．ＭＲＩで病巣が確認された**中枢障害例は約2％**，その内訳は**小脳梗塞**3例，**小脳出血性梗塞**1例，**ワーレンベルグ Wallenberg 症候群**2例であった．これらはいずれも孤立しためまい isolated vertigo であり，来院時には中枢神経症状は呈していなかった．緊急ＣＴでも異常は認められず，注視眼振も定方向性で，当初は前庭神経炎との鑑別が困難で，**偽性前庭神経炎**と呼ばれる病態だった．これらはすべて**後下小脳動脈領域（PICA）**の血管障害だったが，末梢性眩暈との違いをあえて挙げるとすれば，**眼振が激しくないにもかかわらず自律神経症状および頭重患が強いこと，起立障害（ataxia）が強いこと，**さらに**糖尿病，高脂血症，そして高血圧などの脳血管障害のリスクファクターを持つこと**などであった．

を念頭に，循環動態の変化や**不整脈，心筋虚血**を確認する．しかし，**立ちくらみ**の多くは起立性低血圧である．歩行時のふらつきで発症し，徐々に進行して上肢，構音筋にも及ぶという経過を示すのは**脊髄小脳変性症**である．若年者のめまいでは**多発性硬化症**も忘れてはならない疾患である．基本的に神経症状を示しやすく，**中枢性の眼球運動が高頻度にみられる**ことと，過去にすでに神経症状が出現した既往を持つことが多いので，中枢性のめまいであることがわからないということは少ない．

このようにめまいに伴い，**意識障害，激しい頭痛，運動麻痺，運動失調，失語症，感覚障害が，一過性または受診時にも継続してあれば脳神経科または神経内科の受診を強く勧めるべきである．**

3) 自律神経症状

激しいめまいであれば，内耳性でも中枢性でも自律神経症状を伴う．めまいに随伴する自律神経症状を分類すると，①**循環器症状**（動悸，四肢冷汗，顔面蒼白など），②**消化器症状**（悪心・嘔吐，食欲不振），③**呼吸器症状**（息苦しさなど），④**皮膚症状**（発汗，冷汗など），となる．自律神経症状が強い場合，①前庭系障害の程度が強くて前庭自律神経症状が強く出た場合のほかに，②もともと自律神経状態が不安定な人（自律神経失調症）に前庭系障害が起こった場合もあり得る．

めまいとは関係なく多彩な自律神経症状を訴える場合（随伴というより並存），自律神経症状の訴えの強さに比較して他覚的所見がないかみる．きわめて乏しい場合は**自律神経失調症**が疑われる．**乗り物に酔いやすい体質かどうかを聴取して**おくことは，めまい発作時の自律神経症状の強弱を判断するうえで参考となる．

4) 全身的要因

背景因子を探ることも，はっきりした所見がない場合に有効である．中枢性疾患で，特に脳循環障害に関係するめまいには全身的要因が深く関わることがある．その場合，**高血圧，高脂血症，心疾患**（不整脈），**糖尿病**などが重要（脳血管障害の**リスクファクター**）である．高齢者でこうした

リスクを持っている人がめまいを訴えたら，末梢性と思っても脳血管障害によるめまいをまず疑って対処する必要がある．

発症の誘因となる精神的，肉体的**ストレス**はメニエール病をはじめとする多くのめまい例でめまい発症の誘因に関与している．片頭痛患者の2～3割に発作的なめまいが合併するとの報告がある．また，めまい患者の約4割が片頭痛を合併するとの報告もある．左様にめまいに片頭痛が合併することは多い．片頭痛とめまいが合併する機序は明らかにされていないが，片頭痛の原因である三叉神経の興奮が近接する前庭神経にも影響するためと考えられている．「**片頭痛関連めまい**」は現在のところ疾患概念として確立していないが，診断基準（片頭痛ガイドラインによる）として「反復性発作性の中等症以上の前庭性めまいであり，めまい時に片頭痛症候（光過敏，音過敏，前兆）を伴う」といった条件が提唱されている．

5) 既往歴

既往歴，特に特殊な薬物を用いている，あるいは過去に用いたことのある場合は要注意である．内耳毒性のあるストレプトマイシンなどのアミノ配糖体抗生剤，シスプラチンなどの抗癌剤，内耳血管条に作用する降圧剤，小脳変性をきたすアレビアチン，精神安定剤・睡眠剤などはその代表である．

アミノ配糖体抗生物質による平衡障害は，両側の前庭障害が徐々に進行するため，回転性めまいを生じることは稀で，浮動感あるいは体位変換時の動揺が主である．両側の前庭機能が低下するので，眼振はみられないことが多い．両側の前庭機能が高度に傷害あるいは廃絶すると，頭位変化によって対象物が上下あるいは左右に動揺する**jumbling現象**を呈する．

高齢者の場合，降圧剤の効き過ぎや精神安定剤（マイナートランキライザー）の過量（複合投与に注意）によってふらつきをきたすことが少なくないので要注意．この場合は，ふわふわしためまいで，グルグル回るようなめまいは起こらない．その他，糖尿病の治療薬により，血糖値が下がりすぎてもふらつくことがある．

第4章 めまいの検査

1 めまいの診断に必要な検査と注意点

めまいの原因は前庭系の情報処理のアンバランスである．平衡感覚が脊髄運動系を経て前庭神経核に到り，大脳からめまいが，動眼神経系から眼振が，自律神経系から吐き気が起こる．そして，めまいがある場合には，必ず身体の平衡障害を伴う．迷路に実験的に刺激（回転・温度・電気・直線加速度）を与えると，回転性，転倒感，浮動性などのめまいを伴い，眼振・偏倚・立ち直り障害・転倒などの平衡障害が出現する．これらのことは，患者の自覚であるめまいを平衡機能検査で客観的に捉えることができることを示している．

それゆえ，問診で得られた情報を裏付けるために客観的検査，すなわち平衡機能検査を行う．平衡機能検査には，**体平衡機能検査と眼球運動検査**がある．また，簡単な**一次検査**と，さらに精密な**二次検査**がある．**表10**は日本平衡神経学会が示した第一次平衡機能検査の項目である[12, 13, 14]．

この中で注意すべき点は，眼振検査の所見である注視方向性眼振，自発性垂直性眼振，垂直性頭位眼振などは，神経耳科学的に見て一応は中枢性を考える所見である．また，中枢性めまい診断のためには基本的にはやはり神経症状の検出が重要である．その中で，三叉神経症状，舌咽・迷走神経症状は注意してみる必要があるが，特に口囲のしびれ感は脳幹尾側の三叉神経脊髄路の障害を示しており，椎骨動脈系の循環障害を考慮してみるべき徴候である．若年者でも椎骨動脈の解離はしばしば遭遇する病態であり，注意が必要である．椎骨動脈解離では出血症状だけでなく偽腔により血管の閉塞が起こり，脳幹，小脳の虚血症状が出ることに注意する．患者の年齢にも注意すべきである．脳梗塞のリスクファクターは高血圧，糖尿病，脂質異常，喫煙，飲酒などがあげられるが，高齢者で脳血管障害のリスクを持っている人がめまいを訴えたら，末梢性と思っても脳血管障害によるめまいを一応疑ってみる必要がある．その場合，脳梗塞／出血では画像が診断の決め手となる．

検査室における一次検査（**表11**）で，純音聴

表10 第一次平衡機能検査

名称		説明
眼振検査	注視眼振	注視方向を上下左右に変化させる
	頭位眼振	懸垂頭位・仰臥位・座位など
	頭位変換眼振	頭位，体位の変換
	迷路刺激眼振	温度眼振：体温より冷または温 回転眼振：回転後または回転中 電気眼振：電気刺激 圧迫眼振：外耳道に陰または陽圧 視運動性眼振（OKN[1]）：眼の前の線の移動
偏倚検査	指示検査 遮眼書字法 歩行検査 足踏み検査	閉眼して手で決められた正面位をさす 閉眼して縦に字を書く 閉眼して6mの距離を前進または後退 閉眼して同一場所で足踏み
立ちなおり検査	両足直立検査 単脚直立検査 斜面台検査 重心動揺計	ロンベルグ検査，マン検査（開・閉眼） 片脚（開・閉眼） 両足直立で台を傾斜させる（開・閉眼） 重心の動揺を自動的に記録

（系統看護学講座．耳鼻咽喉14．医学書院，2014．より）

164　耳科学

表11 末梢前庭障害例を主な対象にプライマリケア外来で行うべきめまい診断の必須検査項目

①視診.
②一般神経学的検査：急性のめまいが容易に起こりうる脳幹と小脳に対する検索として脳神経の検査と小脳症状の検査.
③純音聴力検査：聴力型から内耳における障害の局在や病態を推測可能.
④前庭脊髄反射に関する必須検査として体平衡機能検査（特に片脚直立検査と足踏み検査）.
⑤前庭眼反射に関する必須検査として自発および注視眼振検査，指標追跡眼球運動検査（注視眼振検査の際に眼球運動が円滑かどうかを観察するだけでもよい），遮眼での頭位眼振検査・頭位変換眼振検査・温度刺激検査.
⑥画像検査などがあげられる.

力検査は必ず行うが，X線検査は症例によりCT検査あるいはMRI検査で代用することが多くなった.

　以上のような，外来における一次検査のめまい診断のポイントは，内耳を中心とした末梢前庭機能を評価する検査を優先して行うが，それに中枢神経障害を見落とさないための，できるだけ簡便な神経学的検査を付加することにある．しかし，このような諸検査を行っても，めまいが初診時にだいたい診断がつくのは半分，経過観察により診断がつくのが20％，さまざまな検査を行ったにもかかわらず**確定診断にいたらないといった症例も30％程度**存在するといわれる.

　このような種々の検査にて顕著な異常所見を示さず不確定なめまいといわざるをえない一群に，めまい症と一括して仮診断される患者群が存在する．一次検査を行った後，治療を開始して経過を観察する症例，あるいは他科に紹介する例もあるが，症例によるが診断の次のステップとして詳細な二次検査を行う.

2 一次平衡機能検査

1）平衡機能検査

　平衡機能検査は，直立維持における身体の平衡状態を総合的に観察し，評価する検査である．視覚を取り除くことで検査が鋭敏になる．平衡障

の把握に適している**静的体平衡検査（立ち直り，直立検査）**として，両脚直立検査（**ロンベルグ検査**），**マン検査**，**単脚起立検査**がある．この順番に支持面積が小さくなり，平衡障害の検出が鋭敏になる．このうちでは特に単脚起立検査が推奨される．一方，**動的体平衡検査（四肢の偏倚検査）**としては指示検査，書字検査，足踏み検査があるが，**足踏み検査**が施行しやすく奨められる．めまいを訴える患者が来たら，最低限，診察室で閉眼で50歩ほどの足踏みと，開眼および閉眼の状態での片脚直立を30秒ほどさせてみることで平衡障害のスクリーニングができる.

　検査結果の意味づけとして，開眼では平衡が保てるが，閉眼になると急に平衡失調が現れる場合には内耳の障害が疑われる．**前庭障害を示唆する平衡障害の特徴は，患側への偏倚・転倒傾向，ロンベルグ陽性**などである．逆に，**開眼でも閉眼でも平衡失調の強い場合，後方転倒傾向，大きく緩徐な動揺では小脳や脳幹の障害を考えなければ**ならない．しかし，**これらの検査は平衡障害の把握や経過観察に適しているが，病巣局在診断には眼振，眼運動検査ほど大きな意味を持たない.**

（1）立ち直り反射検査（直立検査）

　立ち直り反射はヒト・動物の頭部・躯幹を重力に対して正しい位置に復元・維持する不随意運動である．足蹠の支持面が身長に較べて小さく物理的に不安定な形態のヒトが安定して起立できるのはこの立ち直り反射のはたらきによる．**開眼直立では，視性，迷路性・深部感覚性**のすべての立ち直り反射が協同しているので姿勢が安定する．しかし，**閉眼では視性立ち直り反射が除かれるため，姿勢はより不安定となる.**

　このようなことから**内耳前庭系，視覚系，筋肉などの自己受容器からその統合制御である中枢神経系にかけて障害をきたすと立ち直り障害が起こり，起立姿勢に動揺が出現する**．起立姿勢に現れる身体動揺を観察し，立ち直り障害の有無，程度，性質を検査するのが立ち直り反射検査である．しかし，高齢者では**加齢による運動機能の低下**から検査に誤差が大きく信頼性の欠けることが多い．加えて**直立検査は心理的不安感にも影響を**

受ける．

　めまい感覚が弱いのに起立や歩行が不安定であったり，開眼でも体平衡障害の強い場合には，両側前庭機能低下や脳幹，小脳機能の障害を疑う．このような場合には次のステップとして温度刺激検査，脳の画像検査を適宜選択する．ただし，**心因性めまいの可能性**を除外する必要がある．

① 両脚起立検査，片脚起立検査

　両脚直立（ロンベルグ Romberg 検査－両脚起立検査）（図8）は開閉眼とも**69歳までは30秒安定**である．両脚を前後に揃えて立つマン検査では左右への支持面が狭いので，**開眼では60歳までは30秒可能**だが，閉眼では不可能である．この両脚の直立検査で開眼で倒れそうになるのはかなり強い平衡障害であり，中枢障害が疑われる．開眼・閉眼ともに大きな動揺がみられるときには小脳障害が想定される．開眼では起立できるが閉眼にすると倒れそうになるのは，**ロンベルグ現象陽性**であり，内耳性めまいに多い．一側の内耳障害の時には，閉眼後，やや潜時を経てゆっくりと患側へ倒れる．この検査では頭位の影響を受けやすい．両側性で，かつ障害程度が左右ほぼ同程度であるときは，背方へ倒れる．

　年齢を問わず**片脚起立検査で目をつむり10秒間片足で立てれば**，まず内耳機能に異常はないと考えられる．50～60代でも裸眼で片足立ちが可能である．しかし，**70歳以上では開眼で，65歳以上でも閉眼で5秒間の片足立ちができない**．片足で立てなければ，両足をそろえ閉眼で起立してもらう．これができなければかなりの平衡障害がある．

（2）偏倚検査（動的・体平衡検査）

　迷路，小脳，大脳，脳幹は全身の骨格筋に筋緊張を与えている．これらの部位に一側性あるいは左右不対称の両側性の障害が起こると，**全身骨格筋の緊張に左右の不均衡が生ずる**．その結果，姿勢の維持，運動に際し，眼，頭部，四肢・躯幹は一方への偏り，すなわち偏倚を生ずる．これらの偏倚を捉えるのが偏倚検査である．

　バランスの動的障害は歩行時を主体としたふらつきである．患者は「雲の上を歩いているようだ」と表現するように動的障害があるときはADLが悪化する．動的障害は前庭疾患以外にも末梢神経障害や筋骨格疾患，頚椎症，パーキンソン病などでも認められる．特に**高齢者の動的障害**は視力低下，末梢神経障害，筋力低下，前庭機能低下など多因子が複雑に絡み合った病態であるケースが多いことから，一種の**複合感覚障害**といえる．

① 書字検査：まず開眼で一連の文字を縦書きさせ，ついで遮眼して同様に書字させ，一連の文字に現れる偏倚を検査する．末梢前庭障害では患側に字が偏倚（10°以上の偏倚は異常）する．小脳障害では偏倚に加え失調性の字と次第に字が大きくなる（macrographia）．

② 足踏検査：**閉眼足踏み50歩で，45度以上回転**する場合は偏倚側の一側末梢障害を考える．移動距離が1mを越えるのも異常である．**小脳性失調では大きい身体動揺，足踏みのリズムの乱れが特徴である**．

③ バラニー指示試験 Barany pointing test（図9）
上肢を頭上に垂直挙上し，次いで水平位まで下げさせる．左右両上肢とも平衡関係を保ちつつ，一側に偏ったときは，末梢前庭系の病変を示唆する．

④ バレー（Barre）徴候（片麻痺）（図10）
上肢を水平に左右とも平行関係を保ちつつ保

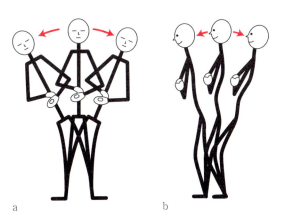

図8　ロンベルグテスト
両脚内縁を接して起立させ，閉眼し，胸の前で両手をくむ．
aは一側の障害で患側に倒れる．
bは両側の障害で前後に倒れる．

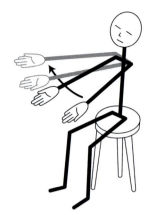

図9　バラニーの指示試験
両腕を水平に伸ばす．両腕が一側に偏ったときは，その側の末梢前庭系の病変を疑う．

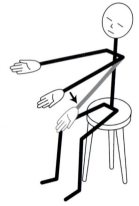

図10　バレー（Barre）徴候（片麻痺）
左右両上肢とも平行関係を保ちつつ前方に伸ばす．脳障害のある患側の腕は下がる．

持すると，小脳障害では患側の上肢は位置を保てず下降する．

2）眼球運動検査

眼振は異常眼球運動の一つであるが，めまいの他覚的所見として重要である．眼振は，一般には急速相と緩徐相を持ったリズミカルな眼球運動である．眼球運動検査には，外的刺激を加えないでも観察できる**自発眼球運動**の検査（一次検査）と，**内耳刺激や視刺激のような外的刺激によって誘発した眼球運動**を観察するもの（二次検査）がある．自発眼球運動の検査は，裸眼下で行う自発眼球運動検査および注視眼振検査と，非注視下（フレンツェル眼鏡下）で行う頭位眼振検査および頭位変換眼振検査がある．

末梢感覚器から出る眼振は，その生理学的実験から一定の法則をもって出現する．簡単にいうと，**水平の半規管からは水平方向の眼球運動あるいは眼振しかでない．前半器管からは，回旋性分と垂直（下眼瞼向き），後半規管からも回旋性分と垂直方向（上眼瞼向き）の眼振が出る**．このことから，眼振の性状を正確に分析することは，**病巣局在診断**に重要であると同時に，生理学的にもきわめて重要である．前・後半規管が傷害されると垂直軸の眼球偏倚は相殺され回旋性分が残る．したがって三半規管がすべて傷害される病態，すなわち片側の**末梢前庭障害では水平回旋混合性眼振**が出現するのである．**垂直軸の眼振は三半規管の障害の組み合わせでは考えられないので，この所見がみられたら中枢性に原因を求めることができる．

以下に述べる各検査でも出現した眼振については，眼振の種類，性質，方向，振幅，頻度を観察する．眼振は病期のどの時期に観察したかにより，また障害の程度により異なる（**図11**）．

（1）自発眼振検査

刺激を加えないときにみられる眼振を自発眼振という．末梢性の自発眼振は視刺激を除いたとき（暗所，強い凸レンズ着用時＝フレンツェル Frenzel 眼鏡下，赤外線 CCD カメラ下，電気記録下）に明瞭となる．

座位または仰臥位でみる水平性（稀に回旋性）の自発眼振は末梢前庭系病変による**左右前庭系の不均衡により出現**する．この場合，急速相への注視で増強される傾向にある（**Alexander の法則**）とともに，緩徐相の方向に姿勢が傾く（通常，**緩除相側に病変**）．

一般に，四肢の平衡と同じく，**何かを見つめているとき（注視あるいは固視）に明らかになる眼振は中枢障害**で，**一方注視できないようにすると明らかになる眼振は末梢障害**で現れる．それは視覚の補正（**固視抑制 visual suppression**）がなくなるためである．もちろん，末梢障害でもめまいの**発作中は注視しても抑制できないような強い眼**

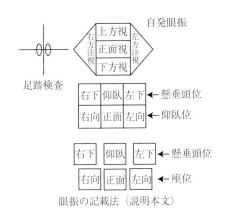

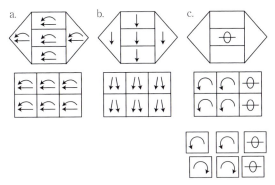

図11　めまい疾患の各種眼振
a．左耳メニエール病：右向き水平回施混合性眼振
b．脳幹梗塞：下向き，斜行性眼振
c．右耳の良性発作性頭位性めまいでみられる反時計方向回施性眼振は仰臥位，懸垂頭位，頭位変換時に座位に戻すと時計方向の眼振に変わる．
（日本平衡神経科学会編）

振が出現する．しかし，その場合でも**振幅が大きくゆっくりとした眼振，めまい感のない眼振は中枢性を考える**．明らかな眼振を伴っていても，中枢神経性のめまいは軽いことがある．固視眼振は先天性眼振でも認められる．

1．注視眼振

方法は，検者の指先を，被検者の眼前約50 cm位のところに置き**30秒以上注視させる**．まず，正面を注視させ，ついで右20度，左20度を注視させ，さらに上方注視，下方注視を行って眼振の有無を検査し記入する．**指標はそれぞれの場所で一定時間停止させる**ことが大切である．指標を30度以上にすると**極位眼振**が出たり，指標を十分停止しないで検査すると指標の方向に向く眼振があるように見え，左右注視方向性眼振が頻繁に観察されるという結果になる．眼振が観察されたらその減衰性，眼振方向の交代の有無などを1分以上観察する．

定方向性水平回旋性眼振は，急性の前庭障害（メニエール病の発作時，前庭神経炎，めまいを伴う突発性難聴）で前庭系に左右非対称な，しかも広汎な病変があるときにみられる．注視眼振は左右どちらかに出ているのかを確認し，例えば右方向に注視眼振が認めれた場合には，患側が左である可能性が高い．左が患側であるかどうかは，左の三半規管の機能が低下しているかどうかを確認する．そのためには左右の温度刺激検査により，左の半規管機能低下を確認する．しかし，

フレンツェル眼鏡と赤外線カメラ

この眼鏡には15～20ジオプトリーの凸レンズと照明ランプが用いられている．これを装着すると微細で複雑な眼運動を拡大して観察できるほか，固視機能が取り除かれるので，前庭性眼振が活発になる．**眼に現れるロンベルグ現象を探る**ものである．

赤外線CCDカメラによる非注視時の眼球運動検査は，圧倒的に眼振の出現率が高い．またそのようにして撮影した画像をコンピュータによって解析し，ビデオ下の三次元解析，すなわち水平，垂直，回旋の定量的分析が行われる（**Video-oculography：VOG**）．回旋性眼振はENGでは定量的解析が困難であったが，赤外線CCDカメラにより容易にかつ定量的に記録可能である．今日ではフレンツェルの眼鏡より眼振の検出率が高いので，赤外線CCDカメラを用いた眼振記録法が現在標準検査法になりつつある．ただし，VOGの欠点は，暗所開眼下の眼振の観察で閉眼での記録ができないことである．開眼を維持できない子どもや意識障害のある被検者の記録は困難である．

迷路障害ではやがて時間経過とともに注視眼振は消失し，頭位眼振・頭位変換眼振のみが検出されるようになる．しかし，それもついには消失する．

注視により眼振が増強したり，**垂直性眼振**や，注視時に視線の向かう方向に向かって眼振（**注視方向性眼振**）が出現したら，中枢性病変の可能性が高い．多くの場合，小脳，脳幹障害および薬物中毒により出現する．注視方向性眼振の典型例はBruns眼振でこれは脳幹の障害を示す．垂直眼振では，**下眼瞼向き垂直眼振**が上眼瞼向き眼振より多く，中枢障害特に**小脳虫部の障害**で出現する．疾患としてはArnold-Chiari奇形，脊髄小脳変性症が代表である．また，正面を向いた静止時に，両眼が正しく正面を向いているかどうかは大切な観察点である．両眼が一方向に向いている共同偏視や外転神経麻痺，内側縦束（MLF）症候群などは，それだけで病巣診断が可能である．

（2）頭位眼振検査

患者を坐位か，ベッドに仰臥させ，頭位を変えることにより**耳石器に左右異なった緊張を負荷する**ことで眼振を誘発させる．**内耳障害では，患側を下にするとめまい感を伴う何らかの眼振が誘発されることが多いので，局在診断の上から重要**である．診察台で座らせたままで頭位眼振のみを観察しても正確な診断はできない．ベッド上であるいは診察台で椅子を水平に倒して頭位変換眼振検査を加えて厳格に行うことが重要である．なお，正常人でも微弱な眼振が観察されることがある．はっきりしない眼振は所見と考えない方がいい．明確な眼振を多く見て慣れておくことが必要である．

検査はフレンツェル眼鏡下，あるいは赤外線カメラ下に行う．眼振の記載方向は被験者からの方向を記載する．頭位眼振検査ではリンパ液の対流を起こさないよう3〜5秒かけて頭をゆっくり動かす必要がある．

1．定方向性眼振

水平回旋混合性眼振が頭位によって変化せず，その方向が複数の頭位で一定である．そのような定方向性眼振は大部分が一側の**内耳障害**によって生じることが多いが，下部脳幹障害，小脳障害に

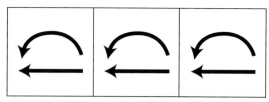

図12　左耳メニエール病：急性期の右向水平回旋混合性眼振（定方向性眼振）

よってもみられることもある．

その方向は，病期によって健側向き，患側向き，ともにみられるが，**一般的には眼振緩徐側が患側のことが多い．蝸牛症状があり，定方向性眼振を繰り返している場合**の代表的疾患はメニエール病であり，単発の場合の代表的疾患は，めまいを伴う**突発性難聴**である．

メニエール病は機能が亢進する時期（興奮期）と低下する時期（麻痺期）があり，興奮期には患側へ向かう眼振（**図12**）が，麻痺期には健側へ向かう眼振がみられる．代表的な例外はAICA（anterior inferior cerebellar artery：前下小脳動脈）症候群である．これは，AICAから分岐する迷路動脈が内耳への血液を供給しているため，AICAの閉塞により内耳の虚血が生じるため蝸牛症状とともに定方向性眼振が生じる．

蝸牛症状がなく，定方向性眼振がみられる場合は，末梢性めまい，中枢性めまいのいずれの可能性もある．この場合の末梢性めまいの代表例は，**前庭神経炎**であり，中枢性めまいの代表例は，Wallenberg症候群（PICA：posterior inferior cerebellar artery：後下小脳動脈の閉塞）である．この両者を眼振所見のみで鑑別することは容易でないが，AICA症候群同様，**随伴症状のチェックが重要**となる．

2．方向交代性眼振

この眼振は右下頭位および左下頭位で方向の変化する眼振で，その原因の大半は良性発作性頭位眩暈症で半規管内結石症とクプラ結石症である（**図13**）．**方向交代性下向性眼振**は左右の頭位の変化により眼振が下位側の耳に向かうもので，水平性あるいは水平回旋混合性眼振がみられるときは，**外側半規管型の良性発作性頭位眩暈症**と考えられる．一般的に，眼振やめまいが強い下（耳）

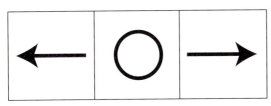

a. 方向交代下向性眼振

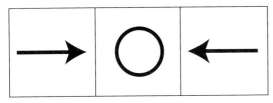

b. 方向交代上向性眼振

図13 水平半規管型良性発作性頭位めまい症の頭位眼振所見（方向交代性眼振）

方向交代性上向眼振は小脳虫部の障害でもみられる．

側が患側である．

一方頭位の変化により上位側の耳に向かう眼振を，**方向交代性上行性眼振**と呼ぶ．最近では，方向交代性下行性眼振は，外側半規管内浮遊耳石によるものであり，逆の方向交代性上行性眼振は，剝奪した耳石が膨大部のクプラに付着した状態と説明される．耳石塊がクプラに付着した状態（クプラ結石症）では頭位変換により直ちにクプラは変位するために潜時はほとんどなく，一定の頭位を続けている限り眼振は出続けることになる．クプラ結石症では患側決定が困難なこともあるが，左右差があれば患側上頭位で眼振が強いことが多い．

潜時が判然とせず，めまい感に乏しいときは**小脳虫部の障害**でも認められるので注意を要する．普通，頭位を変換すると半規管が刺激されるが，正常者では小脳の抑制機能によりめまいや眼振は起こらない．小脳障害のためこの抑制機能が失われるとめまいが起きるようになる．その場合の小脳障害時の頭位眼振は大打性で持続が長く，懸垂頭位で下眼瞼向きとなることが多い．

3．回旋性眼振

回旋性の眼振は延髄障害でみられる．前庭神経核，内束縦束がともに傷害された場合にも多い．Wallenberg症候群では純回旋性眼振が多く認められる．

4．垂直性眼振

頭位眼振検査や頭位変換眼振検査で下眼瞼に向かう垂直性眼振を認めた場合は**中枢障害**ことに小脳や脳幹の障害が疑われるので，積極的にMRIの検査を行った方がよい．ことに**小脳虫部の障害**で高率に出現する．垂直性眼振は，内耳からは生理学的にほとんど出現する可能性がない．

（3）頭位変換眼振検査

坐位から懸垂頭位へと頭位を変えて眼振の出現をみる．急激な頭位変化により，動的な前庭刺激を前庭に与えた結果生ずる眼振で耳石器と半規管系の両者が刺激される．診断的意義は頭位眼振とほぼ同じである．首を曲げずに行うStenger法と，首を左右それぞれ45°ねじって行うDix-Hallpike法（図14）がある．

特徴的な眼振として坐位と懸垂頭位で方向が逆転する**反対回旋性眼振**，坐位と懸垂頭位で**垂直眼振の方向が変化し向かい合う眼振**がある．前者は**良性発作性頭位眩暈症**で，懸垂頭位における眼振急速相側の後半規管内の結石症が主な原因と推察される．後者は後頭蓋窩病変，特に**小脳正中部の病変**を疑うべきである．またしばしば懸垂頭位でのみ**下眼瞼向きの眼振**が誘発され，他に神経耳科学的所見がない場合は，高齢者に多くみられることから加齢変化と考えられる．

良性発作性頭位眩暈症では，頭位変換眼振検査

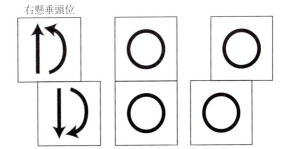

図14 典型的な右側後半規管型良性発作性頭位めまい症の眼振所見

坐位から右懸垂頭位に頭位変換で上眼瞼向き・反時計回り回旋性眼振，坐位に戻した時に眼振方向が全く逆になる．
左右はDix-Hallpike法，正中はStenger法．

で一定の頭位のみで回旋成分を持つ眼振を認めることがその診断の唯一の決め手になるので，頭位変換時（体動時）にめまいを訴える症例をみたら他のすべての検査に優先して頭位変換眼振検査を行わなければならない．

（4）頭振り眼振検査

一側前庭機能の低下が疑われるとき，頭振り眼振検査が参考になる．患者の頭を両手で挟み，**前屈30°で頭を左右45°（合計90°）位，閉眼にて通常10～20回/10秒間，頭を左右に振り**，赤外線CCDカメラを用いて誘発された眼振（後眼振）の有無を観察する．**眼振とめまいが誘発されれば，前庭機能に明らかな左右差があり，後眼振の緩徐相側のCPを予測できる**．例えば右向き後眼振が出現した場合には左耳のCP（半規管麻痺）が疑われる．頭振り眼振は自発眼振が消失した時点でも**左右の前庭不均衡が存在するとき検出される**ことが多く，他の自発眼振より検出率が高く，慢性期でも検出されやすい．

頭振り眼振検査はCPと強い相関を持つ．頭振り後眼振が認められない例では温度刺激検査でも有意なCP値が得られない場合が多い．

以上，一般的に中枢性めまいを示唆する眼振所見としては注視，頭位眼振検査で上眼瞼向きや下眼瞼向きの垂直性眼振や注視検査で注視方向性眼振，垂直性眼振，回旋性眼振がみられる．しかし，中枢性疾患でも明らかな眼球運動徴候や神経学的所見がない例が約1/3で認められる．明らかな眼球運動や神経学的徴候は中枢疾患の診断に使えても，所見がみられなくても中枢疾患の除外には使えない．めまいの急患のある統計[11]では，初診時の観察で自発眼振を約50％に認め，頭位・頭位変換眼振を約30％に認めたという報告があるように，眼振はめまいの有力な成因診断，病巣診断の根拠となるが，全例で得られるものではない．

3）自覚症状と他覚所見との関連

めまいと他覚所見の代表である眼振との関連について NSD：nystagmus-sensation dissociation（眼振・めまい解離現象）という言葉を使う

ことがある．

① NSD（-）の場合（めまいと眼振の強さがほぼ平行している）
前庭性疾患がより疑われる

② NSD（+）の場合
  1）めまいに比して眼振の程度が強すぎる場合：中枢性疾患がより疑われる
  2）めまいは強いのに比して眼振がない場合：非前庭性疾患（自律神経失調症など）がより疑われる．

以上のNSDについての検討は鑑別診断に有用である．他覚所見を判定するにあたってはその時点での自覚症状の強さに気配りして両者の関連性も合わせて総合的に判断する必要がある．

3 二次平衡機能検査

一次検査をさらに肉付けする検査で，電気眼振計（ENG）で眼球運動を記録しながら行う検査である．

二次検査として行われるものに，内耳刺激によって誘発される前庭性眼振を指標とした温度眼振検査や回転刺激検査は内耳障害を，また視刺激によって誘発する視運動性眼振検査や指標追跡運動などは中枢障害を検出するための検査として有用である[15]．

1）ENG（electronystagmogram）検査

簡易に眼球運動を電気的に記録できる装置で，眼振の観察に使用される．

（1）原理

眼球には静止電位（角膜網膜間電位）が存在する．眼球が運動するとこの電位の体表面分布が変化し，これを計測することにより眼運動を電気的に記録することができる．

（2）記録

標準的な4チャンネルENGにより検査を行う場合，1～2チャンネルで水平眼運動原波形（眼球運動偏位の経時的変化）と速度波形，3～4チャンネルで垂直眼運動波形と速度波形を記録する．

(3) 検査の内容

標準的なENG検査として，自発・注視・頭位眼振，迷路刺激検査として温度性眼振，回転眼振，視運動検査として視標追跡検査，視運動性眼振検査などがあげられる．

(4) 長所，短所

ENGは簡易な方法で眼運動の原波形と速度波形を記録でき，閉眼・暗所開眼でも眼振運動を記録できる利点がある反面，回旋性眼振を記録できず，また微細な眼振に対する感度はフレンツェル眼鏡に劣るなど眼運動観察用の装置としての限界がある．水平と垂直眼球運動のみの記録が可能なENGでは，回旋運動を多く伴っている前庭性眼振の定量的解析はできない．

(5) ENGの読み方

1. 記録法の実際

眼球運動の原波形と速度波形が記録される．原波形の時定数は通常3秒である．そのため，眼球の位置が変化しない場合でも原波形の記録は基線上に戻る変化を示す．速度波形の時定数は通常0.03秒である．眼球の右への動きは記録上は上方向に，左は下方向，眼球の上方への動きは上方向，下方は下方向となるように記録する．

2. 眼振はENGでどのように記録されるか

眼振は急速相と緩除相より構成されているが，ENGではこの急速相と緩除相が図15に示されるように記録される．

この方法で，水平・垂直の眼球運動がかなり正確に記録される．

2) 視運動性眼振検査（optokinetic nystagmus：OKN）

視運動性眼振（以下OKN）は，目でものを追いかけて止めてみるための反射である．周囲の景色が一方向に移動するとき，眼球を移動方向に滑らかに回転させることにより，網膜状に投影される像のぶれを少なくし視力を維持するための反射的な眼球運動である．これは一流の野球選手が「調子のいい時はボールが止まって見える」という現象に当てはめられる．

視運動刺激が終了しても眼振はすぐには消失せず，暗所においては**視運動性後眼振**（以下OKAN）と呼ばれる眼振が持続し，徐々に減衰してゆく．この眼振は網膜，視神経，上丘，内膝状体，大脳，脳幹，眼運動核の関与する反射である．

①**簡易視標追跡検査（eye tracking test）**：指標を2～3秒で右端ー左端へ移動したときの眼球運動を評価し，円滑でない（saccadic）場合は小脳・中枢障害を疑う．小脳・脳幹部の中枢神経系機構がその発現に関連しているので，主に後頭蓋窩疾患の診断に利用されているが，用手法では判定が難しいこともある．

②**簡易視運動性眼振（OKN）検査**：検者が巻き尺を患者の眼前で比較的早く水平方向に移動させる．その際にOKNが出現しないか，弱い場合脳幹障害を疑う．

③**簡易衝動性（急速）眼運動検査（2点間交互検査）**：検者の2本の人差し指を患者の眼前の左右に離してかざす．患者にそれを交互視させて眼球運動のovershoot（行き過ぎ現象）がみられる場合，小脳（虫部）障害を疑う．

3) 温度刺激検査

末梢前庭器官の機能検査である温度刺激検査にて，末梢前庭機能の状態を確認することは平衡障害の原因病巣の診断には基本となる．温度眼振は，温度刺激による**内リンパの対流**がクプラを変

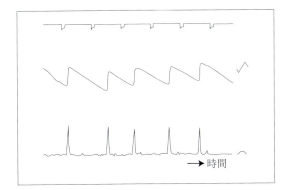

図15 眼振図 electronystagmogram
右向き眼振の記録で中段の曲線は眼球の運動を示し，下段の曲線はその速度（または微分）波形を表す．右端は較正で上は眼球の10°動き，下は20°/secを示す．

位させて，膨大部稜の感覚細胞を刺激して起こる．**左右迷路を個別に刺激できる唯一の検査．体温と注水温との温度差を利用して内リンパ対流を起こさせ**，誘発された眼球運動の持続時間あるいは眼振緩徐相速度について左右耳の反応を比較する．この検査では**水平半規管**が最も外側にあり刺激を受けやすい．

（1）カロリックテスト

　正常では，体温より7℃低い30℃の水または氷水を外耳道に注ぐと反対側に向かう眼振が起こり，7℃高い44℃の温水を注ぐと同側に向かう眼振がみられる．その眼振の持続時間を測定し，カロリグラムを作成して判定する．

　この冷温交互刺激法には，±7℃の水250 ml近くの大量を30秒で注入する方法（Fitzgerald and Hallpike 1942），50 mlの水を20秒で注入する方法（Jongkees 1948，日本平衡神経学会の基準化案）などがある．これに対し，注水する水は氷水だけの**簡便法**（Atokins 1939）がある．

（2）定性的簡易温度検査（簡便法）Atokins

　①被験者の頭を30℃前屈し，被験耳を上にするよう頸を捻転させる．
　②スポットに1.5～2 mlの氷水をとり，15秒間点耳する．
　③被験耳を下にして外耳道の水を拭き取る．
　④耳を正中に戻して，フレンツェル眼鏡下に，眼振の頻度，持続時間および誘発眩暈のチェックを行う．

　判定の仕方：持続時間は終了時点より，点耳中の15秒を差し引いた秒数．反応がみられないとき**半規管機能廃絶**とする．左右耳の反応の差（CP％と呼ぶ）を計測し，**25％以上の差があれば半規管麻痺（CP）**と診断され，外側半規管の機能の高度低下，消失を意味する．Canal palsyのindexの計算は左右の持続時間の差を，左右の持続時間の和で割って100を掛ける．

　冷温いずれの刺激を用いた場合でも，一方の耳の反応が，反対側の耳の反応よりも常に劣っている場合，その耳の迷路機能が低下しているとみなし，半規管機能低下（CP）と呼ぶ．眼振が左右

いずれか一方へでやすい状態を方向優位性（DP）とよんでいる．CPの存在は**末梢前庭系の障害**を意味する．

　CPを割り出すことは，四肢の偏倚や，頭位眼振といった情報から何も得られないときに，患側を決定できる．これに反してDPは代償への出来具合の反映を読みとるくらいにしか意味をなさない．

　CPをきたす代表疾患は，前庭神経炎，聴神経腫瘍，メニエール病，突発性難聴などである．**前庭神経炎**ではCPは必須条件であるので必ず温度刺激検査を行わなければならない．メニエール病の発作期には患側が過反応（健側は相対的CP）となるが，この現象はメニエール病に特異的であるが，発作を繰り返すと徐々に患側の半規管機能は低下する．**聴神経腫瘍**の大多数は前庭神経由来なのでほとんどの症例でCPをきたすが，腫瘍増大が緩徐なので，他の疾患に比べめまいを伴わないCP陽性症例が多い．一方，MRIなどで腫瘍が認められるがCPをきたさない症例では，温度刺激検査が外側半規管のみを刺激するために，外側半規管に神経を送っている上前庭神経は温存されていると考えられ，下前庭神経由来の腫瘍と診断できる．

4）前庭性頸筋電位検査（ＶＥＭＰ：vestibular evoked myogenic potentials：前庭誘発筋電図）

　これは耳石器を検査する方法．比較的大きな音（クリック）で球形嚢に刺激を与え，頸筋（胸鎖乳突筋）に出力される反応（前庭頸反射）を指標にする検査である．この反応が注目されるのは，音響刺激を用いてはいるが，蝸牛系ではなく，前庭系の機能検査として有望と考えられているからである．完全な聾耳からも耳石器が正常であれば反応を検出することができる．球形嚢を刺激するのだからこの検査の大部分の入力が下前庭神経を通り，同側の胸鎖乳突筋に抑制入力がある．そこで，**上前庭神経領域の機能を評価する検査である温度刺激検査**に対し，**VEMPは下前庭神経の機能検査**として臨床応用されるようになり，**耳石器の機能が評価可能**とされるに至った．

5）重心動揺検査

ヒトは，直立姿勢で立っているとき身体の揺れを示す．これは絶えず身体が倒れようとする状態を戻してやる立ち直り反射による．

重心動揺はこの立ち直り反射によって起こり，ヒトの重心は一定の位置に停止することはなく，常に左右前後方向に動いている．閉眼，開眼それぞれにて60秒間の検査を行い，この現象を記録する．重心動揺を記録した図を**重心動揺図（SKG）**と呼ぶ．この重心動揺検査は**ロンベルグテスト**と同じ検査であるといえる．

重心動揺検査は，立位姿勢でのヒトの重心を足底面にて捉え，これを記録する方法である．動揺をみる場合の方針として，**①動揺の型，②動揺の大きさ，③動揺の方向性**が重要である．そもそも一定姿勢の維持は，全身の筋（骨格筋）の緊張が適当なバランスをもって保たれていることによる．これは，刺激に対する錐体路系の意志的な動きと，迷路，視覚，固有知覚系を介する筋反射的協調により調整され，さらにこれを高位の大脳・小脳・脳幹において統御している．また，この生体の揺れには，姿勢制御の揺れだけでなく，呼吸や心拍の揺れなども含まれており，ときには筋攣縮なども記録される．

重心動揺は反射経路が多いため，得られたデータは平衡に関わる多くの器官の作用の総合的結果である．**一側の末梢前庭障害では，閉眼により前後方向より左右方向に動揺のばらつきが大きく，重心が患側に偏奇する．中枢の障害では動揺の程度が著明で，開眼と閉眼での動揺差が少なくなる傾向がある．**小脳が悪い時はびまん性に大きく揺れるし，両側の迷路が悪いと前後に揺れる．パーキンソン病では非常に小さく揺れたり，多中心性に揺れたりする．

（1）重心動揺計（stabilometer）の記録法と評価

①直立した人の重心が，脚・足を介して地面上に投影され，それがどのくらいの速度で，どちらの方向へ，どの程度の振幅で移動するものか．それを記録するのが重心動揺計である．

②重心動揺記録，またはその分析が中枢疾患・内耳疾患の鑑別あるいは中枢の局在診断にある程度役立つ．

③重心動揺計の原理は，平板を3点で支え，そのうち2点への圧力を圧電子で導出し，平板への圧力重心の動きを描出する方法で行われる．視覚的観察による定性的分析以外，コンピュータを用い，平衡障害を定量化することもできる．

④方法は，両足を接して直立するのを基準とし，**前後径，左右径，面積についての記録の閉眼・開眼比**をみる．記録は，閉足位，自然体で立位姿勢が安定して15秒くらいから記録を開始し途中の話しかけは絶対行わない．

網羅的な末梢前庭機能評価

内耳には角加速度を感知する3つの半規管（前半規管，外側半規官，後半規管）と，直線加速度を感知する2つの耳石器（球形嚢，卵形嚢）の，計5つの末梢前庭器が存在する．末梢前庭障害では患者によって症状や眼振の性状が異なることから，障害部位には多様性があると考えられている．

末梢前庭機能検査としてもっとも有名なものとしては，1914年にノーベル医学・生理学賞を受賞したRobert Barany が考案した温度刺激検査（カロリックテスト）がある．これは現在でも世界で広く行われているすぐれた検査法だが，外側半規管機能しかわからない．

その後，1990年代に下前庭神経・球形嚢の機能検査である cervical vestibular evoked myogenic potential（cVEMP）が開発され，ついで卵形嚢の機能検査である ocular VEMP（oVEMP）が，さらに2009年には，水平・垂直の半規管機能検査である video head impulse test が発表された．これらの検査をすべて行うことで，三半規管，二耳石器のすべての末梢前庭機能の網羅的評価が可能となった．今まで不明なことが多かった末梢前庭疾患の病態解明に今後寄与することが期待されている．

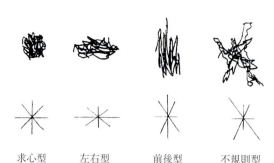

| 求心型 | 左右型 | 前後型 | 不規則型 |

図16　重心動揺の型分類
（田口喜一郎, 1998）[16]

⑤重心動揺検査の意義は次の5項目があげられる.

1) 平衡障害の有無, 程度の把握（平衡障害のスクリーニング）

ロンベルグ現象を開眼・閉眼の比で数的に表す. 動揺中心の偏位は偏奇傾向を示すので, 内耳障害の患側確認ができる.

2) 疾患経過の観察
3) 治療効果の判定
4) 特徴的な動揺を観察した場合は病巣局在診断
5) 平衡機能の発達の観察

病巣診断については疑問があり, **病状の経過観察（障害程度の把握）, 治療効果の評価**という点で有用である.

動揺図は動揺の型をみる. **動揺型分類は, 前後型, 左右型, 求心型, 不規則型（びまん型, 多中心型）の4型となっている**（図16）. 正常者には求心型が多く, 閉眼・開眼で型の出現頻度に差はない. この分類法は検者の主観的な分類であるため分類法に慣れる必要がある. また, 動揺が小さいという結果が出ても, 小児では深部知覚系の代償が顕著なので, 必ずしも耳石器の正常を意味しないし, 60歳以上の年齢層では健常者でも動揺量が高度になる点に留意すべきである. 平衡訓練効果は外周面積および総軌跡長（もしくは単位時間軌跡長）の2種類のパラメーターで評価される.

4　めまい診断に必要な聴覚検査

標準純音聴力検査は, めまいの診療には不可欠な検査で, たとえ聴覚症状がなくても検査は初診の時に行うべきである. また, 必要に応じて反復検査する必要もある.

前庭系と聴覚系は, 共に内耳にその感覚器を有する神経系である. 内耳の感覚器である前庭器（半規管と耳石器）と蝸牛からの信号はそれぞれ前庭神経と蝸牛神経を通り, 延髄への前庭神経核と蝸牛神経核へ投射している. これらの神経は顔面神経と共に内耳道内を走行している. したがって内耳障害では前庭障害と蝸牛障害が同時に起こることが多い. それ故に, **めまい患者で難聴があればひとまず脳ではなく末梢性の可能性が高い**ということもできる. 脳幹に入ってからの前庭路と聴覚路は, 内耳や内耳道内ほどおたがいに近接して上行しているわけではない. したがって, 中枢前庭障害では多くの場合, 聴覚症状や聴覚検査異常は検出されない. しかし, 脳幹での病変が広いときや, 比較的聴覚路に近接した部位の障害では聴覚検査, 特に聴性脳幹反応（ABR）に異常のみられることがある.

以上, 平衡障害と聴力障害の関係では, ①めまい症例では聴覚障害がある例とない例がある　②聴覚障害が軽い場合は自覚されないことがある　③中枢聴覚路の障害では聞こえが悪くなることがなく, 特殊な検査により明らかにされる, などの点に注意しなければならない.

5　画像検査

中枢神経症状を有さない末梢性めまいでは眼振検査の施行が重要だが, 中枢神経症状を有する場合, あるいは中枢性病変を疑う場合画像検査が必要である. **中枢神経症状を有する症例にCT, MRI, アンギオグラフィーなどの画像検査を施行するとだいたい65％は陽性で, 中枢神経症状を有さない症例では, 画像検査の陽性率（陳旧性脳梗塞）は1～2％である**. 一方, 中枢性めまいを疑う例での注視眼振検査の陽性率は大体40％, 誘発眼振検査の陽性率は60％である, という報告がある. したがって, **大半の末梢性めまい**

と中枢症状を伴わない中枢性めまいは，CTや MRIでも異常所見がみられる確率は低く画像検査による病態の評価が困難で，平衡機能検査や聴覚検査のような機能検査が重要な情報を提供する．

　画像検査での，**内耳道X線検査（後頭前頭方向撮影法）**は1枚のフィルム上で眼窩内に内耳道左右が同時に描出されるので内耳道の上下径を比較するのが容易である．Stenvers viewより内耳道の方向決定，内径測定がある程度可能であり，あわせて側頭骨の含気化もある程度評価できる．後頭前頭位での内耳道の異常の判定には Valvassoriの判定基準が用いられ，**内耳道上下径の左右差が2mm以上，後壁長の左右差が3mm以上，骨壁線の不鮮明さ，横稜の破壊があ**る場合に異常を疑う．しかし，プライマリケアで行われる単純X線検査ではめまいの診断にあたって得られる情報は少ない．

　CTも一部めまいの診断には必要だが，周囲を厚い骨で囲まれている後頭蓋窩はCTではアーチファクトが生じやすく診断的価値は少ない．脳出血，クモ膜下出血の救急時の対応としてその適応があり得る程度といえる．**出血があれば出血部位は高吸収域（白）として描出される**．CTが診断できるめまいの脳病変は，中等度大の脳腫瘍，小脳出血などのごく一部であり，**発症初期の梗塞症の診断には無力**である．

　内耳道や脳幹・小脳の病変に関しては**MRI**が最も診断的価値が高い．**MRI**は脳梗塞の診断に適している．急性期脳梗塞（発症24時間位まで）の病巣はCTによって必ずしも捉えられないが，同様MRIにおいても超急性期（発症3～6時間まで）ではT2強調画像によっても病巣を捉えられない．24時間以上経たないと梗塞の所見が出てこない場合がある．梗塞はMRI（T2強調画像）で低信号域（黒）として描出されるが，初期の梗塞は拡散強調画像（Diffusion MRI）では高信号域（白）となる．**聴神経腫瘍**の診断には，ＭＲＩは必須である．心原性梗塞や動脈解離には**MRA：magnetic resonance angiography**が有用である．

第5章　めまいの治療

　めまい疾患の薬物療法を考えるとき，めまい発作を急性期，間欠期，慢性期に分けて考えるとよい．**急性のめまい**では，めまいの軽減や自律神経症状の除去などの対症療法を中心に行う．**慢性のめまい**では，原因疾患に対する治療の他に，鎮暈剤，循環改善剤，自律神経剤などを使用し，その上で前庭代償を促し平衡訓練なども有効である．

1 急性のめまい

　急性期とは，目の前の景色が回ったり，自身が回転したりする感覚を自覚する時期である．めまい・平衡障害を訴える患者の多くは，確定診断により病理病態に合致した適切な治療を受けるが，急性期には主として，めまい発作の軽減と随伴する悪心，嘔吐などの自律神経症状の軽減を目的とする．間欠期には主として，内耳前庭機能の回復，病態進行の予防を目的とする[17]．

　急性期のめまいに対しては，外的刺激のない部屋で，最も楽な姿勢で安静にさせる．患者は楽な頭位（左右いずれかの**側臥位，患側上頭位**を好むことが多い）をとり頭位変換を行わないようにすると，めまいが数十分から数時間で軽快してくることが多い．

　急性期にはアルカリ性高浸透圧溶液である**7％炭酸水素ナトリウム溶液（メイロン®）**250ml の静注あるいは点滴を1～2時間かけて行う（**表12**）．血管を拡張させ，高浸透圧作用により血流量の増加をもたらし内耳血流を増加させ，めまいの自覚症状を抑制させる作用があるといわれているが，その作用機序は不明な点が多い．実際には，めまいの軽症例では，メイロン®7％中20mlの2～5本（40～100ml）を4～5分かけて静注する．点滴の際にはしばしば血管痛がある．

　急性期のめまいに伴う悪心・嘔吐の抑制には，

表12 急性期めまい治療

- 7%重曹水点滴静注（メイロン®） 250 mL
  （嘔気・嘔吐のために食事・水分摂取が困難なことが多く，必要に応じて補液・栄養補給を行う）
- 鎮吐薬
- 抗ヒスタミン薬（トラベルミン®）
- 抗めまい薬
- 抗不安薬

（北原糺，日医報，623，2012，より）

神経興奮の鎮静作用がある第一世代**抗ヒスタミン薬**（ドラマシン®）が有効である．**副作用は眠気**だが，眠気の少ない新しい第二世代の抗ヒスタミン薬は，脳−血液関門を通過しないので制吐作用はない．急性期のめまい治療には，めまい発作に対する不安を取り除く**抗不安薬ジアゼパム（セルシン®注5 mg）**も有効である．鎮吐剤**メトクロプラミド（プリンペラン®）**10 mgの静注，**セルシン®**5 mgの筋注，ただし軽症の場合は**ピレチア®**の筋注や**トラベルミン®**1錠，**ナウゼリン®**10 mg1錠，抗不安薬**セルシン®**2 mg1錠の**内服**が用いられ，頓用で使用されることが多い．あるいは1日3錠を分3で1〜2日間使用する．これらの薬を併用で使用すると，めまい・悪心・嘔吐をより効果的に抑制できる．

抗めまい薬として分類されている**セファドール®**も強い制吐作用を持つ．加えて循環改善作用，前庭神経路の異常神経活動の抑制作用があり抗めまい作用も持つため，めまい発作時の頓服薬として使いやすい．副作用としては口渇が高頻度にみられる．**メリスロン®**のめまいの抑制機序としては，血管拡張作用による内耳や中枢神経に対する循環改善と考えられている．まず1回1錠6 mg，1日3回投与を試み，めまいに対する抑制が得られない場合には1回2錠12 mg，1日36 mgに増量する．

聴力改善を含めた積極的な内耳治療には，高血圧や糖尿病に注意を払いながら**プレドニゾロン**の投与を考えたい．

動揺病に対する治療としては，**トラベルミン®**を乗り物に乗る直前に1回1錠を頓用するのが一般的であるが，前日の夜から服用させるとより効果的である．

2 慢性のめまい

慢性のめまいはその原因にさまざまな要素が複雑に絡んでいるが，一義的には広義の循環不全が，背景因子としては神経症がめまいの慢性化に大きくかかわっている．慢性化させている要因を解除するような治療を行う必要がある．そのような観点から，慢性期のめまいの治療には，**循環改善薬**と**抗不安薬**が有効である．

抗めまい薬として分類されているのは，**セファドール®，メリスロン®，イソメニール®**である．いずれも椎骨動脈や内耳の血流増加作用をもつ．脳循環改善薬も慢性期のめまい治療に有効である．脳循環改善薬の再評価後，脳梗塞後遺症としてのめまいに適応があるのは**セロクラール®，ケタス®**である．末梢循環改善薬では，**アデホスコーワ顆粒10%300 mg/日**と**カルナクリン®**がめまいに対する適応がある．**ATP（アデノシン3リン酸）**は，内耳や脳の循環を改善するとともに内耳機能障害の改善作用がある．**抗不安薬**は，特に不安の強い患者の治療に有効である．しかし，長期投与による薬物依存，転倒リスクの増加，前庭代償の遅延が生じるので，長期に服用するのではなく頓用で使用する．抑うつ神経症や仮面うつ病によるめまいに対しては，**抗うつ薬**が著効する．

その他，疾患特異的な薬物治療として，メニエール病に対しては，その病態である内リンパ水腫の改善のため，浸透圧利尿薬である**イソバイド®90 mL/日，4週間以上の長期連続投与**が用いられる．起立性調節障害によるめまいには**リズミック®，メトリジン®**が有効である．椎骨・脳底動脈循環不全によるめまいには**アスピリンやパナルジン**を投与する．良性発作性頭位眩暈症（BPPV）は，自然治癒傾向の高い疾患である．**浮遊耳石置換法**の有効性についてはランダム化比較試験による evidence がある．

めまいは自然軽快することのある疾患である．また，めまいは心身症の側面があるので，治療にはプラシボ効果があると思われる．しかし，上述の抗めまい薬の治療効果については，ある程度の

evidence が証明されているので，これらの抗めまい薬はプラシボ効果以上にめまい，特に自覚症状を改善する作用があると考えられる．しかし，抗めまい薬を長期にわたって投与した場合，平衡機能が改善するかについての evidence はない．また，複数の抗めまい薬を併用した場合，単剤投与と比べて治療効果が優れていることを示す evidence もない．また，抗めまい薬を中止する時期に関する evidence もない．しかし，めまい患者の薬物療法は，めまいが消失しても1か月に1度くらいは受診させ，最低3か月くらいは様子をみるとよいとされている．

注意すべき点は，第一に**表13**に記された治療薬は，内耳性めまい，一般的なめまい症への対症療法の意味合いが強く，あくまでも生命予後に関わる疾患が除外されている必要があること．第二

表13　内耳性のめまいに使われる薬剤

①内耳・脳循環改善を目的として
　抗めまい薬：塩酸ジフェニドール（セファドール®），メシル酸ベタヒスチン（メリスロン®），塩酸イソプレナリン（イソメニール®）
　脳循環改善剤：酒石酸イフェンプロジル（セロクラール®），アデノシン三リン酸二ナトリウム顆粒剤（アデホス顆粒®），カリジノゲナーゼ（カルナクリン®）
②脳循環不全に対して
　抗血小板薬：アスピリン，チクロピジン
③全脳虚血（起立性低血圧）に対して
　塩酸ミドドリン（メトリジン®），メチル酸アメジニウム（リズミック®），メシル酸ジヒドロエルゴタミン（ジヒデルゴット®）
④神経症
　スルピリド（ドグマチール®），エチゾラム（デパス®），マレイン酸フルボキサミン（ルボックス®）
⑤内リンパ水腫に対して
　イソソルビド（イソバイド®），フロセミド，漢方では柴苓湯
⑥急性期の末梢性めまいに対して
　ステロイド
　7％重炭酸ナトリウム（メイロン®）
⑧第8脳神経血管圧迫症候群の場合，隣接血管による神経興奮を抑える薬である
　カルバマゼピン

に，聴覚系組織は脆弱であり再生しないことがよく知られているので，めまいに難聴が伴う場合には，めまいに気をとられるあまり難聴の治療をなおざりにすべきではない．

3　中枢性めまい

脳幹循環不全を起こす諸因子である椎骨脳底動脈血流障害，低血圧，高脂血症，血小板凝集能亢進などの改善のほか前庭神経核を中心とする中枢性代償能の促進，頸椎症であれば頸椎牽引，高血圧を伴えば降圧剤などが治療方針となる．

1）急性期：急性期めまいの治療

抗めまい剤としては，メシル酸ベタヒスチン（メリスロン®），塩酸ジフェニドール（セファドール®），アデノシン酸リン酸ナトリウム（アデホス®，トリノシン®）などがある．

2）間欠期：椎骨脳底動脈循環を改善するための治療

治療には酒石酸イフェンプロジル（セロクラール®），イブジラスト（ケタス®），塩酸アマンタジン（シンメトレル®）などの脳循環代謝改善剤が用いられる．

高血圧や動脈硬化，自律神経障害が背景にある高齢者では，**種々のストレス**により心理的，精神的，肉体的に疲労し**生活のリズム，特に睡眠のリズムがくずれる**ことにより，**血圧，脳循環等が影響**され，めまいなど種々の症状を起こす．そのために，ストレスのセルフコントロールが必要である．

めまいの背後には不安やうつがひそんでいることがある．そのような場合には**エチゾラム（デパス®）**という抗不安薬がめまいに対しても有効である．エチゾラムは筋弛緩作用もあって，肩こりや緊張型頭痛にも効き目がある．後頭部や首の筋肉が緊張しすぎることが高齢者の場合，めまいの原因の一つにもなることもあるので，このような場合もエチゾラムの適応がある．ただし，エチゾラムは習慣性が強く出ることに注意を払う必要がある．

3）原因となる疾患に対する治療

血管障害危険因子のある患者ではアスピリン，チクロピジンによる抗血小板療法や脳塞栓の患者にはワーファリンによる抗凝固療法を行う．

予防は脳梗塞の危険因子をいかにうまくコントロールするかにある．

4 リハビリテーション

発作慢性期におけるめまい治療は，リハビリテーションにより急性期に生じた中枢神経核レベルでの神経活動性の左右差を是正することが中心となる．

1）めまいの代償機能

めまいの多くは，一側の内耳が障害され，前庭神経核の働きに左右差が生じるために起こるが，もともと生体には，一側の内耳機能が障害されても健側の小脳の活動によって左右の前庭神経核のバランスを保とうとするメカニズムが備わっている．この機能は**中枢性の前庭代償**と呼ばれる．一側の内耳に機能障害があると，天秤にたとえると，一方に重しがかかり，上下に揺れている状態となる．しかし，揺れは次第に収まり，ついには重しの乗った方を下にして，天秤は斜めの位置で安定する．これが前庭代償といわれる状態である．

人は前庭神経系，視覚系，体性感覚系の3つの系によって平衡感覚を保っており，これら3つの系は互いの障害を代償するように補い合っている．歩行等を中心とした平行訓練は前庭系，深部知覚系，視覚系の3種類の感覚器へ反復して刺激を与えることにより3つの相互作用を強化し，前庭代償を促してめまいを改善する．前庭感覚のみが障害される末梢性めまいでは，視覚や深部感覚を駆使して何とか平衡を維持することができるが，これに対して中枢性めまいでは，ほかの感覚による補正が効きづらく，いくらがんばっても平衡を維持できない．

高齢者のめまいの治療上の泣き所は激しいめまい発作は良くなっても，時々のふらつきがなかなか改善しない点である．この**代償機能の低下の原因としては前庭小脳を中心とした脳の代償機能の低下，足腰の弱さ，視力の低下等**があげられる．

代償作用は加齢とともに低下してゆく．

2）長く続く体動時のふらつきの診断

ひどい回転性のめまい（急性の内耳性めまい）の後，体動時のふらつきが長く続く場合，以下の3つが考えられる．

①良性発作性頭位性眩暈症（BPPV）の場合は通常，2週間から1か月で自然軽快するが，その後体動時のふらつきが続くことがある．ふらつきの原因は明らかになっていないが，そのふらつきも1か月ほどで自然に消失する．

②半規管麻痺を伴う内耳性めまい（前庭神経炎，めまいを伴う耳性帯状疱疹，突発性難聴の一部）の場合，一側の半規管機能が大きく低下すると末梢前庭系の不均衡が生じ，激しい回転性めまいが生じ，それが半日以上（多くは数日）続く．その場合，安静時の回転性めまいや眼振は，半規管麻痺が残存してもほぼ例外なく2〜4週間ほどでおさまる．これは静的代償と呼ばれる小脳や脳幹を介した調節作用が働くことにより，安静時の眼振やめまい症状が徐々に抑えられるからである．一方，体動時のふらつきには動的前庭代償が働くといわれているが，そのメカニズムはほとんどわかっていない．症状に個人差が大きい理由はこの動的前庭機能に差があるからかもしれないともいわれる．

③半規管麻痺を伴わない内耳性めまいで，半規管麻痺がなければ体動時のふらつきは起こらないはずだが，先のBPPVの場合や，メニエール病でも，大発作の後に頻発する小発作を「体動時のふらつき」として訴えることがある．しかし，メニエール病は蝸牛症状を伴うめまい発作を繰り返すことが特徴であるので，この点をよく確かめる．したがって，半規管麻痺がなく，メニエール病でもないのに1か月以上体動時のふらつきを訴える場合は，中枢性めまい，起立性調節障害，頸性めまい，心因性めまいなど内耳以外の要因も考える必要がある．

以上，回転性めまいの後にふらつきが続く場合は**問診と半規管麻痺の有無**がポイントとなる．

3）平衡訓練リハビリテーション

一側迷路障害では**前庭代償**が働くので，最終的には日常生活の支障はほぼ認めなくなるが，長期間を経てもめまい・平衡障害の自覚を認めるものに対しては**平衡訓練リハビリテーション**を行う（図17）[19]．そのため，視線を動かす，頭を動かす，足踏みや歩行といった訓練を繰り返し行うことで，めまいやふらつきの症状が軽減される．

リハビリテーションの目的は，前庭代償の促進と，体性感覚入力，頚性眼反射など他の制御系の平衡維持への介入の増進である．そして，運動するときの体のズレを修正する機構（立ち直り障害）を回復させる．**訓練の効果は小脳に学習記憶される**．フィギュアスケート選手が回転後に眼を回さないのはこの訓練のたまものである．これを response decline（RD）現象といい，小脳片葉を介する前庭神経抑制による．

めまい患者に対する訓練効果は慢性めまいに対して良好である．基本的には，リハビリ運動による左右差がある前庭神経回路の是正の活性化が中心である．原則的には**一側前庭機能障害が対象**となる．急性期を脱し，安静時のめまいが消失した時点でなるべく早期に開始した方がよいと考えられている．「動くとめまいが起こるから」といって安静にしていると，廃用性の平衡機能低下をきたし，かえってめまいが慢性化することも少なからずあるためである．しかし，この時期にはなお頭部運動や体動による誘発性めまいが生じやすいので，前述の抗不安薬に酔い止め，めまい止めを併せて頓服すると効果的である．

高齢者の慢性的なめまいの場合，なるべく**早く杖を使って歩行させる**．杖を持つことにより体制感覚入力が増す．同様な観点から**バックを肩にかけるよりリュックを背負う方がよいし，靴も足の感覚がわかる底が柔らかいもの**をはく方がよい．

両側前庭障害の場合は前庭代償が期待しづらく，早期に訓練を開始しても，最終的には日常生活に支障を残すことが多い．

めまい患者に対する生活指導のポイントには，①過労や睡眠不足を避け，肉体的あるいは精神的ストレスをためないような生活習慣を心がける．②喫煙と飲酒を控え，スポーツで汗を流したり，趣味を楽しむなど，ゆとりのある生活を心がけるようにする，などがある．

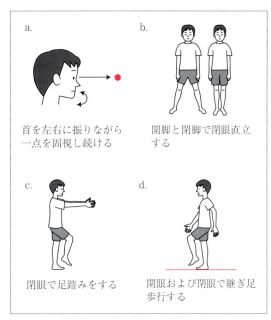

図17 平衡訓練（リハビリテーション）の1例
（室伏利久，2011）

a. 首を左右に振りながら一点を固視し続ける
b. 開脚と閉脚で閉眼直立する
c. 閉眼で足踏みをする
d. 開眼および閉眼で継ぎ足歩行する

文献

1) Lexon, LM, Raglan, E. Neurological examination of the hearing and dizzy patient. House JW, O'connor（eds）. Marcel Dekkor, Inc. 1987.
2) 肥塚泉．微小動環境下における空間識形成．耳展 49：224-229, 2006.
3) 福田精：運動と平衡の反射生理．東京：木村書店；1974.
4) Hollinshead, WH：Anatomy for Surgeons. The Head and Neck, Hobber medical division；1968.
5) 加我君孝．耳，発生．新臨床耳鼻咽喉科学（1巻-基礎編）．中外医学社；2001.
6) 切替一郎，野村恭也編．新耳鼻咽喉科，南山堂，8版，1995.

7）渡辺剛士, 林田哲郎. 中枢性めまい. 新臨床耳鼻咽喉科（2 巻 – 耳編）. 中外医学社 ; 2002.

8）加我君孝. 中枢障害とめまい. めまいの構造. 金原出版, 65-90, 1992.

9）肥塚泉 : Medical ASAHI 2015 ; 26- 28.

10）工藤浄祐, 城倉健. プライマリ・ケアにおけるめまいの鑑別. Medical ASAHI 2010 ; 23- 25, 2015.

11）伊藤彰紀. 高齢者のめまいへの対応 – 中枢性めまいを中心に – 東京都医師会雑誌 63. 947-954, 2010.

12）生井明浩. 系統看護学講座耳鼻咽喉, 医学書院, 第 12 版, 2013.

13）日本平衡神経学会編. 平衡機能検査の手引き, 南山堂, 1976.

14）上村卓也, 鈴木淳一, 朴沢二郎. 神経耳科学検査法, 医学書院, 1968.

15）日本平衡神経学会編. めまいの検査, 診断と治療社, 1995.

16）田口喜一郎. めまいの検査. 日本平衡神経学会編, 診断と治療社. p14, 1998.

17）五島史行. ほか. めまい急性期における薬物選択. 耳鼻臨床, 102-315, 2009.

18）武田憲昭. 抗めまい薬の作用メカニズム. Equilibrium Res : 59 : 93-102, 2000.

19）室伏利久. 症例からみる難治性疾患の診断と治療, 耳科領域編, 難治性メニエール病, 加我君孝（監）国際出版, 141-152, 2011.

B 平衡器

II 平衡障害

第1章 高齢者のめまい・ふらつき

体の位置や姿勢，動きに関する情報は，主として目，内耳，足の裏を通じて脳に伝わり，入力された情報に応じて，目や首，手足を動かしてバランスを保つ．この仕組みのどこかに異常があると，めまいが起きる．例えば，体の回転を感じる内耳の三半規管の異常で，体は動いていないのに「回転している」という信号になって脳に伝わりめまいを感じることがある．

脳の病気でも脳出血や脳梗塞で，平衡に関わる神経に障害が起き，それがめまい，ふらつきとなって現れることもある．脳に原因がある場合，命に関わることもあり，緊急の対応が必要である．

1 疫学

1998年に厚生省が行った本邦での国民生活基礎調査によれば，「めまい」の程度や種類を問わないと**65歳以上の高齢者の約4％**にめまいがみられるという（**表1**)[1]．一方では外国の話だが70歳以上のめまい患者を対象とすると，**末梢性前庭障害によるものが40％強，脳血管障害によるものが約20％，原因不明が約40％**ともいわれる．高齢者ではめまいを訴える人は多いが，内耳の前庭に機能異常を認められる例は思いのほか少なく，原因がわからないため，多くの患者が**不定愁訴**として放置されているおそれがある．しかし，上述のデータからめまいを訴える高齢者の**5人に1人は脳血管障害を有する危険がある**，すなわちめまいを起こすリスクファクターがあるということを知る必要がある．

今日，超高齢社会を迎え，**多発性の脳梗塞（ラクナ梗塞）に伴うめまいが増えている**．その特徴は，歩行時のふらつきを主訴とし，MRIでは白質病変，基底核の小梗塞を認めるが，明らかな麻痺は認めないというようなものである．脳血管障

表1 めまいの頻度

高齢者におけるめまいの発症頻度		
65歳以上の在宅者統計	3.9%	（国民生活基礎調査，厚生省，1998）
70歳以上のめまい患者（116例）		
末梢性前庭障害	46%	（Sloane PD. et al, 1989）
脳血管障害	19%	
脳血管障害におけるめまいの発症頻度（障害部位別）		
中大脳動脈・内頸動脈の脳梗塞・TIA（140例）	8%	（Fisher CM, 1967）
上小脳動脈閉塞症	30〜40%	（Kase CS. et al, 1985）
脳底動脈閉塞症（112例）	77%	（Fisher CM, 1967）

害における部位別発症頻度については**脳底動脈閉塞症が77％**とかなり多く，上小脳動脈閉塞症を含め脳幹の血流障害がめまいに大きく関与していると思われる．

2 病因

体平衡は末梢前庭器，脳幹・小脳機能，さらに視覚や深部知覚などとの総合作用により司られている．これらのどの系にも加齢変化は生じうるため，高齢者のめまいの病態は複雑になりやすい．

加齢に伴い姿勢や歩行が変化することはよく知られている．加齢により身体活動量が低下し，易疲労感，歩行スピードの低下などをきたした状態を最近では**フレイル**と呼んでいる．高齢者はズボンを片足立ちではき替えることができない．それは体のバランス保持に関与する各知覚系の感覚受容細胞の変性・減少，それに連絡する神経線維の数の減少を中心とする変性，脳中枢処理過程の遅延のほか，筋力の減弱，関節運動能の減少など，**姿勢，運動能力の障害**によって生じるものである．そして，このような**加齢に伴う平衡機能の低下**以外に，**脳動脈硬化**による脳血流量や脳酸素消費量の低下，**自律神経障害が背景にある**（個人差がある）といわれる．さらに老人になり，**生活習慣病**（特に高血圧，高コレステロール，高脂血症

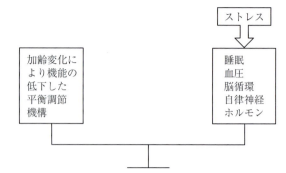

図1　高齢者のめまいとストレスの関係
高齢者では加齢変化により平衡機能は低下している．ストレスにより影響される睡眠，血圧，脳循環，自律神経，ホルモン，それらと平衡機能のバランスが重要．バランスがとれないとめまい・平衡障害を起こす．

など）が加わったり，健康についての**不安やうつ**，**睡眠障害**が加わると老人ではさらにめまいが起きやすくなるのである（図1）．だから高齢者はいつめまいを起こしても不思議でない"**めまい準備状態**"にあるといってもよい．このような加齢による平衡機能低下に基づく平衡障害は，**老人性平衡障害 presbyastasis** といい，老人性難聴 presbycusis と対になる概念に相当する[2]．

前庭系における加齢変化（変性）は末梢前庭（内耳の三半規管や耳石器）をはじめ，前庭神

高齢者のめまい

高齢者の平衡機能にはかなりの個人差がある．直立姿勢保持能力の加齢による低下は50～60歳代で始まり，70歳を過ぎると平衡機能障害の出現頻度が増しはじめる．この場合，疾患の場合にはリハビリテーションが，平衡機能維持のためには運動をはじめとする平衡訓練が有用である．

高齢者の転倒につながる頻度の高い疾患は糖尿病性を含む感覚性ニューロパチーや**小脳の血管障害**である．高齢者に多い**脳血管性パーキンソニズム**では，姿勢反射の障害やすくみ足が転倒につながりやすい．姿勢制御のための情報処理には小脳や大脳基底核，大脳皮質が重要な役割を果たしている．したがって**大脳皮質領域や白質の血管性病変**も高齢者の平衡調節障害や転倒の危険因子として重要である．めまいに伴う平衡障害で頻度が高いのは末梢前庭器の障害である．この場合，ロンベルグ検査のように視覚からの入力情報がなくなった場合に転倒のリスクが高くなる．明らかな疾患が特定できない高齢者では加齢に伴う前庭機能の低下が関与していることが多い．

脳内情報処理に影響を与える**向精神薬，抗不安薬，抗うつ薬，睡眠導入薬**などを高齢者が服用している場合は，必要性や最適な投与量を再考する．また，**降圧剤投与**例では，安静時血圧だけでなく，起立性低血圧に関して注意を払う必要がある．

経，前庭神経核，さらに小脳や脳幹などの中枢神経系に観察される．老人におけるこの末梢性前庭の脆弱性により，高齢者においても青・壮年期に発現するめまい疾患の大部分が発症し得るとされる．それがいわゆる「内耳性めまい」や良性発作性頭位めまいなどの末梢性めまいが高齢者でも起こる要因ともなる．一方，**中枢神経の変性により前庭代償不全に伴うめまいの遷延化が生じる**．これが高齢者では慢性的な平衡障害の訴えが多くなる一因である．

3 病理・病態

年齢と共にめまいは起こりやすくなる．老化に加え，高血圧や糖尿病などの持病を持つ人が増えるのが一因と考えられる．

高齢者において発症しやすいめまいの病態は主に**血管硬化，循環障害，退行性変性**などに起因することが多い．例えば，高血圧や糖尿病などで動脈硬化があると，平衡感覚に関わる脳幹や小脳，耳への血流を送る動脈も細くなりがちになる．そのため，急に振り向いたり，見上げたりすると血流が妨げられ，めまいを起こすことがある．

脳卒中に関連するめまいは中枢前庭系の脳血管障害により，主に**中枢前庭系の前庭神経核，中枢連絡路**，あるいは**前庭小脳の血流障害**によって起こる．特に椎骨・脳底動脈系の虚血により中枢性めまいを生ずることが多い．脳幹や小脳などの前庭中枢は主に椎骨・脳底動脈系で支配されており，高血圧や動脈硬化性病変があるときはこの領域に循環障害が生じやすいのである．

もう一つのよくみられるメカニズムは，三半規管を灌流する**内耳動脈**は前下小脳動脈あるいは脳底動脈から直接分岐している．そこで，これらの部位の動脈硬化により末梢前庭系にも影響が生じ，症状として末梢性眩暈を呈する．

めまいを呈する脳血管障害には多くの原因がある．例えば，**虚血性病変**だけでも，脳梗塞の原因になる脳底動脈の病変，おそらく**持続的血流低下**に伴う大脳白質病変や橋の軽い虚血性変化や，脳循環自動調節障害や起立性低血圧などによる**一過性血流低下**，頭位変換・頭頸部回転による**椎骨・脳底動脈系の血流低下**，**鎖骨下動脈盗血**などがあ

げられる．病態生理学的にみても老人の中枢性めまいの過半数は，脳血管の虚血性疾患や椎骨脳底動脈の硬化性病変，脳血流の自動調節能の低下による**血行力学的機序**に基づく脳循環・脳血流の異常が関係するといわれる[18]．脳底動脈閉塞症の77％がめまいを発症するという報告もある．それだから**老人のめまいは椎骨脳底動脈系の重篤な梗塞性，血栓性血管疾患のアラーム**として例えられるのである．高齢者で繰り返しめまいを起こすもので血圧が平素から高いものについては，頸部または脳動脈の硬化がかなり強く起こっていて，脳血流が低下していると思われる．

小脳の循環は大脳よりも血圧降下の影響を受けやすく，**脳幹の前庭神経核は虚血に対し特に脆弱**であるという．また椎骨動脈は加齢により全周性硬化像を呈しそれ自体血流障害をきたしやすく，血圧変動に対しても脳血流を安定に保つ働きが弱い．また，それだけでなく，**循環の自動調節機能も低下**しており，血圧降下により脳循環が障害されやすい．**高齢者に起立性調節障害が多いのはこのためである**．

高齢者のめまいでは「**失神**」を伴うこともある．失神は瞬間だが意識がなくなり，身体のバランスがとれなくなるものをいう．脳に十分な酸素が供給されない状態が短時間生じたため起こる．失神の前段階の状態では，眼前暗黒感や気の遠くなる感じがする．失神は脳に関係する循環障害，特に椎骨脳底動脈の循環不全以外にも心臓疾患，主に**不整脈や起立性低血圧**でも起こる．失神は高齢者の主な転倒の原因にあげられる．

高齢者は複数の疾患を抱えており，それらの治療薬が原因で起こるめまいにも注意を払わなくてはならない．めまいが起こりやすい薬としてあげられる**利尿剤，降圧剤，抗うつ剤**により起立性低血圧が起きる．また，**精神安定剤**の副作用でふらつきが悪化することがある．

4 合併症から見ためまいの診断

高齢者のめまいの患者の診察では，めまいの性質，発症状況とその経過，随伴症状（神経症状の有無等），高血圧，糖尿病等の既往歴等について詳細に問診し，たえず脳血管障害によるめまいを

念頭に置くことが重要である.

　脳循環不全は検査所見の把握が難しい.**MRI**
や MRA で脳幹に明らかな梗塞巣が発見できれ
ば,めまいの病巣として一応診断できる.この状
態に動脈硬化や高血圧症があれば**無症候性脳梗塞**
を合併しやすく,一般脳症状の率も高くなる.そ
れ故に脳循環障害の診断には**神経学的症候の把握**
は重要である.診断のとっかかりとしてまず**脳血**
管障害のリスクファクターが基礎にある場合,ま
ずは脳血管障害によるめまいを疑ってかかる.そ
して,中枢神経疾患・脳血管障害によるめまいと
診断するためには,まず合併する他の症候がある
かを検討する.合併する症候としては,**麻痺や小**
脳失調,感覚障害,嚥下困難などの下位脳神経障
害,脳幹障害等がないかを調べる.

　内頸動脈系の循環不全に起因する症状は**動揺感**
や失神感が多く,それは**数分以内**と短い.しか
し,上小脳動脈,前下小脳動脈,あるいは後下小
脳動脈をはじめ椎骨・脳底動脈系の障害では内
頸動脈系のそれに比べてめまいは激しく,より回
転性である.加えて前下小脳動脈系の障害では難
聴や耳鳴などの合併が70%に認められる.高齢
者故に難聴が多いが,さりとて難聴がめまいに随
伴するものは末梢前庭障害があるものを除き少な
い.このような椎骨脳底動脈系の循環障害のめま
いでは,**口のまわり,手足のしびれ,手足や顔面**
の動きにくさ,ものが二重に見える(複視),頭
痛(後頭部),ろれつが回らない(不明瞭言語),
耳鳴・難聴などの併発する神経症状が参考とな
る.その中で,典型的な椎骨・脳底動脈循環不
全やワレンベルグ症候群は,めまい以外の症状や
神経学的所見から診断は比較的容易であるが,め
まいや浮動感以外に症状がない症例では,小脳障
害や下部脳幹障害を示唆する**下眼瞼向き眼振や注**
視方向交代性眼振に注意する必要がある.

　回転性めまいは,三半規管,前庭神経,前庭神
経核の障害で生じる.前庭神経核は橋から延髄背
側にかけて存在するため,橋や延髄の血管障害に
より第一次前庭神経や前庭神経核が障害を受ける
と回転性めまいを生じる.だから末梢前庭障害に
多い回転性めまいであっても,顔面や体幹の感覚
低下(特に口角のまわりの温痛覚低下),小脳失
調,また嚥下困難などを伴っている場合,ワレン
ベルグ症候群などの脳幹・延髄の血管障害を疑う
必要がある.

　一方,**小脳の出血や梗塞の場合は脳幹障害と異**
なり,麻痺や感覚障害は伴わない.そして,小脳
上部の出血や梗塞では,**構音障害や四肢の失調が**
明らかな場合が多い.小脳上部障害に特徴的な**構**
音障害の診断には「パ・ピ・プ・ペ・ポ」(口唇
音:顔面神経の大まかな評価ができる),「ガ・
ギ・グ・ゲ・ゴ」(口蓋音:迷走神経),「ラ・
リ・ル・レ・ロ」(舌音:舌下神経)などを患者
に発声させて行う.麻痺の検出には**上肢のバレー**
徴候がもちいられる.

　運動失調は,共調運動障害ともいわれ,歩行時
に左右にふらつく,まっすぐに立っていられない
などのバランス障害となって現れる.動作に「ぎ
ごちなさ」がみられる.

　しかし臨床上頻度が高い小脳下部の出血や梗塞
では,構音障害や四肢の運動失調はきたさず,**小**
脳虫部の障害に特徴的な起立・歩行障害が唯一の
鑑別点となる.また,めまい当初より激しい頭
痛,嘔気を伴う場合は小脳出血や梗塞を疑い精査
を要することも大切である.初期症状はめまいの
みでも,時間を経て症状が増悪する場合,進行す
る意識障害を伴う場合には脳底動脈閉塞などの脳
幹梗塞の可能性を考え対処する必要があるだろう.

第2章　脳血管障害とめまい

　高齢者の**非回転性で持続時間のきわめて短いめ**
まいは,一過性の脳循環不全が原因であることが
多い.ただ,加齢に伴って視力の低下や耳・神経
の細胞の老化,筋力の衰えなどが重なると,めま
いの原因がはっきりしないことも多い.

　50歳以上のめまいの原因として脳幹の虚血の

頻度は高い．そこで，中年以降でめまいを訴える患者では，まず椎骨脳底動脈領域の循環不全や脳幹部血管障害を考えなければならない．他方，歳をとると睡眠パターンも変わるだけでなく，自律神経障害も起きていることがある．そのような場合には血圧は変動しやすくなり，ちょっと興奮したり，緊張するだけで一時的に血圧は上昇したりする．外的および精神的な刺激に対してうまく対応できないときにふらつきを覚えるなどといった症状も同様な機序による．高齢者に降圧剤を画一的に投薬していると，血圧が下がりすぎ，回転性めまいを訴えることも多くある．しかし，このような原因にあってもめまいと特に関係するのは交感神経によって調節されている椎骨動脈の血流であって，高齢者の脳血流障害によるめまいの多くは，この**椎骨動脈の循環不全**に起因すると考えられている．めまいという症状が前面に出る脳卒中（脳梗塞・脳出血）は脳幹または小脳の梗塞か出血であることが多い．

めまいを感ずるのは大脳の前庭皮質である．**頭頂葉にある前庭皮質**は前大脳動脈と中大脳動脈の灌流領域のちょうど境界領域にあり，血流が悪くなると容易に障害される．したがって，この部位の出血や梗塞でもめまいを訴えることがある．脳幹部では脳底動脈から血流を受けている**前庭神経核**がめまいに関与しこの部位は脳底動脈の血流不全の影響を受けやすく頻回に障害を起こす．また，**内耳動脈**は他からの血流の補足路はなく，脳底動脈の循環不全は内耳の血流を悪くし，障害を起こすとされる．このように一見，内耳の障害のみのようでであっても原因は脳の血流不全ということが多くあることに注意する．

1　内耳出血

血液疾患に合併して起こることが多い．外傷による側頭骨骨折の結果として起こることもある．出血により内耳のリンパ液に変化が生じ，その結果として感覚細胞，神経に変性をきたすと考えられる．出血は急激に起こるのでめまいも強い．

2　内耳血流障害

耳の奥にある三半規管の異常による「めまい」も，脳の血流と深く関係している．なぜなら，耳の奥の血管は脳の血管から分岐しているので，脳の血流が悪くなると三半規管周辺の血流も悪くなるからである．内耳動脈は主として前下小脳動脈から出る1本の細い終末動脈で，何らかの要因があれば血流障害を起こしやすいと思えるが，しかしその証明は難しい．したがって，**内耳のみの血行障害と内耳を含む前庭神経系全体の血行障害との鑑別は困難である．**

内耳血流障害は脳幹部神経徴候や小脳症状を伴わない突発性内耳障害の大きな要因と思われ，脳血管障害のリスク，すなわち高脂血症，多血症，血液粘性上昇などがあったり，高血圧，末梢血管閉塞症，動脈硬化症などが基礎疾患としてあればめまいの原因として神経症状を伴わない内耳血流障害のような病態も十分考えられる．

3　椎骨脳底動脈循環不全（vertebro-basilar insufficiency：VBI）

1）病因・病態

椎骨脳底動脈系は脳幹・小脳・内耳の支配血管であるので，この系の一過性ないし慢性の血流障害は当然めまいを起こす．つまり椎骨脳底動脈循環不全とは脳動脈硬化などにより椎骨動脈および脳底動脈の循環障害が出現し，灌流域の神経機能不全を一時的にきたす疾患である（血行動態不全説）．

脳底動脈は2本の椎骨動脈から血流を受けるため，一側の椎骨動脈に軽度な血流障害があっても，反対側が十分に代償すれば循環障害による影響は少ないが，さりとて一側椎骨動脈や脳底動脈に狭窄や閉塞があれば，虚血に伴うさまざまな症状が現れる．

この椎骨脳底動脈に急激な血流障害が起これば激しいめまいを，慢性的な血流障害では浮動感を訴えることが多い．そして，そのような場合には**基礎疾患として，高・低血圧症，高脂血症，自律神経失調症，頸椎・頸筋の異常などが存在する**ことが多い．

一般に乏血の易受傷性は，内耳よりも脳幹，小脳部が著明である．中年以降の患者が絶えずふらふらする（動揺感），体が宙に浮く（浮動感）を

訴えた場合には，椎骨脳底動脈不全症をまず疑うべきであろう．

　脳血管撮影や脳循環代謝測定などの治験が積み重ねられ，椎骨脳底循環不全の発症機序としては**脳循環不全 cerebrovascular insufficiency** が重要であることが明らかになった．脳循環不全とは，主幹脳動脈の閉塞や高度狭窄により，その灌流領域の血流がかろうじて保たれている状態を指し，ここにわずかな血圧低下，頸部の回転などによる頭蓋外脳血管の圧迫などが加わると，脳は容易に虚血症状を呈するというものである．例えば脳の血管がかなり狭窄している場合に，血圧がある程度下がると，詰まった血管より先に血液が行きにくくなる．お風呂に入ったあとに血圧が下がるのでめまいがしやすいとか，起き上がったときに起立性低血圧があるときにめまいがしやすいとか，こういったものである．

　そういった循環障害の病態は，脳動脈硬化等の器質的障害と，血圧ないしその変動といった機能性変化の両面から想定することが重要である．とりわけ，椎骨脳底動脈循環不全とは物理的血流動態的要因が強い一種の**血行力学的不全**であるといわれている．それにより引き起こされる症状は一過性脳虚血である．それだから，椎骨脳底動脈循環不全は「**脳血栓，脳塞栓，脳出血，脳梗塞を伴わない一過性虚血**」と定義することもできる．血流不全だから，ほとんどが**動脈硬化，アテローム硬化**がベースにある．脳梗塞の原因として血管攣縮説は現在は否定されている．いずれにしても脳幹にある前庭神経核領域を環流する一側椎骨脳底動脈系の乏血が著明なときは，しばしばめまいと

ともに時に脳神経症状が発現するのである．**それゆえに椎骨・脳底動脈循環不全という病名はこの領域の一過性の脳虚血発作（transient ischemic attack：TIA）を指す**と考えてよいとするのが現在の一般的なコンセンサスである．

2）症状

　VBI では主幹動脈に強度の狭窄，閉塞のある例で，椎骨動脈血流量の左右差により小脳・脳幹および内耳を含めた前庭系の興奮のアンバランスが生じるときにめまいを発症する．めまいの多くは一過性で数分以内の短時間のめまいである．

　脳幹には多数の脳神経核，神経線維が密に集合しているため，虚血の程度と範囲により，**めまい，耳鳴，難聴，複視，嚥下障害，運動失調，片麻痺，感覚障害，構音障害，顔面のしびれ感，視野障害，drop attack（眼前暗黒感）**など椎骨動脈系の症状がさまざまな組み合わせで出現しうる．したがって，椎骨・脳底動脈不全症に特異的な症状はないが，めまいは最も頻度の高い症状の一つである．椎骨・脳底動脈循環不全では**めまいのみの訴えが症例の8割以上を占める**との報告もある．

　めまいは頭部運動や体位変換，排尿排便時などの血圧低下などで起こることが多い．難聴，耳鳴といった蝸牛症状がない**数分から数十分続く浮動性あるいは回転性めまいで，反復する**ことが多い．めまい以外の各種の脳神経症状を随伴することも少なく，また悪心・嘔吐などの自律神経症状も少ない．あるとすれば，一番頻度が高いのは構音障害，それから運動障害，感覚障害，失調症，

▌VBI は椎骨脳底動脈の TIA？

　TIA は正しくは，片麻痺や言語障害などの神経症状が一過性にみられるもので未完成の脳梗塞と考えられている．TIA の多くは，脳の近位部に動脈硬化があり，その動脈硬化巣から血栓が飛び，脳の先の血管に引っかかることによっておこる．しかし，一般に椎骨・脳底動脈系の血管は内頸動脈系に比べて血栓症は生じにくく，TIA では意識消失を伴うことはほとんどない．また，TIA では神経症状の持続は**24時間以内と定義**されているが，椎骨脳底動脈循環不全（VBI）という場合のめまいの持続時間についてはいまだ曖昧である．VBI は椎骨脳底動脈系の血流障害に基づく病態論的なめまいの，TIA は脳梗塞の前段階としての違った疾患概念として双方を捉えるべきであるという考えもある．

少しふらつきがあるとか，バランスが悪くなるとか，そういうものがめまいと同時にある．意識喪失ということには普通はならない．

めまいは**椎骨動脈や後下小脳動脈の特定の部位の循環障害**では，主として前庭神経核，小脳脚，傍舌下神経核などが障害を受けるため，めまいに伴い中枢性めまいに特徴的な**垂直性眼振**などがときどき見かけられる．これに対し**前下小脳動脈域の循環障害**では前下小脳動脈は中枢神経系に加え，内耳の循環も司っているため，末梢性のめまいに特徴的な蝸牛症状がみられることがある．

一過性脳虚血発作（TIA）が内頸動脈系で起きるとどうだろう．内頸動脈のTIAでは最も虚血に弱い部分（多くは穿通枝領域の基底核や放線冠）に脳梗塞を生じ，**ふわふわ浮くような感じのめまい**，あるいは眼前暗黒感（突然に一過性に片目が見えなくなる）の発作が多く，片側の四肢のしびれ，不全麻痺，失語・失認などの大脳皮質症状を伴うことが多い．だがこの場合でも，TIAはあくまでも一過性の脳の先の局所脳虚血 focal cerebral ischemia による症状であり，特殊な例を除いて意識を失うことはない．**意識を失うのは全脳虚血 global ischemia の場合**である．これは心拍出量が低下する心疾患で生じる現象であり，意識消失がみられるときはTIAより反射性失神である血管迷走神経反射や起立性低血圧（自律神経障害）による失神，脳神経の異常による失神（パーキンソン病など神経変性疾患，てんかんなど），不整脈（心原性失神）であり，意識消失

（失神）が見られるときはTIAよりまずこれらの原因を疑うべきである．心原性失神の原因の多くは不整脈による．このような患者に接したらまず率先して循環器内科，救急科，神経内科，精神科を紹介すべきである．

椎骨脳底動脈系のTIAすなわちVBIは，めまい発作を繰り返しているうちに小脳や脳幹の梗塞へと発展していく．このめまいが末梢性のめまいか，中枢性のめまいかの**鑑別のポイント**は，他の椎骨脳底動脈系の神経症状（小脳・脳幹症状）を伴っているかどうかということと，眼振がある場合には垂直性眼振や水平性の注視眼振など，中枢性の特徴を有する眼振であるかどうかである．

3）診断

椎骨・脳底動脈系のVBIは主に問診だけで診断するので，めまい以外の状況証拠をどのくらいもっているかが診断には重要である．例えばMRIをとり，無症候性の梗塞があるか，あるいはMRAや頸動脈エコーなどで頸動脈病変（プラークという粥腫斑の有無）があるかどうかを検索することがこの場合意味を持つ．しかし，これらの検査に異常がないとしても椎骨動脈系のVBIの可能性を完全には否定することはできない．病歴があいまいで判断に苦しむ症例は「VBI疑い」として，VBIに準じた対応をしつつ経過をみるべきである．VBIは耳鼻科医にとっても，脳卒中非専門医にとっても最も誤診率の高い疾患であるといわれる．

▌いかに失神患者を診るか

意識消失発作（失神）とは，脳全体の血流が何らかの原因で低下してひきおこされる意識消失のことを示している．通常は数秒から数分以内に回復し，後遺症を残さないことが特徴である．脳血流が軽度であれば，めまいやふらつき，目の前がくらくなる程度のいわゆる"**前失神**"で済むものもあるが，血流低下が遷延すると全身の痙攣を伴うこともある．

耳鼻咽喉科領域でも失神を訴える患者に遭遇することがある．椎骨動脈循環不全とて，椎骨動脈は左右にあるから通常は一側が圧迫されても反対側に血液が流れていればめまいは起きても失神は起こらないとされる．しかし，反対側が低形成の場合は失神を起こすことがある．失神の原因は多岐にわたる．それ故に，多くの診療科が関わっている．この領域は診療横断的な知識と経験が要求されるため，耳鼻咽喉科医とて失神の特徴をあらかじめ知っておく必要がある．

188　耳科学

診断はまず**問診と神経学的ならびに神経耳科学的検査**を十分に行うことから始まる．そこで，まず，患者さんが血管障害のリスクファクターをもっているかどうか．年齢もそうだが，高血圧，糖尿病，脂質異常，あるいはほかに冠動脈疾患とか末梢動脈疾患とかを合併しているかをきちんと聞き，耳鼻科的，神経耳科的検査を行う．

その結果，椎骨脳底動脈系の血管病変が疑われたら，CT を取らず，すぐに **MRI と MR angiography（MRA：磁気共鳴血管造影法），可能であれば頸動脈エコー**を行う．頸動脈エコーでは，頸部動脈に壁在血栓を確認しうることがある．

後頭蓋窩領域のめまいの原因診断には，アーチファクトが少なく，脳幹や小脳の小さな梗塞の検出に優れている MRI が CT よりも有利である．また，MRA では椎骨動脈や脳底動脈の蛇行・屈曲・走行異常や血管の狭窄・閉塞などの血管性病変を同定できる．そして脳幹や小脳自体には明らかな病変を認めなかったり，椎骨動脈，脳底動脈がまったく動脈硬化もない場合には，椎骨・脳底動脈循環不全は一応否定的といえるだろう．

だが VBI では CT scan で病巣は認められないが，MRI の T2 強調画像でみるとテント下，特に延髄から橋にかけて前庭神経核領域付近に虚血性病変である微小梗塞 lacuna や，MRI の T1 強調画像でみられる低信号域の存在（**slow blood flow** は血管内の血流遅延を意味する）などがみられるならめまいに関係する VBI の所見と考えることもできる（**表2**）．上記の**無症候性脳梗塞（ラクナ梗塞）**は無症候性脳血管障害の診断基準によると，MRI などの**画像上偶然に発見された脳梗塞**で，病巣に対応する脳梗塞の既往も神経症候も認められないものを無症候性脳梗塞と呼ぶ．加えて MRA で少なくとも 50％以上の動脈の狭窄性の所見がみつかれば，そして症状とその部位が合えば椎骨・脳底動脈循環不全の確率は高いと考えることもできよう．

そして，さらにこれらの所見に**変形性頸椎症**に伴う**椎骨脳底動脈の狭窄・蛇行・屈曲の所見，起立性低血圧や高血圧，糖尿病，高脂血症，喫煙な**どの脳卒中のリスクファクターが加われば血行動態性 VBI のめまいの原因としての可能性が一層

表2　椎骨・脳底動脈循環不全症の診断基準抜粋

概念：VA 血流量の一過性減少（1962 Wukkuansm Wilson）
診断：脳卒中のリスクファクターがある．
首回し，過伸展，体位変換でめまいが誘発される．
回転性＞浮動性＞眼前暗黒感
随伴症状｛複視，運動失調，構音障害，感覚障害｝
聴覚症状
脳神経症状
検査：首回し，過伸展で発作性めまい，霧視，眼振出現
Adison 徴候｛頸部の伸・捻転で橈骨動脈拍が減少｝
頸動脈ドップラーにて VA 血流の病的な左右差
変形性頸椎症
首回し，過伸展で VA 走行異常
MRI（T2 強調画像）で延髄から橋にかけて微小 lacuna
MRI（T1 強調画像）で低信号域 slow blood flow
MRA で 50％異常の動脈性狭窄所見

VA：椎骨・脳底動脈
（伊藤彰紀[1]，2010 を改変）

高まる．VBI に伴うめまいは疲労，感情不安，かぜなどでもしばしばみられる．つまり，**画像診断や頸動脈エコーで確認したごとく，かろうじて血流が保たれている状態のときでも，何らかの原因で血液の流れが弱くなると VBI としてのめまいが出現する**とも考えることができる．

MRI でも責任病巣が検出できないときは，他の神経症状が伴うまでは VBI と確信しにくいが，「画像に所見がないからといって，脳血流障害がない」ということでもない．脳血流障害があっても，梗塞として画像に現れる「閾値」がある．それより悪くならないと陽性所見を示さないということが画像診断を中心とした VBI の診断であり，限界である．それゆえに，脳血管循環不全の証明は，種々の検査法が発達した今日においても容易ではなく椎骨・脳底動脈不全症の診断は，常に曖昧さがつきまとう疾患名なのである．そこで VBI の診断には神経耳科学的な所見を中

心とした状況証拠を集めることが重要性を増す．VBI を考える状況証拠として重要な点に，①脳血管障害のリスクを有する，②突然発症，数日から週単位でめまいが頻回に再発し，持続が分単位である，③多くは聴力低下や耳鳴りを伴わない，④ときに垂直性眼振や注視眼振がみられる，などがある．

4）治療

近年は MRI や MRA，３D-CTA といった画像診断が進歩してきたことから，VBI と診断された病態でも脳幹の微細な梗塞やラクナ梗塞であることが多いと確認できるようになった．**VBI のベースには血管障害で狭窄性の病変があることが多いので VBI の治療は抗血栓療法が第一選択となる**．本疾患が疑われる場合には，高血圧，糖尿病，高脂血症などの基礎疾患の治療とともに，血小板凝集抑制を目的に**バファリン**®，**クロピドグレル**，**シロスタゾール**などを投与する．また薬物治療として，一般的に脳循環代謝改善薬を用いることが多いが，その目的で脳の生理的活性物質である ATP（アデホス®180 mg/ 日），脳循環改善薬のイブジラスト（ケタス®30 mg/ 日）などを投薬する．

VBI には動脈硬化を伴う症例が多いので，VBI の予防にはその危険因子の管理，血圧のコントロールが重要となる．動脈硬化は，加齢とともに誰にでも起こるが，脂肪分の多い食事や運動不足の生活を続けていると進行が早くなる．

5）VBI の予後

VBI を取り扱う際には，TIA の診断，予後についても知っておく必要がある．

近年では**脳卒中の７割以上を脳梗塞**が占めるようになっている．**脳梗塞の既往歴を聞くと，約30％，３割の方が TIA らしい症状を経験している**．一方で，TIA からみると，１回以上 **TIA を経験した症例の1/3以上は後に脳卒中を発症する**ので（３年以内に20〜30％は完成型脳卒中へ移行するもといわれる）これらは**脳梗塞（特にアテローム性血栓性梗塞）の前兆つまり TIA は大きな脳梗塞が近々起こることを示す強力な予測因**子ともいえる．そういう意味でいえば，TIA は**一過性で可逆性の脳卒中の症状**とも，脳梗塞の軽い発作とも，**脳梗塞の警告症状**ともいえるので，短期間に症状が頻発する場合（crescendo TIA）は大きな脳梗塞発作が起こる危険が高いと考えられる．

VBI の予後を TIA と関連づけてみた報告は未だ少なく，VBI を大きな脳卒中のリスクファクターとみるエビデンスはないが，VBI を TIA の前段とみれば，**TIA または VBI を適切に治療・管理することは脳梗塞発症を予防するうえで非常に重要であると思われる**．

4 解離性脳動脈瘤

1）病態

椎骨脳底動脈流域の梗塞は脳幹や小脳に障害をきたすことが多く，ときには致死的な経過を示す．原因として**高齢者では血栓性閉塞が大部分であるが，青壮年層においては椎骨・脳底動脈解離が多い（スポーツの外傷時）**．危険因子として高血圧，脂質異常症，耐糖能異常，喫煙が重要とされる．

クモ膜下出血は脳動脈瘤の破裂によって起こる．一般的にそういう脳動脈瘤とは脳動脈の分岐部から発生する風船のような形をした囊状動脈瘤である．発生部位は前交連動脈，後交連動脈，脳底動脈の順といわれている．このような動脈瘤は，通常何年もかかって形成されると考えられるので，普通は脳ドック等で MR アンギオグラフィ（MRA）を施行されて未破裂の状態で発見される．これに対して，脳血管自体が膨らんでできる本幹脳動脈瘤群がある．**急性解離性脳動脈瘤は，脳動脈の内側にある弾性線維が集中した内弾性板が急激に断裂して，血流が中膜平滑筋内に侵入することによって生じる本幹動脈瘤である**．内膜と中膜で解離が起きると，内膜は内側に圧迫され血管腔を狭窄または閉塞する．内膜と外膜の間で解離が起きると外膜はさらに外側に突出して外壁が破綻するとクモ膜下出血となる．この場合，解離時の血管壁損傷の痛みに続いてクモ膜下出血の頭痛が出現し２相性の頭痛となる．**解離性脳動脈瘤は椎骨動脈が硬膜を貫いてから両側の椎骨**

動脈が合流するまでの部位に**好発**し，理由は不明だが右側に多い．外見上**紡錘状**をしている場合が多い．病理構造は個々に異なり，安全で無症状なものもあるが，クモ膜下出血（約6割），脳梗塞（約3割）を生じたり，進行性に増大していくものもある．解離性の脳動脈瘤によるクモ膜下出血は動脈瘤発生から数日以内で生じることがほとんどである．クモ膜下出血の生存入院例のうち，**約3％が解離性脳動脈瘤，約97％が嚢状動脈瘤**によるものであるとされている．

2）症状・診断

通常，この動脈瘤発生の時点で**頭痛とそれに続発する意識障害やめまい**があるのが特徴である．要するに動脈の壁が剥がれたような状態であり，外側に膨らんで破裂する場合はクモ膜下出血を生じ，解離した部位で狭窄や血管が閉塞すれば脳梗塞（**延髄外側症候群 Wallenberg 症候群**）を生じる．椎骨・脳底動脈解離で認められる「**突然の激しい頭痛・後頭部痛・頸部痛**」と**めまい症状**は，突然死に至る脳血管障害の唯一の初期徴候である．めまいがなく痛みのみのものも7％位ある．椎骨動脈の血管壁は第2，3頸神経に支配されており，痛みはこの神経支配領域へと投射され，後頭部や頸部に痛みを感じる．このように頭痛の発症様式が「突発持続」である場合，症状の強さや神経症状の有無にかかわらず血管病変を疑うのが常識である．**狭窄や瘤形成の病変は，経過とともに短期間にダイナミックに変化しやすいことも知られている．降圧療法を行うことで予後良好な例が多い．**

画像診断の進歩，特に MRA，3 D-CT による非侵襲血管撮影の普及により，解離性脳動脈瘤の報告が近年増加している．非外傷性頭蓋内解離性動脈病変の全国調査では椎骨脳底動脈系が93％を占め，内頸動脈系よりもきわめて多いので，耳鼻咽喉科医も知識として解離性脳動脈瘤をよく知ってかかる必要がある．

近年では通常の MRI のほかに椎骨動脈の外観を簡便に描出できる **BPAS：basi-parallel anatomical scanning** という方法があり，動脈解離の血管壁の形態をよく観察できる．

3）治療

治療は脳神経外科専門医に委ねる．脳虚血などがあった場合は，普通の脳梗塞と同様にワルファリン，ヘパリンを投与する．解離した血管が大きくなった場合は，トラッピング術を施行することもある．基本は保存的療法と血圧管理である．

脳動脈硬化症の概念と診断

厚生省研究班による脳動脈硬化症の診断基準（1985年に改訂）では「脳動脈硬化症は脳循環障害によると思われる自覚症状，精神症状を有するが，脳の局所徴候がなく，X線CTでも局所性異常を認めないもの」であり，本病名は他の疾患がすべて除外されない限り用いないことが望ましいとされた．

脳の動脈硬化に起因する脳循環障害によって，頭重，めまい，しびれ感などの自覚症状や意欲・自発性の低下などの精神症状が出現し得ることは間違いないが，そのような例では，CTでは局所性異常を認めなくとも，MRIでは，脳梗塞，ことに多発性脳梗塞を認めることが多い．

そして，1986年の文部省の多発性脳梗塞の診断基準では，従来，脳動脈硬化症の症状とされていた諸症状は**多発性脳梗塞**に含まれており，注釈において，脳動脈硬化症という病名は用いないと明記されている．したがって，現在は脳動脈硬化症という病名は事実上消滅したことになる．

動脈硬化を画像的に評価するとなると，現在では**頸動脈エコー**が一番普及している．頸動脈エコーをしたときのポイントは2つある．狭窄率とプラークの質である．**狭窄率**に関しては，中等度以上の狭窄，50％以上では早めに専門医に紹介する．**プラークの質**は，軟らかいプラークなのか，硬いプラークなのか，あるいは潰瘍を形成しているのか．動きが見られるモバイルプラークなのか，などをチェックし，その危険性を判断する．

5 無症候性脳梗塞（ラクナ梗塞）

1）頻度

脳ドックでは MRI T2 強調画像で高信号を呈し，無症候性脳梗塞と認められるものは約 7% 前後認められる．検出頻度は年齢とともに上昇し，30 代ではほとんど検出されないが，40 歳代後半から次第にみられるようになり，70 代では 30% 程度に見出される．また，ルーチンの MRI 検査でも 5〜17% に認められるとされる．高血圧とか糖尿病といった危険因子があると，大体 30 数% にいわゆる無症候性ラクナ梗塞が認められるという報告もある．それが多数発生すると多発性脳梗塞と呼ばれる．

2）病因

MRI で検出される無症候性脳梗塞の大半は，末梢部で，吻合も分枝もない細動脈硬化に起因すると思われるラクナ梗塞 lacuna infarction（微小梗塞）で，基底核，視床，内包，橋底部などに直径 3 mm 以上 15 mm 以内，境界明瞭な不均質不整形（小円形または不規則な形）の T2 高信号，T1 低信号域として認められる．この無症候性脳梗塞の危険因子は，加齢，高血圧，高脂血症，心房細動，頸動脈病変，糖尿病，喫煙があげられる．このうち高血圧の関与（40〜70%）が最も重要である．

3）ラクナ梗塞がもつ意味

この無症候性脳梗塞は脳梗塞の前段階といえる病態である．ラクナ梗塞のような小さな梗塞がたくさんあるということは，慢性的に循環不全を起こしているということである．

高血圧の合併が多いことから，細動脈硬化（穿通枝の粥状硬化マイクロアテローム）を基盤とした慢性脳循環不全の存在が示唆される．血栓性のものが多いが，血行力学性のものも含まれているであろうといわれている．

動脈硬化を背景とした VBI の多くに，頭部 MRI で微小梗塞が証明されることは少なくない．めまい以外にあまり症状がない椎骨脳底動脈循環不全症疑い例の 50% 近く大脳基底核に，5% に橋底部に MRI T2 強調画像で高信号がみられる．これらの例では脳底動脈の血流不全を示していると解釈されている．したがって，この梗塞の描出は椎骨脳底動脈循環不全が存在する傍証になる．主幹動脈には狭窄症状はない．

ある報告によると無症候性の有所見者の脳卒中年間発症率は約 3%（無所見者は 0.3%）と 10 倍も高い．ラクナ梗塞のような小さな梗塞を持つ人の脳の血流量は減少しているだろうから，めまいを繰り返しているうちに，本格的な脳梗塞になってしまうこともあるといわれる．

脳の血流は，血圧の変動に対して一定の血液量を自動的に調節している．その自動調節能は高血圧や高齢の方ではだんだんと失われてきていて，少し高めにセッティングされている．そうすると血圧をあまり下げすぎると，その自動調節能の下限域を割って，血行力学的にも脳循環不全が生じやすいともいわれる．

脳梗塞患者の 10〜20% にめまいを認めるという報告がある．しかし，その小さな梗塞がめまいの原因かどうかも断言できないが，天幕上にある視床は，脳のみならず耳（内耳から前庭神経核），頸（深部体性知覚）と連携する重要な場所なので，この場所の微小梗塞によりめまいが生じるという考えは十分に肯定できる．

6 脳幹病変とめまい（延髄外側症候群「ワレンベルグ症候群」と橋下部外側症候群）

1）病態

脳幹には，Ⅲ〜ⅩⅡ脳神経核と，運動および感覚に関する上行性，下行性の線維が走っている．また，脳幹はそのいずれのレベルでも小脳と連絡している．脳幹障害の部位診断には，脳幹に存在する脳神経核と髄内を走る脳神経の障害，感覚障害の部位と分布，錐体路症状・小脳症状などを手がかりにする．この部位は閉塞動脈によって特有の神経症状の組み合わせがみられる．

椎骨脳底動脈系の完全遮断や出血は脳幹・小脳の実質に急激な病変をきたす．めまいをきたしやすいのは前庭神経核のある橋から延髄の背側核を含む病変と小脳の病変である．したがって，小

脳・脳幹の梗塞，出血による激しいめまいは生命の危険を表すサインである．この場合，硬膜や血管が刺激され**激しい頭痛を伴い，回転性めまいとともに悪心・嘔吐，起立歩行障害**が著明である．

2）後下小脳動脈域の梗塞

この部位の侵害でみられる正面あるいは左右注視時の回旋性眼振は，**ワレンベルグ症候群（図2）**に特徴的な眼振だが，ワレンベルグ症候群に限らず脳幹・延髄領域の病変で出現する眼振である．この侵害領域に上・中・下前庭神経核が含まれているために回旋性眼振が出現すると考えられている．ワレンベルグ症候群では例外として純回旋性方向固定性注視眼振を認めることがある．方向固定性注視眼振は，原則的には末梢性前庭障害で認められる眼振でもあるので注意を要する．

脳底動脈や**後下小脳動脈（PICA）の閉塞**による延髄外側症候群では回転性めまい，嘔吐，眼振，構音障害，嚥下障害，嗄声，ホルネル症候群，小脳失調，同側顔面と対側上下肢の表面知覚低下と多彩な症状がみられ，その特徴的な所見から判断がつきやすい．

前庭神経核より頭側には，外転神経核などの動眼系の神経核群があり，この部位の障害では眼球運動障害や複視を訴える．前庭神経核よりも尾側の虚血では，三叉神経脊髄路核の障害により障害側の口唇周囲の痛覚の低下が，迷走神経背側運動核の障害により障害側の軟口蓋や声帯麻痺，構音障害や嚥下障害が，交感神経下行路の障害ではホルネル Horner 症候群（眼瞼下垂，縮瞳，眼球陥凹）が認められる．そこで，この部位のめまい患者には，①複視，②口の回りのしびれ，③口のもつれ，④嚥下障害がなかったかを問診し，他覚的にもチェックする必要がある．このうち，**嚥下障害**が最も高率に発現する．軽いワレンベルグ症候群では発症から3か月で嚥下障害はほとんど消失する．

椎骨動脈解離は，大動脈解離と同様の機序で血管壁内に偽腔を形成する病態だが，脳幹部梗塞の一つである**ワレンベルグ症候群の多くが椎骨動脈解離を原因としている**ことが最近明らかになってきた．それにつれ最近では若年男子に解離性動脈瘤による**延髄外側症候群**が多く報告されている．ワレンベルグ症候群は脳血管障害のリスク因子のない若い人にも起こることがあり，脳動脈硬化を有する年齢だけでこの病気は除外することはできない理由である．

3）前下小脳動脈域の梗塞

前下小脳動脈（AICA）は一般に脳底動脈の中央部から分岐し，その灌流域は**橋下部から延髄上部，小脳片葉にかけて**で，この範囲には三叉神経核，顔面神経核，聴神経と蝸牛神経核，前庭神経核が含まれている．そのため，この動脈の閉塞によって生じる症候群を**橋下部外側症候群**と呼ぶ．

AICA の梗塞は橋下部外側に小梗塞をもたらすが，**めまいに加え，難聴・耳鳴，障害側小脳症状，橋外側症候（顔面感覚障害，体側温痛覚障**

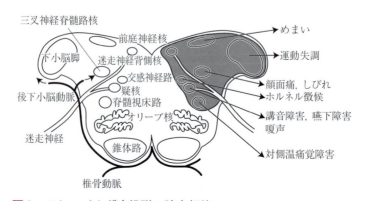

図2 ワレンベルグ症候群の障害部位
（新耳鼻咽喉科学，南山堂，1995）

害，顔面麻痺など）を合併すると本症が疑われる．しかし，前下小脳動脈はバリエーションが多く，後下小脳動脈や上小脳動脈との豊富な側副血行路を有しているために定型的症状が出そろうことは少なく，一過性に一部の症状しか出現しない場合の方が多いといわれ，またその症状も経過に伴って改善することが多いのも特徴である．

前下小脳動脈の灌流領域には末梢前庭器も含まれる．それ故に，この部位の小脳・脳幹梗塞の原因である脳循環障害が末梢前庭器に影響を及ぼす可能性もあり，橋下部外側症候群のめまいが**末梢性めまいと鑑別困難なものもある**．回転性めまいで発症し，難聴，耳鳴を伴う本症の初期には**突発性難聴**と診断されやすいことに注意を払う必要がある．

いうまでもなく AICA の梗塞の聴覚・前庭障害は内耳動脈の閉塞によるものであり，同側の聴力障害や耳鳴，めまいが突発する．神経学的症状（顔面麻痺など）はめまいや聴力障害に後れて出現することや，突発性難聴では嘔吐や強度のめまいのための制約から初期には詳細な症状・所見の把握が困難なことがあり，中枢性めまいを見逃すこともあることに注意がいる．そういうこともあるので**突発性難聴では高齢者や糖尿病，高血圧といった既往のある症例のめまいにはより慎重な対応が必要**なのである．

AICA に関しては MRA を撮ってもその解剖学的性質により，正常例でも描出困難な例があるが，やはり中枢疾患であるとの最終診断は画像で責任病巣を確認することにより得られるものである．AICA 領域の循環障害は，PICA 領域の循環障害に比較すると稀であるとされている．

7 小脳梗塞

1）病因・病態

中枢性めまいのうち小脳梗塞は 2％前後と報告されている．そして，小脳梗塞は脳梗塞の約 2％である．その 1/4 に一過性脳虚血発作（TIA）**が先行する**との報告がある．

小脳は椎骨・脳底動脈系の 3 分枝，すなわち**上小脳動脈（SCA），後下小脳動脈（PICA）**（この 2 つで小脳梗塞全体の 90％前後を占める），**前下小脳動脈（AICA）灌流域**で，これらの動脈は脳幹も灌流する．したがって，小脳梗塞では脳幹梗塞を合併することも多い．各分枝には血管吻合があるので，実際，梗塞の発生頻度はテント下（小脳・脳幹）ではテント上（大脳）より低い．

小脳梗塞の原因として多いものは多発性脳梗塞，心原性塞栓・アテローム性動脈硬化病変による椎骨動脈からの塞栓，動脈解離等があげられる．したがって，脳血管障害のリスクファクターを有する 60 歳以上のめまい患者は，常に小脳梗塞も念頭に置く必要がある．小脳梗塞では**めまい，嘔吐，運動失調**などは初期から認められ，CT，MRI などによって診断される．

2）画像診断

後下小脳動脈は内側枝と外側枝からなるが，小脳梗塞上のめまいは内側枝閉塞によるものであり，画像上は下部小脳背内側部に扇状の梗塞像を呈する．

テント上の脳梗塞は，発症 1 時間後から 6 時

▌交代性片麻痺－一側性脳幹症候群

一側の眼，顔あるいは舌に生じた神経症候に対側上下肢の神経症候が加わった場合，例えば，右顔面神経麻痺と左片麻痺が合併したような場合，これを交代性麻痺と呼び，一側脳幹病変に特異的な神経症候である．

中脳，橋，延髄にはⅢからⅩⅡまでの脳神経核が存在し，脳幹病変で脳神経核あるいは神経根が一側性に障害されることにより，障害側の脳神経症候が出現する．一方，四肢の運動を支配する錐体路は延髄下部で対側に交叉するため，脳幹病変では対側の上下肢の神経症候を呈する．このため，脳神経領域と四肢で神経症候が左右交代することになるのはこの部位の麻痺の特徴である．

間以内に early CT sign が描出され，CT でも比較的早期に検出できる．しかし，小脳のある後頭蓋窩は骨による artifact の影響で，CT では発症早期にテント下の脳梗塞を検出することは困難であるといわれる．**CT で最も早く小脳梗塞を描出できるのは発症から少なくとも 12 時間たってからである**．それに較べ，**MRI はより感度が高く，拡散強調画像（DWI）を用いれば発症 2 時間以降の梗塞巣を描出できる**とされる．脳梗塞は **MRI で T1 強調画像では低信号，T2 強調画像では高信号**を呈する．脳塞栓症では出血性梗塞を呈することが多く，T1 強調画像にて高信号域が混在する．完成された梗塞巣は，MRI 上長期にわたって明瞭に描出されるために，新鮮例か，陳旧例かを鑑別する必要がある．

　小脳や脳幹の小梗塞は，大部分は頭部 CT では病巣を同定できない．したがって，画像診断を過信しすぎず，たとえ CT や MRI の拡散強調画像で病巣が同定されなくても神経徴候を認める場合は専門科に依頼し入院加療を行うことが必要である．

3）症状・診断（表 3）

　後下小脳動脈領域の小脳梗塞ではめまい，頭痛，歩行障害が 3 主徴で，上小脳動脈領域の梗塞（小脳失調や構音障害が主）に比較するとめまいの頻度が高い．しかし，大梗塞では脳幹を圧迫し，水頭症を合併し，意識障害を生ずることさえある．

　小脳障害全般の最も顕著な症状は，**めまい，協調運動すなわち運動失調**である．**起立時や座位での姿勢の異常や歩行障害は躯幹の運動失調**といえる．ベッドから移動時の数歩の歩行，自力で座位が保持できるか否かも失調の有無を鑑別するために重要である．**構音障害では「ゆっくりした話し方」「ラ行の発音が下手」に注意**．

　眼振が激しくないにもかかわらず，**めまい，頭重感が強い時は，中枢性めまいを疑う．小脳梗塞での自発性めまいは橋外側症候と同様にごく軽く，誘発性めまいも軽微のことが多い**．回転性めまいが 30％位で，残りは**浮動性めまい**である．

　だが，めまいのみを訴えて受診する小脳梗塞症

表 3　小脳障害の臨床的な特徴

①自覚症状として
　a．歩行時の不安定感，典型例は千鳥足歩行．バランスを取ろうとして，両足を左右に開いて，手を一生懸命に動かす（開脚歩行）．小脳症状が少しでもあると，爪先とかかとをつけながら歩く継ぎ足歩行や，右足の前に左足を出してそのまま立つマンのテストができない．
　b．対象物が上下にゆれる垂直性の動揺視（vertical oscillopsia）

②他覚的所見として
　a．自発性異常眼球運動として自発性下眼瞼向き垂直眼振（spontaneous down beat nystagmus），方向交代性眼振
　b．矢状面での頭位変換眼振検査でより増強
　c．視標追跡検査では水平性眼振運動は円滑でなく，垂直性視標追跡検査では視標が下方へ移動すると下眼瞼向き垂直眼振が増強する．

例も少なからず存在（約 10％）し，そのようなケースは特に PICA に多い．後下小脳動脈の灌流域である小脳下面の障害では，後下小脳動脈自体が variation に富んでいることや，他の動脈との吻合が多いことから症状や所見が不定で，しばしば一過性であり，小脳半球症状も出現しにくく，めまいのみのこともある．このように神経学的検査で異常所見を認めないめまいを **isolated vertigo** と呼ぶ．**下部小脳梗塞**は，このように前庭神経炎に似た症状を呈するので診断上注意を要する（偽性前庭症候群）．

　なお PICA 動脈領域の小脳梗塞症では，内耳障害と鑑別がつかない定方向性の水平性眼振が認められることもある．加えて眼振が軽減した後も悪心・嘔吐などの自律神経症状が強く，**小脳梗塞ではしばしば数か月にわたって発作性頭位眼振が持続する**．

　内耳からくるめまいと異なる点は，**小脳梗塞によるめまいは耳鳴を伴わない**．小脳梗塞では一方向性眼振もあるが，よく観察すると**注視方向性眼振や下眼瞼向き眼振**が観察されるし，**起立障害，歩行障害が強い**．小脳梗塞患者の 80％には歩行障害や中枢性の方向交代性眼振のいずれかの症状が認められる．それでも確かに小脳梗塞では末梢

前庭障害との鑑別が非常に難しい例もある．そのような場合は脳血管疾患全般にいえることだが，**突然発症である場合，高血圧など血管リスクが高い場合には脳梗塞の可能性が高いことを常に念頭に置いて診断する心がまえが重要である．**

4）治療・予後

治療は内科専門医に一任するが，耳鼻科医としては必要な意見を具申する．

小脳梗塞に浮腫が加わって脳幹を圧迫し，昏睡，四肢麻痺に陥ることもある．このような時は緊急に decompression を図る必要がある．**下部小脳梗塞の予後は通常良好**であり，次第に失調性歩行や頭位変換時のめまい感は薄らいでいく．

8 小脳出血

1）症候

高血圧の人に多く（60～90%），脳出血の10～16%を占める．急性発症の激しい**頭痛（後頭部痛），回転性めまい，嘔吐**などを呈する（小脳出血の3主徴）．耳閉感や耳鳴を伴うことも少なくない．さらに運動失調のため歩行障害を訴え，やがて意識障害を示すような大出血をきたす場合がある．めまいと嘔吐で発症するため，末梢性めまいと誤診する危険性があるが，**クモ膜下出血による強い頭痛を伴うのが小脳出血の最大の特徴である．回転性めまいとともに強い頭痛を訴え，麻痺もないのに歩けない，立てない**（astasia：筋肉トーヌスの低下による）というときには，小脳出血が強く疑われる．

小出血では意識障害はないが，意識障害がある場合は血腫の脳幹（橋）圧迫による．橋に出血を起こすと，初めから昏睡や呼吸障害を起こすことが多い．脳幹機能が完全に切断されると，手足の麻痺や，体がこわばる除脳硬直をみることがある．この場合に起きるめまいも回転性で，嘔吐を伴い，上下（縦）方向に回ることが多い．

2）診断

軽症型～中等症型までは，意識も清明であることが多く，末梢前庭めまいとよく似ているので診断は疑いを持つことが重要である．小脳症状は必ずしもみられないが，小脳ヘルニアを起こすことがあり，CT，MRI で診断を確定することが重要である．ことに新鮮な血腫は発症直後から CT 上高吸収域を呈するので，CT でも容易に診断できる．若年者の小脳出血は海綿状血管腫などの血管奇形が鑑別診断にあげられる．ちなみに海綿状血管腫は，人口の0.5～0.8%と比較的高頻度にみられ，脳に最も多くみられる．治療は内科に依頼する．

9 神経血管圧迫症候群（neuro-vascular compression syndrome：NVCS）

1）病態

これまで脳血管障害は，①出血性（クモ膜下出血，脳内出血），②乏血性（脳血栓，脳梗塞，脳循環不全）の2種しかないと信じられてきたが，近年，第三の脳血管障害として，③神経血管圧迫症候群の存在が確認されてきた．NVCS のめまい，耳鳴の発症機序としては脳神経に接する血管の圧迫部位で隣接する神経の軸索間で，神経興奮の伝達が生じ，その異常興奮により症状が出現するという説がある．

先天性もしくは動脈硬化によって長すぎる脳動脈（椎骨動脈，**前下小脳動脈**やその分枝）が内耳道口付近で脳神経を圧迫して起こる症候群で，前庭神経を圧迫すればめまいのみが，前庭神経と蝸牛神経を同時に圧迫すれば耳鳴を伴うめまいが発生する．**血管の蛇行は動脈硬化症変化に伴い顕著になるので，50歳以降に発症しやすくなる．**

2）症状・診断

耳鳴を伴う，伴わないは別として，NVCS によるめまいの特徴は**瞬間的なめまいを群発**することで，難治性である．回転性，浮動性，動揺視等のめまいが，数週間以上もしつこく起こる場合は本症候群を疑う．**間欠性のめまいと耳鳴が同期**することもある．しかも**耳鳴は特殊な音色**（例：ケタケタ，ピリピリ，バリバリ，チリチリなど，蝸牛性耳鳴と異なる）で耳鳴やめまいの**持続時間は**

数秒から数十秒と短く，1日に数回から数十回出現する．めまいは下を向いた時に出現し，上を向くと消失するなど，**頭位の変化に影響を受ける**．頭位性めまいは，従来，末梢性（良性頭位性めまい症）と中枢性（前庭小脳を中心とする中枢性頭位性めまい症）の2つと考えられていたが，本症も**頭位性めまいの鑑別診断**に加える必要がある．また，患側の耳鳴とめまいが同時に発症する場合が多いことから，**メニエール病との鑑別**も要する．

NVCS は一側性である．**ABR は後迷路障害**（ABR のⅠ-Ⅲ波間潜時の延長，Ⅱ波以降の反応低下）**を示す**．発作時の眼振は認められないことが多い．半規管麻痺はないか軽度の低下にとどまることが多い．

NVCS 確定診断には小脳橋角部において第8脳神経に対して**前下小脳動脈の loop が腹側より圧排している所見**が認められることがあり，神経血管圧迫症候群を最初に疑う重要な根拠となる．MRI の軸位断像に加えて，患側の第Ⅷ神経に沿った方向（斜位）の冠状断が診断に有効である．

しかし，MRI をもってしても NVCS の確定診断はなお困難である．抗てんかん薬であるカルバマゼピンが発作抑制に有効であることから，**抗てんかん薬による治療的診断**を行う．最終的な確定診断は，開頭して，神経に対する微小血管の圧迫を直接確認する方法となる．

3）治療

NVCS には抗てんかん薬の**カルバマゼピン（2錠，分2，経口）**が効果的である．保存的治療に効果を示さなければ脳神経外科のもとで後頭蓋窩経由で手術用顕微鏡下に神経血管減圧術（神経と血管を離す）を行う（ジャネッタの手術）．

10 脱髄性疾患

神経細胞の軸索は髄鞘に覆われることで保護されるとともに，伝導速度を飛躍的に早くすることができる．髄鞘を供給する細胞は中枢神経（脳，脊髄）ではオリゴデンドロサイトであり，末梢神経ではシュワン細胞である．

髄鞘が破壊されると，神経細胞の興奮伝達が遅延もしくは途絶し，その結果神経症状を呈する．

このような病態が脱髄性疾患である．したがって，脱髄性疾患は中枢神経にも末梢神経にも起こりうる．中枢神経の脱髄性疾患の代表的なものが多発性硬化症であり，末梢神経ではギラン・バレー症候群があげられる．どちらも，その病態は**免疫異常**と考えられている．主に神経内科で扱われる．

1）多発性硬化症

中枢神経の複数の部位に脱髄が生じる疾患で，これらの病変は時間をおいて次々に出現する．脱髄の起きる部位によってさまざまな症状が緩解・再発を繰り返す．**初発症状として視力低下が最も頻度が高く，以下，運動麻痺，感覚障害（しびれ感や，時に電撃様の痛み），失調（めまい，ふらつき，しゃべりにくさ）などが続く**．これらの症状が複数みられ，**良くなったり悪くなったりを繰り返す場合は，多発性硬化症の可能性を考える**．診断の有力な手がかりとなるのは **MRI 画像**である．

病変は新旧にかかわらず T2 強調画像で高信号になり，また T1 強調画像で造影効果が認められるので，病巣の活動性の評価に有用である．髄液検査が可能な場合は，細胞数や総蛋白量の増加をみることがある．治療は，増悪期には**ステロイドの大量静注療法**が，緩解期にはインターフェロンβなどが有効である．

2）ギラン・バレー症候群

末梢神経の代表的な**脱髄性疾患**で，**下痢や感冒症状に引き続いて起こる急性の運動麻痺**を特徴とする．典型的には，両下肢の筋力低下から始まり，両上肢に拡がり，さらに進行する場合は呼吸筋や顔面の筋肉にも麻痺が及ぶことがある．したがって，重症例では一時的に人口呼吸管理が必要になることもあるので，経過をきちんと追うことが大切である．また，主に運動障害を呈するが，感覚障害が優位なタイプや自律神経症状が目立つタイプもあるので注意がいる．下痢・感冒症状などの前駆症状と，それから数日から数週で進行する経過が聴取できれば，ギラン・バレー症候群の診断は決して難しくない．

髄液検査では発症直後は正常なことが多いが，2～3週すると総蛋白量の増加をみる．細胞数は正常にとどまるので，**蛋白細胞解離現象**を示すことが本症候群の特徴である．

末梢神経伝導検査が可能であれば，伝導遅延や振幅の低下を認め，本症候群の病変が末梢神経にあることが確認できる．患者血清中に高頻度で認められる**抗ガングリオシド抗体**を測定することも本症候群の診断および予後の判定などに有用である．

ギラン・バレー症候群は一般的には良性の経過をとるが，後遺症を残すこともあるので，できるだけ早期に血漿交換や免疫グロブリン大量静注療法で治療する．

11 脊髄小脳失調症（spinocerebellar ataxia；SCA）

小脳を中心に大脳基底核や脊髄運動神経などの神経変性を合併し，運動失調を主症状とする疾患の総称．日本の推定患者総数は約3万人という稀な疾患だが，神経変性疾患の中ではアルツハイマー病，パーキンソン病に次いで患者数が多い．原因遺伝子別に多くの病型があり，症状，進行の早さや予後は病型ごとに異なる．

小脳や脳幹に変性がある脊髄小脳変性症では**病変が徐々に進行する**ため自発性のめまいはまずなく，ある時期に体位や頭位の変化による誘発性のめまいがみられる．そのほとんどは**歩行障害，言語障害，書字障害の順に発症**する．

現在のところ対症療法しかなく，症状に応じて自律神経調整薬や抗けいれん薬を使用する．

なお，脊髄変性症（SCD）といえば神経細胞が脱落する神経変性疾患の総称で，SCAはSCDの病型の1つ．

12 パーキンソン病（Parkinson disease：PD）

運動症状を伴うパーキンソン病（PD）の患者は，運動器機能不全をきたし，動作が緩慢となり，転びやすくなり，また歩行障害を示すため，時に耳鼻咽喉科のめまい外来を受診する場合もある．

PDは，神経細胞内での代謝障害の結果，処理できなくなったレビー小体が中脳黒質のドパミン細胞に蓄積し，結果，ドパミンが作れなくなりPDが発症する．その4大症状は，①動作緩慢，②筋剛直（他動的に関節を屈伸するときの抵抗），③静止時振戦，④姿勢反射障害（転びやすさ）である．このほか，⑤同時に2つの運動をする能力の低下，⑥自由なリズムで運動する能力の障害，を加えるとPDのほぼ全ての運動症状が説明できる．症状は左右どちらか片側から発現し，ゆっくりと対側へ進展する．しかし，PDでは最初から①～⑥の症状が全て発現するわけではない．③静止時振戦が発現すると診断に結びつきやすいのだが，振戦を伴わず，①動作緩慢や②筋剛直が発現し，歩行障害が最初から出現することも稀ではない．④姿勢反射障害は進行期に発現する．

歩行障害を訴える患者を診たら，（膝）関節を屈伸して筋肉の緊張を診る．②の筋剛直では暗算させ注意を逸らしながら歩行を命じると，抵抗を感じ歩きにくくなる．④ロンベルグ徴候陰性ならば，患者の背後に回り，pull testを行う．後方転倒傾向がある．⑤同時に2つの動作をする能力の低下は，ドパミンが不足するとPDでは最初に出現するので，スクリーニングに使える．

13 Arnold-Chiari 奇形

脳幹における発生異常と考えられている．小脳の下部，あるいはこれとともに脳幹部や第4脳室が延長下降し，大後頭孔を通じて頸椎管内へ嵌入する．**10歳以降に発症**するものでは，頭蓋底嵌入症をしばしば伴う．**MRIにより明確に診断**がなされる．

症状としては頭蓋内圧亢進症状，平衡失調，言語障害，四肢麻痺，耳鳴，難聴などがある．検査所見では**小脳症状**が高率に認められるが，なかでも歩行障害で発症するものが多い．眼球運動異常としては下眼瞼向き自発眼振が特徴の一つである．

14 頭部外傷とめまい

めまいを起こす頭部外傷には，**側頭骨骨折**と**外傷性内耳振盪**がある．鼓膜裂傷，中耳損傷，耳小

骨脱臼を併発していることも多い．外傷を負ったあと，ときに一時失神するが，その後にめまい，耳鳴，聴力障害が出ることが多い．ただし，めまいを感じる期間は比較的短く，2〜3週間で消える．

15 シャイ・ドレージャー症候群（Shy Drager 症候群）

小脳変性症の一種で器質的に自律神経機能が障害されるシャイ・ドレージャー症候群では，**起立時のたちくらみ発作**が認められる．シャイ・ドレージャー症候群では自律神経経の障害とともに，小脳系，錐体外路系，運動ニューロン系の障害がある．**症状の中心は小脳症状**で，言語障害が最も目立ち，頻度は断続性，失調性で，一部パーキンソン病様の小声化があり，また舌などの障害による不明瞭化がある．起立性低血圧をみる．高齢者に多い．

第3章　頸性めまい

1 概念

頸椎や**頸筋**の異常により頸部運動に伴ってめまいや頭痛が生じる．例えば，**頸部（変形性）脊椎症**で棘突起が椎骨動脈を圧迫していれば，患者が首を回すたびに椎骨動脈が狭窄して回転性めまいが誘発される（頸椎圧迫による椎骨動脈循環不全症 vertebral insufficiency）．このめまい症状は，局所症状，神経根症状，脊髄症状とともに，頸部脊椎症の四大症状の一つに分類されている．頸椎症のほか頸椎損傷や頸椎牽引等が原因となるめまいもある．整形外科には首が悪くてめまいとか，めまいに関連する症状を随伴して来院する患者は5％くらいいると言われる．

2 頸椎症でめまいが起こる機序の考え

①ずれた頸椎に**椎骨動脈が圧迫**されて循環不全が生じ，めまい症状が発現する．

②頸部周辺の**筋肉の緊張異常**が深部知覚を介して脳幹に伝わり，めまいを招来する．

③頸部の**交感神経に異常**が生じ，**血管攣縮**を起こす結果，血管の内腔が狭小化する．

これらは頸椎や頸筋の損傷，変形あるいは頸部の交感神経機能異常によって椎骨脳底動脈系の血流異常をきたし，これによる脳幹・小脳の虚血からめまいが起こるとするものである．

しかし，**脳の動脈系には Willis 動脈輪**や他の経路を介する吻合があるので，普通は一次的な動脈圧迫を受けても症状をきたすことはない．しかし，動脈系に Variation があったり，例えば椎骨動脈の左右の太さの違い，あるいは動脈硬化が強かったりすると，反対側からの代償が充分でなくめまいを起こしてくることがある．

3 診断

「頸部の痛みや肩こり」を伴いやすく，ある「特定の頸位や頸椎の運動時」に生じやすく，「頸椎の固定用装具の着用」によって改善するという特徴をもつ．

1）症状から

①めまい：**2/3 が回転性のめまい vertigo** で，約 1/3 が浮動性のめまい dizziness．それらが頭部の後屈位や回旋位などの特定の頸位や頸椎運動時に生じ，増悪する．上肢の神経根領域に一致した**感覚障害**や筋萎縮がみられることもある．

②眼球運動障害，両側性視覚障害（霧視，**眼前暗黒**），物忘れ，転倒発作 drop attack，失調，嚥下，言語障害などの一つ以上を合併しているとき，本症の疑いが濃厚となる．良性発作性頭位性眩暈症との鑑別に頭位変換眼振検査が有効である．

2）X線検査から

単純X線画像上，脊椎症変化（頸椎の変形，横突孔の狭小化）を認めても，診断の確定には**椎骨動脈撮影（MRA）**を，しかも**発作誘発頸位**で行

い，圧迫，絞扼，偏位などの異常像を得なければ
ならない（椎骨回転負荷を含めた椎骨動脈造影）．

3）診療的診断から

プライマリケア外来診療の範囲内では，**頸椎固定用の装具着用が奏効**すれば本症を疑う．

なお，交通事故による頸性めまいの場合，訴訟絡みでめまいを訴える「**詐病**」がたまにみられる．この場合は，眼振がみられないのに，歩行検査や起立検査では極端に揺れるといった解離が検査間で認められる．

4 治療

鉤状突起部の骨棘が椎骨動脈を圧迫するという静的な要因を取り除くこと以外，頸椎運動という動的要因を軽減させることを治療の目的とする．

1）薬物療法

抗めまい薬，循環改善薬，筋弛緩薬，抗不安薬，抗うつ薬を使用する．循環促進剤の物理的狭窄に対する効果には疑問がある．精神安定剤や自律神経調整剤を主とし，軽い消炎鎮痛剤や筋弛緩剤を投与する．

2）持続牽引療法

外来で行われる間歇牽引は，骨棘による機械的刺激が促進される恐れがあり，むしろ有害である．

3）手術療法

骨棘を切除した後，固定する．

■ 首の動きによって誘発されるめまい

「むち打ち」（**外傷性頸部症候群**）とは，自動車事故などによって，鞭がしなるように頸部が急激に伸ばされかつ曲げられて生じる頸椎の損傷．むち打ちが原因で起こるめまいは，首をひねるなどの頭位変換によって生じるもので，**眼前暗黒発作や浮動性のものが多く，回転性のものは少ない**．多くは1～2分で治まるが，重症の場合，5分前後持続し嘔吐を伴ったり，しびれなど知覚神経の異常が生じることもある．

頸椎損傷は，自動車事故のほかスポーツなど首に大きな負荷のかかる行為によっても起こるが，頸椎の柔軟性が乏しくなった高齢者では強く首を捻るといった動作だけでも起こることがある．

例えば，車庫入れのたびにめまいが起こる人がいる．そのような症状を持つ人の中には環軸椎亜脱臼例がみられることがある．頭部の回転運動により優位側椎骨動脈が環椎軸椎関節部で閉塞し，椎骨脳底動脈循環不全（脳虚血症状― bow hunter's〔弓を射る狩人の〕stroke）を起こすことが報告されている．また，同様なめまいを起こす機序として美容院の染髪動作中（髪の毛が顔にかからないように上を向いて頸を後屈させながら洗髪動作の時，首の後屈と頭の動きによって，回転性のめまいが突然出てくることがある．これは昔，スタンダールがイタリアを旅行中，教会の絵を眺めているときに，突然めまいの発作で倒れたことと症状がすごく似ているので，**スタンダール症候群（美容院脳卒中症候群）**と呼ばれている．ひどいと脳卒中（小脳梗塞）様の症状を示すこともあり脳卒中症候群というが実際は，首から脳に行っている**椎骨動脈の血流不全**で起こってくるめまい（美容院後頸性めまい）である．基本的には椎骨動脈が後頭骨と第1頸椎との間ではさまれて起こるめまいで，軽いものでは一過性のただのめまいのようなもので終わることが多い．頸椎に変形があったり，加齢に動脈硬化・狭窄，過緊張，ストレスによる自律神経失調状態があると循環不全によるめまいをきたしやすい．

頭の姿勢ということになると，例えばスマートフォンなどを使うときはどうしても手が下に行って，背中を丸くして扱うことになる．そのような姿勢で前を見るとただ前を見ているつもりでいても，首にとっては後屈している姿勢と類似した姿勢になる．しかも，作業が長時間に及び，同様な姿勢でさらにあごを突き出し首を回すような姿勢を取るとめまいが起きやすい．現代人は姿勢そのものにも関心を向けてほしい．

200　耳科学

4）頸椎カラー着用

　頸椎固定用装具の中・長期の着用（最低でも日中8時間以上，3か月間）．椎骨動脈が機械的な刺激状態を脱し，また，頸椎に拘縮が生じる結果，動的要因が減じめまいは消失する．

第4章　内科的原因，眼科的原因によるめまい

1　てんかん

　側頭葉てんかんではなかにはめまい発作だけのものもある．特に子どもなど若年者のめまいの原因としててんかんは重要である．

　意識消失を主訴に患者が来院した場合に，まず一過性意識消失発作（突然発症，短時間で自然回復する）であることを最初に確認する．高齢者の単なる転倒や，糖尿病患者の昏睡などは除外する．一過性意識消失発作と確認できれば，初期評価でまずてんかんを除外することになる．失神の患者さんは受診されたときには症状がない．だから発作時の状態を聞くことが重要である．例えば前駆症状がなく突然発症したとか，舌を噛んでいたとか，強直間代性発作があったかとか，尿失禁・便失禁があったかなど，また発作時の記憶がどれくらいあるかということを聞くことは非常に大事である．てんかんによるけいれん発作は約1分間程度持続し，発作後は徐々に通常の正常の意識に回復していく．通常意識消失を訴えるてんかん発作では発作前後の記憶が失われるので，発作時の状況がはっきりしない．そのため，目撃情報が参考になることが多い．

　問診からてんかんが疑われる場合には，MRIと脳波検査によって鑑別する．MRIを撮るとそういった場合，血管奇形や血管障害，脳腫瘍などの失神の原因というよりも，無症候性の梗塞や動脈瘤が偶発的に見つかることのほうがはるかに多い．脳波検査ではてんかん放電が認められているか，棘波，徐波がないかどうかを確認する．1回目の脳波検査で異常が見つかるのは約3割，3回くらい脳波検査すると，異常波を捉える可能性は6〜7割になるので，月を変えて何回か行う．

2　不整脈・房室ブロック

　不整脈や**房室ブロック**で心拍停止のあるとき，有効な心拍出量を維持できなくてめまいを訴えることが多い．多くは**動悸**などを伴う．重篤な場合はめまい感というより，**意識喪失の状態**となる（Adams-Strokes 発作）．

　「不整脈によるめまい」は，しばしば失神寸前であり，突然死の前兆を意味する．そして**心原性失神の大部分は不整脈である**．基本的には血圧の急速低下による症状であり，血圧が急速に低下すると脳虚血と全身脱力がほぼ同時に起こり，**血の気が一瞬引く感じを自覚するが多くは秒単位で元に戻る**．戻った直後には動悸や冷汗を伴うことが多い．数秒で戻らなければ意識を失って倒れ（心原性失神），さもなければ突然死に至る．

　小児の一過性意識消失発作は多くは心臓の自律神経支配と関連した不整脈で，多くは20歳を過ぎると自然に癒る．

　診断はまず「**不整脈によるめまい**」の可能性を疑うところから始まる．運動時にめまい，動悸あるいは胸痛が失神に先行すれば器質的心疾患に伴う不整脈も疑われる．心原性失神は，このような症状としての胸痛，冠動脈疾患や心疾患の既往などが決め手となる．**失神歴**や突然死の家族歴のほかに，抗不整脈のような**薬剤使用歴**は特に重要である．そして，**心電図検査**は必須である．不整脈によるめまいが疑われたときは，まず入院させて早急に循環器専門医に連絡を取ることが望まれる．

3　血圧とめまい

1）降圧に伴うめまい（起立性低血圧）

　浮動性めまい dizziness や眼前暗黒感 black out/ 立ちくらみを呈する．

危険なのは，立ち上がったときに最大血圧が20 mmHg以上下がる「起立性低血圧」である．血圧の変動幅が問題なので，高血圧の人にもみられる．起立したときに血液は下半身に移るが，健康な人は交感神経が活発に働き，血管を収縮させて血液を心臓に戻すので血圧は維持される．しかし，起立性低血圧の人は，交感神経の機能が低下しているため，心臓に戻る血液が減り，血圧が下がる．

臥位から起立することにより成人では約500 mlの血液が腹腔や下肢に移行する．この重力による循環血液量の不均等分布によって心拍出量が減少し，1回拍出量は40％程度低下するといわれる．しかし，通常は，**頸動脈洞や大動脈球の圧受容体を介して代償機能**が働いたり，起立により神経体液因子が活性化し，**交感神経系が活性化**され，収縮期血圧は変化しないまま保たれる．拡張期血圧は10 mg程度上昇し，心拍数は10 bpm程度増加する．しかし，そのための自覚症状は普通は自覚されることはない．

この代償機構が正常に働かない場合，**起立により血圧低下をきたし，めまいを自覚**する．起立時にめまいを訴える患者のうち，高齢者では約30％に起立性低血圧が認められるとの報告もある[4]．正常な代償機構が破綻する原因としては，**自律神経障害**や**糖尿病性神経障害**がある．また，**動脈硬化**があると，圧緩衝作用の低下により起立時に血圧の短期変動を来し，めまいを自覚することがある．一過性の血圧上昇を高血圧と診断されて長期間**降圧剤**を連用したり，睡眠薬や向精神薬の長期投与または重複投与による場合も多い．

起立性低血圧の診断法**シェロングテスト**は簡易法で，10分間の安静臥床の後，素早く立位して血圧と脈拍を測定する．立位により収縮期血圧が**20 mg以上低下した場合，起立性低血圧**と診断する．心拍数の変動も病態の参考になる．

2）高血圧そのものが原因であるめまい

浮動性めまいが耳鳴，顔のほてり，肩こりなどとともにみられることがある．血圧の急激な上昇により脳血流の自動調節能が破綻して，脳浮腫が生じる場合を**高血圧脳症**と呼び，脳浮腫が生じる

ことにより**頭痛，吐き気，嘔吐**とともに，**浮動性のめまい**を生じることがある．このような場合は比較的稀だが，降圧が必要である．

4 薬物による前庭障害

1）めまいをきたす薬物

薬物の化学構造の違いにより毒性の発現が変わるが，アミノ酸糖体薬物では**ジヒドロストレプトマイシン（SM）**は蝸牛に対する障害性が大なのに反し，前庭器毒性は**硫酸SM**や**ゲンタマイシン（GM）**が特に強い．蝸牛障害は不可逆的だが，前庭障害の多くは軽いめまいだし，それには前庭代償もある．それ故，現在は結核などの治療には蝸牛障害を避ける意味で，主として**硫酸SM**が用いられている．SMによる前庭感覚上皮の形態学的変化はまず半規管に始まり，ついで耳石器へと進行する．蝸牛では特に基底回転から障害が進行する．

アミノ配糖体系薬物以外にめまいを起こしやすい薬剤としては，**マイナートランキライザーや抗てんかん薬や高血圧薬**などの中枢神経系作用薬や**降圧薬（Ca拮抗薬やα遮断薬）**などの循環系作用薬がある．不眠症に対して睡眠薬を処方した場合に，夜間にトイレに起きた時にふらついて転倒してしまったということにならないように注意したい．

2）めまいの性状

めまいの性状は，**回転性よりも浮遊感のことが多い**．また，**前庭障害は両側同時，同程度に進行するので自覚症に乏しい**．障害が進行し，両側の前庭機能高度低下状態になると，体動時の動揺視（**jumbling現象**）が出現する．これは高度の前庭動眼反射の低下によって視線のブレを起こしたものである．

3）診断

検査では**立ち直り反射の障害が重要で，暗所や閉眼時に顕著である**．眼振の出現率は20％程度と低い．温度眼振反応は進行すると両側高度低下または廃絶となる．診断は薬剤の中止や減量により改善したかを，時間を追ってみることで可能と

202 耳科学

なる.

4）治療

　変性した感覚細胞を再生させることは困難なので, 予防が重要である. 一般に耳中毒性薬剤投与後の内耳感覚細胞は再生しないとされてきたが, 近年哺乳類でも耳石器感覚細胞の再生が認められている.

　治療の中心はリハビリテーションまたは平衡訓練であり, これに薬剤を併用する.

5 眼疾患によるめまい

　眼疾患によるめまいは, **物を見ることが関係す**る. 外眼筋麻痺では一眼を遮閉することによって複視やめまいが消失するのが特徴である. 眼鏡が問題のときは, 眼鏡をはずして見ても, めまいがあるかどうかを尋ねるのがよい. 両眼のぶどう膜炎では, 両眼の視力障害があるはずである. 緑内障では, 急性発作では視力障害と眼痛があり, 診断は容易であるが, 慢性経過のときは診断がむずかしく, 眼科的検査が必要である.

　眼疾患が原因と考えられれば, 眼科に紹介し, 適切な診断・治療を受ける.

第5章　心因性めまい

1 分類

　めまい疾患と心理的因子の関係には, 以下の3つの状況が考えられる.
①めまいが, 精神疾患や神経症の症状である場合（psychiatric or psychogenic）
②器質的なめまい疾患の原因と経過に心理的因子が影響を与える場合（psychosomatic）
③器質疾患の症状であるめまいが, 心理状態に影響する場合（somatopsychic）

　本当の心因性めまいは, 上記の①の場合である. 前庭障害のない狭義の心因性めまいで, **不安神経症, 身体表現性障害, 抑うつ神経症や転換性障害（ヒステリー）**を合併している. 具体的には, **仮面うつ病**（身体症状が前面に現れたうつ病）の症状としてのめまい, パニック障害の症状としてのめまいなどがある. **パニック障害**は, 比較的若い世代に, ストレス状況もなく, 突然に出現する不安感や恐怖心を特徴とする. めまいも合併する身体症状のうちの代表的なものの一つである. 訴える**めまいは回転性めまい**であることも多い. 他の身体症状としては, **動悸, 呼吸困難感, 胸痛, しびれ感**などがある. パニック障害は**腹式呼吸**だけでおさまることが多い. だが「パニック障害」というためには, 薬物の影響や, 一般身体疾患の除外, 予期不安の存在などのチェックが必要である.

　耳鼻咽喉科を訪れるめまい症例のうち, **心因性めまいは5〜10%**を占めるといわれる.

　上記の②は心身症に相当する. これは, 前庭障害によりめまいが発症し, 不安神経症や抑うつ神経症によりめまいが増強されている広義の心因性めまいで, 日常診療ではこの種の心因性めまいが多い. この種のめまい患者では不安傾向, うつ傾向ともに高く, これらがめまいの自覚症状および病悩期間と相関することがわかっている.

　③の場合にも, 心理面の配慮が重要な意味を持つことはいうまでもない.

2 診断

　心因性めまいの場合, めまい発作の際にも通常眼振を認めない. 体動時にめまいは悪化しない（めまいがあっても自転車には乗れるなど）. 平衡機能検査の結果にも一貫性に欠け, 検査結果にも矛盾が多い. 精神的な緊張でめまいが悪化する. 多彩な不定愁訴を伴う. めまいの症状を説明させると「雲の上を歩くような感じ」「じっとしていてもふわふわする」「頭の中が真っ白になる感じ

がする」「ドキドキしたり気が遠くなる感じがする」などのようにめまいを表現する.

診断にあたっては,**問診や心理テスト**から積極的に心因の関与を推定する.

不安神経症が背景にあるめまいには,抗不安薬が有効である.抑うつ神経症が背景にあるめまいには,通常のめまい治療が無効でも抗うつ薬が著効することがある.なお,抗うつ薬は作用発現まで1か月近くかかることから,抗うつ薬使用時には早期に効果判定を行わないように注意が必要である.

3 心身症とめまい

不安,恐怖,喪失体験などの心理的異常状態がめまい発症の「引き金」的役割を果たすことがある.

心身症によるめまいは,心理的ストレスによりまず大脳皮質が興奮し,次に大脳辺縁系,視床下部,脳幹平衡中枢を結ぶ経路の活動性亢進,特にそれに含まれる**交感神経成分の活動性が亢進**することによる.

視床下部から出た神経は,頸動脈や椎骨動脈に多数の自律神経を分布させていて,血管の拡張,縮小にかかわっている.そして,心理ストレスにより椎骨動脈が収縮すると内耳血流が減少する.すると内耳に行く酸素供給が不足し,その部分の神経の興奮性が低下する.これは神経の興奮の左右差となり,急に起これればめまいを生ずる.差が少ないと動揺感といったものになる.めまいはdizziness のことが多い.

酸素供給の左右差は,脳内で起こる場合と,内耳で起こる場合がある.酸素不足については内耳よりも脳の方が鋭敏である.ストレスによる交感神経の緊張はめまいの経過に強く影響する.

4 自律神経とめまい

1) 自律神経失調症によるめまい
(1) 概念

ストレス,眼精疲労,寝不足,うつ状態など日常生活上のさまざまな問題がベースとなり,自律神経の不安定,特に**交感神経の過緊張状態**が引き

起こされ,頸や肩のこり,めまいが生じる.

メニエール病は,古くから自律神経機能異常との関連が示唆されている.メニエール病では間欠期に副交感神経機能の低下がみられ,めまいを訴える活動期は交感神経の機能亢進を示すといわれる.また,自律神経は心拍や血管の収縮・拡張のコントロールを行い,**脳循環の自動調節機構autoregulation** にも関与していることから,自律神経障害によって小脳,脳幹,内耳など平衡機能に関与した器官に一過性の血流障害が起こり,めまいが発現する可能性がある.この自律神経失調症によるめまいも心身症の一種である.

(2) 症状

自律神経が関与しためまいの特徴としては,前庭性めまいと異なり,性状が非回転性(**浮動感・眼前暗黒感**)のことが多く,また不定愁訴を伴い,蝸牛症状(耳鳴・難聴)や脳神経症状などがみられないことなどがあげられる.しかし自律神経機能を適切に検査する方法は確立されておらず,めまいとの因果関係を証明することは困難な一面がある.

(3) 自律神経機能の検査法

自律神経機能の検査法としては,アシュネル眼球圧迫試験やシェロングテスト,氷水負荷皮膚温測定,縮瞳速度測定,血中ノルエピネフリン測定や脈波を用いた検査(指尖容積脈波,脈波伝搬速度),心電図R-P間隔の解析などがある.

(4) 治療

狭義・広義を問わず心因性のめまいの治療は疾患に応じた治療を行う.心身症や仮面うつ病,ヒステリーといった,いわゆる自律神経失調症が背景にあると考えられる場合には,自律神経調整薬やトランキライザーの使用のみではなく,精神神経科医,心療内科医の協力のもとに全人的アプローチが必要である.

2）神経原性起立性低血圧（OH：orthostatic hypotension）

（1）病因

　人は，座っているところから立つと，血液は重力にしたがって足の方に移動する．そのために頭に行く血液量が減るわけだが，それを防ぐために，人間の体は立ち上がった瞬間に血管が収縮し，脈拍を増加させ，血圧を上げようとする．

　それは臥位から立位になると大動脈弓や頸動脈洞にある**圧受容体 baroreceptor**からの求心性刺激が延髄にある血圧中枢を反応させ，指令が胸髄側角の**交感神経中枢に伝えられ，血圧は維持される**．そしてもし血圧が低ければ心臓の拍出回数も増加する．

　種々の原因による自律神経障害によりこの反射が障害され，起立により血圧は低下し，代償性の頻脈も起こらず，脳循環が低下してふらつき，めまいを起こす．それがOHである．危険なのは，立ち上がったときに3分以内に最大血圧が20mmHg以上下がる．そして浮動性めまいdizzinessや眼前暗黒感 black out/立ちくらみを呈する．この場合は回転性めまい発作を起こすことも少なくない．こうした人のめまいは血圧の下がる睡眠中ないし目覚めたとき，つまり**早朝**によく起こる．失神を起こすこともある．意識消失は，普通は徐々に起こるが，急に起こる場合もある．めまいなどによる転倒で骨折する場合があり，高齢者なら寝たきりのきっかけになりかねない．高齢者では，もともと自律神経系の機能が低下しているため，飲酒，脱水，下痢などで起立性低血圧をきたしやすい．

　高齢者では，四肢の運動が十分でなく，長期臥床になったりすると，起立性低血圧も容易に誘発される．血圧変動による血流の増減で血栓ができるなどして，脳卒中や心筋梗塞につながる危険性もある．

（2）診断

　起立性低血圧を疑った場合，特に聞いておくべき問診事項は，①（起立性）低血圧の有無とそれを疑う症状（**立ちくらみ，眼前暗黒感**），②朝の**寝起きが悪い**，③**乗り物酔い**（既往を含めて），④**冷え性・のぼせ症状・発汗過多**，⑤**生理不順**（女性の場合），⑥**ストレス（肉体的・精神的）**，⑦**食後低血圧**（自律神経障害を持っている方に多い）の関与の有無，についてである．起立性低血圧患者ではこれらのいくつかを有していることが多い．

　起立性低血圧ではどのような姿勢でめまいが起こったのか，さらに食事との関係について聞く．食後に起これば食後低血圧や食後低血糖，食前に起これば低血糖などを考える．

　起立性低血圧の診断法シェロングテストは簡易法で，10分間の安静臥床の後，素早く立位して血圧と脈拍を測定する．

　起立時（収縮期）血圧下降20 mgHg，拡張期血圧で約10 mgHg以上または，脈拍増加20/分以上の場合，シェロングテスト陽性といい，このような場合には自律神経の起立性調節障害が疑われる．この際の血圧測定に際しては，臥位から立位に移行する際には血圧計のマンシェットを腕に巻いたままにしておく．また血圧は常に血圧計を心臓とほぼ同じ高さにして測定する．

　検査については心電図は必須である．必要に応じて血液検査を行い，貧血の有無，血糖値，尿素窒素，電解質などを評価する．

　若い人では**自律神経失調症**がめまいの原因であることがよくみられるが，**高齢者のめまいの原因が明らかでないものはこの種の血圧の変動によることが多い**．起立時にめまいを訴える患者のうち，高齢者では約30％に起立性低血圧が認められるとの報告もある[4]．特に低血圧や高血圧の人では**血圧が急激に変化した場合にめまいを起こす**ことが多い．なかでも**高血圧治療中のものが多く早朝の起立時に一過性の浮動性めまいを訴えるもの**が目立つ．そして，それらの多くの人の脳幹に梗塞がある．

　起立性低血圧を疑う人には**降圧薬**の服用の有無の確認を必ず行う．降圧薬としては，血管拡張作用がある**カルシウム拮抗薬，α遮断薬は起立時に下半身に血液が滞留しやすく，起立性低血圧の原因になりやすい**（**表4**）．

　起立性低血圧良性発作性頭位めまい症などの末梢性前庭障害と異なる点は**寝返りでは症状が誘発**

表4 一時的な低血圧の原因となる疾患・病態

Ⅰ. 神経性	自律神経失調症, ストレス, 過労, 脳血管障害, 神経疾患 など
Ⅱ. 非神経性	貧血, 妊娠, 発熱, 加齢, 心血管病, 糖尿病, 透析 など
Ⅲ. その他	薬剤；降圧薬[*], 催眠・鎮静薬, 抗うつ薬 など, 飲酒 など

[*]降圧薬：カルシウム拮抗薬, α遮断薬

されない点であり，良性発作性頭位めまい症では，起立時のみでなく寝ている時にめまいが誘発される．

(3) 治療

治療の基本は非薬物療法である．病態の説明と，急激な頸部の回旋・伸展の回避，ネクタイなどによる頸部圧迫の回避，肉体的疲労・不眠を避けるための生活指導が大切である．**水分と適量の塩分を十分に摂取すべき**である．

タンパク質が豊富な肉や魚，乳製品，ミネラルやビタミンを多く含む野菜や海草をたくさん食べ，**水は早朝，食前に冷たい水 250 ml を 2 回飲む．500 ml の水を飲用することで血圧上昇が起**こり，飲水5分後から収縮期血圧30 mgHg以上の上昇が認められる．逆に睡眠前の摂取は臥位性高血圧を増悪させ，夜間の排尿を促し起立性低血圧を増悪させる可能性がある．

カフェインを含むコーヒーや紅茶なども効果があるが，飲み過ぎには注意．食塩は少し多めの1日10〜12 gを取る（国の目標値は男性10 g, 女性は8 g未満）．横になった状態から立ち上がるときは，臥位から坐位，坐位から立位に序々に移るように指導する．上半身だけを起こして30秒程度じっとした後，頭を下げながら約30秒かけて起立する．

下半身の筋力アップなどは血液を心臓に戻すために効果的である（**図3**）．気分が優れないと感じたら図のような体位をとるのもよい（**図4**）．無理のない程度のウォーキング（1日30分適度）や，腹筋運動，水泳なども良い．ストレスをためない．

薬物療法としては，交感神経作動薬であるミドドリン（メトリジン®：半減期が服薬後30分と短いため，起床前，昼食前，午後中頃に服用する．夜間の臥位性高血圧を予防するため夕方以降の服用は避ける），アメジニウム（リズミック®：わが国でOHの治療に最も頻用されている）などがある．

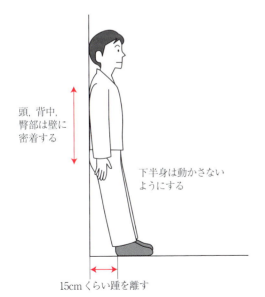

図3 自宅ならびに職場で行う起立調節訓練法（チルトトレーニング）

できるだけゆったりと静かな環境で行う．毎日，行うことで徐々に起立時間を延長させられるようにする．
(Mebio 2008；25（5）：50-59, より)

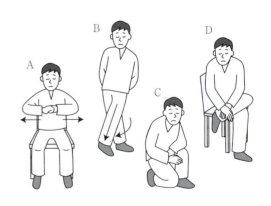

A：立位でも坐位でも可能．両手を組み合わせてしっかりと引っ張る．
B：足を交差させ，その後しっかりと力を入れる．
C：座り込んだ後は腹部を曲げるようにする．
D：足を組み，できれば腹部を曲げるようにする．

図4 失神の前兆に有用な体位
(Mebio 2008；25（5）：50-59, より)

3）小・中学生の起立性調節障害（orthostatic dysregulation：OD）

起立性調節障害は，思春期における心血管系の自律神経失調症（自律神経系による循環調節不全が主要原因）と考えられる病態である．起立時に体や脳への血流が低下して，①立ちくらみやめまい，倦怠感などの症状が出る．その原因の多くは**血管迷走神経性失神（VVS）**であり，日本の子供のVVSの多くはODの部分症状である．男子よりも女子に発現する頻度が高い．急激な身体発育のために自律神経のはたらきがアンバランスになった状態と説明されている[5]．

診断基準が決められているが，**器質的な身体的基礎疾患（甲状腺機能亢進症など）を除外**した上で，どちらかといえば自覚症状にウエイトを置いて診断する．ODは**一般中学生の約1割**，小児科を受診する中学生の約2割を占めるともいわれる．

（1）ODの特徴

①10歳以上の小児に多く（小学校高学年から中学生がピーク），幼児にはほとんどない．思春期に体が急成長する影響と考えられる．

②性差はあまりはっきりしないが，年長児では**女性に多い**．

男子では成長とともに約80％で症状は消失するが，女子では約60％が後々まで症状を残しやすいといわれる．

③特に家族内（特に患児の母親）にODがみられることが多い．

④春から夏（4月から7月）にかけて症状が悪化しやすい．

⑤男女とも40％から50％で心理的・情緒的に不安定である．

⑥心理的ストレスによって影響を受けやすいことから，ODは心身症と位置づけられる．これを裏付けるように，ODの約半数に不登校が併存し，また**不登校児の3～4割にODを伴う**．

（2）心身反応の不適応をきたしやすい小児期の背景因子

小児は外観上は成人に近いと思われる場合でも，その中身は未成熟で，**形態と機能の不一致**がよくみられる．自律神経系でみると，副交感神経系が主に活動していた幼児型から，交感神経系の活動が主になる成人型への移行期にあるが，まだ副交感神経系の活動の比重が高い．**自律神経中枢**，情動や本能の行動発現の中枢および内臓感覚中枢もある大脳**辺縁系の機能**も未熟である．また，外界の刺激に反応して興奮や抑制を統括する

■ 血管迷走神経性失神 vasovagal syncope；VVS（反射性失神 reflex syncope）

　若い人では自律神経失調症がめまいの原因であることがよくみられる．また，高齢者のめまいで原因が明らかでないものはこの種の血圧の変動によることが多い．ODと類似の病態を示す血管迷走神経性失神では，ほとんどのケースで発汗，頭痛，気分不快，胃部不快感，げっぷ，便意，欠伸，めまいなどの前駆症状がある．特に若い人の7～8割が前兆を自覚している．特に，基礎疾患もなく長時間の立位時に悪心・嘔吐を伴って失神した場合はこの血管迷走神経性失神が最も疑われるが，めまいはその前兆である．女性にやや多く，幅広い年齢層に出現する．

　血管迷走神経性反射では起立時に交感神経の抑制と副交感神経の亢進が起こり，血管拡張，心抑制，徐脈となりめまい，失神を生じる．失神は前兆出現後5分程度経過した後，立位か坐位で生じる．前兆が出現した時点で仰臥位をとれば失神に至らない．発病には脳循環，心理的要因などが関わっていると考えられている．

　この診療では問診が大事で，失神が起きたときの状況，体位，前兆，随伴症状や既往歴，それから過去の心電図や血液検査の結果なども聞く．鑑別疾患としてはてんかん，起立性低血圧，心原性失神やパニック障害，過換気症候群などがある．この反射性失神では失神を繰り返しているかどうかが判断基準の一つとなる．可能であればシェロングテスト，チルト試験を行う．

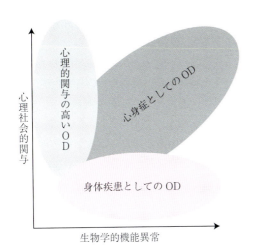

図5 心身医学的視点からみた小児の起立性調節障害の理解

表5 起立性調節障害（OD）の診断基準

大症状	
A	立ちくらみあるいはめまいを起こしやすい
B	立っていると気持ちが悪くなる，ひどくなると倒れる
C	入浴時あるいはいやなことを見聞きすると気持ちが悪くなる
D	少し動くと動悸あるいは息切れがする
E	朝なかなか起きられず，午前中調子が悪い

小症状	
a	顔色が青白い
b	食欲不振
c	強い腹痛をときどき訴える
d	倦怠あるいは疲れやすい
e	頭痛をしばしば訴える
f	乗り物に酔いやすい
g	起立試験で脈圧狭小16 mmHg以上
h	起立試験で収縮期圧低下21 mmHg以上
i	起立試験で脈拍数増加1分21以上
j	起立試験で立位心電図のTⅡの0.2 mV以上の減高，その変化

診断：大1，小3
　　：大2，小1
　　：大3以上
（器質的疾患を除く）

脳の活動に直接影響を与え，心身反応の適応をつかさどる**網様体賦活系**のはたらきもまだ十分ではない．それに加えて，精神的緊張がこの時期のストレスとして大きな位置を占める．このような心身反応の不適応をきたしやすい条件が小児期にはそろっている（**図5**）．

（3）起立性調節障害の発症機序

いわゆる脳貧血症状が強くて，起立時に血圧がひどく低下する症例もあれば，血圧低下はなく全身倦怠感が主症状となる症例もある．

立ちくらみ，めまいのメカニズムとしては，起立時の**末梢血管系，特に静脈系の反射機構が低下している**（**交感神経系の緊張低下**と交感神経受容体機能の低下が病態の根本にある）ため，血液が貯留，心臓への静脈還流量が減少し，心拍出量が低下する結果，脳血液量や冠血液量も減少する．このために**立ちくらみ，めまいや脳貧血**が起こるとされるが，脳血流に関しては，自動調節機構の関与，椎骨脳底動脈系の血流低下や左右差の問題，それに伴う血小板凝集能，脂質の異常等の修飾因子の問題も考慮する必要がある．

健常者でも起立直後において十数秒間で終了する**一過性の血圧低下**を認める．ODではこの血圧低下が増強され，起立直後に20〜30秒以上持続する．急に立ち上がったときや少し長く起立しているときに目の前が暗くなるようなめまいが多

い．**頭痛，腹痛，食欲不振**といった不定愁訴，顔色不良がみられ，各症状は**午前中**に多い．小児期の朝起きの悪さや乗りもの酔いしやすさ，朝礼など長時間の起立状態での**脳貧血様症状**などもみられる．

小児のODの病態は成人化に伴う交感神経系の発達でいったんは被覆され，臨床的には発症しなくなるが，ODはさまざまな誘因で顕現する．その誘因としては，疲労，月経，妊娠，更年期などの体内環境の変化，季節変化，気温，湿度などの急変に伴う体外環境変化や生活環境変化があげられる．

（4）ODの診断

ODの診断はODの診断基準（**表5**）によりなされる．

検査としては，起立試験（シェロングテスト）を行う．**起立試験で陽性のOD小児は約1/3**．ODであっても必ずしも陽性率が高くなく，健常者であっても陽性を示すことがある．

ODの症状だけをみると，朝はきちんと起きられず，午前中に頭痛，腹痛などの体調不良を訴えるが，夕方になるにつれて元気になり，夜更かしをするというように，ODは不登校の子どもによくみられる．

（5）治療

体内，体外の環境変化に正しい自律神経性調節機能が「即応」できないための発症であるから，**適切な生活指導**という第一義的治療のもとで順応が成立すれば症状は鎮静する．薬物療法は順応成立をサポートする二義的な意義にすぎない．

心理療法，**運動－鍛錬療法**（薄着の習慣，水泳，皮膚の乾布摩擦や冷水摩擦，自律神経訓練法による心身のリラックス，水分や塩分を適量から多めに摂る），**薬物療法**（メトリジン®，リズミック®：薬効のエビデンスは明らかではない），生活指導を施行する（規則正しい日常生活，栄養のバランス，三食摂取，十分な睡眠）．立ち上がるときは机に手をついて，「よっこいしょ」と立ち上がる．日常生活の工夫（いきなり立ち上がらない，**起立中は足踏みをする**など）や運動療法，塩分を多めに取るなどを行う．

適切な治療を受ければ，軽症なら数か月以内に改善するが，重症なら症状は年単位に渡って続き，成人になっても残る人がいる．

たとえ，立ちくらみやめまいであっても，繰り返せば子どもの心理には大きな影響を与える．診察医は「気のせい」や「気持ちの問題」と片づけるのでなく，検査結果などを用いて，科学的根拠に基づく適切でわかりやすい説明を，保護者だけでなく子どもにも直接するように心がけたい．

第6章　小児のめまい

1　小児の平衡機能

年齢による平衡機能を論ずる場合，それをつかさどる神経系統の発達，退行が重要である．小児の場合，筋力の発達とともに運動機能が発達する．2歳頃には歩行がスムーズに行われるようになり，**4歳には片足立ち，片足ジャンプができる**ようになる．小学校高学年あたり（7〜10歳）で，小児の平衡機能は成人のそれに達する．

2　小児のめまいの頻度

耳鼻咽喉科においてめまいは一般的なものだが，小児のめまいを目にする機会は多くない．その頻度は成人に比較して約1/100程度と考えられている．頻度が低いだけに診断にも苦慮することが多い．さらに，小児では診断に必要なすべての臨床検査を行うことが成人に比較し困難である．正確な診断のためには世代ごとにどのような症例が多いのかを知ることは重要である．

小児のめまいの統計的報告[5]では，成人のめまいで最も頻度が高い良性発作性頭位めまい症は小児ではほとんどみられず，一方，**良性発作性めまい症**（BPV：benign paroxysmal vertigo），**片頭痛関連めまい**（VM：vestibular migraine）は小児では高頻度にみられる疾患である．そのほか，**起立性調節障害，心因性めまい，末梢前庭障害（前庭神経炎を含む）**が高頻度にみられるとされている．

3　診断で注意すべき点

小児めまいの診断のプロセスで注意すべき点は，初診の問診ではめまい発作の際の**意識消失の有無**をかならず聴取し，意識消失がある場合には耳鼻咽喉科疾患の可能性は低く，**てんかん性めまい**の可能性を含め神経内科または神経専門の小児科にコンサルトする必要がある．また，頭部外傷や交通外傷の既往を聞き，髄圧減少症の可能性を考える．次にめまいの性状（回転性，浮動性）を

聞くが，小児においてはめまいの性状を正確に表現することは必ずしも容易ではない．問診に続き，鼓膜所見の確認および聴力の評価を行う．純音聴力検査が難しい場合には保護者からの情報やABRやOAEを参考にする．聴力に異常があれば，突発性難聴や陳旧性の難聴に伴うめまいを考える．聴力に異常がない場合には7歳未満では良性発作性めまいをまず疑い，7歳以上では片頭痛関連めまいを疑う．片頭痛関連めまいは片頭痛と関連が深く，親族にも片頭痛の病気を持つものが多い．

前庭機能の評価のために眼振検査，足踏み検査などを組み合わせ行い総合的な判断の一助とする．最後に，起立性調節障害の診断のためにシェロングテストを行う．

次に，診断に際し注意すべき点は，小児のめまい症例には，脳腫瘍などクリティカルな病変が潜在していることにも留意し，原則的に**脳CT/MRI検査**を行う．また，**平衡機能の発達遅延**がめまい・平衡障害の原因になることがあるので，聴力や平衡機能の発達度を調べ，同時に末梢前庭や中枢前庭系に構造異常がないかをみる．

眼振を認める場合には，**先天性眼振**を除外して病的眼振であるかを確認しておく．中枢に器質的病変がなければ，**脳波検査**を行って，てんかんを除外する．自律神経症状が強ければ起立試験と心理テストを行い，**起立性調節障害や心因性めまい**を判別する．

小児の心因性めまい，平衡障害の頻度はこれまでの報告では小児めまいの**全体の2〜6％**といわれている．心理的因子により自律神経系や内分泌系にも変調をきたしてODを合併していることも多い．**心因性難聴**，めまいには心因性視覚障害を合併することが多いともいわれる．家庭内での親子関係，特に母親との関係がストレスとなる場合もある．心因性起立・歩行障害の特徴として，**暗算負荷による重心動揺検査の改善は有用**である．一般に暗算負荷を加えるなどによって，重心動揺検査では動揺面積が増大するが，心因性めまいの場合は身体動揺が改善する．

4 治療

小児おいては平衡制御システムは，可塑性に富み自己修復機転を強力に作動させるので，めまい・平衡障害は回復しやすい．それゆえに急性期では，めまい症状が軽度なら**自然治癒**を期待する．その点良性発作性めまい症は自然治癒傾向が強い疾患である．片頭痛関連めまいには大人に使われるバルプロ酸や，βブロッカーなどを投薬するのも選択肢となる．一般的な対応としては，発作時に頓服薬（トラベルミン®など）を投与し，前庭リハビリテーションを指導，継続させる．

第7章　耳疾患とめまい

1 聴力障害を伴わないめまい疾患

1）前庭神経炎（前庭ニューロン炎：vestibular neuronitis）

（1）概説

急激に発症する末梢前庭系の障害で蝸牛症状を伴わないめまい疾患である．頻度としてはそう高くない．病理学的には前庭神経，Scarpa神経節，神経上皮細胞の変性を認める末梢性疾患と考えられている．

平衡感覚を司る情報は，三半規管や前庭から前庭神経を通じて脳へと伝達される．この前庭神経に炎症が起こると脳に誤った情報が伝わり，めまいが起こる．男性にやや多く，**発症年齢は50歳台**に多い．

（2）病因

原因はウイルスによる神経炎と考えられているがはっきりしない例も多い．しばしば急性の上気道感染（流行性耳下腺ウイルスなどの急性ウイルス感染）に伴って起こる．患者の**約3割は感冒の後に発症**する．一般的には上気道感染がめまい

発作に先行し，1週～1か月前の感冒症状を前駆症状としてみる例もある．前庭や前庭神経に潜んでいたウイルス（単純ヘルペスウイルスI型）の再活性化によるとの説もある．そのほかに血栓によるものが病因としてあげられている．

2　症状・検査所見

①急激に高度の迷路機能の低下ないしは消失をきたすが，**蝸牛症状（難聴，耳鳴，耳閉感）はなく，また発作の反復もない**．

②めまいは突発的に発症し，**回転性めまいが通常1日から数日間持続**する．医療機関到着時には側臥位となり吐き気を伴い，緊急入院となることが多い疾患である．**激しいめまいは通常1日以上続く**ことが多いが（メニエール病では数時間），回復期における**歩行時，体動時のふらつき感は数か月間持続**することが多い．これは前庭神経炎後の脱落症状で，前庭神経節を含む前庭神経が障害された場合，末梢前庭機能低下（カロリックテストでのCP）が残存して前庭代償が起こりにくく，しばし頭部の運動に伴い浮動性めまいが誘発されるためである．しかし，めまいは経過とともに徐々に代償が進み，**2～3か月で消退する**．一般に中高年に多いが，納得できる説明を受けられないまま医療機関を転々とする「**めまい難民**」がこの疾患では多くみられる．大きなめまい発作は通常1回である．

③温度刺激検査で，常に**一側性機能の高度の低下ないしは消失（CP）（高度水平半規管麻痺）**が見いだされ，健側に向かう自発眼振（健側向きへの水平性または水平回旋混合性眼振）の出現が必発．**CPを呈する症例は40%弱**に及ぶといわれる．一般に初回発作時に温度眼振検査でCPを認めることはメニエール病でも少ないので，CPは前庭神経炎の特徴の一つにあげられる．中枢神経症状は認めない．

④ENGで閉眼下で最も振幅が大きい眼振を認める．**一方向眼振**（水平性，または水平・回旋混合性の自発または頭位眼振）であり，**健側を注視すると眼振が明瞭となる（Alexander の法則）**．病変側を下にすると，めまいが悪化する．自発眼振は通常1か月以内に消失することが多い．神

経学的検査では**前庭神経以外の神経障害を認めない**．

3　治療

対症療法．（入院安静，めまい感の軽減のためメイロン®を静注する．嘔気，嘔吐に対しては抗ヒスタミン薬の内服・ナウゼリンの座薬，不安に対しては抗不安薬）急性期にはカルバマゼピンまたはオキシカルバマゼピンの使用，**ステロイド**などにより末梢前庭系の機能回復を目的とした治療を行う．発症早期にステロイド治療を行うとCPが改善し，浮動性めまいの持続を予防できる可能性がある．2週間を過ぎた後は前庭代償の促進のために積極的に日常生活に復帰させる**リハビリ療法を行う**．

初診より約2年が経過しても半数以上の例では体動や頭の動きに伴うめまいを自覚しているので，経過観察は年単位で行うべきである．抗ウイルス薬は前庭神経炎に対する効果はない．

4　鑑別診断

①メニエール病（いわゆる前庭型メニエール病）：一般にメニエール病の初回発作時に温度刺激検査でCPを認めることは少ない．めまいが反復するか否かが一つの決め手である．

②良性発作性頭位めまい症：頭位性めまいである点，回転性のめまいの持続時間が短い点（多くの場合1分以内）で鑑別される．

③前下小脳動脈あるいは後下小脳動脈の循環障害による前庭神経核の虚血：複視，顔面のしびれ，小脳失調を伴う点で鑑別される．

1)　良性発作性頭位めまい（眩暈）症（benign paroxysmal positional vertigo：BPPV）[6]

（1）誘因

良性発作性頭位めまい症はめまい**全体の20～40%**を占め，末梢性めまい疾患の中で最も頻度が高い．各年代にみられるが**50歳以降に多い**．特に**更年期以降の女性が男性の5～10倍多い**という特徴を有する．患者の半数は原因のはっきりしない**特発性**のものである．しかし，この病気の

原因の多くは**加齢などによるカルシウム代謝異常**で，変性脱落した**耳石が半規管内に迷入すること**によるとものとされている．既往歴の中では，頭部外傷，前庭神経炎，メニエール病（メニエール病との合併が10％近くある），中耳手術，運動不足の生活習慣病が重要で，これらのできごとを契機として耳石が剥がれやすくなっているのではないかと考えられている．

（2）病態

内耳の前庭には直線加速度感受装置である耳石器と回転加速度の感受装置である半規管がある．耳石器には**卵形嚢**と球形嚢とがあり，前者はBPPVの発症に関係する．耳石器は感覚細胞とその上を覆う耳石膜と耳石から構成される．**耳石は炭酸カルシウムの結晶で，支持細胞から生成され，前庭の他部位で吸収される**．そのようにして耳石は常に代謝されている存在である．

耳石器官の**耳石**や細胞が剥がれて耳石器官とつながっている三半規管の中に流れ込むと，頭を動かしたときにめまいが起こる．卵形嚢から剥離した耳石が後半規管内に迷入すると，これが頭位変化の際重力にしたがって移動し，ごく短時間，半規管内で**内リンパ流動**を起こす．解剖学的視点からすれば坐位でも仰臥位でも最も下位となる**後半規管に耳石が集まりやすい（約50〜70％）が，外側半規管型も少なくない（約30％）**．前半器管は最も上位に位置するため，耳石は集積しにくい．しかし，眼振の解析からみた研究では耳石片の貯留する場所が後半規管単独と考えられる例はもっと少なく1/3程度であるとする見方もある．

めまいを起こす機序には二つの仮説がある（**図6**）．一つは，卵形嚢耳石と思われる物質が半規管クプラへ沈着するとする説．これをSchuknecht（1969）[8]は**耳石付着説＝クプラ結石症 cupulolithiasis** と呼ぶことを提唱した．つまり，卵形嚢から耳石（**炭酸カルシウムの顆粒**）が剥がれ落ちてきて，後半規管の**ゼラチン質のクプラに石がつく**．頭部を垂直にしているときにはクプラは一番下になっているが，頭を横に倒すとクプラは90度ずれ，石が付着したクプラは偏位し，刺激され，眼振やめまいが起こるとされる．

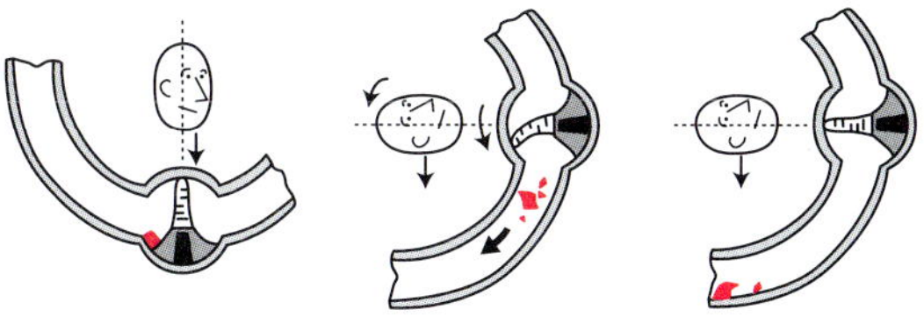

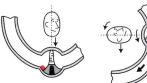

半規管結石症（canalolithiasis）のシェーマ．

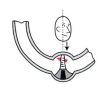

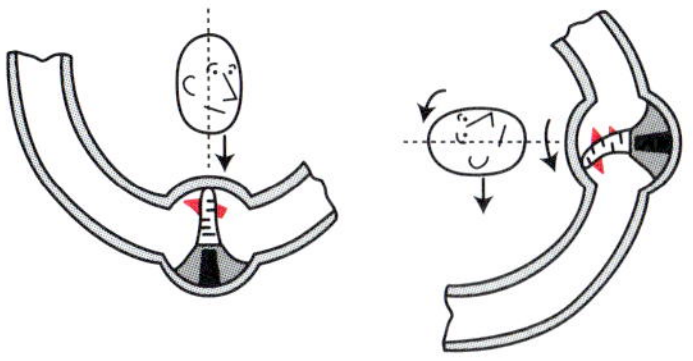

クプラ結石症（cupulolithiasis）のシェーマ．

図6　BPPVの2つの仮説
（Brandt T: *Adv Otorhinolaryngol* 55: 175, 177, 1999, より）

眼振の出現はほとんど潜時がなく，**めまい頭位をとり続けると眼振が持続するのがこの仮説の特徴**である．これに対し，卵形嚢から脱落した耳石が半規管に迷入し，石はクプラにくっつくのではなく半規管の中に浮かんでいて，頭を動かすと動きに伴い一番低いところへ**移動**し，この動きが半規管内の内リンパに異常な内リンパ流動を生じ，半規管膨大部の感覚細胞を刺激することになり，眼振とめまいが生じるとする**耳石浮遊説＝半規管結石症（canalolithiasis）（Parnes, Epley 1992）**[9]という仮説がある．この仮説では**頭位変化により潜時（リンパ流動が生じクプラの偏位を起こすまでの時間）をもって結石が半規管内を移動しはじめ，結石が半規管内の最も低い位置で停止し，めまいも減衰する**．BPPVの病態としては，現在の考えはクプラ結石症も半規管結石症も両方あるとされるが，迷入した耳石はくっついているよりも浮遊している（**耳石浮遊説**）ものが多く，一部が耳石付着説によるとする説が有力である．

炭酸カルシウムの遊離は，カルシウム代謝に問題のある**骨粗鬆症**，ないし骨減少症に多いという指摘がある．BPPVは男性より女性に多く認められる疾患で，50〜70歳代が好発年齢とされるのがこの考えの一つの裏付けである．更年期以降の女性は女性ホルモンが低下するから骨粗鬆症が多い．耳石におけるカルシウム代謝などとの関連

212　耳科学

性が示唆される所以である．閉経後骨粗鬆症で認められる骨吸収亢進と同様，耳石器におけるカルシウム吸収亢進により耳石の縮小化，脆弱化が生じ，内耳前庭器内での耳石の剥離，遊離が誘発され，BPPV発病につながるとの研究もある．

　半規管は三つあるので，三つのうちのどれに耳石が入ったかは，特定の頭位をとったときの特徴ある眼球の動き方で判断できる．すなわち，臨床的に観察される**眼振はこの半規管結石の動きにほぼ一致し，耳石浮遊説に従えば眼振の出現には潜時がある**．後半規管型の場合，後半規管は坐位，仰臥位いずれでも下位になるので，**寝たり起きたりといった矢状面での頭位変化**で誘発されやすく，めまい発作時に認められる眼振は回旋性分が主体である．頭位変化により耳石は半規管内を移動し患者を倒すと上向き回旋，起こすと下向き回旋である．一方，外側半規管型の場合，**寝返りなどのrolling**で誘発されやすく，眼振は**水平成分**が主体である．

（3）症候の特徴と診断（表6）

　BPPVは特定の頭の位置の変化によって誘発される回転性めまいで，それ以外の時はまったく異常がみられない．BPPVでは，耳石の作用する方向で眼振の向きが決まるので，確定診断には眼振検査がきわめて重要となる．特徴的な**方向交代性眼振**を確認するとともに，眼振所見から患側を推定する．

　①臥位から起きあがったり，寝返りを打ったりしたときなどに，ぐるぐる回るめまいが普通は**10秒以内位**で起こる．長く見積もっても**30秒位**

表6　良性発作性頭位めまい症（BPPV）の診断基準

1．頭位変化で誘発される回転性めまい
2．めまい出現時に眼振が認められる
1）回旋成分が強い
2）潜時があり，減弱する
3）反復により減衰，消失する
4）頭位変化で眼振の方向が逆転する
3．蝸牛症状，中枢神経症状を認めない

で**減衰・消失**する（疲労現象）．同じ動作を繰り返していると次第にめまいも眼振も起こらなくなる**慣れの現象**がみられる．眼振やめまいは頭位変換の速度が速いほど強い．

　激しい眼振が認められるのに悪心・嘔気は比較的軽度で，嘔吐することは稀である．朝，枕から頭を持ち上げたとき，あるいは寝返りを打った時，棚の上のものを取ろうとしたとき，歯科治療の際などの上向き頭位，または洗髪や靴ひもを結ぶ際などの下向き頭位などのように特定の「**めまい頭位**」がある．緩徐に頭位変化を行うとめまいは起こりにくく，患者自身もそのような習慣を身につけていることが多い．

　②そして，元の頭位，例えば座位に戻すと，弱いがまったく**逆方向の眼振**とめまいが出現する（反対**回旋方向交代性眼振**）．後半規管型BPPVでは仰臥位と坐位で，外側半規官型BPPVでは仰臥位の右向きと左向きで眼振の方向が反転する．この場合，一般には患側の方が眼振は強い．BPPVと診断するためには，頭位変換時のめまいであると同時にこの眼振の反転と患側を確認することが大切である．半規管結石症からクプラ結石症への移行，その逆，さらには合併もありうる．迷入する半規管が複数であることもある．表出する眼振はそれらが合算されたものであり複雑になることもある．

　後半規管型BPPVが疑われる症例に対する頭位変換眼振検査としては，**Stenger法**（まっすぐに起床・臥床させ正面の正頭位で頭位を変換する）だけでなく，**Dix-Hallpike法**（患側と思われる側に顔を45°回旋させた位置で，起床・臥床させ頭位を変換する）も試みる必要がある．これは顔を横に向けた側の後半規管を強く刺激する方法であり，**後半規管型BPPVでは眼振が誘発される可能性が高いが25%は誘発されない**．

　後半規管型BPPVでは懸垂頭位での眼振の打ち方が，検者から見て反時計方向の場合を右側病巣，時計回りの時は患側を左とする．これは，右後半規管が刺激されると，眼球は下眼瞼向きの垂直成分を伴う時計回りの回旋運動を行い，ついで坐位にするとこれを振り戻す急速成分が上眼瞼向き・反時計回り回旋性分となるためである．

Dix-Hallpike 法で，めまいの強い頭位，右下の頭位で強ければ右が患側だろうと考える．

外側半規管型 BPPV は，頭位変換眼振検査ではなく頭位眼振検査で眼振（方向交代性下向性眼振）が誘発される[7]．

③温度刺激検査による迷路機能の検査も異常を示さない．めまいと直接関係する**耳鳴や難聴などの蝸牛症状も欠く**．ストマイ注射や頭部外傷などのように別の原因で耳鳴や難聴が合併してたとしても，メニエール病のようにそれがめまいとともにひどくなることはない．

④BPPV でなくても，めまい疾患では，頭位変化により症状は増悪しやすい．頭位変換時のめまいというだけで BPPV と診断するのは危険である．そのような視点から頭位性めまいは**まず頸性めまい**および中枢性頭位性めまいと鑑別する必要がある．頸性めまいでは頸部を捻転しなければめまいを生じない（例えば，車をバックさせるときに頸を後ろ向きにしたとたんにめまい発作が起きる）が，BPPV では頸部に捻転を加えず頭部の位置を変換してもめまいが誘発される．頸椎圧迫による椎骨脳底動脈循環不全とは，めまいの性状や眼振所見により鑑別を行うが，臨床症状のみでは鑑別が困難なことがある．

⑤普通，頭位を変換すると前庭が刺激されるが，小脳の抑制機能により正常者ではめまいや眼振は起こらない．だが，小脳障害のためこの抑制機能が失われるとめまいや眼振が起きるようになる．**方向交代性上向性眼振や下向性眼振は中枢性疾患でもみられる**．**小脳傷害時の頭位変換眼振**は一般に持続が長く，しかしめまい感は軽度である．また，**懸垂頭位で下眼瞼向きになることが多い**（中枢性頭位性めまい）．

（4）治療

本疾患は**自然治癒することが多い**．１か月後には患者の85％は症状が消失・改善する．しかし，なかにはめまいが再発したり，持続する難治例も存在する．**骨密度の低下や微小な内耳形態異常が再発に関与する**ことが知られている．

強いめまいを反復している時期には，ジアゼパム系のマイナートランキライザー，抗ヒスタミン薬でめまいをコントロールする．薬物療法の効果は即効性というより徐々に症状が改善していく場合が多く，自然経過との区別が困難である．現在は BPPV は**耳石置換療法（頭位治療）**や**平衡訓練・リハビリテーションなどの理学療法**が治療の主体（現在保険点数はついていない）となっており，薬物治療は発病初期の悪心・嘔吐に対する以外はあまり必要とされない．めまいの疲労現象や慣れの現象を利用して積極的にめまい頭位をとるように進める平衡リハビリテーションが普段行われる．

保存的療法で症状が軽快しない難治例には，手技の容易な**半規管遮断術 canal plugging** が行われることもあるが，普及はしていない．

①**発作性頭位眩暈症（BPPV）に対する頭位・体位変換操作（耳石置換療法あるいは頭位変換療法：Particle repositioning maneuver, canalith repositioning procedure：CRP）**

エプレー Epley 法（MEP），**セモン Semont 法（MSM）：以上後半規管型の場合**，**レンパート法：外側半規管型の場合**がある．

いずれの治療法も，頭位，体位変換操作（頭位治療）により**浮遊耳石顆粒を半規管から卵形嚢へ移動**させて治療することができる．しかし，このような理学療法を行うためには患側を正確に診断しなければならない．BPPV は難聴を伴わないため，患側決定には頭位変換眼振所見が重要であり，そのために，**Dix-Hallpike 法**を行い，どの頭位変換運動によっていかなる眼振が誘発されるかをまず観察する．

患者をベッドに座らせた状態でまず頭部を右方向に45°捻転，その頭位を保持したままで後方に倒す（**図7**）．この頭位変換運動によって，検者からみて**反時計回りの回旋成分を有する眼振が誘発されたならば右側が患側と判断する**．しかし，典型例を除けば患側の決定は必ずしも容易でない場合が少なくなく，理学療法を行うにあたって判断に迷うことも多い．

エプレー法（の改変）では**右側後半規管が病巣の場合**，まず懸垂位で右に45度傾けた頭位をとる（b）．このとき，反時計回りの回旋成分の強

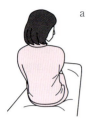 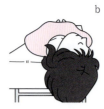 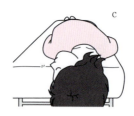 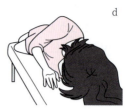 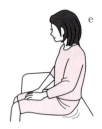

図7 Epley（エプレー）法[19]（患側は右側）
a．まず頭部を右方に45°捻転する．
b．次いで，頭部を捻転したまま後方に倒し，懸垂頭位をとらせる．
c．めまいと眼振の消失後30秒ほどおいて，頭部を懸垂頭位にした状態で左方に90°捻転する．
d．再度，めまいと眼振の消失後，さらに90°頭部を同方向に捻転する．この際には軀幹（からだ全体）もいっしょに回転させる必要がある．
e．そして頭部を捻転した状態を維持したままで坐位に戻す．

い眼振が認められるはずである．ついで，懸垂頭位のまま徐々に頭を左へ傾けて左懸垂頭位とする（c）．ついで，身体全体を左側臥位とし，左下頭位からさらに下を向かせる（d）．最後に下を向いたまま起きあがり，坐位とする（e）．この一連の操作によって**右後半規管の脚部に集合した耳石が総脚を経て卵形嚢へと移動する**ことになる．全所要時間は**5分**程度である．10分ほど休んで帰宅させるが，当日就寝時まで臥位をとらぬように注意を与える．また，次回来院まで，右側を上にして就寝するよう指導する．

ほとんどの例は**施行直後あるいは数日で効果を示し**，1回の頭位療法で治る人が大体7～8割，2回以上で9割以上．**80～90％と高い即効効果を認める**[7]とする報告が多い．ただ，施行翌日は軽い浮遊感を訴える症例がある．これは，変換された耳石が卵形嚢部で安定しないことによる症状と考えられている．

浮動感が長く続く症例や，**再発する症例も10～30％程度**と少なからず存在する．患者の**15％は最初の治療から1年以内に，50％は5年以内に再発する**ともいわれ，再発までの期間はまちまちである．再発する場合も多くの場合数日ないし長くても数週間で消失する．右にテレビがあるので右ばかり向いて寝る，というような癖のある方は再発しやすいことが知られている．下にしている耳に脱落した耳石が重力の影響で入りやすいのだろう．だから，**特定の頭位で寝ないようにする**

ことが，再発予防に一定の効果があるともいわれる．後半規管型BPPVの長期予後に対するエプレー法の効果はなお不明である．頸椎に異常がある症例などには無理に行う必要はない．半規管型BPPVクプラ結石型の人はこの浮遊耳石置換療法の適応はない．

セモン法は，医師は患者を左右どちらかの側臥位にして3分間寝かせ，急に反対側を下にした側臥位にする（頭部を寝かせる側と反対側に45°捻転したまま．患側を右側とすると左側に頭部を捻転したまま，上半身を右側に倒して右側臥位を取らせる）．そして，この頭位を再び3分間維持し，頭部を捻転させたまま，ゆっくりと坐位に戻す．

このセモン法は患者には理解しやすい．素早い頭位変換が必要であるので高齢者に施行することは難しい場合があるが，手技はエプレー法よりも簡単であり，患者が自宅で行うことができるという利点がある．

以上のエプレー法にせよ，セモン法にせよ，このリハビリを行うためには的確な診断と病側の特定が必要である．頭部の回転方向は，患側が決定されなければ行えない．

病歴からBPPBが疑われるが，眼振の認められない場合には，**ブラント－ダロフ法（Brandt-Daroff法：BDE）**Brandt-Daroffのphysiotherapyと呼ばれる方法を家庭で行ってもらうのもよい方法である（図8）．これは，図8のように，左右

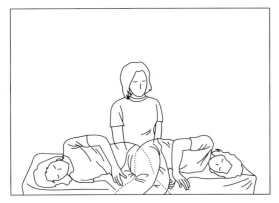

図8　Brandt-Daroff（ブラント-ダロフ）法
患者は坐位から上半身を素早く横に倒し，少なくとも30秒間維持したのち，上半身を反対側に素早く倒し30秒間この頭位を維持する．めまいが誘発されなくなるまでこの頭位変換運動を繰り返す（これを治療1回とする）．治療は1日5〜10回行う．

に繰り返し体を倒す運動を繰り返すもので，患側がいずれであっても，また，クプラ結石症であってもある程度有効な方法である．非典型例や患側の決定が困難な例に対して応用価値が高い．

BPPVはめまいの起こる頭位を繰り返してもめまいはやがて軽快するともいわれる．畳の上に寝てゴロゴロとイモ虫のように体を回転させるとか，あるいは首を動かすというようなことでもよいともいわれる．しかし，単にめまい頭位を繰り返すだけでどれだけよくなるのか確かなエビデンスはない．

BPPVは頭位治療を行わなくても治る人も多く予後は良好である．良性発作性頭位めまいの「良性」の名はこれに由来する．しかし耳石置換療法を行わない患者の**80％は最初の治療から1年以内に再発**するともいわれる．再発率は決して低くはない．

2）悪性発作性中枢性頭位眩暈症（MPPV）

前庭小脳・テント下の腫瘍性疾患，血管障害で，BPPVと類似の頭位性めまいを生じる症例をさす．このような後頭蓋窩腫瘍としては**小脳虫部や第4脳室内腫瘍**がある．

これらの症候としては頭部の動きによってめまいや嘔吐，眼振がみられ，著しい場合には失神を起こす．**長期間持続し，めまい頭位の反復によってもめまいの軽減・消失がみられない**こと，耳石器が原因のめまいと比べて治まるのに時間がかかる．また，特定の頭位で必ずといってよいほどめまいが再現するので，患者はめまいや吐き気を起こさない方向に頭位をかしげる「**ブルンスの頭位**」という独特のポーズをとるようになる．これは内耳からの刺激が入ることによって起こる眼振が抑制されずに持続するためであり，小脳抑制機構の障害によって起こる現象である．このような場合でも，小脳障害の特徴である懸垂頭位時に下眼瞼向きの**垂直性眼振**，あるいは**方向交代性上向性頭位眼振**を認めることが多い．小脳半球の腫瘍でもめまいを起こすが，この小脳虫部や第四脳室腫瘍ほど強くない．小脳半球腫瘍では同側の四肢の失調がみられるが，虫部へ影響が及べば躯幹失調が著明となる．

3）乗り物酔い（加速度病・動揺病）
（1）病態

内耳は三半規管と前庭からなり回転および直線加速度を感受しているが，回転運動やエレベーターの上下運動，また船や車で揺られることなどで内耳に過剰刺激が加わると，気分が悪くなったり，むかつきや嘔吐が起こる．乗り物の動揺により，悪心・嘔吐・顔面蒼白・冷汗などの**自律神経症状**が生じた場合を乗り物酔いと呼ぶ．これは**眼振は認められないが，平衡障害（ふらつき，浮動感）があり，広義のめまいに属する**．

乗り物酔いは中枢神経の認識と内耳の前庭系の相互作用が原因である．自分では椅子に座っているように感じるのに，内耳は体が動いているという情報を脳に送ってくるために発生する感覚の混乱による（**感覚混乱説** sensory conflict theory）といわれる．つまり，**視覚と耳石から入る情報がミスマッチを起こす**という考え方である．

その発症には自律神経の中枢である**視床下部**が強くかかわっているといわれる．車に乗ったとき，脳がまっすぐ進むと思っていても，カーブが続いたり，急にとまったりすると，目や体の傾きや回転を感じる内耳の三半規管の情報と脳の予測が混乱する．このズレが，脳内の快・不快に関わ

る「大脳辺縁系」という場所に伝わると，そこで「不快だ」と判断し，ホルモン分泌や自律神経が不安定になる．その結果，冷や汗やなまつばが出て，胃の動きが不規則になり，最後には血圧が下がって胃が大きく収縮し吐いてしまう，というメカニズムで進行する．乗り物酔いを抑えるには，この過程に応じた対策を取るのが効果的である．

感覚混乱説の他に，乗り物酔いの原因を説明する諸説には，乗り物の動揺が内耳の前庭迷路を刺激し，自律神経のはたらきに異常をきたした結果，動揺病が発生すると考える**前庭迷路運動刺激説**，前庭入力以外に視覚入力および自己受容器からの体性感覚入力が，脳幹・小脳・大脳などで統合の加重または不調和が起こり，さらに情緒的・心理的・身体的諸因子などが発症に加わるいわゆる**多元入力説**がある．

酔いに対する慣れの現象は，この情報間の不一致な状態が繰りかえされると新しいパターンとして認識されるようになるので，次第に酔いの症状が軽減，消失すると説明される．実験的には乗り物酔いは4，5歳までは頭痛のみで，入学時から思春期までに成人並みの酔い感受性ができあがる．年代別にみると，**小学生低学年が最も酔いやすく**，感受性の個体差は**遺伝的**に決まる．几帳面な性格の子どもは乗り物酔いをしやすい．乗り物酔いしやすい子はあまり経験することがない体の動きを「異常な情報」ととらえ，不快，不安を感じてしまう．逆にさまざまな動きに慣れると乗り物酔いもしなくなる．ピークが小中学生で，大人になるにつれ酔わなくなるのはそのためである．

4）宇宙空間での健康

国際宇宙ステーション（ISS）が回っている高度約400キロの宇宙空間は，微小重力，真空，豊富な太陽エネルギー，**宇宙放射線**が飛び交う地上とはまったく異なる過酷な世界である．**無重量状態は骨をもろくし，宇宙放射線は遺伝子を傷つける**恐れがある．そのため，そこに身を置く人にとって最も重要なのは健康対策である．

宇宙飛行士は宇宙飛行から帰還すると，**起立性低血圧，骨密度減少，筋肉の萎縮**，無重力と放射線の相乗作用によると考えられる免疫応答の低下

などが認められる．こうした飛行士にみられる一過性の現象は**加齢の徴候**に類似している．

無重量では1日2時間の運動をしても，**筋力は約2割落ちて一気に20歳も歳をとった状態**になる．**骨密度も約10倍の早さで減ってしまう**ことがわかっている．**骨折**しやすくなるだけでなく，骨から溶け出したカルシウムが尿に混ざり，**尿路結石のリスクも高まる**．宇宙放射線対策も大きな課題である．大量に浴びれば癌などを引き起こす．宇宙ステーション（ISS）に駐在する飛行士が1日に浴びる放射線の量は，地上の半年分を上回る．

宇宙飛行では，シャトルの発射直後いったん3gまで重力が増した後，軌道に達すると，ほぼ0gまで低下する．その直後には下半身に貯留していた血液が**体液シフト**を起こすためにムーンフェイスが生じ足のボリュームが減少，心エコーでは心容積が増す．この心容積はその後次第に減少する．

宇宙酔いは乗り物酔いと同じで，視覚と耳石から入る情報がミスマッチするため，感覚が混乱して生じるといわれている．少数ながら，シャトル内におけるイモリの発達の観察からは，微小重力下では，**重力を感知する耳石が大きくなる**傾向がみられたという（向井千秋による）．

5）地震酔い

東日本大震災を契機に，地震酔いという言葉が有名になった．地震酔いは**下船病 mal de debarquement** の一種と考えられる．下船病とは，船から降りた後や長時間飛行機に搭乗した後に生じる，身体がよろめき揺れている感覚（**後揺れ**）や平衡障害のことである．通常は一過性で，ほとんど場合**48時間以内に消失**する．動揺病と異なり，じっとしているときに症状が強く，歩行や運転など実際の動きによって軽減する．

6）治療ないし予防

乗りもの酔いは，脊椎動物の平衡システムの致命的な欠陥を補うために次善の策として進化した生理機能のため，有効な薬物は少ない．その対策は**不安と感じることをいかに防ぐかが重要**であ

る．そのためには，次のような注意が効果的である．

①受動運動に身を任せない．車内で読書しない．

②運転手は酔いにくいのは，常に**能動動作**をするからである．乗客にこの原理を適用し，外界や進行方向を意識し，カーブ走行や，発進，停車を予め知っておくこと．電車の運転席の直後に立ち，進行方向をみていると，カーブでも曲がる方向に姿勢が自然に傾き，多くの場合これは乗りもの酔いには有効である．船ではキャビンよりもデッキに出て，水平線の見える場所に座るのがよい．乗りものの揺らぎに身体を任せると酔いやすいので着席したり，ポールに捕まったり，シートベルトを使用する．シートの硬い車の方が酔いにくい．遠くの景色を見る．そうすることにより脳に入る位置情報や加速度などの情報の変化が小さく，ズレが抑えられる．

③**空腹（低血糖）**，**過食**，**睡眠不足**，**疲労**，**深酒**，**感冒**を避ける．これらはいずれも脳の統合機能を低下させ，空間識異常をきたしやすくする．出発前日は早めに床につき，軽めに食事を取り，チョコレートなど甘いものを口にして血糖値をあげる．車内では，唄ったり，しりとりをしたりして楽しむのがよい．

④乗り物酔いを含め動揺病は慣れの現象が起こりやすく，刺激を反復すると酔わなくなる．

⑤薬物

経皮吸収性スコポラミン貼付剤（実験的に予防効果の最も高いのは覚醒剤である．欧米ではスコポラミン経皮薬は販売されているが日本では販売されていない）

抗ヒスタミン薬（トラベルミン®，ドラマミン®）：街の薬局に並ぶ市販薬の主な成分は**抗ヒスタミン薬**で，吐き気を感じる脳のはたらきを抑える作用がある．**乗る30分前に服用**する．

鎮暈・鎮吐剤ジメンヒドリナート

抗不安薬（ベンゾジアゼビン系薬剤）

⑥でんぐり返しの練習をする．畳の上で前転をする．1回転だけで吐く子もいるが，1回転できれば30分後にもう1回というように数を増やし，5回転できるまで体を慣らすと，けっこう効果が見込める（石井正則）．

5 **聴力障害を伴うめまい疾患**

1）メニエール病（特発性内リンパ水腫 idiopathic endolymphatic hydrops）

（1）病態

メニエール病をはじめとして多くの末梢前庭性のめまい患者は神経質でストレス感受性の高い例が少なくない．また，患者を詳細に問診すると，家庭生活や仕事などの上で大きなストレスになっていると考えられる条件をもっていることが多い．このような**外的因子**と，これら外部条件に対する受け容れ側の感受性の高まり，すなわち**ストレスを生みやすい特性**が**ストレス病**としてのメニエール病発現にあずかっている．さらに無力体質，アレルギー傾向，低血圧など**身体的ないし内的因子**があり，これら外的，内的因子が作用して**自律神経，内分泌系の失調**をきたし，ひいてはそれが内耳に影響するものと考えられる．

外因と内因が重なって自律神経・内分泌系に影響する過程において外因・内因のいずれが比重が大きいかは個々の例によりまちまちである．しかもメニエール病の多くは片方の耳に限って発症する事実をみると，第3の因子として局所因子を考える必要もある．

局所因子としては，内耳に先天性の弱点がある場合をもあるだろうし，内耳血行不全を起こすような**解剖学的原因**の存在，近接臓器の疾患が直接・間接に影響することもあると思われる．このような状態をメニエール病の局所的な「**めまい準備状態**」（内的因子の一部）とするならば，それにわずかな外的な刺激が加わっただけでメニエール病は発病することになる．

メニエール病は罹患期間が長くなるに従って両側例（同時発症という意味ではない）が増加する．両側罹患は罹患期間が20年以上に限ると約40％に及ぶ．一側例が両側例になる機序は青壮年期に発症するメニエール病患者はいわゆるメニエール病の素因を多く有する患者である場合が多く，発症の引き金となるストレスなどに反復曝露されるにつれ，メニエール病は長期化し，やがて健側も障害されるものと考えられる．

表7　メニエール病の病因

① 免疫異常説
　内リンパ嚢は内耳において唯一免疫応答能力を備えた部位である．内リンパ嚢の機能障害を引き起こし，内リンパ腫の形成に関与する．
② ウイルス説
　小児期のウイルス不顕性感染による．
③ 自律神経失調説（ストレス説）

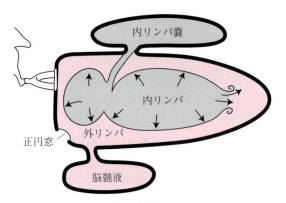

図9　メニエール病の病態

（2）病因

メニエール病の病因として，表7のようなものが考えられている．

ストレス源として，精神的・肉体的ストレスに加えて，睡眠不足，不規則な生活などがあげられている．ストレスなどにより**交感神経過緊張が引き起こされ，局所の微小循環障害から内リンパ水腫**が引き起こされる．最近の研究では，ストレスを受けると**バゾプレシン vasopressin：VP**というホルモンが増加し内リンパ水腫を起こすのではないかともいわれている[10]．VPは**下垂体後葉より分泌される水代謝に関連する抗利尿ホルモン（AVP，VP）**で，ストレス負荷により血中濃度が上昇する「ストレスホルモン」の一つであり，腎臓と同様に「内耳」における水の出入り，液性恒常性に関与していると考えられている．

（3）病理

内リンパ水腫が特徴的な所見．メニエール病は，内耳にある膜迷路という部分の内側を満たしているリンパ液の量が何らかの理由で異常に増える「**内リンパ水腫**」という状態を伴っている．この所見はメニエール病症例に造影剤である**ガドリニウムを鼓室内注入し3テスラMRI**にて可視化することができる．

この（特発性）内リンパ水腫つまり内リンパ系の拡大は通常**蝸牛管と球形嚢**にみられる（図9）．ライスネル膜は伸展して蝸牛壁に付着し球形嚢も鐙骨内面に接するまで拡大することが多い．卵形嚢，半規管ではこのような拡大所見に乏しい．

内リンパ液は，常に新しいものが作られ，古い

メニエール病の特徴的な内耳病変としては内リンパ水腫があげられている．内リンパ水腫を引き起こしてくる原因は種々の説があり，一定しない．現在は自律神経系の機能異常を基調とした迷路血管の機能失調説が一般に広く認められている．しかし，なかには迷路が破綻すると colapse が生じ半規管，耳石器が刺激されめまいが起こり，蝸牛では内リンパに外リンパが混じり，混合するために難聴を起こすとする説（Schuknecht）もある．

ものが吸収されている．膜迷路中に存在する内リンパ液は蝸牛管外側壁の**血管条 stria vascularis**より，前庭系では半規管膨大部および卵形嚢に存在する**暗細胞**より分泌され，内リンパ管より内リンパ嚢を経てS状静脈洞にて吸収される．メニエール病の内リンパ水腫はこの**内リンパ液の分泌過剰または吸収障害に起因**する．

めまい発作は，内リンパ分泌・吸収障害によって生じた内リンパ水腫のため，最終的に膜迷路の破裂をきたし，内リンパと外リンパの混合が生じることにより起こると考えられている．すなわち，カリウム濃度の高い内リンパが外リンパと混合することにより，感覚細胞の周囲のカリウム濃度が上がり，異常な脱分極が生じるためと考えられている．

この過程を見ると，まず内リンパ水腫により蝸牛の基底板は頂回転で薄く広いため，押し下げられ，低音部の難聴が生じる．また基底板の変異により蝸電図検査のNSP/AP比の増大も生じる．内リンパ水腫のため腫脹したライスネル膜が破れ，カリウムイオン濃度の高い内リンパ液が前庭階に漏出すると前庭の半規管などが興奮して患側向きの刺激性眼振が誘発される．その後，前庭機

能が低下すると，健側向きの麻痺性眼振に変化する，というのが現在明らかとなっているメニエール病の病態である．

内リンパ囊手術所見として「メニエール病の内リンパ囊は小さく，線維化が顕著で血行も悪い」という報告がある．この点から，過労，ストレス，睡眠障害などが加わることにより，内リンパ囊周囲の血行がさらに悪くなり，そして内リンパ吸収障害を一段と悪化させて内耳圧が上昇し，内リンパ水腫を増強することが推測される．最近，耳石が内リンパ流を閉塞している所見がＣＴによる観察で見出されている．

体のバランスを保つ前庭系も音を感受する聴覚系も膜迷路の中にあってつながっているから，水腫ができると，めまいや難聴，耳鳴が現れる．

だから**難聴，耳鳴，耳閉感が随伴しなければ原則メニエール病と診断してはいけないという理屈も一応成り立つ．難聴が1回あってめまいがしただけでは疑い例（めまいを伴う突発性難聴），難聴を伴うめまいを繰り返した時点でメニエール病となる．**
急性低音障害型感音難聴を繰り返すタイプは，メニエール病の非定型例蝸牛型と分類する．

また，めまい発作のみを反復する，あるいは，めまい発作を反復する上に，一側または両側の難聴などを合併している場合がある．しかし，この聴覚症状は固定性でめまい発作に関連して変動することはない．だが，症状，検査所見から内リンパ水腫の可能性が高いと判断した時点では**メニエール病非定型例前庭型**とする．

難聴などの聴覚症状を伴うめまい発作を反復する場合は**メニエール病確実例**となる．メニエール病ではめまい発作が起こる発作期と，治まる休止期を交互に繰り返す．これは水腫の悪化と改善によるものと推定されている．

内リンパ水腫は中耳炎，ウイルス感染や梅毒に伴う内耳炎，外傷，自己免疫疾患，脳幹・内耳の循環不全や神経血管圧迫症候群などといったさまざまな原因でも生じることが知られている．その中でメニエール病は**特発性内リンパ水腫**，すなわち内リンパ水腫を形成する原因が不明の場合に用いられる病名であって，心身の過労，ストレス，睡眠不足などが発病に大きくかかわっている．同じく内リンパ水腫が原因とされている疾患に遅発性内リンパ水腫と急性低音障害型感音難聴がある．

（4）発生率，有病率

メニエール病の国内での有病率は**5％程度．やや女性に多い**．15歳未満の子どもには少なく，**発病年齢は50歳代にピークがみられる**．60歳を過ぎてから初発することは稀で，これは内耳の加齢現象にも関係があり，内リンパ水腫が起こっても典型的な症状を示さないともいわれる．メニエール病の患者数は思っているほど多くはなく，**めまい感者の10％以下**と考えられている．

専門技術職に多く，単純労働者に少ない傾向がみられる．発症の時間は**夜間より昼間**，あるいは頭脳・肉体疲労時，起床時が多い．情動的因子の関与が示唆される．遺伝因子より精神的・肉体的疲労，ストレス，睡眠不足など**生活環境因子**がメニエール病の発生に関係深い．発作は**寒冷前線通過時，低気圧など気象変化**に関連して起こりやすいともいわれる．

両側性メニエール病では障害された前庭機能の代償の困難さゆえに，罹病期間が長い，難治傾向が強い，発症年齢が高齢である傾向にある．

（5）症候学的特徴

①突発的な耳鳴・難聴・めまい発作で発病し，この発作は**10分から数時間**持続した後，次第に元に戻る．通常，20分以上は続くものの，24時間を超えることはないとされている．逆に**数秒〜数十秒の短いめまいが主訴の場合は，メニエール病は否定的**である．めまいは自分または周囲の**回転感**であるが，時には**浮動性**のめまいを訴えることもある．特に高齢者では回転性めまいの頻度は低く，発作後に浮動性めまいが長く続く傾向にある．その理由としては，高齢者では障害された前庭機能の回復が遅延することや，中枢神経系による前庭代償機能の低下が考えられている．

耳鳴・難聴はめまいと相前後して，あるいは同時に発症し，めまいの消退とともに消失する．めまい発作の周期はまちまちであるが，発作を生じるとき，典型的には，まず耳の閉塞感（耳閉感）

が生じ，難聴，耳鳴を自覚する．その後，回転性めまいを生じ，自律神経症状として悪心，冷や汗などを伴う．このように蝸牛症状先行型（60％）が，同時発症型（30％），前庭先行型（20％）より多い．また，**強大音に対する過敏性（補充現象）**を訴える例が少なくない．

②**耳鳴・難聴**の随伴はメニエール病の診断にとりきわめて重要であるが，患者が発作中めまいに気をとられ，その随伴に気づかぬこともあるから注意を要する．時にはめまいだけ（**前庭型メニエール病**），あるいは耳鳴・低音域の難聴だけ（**蝸牛型メニエール病**）の発作の反復もあるが，このような例（**メニエール病非定型例**）をメニエール病と診断するためには，十分な問診，諸検査，ときには経過観察を行うなど慎重でなければならない．

前庭の内リンパ水腫を推定するには，臨床的には，めまい発作の持続時間から推定するのが実際的である．**内リンパ水腫によるめまい発作は10分程度から数時間程度の持続する発作性のめまい**である．これに対し，数秒から数十秒程度の，持続時間がきわめて短い一過性のめまい発作のみを反復する患者では，内リンパ水腫を推定する所見に乏しく，このような例がメニエール病確実例に移行する症例は少ない．このことから，瞬間的な一過性めまい発作のみを反復する患者の主な病態としては，**前庭系の循環障害（hemodynamic VBI），片頭痛関連めまい，前庭神経と前下小脳動脈との神経血管圧迫症候群 neurovascular compression syndrome** などが含まれているのではないかと考えられている．

一側メニエール病の聴力障害は中等度難聴にとどまる症例が多い．一方，一側の高度感音難聴が先行し，長い年月を経て内リンパ水腫が発症し，めまいを反復する疾患がある．その場合は**遅発性内リンパ水腫**という診断名が広く用いられている．

③めまい発作は，一般に**反復する**ことが特徴の一つ．それ故，初回発作の段階では「メニエール病の疑い」とする．めまいを反復し，これに伴う難聴が初回発作後改善し，その後再度悪化するようであれば，初めて診断が確定する．

診断で内リンパ水腫の存在を捉えることは難し

い．それ故，繰り返し起こる回転性めまいと蝸牛症状の2つを有し，かつこれらの原因となる疾患がほかになければ，メニエール病と判断してよいだろうということになっている．耳鳴や聴力の低下は加齢により生ずることも多く，高齢者では聴力障害に回転性めまいがあるからといって必ずしもメニエール病とは限らないが，初発例では回転性めまいとともに片側の聴覚のみに異常を訴えれば，メニエール病の可能性が高い．

発作中は患側向きの**水平回旋混合性の自発眼振**をみることが多い．これは患側の内耳が興奮していることを意味する．発作後には眼振の向きが逆転し，健側向き眼振に変化する．これは麻痺性眼振といい，患側の内耳の機能が低下したことを意味する．発作頻度は不定で日に数回の発作から年余にわたり無発作のこともある．このような発作を反復すると間欠期にも耳鳴・難聴が持続し，肩こり・頭重感なども訴えるようになる．

メニエール病が末期に近づくと前庭系の興奮性が高度に低下し，かつ代償が成立し，回転性のめまい発作はほとんど自覚しなくなるが，**両側前庭機能高度低下により，常時動揺性めまいを自覚する**ようになる．

温度刺激検査では，患側耳における反応低下（半規管麻痺 canal paresis）を認めることが多いが，病気が初期であるうちには反応低下を認めないこともある．メニエール病では約50％がCPを示し，約40％がDPを示す．

④耳鳴・難聴は通常一耳に限られるが，**20～30％**に両耳罹患がみられる（**両側メニエール病**）．両耳罹患は発病2年以内に起こることが多く，20年以上経つと**40％**を超える割合を占めるようになる．両側性は一側性に比べ難聴が高度で，後発耳の難聴の進行が早い．

聴力検査所見としては，初期には**変動する低音部の感音難聴**（図10）を認める．**初期には難聴だけを繰り返すものが30～70％ある**ともいわれる．**中期以降では高音部に不可逆性の感音難聴を**認める．メニエール病は発病から2年以内に**難聴が進行**し，聴力は回復・悪化を繰り返すが，罹病期間の延長とともに進行し，聴力レベルで50～60 dBの高音漸傾型，または水平型の感音難聴

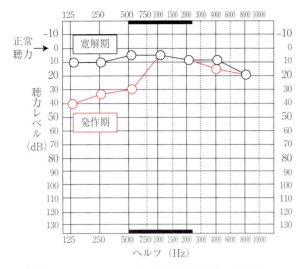

図10 右メニエール病症例の純音聴力検査図
低音部の聴力閾値が発作期と寛解期で変動している．
（肥塚泉[13]，2015，より）

で固定する例が多い．**10年後には約45%が不可逆病変**となる．最悪の場合は聾となる．メニエール病の難聴耳は内耳障害に特有な巨大音（扉の開閉音，子どもの騒ぎ声など）に対しては敏感で，このときに耳痛を訴えることさえある．

⑤メニエール病は側頭骨含気蜂窩発育の悪い方の耳に発症しやすい．このような例では内リンパ管や内リンパ嚢などの軟部組織とともにその周辺の骨組織の発育も障害されていると考えることもできる．

レルモワイエ症候群はメニエール病と同じくめまい，難聴，耳鳴を主症状とするが，それが同時に起こるのではなくめまい発作が起きると聴力が回復するという特徴をもつ症候群．内耳各器官の受傷性や感受性の違いに根ざして三つの症状が時期を違えて出没するものと考えられる．メニエール病の特殊型と考えられている．

（6）診断

メニエール病の診断では，めまいと関係する中枢疾患，原因既知疾患等を除外することが重要である．確定診断に最低必要な方法としては，聴力検査，そして発作時ならば赤外線CCDカメラを用いた眼振検査，あるいは眼振や眼球運動を記録するENG（電気眼振検査），平衡機能検査があげられる．確定診断にはグリセロールテスト，フロセミドテスト，**蝸電図検査（内リンパ水腫推定検査）**，VEMP（前庭誘発筋電位検査：球形嚢の機能検査）などを積極的に利用することが必要である．上記のテストは病歴のみでは診断困難な例（非定型例前庭型，遅発性リンパ水腫など）で参考になる．

1．グリセロールテスト[11]

メニエール病は内リンパ水腫だから，脱水剤であるグリセロール®（グリセリン）を投与して水腫を軽減させると聴覚などの耳症状の改善が期待される．その最大効果発現は内服後2〜3時間であるとされる．したがって，グリセロール®投与により低音部難聴が改善すれば内リンパ水腫の存在が推定できる．

まず，純音の聴力検査を行い，ついで体重1kgあたり1.3〜1.5gのグリセロール®を服用させ，3時間後に同様の聴力検査を行い聴力閾値改善（連続する**2周波数で10dB以上の改善**）をみたときは本検査陽性とし，蝸牛の内リンパ水腫を推定する．グリセロール®は飲みにくい液体だから，ふつう等量の生理的食塩水と混じて内服させる．しかし，本テストが陰性の場合でも内リンパ水腫の存在を否定することはできない．グリセロールテストではメニエール病の**50%前後**が陽性となる．眼振や聴力変動のある活動期に陽性率が高い．

2．フロセミドテスト[12]

30℃，5cc，20秒間で耳注水を行い，生じた温度眼振をENGに記録して眼振最大緩徐相速度を計測する．ついでフロセミド（ラシックス®）200mg，2cc静注を行い，1時間後同様の検査を行い，その眼振緩徐相速度が注射前と比較し10%以上増加したときは本検査を陽性とし，前庭の内リンパ水腫を推定する．

3．蝸電図検査

他覚的聴力検査の一種で短い持続の音を聞かせたとき内耳・聴神経に生じる電気現象を鼓膜または中耳に置いた電極でとらえ記録する方法である．この場合生ずる電気現象はきわめて弱く，種々のノイズと区別できないから通常1,000回以上の音を聞かせ音刺激に引き続き起こる電気現象

のみをコンピュータで加算することでノイズを消去し，音に関係した現象のみを取り出す．

メニエール病ではこの蝸電図検査で特殊所見が得られる．正常耳では AP：action potential 波に比較し NSP：negative summating potential 波が小さいがメニエール病耳では AP 波に比較し NSP 波が大きい（異常 SP）．この陽性率は報告者により異なるが，およそ50%である．

4. 造影 MRI による内リンパ水腫の画像診断法

造影剤であるガドリニウムを鼓室に注入し，正円窓を介して蝸牛の鼓室階に拡散させて後に 3 T（テスラ）MRI を撮影する．すると外リンパ腔が造影され，内リンパ腔は造影されない点を用いて，外リンパ腔が高信号，内リンパ腔が低信号として描出することができ，内リンパ水腫を可視化できる．これにより MRI によりメニエール病患者での内リンパ水腫の診断が可能である．

（7）予後判定

メニエール病は，それ自体が生命の危険に結びつくことはないが，長期にわたるめまい発作の反復や，内耳機能の低下は，患者の社会生活に深刻な影響を与え，精神的にも不安定な状態となることは稀ではない．メニエール病の長期経過では，めまい発作のコントロールは比較的良好だが，聴覚の予後は不良であり，メニエール病の治療目標として，難聴の悪化防止が重要である．

以下はメニエール病の予後を判定する基準の一つである．

めまい係数（治療後24か月間のめまい発作回数／治療前 6 か月のめまい発作回数×100）により 5 段階に評価（0：著明改善，1～40：改善，41～80：軽度改善，81～120：不変，120以上：悪化）し，聴力は500 Hz，1,000 Hz，2,000 Hz，3,000 Hz（4,000 Hz）の平均聴力レベルが10 dB以上の変化を有意の変化として改善あるいは悪化と判定する（AAO-HNS の判定基準）．

（8）治療

精神療法と**薬物療法（食事療法）**を基本方針とし，患者の信頼を得ることが大切である．薬物療法無効例，それもめまい発作の反復するもの，聴力に悪化傾向があるもの，あるいは両側性に進行した症例においては，聴力保存を目的に症例を選んで**手術**を行うこともある．

1. 一般療法

めまい疾患に対して行う薬物治療は，めまい発作急性期，間欠期，慢性期に分けられる．

発作**急性期**は難聴の不可逆的変化の予防，めまい発作の軽減と随伴する悪心嘔吐や自律神経系の不快な症状を抑える薬物による**対症治療**が中心となる．

一方，**間欠期**の治療は内耳前庭機能の回復，進行の予防を目的とする．**慢性期**には主として発作の予防を目的に，①生活習慣の改善，②薬物治療，③運動療法，④外科的治療の順で行う．メニエール病の難病性はめまい発作の反復であり，慢性期の発作予防が重要である．

めまい発作時にはまずめまいの原因を十分説明し，**生命の危険がない点を説得し，静かな部屋で安静臥床をとらせる（心の安静）**．メニエール病のような末梢性のめまいでは，頭位を患側下向きにすると症状が増悪することがある．そのような場合には，**患側を上向きに，健側下向きにすると**めまい感や嘔気が軽減する．

慢性期には薬物治療に加え，患者への生活指導を通じて，ライフスタイルを変更し，めまいを抑制する**セルフコントロール**を獲得できるようにすることも重要である．メニエール病では**禁煙・規則正しい生活・減塩を三本柱に，生活習慣の改善**を指導する．内リンパ腫であるメニエール病に対しては，増えすぎた内リンパ液を減らすために**塩分の制限（1 日 4 g）**を行う．メニエール病の症例の概ね**70%でこれらの保存的治療により発作予防が可能**である．

生活指導・適度な運動（**ストレス，疲労を避けること，気分を発散させる**），**気分転換・睡眠な**どもめまいの原因を問わずめまいの一般療法として大切である．メニエール病ではストレスホルモンである ADH の分泌を抑制し内リンパ水腫を軽減させる目的で，1 日に 35 ml/kg の水分を摂取させる**水分摂取量法（女性では約1.5～2 L/ 日，男性では約 2～2.5 L/ 日）**が提案されている．し

かし，これは従来からいわれる内リンパ水腫の，①食塩制限，水分制限，②利尿薬の服用，とは逆の治療法になる．内リンパ水腫の治療に関して水分摂取制限をすべきか，はたまた水分を負荷した方がいいのか，いまだ意見は統一されていない．他に，生活指導の一環として**適度な有酸素運動**がメニエール病の発作抑制，難聴の改善に有効との報告がある[14]．

メニエール病に悪影響を与えるストレスは，各個人の気質，性格，生育歴，年齢，生活環境，仕事環境，人間環境によって誘因は異なり，ストレスを一概に述べることは困難だが，一般に，義務，ノルマ，目標，到達度，成果を必要とする事柄はストレス誘因となる可能性がある．

発作を確実に予防する方法は確立されていない．

2．薬物療法
①めまい発作時の治療[15]

めまい発作時には，悪心，嘔吐を伴うことが多い．したがって，その薬物治療としては注射薬が用いられる．

7％重層水（メイロン®）40～250 ml の点滴，グリセリン（グリセロール®）500 ml または300 ml，トラベルミン®1 A の皮下または筋注がよく行われる．7％の重層水の静注もよく効くが100 ml がよい．メイロン®の効果は中枢・末梢血管への作用（**血管拡張作用**）が考えられるが，その機序は明確ではない．内耳循環改善を期待して使用するが，日本固有の治療法であり，高血圧，腎障害，肺水腫患者には禁忌である．

めまい発作時には強い不安感があるので，**アタラックス®，セルシン®10 mg 筋注**，ノバミン®5 mg，抗ヒスタミン作用を有するピレチア®筋注なども行われ，悪心・嘔吐の強いときは，**プリンペラン®10 mg 筋注**も用いられる．

メニエール病発作では，めまいに難聴が随伴する，あるいは難聴の増悪をきたす．この場合は，めまいの沈静化を図るとともに，難聴対策として**副腎皮質ホルモン**を主体とした治療が行われる．利尿剤（ハイグロトン®，ダイアモックス®）が著効を示すこともある．

眼振の急速相が向かう耳に冷水を注入すると（右向きのものであれば，左にめまい，眼振を誘発するように作用するので）めまいと眼振はぴたりと停止する．その作用時間はわずか10ないし15分であるが，患者の安堵感は大きい．これはあらかじめ冷蔵庫内に冷やしておいた水を1～2 ml スポイトに吸引して，これを外耳道後方に向けて注入することで十分である．

塩酸リドカインの鼓室内注入（内耳麻酔）によりめまい発作が抑制されることがある．難治例では硫酸ストレプトマイシンやゲンタマイシン，**ステロイドの患側鼓室内注入**が施行される．鼓室内注入後のステロイドの鼓室階外リンパ移行濃度は全身投与に比べはるかによい．

②めまいの薬物療法[15]

めまいや悪心・嘔吐がある程度落ち着いてきたら，内服薬による治療が主体となる．メニエール病の場合，めまいの治療薬として一般に広く用いられているものは内リンパ水腫の軽減を目的として**浸透圧利尿剤（イソソルビド）**，**循環改善剤（アデノシン三リン酸2ナトリウム：ATP-2 Na）**，**脳代謝改善剤**，**精神安定剤**（抗不安薬や抗うつ薬），漢方では**柴苓湯**の投与を考慮する．

高浸透圧利尿剤**イソソルビド（イソバイド®，メニレットゼリー®）**はメニエール病の病態である内リンパ水腫を軽減する作用を持っているので，メニエール病の保存療法の基本薬とされている．1日90 ml ～120 ml 分3（1日体重あたり1.5～2.0 g/kg）が至適用量だが，飲みにくい場合には，冷やしたり，レモンをしぼり加えるとよい．なるべく薄めずに服用する．イソソルビドは高齢者では利尿作用による夜間の頻尿が問題となることがある．イソソルビドの使用がためらわれる場合は，利尿効果を有する**五苓散**など漢方薬を用いる．イソソルビドは2か月程度の長期投与が一般的である．ただ，イソソルビドは全身に対しても脱水効果があり，さらに長期投与では浸透圧の上昇，それに伴う**二次的な抗利尿ホルモンの上昇**をもたらすことが確認されている．ということは，内リンパ水腫に対して減荷だけでなく，抗利尿ホルモンによる水腫形成という相反する効果をもたらすことになる．このあたりがイソソルビドのメニエール病に対する作用機序で判然としない点であるので，グリセロールテストが陽性で，

聴力の改善が期待できる場合はイソソルビドの漸減療法を試みる．なお，内リンパ液の産生にストレスホルモンである抗利尿ホルモン（ADH）が関与することは，メニエール病の治療にストレスのコントロールが大事であるかを物語っている．

ATP-2 Na 顆粒は内耳の循環を改善させる作用がある．内耳は血流障害を来しやすい器管だし，前庭神経核なども血流の影響を受けやすい部分である．内耳を栄養している血管は椎骨動脈系で，ATP-2 Na 顆粒は椎骨動脈の血流を増加させる作用を持つ．

ジフェニドール（セファドール®）は抗コリン作用を持つため，緑内障や前立腺肥大のある高齢者に投与する場合は注意が必要である．聴力の急激な低下をきたしたり，聴力変動が著しい場合は，高血圧や糖尿病に注意を払いながら**プレドニゾロンの追加投与**を行う．めまい発作が予想されるような気分のときには，トラベルミン®，ボナ

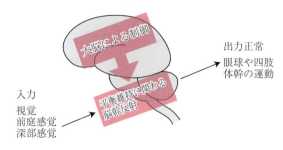

a. 脳幹反射の大脳によるコントロール

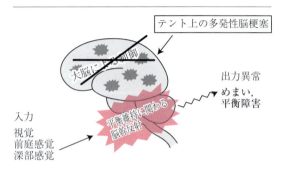

b. 脳幹小脳の平衡維持機構の制御破綻

図11 中枢性前庭代償[3]
a. 働いている．b. 働かない．

平衡障害のリハビリテーションについて

一側前庭障害ではめまい発作がどんなに強くても自然に軽快する傾向があり，通常数か月以内に代償されて日常生活の症状もほとんど消失する．それは，片側末梢性前庭機能障害で起こるめまい・平衡障害は，やがて**中枢神経系の前庭代償**の成立とともに消失するからである（**図11 a**）．めまい・平衡障害への順応・適応は前庭神経核への小脳からの投射路を介して行われる．末梢性めまい症例では一般に，安静時めまい・自律神経症状などの改善を待って，早期に離床するとめまいの回復が早いのはこの中枢神経系の前庭代償のおかげである．自発眼振や静止時の偏倚は静的症状と呼ばれ代償されやすい一方，頭部運動時の固視障害や体動時のバランス保持の障害は動的症状と呼ばれ代償されにくい．

前庭代償は末梢機能が回復したからではなく中枢神経系における適応現象の結果であるので，（脳画像検査で異常がないような場合でも）中枢機能が弱った高齢者では代償不全となりやすく，めまいの回復が遅れやすい（**図11 b**）．その一方，**若年者で経過が長く難治性である場合は，中枢からの代償が悪く回復が遅れていることもあり中枢障害の合併も念頭に置いてめまいの経過を観察する必要がある．**

代償が遅れ，日常生活の動作に支障をきたしている例には**平衡訓練 vestibular rehabilitation therapy：VRT** を行う．一側あるいは両側の前庭障害が固定し，体動時の浮動感が長期間続き生活上問題となっている時期がリハビリの対象となる．

訓練強度は最大努力の40〜50％で，症状を悪化させない程度に行う．簡単なものから，slow から quick，そして，弱くから強く行わせる．1日2〜3回，1回の実施は15〜30分程度．毎日自宅で訓練するように指導する．体調が悪いときや疲労時には逆効果となるため休ませる．平衡訓練を行うにあたっては，常に転倒などの事故に注意しなければならない．リハビリは始めたら最低でも**1か月以上**は続ける．訓練効果を**評価**するためには少なくとも，数か月での評価が必要である．日常動作の面で訓練の効果が現れてくる期間は，**病態や年齢にもより個人差があるが，3〜6か月を要する**ことが多い．なお，訓練方法は未だ標準化されていない．

ミン®，トランキライザーなどを携行させて，随時頓服として服用させる．

不安やうつなどの心因がめまいの自覚症状を悪化させ，めまいを難治化させている場合が多い．めまい患者の診療の際は質問紙法などで心因の有無についてスクリーニングし，心因の関与が疑われる場合は**抗不安薬/抗うつ薬**を投与することでめまい自覚症状を軽減させることができる．

以上，内服療法は一時しのぎではなく，数か月間投与を続ける必要がある．しかし，これら薬剤がすべてのめまい患者に一様に使用されるわけではない．その診断や原因により適宜使い分けなければならない．

③めまい発作の予防

薬物治療としては，めまいの経過に従って，**循環改善剤**，末梢血管拡張剤，ビタミン剤や**精神安定剤**を分三服用から分二，分一と次第に漸減し，経過が良ければ薬を服用しない期間をおくなどの工夫をする．

メニエール病はある種，生活習慣病である．めまいの病気の中には，メニエール病のように**生活習慣をコントロール（自己管理）**することで，予防できるものがある．めまい発作の予防には，精神的・肉体的**過労**，**睡眠不足**など**ストレス**となる要因を排除するように生活指導し極力投薬は控えるべきである．手持ち薬剤としてめまい**頓挫薬（トラベルミン®など）**を常備させ，めまいの予兆の段階で内服したり，聴力の悪化時や耳鳴，耳閉感の増強した場合に服用し，症状が軽減したら服用を中止するように指導する．

3．めまいの運動療法

運動療法の極意は体力を高め，患者が家庭での運動を通してめまい感にうまく対処できるようにすることにある．特に，頭部や体の位置変化，運動によりめまいが誘発される時期に，**めまいを起こさせる運動をあえて反復して行い慣れさせる**（**表8**）．前庭機能をあえて刺激して，環境の変化に対して慣れさせる方法である（**順応と慣れ adaptation & habituation**）．負担の少ない刺激から開始し，少しずつ複雑にしていく．

例えば，座った姿勢で頭を左右に傾けたり，片脚で直立したり，あるいは大きなボールを頭上で前後に動かすといった運動を行わせる．そして，めまいを多く経験させてめまいに慣れさせる．コツは，**最初はゆっくりとした動きで，そして徐々に速度を上げ，少しふらつきや動揺視を感じたらそれ以上に速度を早めないこと**．

4．中耳加圧療法[16]

比較的最近メニエール病の治療法として臨床導入された方法である．

この原法は専用刺激装置（Meniett®）により鼓膜換気チューブ挿入下に行われる．換気チューブを介して経外耳道的に中耳を加圧すると，前庭窓を介して外リンパ圧が上昇し，その結果，内リンパ水腫が改善するという仮説に基づく治療法である．これに対し，滲出性中耳炎治療装置として使用されている鼓膜マッサージ器を使用し，鼓膜換気チューブは挿入せずに直接鼓膜−前庭窓経由で内耳に圧を伝達する（変法）方法もあり，メニエール病発作予防に対し原法と同様の治療効果を得ることができるという報告もある．

5．メニエール病の手術

メニエール病の10～15％の症例は保存的療法に限界があるといわれる．薬物治療でも効果が不十分な場合は，聴力の悪い人には内耳破壊術や，アミノ配糖体抗生物質の副作用である耳毒性を利用して前庭機能を低下させめまい発作を抑える**ゲンタマイシン鼓室内注入術**，聴力の良い人には**内リンパ嚢手術**や前庭神経切断術などの外科的治療を試みることもある．

しかし，一方では手術適応があるとされた難治性メニエール病患者で手術を受けなかったケースの約70％は，長期的にみればめまいは抑制されたという報告がある[17]．

①手術の適応

・めまい発作を反復する例
・保存的治療にかかわらず，聴力が急速に悪化していく例
・社会的適応として，早期に良くなりたいと思う例

②手術法

大別すると手術は内耳機能（あるいは末梢前庭機能）を廃絶（ないしは低下）させる術式と内耳機能を温存する術式とに大別される．

表8　訓練の一例

①首のストレッチ
　前屈30秒，後屈30秒，右向き30秒，左向き30秒，右に傾ける30秒，左に傾ける30秒
②仰臥位にして，右，左と交互に30秒間下頭位にしてその位置を保つ．これを3往復以上行う．
③寝る―起きる，この動作を30秒の間をとって3回以上行う．

　ⓐ**前庭神経切断術**（経中頭蓋窩法，後迷路法，後S状静脈法）：**内耳から出る第8脳神経線維を全部または部分的に切断する**（neurectomy）．内耳道を走る神経のうち前庭神経のみを切断する．開頭が必要であるが，聴力を温存しつつ確実なめまい抑制効果が得られる．しかし，この手術からの回復には中枢による前庭代償が必要であるため，高齢者に適応とならず60歳以下が対象となる．

　世界的には，内耳機能を廃絶させる前庭神経切断術は現在は行われなくなり，かわりにゲンタマイシン鼓室内注入術が盛んに行われるようになっている．

　ⓑ**選択的・薬物的前庭破壊術：膜迷路内容物に対する直接，または間接の破壊，または除去を行う**（labyrinthectomy）．

　・**内耳破壊術**（迷路摘出術）：手術的に外側半規管を開窓して膜迷路を取り出し，前庭も開放し，耳石器も破壊し，さらに硫酸ストレプトマイシンを直接外リンパ内に投与する方法．めまい抑制効果は内リンパ嚢手術より優れているが，**聴力が犠牲となる**ため，病変が一側性ですでに難聴が高度の症例（遅発性内リンパ腫）が対象となる．

　・**薬物鼓室内注入術**：鼓膜チューブを鼓膜に留置し，**低濃度のアミノ配糖体抗生物質（ゲンタマイシン）**1回30 mg/ ml，平均約1週間連続投与する．ゲンタマイシンの耳毒性を利用し内耳破壊を行おうとするのがこの治療法である．ゲンタマイシンの場合は薬剤使用量が適切であれば聴力障害が発生しにくいので，最近は難治症例治療の主流となりつつあるが，良聴耳への適応は慎重に行う必要がある．

　そのほか，**硫酸ストレプトマイシン**を生食水1.5 mlに溶かし，鼓膜麻酔をして正円窓に向けて中耳腔に注入する方法もある．1回の注入で多くは，めまいがなくなるが，2回，3回と注入を繰り返すこともある．CPの出現を見て，治療を終える．

　以上の二つの方法とも，注入後30分はできるだけ嚥下を我慢してもらい注入側耳上の姿勢で安静を保ってもらう．この治療法で難治性のメニエール病でもめまいの制御率85％（**蝸牛症状5％**）と高いめまいの制御率が報告されている．正円窓膜閉鎖例（10〜30％）ではこの効果は認められない．

　以上，ⓐ，ⓑとも術側の前庭機能が高度に障害されるので，中枢の前庭代償が不完全な場合にはめまい発作でない浮動感の継続，運動時の不安定感などの副障害が発生する可能性がある．

　・**内リンパ嚢開放術**[17]：（内リンパ嚢外転翻転術，内リンパ減荷術，ポルトマン手術）：**内リンパ腔のどこかにshuntやdecompressionを置く内リンパ減荷手術**（endolymphatic shunt operation, decompression）．

　内リンパ嚢を乳突洞に開放して，内リンパ水腫の軽減を図る術式．内リンパ嚢は後半規管後方の後頭蓋窩硬膜上で外側半規管の延長線（Donaldson's line）のやや下方にあることが多い．内リンパ減荷術は顔面神経麻痺や聴力の著しい障害，その他の合併症をきたす恐れなく一定の効果が期待できる．めまいは80％の患者（グリセロール陽性例）で改善され，聴力については約10〜20％の患者が改善あるいは保存を示すという報告がある一方で，内リンパ嚢手術における症状の改善はプラシーボ効果によるもので，無効であると考えるグループもある．また，内リンパ嚢開放術例の長期観察では，**術後5年で30〜50％の再発**がみられており，めまい発作を完全に止める手術とはいい難い．

2）遅発性内リンパ水腫（delayed endolymphatic hydrops：DEH）

　DEHは，原因不明または既知の疾患が原因となった高度感音難聴の先行があり，長期間経過後にメニエール病と類似した回転性めまいの反復，

または良聴耳の聴力変動を発症する症候群である．高度なめまい発作を示すが，多くの場合おそらくは**ウイルス性内耳炎**に続発する**内リンパ水腫**と考えられている．**メニエール病様発作を繰り返して，患側時の聴力が聾または高度難聴に至ったとき本疾患を疑う**．蝸牛症状が先行する点でメニエール病との鑑別が必要であるが，メニエール病では高度難聴まで進行することは少なく，鑑別のポイントとなる．

DEH が特発性内リンパ水腫であるメニエール病と区別されるのは，内耳病変の二次的変化として内リンパ吸収系（内リンパ嚢，前庭水管）に萎縮や繊維性閉塞などの組織変化が生じ，内リンパ水腫の病態を示した疾患とされる点である．

内耳梅毒との鑑別は梅毒血清反応により行う．

3）片頭痛関連めまい（migraine associated vertigo：MAV）

片頭痛は，国内での有病率が約 6～8％にのぼるきわめて頻度の高い疾患である．**片頭痛患者の約 5 割が何らかのめまい症状を訴える**．それらのめまいを訴えるものには何らかの蝸牛症状を認めるものが多く，特に両側の耳閉感や両側の耳鳴を認めるものが多い．ただし実際は難聴を認めるものは少ないことからメニエール病非定型例や反復性めまい症などのめまい疾患と混同されることが多い．

現在までに考えられている片頭痛関連めまいの有力な病態仮説は，「片頭痛と同様の血管攣縮が前庭系の循環障害を引き起こし，一過性のめまい発作が発症する」というものである．典型的な片頭痛関連めまいの臨床像は，30～40 代の女性であり，めまいを発症する以前から片頭痛を発症し，1～10 年前から年に一度程度の，頭痛を随伴した 1～24 時間程度続く回転性＋浮動性のめまいを認める，というようなものである．

メニエール病症例における片頭痛の合併率は対照群の 2 倍という報告がある一方，メニエール病と特定しない外来めまい患者の 5～15％程度には頭痛を訴える人がいるとのデータもある．

しかし，片頭痛の特効薬であるトリプタン製剤が片頭痛関連めまいに有効とのエビデンスはない．

4）上半規管裂隙症候群（superior canal dehiscence syndrome：SCDS）

1988 年に Minor らによって初めて報告された比較的新しい疾患概念である．

（1）病態

内耳の平衡感覚に関係する器官である**上半規管上部の骨迷路の中頭蓋底部分に特発性の裂隙（欠損）が生じる**ことに関連し，**強大音によるめまい（Tullio 現象）**や**外耳道内の圧変化によるめまい（瘻孔現象），垂直回旋混合性の眼球偏倚などの神経耳科学的所見**を呈する病態である．同様の刺激で誘発性めまいを引き起こす疾患に外リンパ瘻，真珠腫性中耳炎による外側半規管瘻孔などがあり，鑑別を要する．

強大音や外耳道陽圧が加わった場合，内耳の音の入り口である前庭窓から内リンパに対して圧力がかかる．この圧の一部が上半規管上部の骨迷路の中頭蓋底部分の裂隙（SCD）を介して頭蓋内に放散される．その際，上半規管に刺激性の内リンパ流が生じ，めまいが生じるとともに，患側が右であれば時計回り（被験者から見て反時計回り），左であれば反時計回り（被験者から見て時計回り）で上半規管がなす面に一致する方向の上向きの垂直回旋混合性の眼球偏倚をきたす．

また，SCDS では同時に**伝音難聴**をきたす．それは，前庭窓から入った音刺激による振動エネルギーの一部は SCD を介して頭蓋内に伝導されることにより蝸牛に向かうエネルギーが減弱して気道聴力の閾値が低下する．一方，骨導聴力は側頭骨全体が振動するために蝸牛の外リンパの振動は増幅されるので骨導聴力の閾値は低下し，気骨導差が生じて伝音難聴を呈することが考えられている．この場合には**骨導閾値の低下を伴った低音域の気骨導差の存在が特徴的**であり，その点，突発性難聴として加療される場合も少なくないといわれる．さらに，クリック音刺激による前庭（耳石器）機能検査である**前庭誘発筋電図（VEMP）の閾値が低下する**ことも特徴である．Tullio 現象が認められる症例では，SCD を通して前庭の球形嚢に対する音のエネルギー伝達が増加すること

により，クリック音刺激に対する反応の閾値の低下がみられるといわれている．このため，SCDSの症状は，骨迷路に前庭窓・蝸牛窓に次ぐ"**第3の窓 third-window lesion**"が生じたために出現すると考えられ，この異常反応は動物を用いたモデル実験でもある程度証明されている．

（2）診断

臨床症状，神経耳科学的所見，さらにCT所見を組み合わせて，初めてSCDSの正しい診断ができる．

疑い例は**冠状断高分解能CTを行い，まずはSCDを同定する**．しかし，0.1 mm以下の薄さの骨は，高分解脳CTでも検出は不可能であるため裂隙の証明は擬陽性が多く限界がある．中頭蓋アプローチを用いて開頭手術を行ったSCDS 11例中2例は術中所見でSCDは存在しなかったとの報告もある．側頭骨病理標本を用いたGareyの報告では1,000耳中5耳（0.5％），遺体を検討したTsunodaらの報告では244時中1耳（0.4％），高分解能CT所見によるWilliamsonらの報告では422耳中39耳（9％），岩島らの報告では1616耳中39耳（2％）がSCDであったという．

めまいを伴わない，蝸牛症状（聴覚症状）のみを示すSCDSも多数存在する．頻度の高い蝸牛症状はhyperacusis, 耳閉感，自声強調，難聴，耳鳴があげられる．これらの症例は聴力検査では伝音難聴を示すので，耳硬化症と誤診されやすい．Picavetらは耳硬化症が疑われた症例の5.3％にSCDを確認した．このことから，SCDSが疑われる伝音難聴症例には進んでVEMPを行うべきであるという意見もある．

（3）治療

治療には，保存的治療と手術的治療がある．保存的治療としては，強大音の曝露を防ぐための耳栓を使用することや，中耳内圧の急激な変化を避けるための鼓膜換気チューブの挿入などを行う．一方，手術的治療としては，上半規管内腔の閉塞術とSCD部の閉鎖術の二つがある．

6 炎症により起こるめまい

1）迷路周囲炎（内耳炎）

主として中耳炎の内耳への波及による．原因は急性中耳炎，慢性中耳炎，真珠腫性中耳炎が大半を占める．蝸牛を含めた急性中耳炎による内耳障害の発生機序は，可逆的な機能障害が多いことより**漿液性内耳炎**がその病態の主体であると考えられている．炎症の主たる伝搬経路は内耳窓（正円窓，卵円窓）経由もしくは真珠腫などによる内耳骨迷路破壊（瘻孔形成）による．そしてその障害は細菌の直接侵入によるものよりは炎症性産物である**エンドトキシン**によるものの方が多いといわれる．ウイルス性では血行性感染の可能性もある．

内耳に起こる病変は初期には炎症刺激による内リンパ水腫から膜迷路の炎症，感覚細胞の破壊，骨化まで種々の程度であり，その病変に比例しためまいを呈する．しかし，内耳障害として感音難聴を呈する症例でも，めまいを訴える頻度は低く，約1～2割との報告が多く，しかも**めまいは一過性**のことが多い．

そのほか，慢性中耳炎によって内耳に内リンパ水腫が生じることが報告されている．慢性中耳炎では瘻孔があるかないかが問題となるが，グリセロール負荷によって骨導が変化するかどうかを検査することも内耳病態を明らかにする一つの手段となる．慢性中耳炎による感音難聴は治りにくい．

治療は中耳炎のコントロールが主で，鼓膜に穿孔のある慢性中耳炎では病変の進行を止める意味でも鼓室形成術を勧めるべきであろう．

2）髄膜炎に合併する迷路炎

伝搬路は内耳道および蝸牛水管が考えられる．直接細菌が内耳へ侵入することが多く，内耳障害の多くは高度障害で，前庭器が障害されると平衡障害を起こす．しかし，前庭器よりも蝸牛の方が障害を受けやすい．

治療は髄膜炎が主体である．しかし，内耳機能の回復の多くは望めず，めまいのある例では精神安定剤，ビタミンB$_{12}$剤による対症療法とリハビリテーションによる中枢性代償を促す．

3）ウイルス性迷路炎

　血行性ないし神経行性に直接内耳障害を起こす．したがって，感覚細胞および神経の高度の障害をきたす．代表的には流行性耳下腺炎，風疹，麻疹，ハント症候群などに伴うことが多いが，上気道炎に続く多発性神経炎の一つとして前庭障害を呈することもある．急激に一側性に起こることが多く，めまいも強い．

4）迷路梅毒（labyrinthine syphilis）

　血清梅毒反応陽性で，両側の難聴・耳鳴を訴え，反復するめまい発作を伴うことが多い．診断は迷路梅毒診断の手引き（厚生省特定疾患「前庭機能異常調査研究班」を参考にするが，その要点は，
①特異的血清学的梅毒反応が陽性である．

②めまい・平衡障害は通常，**進行性感音難聴を伴い，両側性**のことが多い．
③温度刺激検査や回転刺激検査で反応低下を示す．
④先天性・後天性のいずれをも含む．
である．

　ただし，血清梅毒反応と病態との相関の証明は困難であることが多い．各種の梅毒の徴候（皮膚，粘膜，神経病変）が他に認められるときには，診断は比較的容易だが，これらを認めず，迷路の症状のみが前面に現れているときには，メニエール病や突発性難聴などとの鑑別が困難であることが少なくない．

　病理学的には，先天性・後天性梅毒とも**骨髄炎と内リンパ水腫の所見**を見いだすことが多い．治療はペニシリンとステロイド療法が一般的である．

第8章　腫瘍とめまい

1 聴神経腫瘍（acoustic neurinoma：AN）

1）疫学・病因・病理

　聴神経腫瘍は神経鞘のグリア細胞がシュワンSchwann細胞に変化する移行帯から発生し，正確には**聴神経鞘腫**（vestibular schwannoma：VS）である．この移行帯は内耳道内に限局しているので，ほとんどは**内耳道内から発生**する．したがって，**聴神経腫瘍の95%は内耳道の拡大を伴う**．

　聴神経腫瘍は発育の遅い良性腫瘍（**年間増大，平均2mm**）で，**全頭蓋内腫瘍の5〜10%を占める**．**小脳橋角部腫瘍**のうちもっとも高頻度（70〜90%）にみられ，髄膜腫（10%），類上皮腫（4%）の頻度よりはるかに多い．大きくなると内耳道から小脳橋角部に進展する．頭蓋内腫瘍としてみれば，この神経鞘腫は聴神経から発生するものが圧倒的に多く（95%），次いで三叉神経に発生する．**50歳代に最も多く，中年の女性**に多い．年間発生率は人口1万人に対し1人前後と

考えられている．進行は遅いので初発症状から1年以内に診断されるのは10〜20%に過ぎず，**10〜15%は診断時すでに10年以上経過している**．

　聴神経のうちで聴神経腫瘍の大多数は**下前庭神経**から発生する．次いで上前庭神経，蝸牛神経から出るのは5〜7%である．腫瘍が増大し内耳道壁との間で他の神経や血管を圧迫するようになると次第に症状を呈するようになる（**図12**）．一般には，まず起源神経の脱落症状が出ると思われるが，**前庭神経では障害の進行が緩徐なために脳幹の代償によって症状が隠されてしまう**とされ，**めまいを初発症状とする例は少ない**．診断される腫瘍の直径は**1cm以下の場合が約30%弱，直径が3cmより大きい場合が10%程度**であるとされている．そして，一見矛盾するように思えるが小さい腫瘍ほどめまいがみられる頻度が高いのは，残存している末梢前庭機能の変動が大きいためと推測され，これに対して年月を経て成長した大きい腫瘍は末梢前庭機能がほぼ完全に機能喪失していることが多く，めまいが生じにくいものと考えられている．

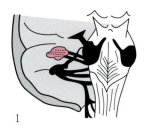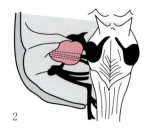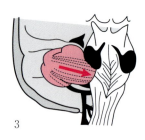

図12　ステージ別にみた聴神経腫瘍の発育
1．内耳道内，2．内耳道-外，3．内耳道外に出て脳幹，小脳を圧迫．

めまいに次いで蝸牛神経の症状が出ることになるはずだが，聴神経腫瘍の難聴は**後迷路性難聴とは限らず，明らかな内耳性難聴もあり**，これらの混合型もある．**聴覚障害**の原因としては，腫瘍による蝸牛神経への**直接的な損傷**，内耳道内での腫瘍による血管圧迫に伴う内耳への**血流障害**によって生じる蝸牛有毛細胞の障害，その両者の混合型などが考えられる．蝸牛神経は牽引，圧迫などの物理的障害にきわめて弱い神経である．腫瘍の大きさと聴力障害の程度に相関はない．さらに大きくなり，腫瘍が内耳道から出て1.5～2.0 cm 以上に成長すると脳幹を圧迫するようになり**三叉神経の障害による顔面のしびれ感**など，他の神経症状も出現する．

ちなみに聴神経腫瘍の**大多数は片側性**である．稀に**両側性（5～10％前後）**のことがあり，その多くは**神経線維腫症2型（neurofibromatosis Ⅱ）**の場合で，自・他覚的に両側性症状を認める．

2）症状

70～90％の患者がめまいでなく**難聴（一側性難聴，耳鳴）**を初発症状としている．この腫瘍は良性腫瘍で徐々に進行するので，中枢神経の代償が十分に間に合うので，めまいはあっても回転性のものは少なく，**浮動感，動揺感**などが多い．腫瘍が大きくなるに従って三叉神経，顔面神経，下位脳神経（舌咽，迷走神経）を圧迫して，顔面の痛みや知覚低下，顔面神経麻痺，味覚低下，嗄声，嚥下困難を訴えるようになる．

患者が病院を訪れる頃には95％以上の人に難聴がみられ，**徐々に進行する**形をとるが，ときには突発性難聴として診断されたり，難聴の程度が悪くなったり良くなったりを繰り返すこともある．このような**突発性の感音難聴は聴神経患者の10～20％**にみられ，初診時，突発性難聴と区別がつきにくい点が診断上重要である．**突発性難聴を発症する聴神経腫瘍の聴力の約20～30％は自然に，あるいは保存的治療で改善する**とされる．

聴神経腫瘍による**難聴**は，発症時に低音域が障害されにくく，中音部（2 kHz）が障害されやすい**谷型聴力像（trough type）**を呈することが多い．その理由として 2 kHz に対応する蝸牛神経線維が内耳道内で蝸牛神経の背側で最外側に位置するため，腫瘍による圧迫を受けやすいのではないかと推測されているが定かではない．

3）診断

聴神経腫瘍 acoustic tumor（AT）の診断は，まず十分な病歴を取り，少しでも疑いのある場合には第一次検査（聴力検査，平衡機能検査，内耳道X線検査）を行う．これらのいずれか一つでも異常のあった場合には診断効率の高い画像診断（MRIやCT）や聴性脳幹反応（ABR）を優先的に行う．

（1）聴力検査

聴神経腫瘍は後迷路性聴力障害を呈する代表的疾患であるが，実際には**後迷路性難聴を示す症例は50％以下**で，聴覚検査においては**約半数が内耳性難聴**のパターンを呈する．比較的高度難聴例が多いが，軽度難聴や無難聴もあり，前述のごとく**谷型の感音難聴**がみられることもある．後迷路性難聴の特徴としては高音損失の形をとるが，純音聴力の低下より**語音聴力の低下が著明**である．

腫瘍の大きさが1cmを越えると聴力の低下が著明となり，さらに進んで語音聴力が35％以下になると，たとえ腫瘍を全摘しても聴力の回復は難しいとされる．

6か月ごとの定期的な聴力検査で，2周波数帯域で10dB以上の難聴増悪あるいは語音明瞭度の10％以上の低下がある際には，聴神経腫瘍を疑いABRあるいはMRIによる評価が必要である．

（2）聴覚誘発電位（ABR）

聴覚検査の中では聴性脳幹反応が最も信頼性が高いので，聴神経腫瘍のスクリーニングに適している．通常I波は残存し，III波以下の潜時が延長し，反応が低下し，ついには消失する．I～III波またはI～V波間の伝導速度の遅延がよい指標となる．正常患者におけるV波潜時の左右差は0.2msec以下，I－V波間隔の左右差は0.2sec以下とされており，これを越えるものは異常と考えてよい．

この検査の適応は4kHz，8kHzの平均が70dB以下に限られる．しかも小腫瘍（10mm以下）では約15％の例で異常がみられない．したがって，疑わしい例や若い人で聴力が良い例ではABRとMRIを行い，逆に聴力が70dB以上の例では，ABRの適応でないので造影MRIを行う．

（3）カロリックテスト

前庭機能検査は聴神経腫瘍の診断法の一つとしてよく行われてきたが，診断的意義は小さい．前庭障害では反応消失（CP）がみられることが多い．ただし，1/3の人に偽陽性が認められ，結果は必ずしも聴神経鞘腫に特徴的ではない．ただし，高度低下しているにもかかわらずめまいの既往のない時は本疾患を疑う必要がある．

（4）X線所見

内耳道の単純X線撮影法として経眼窩法，ステンバース法を撮影する．X線写真上，一側内耳道の垂直径が2mm以上の拡大は約20％の偽陽性，偽陰性がある．内耳道孔を構成する後壁の骨隆起が主に消失する．内耳道孔に比べて内耳道底

の変化は少ない．小腫瘍では約20％の例で異常がみられない．MRIなどの画像診断技術の進歩により早期に小さい腫瘍が発見されるようになった現在，鋭敏性と特異性に問題がある温度眼振検査や内耳道の単純撮影はCTやMRI検査にとってかわられるようになり，現在ではCTやMRIが優先的に行われるようになっている．

（5）CT

CTでは95％以上の症例で腫瘍側の内耳道の拡大を認める．診断率は80～90％だが，早期診断には限界がある．CTスキャンは確かに腫瘍の圧迫による内耳道の拡大など，側頭骨の細部の構造を観察するのに適している．しかし，髄液と神経とのコントラストが鮮明でなく，内耳道に限局した小さな腫瘍の診断は困難であるので，聴神経腫瘍の疑いがある場合は必ず造影CTを，しかも内耳道を中心とした薄いスライスで撮影する必要がある．しかし，造影剤を用いても1.5cm以下の腫瘍の発見は難しいと考えておくべきであろう．

（6）MRI

聴神経腫瘍の診断にはCTよりもMRIが適している．MRIによる聴神経腫瘍の診断にはT1強調画像が必須である．通常，聴神経腫瘍はT1強調像で脳灰白質と等信号強度，ないし低信号強度として，T2強調像では高信号域として描出され，造影剤静注後はほぼ均一に強く増強される．嚢胞状の場合は不均一な高信号を示す．造影MRI（造影T1強調像—横断像）は聴神経腫瘍の検出率は高く，内耳道内に限局する長径3mm前後の腫瘍も描出し得て，聴神経腫瘍の最善の診断法である．

（7）MRA

聴神経腫瘍の約10％は腫瘍表面の血管が動静脈奇形のように増生しており，これが著しいと術中に大出血をきたし得る．CT，MRIで血管の増生が疑われれば術前にMRAを撮り手術の際に役に立てる．

（8）眼振所見

比較的早期に（健側向き）水平性，水平回旋性の（頭位）眼振，腫瘍径が 2 cm 以上になると中枢性眼振（左右注視眼振，垂直性眼振），視運動性眼振異常（解発不良），指標追跡検査異常（階段状波形）が出現する．

4）鑑別すべき小脳橋角部病変
（1）髄膜腫

側頭骨に広く接し，内耳道の拡大は乏しく，腫瘍に連続する硬膜に増強効果を認め（**dural tail sign**），CT 上高頻度で**石灰化**を有する．聴神経腫瘍のような囊胞は稀である．

（2）三叉神経鞘腫

腫瘍が三叉神経の走行に一致して発育している．

5）聴神経腫瘍の治療
（1）聴神経腫瘍の手術（図13）

目標：**腫瘍の全摘出，顔面神経の機能保存，術後の聴力保存（改善）**

アプローチ
　a. **中頭蓋窩法**
　b. **経迷路法**
　c. **後頭蓋窩法**

a. は脳外科医と耳鼻科医の両者が，b. は主に小さな "ear tumor" に対して耳鼻科医が，c. は主に脳外科医の手により行われる．

聴神経腫瘍は最近の画像診断の普及によって小型腫瘍が多く発見されており，治療も機能温存に主眼を置いた方針が一般的であり，①経過観察，②手術，③定位放射線治療，のいずれかの選択がなされる．経過観察での**腫瘍増大率は約 2 mm/年**とされ，小型腫瘍であれば短期的な問題はなく，高齢者小型腫瘍では経過観察されることが多い．しかし，10年を超えると聴力は廃絶するため，聴力温存を希望する若年者では，治療の介入が必要である．

その場合，聴神経腫瘍は原則的に手術により全摘すべきである．腫瘍に癒着した周りの神経を丁寧に剥離するため，手術は手術用顕微鏡下に行い，さらに顕微鏡の死角にあたる部位を神経内視

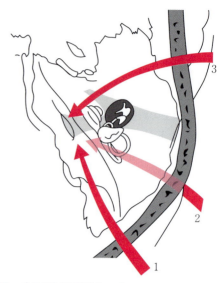

図13　内耳道の手術ルート
1：後頭蓋窩法，2：経迷路法，3：中頭蓋窩法

鏡で観察する．聴神経腫瘍は前庭神経から発生するので，腫瘍が小さいときに発見できれば聴力も温存可能であるが，手術は常に脳神経機能の温存が問題となる．手術による**聴力保存手術成績は概ね30％前後**であり，腫瘍径が小さく聴力が良好なうち行うほどその成績は良い．ちなみに聴力が手術により保存できた症例は65％程度，会話域聴力平均50 dB 以下，語音明瞭度50％以上で，腫瘍の大きさが20 mm 以下の例が多い．

聴力が既に消失している場合でも，聴神経に併走する顔面神経をできるだけ温存するように心がけ，このため顔面神経の術中の筋電図モニターは聴神経手術の際には必須である．**顔面神経温存率は95％以上である**．腫瘍の直径が 3 cm 以上にもなると，蝸牛神経のみならず顔面神経温存も困難になるが，元来この腫瘍は良性腫瘍であり，通常その発育は緩徐であり，かなり大きくなるまでは生命に関与することがないので，高齢者の場合，顔面神経を犠牲にしてまで全摘をしないという選択もあるだろう．また，神経機能の確実な保存のために腫瘍被膜を意図的に残すという術式の選択もある．しかし，このような場合には半年ごとにMRIで経過観察する必要がある．手術拒否例や高齢者や全身状態が不良で手術リスクが高く，なお腫瘍が増大傾向を示す症例では**定位的放射線治**

療を選択することもある．腫瘍が **3 cm 以内であれば，確かにガンマナイフも治療法の選択の一つ**（腫瘍制御率92％以上，顔面神経温存率98％と良好，聴力温存に関しては40〜70％とばらつきがある）だが，しかし，定位的放射線治療後の再発例では顔面神経や蝸牛神経との癒着が強く，そのような例を手術した後の後遺症の発症率は高く，術後顔面神経機能はきわめて不良であることを知っておいた方がよい．

a．経中頭蓋窩法（middle cranial fossa approach）

顔面神経と聴力の保存が可能な手術法である．視野の狭いことから内耳道内に限局した早期聴神経腫瘍に対してのみ行われ（後頭蓋窩に 1 cm 未満で伸展した腫瘍までがこのアプローチで摘出可能），後頭蓋窩内にある程度以上進展した症例では脳幹側の操作が難しくなる．しかし，内耳道孔の前後への削開と上錐体静脈，小脳天幕の切開を追加することで 10 mm 以上の腫瘍に対応できる．この**拡大中頭蓋法**では，各種の大きさの腫瘍に対してアプローチでき，約50〜60％で顔面神経と聴力保存も可能である．拡大中頭蓋窩法を用いれば脳幹に接するまでは比較的安全にしかも顔面神経機能を保存して摘出できるため，内耳道に限局した腫瘍に対しての経迷路法の適応は少なくなりつつある．

顕微鏡手術の支援システムとして，内耳道腫瘍の観察などには**神経内視鏡（硬性鏡）**が用いられる．

b．経迷路法

乳突洞削開術を行い，迷路を破壊して内耳道に到達する．顔面神経の確認，保存は優れているが，迷路摘出のため**術後に聾**となるので高度難聴例が主に適応となる．後頭蓋窩に進展した腫瘍（径 2 cm 以上）に対しては次に述べる経後頭蓋窩法 c．との two stage operation となることが多い．

c．経後頭窩法 suboccipital approach or retrosigmoid approach

広い視野を得ることができるので，腫瘍の大きさにより適応が制限されない利点があるが，手術侵襲はより大きい．脳外科における標準的手術である．

後頭蓋窩で小脳を内方に圧排して小脳橋角部を露出．ついで内耳道後壁を削開し，内耳道内の腫瘍を露出する．顔面神経の機能を保存し，可能なら聴力も温存することが望ましいが，腫瘍が大きい場合は困難であることが多い．内耳道内操作に困難性を伴う．

d．放射線治療‐ガンマナイフ（stereotaxic radiosurgery）

目標部位を破壊するのに十分な高線量を選択的に照射して病変を破壊する．直径 3 cm 以下の聴神経鞘腫に関しては，このラジオサージェリーと手術療法との間に腫瘍の制御という意味では治療上の差がない．しかし，聴神経の温存に関してはラジオサージェリーが手術療法に比べ良好とされるが，長期経過では聴力の低下がある．ガンマナイフによる放射線療法の腫瘍発育の縮小率は約40％，増大停止は約50％と報告されている．低線量のガンマナイフによる長期治療成績として，腫瘍制御率や聴力温存（半数以上）を含めた神経機能の温存には満足できる成績が得られている．

だが，先述のような理由で，放射線治療は聴神経腫瘍治療の選択肢の一つだが，健康な若年者には適応がない．

脳の機能を守る覚醒下手術（awake surgery）

開頭手術中に意識のある患者に直接話しかけたり，絵を見せたりして顔面神経や聴神経の反応を確認し，弱い電流を当てながら摘出する領域を決めていく．電気刺激で顔面神経の機能が落ちたら，そこには触れない．脳内には痛覚がないので痛みは感じない．患者に「聞こえるか，聞こえないか」を質問しながら腫瘍を取っていくので，術後に聴力が影響を受けることはほとんどなくなる．

6）神経線維腫症（neurofibro-matosis：NF）

母斑症とは神経系と皮膚に異常が出現する一連の疾患群である．神経・皮膚症候群ともいう．そのうち，神経線維腫症は常染色体顕性遺伝を示す最も頻度の高い母斑症で，現在 NF1～NF8 までの8病型に分けられている．それを大まかにいうと，NF1は神経線維腫や色素斑などの皮膚症状が強く，NF2は両側聴神経腫瘍を主体として，皮膚病変の少ない病型ということになる．

（1）疫学

両側聴神経腫瘍は現在，神経線維腫症2型 neurofibromatosis Ⅱ（NF2）と呼ばれている．これに対し，従来 von Recklinghausen 病といわれていたものは神経線維腫症1型 neurofibromatosis Ⅰ（NF1）と呼ぶ．NF1の発生頻度は10万人につき30～40人とされ，日本では4万人に1人の患者がいると推定されている．一方でNF2は，NF1に比べると患者数は少なく4万人の出生に約1人の割合で出現する．両親のどちらかがNF1であれば，子どもは50％の確率で発症する．両側性聴神経腫瘍は一側性聴神経腫瘍の5％程度を占める．

（2）病理・症状

NFの原因は外胚葉性器官の胎生期の分化異常と考えられ，皮膚のみでなく神経系にも異常が発生する．**カフェ・オ・レ斑**と呼ばれる特有の色素斑と外見からもわかる皮膚の**神経線維腫 neurofibroma** が認められ，神経線維腫は小児期より徐々に大きさ・数を増し，成人以降はほぼ全患者に見られる．

NF2の発症年齢はNF1に比して低く，10歳代後半から20歳代で発症することが多い．

NF2は両側性の聴神経の schwannoma だが，NF1と比べると末梢皮膚の神経線維腫は少ないかわりに頭蓋内髄膜腫，三叉神経鞘腫，脊髄腫瘍（神経鞘腫，髄膜腫）など，頭蓋内，脊柱管内の腫瘍頻度が高くなる．反面，皮疹はNF1に比べると目立たない．NF2の主体は神経鞘腫であり，神経線維腫症2型という名前は疾患を正確に表してはいない．NF2でしばしば認める皮下腫瘤も神経線維腫であることは少なく，ほとんどが神経鞘腫である．

NF2ではほぼすべての罹患者は30歳までに両側前庭神経鞘腫を発症する．最も多い症状は前庭神経鞘腫による難聴・めまい・ふらつき・耳鳴である．聴神経腫瘍の両側難聴例は本症を疑うことが必要である．次いで多いのが脊髄神経鞘腫の症状で，これには手足のしびれ・知覚低下・脱力などがある．また，三叉神経鞘腫の症状として顔面のしびれや知覚低下も起こる．その他，けいれんや半身麻痺，頭痛を伴うことや，若年性白内障のため視力障害を伴うこともある．

（3）診断

NF2はCTやMRIで両側性前庭神経鞘腫を認める．ENG検査上では，微弱な水平眼振や回旋性眼振が多くみられ，全体的には 階段状波形 saccadic pattern や square wave jerks などの小脳・脳幹の機能障害を示唆する所見がみられる傾向がある．ABRは両側性腫瘍のため，左右差は指標とならない．一側の絶対値を指標とする．

（4）治療と予後

NF1の治療では，症状を呈する皮膚の神経線維腫には外科的な対症療法．神経線維腫の悪性化は稀である．一般的な社会生活に支障がないケースがほとんどだが，整容面での問題は残る疾患である．

NF2では聴覚障害が両側性に生じるので，将来のQOLの点で深刻である．腫瘍が大きくなると切除する必要が生じ，聴神経も切断しなければならない．その場合，全聾に陥る．発育速度は一定でないため，どの時点で治療を行うかは聴力レベル，腫瘍の大きさ，年齢などを考慮して決める．聴神経腫瘍は早期，小さいうちの摘出によって顔面神経麻痺や重症聴覚障害を回避することができる．さりとて，無症状の聴神経鞘腫を手術すべきかどうか悩むところである．

NF2で認める腫瘍は悪性ではないが，腫瘍が発生する解剖学的位置や多発性のため病状は重く，早期死亡の原因にもなる．NF2の平均死亡

時年齢は36歳である．正確な診断からの平均生　　存期間は15年である．

文　献

1）伊藤彰紀. 高齢者のめまいへの対応－中枢性めまいを中心に－. 東京都医師会雑誌 63：947-954, 2010.
2）大友英一. 後頭蓋窩血管障害. Medicina 14：710-711, 1977.
3）厚東篤生. 中枢性疾患. めまいの医学, 神崎仁（編）, 南山堂, 116-124, 1995.
4）赤間裕良, 三浦幸雄. 交感神経低下型起立性低血圧. 別刷日本臨床 領域別症候群シリーズ2 内分泌症候群. 日本臨床, 640-642, 1993.
5）小児のめまいをどのようにとらえ, どのように対応するか. 耳鼻咽喉科. 野村恭也ほか（編）. 頭頸部外科クリニカルトレンド2. 中山書店, 94-96, 1988.
6）日本めまい平衡医学会診断基準化委員会編：良性発作性頭位めまい症診療の手引き, Equilibrium ROS 68, 218-255, 2009.
7）鈴木　衛. 良性発作性頭位めまい症. 日耳鼻専門講座, 110：646-648, 2007.
8）Harold F. Schuknecht, MD：Cupulolithiasis. Arch Otolaryngol；90（6）：765-778, doi：10.1001/archotol. 1969.
9）Parnes LS, McClure JA：Free-floating endolymph particles：a new operative finding during posterior semicircular canal occlusion. Laryngoscope 102, 988-992, 1992.
10）檜　学ほか. メニエール病. 医学書院, 1965.
11）Klockhoff I, Lindblom U: Endolymphatic hydrops revealed by Glycerol test. Acta Otolaryngol 61：459-462, 1966.
12）二木　隆, 北原正章. Frosemide（Lasix）Test. －メニエール病に対する新検査法－. 耳鼻臨床 64：373-389, 1971.
13）肥塚　泉. Medical ASAHI, 26-28, 2015.
14）高橋正紘. 有酸素運動で著明に改善したメニエール病進行例の一例, Otol Jpn 18, 126-130, 2008.
15）武田憲昭. めまいの薬物療法. Medical ASAHI, 37-39, 2015.
16）將積日出夫. メニエール病に対する中耳加圧療法. 耳鼻・頭頸外科14：1-3, 2005
17）北原　糺. メニエール病に対する内リンパ嚢開放術のエビデンスは？EBM 耳鼻咽喉科・頭頸部外科の治療. 池田勝久ほか（編）. 2015-2016, 中外医学社, 118-123.
18）松永　喬. Hemodynamic VBI（仮称）とは. 椎骨脳低動脈循環障害におけるめまいの病態生理（松永 喬編）, 診断と治療社, 東京, p 113-116, 1997.
19）Epley JM：The canalith repositioning procedure：for treatment of benign paroxysmal positional vertigo. Otolaryngol Head Neck Surg 107, 399-404, 1992.

C 顔面神経

I 顔面神経の解剖・概論

第1章 顔面神経の臨床解剖

　顔面神経は**第Ⅶ脳神経**で，機能由来を異にする3つの神経線維からなる**混合神経**である．その中で**運動神経**は顔面の表情筋や内耳のアブミ骨筋，首の表面を覆う広頸筋を支配し，**自律神経**は涙腺や唾液腺の分泌を支配する副交感神経に属し，**知覚神経**は舌の前2/3の味覚に関係する求心性線維だけでなく，耳介や外耳道の知覚あるいは顔面の深部知覚にかかわる求心性線維をも含む（図1）．

　顔面神経は側頭骨内の長い骨管，すなわち顔面神経管を通るため圧迫による神経麻痺を起こしやすい．側頭骨内で麻痺を起こすと表情筋の運動麻痺による顔面の歪みを生じることに加えて，味覚障害，聴覚過敏，流涙障害など多彩な症状を呈するのが特徴である．

　顔面神経は，主として，橋 pons，一部は延髄 medulla におよぶ核から出る．外転神経の外側で脳を去り，硬膜を破り，内耳道に入って**内耳神経**とともに走り，内耳道底でこれと別れて**顔面神経管** canalis n. facialis（Fallopio 管とも呼ぶ）

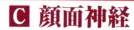

図1 顔面神経運動枝と副交感神経および感覚枝

Ⅰ，Ⅱ，Ⅲ，Ⅳについては障害部位．
（Ⅰ：鼓索神経より末梢，Ⅱ：アブミ骨筋枝−鼓索神経，Ⅲ：アブミ骨筋枝−膝神経，Ⅳ：膝神経より中枢部）

表1 顔面神経

第1群　顔面神経管で出す枝
　①大錐体神経　　N. petrosus major
　②鼓室神経叢との交通枝　　R. communicans cumplexus tympanico
　③アブミ骨神経　　N. stapedius
　④鼓索神経　　chorda tympani

第2群　茎乳突孔を出て直ちに出す枝
　⑤後耳介神経　　N. auricularis posterior
　⑥二腹筋枝　　R. digastricus

第3群　耳下腺神経叢から出る枝
　⑦側頭枝　　Rr. temporales
　⑧頬骨枝　　Rr. zygomatici
　⑨頬筋枝　　Rr. buccales
　⑩下顎縁枝　　R. marginalis mandibulae
　⑪頸枝　　R. colli

に入る．前庭の前上部で**膝神経節 ganglion geniculi** を作った後，後方に屈曲し，外側半規管と前庭窓の間を後下方に走って（水平部または鼓室部），鼓室の後上部第２膝部で急に下方に曲がり乳様突起内を下向して（乳突部または垂直部）茎乳突孔 foramen stylomastoideum から顔面に出る．

顔面神経の枝は**表1**のように３群に分かれる．

鼓索神経は，有髄線維と無髄線維から成り，顎下腺，舌下腺への副交感神経節前線維および舌の前2/3からの味覚線維を含んでいる．

第2章 顔面神経麻痺の病理

1 病態

顔面神経管は人体の骨性神経管としては最も長く，平均3.5 cm もあり，かつ狭い．神経はこの管内で神経外膜と骨膜より成る強固な結合織，すなわち**神経鞘**に取り囲まれており，外力が直達しにくく，神経が完全に断裂するような激しい損傷は起こりにくい反面，何らかの原因により少しでも神経が腫脹すると，狭い管内で神経は圧迫をこうむりやすく，管内の出血，管壁の骨折などによる圧迫で容易に損傷を受ける．

これら神経障害を引き起こす機転としては，外力による顔面神経への**物理的な圧迫や伸展**，**炎症（細菌，ウイルスなど）**[1)]，さらに**腫瘍細胞浸潤**などがある（図2）．

従来から，急性中耳炎により顔面神経麻痺が生じる原因部位は顔面神経管の**水平部**に多いといわれる．これは，この部位に顔面神経管の先天性骨裂が多く認められるためとされている．この骨裂隙の頻度に関しては，報告はまちまちで15～80%に存在するといわれている．

2 麻痺の分類，頻度

顔面神経麻痺は**中枢性（核上性）**と**末梢性（核性と核下性）**に大別できる．中枢性麻痺では，前頭筋が両側の大脳皮質中枢の二重支配を受けているので前額のしわ寄せは障害されず，病巣の反対側の顔面下半部（眼輪筋，口輪筋）のみが麻痺する．核ないし核下性（末梢性）麻痺では一側性のみの支配となるので前額のしわ寄せも障害され，眼瞼下垂し，鼻唇溝浅く，一側顔面筋の麻痺となる．なので完全に閉眼することは不可能となり，閉眼させるとBell徴候を示す．口笛を吹いたり，頬をふくらますことができなくなり，空気が口角から漏れてしまう．中枢性，核性麻痺とも味覚，涙分泌はおかされないが，側頭骨内麻痺ではその障害部位により味覚，涙分泌障害の出現がみられる．

核性麻痺は聴神経腫瘍またはその摘出術やガンマナイフによる合併症が多い．その他，頭蓋内の原因としては神経炎，腫瘍や血管障害などがあるものが5%弱であり，圧倒的に顔面神経麻痺は末梢性麻痺（90%以上）が多い．側頭骨内麻痺としては**ベル麻痺 Bell's palsy**が60～70%と最も多数を占め，次いで，水痘帯状疱疹ウイルス（VZV）の再活性化による**ハント症候群**が10～20%を占める．ベル麻痺も近年では単純ヘルペスの再活性化によることが明らかになった．さらに，**炎症（中耳炎）**や**側頭骨骨折**，**術後性**（聴神経腫瘍・中耳炎手術副傷）が合わせて約20%と続く．側頭骨外としては，外傷や腫瘍（耳下腺

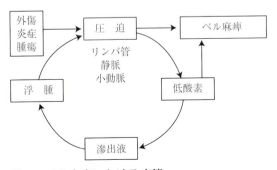

図2 ベル麻痺における病態
顔面神経管内での神経受傷機転．

238　耳科学

表2　末梢性顔面神経麻痺をきたす疾患

1.	特 発 性	ベル麻痺
2.	感 染 性	ハント症候群，耳下腺炎，水痘，風疹，伝染性単核球症
3.	外 傷 性	側頭骨骨折，顔面外傷，手術時損傷
4.	腫 瘍 性	耳下腺腫瘍，小脳橋角部腫瘍，顔面神経鞘腫，頸静脈球腫瘍，中耳悪性腫瘍，脳腫瘍，白血病，悪性リンパ腫
5.	中 耳 炎	真珠腫性中耳炎，急性中耳炎，中耳結核，悪性外耳道炎，慢性化膿性中耳炎
6.	先 天 性	先天性下口唇麻痺，部分的顔面神経麻痺，サリドマイド，メビウス症候群
7.	代謝性疾患	糖尿病，アルコール性ニューロパチー，重症筋無力症，ポルフィリン尿症
8.	全身性疾患	サルコイドーシス，ギラン・バレー症候群，多発性硬化症

癌），聴神経腫瘍，顔面神経鞘腫，ギラン・バレー症候群，サルコイドーシス，多発性硬化症ほかによるものがほとんどで10％弱である（**表2**）．
　小児では，成人に比べベル麻痺の頻度は低く，中耳炎，先天性麻痺などの頻度が高いのが特徴である．小児では乳様突起炎の治療が遷延化した場合に masked mastoiditis を起こすことがあり，それにより耳性神経麻痺を起こすことがある．

第3章　顔面神経麻痺の診断

　顔面神経麻痺の診療は，問診に始まる．まず，**麻痺程度の評価**，次いで**障害部位**ならびに**発症原因**の検索へと進める．しかし，顔面神経麻痺の多くは原因が判明した時点で障害部位が特定できる（**図1**参照）．このため，障害部位診断が特に必要とされるのは外傷性麻痺など一部の疾患に限られる．
　最初に，麻痺が中枢性なのか，末梢性なのかの鑑別をする．これには顔の表情筋の麻痺を観察する方法が一番妥当．おでこにしわをよせる前頭筋と目を閉じる眼輪筋，これらを含む上部顔面筋は，両側の大脳皮質からの支配を受けている．これに対し，口を閉じる口輪筋や，広頸筋を含む下部顔面筋は，反対側の大脳皮質のみの片側支配を受けている．したがって，末梢性麻痺では，片側の上部，下部，すべての顔面筋の麻痺が生じるのに対し，中枢性麻痺では上部顔面筋が両側大脳皮質からの支配を受けているために，おでこにしわを寄せることができ，眼輪筋の麻痺も軽いことが特徴である．すなわち，上方を見るように指示し，おでこにしわが寄れば中枢性の麻痺，それが

できなければ末梢性の麻痺を考える．顔面神経麻痺は片側の麻痺がほとんどだが，頻度は少ないが，末梢性の麻痺でもギラン・バレー症候群とかサルコイドーシスなどの多発神経炎の症状で両側麻痺であることもある．
　顔面神経核のある脳橋の障害で顔面神経麻痺を起こす場合には，核のある場所から**外転神経麻痺**が合併することが多いので，眼球の外転障害がないかをよく観察する．**三叉神経領域の感覚消失**があるときには脳腫瘍を除外するため，髄液検査とMRIを含む精密検査を実施する．また，**一側性の著しい聴力障害**または耳鳴が認められる場合は，まず聴神経鞘腫を疑う必要がある．同側麻痺の反復は顔面神経鞘腫を疑い，造影MRI検査を行う．問診中には，患側耳下部を触診し，耳下腺癌を除外する．ハント症候群の診断は容易である．確定診断にはVZV抗体検査が必要である．全ての原因を除外することで，ベル麻痺の診断に至る．ベル麻痺のなかには疱疹を伴わない水痘帯状疱疹（VZV）が病因の顔面神経麻痺，すなわち無疱疹性帯状疱疹 zoster sine herpete（ZSH）

が含まれる.

顔面神経麻痺の検査は，電気診断法や顔面運動障害の程度の**評価法**と顔面神経麻痺の**局在診断**とに分けられる．後者には，流涙検査，アブミ骨筋反射，味覚検査，顎下腺分泌などが含まれ，その反応の有無により麻痺の局在が推定可能である．しかし，麻痺の予後は神経障害の程度によって決まる.

鑑別診断には，耳鏡検査，聴力検査，血液検査は必須．さらに側頭骨X線検査，CT，MRIなどの画像検査が必要となる場合がある．外傷性麻痺はCTで側頭骨顔面神経管に骨折線を認めることが多い．顔面神経麻痺の典型例では特に必要な検査はないと思われるが，診断に疑問がある場合には，除外診断目的でMRIをされるとよい.

1 顔面神経麻痺の程度・予後評価

外側の髄鞘障害や内側の軸索障害の程度を診断する.

1）視診評価法

顔面表情運動の評価法は，Housei-Brackmannn法（グレード法）が国際的にみた評価法である．それは主に聴神経腫瘍における顔面神経麻痺に対する評価法で，全体的印象（gross scale）からグレードⅠ～Ⅵの6段階に分かれている．Ⅰは正常で，Ⅵが完全麻痺．その間に後遺症（病的共同運動，顔面拘縮，顔面スパズム）の重症度が含まれる.

日本顔面神経研究会が規定した40点法（柳原法）顔面神経評価スケール[2]は麻痺程度はほぼ正常（4点），部分麻痺（2点），高度麻痺（0点）の3段階に分け，顔面表情機能を10項目について検討し，正常の場合，それぞれの合計が**40点**となる．顔面は正常でも完全に左右対称の表情はありえないので**36点以上が正常範囲**．また，一側の顔面神経が完全に切断されても，0点になるとは限らず，**8点以下が完全麻痺の範囲**．発症2か月経過しても8点以下の完全麻痺で

神経変性の程度

何らかの原因で神経の興奮伝導性が障害を受けると，神経機能の障害が生じる．
末梢神経の受傷度は一般的に以下に分類される.

1. **神経無動作 neurapraxia（脱髄）**：髄鞘のみが障害される．神経の圧迫，無酸素状態による一過性の興奮伝導ブロックが生じる．軸索の変性は起こらず，このような脱髄の場合は，原因の解消とともに発症後1～3か月で麻痺は回復する．治癒群がこれに属する.

2. **軸索断裂 axonotmesis（不完全脱神経，軸索変性）**：障害が長引いて，**軸索**は変性するが神経の支持組織は保たれているもの．部分的な軸索断裂を起こした側では，発症後3～4か月頃から軸索再生による**過誤支配**（本来再生すべきでない部位に軸索が迷入する）が起こり，病的**共同運動やワニの涙，拘縮，痙攣**などの後遺症を残す.

3. **神経断裂 neurotmesis（完全脱神経）**：**神経の全組織**の断裂で永久麻痺を残し，回復の期待できない．ベル麻痺やハント症候群では神経断裂は起こらない.

神経無動作 neurapraxia と軸索断裂 axonotomesis の大きな違いは，軸索障害は末梢に向かって神経変性（**Waller変性**）をきたすのに対して，髄鞘障害では Waller 変性をきたさない点である．このことは軸索障害をきたすと神経がいったん神経終末まで変性し，しかる後に中枢側から新に神経が再生するまで神経は機能しない．これに対し，髄鞘障害では軸索は残っているため，障害された部位の髄鞘が修復されると直ちに機能が回復する．**麻痺が回復するか否かは Waller 変性の程度により決まるのである.**

一般に，ベル麻痺やハント症候群の大部分は髄鞘障害と軸索障害が混在しており，髄鞘障害が優位な症例は予後良好で，軸索障害の優位な症例は予後不良で後遺症を残す．軸索が変性していない場合は，8～12週間で神経は回復するが，変性している場合は，回復するまで最低4か月は要するとみておかなければならない.

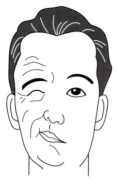

図3　典型的な末梢性顔面神経麻痺
眼と口を強く閉じても麻痺側は動かない．
（系統看護学講座，耳鼻咽喉，医学書院，2014，より）

は，明らかな後遺症が残る．34点から10点までを**不完全麻痺**，8点以下を**完全麻痺**とする．％表示も可能で，例えば，**スコアが20点は50％の麻痺，32点は80％の表情機能**などと表現できる．

これを簡単にいうと，閉眼が十分に可能とか，口を横に開けたときちんと口角にしわが寄るのは不全麻痺で，このような人はほとんど治っている．瞬目反射が2週間で回復すれば脱髄病変で，後遺症は残らない．完全に閉眼できない，もしくは鼻唇溝のしわもなくなっているような人だと，重症化している可能性がある（**図3**）．

・柳原法の利点：特別な器具を用いず簡便に麻痺度を評価できる．定期的に評点していくことにより，麻痺の回復過程を定量的に評価することができる．検者間の誤差も少ない．

欠点：各段階がかなりの幅をもち，それぞれの境界が明確ではなく，評価の客観性や再現性に難点がある．

2）電気生理学的検査法

ウイルス性顔面神経麻痺の病態は，膝神経節に潜伏感染しているヘルペスウイルスの再活性化によるウイルス性神経炎であるので，顔面神経機能検査の目的は，側頭骨内の神経変性の徴候をできるだけ早期に把握し，軸索性進行を阻止する適切な治療選択の指針となることにある．

Waller変性は障害部位に始まり末梢に進行するが，末梢の刺激部位ではWaller変性が完成するまでは電気的興奮性は保たれる．ベル麻痺を代表とする末梢性顔面神経麻痺の多くは障害部位が側頭骨内にあることから，高度な神経障害であっても，耳下部付近の顔面神経本幹では発症3日目から電気的興奮性が低下しはじめ，**Waller変性が完成するには最低でも発症7〜14日を要する**．したがって，麻痺発症7〜14日目以降の顔面神経本幹における電気刺激に対する興奮性は完成したWaller変性の程度を示すことになり，その時点で麻痺の正確な予後診断ができる．逆にいえば，発症7〜14日以内には正確な予後診断はできないことになる．

このようにして，**発症後の脱神経の程度を電気診断法で調べ，正確な予後診断をしてリハビリテーションの適応を決める**．いうまでもなく筋電図の活動電位がゼロになる完全麻痺の予後は悪い．しかし，2〜3の神経枝に活動電位が認められれば，予後は明らかに良くなる．発症早期に何らかの顔面運動が残存する，いわゆる不全麻痺の患者や，アブミ骨筋反射が陽性で経過する患者では予後良好例が多い．いずれにせよ，**電気生理学的検査法で予後検査を行うことにより，ベル麻痺やハント症候群患者は，麻痺発症2週間以内にその予後をほぼ正確に予測できる**．

(1) 神経興奮性検査（nerve excitability test：NET）

顔面神経刺激装置を用い，表面電極により顔面神経の本幹ないし分枝を刺激し，それに応ずる表情筋の動きを肉眼で観察して筋収縮を起こす**最小刺激閾値**を求め，健側と比較する方法．刺激の持続時間は一般的に0.3 msec，刺激感覚1/secが用いられる．矩形波の電流を10 mAまで徐々に増強し，眼輪筋や口輪筋が筋収縮をきたす最小域値を求める．健側も同様に行い麻痺側と比較する．閾値差の大きさと麻痺回復時間の間には正の相関があり，**閾値の左右差（NED）が3.5 mA以内のものは予後良好**．スケールアウトは予後不良である．

(2) 誘発筋電図（electroneurography：ENoG）

顔面表情筋の誘発筋電図である．それ以上刺激

を強くしても振幅が変化しなくなる**閾値上最大刺激 supramaximal**で刺激し，口輪筋の複合筋活動電位（compound muscle action potential：CMAP）を患側，健側別に表面電極で記録する．麻痺側 CMAP 振幅の減少分が神経変性に陥った線維の率とパラレルであることを利用した検査で，**Waller 変性に陥った神経線維の割合を定量的に測定できる**．ENoG 値は障害が軸索変性の場合，すなわち axonotmesis もしくは neurotmesis の場合は低下し，**麻痺発症後約1週間前後で最低値に達する**．

検査機器は一般的な筋電計で施行でき，検査手技も比較的簡便であり，患者に与える苦痛も小さい．フェルト電極を茎乳突孔付近に置き，持続時間 0.2 msec の矩形波により顔面神経本幹を電気刺激する．CMAP 振幅を測定して，（患側の振幅／健側の振幅）×100%で表したものを **ENoG 値**と呼ぶ．ENoG を発症当初より約2週間までに頻回に検査すれば，ENoG 最低値により予後を正確に推定することが可能である．2週間以内で反応がみられなければ，麻痺の予後は不良であるとされる．

ENoG 値が10%未満，すなわち神経変性が90%以上に低下した症例では治癒，非治癒の症例が混在してくるようになり，何らかの後遺症を残すと考えられる．ENoG の振幅値の患側と健側の比が10%以下は予後不良となることが多い．ENoG 値0%すなわち完全脱神経に陥ると，いかなる治療を行っても治癒は望めない．ENoG 値20%以上，すなわち神経変性が80%以下の症例は，ほとんど1か月以内に治癒する．逆に患者に力を入れるようにいっても筋電図がゼロであれば，80%の確率で神経障害が残ることを覚悟しなければならない．

この誘発筋電図の結果からして，**1～2週間前後の ENoG 値は顔面神経の障害の程度とともに予後を的確に推定できるので，ベル麻痺の予後は1週間前後で決定されてしまう**といえる．逆にいえば，**顔面神経麻痺は麻痺発症後7日位までは予後診断的意義を有しない**ともいえよう．NET，ENoG は，いずれも障害部より末梢側で神経を刺激する検査法であるため，神経の変性が末梢まで到達する以前に，麻痺の程度を客観的に判断することはできないのである．

このことから，顔面神経麻痺発症5日以内では表情運動スコアと次項に述べるアブミ骨筋反射検査で重症度の応じた薬物療法をまず開始する．麻痺は発症5日から10日で最悪になる．この経過中にスコアが8点以下，アブミ骨筋反射が陰性化した場合の麻痺は重症と考え，5～7日目に NET あるいは ENoG を施行し，高度神経変性（NET：スケールアウト，ENoG：10%未満）が認められた場合は，早期に顔面神経減荷手術を施行するという治療計画を立てることができる．

2 障害部位診断

障害部位診断は，顔面神経減荷術の際の手術範囲の推定のみにしか用いられず，臨床的価値はそう大きくはない．検査は，前述の予後診断のための検査法が重要である．

1）流涙検査（シルメル試験）

点眼麻酔を用いずに，両側眼瞼外側 1/3 に測定用の濾紙（シルメル試験紙®）を吊して測定する．5分間の測定で濾紙のぬれた部分が10～30 mm を正常，5 mm 以下を涙液分泌低下と診断する．

2）アブミ骨筋反射（stapedial reflex：SR）

一側耳に強大音（0.5～4 kHz）を与え，アブミ骨筋の反射的収縮による鼓膜のコンプライアンスをインピーダンスオージオメータにより記録する．反射閾値は60～95 dB である．SR 異常の指標には反応有無と域値上昇を用いることが多い．正常者の閾値の左右差は10 dB 以内とされており，左右差が15 dB 異常ある場合，域値上昇と判定する．しかし，顔面神経麻痺の診断には反応の有無のみで十分である．**発症後，1週間を経過した時点でアブミ骨筋反射が残存している場合は予後は良好**と考えられ，特別な加療の必要性はないと判断される．

3）味覚検査

電気味覚計（リオン TR-06 A®）は 8 uA を 0 dB として設定したデシベルを用いており，-6 dB 単位から 34 dB まで 21 段階の刺激で測定できる．鼓索神経は舌先端中央部から 2 cm 外側の舌側縁，大錐体神経は軟口蓋正中線および前口蓋弓の上縁からそれぞれ 1 cm 離れた舌根部位で測定する．

病的な左右電気味覚閾値差は 6 dB 以上である．強い刺激によりピリピリ感を訴える場合は，三叉神経刺激を反映している可能性が強く，味覚閾値とはしない方がいい．電気味覚計は濾紙ディスク法に比べ，測定範囲が一定にできる，検査時間が短い，定量評価ができる利点がある．

4）画像検査（MRI）

造影効果が出るのは，血管－末梢神経バリアが破壊された場合か，神経鞘の静脈叢にうっ血が起こる場合である．

ベル麻痺においては MRI の T1 強調画像で麻痺側の顔面神経核および内耳関連顔面神経に高信号を認める（ガドリニウムで造影すると，MRI では，内耳道底の顔面神経と膝神経節が造影される．一方，健側の顔面神経や他の脳神経（三叉，前庭，蝸牛，舌咽神経）は造影されない）．これらの高信号を示す部位では顔面神経に浮腫あるいは炎症が生じていると考えられ，ベル麻痺のウイルス感染説を支持する論拠となっている．

5）顎下腺唾液（分泌）検査

ワルトン管開口部を涙管ブジーで拡大してポリエチレン管を挿入し，舌背に 1/4 M 酒石酸溶液 1 ml を散布し反射性分泌唾液量を左右で比較するもので，正常と比較し 40% 以上は予後良好である．

第4章　顔面神経麻痺の治療法

ベル麻痺やハント症候群などの急性顔面神経麻痺は発症 1〜2 週間以内に生じる神経変性の程度によって予後が決まる．（末梢性）顔面神経麻痺は，適切な治療を行えば，治癒率が約 90% の予後良好な疾患である．しかし，麻痺が高度な場合や，治療が適切でなかった場合には，**病的共同運動 synkinesis，顔面拘縮（顔面の非対称性），けいれん，アブミ骨筋性耳鳴，ワニの涙といった後遺症**が生じることがある．いずれも病態は顔面神経核の興奮性が亢進した状態で hyperkinesia と呼ばれる状態である．したがって，麻痺治療の目的は神経の再生促進というよりはむしろ**神経の変性予防にある．変性が完成した後での神経再生を促進する有効な手段は現在のところ存在しない．**よって治療においては，この**神経変性の進行する麻痺発症後 1，2 週間までの早期治療が重要である．**そして，**急性期の治療は，原則的には麻痺発症 2 週間以内に完結する．**

原因は何であれ，顔面神経麻痺の発症に関わる主要な病態は，側頭骨内での顔面神経の微小循環の障害（**図2**参照）であり，一次的か二次的かは別にして，発症には虚血の関与が大きいと考えられている．その結果，顔面神経に浮腫や低酸素が生じ，この時期，側頭骨顔面神経管内では管内圧力の上昇に伴う圧迫から悪循環が生じ，顔面神経の変性を進行させると考えられている．それ故，ベル麻痺の発症時には麻痺が軽くても 3〜5 日間は進行する．樹木の枝が折れ，末端の葉が枯れるまで数日を要するのと同じ理屈である．

そこで，**保存的治療の中心は循環障害の治療**となり，種々の循環改善薬（代謝改善剤，末梢血管拡張剤など）が用いられる．SGB による治療もこうした目的で行われる．**顔面神経減荷術は，発症 1 週間を経過して NET や ENoG で神経変性の進行を示す所見が得られたら考慮する．**手術法は，迷路部をすべて開放する顔面神経全減荷法が望ましい．

薬物治療のもう一つの中心は，**ステロイド療法**

による神経浮腫の改善である．急性期に起こる初期膨化は約2週間で改善するので，この間の投与となる．ベル麻痺の治療においては，発症早期に的確な予後診断を行ったうえで重症例ではステロイド大量療法を行うことが現時点では最も有効な治療である[3]．

さらに，ベル麻痺は単純ヘルペスウイルス1型（HSV-1）の再活性化が一つの病因であることが明らかになるにつれ，これに対する合理的な治療として副腎皮質ホルモンと抗ウイルス薬（バラシクロビル）の併用が有効であると考えられるようになってきている．だが，抗ウイルス薬は，使用開始が発症3日以降の場合には治療効果が減弱する．

ベル麻痺ではこれらの保存的治療法により**自然治癒率（70%）**よりも有意に高い治癒率が得られている．しかし，**不全麻痺症例での自然治癒率は94%**にのぼるとの報告もある．一方，**完全麻痺症例の治癒率は60%程度**で，高くないことは問題である．

1）薬物療法

早期のベル麻痺，ハント症候群に対しては，**抗ウイルス薬の投与とステロイド薬の漸減投与が標準**である．発症後72時間以内にそれが特発性顔面神経麻痺（ベル麻痺）と診断することができれば医師にとって有利である．ベル麻痺ではステロイド薬と抗ウイルス薬（**バルトレックス®2錠，1,000 mg〜3,000 mg/5日間**：HSV-1とVZVでは抗ウイルス薬の必要量が異なる）．投与するバ

ルトレックス®はHSV-1には1,000 mg（2錠/日），VZVには3,000 mg（6錠）/日））による併用治療は，いずれも麻痺発症早期（1〜3日以内）に投与を開始する．何故なら，抗ウイルス薬の作用機序は，ウイルスの合成阻害であり，すでに増殖したウイルスには無効であるため，発症3日以内の早期投与を心がけるべきである．麻痺発症8日以降では抗ウイルス薬の顔面神経麻痺に対する効果は期待できない．しかし，麻痺は8日の時点で完治する症例はほとんどなく，それ以降はビタミンB_{12}やATP製剤，循環改善薬，神経代謝改善薬などにより，完治するまでフォローアップする．この実践的治療により，ベル麻痺の90%以上は完治する．

副腎皮質ステロイド薬を用いた薬物療法は早期よりプレドニゾロン30〜60 mg（アメリカのガイドラインでは60 mgを基本）を開始し，短期間（2週間）で漸減する．顔面神経麻痺の病態はだいたい最初の1週間位が悪くなるので，その間をカバーすればいいという考えで，比較的短期に終了する．柳原法で20点以上のベル麻痺の軽症例と判断されたものは，ステロイドの内服のみでも予後良好である．ベル麻痺に対するステロイド効果は**抗浮腫，抗炎症作用にある**．

結局，ステロイド使用の目的は神経の変性を防止することにある．ベル麻痺やハント症候群では神経炎や浮腫による神経変性は数日で生じ，7日から10日でピークに達する．したがって**ステロイド投与はできるだけ早期に，遅くとも1〜2週間以内に開始しなければ効果は期待できない**．そ

▌顔面神経麻痺に対するパルス療法

ステロイドの早期大量投与法（パルス療法：Stennert療法）では**プレドニゾロン200 mg**，低分子デキストラン，D-マンニトール，ペントキシフィリンを点滴静注する．Stennert（1981）はプレドニゾロン200 mgという大量点滴を行って治癒率90%以上を達成した．低分子デキストラン40の併用は血液の粘稠性を低下させ，障害部位にステロイドをよりよく到達させる目的で使用される．デキストラン40による一過性の肝障害がみられるときは，基剤をヘスパンダーに代える．

プレドニゾロンにアシクロビルを併用する場合，アシクロビルの投与は麻痺発症3日目以内の早期治療のみ有効である．理由は，アシクロビルはウイルスの増殖抑制剤であり，すでに増殖したウイルスに対する効果は薄いと考えられるからである．

して麻痺が改善してくるまでに，約1か月を要することもある．

ステロイド大量投与による副作用は，消化管障害，耐糖能異常，血圧上昇，精神症状，皮疹，睡眠障害，浮腫などがあり，出現頻度は5〜10%とされる．しかし，糖尿病症例にもステロイド大量療法は有効である．だが，その**ステロイド大量療法を2クール施行することには賛否両論がある**．

2）目のケア

顔面神経には涙や唾液の分泌を調節する自律神経（副交感神経）も含まれるため，表情筋運動麻痺だけではなく目の乾燥も随伴する．特に高度麻痺では眼瞼の閉鎖不全と流涙減少により，兎眼と角膜の乾燥をきたし，角膜の充血やびらんが進行すると感染による角膜混濁や穿孔をきたすこともある．

比較的軽症の閉眼不全では数分ごとに意識的に強く閉眼させ，角膜を涙液に触れさせ乾燥を防止する．中等度の閉眼障害では眼帯を装着し，**人工涙液（ソフトサンチア®）を1時間ごとに点眼，あるいは角膜保護点眼薬（ヒアレイン®点眼薬等）を1日5回程度点眼させる**．

3）星状神経節ブロック

顔面神経の血行をよくする目的で行われる．

4）リハビリテーション

顔面神経が高度に障害され麻痺が長期持続する場合，表情筋の廃用性萎縮，筋拘縮が，また神経再生においては過誤支配による病的共同運動が生じるようになる．その結果，麻痺による筋力の低下と過緊張症のまだら状態となる．

リハビリテーションの目的は顔面の筋力強化ではなく，病的共同運動や顔面拘縮など hyperkinesia を予防・軽減することである．つまり，いかにして顔面神経核の興奮性を抑制するかが課題になる．それゆえに，リハビリテーションでは，顔面神経核の興奮性を亢進させる顔面筋の筋力強化，粗大顔面運動，低周波治療は回避することであり，緊張による自発瞬目を少なくするよう指導する．

表3　顔面神経麻痺発症4か月以内のリハビリテーション内容

1．日常生活における指導 　過度な表情筋運動を抑制 　低周波治療の禁止 　閉眼方法やテーピング法の指導 　眉毛の位置調整（化粧など） 2．表情筋マッサージ・ストレッチ 3．顔面のバランスを調整 4．前頭筋・上眼瞼挙筋の運動

顔面神経麻痺のリハビリテーションには顔面の血行を促進させ，筋の回復，拘縮を予防させる温湿布や用手マッサージ，筋の廃用性萎縮を予防する電気刺激療法，筋力の増強と病的共同運動を予防するバイオフィードバック療法，顔面の表情運動訓練などがある．

そのためのリハビリテーションでは**自動運動，用手マッサージ，温熱療法，眼瞼挙筋による開眼運動の指導を行う**（表3）．今日，ストレッチを中心としたマッサージ，リラクゼーション療法というものが盛んに行われるようになった．**病的共同運動の予防にはミラーバイオフィードバック療法**が有用である．

毎日の生活習慣として，両手を使って顔を洗うように，顔全体を筋線維の方向に沿った筋伸長マッサージする．頻度は1回5分の1日10回を基本とする．麻痺した顔面表情筋を動かそうと（百面相運動，粗大運動）することは避ける．

顔面神経麻痺では麻痺回復期に患者が積極的に顔面運動のトレーニングを行えば行うほど，病的共同運動や顔面の拘縮といった後遺症が重症化するという矛盾をはらんでいる．だから**重症例では自然な顔面運動の回復のためには他動的な強いマッサージや従来慣習的に行われてきた低周波刺激は避けるべきなのである**．それは表情筋の筋力強化は再生顔面神経の過誤支配につながることが明らかにされてきたからである．よって麻痺治療においては自発的な顔面運動を避けるよう，強い表情を作らないように指導するとともに，病的共同運動が起こらないように注意して表情を作ること

を勧めるべきである．マッサージは両側同時に行う．マッサージは小さくゆっくりした運動を行う．なお，**不全麻痺で3か月以内に完全治癒が予測される軽症例ではリハビリは不要である．**

5）手術療法

（1）顔面神経減荷手術（decompression operation：顔面神経減圧術）

神経変性が高度だがなお機能残存がある場合，保存治療では麻痺が治癒しない場合，顔面神経減荷手術の適応がある[4]．病初期より NET，ENoG などの電気診断法を定期的に行い，神経変性の早期発見に努め，神経変性が進行する場合，完全変性に近づいた場合（表情筋運動スコアが8点以下，NET がスケールアウト，ENoG 値が10％未満となったら）には直ちに手術を行うのが理想的であるとされている．しかし，完全脱神経に陥った重症例では，減荷手術と非施行例との間に有効性の差異がみられないことから，なお顔面神経減荷術の適応には未解決の問題が存在する．

2001年，American Academy of Neurology は EBM に基づいて，これまでのベル麻痺の治療について検証した．その内容は，ステロイドは probably effective，アシクロビル＋ステロイドは possibly effective であり，顔面神経減荷術についてはこれを推奨するのにはなおエビデンスが不十分という報告をした．

顔面神経管を解放し，神経を取り巻く結合織，神経鞘を切開し，神経浮腫を軽減させ，神経を圧迫から解放することにより麻痺の治癒を促進する手術が減荷術である．減荷手術の目的は二次的な神経変性を防止することなので，その手術を行う **golden time は理論的には発症2週間以内である．**顔面神経減荷手術では，膝神経節まで積極的に顔面神経を解放する必要がある．その際にはツチ骨頭の下で解放するが，解放しやすいようにキヌタ骨は一時的に摘出しておき，最後に整復する．

（2）顔面表情運動再建法（形成外科的手術）

再建術式は**静的手術**と**動的手術**の2種類に大別できる．前者は下垂した部分を吊り上げたり切除して，健側との対称性を得る方法である．後者は麻痺した表情筋の動きを何らかの方法で再獲得する術式である．適応は，**1年たっても保存的治療法では改善する見込みのない症例である．**

神経移植術や筋移植術，これらを組み合わせた方法などは自家神経筋組織を用いる再建術で**機能回復に長期間（半年～2年）を要する．**手術は形成外科専門医のもとで行う．

1．神経端端縫合術（end-to-end operation）

側頭骨外耳下腺部の顔面神経損傷，あるいは側頭骨内での損傷の時応用される．顕微鏡下に10-0 ナイロン糸，フィブリン糊を用いて神経の断端を縫合接着する．顔面神経は茎乳突孔を出るとすぐ側頭枝，頬骨枝，頬筋枝，下顎縁枝，頸枝の5群に分かれるが，頬骨枝，頬筋枝は分枝の数も多く，互いに密な交通枝を持っている．したがって，頬骨枝，頬筋枝の枝であれば必ずしも再建を行わなくても機能障害をきたすことがない．また下顎縁枝も従来，切断されると，笑ったときに下口唇の非対称をきたすとされてきたが，下顎角部より前方であれば切断されてもほとんど機能障害をきたすことはない．その理由は，頸枝の機能が温存されていれば，広頸筋の機能によって下口唇形態は保たれる．結局，単独で切断された場合，ぜひとも再建しなくてはならない分枝は側頭枝である．側頭枝は前頭筋を支配しているため，障害を受けると眉毛下垂を将来し，目立った変形を残す．

この術式を用いれば，側頭骨外のレベルなら術前の6～8割程度の筋力の回復が見込まれる．

2．神経移植術（nerve grafting）

理想的な神経移植の時期は受傷後30日以内で，2年を超えてはいけない．

断端を新鮮化し，両断端を引き寄せたとき緊張が強ければ，神経縫合は諦めて神経移植に切り換えなければならない．一般に顔面神経は可動性が乏しいため，2 cm を超える欠損に対しては神経移植が選択される．donor nerve としては，大耳介神経，あるいは腓腹神経，頸横神経を用いる．神経移植例は術後4か月頃に筋肉が動き始め，1～1.5年で回復の頂点に達する．表情筋スコアは20～30/40程度まで回復する．神経移植が成功するか否かは末梢側神経の残存する軸索の数と脱神

246 耳科学

経時間と縫合部の緊張度に大きく影響される.

神経移植の成績は,側頭骨外で長さ約10 cmの神経移植を施した場合,麻痺の回復率は70〜80％,40点法では平均25点であるが,共同運動の欠落や不随意運動の出現等の問題は依然として残る.

神経吻合は顕微鏡下に中枢,および末梢の神経断端を新鮮創が出るまでトリミングした後,移植神経を神経欠損部に挿入し,8-0から11-0ナイロンを用いて神経上膜縫合を行う.顔面神経本幹であれば4針,末梢枝であれば2,3針が適当である.側頭骨内では移植神経の縫合は困難であり,接合部をフィブリン糊で接着する.

3. 神経交差吻合術（anastomosis：舌下神経−顔面神経吻合術）

聴神経腫瘍摘出後の顔面神経切断術などに用いられる.

顔面表情筋の脱神経性萎縮が進んでいない場合（脱神経時間は一般には2年が限度と考えられている）,患側の顔面神経を茎乳突孔から側頭骨外へ出た部位で切断し,その末梢側断端と,他所で切断した脳神経（舌下神経は術後の麻痺をきたさぬよう1/3ないし1/4だけ使用する）の近位側断端とを縫合する.これは舌に力を入れたときに口元にしわをつくることを目的とした術式で,当然,切断された神経の機能障害（舌の萎縮や運動障害）が残るのと,顔面神経とは原則的には無関係に表情筋が収縮するので,不自然な表情となる.

4. 顔面交差神経移植術（cross-facial transplantation）

健側の顔面神経の枝と患側の顔面神経の枝との間を神経移植（腓腹神経）によって連絡させる.長い神経移植を必要とするため,表情筋の機能回復が不十分である.この手術は麻痺後半年もたつと筋肉が反応しなくなるので,麻痺後速やかに施行する必要がある.

5. 動的顔面運動再建術（static cosmetic operation）

顔面の左右不均衡をただす目的で顔面吊上げ術が用いられる.

① 人工材料を用いた眼瞼運動再生術：ブールドプレート埋入法,eyelid spring.

② 筋移行術：**閉眼不全に対しては**,側頭筋の一部を上眼瞼,下眼瞼に移行する（**側頭筋移行術**）.三叉神経支配の側頭筋,咬筋などを使用する.笑うときに奥歯を噛むという動作を要求される.

③ 神経血管柄付き遊離筋肉移植術：**口角下垂に対しては**血管と神経を付けた筋肉（広背筋）を移植し,神経は健側の顔面神経につなげる.

④ 筋肉移植術.

6. 補助的静的整復術：下眼瞼形成術など

眉毛の下垂に対しては,眉毛直上の皮膚を切除する**眉毛挙上術**を行う.

第5章 顔面神経麻痺の予後

麻痺の予後は遅く見ても発症3週以内の薬物治療により決まるといっても過言ではなく,重症度に応じた早期薬物治療を施行することが大切である.ベル麻痺治療のよりどころは,9割に及ぶ治癒率の高さである.治癒の判定は,顔面運動採点が36点以上かつ後遺症のないものを治癒と判定する.

予後に関する要素として,①麻痺の程度,②神経変性の2つがある.

顔面神経麻痺の回復パターンは大きく次の3つに分けられる.

麻痺や神経障害が軽度で3か月以内に治癒するもの.

麻痺,神経障害が中等度で,回復に6〜12か月かかるもの.

麻痺も神経障害も高度で1年以上経過しても完治しないもの.

ベル麻痺患者の60％程度は3〜4週間で麻痺は寛解し,完全治癒する.30％程度は1,2か月の間に麻痺の回復が始まり,徐々に回復して6か

月後に注意してみないとわからないくらいに回復する．残りの10％の患者は麻痺の回復が悪く，3か月後にも麻痺は明らかで，6か月を終えても麻痺と病的共同運動，拘縮などの後遺症を残す．

帯状疱疹ウイルスによる Ramsay Hunt 症候群は単純ヘルペスウイルス 1 型によると考えられているベル麻痺に比べてより重症で，予後不良例が多く，最適と考えられる治療が行われても治癒率は70％程度であり，病的共同運動や拘縮などの後遺症を残す例が多い．

顔面神経麻痺後遺症には病的共同運動，拘縮，けいれん，ワニの涙などがある．これらの中で最も高頻度で煩わしいのは病的共同運動である．一般に病的共同運動は何らかの顔面運動をしたときに意図してない表情筋が不随意に同時収縮する異常運動であり，眼輪筋と口輪筋の間に強く生じる．そして病的共同運動の強い症例では顔面の拘縮や顔面けいれんを伴っている症例が多い．具体的には，瞬目時に患側の頬部から口角がぴくぴくけいれんしたように動いたり，「ウー」と口を尖らせたときに同時に瞼が閉じてしまったり，会話時や食事時には眼輪筋が収縮し，患側の眼裂狭小化や閉眼状態となる場合がある．この異常で，過剰な筋運動が表情筋の拘縮（頬のあたりが引きつれる）を促進する．ごく軽度であれば気にならないこともあるが，中等度以上になると不快感の強いことが多い．

顔面神経麻痺患者のうち，**ベル麻痺患者の 1割，ハント症候群患者の 3 割に病的共同運動や拘縮などの後遺症が残る**といわれる．

この「変に動く」「引きつれる」といった**病的共同運動の基本的な病態は神経の過誤再生**（再生神経が本来支配していた筋以外の異なる筋に再支配を起こすこと）により生じると考えられている．神経軸索の再生にともない，**後遺症は発症 3～4 か月で出現し，発症 1 年後にはほぼ完成する**．病的共同運動に対してはリハビリ（バイオフィードバック）による予防，ボツリヌス毒素の局所筋注，選択的神経ブロック，選択的神経切断術，選択的筋切除術などの治療法がある．ボツリヌス毒素の局所注入は 3～4 か月ごとに繰り返す必要がある．

文献

1）Detriese PP：Facial paralysis in cephalic herpes zoster．Ann Otol 77, 111-1119, 1968.

2）日本顔面神経研究会治療効果判定委員会．末梢顔面神経麻痺の治療効果判定についての申し合わせ事項試案．Facial N Res Jpn 5, 227-230, 1995.

3）村上信吾：急性期の顔面神経麻痺に対する標準的治療はあるか？　顔面神経研究会，編．顔面神経麻痺診療の手引き -Bell 麻痺と Hunt 症候群 - 2011版，金原出版，2011.

4）武田泰三：顔面神経減荷術．日本顔面神経研究会，編．顔面神経麻痺身障の手引き．金原出版，2011.

C 顔面神経

Ⅱ 顔面神経の障害・疾患

第1章 顔面神経麻痺

1 ベル麻痺（Bell's palsy：特発性末梢性顔面神経麻痺：idiopathic peripheral facial palsy）

末梢性の顔面神経麻痺をきたす疾患の中では最も頻度が高い（**約60%**）. 人口10万人あたり20〜30人発症する. この末梢性顔面神経麻痺では閉眼不全のため, 目を閉じたとき眼球が上転し, 白眼（眼球結膜）がみられる（ベル現象）ことからベル麻痺という.

発症に季節, 性差はなく, 30〜50歳代に多く, 小児には比較的少ない. ほとんどが一側で単発性であるが, なかには交代性（約5%）, 再発性（約3%）, 両側再発性（約1%）, 両側同時性（約0.5%）など特異例が存在する. また, ベル麻痺では糖尿病（7〜20%）や高血圧症（約14%）, サルコイドーシスを合併している例も少なくなく, 交代性麻痺や両側再発性麻痺ではそれらの合併率が高い. 両側性の顔面神経麻痺は, 顔面神経単独ではなく他の脳神経系を含むことがあり, これらはギラン・バレー症候群に類するものが多い.

誘因として, 肉体的・精神的疲労があげられることが多い.

1）臨床症候

この末梢性顔面神経麻痺では, 眉を挙上できない, 瞼を閉じることができず角膜に悪影響がある, 口元が動かせず, 笑い顔が歪んでしまうといった障害がある.

①前駆症状：耳痛, 耳介後部痛, 微熱, 鼻汁, 咽頭痛などが, 麻痺出現より1〜7日先行することがある.

②神経症状：一側の全表情筋（前頭筋, 眼輪筋, 口輪筋, 広頸筋など）のすべてが急速に弛緩性麻痺に陥る. 患側は表情の表出が障害され, 仮面様を呈する. 患側の前額部のしわは消失ないし浅くなり, 眉毛は下垂する. また, 鼻唇溝は浅く口角が下垂し, 口全体が健側へ引き寄せられた外観を示す（p 240 **図3**）.

③ベル現象：高度の麻痺では眼輪筋は開眼不能となり兎眼を呈し, 眼裂の間で眼球が上転し, 白眼がみられる.

④睫毛徴候：麻痺が軽い側では開眼時の睫毛の覆われる程度を観察する.

⑤広頸筋徴候：上下の歯列を合わせ強く"イー"と発音させ, さらに頭部を前屈させると, 広頸筋の収縮が観察され, 広頸筋の左右差を評価できる.

高齢者では若年者よりも皮膚の緊張がないために障害が強い.

2）病因と病態

従来, 原因としては多元的要因が考えられていた. 血行不全や免疫障害のほか, ウイルス感染によるものなどが指摘されており, 一つの臨床的症候群と考える傾向もあった. 血行障害説は寒冷曝露により, 交感神経を介して顔面神経の栄養血管

が収縮し，虚血が生じ，その結果発生する神経浮腫による骨管内での圧迫が軸索に加わることにより神経が障害を受けるとするものである[1]．

ウイルス感染説では，水痘帯状疱疹ウイルス（VZV），単純ヘルペスウイルス（HSV），EBウイルスなどの感染が病因として関与することが注目されていた．近年，ベル麻痺の病因は**単純ヘルペスウイルス1型（HSV-1）の膝神経節での再活性化**が深く関与していることが明らかとなった（図1）．そのHSV説の根拠はいろいろあるが，決め手となったのは顔面神経減荷術にて採取した神経液や支配筋からの高率なHSV-1の検出であった．

現在では，膝神経節に潜伏感染しているHSV-1が，糖尿病下での免疫能低下や寒冷曝露・歯科治療などの局所刺激をトリガーとして再活性化し，顔面神経に神経炎が生じ，狭い顔面神経管内で神経の絞扼，二次的虚血に発展し，顔面神経麻痺が発症するものとベル麻痺の成因は考えられている．耳科手術後に発症した遅発性顔面神経麻痺でも，手術による顔面神経周囲組織への直接の影響を除外しても，顔面神経知覚枝である鼓索神経刺激などにより惹起される膝神経節ヘルペスの再活性化が，顔面神経麻痺の発症因子の一つとして関与している可能性が指摘されている．

さらには，**ベル麻痺**と診断される症例の中には，疱疹を伴わない帯状疱疹ウイルス**VZVの再活性化**による顔面神経麻痺が存在する症例，すなわち無疱疹性帯状疱疹（zoster sine herpete：ZSH）：不全型ハント症候群も2～3割含まれているともいわれており，ハント症候群との**鑑別診断が重要**である．いずれにしてもこのようなベル麻痺患者でも高頻度に**耳介痛**，耳介の発赤・腫脹，舌のしびれや味覚障害，耳鳴などを伴う例が多く，ハント症候群との鑑別は慎重でなければならない．

現在では，前述の病因論から末梢性顔面神経麻痺の多くは，単純ヘルペスウイルスの再活性化が原因とする知見が多く，ハント症候群を加えると**末梢性顔面神経麻痺の約9割**がヘルペス属のウイルス性神経炎と考えられている．このようにヘルペスウイルスの再活性化が麻痺の主因であるこ

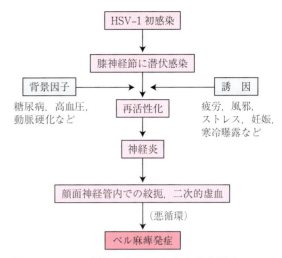

図1 HSV-1感染によるベル麻痺発症機序
（柳原尚明，日本耳鼻咽喉科学会第11回専門医講習会テキスト，1997，より）

とがわかってきた現在では，顔面神経麻痺の部位診断にはあまり重きを置く必要がなくなり，顔面神経麻痺の重症度評価にエネルギーを集約し，その結果に基づき治療法を選択することがより重要になった．**顔面神経は，障害を受けてから10日前後で変性のピークに達するので，これをENoGで評価し，最低値が10％以上であれば予後は良好と考える**．1か月経過しても改善傾向に乏しい場合は，減圧術を考慮すべきであるという具合に，麻痺の程度から予後を推測し，治療法を選択するのが今日のベル麻痺の治療である．

2 ハント症候群（Ramsay Hunt症候群）

Ramsay Hunt症候群は**水痘帯状疱疹ウイルスの再活性化**により生じ，**耳介の帯状疱疹，末梢性顔面神経麻痺，第Ⅷ脳神経症状（めまい，難聴，耳鳴）**を主症状とする症候群である．

1）病因

水痘帯状疱疹ウイルス（VZV）による感染症で，顔面神経の間質性神経炎（interstitial neuritis）と考えられている．ハント症候群に関連するVZVの潜伏感染部位は**膝神経節**と考えられている．

表1　ハント症候群の分類（James Ramsay Hunt, 1907）

1）耳介帯状疱疹のみで神経症状を欠くもの
2）耳介帯状疱疹に顔面神経麻痺を伴うもの
3）耳介帯状疱疹に顔面神経麻痺と難聴を伴うもの
4）耳介帯状疱疹に顔面神経麻痺と難聴，めまいなどメニエール様症状を伴うもの

ウイルスの再活性化による顔面神経の膝神経節におけるウイルス性炎症 geniculate ganglionitis により，神経は脱髄をきたし麻痺が生じる．側頭骨内での VZV 感染に伴う二次的炎症性変化が側頭骨内で浮腫と虚血性変化を起こし，顔面神経麻痺が重症化すると考えられている．再活性化の要因の一つは細胞性免疫能の低下であるとされている．高齢者ほど発病率が高い．この顔面神経麻痺では耳介，外耳道入口部に**ヘルペス疹**（耳性帯状疱疹 herpes oticus）ができるのが特徴である．多くの場合，この**ヘルペス疹と顔面神経麻痺の症状の発現には数日から 2 週間程度の時間差があるが，顔面神経麻痺のみが現れ，後から帯状疱疹が出現することもある．**

時に第Ⅷ脳神経の障害，すなわち難聴，耳鳴，めまい，さらに第Ⅸ，Ⅹ脳神経障害，すなわち嗄声，嚥下障害，舌の運動障害などを伴う重症例がある．また，水疱が三叉神経や舌咽・迷走神経，大後頭神経支配領域に出ることもある．VZV が内耳道の顔面神経と内耳神経の間の交通枝を介して内耳および内耳神経を障害することで，ハント症候群としての多彩な症状を完成させる（**表1**）．

患者血清中の VZV 抗体値の上昇の極期は発症 2～3 週目にあり，2 か月を過ぎると低下する．

聴神経症状や皮疹を呈しないいわゆる不全型ハント症候群も存在するので，この場合，ベル麻痺との鑑別も含め，診断の確定には VZV 抗体価の測定が必要となる．

帯状疱疹は水痘ほど感染力は強くないが，発疹出現 3 日前よりウイルスが排泄されるため空気感染を起こし，皮疹が痂皮化するまでは接触感染で感染する恐れがある．皮疹はカバーすることが原則である．

2）治療

ハント症候群に対する治療は神経の変性が進行する 1 週間以内，遅くても 2 週間以内に開始することが望ましい．治癒率は約 70% 台にとどまっている．

3 メルカーソン・ローゼンタール症候群（Melkersson-Rosenthal 症候群：MRS）

反復性口唇腫脹（肉芽腫性口唇炎），両発性顔面神経麻痺，溝状襞舌を主徴候とする独立した一つの遺伝性の疾患である．通常，上記の 3 症状をもって MRS の 3 徴候といわれるが，さらに片頭痛を加えて 4 徴候とも呼ばれている．このうち，反復性口唇腫脹は本症候群に最も特徴的な所見とされている．

顔面神経麻痺は反復性，末梢性であり，片側性に起こることが多い．その原因は自律神経機能異常により生じた 顔面神経管の浮腫によって起こるものと推測されている．

多くは自然回復する．10 歳代に発症することが多く，性差はないとされている．

第2章 顔面痙攣

1 片側顔面痙攣（hemifacial spasm：HFS：特発性顔面痙攣）

1）臨床像

片側の顔面筋が不随意に発作性反復性に痙攣を起こす。左側に1.5倍多く，約2：1で**女性に多い**。中年以降に好発する。典型的なものでは，一側の外眼角の痙攣（ぴくつき）に始まり次第にほかの顔面筋に波及し，多くはやがて同側の口角の痙攣により口角がひきつるようになる。次第に攣縮に加え，持続的な痙攣も出現し開眼できない，しゃべりづらいという状態になる。ゆっくり進行するものと，初期から急速に進むものとがある。約30％の症例で，経過中に顔面痙攣に加え患側の低音性の耳雑音（トントン，ガサゴソ）を伴ってくる。

顔面痙攣は不随意運動であるが，眼輪筋や口輪筋の随意的な運動（瞬目，口すぼめ）の繰り返しにより誘発・増強される。精神的負荷・緊張，疲労，食事等により増強する。いうまでもないがこれらの痙攣がみられる領域は一側の顔面神経支配領域に限られる。この痙攣は視診のみでも十分に把握できるが，筋電図検査により客観的に確認できる。顔面痙攣の筋電図所見の特徴は，①顔面神経支配筋のみの痙攣，②顔面神経の過剰興奮，③顔面神経支配筋間の病的共同運動に要約される。

18世紀以前は，顔面筋の異常運動はすべてチックと総称されていた。しかし，チックは顔面神経以外の筋痙攣であり，小児期に発症し，心因性であること，随意的に痙攣発作の再現，制御ができることでこの特発性顔面痙攣と区別ができる。

眼瞼痙攣（Meige症候群）は一般に両側性の痙攣であり，睡眠中には生じず，また眼輪筋と口輪筋間の病的共同運動が欠如することより両者の鑑別はできる。

顔面痙攣の原因は三叉神経痛の場合と同様，**脳血管（主として前下小脳動脈）が顔面神経根部を圧迫することによる**。

2）治療

治療は（顕微鏡下）**神経血管減圧術**（頭蓋内微小血管減圧術：MVD；micro-vascular decompression（ジャネッタの手術）により効果が得られる（**図2**）[2]。発症早期で眼瞼部周囲にしか痙攣がない場合は，眼瞼痙攣との鑑別が問題となるのでこの時点では手術は行わない。圧迫神経は前下小脳動脈が最も多く，次いで後下小脳動脈（PICA），椎骨動脈（VA）の順である。これらの責任血管は，現在ではMRI検査により術前に非侵襲的に同定可能である。さらに，MRIとMRAを施行すると，顔面神経と接触した動脈が描出できることがある。

椎骨脳底動脈，ないし前・後下小脳動脈と顔面神経出口部の接触が正常人においても20％前後に認められるので，顔面神経と接触する動脈が描出されても一概に病的所見と断定できないが，顔面痙攣患者に同所見が認められたら，病的意義を

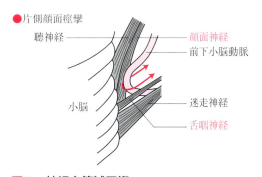

図2　神経血管減圧術
（三井記念病院脳神経科による）

有する可能性が非常に高いと考えられる.

この手術を行っても非成功例（手術無効・再発）や合併症（難聴，顔面神経麻痺）がみられる例が約1割存在する．聴力障害はABRのモニターを行うことで合併症を減らすことができる．顔面神経麻痺は，いずれも軽度で一過性であることが多い.

手術以外の薬物療法（抗不安薬，抗痙攣薬），理学療法はまず無効である．痙攣を麻痺に置き換える方法としてのアルコールによる顔面神経ブロックの効果は長くても一年である.

ボツリヌストキシン（botulinum toxin：**BT**）**の局所注射療法**は，ＢＴは運動神経終末においてアセチルコリンの分泌を抑制し，筋麻痺を起こす効果があり，一側顔面にＢＴの50単位以下の量（BOTOX乾燥ボツリヌスＡ型毒素製剤を1か所あたり1.25〜5単位）を，痙攣している筋に局注することにより筋を選択的に麻痺させ収縮を抑える．痙攣が著しい眼輪部，口輪部の諸筋を中心に数か所に分けて分注する．効果は筋注2〜5日後より出現し，2〜4週間で最大となる．しかし，効果は一過性で，**平均3か月**しか持続せず，4〜6か月ごとに反復注射が必要である．局所的副作用としては，毒素の浸潤による眼瞼下垂と複視，および過矯正による閉眼不全，口角下垂が多いが，筋麻痺の回復とともに数日から数週で消失する.

ボツリヌス毒素治療は，顔面痙攣においては諸外国においては**第一選択の治療法**となっていて，有効率は90％以上ある．痙攣だけでなく顔面表情筋の病的共同運動，拘縮にも有効である．ボツリヌス治療は痙攣性発声障害にも劇的な効果を示す.

聴神経の神経血管圧迫症候群（neurovascular compression：NVC）

顔面痙攣，三叉神経痛，舌咽神経痛の原因として知られる神経血管圧迫症候群が，第Ⅷ脳神経においても存在し，これがめまい，耳鳴，難聴等を引き起こすことがある．これには，血管が神経を圧迫する病態ばかりか，神経が血管を圧迫する面もあると考えられている.

第Ⅷ脳神経の神経血管圧迫症候群の診断として，

①顔面痙攣の合併のあるもの.

② MRI，air-CT，椎骨脳底動脈撮影で患側の椎骨動脈，前下小脳動脈，後下小脳動脈の屈曲，蛇行の強いもの.

③変動する聴力，短時間のめまい発作を多発するもの.

④テグレトールが無効なもの.

⑤他の疾患が確実に除外される.

⑥保存的治療無効の例.

以上の症例では神経血管圧迫症候群の疑いが強いとして**神経血管減圧術**の適応とされる．現在，神経血管減圧術（micro-vascular decompression）は脳神経外科領域において広く普及しているが，この手術には時として術後の聴力障害，平衡障害，顔面神経麻痺などの合併症が生ずることが問題とされる．この原因としては，（1）direct trauma，（2）indirect trauma（過度のtensionによるもの），（3）vascular insufficiency等が考えられる.

第**3**章　顔面神経の腫瘍

1 顔面神経鞘腫（neurinoma）

1）病因

　神経鞘腫はシュワン細胞から発生する良性腫瘍である．脳神経では95％が聴神経に発生し，次いで三叉神経に多いとされている．顔面神経鞘腫はその発生部位，進展形式によりさまざまな臨床症状，経過を示すが，一般に側頭骨内顔面神経鞘腫では顔面神経麻痺や難聴が主症状である．この顔面神経麻痺は回復が悪く，また繰り返して起こることが特徴である．麻痺発生はベル麻痺と同様に顔面神経管内での絞扼が原因と考えられている．

2）診断

　診断は，同側の難聴を伴う顔面神経麻痺例では

この疾患が疑われ，CT や MRI の撮影が必要となる．高分解能 CT では顔面神経管や骨欠損の有無を確認し，腫瘍が疑われる場合はさらに MRIを撮影するのが望ましい．MRI では一般的にT1強調画像で脳実質と等〜低信号，T2強調画像で高信号，ガドリニウムにて比較的均一によく造影される腫瘍，または嚢胞として描出される．

3）治療

　治療は，診断時すでに高度麻痺に陥った症例では腫瘍全摘のうえ，顔面神経中枢端が確認される場合は大耳介神経や腓腹神経を介在させて再建する（顔面神経再建術）．

文 献

1）斉藤英雄，ほか：特発性顔面神経麻痺におけるウイルス感染の実態に関する研究．日耳鼻80，786-794, 1977.
2）福島孝徳：Hemifacial spasm（顔面痙攣），日本臨床．症候群40, 664-665, 1982.

II 鼻科学

I 鼻副鼻腔の構造・機能・検査・治療

第1章 鼻の構造と機能

1 鼻副鼻腔の発生・発育

　鼻副鼻腔の原基は胎生8週頃に始まる．この時期に顔面中央部の間葉組織に鼻窩の嵌入が起こり，鼻腔の原基が作られる．この時期の鼻腔の粘膜は未分化な単層〜重層の立方上皮で覆われるが，9週には重層の線毛上皮の出現が認められるようになる．

　この時期，側壁に甲介の原基となる隆起が出現し，10〜16週にわたって次第に上・中・下鼻甲介，鉤状突起，篩骨胞，篩骨・上顎漏斗の形成が行われる．そして，胎生20週には，新生児期にほぼ匹敵する鼻腔・副鼻腔の構築が完了する．

　新生児期には，上顎洞，篩骨蜂巣の形成が前頭洞，蝶形骨洞に比して優勢であり，篩骨蜂巣は7歳頃に，上顎洞は12歳頃まで（図1）にはほぼ成人のレベルに達するが，前頭洞，蝶形骨洞の発育はなお持続し，16〜18歳頃に成人のレベルに達する．

2 鼻副鼻腔とその周辺の臨床解剖

1）鼻腔（図2，図3）

　鼻の構造を大きく分けると，外鼻 external nose，鼻腔 nasal cavity，副鼻腔 paranasal

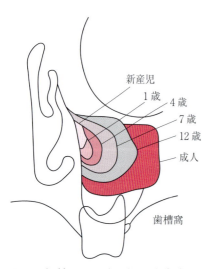

図1　年齢による上顎洞の発育度
（石塚　晶．小児副鼻腔発育のレ線学的研究．耳展 2（補1）: 1〜85, 1959, より）

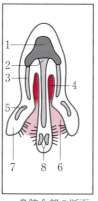

a. 鼻腔全部の断面

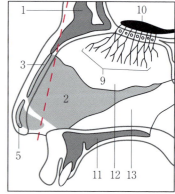

b. 鼻中隔

図2　鼻腔と鼻中隔
破線は切断面を示す．赤く塗った部分は鼻限．
1：鼻骨，2：鼻中隔，3：外側鼻軟骨，4：鼻腔，5：鼻翼軟骨，6：鼻前庭，7：鼻翼，8：コルメラ（鼻柱），9：嗅糸（嗅神経），10：嗅球，11：口蓋骨，12：篩骨鉛直板，13：鋤骨．

sinuses になる.

外鼻は三角錐状に顔面に突出した部分で，前頭骨鼻部，上顎骨前頭突起，鼻中隔軟骨，鼻翼軟骨などが組み合わさって，この形の基礎になっている．民族的・家族的・個人的な特徴がある．左右の外鼻孔が空気の出入り口になっており，粘膜に移行するまでの皮膚で覆われて鼻毛が生えている部分を鼻前庭という．

鼻腔は，骨および軟骨の壁によりできた空洞で，**鼻中隔** nasal septum によって左右２つの腔に分けられている．粘膜（主に線毛上皮細胞）で覆われ，鼻腔側壁には鼻甲介と呼ばれる３つの隆起があって，上から**上・中・下鼻甲介** superior, middle, inferior, turbinate と呼ぶ．各鼻甲介の下側に相当する陥凹部がそれぞれ上・中・下鼻道で，鼻中隔との間の空間を総鼻道という．左右の鼻腔は，外鼻孔により外界に開口し，後鼻孔によって上咽頭につながる．

鼻腔の最上端を鼻腔天蓋というが，この付近の限局した鼻中隔上部と，これに対応する中鼻甲介の部分には嗅細胞が分布し，それから伸びた嗅糸が篩板を通過して嗅球につながり，**嗅覚**を司っているので，この部位は**嗅部**という．これ以外の部分は嗅覚と関係がないので**呼吸部**という．においは，空気中の嗅物質が感覚上皮である嗅細胞を興奮させ，嗅糸・嗅球を経て嗅中枢に伝えられることによって感じられる．

鼻腔は呼吸器の通路として重要な役割を果たしている．そればかりか鼻腔の入り組んだ表面と粘膜下の豊富な血管により，吸気を加湿・加温・除塵などの空調作用を発揮する．そして，これらにより下気道の保護と肺での円滑なガス交換が可能となる．その他，鼻腔は発声時には**共鳴・構音装置**としての役割も果たしている．

2）副鼻腔

副鼻腔は鼻腔と交通している空洞で，上顎洞，篩骨洞，前頭洞，蝶形骨洞がある（**図4**）．上顎洞，前頭洞，蝶形洞は左右一対であるが，篩骨洞は篩骨蜂巣とも呼ばれて数個から十数個の空洞からなり，個人差が大きい．前部篩骨洞群と後部篩骨洞群とに分けられる．

副鼻腔と鼻腔との間の交通は，上顎洞・前頭洞・前部篩骨洞は中鼻道に，後部篩骨洞と蝶形洞は上鼻道にある．下鼻道には鼻涙管が開口している．副鼻腔の洞内は薄い粘膜に覆われていて粘液分泌や線毛運動があるが，機能ははっきりわかっていない．

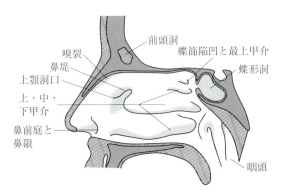

図3 鼻腔側壁

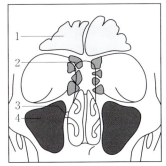

a．前額断

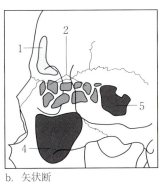

b．矢状断

図4 副鼻腔
1：前頭洞，2：篩骨洞，3：上顎洞自然口，4：上顎洞，5：蝶形洞．

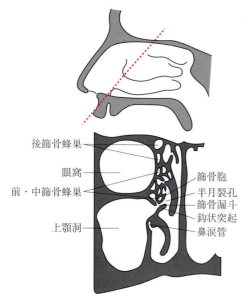

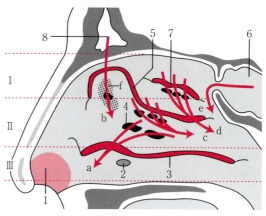

図5 鼻腔側壁の前額断面図（上図の点線の位置）

図6 鼻腔側壁
Ⅰ：上鼻道，Ⅱ：中鼻道，Ⅲ：下鼻道．
1：鼻前庭，2：鼻涙管の開口部，3：下甲介基板，4：上顎洞口，5：中甲介〔第3〕基板，6：蝶形洞，7：上甲介〔第4〕基板，8：前頭洞．
a：上顎洞からの排液，b：鼻前頭管をとおしての前頭洞からの排液，c：前篩骨蜂巣からの排液，d：後篩骨蜂巣からの排液，e：蝶形洞からの排液，f：篩骨漏斗（ドット部分）

（1）篩骨洞（ethmoid sinus）

今日，鼻科手術の主流となった内視鏡下鼻内副鼻腔手術において合併症を回避するためには，手術におよんでは目印になる篩骨洞の解剖学的な指標を定め，進む方向と深さを確認しながら開放を進めてゆく必要がある[1]．

篩骨洞は，内側は中甲介の側壁から，外側は眼窩の紙様板の間に位置し，蜂巣からなるので，**篩骨蜂巣 ethmoid cell** ともいう．前群と後群に分かれ，**前群**は中鼻道の側上方，半月裂孔に開口し，**後群**は上鼻道に開口する．前群（**前篩骨洞**）は中鼻甲介に基礎を持つ**第3基板 the third basal lamella（中鼻甲介基板）**より前部にある蜂窩を指し，中甲介付着部で**篩板 cribriform plate** に，側方では**紙様板 lamina papyracea（眼窩板）**を隔てて眼窩内容に接している（**図5**）．紙様板の厚さは前方になるほど薄く，後方になるほど厚くなる．この両者は手術時に特に注意を要する．眼筋のうち**内直筋**は眼窩内側を走る．前方では眼窩板と内直筋との距離はある程度あるが，後方に行くに従い内直筋が眼窩板に接して走るようになる．したがって後方での眼窩板の損傷は内直筋の損傷を伴う可能性が高くなる．内直筋の損傷は永久的な眼球運動障害をきたす．そして，篩板の強い損傷は脳挫傷を意味する．

前篩骨洞は，さらに後述する**篩骨胞** ethmoidal bulla に基礎をもつ**第2基板 the second basal lamella** により二分される．篩骨胞か第3基板かの鑑別は篩骨胞であれば篩骨胞と中鼻甲介の間に間隙が存在することである．第3基板であればこの間隙はない．

ちなみに基板 basal lamella とは，篩骨洞を前後に区分する隔壁である．これらの隔壁は前方から順に番号がつけられていて，第1基板は**鉤状突起** uncinate process に連なる隔壁，第4基板は上鼻甲介に連なる隔壁（**上鼻甲介基板**），第5基板は最上甲介を支持する隔壁（蝶形骨洞前壁）である．第5基板の後部に**蝶形篩骨陥凹 sphenoethmoidal recess** がある．蝶形洞自然口はこの蝶篩陥凹にある．以上5枚の基板の中，完全な隔壁は第3基板にみられるのみであり，その他の隔壁は不完全な隔壁である場合が多い（**図6**）．

第3基板の後方は後篩骨洞になる．手術で第3基板を鉗除したことは後篩骨洞に侵入したことになり，それを手術中に認識することは上壁に頭蓋底が現れるため重要である．第3基板の穿破は

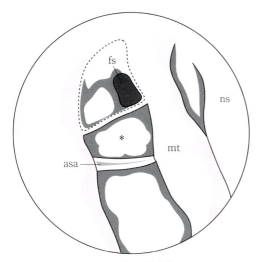

図7　鼻前頭管の開口部（右側）
mt：中鼻甲介，fs：前頭洞，asa：前篩骨動脈，ns：鼻中隔．
＊は前篩骨動脈前方の陥凹で，この凹みの前に鼻前頭管の開口部（fs）がある．
点線の外側には涙囊が存在する．
（間島雄一．鼻内視鏡手術の基本．日耳鼻110, 534-537, 2007, より）

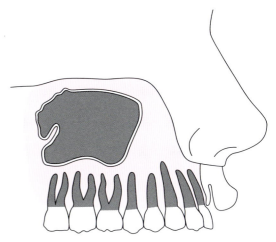

図8　上顎洞と歯根との平均的な位置関係

内側下方で行う．

　前群蜂巣の中には，**鼻堤蜂巣** agger cell（鼻堤の後面にある），**涙骨蜂巣** lacrimal cell（涙骨に接する），**篩骨胞巣** bulla cell（前篩骨洞の前部を覆う組織で，この部が気胞化し骨胞を形成），**前頭骨胞巣** frontal cell（眼窩上壁に進入）などがあり，後群蜂巣（後篩骨洞）の中には，**蝶形骨胞巣** sphenoid cell（Onodi蜂巣—蝶形骨洞の外側上方へ発育し，蝶形篩骨蜂巣 sphenoethmoid cellと同義．出現頻度は10％）や**ハレルの上顎胞巣**（篩骨胞巣が上顎洞の後上方に発育）がある．上顎洞の内上部で篩骨胞巣との境界をなす骨板を**篩骨上顎板** ethmoidomaxillary plate と呼び，上顎悪性腫瘍の好発部位，経上顎的に篩骨胞巣を開放する際の侵入部位となる．

　鼻前頭管 frontonasal duct，または**前頭洞孔** ostium of the frontal sinus は鉤状突起と篩骨胞の間を経由して**篩骨漏斗**に開口する（**図7**）．前篩骨洞の天蓋を横断しているのが，**前篩骨動脈と神経**で，そのすぐ前方に陥凹があり，陥凹部の前方に**鼻前頭管**があるので，前篩骨動脈の位置が前頭洞の入口部に到達する指標となる．

（2）上顎洞（maxillary sinus）

　成人における上顎洞は，尖端が頬骨突起に向かった錐体状をした副鼻腔最大の空洞である．容積は約13 ml．

　上顎洞の内側壁には，上顎洞裂孔と呼ばれる大きな孔が存在しているが，この裂孔の上方には篩骨（鉤状突起），下方には下鼻甲介（上顎突起），後方には口蓋骨（垂直板）が付着するため，せまい半月裂孔となっている．この孔を通じて上顎洞は鼻腔の中鼻道とつながっている．

　上顎洞口（上顎洞自然口 ostium）は直径平均6.6 mm（男），5.2 mm（女）の大きさで，上顎洞側から見るとちょうど眼窩下壁（上顎洞上壁）直下に位置している．鼻腔側から見ると上顎洞は篩骨漏斗の後端にある．また，この付近の上顎洞内壁は骨壁を欠き，上顎洞粘膜と鼻腔粘膜のみとなっていて**膜様部 fontanelle** と呼ばれる．上顎洞自然口は常に存在するが，この他にも膜様部に1～4個の上顎洞副口がある場合（約30％）がある．

　上顎洞の上壁は眼窩底，下壁は上顎骨歯槽突起の第1第2第3大臼歯に相当する（**図8**）ので，これらの虫歯により上顎洞感染を起こす．上顎洞底は鼻腔底より低い位置にある．

　また洞底と上顎臼歯の根尖とは，一層の骨を介し，きわめて近接した関係にある．

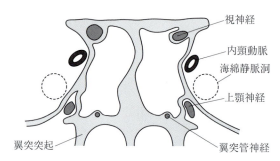

図9 下垂体窩の前の位置での蝶形骨洞前額断
解剖学的なバリエーションが大きい．

(3) 蝶形骨洞 (sphenoid sinus)

蝶形骨洞は左右差，個人差が著しい副鼻腔である．解剖学的にその上壁には下垂体窩を経て**視神経**が存在し，さらに外側に向かって**内頸動脈，海綿静脈洞**が位置する（図9）．

蝶形骨洞上側壁には**視束管隆起**を形成していることがあり，その中を**視神経**が走る．視束管の厚さは過半数の症例において0.2〜0.3 mmである．薄いので，洞内炎症によっては視神経炎を起こして失明することがある．また，頭部外傷により視束管内に出血して失明することもある．手術時に損傷しないよう注意を要する．蝶形骨洞側方には**内頸動脈による骨の隆起**がある．その20〜30％に骨の希薄化や欠損がみられ，無造作な手術操作では危険を伴う．また**海綿静脈洞内は動眼神経，滑車神経，三叉神経，外転神経が通っており**，腫瘍の進展によりこれらの脆弱な隣接構造が障害を受け，頭痛，複視，視力障害などの症状を呈するようになる．正常の蝶形骨洞の洞壁の厚さは部位によって異なり，前壁と上壁が薄く，下壁と後壁は洞の発育により厚さはさまざまである．蝶形骨洞へのアクセスを図10に示す．

篩骨洞との関係では，隣接する後部篩骨洞の気胞化が著明な例では，蝶形骨洞が下方に追いやられ，トルコ鞍部まで篩骨蜂巣が侵入している．これを**蝶形骨洞性篩骨洞（Onodi蜂巣）**という．このような例では篩骨洞内に視神経管を認める．したがって，手術に際しては最後部篩骨洞の外側には視神経が走行していることがあることを常に念頭に置く必要がある．

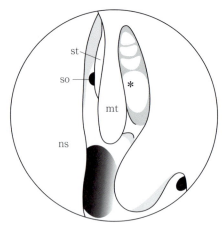

図10 蝶形骨洞への侵入（左側）
mt：中鼻甲介，st：上鼻甲介，so：蝶形骨洞自然口，ns：鼻中隔．
嗅裂を観察し蝶形骨洞の自然口が確認できれば，自然口の高さで最後部篩骨洞を穿破する（*）．
（間島雄一．鼻内視鏡手術の基本．日耳鼻110，534-537，2007，より）

(4) 前頭洞 (frontal sinus)

大きさ，形は個人差が大きい．両側前頭洞は隔壁で境されるが，一方に偏している場合が少なくない．

3) 翼口蓋窩 (pterygopalatine fossa：PPF)

翼口蓋窩は口蓋骨垂直部，上顎洞後壁，蝶形骨翼状突起にはさまれた脂肪に満ちた漏斗状の小さな間隙であり，鼻腔，口腔，眼窩，中頭蓋窩および側頭下窩などを結ぶ交差路である．前内方の鼻腔外側とは中鼻甲介後端の高さに位置する**蝶口蓋孔**で交通しており，下方の口腔とは**翼口蓋管**で結ばれ，前上方の眼窩とは**下眼窩裂**，後上方の中頭蓋窩と頭蓋底とは**正円孔および翼突管**を介して交通している．外側の側頭下窩や咬筋間隙へは翼上顎裂を通して開放している．

翼口蓋窩には**翼口蓋神経節**および**上顎神経（三叉神経第2枝）**と**顎動静脈**の末梢があり，翼口蓋窩の大部分を占める脂肪にてそれらは保持されている．

外頸動脈の終末枝の一つである顎動脈は，翼口蓋窩で後上歯槽動脈，眼窩下動脈，下行口蓋動脈，咽頭動脈，蝶口蓋動脈，翼突管動脈など多数

の分枝を出す．鼻出血時の顎動脈結紮術に際して重要な分枝は，蝶口蓋動脈と下行口蓋動脈である．**蝶口蓋動脈**は蝶口蓋孔を通って鼻腔へ入り，内側（中隔）後鼻枝と外側後鼻枝に分かれる．内側後鼻枝は蝶形骨洞前下壁から鼻中隔へ分布しており，後部副鼻腔手術時の出血原因となる．外側後鼻枝は鼻腔側壁全体に分布し，特発性鼻出血の原因となる血管である．**下行口蓋動脈**は大口蓋動脈と小口蓋動脈とに別れ，前者の分枝である下後鼻枝は蝶口蓋動脈の外側後鼻枝と吻合する．また，大口蓋動脈の末梢は，キーゼルバッハ部位で蝶口蓋動脈の内側後鼻枝の末梢と吻合する．

4）鼻中隔（nasal septum）

鼻中隔軟骨，篩骨正中板，鋤骨が主な構成成分である（図11）．鼻中隔軟骨と篩骨正中板は同一の硝子軟骨で，鋤骨は最初から骨として存在する．生後1〜2か月で硝子様軟骨は後上部より骨化を始め，篩骨正中板を形成するが，この骨化機転は高年齢になっても完全な停止をしない．この際，幼少期の鼻中隔軟骨の旺盛な発育は鋤骨に抑止され軟骨は反り返り，そして，なお軟骨本体そのものの成長が強いとC弯S弯上弯などの鼻中隔**弯曲**を生じるが，同時に前方にも成長の余力の影響が及ぶことになれば，受動的に外鼻の隆起も生じる．この際，関節となる鼻稜にかかる力が左右不均等だと軟骨は関節内をずれて一部が隆起し骨隆起（**稜：クリスタ**）が生じる．軟骨の後方への発育と化骨のバランスが悪いと**棘（スピナ）**を生む（図12）[2]．これらの所見は外鼻の高低とも関係し，人の鼻の特殊性といえる．このような鼻中隔の発育成長による異常は鼻腔の側壁にも影響を与え，側壁の歪みは鼻中隔の曲がりとも絡んで鼻腔の狭窄，拡張という異常状態を生じ，鼻副鼻腔の病態の基となる[3]．

5）鼻腔の血管
（1）動脈系

鼻腔は外頸動脈と内頸動脈から支配を受けており，前者が主とされているが，鼻腔上部の約1/3は内頸動脈系の眼動脈から分枝した前篩骨動脈，後篩骨動脈から血流を受けている．一方，残りの部位は外頸動脈の分枝である顎動脈，顔面動脈から主として血流を受ける（図13, 図14）．

内頸動脈は眼動脈の枝である前・後篩骨動脈が

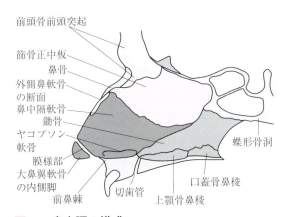

図11　鼻中隔の構成

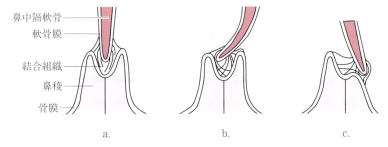

図12　鼻中隔弯曲の成り立ち
a：正常，b：鼻中隔軟骨の成長が鼻稜により押し止められ，力学的な歪みとなって弯曲が生じる．
c：軟骨を支える鼻稜も発育に左右差があると，連結部には軟骨のズレが生じ，クリスタ（稜）が拡大する．

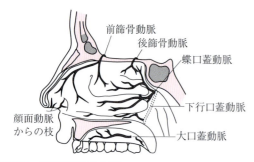

図13　鼻腔側壁の血管

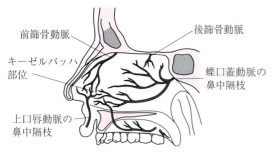

図14　鼻中隔の血管

鼻腔側壁上方に分布して，鼻腔上方からの鼻出血をきたす．これらの中の中隔後鼻動脈，前篩骨動脈，そして外頸動脈系の上口唇動脈，大口蓋動脈が鼻中隔前下方に吻合を形成する．この鼻中隔の前下部は血管が豊富で出血しやすいので，**キーゼルバッハ部位** Kiesselbach's triangle（Lillle's area）と呼ぶ．ここからの出血が鼻出血の全体の7〜9割を占める．

　篩骨洞での前篩骨動脈の走行部位は前・後蜂巣の境，すなわち中鼻甲介基板の最上部を走るもの51％，前篩骨蜂巣天蓋を走るもの34％とされている．前篩骨動脈は前篩骨神経を伴って篩骨洞天蓋を走る．局麻下手術ならばこの部位の操作で患者が痛みを訴えるため，危険を察知するマーカーとなり天蓋の損傷を予防することができる．

　後篩骨動脈は上鼻甲介基板の天蓋付近を走行するが，前篩骨動脈に比べ細く，また血管が天蓋骨の上方を通過することが多いため損傷の危険は前篩骨動脈に比べ少ない．

　外頸動脈は顔面動脈の枝の上口唇度動脈と顎動脈の枝の**大口蓋動脈**が鼻中隔前方に分布し，それらは前方の鼻出血をきたす．また，顎動脈の枝の

蝶口蓋動脈は蝶口蓋孔を通過した後に外側後鼻枝と中隔後鼻枝に分かれ，それぞれ鼻腔側壁と鼻中隔後方に分布し，後方の鼻出血をきたす．

　手術中の損傷の多くはこの蝶口蓋動脈の枝であるが，これらを損傷しないためには中鼻甲介基板を口蓋骨付着部付近まで鉗除しないことである．しかし，この動脈から出血している場合には出血箇所が確認でき，かつ血管のみ凝固できるので止血に電気凝固が有効である．

　内頸動脈系動脈と外頸動脈系動脈との交通は，特に眼動脈と顎動脈との間にしばしば観察される．例えば涙腺動脈と前深側頭動脈や浅側頭動脈，前・後篩骨動脈と蝶口蓋動脈，鼻背動脈と眼窩下動脈や顔面動脈系の外側鼻動脈や眼角動脈などがある．

　これらの動脈からの出血が起こると，出血部位での止血が困難である．その近位動脈として顎動脈を結紮しても，他動脈系や他側動脈からの血液の流入があるため完全止血は困難で出血量の減少にとどまる．さらに中枢側の外頸動脈を結紮したとしても，対側を含めて内頸動脈，椎骨動脈が開存していれば同じ結果になる．

　一般に**副鼻腔に分布する血管系**は，自然口を介して出入りするものが主要であるとされている．上顎洞に分布する動脈のうち，上顎洞自然口から入るものは外側後鼻動脈あるいはその枝（下鼻甲介枝および中鼻甲介枝）であり，これらが上顎洞内側壁の全域に分布している．この**外側後鼻動脈**は鼻腔内で粘膜下組織を走る最も太い動脈で，上顎洞内壁のみならず鼻腔側壁全体にも分布し，いわゆる下鼻甲介後端部の出血に関連する血管でもある．

　一方，後上歯槽動脈や眼窩下動脈の枝は上顎洞の外側壁，後壁あるいは上壁にある小管を通って上顎洞内に入り，主に上顎洞外壁に分布する．

（2）静脈系

　鼻腔の静脈は，眼窩内，顔面，頭蓋内の静脈と連絡している．鼻腔粘膜の呼吸部には**海綿体組織**が発達し，特に下甲介，次いで中甲介に著しい．

　鼻粘膜は豊富な海綿体組織と腺組織の発達を伴い，外界の種々の刺激に反応して，その血流量，

分泌量は容易に変化する．

上顎洞に分布している静脈は，他の副鼻腔の静脈と同様一般に自然口付近に集合するものが多いが，一部は上顎洞壁の骨髄腔へ向かうものもある．しかし，上顎洞からの静脈は各所で鼻腔の静脈と合流している．鼻腔の静脈は，外鼻あるいは顔面の静脈，遠くは上眼静脈などを経由して一部は海綿静脈洞 sinus carvernosus などに向かう．

6）鼻腔の神経（図15）[2]

嗅覚については，嗅部→嗅神経において述べる．

（1）知覚

眼神経（三叉神経第一枝）の枝である鼻毛様体神経は眼窩内で**前篩骨神経，後篩骨神経**およびいくつかの分枝に分かれ，このうち前篩骨神経，後篩骨神経はそれぞれ前・後篩骨孔を経て頭蓋底を走り鼻腔に分布する．前篩骨神経は上・中・下甲介の前方部分や同部位に相当する鼻中隔に分布する．また後篩骨神経は後部篩骨蜂巣や蝶形洞に分布する．

一般に，副鼻腔は鼻腔より神経分布が疎であるといわれている．上顎洞の粘膜に分布する知覚神経は上顎神経 N. maxillaris の枝である後上歯槽枝と眼窩下神経 N. infraorbitalis である．上顎洞の自然口付近ではやや密であるが，そこから遠ざかるにしたがって疎な分布状態となっている．

一方，上顎神経に付属する**翼口蓋神経節** ganglion pterygopalatinum から起こる後鼻枝が，蝶口蓋口を通って鼻腔内に入り，その後部粘膜に分布するとともに，さらに外側上後鼻枝などの枝となって上・中鼻甲介（鼻腔外側）の粘膜に分布し，また一部が上顎洞にも分布するともいわれている．また翼口蓋神経節の枝の一つである大口蓋神経は外側下後鼻枝を出し，下甲介後方，中・下鼻道に分布している．また翼口蓋神経節の別の枝の一つである眼窩枝は眼窩で後篩骨神経と吻合し，後部篩骨蜂巣，蝶形骨洞粘膜に分布する．

鼻腔の麻酔は，鼻堤 agger nasi への注射で篩骨神経を，中鼻道側壁後部への注射で翼口蓋神経節を遮断すれば，鼻腔粘膜は完全に麻酔される．

（2）自律神経

鼻腔への自律神経には交感神経と副交感神経があり（表1），筋後線維についていえば，前者はアドレナリン作動性，後者はコリン作動性と考えてよい．副鼻腔の粘膜に分布する自律神経に関してはいまだ十分に検討はなされていない．

鼻腔粘膜の**副交感神経**は延髄顔面神経核から**大錐体神経，翼突管神経（ビディアン神経）**を経て，鼻内に入り，主に**分泌腺を支配**する．**交感神経**は上顎神経節から内頸動脈神経叢，深錐体神経さらに翼突管神経を経由して鼻内に入り，主に**血管**を支配する．鼻アレルギー患者の鼻粘膜は粘膜内にコリン受容体の数が増加していて，副交感神経刺激薬に敏感である．

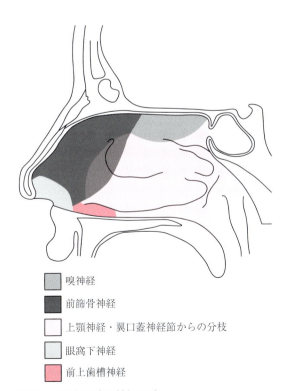

図15　鼻腔側壁の神経分布

凡例：
- 嗅神経
- 前篩骨神経
- 上顎神経・翼口蓋神経節からの分枝
- 眼窩下神経
- 前上歯槽神経

表1　交感神経と副交感神経

交感神経	内頸動脈周囲→深錐体神経 →翼突管神経（Vidian nerve） →翼口蓋神経節→鼻腔粘膜
副交感神経	延髄→膝神経節→大錐体神経

鼻腔は，吸気の加温・加湿という生理機能をもつため，鼻粘膜には血管と鼻腺が著明に発達し，これらは自律神経支配を受けて，刺激に対して敏感に反応する．

血管，鼻腺ともに交感神経，副交感神経の二重支配を受けているものの，血管には交感神経支配，鼻腺には副交感神経支配が優位で，臨床的には，交感神経の刺激では血管の収縮が起こり，副交感神経の刺激では鼻腺の分泌がもたらされる．主として鼻粘膜血管に分布する**交感神経**はα受容体（ノルアドレナリン NA に対応する筋表面の受容体）の刺激によって血管収縮が起こり，β受容体の刺激では血管の拡張が起こる．しかし，鼻粘膜血管ではα受容体に比べて，β受容体の数は極端に少ない．交感神経は動脈系，静脈系ともに分布しており，この持続的刺激により鼻粘膜血管は緊張を保っている．

副交感神経を刺激すると血管拡張が起こる．この反応は拮抗薬であるアトロピンでは消失しないし，抗コリン薬は鼻閉に対しあまり効果がない．その理由の一つとしてアセチルコリン（Ach）それ自体には血管平滑筋弛緩作用がないことをあげることができる．もう一つの伝達物質であるvasoactive intestinal polypeptide（VIP）は，筋への直接作用による血管拡張作用がある．すなわち，副交感神経刺激による血管拡張ではAChのNA分泌抑制作用の役割は少なく，主役はVIPである．腺分泌に関してはAChが主役を果たす．これはアトロピンで完全に阻害される．

7）鼻腔のリンパ管（表2）

眼窩と副鼻腔は薄い骨壁により接しており，双方に動静脈やリンパ管の連絡がある．また，骨膜には先天的な（間隙）欠損があったりする．そのために副鼻腔疾患は比較的すみやかに眼窩疾患へと波及する．

3 鼻粘膜の微細構造

1）呼吸上皮

組織学的に鼻副鼻腔は気道上皮に共通の基本構造である**多列線毛円柱上皮**から構築されていて，線毛細胞，杯細胞，中間細胞，基底細胞からな

表2 鼻・副鼻腔のリンパの流れ

1. 鼻前庭（顔面）→顎下リンパ節→上深頸リンパ節
2. 鼻腔→嗅神経に沿い篩板を貫通→頭蓋腔のリンパ系に連絡
3. 鼻・副鼻腔→後鼻孔側壁に集合→咽頭後リンパ節→上深頸リンパ節

る．各上皮細胞間の結合は密であり，大きな粒子の侵入は阻止されるが，吸入性アレルゲンに代表される可溶性物質は吸収される．

上皮下固有層は結合織線維網，脈管，神経，分泌腺（管状胞状腺で粘液腺が多く，漿液腺は少ない），導管などで構成されている．発達した鼻腺や血管は air conditioning 作用に寄与する．その分布には部位差がある．鼻中隔，下鼻甲介には血管や分泌腺が多く，結合織も緻密だが，中鼻甲介，副鼻腔は血管や分泌腺が少なく結合織もまばらなため，炎症が起きると浮腫を起こしやすい（図15）．

加齢により鼻粘膜は粘膜上皮層の高さが低くなり，基底細胞数が減少した萎縮粘膜上皮が鼻腔を覆うが，杯細胞や線毛細胞の数は変化しない．一方，粘膜固有層では線維化が進み線組織の容積が減少し，浸潤細胞数が減少し，最小動脈は狭小化する．

粘膜上皮の表面は**粘液層 mucous blanket**で覆われている．その成分は主に上皮層の杯細胞や固有層の腺細胞の分泌に由来する．この mucous blanket は外層と線毛間液層の2層よりなっており，前者は**ゲル**（コロイド溶液に同じ）層，後者は**ゾル**（コロイド溶液がゼリー状に固化したもの）層と呼ばれている．粘液にはムチン，血清タンパク，免疫グロブリン，リゾチーム，タンパク質分解酵素などの化学物質が含まれている．正常状態でも病的状態でも mucous blanket の構成成分の中で重要な役割を担っているのは，複合糖質，特に**糖タンパク質**であり，鼻汁のレオロジー，**粘弾性に影響**を与えている．糖タンパク質には，ムチン型と血清型の2種類がある．杯細胞や粘液腺細胞はムチン型糖タンパク質，漿液腺細胞は血清型タンパク質を産生する．ゲル層は主と

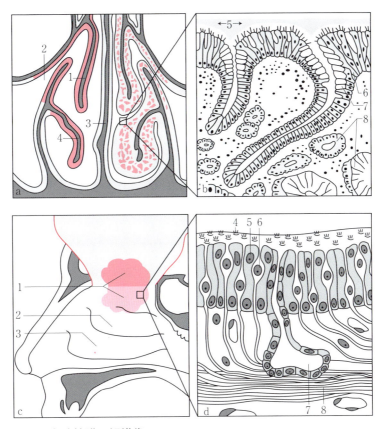

図15 鼻腔粘膜の組織像
a：鼻腔前額断．左鼻粘膜は収縮，右鼻粘膜は正常な状態．1：中甲介，2：上顎洞自然口，3：鼻中隔，4：下甲介．
b：呼吸上皮．5：粘液層，6：線毛上皮，7：杯細胞，8：分泌腺．
c：鼻中隔を上に反転した状態での鼻腔矢状断．1：嗅部，2：中甲介，3：下甲介．
d：嗅粘膜．4：嗅毛，5：支持細胞，6：嗅細胞，7：ボーマン腺，8：嗅神経（嗅糸）．

してムチン型糖タンパク質で，ゾル層は血清型糖タンパク質と水分で構成されているが，病的状態においては，その組成や，構成成分の量が変化する．すなわち，慢性副鼻腔炎の粘膜および粘液層では，糖タンパクであるフコースの増加，シアル酸の減少という構成成分の変化が起こっていることが知られているが，それが病態にどのような役割を果たしているかなどについては不明な点が多い．

線毛細胞の線毛は活発に働き，粘液層に付着した異物，化学的刺激物質，抗原物質などを前方より後方に向けて順次運搬して，咽頭に洗い流す気道浄化作用の主役を担っている．これを**粘液線毛輸送機能 mucociliary clearance system** と呼ぶ．線毛運動は粘液層が存在して初めて機能する．だから，粘膜面は常にウェットでなければならないのである．その多列線毛上皮細胞の turn over は約1週間である．

ヒト鼻腔の線毛の長さは約 $5\,\mu\mathrm{m}$．単一線毛細胞には300本以上の線毛が存在する．線毛運動は2相からなり，風が渡る麦畑に例えられるような運動を行っている．この線毛運動活性 ciliary activity は，単位時間あたりの線毛の有効打の周波数である**線毛打頻度（CBF）**で表される．この CBF は臨床的に粘液輸送機能の指標として用いられるサッカリン時間（鼻粘膜粘液線毛輸送系の検査法，後述）等ともよく相関している．線毛運動には温度，湿度，pH，浸透圧の調

節が必要である．

鼻副鼻腔炎の粘膜上皮では，線毛細胞数の減少と杯細胞の増生，個々の線毛細胞の線毛配列の乱れと異常線毛の出現がしばしば認められる．CBSも線毛細胞の形態学的変性所見に応じて，減少する．感染により鼻汁が膿性になるとpHが6.4～6.8と酸性に傾き，CBFの低下を生じることも指摘されている．

2）嗅上皮

鼻腔の大部分は呼吸上皮からなる（呼吸部）が，上鼻道天蓋には嗅覚を司る嗅上皮が存在する（**嗅部**）．嗅覚においては食物の雰囲気や自己の周囲にただよう空気から，においの情報を収集し，本能的もしくは経験的に記憶された情報と照合することにより，嗜好性や危険性を判断している．

においを感じるということは，におい分子が鼻腔から奥のにおいの受容体（センサー）に捕らえられることに始まる．嗅上皮に覆われる嗅部（図15）は上鼻甲介の嗅裂に面する部位とそれに対応する鼻中隔の最上部で，その一側鼻腔で**5平方センチ**ほどの部位には5,000万個ほどの**嗅細胞**が密集している．その総面積は鼻腔粘膜全体の約2.5％に過ぎなく，年齢とともに縮小する．嗅上皮は呼吸上皮に比してやや**黄褐色の色調**を呈し，周囲よりもやや厚みをおびているので識別できる．嗅粘膜は呼吸粘膜より抵抗性がある．

嗅上皮は表層から順番に，上層を占める一層の支持細胞，中間層を占める嗅神経細胞，下層を占める基底細胞に大別される．**嗅細胞**は，双極性のニューロンの構造を持ち，末梢側がにおいを受容し，他方が細胞の興奮を中枢側に伝える嗅神経の軸索となっている．

嗅細胞は嗅粘膜表面に向かって細い突起を出し，突起の先端は嗅粘膜表面で**嗅小胞**と呼ばれる膨らみを形成する．嗅小胞からは多数の線毛が粘膜表面に出ている．**嗅線毛**表面と嗅小胞表面に，**におい分子の受容体**が多数存在する．嗅腺と支持細胞からは粘膜を覆う粘液が分泌され，におい分子の溶媒として機能する．つまり，においを感じるためには，におい分子が嗅粘液にとけ込み，そして，嗅覚受容体に結合し，嗅細胞に活動電位が発生し，この活動電位が嗅神経を経て糸球体，中枢へ伝達されるのである．

1個の嗅細胞は1種類の受容体（Gタンパク共役受容体**GPCR**）を有し，同じ種類の受容体を持つ嗅神経は嗅球内の同一の糸球体へと投射される．それらの受容体の種類は，各嗅細胞により異なるので，**においの種類により興奮する嗅細胞の組み合わせがにおいの感じ方により異なっていて**，ヒトは1万以上のにおいを識別できるとされている．したがってセンサーは鍵穴にたとえられ，鍵にあたるにおい分子がうまくはまりこむと電気信号を出す．センサーの数は400種類位とされており，色のセンサーが，3原色に対応し3種類しかないのに比べ，非常に複雑である．2004年のノーベル生理学・医学賞はにおい受容体遺伝子を同定した業績でRichard AxelとLinda Buckが受賞した．

嗅覚伝導路は鼻腔後上方の嗅裂に存在する嗅神経から始まる[4]．**嗅神経**は篩板を通って頭蓋内に入り一次嗅覚中枢である**嗅球**でシナプスを形成する．すなわち嗅上皮から出た信号は神経線維を伝わり，**嗅球**と呼ばれる最初の情報処理の場所に集まる（図16）．嗅球からの神経線維は，外側嗅索を通って第二次中枢である**梨状皮質**や扁桃核に送

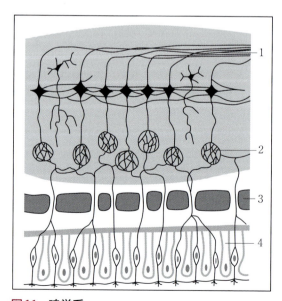

図16 嗅覚系
1：嗅球内の神経線維，2：糸球体層，
3：篩板，4：嗅上皮．

られる．そこからの神経線維は，視床下部を経由して最終的には前頭葉下面の**眼窩前頭皮質**の外側後部に終わり，**においの識別**を行う．アルツハイマー病などに伴う中枢性嗅覚障害は，この前頭嗅覚野における神経変性により起こる．一方，眼窩前頭皮質の中央後部に行く経路もあり，ここはにおいの総合的な評価を行っている．この嗅覚中枢では他の領域とさかんに交通しているために，嗅覚は人間の情緒面と密接な関係をもち，食生活や性生活とも結びついて種属の生存にも重大な影響を及ぼしている．脳へのにおいの信号伝達と情動や記憶との結びつきは心理的な影響を受けやす

い．ラベンダーの香りは鎮静効果があるといわれるが，ラベンダーの香りが嫌いな人には当てはまらない．においに対する快・不快の感覚も，個人差がある．

嗅細胞と嗅神経は，通常の神経細胞と異なり，おおそ1か月のサイクルでその大半が入れ替わり，ウイルス感染や鼻疾患で障害を受けてもしばらく経つと再生するという神経細胞としては特異な能力が備わっている．嗅細胞は哺乳類神経細胞の中で成熟後も再生することが確認されている唯一の細胞である．

第2章　鼻の生理

鼻腔は気道の最外部に位置しているために，外界の影響が最も強く及ぶ器官であり，感覚器として嗅覚を司るとともに，呼吸道として吸気の加温・加湿（air conditioner）そして浄化（air filter）を営む．Ingelstedt（1956）は，−20〜−30℃の冷気を吸入しても，経鼻的に気管に達すると空気の温度は18℃に達すると報告し，非常に乾燥した空気でも湿度はほぼ100％に近づくことが確認されている．そのほかにも，共鳴腔として音声・言語の発声に重要な役割を果たしている．

吸気は前鼻孔より入り，弧を描いて中鼻道，総鼻道上部を通る．呼気は吸気の通路（鼻腔上部）の逆を通って前鼻孔より出されるとされている．鼻甲介の存在は鼻内気流を整える役割と鼻道を狭いスリット状とし鼻腔気道抵抗を高めるのに役だっている．鼻道は概ね2mm以上の隙間があれば呼吸に支障はないといわれる．

1 粘膜防御機構

生体には，外部からの侵入異物や刺激に対して幾重にも張り巡らされた**防御機構**が存在する．あるものは遺伝的に規定されたものであるが，多くは後天的に獲得された防御機構が主役を演ずる．なかでも特異免疫の果たす役割は大きい．

それを系統発生的にみれば，単細胞生物のようにきわめて原始的な抗原特異性のない防御機構に端を発して，高等動物では特異性のない防御機構のみならず抗原特異的免疫反応系まで備わるようになっている．しかも，これら2つの防御機構は互いに関連しながら生体防御機能に携わっている．

その上気道における生体防御をまとめると，表3のようになる．

気道においては病原微生物の侵入を防ぎ排除するために，粘液線毛クリアランスが呼吸器のクリアランスの主体をなしている．粘液線毛クリアランスは上皮内線毛細胞の線毛運動（線毛活性）と

表3　鼻腔の粘膜防御機構

1. **粘液線毛輸送系**による侵入異物の捕捉，排除を行う機械的防御．
2. 解剖学的特徴に基づく**空気力学的機構**による防御．
3. くしゃみや咳などの神経反射による**神経生理学的防御機構**．
4. 気道液中に含まれる各種物質による**生化学的防御**．
5. 液性および細胞性免疫などの関与する**免疫学的防御機構**．

粘液層（粘液の性状－レオロジー的性質）により規定され，後者は主として粘膜下の気管腺よりの分泌物で形成され，さらにそこからは感染防御物質としてペルオキシダーゼ，IgA 等が合成・分泌され，特異的防御機構として分泌型 IgA を主役とする粘膜局所免疫機構を備えている．

1）粘膜線毛浄化作用

鼻副鼻腔粘膜の大部分は多列線毛円柱上皮で覆われており，この線毛の表面には薄い粘液層がある．吸気中の異物（塵埃や細菌・ウイルスなどの micro-organisms）はこの気道の mucous blanket を構成する粘液層に吸着捕捉され，鼻粘膜内に侵入する前に毎分 7 mm プラスマイナス 3 mm 位の移行速度で粘液とともに線毛運動によって咽頭に向かって輸送され，気道から食道に排除される．すなわち線毛運動は動力源，そして粘液は輸送媒体ということができる．この粘液線毛輸送は粘液系と線毛系の協調によってなされ，非特異的気道防御機構の主役を果たしている．これを粘膜線毛浄化作用と呼ぶ．

粘液線毛輸送は，次のどの要素が障害されても粘液線毛機能不全が生じるデリケートなものである．
（1）線毛の運動性や数
（2）粘液の性質や量
（3）粘液と線毛の相互作用

2）空気力学的機構

呼吸の通路としての呼吸道の役割は人では最も重要だが，前鼻孔から入った吸気は広く分散して弧を描きつつ後鼻孔に向かうが，その主流は層流で，中鼻道の上方にある．呼気では吸気とほぼ同じ逆の経路をとるが，主流は乱流で，吸気時よりも下方に移る（図17）．

吸気時の鼻腔抵抗は全呼吸抵抗の 54 % を占め，最大の抵抗を作っている．

全気道を喉頭で二分すると上気道と下気道となり，それぞれの空気抵抗はおよそ 50 % ずつとなる．内訳は上気道の空気抵抗の 48 % は鼻腔のものである．副鼻腔はたかだか 2 % 程度である．それは呼吸気が鼻腔粘膜に広く接触するためで，吸

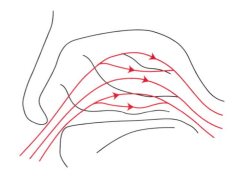

a. 吸気．気流は層流で，主に中鼻道を流れる．

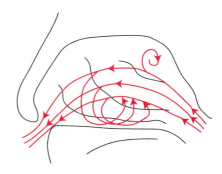

b. 呼気．気流は乱流である．

図17 呼吸気流

気の加温，加湿，除塵が主に鼻腔で行われる証でもある．

呼気は粘膜に温度，湿気を返す．それと共に食物に対する嗅覚作用が行われる．左右の鼻はリズムをもって交代にその生理作用を行い，鼻腔の通気抵抗は交互に関連して調節され，粘膜に休息を与える（**nasal cycle**）．その周期は約 2 時間半～3 時間半であり，年齢が上がるにつれ周期は延長する傾向にある．nasal cycle はその変化は中枢性に調節されている．同じ変化は左右の側臥位をとった時にもみられる．体位により下になった側の静脈灌流は，血液はプールし，粘膜はうっ血・腫脹する．粘膜下にある海綿様静脈叢の存在は鼻の空気抵抗に重要である．

鼻閉とは空気抵抗が増したときに，意識的に呼吸を強めなければならないときの感覚である．**鼻漏**とは鼻に出てきた液体が線毛作用で無意識に排除されないで知覚されたときの液体である．

1分間の呼吸数が 18～20 回位であると肺の換気能が最もよい．鼻閉があるとその状態が乱れ努

力呼吸が行われる．層流成分に対する乱流成分の増加は通気抵抗を増大させる因子である．その限度を越えれば口呼吸によって補われる．鼻腔の通気抵抗の易変化性を考えると口呼吸は鼻呼吸の最大の安全弁であるが，反面，口呼吸のみだと鼻の下気道保護作用が失われる．

　新生児期，乳幼児期はさまざまな原因で鼻呼吸が障害されるため，成長するにつれ口呼吸の収得を余儀なくされる．口呼吸を収得するには生後5〜6か月を要するといわれている．

3）神経生理学的防御機構

　気道反射には無呼吸，喉頭反射，咳反射，くしゃみなどがあり，異物の下気道内への侵入を防御するはたらきを持つ．これらの反射においては，横隔膜などの主要呼吸筋だけではなく内喉頭筋や咽頭筋などの上気道筋群による協調運動が反射の遂行に重要な役割を果たしている．

　喉頭由来の気道反射では，喉頭の知覚を司る上喉頭神経を介した入力が，呼吸抑制，喉頭反射，咳反射などの反射を惹起する．

　一方，鼻腔は吸気の加温，加湿に重要な役割を果たすばかりでなく，喉頭と同様に気道反射の入力路となっていて，呼吸抑制やくしゃみなどを誘発する．鼻腔粘膜には物理的，化学的な刺激を感知する種々の受容体が存在する．

　上気道と下気道は相互に影響しあう．上気道の変化は呼吸器としての主要な役割を果たす下気道に有利に，あるいはときに不利に関与している[5]．

（1）気道過敏性とは

　気道過敏性は，非特異的な種々の刺激に対する気道の反応性の亢進と定義されており，鼻腔粘膜の過敏性の亢進は神経生理学的防御機構の一つと思われる．その発症機序としては交感神経系のα_1機能の亢進，β_2機能の低下，遺伝的体質，化学伝達物質などが原因として考えられている．

（2）上気道と下気道の構造と機能の相違点

　鼻腔粘膜は多列線毛上皮よりなり，線毛運動は後鼻孔へ向かう．下鼻甲介の粘膜は特に厚くなり静脈叢が発達している．気管・気管支粘膜も多列線毛上皮よりなるが，線毛運動は上方へ向かう．粘膜固有層中には弾性線維が多く縦走している．

　鼻粘膜血管はα刺激薬によって収縮し上気道を拡張する．気管・気管支平滑筋はβ刺激薬によって弛緩し下気道を拡張する．

4）免疫学的防御機構 （アレルギーの項参照）

第3章　鼻の症候

1　嗅覚障害（dysosmia）

1）病因・病理

　嗅覚は物質のにおいを識別して，生体にとりその物質が有害であるか否かの情報を伝えるはたらきを有している．これらの機能に障害が生じれば，知らず知らずのうちに有害な食物を摂取する可能性がある．

　嗅覚を司る嗅神経細胞は，ヒトでは鼻腔内の嗅裂を被う嗅上皮内に存在する．他の感覚器と異なり，絶えず外気に晒されており，炎症・感染・腫瘍・薬物・喫煙などさまざまな要因で，さらには歳とともに障害・変性を生じ嗅覚は低下する．嗅覚異常の主因は，加齢，ウイルス感染，頭部外傷，鼻腔・副鼻腔疾患，神経変性疾患などである．

　嗅覚異常は，量的障害と質的障害に分けられる．質的障害とはにおい感覚が減弱した状態で何のにおいかがわからない．量的障害とは嗅覚減退（低下）と嗅覚脱失（消失）に分類され，においそのものが減弱する．耳鼻咽喉科を受診する患者の大部分は量的障害であるため，臨床的に嗅覚障害というとほとんどが量的障害を指している．一方，質的障害とはにおいを感じる様態に変化が生じた状態で，代表的なものに異嗅症，嗅覚過敏，

嗅盲, 悪臭症, 自己臭症, 幻臭があげられる.

老人性難聴が高齢者の社会からの孤立化をもたらし社会活動を奪うものであるとすれば, 高齢者の味覚, 嗅覚障害は, 高齢者の生きる意欲の低下をもたらすものである. 嗅覚の低下が明らかになるのは70歳以降である. 嗅覚同定検査は70歳代から低下し, 80歳では80%以上に異常がある. しかし, それを自覚しているのは10%台である. その嗅覚異常者の約15〜30%がうつ症状をはじめとするQOLの低下を訴える. 嗅覚には人の精神性が関与する. においに対する快・不快の感覚は, 個人差が大きい.

においに関連した自覚症状には以下のようなものがある.

①**嗅覚脱失 anosmia**：まったくにおいを嗅ぐことができない.

②**嗅覚減退 hyposmia**：においを嗅ぐ力が弱い.

①②は, 耳鼻咽喉科領域のにおいに関する訴えのほとんどであり, 嗅覚検査で閾値の上昇がみられる.

③**嗅覚過敏 hyperosmia**：においが鼻につくほど強くにおう. 不快に感じている.

妊娠, 肥満, 飢餓, 嘔吐の際などによくみられるが, 嗅覚検査では正常な場合がほとんどであり, 心理的要素が大きい.

④**嗅覚錯誤 parosmia（異嗅症）**：今までとは違ったにおいとして感じられる.

①②④では嗅覚検査で閾値の上昇がみられ, 異嗅症は**嗅覚低下に伴う症状**と考えられる. どのようなにおい刺激でも悪臭として感じるのを**自発的悪臭症 phantosmia**という. 感冒後嗅覚障害や, 嗅糸切断を示唆する外傷後にみられることが多く, 異嗅症の半分近くが悪臭症である. 異嗅症は障害の直後ではなく, ある程度障害が経過した時点から出現することが特徴である.

嗅細胞は生涯を通して同じ細胞が生き続けるのではなく, ある一定の周期をもって死滅し, 分裂・増殖することで再生を繰り返して, 「におい地図」は絶えず一定に再現されている. この視点から異嗅症の病態をみれば, 異嗅症は神経再生による新しい嗅細胞からの嗅球への再投射でにおい刺激を検知することはできるようになったが, 投

射部位が異なったために以前とは異なるにおいとして知覚されると解釈されている.

⑤**嗅覚幻覚 hallucination（幻臭）**：においが存在しないのに, 実在しているように感じる.

統合失調症の一症状である. 異嗅症との区別は難しいが, 基礎に統合失調症が存在すればこの病態と判断できる.

⑥**自己臭症 autodysomophobia**：自分から悪臭がでているため他の人から忌避されると考えるのを**自己臭症**という. 対人恐怖の症状と考えられる場合から, 明かな妄想の範囲で統合失調症やパラノイアの症状とされる場合まで, 幅広い精神科疾患の症状として出現する.

⑦**嗅盲 olfactory blindness**：ある特定のにおいのみわからない. 人には1万以上のにおい分子受容体が存在しており, このうちの一部の受容体が遺伝子変異により発現しないと嗅盲が生じると推測される. 有名な例としてアーモンドのようなにおいを感じない人が, 人口の10%ほどいるといわれる.

⑧**悪臭症 cacosmia**：副鼻腔炎や扁桃炎など病巣が悪臭を放つもので, 患者は常にくさいにおいを感じると訴える. これは嗅覚の病態というより, においを発する側の問題である.

2）分類（嗅覚脱失・低下の原因部位による分類）

ヒトの嗅覚は, におい分子を含んだ空気が吸気時に前鼻孔より吸い込まれ, 固有鼻腔→嗅粘膜→嗅神経→嗅球→大脳皮質に至る経路によって感知される.

この経路のうち, 一か所以上に障害が起こると嗅覚障害をきたす可能性がある.

嗅覚障害の原因診断で最も多いのは, 鼻づまりによる呼吸性嗅覚障害（慢性副鼻腔炎）で, 副鼻腔炎の罹病期間が長くなると嗅神経の変性をきたし, 呼吸性のみならず混合性嗅覚障害になることもある.

①**呼吸性嗅覚障害**：固有鼻腔内における気流の異常のために嗅素（におい分子）を含んだ空気が嗅粘膜に到達できなくなり, 嗅覚障害をきたしたもの. 感冒の鼻づまりのための嗅覚低下が典型例

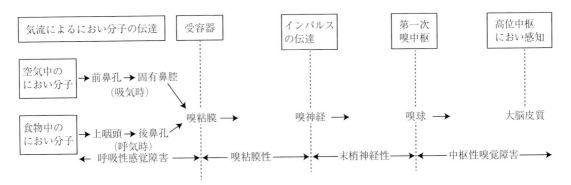

図18 嗅覚機構とその障害部位分類

で原因として最も多い．

②**嗅粘膜性嗅覚障害**：ウイルスにより嗅粘膜細胞そのものに障害を起こしたもの．嗅粘膜に炎症をきたした場合（**感冒罹患後嗅覚障害**）などがそれに相当する．嗅細胞は再生能力を有するため，長い期間かかるが予後は比較的良好である．

③**混合性嗅覚障害**：①②の合併したもの．**慢性副鼻腔炎**でみられることが多い．

④**神経性嗅覚障害**：主に嗅糸（嗅神経）の障害による．頭部外傷や脳外科手術による神経の切断，感冒のウイルスによる嗅神経の障害などがある．

異嗅症や風味障害は神経性嗅覚障害に特有で，呼吸性嗅覚障害では通常起こらない．

⑤**中枢性嗅覚障害**：嗅球より中枢側の障害が原因で起こったもの．脳腫瘍などがある．

3）嗅覚検査法

現在臨床に用いられている嗅覚検査は主に次の2種類がある．いずれも自覚的検査で，いまだ他覚的嗅覚検査は実験室レベルであり，臨床では行われていない．

（1）基準嗅力検査

障害程度の判定，治療後の効果判定には基準嗅力検査が現状では唯一無二の検査である．

T＆Tオルファクトメータを用いて行う検査法で，におい紙法と呼ぶこともある．嗅素系列（5種類の嗅素：基準臭）（**表4**）に基づいて濃度差のある液（10倍希釈法で薄めた段階希釈液）7

表4 嗅素のニオイ言葉表現

桃の缶詰 甘くて重いニオイ	D
野菜クズのニオイ 口臭，いやなニオイ	E
バラの花のニオイ 軽くて甘いニオイ	A
腐敗臭，古靴下のニオイ 汗臭い，納豆のニオイ	C
焦げたニオイ カラメルのニオイ	B

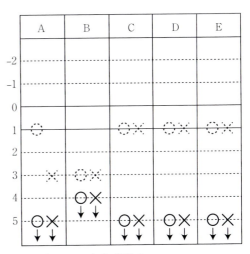

図19 オルファクトグラム

○：検知閾値，×：認知閾値．
＊最大濃度でもわからない場合は下矢印で表現する．実線で示した印のあるオルファクトグラムは嗅覚脱失例．破線で示した印のオルファクトグラムは嗅覚減退例．

段階（－2から＋5まで）の濃度で構成されていて，0は正常嗅覚者の検知閾値濃度に合わせてある．それを検査紙（幅7mm，長さ15cmの無臭の濾紙．先端1cmを上記嗅素液の中に浸す）につけて，患者（被験者）に前鼻孔の真下1～2cmのところでかがせ，においの有無，種類を問う検査である．一定の手順（上昇法）に従って進め，規定の記入用紙にその成績を記入する（オルファクトグラム）（図19）．左右差や片側性の障害があるときは，測定閾値はにおう側の閾値で示されるので，障害があるのを見逃すおそれがあるため，片側の外鼻孔を手指で塞ぎ，片側ごとに検査すべきである．この検査により検知域値（初めてにおいを感じるレベル），認知域値（何のにおいか判別できたレベル）を測定する[6]．以上の測定はまずAの嗅素について行い，続いてB，C，D，Eの順で行うことが決められている．同じ試薬を用いた噴霧式嗅覚検査装置もある．

測定結果はオルファクトグラム用紙上に検知閾値は○印，認知閾値は×印で記載する．スケールアウトは↓で表示する．

オルファクトグラム上のパターンから定性的，定量的に嗅覚の程度を知ることができる．識別検査であるため，異嗅症，嗅覚過敏の診断の手がかりとなり，複数の種類，濃度を測定でき，左右別々に検査可能という利点がある．検知閾値が0付近に，認知閾値が＋1付近にきていれば正常嗅覚，これよりも下がった位置に来れば嗅覚減退とわかるように作られている．AからEまでの閾値の平均（スケールアウトした場合は5として計算）した値が平均嗅力損失値である．検知域値と認知域値の隔離状態から中枢性嗅覚障害を推測する．

図19に示したオルファクトグラムは嗅覚脱失例である．T&T検査は日常生活でにおいを嗅いでいる最も自然に近い状態での嗅覚検査を目的としており，認知平均嗅力損失値は日常生活上の嗅能力と一致する値であり，災害補償の等級判定の場合などに使用する．T&T検査は悪臭があるので検査室内には脱臭装置が必要で，手間がかかり煩雑であること，装置が高価であることなどの欠点があり，プライマリケア医のあいだでの普及

は進んでいない．

（2）アリナミン®による静脈性嗅覚検査

アリナミン®テストでは嗅覚脱失と低下の判定は可能だが，障害程度の判定は困難である．予後判定としては有用な検査である．

静脈注射された嗅素が肺におけるガス交換の際に呼気に排出され，この嗅素（アリナミン®の代謝産物）を含んだ呼気が後鼻孔から嗅裂部に達して感じるにおいを利用した検査である．被験者は2秒1回の安静鼻呼吸を続けさせ，アリナミン®10mg/2mlを肘正中静脈に等速度で20秒間で注入し（アリナミン®原液2mlを生理食塩水10mlに希釈し，全体で12mlの液を40秒かけて注射する手順を推奨する人もいる），安静な鼻呼吸を続けさせ，アリナミン注射液®特有のにおい（ニンニク臭，タマネギ臭）を感じたら合図させる．潜伏時間と持続時間が測定でき，潜伏時間（肘静脈より静注し，静注開始よりにおいを感じた時間）は嗅覚域値，持続時間（におい感のなくなる時間）は嗅覚疲労の起こりやすさを示す．

嗅刺激としての強さはT&Tオルファクトメータの最高濃度より，さらに強い刺激である．アリナミンテスト被験者の数人に1人が検査時にアリナミン注射液®の血管外漏出により血管痛を訴える．その点，事前のインフォームドコンセントが必要である．加えて被験者の反応があいまいであるなどの欠点がアリナミン®テストにはある．

正常者では潜伏時間はおよそ10秒以内で平均8～9秒（通常，呼気中の嗅素濃度は注射開始後30～40秒後に最高に達する．潜伏時間の上限），持続時間は45～90秒である．嗅覚障害者では，嗅覚域値の上昇に応じて潜伏時間の延長と持続時間の短縮をみる．

まったくにおいの感覚が生じない時は予後不良である．持続時間の長短は嗅覚障害の予後と相関をもち，持続時間20秒以下では治癒率が悪くなり，長いほど治癒率が高い．

呼吸性嗅覚障害では，この検査で嗅覚を感じれば80％以上の確率で適切な治療により嗅覚は改善する．呼吸性嗅覚障害以外の嗅覚障害では嗅覚

脱失の判定に有用であり，発症後長期間経過し嗅覚が発来しない場合は嗅覚の改善は見込めない．

中枢性障害では嗅覚疲労のため，持続時間の短縮が著明である．

（3）嗅覚識別検査

スティック型嗅覚検査（OSIT-J），**カード式嗅覚検査**は簡便で一般の診療所で行うに適した検査である．

においを封入したマイクロカプセルを塗布した紙をこすってにおいをかがせ，嗅素を選択させる．特に中枢性嗅覚障害を疑う場合には必須である．University of Pensylvania Smell Identification Test（UNSIT）あるいはその簡易版であるCross-Cultural Identification Test（CCSIT）が代表的である．

（4）他覚的嗅覚検査

実験室レベルでは，olfacto scintigram，脳波嗅覚検査，呼吸検査，嗅電図，嗅覚瞳孔反応検査，眼球運動等を目安とした検査法など種々の方法が研究されているが，実用化に至っていない．

4）診断

問診，鼻腔内の観察，嗅裂部内視鏡検査，嗅覚検査，静脈性嗅覚検査，画像診断（CT-冠状断）の結果を総合して診断する．

（1）問診

問診が最も重要であり，原因や障害程度はある程度の推測が可能である．問診では，①いつから起こったか，②急な発症か徐々に悪化したのか，③思いあたる原因，④既往疾患，⑤薬剤服用歴，有害物質曝露の有無，⑥家族歴，⑦味覚異常の有無，⑧異嗅症の有無について問う．

また，障害程度を，①正常ににおう，②少し弱い，③強いにおいはわかる，④ほとんどにおわない，⑤まったくにおわないの5段階に分けて答えてもらうことにより，治療経過中の変化を知ることができる．この自覚症状による5段階評価は，基準嗅覚検査による障害程度と強い相関を示す．

（2）鼻腔内の観察

嗅粘膜は嗅裂すなわち上鼻甲介内側面とそれと相対する鼻中隔に存在するため，上鼻甲介までの観察が必要であり，そのためには内視鏡（できれば小児用細径ファイバースコープや針状硬性鏡）を用いた嗅裂の観察が不可欠である．

（3）画像診断

CT，またはMRIの冠状撮影をすると，嗅裂の開閉が一目でわかり，同時に篩骨洞，蝶形骨洞など嗅覚障害に関連する副鼻腔の状態も容易に観察できる．Water's法など単純レントゲン撮影では副鼻腔の状態はわかるが，嗅裂の観察は困難である．

5）嗅覚障害の臨床像

①嗅力のピークは30〜50歳代にみられ，70歳代では有意に低下する．しかし日常生活で異常を自覚するほどの低下を起こすことは少ない．非喫煙者は喫煙者に比し，女性の高齢者は男性のそれよりも識別能が優れている．

②嗅覚異常の**原因**の40%程度は，**鼻副鼻腔の炎症性疾患（慢性副鼻腔炎約34％＋アレルギー約6％）**が関係している．次いで，**感冒後（約20％），頭部外傷（約6％），薬剤性（約2％），先天性**などがある[8]．原因診断がつかない嗅覚障害も全体の1/4程度あるが，その多くが中高年発症であり，加齢性の変化が想定される．

鼻茸，高度の鼻中隔弯曲症，鼻副鼻腔炎など鼻腔内の形態異常あるいは分泌過多をきたす鼻疾患はすべて呼吸性嗅覚障害の原因となりうる．一般に呼吸性嗅覚障害の場合は嗅覚脱失になりにくく，嗅覚減退を呈することが多い．

嗅粘膜性嗅覚障害は，呼吸障害に比べ障害は高度で嗅覚脱失を示すことが多い．鼻アレルギー，慢性鼻炎，慢性副鼻腔炎，特に**篩骨洞炎**が原因のことが多い．

最近では副鼻腔炎の減少に伴い，副鼻腔炎に起因する嗅覚障害が減少し，かわって**感冒罹患後の嗅覚障害**が増加している．この予後不良の嗅覚障害はウイルスによる神経障害の側面が強いといわれ，そのためか改善率は高くない．感冒後嗅覚障

害の場合，副鼻腔や嗅裂には炎症が認められないことが多い．このときの病理学的所見として，上皮下組織の著しい瘢痕性変化，嗅神経軸索の形状の変化や配列の乱れが観察できる．**40〜60歳代の女性に多い**．嗅神経は，視神経や聴神経と比べると再生能力が高いといわれるが，それでも神経再生には時間がかかり，ウイルス障害だと，半年〜1年半という単位でゆっくりと治っていく．

③呼吸性嗅覚障害と末梢神経性嗅覚障害が合併して原因となっている**混合性嗅覚障害の代表的疾患は慢性副鼻腔炎**である．嗅粘膜障害を伴うことが多いので純粋の呼吸性嗅覚障害は少なく，末梢神経性嗅覚障害との混合性嗅覚障害が多く，その場合，高度の嗅覚障害を呈することが多い．嗅粘膜の針状内視鏡による観察で，嗅粘膜が萎縮乾燥したものでは予後が悪い．

慢性副鼻腔炎の嗅覚障害の多変量解析の結果[8]は，嗅裂ポリープ，篩骨洞陰影，気管支喘息の合併，現喫煙歴，50歳以上が嗅覚障害の危険因子であった．これらの結果は鼻粘膜の好酸球性炎症が嗅覚障害に深く関与することを示唆している．

④中枢性嗅覚障害は**頭部外傷**後後遺症等で起こる．外傷性嗅覚障害では後頭部打撲後に生じる嗅覚脱失が多く（10％），ほとんど改善しない．基準嗅力検査で検知閾値と認知閾値が大きく解離した場合や，においの識別能の低下は中枢性嗅覚障害が強く疑われる．病歴上中枢性の嗅覚障害が疑われた場合にはMRI検査が診断に有用である．

⑤突発性に嗅覚障害を惹起する可能性のある原因は，**ウイルス感染**，頭部外傷，有機溶媒を主とした化学物質の曝露などがあげられる．

薬物の副作用として嗅覚異常を起こす可能性のある薬で，最も頻度の高いのは**テガフール®（抗悪性腫瘍薬）**で，1年半以上の長期使用で高度嗅覚減退〜脱失を認めることが多い．

⑥**アレルギー性鼻炎**では5割以上の患者が嗅覚障害を自覚したことがあり，3割弱で継続的あるいは高頻度に嗅覚障害が生じるといわれる．

アレルギー性鼻炎では，ムスク・花の香り・樟脳など特定のにおいに対してのみ閾値が上昇するanosmic zonesという概念がある．

⑦**妊娠時にみられる嗅覚過敏**，さらには神経

症・ヒステリー，総合失調症，薬物中毒等の**心因性・精神障害**で嗅覚過敏や嗅覚幻覚等の症状を訴える患者もいる．

精神疾患の場合には，においの表現が具体性を欠く，聞くたびに違う表現をする，においのために仕事が手につかない等行動に与える影響が大きいことが疑いの参考になる．

においは納豆のにおいが好きな人でも，「実は足の裏のにおいですよ」といわれると同じにおいなのに心理的に嫌悪感を感じる．このようににおいは心理的状況に強く影響される．

⑧かぜをひいてご飯がおいしくなくなる理由は，鼻閉と関係がある．かぜが治り鼻に空気が通るようになって，ご飯の香りが口の中の空気と一緒になってのどの奥から鼻に抜ける．そうして，舌で味を感じるのと同時に香りを感じて，はじめてきちんとご飯を味わえるということになる．これは「**風味**」といわれる食感で，味覚の一種に分類されている．風味障害や異嗅症は神経性嗅覚障害に特有で，呼吸性障害では通常起こらないので診断の大きな助けとなる．

血清中の亜鉛濃度低下により，味覚・嗅覚が同時に減退し高度の風味障害をきたすことがある．急性，慢性を問わず，血清亜鉛低下で食欲減退，味覚障害，嗅覚障害が生じることは以前から指摘されているが，なぜ亜鉛低下がこのような症状を引き起こすかは定かではない．亜鉛の中枢神経機能への関与が示唆されている．

⑨**アルツハイマー病やパーキンソン病**の発症前の**前駆症状**として嗅覚障害が注目されており，誘因が不明で特にににおいの同定，識別能力が低下している症例では，これらの神経変性疾患を疑う必要がある．診断としては基準嗅覚検査で検知閾値と認知閾値との差が2.0以上（乖離現象）の場合に示唆される．

アルツハイマー病は，脳内にアミロイドβタンパクという物質が過剰にたまり，神経細胞が傷つき，死んでいくために起こる．この時最初に傷つくのが，嗅覚を司る嗅神経だといわれる．嗅神経の障害が，その隣にある海馬という記憶を司る部位にまで広がることで，物忘れが始まるといわれる．アルツハイマー病の確定診断は，脳内に生じ

る特有の病的変化を組織学的に証明することが必要である．もちろんこれは患者の生存中は不可能だが，嗅粘膜には脳と直接連絡する嗅神経が露出しているため，鼻腔の奥にある嗅粘膜の生検によってある種の確定診断を得ることができる．

一方，パーキンソン病は，その中核は運動障害だが，ほとんどの患者では多彩な非運動症状がみられる．特に嗅覚障害は，パーキンソン病患者の約7〜8割にみられる診断上重要な症状である．パーキンソン病の病巣部位は，嗅球から扁桃体を含む大脳辺縁系へ及ぶとされている．

⑩多くの異嗅症患者は量的嗅覚障害を伴っている．よって，まず量的嗅覚障害の有無を嗅覚検査で評価し，同時にその嗅覚障害の原因検索を問診，ファイバースコピー，画像検査などで行う．

6）嗅覚障害の治療

嗅覚障害のなかでは，呼吸性嗅覚障害，嗅粘膜性嗅覚障害，混合性嗅覚障害が治療の絶対的適応になる．狭義の末梢神経性嗅覚障害である嗅糸（嗅神経）の障害については一応薬物療法の適応となるが，中枢性嗅覚障害（嗅球より中枢）については，現在は治療が困難である．

治療は嗅覚障害の原因となる疾患が特定できればまずその疾患の治療を行うのが原則である．感冒罹患後の嗅覚障害が最も改善しやすい．それは鼻閉や鼻粘膜の腫脹，嗅裂部の浮腫によるものと理解でき，多くは一過性で，2，3日で軽快する．原因として最も多い慢性副鼻腔炎では7割以上は適切な治療により嗅覚は改善するが，広範囲な多発性ポリープでは完全回復は難しく，改善率は半々である．異嗅症の治療は，量的嗅覚障害の治療そのものが異嗅症の治療を兼ねることになる．嗅覚障害の治療は，数か月から1年以上かかる症例もある．

（1）ステロイド点鼻療法

呼吸性，嗅粘膜性嗅覚障害に有効で，ステロイドの抗浮腫，抗炎症作用により嗅裂換気の増加と嗅粘膜炎症の消退が期待される．その際には嗅裂部を介して嗅上皮に薬物（リンデロン®）を到達させることが必要であり，患者には点鼻の際，十

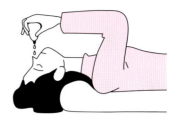

図20 懸垂頭位
肩枕は肩でなく，"胸"の下方まで入れ込むことが十分な懸垂頭位をとるためには必要である．

分に**仰臥位懸垂頭位**（図20）をとらせる必要がある．血管収縮薬の点鼻や噴霧を行った後に懸垂頭位をとり，一側につき3滴を鼻橋に沿って点鼻し，3〜5分間そのままの姿勢をとる．起床時と就寝時の1日2回行い，5 ml入りの点鼻薬を1週間に1本の割合で使用する．**改善例の約70％は治療開始後2か月以内に嗅覚の改善を自覚**しており，改善傾向を示す症例のほとんどは6か月以内に改善がある．通常，本療法は嗅覚が回復してきても，その後1か月間は点鼻を続ける．経過をみながら徐々に点鼻回数を減らし，さらに1〜2か月間使用する．ステロイド点鼻液の**治療期間は3か月を1クールとする**．

ステロイドの点鼻療法は，その治療がどの程度適切に行われているか，その**コンプライアンス**を把握することが重要である．高齢者や首の短い人などでは懸垂頭位が十分に取れず，目的とする嗅裂に薬液が到達していない場合が多くみられる．

頸椎疾患や肥満のために懸垂頭位を取れない場合は，局所ステロイド薬の噴霧，ステロイド薬の内服療法を行う．

（2）薬物療法

末梢神経障害に対する薬剤として**ビタミンB_{12}やATP製剤**の併用内服療法，亜鉛が用いられる．感冒後嗅覚障害は，かつては治りにくいとされていたが，早期の抗炎症治療と**当期芍薬散**の使用により約60％は改善する．当帰芍薬散は脳内のアセチルコリンエステラーゼの活性を高めることにより，神経変性の治療に用いられる．中枢性嗅覚障害での有効例が証明された漢方薬である．自宅などで意識的に種々のにおいをかぐ**嗅覚リハ**

ビリテーションなども有用である[7].

（3）手術的治療

　呼吸性嗅覚障害に対し薬物療法で十分な改善が得られないときは，症例に応じて手術的治療（鼻中隔矯正術，鼻甲介切除術，鼻ポリープ切除術，篩骨蜂巣開放術など）を行い，嗅裂の開放を目指す．手術による嗅覚の改善率は50〜75％程度であるので，手術を行う前に嗅覚が十分改善しないこともありうることを説明しておかなければならない．

2　鼻閉

　鼻腔・副鼻腔粘膜は血管に富んでいるため，何らかの疾患にかかると炎症や腫脹を生じやすい．そのため鼻呼吸が困難となり，鼻閉を感じるようになる．また粘膜の炎症・腫脹は，粘膜表面あるいは腺からの分泌物の量や性状の変化を生み，鼻漏として後鼻孔や前鼻孔から流れ出す．

　鼻閉とは，鼻がつまって鼻呼吸するのが苦しい状態と定義されるが，**苦しいという自覚症状は人によってまちまちであり**，数値では表現しにくい．また，呼吸が行われる際に鼻腔を通過する空気の量や速さは人によって異なり，力の入れ具合も人によって違う．このような状態は一定しているのではなく，**体位，周囲の環境，身体状況，時間帯などによって変わる**．したがって，鼻呼吸障害を表現するために，簡単な記号や数値を単純に当てはめることはできない．

　鼻閉の自覚は，必ずしも実際に鼻呼吸が障害されている場合のみとは限らないので，感覚を示す場合には，「感」という語を加えた方がはっきりする．逆に，客観的には鼻呼吸障害があるのに鼻閉感をまったく訴えないこともある．おそらく，**個人差や慣れ**もあるものと思われる．

　鼻腔の通気性は同一個人でも始終変動する．nasal cycle と呼ばれる左右鼻腔の通気性の交代現象（左右の鼻粘膜が交互に腫脹，収縮を繰り返す）は，全員ではないが多くの人々に認められ（20〜40％），**3時間位の間隔で左右が交代する**が，両側の通気度を総合すればほとんど変化がない．左右の交代を本人が自覚するわけでもなく，

なぜこのようなことが起こるのかもわかっていない．**鼻腔抵抗は臥位で上昇**し，運動，CO_2吸入，窒息，感情変化などでも減少する．

　また，鼻腔は発音の重要な共鳴腔の一部であるので，鼻腔が病的に閉鎖されたり，開通されたままであると，音色や高音に異常をきたす．これを鼻声 rhinolalia, nasal voice という．鼻閉塞をきたす疾患により鼻腔が閉塞されると鼻腔共鳴がなくなり，こもった声となる（**閉鼻声**）．一方では，軟口蓋麻痺，口蓋裂，軟口蓋短縮症 short palate のように軟口蓋を遮断する機能が失われると気流は多く鼻に抜け，過度の鼻腔共鳴を生じ，音声はフガフガ声となる（**開鼻声**）．

　閉鼻声であるか，開鼻声であるかの鑑別法に「ア」「イ」検査がある．これは患者に「アーイー」，「アーイー」と繰り返し発声させ，1回ごとに両側鼻孔を指で圧して閉じたりする．正常者および閉鼻声では，鼻孔が閉じても開いても音色に大差がないが，正常あるいは開鼻声では特に「イ」の音色が変化する．

1）鼻弁狭窄による鼻閉

　鼻中隔の上部と，外側鼻翼軟骨下端に囲まれた下方が開いたV字型領域を**鼻弁 nasal valve** という．吸気の制御因子として重視され，この部の狭窄による鼻閉が，**欧米人**においては最も多いとされている．典型的な鼻弁狭窄では吸気時に外側鼻軟骨が虚脱する．ちなみに鼻弁部の形態も日本人と白人とでは差を認める．白人では，**鼻弁角**は10〜15度，日本人では約30度と，白人と比較すると，日本人では角度が大きく横広がりである．日本人の鼻は，外側鼻翼軟骨が虚脱しても鼻弁狭窄にはなりにくい．

　そのような人種差による鼻腔形態の差からか，わが国では欧米と比べ鼻弁はあまり重要視されていない．日本人においては黒人と同様，**鼻中隔と下鼻甲介の間の空間が解剖学的な気流制御因子で**ある．

　Cottle test は，安静時呼吸下で頬部を外側に引くことによりその側の鼻閉がとれるか否かを検査するもので，この操作により鼻弁のなす角が広がる．陽性なら鼻弁の狭窄ありとみなされる．

2）解剖学的鼻閉

鼻腔の形態異常による鼻閉について，鼻腔の空間断面積は，鼻前庭から固有鼻腔に移行する付近（外鼻孔から2 cm程度の部位）が最も狭くなっている．したがって鼻腔の通気性の良否は鼻腔の前方の広さによって決まる．この部分には鼻中隔の前方や下鼻甲介前端が位置しているので，鼻閉を患ってる人はこの部位の骨や軟骨の形の異常に基づいて狭くなっている人も多い．このような鼻閉は血管収縮薬の塗布や運動負荷によっては改善されないので，手術的治療が必要である．

3）粘膜性鼻閉

鼻粘膜の反応性異常による．鼻粘膜は血管を豊富に含むため，血管の収縮・拡張に伴って通気度が変化する．飲酒により鼻粘膜が腫脹すると鼻閉を感じることに例を取れば理解しやすい．病的には鼻アレルギー，血管運動性鼻炎，鼻茸など鼻粘膜の機能異常による過敏性亢進を伴う粘膜腫脹によって出現する．しかし，粘膜性鼻閉は変動が著しく，これを単にある時点での1回呼吸時の鼻腔抵抗値で求めてもあまり意味がない．組織の浮腫もあるが，鼻腔血管の容積増大が主原因であるから，血管収縮薬の局所使用にも反応して鼻閉は軽減する．粘膜の変化であっても慢性化による組織の増殖や，線維化による場合は収縮は起こりにくい．したがって，**血管収縮薬の塗布を行っても改善しない鼻閉は，慢性変化がすでに起きてしまっているか，前述の構造的な鼻閉ということになる**．

鼻炎の患者の鼻閉は仰臥位によって増強し，側臥位にて同側の鼻閉が起こる（positive posture reaction）．それは，座位や立位から仰臥位になったり，頭位を変化させると重力に依存する静脈還流が減少するため，血液は下方の鼻粘膜血管内に停滞することになり，粘膜が腫脹するため通気度が低下するからである．

こうした頭位による通気度変化やネーザルサイクルによる通気度変化があっても，健常人ではなお通気度に余裕があるので鼻閉として感じることはない．しかし，飲酒後やベースにアレルギー性鼻炎などがあり，粘膜の腫脹が起こりやすい場合

には，こうした変化が加わり鼻閉として感じられるのである．

4）アレルギー性鼻炎による鼻閉

アレルギー性鼻炎における鼻閉は，ネーザルサイクルが強調された形の**交代性鼻閉**の形を取りやすい．これには血管の拡張，血管からの漏出による浮腫，慢性炎症による粘膜肥厚の要素がある．血管拡張と血管透過性亢進は神経性反射要因もあるものの，化学伝達物質，特に**ロイコトリエン（LT）**の血管への直接刺激に起因する比率が高い．血管拡張と浮腫の両方の要素について経過でみると，即時型反応では血管拡張が，遅延型反応では浮腫が主体となる．

5）主観的鼻閉を生じる状態

高齢者においては，鼻閉を訴えながら，それに相応する所見がない例が少なくない．加齢に伴い鼻粘膜は萎縮し，粘膜の膨張・収縮の柔軟性も低下するし，腺分泌も減少するので，通気度は増加するはずである．それにもかかわらず鼻が詰まると訴えるのは，**通気度に対する感受性の衰え（受容器の異常）**によるものとも考えられる．

3　くしゃみ・鼻汁

くしゃみは鼻からの反射によって起きる一種の呼吸形式．気道に侵入した異物を排除する防御反応とも解釈される．くしゃみの呼吸様式は，まず吸気で始まり，これが1～2秒持続し（吸入期），次いで呼気運動が開始されるが，声門が閉鎖されていて実際の呼気は起こっていない時期があり（約0.3秒，圧縮期），次に急に声門が開いて，鼻と口から強い呼気が吐き出される（約1秒，呼出期）．圧縮期とは，閉鎖されている声門以下の気道と肺の中で空気が圧縮された状態を意味しているが，圧縮され，呼出される最大呼気流速は毎秒10リットル以上にもなり，気道内の分泌物や侵入した異物は空気とともに外に追い出される．

このような一連の呼吸様式が開始される最初の引き金は，通常鼻腔内の刺激である．機械的刺激，温度刺激，化学的刺激などであり，くしゃみ

の場合は三叉神経を介して中枢に伝えられる．咳の場合の求心路は迷走神経である．

　アレルギー性鼻炎では，抗原抗体反応によって遊離されるヒスタミンなどの化学伝達物質によってくしゃみが引き起こされる．アレルギー患者では抗原が薄い濃度でもくしゃみが誘発されるが，このような場合には他の刺激にも敏感になっていて，例えば，温度変化に対してもくしゃみが生じやすくなっている．

　鼻汁は鼻腔粘膜から分泌され，1日の量は約1リットルである．このうちの約700 ml が吸気の加湿に用いられる．鼻汁は鼻・副鼻腔粘膜下層（固有層）に存在する**鼻腺**と粘膜上皮内に存在する**杯細胞**に由来するが，炎症など粘膜面に加わるさまざまな刺激によってその分泌はさかんとなり，また急性炎症やアレルギーでは粘膜血管の透過性が増すことにより血漿成分の滲出，漏出も加わり，分泌液の量は増加し，鼻漏として自覚される．

　鼻腺は漿液腺と粘液腺の混合腺である．鼻腺からの分泌は気管や気管支の分泌腺と同様に自律神経の支配下にある．分泌は主として翼突管神経（ビディアン神経）に含まれる**副交感神経刺激**で促進される．ヒスタミン以外にもブラジキニン，サブスタンスP等の化学伝達物質も分泌を促進する．

　鼻汁に含まれる固形成分の大部分は**糖タンパク質**であるが，その他には，免疫グロブリン（主としてIgA，IgE，IgG）が証明されている．その他にはアルブミン，ラクトフェリン，リゾチーム，アンチプロテアーゼなどがある．これらの組成から鼻汁は鼻腔粘膜における局所免疫反応に関与する．同時に鼻汁や副鼻腔貯留液，喀痰の中には多量の炎症産物が含まれるので，これらの分泌液の排除（はなかみ）が，最も効果的な鼻汁の治療といえる．気道の粘液線毛輸送機能の回復も貯留液の排泄には大切である．しかしながら，鼻汁の最も重要な作用は，本来，鼻分泌液は鼻腔における吸気の調整（温度，湿度，有害物質の吸着濾過）であることを忘れてはならない．鼻汁の存在なくして鼻の生理機能は遂行されないが，さりとて過量の炎症産物を含む鼻汁は有害である．副鼻腔に器質的疾患がない「後鼻漏感」の場合は，鼻咽腔炎が原因であることが多い．

第4章　鼻の検査法

1　鼻鏡検査（前・後）

　鼻鏡を用いた鼻腔所見のみからの判定ではしばしば誤診の原因となる．

　鼻咽腔内視鏡検査法：経鼻的に硬性鏡またはフレキシブルファイバースコープを挿入して観察する方法と，経口的に110～120度後方斜視型硬性鏡を入れて行う後鼻内視鏡法の2つの方法がある．

2　鼻粘膜粘液線毛輸送系の検査法

　粘液線毛輸送機能は，実際に異物を運搬して輸送排除する能力，すなわち粘液線毛輸送 muco-ciliary transport，または粘液線毛浄化 muco-ciliary clearance（MCC）として測定される．

鼻腔の粘液線毛輸送は大部分が咽頭に向かって営まれており，鼻腔の粘液線毛輸送は咽頭に向かう通路の一定の2点間距離を輸送される指標を用いて測定される．

　指標としてサッカリンを用いる**サッカリン法**は，最も簡単で日常手軽に臨床に用いることができる検査法である．測定方法は鼻中隔または下甲介上面の粘膜で中甲介前端の位置にサッカリン顆粒をおき，サッカリンが溶解して粘液線毛機能により運搬されて，咽頭で甘みとして認知されるまでの時間を測定するもので，これを**サッカリン時間 saccharin time（ST）**と呼んでいる．STの正常範囲は30分までとみなす．この検査の短所としては，個体によって輸送距離が異なるので正確性に欠けること，また後鼻漏とともに嚥下され

ると甘さとして認知されないことがあることである．

副鼻腔炎は重症化するほど，鼻腔の粘液線毛機能障害が高度化するので，この粘液線毛機能の測定は重症度の一指標となりうる．

3 鼻腔通気度検査

鼻腔の内部は，鼻甲介や鼻道があって複雑な形を呈して狭いから，そこを空気が通過する際には抵抗がある．その抵抗に逆らって空気を動かすためには，空気の流れる上流と下流との間に圧の差がなければならない．圧の差が大きければ大量の空気が流れるし，同じ圧の差であれば，抵抗が小さいほど流れる空気の量は多い．この通り具合が鼻腔の通気度で，通常は**鼻腔抵抗値**といって圧差を流量で割った値を用いる．

呼吸時の鼻腔の通気抵抗は自動調節機能を有し，それは全気道の半分以上にも達する．鼻腔内の通気抵抗の大部分を占めるのは，前方の部位で，中央や後方の部位は流線型の構造物が示すように，むしろ抵抗を和らげる作用がある．鼻腔粘膜には海綿様静脈叢が豊富に存在していて，内部の血液量によって収縮や腫脹を繰り返している．左の鼻腔が通りにくければ右が通りやすくなるという，**ネーザルサイクル**と呼ばれる通気度交代現象は，本人には気づかれないが，多くの人々に存在する．また，下気道の換気状態によって上気道の抵抗が必要になれば鼻腔の抵抗は上昇し，酸素消費量が増えれば抵抗は減少する．

空気は圧の高いところから低いところへ流れる．吸気・呼気の流れも大気圧より高くあるいは低くすることで，空気が流入する．鼻腔通気度あるいは通気性とは，呼吸をする際に，通過する空気がどのくらいの**摩擦抵抗**を受けるかということである．したがって鼻腔通気度は，鼻閉の客観的指標として有用である．測定方法は **Anterior 法**が標準的な方法である．鼻腔通気度を数値で表現するときは，**鼻腔抵抗値** nasal resistance が用いられる．

（1）鼻腔通気度検査の適応

鼻閉を訴える症例すべてが適応となるが，鼻閉

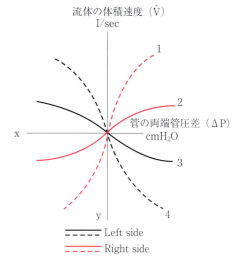

図21 鼻腔通気度
鼻腔を通過する空気の流速（$\dot{V}$）と鼻腔前後の気圧（P）より気圧差（ΔP）を同時測定し抵抗を算出．
1．右正常例，2．右異常例，3．左異常例，4．左正常例．

には鼻腔の形態的異常によって起こる**解剖的鼻閉**と鼻粘膜の反応性異常によって起こる**粘膜性鼻閉**に分けることができる．粘膜性鼻閉は鼻アレルギー，血管運動性鼻炎，鼻茸など，鼻粘膜の機能異常による過敏性亢進を伴う腫脹によって出現する．鼻閉の評価には動的な変化をとらえるために鼻粘膜誘発試験，末梢血管収縮薬負荷試験，あるいは運動負荷試験などを行い，その前後で測定する必要がある．

（2）鼻腔通気度測定法（active rhinometory）

自然鼻呼吸状態の流速（$\dot{V}$）と鼻腔前後圧差（ΔP）を同時に測定する方法（鼻腔抵抗 $R = P/\dot{V}$）で，圧差と流量との関係を決めるものは，主として鼻腔の形である．後鼻圧の導出の方法から，anterior 法と posterior 法に分類される．

1．active posterior 法

経口的に中咽頭にチューブを挿入して後鼻圧を導出する．自然鼻呼吸を総合的に把握でき，最も精度の高い方法だが，口腔咽頭にチューブを挿入するという非生理的な刺激が加わるため，容易に咽頭反射を起こし，中咽頭圧の導出不能例が20

～30%存在する.

2. active anterior 法

中咽頭の代わりとして一側鼻腔を介して後鼻圧を測定する. 測定しない側の鼻腔を単なる圧の伝導管とみなして鼻腔後方圧を前鼻孔から導出する. 測定が容易で再現性に優れているので，今日，標準法として，国際鼻腔通気度標準化委員会により推奨されている.

しかし，この方法も片側鼻腔抵抗しか測定できないこと，鼻中隔穿孔例や片側完全閉塞例では測定できないこと等の欠点がある.

いずれの場合もニューモタコグラフに顔面マスクを装着して，マスク内圧と導出圧との圧差 ΔP をオシロスコープのX軸に，気流速度 $\dot{V}$ をY軸に接続し，ブラン管上に圧・気流曲線を描記し，曲線の傾斜をもって鼻腔抵抗を測定する（**図21**）. 本邦における正常成人の片側鼻腔抵抗の正常値は（基準点1.0 cm H_2O）

男性：11.9 cm H_2O/l/sec 以下
女性：12.1 cm H_2O/l/sec 以下
全鼻腔抵抗は
男性：3.8　cm H_2O/l/sec 以下
女性：4.0　cm H_2O/l/sec 以下

と報告されている. 値が大きくなるほど通気の障害が大きい. 臨床的には成人の場合，上記の鼻閉の尺度を目安に判定すると便利である.

両側鼻腔抵抗値が良好にも関わらず鼻閉を訴えるのは，原因として鼻腔通気の左右差および鼻腔上部の通気不良が考えられる.

3. Glatzel の鏡法

患者の鼻孔直前に金属板（**Glatzel の鏡**）を置き，鼻孔からの呼気によって生じる曇の大きさを観察する. 左右を比較する.

4. acoustic rhinometry

acoustic rhinometry は鼻腔形態を測定する生理学的検査法である. その原理は，放電の際に発生するクリックの音波がウェーブチューブ，ノーズピースを経由して鼻腔内に入ると，鼻腔断面積の変化に応じて局所の音響インピーダンスが変化するため，反射した音波が再び鼻腔，ノーズピースを経由してウェーブチューブ内のマイクロホンで検出される. それを最終的にコンピュータで解析する. この検査により 1 mm 以下の単位で任意の部位の鼻腔断面積や，任意の範囲の鼻腔容積の測定が可能である. 鼻腔の広さはその機能と密接に関連しているので，rhinometry などの機能検査と併用すると鼻腔の病態をより深く理解できる.

acoustic rhinometry は測定時間が短く，再現性が高という利点を有する. acoustic rhinometry の測定曲線から，縦軸は鼻腔断面積を，横軸はノーズピースを含めた距離を表す. 一般に測定曲線では 2 か所のノッチを呈することが多く，ノーズピース直後（I-notch）が鼻弁部付近を，その後方（C-notch）は下鼻甲介前端部付近を示すといわれる.

4 副鼻腔レントゲン診断法

単純 X 線撮影は顔面頭蓋の全体像を把握し，疾患の screening や follw-up に簡便な方法である. 基本撮影法は，① Waters，② Caldwell，③ Lateral（側面）であるが，CT，MRI が撮影可能なら，必須ではない.

頭蓋の中心部には厚い錐体部がある. 単純撮影ではこの映像が副鼻腔の影像に重ならないように撮る. **後頭鼻法（Waters 法）**は，錐体陰影を上顎洞より下方に追いやる，頭蓋骨を前面下方から見上げる写真となる. 副鼻腔の粘膜の腫脹，膿汁貯留の有無など，軟部組織の病変を診断するのに適している. **後頭前頭法（Caldwell 法）**は錐体陰影を眼窩内におさめる，頭蓋骨を前面やや上方より見おろす写真となる. 骨破壊の有無など，硬組織の病変の診断に適している.

副鼻腔の形態，洞の混濁の有無，骨輪郭の欠損の有無などを，必ず左右比較しながら診断する. 洞の混濁の有無は Waters 法の眼窩の透徹度を対象とし，これより混濁していれば病的と判断する.

小児副鼻腔炎の X 線診断は成人のそれと比べ，一般に診断価値は低い. それは洞が十分に発育していないため，胞巣の含気が不十分であり，このため粘膜病変が存在しなくとも陰影の存在が認められる場合があるからである.

副鼻腔やその周辺の領域は三次元的に複雑な構造を有しており，それらの位置関係は単純X線撮

影法のみでは十分に描出できない．多くの構造物が同一面上に撮影されるとそれらが重なりあって判然としない像を呈するからである．そこで上顎洞の画像診断には種々の断面が観察できる**断面画像**（X線断層法，CT画像，MRI画像）が有効である．

CTは複雑かつ微細な副鼻腔の骨構造の把握に有用で，単純X線撮影に比べて含気−軟部組織−骨のコントラストも高く，骨破壊や硬化像，石灰化の有無，病変の進展範囲，ostiumの閉塞の有無も診断できる．

MRIはCTよりもさらに軟部組織の濃度分解能（炎症・腫瘍・出血・脂肪）に優れ，任意の裁断面で撮像でき，病変の質的診断や洞外への進展範囲の診断に有用である．

1）CT，MRIの選択

鼻副鼻腔領域の病態の大部分を占める炎症性病変に関しては，基本的には非造影CTで評価する．造影剤，MRIの適応は腫瘍・血管性病変（あるいはその疑い），眼窩・頭蓋内合併症（腫瘍であれば伸展）などの評価に限る．冠状断（前額断）像および横断像，各々の骨条件表示，軟部濃度表示が有用であり，矢状断は必要に応じて補足的に用いる．

2）鼻腔・副鼻腔疾患のCT，MRI画像の特徴

①正常副鼻腔ではCTで粘膜は同定されず，薄い骨壁と空気が直接接するように認められる．したがって（粘膜肥厚，液体貯留，腫瘍性病変など

にかかわらず）いかなる軟部濃度も異常と判断される．

②慢性副鼻腔炎は，鼻副鼻腔に両側性に軟部濃度肥厚を示すのが典型である．上顎洞自然口開存性，鼻腔ポリープの有無とともに，合併症としての粘液瘤の有無を評価する．粘液瘤の発生は，多い順に前頭洞（60％），篩骨洞（20％），上顎洞（10％），蝶形洞（1％）とされる．

③歯性上顎洞炎は片側性の上顎洞炎の所見（上顎洞の粘膜肥厚，液体貯留）を認め，同側の（多くは臼歯レベルにおいて）上顎歯の歯根嚢胞などの根尖病巣，あるいは智歯抜歯後の抜歯窩底部と上顎洞下壁との間に骨壁欠損を伴う場合に診断される．

④真菌性副鼻腔炎ではCTでみると炎症性軟部組織濃度によりほぼ占拠された中に，菌球すなわち結節状石灰化濃度陰影を認めることがある．

さらに真菌性副鼻腔炎は片側性で，しかも骨破壊を伴うことが多く，悪性腫瘍との鑑別が重要となるが，鉄やマンガンを含む真菌塊はMRIのT1およびT2強調画像にて低信号を呈することが特徴．

⑤通常，副鼻腔炎はMRIのT1強調画像で低信号，T2強調画像で特徴的な高信号を呈し，滲出液貯留の際は液面形成がみられる場合もある．．

⑥鼻腔・副鼻腔に生じる上皮性乳頭腫はT1強調画像にて低信号，T2強調画像にて不整な低から等信号を呈する．

⑦悪性リンパ腫は上顎洞に好発し，T1およびT2強調画像ともに筋肉より高く脂肪組織より低い中間的信号を呈する．

第5章　鼻副鼻腔疾患の治療

1 鼻副鼻腔疾患の各治療法

1）薬物療法

急性上気道炎や感冒，慢性副鼻腔炎の急性増悪期には，全身的には抗生物質，抗ヒスタミン薬や抗炎症薬を投与し，局所的には以下の局所的療法

を行う．

2）吸引（aspiration or suction）

鼻汁を吸引し，清掃し，停滞を防止する．

3）鼻洗浄（nasal irrigation）

鼻腔内の分泌物の清掃を目的とする．患者に口呼吸を行わせ，アーと発声させて，鼻腔と口腔との交通を遮断した状態で前鼻孔より左右交互に行う．洗浄液には微温の生理食塩水，1〜2％ホウ酸水または重曹水を用いる．これを鼻うがいともいう．

4）塗布（swabbing）

綿棒に薬液を付け鼻腔粘膜に塗布する．薬液には血管収縮薬，表面麻酔剤（4％キシロカイン®）を用いる．

5）噴霧法（spray）

圧縮空気を用いてノズルの先から薬液を噴出させる．薬液には用途に応じて血管収縮薬，表面麻酔薬などの溶液を用いる．噴出する薬液粒子の大きさは，10μm以上のことが多いので，鼻，咽頭，喉頭など比較的浅い場所の治療に適している．

6）点鼻法（nasal drop）

血管収縮薬，ステロイド薬，抗ヒスタミン薬溶液などを鼻腔内に滴下する．いわゆる点鼻薬はこれらの混合溶液であるが乱用によって鼻炎症状が悪化することがあるので注意を要する．

2 エアロゾル療法（nebulizer 療法）

1）吸入療法の効能

吸入療法は，経口・静注による全身投与に比し，吸入薬剤が直接病変部に作用するため，薬用量が小量で，かつ速効的な効果が期待され，全身投与に比して副作用が少ないことが特徴である．特に可逆性気道疾患の治療において，エアロゾル吸入療法は適応と使用法に十分考慮すれば，有用性はきわめて高い．そのために副鼻腔炎のほか，すべての呼吸疾患に用いられる．

医療目的でエアロゾルを用いる場合には，目的とした部位に粒子が沈着することが第一条件である．上気道から下気道にかけての沈着分布は，粒子径によって左右される面が大きいが，同時に，気道内気流の状態，粒子自身の持つ運動エネルギー，荷電状態，融合，分離性などの特性の影響を受ける．

気道は，それぞれ分岐を繰り返しながら肺胞に達するため，吸入されたエアロゾル粒子が気道のどの部分に到着するかは問題である．**粒子径**は下気道特に末梢気道に到達させるには1μm以下の粒子がよく，その場合，せいぜい吸入量の10〜15％以下の小量が下気道・肺に到達，沈着し，その他は口腔から咽頭・胃へと流入する．一方，鼻副鼻腔に多くの薬剤を投与するためには3〜10μmの粒子が適切である．

2）安全性

薬液には，抗生物質・粘液溶解剤・ステロイド薬血管収縮薬などが用いられる．吸入されたエアロゾル薬剤は粘膜から血中に吸収され，尿中に排泄される．血中に移行する量は抗生物質を筋注あるいは静注で投与した場合の1/40〜1/50量である．

そのため，肝・腎機能や全身への副作用は少ない．しかし，局所的副作用や過敏症（アナフィラキシーショック）のような全身的副作用は十分に考えられる．

3）実施上の留意点

①薬剤の選択を慎重にし，副作用を起こしやすい薬剤（SM，PC）を回避する．
②問診にてアレルギー体質を調べる．
③実施中は副作用の前駆症状（くしゃみ，水様性鼻漏，咳漱発作，悪心）に注意する．
④診療室内のネブライザー粒子の飛散についても注意が必要．
⑤ネブライザーに先立ち，鼻汁の除去が重要不可欠である．

4）吸入方法

副鼻腔にエアロゾル粒子を効果的に侵入させるためには，鼻腔や副鼻腔に圧変化を生じさせる．副鼻腔に入りやすいエアロゾルの粒径は3〜10μmといわれているが，副鼻腔炎の場合には副鼻腔の自然口が狭窄または閉塞しており，粒子の侵入は容易ではない．そのためネブライザー療法施行前に鼻処置・副鼻腔開大処置を行い，換気

路・排泄路を確保することが重要である.

①定量式噴霧吸入（metered dose inhalation：MDI）：方法が簡便，小量で有効，速効性であることが利点，患者の自己判断で用いられるため，ときに過量（頻回）投与することになりがちである.

②陽圧加圧ネブライザー（コンプレッサー）—ジェット式：陽圧で薬剤を噴霧させるため，気管支内へ薬剤を到達させることができる.粒径は5〜10μmで平均が約7μm.現状としてもっとも使用頻度が高い.

③超音波ネブライザー：噴出される粒子が細かく（粒径が1〜10μm，平均が約5.5μm）気道下部，すなわち細い気管支末端まで薬液を到達させることができ，同時に気道を加湿できる.しかし，超音波によって使用薬剤が変性することがあり，また，水分が気道末梢に到達し貯留する恐れがある.

④IPPB（intermittent positive pressure breath）：間欠的に陽圧を加え，酸素または圧縮空気とともに薬剤を吸入させる.酸素とともに吸入することができる利点がある.鼻腔内間欠的加圧をするには，ネブライザー施行中に患者に嚥下運動をさせる.

⑤HFV（high frequency vibration）：気道に振動（100Hz程度）を与えることにより，気道に存在する喀痰の排泄を促す.

⑥酸素吸入：自発呼吸下で酸素を投与する適応は，PaO_2 60mgHg以下，SaO_2 90％以下を一応の目安とし，PaO_2を60〜80mmHgに保つ.

酸素投与前に$PaCO_2$が上昇していると酸素投与によるPaO_2の上昇とともに$PaCO_2$も上昇することがあるので，酸素は時間をかけてゆっくりと投与する.酸素の投与法としては鼻カニューレ，鼻腔カテーテル，フェイスマスク，酸素テントなどがある.

3 上顎洞穿刺洗浄 exploratory irrigation by needle puncture

患者は坐位で，下鼻道側壁，特に下鼻甲介付着部付近を十分に麻酔してから，Schmidt探膿針を用い下鼻道中央部で下鼻甲介付着部付近より，同側の外眼角に先端を向けて力を加え穿刺する.始め骨壁を破る抵抗があるが，上顎洞へ入る.洞内に入ると直後抵抗が消失した感があり，先端が十分に入っていることを確かめて，探膿針の針を引き膿汁の有無を調べ，次いで先端と洗浄管を接続させてから洞内の洗浄を始める.十分に洗ってから，抗菌薬の局所投与を行い，最後に空気を送り内部の洗浄液を排除して洗浄を終える.

偶発症を避けるためには，穿刺針がドイツ水平面と交差しないこと.パンピングで抵抗があり，疼痛が強ければ中止する.この処置を行うにあたり力任せにしないこと，探膿針の先端が下鼻道側壁を滑らないようにすること，洗浄に際して空気栓塞，眼窩気腫，脳貧血などの事故を起こさないようにすることである.穿刺に先立ちX線撮影で洞の発育を確かめる.

文献

1）高橋良：鼻.1-54,金原出版,1976.

2）Hollinshead, WH. Anatomy for Surgeons Vol.1. The Head and Neck. Harper Medical Division, Harper & Row, New York, Evanston and London, 1968.

3）高橋良,足川力雄.甲介性鼻中隔軟骨弯曲の成立とその臨床的意義.日耳鼻,60：361-371,1977.

4）関野直臣.嗅粘膜上皮の形態.神経進歩,25：249-260,1981.

5）今野昭義,戸川清.下気道に対するair conditionerとしての鼻腔機能−呼吸様式および鼻腔形態の違いが加温能・加湿能に与える影響についての検討.日耳鼻80：227-36,1977.

6）徳田紀久夫：嗅覚障害における閾値上検査に関する研究.日耳鼻,73：1474-1487,1970.

7）Hummel T, Rissom K, Reden J, et al : Effects of olfactory training in patients with olfactory loss. Laryngoscope ; 119：496-499, 2009.

8）Mori E, Matsuwaki Y, Mitsuyama C, et al : Risk factors for olfactory disfunction in chronic rhinosinusitis. Auris Nasus Larynx ; 40：465-469, 2013.

II 感染性鼻炎

鼻副鼻腔炎概論

鼻腔も，副鼻腔も呼吸上皮である線毛円柱上皮で被覆されているので，程度の差こそあれ，炎症が起きると両者が同時に障害を受ける．通常，鼻炎といったら鼻炎症状が，副鼻腔炎といったら副鼻腔炎症状が強いものをいう．急性鼻炎はいわゆる"鼻かぜ"で，主にウイルス感染が原因であり，適切な治療によって数日のうちに治癒する疾患である．慢性鼻炎は，感染性のものと非感染性のものに分けられ，さらに非感染性鼻炎はアレルギー性鼻炎と非アレルギー性鼻炎に分類される（図1）．

副鼻腔炎はしばしば鼻炎に引き続き起こり，局部的な影響を強く受ける歯性上顎洞炎などを除けば鼻炎の随伴なしにほとんど起こらないため，副鼻腔炎 sinusitis に代わって，現在では鼻副鼻腔炎 rhinosinusitis という用語が使われるようになってきている．

鼻副鼻腔炎は，細菌，ウイルス感染やアレルギーなどにより鼻副鼻腔粘膜に炎症が起こるもの

図1 病因による鼻炎の分類

で，その結果，粘液線毛機能障害，分泌物の増加，洞排泄路の閉塞などが認められる．そして貯留液の洞内貯留により局所粘膜に悪循環の病態が形成され，慢性化が進む．

鼻副鼻腔炎の症状としては，鼻漏，後鼻漏，頭重が多い．細菌やウイルスによる感染型では，鼻汁は膿性あるいは粘膿性である．ところが感染が成立し慢性化の段階に入ると，急性増悪期を除いて鼻汁は膿性というよりも粘稠な鼻汁となる．一方，アレルギー性副鼻腔炎の場合は，漿液性，水性の鼻汁が出る．

一般的な傾向として，急性副鼻腔炎は別として，今日慢性化膿型を示す病態は著しく減少し感染型鼻炎は軽症化する一方，アレルギーを背景にした非感染性鼻副鼻腔炎が増加している．

第1章 かぜ症候群

1 普通感冒（common cold）

1）分類

かぜ症候群は気道の急性炎症性疾患を総称したものであり，主たる病変により次の7通りの病型に分けることができる[1]．いずれも病期や程度，症状の違いはみられてもその中に急性鼻炎が合併する．

①**インフルエンザ**：発熱，全身の倦怠感，関節痛に続いて鼻汁，咽頭痛，咳などの呼吸器症状が現れ，1週間ほどで快方に向かう．

②**普通感冒**：鼻かぜ，くしゃみ，鼻汁，鼻づま

りを起こす反面，発熱や咳の程度は小さい．
　③**咽頭炎**：咽頭粘膜の発赤，はれ，発熱，頭痛，頸部リンパ節の圧痛のほか，咽頭後壁や扁桃に灰白色の浸出物が見られる．
　④**咽頭結膜熱**：咽頭炎に眼の痛みや灼熱感，涙液，目やになどの症状が加わる．
　⑤**クループ**：熱，声がれ，犬吠様の咳から呼吸困難，チアノーゼに進展する．1～2歳が最も多い．このクループ症候群では，大半を占める急性**喉頭気管気管支炎**（主にウイルス性）と，稀であるが重篤な急性披裂喉頭蓋炎（細菌性）が重要である．
　⑥**気管支炎**：激しい咳を伴う．
　⑦**異型肺炎**：マイコプラズマ肺炎など．さまざまな呼吸器症状，咳，胸部X線所見の変化が特徴．

2）症状・診断
(1) 感冒の自然経過と病態生理

　「かぜをひいた」とはよく耳にする．いわゆる非特異的上気道感染症である普通感冒は，鼻とのどの急性炎症性病態を指し，多くはウイルス感染による．ライノウイルスのほか，コロナウイルス，インフルエンザウイルス，RSウイルスなど多数が原因となる（図2）．気道に感染した**ウイルスの潜伏期は1～3日**ときわめて短い．引き起こされる症状はウイルスそのものによる攻撃より，生体そのものの過剰反応がしばしば問題となる．病原微生物の一部はマイコプラズマ，クラミジア，各種細菌によっても起こるとされており，単なる寒冷曝露，アレルギーなどの非感染因子だけで感冒を発症するという証拠はない．

　普通感冒は，いわゆる"**鼻かぜ**"である．まず鼻汁あるいは鼻閉の症状が出現，それにくしゃみが出て，のどが痛む，また熱も出る．発熱，くしゃみ，鼻汁，咳はウイルスの増殖を抑え，追い出すための生体防衛反応にほかならない．のどの症状は発症から2～3日後にかけて最も強くなるが，短期間で終了し，その後は鼻の症状が主となる．4～5日目に鼻の症状が軽快に向かうと咳が悪化する．細菌感染がなくても鼻汁は膿性となりうる．およそ**1週間で自然に症状が改善**するが，**25％は2週間に及ぶ**．このように普通感冒の症状は鼻，のどに限局する．これが普通感冒の標準的パターンである．

　感冒ではウイルスによる上気道炎症状を発症してから，概ね7日以内に細菌感染が起こると考えられる．細菌はウイルス感染により引き起こされた上皮細胞の変化を巧妙に利用し，局所への付着をきたす（図3）．これが細菌感染により引き起こされる感冒の合併症の起点となる．細菌感染をきたすと，鼻汁は次第に濃くなって，鼻の分泌物は副鼻腔に入り込む．もともと狭い中鼻道にある副鼻腔の開口が，鼻粘膜の炎症性腫脹のため最盛期にはしばしば閉塞する．これが**急性副鼻腔炎**の状態である．鼻粘膜の炎症が軽減するとともにその開口部が開き，たまっていた液体が流出してくる．これが鼻を通ってのどに出てくる**後鼻漏**で，この後鼻漏が咽頭粘膜を刺激することにより咳が増加する．このように感冒をこじらせて二次的に細菌感染を起こす頻度は少ないが，症状が1週間以上続き，かつ歯痛または頬部痛が一側性に現れる場合には細菌性副鼻腔炎が示唆される．副鼻腔に慢性炎症を抱えていると，この副鼻腔の細菌感染は慢性鼻副鼻腔炎急性増悪症としてしばしば認められる．一方では，細菌感染が原因となる化膿性の**咽頭・扁桃炎を併発する頻度は，5～15％**とされる．これも，のどに慢性炎症を抱えている人は容易に急性の咽頭炎，扁桃炎を起こしてく

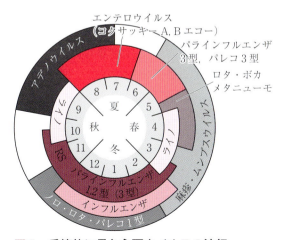

図2　季節的に見た主要ウイルスの流行
（大河原一郎，よくみられる症状・症候への対症療法：かぜ症候群，小児科診療2014, 77：7-9，より）

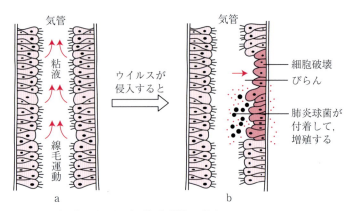

図3 上気道における細菌重感染の仕組み
a：上気道には「粘液を分泌する細胞」と「線毛がついた細胞」がある．この2種類の細胞が，気道の中に侵入してきた細胞の異物を外に出す役割をしている．
b：ウイルスに対する抗体がない人では，ウイルスが細胞の表面に付着・侵入し，増殖する．増殖したウイルスは次々と細胞を破壊し，びらんが生じる．びらん面は，外から侵入してくる細菌を外に出すことができずに細菌はそこで増殖してくる（細菌重感染）．

る．
　しばしば副鼻腔にたまっていた汚い鼻汁はのどに降りれば，患者はそれを「痰」と称して喀出する．感冒に伴う膿性喀痰，湿性咳の多くは，この後鼻漏による．**後鼻漏は臥位になると増加するため，「夜，布団に入って温まると咳と痰が増加する」と患者はしばしば訴える**．それに一過性の気道過敏性が加わって咳が1か月以上続くこともある（**感冒後咳症候群**）．

3）疫学

　生まれたばかりの赤ちゃんは，母親から胎盤を通して免疫物質を受け渡されるため，実際の免疫力は大人と同じ位ある．ところが，その免疫物質は徐々に減っていき，3か月から半年程度で底をついてしまう．そのため，生後6か月位から，自分でつくる免疫物質の量がある程度増えてくる3歳前後までは免疫力が弱く，さまざまな感染症にかかりやすい．それ故に，抗体産生能力が未熟な**生後6か月から3歳までは「免疫学的谷間」**と呼ばれる．その年齢の乳児は平均して年間に4回，幼児前半期6～7回，5～6歳で2回，その後は成人並に平均1～2回，**感冒に罹患する**．幼児期では行動範囲が広がるにつれ罹患回数も増えるが，5～6歳位までには上気道粘膜の免疫的防御機能も一応整い，その後は成人並となるのである．

　易感染児（中等症まで）では，感冒にかかりやすい要因として宿主の免疫能（例：周期性好中球減少症），集団生活との関連，家族ぐるみのA群溶連菌保菌環境も考慮する．特に保育園（あるいは幼稚園）に通っている子どもは他の患児からの感染機会が多く，かぜをひきやすく，長引かせやすい．こうした"**保育園症候群**"の患児は，保育園をしばらく休ませるとピタリとかぜをひかなくなる子もいる．このような現場ではかぜ患児の鼻水などから耐性菌が他の児に感染し，咽頭炎，さらには中耳炎に進展する例も多い．

4）かぜの病理

　かぜの原因のほとんどはウイルスである．感染経路としては飛沫感染で，侵入門戸は鼻咽頭の粘膜細胞である．呼吸器はその機能上，常に外気を受け入れている．このため，生体はいくえにも防衛線を張り巡らし，微生物の侵入をくい止めようとする．空気に混じって入り込んだウイルスや細菌の大方は，鼻腔や咽頭で加温・加湿されるうちに活性を失うか，あるいは粘液や線毛に捕らえ

れて体外に排出されてしまう．

しかし，冷えて乾燥した空気はこうした**バリアを弱体化**させずにはおかない．上気道の粘膜は，寒冷にさらされたり，乾燥状態にあると抵抗が減弱して，粘膜の**線毛運動は緩慢**になる．そして，粘膜で産生される**分泌型 IgA が減少**し，また**免疫担当白血球の動員能が低下**し，粘膜の感染防御能が低下する．すると，インフルエンザをはじめとしたウイルス類は，粘膜を構成する細胞内部にやすやすと潜り込み，そこで増殖し始める．こうして感染が拡大し，炎症や発熱といった生体反応をきたした状態が，いわゆる**かぜ症候群**である．

以上，述べたように外部から入ったウイルスは細胞の表面に取り付き（**吸着**），内部に侵入して**増殖**するに至るが，このウイルスが増殖することをもって**感染が成立**する（飛沫感染）．インフルエンザの場合，細胞に感染したウイルスは早ければ8時間で百倍になり，16時間で一万倍，24時間で百万倍になる．しかし，実際には，健康な大人は本格的なウイルスの増殖が始まるまでにウイルスを抑え込んでしまうが，子どもや高齢者など体の抵抗力が低い人は発病してしまう．

一般にウイルス疾患は，侵入門戸で増殖したウイルスが血液中に入って全身を廻り（**ウイルス血症**），標的細胞に到達して再度増殖し，その結果発病するという経過をとるが，インフルエンザの場合は，ウイルス血症は起こさず，潜伏期間が短く，鼻咽頭の細胞で増殖しただけで感染してから1〜3日ほどで症状が出始める．発病に先立ちウイルス血症を起こす疾患では，血中に抗体があれば，ウイルスは目的地たる標的細胞に到達する前に殺され（中和され），発病が阻止される．だが，インフルエンザなどでは，気道の表面の細胞でウイルスが爆発的に増殖することで，血中に抗体があるだけでは発病を止められない（**表1**）．

近年，**治りにくい上気道炎や反復発症する上気道炎**が増えている．それは，**アレルギーなど気道過敏性を示す患者が増加**しており，何らかの理由で**気道クリアランスの悪い宿主が増えている**という個体側に要因がある．さらに，薬剤耐性肺炎球菌 PRSP をはじめとする耐性菌の増加も，近年の遷延性・反復性上気道炎の増加に拍車をかけて

表1　かぜとインフルエンザの違い

	かぜ（普通感冒）	インフルエンザ
発症	徐々に	急激
主症状	咽頭痛，鼻汁，咳	発熱，咳，筋肉・関節痛
発熱	38℃以下	38℃以上（〜40℃）
症状の持続	3〜7日	3〜7日
重症化	少ない	しばしば（特に小児，高齢者）
合併症	なし	肺炎，心筋炎，脳症
ワクチン	なし	有効

いるようにもみえる．

5）かぜと免疫

ウイルスが体の中に入ると，ウイルスはまずウイルスに対する受容体（レセプター）を持っている細胞にくっつき，その中で，ウイルスが増え始める．そうするとその感染した細胞で**インターフェロン（IFN）**というウイルスの増殖をとめるような物質がつくりだされる．かぜのひきはじめに，なんとなくのどが痛い，いがらっぽいというのは，このインターフェロンに粘膜の細胞が反応しているせいである．α，β，γ の3種類に大別される IFN は，いずれもウイルス感染後に即時的に産生されるが，感染初期における防御反応の主体となるのは，IFN-α と β と考えられている．IFN が持つさまざまな生物活性のなかで，最も重要とされるのがこの抗ウイルス作用である．

次の段階では**ナチュラルキラー細胞（NK細胞）**やマクロファージという細胞がでてくる．NK 細胞は，感染を起こした細胞を殺して排除しようとする．**マクロファージ**は感染された細胞をかまわず食べて，排除しようとする．このマクロファージから次に**インターロイキン1（IL-1）**という物質が出る．**IL-1**にはさまざまな作用があるが，一つは脳の視床下部に働き，発熱中枢を刺激する．すると熱が出る．他の一つは，T細胞に働く．T細胞が刺激され，徐々に増える．そうなるまで2〜3日かかる．

増えた**T細胞**は，異変を感じ，のどや鼻に寄っ

てくる．そして，そのT細胞のなかに，ウイルスと反応するものがいると，T細胞は分裂を始め，同時にインターロイキンや**サイトカイン**と呼ばれるものをどんどん作り出す．サイトカイン，ヒスタミンなどの刺激伝達物質が働くと，くしゃみが出たり，鼻水が出たり体がだるくなったりする．かぜ薬は，こういう時に，くしゃみを抑えたり，鼻水をとめたり，熱を下げたりするが，根本の原因，つまりウイルス感染そのものを治しているわけではない．つまり，薬でかぜは治らない．**かぜはとどのつまり，自分の体が治してくれるまで待つしかないのである．**

サイトカインは，次の段階で眠っている**キラーT細胞（NK細胞）**を起こして指令を出す．そうすると，次つぎにキラーT細胞は現場に集まり，分裂して働き出す．このキラーT細胞が出てきて，ウイルスに感染している細胞が殺されてゆく．ちょうどその頃，やはりインターロイキンのおかげで**B細胞**が働き始め，ウイルスを中和する抗体を合成し始める．

始めの頃の抗体は効果の弱いIgMという抗体だが，インターロイキンの作用でB細胞が何度か分裂している間に，IgMから効果の確実なIgGという抗体を作るように変化する．IgGになると非常に強力なウイルスを中和する作用があり，ウイルスは退治されかぜは治る．

以上述べたようにかぜの病原に対して最も主体的に働く細胞はT細胞である．癌細胞や外来性のウイルス，細菌などに対する**免疫防御を担うナチュラルキラー（NK）細胞活性を最も容易に，かつ確実に上昇させる方法は軽い運動である．**一方，免疫力を低下させる最大の要因は喫煙とストレスである．

6) 診断

2週間以上微熱または咳が続く場合，胸部X線検査を行う方がよいとはよくいわれる．特に，高齢者では，かぜ様症状であってもかぜが長引くときは肺炎を起こしていることがある．**高齢者では，肺炎を起こしても生活反応低下のため症状も乏しく，発熱のみられない例が約40％もあること**に注意を払う．だから高齢者の場合は発熱の有無のみではなく食欲がないとか，動きが活発でないとか，さらに重要なこととして**呼吸数が30以上**になった場合は経過がおかしいと考えることを習慣とするのがよい．

乳児から学童で，発熱・頭痛・嘔吐を主訴として受診したときは**無菌性髄膜炎**を考える．また，発熱だけで気道症状のない生後3か月未満の乳児は，原因がわからないときは敗血症，化膿性髄膜炎，尿路感染症などの重症感染症の可能性もあるので小児科を受診したうえでの入院検査が勧められる．**ウイルス感染では日中は平熱だが，夜間に上昇する発熱（弛張熱）が多くみられる．**

ウイルス感染だけであれば，通常は鼻水，咳だけで，痰は出ない．痰が出たとしても無色である．それが，膿性，例えば黄色あるいは緑色で粘稠度が高ければ，**細菌の二次感染**が強く疑われる．検査所見として，細菌の二次感染が考えられる場合は，①白血球数が8,000〜8,500以上に増多，②好中球の核の左方移動がある，③炎症反応を示すCRPが陽性，④赤沈の亢進，などがあげられる．

鼻汁中のウイルスは発病後の早い時期から証明され，3日目頃にその量はピークに達し，1〜2週間後までもその排泄は続く．ウイルス性疾患の検査には，ウイルスそのものを証明する病原診断と，血清抗体を検出する方法がある．診療の現場で行いうるのは血清診断であり，その方法としては，一般的には赤血球凝集抑制反応および補体結合反応が行われている．採血は発病後7日以内と回復期（発病2〜3週後）の2度にわたり行い，ウイルス感染症というためには回復期の抗体価が急性期のそれに比べて4倍またはそれ以上の有意の上昇を認める必要がある．しかし，従来は，その値の推移によって原因となる抗原ウイルスを推定していたが，最近の酵素抗体法（EIA法）は感度がよく，適切な抗体や抗原を利用することによって微量でも正確にウイルスを定量できるようになった．

7) 臨床病型

かぜウイルスの流行時期はだいたい決まっていることに加え，インフルエンザなら呼吸器症状に

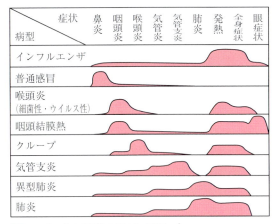

図4　かぜ症候群の臨床病型
(加地正郎：新臨床内科学第5版, 1991, p 25より)

加えて高熱や筋肉痛，ライノウイルスなら鼻かぜ，アデノウイルスなら結膜炎を起こすというようにそれぞれ特徴がある．かぜ症候群における臨床病型と病原微生物との関係は多様である（図4）．ウイルスにより咳を伴ったり，伴わなかったり，年齢によってもかかりやすかったりするし，宿主の免疫の程度によって重症にも軽症にもなりうる．つまり，**宿主の全身および局所の免疫の程度により**，インフルエンザ感染であっても，鼻かぜの症状ですむこともあり，ライノウイルスの感染であっても炎症が下気道に及び，より重症になることもありうる．

ある調査によると，かぜ症候群の約1割に気管支炎や肺炎がみられるという．このような**下気道感染症では，年少者ではRS，パラインフルエンザ，年長者ではマイコプラズマによるものが多く**，臨床的には**細気管支炎はRS，クループではパラインフルエンザが最も重要なウイルス**である．上気道感染症では，これらのウイルスに加えて，ライノ，エンテロウイルスの占める割合が増加している．

しかし，病原の頻度からみると，上気道炎では**ライノウイルスが最も重要であり，現在では普通感冒はライノウイルス感染症として取り扱われている**．

8) かぜの病原微生物

普通感冒という「かぜ」は独立した一つの疾患ではなく，ライノウイルスやコロナウイルスを始め，さまざまなウイルスによって起こる「**症候群**」であり，その症状や所見などには病原ウイルスによる差異はみられず，したがって臨床的な立場からは前述した特殊な病型を除き病原がどのウイルスであるのかまでは推測できない．感冒の起炎菌が決定できる率はせいぜい30〜40％であるといわれる．近年，ウイルス学の進歩により原因となるウイルスが同定できるようになり，それぞれのウイルスによる症状や疫学的特徴などが明らかにされるようになってきた．

かぜの病原については，図2のようなものをあげることができる．その割合については**80〜90％がウイルス**と思われ，**残りはマイコプラズマやクラミジア，細菌**である．ウイルスとしては，インフルエンザ（主としてA，B）（5〜15％），パラインフルエンザウイルス，RSウイルス，アデノウイルス，ライノウイルス，コロナウイルス，コクサッキーウイルス，エコーウイルスなど多数あり，血清型も**200種類以上**も分かれているので，次から次へと異なったウイルス感染にかかる可能性がある．年齢によって原因菌は異なる．高齢者や基礎疾患のある例では細菌感染の頻度が増加する．

ウイルスの流行状況は，冬はインフルエンザA,B，RSウイルス，夏はコクサッキー，エコーウイルス，エンテロウイルス，通年型としてパラインフルエンザ，アデノウイルス，ライノウイルス，コロナウイルスなどが多く見いだされるが，アデノウイルスによる咽頭結膜熱の病型は夏季に多い．小児の肺炎を例にとると，4歳まではウイルス，インフルエンザ菌，肺炎球菌が主流となるが，5歳以降ではウイルス感染症は減り，肺炎マイコプラズマ，肺炎クラミジア，肺炎球菌，インフルエンザ菌が主要病原菌となる．

マイコプラズマ *Mycoplasma pneumoniae* は，異型肺炎の流行を起こす．4年に一度，夏の五輪の開催年にしばしば流行するので「**オリンピック病**」の異名があるが近年では毎年みられる．なかなか抜けない咳と熱が特徴である．クラミジアについては，*Clamydia psittaci* とクラミジア・ニューモニア *Clamydia pneumoniae* がかぜ症候群

の病原となる．乳児では冬から春にかけてクラミジア・トラコマティスの感染も考えなくてはならない．**上気道感染における非定型病原体の関与は，約2割にマイコプラズマ，肺炎クラミジアが関与している**とする報告もある．成人領域での百日咳の関与は10〜15％とされており，総じて約1/3は抗菌薬が有効な微生物，2/3が抗菌薬が効かないウイルスと考えてよい．

（1）ライノウイルス感染症

くしゃみ，鼻汁，鼻閉といった急性鼻炎症状のみを呈する患者の大部分は**ライノウイルス**感染と考えられる．ライノウイルスには血清型が100以上知られている．ライノウイルスは飛沫感染でなく**接触感染**する．ライノウイルスの感染はインフルエンザのように大きな流行を起こすのではなく，緩徐に罹患者の周囲に広がっていく．年中みられるが，春と秋に小さなピークがある．

（2）アデノウイルス感染症

咽頭が主として冒される病型では，アデノウイルスが病原となっていることが多い．**アデノウイルス**感染症は溶連菌感染症と間違えやすく，咽喉に白苔がついて，滲出性扁桃炎，軟口蓋発赤，咽頭後壁のリンパ濾胞のるいるいとした咽頭炎などの上気道炎が主体である．溶連菌感染症では白血球が非常に増加し，CRPも高値になる例もある．一方，アデノウイルス感染症では白血球は正常で目が赤い，発疹の出た時期などから区別することが必要である．プールの時期に流行するのはアデノウイルス3型である．アデノウイルスは**迅速診断キットで診断**できる．

（3）RSウイルス感染症
1．病因・病理

RSウイルス respiratory syncytial virus は肺，気管支に感受性が高い．そして，他の多くのウイルスと異なり，母体由来抗体の豊富に存在する生後1〜2か月の**乳児期早期に下気道感染症（気管支炎や肺炎）を起こす最も重要なウイルス**である．RSウイルス感染症は最初に感染したときに重症化しやすく，乳幼児は気管支炎や肺炎になり

やすい．2回目以降は軽くなる．

1歳までにはじめて呼気性喘鳴を認めた場合には細気管支炎という病名をつけるが，細気管支炎の8割はRSウイルスが原因といわれる．**好発年齢は0〜3歳である**．1歳までに6〜7割，2歳までにほぼ100％の人が感染するが，1回の感染では終生免疫は獲得できず，それ以降も生涯にわたり感染を繰り返す．大人は鼻かぜ程度で済むことも多いが，米国などの先進国では，高齢者のRSVによるアウトブレイクが問題となってインフルエンザと同等の致死率を生じることが示唆されている．日本では小児科の受診を基本とするため，大人での広がりはわかっていない．

流行は冬期が主でピークは12月．秋から増え始めて年末頃にピークを迎え，2月頃までに終息していくのが傾向である．冬期にインフルエンザ様症状で来院した場合，迅速検査でインフルエンザが陰性であれば，次に考えられる疾患としてRSウイルス感染症は考慮しなけらばならない．数十分で感染の有無がわかる**迅速診断キット**（イムノクロマト法を用いた抗原検出）の保険適用範囲は2011年秋から外来受診の乳児にも広がり，簡単に検査できるようになった．

RSウイルスの感染症の潜伏期は3〜5日，初感染はまず上気道炎を起こすが，そのうちの25〜40％が下気道炎に至り，その結果，1〜2％前後の乳幼児が重症化し入院加療を要する．早産の場合や心臓や肺に病気があると，より重症化しやすい．

全乳児の2/3は生後始めての冬にRSV感染症に罹患し，そのうち1/3は下気道感染に至る．**感染後の喘息発症，反復性中耳炎発症との関連**が指摘されており，小児科医，耳鼻咽喉科医にとって重要な疾患といえる．RSウイルスに乳幼児期にかかると将来気管支喘息や過敏性下気道炎になる確率が大幅に増えるといわれる．その RSV 感染症では，**鼻汁や喘鳴を伴いやすい，また喀痰を伴う湿性咳嗽が特徴的な症状**である．39℃以上の発熱があり，咳嗽を伴う患者の約半数はRSウイルスが原因であるという人もいる．RSウイルスは特に線毛上皮の粘液輸送系を障害するために細菌による二次感染の機会も増える．

2．経過・治療・予防

　一般的にいえば，かぜの6〜7割は普通感冒である．その病型は，大体3日位は熱が出て，熱が下がると鼻水，咳が少し多くなるが，**10 day mark** といって第9病日までには気道症状は消失するといわれる．ところが，うち2〜3％程度は熱が下がる第3〜4病日から呼吸が苦しくなって，ゼイゼイいう，呼吸が速い，胸もペコペコする．その結果，眠れない食べられない（哺乳不良），飲めない，そういう状況に展開していく．3か月未満の乳幼児では無呼吸発作も重要である．それがRSウイルスによる細気管支炎である．感染が細気管支に及ぶと，炎症性浮腫と分泌物，脱落上皮により細気管支が狭隘となるに従い喀痰が増加し，**呼気性喘鳴，多呼吸**（呼吸数が40を超えたら早いと考え，60以上ならよほど早いと判断する），**陥没呼吸**などが出現してくる．細気管支炎を疑ったらできるだけ早い段階でキットを使いRSウイルスの関与を特定したい．そして，細気管支炎と診断されたら小児科専門医に患者を託す．

　RSVによって引き起こされた気管支炎，細気管支炎や肺炎に対する特異的な治療法はない．鼻汁増多や鼻閉に対して，分泌物の粘稠度を下げる目的で去痰薬などを使用することはあるが，抗ヒスタミン薬は分泌物の粘稠度が上がるため投与を控える．急性細気管支炎では細気管支の浮腫，上皮細胞の脱落，年齢による狭窄が基本病態であるため，喘息などに使われるβ_2刺激薬などの気管支拡張薬の使用は無効とされている．米国小児学会の「急性細気管支炎診療ガイドライン」（2014）では気管支拡張薬の使用やステロイドの全身投与はすべきではないとされている．喘鳴を抑制するためのロイコトリエン受容体拮抗薬の長期投与も検討されているが，現在ところ一定の見解は得られていない．

　予防としては，赤ちゃんのいる家庭では鼻水などに触れた手で赤ちゃんに触れると感染を引き起こす恐れがある．家族は手洗いを心掛け，鼻水が出ているときはマスクをする．感染症を防ぐ手洗いの仕方としては，石けんのついた手で指や爪の間なども含めて20秒以上こすって，水で洗い流すことを勧める．20秒間の目安は，「ハッピーバースデーを2回口ずさむくらい」でいい．

　このRSウイルス感染の予防，重症化抑制を目的として開発されたのが，抗RSウイルスヒト化モノクローナル抗体，パリビズマブ（シナジス®）である．基礎疾患のある乳幼児にはRSウイルス流行期に予防的に月に1回注射する．

（4）エンテロウイルス感染症

　エンテロウイルスとは，ポリオ，コクサッキーA/B，エコー，エンテロといった名前のつくウイルス群の総称である．糞便経口感染する．きわめて多彩な病態を呈するが，代表的な疾患は，①**ヘルパンギーナ，②無菌性髄膜炎，③手足口病をはじめとする発疹性疾患**などである．

　突発性発疹の場合は口蓋垂のつけねに発赤した小リンパ濾胞が発疹の前に見られることがある（**永山斑**）．生後5〜6か月で耳後部のリンパ節腫脹があり，この永山斑があればかなりの確率で突発性発疹と診断できる．

（5）ノロウイルス感染症

　腸管感染症では血便があればある程度細菌感染と判断できるが，ない場合にはノロウイルスや**ロタウイルス**の検査をすることがある．冬期に突然の激しい嘔吐で救急外来に駆け込んでくるのは**ノロウイルス**による場合が多い．病態は食中毒と感染性胃腸炎の2つの形態を取る．**ウイルス性食中毒**では原因の95％を占める．**ノロウイルス感染性胃腸炎**は，秋から冬にかけて発生するが，小児のロタウイルス感染症は，ほぼ冬期に限られている．

　ノロウイルスはロタウイルスと違い，小児だけでなく成人も感染しやすい．こまめな手洗いが重要である．ノロウイルス感染症には特別な治療薬はないため，水分補給や脱水に注意して対症療法を行う．下痢や嘔吐の症状が出た子どもには，水分と塩分をしっかりと取らせる．ドラッグストアなどで買える「**経口補水液**」がお勧め．糖分が高く塩分が低いスポーツ飲料より吸収率がよい．

（6）非定型病原体（マイコプラズマ，クラミジア）感染症

遷延する咳嗽があり，微熱が持続しているときにいわゆるβ-ラクタム剤が効かなければ，**マイコプラズマやクラミジアを疑う**．**マイコプラズマは初期は乾性咳嗽だが，後期には湿性咳嗽が多い**．潜伏期は通常2～3週間．**肺炎マイコプラズマ感染症の75％は無症状，20％が上気道炎，残り10％が下気道感染症まで進展する**と考えられている．肺炎マイコプラズマは，一般に6歳以降に多いとされるが，**4歳以下でも高頻度に検出**される．一方，**肺炎クラミジア**は，普通感冒の2％，咽頭炎の1～9％，市中肺炎の6～12％の原因とされる．クラミジア感染症には**高齢者も多くなる**．クラミジアに感染しても多くは無症状あるいは軽い症状で終わるが，しかし，遷延する咳嗽，咽頭痛，喀痰，頭痛があるケースや，マイコプラズマの流行状況などを考慮し，クラミジア感染症を疑う．マイコプラズマにはイムノカード®，クラミジアには肺炎クラミジアのIgM抗体を調べる迅速診断法があるが，感度，特異度とも高くない．したがってウイルスとこのような非定型病原体との鑑別は難しいが，**10日以上長引く咳があれば，非定型病原体の関与が予想される**．

（7）百日咳感染症

夏の長引く咳は百日咳を疑う必要がある．百日咳はサイレントに流行する．DPTワクチンを打っていても10年経つと免疫がほとんどなくなる．そのためか免疫効果の切れた成人が，今や百日咳感染の2/3を占めるとまでいわれる．

（8）A群溶連菌感染症

A群β溶連菌は，普通感冒の5～10％，咽頭炎の15～30％，喉頭炎の4％から分離され，かぜ症候群の重要な起因菌である．本菌感染症の臨床像は，咽頭炎や扁桃炎が最も有名だが，3歳以下の子どもでは微熱と膿性の鼻水が続き，頸部のリンパ節が腫れるという非特異的な症状の溶連菌症になることが多い．

（9）インフルエンザ感染症

冬の代表的な呼吸器感染症は**インフルエンザ**である．典型的な**インフルエンザ**では，感冒症状が重い．すなわち，熱は38℃以上と高く，40℃以上になることさえある．また，悪寒があったり，頭痛が激しかったりして，筋肉痛や関節痛も出現する．さらに，倦怠感もあり，食欲不振となる．このように全身症状が強いのがインフルエンザの特徴である．

インフルエンザが疑われる症例については，インフルエンザウイルスの感染の確認はもとより，病原ウイルスの型（A型あるいはB型，またA型についてはA香港型，Aソ連型などの亜型）を決定することが重要である．

9）細菌感染か？

上気道や下気道の粘膜にウイルスが接着すると，気道上皮で一次防衛機構の役割を担っている線毛細胞が変性，壊死および剥離を起こす．このように線毛細胞が障害されると，空気と一緒に吸い込まれた細菌を排除することができなくなる．そのため，ウイルスが感染した後に二次感染が起こりやすくなる（**図3**）．抗生物質は細菌が体内に入ってきて二次感染が起き始めた段階で飲んで，初めて効果があるのであって，かぜの始めに飲んでも意味がない．

かぜ症候群に続発する**肺炎**（約1％）以外の二次的細菌感染症としては，**急性副鼻腔炎**（約25％）や**急性中耳炎**（約5％）が主である．また，結核，肺気腫，慢性気管支炎，喘息，気管支拡張症などの慢性呼吸器疾患を有する患者は二次的細菌感染によるこれらの基礎疾患の急性増悪や肺炎の合併を起こしやすい．

呼吸器感染症が細菌性かウイルス性かを確実に見分ける診断基準はないが，一般にウイルス性感染では，細菌性に比べて自・他覚症状が軽く，呼吸器症状のみならず消化器症状などを伴いやすい．ウイルス性上気道炎では咳や鼻水などの上気道症状などに限ってみれば細菌感染症などに比べ強くでる．上咽頭の"乾燥感"や"ひりひり"した痛みはウイルスによるかぜの初発症状としてよくみられる．

普通感冒に細菌性感染が加わり気道炎が生じた場合の**目安**として次の基準がある.

①**発熱**（原則として3日以上）

②**膿性分泌物**

③分泌物中に有意の細菌を検出

④血液化学検査での炎症反応の確認（**白血球の増多**，核左方移動あるいは好中球増多など）

⑤細菌に特異的なマーカーとして**プロカルシトニン**がある．0.5 ng/ml 以上で細菌感染の可能性があり，2.0 ng/ml 以上で敗血症の可能性が高い.

プレセプシンの迅速検査キットは敗血症の診断に有用である．その他，赤沈，**CRP** なども参考となる.

経過日数も参考となる．かぜなら，発症から5〜7日で治るはずだが，それ以上続くようなら，二次的な細菌感染の合併を含めて別の疾患を疑う．一般には，かぜがウイルス感染にとどまっていると，たとえ発熱が強くても，咳が強く出ても，痰はほとんど粘液性，あるいは漿液性にとどまっていることがほとんどだが，これが**細菌二次感染に移行すると痰の色が黄色くなる**．これを**膿性痰**というが，こういう状態になって初めて二次感染の可能性がでてきたと考える．その時点で検査ができれば，白血球数はウイルス感染の場合は増えないが，細菌二次感染の場合には増えて，CRP も陽性に転じる．これがウイルス性急性熱性疾患にとどまる間は好中球数は減少し，リンパ球数が増加する．白血球数の中で6割程度は好中球が占めているので，好中球数の減少で全白血球数は減少する.

10）**喀痰培養における各種分離菌**

市中発症型気道感染症の重要な病原菌として，一般に**肺炎球菌，インフルエンザ菌，モラクセラ**があげられることが多い．このうち前二者は健常成人にも普通に感染を起こす代表的病原菌であるが，インフルエンザ菌やモラクセラの場合はどちらかといえば健常人よりは慢性気道感染患者や老人での感染例に目立つ傾向がある．ただし，これらの菌種でも上気道の常在菌として少量が無症候

性に分離されることは稀ではなく，乳幼児ではその傾向が強い.

慢性呼吸器基礎疾患や他の重篤な基礎疾患を持つ例では，基礎疾患のない例で少なかった緑膿菌や肺炎桿菌の増加などが気道感染の特徴である．**黄色ブドウ球菌**も主要な気道病原菌の一つだが，この菌は鼻腔や上気道の常在菌的な性格がかなり強いため，その病原的意義は前3菌種よりワンランク劣るものと考えてよい.

一方，α，γレンサ球菌，ナイセリア属やコリネバクテリウムなどは通常は非病原性の常在菌に区分されている．しかし，コリネバクテリウムやαレンサ球菌による気道感染も，時に健常人においてさえみられるので，一定の注意を払う必要がある．βレンサ球菌に関しては，**A群βレンサ球菌**が咽頭病変から分離される場合の病原的意義は高いが，気管支炎などに関与する頻度は低い.

11）**かぜ症候群に抗生物質投与は必要か**

かぜかどうかは症状から判断するしかないあいまいな診断である．だからこんな身近な疾患にもかかわらず診断には限界がある.

かぜ症候群の80〜90％まではウイルスによるものである．かぜ症候群の病原であるウイルスに対して，現行の化学療法剤が無効であることはいうまでもない．しかも，かぜ症候群の患者の細菌学的検査報告でも，細菌の同時感染を示唆するような成績は得られていない．しかし，前述のごとくかぜ症候群では時間の経過とともにしばしば細菌の二次感染が起こり，中耳炎，副鼻腔炎，扁桃炎，気管支炎，肺炎などが併発する.

かぜ症候群に対する化学療法剤の投与は基本的には必要ない．**上気道の発赤，腫脹が強く，分泌物が膿性を帯びてきている場合，高熱が持続する場合**には臨床的にみて細菌感染の関与が強く示唆される．これらの所見がみられるとき，あるいは**化膿性扁桃炎**などの細菌感染の関与が明らかなとき，咳が続き**起炎病原としてマイコプラズマ，クラミジアや細菌が疑われる場合，慢性心肺疾患，腎疾患，糖尿病などを有するハイリスクグループの場合**など二次感染を予防し臨床的によい経過を望めると考えられる場合には抗菌化学療法が必要

表2 かぜ症候群における抗菌薬の適応

抗菌薬の対象となる患者の症状，所見
1. 高熱の持続（3日間以上）
2. 膿性の喀痰，鼻汁
3. 扁桃腫大と膿栓／白苔付着
4. 中耳炎・副鼻腔炎の合併
5. 強い炎症反応（白血球増多，CRP 陽性，赤沈値の亢進）
6. ハイリスクの患者

抗菌薬の種類と用法用量

●経口抗菌薬

β-ラクタム系薬，マクロライド系薬ともに，耐性菌の増加を考慮して，最大投与量を短期間（3日間を限度）で投与する．

〈例〉

クラリスロマイシン（CAM）：200 mg × 2回／日，3日間内服
アモキシシリン（AMPC）：250〜500 mg × 3回／日，3日間内服

次の薬剤を選択することもできる

レボフロキサシン（LVFX）：100〜200 mg × 2回／日，3日間内服

無効の場合の判定を投与開始2〜3日目には行うようにし，再来院においても患者を十分指導する．

（呼吸器感染症に関するガイドライン「成人気道感染症診療の基本的考え方」[2]より）

表3 抗菌薬の選択基準

1. 原因菌に対して抗菌力がある
2. 病巣への移行が良好
3. 副作用がなく安全性が高い
4. 服用性が良好（経口薬）

となる（表2）．これがかぜに対する化学療法の基本的なスタンスである．

二次感染の予防目的での抗菌薬使用は，臨床的に意味がないことがいくつかの論文で報告されている．しかし，それでもなお「二次感染の予防」を投与理由に抗菌薬を投与する医師の割合が高いのは，かぜは臨床症状だけでは原因が判断できない症例が多いということ，さらには保護者の抗菌薬への期待感，容体が悪化したら困るという医師

側の責任回避など，さまざまな要素が絡んでいる．そのような理由で"念のため投与"がなくならないのである．アンケートに見る現実は医療機関にかかるかぜで，実地医家が**抗菌薬を考慮するような場合は，①発熱をきたしたかぜ，②抵抗力が弱っている高齢者のかぜ，③市販薬のかぜ薬を服用しても治らない，いわゆる「こじらせたかぜ」**の受診患者のような場合が多い．

化学療法剤の乱用は耐性菌の発生を促す．保護者への安心感を目的とした抗菌薬処方は，化学療法剤の持つ副作用，菌交代現象を避けるためにも見直すべきだし，乱用は厳に慎まなければならない[3]．そこで，"最低限，ウイルス性疾患が明らかな場合だけは抗菌薬を使うのを止める"さらには，なかなか実行しにくいことだが"抗菌薬を投与せずに2日間程度様子を見て，状態が改善しなければ再度来てもらう"という勇気ある非投与も必要であろう．そしていかなる場合でも，経口抗菌薬を使う場合は耐性菌のことを考え可能な限り狭域スペクトルの抗菌薬を第一選択薬とし，自分なりに抗菌薬を投与する確かな基準を持つべきである（表3）．

日本においては，common cold の治療に抗菌薬と NSAIDs がしばしば併用され，その併用率は30％に達するといわれている．一方，米国では抗菌薬と NSAIDs を併用するという処方習慣はほとんどない．これは，米国では原因療法が主流であるのに対して，日本の医療では対症療法を重視する傾向があるためとも考えられる．

こうしたかぜの治療一つとっても彼我の違いをまのあたりにするとき，プライマリケアではこの患者に本当に抗菌薬が必要だろうかと考え（choosing wisely），さまざまな視点から検証してみる必要がある．

2017年には薬剤耐性（AMR）が G7 サミットや国連総会の議題となるなどして今や国際的な課題となった．米国では，処方された抗微生物薬の30％程度が不適切使用であることが研究で示されている．日本でも医療者の課題として，不適切な抗菌薬処方が多いことが指摘されている．

12）治療の実際
（1）感染の予防

　呼吸器感染症はまず予防が大きなポイントとなる．

　病原体の伝搬様式には特徴がある．単純ヘルペスウイルス，RSウイルス，MRSAなどは接触で感染する（**接触感染**）．そのためには手洗いやうがいが基本である．院内では医師や看護師はいつでも水道水で手洗いができるように，また即乾性アルコール製剤を身近に備えておくことが大切である．家庭においては，お父さん，お母さんが率先して手洗いをして子どもにまねをさせる，子どもに手洗いの手ほどきをすることが大事である．家族内感染は手洗いの励行によって約半分になるというデータがある．

　インフルエンザ，マイコプラズマ，百日咳，アデノウイルスなどは咳や会話などにより伝搬する（**飛沫感染**）．飛沫粒子の予防は患者から1ｍ異常離れることや咳エチケットが大切である．かぜの流行期に咳が出ている患者がいたら，受付でマスクを手渡す体制を整えておくことが必要である．

　市中でかぜ症候群や上気道感染症が流行している時期には，できるだけ外出，特に**雑踏へ入り込むようなことは避け**，やむを得ない場合には**マスク**を着用し，帰宅時には**うがい**，**手洗い**などを心がけるよう指導する．うがいは1日1回のうがいで必ずかぜを予防できるわけではないが，口に入ったウイルスを減らしてくれる．また，ノロウイルスやインフルエンザは乾燥しているとうつりやすくなるので，うがいは口中の保湿にも役立つ．この時ポピドンヨードを使ったうがい薬がお勧めである．ポピドンヨードはウイルスの活性を抑える効果が高い．手洗いは半分くらいの発病防止に役立つという報告もある．石けんを使い，しっかり洗うことを習慣にする．そして，発病したら外出しない．十分な**栄養**をとり，ゆっくり**休む**，**生活のリズムを乱さない**，というのがかぜの治療の鉄則である．

　小児は概して咳の仕方がまずく，分泌液を上気道にとどこおらせやすい．これはとりもなおさず，細菌の繁殖に格好の環境が整うことを意味する．初期のかぜの治療に際し，対症療法ともど

も，**手洗い**，早期のうがいの励行，はなかみ，マスクの装着といった二次感染の予防策が重視される由縁である．

（2）薬物療法

　かぜ症候群に用いる抗ウイルス薬はまだ開発されていないので，普通感冒には対症療法が行われる．鼻炎症状が甚だしいようなら**抗ヒスタミン薬**を，発熱や関節痛，頭痛には**解熱鎮痛薬**，咳には**鎮咳薬**を処方し，経過を観察する．ただし，ライノウイルスによる鼻水は抗ヒスタミン薬では止まらないといわれる．解熱薬は小児では38.5℃以上，成人では症例ごとに熱でつらい際にのみ頓用使用とする．鎮咳薬は乾性の咳には用いるが，湿性の咳では逆に経過を長くすることがある．湿性の咳には一義的には**去痰薬**や**気管支拡張薬**を用いる．鎮咳薬を使うときは去痰薬は昼間に用い，夜は鎮咳薬を頓用として用いると睡眠の妨げが少ない．小児，特に2歳未満児への鎮咳薬や感冒薬の「1日3回処方」は勧められない．**そもそも小児は薬を使わなくても時間の経過とともに回復するものである．**

（3）プラマリケアでの薬物を用いた対応について

　多くのウイルス感染は，1週間位で大体よくなるが，遷延し，対症療法を試みてもなお，発熱や咳が長引く場合は，**合併症としての細菌感染**が疑われる．上気道では肺炎球菌やインフルエンザ菌，黄色ブドウ球菌などが常在菌叢を作り上げている．これらの菌がウイルスに荒らされた粘膜に取り付き，さかんに毒素をまき散らすおかげで，局所の炎症はいやがうえにも激化し，副鼻腔や中耳にまで拡大するという仕組みである．かぜに続発する急性気管支炎の痰を調べてみても，最初はリンパ球など単核細胞と脱落線毛細胞が主なものであり，次に好中球が出てきて，二次細菌感染があれば好中球によるphagocytosis（食細胞活動）が認められる．

　そのような理由で，かぜ症候群では上気道への病原細菌付着が起こりやすくなるので，徹底したうがいによる細菌付着防止に努める．特に，強い

咽喉頭痛や咽頭発赤が認められる場合は，**ポピドンヨードなどの殺菌的うがい薬**を用い，ていねいなうがいを指導する．水うがいにもかぜ予防効果，発熱の抑制効果がある．緑茶，紅茶に含まれている**カテキン**は抗ウイルス作用を示すとされ，しかも出がらしの薄いお茶でも有効といわれているので，うがいに勧めることができる．

漢方製剤を使用する方法もある．**麻黄湯**は，乳児の鼻閉や発汗のない発熱に有効．麻黄にはエフェドリンが含有されているので，3日以上の内服を継続しないようにする．発汗すれば中止させる．3歳児（体重15 kg）の麻黄湯の処方例は，麻黄湯1包（成人の1/3）（食前）3日分とする．

ウイルス感染は下痢を伴いがちだが，抗生物質が腸内細菌叢を乱せば，状況はより悪化する．下痢に対する処方としてロートエキス，塩酸ロペラミド，臭化ブチルスコポラミン（ブスコパン®）などの腸管蠕動運動を抑制させるような止瀉薬は，病原体の排泄を遅らせるので，原則として用いない．**生菌整腸薬**を処方する．嘔気，嘔吐に対しては制吐薬（座薬）を用いるが，成人ではあまり必要とはされない．

小児にはライ症候群の問題もあって，原則として解熱薬は用いない．現在，小児の解熱薬として国際的に使用が認められているのは**アセトアミノフェン（カロナール®）とイブプロフェン（ブルフェン®）**の2つの薬剤のみである．アセトアミノフェンは10 mg/kg/回～15 mg/kg/回を4～6時間空けて，1日に3～4回まで使用できる．解熱薬を使用しても，解熱しないときは，ぬるま湯のスポンジで身体を拭き，気化熱を利用して体温を下げる方法がある．

抗生物質を使用する場合，なぜ使うのか，何を使うのか改めて考える．医学的にみてかぜ症候群で抗菌薬を使う必要のある患者は**2割程度**に過ぎないといわれるが，実際には一般の**医師の処方率は40～50%**にのぼる．近年耐性菌が増加し，抗菌薬の適正使用が国としての重要な施策となった．日本政府は，WHOの要請を受けて薬剤耐性対策アクションプランを閣議決定し，2020年までに抗菌薬の使用を1/3削減する目標を立てている．

急性上気道炎の病原細菌としてはA群溶連菌，肺炎球菌，インフルエンザ菌が考えられ，抗菌スペクトルの広さからからセフェム系やペニシリン系の抗菌薬が用いられることが多い．かぜ症候群に対する抗生物質投与は，基礎疾患のない健康成人ではβ-ラクタム薬が基本であり，β-ラクタマーゼ阻害剤配合薬を含む広域ペニシリン薬や第二，第三世代セフェム薬の適応が高い．一方，基礎疾患として慢性呼吸疾患保有例には肺組織移行が良好なニューキノロン薬を選ぶ．マイコプラズマにはマクロライド系が用いられる．

「呼吸器感染症に関するガイドライン」では，気道病巣中に高い組織移行濃度を示す**クラリスロマイシンなどのマクロライド系**抗菌薬，テトラサイクリン系薬，あるいはβ-ラクタム系薬である**アモキシシリン**，また，これらが無効な場合には**ニューキノロン系薬**を選択するとしている（**表2**）．経口セフェム系薬は気道への組織移行が低いものが多く，使うなら高容量で使用し，エンピリックに低容量で用いるべきでない．**投与期間としては，4～7日間が適当**である．

薬物療法の治療効果の**評価**は，3日目の再来の時点で行う．評価は体温，所見，分泌物の性状と食欲のチェックで可能である．**子どもの機嫌の良否，老人の食欲の有無**といわれるごとく，高齢者では食欲のよし悪しが病態によく反映する．高齢者では，疾患にせよ，家庭環境にせよ，何か問題があるとすぐに食事の量や回数が減る．臨床症状が改善していれば，必要とあれば同じ薬を継続使用するが，2～3日投与して効果が認められない場合には，他の起炎菌，耐性菌，複数菌の感染を想定して次の選択薬に変更する．例えばβ-ラクタム薬の投与から2，3日が経過してなお，熱などの症状が改善されないようなら，マイコプラズマないしクラミジアに感染している可能性に眼を向け，マクロライド系の薬剤に切り替えるやり方は現実的である．

マイコプラズマ，クラミジア感染では10日から2週間程度の投与期間が必要である．

13) 感冒様症状を有する有熱者の入浴について

東洋医学者は入浴を勧める人が多く，わが国の西洋医学者はこれを禁止することが多いようである．しかし，欧米ではシャワーや入浴を禁止しない医師が多い．逆に冷たい水に入ることを勧める医師もいる．

医学的な入浴可否の判定基準は特になく，患者ごとに判断する以外にない．感染などによる有熱時は，生体はその原因物質を死滅・除去しようとして，代謝が亢進しており，エネルギー消費が高まっていると考えられる．入浴はそれ自体エネルギーを消費させるものであるが，入浴は一時的にせよ熱を体内に貯め込むことにもなる．このように考えれば，有熱時には入浴を避ける方が無難であるともいえるが，要は入浴の仕方の問題と患者の抵抗力次第であろう．もちろん，悪寒を伴う発熱初期や38℃以上の高熱時は避けるべきであることはいうまでもないが，そうでなければ暖かい環境で，発熱時の体温よりやや低めの微温湯（37〜38℃）に入れるとよい．しかし，その場合でも**短時間**で済ませるようにし，かつ入浴後の身体の冷えを避けるように工夫すれば，気分の改善や身体の清潔を計ることにも利し，かえって体調の回復に役立つだろう．**咳嗽や鼻閉が湯気で多少改善する**ことも期待できる．

14) 熱性けいれんについて
（1）病理

熱性けいれんのわが国における有病率は5〜7％，**15〜20人に1人**（欧米では2〜4％）．3歳までが多く**1〜1歳半がピーク．就学期以降には出現しなくなる**．熱性けいれんを起こす子どもの家族に**熱性けいれんの既往者が多い**ので，そのような素因を持つ乳幼児の脳では，神経細胞の興奮性が発熱（高体温）により異常に高まるためと考えられている．

原因として突発性発疹の原因となる**ヒトヘルペスウイルス6型**，あとはインフルエンザウイルスとの関係が大きいというふうにもいわれている．発熱が2〜3日持続してもけいれんの90％は**発熱の第1日目に発症．持続は5分程度（単純**性熱性けいれん）の左右対称性全身性強直性**間代性けいれん**である．意識は失われ，しばしばチアノーゼが出現する．予後は良好で，てんかんへの移行は2〜5％程度にみられるが，**95％以上はてんかんに移行せず，神経学的異常を何ら残さない**．しかし38℃以上の発熱に伴って全身性のけいれんをきたすと，当然髄膜炎や脳炎を除外することが必要である．髄液検査はけいれんを起こした患者にルーチンに行う必要はないが，中枢神経系の感染症を疑う例では積極的に行うべきである．熱性けいれんの**再発率はおよそ30％**．再発のある場合は1年以内が半数，2年以内には9割が再発する．

（2）発作時の対応

あわてず衣服を緩め，吐物による誤嚥に注意し，呼吸をしやすくするように心がける．発作が5分以上続いている場合のジアゼパム投与は，意識障害や麻痺などの神経学的異常がないことを確認した上で行う．

再発予防に関しては抗けいれん薬を予防投与していても，必ずしも予防できないことがある．また，予後が良性である熱性けいれんの予防に，ルーチンに**抗けいれん薬（フェノバルビタール，ダイアップ®〈ジアゼパム〉）を使用することは，副作用のデメリットが上回るため，積極的に推奨されない**．しかし，熱性けいれんの既往がある小児に両親からのたっての要請があり投与する場合は，まずジアゼパム座薬（0.5 mg/kg/回，10 kgまで4 mg，20 kgまでは6 mgを目安に）使用することは問題ない．解熱剤は熱性けいれんの予防には役立たない．キサンチン製剤や抗ヒスタミン薬は，発作の持続時間を長くする可能性があるため，けいれんの既往のある乳幼児の発熱時の使用は推奨されない．

15) 小児のウイルス性脳炎
（1）病因

ウイルス性脳炎は，初感染巣からウイルスが脳に達して感染し，重篤な症状を示して死の転帰をとったり後遺症を残すことのある疾患である．脳炎は症状の進行の早さによって急性，亜急性，慢

性に分けられる.

急性脳炎は，感染巣から発芽したウイルスが血液，神経軸索（嗅神経，視神経，三叉神経，脊髄神経）を通って，また近くの組織（鼻腔，副鼻腔，眼窩，中耳粘膜）から浸潤して脳内に侵入し，脳細胞に感染・増殖して組織や細胞を急速に破壊し強い炎症を起こした状態をいい，単に感染しただけで 中枢神経症状を示さない場合には脳炎とはいわない．特に大切なのは，三叉神経領域の皮膚や粘膜に感染した後で三叉神経線維を通って脳内に侵入する**ヘルペス脳炎**や，消化管に感染し脊髄神経を伝わって脊髄前角細胞に感染する**ポリオ脊髄炎**である.

いわゆる**無菌性髄膜炎**は，厳密な意味での診断名ではなく，通常の塗抹染色標本および一般細菌培養にて病原体が見つからないものの臨床診断名として用いられる．臨床的にはウイルス性髄膜炎のことを念頭において語られることが多く，全体の約85％が**エンテロウイルス**によるものであるといわれる．したがって基本的な流行パターンは初夏から上昇し始め，夏から秋にかけて流行がみられる.

（2）症候・診断

ウイルスは特定の組織に親和性を持っており，脳炎を起こすウイルスは神経好性ウイルスである．小児に急性脳炎を起こすウイルスは種類が多く，年齢によって異なるウイルスの侵襲を受ける．ウイルスに感染すると，血液中や組織の中に抗体が作られる.

急性脳炎は発熱，咳嗽などの感冒症状に続き，突然にけいれん，意識障害などの激しい症状で発症することが多い．軽い症状で発症する場合には，何となくいつもと違う感じ，転びやすい，まっすぐ歩けない，どもる，話し方がおかしい，眼球運動障害などを示す．それが局所的な脳炎から全脳炎に広がってくると激しい症状を示すようになってくる．ウイルスによって主病変が異なるときには，それぞれに特異的な症状を示す．ヘルペスウイルスの時には側頭葉を侵すので側頭葉症状を示し，日本脳炎ウイルスは脳幹を侵すので運動機能障害を示す．脳圧亢進症状があるときには髄膜刺激症状（項部硬直，Brudzinski 徴候，Kernig 徴候）を示す．画像診断（CT，MRI，SPECT，超音波）では，脳炎では浮腫が起きるので脳室の狭小化，皮質と白質は同密度あるいは

▌細菌性髄膜炎

細菌性髄膜炎は，鼻やのどに常在する細菌が血液中に入り，脳を包む髄膜に炎症を起こす病気である．症状は発熱，頭痛，嘔吐などで進行すると意識障害やけいれんが現れる.

病気を起こす細菌は年齢によって異なる．生後3か月まではB群レンサ球菌や大腸菌，生後3か月以降から小児期はインフルエンザB型（ヒブ）や肺炎球菌，成人では肺炎球菌や髄膜炎菌，高齢者では肺炎球菌が知られる.

日本では，小児の主な髄膜炎の原因となるヒブと肺炎球菌のワクチンの導入が海外に比べ大幅に遅れた．販売開始はヒブワクチンが2008年，肺炎球菌ワクチンが2010年．10年11月から両ワクチンの公費助成が始まり，13年4月からは公費負担の定期接種となった．標準的なケースでは，生後2か月以降，4回ずつ接種する.

厚生労働省研究班が行った調査によると，定期接種後ヒブ，肺炎球菌を原因とする5歳未満の小児の髄膜炎は激減した．ただ，肺炎球菌に関しては現在使われている「13型結合型（90種類以上ある肺炎球菌の血清型のうち13種の血清型に対応）の小児ワクチンではカバーできない菌による細菌性髄膜炎が相対的に増えている．さらに多くの血清型に対応するワクチンの開発が課題である.

一方，成人の細菌性髄膜炎の原因となる肺炎球菌に対しては23種類の血清型に対するワクチンがある．ただ，14年10月から始まった定期接種の対象は限定的なので，心臓や肺に病気があったり治療でステロイドなどの免疫抑制剤を使用したりしている人は年齢によらず，接種が望ましいとされる.

低濃度が認められ，病変の広がりに応じた変化が認められる．生理検査（脳波，聴性脳幹反応）は，非侵襲的に脳の活動状況が調べられるので脳炎の進行状況や予後を推定でき，また脳幹機能の評価にも利用できる．少しでもウイルス脳炎が疑われるときは，小児科医の診断，治療をあおぐ．

2 インフルエンザ（influenza）

1）疫学

インフルエンザウイルスは分類からいうと，オルソミクソウイルス科に属する RNA ウイルスである．インフルエンザウイルスは，膜の表面が2種類のトゲのような突起で覆われている．この2種類の突起は**赤血球凝集素（hemagglutinin：H）**と**ノイラミニダーゼ（neuraminidase：N）**と略されているが，この突起の組み合わせなどから，インフルエンザウイルスは**A型，B型，C型**に分類される．インフルエンザの予防は，この突起に対する防御のための抗体を持っているかどうかが鍵を握る．流行するのは主にA型とB型である．A型には亜型として，**ホンコン型（H3N2），ソ連型（H1N1），アジア型（H2N2）**ほかがある．2010年冬には新型のブタインフルエンザ A/H1N1型がソ連型に変わって流行した．C型は通常のかぜと区別が困難で，C型では乳幼児が，B型（ビクトリア株と山形株）についてはもっぱら児童がその宿主になる．

A型はヒト以外にもトリ，ウマ，ブタ，そのほか海洋動物など，さまざまな動物に感染する．一方，B型とC型はヒトにしか感染しないといわれている．A型はすべての年齢層にアタックをかけること，しばしば世界的な大流行（パンデミック）を呼び込むことが問題である．B型は局所的流行にとどまることが多い．そして，B型はほぼ1年おきに流行し，A型に遅れて流行する．インフルエンザウイルスは**低温，低湿度**を好むため，空気が乾燥する**12月から3月にかけて流行**する．例年，12月から2月にかけてA香港型が流行し，その後，B型が流行するパターンが多い．流行の期間は比較的短く，地域的には発生から3週間以内にピークに達し，**3〜4週間**で終焉するので，3月から5月にかけて減少してくる．

国民の5〜10％位はインフルエンザに毎年かかるといわれている．

インフルエンザに対しては，終生免疫を獲得せず，同一型のウイルスに生涯2度，3度と感染発病するのが通例だが，この理由はウイルス側の要因，すなわち前回の流行からの期間，ウイルスの変異の度合や，個体側の要因，すなわち感染歴や免疫状態によって規定される．しかし，一般的には既感染者は同じ亜系のウイルスの感染を受けても数年間は発症せず，発症しても軽症となる．

なお，**A型とB型のウイルス相互に交叉免疫はない**ので，短期間でインフルエンザA型とB型に罹患することはありうる．同様にA型同士の亜型であっても交叉免疫はあまり期待できないので，同じ人がH1タイプのものとH2タイプのインフルエンザに罹患することもありうる．

インフルエンザのウイルスは患者の咳やくしゃみでまき散らされる（**空気感染**）．飛沫粒子が空気中に浮遊し，それをヒトが吸引することによって感染が広がるため，集団生活を行う場所で流行しやすく，特に学校は感染が広がる場になる．**人が咳をしたときに唾液の飛ぶ1〜2mの範囲で感染が成立する**．このことは学校の教室での感染の拡大は隣同士などの感染が多いことを意味しており，一気に教室中に広がることはない．

小児は成人と異なり免疫学的に未熟なため抗体保有率も低いため，罹患率は高い．これに反し，高齢者では罹患率は低いものの，一度罹患すると死亡率の高い疾患である．家族内感染はざっくりいって1割程度といわれている．だから，小児の兄弟間では非常に高くなるし，お父さん，お母さんの間とか，おじいさん，おばあさんの間ではやや低くなる．

2）症候

気道粘膜に感染すると，1〜5日（**平均1〜2日**）の潜伏期間を経て発症し，発症後1〜2日で多くの症状がピークとなる．**急に悪寒や頭痛，高熱と筋肉痛や関節痛，倦怠感**などの全身症状が現れ，**少し遅れて鼻汁や咽頭痛，咳などの呼吸器症状が出現，40℃に及ぶ発熱が2〜5日続いた後，突然解熱する．**ただし，最高体温が38℃を上ら

ない患者も4割以上を占める.

インフルエンザの場合は咽頭が真っ赤に腫脹するような例はあまりなく，むしろこれといった咽頭所見がなく，表面が水に濡れたような印象で"水濡れ様"であることが多い．**インフルエンザは普通は3〜7日で自然に治る**が，咳嗽や倦怠感は2週間ほど持続することがある．中には**肺炎や気管支炎，脳炎，脳症，髄膜炎，心筋炎，筋炎などの合併症**を起こすことがある．子どもは中耳炎などにもなりやすい．

年齢や菌種によっても症状に違いがみられる．A型に感染した0〜6歳の小児では50%を超える症例に39℃以上の高熱がみられるが，65歳以上の高齢者では，小児や成人に比較して最高体温が低い症例が多く，39℃以上の高熱をきたす割合は3%位．特に**B型は成人でも比較的軽症ですむことが多い**といわれ，65歳以上の高齢者で，迅速キットで診断された症例の20%は37℃以上の発熱はみられないといわれる．しかしB型にかかった小児では嘔気・嘔吐，下痢，腹痛などの**消化器症状**も少なからずみられる．筋肉痛は小児では下肢のヒラメ筋に多くみられるが，自然に治る．一般に，**成人ではA型インフルエンザの方がB型よりも重症化しやすい**といわれるが，**小児では反対で，むしろB型の方が重症である**ことが多い．

インフルエンザで入院される方の60%位は基礎疾患を持っているが，小児でも呼吸器疾患，すなわち喘息を持っている子どもが入院の大多数を占める．妊娠中，呼吸器病，免疫の病気，心臓病，糖尿病，病的な肥満などの人は，かかると重症化しやすい感染弱者である．とりわけ，妊娠後期の人は危険が高い．妊娠中は免疫力が下がる，子宮で肺が圧迫され呼吸しにくい，赤ちゃんに血液を送るため心臓にも負担がかかるというような不利な条件が重なっているためである．

高齢者の**脱水症状**は重症化の徴候であり，注意すべきである．乳幼児は一般に免疫が低いため，重症化しやすく基礎疾患をもつ高齢者の場合には上気道の症状は少ないのだが下気道へ感染が波及して，**肺炎を合併しやすい傾向がある**．肺炎を起こすと季節性インフルエンザでも20〜30%近い

高い死亡率を示す．インフルエンザの入院理由の83%は呼吸器障害である．そのため，幼小児や高齢者の受診のタイミングは，インフルエンザが疑われたら**24時間以内にかかりつけ医や急病診療所を受診**するように勧める．夜発症したら翌朝受診すること．金曜の夜に発症したら，月曜の朝まで待たない．

3）インフルエンザ脳症と肺炎

インフルエンザはウイルスの増殖が著しく速いため潜伏期が短く，朝は元気であったが，午後には高熱など全身症状に打ちのめされているという状況が起こりうる．この全身症状はウイルスが全身感染したためではなく，呼吸器でのウイルス増殖による**サイトカイン**などの産生に起因する．この発症の仕方の違いが，まさに普通感冒とインフルエンザとの違いであって，インフルエンザは熱がいきなり出て，全身の苦痛が非常に強いのに対し，普通感冒は上気道症状が出てから熱が出るのが一般的である．

すぐに救急車を呼ぶ必要のある危険なサインは2つ．**けいれん**と**意識障害**である．重い脳症は**9割がけいれんで始まる**．小児の熱性けいれんは感冒では稀ではないが，通常5分，長くても10分程度でおさまる．それ以上続く場合や，同じ発熱時に2回以上のけいれんが起こる場合などは脳炎・脳症が疑われる．このような場合は一刻も早く救急車を呼ぶ．呼びかけても反応が鈍い，という状態が**意識障害**である．この場合も一刻を争う．意識障害が一時間以内におさまり意識がはっきりしているなら大丈夫である．

乳幼児，ことに1〜3歳の**中枢神経症状（インフルエンザ脳炎・脳症）**はインフルエンザA型H3N2ウイルスの感染に伴って発症することが多い．**1万人に1人から数人の頻度で発症する**が，そのうち，死亡が30%，25%に後遺症が残る．このような場合には**発病6時間以内に急激な発熱，意識障害（8割），5分以上の長いけいれん（6割），うわごとや異常な行動をとるせん妄（2〜3割）**がみられる．サイトカインの上昇が，脳の血管透過性亢進あるいは血流障害による中枢神経障害や多臓器不全，DICに結びつくと

いわれる．一部の非ステロイド系抗炎症薬の使用はインフルエンザ脳症の予後不良因子になる．インフルエンザ脳症では**ステロイドパルス療法の早期使用が予後を改善**させる．

インフルエンザは合併症がない典型例では普通3〜7日で治癒するが，咳嗽や倦怠感は2週間ほど持続することがある．罹患後2週間程度が経っても咳，痰などの症状が持続しているのあれば，気管支炎や肺炎の合併を疑い，胸部X線撮影を撮り，聴診所見や白血球数，CRPなども参考にして診断を下す．インフルエンザ肺炎はウイルス肺炎なので，典型例ではスリガラス様陰影や粒状網状陰影などの間質性肺炎のパターンを示すことが多いが，二次的に合併する細菌性肺炎を見逃さないことも重要である．高齢者では，なんとなく元気がない，食欲がないといった程度で，肺炎の症状がはっきりせず，熱もあまり高くならないことがめずらしくない．その場合，**鑑別のポイントとなるのは呼吸数**で，例えば高齢者では1分間に20位が正常なので，安静時にそれ以上であれば，高熱がなくても，肺炎を起こしている可能性がある．

4）診断

インフルエンザ診断できわめて大きな意味を持つのは，①地域の流行状況，②家族・施設・職場の有病者，③渡航歴．この3つの情報だけでもしっかり把握する．

インフルエンザ**流行**期であれば，健康な成人や年長児の場合，**発熱と咳**の症状があればインフルエンザ**陽性的中率79％**という報告もあるくらいインフルエンザは**地域流行性**が強い．高齢者で39〜40℃の高熱を伴う疾患は肺炎か尿路感染症で敗血症を合併しているくらいなので，それらを除外した上で，インフルエンザと診断する．発熱・咳・鼻閉がないとインフルエンザの可能性はやや低くなる．

インフルエンザが疑わしい場合，イムノクロマトグラフィー法による**迅速診断キット**を利用する（キットの感度は約60〜70％，特異度は約90〜100％．Capilia Flu A＋B®では感度，特異度，精度はいずれも90％以上．感度とはウイルス分離培養検査の陽性例のうち，キットでも陽性となる割合．特異度はウイルス分離培養検査の陰性例のうち，キットでも陰性となる割合）．

ウイルスの量が多いほど反応時間は短く，99年1月に承認された酵素免疫法の迅速診断キットは**15分**でA型とB型が確定診断できる．迅速診断キットの診断は，発症**48時間以後は陽性率が極端に低下**する．同時に診断キットは**発症後半日以内も感度が低い**〈発症6時間以内の症例ではその感度は70％程度〉ので，サンプル採取のタイミングには注意がいる．検体の採取は，**鼻腔拭い液の方**（80％前後）が，咽頭拭い液（60％前後）よりも陽性率が高いといわれている．年齢が高いと検出率が低くなるのは成人は抗体を持っているため，ウイルス排出量が概して少ないからである．

臨床診断に基づく診断とキットの判定結果の**一致率は6〜7割**にとどまるといわれる．それ故，迅速診断が陰性であっても，インフルエンザの流行の最中にインフルエンザ様の症状を呈した患者であれば，**臨床的に判断**してインフルエンザの可能性を考え，**抗ウイルス薬投与を考慮すべきである**．発症早期に陰性であれば，疑い例では翌日にもう一度検査して陽性になれば抗ウイルス薬を投与するという手もある．

5）治療：抗インフルエンザ薬の使い方
（1）抗インフルエンザ薬

インフルエンザ迅速診断キットで陽性と判定された場合は，ほぼインフルエンザと確定診断できるので，アマンタジン（シンメトレル®）や，**ノイラミニダーゼ阻害薬であるオセルタミビル（タミフル®），ザナミビル（リレンザ®），ペラミビル（ラピアクタ®），ラニナミビル（イナビル®）**等の抗インフルエンザ薬が第一選択となる．アマンタジンを除いたオセルタミビル，ザナミビル，ペラミビル，ラニナミビルはウイルスが持っているNA（ノイラミニダーゼ）というタンパク質の阻害薬である．**NA阻害薬は感染細胞からのインフルエンザウイルスの放出を阻害して増殖を抑制することで気道のウイルス感染を防ぐ**．

流行しているA型インフルエンザ（H3N2）

の多くはアマンタジン耐性型である．NA 阻害薬に関しては，従来，基礎的な検討では耐性ウイルスは出現しにくいとされていた．しかし，近年ではオセルタミビルやペラミビルに耐性を示すウイルスの出現が確認された．このような状況にあっては，薬剤耐性が疑われたらまずザナミビルやラニナミビルを第一選択とするのが現状では妥当である．NA は A 型にも B 型にも存在するので，NA 阻害薬は A 型ウイルスにも B 型にも有効である．

（2）効果

ノイラミニダーゼ阻害薬の感染防止の効果は，ウイルス量が最高に達する**発病 48 時間以内（理想的には 12 時間以内）**なら数時間ですうっと解熱し楽になる人が多い．阻害薬の**発熱期間 1〜2日の短縮**，1℃あるいは 0.5℃の解熱効果は客観的に証明されている．小児では異常な言動や脳症は発症から 1，2 日が一番起きやすいので，インフルエンザと診断したら，抗インフルエンザ薬は早期に投与を開始した方がよい．

インフルエンザは，48 時間を超えるとウイルス増殖のピークが過ぎ，自然治癒のステージに入る．48 時間超の場合は抗ウイルス薬を使用しなくとも，十分な体力と免疫力があれば，安静と休養により 90％は 3〜5 日のうちに回復するともいわれる．だから安易に抗インフルエンザ薬の服用に流されず，抗インフルエンザ薬が本当に必要か十分検証して投薬する．必要なければ成人では**解熱剤などによる対症療法を行うだけで十分である**．

（3）投与法

抗インフルエンザ薬は原則 **5 日間**投与する．投与法は**オセルタミビルは 1 回 100 mg で 1 日 2回（小児には体重 1 kg あたり 5 mg／日，分2）**．オセルタミビルは経口剤，**ザナミビル（1回 2 ブースター，2 回／日）**．ザナミビルは吸入剤という特徴を持つ．B 型インフルエンザにはザナミビル（リレンザ®）が効果的だといわれる．オセルタミビルでは消化器症状，ザナミビルで気管支攣縮がみられるものの，副作用（腹痛 7％，下痢 6％，嘔気 4％）も少ない．加えて予防効果

も認められる．

2010 年 10 月には 1 回で治療が完結する**吸入型ラニナミビル（イナビル®）〈10 歳未満 20 mg,10歳以上 40 mg 単回吸入〉，非経口の新規抗インフルエンザ薬として静注薬ペラミビル（ラピアクタ®）**が発売された．これらはともに長時間作用型のノイラミニダーゼ阻害薬に分類され，全行程1 回の投与で十分な効果を示す．静注薬は経口摂取が十分できない乳幼児や高齢者に対して第一選択と考えられる．ペラミビルは重症で経口薬の効果が期待できない場合に限り入院させた上で使用する．**長期作用型吸入薬ラニナミビル**は 1 回の吸入で治療が完成し，ザナミビルよりも良好な服薬コンプライアンスが期待できるが，一度だけの吸入なので，吸入の仕方などに細心の注意が必要である．取りこぼしは許されない．そこで吸入薬の使用にあたっては，医師や薬剤師による吸入法の指導がきわめて重要になる．

服用後に「飛び降りる」「走り出す」などの異常行動が複数報告されたことを受け，タミフル®は現在は**10 歳代のインフルエンザ患者には原則禁止**となった．市販のかぜ薬の成分エフェドリンとカフェインをタミフル®と一緒に飲むと行動に異常をきたすことがあると報告されている．

対症療法としては，咳止めやのどの炎症を抑える薬のほか，熱が下がらないときは解熱剤を飲む．解熱剤は必要な場合は**アセトアミノフェンを10 mg/kg** で頓用する．アスピリンとライ症候群脳症の関係が疑われ，現在は 15 歳未満のインフルエンザ患者に**アスピリン**は使わない（水痘でも同様）．小児用バファリン®はアスピリンであるし，総合感冒薬として使われる PL 顆粒にもサルチルアミドが入っており，体内での代謝はアスピリンと同じであるので使用を控えた方がよい．小児のインフルエンザでは，**ジクロフェナクナトリウムおよびメフェナム酸**（ポンタール®）の投与も禁忌である．通常，小児では成人用の解熱薬は飲ませないと覚えておく．飲ませるなら「小児用」と明記してある薬にすべきである．肺炎など細菌による二次感染を防ぐための抗生物質も必要があれば処方する．母親がインフルエンザに罹患していても，母乳を介してインフルエンザウイル

スが乳児に感染することはないため，授乳しても
かまわない．

（4）休養期間

インフルエンザは解熱後2日間，感染後5日間は50%以上でウイルスが検出される．そこで登校基準としては最低発病後5日間とプラス解熱した後2日を経過するまで出席停止とする．発病後5日間は他の人への感染性が認められるからである．学級閉鎖については，クラス内感染率が10%に到達する前の段階で，4日間実施することが望ましい．場合によって，流行時には4日間の臨時休校も有効である．

家族内感染とは，同一家族における最初の罹患者と第2罹患者の発症間隔が7日以内の場合（同日に2人の発症があった場合を除く）をいう．アマンタジンでは3割近くで再発熱（解熱後，再び37.5℃以上になった症例）が出るが，再発熱は耐性ウイルスの発生が原因だと考えられている．抗ウイルス薬を投与し3日位様子を見て，それでも発熱が続いた場合には二次性細菌感染への対処も考える．

6）予防

厚労省はインフルエンザの予防に，①十分な栄養と休養，②人混みを避ける，③室内の乾燥に気をつける，④マスクを着用する，⑤手洗いとうがいを励行する，の5項目をあげている．疲れているときや睡眠不足の時に外出すると，インフルエンザに非常にかかりやすくなる．ストレス，栄養不足や偏食などが重なるとかぜをひきやすくなる．インフルエンザウイルスは湿気に非常に弱いので，室内では加湿器などを使って適度の湿度を保つ．また，外出時の服装を注意してもらうことやマスクをしてもらうことが大切である．マスクをすると子どものインフルエンザの発症率は1/5に抑えられるという報告がある．N 95マスクは直径0.3μmの粒子を95%以上通さないという規格品である．

インフルエンザ感染防御におけるマスク着用の意味は，飛沫感染予防にある．飛沫とは，患者の咳やくしゃみなどによって飛散する直径5μm

以上の液の粒子である．水分を含んだ飛沫はそれ相当の重さがあり1m以上飛散しない．したがって，咳やくしゃみをしている患者と近距離（1～2m以内）で直接話などの行為をしない限り，マスクを着用する意味は大きくないと思われるが，マスクを装用する意味は保菌者が意図的に感染拡大を断ち切る強い見方の他に，のどの保温保湿効果で，自らの抵抗力を高めることにもある．

インフルエンザはのどや鼻の粘膜にぴったりと付着し，数秒から数分で細胞内に入り込んでしまう．このため，うがいでウイルスを洗い流すのは難しいが，のどを湿らせて痛みを和らげ，合併症を引き起こすような細菌の感染を防ぐことはできる．うがいは病原菌を減らすのが目的なので，水道水で十分である．インフルエンザは飛沫感染なので手洗いの効果もそれほど期待できないが，これも細菌の侵入を阻止する効果はある．

人は5分間に3回は無意識に鼻を触るともいわれる．接触感染を防ぐ意味でも首から上に手をもっていかないように気をつけることも大切である．

7）ワクチン
（1）ワクチン接種の実際

インフルエンザワクチンの接種は個人レベルでの発病阻止，つまり個人免疫を高めることに有効である．高齢者ではインフルエンザにかかると肺炎が重くなりやすいので，肺炎球菌ワクチンの活用を呼びかけるのも推奨できる．

現行のワクチンはA香港型，Aソ連型，B型の3種が混合された3価の生ワクチンである．それぞれのインフルエンザが持つ赤血球凝集素（H）に対する抗体，赤血球凝集阻止抗体（hemagglutination inhibition：HI）を人工的に造るのがインフルエンザワクチンである．ウイルスは非常に変異しやすく，ワクチンで抗体を作っても，変異すれば予防効果が落ちる．インフルエンザウイルスは，毎年少しずつ変異し性質を変えて襲ってくるので，ワクチンは毎年接種しなければならない．秋に流行するインフルエンザは春に芽生える．それと世界的流行の状況をみて，その年の流行を予測し，ワクチン製造に着手するが，

大体は前の年の流行ウイルスから作成する.

ワクチンは接種したからといって100％インフルエンザにかからずにすむということではない. ワクチンの**有効率はＡ型インフルエンザに対しては70％，Ｂ型インフルエンザに対しては45％**である. 一般に，Ｂ型株はＡ型株に比べてワクチン接種者の抗体価の上昇が悪い. だから，必ず打ったからかからなくなるとか，打っていなければ必ずかかるということではない. しかし，インフルエンザの予防接種を受ければ，インフルエンザ様疾患の**罹患率は約1/3**に抑えられる. そのことはワクチン接種を勧めるうたい文句だが，その一方で，インフルエンザによる**死亡を約80％阻止するので重症化予防にも有効である**. 1歳以上6歳未満の幼児での発病阻止効果は20〜30％位だが，肺炎で入院するリスクを1/3，死亡するリスクを1/5位に減らすことができるともいわれるので幼小児にも勧めたらよい. このようにワクチン接種は接種者自身をインフルエンザから守るメリットだけでなく，その家族や周囲の人を発病から守ることにもなる（indirect protection）.

（2）予防接種効果と副作用

ヒトのウイルスに対する感染防御機構には**細胞性免疫**のほかに，ウイルス感染が起こる際の第一線のバリアとなる**粘膜免疫系（IgA抗体による）**と，全身にウイルスが入ってきた段階でこれらを排除しようとする**全身免疫系（IgG抗体による）**の2つのシステムがある.

現在のインフルエンザ皮下接種ワクチンでは主に血中の中和抗体である免疫グロブリンIgG抗体の誘導はみられるものの，感染防御に有利な分泌型IgA抗体の誘導はみられない. **いまのワクチンはインフルエンザの感染予防を目的とするものではなく，発症予防，重症化予防を目的としている所以である.**

インフルエンザウイルス感染により誘導される気道粘膜の分泌型IgA抗体は，感染前の粘膜上で感染を防御し，さらに変異株に対する交叉防御能が高い. また，抗体誘導部位が気道粘膜にとどまらず全身の粘膜で誘導される（汎粘膜免疫機構）のがこの粘膜免疫の特徴である. 感染防御に有効な分泌型IgA抗体をワクチンにより誘導する方法が**粘膜ワクチン**である. ワクチンで粘膜免疫を誘導するためには，例えばワクチンを鼻などの粘膜に投与する必要がある. この経鼻ワクチンの最も大きな利点は，ウイルスの侵入門戸となる気道粘膜で分泌型IgA抗体の産生を誘導することである. 経鼻ワクチンの導入は今後の課題である.

インフルエンザの予防接種は効果がでるまで**2週間程度**かかり，効果の**持続は5か月程度**である. インフルエンザの流行を考えると，**10月から12月上旬までに接種しておけば翌年の3月まで効果が期待できる**.

高齢者では，インフルエンザにかかった際の免疫の記憶が残っているので，1回接種で抗体価は十分に回復する. 一方，乳幼児のほとんどは罹患の既往がなく，1回接種では抗体価は十分に上がらないので，**約2〜4週間間隔で2回接種**する. ただし，インフルエンザ罹患により，インフルエンザウイルスに対して初期化されれば（通常日本では**12歳まで初期化**されるといわれる），1回の接種で免疫がブーストされると判断し，ワクチンは1回接種でよいとされる.

2011年より小児おけるワクチンの摂取量が世界標準量に増量された. **生後6か月から3歳未満が0.25ml に，3歳以上が成人と同じ0.5ml になった**.

現在の制度だと，インフルエンザワクチンは任意予防接種だが，国の勧奨により国民が「努力義務」として，かかりつけ医などで受ける「**個別接種**」としての位置づけである. 65歳以上の人では一部公費負担となっている.

インフルエンザの健康被害は年齢を問わず，さまざまな**基礎疾患を持ったすべての患者や65歳以上の高齢者，乳幼児や妊産婦，医療・福祉スタッフは high risk group** だから，そのような人たちには WHO（世界保険機構）は（11月に入ったら）ワクチンを積極的に受けることを勧めている.

現在ワクチン接種に伴う**副作用は，局所の腫脹が7〜8％程度，ごく少数例に微熱がみられる程度で非常に少ない**. またその多くは一過性で，2

～3日で消失する．ワクチン接種後の局所の5 cm程度の発赤腫脹は大人では10～15％程度ある．幼児ではもっと少ない．通常は3～4日で軽快する．稀に腋窩リンパ節腫脹を伴う．

インフルエンザのワクチンは鶏卵を使っているが，入っている卵の成分はごく微量で，卵アレルギーのある子へのワクチン接種でも重い副作用を起こすほどの量ではない．しかし，明らかな発熱（通常37.5℃を超える場合）を呈する者，アナフィラキシーショックを経験した者などは接種を見合わせるべきである．

（3）抗インフルエンザ薬の予防投与

予防接種を受けていない患者の抗インフルエンザ薬の予防投与に対しては，**家庭内で感染がみられたときにオセルタミビル予防投与**を行うよう提言されている．インフルエンザウイルス感染症患者に接触後48時間以内に予防投与を開始する．13歳以上に対しては**1カプセル（75 mg）1日1回，投与期間は7～10日間，リレンザ®は5歳以上に対し1回1ブリスター（10 mg）1日1回10日投与**で，予防投与は保険がきかないため全額自己負担になる．**オセルタミビル75 mg1日1回内服でのインフルエンザ発症防止効果は85％**と報告されている．予防投与であれば，1日投与量は治療量の半量なので抗ウイルス薬を4～6週間使用したとしても問題となる副作用はないとされる．受験生の健康対策として有用である．

8）新型インフルエンザ
（1）大流行（pandemic）とは

新型インフルエンザウイルスが出現して世界的に大規模な流行を引き起こすことをいう．人類は前世紀，pandemicを3回経験した．1回目は1918年の**スペインかぜ**で，世界中で2,000万人以上が死亡した．日本でも1918年10月から1919年2月までの4か月間に，報告されているだけで26万人が死亡した．2回目はそれから約40年後の1957年に出現した**アジアかぜ**で，さらにはその約10年後の1968年に出現した**香港かぜ**であり，これは現在も続いている．

新型インフルエンザには，人類全員が免疫のない状態であるから，理論的には国民の100％が罹患発病するが，実際には**人口の25％が発病すると予測**して対策を立てるとすると，計算上は日本では約3,000万人が発病することになる．毎年，日本では人口の5～10％（約600～1,200万人）のインフルエンザ患者がでているので，その約3～5倍という大きなインパクトを社会に与えることになる．

しかし，米疾病予防管理センターは，60歳以上の3割が新型のブタインフルエンザに対する免疫を流行前から持っていたと報告した．日本でも，国立感染症研究所などの研究では，90歳以上の5～6割が免疫を持っていたと報じた．この人たちは1918年頃スペインかぜにかかった人らしい．

通常のインフルエンザの死亡率は0.05～0.1％程度なので，毎年の流行で600万人が発病すると，3,000～6,000人程度の死者がでることになるが，新型インフルエンザだと死亡率が上昇し，死亡率を0.1～0.3％と見積もると3万～9万人の死亡者がでることになる．

しかし，過去の3大パンデミック（スペインかぜ，アジアかぜ，香港かぜ）にしても，季節性インフルエンザの流行にしても，同じ地域の流行は1か月もたてば収束している．それからするとインフルエンザの**猛威は1か月**で終わるし，感染しても治療を受けて回復すればすぐに社会復帰できると予測される．

現在，**鳥インフルエンザ（A/H5N1）**の鳥類間の流行がみられる．鳥インフルエンザウイルスとヒトインフルエンザウイルスの間の遺伝子組み換え，あるいは鳥インフルエンザの遺伝子に直接変異が起きることによって，ウイルスがヒトからヒトへ効率よく感染するようになったとき，そのウイルスはヒトが抗体を準備していないウイルスであるから，この新型ウイルスはパンデミックを引き起こす（**表4**）．その場合，このウイルスの致死率はスペインかぜと同程度の致死率2.0％と想定すると，国内で最大200万人が入院し，最大64万の死者がでると試算されている．さらに，何の対策も講じなかった場合，全国の企業などで最大40％の従業員が欠勤し，大幅な物資の不

表4 過去のインフルエンザパンデミックの5つの特徴

1. ウイルスの亜系の変異
2. 若年層での高い死亡率
3. パンデミックの継続的な波
4. 季節性インフルエンザよりも高い伝播性
5. 地理的な差による被害の違い

MAミラー（米国立衛生研究所：NIH）

足，物流の停滞が起きるとの予測もあり，パンデミックに向けた体制の構築は不可欠とされる．

鳥インフルエンザの症状は，重いインフルエンザというよりも重い肺炎と考えた方がよい．それプラス，いわゆる**サイトカインストーム**といわれるが，全身の臓器障害（肝機能障害，血小板減少，白血球減少等）を起こして，**50%以上の高い死亡率**となる恐れがあるともいわれている．小児と若い成人にも犠牲者がでることも，新型インフルエンザ，すなわち鳥インフルエンザの特徴であるとみなされている．

（2）新型インフルエンザ対策

現在のインフルエンザ迅速診断キットではA／H5N1はA型インフルエンザとして検出されるが，従来のインフルエンザとの鑑別はできない．

プレパンデミックワクチンという言葉がある．例えばH5N1ウイルスからパンデミック（世界的大流行）が発生した場合，そのH5N1の抗原性は変化している可能性が高い．したがって，パンデミックが発生した際，従来のプレパンデミックワクチンがそのウイルスに効果があるかどうかは不明である．パンデミックが起きた場合は，その時点でのウイルスを使用し製造されたパンデミックワクチンが必要となる．とすれば世界のどこかで新型インフルエンザのヒト−ヒト感染が始まってからパンデミックワクチンが完成するまでに，少なくとも6か月かかるのは問題である．

しかし，新型インフルエンザはすべてA型インフルエンザなので，**ノイラミニダーゼ阻害薬**は有効である．したがって新型インフルエンザ対策としてノイラミニダーゼ阻害薬の備蓄が必要である．

9）デング熱
（1）病因・症状

デング熱はヤブ蚊（**ヒトスジシマカ**）に刺されることにより感染する感染症．病原体は**デングウイルス**．デング熱の主な症状は，**通常3〜7日の潜伏期後に突然発症する高熱（38℃以上）で，症状は発熱，発疹，痛みが3主徴である**．ときに頭痛，眼痛，顔面紅潮，結膜充血を伴う．発疹は解熱傾向とともに出現し，骨関節痛・筋肉痛など，その痛みはかなり激しく，流行地ではbreak-bone feverとも呼ばれる．咽頭痛，咳，鼻汁といった上気道症状は，通常伴わない．

発病数日で白血球減少とともに急激に**血小板減少**（10万以下を目安に）をきたす．

（2）診断

症状だけで診断することは難しいため，デング熱の発生状況に関する時・場所・人の確認が必要．解熱前後（発症4〜7日）は急激な血小板減少をきたし，**出血症状**（点状出血あるいはターニケットテスト陽性）あるいは**皮疹**（島状に白く抜ける麻疹様紅斑）など重症化のサインを見逃さないようにする．

デングウイルス感染の確定診断としては，病原体診断としてはウイルス遺伝子検査，血清学的診断としてはIgM補足ELISA法，IgG ELISA法，中和抗体法が一般に用いられる．

（3）治療

輸液を十分に行うようにアドバイスする．対症療法が主体．アスピリンや非ステロイド性抗炎症薬は出血や出血傾向を助長するために禁忌．

ただ，**デング熱に罹患しても50〜90%は無症状で，発症しても大半は重症化せず治癒する**ことから，「過剰に恐れる必要はない」と患者に話す．デング熱は**4類感染症疾患**に分類されるため，診断した医師は直ちに最寄りの保健所に届け出る．

ヒトスジシマカの活動範囲は50〜100m程度で，日中，屋外での活動性が高い．国内のヒトスジシマカの活動時期は5月中旬から10月下旬まで．

デング熱に有効なワクチンはないため，予防は蚊に刺されないように注意することが重要である．

第2章　感染性鼻副鼻腔炎（infective rhinosinusitis）

1 急性鼻副鼻腔炎

1）病態

急性鼻副鼻腔炎は，耳鼻咽喉科領域では最も頻度の高い炎症性疾患である．原因には，ウイルスや細菌による感染性の炎症を主体とするものと，アレルギー性の炎症を主体とするものに大別されるが，両者が混在するものも少なくない．2010年に日本鼻科学会より急性鼻副鼻腔炎の診療ガイドライン，2015年に追補版が出されているが，それによると「急性に発症し，**発症から4週間以内の鼻副鼻腔の感染症で，鼻閉，鼻漏，後鼻漏，咳嗽といった呼吸器症状を呈し，頭痛，頬部痛，顔面圧迫感などを伴う疾患**」を急性鼻副鼻腔炎と定義している[3]．

一般には，インフルエンザ，パラインフルエンザ，ライノウイルス，コロナウイルス，アデノウイルスなどによるかぜ症候群の一分症として発症する．洞内の粘膜に炎症が起こり，粘膜の浮腫，それに伴う自然口の閉塞，粘膜線毛輸送機能低下による分泌物の排泄低下，排泄低下による貯留によって細菌感染ないしはその増殖が起こりやすくなる．ウイルス感染のあと5日〜1週間位して細菌感染を引き起こし症状を増悪させる．罹病期間は**通常1か月以内**で二次（細菌）感染を起こし，特に副鼻腔炎症状が強いものを急性副鼻腔炎という．そして，医師の診断を受けることになる．病院を受診する際には**小児急性副鼻腔炎の85％は細菌性で，12％がウイルスと細菌の混合感染であった**という報告がある．二次感染起炎菌としては小児，成人とも**肺炎球菌約40％**が最も多く，次いで**インフルエンザ菌（無莢膜型）約40％**であり，これらが全検出菌の70〜80％を占めている．第3位が**黄色ブドウ球菌．モラクセラカタラーリス菌**も10％前後の検出率である．副鼻腔炎では時にう歯，歯周病などが原因となることがある．悪臭を訴えるもの，特に歯因性ものは**嫌気性菌**感染を疑う．

副鼻腔炎の遷延化，慢性化に伴いインフルエンザ菌の関与が上昇する．

年齢別にみると，年齢が下がるほど肺炎球菌，インフルエンザ菌，カタラーリス菌の3菌種の占める割合が高く，年齢が上がるにつれ黄色ブドウ球菌が増加し，インフルエンザ菌，腸炎球菌，カタラーリス菌は減少してくる．薬剤耐性菌が急増しており肺炎球菌に占めるペニシリン耐性株（PRSP，PISP）が約50％，マクロライド耐性株が約80％，インフルエンザ菌はβ-ラクタマーゼ非産生型アンピシリン耐性株（BLNA）が約50％以上を占めており，抗菌薬治療に抵抗性を示す症例が近年増加している．この**耐性菌の検出頻度は近年5歳以下の小児で多い傾向**がある．鼻粘膜は発赤腫脹，線毛機能低下，粘液分泌増加をきたすが，ひとたび二次感染が起こると鼻漏は黄色調を帯びる．

かぜに併発する感染性副鼻腔炎は両側性で，篩骨洞炎が主である（**図5**）．片側性に発症する副鼻腔炎は，局所的因子が原因として関与することが多い．例えば，歯性上顎洞炎は一側の上顎洞炎の形で発症する．これは第1小臼歯〜第3大臼歯のう歯根が上顎洞内に露出し，そこに歯周炎が波及して感染したものだからである．**歯性疾患による急性副鼻腔炎は約20％**にみられる．

2）症状・診断

副鼻腔における急性炎症の多くは急性鼻炎に引き続き生じ，そのほとんどが急性鼻炎を伴っている．急性鼻炎では鼻腔内乾燥期，漿液分泌期，膿分泌期を経て1〜2週間で治癒に向かう．急性副鼻腔炎は臨床症状，鼻内所見，画像診断から診断される．急性副鼻腔炎では鼻閉，膿鼻漏，後鼻漏などの局所症状，発熱，頭重感，頭痛・顔面痛な

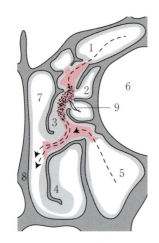

図5 ostiomeatal unit（自然口ルート）
1：前頭洞，2：篩骨洞，3：中甲介，4：下甲介，5：上顎洞，6：眼窩，7：鼻腔，8：鼻中隔，9：篩骨漏斗（黒点の範囲．各副鼻腔からの排液路が交わるターミナル）

どの症状が強く現れる．急性副鼻腔炎では鼻粘膜の発赤，腫脹は重症度との相関は低い．急性副鼻腔炎では，一般に罹患洞に一致した部分に痛みを感じるほか，投射痛がある．上顎洞では目の奥に痛みを感じることがある．慢性副鼻腔炎では急性増悪時を除き，顔面痛は稀である．小児の場合は，夜間に多い湿性咳嗽が鼻副鼻腔炎を診断するうえで，臨床上のポイントとなる．

X線検査で副鼻腔に混濁陰影を認める．**かぜ症候群でも一過性の副鼻腔炎により副鼻腔粘膜の肥厚や浸出液貯留が約80％に存在する．**

前鼻鏡検査では膿汁や浮腫が中鼻道に認められる．歯性上顎洞炎では悪臭のある膿鼻漏，原因菌の歯痛・叩打痛，頬部腫脹が特徴的である．嗅覚障害は一過性で，発熱は一般的に軽度で，高熱の続く場合は合併症を疑うべきである．

急性副鼻腔炎は発症から4週間以内とされており，症状が3か月以上持続している場合には慢性鼻副鼻腔炎と分類されることが多い．

3）治療

急性副鼻腔炎はかぜに引き続き発症し，発症当初はウイルス感染が主体とされることを考えると軽症例に対しては抗菌薬非投与で経過を観察することが望ましい．膿鼻漏がみられるような急性鼻副鼻腔炎に対して日本鼻科学会のガイドラインは，成人例に対しては高用量の**ペニシリン系抗菌薬（AMPC，ABPC），もしくはセフェム系抗菌薬（CDTR，CFPM，CFTM）**の使用を推奨している．抗菌薬の投与，5日後の判定で効果がみられない場合，もしくは重症例では，高用量での投与，ないしはレスピラトリーキノロン，アジスロマイシン（AZM）の内服，セフェム系の抗菌薬（CTRX）の点滴が推奨されている．また，中鼻道の粘膜を収縮させて上顎洞自然口の開大を行うことは効果的とされている．難治化する場合には，鼻洗浄を頻回に行い，さらに自宅でも鼻汁吸引を指導する．

小児例に対する第一治療薬はやはりペニシリン系抗菌薬の常用量投与とされている．検査から肺炎球菌の耐性菌の感染が疑われる場合，初回から高用量の投与を考慮すべきである．改善のない場合や重症例には，感受性を考慮してセフェム系抗菌薬（CDTR，CFPM，CFTM）の常用量〜高用量への変更，経口カルバペネム系抗菌薬（オラペネム®）の常用量への変更を検討する．

2 慢性鼻副鼻腔炎

1）病態

慢性副鼻腔炎の定義は世界的に承認されたものがなく，本邦では，「**8週間以上持続または漸次悪化し粘性または粘膿性鼻漏を訴え，X線上副鼻腔に陰影を認めるもの**」を慢性副鼻腔炎と定義している（**鼻副鼻腔炎の診療ガイドライン**）[4]．副鼻腔に起こる慢性炎症だが，多くの場合，鼻粘膜の炎症を伴うので欧米では chronic rhinosinusitis **慢性鼻副鼻腔炎**と呼ばれている．

欧州の調査では，全人口の3〜4％が罹患していると推定されているように，慢性副鼻腔炎は罹患率の高い疾患である．慢性副鼻腔炎の成因としては，細菌，ウイルス感染により急性鼻副鼻腔炎を生じ，それに局所的要因や全身的要因が加わり，炎症が遷延化して慢性炎症へと移行すると考えられている．その病因は単一のものではなく，多くの因子が複雑に絡み合っている．

全身的因子としては，免疫力の低下，遺伝的素因，アレルギー，線毛機能不全，気候・栄養・衛

生・大気汚染（生活環境的要因）などがあげられる．

局所的因子は副鼻腔の解剖学的形態と特に副鼻腔の開口部の形態と機能（局所解剖学的要因）が関与し，**自然口の閉鎖**は洞の排泄機能を妨げ，副鼻腔の自浄作用不全の原因となる．副鼻腔炎の罹患頻度が高いのは上顎洞，前部篩骨洞である．前頭洞の自然口は前部篩骨洞（中鼻道）に開放している．中鼻道で自然口がある場所は解剖学的に複雑な形態をしていてそれゆえに ostiomeatal unit（OMU）と呼ばれる（図5）．そして中鼻道あたりの鼻腔に炎症や鼻茸などが生じると自然口が狭窄や閉鎖されやすく，分泌物の鼻への排泄が阻害されることになり副鼻腔炎が生じる．鼻中隔弯曲やアデノイド肥大などがあればその動きが加速される．

洞内に停滞した分泌液中にはタンパク質分解酵素，種々の化学伝達物質，免疫複合体，細菌由来物質が含まれており，これらが組織障害を起こし**粘液線毛機能障害**が生じる．粘液線毛機能の低下は洞内の**分泌物の停滞**につながる．炎症による鼻副鼻腔粘膜の浮腫，腫脹はさらなる洞の換気不全を惹起して洞への分泌物停滞を助長し，副鼻腔内に貯留した分泌物への細菌感染などでさらに炎症が重症化・遷延化する．それにより**悪循環が形成され慢性副鼻腔炎が発症する**（図6）．したがって，慢性副鼻腔炎の治療は副鼻腔の換気障害の改善，貯留液の除去，消炎が中心となる．このように慢性副鼻腔炎においては多くが**自然口の狭窄・閉塞から始まり，遠心性に前部篩骨洞，さらに前頭洞や上顎洞の炎症を引き起こす．最も罹患頻度の高い副鼻腔は上顎洞で，次いで篩骨洞である．**この慢性副鼻腔炎には鼻茸を伴わないものと，鼻茸を伴うものがある．

今日，副鼻腔炎は化膿型は減少し，アレルギー型が増加して，病変の軽症化がうかがわれる[5]．**副鼻腔炎にアレルギー性鼻炎を持つものは小児で約50％**，成人で約25％，あわせると約35％にみられる．アレルギー性炎症があれば，鼻炎により副鼻腔粘膜の肥厚が進行して鼻腔への洞の出口がふさがれ，細菌感染を起こしやすくなり，アレルギー性鼻炎から副鼻腔炎が誘発されるということ

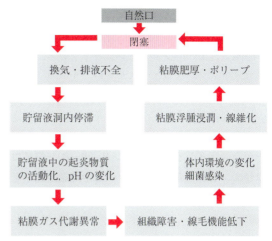

図6 自然口の閉塞を起点とした慢性副鼻腔炎の成立

は十分推測されるされるところである．

片側性の単独の慢性上顎洞炎は，歯の病巣が強く関与する．これは大臼歯の根尖部が上顎洞の洞底部と非常に近接した関係にあるため，根尖病巣が上顎洞に波及しやすいためである．

2）慢性気道感染症の病原菌

急性気道感染症は，正常な防御系を持つ健常者にも成立するが，慢性気道感染症は全身や気道の防御機構が低下，破綻しているケースに起こると考えられる．

その慢性炎症病態のメカニズムの一端は，本来気道は無菌だが，気道の防御機能が低下していると，種々の細菌が侵入し，定着しやすくなることにもよる．

慢性副鼻腔炎の上顎洞検出菌は急性の場合とは異なり，急性では複数の菌種が検出されることが多い一方，慢性副鼻腔炎では3割以上で菌が検出されない．

グラム陽性菌では**黄色ブドウ球菌**，特にメチシリン耐性黄色ブドウ球菌（MRSA），**肺炎球菌，モラキセラカタラーリス，インフルエンザ菌，グラム陰性菌**では緑膿菌，プロテウス属，クレブシエラ属の検出が多くなる．小児副鼻腔炎の鼻汁からの検出菌は，慢性でも肺炎球菌，インフルエンザ菌，モラキセラカタラーリスが3大検出菌である．とりわけ，モラキセラカタラーリスは低

年齢児ほど高頻度に検出される.

嫌気性菌の検出率も慢性副鼻腔炎では高く，無芽胞嫌気性菌のペプトストレプトコッカス，ペプトコッカス，バクロイデスが多い.

これらの菌はさまざまな外毒素を産生し，気道の線毛運動を阻害して菌の排除を抑制し，菌の定着を促進する．また，気道上皮やマクロファージを刺激し，**インターロイキン8（IL-8），ロイコロリエンB4（LT B4）などの好中球遊走因子を過剰に産生**させ，それによって好中球が気道に持続的に集まってくる．元来，好中球は菌に作用して生体に防御的に働くが，過剰に集積し，活性化されることで，**エラスターゼや活性酸素が多く放出され，結果的に気道組織を障害**する．その結果，気道環境の悪化，**菌から見ると棲息するのに"都合のよい環境"が形成**され，感染が一層増幅され病態の悪循環が進んでいくことになる.

慢性副鼻腔炎の再燃を起こしやすい人というのは，副鼻腔炎を起こしやすい解剖学的構造や，不可逆性の病変が残存している，要するに治りきっていない状況が存在するケースが多い．そこが慢性副鼻腔炎の大きな特徴といえる.

3）鼻腔形態異常に起因する鼻副鼻腔炎（mechanical rhinosinusitis）

鼻腔内形態異常といわれるものは鼻腔の両側壁の偏位ではなく，一方の側壁と鼻中隔との間に構成される各々片側の鼻腔形態異常によるものである．鼻腔形態異常は鼻腔通気障害を招き，鼻粘膜を乾燥させ，線毛機能を弱める．したがって鼻茸や鼻中隔弯曲症にみられる鼻腔形態異常はそれ自体鼻・副鼻腔炎の要因となるし，自浄作用不全は鼻・副鼻腔炎の増悪因子ともなる．鼻中隔が一方に弯曲していると，反対側の鼻甲介は代償性に肥大している場合が多い．そこで，鼻中隔弯曲がある凸側も，反対側の凹側も鼻漏の排出が悪くなり，副鼻腔の自然口の狭窄・閉塞をきたしやすい．しかし，通常は鼻中隔弯曲凹側に甲介腫大優位がみられて通気度不良が起こりやすく，篩骨洞，上顎洞病変も凹側優位がみられる.

このような鼻腔形態異常は鼻腔と副鼻腔との換気と排泄を損ねるので，飛行やダイビング中に副鼻腔内圧のアンバランスをきたし洞粘膜浮腫，激痛を招くことがある（気圧性副鼻腔炎）．気圧性副鼻腔炎は前頭洞や上顎洞に多い.

4）病理

慢性副鼻腔炎の病理所見には**浮腫型**，**浸潤型**（化膿型，肉芽型），**線維型**の3種の基本型とその**混合型**があるが，多くは混合型である．浮腫型では上皮の変性は軽度であり，杯細胞の増殖がみられる．固有層は高度の浮腫と好酸球の浸潤を多く認める．浸潤型は上皮の脱落，扁平上皮化生が認められ，同時に上皮内に細胞浸潤を認める．固有層にはリンパ球，形質細胞を主体とした非常に強い炎症細胞浸潤がみられる．線維型では上皮細胞の変性，脱落，扁平上皮化生などを認めるが，その程度は軽度のものから非常に強い病変のものまでさまざまである.

しかし，慢性副鼻腔炎の病的粘膜は不可逆性であることは少なく，その多くは換気と排泄の再獲得により正常化する可能性を有する．ほとんどの一側性副鼻腔炎では上顎洞の粘膜の炎症性変化も可塑性に富むので，上顎洞自然口を広く開放することによって上顎洞の炎症は消退に向かうことが期待できる．それゆえ慢性副鼻腔炎は自然口を広く開放する内視鏡下鼻内手術のよい適応である.

歯性上顎洞炎は一般に認められる上顎洞炎とほぼ同様な形態学的所見をとるが，その発症原因が鼻性感染由来か，歯の病巣の波及によるかの違いで多少異なった様相を呈する．歯の病巣の多くは**歯根端病巣（根尖性歯周炎）**であり，この病変が上顎洞粘膜の固有層側から上皮部へと波及するので，粘膜上皮の病変は鼻性の上顎洞炎と比べ時間的遅れが認められる．しかし，いずれの場合にもそれらの組織的所見には特異的な差はない.

5）診断

慢性副鼻腔炎では3か月以上にわたり粘性や膿性鼻汁，咳嗽といった呼吸器症状が持続する．問診は診断に重要である．症状，罹患期間，発症のきっかけを中心に十分行う．鼻閉，頬部痛，歯痛，頭重感，嗅覚障害，後鼻漏に注意する．そして診断で最も大切なのは鼻腔内の観察である.

鼻腔における鼻茸の有無，鼻汁の存在と性状，鼻汁流出経路を把握する．鼻茸や鼻漏が中鼻道経由のみであれば前篩骨洞，上顎洞，前頭洞などに炎症所見を有する前部副鼻腔炎で，逆に嗅裂のみの炎症所見であれば，後部篩骨洞，蝶形洞に炎症を有する後部副鼻腔炎が推測できる（**図7，図8**）．

現在では，**副鼻腔炎の診断はX線写真がなくては完全な診断はできない**．副鼻腔は解剖学的に複雑な部位であり，X線透過性の著しく異なる骨と軟部組織，さらに空気を満たす部位であり，診断しやすい写真を得るためにさまざまな撮影条件や方法がある．

副鼻腔の画像診断は炎症性疾患，腫瘍性疾患，顔面骨外傷が主な対象となる．頻度は副鼻腔炎が圧倒的に高く，第一に単純X腺撮影，次いで**CT**が施行される．まずは副鼻腔X線単純撮影で，上顎洞，篩骨洞，前頭洞の状態をスクリーニング的に調べる．CT，MRIは眼窩内，頭蓋内病変が疑われる場合や腫瘍性病変が疑われる場合，手術を考慮する症例に行い，その重症度の評価や腫瘍性病変の除外診断を行う．MRIは病変の性質や進展範囲の診断に有用で，MRIの信号強度，CTの骨破壊所見と合わせ画像診断は鑑別に重要な役割を持つ．

CTやMRIで腫瘍が否定できない場合は副鼻腔内部の観察や組織検査を行うためにも経鼻的内視鏡手術を行い，治療目的もあわせて副鼻腔を開放する．内部が充実性の腫瘤があれば組織検査を行う．

（1）単純X線検査（コールドウェル法 Caldwell法，ウォーターズ法 Waters法），上顎洞内造影撮影法（高濃度法，低濃度法－X-Ray Mucous-membrane Function Test（X-M.F.T），X線的機能検査法－リピオドール®使用）

副鼻腔の観察が主なものである．眼窩・頬骨なども同時にわかる．角度をつけて撮影することにより，わかりやすい洞が異なる．副鼻腔では正常では空気が入っているので，X線透過性であるが，粘膜が腫脹し，液体が貯留すれば透過性が減少する．洞の周辺の骨の輪郭に変化があるのも，何らかの病変があることを意味する．上顎洞を造影することにより，造影剤の排泄時間から粘膜線毛機能を知ることもできる．

（2）CT，MRI検査法

CTはどちらかというと骨などの硬い組織を詳

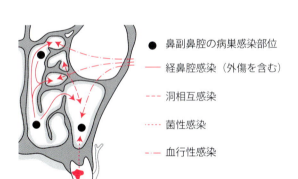

図7　副鼻腔炎の感染経路

● 鼻副鼻腔の病巣感染部位
─ 経鼻腔感染（外傷を含む）
--- 洞相互感染
⋯⋯ 菌性感染
-・- 血行性感染

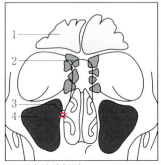
a．副鼻腔前額断

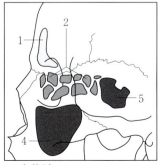
b．矢状断

図8　副鼻腔炎
1：前頭洞，2：篩骨洞，3：上顎洞自然口，4：上顎洞，5：蝶形洞．

細に観察するのに適しており，軟組織の違いを描出する能力はMRIより低いが，造影を加えると病変部のコントラストを上げることができ，膿瘍や腫瘍の観察に有用である．一方，MRIでは骨などの硬組織の信号は極めて低いが，軟組織では高いコントラストが得られ，CTではわずかな差異しかみられない組織の違いでも明瞭に描出し分けられることが多い．さらに，CT同様，造影も行うと，信号増強によって炎症がある領域や腫瘍を強調して描出することができる．

現在ではCT検査は鼻副鼻腔炎，外傷，腫瘍の診断には積極的に考慮すべき検査とされ，粘膜肥厚，貯留液，骨破壊の有無，石灰化病変，眼窩内病変や頭蓋内病変の診断に有効である．

鼻内に腫瘤を認めた場合，特に鼻茸が存在する場合には，まずCT検査を行い，鑑別診断を行う必要がある．鼻副鼻腔炎の鑑別すべき疾患として，鼻副鼻腔腫瘍，真菌症などがある．鼻副鼻腔腫瘍ではその疾患頻度を考慮すれば，鑑別診断で最も注意すべき疾患は**内反性乳頭腫，上顎癌**である．

副鼻腔炎の画像所見としては，急性の場合は粘膜肥厚，液面形成，慢性化すると粘膜肥厚，ポリープ・嚢胞の合併，骨肥厚・硬化がある．副鼻腔炎の診断に対するCTの使用は罹患洞や蜂窩を明確に診断できるため，薬物の治療効果の判定あるいは副鼻腔手術法の選択，さらには手術後洞の治癒状態の観察，副鼻腔炎の合併症である眼窩内膿瘍やさらに重篤な頭蓋内膿瘍などの診断にも有用である．特に保存的治療が無効で，手術治療を考慮する際には必須である．

CTの欠点としては歯の金冠などによりartifact

が生じること，被爆線量が多いなどの問題を考慮する必要がある．**MRI**は，病変の性質や伸展範囲の診断に有用である．

（3）超音波Bモード法

超音波は空気があると，その境界でほとんど反射されてしまい，正常の副鼻腔では上顎洞の後壁は描出されない．それに対し，洞内に貯留液や粘膜肥厚があると，反射されることなく後壁エコーが観察できる．典型的な膿汁貯留型慢性副鼻腔炎では**後壁エコー**が出現するので，この後壁エコーの有無により副鼻腔炎を診断する．

エコー下では洞内の詳細な病変は知ることはできないし，上顎洞が小さい例では偽陰性が起こりやすい．

上顎洞炎の治療効果判定，妊娠中などX線検査が行えない例の診断，嚢胞性疾患の診断などにエコーは応用できる．

（4）サッカリン移動試験（鼻腔内粘液線毛機能検査）

20％サッカリン顆粒を鼻入口部（鼻中隔または下甲介上面の粘膜で中甲介前端）に置いて，サッカリン顆粒が溶解して粘液線毛機能により運搬されて咽頭で甘味として認知されるまでの時間を測定する．正常範囲は30分までであり，この検査は線毛運動機能の臨床的，客観的測定に有用である．

▌コンビームCTについて

従来，主に歯科領域で使われていたコンビームCTは，2次元平面に配置された放射線感受装置を使用し，円錐状の放射線ビーム（通常のCTでは扇状ビーム）により3次元的データが得られる．このCTは通常のCTに比べて空間分解能が高く，被曝量ははるかに低いという利点があり，鼻副鼻腔領域でも，側頭頭骨領域でも，その有用性が報告されている．しかし，この方法は撮像範囲が相対的に狭く，散乱線によるノイズが高く，濃度コントラストが低いという問題があり，また本邦では坐位での撮影装置しかないので，低年齢小児での撮影は困難である．

第3章 感染性鼻副鼻腔炎の治療

慢性副鼻腔炎の治療にあたっては，**貯留した病的分泌物を排除する処置がきわめて重要であり，鼻汁吸引，鼻洗浄，上顎洞穿刺洗浄などの外来処置**（表5）や，ドレナージ手術である**鼻内視鏡手術が行われる**．薬物療法としては細菌感染に対する抗菌薬や粘液線毛輸送機能を回復させる粘液溶解薬などがあるが，慢性副鼻腔炎で中心になるのは多彩な抗炎症作用を有するマクロライド療法である．2～3か月の保存的治療を行い，改善しない場合，手術治療を勧める．

1 薬物療法

急性副鼻腔炎の保存的治療としては，一般的には抗菌薬の内服が推奨される．

急性副鼻腔炎の起炎菌の約7割は肺炎球菌とインフルエンザ菌なので，慢性副鼻腔炎の急性増悪時には，抗菌スペクトラムと組織移行性を考慮し**抗生物質はアモキシシリン，アンピシリンがまず選択される**．抗菌薬による治療を行うにあたっては，鼻内所見，発熱，鼻漏の性状，白血球数，CRP，副鼻腔ＸＰ等を指標として投与し，治療開始後3～4日で効果判定を行い，必要であれば抗菌薬の変更をする．細菌性副鼻腔炎であっても軽症例では7～8割は抗菌薬なしで軽快するともいわれる．それ故，今日，抗菌薬耐性の増加が公衆衛生上の脅威になっていることを考えると，慢性副鼻腔炎ではまず対症療法を行い，改善がみられないか経過中に悪化する場合に限り抗菌薬投与を開始することをガイドラインは推奨している．

鼻茸を伴う場合，再燃の場合の感染型慢性鼻副鼻腔炎にはガイドラインでは，**ステロイド局所投与**，生食による鼻洗が推奨されており，鼻茸を伴う好酸球性副鼻腔炎のような場合は，ステロイド内服も推奨されている．局所ステロイド薬の噴霧により，頭痛，顔面痛，鼻閉，鼻水，咳の緩和が見込め，特に鼻茸のある患者に対して有効である．本邦では未治療の鼻ポリープでは手術の代替療法として，または術後の再発予防を目的として局所**ステロイド療法を6～12か月行う**こともある．

粘膜の腫張をとり，通気性をよくして自然口を広げ排液を誘導するのが点鼻療法のねらいである．**血管収縮薬の点鼻薬は**2歳以下の乳児には禁忌とされており，年長児では倍以上に希釈して使用すれば副作用は必要最小限に抑えることができる．鼻粘膜腫脹抑制作用のある点鼻薬を用いれば，患児は呼吸が楽になるため夜間よく眠れるようになり，食事摂取量（特に飲料の摂取量）が増えるといった効果も期待できる．しかし，乳幼児では安易に血管収縮薬に頼るのではなく，電子レンジで温めたタオルで鼻をむしてあげ，鼻汁などを吸引除去してあげれば，それだけでも効果はあがるものである．

高張食塩水の点鼻は粘液線毛クリアランスを亢進させる．臥位で高張食塩水を左右の鼻に点鼻する"鼻うがい"も効果的である．慢性副鼻腔炎の症状緩和のため鼻洗浄または高張緩衝液スプレーの使用はガイドラインでは推奨されている．

表5 エビデンスに基づく慢性副鼻腔炎の保守的治療

Therapy	Grade of recommendation	Clinically relevant
鼻洗浄	A	Yes
局所ステロイド	A	Yes
抗ヒスタミン薬の併用（アレルギー患者）	A	Yes（かゆみ，くしゃみ，鼻汁があるとき）
マクロライド療法	A	Yes
短期間の抗菌薬服用	C	急性増悪時のみ
去痰剤	C	No
抗菌薬点鼻	D	No
PPI	D	No
ステロイド服用	D	No

（Scadding GK, et al.; Clin Exp Allergy 2008; 38(2) 260-275. より）

消炎酵素剤－タンパク質分解酵素（プロテアーゼ），ムコ多糖分解酵素剤（塩化リゾチーム，去痰剤）などの消炎酵素剤の治療効果は50～60％程度と報告されている．気道粘膜溶解薬は急性副鼻腔炎に対する効果は証明されていない．

抗ヒスタミン薬は急性副鼻腔炎を伴うアレルギー患者に多く用いられる．

1）マクロライド療法
（1）作用機転

マクロライド製剤であるエリスロマイシンやニューマクロライドの少量長期療法の有効性は，その抗菌作用にあるのではなく，ある種の**免疫調節作用**あるいは**抗炎症作用，気道分泌制御作用**にあるとされている．その本質には①粘液線毛輸送機能改善作用，気道粘膜を介する**過剰分泌抑制**，②**炎症性サイトカインであるインターロイキン8（IL-8）の産生抑制作用**，③リンパ球，マクロファージ等の**炎症細胞の浸潤抑制作用**，④バイオフィルム産生といった細菌機能の抑制，ウイルス感染に関連する抗ウイルス作用などがあると考えられている．その結果として，①臨床的に細菌の排除がなくとも疾患の改善がみられる，②感受性のない緑膿菌感染例でも改善がみられる，③抗菌作用の期待できない少量のマクロライドであっても有効なこと（血中最高濃度とMICからみて理論的にも殺菌的でない），④有効例と非有効例とでマクロライドの血中濃度に有意差がない，⑤正常の細菌叢を回復する作用があり，常在菌の正常化による病原菌の除菌が期待できる，などがマクロライド療法の利点としてあげられている．

慢性副鼻腔炎では，鼻粘膜あるいは副鼻腔粘膜に菌体成分が長期間貯留しているから，鼻粘膜上皮細胞や鼻腺細胞から**IL-8**の産生が亢進する．浸潤した好中球もIL-8を自ら産生する．IL-8は強力な**好中球遊走因子**であるので，それがトリガーになって好中球が鼻汁中にたくさん浸潤する．浸潤した好中球は，本来は菌を貪食するなど，炎症を収束させるためのはたらきをするのだが，慢性の病態においては，好中球が細胞障害性を持つ活性酵素やエラスターゼなどの生理活性物質を持続的に産生するため，むしろ粘膜には悪影響を及ぼす．14，15員環マクロライドの免疫調整作用はこの**炎症性サイトカインのIL-8を有意に抑制**するといわれる．

また，マクロライドは水分，ムチンの減少により粘液の過剰分泌を抑制し，線毛が浸っている**気道液を調節**することにより排泄換気機能を高める．マクロライド療法が「鼻漏・後鼻漏などの過分泌症状が顕著で，好中球性炎症が主体の慢性副鼻腔炎」に特に有用であるといわれる理由である．

一方では，細菌が自ら産生する菌体外ムコ多糖を成分とした膜の中でコロニーを形成した状態を**バイオフィルム**と呼ぶが，細菌はこのバイオフィルムで抗菌薬から自らを守り，時を経て増菌するということを繰り返している．それが感染症の難治化，あるいは反復化の原因の一つとされているが，マクロライドは**バイオフィルムの形成抑制作用や形成されたバイオフィルムに対する破壊作用を持つ**ともいわれる．

現在は14，15員環マクロライドが慢性副鼻腔炎に対する標準的な薬物療法として広く用いられている[6]．

（2）有効性

慢性副鼻腔炎に対してマクロライド療法は概ね**60～80％の有効率**が期待できる．

有効性の検討では，自覚症状（鼻漏，後鼻漏，鼻閉，嗅覚障害，頭痛）のうち，特に，**鼻汁分泌の改善**が注目される．小児に使用すると，鼻のかみやすさが改善するという．その他慢性気道炎症そのものを改善する効果が認められることから鼻漏・後鼻漏などの過分泌症状が顕著な**感染型の慢性副鼻腔炎に適した治療法**であるとされる．

また，病理組織の検討ではリンパ球優位や**好中球浸潤を認める症例に有効**で，好酸球優位例では無効が多い．そして，Ⅰ型アレルギー要素の強い炎症や鼻茸に対する効果は不十分である．鼻粘膜の浮腫など鼻閉関連の症状に対しても効果が低い．

小児の慢性副鼻腔炎は，細菌感染の要素が強く急性増悪を繰り返すこと，検出菌（肺炎球菌，インフルエンザ菌）が成人と異なること，鼻茸などの非可逆性病変が少ないこと，などが特徴としてあげられる．このことから感染型の小児慢性副鼻

腔炎はエリスロマイシンやロキシスロマイシンの少量長期投与のよい適応である．マクロライド薬の投与期間は，有効率が小児・成人併せて約60％となる3か月が一応の目安である．

アレルギー性鼻炎を合併した慢性副鼻腔炎の場合は，副鼻腔炎に有効とされるマクロライド療法と，抗アレルギー薬の併用投与である．

エリスロマイシン治療はより早期から開始し，できるだけ中止することなく継続することが重要である．副作用は胃腸障害が最も多く，肝障害，皮疹などが認められるが，重篤な副作用はなく，中止により改善すること，また副作用の発現時期は多くが3か月以内で，長期投与による副作用は特に認められない．

（3）投与法

エリスロマイシンの副作用出現例や無効例では，同じ14員環のクラリスロマイシン，ロキシスロマイシンへの変更が試みられる．16員環マクロライドは無効であるので用いるべきでないとされている．また，15員環マクロライドのアジスロマイシンも有効であるとの報告があるが，厳密な対照試験はなく，また耐性菌出現の可能性などから一般的には推奨されない．

投与量は**常用量の半量程度（400～600 mg）**，

表6　小児慢性副鼻腔炎とマクロライド療法

- 小児慢性副鼻腔炎では，高頻度で病原菌が検出され感染性の性格が強い
  - →マクロライド療法により慢性炎症の改善とともに，本来の抗菌効果も期待
  - →鼻粘膜の浮腫状変化が強い場合，あるいは鼻粘膜の過敏性が亢進しているような場合には，抗アレルギー薬の併用も考慮
- マクロライド療法を実施した有効例では，効果は2週間程度で発現
- 2か月を目処に投与し，画像所見をあわせて効果判定
  ①治癒していれば投与終了
  ②改善がみられる場合はさらに1か月投与
  ③全く改善がみられない場合は他の治療法に変更→漫然とした投与継続は避ける

（飯野ゆき子：小児科臨床55（4）：687-690, 2002，より）

効果が発現して安定するまで一定期間（2～3か月）を要するといわれるので，**投与期間は原則的には3か月**とされる．有効症例でも3～6か月でいったん治療を打ち切り，経過を観察する．小児に対しては通常量の半量，投与期間もできるだけ短縮し，1～2か月で効果が認められなかったら投与を終了する．効果判定は原則として鼻漏・後鼻漏などの自覚症状の改善を指標とする．画一的に漫然と長期投与を行うことは最近の薬剤耐性の問題もあり，避けなければならない（**表6**）．

滲出性中耳炎に対するマクロライド療法は，あくまで慢性副鼻腔炎を合併している症例が適応になる．滲出性中耳炎の増悪因子である上気道の慢性炎症状態を改善させ，そのうえで滲出性中耳炎に対する効果を期待するものである．2歳以下の低年齢児，アデノイド増殖合併例，耳管機能障害や中耳炎が契機になっている症例では効果が得られない．

2）副鼻腔炎における局所治療
（1）ネブライザー療法

ネブライザー療法には**ジェットネブライザー**（粒子が12ミクロン以上）と，**超音波ネブライザー**（粒子が1～5ミクロン）がある．

エアロゾル療法の施行にあたっては，ノズルの角度や鼻・副鼻腔への加圧に留意することが重要である．また，エアロゾル療法施行直前には，鼻汁の除去や中鼻道の開放などの処置を行うことが薬物を目的の部位に到達させるために大切である．

吸気時の鼻腔内気流は上咽頭に向かいほぼ平行に流れる層流を呈し，鼻前庭から下鼻甲介前端部付近に流速が大であることがわかる．この部位は鼻腔断面積が狭くなっているため吸気流速が早くなっている．管腔が狭く流速が早いこの部位は，慣性衝突により最もエアロゾル粒子が沈着しやすい部位といえる[7]．

使用する薬剤は一般的に抗生物質，ステロイド薬，抗アレルギー薬，血管収縮薬，粘液溶解薬がある．

（2）プレッツ置換法

患者を懸垂頭位にし副鼻腔を鼻腔より低い位置

に保ち，持続発声による軟口蓋挙上で後鼻孔を閉鎖しながら，鼻腔に生理食塩水を満たし，外鼻口にポリッツェル球で繰り返し加減圧を加えることで，副鼻腔内容液を鼻腔内の生理食塩水と少量ずつ置換させ，洗浄排泄させる．前後鼻孔閉鎖にバルーンを用いた **YAMIK 置換法**はこの変法である．YAMIK カテーテルは，カテーテルの前後にあるバルーンを膨張させ，前，後鼻孔を閉鎖し，鼻腔と全副鼻腔を一つの閉鎖腔とし，側管からの陰陽圧操作で洞内の貯留液の排除と薬液の置換をはかる．

（3）副鼻腔洗浄

　副鼻腔貯留液の除去と洗浄は起因菌や炎症を遷延化する因子を病巣から取り除くドレナージ効果がある．上顎洞への穿刺，洗浄は下鼻道から行われる方法と中鼻道から行う方法がある．下鼻道から行えば3歳以上であれば洗浄は可能である．

1．上顎洞洗浄療法（上顎洞穿刺注入法）

　①下鼻道法：座位，顎を引いた第1頭位で行う．下鼻道に局所麻酔をした上でシュミット針を用い，下鼻道側壁で最も薄いとされる中央よりやや後方（下甲介前端部より約1.5 cm 後方）で下甲介付着近くを目安に，やや上向きに同側外側方向に穿刺する．深く穿刺しすぎないようにし，骨壁を貫通後は，針を回転させたり，洞内溶液を吸引して正しく穿刺されているかを確認する．その後に生理的食塩水で上顎洞を洗浄する．洗浄液は自然口を通して排泄される．穿刺孔からドレーンチューブ（円径2 mm，長さ20 mm）を挿入し，長期間留置し，頻回の洗浄に供することもある（下鼻道チューブ留置法）．

　②中鼻道法：座位で，顎をあげた第2頭位で行う．洗浄管はキリアン Killian 式，ハルトマン Hartmann 式，その改良型の久保式などがある．麻酔後にまず自然口消息子でその位置を確かめた後，洗浄管を中鼻道後方に当て，側方へ圧迫しながら前方へ引くと自然口に入る．鈎状突起に邪魔されて挿入できないことも20％程度あり，強行すると自然口の損傷を生ずることもあり注意を要する．穿刺後は微温生理食塩水で洗浄する．その際，洗浄しながら「アー」と発声させること

により軟口蓋を挙上させ，咽頭へ洗浄液が流下しないようにする．洗浄後は軽く空気を送り洞内残留液を排除する．

（4）家庭でできる鼻洗浄

　鼻腔・副鼻腔・鼻咽腔（上咽頭）は，肺炎球菌やインフルエンザ菌をはじめとする呼吸器感染症病原体のキャリア・フォーカスである．清潔を保持し，換気をよくしておくことが，鼻・副鼻腔感染症の，ひいては呼吸器感染症の予防と治療には不可欠である．また，急性中耳炎は上咽頭から経耳管性に感染が波及するため，反復性中耳炎や滲出性中耳炎治療の成否もひとえに鼻所見の改善にかかっている．

　鼻づまりや，慢性的に粘りが強い鼻汁が出て治りにくい慢性鼻副鼻腔炎の患者には患者自身の手で自ら行う鼻洗浄が推奨される．また，鼻のかめない乳幼児では耳鼻咽喉科外来受診時には鼻ネブライザーや鼻汁吸引が行われるが，1回の処置では不十分なので，母親の介助で，食塩重曹水による簡易鼻洗浄を家庭で行うことも勧められる．

　方法は，食塩10 g，重曹2.5 gを水500 mlで溶解した薄めの食塩重曹水をペットボトルなどで冷蔵庫に1か月保存し，うち250〜500 ml程度を体温程度に温め，鼻洗浄器を用い鼻孔にオリーブをあてがい左右交互に強からず，また弱からず水圧を加えて鼻腔を洗浄する．鼻洗浄は鼻腔内の細菌やウイルス，アレルギー反応を起こす抗原などを除去することができ，鼻副鼻腔炎の鼻漏，後鼻漏の減少や鼻腔内の痂皮の除去に有用であり，副鼻腔炎の術後創腔を治癒に導き，小児副鼻腔炎の症状緩和に役立つ．鼻洗浄器は各種あり，インターネットで購入可能なものもある．

（5）鼻局所温熱療法

　鼻腔へ43℃に加熱した**蒸留水のエアロゾル粒子（水蒸気スチーム）を吸入する**局所療法である．就寝前に約10分間行うことで，鼻閉が改善され，睡眠呼吸障害に効果がある．その作用機序としては，鼻粘膜の循環改善，マスト細胞からのヒスタミンなどの化学伝達物質の遊離抑制などが考えられる．

すべてのアレルギー症状が改善し，特に鼻閉の改善が望める．器具を購入すれば家庭で好きなときに治療が行え，また薬剤をまったく使用せず，鼻症状の改善が望めるため有用な治療である．

2 外科的治療

成人の慢性鼻副鼻腔炎の治療では，2〜3か月の保存的治療を行い，改善しない場合，手術治療を勧める．炎症や腫瘍の種類や程度・範囲は症例によってさまざまであるから，手術の範囲や方法も症例ごとに異なる．

1）副鼻腔手術

副鼻腔手術は19世紀末に確立したCaldwell-Luc上顎洞根本術やキリアン前頭洞根本術などを基盤として発展してきた．この100年以上に及ぶ副鼻腔手術の歴史の大半は裸眼による手術であり，そのための眼合併症に代表される副損傷の発生頻度がきわめて高い手術であった．

当時の慢性副鼻腔炎に対する手術的治療法のコンセプトは病的粘膜の完全除去（根本術）であったが，術後粘膜機能の保存の重要性や完全除去による創傷治癒過程での副鼻腔嚢胞形成などの問題から，副鼻腔粘膜を可及的に保存する術式に変化していった．

1980年頃から，合併症回避のために安全でかつ正確に粘膜を保存する道具としての内視鏡が副鼻腔手術のために導入された．この**副鼻腔内視鏡手術の基本は各副鼻腔と鼻腔との交通路の確立であり，副鼻腔粘膜を保存したうえ，副鼻腔の換気と排泄が正常化することによって病的粘膜も正常化する**ことを期待するものである．この手術は**内視鏡下副鼻腔手術** endoscopic sinus surgery（**ESS**）として世界に普及し，標準的術式になった．現在の副鼻腔の手術治療は，この内視鏡下鼻内手術が第一選択となる．

ESSでは各副鼻腔を開放して単洞化し，洞内の清掃と洗浄を行うことを基本とし，粘膜は病的粘膜の切除のみを行い可能な限り温存する．そして，洞内の換気と排泄機能を促して洞内粘膜の正常化を図る．骨膜は残し，骨の露出をさせないようにする．また，鼻中隔弯曲症や肥厚性鼻炎が合併している例ではそれらの手術を同時に行うことで，自覚症状の改善や換気排泄ルートの拡大につながり，術後処置も容易となるのである．しかし，ESSもまた副損傷が起こりやすい手術であるので十分注意して行う必要がある．以下に各種術式について述べる．

（1）経鼻的アントロストミー

下鼻道側壁に大きな穴をあけて上顎洞と交通させるか，中鼻道にある上顎洞自然口を大きく開口させ，上顎洞のドレナージを促進する．

（2）鼻腔側壁整復術

鼻中隔と鼻腔側壁の骨軟骨組織と粘膜病態のあり方により，鼻の形態と機能を重視した形成外科的処置を行う．すなわち中鼻道自然孔ルートの形態異常や病態，鼻中隔弯曲などの鼻内異常を整復することにより，副鼻腔の換気と排泄を図り病的粘膜の可逆性を利用し，治癒に導く方法．高橋（良）の提唱した副鼻腔炎手術の概念[8]はこれにあたり，ESSはこの手術の概念を踏襲している．

（3）上顎洞炎根治手術（Caldwell-Luc operation）

犬歯窩から上顎洞を開き，病的粘膜を完全剥離摘出する．下鼻道側壁に対孔を設けて術後の分泌液の排泄を容易にし，さらに中鼻道自然孔も十分に拡大する．

この手術の問題点としては，①頬部のしびれ感や違和感，②術後性頬部嚢胞，③歯牙への影響などがある．

（4）デンケル法（Denker法）

洞粘膜を完全に除去し，鼻腔への対孔を十分に（永久に閉鎖しないように）作成するという根本思想はCaldwell-Luc法と同一であるが，デンケル法では梨状口縁をも削除して対孔をより完全にする点が異なる．

鼻腔側壁を切除し，上顎洞，篩骨洞，蝶形洞を掻爬し，さらに可能な限り上顎洞の骨壁を除去する手術法を拡大デンケル手術という．この手術を上顎癌の減量手術として用いる場合の適応は

UICC の TNM 分類でＴ１～２，Ｔ３の一部で，側上方型の上顎癌が頬骨に深く浸潤するものは不適応である．

（5）上顎部分切除術

上顎洞を充満し，篩骨蜂巣，蝶形骨洞，後鼻孔まで進展している腫瘍が適応となる．歯肉切開を行い犬歯窩骨壁を梨状口縁および下鼻甲介と共に切除すると，上顎洞・篩骨蜂巣・蝶形骨洞・後鼻孔まで明視下となり腫瘍の完全摘出が容易となる．

（6）鼻外手術法（external ethomoidectomy）

内眥部に２～３cm の皮膚切開を加え，上顎骨前頭突起，紙状板の一部を削除して篩骨蜂巣に入り，これを掻爬する．

（7）側鼻切開法（外鼻錐体翻転術：lateral rhinotomy）

内眼角から外鼻錐体・鼻翼に沿って皮切を加え，鼻骨および上顎骨面を前頭突起，犬歯窩まで剥離し，腫瘍の進展範囲に応じて上顎骨，鼻骨，下鼻甲介を部分的に切除する．この方法で鼻中隔，中・下鼻甲介，上顎洞内側壁，前篩骨蜂巣，眼窩内側壁の腫瘍は切除可能となる．

（8）前頭洞根治手術（frontal sinus trephine）

眉毛部に皮膚切開を置き，骨膜を露出・剥離した後，骨面を露出して骨を削開する．洞粘膜を摘出した後，鼻前頭管を十分に拡大する．

前頭洞前壁を箱のふたをはずすような要領ではずし，処置後にもとに戻す方法を骨形成前頭洞手術（荻野法）osteoplastic frontal flap operation という．術後の変形が少ない．

（9）鼻内篩骨洞手術（高橋良）

副鼻腔はきわめて狭い開口や管によって鼻腔と交通しており，それによって副鼻腔の換気と排泄が適切に維持されているのが健常な状態である．自然口が閉塞し洞の換気・排泄機能の障害が遷延すると副鼻腔炎は不可逆性となり，慢性副鼻腔炎の状態となる．篩骨洞は上顎洞，前頭洞，蝶形洞の排泄（ostiomeatal route）の要であり，この部の炎症や病的閉塞が各洞の換気や排泄を阻害して副鼻腔の慢性炎症をもたらす（図5）．

鼻内篩骨洞手術は罹患した副鼻腔を経鼻的に鼻内から可及的に清掃し，各副鼻腔の排泄口を篩骨洞という共同の排泄路に導くという理念に基づいた手術である．この手術は，経上顎洞手術（Caldwell-Luc 法）に比べて，患者の苦痛が少ない，術後性頬部囊胞が発生しにくい，副鼻腔炎病態の要である篩骨洞に対する手術が行いやすいなどの長所を持つ．

短所としては，この手術は病的篩骨洞粘膜を可及的に除去することに力点を置くので，術後の篩骨洞創腔の瘢痕収縮，過剰肉芽やポリープの増生により，中鼻甲介と前篩骨洞外側壁の間の癒着による中鼻道の閉塞あるいは狭小化（中鼻道の過剰な瘢痕化）が起こり，術創治癒を妨げる点にある．

2）新しい時代の内視鏡下副鼻腔手術（endoscopic sinus surgery：ESS）

（1）意義

副鼻腔の上顎洞・前頭洞・前篩骨洞の換気ならびに排泄路としての中鼻道に位置する解剖学的構造を ostiomeatal complex と呼称し，副鼻腔の炎症性病変は ostiomeatal complex の機能的病変であるとした理論に基づき，この部の病変を鼻副鼻腔の詳細な観察が可能な内視鏡を用いて除去することによりそこに新しい上皮形成を促し，健常粘膜は最大限保存しながら**副鼻腔の換気と排泄機能を回復**させる目的で行われるのが**篩骨洞の内視鏡手術**である．そのためには術後中鼻道をいつまでも開存した状態に保つことが必要である．この考えに沿う慢性副鼻腔炎の手術的治療を**Kennedy（1985）は機能的副鼻腔手術 functional endoscopic sinus surgery（FESS）**と呼んだ[9]．従来の篩骨洞手術は高度粘膜病変を可及的除去することを目的としていたのに反し，この手術は粘膜を可及的に温存し，副鼻腔の換気と排泄を最小限の手術侵襲で行い，合併症を少なく治療効果をあげようとすることを目的とした**保存的な手術である**．

ESS 以前の直視下手術では，額帯鏡やヘッドライトの光で鼻内を観察して手術を行っていた．ESS では内視鏡を操作部位近傍に挿入し，CCD カメラでとらえた画像をモニターに映し，モニターを観察しながら手術操作を行う．ESS は内視鏡下に手術を行うことが最大の特徴である．内視鏡を用いれば直視下に各副鼻腔自然口を観察できる．そうして，危険部位の認知・回避をしながら篩骨蜂巣を開放し，自然口を拡大すれば上顎洞，前頭洞，蝶形洞は十分な換気がつき，粘膜線毛機能の回復を促すことができる．

この内視鏡を用いた手術の短所は，①出血が手術の妨げになる，②狭い鼻内で手術器具の使用が困難，③片手手術になる，④単眼視で術野が平面的に見える，⑤視野角が広く周辺像に歪みがでることもあって裸眼でみたときの像とはかなり差がある，⑥局所だけを見て全体の把握を怠りがちになる，⑦レンズの曇り，⑧内視鏡操作の習熟の必要性，⑨上顎洞では，内側壁・上壁・後壁への操作は容易だが前壁への操作が難しいなどである．

しかし現在は，手術機器の発展とともに少しずつ欠点は克服され，出血による内視鏡先端の汚れはイリゲーションシステムにより解決され，デブリッダーシステムなど軟部病変切除のための機器が導入され，手術操作性も向上し，世界で広く一般化するに至った．内視鏡画像についても，既に4 K モニターとこれに対応した CCD カメラが市販され，内視鏡画像の弱点であった立体視の問題も 3 D 内視鏡の高画質化が進み克服されつつある．現在，ESS は副鼻腔炎の第一選択の手術であり，最もポピュラーな手術であるが，副損傷が起こりやすい手術であることにも十分留意して手術を行う必要がある．特に術前 CT の詳細な読影，CT 画像を用いた手術プランニングが重要である．

（2）手技

粘膜は一般に再生力は優れているが，粘膜基底層まで消失した場合には正常な粘膜は再生されない．そこで，病的粘膜を必要最小限に切除して，鼻腔と副鼻腔との交通路の開大操作をするためには術創の視野の拡大が必要だし，従来の手術で見えなかった病変や死角の病変にも対処する必要がある．この目的にかなうものが**内視鏡下副鼻腔手術 ESS** である．**内視鏡**は，硬性内視鏡が用いられる．外径は 4 mm，視野方向は 0 度（直視型）と 70 度（前方斜視型）が頻用されている．

内視鏡を鼻内手術に導入した最大の利点は，正確で安全に副鼻腔の処置ができることである．裸眼の鼻内手術では嗅裂から上鼻道の処置，鼻前頭管から前頭洞への処置，膜様部から上顎洞への処置は不可能であった．しかし，内視鏡下に手術すれば篩骨洞天蓋，視神経，紙様板，眼筋などに対する副損傷は余裕をもって防止できる．上顎洞内病変の処置も経鼻的には裸眼では行えなかった部分であるが，70 度斜視鏡を用い弯曲した特殊な

▌顕微鏡下手術 microsurgery と内視鏡下手術 endoscopic surgery の異なった特性について[10]

顕微鏡は微細な対象を拡大することを目的とするのに対して，内視鏡は体腔内の外部から見えないものを観察者の眼を体腔内に入れた形で明視下におくことを目的とする．microsurgery では術者は十分な操作空間を確保することができ，両手を用いた手術操作が可能である．術創を外部から観察する形となるので術創は体表に開放して広く浅い場合に適し，直視できる部分しか視野にいれることができず，焦点深度は浅い．

一方，endoscopic surgery の主目的は拡大視することではなく，より大きな侵襲と負担を患者に与える外切開によるアプローチを避けて closed surgery によって手術目的を達成しようとする点にある．内視鏡で観察する場合も対象に接近すればある程度拡大視ができるが，これはむしろ二義的な要素である．しかし，常時片手で内視鏡を保持した状態で手術を進めなければならないため，手術操作は多くの場合片手操作とならざるをえないため，手技に熟練を要する．

鉗子を用いれば，一部の部位（前頭洞の外側および上顎洞の内側壁や洞底部）を除き，ほとんどの副鼻腔の操作が可能となる．開放した膜様部を通して，上顎洞内のポリープなども切除することができる．

ESSでは，各副鼻腔を開放して病的粘膜の切除のみを行い，可能な限り温存し，自然口および自然口につながる経路の拡大が手術の基本コンセプトである[10]．その要点はまず中鼻道自然口ルートで鉤状突起とそこにつながる構造を適切に確認し，洞内の炎症病巣を徹底的に清掃・処理して前方の経路を拡大し，次に篩骨胞およびそこにつながる構造物を確認，処理して後方の経路を拡大する．こうして中鼻道に自然口を持つ副鼻腔は開放される．続いて，経中鼻道的に中鼻甲介基板を上鼻道，蝶篩陥凹に向かい開放する．こうして後部篩骨蜂巣と蝶形骨洞は開放され，自然口および自然口につながる経路は拡大され，洞内の換気と排泄機能を促して洞内粘膜の正常化を図ることができる．骨膜は残し，骨の露出をさせないようにする．また，鼻中隔弯曲症や肥厚性鼻炎が合併している例ではそれらの手術を同時に行うことで，各症状の改善や換気ルートの拡大につながり，術後処置も容易となる．

この内視鏡下鼻内手術の発展は近年著しく，ハイビジョンCCDカメラ，パワーインスツルメント（内視鏡先端洗浄器マイクロデブリッダー，鼻内用高回転バー，炭酸ガスレーザー，高周波数凝固装置），安全・迅速に手術を行うための手術ナビゲーションシステムなど手術支援機器の開発により，内視鏡手術の適応拡大がなされ，より迅速で，安全な内視鏡下鼻副鼻腔手術を可能にしている．また，外切開によっても視野的な障害のあった深部頭蓋底も明視下で手術操作が行えるようになってきている．

（3）内視鏡下副鼻腔手術（ESS）の合併症

副鼻腔内視鏡手術の2大合併症は眼合併症と頭蓋内合併症である（**表7**）．ESSで中鼻甲介基板を超えてからのステップは，直視鏡での観察でも常に視野に頭蓋底と眼窩内側壁が入ることに注意しなければならない．

表7　内視鏡下鼻内副鼻腔手術の合併症

- 内直筋損傷による複視
- 視神経損傷による視力障害
- 硬膜損傷による髄液漏
- 前篩骨動脈や内頸動脈損傷による出血
- 鼻涙管損傷による涙嚢炎

1. 眼窩内合併症

篩骨洞と眼窩との境界である紙様板（篩骨眼窩板）損傷が最も多い．紙様板は0.2～0.4 mmと非常に薄いため，手術操作時に損傷する可能性が高い．紙様板を損傷すると眼窩骨膜が露出し，その後，眼窩脂肪，外眼筋，視神経が順に露出する．

軽度であれば眼瞼や皮下出血ですむが，血管を損傷すると眼窩内出血，さらに眼筋や視神経を損傷すると眼球運動障害や視力の障害が惹起される．紙様板の損傷を減らすためには眼窩内側壁を操作する時は截除鉗子を多用することである．

眼窩骨膜の損傷例においては，術後のパッキングを強く行うと出血の逃げ場がなくなり，眼窩内に血腫を形成させる可能性がある．眼窩血腫を形成し眼球突出や視力障害が現れれば，高浸透圧剤とステロイドを投与し，眼科医との協力のもとに対応する．急激な視力障害が進行すれば内視鏡下に眼窩内側壁を開放し，骨膜を切開するなどの減圧手術（眼窩腔拡大術）を行う．

2. 出血

鼻腔上部においては，鼻前頭管のすぐ後方に位置する前篩骨動脈，後部においては後篩骨動脈の損傷によることが多い．鼻腔後部では最後部篩骨洞，蝶形洞の前壁を下外方に開放したときに拍動性ないし噴出性に起こる出血は蝶口蓋動脈あるいはその枝からの出血である．一般的にはボスミン®ガーゼで数分圧迫すれば止血できる．

3. 髄液漏

副鼻腔のうち，上顎洞を除くものはすべてその上壁または後壁が頭蓋腔との境界壁を形成しているので，副鼻腔疾患や手術の際には硬膜との関係で頭蓋内合併症（脳硬膜の損傷による脳損傷）や鼻性髄液漏の発症が危惧される．

気胞化良好で天蓋の高い例では，篩板の外側壁

（頭蓋内側壁）が薄くなっているので篩骨天蓋を損傷しやすい．このような場合は術中に硬膜を損傷し髄液漏を認めても，できるかぎり副鼻腔炎の手術を完了させ，周囲の粘膜を活用し，損傷部にあてがいそこよりの粘膜上皮の再生を図る．小さな損傷であれば，ジェルホルムや下鼻甲介粘膜で，やや大きい例では大腿四頭筋筋膜や脂肪などを骨欠損部に当て，フィブリン糊で固定・閉鎖する．

4．視神経管損傷

循環障害で二次的に起こる視力障害は，たとえ高度であっても改善する可能性がある．しかし，視神経自体を直接損傷した場合の予後は不良である．保存的治療で短期間のうちに改善しない場合は，**視神経管開放**が適応になる．

5．鼻涙管損傷

涙は涙腺で分泌され，まぶたの上下にある穴（涙点）に吸い込まれて涙小管より涙嚢に入り，鼻涙管という細い管を通って鼻に流れていく．この涙液の排出路「涙道」に狭窄，閉塞が起こると流涙が生じる．また，涙嚢炎や涙小管炎を生じると眼脂が生じる．涙道は眼窩，上顎洞，鼻腔などに接し，涙道粘膜自体の感染，炎症，腫瘍あるいは涙道外の疾患，外傷により涙道狭窄・閉塞を起こす．加齢で目のまわりの筋肉がたるみ，鼻涙管が狭くなると涙がたまった状態が続き，細菌感染して涙嚢炎となり，目やにや膿が出ることもある．

鼻科手術で起きるときは上顎洞の膜様部を前方に拡大開窓するときで，硬い骨まで無理に鉗除すると鼻涙管を損傷する．涙嚢炎が起こると，流涙や眼脂，ものがにじんで見にくいなどの症状が出る．まぶたの少し下方の皮膚面を指で押して，涙点から膿が逆流すると**涙嚢炎**である．もし涙嚢炎ならば，初期の治療法として，涙嚢マッサージ，涙道ブジー，涙道洗浄，薬物投与などの保存的療法が行われる．しかし，涙嚢炎や涙小管閉塞に対しては経口薬や点眼薬による治療は期待できないのが現状である．また，鼻涙管内にシリコンチューブを留置する術式（direct silicone intubation：DSI）は以前に行われたが，閉塞部位の開放，チューブ挿入が盲目的であるため成績が安定せず適応疾患は限定的であったが，2000年代には涙道内視鏡の開発により盲目的操作が排除され，近年は治療成績が大幅に改善した．

保存的治療が奏功しない例ではバイパス手術である**涙嚢鼻腔吻合術（dacryocystorhinostomy：DCR）**が行われる．涙道閉塞に対して涙嚢から鼻腔へ新たな恒久的な涙液流出路を作る手術法である．涙道の閉塞部位が涙嚢より下位に存在することが前提となる．これは顔面に皮膚切開を行い涙嚢にアプローチし，涙嚢と鼻腔の間の上顎骨，涙骨を一部除去して涙管を介さず直接鼻腔に交通をつけ涙液排泄路を確保する手術法である．これを内視鏡的に鼻内操作のみで行う術式が**内視鏡下鼻内涙嚢鼻腔吻合術（鼻内法）**で，これは鼻内から涙嚢を開放し涙嚢レベルで鼻腔にバイパスをつくり，導涙機能の改善を図ることを目的とする．この手術成績は鼻外法と同等以上の術後成績である．鼻内操作に習熟した耳鼻咽喉科医の行う涙道疾患への経鼻的アプローチの果たす役割は大きい（図9）．

術前の検査として，まず手術適応の有無を評価する目的で涙道の通水試験（涙道洗浄）や涙嚢造影を行う．これらにより涙小管の閉塞がないこと，涙道の閉塞部位が涙嚢より下位に存在するこ

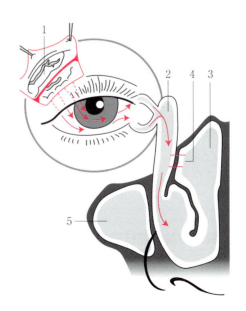

図9　目と鼻
1：涙腺，2：涙管と涙嚢，3：鼻腔，4：涙嚢鼻腔吻合術の術野，5：上顎洞．

とを確認する．手術適応例にはCT検査を施行し，鼻副鼻腔との位置関係を把握する．

3）ナビゲーション手術
（1）適応

耳鼻科における手術は，基本的に狭く解剖学的に複雑な領域での手術操作である．この部位に安全で正確な手術，手術時間の短縮，手術適応の拡大などを目的で使用されるのがナビゲーションシステムという手術支援機器である．

とりわけ，複雑かつ個人差の大きな側頭骨・鼻副鼻腔・頭頸部手術において術野の解剖学的位置の確認や手術方向の三次元的把握，より安全・正確・迅速な手術操作，より困難な症例への手術適応の拡大などに，また学生・研修医の教育という面からもこのシステムは大いに有用である．

ナビゲーションシステムは，ナビゲーションプローブを骨壁にあてることでモニター上のCTあるいはMRIにその位置がリアルタイムに表示され，2～3mmの誤差があるが，方向，深さ，位置が確認できるシステムである．術者が術野の位置や方向を三次限的に把握することで，より安全で的確な手術操作ができる．これを用いて行うナビゲーション手術は，術者が「今どこを見ているか」「周囲に何があるか」「どこに向かって手術を進めているか」を確認することで，内視鏡画面から得られる情報が飛躍的に増える．

（2）操作

ナビゲーション手術のよい適応は側頭骨領域では，①解剖学的指標が失われている再手術例，②錐体尖部病変，③蝸牛骨化症例に対する人工内耳埋め込み術，④先天奇形（外耳道閉鎖症など）で

あり，鼻副鼻腔領域においては，ESSを用いての，①再手術例，②篩骨洞・蝶形骨洞・前頭洞病変，③下垂体病変，④先天奇形（後鼻孔閉鎖症など），⑤鼻涙管閉鎖，眼窩壁骨折，⑥頭蓋底疾患である．

例えば，慢性副鼻腔炎では，篩骨洞天蓋の確認や残存蜂巣の開放，また特に前頭洞と蝶形洞への交通を確認する手段として有用である．副鼻腔囊胞では，多房性囊胞や，前方や眼窩下部に限局した比較的小さな囊胞がよい適応である．また，骨性に閉鎖している前頭洞，蝶形洞囊胞において能力が発揮される．囊胞の存在部位や囊胞壁の性状（骨性か膜性か）が的確に確認され，最も穿破しやすい部位からの安全で最大限の開放が可能になる．

鼻副鼻腔腫瘍や下垂体腫瘍では，蝶形洞後壁の骨を除去する際に，視神経管や内頸動脈の位置が確認され，安全にトルコ鞍内へと手術操作が進められる．また海綿静脈洞や後床突起のおおよその位置を認識しながら，腫瘍の摘出が行われる．

このように，ナビゲーションシステムはあくまでも術野の位置や手術を進める方向の確認をするための手術支援装置（手術の補助器具）である[10]．

現在，ナビゲーションシステムに関する進歩も著しい．特に，ソフト面での発展が顕著である．そして，それと連動した手術支援ロボットシステムも鼻副鼻腔および頭蓋底領域への応用も試みられ始めている．

▌翼口蓋神経節伝達麻酔

局麻下，副鼻腔手術に用いられる麻酔である．眼窩外縁からの垂直線が頰骨下縁と交叉する交叉点の直下に注射針を刺入し，方向は大体瞳孔を狙うようにすると上顎骨の上顎結節Tuber maxillaeに突き当たる．骨面に沿いながらなお針を進めると，4cm位で骨感覚がなくなり，それから約1cm進めると針先は翼口蓋窩内に入る．上顎神経に突き当たると歯痛を訴えるから，血管内に刺入されていないことを確かめた上そこに約5cc麻酔液を注射する．

第4章 副鼻腔炎合併症

単なる隣接臓器の局所病変から，重症な頭蓋内合併症まである.

1 視器への合併症

1）鼻性視神経炎（球後視神経炎）

球後視神経炎の病因の一つとして副鼻腔炎があげられている. 鼻疾患に合併した視神経炎には化膿性篩骨洞炎（後篩骨蜂窩織炎）や蝶形骨洞炎に合併したもの，鼻症状の極めて少ないカタル型の副鼻腔炎に合併した病型のものと2種類が存在している. 後者は鼻性のものとみなしてよいかは疑わしい.

後部篩骨洞に著明な病変を認めた例の急性障害は，副鼻腔手術により3〜4週間後には軽快あるいは治癒するが，軽度のカタル性の副鼻腔炎に伴った慢性の球後視神経炎では，手術の効果は期待できない.

2）眼窩内合併症

最も多い合併症である. 眼窩は上部は前頭蓋底により，内側は前後篩骨洞，蝶形骨洞壁より，下部は上顎洞上壁よりなり副鼻腔によってその2/3近くを取り囲まれている. したがって，副鼻腔疾患によって合併症を起こしやすい解剖学的位置にある.

目に及ぶ副鼻腔炎合併症には，**眼窩内合併症，囊胞による視力障害，および海綿静脈洞炎**がある. そのうち眼窩内合併症はCT所見から，①眼瞼蜂窩織炎，②眼窩蜂窩織炎，③骨膜下膿瘍，④眼窩内膿瘍，⑤海綿静脈洞血栓症に分類する.

前頭洞では骨壁の薄い底部で，篩骨洞では紙状板を破壊し，または血管を介して眼窩組織が感染する. この眼窩蜂窩織炎の発症は初発症状出現後数時間と急激である.

解剖学的に**眼瞼蜂窩織炎**は眼窩骨膜前の炎症であり，眼窩内合併症の80〜95％を占め，保存的な治療の適応である. **眼窩蜂窩織炎**は眼窩骨膜前の炎症である眼瞼蜂窩織炎が眼機能障害をきたさないこととは対照的に，眼球運動や視神経に甚大

で急速な影響を及ぼす.

眼窩内合併症は緊急のCTの適応であり，撮影方向としては冠状断層が適応である. なお原因となる副鼻腔炎は篩骨洞に多い.

（1）眼窩蜂窩織炎

原因の多くは副鼻腔炎による（70％）. その原因として，副鼻腔は解剖学的に眼窩と隣接しているため，眼窩の骨壁を破壊，あるいは骨壁の微細間隙を通って眼窩内への炎症の波及，さらに副鼻腔の静脈還流が眼静脈を経由して海綿静脈洞に流入することなどがあげられる. 起炎菌は黄色ブドウ球菌が最も多く，肺炎球菌なども見られ，小児ではインフルエンザ菌が最も多い.

症状は強い**眼痛**，眼瞼の**発赤腫脹**，眼球結膜の浮腫，**眼瞼開大不能，視力障害，眼球突出，眼球運動障害**などの眼症状とともに**悪寒，発熱，頭痛**など多彩な臨床症状がある.

治療では，抗生物質の点滴などによる強力な保存的療法に反応せずむしろ増悪傾向がある時は，CTによる画像診断を参考にして副鼻腔に対する開放手術，あるいは眼窩内膿瘍があればこれに対するドレナージを施行するなど，早急に手術治療に踏み切ることが重要である. 一般には抗菌薬を用いて24〜48時間，保存的治療を行うにもかかわらず眼球突出や複視，視力障害などが改善されないときは，穿刺を含め早急に手術を行う. 視力が低下したらexternal ethmoidectomyを行い，眼窩圧の減圧が必要である. 一般的には，眼窩合併症の70％は保存的治療により制御可能とされる.

（2）Tolosa-Hunt症候群（眼窩先端症候群）

Tolosa-Hunt症候群は，**海綿静脈洞**もしくは上眼窩裂，眼窩部の非特異性炎症により，眼窩先端部後方の上眼窩裂を通る脳神経Ⅲ，Ⅳ，Ⅴ（Ⅰ），Ⅵの障害や交感神経や視神経管を通過する視神経など眼窩先端部を走行する神経が障害されて生じる**複合性神経障害**と考えられている. 有痛

性眼筋麻痺とも呼ばれ，激しい**眼窩深部痛**と**眼球運動麻痺**を主徴とする．

　眼球の内転，上転，下転制限に眼瞼下垂を伴う動眼神経麻痺と，全方向への眼球運動制限と眼瞼下垂を示す全外眼筋麻痺の頻度が高い．また動眼神経麻痺がありながら瞳孔が左右同大のことが多い．さらに，三叉神経，特に第一枝領域の知覚低下を伴いやすい．眼球運動神経麻痺に加え，持続性の頭痛で，片側の眼窩周囲から眼球の奥がえぐられるような激痛があり，前頭部や角膜の知覚低下があれば，本症が疑われる．

　その原因として眼窩先端部に及ぶ急性・慢性の骨膜炎，腫瘍，副鼻腔炎，副鼻腔囊胞，外傷，内頸動脈瘤，海綿静脈洞血栓などがあげられている．

　発症年齢は幅広いが，20～50歳代に多い．画像診断では異常が見られないことが多いが，CTやMRIで海綿静脈洞に異常陰影が検出される症例もある．臨床検査でリウマチ因子や抗核抗体が検出されることもある．

　咽頭腫瘍や蝶形骨洞病変で，外転神経や動眼神経麻痺を合併する場合も一種の**眼窩先端症候群**である．この場合も激しい眼窩深部痛を訴える．特に外転神経麻痺を示すことが多く，Horner症候群を伴いやすい．

　非特異性炎症例の治療では，副腎皮質ホルモン療法により，48～72時間以内に反応して，症状が軽減する．

　なお，リウマチ因子陽性例や副鼻腔炎がある症例では再発しやすい．

（3）骨髄炎

　急性前頭洞炎に続発することが多い．新生児では上顎洞前壁骨の発達が悪く上顎骨骨髄炎を起こしやすい．

2　頭蓋内合併症（図10）

　篩骨蜂巣炎や前頭洞炎が骨裂隙や脈管系を介し，頭蓋内に波及する．**鼻性頭蓋内合併症には髄膜炎**が最も多く，以下**脳膿瘍，脳脊髄鼻漏，および硬膜下膿瘍**となっている．

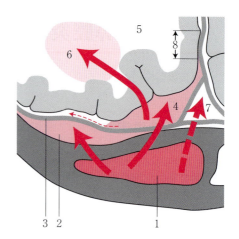

図10　副鼻腔炎の頭蓋内合併症
1：前頭洞膿瘍（炎症），2：硬膜外膿瘍，3：硬膜，4：癒着（8）を伴った硬膜下膿瘍と髄膜炎（破線矢印）5：脳，6：脳膿瘍，7：静脈洞炎．

1）髄膜炎

　若年男性に多い．若年者に多い理由として，若年者は頭蓋顔面が未発達であり，さらに赤色骨髄が多く骨髄炎を起こしやすいためと考えられている．

　髄膜炎は強い髄膜刺激症状を呈することから，早期に診断され適切な抗菌薬の投与のみで比較的容易に治癒する．また，**頭蓋内膿瘍**（硬膜外・下膿瘍）はある程度の大きさになるまで症状に乏しいため，発症早期での診断が困難な上，先行する副鼻腔炎などに対して抗菌薬を投与されたことにより，症状が隠蔽され膿瘍の診断が遅れる傾向にある．

　その特徴は次のとおり．

1. **自然発症例**と**術後発症例**がほぼ半数を占める．
2. 原因疾患：副鼻腔炎が大半，中でも**前頭洞炎**が多い．
3. 感染経路：
   ①**脈管系**（静脈系，リンパ管系）を介するもの（洞粘膜の静脈は板間静脈や硬膜の静脈と交通している．これらの静脈には弁がないため容易に逆流し，頭蓋内感染を引き起こす）．
   ②**骨欠損，骨病変部**に由来するもの．開放性脳外傷に続発するものもある．

③**隣接器官**（眼窩，翼口蓋窩）を介するもの．
4．好発年齢：前頭洞骨髄炎が起こりやすいのは10〜20歳代の若，青年層に多い．
5．細菌：レンサ球菌，黄色ブドウ球菌の検出率が高い．
6．診断：発熱，髄膜刺激症状などの感染症状，頭蓋内圧亢進症状（頭痛，嘔気，意識障害）などによる．血栓性静脈炎による症状（けいれん，麻痺は脳損傷の巣症状）がある．CT（確実な診断のためには造影CTを撮影），MRI（T2強調画像）を撮影する．頭蓋内合併症の診断には，**頭部CT**が有効であるが，急性期にはCTでは異常を認めない場合もある．一方，**MRI**はCT検査では所見が認められない早期の膿瘍形成が認められる．
7．治療：強力な**化学療法**と原因病巣である副鼻腔に対する**外科的処置**を行う．

2）脳膿瘍
（1）診断
CT：嚢胞壁には造影剤強調効果が認められる．
MRI：（T2強調画像で，嚢胞内部と周囲の浮腫部分が白く高信号域として描出されているのと対象的に，T1では嚢胞壁は黒く帯信号の帯となって見える）．

典型的な膿瘍の場合，全身的な炎症反応は乏しい．

脳膿瘍では腰椎穿刺は脳ヘルニアを助長するので行うべきではない．

（2）症状
単症状：麻痺，けいれん．

頭蓋内圧亢進による症状：頭痛，嘔気，意識障害．

（3）病因
副鼻腔炎，中耳炎，扁桃炎からの直接浸潤が約半数でみられる．

次いで，呼吸器感染症や先天性心疾患を伴った心内膜炎などからの血行感染がみられる．開放性脳外傷に続発することもある．

原因菌は，レンサ球菌や黄色ブドウ球菌であることが多い．

（4）鑑別診断と鑑別点
グリオーマや転移性脳腫瘍などの嚢胞性腫瘍．これらの腫瘍では壁が腫瘍細胞により構築されることが一般的であるので，MRIのT2強調画像では壁も高信号として描出され，嚢胞内容，壁，浮腫のすべてが一様に白く描出される．

（5）治療
1．内科的治療
抗生物質を投与して脳炎の拡大を防ぐ．炎症部分には薬剤は容易に到達するが，嚢胞内部での抗生物質の作用は期待しがたいので，抗生物質のみでの根治は困難である．グリセリンやステロイドも併用して脳圧の正常化を図り，抗けいれん剤も投与する．
2．外科的治療
開頭手術により膿瘍を被膜ごと全摘出

穿頭術により膿瘍穿刺を行い膿汁の排出および抗生剤液による洗浄を行う．

第5章　特殊な鼻副鼻腔炎

1 歯性上顎洞炎

1）歯と上顎洞炎との関係
上顎洞の下壁（洞底）は上顎骨歯槽突起であり，歯根尖の位置とほぼ一致している．上顎洞底部の発育程度により，洞底部が歯根間にまで発育し，相対的に**歯根が上顎洞内に突出**することとなる．その頻度は第一大臼歯，第二大臼歯，第二小

表7 上顎洞洞底に歯根が突出する頻度

犬歯		4.0%
第一小臼歯		4.0%
第二小臼歯		8.0%
第一大臼歯	近心根	8.0%
	遠心根	8.0%
	口蓋根	24.0%
第二大臼歯	近心根	8.0%
	遠心根	8.0%
	口蓋根	12.0%

(上条雍彦,図説口腔解剖学1骨学第2版.アナトーム社,1966,より引用)

臼歯，第一小臼歯の順で頻度が高い（表7）．歯性感染症の原因歯の順位もこの順番で高い．

2）病理

　根尖に病変が生じると，それが上顎洞内に波及して歯性上顎洞炎を続発する．また逆に，上顎洞の病変が歯髄や歯周組織に波及することもある．それ故に，歯性上顎洞炎は古くから耳鼻咽喉科と歯科との共通疾患として認識されてきた．

　感冒時の急性上顎洞炎がう歯や歯周炎のない健康な上顎臼歯に歯痛様症状を起こすことがある．これは上顎洞底に近接している上顎臼歯根尖に急性上顎洞炎が波及することにより発現する．この場合には，①歯のX線所見では上顎臼歯根尖の洞底への近接所見を認めるが，**歯槽硬線は存在している**ことが多い，②**歯肉，歯槽粘膜に炎症症状はほとんどみられない**，③**歯髄電気診査electric pulp test（EPT）で健全な対照歯との反応を比較する**（反応（＋）：健全歯，歯髄不完全壊死　反応（－）：根管治療後，歯髄完全壊死）と被疑歯には電気反応が見られる，などの所見から歯性関与は否定され，歯根尖の症状は通常は感冒の治癒とともに消退する．

　上顎洞癌が歯槽突起に浸潤すると上顎臼歯に歯痛が起きる．また，上顎嚢胞の増大や二次感染，あるいは上顎洞手術後でも近接する歯に歯髄壊死が起き，根尖症状が発現することもある．以上は歯の上部構造である上顎洞の疾患が下の歯に影響を及ぼす副鼻腔原性歯髄炎・歯周炎の病態を述べ

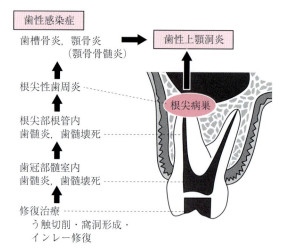

図11　歯科修復治療（う触切削・窩洞形式・インレー修復）に伴う歯性上顎洞炎の病態
（佐藤公則）

たものである．

　一方，上顎洞炎の中で**歯原性の両側性上顎洞炎は10〜40％を占め**，う歯や不完全な処置歯，インプラントなどが原因となる．片側性の副鼻腔炎からみると歯原性上顎洞炎の割合は70％近くにもなる．背景には**根尖病巣の存在や歯周病の存在，歯根嚢胞の洞内進展，根尖と上顎洞底との距離**などがある．う歯が進行した歯では根尖まで化膿性炎症が進行し，根管内に歯髄炎，歯髄壊死をきたし，**根尖性歯周炎，根尖病巣**が形成される．

　かつて歯原性の上顎洞炎の原因の中で最も頻度が高いのは，根尖病巣によるものであった．古くは，「う歯に伴う片側性の上顎洞炎を認めたら，歯性上顎洞炎を疑え」とよくいったものである．しかし，近年特徴的なことは，衛生意識の向上により未処置のう歯（歯髄死歯）が歯性上顎洞炎の原因歯になることは稀になり，不十分な歯科治療後に生じることが少なくないことがわかってきた（図11）．

　歯科修復治療に伴う歯性上顎洞炎の根管の形態は複雑であり，**完璧な根管治療は困難**である故に歯内療法の際に根管処置（抜髄，根管充填）が根尖部の根管まで十分に行われないこともあることが考えられる[11]．そのため根管治療後の歯でも感冒罹患や再度の根管処置などの歯科治療により再び根尖に炎症が引き起こされることがある．既

に治療ずみの根尖病巣は根尖部周囲骨をさらに吸収させるため，上顎洞に感染が波及しやすいといわれる．ちなみに根管治療後，無症状に経過した歯の約30％の根尖にX線写真上で骨吸収がみられるという．

また歯周病が進行した歯の周囲骨は，根尖近くまで吸収されることもあり，この場合も炎症が上顎洞内へ波及することも稀ではない．しかし，根尖と上顎洞底との距離が十分存在すれば，上顎洞炎の原因となる可能性は低いともいえる．しかしながら，歯科的に治療された歯であって外見上う歯がなく，根管処置と冠装着などの歯冠修復が成された歯でも歯性上顎洞炎の原因歯として疑いを抱くこともある．またインプラント治療に伴う上顎洞炎も最近散見されるようになってきた．

3）症状・診断

歯性上顎洞炎では，患者は鼻閉，鼻漏，後鼻漏，頭重感などの通常の上顎洞炎症状に加え，原因歯となりうる**上顎臼歯部の自発痛，歯肉の発赤・腫脹，頬部痛・頬部腫脹**を主訴に来院することが多い．その場合，原因歯の**打診痛**も著明であるため，歯性上顎洞炎との診断は得やすい．

しかし，慢性期には**上顎洞炎症状も原因歯の症状も軽度**であることが多い．特に**慢性化**した根尖病巣などでは急性症状が欠落しており，歯性の原因を見逃す可能性もある．慢性の根尖病巣では打診痛を認めないこともあることに注意すべきである．

そこで，補助診断として**電気的歯髄診断**（EPT）や**画像検査**を行うが，歯性上顎洞炎の画像所見の特徴は多くの場合**片側性**である．原因歯の診断では，歯科的な立場からは，まずオルソパントモグラフィー（**回転パノラマX線写真**）が撮影され，全顎の歯の状態，上顎洞の含気性や陰影の左右差を診断する．次いで，歯科用X線写真にて原因と思われる当該歯を観察する．**X線所見では原因歯の根尖に透過性病巣と洞底線（歯槽硬線）の不明瞭化や消失が認めれる**．歯科用X線写真はフィルムの粒子が細かく，詳細を見ることが可能であるが，大臼歯などの多根歯では画像が重なり合い，そのため原因となる歯根の洞底は推定

にとどまる．これは歯科医師と耳鼻咽喉科医で，病態認識に少なからず「ずれ」が生じる一つの理由である．この点，歯根尖と上顎洞の関連を詳細に抽出することができる**MDCTのデンタルモード撮影やデンタルCT**（コンビーム**CT**）は大変有用である．特に歯科修復治療後の診断に際しては，コンビームCTでなければ診断は難しいかもしれない．

4）治療

歯性上顎洞炎の治療の基本も洞内の喚気と排泄であり，原因歯を除去し，貯留した膿汁や分泌物の排出を行い，粘膜上皮の正常化を促す．歯性上顎洞炎は細菌感染症であるから薬物療法を並行して行う．

既に歯科処置を行ってある典型的な歯性感染症起因の副鼻腔炎とて，再度，根管治療を丁寧に行うことで改善する余地はある．また根尖病巣を伴っていても無症状であれば抜歯せずに保存できる場合も多い．原因歯が無症状の根尖病巣を伴った歯として機能することもある．しかし，すべての症例で根管治療を丁寧に行うことで改善するわけではない．原因歯の周囲の骨が歯周炎により吸収しており口腔と上顎洞が交通している場合には抜歯しなければ改善しない．

抜歯以外には歯を保存し感染源のみ除去する**根管治療**や**歯根端切除術**がある．それは，根管内の洗浄と清掃，消毒を繰り返し行い，内部の汚染物質を除去した後，生体親和性の防腐的材料で根尖孔まで緊密に充填するのが通法である．

抜歯は原因の除去以外に排膿路の確保という目的もある．病巣を除去し，口腔内へドレナージする．抜歯後に瘻孔が形成された時に，その上顎洞口腔瘻は上顎洞炎が消失することで自然に閉鎖することもあるが，上皮の入り込みによりピンポール状の瘻孔が残ってしまう．その多くの場合では二次的閉鎖術を必要とする．

歯性上顎洞炎の上顎洞に**内視鏡副鼻腔手術**を加え，上顎洞（副鼻腔）の換気と排泄が保たれれば，歯性上顎洞炎は治癒し，再度の歯科修復治療後の歯は機能して存在し続けることも可能である．

2 副鼻腔気管支症候群（sinobronchial syndrome：SBS）

1）臨床病態

慢性副鼻腔炎に慢性の下気道の炎症性病変を合併した病態である。

副鼻腔と下気道は種々の物理的，化学的刺激や神経系の反射によって互いの機能を調整し合っている。下気道の慢性閉塞性疾患である**慢性気管支炎**，**気管支拡張症**は加齢とともに有病率が増加する。これらの気管支疾患と慢性副鼻腔炎の合併は60〜95％にのぼる。さらに，中年以降に増加するびまん性汎細気管支炎 diffuse panbronchiolitis（DPB）ではほぼ100％に慢性副鼻腔炎を合併する。DPBはモンゴリアン系東洋人に多いとされるHLA-Bw54の保有率が高いことが知られている[12]。なかには，喘息を併発するものもある。

気管支喘息を合併する慢性副鼻腔炎は，感染型の慢性副鼻腔炎に比較して，副鼻腔病変が上顎洞よりも篩骨洞に生じることや，鼻汁中あるいは粘膜組織中に高度の好酸球浸潤が観察されるといった特徴（**好酸球性副鼻腔炎**）が認められる。

慢性副鼻腔炎とこのような下気道の慢性閉塞性疾患との関連についてはなお不明な点が多いが，副鼻腔炎が気道過敏症に影響することや，活動性の副鼻腔炎は，思春期以降の持続性喘息の危険因子であるといわれる一方で，副鼻腔炎治療は喘息の症状を改善することが報告されている。

副鼻腔と気管支との関係を病因論的にみると，上気道に生じる慢性副鼻腔炎による**後鼻漏**は咽頭に降り，気管に吸引されて下気道の閉塞性疾患の増悪因子となることは容易に考えられるが，上気道と下気道病変の関係については，どちらかが他方の原因になるのではなく，両者に共通な個々の患者の**素因**（アレルギー性の要因の有無など）が重要であるという見方もある。免疫不全，線毛の微細構造などの先天異常による全身の系統疾患（Young症候群）の気道への発現として副鼻腔気管支症候群があり，また，喘息とアレルギー性鼻炎の合併を"one airway, one disease"の概念から説明する試みは副鼻腔炎と気管支炎を一つの気道の連続的な病変と考える後者の考えに沿うものである。

2）臨床症状

きれの悪い鼻漏，後鼻漏，鼻閉，嗅覚障害，頭重感などの慢性副鼻腔炎症状とともに，咳嗽，喀痰，労作時の息切れや喘鳴がみられる。重症になると呼吸障害がみられる。

上・下気道の症状の大きな相違点は，上気道では容積血管の存在を認め，その拡大が鼻閉の原因となり，下気道では上気道にはない気管支平滑

▌片側性副鼻腔炎

片側性副鼻腔炎はX線写真上一側副鼻腔のみに病変がみられる疾患であり，通常，一側性の鼻閉，鼻漏，頬部痛，後鼻漏の症状が遷延するか，反復して起こる。片側性副鼻腔炎が注意を喚起されるのは，一側のみに洞病変が生じる病因上の特異性である。片側性副鼻腔炎には歯性副鼻腔炎（約70％）や上顎洞真菌症が含まれる。かつ，片側性副鼻腔炎は稀に癌が合併することがあるから，癌を見落とさないよう注意が必要である。

鑑別疾患にあげられる歯性上顎洞炎に関して，通常のう歯による歯痛は，う歯の程度に応じて甘味痛，冷水痛，温水痛，**打診痛**，拍動痛として発現する。歯周炎の症状は打診痛，拍動痛に加えて，歯の動揺，歯肉や頬部の炎症症状を認め，通常，鼻，副鼻腔症状を欠く。

歯性上顎洞炎では診断に関しては，施設によっては歯科医との連携が困難なこともあり，その対応に苦慮することもある。外国での報告だが歯性上顎洞炎を疑われた患者の86％が歯科受信時に歯性疾患ではないと判断されたという報告もある（Longhini AB, 2011）。

筋が気道収縮に関与し，呼吸障害をきたす．

多くは幼少時から鼻症状が先行し，青年期以降に下気道症状が出現する．

3）治療

難治性である．気道感染症を予防し，**分泌物の排除**に努める．下気道の分泌物の排除には，体位ドレナージや局所への薬液噴霧で効果がみられることがある．上気道病変，下気道病変とも**エリスロマイシン**やロキシスロマイシンの少量長期投与で卓効がみられることがある．マクロライド薬の投与期間は，3か月が一応の目安となる．アレルギー性鼻炎を合併した慢性副鼻腔炎の場合の治療の第一選択となるのは，副鼻腔炎に有効とされるマクロライド療法と，抗アレルギー薬の併用投与である．

保存療法に抗する症例には，副鼻腔炎や鼻茸の手術療法を行う．

4）副鼻腔気管支症候群の特殊型
（1）粘液線毛機能障害に起因する鼻・副鼻腔炎（mucocilliary transport disorders）

先天的に気道粘膜の線毛に構造異常があるカルタゲナー Kartagener 症候群や粘液に欠陥があるヤング Young 症候群がある．慢性副鼻腔炎に気管支拡張症を伴いやすい．

（2）カルタゲナー症候群（Kartagener syndrome：先天性線毛運動不全症候群 primary ciliary dyskinesia：PCD，immotile cilia syndrome：ICS）

気道の線毛運動に先天的な障害を持つ．それは，全身の**線毛の運動不全**を認める先天的異常である原発性線毛機能不全症 primary ciliary dyskinesia（PCD）：immotile cilia syndrome（ICS）の一病型である．胎生期における内蔵の位置決定にも線毛ビートの方向が重要な役割を果たしているため，線毛運動の異常を持つ PCD では，内蔵逆位を伴うことが多い．内臓逆位を伴う PCD を**カルタゲナー症候群（①慢性副鼻腔炎，②気管支拡張症　③右胸心（内臓逆位）の3主徴**を呈する）と呼ぶ．

PCD は1万人に1人の，カルタゲナー症候群は1万5,000〜4万人に1人の頻度である．内臓逆位の約30％にカルタゲナー症候群があるとされている．本人もしくは家族に内臓逆位がある場合は本症を疑う必要がある．

鼻漏，後鼻漏，鼻閉などの副鼻腔炎症状，あるいは咳嗽，膿性痰などの気管支拡張症状が，単独あるいは合併して常にみられ，急性増悪を繰り返す．線毛が機能しないために，分泌物や細胞の残骸などが気道にたまりやすく，また感染因子の排除も困難となり，感染症が起こりやすくなる．そのために患者は幼児期から頻回に上気道，下気道感染を繰り返す．その結果，慢性副鼻腔炎，慢性気管支炎，気管支拡張症を伴うものが多いが，そのほか急性中耳炎発症の頻度も高く，滲出性中耳炎は高率に合併が認められる．慢性的な気道感染

びまん性汎細気管支炎（DPB）

病理学的には呼吸細気管支およびその周囲の慢性炎症性病変で，リンパ球，形質細胞などがリンパ濾胞を形成し，気管支壁の著明な肥厚をきたす．胸部 X 線で辺縁のぼけた**粒状陰影**が両側下肺野を中心にびまん性に散布する．呼吸機能では1秒率が低下する**閉塞性換気障害**を特徴とする．臨床症状としては慢性の咳，膿性痰，息切れなどを呈する．

従来，本疾患は気道感染の増悪により慢性の経過をたどり呼吸不全となる予後不良な疾患であったが，近年マクロライド療法の導入により，慢性副鼻腔炎と同様に早期診断・早期治療により治しうる疾患となった[13]．

により早期の呼吸機能の低下が起こり，緑膿菌感染の頻度も高く，症状のコントロールは難しい．カルタゲナー症候群では線毛機能不全により男性不妊もある．

immotile cilia syndrome（ICS）のスクリーニング検査には，鼻腔一酸化窒素測定，サッカリンテスト，粘膜線毛クリアランス検査があるが乳幼児では年齢的に難しい．確定診断には超微細構造の解析が行われ，線毛の短軸像での構造異常の有無を見るが，そもそも症例が少ないことに加え，感染を併発していることが多いこともあり，正確な診断は難しい．ここ10年ほどPCDを引き起こす原因となる遺伝子が約30個報告されているが，今後の臨床現場での遺伝子診断の活用が期待されるところである．

根源的な治療法がなく，長期管理が必要となる．去痰薬，パーカッションベンチレータなどを使用した理学療法，急性感染時の抗菌薬などの対症療法，マクロライド系抗菌薬の長期投与などが行われている．

3 真菌性鼻副鼻腔炎

1）病因

カビや酵母などの真菌による副鼻腔の深在性感染症では，アスペルギルス症，ムコール症，カンジダ症，放線菌症などがある．そのうち起因菌は**アスペルギルス（60％）**が多く，他にムコール（15％），カンジダ（12％）と，この3つで全体の90％近くを占める．

その真菌性副鼻腔炎は上顎洞，篩骨洞に多く，上顎洞炎の10〜30％を占めるといわれている．真菌の周囲組織への浸潤の有無により真菌性鼻副鼻腔炎は**非浸潤型**と**浸潤型**がある．さらに非浸潤型は**寄生型**と**アレルギー性真菌性鼻副鼻腔炎** allergic fungal sinusitis（AFS）[14]に，浸潤型は慢性浸潤型と急性浸潤（電撃）型に分けられる（Bent & Kuhnの分類）．

耳鼻咽喉科領域で寄生型が多いのは，副鼻腔粘膜や骨壁では真菌の浸潤が認められないからである．寄生型は，外科的治療により予後良好な例が多い．罹患洞のほとんどは上顎洞である．40歳代と50歳代にピークがあり，やや女性に多く，

ほとんどの例で基礎疾患はない．

AFSは好酸球性副鼻腔炎の臨床像と類似している．しかし，AFSはあくまで真菌に対するアレルギーを病態の基本（副鼻腔で非浸潤性に増殖した真菌に対するI型・III型のアレルギー反応やT細胞応答など）としていて，その点で好酸球性副鼻腔炎とは異なる．**この非浸潤型の2つのタイプの大半は治療に奏功するが，次に述べる急性浸潤型のなかには眼窩や頭蓋内に進展し死に至る例もあるので，副鼻腔真菌症とてあなどれない．**

浸潤型（急性および慢性浸潤性副鼻腔真菌症）は，血液悪性腫瘍患者や**糖尿病患者，免疫抑制剤・長期ステロイド投与などによる免疫能が低下した患者**に多いとされる．このうち慢性浸潤型は病理学的に副鼻腔粘膜に粘膜内浸潤を示すものだが，穏やかに経過し，軽症例は粘膜浸潤がない寄生型と同様の臨床像で鑑別は困難である．寄生型であれ，慢性浸潤型であれ抗生物質やステロイドの頻用，抗癌療法などによる免疫抑制の結果，このような**日和見感染**としての副鼻腔真菌症は近年増加傾向にある．

その一方，**鼻脳型ムコール症や電撃型アスペルギルス症**などの急性浸潤性の場合は，真菌が血管内に浸潤し，血栓形成を伴う血管侵襲により周辺臓器の壊死性感染を引き起こす．そして，副鼻腔から眼窩，海綿静脈洞，頭蓋内へ浸潤し致死的となる．

2）病態

真菌感染により生じる粘膜の炎症性変化や真菌塊 fungus ball により副鼻腔自然口が狭まることにより副鼻腔の排泄障害が生じる．排泄障害を起こした副鼻腔は，貯留液が時間とともに徐々に濃縮され，その結果**乾酪様物質**が生じ，「**乾酪様副鼻腔炎**」の状態となる．副鼻腔の内圧は上昇し，その結果，例えば上顎洞では最も脆弱な膜様部より上顎洞内容物が鼻腔側へ圧出され，同時に膜様部周囲の上顎洞内側壁の菲薄化または骨欠損を生じる．この状態で真菌性鼻副鼻腔炎の鼻腔を観察すると鼻腔内には真菌塊が肉芽性病変に混じってみられることがある．また，乾酪様物質の菌糸の

壊死部分には石灰沈着が生じる．このようにしてアスペルギルス症の約30%には**鼻石**が形成される．この鼻石の存在部位は，鼻腔では中鼻道，総鼻道に多く，上顎洞では，自然口，洞底部に多い．

骨破壊は急性**侵襲型のアスペルギルス症やムコール症**を除けば一般には認められない．その急性浸潤性副鼻腔真菌症では通常の副鼻腔炎より高度な頭痛や，急激に進行する視力障害など脳神経症状が認められる．鼻脳型ムコール症では，**黒色の分泌物や粘膜病変**が認められることが特徴である．

3）症候

上顎洞真菌症では鼻漏，鼻閉，鼻出血，顔面痛，頬部腫脹を，蝶形洞真菌症では頭痛を訴えることが多く，ムコール症では頭痛，眼痛，眼球突出，眼筋麻痺など真菌の進展様式とその範囲によって症状が多彩であり，必ずしも副鼻腔炎症状のみではないことがあるので注意を要する．AFSではニカワ状ともいわれる粘稠な好酸球性ムチンの形成が特徴である．

4）診断

CT，MRIなどの画像診断や血清診断はあくまでも補助診断法の位置づけであり，確定診断には培養検査や病理検査が必要である．

（1）X線単純および断層撮影

上顎洞内側壁，上壁が不鮮明．内側壁の陰影増強，真菌塊を思わせる**石灰化様陰影が自然口付近に著明にみられる**．

（2）CT所見

片側性陰影の増強，**陰影の不均質性（モザイク像：副鼻腔内のlow density areaの中にhigh density areaが混在しているのが特徴的な所見，high density areaは真菌塊を示す），上顎洞後壁の硬化肥厚像，上顎洞の膜様部後方の内側壁は圧排性に欠損**（通常，真菌症では上顎洞内側壁以外の骨壁欠損を認めず，もし内側壁以外の上顎洞骨壁に欠損を見る場合は悪性腫瘍を疑うべきである），結石を疑わせる**石灰化像**（高CT濃度陰影の存在）を認める．

（3）MRI

副鼻腔内の貯留液はT1強調画像で低～中等度，**T2強調像では著明な低信号**を示す．低信号となるのは洞内貯留物に多く含まれる鉄やマンガンなどの磁性体の影響．副鼻腔粘膜自体は通常の炎症反応により，腫瘍や炎症の大部分ではT1で低信号，T2強調像で高信号を示す．

（4）上顎洞洗浄液の培養（不成功に終わることが多い），および病理細胞診，組織診

真菌の菌体成分である**β-D グルカン**の血中濃度が深在性真菌症の臨床的な活動性を定量的に示し，診断および臨床経過の指標として有用であるとされている．**β-D グルカン濃度**はムコールのような接合菌類では上昇しない．

（5）アレルギー性真菌性副鼻腔炎（AFS）の診断

①皮膚テスト等による**原因真菌に対するI型アレルギーの確認**，②鼻茸の合併，③特徴的なCT所見，④副鼻腔内容の組織学的検索あるいは培養による**真菌の確認**，⑤組織学的検索による真菌要素を伴ったいわゆる半固形状の分泌物で好酸球を多く含む"**アレルギー性ムチン**"の存在に加え，真菌の組織侵襲の否定などがあげられる．病理学的な検索がAFSの診断では重要である．

5）治療
（1）手術

寄生型の場合は内視鏡下に罹患副鼻腔の開放と洗浄，真菌塊の除去を行うことにより根治が期待できる．第一選択は手術である．

上顎洞に病変が限局する場合には，**上顎洞洗浄**が有効なことがあるが，その場合は一度で治らないので複数回上顎洞洗浄を行う必要がある．

（2）保存的治療

アムホテリシンB，ミコナゾール，フルロシトシンなどの抗真菌剤の全身投与や，それらの溶液による洞洗浄．服用する抗真菌薬としてはアムホテリシンB（1～2mg/kg/dayを6週間または病変の進行が停止するまで），ボリコナゾールが

第一選択で，イトラコナゾールが使用されることもある．アムホテリシンBは副作用として腎機能障害に注意する必要がある．

4　小児副鼻腔炎

1）病因・病態

　小児の鼻副鼻腔炎は決して成人の鼻副鼻腔炎をミニチュア化したものではない．その病態は成人の慢性副鼻腔炎とは異なる病態を示す．すなわち，その病態は急性と慢性の間に位置し，経過中に増悪と寛解を繰り返し，なおかつ自然治癒の傾向がある．副鼻腔が発育過程にあること，鼻アレルギーの合併例が増加していること，保存的治療に反応しやすいことなどが特徴である．

　小児副鼻腔炎は幼児から低学年にかけて罹患傾向が高率で，**10歳前後から**自然治癒傾向を示すものがみられ，**小児副鼻腔炎の約50％は成長とともに自然治癒する**とされる．

　その理由は，次のようなものである．

　①小児の副鼻腔炎の**粘膜病変は可逆的**であり，遷延した経過をとっても急性炎症の性格を保持していることが多い．

　②小児副鼻腔の自然口は副鼻腔の大きさに比較して大きいので副鼻腔に液は貯留しにくく，したがって治癒傾向が大きいこと．

　③発育学的には篩骨洞・上顎洞は6，7歳前後で基本的形態を整え，10〜15歳前後で成人と同様の形態を示すようになる．それに伴い洞の通気・排泄が改善され，擤鼻（鼻かみ）など衛生面の向上もあって，10歳頃から悪化率の低下や自然治癒傾向の増加がみられるようになる．

2）小児副鼻腔炎の時代的考証

　第二次世界大戦，戦前戦後を通して学童生徒の学校検診では，約30％の副鼻腔炎の有病率を認めたが，近年では減少し，しかも**軽症化**してきている．こうした傾向は抗生物質の使用，栄養の向上と生活環境の改善等，感染という外敵に対する攻撃と防御の両面の要因によるものだが，反面，Th1/Th2バランス理論や衛生仮説が示すように**アレルギー**の増加により膿性鼻漏から粘性鼻漏を認める患者が増加し，小児副鼻腔炎の病態面の変

化がうかがえる．

　鼻アレルギーの小児副鼻腔炎が合併している例が増えたという事実は，**鼻アレルギーと診断された小児にX線診断を行った後方視研究によると40％前後に副鼻腔陰影を認めた**という報告がある一方，**小児の慢性副鼻腔炎患者を対象とした研究でもアレルギー検査により2人に1人と高率に鼻アレルギーの合併を認めた**（成人では4人に1人）いう報告もある．

　小児では単純X線撮影の診断能は上顎洞を除いて十分ではない．特に6歳以下では補助診断に過ぎないともいわれるが，上述の事実はアレルギー性鼻炎に感染性の副鼻腔炎が合併した例もある一方，小児鼻副鼻腔炎にはⅠ型アレルギー性炎によって起こるアレルギー性副鼻腔炎も多く含まれている可能性があることを示している．

　以上より，**小児副鼻腔炎ではそのアレルギー疾患の合併が，病態，治療上で重要な因子となっていること，急性炎症の性格が多いことに加えて，自然変動しやすいので，小児副鼻腔炎には成人のように病気を表すのに「慢性」をつけないことが多い．**

3）症状

　小児副鼻腔炎の症状の特徴を各種報告からみると，鼻閉，鼻漏，頭痛とともに，口呼吸や咳などの下気道症状を呈しやすく，成人に多い嗅覚障害や後鼻漏を訴えることは少ない．小児の場合には，**咳が鼻副鼻腔炎を診断する上で臨床上のポイント**となることが理解できる．小児副鼻腔炎と**中耳炎の合併頻度は約30％**もある．

　小児副鼻腔炎の病因はいわゆるかぜからの移行が6〜13％で認められる．小児副鼻腔炎の鼻漏からの**検出菌**はインフルエンザ菌，黄色ブドウ球菌，肺炎球菌などが主要菌であるが，近年ではそれらの**多剤耐性菌**が問題となってきている．特に，感冒などにかかりやすく，抗菌薬を投与される機会の多い小児では，5歳以下のものに耐性菌の検出率が高い傾向がある．

4）治療

　小児副鼻腔炎に対する治療の理念は，鼻副鼻腔

の発育に支障を与えることなく，鼻副鼻腔炎の増悪と固定化の傾向を断ち切り，成人例に移行させないことである．治療は小児では保存的治療が原則である．

一般的に小児副鼻腔炎に対する治療は，**鼻をかませることを励行する**．はなかみは日常生活における鼻閉，鼻漏の症状を改善させるばかりでなく，鼻汁中に含まれる種々の炎症性化学伝達物質による鼻粘膜の障害を防止する．

保存的治療は，鼻局所処置がきわめて重要である．副鼻腔からの貯留液が排出できるよう自然口を開大し，鼻腔通気を確保し，鼻呼吸が可能なように処置を行う．頻繁に通院できない場合は，自宅でできる**鼻汁吸引，鼻洗浄**を勧めるとよい．医療機関では抗生物質，抗炎症薬，抗アレルギー薬の内服とともに，鼻処置・吸引後に抗生物質とステロイドをネブライザーによって投与する**エアロゾル療法**が中心となる．アレルギー性鼻炎が合併する例にはステロイド鼻噴霧器の使用は効果がある．さらに，必要に応じて上顎洞洗浄療法，マクロライド系抗生物質少量長期療法といった治療が行われる．

手術療法は，最近では根治的手術はほとんど施行されず，保存的手術療法が主流となってきている．その代表が**内視鏡下鼻内手術 ESS** である．OMC を開放し，副鼻腔の換気と排泄を図るのが目的であり幼小児にでも施行されているが，自然治癒傾向が高い小児では**基本的には 10 歳以上**で，あらゆる保存的治療法が無効であった症例を対象とする．鼻中隔弯曲に対する手術操作は，15 歳までは手を加えないことを原則とする．

5）治療の実際
（1）鼻処置
普通 5,000 倍ボスミン液®，4 ％ キシロカイン液® などをそれぞれ，スプレーして鼻内の麻酔と肥厚した粘膜の縮小や副鼻腔の自然口の拡大などを図り，鼻腔内に充満した鼻汁を吸引除去したのちに鼻内所見の観察を行う．鼻汁の吸引は必須で，乳幼児用の自宅でも使える**鼻汁吸引器**などもある．

（2）鼻洗浄
鼻処置後に行うが，普通は温めた生理的食塩水（0.9 ％，約 200〜300 ml）を用いて，鼻腔内の膿性鼻汁などを洗い流す．生理食塩水を用いれば，水道水のように鼻が痛くなることがない．いったん沸騰させて冷ました**水 500 ml に，スプーンに 1 杯（10 g）の食塩と重曹 2.5 g を溶かせば**これで自家製洗浄液ができあがる．滅菌パックされた生理食塩水を購入するという方法もある．

洗浄方法も重要で，最も簡単な洗浄法は，手のひらを使う方法で，手のひらに洗浄液を取り，頭を傾けて片側の鼻孔から吸い上げて，すぐに吹き出すようにすればよい．ポットを使うことも可能であり，無理な姿勢を取らずに洗面台で使用できる．専用の鼻洗浄器なども販売されているが，衛生面には十分注意が必要である．

シャワーを浴びながら鼻の洗浄をするのは，水道水が低張液であるため，拷問に近い苦しみを覚える．また，電気式の口腔洗浄器で代用するのも考えもので，水が集中的に 1 か所に当たるため，鼻粘膜を無用に刺激したり，傷つけたりする恐れがある．

（3）薬物療法
小児の慢性鼻副鼻腔炎に対するマクロライド少量長期投与量法は，成人と同様有効との報告がなされている．ただし，小児例ではマクロライド長期投与中にも急性増悪を繰り返す場合があり，また，思春期にかけて自然治癒傾向がみられることもあることから，漫然とした投与は行わないようにし，行う場合も 2〜3 か月を目安として投薬を終了する．急性増悪をきたした場合は，β-ラクタム薬を投与する．急性増悪は他の病原菌によりもたらされるから，マクロライド薬の高容量投与は治療効果がない．

アレルギー性鼻炎，アデノイド肥大が合併していることも多いため，それらを評価し対処する必要がある．難治例ではステロイド局所投与も考慮すべき治療法といえる．

（4）エアロゾル療法（ネブライザー療法）
感染症に対する抗菌化学療法を一番の目的とし

て，慢性副鼻腔炎の局所療法として広く用いられる．ジェット型の経鼻的ネブライザーでは下気道にも噴霧量の10%が吸入される．ネブライザー器具には十分な消毒が必要である．

（5）上顎洞洗浄療法

小児副鼻腔炎では自然口の開存は比較的良好であるので，上顎洞洗浄法は有効な治療法の一つである．

（6）手術療法

保存的治療の効果がなく，そして鼻茸を伴い，長期の大量の粘膿性鼻汁排出型，上顎洞陰影の高度または中等度病変例には，篩骨洞鼻内手術（上顎洞対孔造設）や鼻茸切除，またそれらに加えて下鼻道開窓手術による上顎洞チュービング療法（上顎洞集中洗浄療法）を行う．

小児は顔面の発達過程にある．9〜10歳で篩骨洞の左右幅の発育が著明となること，また10歳以上では慢性副鼻腔炎の自然治癒率が増加することから，10歳以上を副鼻腔手術を考慮する時期とし，必要なら10歳未満では鼻茸切除などにとどめておくべきである．第2大臼歯がはえる10歳までは上顎洞手術は禁忌とされているが，さらに洞の発育が完成する15歳までは上顎洞への手術侵襲はできるだけ避けるべきであるという考えもある．問題となるのは，上顎洞性後鼻孔ポリープであり，このような場合には極力低侵襲に上顎洞内のポリープ基部摘除を行う．

5 乳幼児上顎洞炎

1）病態

生後2か月までは鼻呼吸が主で，3か月を過ぎると口呼吸が可能になる．

新生児の鼻閉を起こす原因は，主に新生児鼻炎と呼ばれる粘膜の浮腫が多い．乳児の場合，鼻呼吸が主体であるという特性のため，哺乳障害や睡眠障害を生じて全身に対する影響が出現したり，膿性鼻汁が続くうちに，耳管を経て中耳炎へ進展する場合もある．**急性上気道炎の後，湿性咳嗽が長引くことがあり，そのような症例で副鼻腔炎の合併率が高い**ことも指摘されており，この場合，

咳の治療を一生懸命に行っても適切に鼻の治療を行わないと症状は改善しない．

小児特に乳幼児の副鼻腔は発育が未だ不十分であり，骨は髄質に富むため，大人における急性副鼻腔炎は**乳幼児では骨髄炎の形式をとる**ことが稀ではない．また眼窩紙状板の骨の発達が不十分なため，ひとたび炎症が篩骨洞に波及したものは容易に眼窩に炎症が及び，重症化しやすい．

2）乳児の症状

乳児のからだのはたらきは未熟である．そのために環境に適応するための力が強く働いている．しかし，それもまだ試運転中だから，健康と思われる乳児でもさまざまな症状を呈することがある．

はなが出る，咳が出る，胸がゼロゼロする，吐く，下痢をする，便が出ない，熱を出すなど，試運転中にみられるからだのさまざまな症状は親を心配させる．時にはかぜをひいたということで長い間服薬を続けたりしている．鼻水，くしゃみとなると，かぜと考えるけれど，実は，健康であってもそのような症状を現しやすいのが乳幼児期であり，環境との関わりによる生理的な反応と考えられる場合があることを知っておいてほしい．

このような反応を，からだのはたらきを調節する自律神経のはたらきで解釈すると，乳児はこの頃の健康づくりのため，**副交感神経緊張型**であって，眠りや栄養，排泄が中心となっている．一日のうち約半分は眠り，そして体重の割にすると成人の2倍の栄養をとってからだが成長している．それは，まさに乳児は副交感神経緊張型という特徴を遺憾なく発揮しているのである．

この副交感神経のはたらきを考えたとき，成人でも同様で，感冒後にしばしば呼吸器粘膜の分泌物が増えたり，胃腸のはたらきが亢進して排便の回数が多くなったりする．また，乳児では副交感神経の緊張は粘膜の毛細血管の血流増加をきたし，粘膜の炎症を起こしやすくすることもある．これが鼻水，くしゃみということになり，鼻みずがのどに流れると咳になる．

このように乳児は守り型，あるいは副交感神経緊張型にあるということから，何かと気になる症状を起こしやすい．このような乳児の"自らの体

を守る"仕組みがあることを知って，乳児の健康管理に役立てることが必要である．

3）診断

乳幼児の場合には，上顎洞などの発育が未熟なため，X線検査では陰影がぼけて診断がつかないことが多く，副鼻腔炎は見すごされやすい．しかも，症状は，鼻漏や鼻閉といった典型症状ではなく，**咳，発熱，喘鳴といった非特異的な呼吸器症状**であることが多い．一般のかぜ症状と区別できないため，「かぜ」「喘息様気管支炎」「鼻炎」などと診断されることが少なくない．

後鼻漏が認められれば副鼻腔炎が強く疑われる．後鼻漏は積極的に質問することで手がかりがつかめる．例えば，「**夜の咳はありますか．咳で目覚めますか**」「**母乳やミルクの飲み具合はどうですか．休み休みではないですか**」「**のどに痰がからむようにゼロゼロ，ゴロゴロしますか**」等々である．胸部で喘鳴が聴かれても，患児の鼻元で同じ喘鳴が吸気相に聴かれれば，鼻に由来するものである．咳や鼻水，鼻閉，発熱など非特異的な呼吸器症状が10日以上続き，改善傾向がない場合には，急性副鼻腔炎の併発を疑うべきである．

4）治療

このような副鼻腔炎がある患児に対しては，薬物療法と理学療法（鼻汁の除去）で治療する．はなかみがある程度上手にできるのは4歳以上であり，0〜2歳まではほとんど期待できない．そのため，出てくる鼻汁はふきとれるが，奥の方にぐずぐずしているのがとれない．そこで，生理的食塩水を霧状に噴霧した後，**鼻汁吸引器**により吸引するかはなかみを行う．入浴中あるいは入浴後

の吸引は効果的である．湯気がネブライザーと同様の効果を与え，とてもよく吸引できる．朝の場合は蒸しタオルをあてる方法もある．

血管収縮薬の点鼻薬は鼻閉に即効性があるが，乳幼児ではけいれん，呼吸抑制，心停止などの副作用が報告されており，使用禁忌である．消炎酵素剤，去痰剤，抗ヒスタミン薬，鎮咳剤，抗生物質は必要に応じて使用する．ただし，乳幼児では鎮静性の薬剤の使用はけいれん誘発の恐れがあるので使用は控える．

6 老人性鼻炎

高齢者では，鼻粘膜の形態的変化に応じ，鼻腔粘液の粘稠化，鼻粘膜の乾燥，痂皮形成，鼻閉感の増強などをきたす．鼻粘膜の乾燥は鼻粘膜の慢性的な腫脹の原因となる．

鼻内乾燥感のほかに鼻根部痛，鼻出血，痂皮付着などの症状が頑固に持続し，その治療効果は上がりにくい．

また，高齢者では全身疾患の合併頻度が高く，薬剤を服用することも多い．薬剤のなかでも，利尿剤，降圧剤，**βブロッカー**，抗不安薬，抗めまい薬などは鼻粘膜のうっ血と乾燥の原因となる．さらに鼻閉感に対し点鼻薬を連用する高齢者も多い．**高齢者の鼻閉感には，患者への投薬内容を確認することも治療の第一歩**である．

高齢者の鼻腔乾燥への対処としては，去痰剤の投与，日常性でこまめに水分補給をするよう指導する．蒸気吸入器やネブライザーを用いて鼻内を直接加湿する．室内の湿度をこまめに調節する．鼻腔内の湿度低下を防ぐために，マスクの着用も推奨される．また，鼻前部皮膚の乾燥を防ぐためにも，鼻入口部への軟膏塗布は有用である．

第6章 特殊な病型

1 鼻茸，鼻ポリープ

慢性鼻炎あるいは慢性副鼻腔炎の分泌液による局所刺激のため，粘膜が浮腫性に肥厚して生ずる炎症性産物．これの発生には鼻茸を発生しやすい局所素因（アレルギーなど）がある．

1）発生

主に中鼻道および近辺の粘膜が感染あるいはアレルギーなどの作用を受けて，血流障害が生じ，局所的に**浮腫性病変**が発生する．これが増大しポリープを形成する．ポリープはさらに大きくなり，質量を増すと重力で垂れ下がるとともに，血管の透過性は亢進し，浮腫性病変はさらに高度となり，腺組織も変調をきたして嚢胞状に増大し，鼻茸は増大し続ける．慢性副鼻腔炎での合併頻度は5～20％前後，アレルギー性鼻炎での合併率は数％程度といわれている．疫学的にはアレルギーの関与しない副鼻腔炎の方が合併率は高い．アスピリン喘息における合併率は60～95％と非常に高い．

2）病理

表面灰白色，ときに淡赤色で柔軟，表面平滑である．大きさはさまざまで，茎を持つもの，広基性のもの，また孤立性の場合と多発性の場合がある．ブドウ状の形態を示すことが多い．色調は無色透明から淡灰色まで多彩である．篩骨蜂巣炎や上顎洞炎に原因することが多いので，**好発部位は中鼻道の粘膜と嗅裂**である．特に中鼻道，中甲介付近の病変が多く，ここを中心にして病変が周囲副鼻腔に連続して広がる傾向がうかがえる．上顎洞内ポリープが自然口から中鼻道に出て，後鼻道から咽頭へ下垂すると**後鼻孔ポリープ**と呼ぶ．これは孤立性である．

組織学的には粘膜の限局性浮腫性腫張で，好中球浸潤が主なものと好酸球浸潤が著明なものとが存在するが，好酸球，マスト細胞と浮腫の存在はアレルギー性病変の特徴を示す．

鼻ポリープの発現率は小児では低く，加齢とともに上昇する．男性での発現率は女性の2倍である．

3）診断

ポリープが増大すると，鼻腔が閉塞され鼻閉が高度になる．鼻甲介との区別には消息子を用いる．ポリープは触れても痛みはなく，可動性がある．鼻鏡検査により，色調，形状，硬度，発生部位，可動性に注意し，鼻茸に類似したパピローマ，悪性腫瘍との鑑別が必要である．

また，鼻茸がいずれの基礎疾患から発生したものかを検索する．そのため，視診のみで判定せず，鼻汁の塗抹検査や鼻粘膜擦過細胞診，鼻副鼻腔X線撮影を行ってみる．

4）治療

①**局所ステロイド薬**の点鼻・噴霧は，小さなポリープまたは合併症のない中型のポリープに効果的である．**容量はアレルギー性鼻炎の倍量使用**する．全身性ステロイドも場合によっては有効であり，内服，または鼻茸の起始部への局所注射を短期間行えば著明な縮小効果を示す．

②**鼻茸絞断器で切除し，残部は鉗除する**（図12）．鼻茸を除いても鼻閉が残るときは，併せて下鼻甲介の焼灼・切除を追加することもある．しかし，再発しやすいから副鼻腔炎の根治手術を施行する必要があることが多い．

③嗅裂のポリープへのアプローチのためには鼻中隔矯正術が必要になることが多い．

④**マイクロデブリッダー**microdebriderは組織除去と出血の吸引が同時に行えるため，たとえ出血していても良好な手術視野で安全かつ迅速に鼻茸切除が進められ，手術時間を短縮できる．鼻茸除去に用いる際に注意すべき点は，この装置には，レーザーや高周波メスのような止血効果がなく，術後出血がみられる点である．術野に血液が

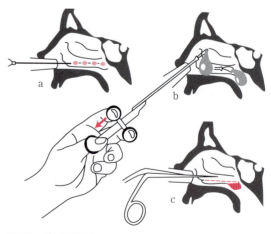

図12 鼻内手術
a：下甲介の電気焼却，b：ポリープの絞断，c：下甲介後端の切断

少ないのは吸引されているからで，粘膜を広範囲に削り術創は広がりやすいため，マイクロデブリッダーを使うことによりむしろ出血は増えるともいえる．

2 後鼻孔ポリープ（antrochoanal polyp）

（1）病理

病変は一側性で同側の一側性副鼻腔炎（多くは上顎洞炎）を伴うことが多い．ポリープは孤立性で1個だけのものが多く，大部分の後鼻孔ポリープの基部は上顎洞内にある．

（2）診断

前鼻鏡で前鼻孔から白色調に観察され，後鼻腔の観察で診断のつく場合が多い．

（3）鑑別診断

グリオーマ，髄膜瘤，血管線維腫，横紋筋肉腫，クラニオファリンジオーマがある．

（4）治療

①鼻内摘出法

a．鼻茸絞扼器の係締をくぐらせて切除

b．麦粒鉗子で茎部を把持し，緩徐に力をこめてゆさぶりながら引き抜くような心持ちで摘出．

②経上顎洞法

ポリープ切除のみでは再発率が高いので，ポリープ切除と内視鏡手術の両方を行うのがよい．

ただし，再発した場合に限って Caldwell-Luc 手術を勧めるやり方もある．

3 髄膜脳瘤（meningoencephalocele）

1）病因

ヘルニア内容が髄膜だけで，それが脱出している場合は髄膜瘤 meningocele とされる．

頭蓋底部髄膜瘤の分類として篩骨欠損部から鼻腔内に腫瘤が突出する transethmoidal type，トルコ鞍底部から鼻咽腔に腫瘤を認める transsphenoidal type，上眼窩裂より眼窩内に突出する sphenoorbital type がある．

頭蓋底部髄膜瘤の約半数は顔面奇形などの他の合併異常や鼻閉，哺乳障害などにより1歳未満に発症，髄膜炎や髄液鼻漏，耳鼻科手術などにより成人になってから発症するのは20％と少ない．

2）症状

症状は，①生下時より認める鼻腔内腫瘤，②脈拍，呼吸に同期した腫瘤の波動，③離眼症などの顔面の奇形，④髄膜炎，髄液鼻漏，等がある．診断には冠状断の CT が診断価値が高い．

3）治療

治療は手術以外になく，脱出した脳組織を含め切除する．transcranial approach と transintranasal approach があるが，前者が一般的である．

文献

1）加地正郎：風邪とインフルエンザの違い．臨床と研究：79. 2094, 2002.

2）日本呼吸器学会「呼吸器感染症に関するガイドライン」作成委員会：成人気道感染症診療の基本的な考え方．東京メディカルレビュー社，2012.

3）日本鼻科学会編：急性鼻副鼻腔炎診療ガイドライン2010年版．日本鼻科学会会誌49（2）：143-247, 2010.

4）日本鼻科学会：第1章定義．副鼻腔炎診療の手引き．金原出版，東京，p11, 2007.

5）伊藤博隆，他：都市部と農村部との疫学調査における比較とその問題点．平成5年度厚生省アレルギー総合研究事業研究報告書，pp 295-300, 1994.

6）清水猛史：慢性副鼻腔炎に対するマクロライド療法の現状を展望．日本医事新報4667：39, 2013.

7）日本鼻科学会：第6章治療 2．処置・局所療法．副鼻腔炎診療の手引き．金原出版，東京，p44, 2007.

8）高橋良：鼻，1-54，金原出版，1976.

9）Kennedy DW, Zinreich SJ, Rosenbaum, AE, et al : Functional endoscopic sinus surgery. Theroy and diagnostic evaluation. Arch Otolaryngol ; 111 : 576-582, 1985.

10）鴻信義：日耳鼻会報；117：775-781, 2014.

11）佐藤公則：歯科修復治療（齲歯切削・窩洞形成・インレー修復）に伴う歯性上顎洞炎. 日耳鼻 117：809-814, 2014.

12）州崎春海. 副鼻腔気管支症候群. JHONS；3：281-5, 1987.

13）工藤翔二, 他：びまん性汎細気管支炎に対するエリスロマイシン少量投与の臨床効果に対する研究4年間の治療成績. 日胸疾患会誌25：632-645, 1987.

14）松脇吉典, 他：アレルギー性真菌性鼻副鼻腔炎（AFRS）とIgE. アレルギーの臨床30：124-128, 2010.

15）Hwang PH, et al : Acute sinusitis and rhinosinusitis in adults : Clinical manifestations and diagnosis. Up To Date, 2016.

16）Keneal T, et al : Cochrane Database Syst Rev ;（6）: CD000247, 2013.

17）Ong Sm et all : Ann Emeng Med ; 50（3）: 213-20, 2007.

III 非感染性鼻炎

第1章 非アレルギー性鼻炎

非感染性鼻炎はアレルギー性鼻炎と非アレルギー性鼻炎に分類される．

アレルギー性鼻炎と非アレルギー性鼻炎の違いは，アレルギー性鼻炎では原因となる抗原が特定できるのに対し，後者の非アレルギー性鼻炎でははっきりとした抗原が特定できず，アレルギーの証明ができない点にある．非アレルギー性鼻炎は，アレルギー性鼻炎と同様の症状を示すにもかかわらず，アレルギー性という診断ができない疾患であり，このなかには好酸球性鼻炎，血管運動性鼻炎，うっ血性鼻炎，薬物性鼻炎，妊娠性鼻炎，内分泌性鼻炎，心因性鼻炎などの疾患が含まれる．なかでも副鼻腔粘膜や鼻茸中に好酸球が多数浸潤している好酸球性副鼻腔炎は，今日いわゆる難治性副鼻腔炎として知られている疾患の一つである．

1 血管運動性鼻炎（vasomotor rhinitis：本態性鼻炎）

鼻の副交感神経が過緊張状態にあり，抗原抗体反応によらずアレルギー様反応を起こす．タバコの煙，ほこりなどの非特異的な刺激，寒冷，臭気，心因（ハネムーンノーズ）などが原因となり，粘膜過敏症状である鼻閉や鼻汁をきたす．アレルギー性鼻炎と明確に区別できない部分があるが，アレルギー検査が陰性であったものを血管運動性鼻炎に分類する．通常，成人発症例がほとんどである．

2 好酸球性副鼻腔炎（eosinophilic chronic rhinosinusitis：ECRS）

1）病理・病態

アレルギー診断において原因抗原は証明できないが，末梢血および組織中に好酸球が増加していて，慢性に経過する通年性鼻炎である．この好酸球浸潤を特徴とする炎症病態は，上下気道に同時に存在し，アスピリン喘息はこの代表的疾患である．それ故に好酸球性副鼻腔炎は**気道全体の好酸球炎症の一病態（気道好酸球増多症）**と考えられている．アレルギー性鼻炎と喘息の関係のように，好酸球性副鼻腔炎と喘息の関係も one airway, one disease の関係と考えられる．

好酸球性副鼻腔炎は，組織学的には多数の好酸球が浸潤して上皮細胞が脱落し，分泌細胞への置換，粘膜の浮腫状肥厚，基底膜の肥厚と粘膜の線維化など，喘息におけるリモデリングと酷似する像を呈する．また，分泌物内には脱落した多数の上皮細胞と**多数の好酸球**が認められる．

好酸球浸潤を引き起こす因子は，上皮細胞から産生される化学伝達物質であるケモカインのほか，ウイルスや非特異的な刺激が考えられている．この好酸球浸潤を顕著に伴う慢性副鼻腔炎は，アレルギー性鼻炎と同様にTリンパ球Th2型の炎症だが，アレルギー性鼻炎が示すI型アレルギー反応の関与は明らかでない．I型アレルギー反応が起こらなくても好酸球性炎症が生じる．

340　鼻科学

表1　好酸球性副鼻腔炎の臨床的特徴

- 成人発症
- 両側性副鼻腔炎が大多数である
- 内視鏡所見で多発性ポリープを認める
- 副鼻腔に粘稠性分泌物が認められる
- ステロイド全身投与にて著効する
- 手術後の経過不良を呈することが多い
- I型アレルギーの関与は問わない
- 気管支喘息，アスピリン喘息，好酸球中耳炎の合併
- 自覚症状として，病変が軽度例でも嗅覚障害が出現する
- CT画像で上顎洞病変に比べて篩骨洞病変の程度が強い
- 中鼻道粘膜表層 Eosinophil cationic protein 濃度高値や鼻汁中に多数の好酸球を認める
- 血中好酸球数高値，血中 ECP 濃度が高値

（春名眞一ほか，耳鼻咽喉科展望44（3）：195-201，2001より）[1]

好酸球性炎症が起きると，好酸球の顆粒タンパクには組織障害作用があるので，好酸球からの顆粒放出が上皮障害をきたし，鼻茸の発生に，さらには副鼻腔に病変をもたらし，さらには好酸球が神経に直接影響を与えている可能性がある．下気道でも，気道過敏性が亢進するということが喘息であるが，これも直接神経に好酸球が関わっているのかもしれない．

好酸球性副鼻腔炎は，臨床的には慢性・化膿性の副鼻腔炎とは異なる特徴を有する（**表1**）．**成人発症**が主で，発症のピークは40歳代であり，小児には稀である．**両側性**の副鼻腔炎が大多数である．頻度は難治性の副鼻腔炎として手術の対象になる患者の3～4割に及び，鼻内所見で**好酸球ムチンを疑わせる粘性鼻汁や多発性鼻茸**が確認され，かつ問診で**喘息の合併**が確認されれば好酸球副鼻腔炎を疑う．いまだ独立した疾患単位であるかどうか確立していない．アレルギー性鼻炎と比較して副鼻腔炎や鼻茸の合併率が高く，ステロイド治療によく反応するという特徴を有するが，**易再発性**であり，手術介入後も3年で約50％が再発する．好酸球浸潤が主体の好酸球副鼻腔炎を好中球が主体の感染型の副鼻腔炎と区別することは大変重要である．なぜなら好中球浸潤が主体の場

合にはマクロライド療法が有効な場合が多く，好酸球浸潤が主体の場合副腎皮質ステロイド（局所や全身）投与が有効で，行われるべき薬物療法が異なるからである．

2）症状

好酸球性副鼻腔炎は上顎洞病変に比べ**篩骨洞病変**が強いので，早期から自覚症状として鼻閉，粘稠な鼻汁を主訴として**嗅覚障害**を訴える．従来型の慢性副鼻腔炎でよくみられる膿性鼻汁や後鼻漏が主訴となることは少ない．診断基準[2]として，末梢血好酸球が6％以上，副鼻腔CTで篩骨洞優位の副鼻腔陰影を認めることが示されている．

喘息合併例では，喘息は鼻内所見の軽快・増悪の消長に一致する．**アスピリン喘息に合併する好酸球性副鼻腔炎はとりわけ難治性である**．気管支喘息を伴うことも多いが，他の類似の好酸球性中耳炎の合併も指摘されている．

一方，片側性に発症することが多い真菌を原因とするIgEを介したアレルギー性真菌性副鼻腔炎にも，組織学的には著明な好酸球浸潤が存在する[3]．真菌性副鼻腔炎は一側性が多いこと，アスピリン喘息との合併が少ないことなどの特徴があるが，欧米の一部のグループでは，真菌を原因とする好酸球性炎症も好酸球性副鼻腔炎と同様に必ずしもIgEを介する必要がなく，ほとんどの好酸球性副鼻腔炎は真菌が原因だと考えている人達もいる．つまり，好酸球性鼻炎で問題となるのは真菌の存在ではなく，"不規則な免疫反応"であると考えることもできる．このため，抗真菌薬にも一時的な効果しか期待できず，好酸球性副鼻腔炎では免疫療法が治療選択となる．好酸球性副鼻腔炎に真菌がどれほど関与しているかは，今後の研究により明らかにされると思われる．

3）治療

臨床上，この好酸球性副鼻腔炎が問題になるのは「術後の易再発性」であり，その再発した鼻茸は経口ステロイド治療によく反応して縮小・消失する．

好酸球性副鼻腔炎を治療する場合，すぐに手術に踏み切るのではなく，まず鼻処置，鼻・副鼻腔

洗浄と薬物療法を開始する．これにより鼻茸が縮小し，副鼻腔炎陰影が改善される場合も多い．**生理的食塩水（温）水による鼻腔洗浄**は，鼻・副鼻腔における非特異的刺激（真菌，細菌，抗原など）や炎症性産物（好酸球から産生される化学伝達物質）の除去に効果的である．薬物療法は噴霧ステロイド薬，抗アレルギー薬（アイピーディ®，オノン®），そしてセレスタミン®，経口ステロイド薬を組み合わせ，個々の症例のその時々の状態に応じて対処することが薬物療法のポイントである．抗ロイコトリエン薬と点鼻ステロイドの併用治療は有用な一手段である．

症状増悪時には**鼻噴霧用ステロイド薬を短期間倍量で用いる**というクスリの使い方もある．手術で副鼻腔が鼻腔に大きく開放されれば，**噴霧ステロイド薬**の効果も大きい．

保存的治療で効果が不十分な場合に手術療法を行う．**難治化**という意味では，**手術療法を行っても経過不良を呈する例が多い**．そのような場合には**ステロイドの全身投与**が著効する．

4）アスピリン喘息（aspirin-induced asthma：AIA）またはアスピリン不耐症，解熱鎮痛薬過敏喘息，Widal症候群またはSumter症候群）

（1）病態

アスピリン喘息は20歳以降，特に**30～40歳代**にかけて多く発症する**後天性過敏体質**であり，**女性が男性の2倍罹患しやすい**．小児には稀である．アスピリン，インドメタシンなど**酸性非ステロイド系抗炎症薬（酸性解熱鎮痛薬：NSAIDs）**，果物，一部の野菜などに含まれる自然界のサリチル酸系物質で激しい気道反応（喘息と鼻閉，鼻汁），しばしばショック状態に陥る**重症発作を起こすタイプの喘息**である．蕁麻疹／血管浮腫が主症状である事もある．

アスピリン喘息は現在，ほぼ全例で好酸球性副鼻腔炎の合併が認められ，発症経過においても副鼻腔炎症状から始まり，その後3年以内に喘息やNSAIDs不耐症が発現してくる．

すなわち，NSAIDs付加により鼻汁，鼻閉（鼻茸）および喘息がほぼ必発する．このアスピ

リン喘息の背景にあるのはアラキドン酸の分解障害である．つまりNSAIDsは直接的な原因ではなく，NSAIDsの代謝過程で**シクロオキシゲナーゼの分解を阻害することにより間接的にロイコトリエン類の生合成を亢進**させるのである．アスピリン喘息患者には**このロイコトリエンを過剰に産生する体質がある**．そのような体質を好酸球性副鼻腔炎の患者が後天的に獲得して発病するにいたるのがアスピリン喘息である．このNSAIDs不耐症は，NSAIDsの初回（初日）投与では誘発されず，必ず感作期間（もしくは以前の使用歴）が必要である．アスピリン喘息の病因にはロイコトリエン以外にも好酸球由来のさまざまな炎症性サイトカインが関わっている．これらの化学伝達物質は血管や気管支を収縮させる．

アスピリン喘息は成人喘息患者の5～10％前後を占め，けっして稀な疾患ではない．その臨床像は，アスピリン様物質を避けていてもひとたびアスピリン喘息が起きれば喘息のコントロールに難渋する重症例が多く，半数以上が重症で，軽症は1割以下である．

アスピリン喘息患者の上下気道とも炎症の主役は好酸球である．難治性のためにステロイド依存性になりやすい．アレルギー皮内反応は陰性，家族歴にアトピー性疾患を認めず（2/3は**非アトピー性**），発作を誘発する原因物質ははっきりしているがそれに対するIgE抗体は検出されないので**内因性喘息**に分類される．そして，患者は一度NSAIDs不耐症を獲得すると生涯にわたり，不耐症が消失することはほとんどない．

このアスピリン喘息の同義語として用いられているものとしてNSAIDs過敏症，アスピリン過敏症などがあるが，これらはアスピリン，NSAIDsに対するアレルギー（過敏症）であり，過敏症はIgEを介する抗原抗体反応であり，不耐症ではない．それ故NSAIDs不耐症とアスピリン過敏症は異なるものであることに注意を要する．

（2）診断

アスピリン喘息の3主徴は**喘息，鼻茸，アスピリン不耐症**があげられる（**表2**）．

表2　アスピリン喘息の特徴

- NSAIDs 使用により発作が誘発される
- ほとんどの例で鼻茸を伴う副鼻腔炎を合併
- 通常は副鼻腔炎症状が先行し数年以内に喘息に移行
- 病態は気道好酸球増多症
- 20～50歳代の発症が多く小児ではまれ
- 喘息患者の約1割を占め女性に多い（男性の1.5～2倍）
- 喘息は重症例が多い
- 練り歯磨き，香水の匂い，香辛料などで悪化

通常のアレルギー学的検査では診断不能であり，問診（NSAIDs 使用歴，嗅覚低下，鼻茸手術歴の確認）が重要であり，確定診断には内服試験が必要である．

感冒などで偶然に抗炎症薬を服用し発作が誘発されて診断に至ることが多い．アスピリンや非ステロイド系抗炎症薬摂取により喘息発作をきたした明らかなエピソードがあれば，それだけでアスピリン喘息と診断できる．時には，典型的な喘息発作ではなく，軽い咳や鼻汁，目のかゆみだけを訴える場合もある．発作は**内服後30分～2時間程度で過敏反応**を起こすことが多いが，鼻閉・鼻汁に引き続いて喘息発作を認める．通年性である．

アスピリン喘息の約半数の患者は，NSAIDs（バファリン®，セデス®、ノーシン®など）で発作が悪化したことを自覚しているが，残りの半数は気づいていないか，あるいは飲んだことがないという患者である．こういった患者でアスピリン喘息を疑うポイントは，ミントや香辛料，あるいは歯磨きを使った後に悪くなるという患者をみたらその患者の9割以上はこのアスピリン喘息に該当する．

アスピリン喘息の発症経過は，**好酸球性副鼻腔炎**の症状に始まり（約9割において鼻茸が喘息発症に先行する），同時期もしくは数年以内に喘息症状が生じてくる．合併症としては**好酸球性胃腸炎10～20％**と**好酸球性中耳炎30％**がある．これらの気道以外の好酸球性炎症も，やはりほとんどがアスピリン喘息に併発するものである．

鼻茸のほとんどは両側性，多発性で，外見上は通常の感染性やアトピー性の副鼻腔炎に合併するそれとまったく区別がつかない．しかし，通常の副鼻腔炎に伴う鼻茸では，鼻X線検査でほとんどの例で上顎洞，篩骨洞に陰影を認めるが，アスピリン喘息では鼻茸を伴っているにもかかわらず，**約半数の例では上顎洞の陰影はほぼ正常あるいはきわめて軽度である．好酸球性副鼻腔炎による嗅覚障害（90％）も両側性に中鼻甲介周囲に多発する鼻茸とともにアスピリン喘息の特徴的な症状の一つである**[4]．鼻内分泌液は粘稠で好酸球を含み好酸球性ムチンと呼ばれ，従来型の慢性副鼻腔炎でよくみられる膿性鼻汁や後鼻漏が主訴となることはない．

抗原抗体反応などのアレルギー反応は両者とも否定されている．好酸球が増多するようなこの慢性副鼻腔炎にかかる人の半分以上が喘息を持っている方だが，この場合の喘息でも**アトピー型は少ない．**したがって，アスピリン喘息も通常のアレルギー検査（IgE 抗体，皮内テストなど）では診断できないので，**現状ではアスピリン喘息の診断は正確な問診と負荷試験による診断しかない．**

（3）治療

治療の基本は誘発物質の除去・回避である．喘息の治療は，原則的には一般の喘息と同様である．アスピリン喘息患者が発熱した場合は，**高容量のアセトアミノフェン（300 mg 以上）は危険**で，塩基性の NSAID を使用する．**葛根湯は安全に使用できる．PL 顆粒（アセトアミノフェン150 mg）もほぼ使用可能である．**

アスピリン喘息患者がアスピリンを誤使用した場合は，重篤な喘息発作になりやすいので迅速な対応が望まれる．**酸素吸入とともに，エピネフリン0.1～0.2 ml の筋注，もしくは皮下注がきわめて有効**である．薬剤で起きた喘息はせいぜい6時間位までがピークで，そこをしのげば24時間経過するうちに完全によくなる．アスピリン誘発喘息では抗ロイコトリエン薬がその発作の予防や症状改善に有用であるという報告がある．

アスピリン喘息に限らず，喘息では後鼻漏，鼻閉塞，口呼吸が悪化因子となっていることもあり，鼻病変に対しては積極的な治療が必要な場合

が多い．鼻病変の治療法は大きく手術的治療法と保存的治療法に分けられる．手術的治療法としては単純な鼻茸摘出術，内視鏡下鼻内開放術などいくつかの方法がある．しかし，アスピリン喘息の鼻茸の**再発率は高く**，半数以上は半年以内に再発する．

鼻茸の内視鏡下手術を行うと尿中ロイコトリエン濃度やアスピリン感受性が著明に低下するとともに，喘息発作の回数が半分以下に減少，特異的な下気道の過敏性も大幅に改善するなどの成績が得られたとする報告があることは興味深い[5]．このことからアスピリン喘息の主病態は上気道にある可能性が高いとも考えられ，アスピリン喘息の治療ターゲットしての鼻茸の重要性を説く考えもある．以上のように**鼻副鼻腔炎の治療をすると，2/3のケースで喘息も改善する**ともいわれる一方で，花粉症患者の下気道にステロイドの吸入を行うと，鼻症状が改善，鼻好酸球浸潤と血中好酸球が減少するとも報告されている[6]．すなわち，上記の2点からも上気道と下気道は，血中を介して互いが干渉しあっているといえる．喘息を合併する慢性副鼻腔炎を治療するにあたっては，喘息の吸入治療が適切に行われているか注意が必要である．

特殊な治療法としては**アスピリン脱感作療法**がある．アスピリン容量を漸増させながら脱感作を試みる．

3　医原性鼻炎（iatorogenic rhinitis，薬物性鼻炎）

薬物投与によって二次的に生じた，特に鼻閉を主とした鼻炎の総称．局所投与のものとしては**血管収縮薬の点鼻薬**，全身投与に起因するものとしては**降圧剤**（αブロッカー），メジャートランキライザー，抗パーキンソン薬がある．さらに，低用量ピルにもこの副作用がある．いずれも鼻粘膜血管の拡張によるが，投薬中止で症状は軽快する．

1）点鼻薬性鼻炎

一種の依存症である．点鼻薬には血管収縮薬が含まれるので，使用により粘膜は収縮し鼻閉には効果的である．しかし，使用後2～3時間すると

薬効は切れ鼻閉が再び起こるので再度使用することになり，繰り返すと習慣性が生じる．鼻粘膜への過度な点鼻薬の投与は線毛機能を傷め，血管運動神経を麻痺させるので鼻粘膜は**うっ血，乾燥**し，交代性鼻閉をきたす．

また，点鼻薬には，中枢のα₂受容体を刺激することにより，**急性の抑制反応（嗜眠，呼吸抑制，循環虚脱）**を引き起こすことがあり，特に乳幼児において問題となることが多い．これは薬剤過敏性に起因する例と過量投与による例とに分けられる．

点鼻薬からの離脱は，十分にその弊害を説明した上でなければ難しい．離脱にはステロイドの点鼻を1～2週間行うとともに，漢方薬の麻黄湯を服用させるとよい．血管収縮薬の点鼻薬の使用を絶つと，ほぼ2週間で鼻粘膜の状態はおおよそ旧に復し，鼻閉も軽くなる．

4　萎縮性鼻炎

粘膜や甲介骨の萎縮のため鼻腔が異常に広くなり，そこに大量の痂皮形成をみる．その痂皮が腐敗して悪臭をきたすようになると**臭鼻症 ozena**と呼ぶ．鼻腔が広闊であるのに鼻閉が起こるのは，痂皮形成が著明で，これが鼻腔を閉塞するためである．原因は不明だが，鼻甲介切除術が過ぎたり，点鼻薬を使いすぎても発症する．細菌感染（クレブシエラ），素因，アレルギー，自己免疫の関与なども唱えられている．

5　妊娠性鼻炎

妊娠中，特に妊娠2～5か月より鼻過敏症の増悪がみられることがあり，妊娠性鼻炎といわれる．**妊婦の約1割にみられ**，特に鼻アレルギーの例で鼻症状を増悪させたり，発症させることが報告されている．その原因として，**女性ホルモンの影響や妊娠中の自律神経失調により，副交感神経優位の状態が続く**ことなどがあげられる．この場合，鼻閉が強い場合は**局所温熱療法**などがおすすめである．

妊娠によってうっ血が起こり生じる**妊娠性鼻炎**と同様な病態を呈するものには甲状腺機能低下症や副腎機能低下症などの患者にみられる内分泌性

鼻炎やアルコール摂取などによるうっ血性鼻炎などがある.

6 免疫異常に起因する鼻副鼻腔炎（immunological disorders）

鼻粘膜は絶えず呼吸を通じ外的刺激に曝されるので，免疫病の初期病像として鼻・副鼻腔炎が出現することがある.

1）多発血管炎症肉芽腫症 granulomatosis with polyangitis：GPA（ウェゲナー肉芽腫症 Wegener granulomatosis：WG）

病因は不明であるが，慢性の上気道炎により感作されて成立した**自己免疫疾患**．正式には**多発血管炎症肉芽腫症 granulomatosis with polyangitis：GPA**と呼ぶ．ウェゲナー肉芽腫症という呼名は，2011 年に正式には多発血管炎症肉芽腫症と改称された.

（1）病理

①上気道または肺の**壊死性肉芽腫性病変**，②全身の小〜中血管の**壊死性血管炎**，③**壊死性糸球体腎炎**の 3 主徴を持つ膠原病．発病の形には**鼻咽腔型**と**肺型**がある．全身の血管炎や腎病変をみない鼻咽腔，肺に限局するタイプは，GPA の初期病像と考えられ，予後はよい．GPA の 1/3〜2/3 以上はこのような限局型の病像を経て腎病変を伴う全身型に移行する.

GPA は**抗好中球細胞質抗体 anti-neutrophil cyotoplasmic antibody（ANCA）**が高率に陽性であることから，**ANCA 関連血管炎**とも呼ばれる．発症に関与し ANCA が，中・小型動脈から毛細血管，細動脈を主座とした血管炎を生じる．男女比は 1：2 と女性に多い.

鼻腔では中甲介を中心とする鼻腔上部の片側あるいは両側性肉芽性病変に始まる.

組織像は中心部壊死巣が **palisading**（**観兵状配列**）という特殊な配列を示す類上皮細胞により取り囲まれた肉芽性病変を示す.

（2）症状

発熱，鼻閉，鼻腔の膿血性鼻漏，壊死傾向のある**肉芽形成**，**鼻中隔穿孔**，鞍鼻が特徴的．鼻腔内には**痂皮形成**がきわめて多い．進行すると眼窩，側頭骨内にも広がり，眼球突出，**中耳肉芽腫**を生じて難聴，耳漏を起こす．全身的には全身倦怠感，**咳**，喀痰（**血痰**），**胸痛**，呼吸困難などの肺症状がみられる．時に多発性神経炎，多発性関節痛，皮疹，眼症状もみられる．症状の進行は，上気道から始まり（80%），肺病変，腎病変へと進行していくので，これらを合わせて精査することも重要である.

（3）診断

限局型の GPA の場合は，臨床症状と**生検や血液検査**により診断を行う.

病理組織学的には**フィブリノイド変性を伴う壊死性血管炎**，**ラングハンス巨細胞**，**形質細胞浸潤を伴う肉芽腫**がみられるが，局所の組織診断は必ずしも容易ではない．70% の症例では病理学的には血管炎の所見が得られず（**顕微鏡的多発血管炎 microscopic polyangitis：MPA**），特徴的な肉芽腫形成を伴わない.

鑑別を要する疾患は，鼻性 NK/T 細胞リンパ腫，好酸球性副鼻腔炎，好酸球性肉芽腫性多発血管炎 eosinophilic granulomatosis（EGPA）などがある．EGPA は，好酸球性副鼻腔炎に重症気管支喘息，加えて好酸球性細気管支・肺炎など強い上気道の好酸球性炎症を伴い，さらに全身の好酸球性炎症と小血管炎による全身諸臓器の虚血性病変を起こす．血管炎による症状には，発熱，体重減少，筋肉痛，皮疹などがあるが，左右対称性の四肢末梢のしびれで生じる多発性単神経炎が問診では重要である.

鼻性 NK/T 細胞リンパ腫では浸潤リンパ球に異形性があり，ところどころに血管壁内浸潤がみられることが鑑別点である．この場合，HE 染色では病理組織学的に確定診断できないことが多く，**免疫組織学的検索**が必要となる.

赤沈の亢進，蛋白尿，**CRP 陽性**，IgG，IgA などγグロブリン増加，胸部 X 線像は**多発性の結節（長径 3 cm 以下）**ないし塊状の病変（腫瘤

3 cm超）が最も多く，**空洞化**しやすい．肺癌と鑑別困難な例もある．限局型の肺診断には，胸部画像，特にCTが有用である．

GPAには，好中球細胞質に対する自己抗体（**抗好中球細胞質抗体：ANCA**）が高率に検出される．全身型では患者の70％以上はPR3-ANCA（血清中の抗好中球細胞質抗体）が陽性，限局型では感度は**50～70％**で，GPA以外の疾患にはほとんど出現しないので確定診断の決め手になる．ただし，ANCAはステロイド使用で急速に陰性化するために，診断に至る前にステロイドを使用している症例では検査結果の評価に注意が必要である．

本疾患の発症に関してはANCAにより**好中球は脱顆粒して化学活性物質や活性酵素を過剰に放出し，その結果血管内皮細胞が障害され血管炎が生じ，類上皮肉芽腫が形成されると考えられてい**る．本疾患には厚生省難治性血管炎研究班から診断基準が提唱されているが，上気道に限局した症例では，典型的な病理像を示さない症例，ANCA陰性例も多く，現在の診断基準を満たさないことが少なくない．このため，耳鼻科領域に難治性肉芽腫性炎症や浸潤破壊性病変を認める場合は，常に本疾患を念頭に置くことが特に重要である．

（4）治療

腎不全などの不可逆性病変をつくる前に早期に診断し，**ステロイド**と**免疫抑制剤シクロホスファミドcyclophosphamide**を投与すれば長期にわたって生存させうる．

安定して部分寛解が得られるまで，グルココルチコイド60 mg/日とシクロホスファミド（1日2 mg/kg：経口）の併用投与を2～4週間継続する．さらにその後可能な限りの高容量を維持しつ

表3　多発血管炎症肉芽腫症：GPA（Wegener 肉芽腫症）の治療指針（厚生省調査研究班，1989）

下記のプロトコールに従って免疫抑制療法を行う

1．寛解導入療法

シクロホスファミド（CY）75～100 mg/日とプレドニゾロン（PSL）60 mg/日の経口投与を原則として8週間行う

註（1）寛解導入とは，壊死性肉芽腫性炎・血管炎・腎炎の症状が消失または著明に改善し，かつ一般検査所見が正常化することを意味する（WG改定診断基準，1986参照）．発症から治療開始までの期間が短いほど，完全寛解を期待できる

註（2）疾患の活動性がきわめて強いとき（ときに腎炎），PSL経口投与の代わりにパルス治療を行うか，血漿交換を併用してもよい

註（3）　副作用のためCYが用いられないときは，アザチオプリン（AZ）の同類を使用する

註（4）寛解導入期のWGの管理・治療は多科にまたがるので，各科のある施設での入院治療を原則とする

2．維持療法

寛解導入後は，次の2つのいずれかの維持療法を原則として12～24ヵ月行う

第1法　CYを中止し，PSLを漸減し，10～15 mg/日の単独投与とする

第2法　PSLを8週間で漸減，中止し，CYを75 mg/日より50 mg/日に減量して投与する

附　WGの免疫抑制療法施行時の注意事項

1）CY（AZ），PSLの副作用の早期発見と対策：寛解導入期には週1回採血して末梢血，赤血球，白血球，血小板数，肝，腎機能を検査する．白血球数が3000/mm^{3}以下に低下したならば，CY（AZ）投与を中止する

2）肉芽腫性病変部の局所治療（耳鼻科・眼科・皮膚科など）

3）肉芽腫性病変部（とくに鼻・肺）の細菌感染症の治療

4）激烈な経過をとる呼吸不全，腎不全の対策

5）寛解導入期の肉芽腫性病変，血管炎病変の後遺症の対策

6）末期腎不全移行例の透析治療と腎移植

つ投与を継続，最後に投与量を漸減していく．維持療法は最低数年行うが，再燃することが多く（20〜30％），完全に投与を中止するのは困難である．局所療法としては，鼻腔の感染予防，痂皮形成の抑制を目的に鼻腔洗浄を日に数回行う．

厚生省難治性血管炎調査研究班の1989年治療指針が現在一般的な治療法として利用されている（**表3**）．

ウェゲナー肉芽腫症の予後は，限局型であっても放置すれば，**肺・腎病変を合併しかつては1年以内に80％が死亡**するといわれていた．特に高齢者や腎機能障害の予後は悪く，免疫抑制療法に関連した感染症死がその約1/3を占める．

(5) 予後

過去には，本症は致死的疾患と考えられ，その予後は不良であった．未治療例の平均生存期間は5か月であったが，プレドニン®と免疫抑制剤（シクロホスファミド）の使用による免疫抑制療法の導入により，生存期間は著しく延長され，完全寛解率（全身症状の消失，血液検査の正常化，肺野陰影の消失，腎機能の安定化）は90％を超えるようになってきている．早期に発見し，病状の進行する前の軽症期に治療を開始できれば，さらなる予後の改善が期待できる．

2) inflammatory pseudotumor（炎症性偽腫瘍），plasma cell granuloma（形質細胞肉芽腫）

眼窩と肺に好発．中高年層に多発．性差はない．病理組織学的には，リンパ網細胞の増殖像

lymphoid hyperlasia を基本とし，種々の程度の**肉芽腫形成や線維化**を伴い，多彩な組織像を示す原因不明の**非特異的肉芽腫性病変**．病理組織像から，①リンパ球や lymphoid tissue の増生を主体とする**リンパ腫型**，②炎症性の性格がより顕著な肉芽組織の増生を主体とする**肉芽腫型**，③間質結合織の増生による線維化が優勢なものの**硬化型**の3つに亜分類される．なおリンパ腫型と肉芽腫型は相互に移行しうるもので，硬化型はその終末像と考えられている．成因に関しては炎症性病変に基づく反応性増殖によるとする**慢性炎症説**が主流である．

眼窩偽腫瘍は，眼窩の疼痛，眼球突出，眼球運動障害，結膜炎，眼瞼腫脹などの症状を示す．画像所見のみでは，悪性リンパ腫などとの鑑別は難しいが，眼窩偽腫瘍では "**片側性の疼痛**" が特異的である．血液検査上の炎症所見（白血球上昇，血沈亢進，CRP 陽性など）の有無や程度は症例によりさまざまで，一定の傾向は認められない．また，画像診断上，CT では骨格筋とほぼ均一な等濃度を示し，経静脈性造影剤投与により増強効果を示すが，画像所見は非特異的である．現在，この pseudotumor は血中 IgG4 濃度が高くなることで各種全身症状を呈する **IgG4 関連疾患との異同**がとり沙汰されている．

治療はリンパ腫型には放射線療法，肉芽腫型にはステロイド療法，硬化型には手術療法が有効とされる．疑診の段階ではステロイドによる診断的治療も有効．しかし，多くの臨床経過は自然軽快，軽快／再燃を繰り返しながら最終的には治癒に至る．

文献

1) 春名真一他：好酸球性副鼻腔炎（Eosinophilic Sinusitis）. 耳鼻咽喉科展望44：195-202, 2001.

2) 藤枝重治他：厚生労働科学研究費補助金難治性疾患克服研究事業「好酸球性副鼻腔炎の診断基準作成と網羅的解析に関する研究」平成23・24年度総合研究報告書. p3-15, 2013.

3) 松脇吉典，他：アレルギー性真菌性鼻副鼻腔炎（AFRS）と IgE. アレルギーの臨床30：124-128, 2010.

4) 荻野敏：いわゆるアスピリン過敏症における鼻病変. アレルギー性鼻炎, 細菌のトピックス－耳鼻科から他科へ（奥田稔編）, p23-29. メディカルレビュー社, 大阪, 1998.

5) 出島健司他：慢性副鼻腔炎における好酸球浸潤と気管支喘息合併―内視鏡下副鼻腔手術における予後因子として―. 日耳鼻, 2008, 111：58-64.

6) Camargos P, Ibiapina C, Lasmar L, et al：Obtaining concomitant control of allergic rhinitis and asthma with a nasally inhaled corticosteroid. Allergy 2007；62：310-316.

Ⅳ アレルギー性鼻炎 (allergic rhinitis)

第1章 アレルギー性鼻炎の病因

今日，アレルギーが増加している．

いまや国民の3人に1人は何かしらのアレルギーに悩んでいるといわれる．また，各種のアレルギー疾患の罹患率を単純に積算していくと，全人口の6割に及ぶともいわれる．このようにアレルギー症状の人が多くなっている理由は，大気汚染や食・住など生活環境の変化，ストレスの増加などがあげられる．アレルギーが「**文明病**」といわれる由縁がここにある．

アレルギー疾患の増加を統計的にみると，**国民のおよそ4人に1人，26.5％の有病率（2008）**といわれるスギ花粉症，5人に1人，**20％程度**といわれる**通年性（主にハウスダスト）アレルギー**はいうに及ばず，何らかの抗原によって発症している**アレルギー性鼻炎の有病率は39％**という統計もある．また全人口中の気管支**喘息**患者数は1950年代の約1％から最近は**5％**となっており，世界的にも**増加**している．アレルギーが"**国民病**"ともいわれる由縁である．

2008年の疫学データによると，スギ花粉症はここ十年で約10％増加した（**図1**）[1]．通年性アレルギーの増加が3～5％なので，スギ花粉症の格段の増加がうかがえる．アレルギー疾患が増加した病因は未だ確定していないが，現時点では**衛生仮説**がほぼ受け入れられている．幼少児期の感染の減少が将来のアレルギー疾患の増加につながるという説である．

また，近年，アレルギー疾患はQOL（quality of life）の低下する**生活習慣病**に分類され，生産

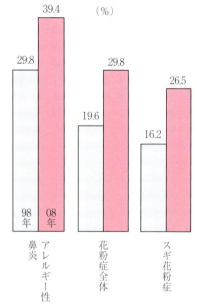

図1 増える花粉症患者
調査対象約1万5,000人に占める患者の割合．
（鼻アレルギー診療ガイドライン2008．全国調査，より）

活動や医療経済に多くの負担が伴うこともあって，社会的問題として大きく取り上げられている．

1 アレルギー反応とは

アレルギーとは，特定の物質に過剰に反応する現象のこと．アレルギー体質の人が持つIgE抗体（アレルギー抗体）が花粉を排除しようとして反応し，花粉症の症状は引き起こされる．このような免疫反応は生体防御のための重要な機構であ

るが，時として過剰な反応を起こし自己に障害を与える．この病的な免疫反応を称して**アレルギー**という．歴史的には，1906年オーストリアの von Priquet により「変化した（allos）能力（ergon）」というギリシア語に基づき allergy と命名された．

アレルギー反応は，液性免疫による即時型と細胞性免疫を主体とする遅延型とに分けられる．1963年 Coombs & Gell は液性免疫による**即時型反応**を3つに分け，それに**遅延型**を加えてアレルギー反応を以下の**4つ**に分けた（表1）．

しかし，実際の症例でアレルギー反応のどれか一つの型が単独で現れてくることは少なく，同じ抗原物質に対する反応であっても，**症例**により，**時期**により，**年齢**によっていろいろな組み合わせになったり，またその組み合わせが変わったりする．

例えば，通年性アレルギー性鼻炎は，原因抗原としてはハウスダストが最も多く，典型的なⅠ型アレルギーによって発症してくるものから，慢性副鼻腔炎などと合併し，インフルエンザ菌や肺炎球菌の菌体成分が抗原となり，Ⅲ型アレルギーのような病態を示すものまで多岐にわたる．

また，症状ひとつとっても，アレルギー性鼻炎では連続性のくしゃみ，水性鼻漏，鼻閉塞，鼻内

掻痒感などがみられるが，症例によってはくしゃみや鼻漏を主症状とするものや鼻閉だけを強く訴えるものなど多彩である．

このうち，Ⅰ型アレルギー性疾患では，家族歴，末梢血好酸球増多，血清 IgE 抗体価上昇，各種抗原に対する特異 IgE 抗体の出現，マスト細胞（肥満細胞），特に粘膜型肥満細胞，リンパ球特に Th2 細胞が浸潤し，非特異的過敏性の亢進を特徴とする．Ⅰ型アレルギー反応は抗原抗体反応が10〜20分で最大となる**きわめて早い反応**を示す．Ⅰ型アレルギーにはヒスタミンが関与しているため抗ヒスタミン薬が薬物として使用されるが，非Ⅰ型アレルギーではステロイドが治療の中心となる．

アレルギーは抗原がわずかでも反応が起こる．だから牛乳を1杯飲んでも平気で，2杯目で気持ち悪くなるなら，それはアレルギーではなくラクトース（乳糖）不耐症を疑う．アスピリン不耐症も同様の機序による反応である．

2 アトピー性疾患の新しい考え方

1) mast cell theory, eosinophilic theory, T cell theory

アトピー性疾患とは，アナフィラキシーや感染による過敏症とは区別しうる過敏状態であり，アレルギー性鼻炎や気管支喘息を中心とする**遺伝性傾向の強い一群の過敏性疾患**をいう．

従来，いわゆるアトピー性疾患の病態は，IgE 抗体とアレルゲンによるマスト細胞の活性化，化学伝達物質の遊離の結果として理解されてきた（**mast cell theory**）．これに対し近年，遅延型アレルギー反応 late allergic response（LAR）が，好酸球を主体とする炎症反応であることが確認され，その場合気道上皮障害を伴っており，これが気道過敏性にも関係していると考えられるに至った．そこで，気管支喘息では chronic desquamative eosinophilic bronchitis（慢性上皮剥離性好酸球性気管支炎）と定義するに至った好酸球重視の理論（**eosinophilic theory**）が生まれてきた．

近年では，好酸球の浸潤がTリンパ球 Th2 の産生するサイトカイン IL-5（インターロイキン5）によって引き起こされるとする考え方が有力

表1 アレルギーの分類（Coombs & Gell）

Ⅰ型アレルギー反応：アナフィラキシー型もしくは **IgE 依存型**（anaphylaxy type or IgE dependent type）
通常アレルギーといえばこのⅠ型によるものを指す．Ⅰ型は1時間以内に起こる即時型だから，72時間以上経って起こるほかのアレルギーとは区別される．この型による疾患としてはアレルギー性鼻炎，気管支喘息，アトピー性皮膚炎，蕁麻疹，アナフィラキシーショック等があげられる．
Ⅱ型アレルギー反応：細胞融解型または細胞毒性型（cytolytic type or cytotoxic type）
Ⅲ型アレルギー反応：免疫複合型（immune complex type）
Ⅳ型アレルギー反応：遅延型もしくは**細胞性免疫型**（delayed type or cell-mediated immunity type）
感作T細胞が関与する細胞性免疫によるもの．

になり，アトピー性疾患の制御にはT細胞活性化の制御が重要であるとする考え方（Ｔcell theory）が多くの支持を集めつつある．そして気管支喘息の治療も吸入ステロイドなどの抗炎症薬を中心とするなど，従来の治療法の見直しがなされている．

しかし，いわゆるアトピー性疾患の中でもその種類によりマスト細胞，好酸球，Ｔ細胞の重要性は異なると思われている．例えば，アレルギー性鼻炎では抗ヒスタミン薬が非常に有効である．ヒスタミンはほぼ100%組織中のマスト細胞に由来すると考えられ，抗ヒスタミン薬でアレルギー性鼻炎がよくコントロールされるということはアレルギー性鼻炎の病態はほぼmast cell theoryで理解できることを示唆する．しかし，アレルギー性鼻炎においても慢性の鼻閉は抗ヒスタミン薬では解消されず，その治療にはステロイド薬が必要であることを考えるとアレルギー性鼻炎にもまたＴ細胞-好酸球性炎症が関与していると考えられる．

2）one airway, one disease とは

喘息とアレルギー性鼻炎とはともに気道過敏性という点で非常に深い関係にある（表2，表3）．喘息の症状が咳，気道分泌の亢進，呼吸困難であるのに対し，アレルギー性鼻炎ではくしゃみ，鼻汁分泌亢進，鼻閉である．その発症・合併に関しては，**アレルギー性鼻炎は成人喘息患者の約60%，喘息は季節性アレルギー性鼻炎患者の2%，通年性鼻炎では20～57%に合併する**というデータ（**表3**）もあるように，喘息→アレルギー性鼻炎よりも，アレルギー性鼻炎→喘息へと進展する症例の方が多い．アレルギー性鼻炎患者はアレルギー性鼻炎を有さないものより**約3倍喘息発症率**が高いという報告もある．このことからアレルギー性鼻炎が気管支喘息の危険因子であると指摘されている．

アレルギー性鼻炎と喘息の合併は，1992年喘息が慢性の気道炎症性疾患であることが示されて以来，両者の合併を同じ一つの「管」（**図2**）としての気道の炎症の立場から連続的な病変として捉える "**one airway, one disease**"（あるいはunited airway concept）の概念が普及してきている（**表4**）．実際，喘息症状がまったくないアレルギー性鼻炎患者の気管支粘膜を調べると，多くの場合アレルギー性炎症が観察される．この考えに立てば，アレルギー性鼻炎と喘息の合併率の

表2　鼻炎と喘息との疫学的関連性

- 喘息患者の大部分に鼻炎がある．
- 鼻炎患者の多くに喘息がある．
- 鼻炎患者，特に持続性鼻炎や中等症/重症鼻炎の患者では喘息の有病率が高い．
- アレルギーは鼻炎や喘息と関連する．
- 職業性アレルギー物質は鼻炎および喘息を引き起こしうる．
- 非アレルギー性鼻炎は喘息と関連する．
- アレルギー性および非アレルギー性の鼻炎は喘息の危険因子である．
- 鼻炎は非特異的な気道過敏性と関連する可能性がある．
- 鼻炎と喘息が同時にみられると，喘息のコントロールが損なわれるようである．

（ARIA 2008. 日本語版）

表3　アレルギー性鼻炎（AR）と喘息の合併

	通年性 AR		スギ花粉症
	成人	小児	成人
ARにおける喘息合併	20.5 % (172)	57.0 % (133)	2.3 % (85)
喘息におけるAR合併	59.4 % (116)	75.0 % (108)	

（奥田稔，鼻アレルギー——基礎と臨床—，医薬ジャーナル社，397，1999，より）

表4　One Airway, One Disease（CARAS：Conbined Allergic Rhinitis and Asthma Syndrome）

Reed（1991）：Asthma is chronic desquamative eosinophilic bronchitis
Simons（1994）：Allergic Rhinobronchitis
Passalacqua（2001）：United Airway Disease

アレルギー性鼻炎と喘息の合併自体は以前から知られていたが，1992年にNIHにより喘息が慢性の気道炎症性疾患であることが示された．
以降，両者の合併を同じ気道炎症の立場から連続的な病変として捉える概念が普及してきた．

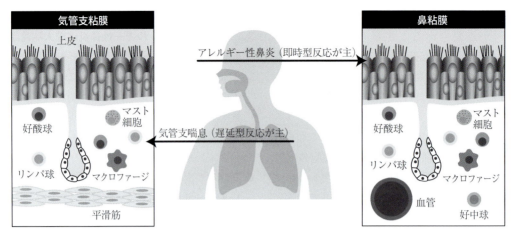

図2 気管支粘膜と鼻粘膜と組織像（類似点と相違点）
（Bousquet J et, Allergy 2003 ; 58 : 691-706, より改変）

差は，気道全体における下気道と上気道の炎症の強さの違い，また感受性の差によるものといえる．そう考えるなら一本の気道であるとしても，臓器それぞれに特異性がみられるわけである（**全身のアレルギー性炎症－ systemic disemination of mediators** としての考え）．

one airway, one disease の概念を花粉症に当てはめると，花粉症飛散期に花粉症患者の下気道の過敏性が亢進し，点鼻ステロイドによりその過敏性亢進が正常化される．両疾患合併例のうちアレルギー性鼻炎の治療を受けている患者は，無治療の患者に比べて喘息急性増悪による救急受診回数や入院回数がほぼ半分に減少するなどといった報告がある．**アレルギー性鼻炎に対しての適切な管理が喘息のよりよいコントロールのためにも重要な課題**である．

3 年齢とアレルギー疾患（図3）

1）アレルギーマーチ

小児のアレルギー疾患では，成長とともに**アトピー性皮膚炎→喘息→アレルギー性鼻炎**と進行する**アレルギーマーチ**の考え方が知られている（**図4**）．アトピー疾患の症状で最初にでるものは**アトピー性皮膚炎**で，この湿疹病変はおよそ**生後3～6か月**という非常に早い時期から出現し，その際，多くの症例は**食物アレルギーを合併**している．**気管支喘息**の発症は1～2歳頃，気管支喘息

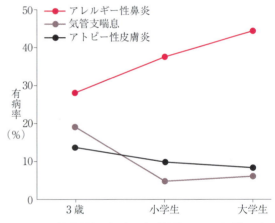

図3 一般集団における年代別のアレルギー疾患有病率
（平成18年度厚生労働科学研究費補助金：免疫アレルギー疾患予防・治療研究事業．小児アレルギー性鼻炎の成人への移行を阻止するための治療法の確立に関する研究（主任研究者：岡本美孝）小児アレルギー性鼻炎発症に関連する因子についての研究（分担研究者：河野陽一））

の60％が2歳までに発症する．鼻アレルギーの発症は全体では2歳よりも遅いが，近年この年齢のアレルギー性鼻炎も徐々に増えてきている．アレルギー性鼻炎と喘息との関係においては，**約8割は同時か喘息の方が先に発病する**ともいわれるが，近年では**アレルギー性鼻炎は決して喘息の後に発症するのではなく，同時期に，もしくは早く始まるらしい**ということがわかってきた．年齢

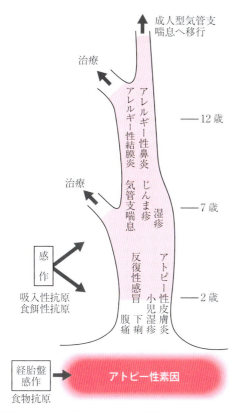

図4 アレルギーマーチの概念
(馬場実,小児科診療61(4),1997,より)

とともに軽快，場合によっては治っていくことをoutgrowと呼ぶ．しかし，7歳時に喘息と診断を受けた人は，42歳時にも80%の人に喘息が残るとのドイツの報告もある．喘息やアレルギー性鼻炎は高齢になっても自然治癒することは少ないようである．

アレルギー性鼻炎を合併している喘息患者は喘息のみの患者に比べ，喘息の頻度や，咳や息切れ，発作治療薬の使用頻度などが有意差をもって高くなることが判明している．

成人の場合，同一宿主に複数のⅠ型アレルギー性疾患が存在する時，それぞれの疾患による症状が交互に出現する現象（allergic cycle（アレルギー巡回）現象），あるいはどちらかが治ってくると他方が悪化する現象（シーソー現象）も報告されている．

2）小児とアレルギー

IgE抗体の陽性率は，アトピー素因を持っている子どもではおよそ半分が卵白やミルクなどに対してIgE抗体が高いが，5～6歳位でかなり低下する．一方，それに反するように，**1～2歳位からダニ抗原に対するIgE抗体が増加**し，さらにダニに対する抗体は加齢とともに上昇し，**10歳代にピークを迎え，20歳を過ぎる頃からだんだん低下する**．それを反映して小児の場合は成人と比較し，室内塵・ダニを主抗原とする通年性アレルギー性鼻炎の頻度が高く，一年を通じて症状を繰り返すことが多く，花粉飛散による悪化との見分けがつけにくい．

スギ花粉の場合には，1歳まではスギ花粉に対するIgE抗体を持つ患児はほとんどいないが，**早ければ生後2シーズンでIgE抗体陽性となり，感作が成立する**．しかし，スギ花粉のIgE抗体が陽性であっても，症状の発現がなければ花粉症と診断できない．したがって発症と感作とは違うが，最短で生後2シーズンの花粉曝露で感作が成立し，3シーズン目から発症することが観察される．小児では2～6歳位からスギなどの花粉に対する**IgE抗体が増加する**．そして20歳を過ぎてもIgE抗体はさらに上昇し，**20～30歳の罹患率は約35%に及ぶ**．IgE抗体は40歳を過ぎる頃からやっと下がってきて，60歳を超えると10%前後に急激に減少するといわれる．しかし，**花粉症での自然寛解は少なく，特に小児ではほとんどみられない**．小児の発病者はほとんど改善のないまま成人に移行している．

ちなみに，ある報告によれば**小学校の高学年では約40%**の児童がスギ花粉症に対する抗体陽性者だが，今日，おしなべて**約1/3の学童は発症**しているといわれる[2]．発症するにあたっては，環境因子などのさまざまな修飾因子が働いている．

幼小児に花粉症が少ない理由は，大気の吸入性抗原に触れる頻度が少なく，未だ花粉などに感作されていないのと，**抗体産生も若年では未熟**なことによる．一方，**高齢者**に少ない理由は，**リンパ球の機能低下**によるもので，正常人のIgE値は40歳を越えると低下することから類推できる．しかし，最近では**花粉症の低年齢化が顕著である**．しかも，通年性アレルギーにスギ花粉症などを合併している率が高くなっている．ある統計で

は小中学生の約3人に1人が喘息，アレルギー性鼻・結膜炎，アトピー性皮膚炎の3つのアレルギー疾患のいずれか一つ以上を持っていたと報告している.

3）老化（加齢）と鼻アレルギー

免疫能の老化は，**自己抗原に対する応答の亢進と外来抗原に対する応答の低下**で特徴づけられる．スギ花粉症でいえば，60歳以上では，**T細胞の機能低下**のため，大量のスギ花粉に曝露されても IgE 抗体を産生しにくい状態になっている.

鼻アレルギーの機序は外来抗原に対する免疫反応といえるので，当然，T細胞機能が低下する老人では老化による影響を受け，40歳後半から鼻アレルギーの発症や有病率は低下する．ちなみに，**鼻アレルギーの発症年齢では30歳未満が全体の90％以上を占め**，60歳以上の発病は数％〜10％前後にすぎないともいわれる．一方では，**鼻アレルギーの自然治癒率は10％前後である**ともいわれるので，高齢で免疫力が低下するといわれても花粉症はほぼ一生つきあわなければならない疾患である.

また，老人の鼻粘膜は萎縮の傾向があるので，免疫学的応答だけでなく，**非特異的反応性の低下**も老化とアレルギーを考える場合には考慮する必要がある.

4）妊婦のアレルギー

妊娠によって，**鼻アレルギー患者の約1割は症状が悪化する**．その理由は，妊娠によって分泌の亢進した**女性ホルモン**が，鼻粘膜，特に血管系に作用し，容積血管拡張と間質浮腫を起こすと同時に，**粘膜の過敏性を高める**ためとみられる[3].

妊婦の鼻アレルギーの治療は，内服薬を避けて点鼻などの局所用剤（局所ステロイド薬や点鼻用血管収縮薬）を活用する．43℃のスチームを鼻に入れる温熱エアロゾルによる治療も勧められる.

4 アレルギー性鼻炎の発症要因 遺伝的因子と環境因子

アレルギー性鼻炎をはじめとするアレルギー疾患は，遺伝因子と環境因子が大きく関与して発症する多因子疾患である[4]．環境因子には，ダニ，スギ抗原など特異的抗原の慢性，あるいは季節的曝露の他，ウイルス感染や大気汚染など免疫反応を修飾する因子が関与する．このように，環境因子は，遺伝子などのアレルギーの発症に影響を与えるだけでなく，発作を誘発し，症状を悪化させる増悪因子ともなる．環境因子の中で最も一般的にアレルギー疾患発症に重要な役割を演じているのが室内アレルゲンのダニとスギ花粉である．それらのアレルゲンへの感作はアレルゲンの量と比例して増加するが，アレルギーの家族歴があり，素因のある症例では，より感作されやすい．同じ場所に住み，同じように花粉やダニを吸っても，花粉症や喘息を起こす人と起こさない人がいる．これは，**遺伝で規定される抗原に対する免疫応答に違いがある**ためである.

通年性アレルギーはほこり（ダニ）が，花粉症は花粉が抗原となり，これに反応する抗体が，ある量に達すると発症する．"コップに水（抗体）がたまり，あふれたときに発症する"と考えるとわかりやすい．ところが，**コップの大きさには個人差があり，発症するまでの抗体量は人によってかなり異なる**．これが人により発症の時期に違いが生じる理由の一つである.

ある抗原に対し反応する**抗体を作るか否かは，その人の持っている遺伝子により決まる．また，その遺伝子を持っていても，特定の抗原に曝されなければ IgE 抗体は作らない**．すなわちアレルギー性鼻炎では**遺伝**（素因）と**環境**が重要である．ダニや花粉などの抗原に対して IgE 抗体を作りやすい素因を，**アトピー素因**と呼ぶ．この素因は親から子，孫へと受け継がれることから，何らかの遺伝子（遺伝子群）によって規定されている可能性がある．**両親ともアレルギー疾患がある場合には，子の発症率は約60％と高率**である.

環境因子としては直接抗原（アレルゲン）として働く**特異因子**と，疾患を誘導し，悪化させたりする**非特異因子（感作促進因子）**とに分けられる．特異因子はダニ，花粉をはじめとしてあらゆる物が抗原となりうる．**非特異因子としては喫煙，ストレス，感冒，妊娠や大気汚染物質，クーラーの冷気等**があげられる.

5　アレルギー性鼻炎の増悪因子

　1960年代半ば以降，日本ではアレルギー性疾患は増加傾向にある．その原因として，①**アレルゲンの増加（ダニ，スギ花粉など）**，②**大気汚染**，③**食住生活の変化（欧米化）**，④**ストレスの増加**，⑤**細菌感染の減少**などがあげられる．なかでも抗原の増加については多くのコンセンサスが得られているが，これだけで有病率増加の原因を説明するのは困難である．大気汚染で注目されているのが，ディーゼルエンジンから排出されるディーゼル排出粒子（DEP）であり，DEPはスギ花粉と結合して，スギ花粉に対するIgE産生が強力に誘導される**アジュバント効果**があると指摘されている．

　近年，各種アレルゲンのみならず住居環境の変化に伴った**環境物質や環境ホルモンなどが，人の遺伝情報を修飾し，アレルギー性疾患を発症させる危険性**が強く認識されつつある．また，予防接種や抗生物質の普及によって幼少時の感染が減っていることがアレルギー性疾患の増加原因になっているという仮説（**衛生仮説**）も知られている．これは衛生環境の改善により，生下後感染源に曝露される機会が少なくなり，Th1タイプのサイトカインを産生するTh1細胞が誘導される頻度が少なくなり，Th2優位の状態のまま推移し，アレルギー疾患を発症しやすくなったとい説である．

6　感作の成立とは？

　各人の持つアトピー体質（易IgE抗体産生の遺伝的素因）の度合と，抗原の種類，強さや抗原曝露の回数などによって感作が成立しやすさ，しにくさが決定される．

　強いアトピー体質を有しない人であっても抗原性の強い物質による曝露が繰り返し行われると，その抗原に対する特異的IgE抗体を有するようになり，ある時点より抗原曝露により抗原抗体反応が起こって種々のアレルギー反応を呈するようになる．しかし，**感作されても発症するのは1/3にすぎない**ともいわれている．それは，発症に至るまでにはある程度大量のIgE抗体の産

生が必須条件となるからである．1年に数か月しか接触しない特定の花粉に対して，大量のIgEが産生されるまでにはある程度の年月を要する．体内に入る花粉数が多いほど，また体質的にアレルギー素因が強いほどIgE抗体の蓄積も早くなると考えられる．

　ときに，1歳未満や1歳台の乳幼児がスギ花粉症にかかったという話を聞くことがある．しかし，スギ花粉による感作は早ければ2シーズンで起こり，3シーズン目には発症に至ることが実際に示されている．したがって，常識的にはスギ花粉症の発症は2歳以降ということになる．1年のうち限られた期間だけしか抗原にさらされないものでは，抗体産生に長い時間がかかる．スギ花粉症は3歳以下の幼児にはあまりみられないが，5～6歳頃から感作が多くなるのは，そのような理由による．

7　アレルギーの原因

　アレルゲンとは，即時型アレルギー反応を誘発する抗原物質をいう．アレルギーの3大要因，すなわち3大アレルゲンといわれるのは**ほこり**（ハウスダスト：HD），**ダニ，花粉，カビ**で，このうちの2つは私たちの住まいと密接に関わり合っている．ほこりとダニは同類である．

　アレルギー性鼻炎はダニ，ペットの毛，フケなどによって起こってくる**通年性アレルギー性鼻炎**と，花粉類で起こってくる花粉症（**季節性アレルギー性鼻炎**）に分類できる．国際的な分類では，アレルギー性鼻炎を，通年性と季節性ではなく，**間欠性と持続性**に分類している．

　通年性アレルギー性鼻炎は，小，中学生に多く，しばしば気管支喘息を伴う．

　通年性アレルギーでダニに対する抗体を持つ子は，**スギに対する抗体も40～80％と高率に有している**．このようにアレルギー性鼻炎では**70％程度に重複感作（多重感作）**が報告されている．そして，先行するHDアレルギーがスギ花粉感作の原因になるとも考えられている．

1）ハウスダスト（HD）

　ハウスダスト（HD）アレルギー反応の引き金

になる**ダニ**（虫体および排泄物）には，ヒョウダニ属のヤケヒョウダニ *Dermatophagoides ptero-nyssinus*（DF）とコナヒョウダニ *Dermatophagoides farinae*（DF）がある．多くのダニは，**気温26〜27℃，60〜80％**の高湿度を好む．布団や枕，ぬいぐるみなど湿気がこもり，エサとなる塵がたまりやすい場所は，ダニの格好の住み家となる．近年の家屋は気密性が高まったこと，エアコンが効いている住生活環境の変化などがダニの増殖を招き，ダニアレルギー患者の増加の一因となった．

ある調査によると，1 gの室内塵中に500匹以上のダニが検出されるときアレルギー発作がひどくなるし，200匹以下になると発作はほとんど起こさなかった．また，別の調査では1 gのほこりの中にいるダニの数は，**ソファの中が一番多く約2,000匹，畳が約700〜800匹**，じゅうたんが400〜500匹と場所によりかなり異なることが知られていて，私たちはいかに多くのダニに囲まれて暮らしているかがわかる．このダニ抗原は，環境因子として最も重大なものの一つであり，それを裏付けるように，最近のデータでは**喘息患者の5〜8割，アレルギー性鼻炎の5〜6割，小児の通年性アレルギーの9割はダニが原因**といわれている．このように小児や学童に患者が多いことがダニアレルギーの特徴である．ダニは1週間に1回産卵するので，週に一度は布団を干し，布団に掃除機をかけるよう指導する．

最近の調査によると，アレルギー性鼻炎の一番重要な慢性化の起因アレルゲンは，生活環境中のダニアレルゲンだといわれている．

2）カビ，昆虫（ゴキブリ，ガ）

湿度が上がりはじめる初夏の梅雨どきになると，カビは胞子を飛ばして増えていく．カビは湿度，温度，栄養，空気のよどみが生育の好条件で，**湿度90％以上，温度20〜30℃でカビは最も生えやすい．70％以下だと生えてこない**．栄養源はほこりやジュースの汚れ，紙などの有機物，家庭のほこり1 g中には1万〜100万個のカビがいるという．カビは花粉より胞子が小さく，またその数は多いため，気管支の奥まで侵入し，喘息の発作を引き起こすこともしばしばある．**カンジダ，アルテルナリア，アスペルギルス**などが主なカビの抗原である．しかし，**これらのカビの抗原性は弱く，IgE抗体価は必ずしも高くないため，抗原の特定に際しカビが真のアレルゲンであるかは慎重な判断を要する**．

昆虫もアレルギーの原因となる．昆虫アレルギーの代表的なものにゴキブリやガある．**ゴキブリ**は夏に大量発生し，その死骸や糞等がアレルゲンとなり，9〜11月に抗原量がピークを示すことが報告されている．ガは屋内外の電灯などに群がるガに加えて，衣類の虫食いとして知られるイガや食品（多くは米）に発生するメイガがあり，屋内に発生するアレルゲンとして注意が必要である．これら昆虫アレルギーは問診による特定が難しいことから，特異的IgE検査等による感作の確認が必要である．

3）花粉

花粉症の原因植物は50〜60種類あるといわれる．**花粉を抗原とするアレルギーには季節性があり**，春は樹木，夏から秋には雑草の花粉が多い．つまり，2〜4月の tree season には樹木花粉のスギ，ヒノキ，ハンノキなど，5〜7月の grass season にはイネ科植物のカモガヤ，オオアワガエリ，スズメノテッポウなどが，8月の weed season にはキク科のブタクサ，ヨモギ，カナムグラが主な抗原である．日本ではスギやヒノキが主な抗原だが，欧米ではシラカンバやブタクサ，イネ科の花粉などが多い．イネ科植物の花粉は互いに共通抗原性が強いため，どの植物が花粉症を起こしているかわかりにくいので，まとめて"**イネ科花粉症**"と呼んでいる．

ところで，鼻粘膜は air filter, air conditioner としての生理機能を持っており，吸気中の異物はその粒子径が**10μm以上のものは大部分が鼻粘膜上で捕捉され**，粘液とともに線毛機能によって咽頭へと運ばれ，嚥下される．肺に吸い込まれるには数ミクロン以下である必要がある．スギ花粉の粒子経は20〜30μmと大きいため，ほとんど鼻粘膜にとどまり，他の抗原のように下気道に達して喘息を生じることはきわめて少ない．ただ

し，花粉飛散数が多ければ咽頭まで吸入されたり，または線毛運動によって咽頭まで運ばれた花粉によって**咽頭粘膜でアレルギーが起き**，しばしば強い咽頭痛，咽喉頭瘙痒感，咳嗽の原因となる．一方，吸気中のダニ，カビ由来の抗原物質は粒径が小さいために下気道にも吸入され，花粉症以上に**鼻アレルギーと同時に気管支喘息の原因となる**．その場合，**上気道と下気道の非特異的過敏性の違いによりいずれか一方の症状を示す症例が多い**．

ところで，近年**スギ花粉症が全国に爆発的な増加を認める**ようになった背景には，第二次世界大戦後の**造林事業が大きく関係している．スギは約30年で着花樹齢に達する**．戦後植林され国土の4割にもなったスギやヒノキの人工林が，1980年以降次々と成熟期を迎えて花粉生産量が増加したことと，伐採適齢期になったスギも，安価な輸入材木に圧されて伐採されずに放置され，花粉飛散量が増加し花粉症の患者が増えたことが原因として考えられる．

樹木花粉の飛散は，大規模かつ全国一斉に起こる．広範に植林された樹木花粉飛散は上昇気流に乗って分散し，典型的な花粉前線を形成する．スギ花粉は1,000 m以上のところまで上昇して100 km以上も飛散することが知られている．したがって，花粉症ではその抗原除去は不可能に近く，マスクや外出を控えるなどの抗原回避が主たる花粉症の予防対策となる．

関東以西ではスギ花粉とヒノキ花粉を合わせた花粉の飛散期間は3か月近くに及び，草木や牧草の花粉の4週間程度に比べて非常に長い．近くに杉林のない大都市まで大量かつ長期にわたり飛散し，多くの患者を発症させる現象は日本特有といっても過言ではない．まさにスギ花粉災禍である．同じ樹木ばかりが伸び放題だから，スギ林は下草が生えず，生物多様性のない場所，つまり洪水や土砂崩れの起きやすい危険な場所となってしまった．これは医療のみならず社会的な問題である．

関東地方では，花粉をつけるスギの量は今後さらに増えると予想されている．そして，将来的には**人口の3割以上が花粉症に罹患するだろう**という試算が既に過去に出ている．さらに，わが国の**ヒノキの植林面積は82年以降はスギを上回っ**ており，これからはヒノキ花粉症も一層増えることが予想されている．林野庁の2007年時点での統計では，**東日本のスギ木：ヒノキ木比は約80：20%であるのに対して，西日本では約50：50%である．**スギ花粉症に関しては，これからヒノキ花粉症の増勢も加わり，花粉数の増加以外には未だ確かな増悪要因は明らかにされていない．

ブタクサなどキク科の草木（weed）は，繁茂している場所も限られており，重いため，その飛散も数百メートルと局地的である．花粉飛散期間も4週間以内である．しかし，**イネ科の草**（grass）は3〜9月まで花粉を出すので，数が多くそれだけ重要で，スギが日本以外生育していないことを考えれば世界的にみれば春の花粉症はイネ科花粉症といわれる．イネ科やブタクサなどが群生しているところは，都市では河川敷や幹線道路端，空き地であり，その周辺の住民や通行者が発症することになる．そのための予防はハウスダストと同様，雑草の積極的な除去が原則である．

8 スギ花粉症（pollinosis）

以前は花粉症自体が日本にはあまりない疾患といわれていたが，海外では**枯草熱として1800年代から報告されていた**．当時は，枯れ草で夏かぜ様の症状を起こすということで，枯草熱（hay fever）という病名がついた．しかしその原因がブタクサ花粉であるとわかったのは，だいぶ後になってからだといわれる．日本で最初にブタクサ花粉症が報告されたのは，昭和36年であった．その後，昭和39年にスギ花粉症が発表されたが，当初はそれほど多い疾患ではなかった．ところが，昭和54年にスギの大量飛散があった．そしてその頃から，スギ花粉症の患者が急増したといわれる．

花粉症は，スギやイネ科，キク科などの植物の花粉を原因抗原とするⅠ型（即時型）アレルギーで，花粉が飛散する時期に対応して季節性に，鼻を中心に，眼や咽頭，ときには皮膚にも症状が現れる．ハウスダストが抗原の通年性のアレルギー性鼻炎に比べて，**鼻や眼などの症状が強いのが特**

徴である.

花粉症の原因となる植物は現在多種類あるが,飛散する花粉の量や生育地域の広さ,患者数などから代表格は**スギ,カモガヤ,ブタクサ**の3つである.スギ科のスギ(*Cryptomeria japonica*)は日本固有の植物で,しかも自生種は沖縄と北海道を除いて,東北から九州までに限られている.一方,スギに似たヒノキ科属は関東以西に広く植生していて,東北や北陸には少ない.両者はその樹形が似ていると同様に,両花粉間には共通抗原がある.したがって**スギ花粉症患者の70〜90％前後はヒノキ花粉にも感作されている**.このように原因抗原,特に花粉類においてはしばしば花粉間の交叉性が認められる.特に**イネ科花粉間での交叉性は強く90％以上**と報告されている.

スギ花粉に対する感作は小児期から成人期に年齢とともに増加し,感作の過程でその多くが重複感作を受けていく.近年,スギ花粉に対する感作率がダニ(HD)に対する感作率を上回ってきていることから,その感作の多さからして**ダニのみならずスギ花粉に対する感作が重複感作の主要な要因**になっていると考えられる.

花粉飛散調査では1cm^{2}に1個以上の花粉が2日以上連続して採取される日の初日を**飛散開始日**という.一般に,花粉飛散量が1日30個/cm^{2}を超えると花粉の飛散は「多い」部類に入り,花粉症の症状が重症化する目安となる.この頃になると花粉症患者では目のかゆみや鼻水の症状を訴える人が一気に増える.また飛散する花粉が多いと,初めて花粉症の症状が出る人も増える.**花粉症は晴,強い風,雨上がりの天候では飛散量が増加する**.このように花粉が飛散しやすい日は,一般人にとって心地よい晴れた暖かな日である.その原因として晴れて開花が進むと花粉の量が増えること,大気の小さな乱れにより弱い対流や渦ができ,より遠くへ花粉が飛散することがあげられる.また,花粉濃度は**昼前後と日没前後**に最も多く,2つのピークにはさまれた午後4時前後が最も少なくなる.そこで,花粉症のある人は花粉量が多くなる午前11時から午後2時位までと日没前後は外出を避けたほうが無難である.

花粉曝露の予防には,**花粉飛散状況の予測**が重要である.現在,花粉計測は手間のかかる**ダーラム式花粉モニター**(円板状の屋根がついた台の上にワセリンを塗布したプレパラートをおいて付着した花粉を計測する)に代わる**自動式リアルタイム花粉モニター**が開発され,リアルタイムに花粉計測ができるようになっている.この自動計測器の原理は,ポンプやファンで吸い込んだ一定量の空気を筒のなかに流す途中で,レーザー光を照射し,直径30μm程度の,ほぼ球形をしたスギ花粉に反射するレーザー光の散乱具合から花粉の数を計測するものである.この装置の利点は,花粉の飛散量や分布を分単位で把握でき,患者や医療機関は,そのデータをインターネットや携帯電話で簡単に取り出すことができる.近年ではネットやテレビで花粉情報が広く流布し,地域での飛散状況を容易に知ることができる.

花粉はスギの雄花から飛散するので,花粉の飛散数は雄花の絶対数に比例する.常緑高木のスギを含むヒノキ科は雌雄同種で,雌花も雄花も葉先に密生する.スギ花粉の総飛散量に最も影響するのは,**前年の夏の気象条件**で,特に梅雨明けから2週間(7月上旬から8月上旬)の**気温,日照時間および雨量**が,総飛散量に大きく影響する.日射量が多く,降水量が少ないほど花芽の成育にはよく,それが秋にかけて大きく成長し,翌年の春先に大量の花粉を飛散させる.したがって,**前年夏の天候が高温干天,いわゆる猛暑だと多く,低温多雨すなわち長雨・冷夏だと花粉は少ない**.

スギ花粉の**飛散開始時期は2月中旬(東京と大阪は平年2月10日前後)**が飛散の始まる日で,その1週間後に本格的な花粉シーズンを迎え,飛散開始後3〜4週間でピークを迎える.「15℃」は,花粉の飛散が増える目安の気温とされている.1月の気温が高い暖冬の年には花粉の飛散開始が早く,早めにピークを迎え,4月中旬位で終了する.**ヒノキ花粉はほぼ桜の開花と一致**していて,スギの1か月ほど後から飛散する.やはり暖冬だと花粉の飛散時期が早くなる.スギ・ヒノキの花粉飛散量は気象条件のみならず木の生理にも強く影響され,年ごとに増減する.しかし,少ない年でも以前に比べると絶対量は年々多くなっている.多くなった理由は,30年以上

の成木，花粉をたくさん飛ばす木が植物全体の70％を占めるようなったからトータルの花粉量が増えたのだといわれている．そして，成木になった木は樹齢30年からおよそ50～60年位までは最大飛散を継続させるだろうと予想されている．

スギは花粉を産生すると，10月の終わりから11月に入ると冬眠に入る．真夏日が60日以上かつ暖冬の年は花粉がたくさん作られ10月中旬からスギ花粉の飛散がみられることもある．たくさん作られた花粉がこぼれて飛散してしまう現象が起こる．これが秋の花粉症である．近年では**秋に飛散するスギ花粉症**も無視できない状況になってきている．花粉症の1/3から半分の患者は10月，11月，12月に鼻の症状を感じるともいわれる．

東京では例年スギ（＋ヒノキ）花粉飛散はダーラム法による測定では年**2,000～5,000個/cm²/程度**はみられるが，**大量飛散の翌年は減少する**．スギ花粉に対して感受性の高い人は，**初観測日**（プレパラート上に初めて花粉が観測される日を「初観測日」といい，気象庁が宣言する飛散開始日より1か月以上早く，東京地方では例年**1月中旬**のことが多い）の数日後には症状が出るといわれる．そして，飛散開始日ともなれば人口の3割から半数近くの人にすでに症状が現れるともいわれる．だから半数近くの人に症状が現れるこの飛散開始時期は花粉症がすでに佳境に入っているともいえる．花粉症の人は早目の対策が必要である．

そして，スギ花粉飛散が落ち着いてきた頃からヒノキ飛散が中心となり，ヒノキ花粉は4月始めにピークとなり，5月上旬まで花粉飛散が続く．そのためスギ花粉症患者は春の花粉症シーズンが**12週間（3か月）前後**にわたり，この間アレルギー症状に苦しむことになる．

9 果実アレルギー（口腔アレルギー症候群 oral allergy syndrome：OAS）

1）疫学・病理

樹木花粉のアレルギー性鼻炎としては，全国的にはスギ花粉によるものが問題となっているが，植生の違いにより，北海道ではスギ花粉症はなく，かわりに**シラカンバ**が代表的な樹木花粉アレルゲンとなっている．シラカンバ花粉症では高率に**口腔アレルギー症候群** oral allergy syndrome（**OAS**）を合併する．OASの特徴は，感作アレルゲンが花粉抗原であるのに対し，症状を起こすアレルゲンが果物や野菜である．このような果実アレルギーは，花粉抗原により感作が成立し，その後，こうした抗原に対して交叉反応性を示すタンパク質を含んだ果実や野菜を経口摂取した際に口腔粘膜や消化管粘膜にアレルギー症状が誘発される．

果物や野菜を含めた**食物アレルギー**は，2000年頃からクラスⅠおよびクラスⅡの2つに大別されるようになった．

通常の食物アレルギーは，特定の食物を食べた後に消化管から吸収されたアレルゲンにより感作が成立し，その後同じ食物を食べ，消化管から吸収された際に症状を起こすと考えられている（**クラスⅠ**）が，OASでは，花粉，ラテックスなどに含まれるタンパク質の吸入，接触による感作が成立した状態で，**これらのタンパク質と交叉反応性のあるタンパク質を含む食物（果実など）を口に入れた際に，のど，口の周囲などにかゆみや腫脹が現れる（クラスⅡ）**．それは成人の果物・野菜アレルギーの原因として，花粉症の原因アレルゲンときわめて構造が類似したアレルゲンが果物・野菜の中にも存在することにある．シラカンバ花粉と果物，野菜の間にある共通抗原性により症状が発現するのである．

欧州では**シラカンバ花粉症の40～70％がOSAを伴っている**と報告されているが，同様なことは**ハンノキ花粉症**（ハンノキ，ブナ，コナラはブナ目でシラカンバ花粉と交叉耐性を示す）や**ヨモギ花粉症，イネ科花粉症（20～40％）**でも高率に起きる．**スギ花粉症では低率（10％前後）**である．

シラカンバやハンノキ花粉症などで起こる口腔アレルギー症候群の原因食物については，**リンゴが最も多く（図5）**[5]，その他，サクランボ，桃，ナシなどいずれも**バラ科**の果物，セリ科のセロリ，ニンジンなどがある．ヨモギ花粉症ではセ

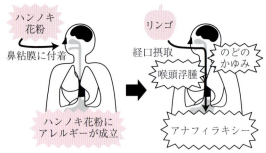

図5 成人の果物・野菜アレルギーの発症機序[5]
花粉に対するアレルギーが成立した症例の一部において，花粉と類似したアレルゲンを持つ果物・野菜を経口摂取するとアレルギー症状を引き起こす．

ロリやニンジンなどのセリ科の野菜で，ブタクサではメロンやスイカ等のウリ科の果物によりOSAが発症することが知られている．**カモガヤ花粉症**では，メロンやスイカ等のウリ科の食物摂取時にOAS発症が多いことが報告されている．なお，**ラテックスアレルギー**などの患者では，**クリ，アボカド，バナナ**などのOSAが多い（**天然ゴムラテックスによるIgE依存性即時型アレルギー：ラテックス−フルーツ症候群と呼ばれる**フルーツアレルギーをもつ者が30〜50％いる）．一方，近年の天然素材ブームに伴い，化粧品，ヘアケア製品，石けんなどの日用品には食物由来の添加物成分が用いられるようになってきている．旧「茶のしずく石鹸®」という大人気商品に小麦成分が含有されていたため，多くの人が経口小麦アレルギーを発症し，事件に発展した事例が2011年にあった．

2）症状・診断

花粉症の病歴のある患者の口唇や口腔，咽頭に果汁が接触した直後（数分から1時間以内）に口唇腫脹，咽頭のかゆみをきたすのが**果実アレルギー**である．ときに患者は「**耳の奥がかゆい**」と訴える場合もある．重症例では，手指の接触性皮膚炎，腹痛や嘔気などの胃腸症状，蕁麻疹や**血管性浮腫**がみられ，鼻症状，呼吸困難がみられることもある．このような病態を**花粉−食物アレルギー症候群**と称する．

OASでは関連食物摂取時のOAS症状の既往歴について鼻アレルギーの問診時に確認することが重要である．

果物や野菜の摂取と症状との因果関係がわかりやすいのが果実アレルギーの特徴である．つまり，デザートとして食べたときに1〜20分程度で上述の症状が発現するため，小児でも患者自身が原因食物を認識し，以後食べないように努力している．

生の果物を用いたskin prick test（SPT），スクラッチテストあるいはシラカンバのRAST測定が診断を確実にするものとして有用である．**経口負荷試験（誘発検査）**が最も信頼性が高いが，ショックの危険が高く，OASに対しての適応は限られる．花粉RASTが高いほどOASの合併頻度が高くなる．しかし，原因果実の特異IgE抗体は陽性率が高くないことから，参考程度に留めておくべきである．**SPTは現在OAS診断のgold standard**とされ，適切に施行すれば信頼性が高い検査である．市販のエキスは感度が劣るため，果実や野菜そのものを使用することが推奨される．診断が確定できないときは，ショックへの対応とインフォームドコンセントを十分行った上で，誘発検査を考慮する．

3）治療

経口抗アレルギー薬の予防的投与に関しては，果実アレルギーでは抑制効果の程度は低いとされる．シラカンバ花粉症に伴うOASに対するシラカンバ花粉の免疫治療は，鼻炎症状に対しては効果があっても，OASには効果が少ないという報告が多い．しかし最近，OASに対し，原因植物の舌下免疫療法で摂取が可能になることが示された．有望な治療だが，ショックや全身性の有害事象のリスク，持続的に食物を摂取し続けなければ症状がコントロールできないなど問題点もある．したがって，現時点での予防対策としては，通常の食物アレルギーと同様に原因食物の**回避・除去**を基本とする以外にない．スパイスのように回避することが困難な食材の場合は大量に摂取して重篤な全身症状が出やすい．このような場合は，**ステロイド経口薬やエピネフリン自己注射薬（エ**

ピペン®など）を常に携帯し，異常が感じられたら，即，内服あるいは自己注射して近くの病院を受診するように指導する．なお，OSA の交叉抗原は加熱処理により抗原性が低下するため，**加熱処理したものや缶詰の多くは摂取可能**である．

10 食物依存性運動誘発アナフィラキシー（food-dependent exercise-induced anaphylaxis：FDEIA）

成人食物アレルギーには小児にはみられない食物依存性運動誘発アナフィラキシー（FDEIA）がみられる．FDEIA では，原因食物を食べただけでは無症状だが，運動や非ステロイド性抗炎症薬（NSAIDs）使用などによってアレルギー症状が誘発される．食後に散歩した程度でも発症する例もある．その時の体調にもよる．

疾患の本質は，食物アレルギーであり，運動やNSAIDs はアレルギー反応を誘発・増強させる二次的要因にすぎない．

通常は食物摂取から 2 時間以内に運動などの二次的要因が作用し，**全身性の蕁麻疹，血管性浮腫などの皮膚症状**が必発する．また，皮膚粘膜症状→消化器症状→呼吸器症状→循環器症状→神経症状と，重篤なアナフィラキシーに及ぶ例が少なくない．

原因食物は，小麦が約60％と圧倒的に多く，次いでエビ，イカが続く．発症年齢は，10歳代に大きなピーク，30歳代に小さなピークがある 2 峰性をとる．

「魚アレルギーが中年以降に発症した」という場合には，FDEIA ではなく鮮度の良くない魚の摂取によるヒスタミン中毒（scombroid fish poisoning）のことが多い．ハチに刺されても同様なアナフィラキシーを起こすが，その場合，過半数は 5 分以内に，90％以上が30分以内に発症し症状の発現にかかる時間が短い．

第2章 アレルギー性鼻炎の病理，病態

1 アレルギーはどのようにして起こるのか

人の体の中には，目，鼻，口などを通じ，種々な物が入ってくる．**リンパ球**は，それが好ましくない異物（**抗原**）と判断したとき，異物を処理する**抗体**をつくる．その後，同じ抗原が再び体内に侵入してくると，抗体が抗原にとりついて排除しようとして「**抗原抗体反応**」を起こす．そのようにして**体を守る仕組みが「免疫」**である．

一つの抗体は特定の相手としか結合せず，その関係は鍵と鍵穴にたとえられる．その抗体は

▌アナフィラキシーへの対応

アナフィラキシーとは「アレルゲン等の侵入により，複数臓器に全身性にアレルギー症状が惹起され，生命に危機を与えうる過敏反応」とし，アナフィラキシーショックは「アナフィラキシーに血圧低下や意識障害を伴う場合」と定義される．小児では即時型，成人では食物依存性運動誘発アナフィラキシーが重要である．誘発頻度としては食物が多いが，死亡例では医薬品（造影剤，抗菌薬，筋弛緩薬）・昆虫刺傷（ハチ）が多い．心停止もしくは呼吸停止に至るまでの時間（中央値）は，薬剤で 5 分、ハチ毒で15分、食物で30分と報告されている．

初期対応の手順は，①バイタルサインの確認，②助けを呼ぶ，③アドレナリン0.3 mg（アドレナリン 1：1000；1 mg/mL）の大腿前外側部への筋肉注射，④患者を仰臥位（下肢を挙上）にする，⑤酸素投与，⑥静脈ルートの確保，⑦心肺蘇生，⑧バイタル測定の項目より構成される．

IgA, IgD, IgE, IgG, IgM と呼ばれる免疫グロブリンに属するタンパク質である．**IgA** は粘膜の表面に存在して微生物に結合しその侵入をくい止めるはたらきをする．**IgG** は細菌に結合して白血球がそれを食べてしまうのを助ける．またはウイルスや毒素に結合してそれを無毒化する．**IgM** は補体というタンパク質と協同して細菌を破壊し，白血球が菌を食べるのを助ける．**IgD** のはたらきはまだよくわかっていない．**IgE** はアレルギーに関係している．

どの免疫グロブリン（抗体）を作るかは，抗原自身の性質と抗原がどこから身体に入ってくるかによる．本来，免疫の抗原抗体反応は生体に有利な役割を果たすが，時には何らかの理由で過敏に反応し，からだに思いがけない障害を引き起こす．これが**アレルギー**である．アレルギー性鼻炎は，鼻粘膜での免疫反応が過剰になるために起こるのである．

2 アレルギー性鼻炎の発症機序 （図6,7）

花粉症はアレルギーの一種である．スギの花粉が目や鼻から体内に入ると，鼻の奥の粘膜にある細胞が，花粉を「侵入者」だと思って，次の侵入時に攻撃できるように IgE 抗体を作る．それがマスト（肥満）細胞の表面にたくさんくっついていく．再び花粉が体内に入ると，抗体が反応して，マスト細胞の中にあるヒスタミンなどの化学物質が外に放出されて，これが目のかゆみ，くしゃみ，鼻水を引き起こす（図6）．

この鼻アレルギーの発症は，免疫学的な観点からみると，大きく3段階に分けられる．すなわち，①アレルゲン（抗原）が体内に入り複雑な免疫系を介し IgE が産生され，それがマスト細胞などに吸着する**感作**の段階，②アレルゲンの再侵入によりマスト細胞上の IgE と結合し化学伝達物質の遊離を起こす**脱顆粒**の段階，③遊離した化学伝達物質が各臓器，組織に反応し症状を起こす**反応**の段階，に分けられる．反応相はさらに即時相と遅発相に分けて考えられる．

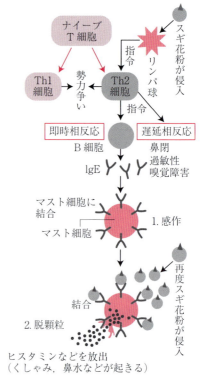

図6 Th1・Th2細胞と花粉症発症のしくみ

1）第一段階：感作の成立（IgE 抗体の産生機序）

吸気とともに鼻に入った異物粒子はそのまま粘膜に侵入しないで抗原粒子のタンパク質または糖タンパク質が粘膜表面の粘液層内で溶解する．鼻粘膜の粘液のなかで溶出した**抗原物質**は，鼻粘膜を覆う円柱上皮細胞の細胞間隙を通過して粘膜上皮から粘膜内に吸収される．鼻粘膜から吸収された抗原物質は，咽頭および口蓋扁桃，頸部，肺，消化管リンパ節に流れる．

そこでの抗原分子は，**マクロファージ（樹状細胞）**に貪食され，**抗原として認識**される．マクロファージは抗原情報を**T細胞**に伝達し，それを**ヘルパーT細胞（CD4陽性T細胞）**が，ヒトにおける主要組織適合抗原である **HLA**（human leukocyte antigen：ヒト白血球抗原）を用いて認識する．するとヘルパーT細胞（Th）は活性化され，**Th1型とTh2型に分化する．どちらのサブタイプに分化するかはサイトカインパターンに依存しており，IL-2がTh1，IL-4がTh2の分化を誘導することが知られている．**これらのサ

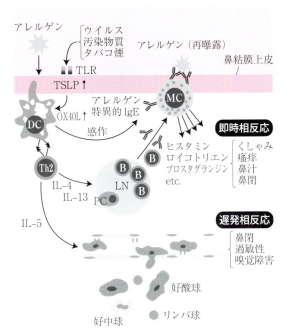

図7 アレルギー性鼻炎の発症機序
(Grerner AN el al. Lancet 2011；378(9809), 2112-2122. より)
TLR：Toll-like receptor（Toll様受容体），IL：interleukin（インターロイキン），TSLP：thymic stromal lymphopoietin（胸腺間質性リンパ球新生因子），Th2：type2 T helper cell（2型ヘルパーT細胞），DC：dendritic cell（樹状細胞），LN：lymph node（リンパ節），MC：mast cell（肥満細胞），PC：plasma cell（形質細胞），B：basophil（好塩基球），OX40 L：OX40 ligand（OX40リガンド）

イトカインは互いに競合し，一方のThサブタイプの排除にも働く．

花粉症に代表される**アレルギー疾患は，何らかの理由でTh2優勢に傾いた状態**と理解されている．Th2優勢の状態では，**Th2細胞自身からもIL-4，IL-5が過剰産生**され，その作用を受けて**B細胞は抗体産生細胞である形質細胞：IgE特異的B細胞**となり，アレルギー素因のある人では**抗原特異的IgE抗体（レアギン）**が形質細胞から産生される．局所（咽頭扁桃，口蓋扁桃を含めた気道粘膜局所リンパ節と所属リンパ節）で産生されたこのIgE抗体はさらに体内を循環しながら徐々に増加するが，発症に必要な量に達するには少なくとも数年の期間を要する．つまりこの**IgE抗体の産生する過程に遺伝的な因子が関係**する．

IgE抗体は**マスト細胞の表面にとりつきやすい**性質がある．こうして，体内の組織中に広く分布する**マスト細胞や血中の好塩基球の膜表面と強く結合し，感作が成立**する．

特定の花粉に対する特異的IgEを作りやすい人たちが花粉症になる．大気汚染はIgE抗体の産生を促す環境的要因といわれている．また，住環境（ハウスダストアレルギーの増加）も花粉症の誘因となる．

一方，この抗体産生を負の方向へ動かす抑制機構の中心となるのが**サプレッサーT細胞**である．サプレッサーT細胞のはたらきで抗原に応答したIgE抗体産生が起こらない人は，アレルギー症状を起こさない．

花粉症はある年，突然に発症する．その理由は，花粉を吸い込む期間や量が関係するといわれる．日本のスギに触れたことがない外国人や，生まれたばかりの赤ちゃんは発症しない．そこから，花粉に触れる機会が増え，抗体がどんどん作られていって，あるとき突然に花粉に反応する．水道の蛇口から水を出すと，下に置いたコップに水がたまっていって，いっぱいになるとあふれるという例えがこの説明に使われる．だから花粉症を発症する年齢に違いがある．

2）第2段階：脱顆粒の状態

鼻や眼の結膜の中にマスト細胞と呼ばれる細胞がある．この細胞の表面に特定の抗原（アレルゲン）にのみ結合する特異的IgEという免疫グロブリン（抗体）が付着している（**感作された状態**）．そこに粘膜表面から再び花粉の抗原が染み込んでくると，抗原はその特異的IgE抗体と結合する．このとき，2個のIgEが1つの抗原により引き寄せられることがマスト細胞への刺激になる．その結果，マスト細胞の中から**ヒスタミン，ロイコトリエン**をはじめ化学伝達物質と呼ばれる物質が放出される．これが鼻粘膜の血管や神経を刺激して，くしゃみ，鼻水，鼻づまりなどのアレルギー性鼻炎の症状を引き起こすのである．

同時に**血小板活性因子（PAF），ロイコトリエンB4，好酸球遊走因子（ECFA）**によって二次的に好酸球，マスト細胞を中心とする種々の炎症

細胞の鼻粘膜浸潤が起こる．この動きが**鼻粘膜過敏性**と関係する．鼻粘膜が過敏になると，さらにアレルギーが起こりやすくなる．

3）第3段階：鼻アレルギーの反応

即時型反応と遅延型反応

アレルギー疾患成立機序は，即時型反応と遅延型反応の2つの反応により成立すると考えられている（**図6, 7**）.

IgE 依存性のIgE アレルギー反応は別名 "**即時型反応**" といわれているが，実際のアレルギー性疾患の多くは症状が長く持続し，遅延型反応の一面を併せ持つ．その場合，抗原曝露直後の即時反応に引き続き局所に持続性の好酸球浸潤が起きている．これが**遅延型反応**の原因となると考えられている．

まず，IgE 固着マスト細胞，好塩基球とアレルゲンとの反応の結果遊離する化学伝達物質（ケミカルメディエーター）によって**即時型反応**が起こる．これらの化学物質に鼻粘膜の知覚神経終末，血管が反応して，くしゃみ，鼻汁分泌，鼻閉が起こる．これも，本来異物を排除する反応である．

次に，感作リンパ球とアレルゲンとの反応で遊離される**IL-5** により**好酸球が浸潤**し，活性化し，好酸球からの化学伝達物質や組織障害性の物質によって上皮障害が起き，**気道過敏性**が亢進する．遊走した好酸球は強い組織破壊性を持つ．これは6時間以上の時間が経ってから起こるので**遅延型反応**と呼ばれ，アレルギー反応が慢性化する原因と考えられている．**遅延型反応においては鼻粘膜腫脹を認めるが，くしゃみ，鼻汁過分泌は認めない．鼻粘膜腫脹による鼻閉は即時相では血管拡張が，遅延相では浮腫が主体となると考えられる．**こうして，実際のアレルギー反応の多くは症状が延々と持続するのである．

非アトピー型においても組織学的にはアトピー型と同様に**ヘルパーT細胞が活性化**されており，IL-5の産生を介して好酸球性アレルギー性炎症が起こる．

好酸球浸潤により慢性的に鼻粘膜の過敏性が亢進している患者では，鼻粘膜の肥厚が慢性的に存在することになる．したがって，この**鼻粘膜のリ**モデリングには**好酸球が重要**であり，好酸球からの化学伝達物質が線維芽細胞を刺激することによりさまざまな細胞外マトリックスが産生され，遅延型反応は**線維性肥厚**へと発展するのである．

3 アレルギー性鼻炎の病型

鼻アレルギーには「くしゃみ・鼻汁型」「鼻閉・鼻汁型」「鼻閉型（花粉症では少ない）」の3つの病型がある．**くしゃみ・鼻汁型**は即時型反応で，**鼻閉型**は主として遅延型反応というように，この両者は発症の機序が異なる．

前者では**ヒスタミン**が主役であるが，後者ではヒスタミンの他に**ロイコトリエン**や**PAF**（platelet activating factor；**血小板活性因子**）といった化学伝達物質が関与している．くしゃみは，主としてヒスタミンが鼻粘膜上皮層または上皮層直下にある鼻粘膜知覚神経である**三叉神経の第2枝の神経終末のH_1受容体**と結合して刺激し，そのインパルスが脳幹にある**くしゃみ中枢**に伝えられると反射的に**舌咽神経，迷走神経**を刺激し，爆発的な呼気である**くしゃみ**が生じる．この刺激はまた**自律神経中枢**にも伝わり，そこから**副交感神経を興奮**させ，遠心性に鼻腺に分布する副交感神経終末から**アセチルコリン**の分泌を促し，アセチルコリンが**鼻腺細胞のムスカリン受容体**に作用して，**鼻汁分泌**が起こる．したがってくしゃみと鼻汁分泌は**一連の反応**で，アレルギー性鼻炎における鼻汁の大部分は，このような**反射性鼻汁**である．鼻汁にはこの他に，ヒスタミン，ロイコトリエン，PAF などの化学伝達物質が鼻粘膜血管のH_1受容体に直接作用して起こる**血漿成分の漏出による鼻汁**（4～15％）がある．また**鼻粘膜過敏性**が亢進した状態では，抗原だけでなく冷気，ほこりなどの物理的刺激，化学的刺激に対しても鼻粘膜は容易に反応して**くしゃみ，鼻汁を引き起こす**．

一方，**鼻閉は鼻粘膜血管の拡張と血管透過性亢進による鼻粘膜腫脹と間質性浮腫が原因である．**即時反応による鼻閉はこの2つのメカニズムから発症するが，1つ目は，うっ血・血管拡張に起因するもので，下鼻甲介の海綿静脈洞に自律神経の作用で血液が多く流れ込むことによって血管が

拡張して粘膜が膨張し，鼻閉を生じる．2つ目は，浮腫・血管透過性亢進により血漿漏出をきたし，粘膜に浮腫ができて鼻閉を生じる．血管は特にヒスタミン受容体が多く，それがヒスタミンの作用によって拡張する．血管壁は例えるならタイルの目張りのような構造なので，拡張すると隙間が空いて水が漏れる．これがⅠ型アレルギーである．鼻で起これば鼻粘膜が赤く腫れて，血管から水が漏れて鼻水が出る．肺や気管支では粘膜が腫れて気道が狭くなり，痰が出て喘鳴が起きる．全身の血管で水が漏れてしまうとボリュームが落ち，血圧が下がってアナフィラキシーになる．Ⅰ型のアナフィラキシーに抗ヒスタミン薬が効かないのは受容体にすでにヒスタミンが結合してしまっていて血管はすでに拡張し，血漿漏出をブロックできないからである．この場合は血管を収縮させるためアドレナリンを投与（筋注）する．

上述のように即時型の**鼻閉はヒスタミン**の血管への直接作用である．しかし，アレルギー性鼻炎の鼻閉にはこの即時反応による鼻閉の他に，もう一つ遅発相反応による鼻閉にも注意を要する．遅発相反応では**ロイコトリエン**やPAF，トロンボキサンA，プロスタグランジンD$_2$などのはたらきにより，リンパ球や好酸球などが粘膜に浸潤して粘膜腫脹などの炎症反応を持続させる．これら化学伝達物質は即時型反応にみられるような**神経反射を介しないで血管壁の受容体に直接作用し，血管拡張や血管透過性亢進（その結果としての浮腫）を惹起させる**．だから，くしゃみや鼻漏は抗原誘発直後にしか起こらないが，鼻閉は直後の反応に加え，それから5，6時間後になって再び起こるのである．それ故に前者を**即時型（相）反応**，後者を**遅発型（相）反応**と呼ぶのだが，即時相では，ロイコトリエンはヒスタミンと同様にマスト細胞から，遅発相では主に好酸球から産生される．

4 ウイルス感染と気道アレルギーの急性増悪について

鼻腔は気道の門戸である．したがって，鼻呼吸の障害は下気道にさまざまな影響を及ぼす可能性がある．上気道のアレルギーやウイルス感染など

の炎症は**下気道の過敏性**を増強させ，喘息の発症因子になるといわれている．

気管支喘息の急性増悪の要因には，**アレルギー性鼻炎，気道感染，抗原への曝露，気候の変化，心因的ストレスなど多様だが，中でも気道ウイルス感染が占める割合は，50〜80％と最も高い**と考えられている．とりわけ，喘息増悪の要因として**ライノウイルス**があげられており，ライノウイルスはメジャーな喘息発作の誘因ウイルスであるとされている．その機序として，**気道上皮がウイルスにより障害**されることにより，気道粘膜における防御能が低下することや，神経終末曝露などにより気道過敏性が亢進する．また，上皮の障害により，抗原に対する反応性が変化することも報告されており，Th2環境の誘導によりライノウイルスが喘息発症に関与する可能性がある．同様のことは上気道感染とアレルギー性鼻炎発症に関してもいえることである．**小児が重い発作を起こすと2〜3か月は気道過敏が続く**のは，感染により気道上皮がダメージを受けると再度感染を起こしやすいからであるとする論文もある．このように**アレルゲンの感作，曝露，ウイルス感染が相乗的に働いて気道アレルギー増悪をきたす可能性**がある．

5 アレルギー性鼻炎の組織病理

アレルギー性鼻炎の反応の場としては鼻粘膜表層が深層より重要である．アレルギー性鼻炎の病理組織学的特徴は上皮層における**杯細胞の増加**，上皮下層における**浮腫，循環障害，分泌機能亢進**である．さらに特徴的なのは**マスト細胞の増加**と，いわゆる**脱顆粒，好酸球浸潤**である．

反復性あるいは持続性の炎症によって組織が障害されると，生体はこれを再構築しようとする．再構築によって組織が障害前と同じ状態に回復すれば「**修復**」であるが，構造変化を伴っての再生は「**組織改築**」あるいは「**リモデリング**」と呼ばれる．リモデリングは，細胞間マトリックスの過剰沈着や組織構成細胞の増殖・肥大などの不可逆的な形質的変化をもたらすだけでなく組織機能にも悪影響を与え，**疾患の慢性化や増悪化に結びつく**．これが**鼻閉という症候として現れる**．この慢

性化に対する治療は，化学伝達物質の拮抗薬，化学伝達物質遊離抑制薬のみでは制御できないため，局所ステロイド点鼻薬の組み合わせや手術が必要となる．

6 鼻粘膜の過敏性

アレルギー性気道疾患では非特異的な過敏性亢進が症状発現を促進する[6]．アレルギー疾患では，アレルゲンに対する IgE 抗体をつくりやすいアトピー素因と同時に，臓器過敏性という病態にも目を向けなければならない．**臓器過敏性は，アレルギー性鼻炎の患者に共通してみられる病態である**．

アレルギー（過敏）体質でない人は，刺激があってもアレルギー反応が閾値に達しなければ生涯発症しない．しかし，アレルギー体質があると，少ない刺激でも閾値に達しやすく，症状が出る．アレルギー体質が強ければ，より少ない刺激で症状が出る．

ある刺激が鼻粘膜に加わった場合に，突然くしゃみが連発し，水ばながとめどなく出るような状態を，鼻粘膜が過敏性を有すると定義する．この場合，加わる刺激としては，①**非特異的なもの**として，大気汚染・ほこり，冷気などの物理的刺激，化学物質，ストレス，ウイルス感染などが，②**特異的なもの**としては，抗原がある．

通年性アレルギーの人は常に抗原にさらされ，鼻粘膜が過敏になっていて，鼻粘膜は反応しやすい状態になっている．このような人はアレルゲンに繰り返し曝露されることにより過敏性は亢進することが知られている．だから，少しの抗原にも反応して強い症状が出るし，ダニに感作されるとスギに対する抗体を持ちやすくなるともいわれる．こうした鼻粘膜過敏性は，継続するアレルギー性炎症に基づくもので，引き金としてマスト細胞および Th2 細胞（CD4 陽性細胞）が関与し，それに引き続いて鼻粘膜に遊走してくる**好酸球**が重要であると考えられている．鼻過敏症をきたす疾患にはアレルギー性鼻炎のほかに好酸球性鼻炎，血管運動性鼻炎などがあるが，鼻過敏症の約90%はアレルギーが関与して発症する「アレルギー性鼻炎」といわれている．

抗原が特定できず鼻汁中に好酸球が存在しない，すなわちアレルギーの関与が認められないタイプは**血管運動性鼻炎**，好酸球は存在するが抗原が検出できないものを**好酸球性鼻炎**と呼んで区別する．血管運動性鼻炎は，自律神経の一つである副交感神経が鼻粘膜で過剰に反応するためと考えられており，寒暖の差や過剰なストレスなどが引き金となる．血管運動性鼻炎は中年以降に発症するものが多いために，高齢者における鼻過敏症の原因として重要である．だが，鼻の代表的細菌感染症である化膿性副鼻腔炎は，急性増悪期でも鼻粘膜のヒスタミンに対する過敏性の亢進は認められない．

1) 鼻粘膜過敏性の成立機序の一つの仮説

マスト細胞が刺激によってヒスタミンなどの物質を放出しやすいかどうか，またヒスタミンなどの作用を受けた組織が反応を起こしやすいかどうかには，**交感神経と副交感神経という 2 つの自律神経のバランス**が関係しているといわれる．**副交感神経の緊張**がかたよっていたり，交感神経のはたらきが抑えられていたりすると，ヒスタミンが放出され，反応しやすい．スギ花粉症の患者でヒスタミン過敏性がみられるのはスギ花粉の季節中だけである．一方，喘息では過敏な状態は発作がなくても 3 年位続くといわれている．交感神経や副交感神経といった自律神経は**間脳**の支配を受けているが，間脳は**大脳の影響下**にある．したがって，ストレスや精神状態によっても過敏症状が引き起こされることになる．

ヒト鼻粘膜の知覚神経 C 線維にはさまざまな刺激を感知する一過性受容器電位（transient receptor potential：TRP）チャネルの受容体が存在する．寒くなると温度差により鼻汁やくしゃみが誘発される機序として，副交感神経緊張下で冷気が TRP 受容体を刺激することで活性化され，タキキニンによる神経原性炎症やケモカインによる非神経原性炎症の両者により鼻粘膜の過敏性が亢進し，くしゃみ発作が惹起される[6]．

2）鼻粘膜気道過敏性における好酸球の役割

アレルギーの炎症において，**好酸球**は最も重要な炎症細胞の一つであり，病態の重症化や遷延に重要な役割を果たすと考えられている．

好酸球はTh2が産生するサイトカインやマスト細胞から放出される好酸球遊走因子によって局所に集積すると考えられている．炎症に至る過程については，血管内を流れている好酸球が，まず血管内皮細胞に接着し，次に血管内皮細胞をくぐり抜け，続いて間質から病巣局所へ遊走・集積し，そこで組織障害性を持つ**活性酸素や炎症性タンパク質**などを放出して，炎症を引き起こす．その作用で気道粘膜上皮が障害され，その結果，無髄性知覚神経線維であるC線維が露出し，外界の刺激を受けやすくなった状態が**気道過敏性**の本態であると考えられている．

C線維では神経終末からタキキニン（サブスタンスP，ニューロキニンA）などの神経ペプチドが放出される．これらの神経ペプチドは神経原性炎症，すなわち血管の拡張や透過性の亢進や炎症細胞の遊走などを惹起し，鼻粘膜過敏性を亢進させるのである．

3）鼻粘膜過敏性の検査

非特異的刺激に対してどれほどの反応を示すかは，種々の薬物（ヒスタミン，アセチルコリン，メタコリンなど）を鼻粘膜に投与して，その反応を定量化する．

①**ヒスタミン閾値検査**：低濃度から高濃度のヒスタミン原液を暫時鼻粘膜に作用させ，水ばな，くしゃみが誘発される最も低濃度を求める．

②**ヒスタミン反応検査**：一定濃度のヒスタミンを作用させ，それに反応して生ずる鼻汁量やくしゃみ回数を求める．

7 アレルギー性鼻炎の症候

症状

1. 鼻水 ┐
2. 鼻づまり ├ 三大症状
3. くしゃみ ┘
4. 眼のかゆみ
5. のどの痛み
6. 頭重感，全身倦怠感，易疲労感，熱感，頭痛
7. 口腔・耳・気管支・皮膚症状（瘙痒感，発赤）

通年性鼻アレルギーの誘因となる抗原は，ほとんどがダニやほこり（ハウスダスト：HD）である．これらは1年中身近に存在するので，症状も慢性型，**通年性**になる．花粉症など**季節性**鼻アレルギーは，くしゃみ，鼻水が主症状になるが，**通年性では，どちらかというと鼻づまりを訴える**人が多い．スギの花粉症の患者はHDアレルギーや他の花粉症より眼のかゆみを強く訴えることが多い．統計によれば　スギの花粉症で最も多い症状は鼻水で，次に目のかゆみ，くしゃみ，鼻づまりである．それぞれ60〜80％位の割合である．そのうちくしゃみ，鼻水が主体の**くしゃみ・鼻漏型が花粉症の7〜8割を占め，鼻づまりが主の鼻閉型は花粉症では2〜3割程度と報告されている**．また厚生労働省の調査によれば，花粉症により困った症状の内訳は，鼻閉，鼻汁，目のかゆみが多く，くしゃみは比較的少ない．

小児では成人よりも鼻腔が狭いために血流障害を起こしやすく，鼻のかゆみや鼻閉が強いという特徴がある．こうした症状を現す小児特有のサインはallergic tic, allergic shiner, allergic flutterなどと呼ばれており，小児のアレルギー性鼻炎患者は日頃から手で鼻をいじったり，顔にしわを寄せるといった動作や表情をするので注意する必要がある．鼻によく手がいき，気がつけば鼻をいじっているのがアレルギー性鼻炎の小児である．そして鼻をいじるからよく鼻血を出す．その他，熱がないのにくしゃみや鼻水が止まらない，口呼吸している，しきりに目をこするなどがみられたらアレルギー性鼻炎もしくは花粉症かもしれない．

アレルギー性鼻炎ではその3大主徴であるくしゃみ，鼻水，鼻づまりの発症はⅠ型アレルギー反応で説明できる．しかし，かなり多くの患者においてアレルギー性鼻炎は**慢性化**しており，それに伴う炎症様症状がみられる．それは好中球遊走因子により局所に炎症細胞が浸潤し，化学伝達物

質やサイトカインが遊離し，**過敏性**が獲得されたり，鼻・副鼻腔粘膜に炎症性肥厚が起こり**慢性化不可逆性変化**を起こしたもので，この症候は**鼻閉**として現れる．鼻閉の原因となる下鼻甲介の腫脹は，上皮基底膜層へのコラーゲン沈着により，気管支喘息などにおける**気道リモデリング**と共通性がある．

1) モーニングアタック：アレルギーは朝方に発症する

アレルギー性鼻炎や気管支喘息，関節リウマチは，早朝に症状の悪化がみられることはよく知られている．起床時にくしゃみや鼻漏が目立つ現象は「モーニングアタック」と呼ばれる．

身体機能は，活動時に優位に働く交感神経と，休息時に優位に働く副交感神経によって自立的に調節されている．**副交感神経優位**になるとアレルギー性鼻炎の症状（くしゃみ，鼻汁，鼻閉）は増強する．**一般的に副交感神経優位なるときは，起床後，入浴後，食事をしているとき，アルコール摂取後，排便時などである．睡眠中は副交感神経優位にあるが，中枢の反射機構も停止するのか，不思議に発作は起こらない．**起床時は副交感神経優位な状態であり，このときに原因抗原を吸入するか，吸入しなくとも朝の寒気により副交感神経が刺激されることがモーニングアタックの原因である．

2) 喉頭アレルギー：感冒との違い

鼻アレルギーの症状はかぜの初期症状とも似ており，特に初めてアレルギー性鼻炎を発症した患者では，区別しにくいことがある．アレルギー性鼻炎は，**発熱**の有無，**目のかゆみ**の有無，急に**発作性**に症状が起こり**反復**する等の点でかぜと区別することができる．

鼻アレルギー症例の**40〜70％**に**咽喉頭症状**（喉頭アレルギー）がある．これは鼻粘膜のアレルギー症状によるものではなく，咽喉頭での直接的アレルギー症状による．咽喉頭症状を持つ患者の中には，鼻づまりがひどく口呼吸をしているうちに細菌やウイルスが侵入し，感染性咽喉頭炎（感冒）を起こしたケースも含まれる．しかし，

多くのかぜは数日で水性から粘液性，膿性の鼻汁に変わり，咽頭痛やせきを伴い1，2週間で完治する．かぜの鼻汁中には好酸球はなく，数日後には好中球が増加する点がアレルギーとの違いである．

喉頭アレルギーの最も参考になる症状は，長引く「しつような咳嗽」と「咽喉頭異常感」の2つである．患者の訴えからは"のどをかきたくなるようなひりひりした違和感"である．花粉症のシーズン後半に発症することが多く，急性上気道炎を疑い，鎮咳剤や総合感冒薬を投与し，それでも症状が軽減しないようなら喉頭アレルギーを疑ってみる．

3) スギ花粉症の有病率・有病期間

スギ花粉症は，20〜50歳代の働き盛りの方での有病率が高く，これらの人たちの仕事・家事・学業への影響・睡眠への影響など彼らの**QOL**の低下に関わる問題である．**小児花粉症の発症年齢は「2〜6歳」が30％台，「7〜12歳」が40％台である．**

スギ花粉症の症状は，花粉飛散開始後から過敏性が亢進し，花粉飛散量に比例して強くなる．気象庁が発表する**花粉飛散日より前に症状が現れる患者は全体の約3割**にのぼる．そしてスギ花粉飛散が終息しはじめる3月中旬〜下旬に症状がいったん軽減する傾向が認められるものの，多くの患者（約80％）はヒノキも共通抗原として認識されているため，ヒノキ花粉飛散が終息する**4月下旬から5月上旬の連休頃まで症状が遷延**する．しかし，ヒノキ花粉症の症状は，同じ飛散量によるスギ花粉症に比べて総じて軽い．

4) 喘息との関係

喘息患者でスギ花粉に感作されている割合は30〜60％近くあり，花粉症の時期スギ花粉症患者の**2〜3割は喘息が悪化する**と考えられている．このことから，鼻と気道は，一連の器官として捉え（**one airway, one disease**），アレルギー性鼻炎を喘息の重要な危険因子とし，アレルギー性鼻炎を制御することで喘息の発症を抑制できるとする考えもある．ただし，スギ花粉症と喘息の

重症化は必ずしもパラレルではないし，スギ花粉が喘息発症の要因になるケースはむしろ少ないと考えられる．スギ花粉の粒子径は大きいため，スギ花粉の大量飛散がなければ下気道に十分な量のスギ花粉が到達できず，喘息を誘発するには至らないとも考えられるからである．

5）皮膚炎との関係

皮膚疾患の約3/4は炎症であり，そのうちの半分はステロイドが有効という意味でアレルギー，残りの1/4は感染症である．炎症以外の皮膚疾患といえば，1/10は腫瘍，そのまた半分は外傷であるとはよくいわれることである．

花粉症に伴い皮膚症状が増悪することがある．原因の一つは**アトピー性皮膚炎**で，もう一つは目の周囲がかゆくなり，ときに不正円形の紅斑が出現する**接触性皮膚炎（スギ花粉皮膚炎）**である．アトピー性皮膚炎の30％程度の患者がスギ花粉により増悪すると考えられている．アトピー性皮膚炎の方はもともとドライスキンであったり，湿疹病変が多くて外部の刺激や細菌などから肌を守る皮膚のバリア機能が落ちているため，アレルギー性皮膚炎にかかりやすい状況にある．そこに花粉が付着した状態が続けば，感作されて接触性皮膚炎が起こることがあるともいわれる．蕁麻疹は24時間以内に発疹が消えるのが特徴である．

「アトピー性皮膚炎のガイドライン2008」によると，生後4か月から6歳では12％前後，20〜30歳でも9％前後がアトピー性皮膚炎に苦しんでいる．

皮膚バリア機能に関しては，近年フィラグリン遺伝子変異の関与が注目されている．フィラグリンの発現が低下すると皮膚のバリア機能が低下し，アレルゲンは容易に皮膚に浸入してアレルギー性炎症を惹起する．これを放置すると，全身的なTh2環境に移行し，アレルギー性鼻炎や喘息さえも発症する．これらを予防するためにアトピー素因を有するハイリスク群に生下時からのスキンケアを施し，その有効性を検証した報告例がある．

6）アレルギー性鼻炎と副鼻腔炎の合併

アレルギー性鼻炎と副鼻腔炎の合併は副鼻腔炎の1/4〜2/3にみられる．この比率は子どもでは高い．アレルギー性副鼻腔炎の鼻汁の性状は粘性または水性，後鼻漏は比較的少量，細菌の検出率は低く，**X線撮影で粘膜肥厚またはポリープ様陰影が多くみられる**[7]．しかし，副鼻腔陰影の存在の有無と鼻アレルギー症状の重症度との間には有意な関連はない．そんなことから副鼻腔のポリープ様病変は，副鼻腔の炎症状態が基盤（自然孔閉塞などの要因）にあり，それにアレルギー反応を含む何らかの因子がサイトカインの発現を亢進させ，**副鼻腔に好酸球浸潤がもたらされる結果**と考えられる．もちろん，**感染**そのものがその病態に関わっていることもある．

慢性の気道炎症では増殖した粘液腺から過剰に分泌された粘液が気道に貯まるので，二次的に副鼻腔感染症を併発した場合にはアレルギー反応と感染症の両者の特徴が混在する．1980年代になり，わが国では**アレルギー性副鼻腔炎**という概念が提唱されるようになったが，**本疾患の定義はいまだ確立しておらず**，さらに病態についても不明な点が少なくない．

真菌に対するアレルギーにより鼻副鼻腔炎を引き起こす病態を**アレルギー性真菌性鼻副鼻腔炎**と呼ぶ．1981年，Millerらによって提唱された疾患概念である．**アスペルギルス**などの真菌に対す

┃アレルギー性鼻炎のX線所見

アレルギー性鼻炎のX線所見では慢性副鼻腔炎に比してびまん型の占める率が低く，**洞内ポリープ型**の占める率が高い．鼻アレルギー症例の**約40％**は少なくとも一側の上顎洞に明らかな異常陰影を有する．篩骨蜂巣の粘膜はアレルギー反応を最も受けやすい部位である．特に**10歳未満の鼻アレルギーのある子どもでは，X線所見上篩骨蜂巣の陰影が高率にみられ，その出現率は60％**近い．

る血中の特異的 IgE が著明に高値を示し，Ⅰ型およびⅢ型アレルギーの関与が考えられている．アレルギー性鼻炎が副鼻腔炎に合併する機序を考えるとき，アレルギー性真菌性副鼻腔炎もアレルギー性副鼻腔炎の病態の一角を占めているかもしれない．

7）アレルギー性結膜炎
（1）病態

季節性と通年性がある．Ⅰ型アレルギー反応により起こる**季節性アレルギー性結膜炎**は，いわゆる花粉症と呼ばれるものであり，最も多いのがスギ花粉症で，季節性結膜炎全体の80％にあたる．一方，**通年性**のものは年間を通じてかゆみ，充血など結膜炎の症状を呈することが特徴であり，ハウスダスト，ダニなどの複数の抗原に反応性を持っていることが多い．アレルギー性結膜炎のなかでは最も多く，その60〜70％を占めている．**アレルギー性結膜炎の約60％はアレルギー性鼻炎を伴う**[8]．

花粉症の目の病態は，自覚的には**かゆみ**が最も多い主訴であり，**ほとんど100％に近い**所見である．次いで**充血**などがある．しかし，他覚的にはかなり多くの症例で，結膜などにはっきりした異常所見のないこともアレルギー性結膜炎の診断上注意を要する点である．そこで，**季節性アレルギー性結膜炎の診断は，あくまでもかゆいというような自覚症状から判断することがポイントである**．

アレルギー性結膜炎と診断するためには細菌性およびウイルス性結膜炎との鑑別が必要になるが，症状からみた鑑別のポイントは，アレルギー性結膜炎では**両眼にかゆみ**を伴うのに対して，**細菌性・ウイルス性結膜炎にはかゆみがほとんどない**こと．また，あったとしても片眼で，その点から容易に鑑別できる．また，ウイルス性では結膜に**濾胞性変化**がみられ，細菌性のほとんどはカタル性で**眼脂（目やに）**が特徴となる．アレルギー性では糸を**引くような白い眼脂**．細菌性なら黄色くべたべたしたもので，ウイルス性はサラサラと水っぽい．また，**耳前リンパ節の腫脹**があればアデノウイルス結膜炎が疑われる．しかし，鑑別の難しい結膜炎もあるので，「赤い」とか「かゆい」というだけで，花粉症と思いこまない方がよい．耳鼻科医の診断としてはあくまでも参考意見に留め，専門医の診断を仰ぐべきである．通常，結膜上皮や眼脂中に好酸球は存在しない．眼脂のスメア中に好酸球が認められれば，アレルギー性結膜炎の確定診断となる．

アレルギー点眼薬を処方し，様子をみる"診断的治療"も行われる．また，現在，患者の下眼瞼結膜囊内にテープ状の迅速検査キット（アレルウォッチ涙液IgE®）の濾紙の端を当てて涙液を採取し，**涙液中の総 IgE 抗体を約10分で測定する**キットがある．

■ ステロイドレスポンダーとノンレスポンダーとの違い

ステロイドレスポンダーはステロイドの点眼，全身投与，皮膚科軟膏をはじめとした局所投与によって眼圧があがる．若年者に多く，特に小児にステロイドを投与する場合は注意が必要である．ステロイド投与後1週から2週間で眼圧があがることが多い．

眼の中には，房水が毛様体で産生され，隅角というところから眼外に出て行く水の循環がある．房水が眼外に流れにくくなると眼内にたまり眼圧があがる．ステロイドレスポンダーの人は房水の流出を制御している機構に不具合が生じ，房水流出障害が起こり眼圧上昇きたすと考えられている．ステロイドを中止すれば多くの人で眼圧は正常化するが，中には眼圧が下がらない人がいる．眼圧が下がらない場合は，眼圧下降薬や緑内障手術が必要になる．

一方，ノンレスポンダーにステロイドを投与しても眼圧は上昇しない．ステロイド本来の効果発現に両者間で差はない．

（2）治療

アレルギー性結膜炎の治療の基本は，**抗アレルギー点眼薬 mast cell stabilizer** の処方である．抗ヒスタミン作用を有する H_1 受容体拮抗薬（パタノール®，アレジオン®，ザジテン®，リボスチン®）と，マスト細胞に作用する化学伝達物質遊離抑制薬（インタール®）があり，前者の方が後者に比べ即効性がある．抗アレルギー点眼薬の**有効率は約70%位である**．

花粉症では**メガネ**をかけるだけでも結膜囊に入る抗原の量は**約1/3にカット**されるといわれている．メガネのまわりに防御のセルロイドを巻いたドライアイめがねでは98%位カットできる．結膜囊にはいった抗原を，防腐剤等の入っていない**人工涙液**等を使い洗って流すのもよい．結膜の場合はマスト細胞と抗原が出会うまでに少しタイムラグがあるので，アレルギー反応が始まる前に人工涙液で抗原を洗い流す．

スギ花粉の飛散ピーク時では抗アレルギー点眼薬のみでは治療効果が不十分で治療に難渋する場合は，ごく短期間にかぎりフルオロメトロンのような比較的副作用の少ない**ステロイド点眼薬（0.1%のフルオロメトロンを1日2〜4回点眼する）**を抗アレルギー点眼薬と併用することで奏効することもある．ステロイド点眼では継続使用による**眼圧の上昇（投与2週間後以降）**，眼感染症の副作用に特に注意を要する．眼圧上昇は量的依存があり，全身投与よりも点眼液や眼軟膏などの局所投与で起こりやすい．デキサメタゾンやベタメタゾンは消炎効果が強いが，眼圧上昇を生じやすい．通常，ステロイドによる眼圧上昇は**可逆的**なので，早期に発見し，点眼中止や点眼回数を減らすことで回避できる．

本邦では40歳以上の5%，20人に1人が緑内障といわれる．緑内障のある人へのリンデロン®点眼液0.1%などの強力なステロイド薬点眼では，1か月位で90%が一定の眼圧上昇を示すといわれている．**ステロイドレスポンダー**（ステロイドに高反応性で，**人口の5%位いる**），特に**小児**はステロイド点眼液の刺激性に敏感で，ステロイド点眼薬の一定濃度，一定期間の使用によりこれらの人達は**正常値の2倍程度の眼圧上昇が認められるといわれる**．それが続くと**視野欠損**などの非可逆的な変化を視神経にきたすことになる．眼圧上昇の最初は自覚症状を伴わないので，眼圧を測定しなければこの副作用は見すごされてしまう．そのためにステロイド薬の使用例では，**1〜3か月に1回程度の眼圧測定**が必要である．ステロイド使用中は眼科に定期的にかかり，眼圧上昇，緑内障に注意する必要がある．

コンタクトレンズ装用者は，ハードコンタクトレンズであれば抗アレルギー点眼薬をさしてもレンズの材質にはほとんど影響はなく，**1日使い捨てのソフトコンタクトレンズ**でも問題はないと考えられているが，2週間使い捨てソフトコンタクトレンズ装用者には**レンズ装用前後に点眼液を使用する**ように指導するのがよい．眼瘙痒感が強く，充血，眼脂などのアレルギー結膜炎の症状が明らかな時にはコンタクトレンズの装用を中止し，アレルギー性結膜炎の治療を優先することが原則である．この時期にはレンズに付着した眼脂などの汚れで結膜炎を悪化させる可能性が高い．コンタクトレンズを眼鏡に変えることは抗原回避の点からも，結膜の安静のためにも有用である．

点眼液の予防的投与としては，飛散する2週間前から抗アレルギー薬を点眼していただく．免疫療法としては，抗原の経粘膜投与により免疫寛容，抑制性T細胞および遮断抗体の誘導などの作用機序が報告され，舌下免疫療法は眼症状も軽減すると報告され，近年，眼科でも免疫療法が注目されるようになっている．

第3章 アレルギー性鼻炎の診断

花粉症を含むアレルギー性鼻炎の検査は大きく分けて2種類ある．①**アレルギー性鼻炎がある**

ことの証明の検査，②原因抗原が何かを調べる検査である．ただし，問診が最も重要な診断の第一手段である．**鼻汁中の好酸球が一定以上あるかどうかを確認することも，アレルギーの有無を見極めるために大切である．**

1 アレルギー性鼻炎の状態診断

（1）問診

日常診療における診断のうち7割は病歴から可能だとはよくいわれることだが，アレルギー性鼻炎にもあてはまる．ただし，病歴聴取をうまく行うことが前提である．

アレルギー性鼻炎では，**季節性か通年性**か，**アレルギー素因**（アトピー性皮膚炎，喘息），**家族歴**など病歴による検討をまず行う．くしゃみ，鼻水，鼻閉についてはどの程度か．くしゃみの回数，鼻をかむ回数，鼻閉の程度の組み合わせから，重症度は予測される（**表5**）．花粉症は鼻のみのアレルギーではないので，鼻の問診を中心に目や皮膚の症状を聴き，総合的に判断し花粉症と診断する必要がある．

小児では，鼻をうまくかめないため鼻汁が貯留しやすく，鼻腔も狭いため鼻閉を生じやすい．鼻閉は睡眠障害を招き，その結果，昼間集中力の低下，学業や成長へも影響を及ぼすことがある．**かぜとの違いはアレルギーではモーニングアタックがあること**である．かぜは時系列で症状が変化し，鼻漏も粘稠，膿性を示すことが多いが，花粉症の鼻漏は，常に漿液性（粘液性），多量である

ことが多い．

（2）視診

前鼻鏡検査では鼻粘膜，特に**下甲介の蒼白，浮腫状腫張**に注目する．ただしスギ花粉症の**季節中は粘膜は発赤**していることも多い．大量の水性鼻漏の有無，また鼻腔内の形態，鼻茸の有無についても観察する．

アレルギー性鼻炎では発症初期にみられる充血，うっ血による粘膜の赤色色調は，経過とともに浮腫が加わって蒼白色調に近づき，粘膜腫脹も著しくなる．鼻汁も最初は漿液性であるが，鼻粘膜腫脹が強くなると排泄障害が起こり，粘稠性が加わってくる．所見の時間的な流れにも注意を払う．

（3）鼻汁および血液好酸球検査

鼻汁中好酸球検査は食品用ラップフィルム（サランラップ®など）に**鼻をかませ**，採取できた鼻汁をスライドグラスに塗沫，乾燥固定後ハンセル染色液（エオジノステイン−トリイ®）で**70秒間染色，水洗，脱水，乾燥**し鏡検する．鼻汁は綿棒で採取してもよい．ハンセル液は酸性色素であるエオジンと塩基性色素であるメチレンブルーの混合液である．顕微鏡で観察すると，**好酸球は細胞質の顆粒がエオジンにより鮮明な赤色に染まり**，好中球の細胞質は白く抜け，判別は容易である．判定基準は弱拡大で検鏡して「目につく程度」（+），「群存」（+++），「（+++）と（+）

表5　アレルギー性鼻炎症状の重症度分類

程度および重症度		++++	+++	++	+	−
		— くしゃみ発作または鼻漏*				
鼻閉	++++	最重症	最重症	最重症	最重症	最重症
	+++	最重症	重症	重症	重症	重症
	++	最重症	重症	中等症	中等症	中等症
	+	最重症	重症	中等症	軽症	軽症
	−	最重症	重症	中等症	軽症	無症状

□くしゃみ・鼻漏型　■鼻閉型　□充全型

従来の分類では，重，中等，軽症である．スギ花粉飛散の多いときは重症で律しきれない症状も起こるので，最重症を入れてある．
＊くしゃみか鼻漏の強いほうをとる．

の中間」（＋＋）である.

鏡検し，全炎症細胞に占める**好酸球**の割合が**10％以上であればアレルギー**，10％以下であれば非アレルギーとする見方もある. 末梢血好酸球算定では，5％以上であればアレルギー疾患の存在を疑える.

鼻汁中好酸球は，アレルギー性鼻炎の**重症度と一致**するといわれ，鼻アレルギーの80〜90％で陽性に出るといわれる. ことに，スギ花粉症のシーズン中は，患者のほぼ100％で鼻汁中好酸球は陽性となる. ただし，**季節外は陰性**となるので，アレルギー性鼻炎が疑われる場合は，陰性でも再度確認のために日時を変えて再検査する必要があるだろう. 鼻汁中好酸球検査はアレルギーの有無の診断にきわめて有用だが，原因アレルゲンを同定することはできない. 鼻汁中好酸球のみ陽性であった例は，**好酸球性鼻炎**と診断する. ただしこの場合，鼻汁中好酸球のみ陽性であったとしても原因検査に使用した**皮膚テストやIgE抗体定量**に用いる抗原の数と種類が十分であったかの問題が残ることを常に忘れてはならない.

アレルゲンを吸入すると，マスト細胞や粘膜上皮細胞から好中球遊走因子が遊離されるので，**好中球**もアレルギー反応に関与する炎症細胞の一員と考えられる. 好中球の存在は必ずしも感染症の存在を意味しないが，強いて好中球と好酸球の数だけで炎症反応の由来を判断するのであれば，アレルギー反応では好酸球が多数観察されるのに対して，感染症では好中球が圧倒的に多数であるといえるかもしれない. そのような意味でも，**かぜと花粉症の区別に鼻汁中の好酸球を調べるのはよい方法**である.

喘息児でも約80％に鼻汁中好酸球が陽性と出る. 鼻汁中好酸球陽性所見は食物アレルギー，アトピー性皮膚炎でも有意に出現し，アレルギー性鼻炎に特異的というわけではない.

（4）血清IgE定量

IgE検査でわかる**非抗原特異的血清IgE値**は，スギ花粉単独感作例では基準値の範囲内にあることが多い. ただし，ハウスダストやダニとの重複感作例や，他のアレルギー疾患合併例では高値を

とることが多い. ただし，寄生虫感染症や肝疾患，膠原病などでも高値となることがある.

2 病因抗原の診断 アレルゲンの検索

アレルギー性鼻炎や気管支喘息，アレルギー性結膜炎の抗原は，主に吸入性抗原である. アレルギー疾患の診療で最も重要なのは，原因アレルゲンを特定するテストを行うことである. 抗原検索の一般ルーチン検査としては，**皮膚テスト**，**試験管内IgE抗体測定法（RAST法，MAST法，ImmunoCAP®，アラスタット法）**などがある.

皮膚テストは皮膚のマスト細胞が，特定の抗原に感作されているかどうかをみるものであり，**スギ花粉症の7割は皮膚テストが陽性となり，無症状例でも3割が陽性となる**ので，RASTやMAST同様，陽性という結果を直ちに症状の原因と解釈することには慎重でなくてはならない. したがって実際の臨床では詳細な病歴聴取による臨床症状の検討が基本であり，得られた検査成績と合わせ，**総合的に判断**し，確定していくことが重要である.

今日，**小学生全体の約5〜6割がスギ花粉**に感作されているともいわれる. この比率は都市部でも農村部でも変わらない. しかし，感作された人の全員が発症するわけではなく，**発症率は感作された人のうちの70％程度**である. **ブタクサ**などのキク科花粉の感作率は20％，有症率は19％といわれる.

1）抗原を用いた皮膚テスト

Ⅰ型アレルギーの**皮膚テスト**は，いずれも可溶性抗原を皮膚のマスト細胞表面のIgE抗体と反応させ，その結果遊離されるヒスタミンなどのマスト細胞由来の化学伝達物質の血管に対する即時型反応として生じる**膨疹と紅斑**をマーカーとするものである.

RASTは血清中の特異的IgE抗体量を調べる検査である. 皮内テストはマスト細胞と抗原の結合から皮膚反応を含む多くの因子が関与している. それ故に**RASTと皮内テストの閾値の関係は，完全には相関しない（約70％）**. 一般的に**皮**

表6 アレルギー性鼻炎の検査法と判定方法

程度 検査法	+++	++	+	±	-
皮内テスト	紅斑41 mm 以上 膨疹16 mm 以上	40～20 mm 15～10 mm	40～20 mm 9 mm 以下		19 mm 以下 9 mm 以下
鼻誘発テスト*	症状3つ 特にくしゃみ6回以上	症状3つ	症状2つ	症状1つ	0
鼻汁中好酸球数	群存	(＋＋＋)と (＋)の中間	弱拡で目につく 程度		0

3検査のうち2つ以上陽性の場合を原因抗原と同定できる.
＊症状3つ：①くしゃみ発作・鼻瘙感，②下鼻甲介粘膜の腫脹蒼白，③水性分泌.
スクラッチ（プリック）テストは施行後15～30分に膨疹または紅斑径が，対照の2倍以上，または紅斑
10 mm 以上もしくは膨疹が5 mm 以上を陽性とする.

膚テストは血液テストよりも感度が高く，診断率は高いが，痛みを伴うことが欠点である.

その皮膚テストには皮内テスト，プリックテスト，スクラッチテストがある．どの検査でも陰性対照（生理的食塩水）を置く必要がある．皮膚テストにおいては，抗ヒスタミン薬などの内服によって皮膚反応が抑制されるので，正確な反応をみるためには少なくとも3日は服用を中止した後に行う必要がある.

(1) スクラッチテスト，プリックテスト

安全でしかも容易にできるクリーニングテストとして価値がある．乳幼児の採血は手技がやや困難であるが，スクラッチ，プリックテストは簡単である．通常は前腕の屈側を酒精綿で消毒し，2 cm 位の間隔を開けて抗原液を滴下する．滴下部位にあらかじめペンなどでマークしておくとやりやすい．スクラッチテストは前もって注射針の先で皮膚を軽く傷つけておいて，そこに抗原液を1滴垂らすという方法である．この時出血させないように注意する．テストの15～20分後に判定し，プリックテストでは紅斑径が15 mm 以上，または膨疹5 mm 以上，あるいは紅斑径が対照の2倍以上であれば陽性と判断する．検査が陽性の場合は特異的IgE抗体が存在して感作されていること，つまり抗原に対するアレルギーである可能性を示すのみで確定診断にはならない．簡易であるが，手技に熟練を要し，検者によって陽性率に差が認められる．近年はプリックの針の先

が2つに割れている bifurcated needle などにより精度が高くなっている．皮膚プリックテストは皮内テストに比べ痛みが少なく，再現性がやや高いことから海外ではプリックテストが主だが，日本では現在は血清IgEテストであるImmunoCAP®法が多用されている.

一般的にはプリックテストやスクラッチテストのほうが，血清IgEテストより感度が高いといわれている．IgEが陰性だけれども，プリックは陽性ということが特に6か月未満の乳児では多い．他方，皮膚テストは感度が高いだけに擬陽性も出やすいので，注意が必要である.

(2) 皮膚反応（皮内注射法）

診断用注射液を0.02 ml 皮内に注入し，直径4 mm の膨疹を作るようにする．15～30分後，直径20 mm 以上の発赤，9 mm 以上の膨疹の場合を陽性とする．発赤や膨疹の大きさにより（−）～（＋＋＋）の4段階に記載する（表6）．皮内試験はプリックテストやスクラッチテストと比較して簡便性に欠けるが，最も感度が高い．それだけに，皮内試験の実施に際して，アナフィラキシーなどの高度全身反応が出現する可能性があるので注意を要する．スクラッチテストも皮内反応もいずれも施行後15～20分で判定できるという利点がある.

カビは，アルテルナリアを除き皮膚テストで陽性でも誘発テスト陰性のことが多く，抗原としてはあまり重視されていない.

2）抗原特異的 IgE 値

血清学的な検査であり，RAST，CAP-RAST，MAST，ImmunoCAP® など多くの測定検査法がある．これらの検査は簡便で精度も上がり，皮膚テストとならび抗原診断の主流である．ただし測定の費用が皮膚テストより高価である．

（1）RAST（radioallergosorbent test）

RAST は試験管内で抗原と結合した濾紙に患者血清中の IgE 抗体がどれだけ結合するかをアイソトープでラベルしたヒト抗 IgE 抗体を用いて測定するものである．それぞれのアレルゲンに対する IgE 抗体を測定できる．MAST（multiple antigen stimultaneous test）は化学発光法に基づく特異的 IgE 抗体の検出法である．吸入系，食物系の全部で**31 項目**のアレルゲンを同時に測定できるので，アレルゲンのスクリーニングにはきわめて有用である．

0〜6 の 7 段階で結果を表し，**2 以上が陽性．このスコアと重症度は相関しないが，スコアが高いほど有症率は高い．4 であれば 50％程度が発症**する．感度の点からは，皮膚テストに劣る．RAST でスギ（＋），HD（−）の場合は HD の皮内テストでは約 1/2 が HD 陽性と出る．

IgE 抗体陽性率は，HD に関していえば**10 歳以下の男子で最も陽性率が高く，スギ花粉では 20〜30 歳代の女性で高率を示す**．

花粉単独感作症例ではアレルギーテストは季節外の検査で鼻汁中好酸球検査，誘発テストが陰性になることがしばしばあるので，それらは季節内検査で確かめる必要がある．この特異的 IgE 検査法でも測定時期により判定を考慮する必要がある．例えば，スギ花粉症においても飛散直前の 1 月頃には特異的 IgE が陰性，擬陽性の場合がある．最も高値を示すのは，飛散の数か月後（6 月頃）である．

免疫療法中の RAST スコアの増減は一方では治療効果の判定に用いられる．

（2）鼻粘膜誘発テスト

下鼻甲介に抗原誘発ディスクをおいて，くしゃみ回数，鼻汁増加，鼻粘膜の腫脹度を対照ディスクの場合と比較する．市販されている抗原ディスクはハウスダスト，ブタクサのみであり，最も多いスギ花粉症に対するものはない．

直径 2 mm の円形濾紙に抗原抽出液を付着させ，両側下鼻甲介付着部の少し奥のほうにこのディスクを置き，5〜15 分後に生じる鼻症状および鼻内所見等を記録する．**発症抗原の唯一の確定法は，この抗原ディスクの鼻誘発反応である**．

明らかにアレルギーが疑われるにもかかわらず血清学的にアレルギーが証明できないケースがある．IgE が鼻でのみ産生されていることも考えられるので，このような場合には，鼻に対する誘発試験を実施すべきであろう．

鼻アレルギー診療ガイドラインによれば，**原則として有病者で，鼻汁中好酸球検査，皮膚テストあるいは血清特異的 IgE 抗体検査ないし誘発テストの 2 項目以上陽性であれば診断は確定する．しかし，上記 3 検査のうち一つのみ陽性であっても，典型的症状を有し，視診，特に水性鼻汁，粘膜蒼白腫脹や非特異的血清 IgE 量の中等度以上の増加があればアレルギー性鼻炎と診断してよいとされている．各種検査法の長所，欠点を表 7** に示す．

表7　各種検査の利点，欠点

	利点	欠点
皮膚テスト	感受性が高く，患者自身が目で確認できる．	治療薬を 1 週間程度中止してから行わないといけない．痛みが強い
血清 IgE 抗体検査	検査できる抗原の種類が多い．採血のみで疼痛が少ない．	感度は皮膚テストに比べやや劣る．
鼻誘発テスト	反応の強さで感作の程度をおよそ知ることができる	抗原ディスクがハウスダストとブタクサの 2 種類のみである．

3 アレルゲン陰性で鼻汁中好酸球が陰性なら？

血管運動性鼻炎 vasomotor rhinitis の診断は，くしゃみ，鼻汁，鼻閉などの鼻アレルギーの症状があるにもかかわらず，上記のアレルギー検査が陰性であった症例に当てる．アレルギー性鼻炎ではないので，眼症状がないことも特徴である．

アレルギー性鼻炎を証明する検査がすべて陰性ということになるが，まったくアレルギー素因がないことを厳格に証明するのは容易ではない．通常は主要なアレルゲンをスクリーニングし，それらが陰性で，なおかつ鼻汁中好酸球が陰性であれば，そう診断しているのが現状である．

しかし，ダニやカビほか，そのような特別なアレルゲンに反応していないといわれる非アトピー型でも，ダニやスギで刺激しリンパ球刺激試験などで調べるとアレルギー症状がまったくみられない人よりも反応性が上がっている場合がある．だから，非アレルギー型，非アトピー型と判定されていても，年間を通じてどういった状況で悪くなるかどうかということをよく観察した上で，アレルゲン検査結果に惑わされずに本人が悪くなる状況を上手に把握して，患者を指導してあげること

が大事である．

血管運動性鼻炎は高齢者や中年の女性に多い．血管運動性鼻炎と診断されている中には，**鼻粘膜局所では抗原に対する特異的 IgE が存在し反応しているタイプが存在する**と報告され，**local allergic rhinitis（LAR，局所アレルギー反応性鼻炎）** の名がつけられている．LAR が存在するかを明らかにするにはスギ花粉エキスを用いた誘発テストが必須である．しかし，テストキットはいまだ市販されていない．

高齢者では，他に何も症状がなく，水性鼻漏のみを訴える例がある．**老人性鼻漏 "old man's drip"** とも呼ばれる．くしゃみや鼻閉を伴わず，鼻漏のみであり，鼻粘膜の腫脹を伴わない．この場合の鼻漏は**血管透過性の亢進による漏出液**であり，アレルギー性鼻炎における漿液腺分泌亢進によるものとは異なる．

血管運動性鼻炎の病態には副交感神経が大きく関わる．老人性鼻炎では局所抗コリン薬（アトロベント®，フルブロン®）が有効である．そうであるからして，老人性鼻炎も血管運動性鼻炎も厳密には鑑別できない．老人性鼻炎は年齢によりそう分類をし老人性と呼称しているのが現状である．

第4章　アレルギー性鼻炎の治療

1 アレルギー性鼻炎の治療方針は，次のようなものとする

①治療はあくまで**予防的治療**をめざす．
②症状に見合った**治療法を選択**する．
③症状の**速やかな寛解は対症薬**で行う．
④長期的には**免疫療法**を考慮する．
⑤構造性鼻閉には**手術**を考慮する．
⑥患者指導により**抗原防除**を徹底する．

2 アレルギー性鼻炎の治療の実際

鼻アレルギーの原因それ自体は防御反応であ

り，その過剰反応をいかに正常反応に戻すかが鼻アレルギーの治療である．スギ花粉症は飛散開始前の無症状あるいは軽症の状態から飛散量に伴って急速に悪化していくことから，急性疾患として迅速な症状の改善を治療目標にする．

アレルギー疾患は完全に治る疾患ではないため，症状の改善による QOL を向上を目指す．したがって，正常防御機能を障害することなく，症状を抑え，医療を受けなくてよい状態にもってゆくための**制御 control が治療の目標**である．そこで，効果的な薬剤，手術療法，免疫療法を併用しながら治療していく．患者の治療においては QOL の評価が重要である．

未治療に放置すると高い確率で症状が**慢性化**し，その後 one airway, one disease の理論どおり喘息の発症に至ることもある．

1）患者教育・管理

医師と患者のコミュニケーションをよくし，治療への意欲，病気や治療法への理解，医師への信頼を促進させることが重要である．しかし，スギ花粉症患者で医療機関を受診するものは**全患者の1/2 から 1/3 にすぎない**といわれる．それも約70%の患者は重症になってから受診している．

2）抗原の除去・回避

アレルギー症状の程度は抗原量に強く左右される．そのため，病因アレルゲンを特定し，除去を図るのがアレルギー疾患の基本的な治療方針である．

特に通年性アレルギー性鼻炎症例においては，抗原回避・除去を目的とした生活環境の整備が重要である．ハウスダストアレルギーでは，ダニの駆除，減量に努力する．毎日は無理でも週1回は**掃除機**をかけ，電気掃除機を使ってきれいに掃除することが重要である（図8）．室内，特に寝具のこまめな掃除や**防ダニカバー**の使用に加えて，子どもにはぬいぐるみ，人形などを寝室に持ち込まないよう指導する必要がある．週1回は寝具を干して，取り込んだ後に表裏5分間ずつ掃除機をかけるのもよい．

スギ花粉に比べ，その他の草や雑草の花粉は遠くまで飛ばないので，草地や山など原因となる植

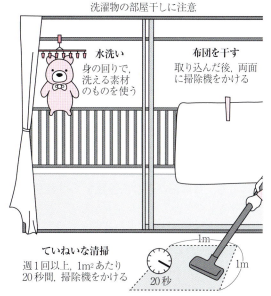

図8　室内のダニアレルゲンを減らすには
（世田谷保健所の資料より）

物が生えている場所を避けるといったアドバイスも抗原曝露を大きく減らすことに役立つ．スギ花粉の除去は難しいので，吸入阻止の対策を立てる．例えば花粉飛散期は，ブラシで花粉を落として家の中に入る．花粉情報によっては外出を控える．**外出時はマスク，眼鏡を着用し，帰宅後は洗顔，うがい，鼻をかむ．シーズン中は**できるだけ戸や窓を閉めておく．通常の**マスクは花粉曝露量をおよそ1/3 に減少**させ，**花粉症専用のマスクを使用すれば1/6 にまで減少**できるとする報告

暮らし方，住まい方を見直そう

暖房器機が普及し，気密性，保温性に優れた現代の集合マンションは，ダニ，カビにとっても快適な環境といえる．どんなによい治療薬を服用しても，大量のアレルゲンを吸い込んでいればアレルギーはよくならないのは当然である．

アレルギーの予防・治療の第一歩は，ある程度快適な環境を確保しながら，どこまで住まいの中のアレルゲンを取り除けるかということにある．そのための一番手軽で効果的な方法は，やはりダニやカビが苦手な環境をつくることである．まずは，こまめに紙パック式クリーナーで掃除をし，部屋の換気を十分に行い，室内を清潔に保つ．室内環境を，**湿度 50％以下，温度 20～25℃以下に保つように調節**する．さらにそのうえで，住まい方や暮らし方をもう一度見直してみることであろう．

もある.

コンタクトレンズを装着している花粉症患者には，飛散期間中はコンタクトレンズの装用を控えるか，少なくとも屋外では眼鏡に変えるよう指導する．コンタクトレンズは，花粉が入ったかゆい粘膜を擦っているようなものだから，粘膜の炎症反応に対しては悪く働く．コンタクトレンズ装用を完全にやめられない場合でも，屋外ではコンタクトレンズを装用したうえにサングラスなどの眼鏡をかけるのも一つの方法である．**眼鏡をかけるだけでも，目に飛び込む花粉数を1/3程度に減少させる**とができる．花粉情報を参考に飛散の多い日にはできるだけ窓を開けないように，また寝具，洗濯物を外に干さないことで，花粉を持ち込まないようにする配慮も必要である．

花粉症対策では，空中に飛散する花粉の量とともに，花粉に含まれるアレルゲンが問題視される．花粉中のアレルゲンはスギの学名に由来して "Cryj1" "Cryj2" と呼ばれる2つが発見されている．雄花をつけないか，花粉量そのものが少なく，なおかつ花粉中のCryj1，Cryj2が少ない**品種の改良**が現在進められている．林野庁の見解ではスギは成長の早さ，加工の容易さ，さらには温暖化対策上からもさまざまなメリットがあり，簡単に代採するわけにはいかないという．

3 薬物療法

1) 概説

アレルギー性鼻炎・スギ花粉症を代表とする I 型アレルギー疾患の治療では，**①抗原除去・回避，②薬物療法，③手術，④免疫療法の4つの柱がある**（**表8**）．個々の症状によりこれらを組み合わせ，十分な効果を引き出すことが日常診療において重要である．免疫療法が根治的治療と位置づけられているのに対し，薬物療法や手術療法は対症療法であるので，病態の根源や疾患の自然経過に介入するわけではない．

アレルギー疾患の発症は，免疫反応の過剰とその後の好酸球性炎症により生じることから，**免疫学的過程と炎症過程**に大別される．薬物療法は，この2つの過程をターゲットにしている．

免疫過程では，Th2細胞からのサイトカイン

表8 アレルギー性鼻炎，花粉症の治療法

①患者とのコミュニケーション
②抗原の除去と回避 ダニ：清掃，除湿，防ダニフトンカバーなど 花粉：マスク，メガネなど
③薬物療法 ケミカルメディエーター受容体拮抗薬（第1世代，第2世代抗ヒスタミン薬，抗ロイコトリエン薬，抗トロンボキサン A_2 薬）（局所，経口） ケミカルメディエーター遊離抑制薬（局所，経口） ステロイド薬（局所，経口） 自律神経作用薬（α交感神経刺激薬，抗コリン薬） その他
④特異的免疫療法（一般法，急速法）
⑤手術療法 凝固壊死法（高周波電気凝固法，レーザー法，トリクロール酢酸法など） 切除（鼻腔整復術，下鼻甲介粘膜広範切除術，鼻茸切除術など） Vidian 神経切断術

（鼻アレルギー診療ガイドライン－通年性鼻炎と花粉症－改訂第4版．2002，より）

産生抑制，T細胞活性化抑制およびTh1/Th2バランス調節作用などにより抗アレルギー作用が発現するので，アイピーディ®，タクロリムスおよび漢方薬などが現在臨床に用いられている．炎症過程に作用する抗アレルギー薬では，ステロイド以外の抗アレルギー薬として確実に効果が得られるものとして現時点では，H_1 受容体拮抗薬とロイコトリエン受容体拮抗薬が広く認められている．これにクロモグリク酸ナトリウムに代表されるマスト細胞安定化薬が加わる．トロンボキサン抑制薬なども抗アレルギー薬として用いられるが，確実性においては前二者より弱干劣る．

2) 花粉症治療の戦略

花粉症の薬物治療では**重症度に応じた治療法の選択**が重要である．第二世代抗ヒスタミン薬がその中心となり，花粉飛散数が増し，症状が増悪する場合には，それに併用薬剤を選択し，かつ**step up** していき，落ち着くと **step down** する（**鼻アレルギー診療ガイドライン**）．こうして2月初めから5月の連休明けまでの期間，薬物療

法をきちんと行う．

　花粉症では，予測される花粉飛散開始日の前後から薬物治療を始める．あるいは，花粉症の症状が来たかな（鼻がむずむずするようになったら）と感じたら服用を開始するいわゆる**初期療法（季節前投与，予防的投与法）**が一般的に行われている．繰り返す花粉への曝露や鼻アレルギー症状は，鼻粘膜の過敏性を増悪させる．初期療法を行えば，症状の発現時期を遅らせたり，飛散ピーク時の症状を軽減する効果があるとされる．だから，軽い症状が出た時期から薬を飲み始め，**抗原に対する全身の感受性を低下させる**ことが大切である（early intervention）と考えられている．

　鼻粘膜の過敏性は，感受性と反応性という2つの要素に分かれる．鼻粘膜の感受性はTh2細胞が産生するサイトカインや局所に集積する好酸球によるものだが，アレルゲンに繰り返し曝露されると感受性は高まり，少しの抗原にも反応しやすくなる．すなわち反応性が高まる．

　一般的に，抗原量が多ければ症状は強く出るが，反応性の違いによって経過が違ってくる．反応性の弱い人も花粉の飛散数に相関して症状がよくなったり悪くなったりするが，反応性の強い人は，一度症状が悪くなると，花粉量が減ってきても強い症状を維持したままである．ところが，初期療法を行うと，反応性の亢進が抑制され，反応性の強い人も，反応性が弱い人と同じような反応を示すようになるともいわれる．

　シーズン半ば，花粉の飛散が多くなり反応性が強くなってから来院する患者には，症状を早急に軽減するために，即効性薬剤でまず症状を軽減し（**導入療法**），徐々に眠気の少ないマイルドな薬に変えていく（**維持療法**）のが薬物療法の基本である．最初に少し強い治療をして，改善したら薬の程度や量，服用回数を減らす方が患者の満足は得られやすい（図9）．アレルギー炎症はいったん重症化すると簡単によくならず，薬の効果も低い．抗ヒスタミン薬はもともと速効性だが，重症になってから用いると遅効性なのはこのためである．

　このように，花粉症の治療は，患者の感受性や反応性を考慮したうえで，治療開始時期や使用薬

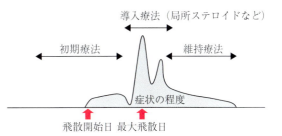

図9　スギ花粉症の治療
（大久保公裕）

剤を決定することが大切である．

3）ガイドラインにもとづく治療法（表9）[1]

　花粉が飛び始めた初期は，鼻水やくしゃみ，目のかゆみなどに悩むことが多く，鼻づまりは飛散ピーク時より後にくることが多い．したがって，初期は抗アレルギー薬（第二世代抗ヒスタミン薬，化学伝達物質遊離抑制薬，ロイコトリエン受容体拮抗薬，トンボキサンA_2拮抗薬，Th2サイトカイン阻害薬）の内服をベースに服薬を始め，2月中旬以降飛散量が増えて鼻づまり，目のかゆみなどの症状が抑えきれなくなったら，鼻閉にもよく効く局所ステロイド薬，アレルギー点眼薬の頓用，あるいは継続使用を考慮する．これでもコントロールできない重症の場合にのみ，ステロイドと抗ヒスタミン薬の合剤（セレスタミン®）を短期間服用させるのが合理的である（step up）．その後，改善してくれば余分な薬剤をはずしていく（step down）．このような段階的な薬剤の導入が，中等症・重症の鼻炎に対するガイドラインの標準治療とされている．それ故，長期間にわたる花粉症の治療ではピークが来る前に，あらかじめ追加する薬剤を予備として渡しておく場合がある．

　抗アレルギー薬と局所ステロイド薬では標的とする発症機序が異なるため，中等症・重症の患者に対してはそれらを用いた併用療法が最初から実施されることも多い．優れた薬剤でも，花粉大量飛散の状況下では単剤投与には限界があるからである．花粉症の患者にとっては症状改善が第一条件であり，炎症細胞の制御に最も速効を示すステロイドを局所的に適宜使うのは合理的である．

患者の中にはステロイド点鼻薬の刺激感を好まないものも少なくない．点鼻剤を好まない患者で効果が得られないもの，重症化してから来院した場合は，夜間にのみセレスタミン®（ステロイド合剤）を1〜2週間投与して症状を抑え，その後は第二世代抗ヒスタミン薬などにより維持療法を行うようにする．ステロイド合剤は，短期間投与であれば眠気以外の副作用は少ない．眠気の強い人にはリンデロン®（0.5）の1錠も有効である．**重症例では，症状を早期に抑えることでこの点は患者のQOLを高める観点からも特に重要である**．重症の鼻閉があると夜間に眠れない場合が多いので，セレスタミン®に含まれる抗ヒスタミン薬がほどよい眠気を誘導し安眠をもたらす場合もある．

小児の治療はガイドラインでは，成人に準じて行うと記されている．しかし，**小児は成人に比べ粘膜が易刺激性**で，点鼻薬が入るだけでくしゃみ・鼻水が止まらなくなることも多く，どうしても経口薬が主体にならざるをえない．小児の治療の選択にあたってはコンプライアンスへの配慮が重要である．そして，服薬の**コンプライアンスを考えれば，小児では1日1回の服用の方が望ましい**．また，**抗ヒスタミン薬の副作用として興奮やけいれんを起こす**可能性があることも，小児の特徴の一つであることに留意する．

通年性のアレルギー性鼻炎の薬物療法は，症状がひどいときだけ薬剤を少なめに使用し，少量の薬剤で，より良い状態を長く維持していくのがコツである．鼻閉の強いときには，ロイコトリエン受容体拮抗薬，局所ステロイド薬など，鼻閉に効果のある薬剤を併用する．特に鼻閉が強いときには，経口ステロイド合剤の短期使用（5〜7日）も考慮する．

花粉症患者の治療満足度を高めるためには，眠気の少ない薬剤の使用だけでなく，早めの受診を勧め，適切に指示した用法・用量の薬剤を継続的に服薬する（初期療法）ことにより，最大限の治療効果が得られるよう患者指導していく必要があることは前述したとおりである．だが，現実には初期療法を行っている患者は20〜30％程度にとどまり，7割以上の患者は症状が出てから，ある

いは症状が強くなってから治療を開始している．そして，**患者の治療に対する評価**をまとめた報告[9]によれば，花粉症治療の満足度は低く，その原因として治療効果が不十分，頻回な通院への不満，副作用の不安，費用が主な原因としてあげられている．しかし，花粉シーズン前から計画的に予防的薬物治療を受けた患者の満足度は高い．

欧米では，**花粉症の治療そのものは，医師の手を離れ，OTC（店頭販売薬）の対象となりつつあるのが現状**である．本邦ではスギ花粉症による病院での治療者は60％を超えている．これに対しOTC利用者は25％前後である．現在では第二世代抗ヒスタミン薬の投薬期間制限が解除され，一度に大量の処方が可能となったので，患者の受診回数が減少し，近年では花粉シーズンでの平均来院日数は2日を割り込んでいる．

4 薬剤

1）抗アレルギー薬（抗ヒスタミン薬）

化学伝達物質遊離抑制薬，抗ヒスタミン薬，抗ロイコトリエン薬，抗トロンボキサン薬，Th2サイトカイン阻害薬，マスト細胞安定化薬，小青竜湯などがある．

（1）作用機序・効能

花粉症を含むアレルギー性鼻炎は吸入された抗原により感作が成立し，そこで産生された抗原特異的IgEと鼻粘膜に侵入した抗原との間に局所免疫反応が生じる疾患である．

I型アレルギー機序によるマスト細胞からの化学伝達物質遊離抑制や好酸球遊走抑制などを主な作用機序とする薬剤を，慣用的に，**抗ヒスタミン薬，抗アレルギー薬と称する．抗ヒスタミン薬は第一世代と第二世代に分類され**，後者は前者と比較して中枢抑制や抗コリン作用が少ない．

第一世代の抗ヒスタミン薬はヒスタミンなど特定の化学伝達物質の受容体に対して拮抗作用を持つもので，血管や神経のヒスタミンH_1受容体を競合的に阻害することによりアレルギー症状を**速攻的に軽減させる**．そのため，頓服で使用することもある．**くしゃみ，鼻漏には効果があるが，鼻閉には効果が劣る**．ところが，第二世代抗ヒスタ

ミン薬は鼻閉にもある程度の効果を認める．これは第二世代の抗ヒスタミン薬にはロイコトリエン産生抑制作用や，好酸球の遊走・活性化抑制作用を併せ持つためと考えられている．かつ中枢移行性が低い特徴を持つ．**この第二世代抗ヒスタミン薬の効果に薬剤間の差はほとんどない．**

近年上市された第二世代抗ヒスタミン薬と血管収縮作用を持つα交感神経刺激薬の配合錠（ディレグラ®）は鼻汁，くしゃみ以外に鼻閉にも効くので，鼻閉に対する第1選択の薬剤ともなりえる抗アレルギー薬である．

古い型の抗ヒスタミン薬（古典的抗ヒスタミン薬－第一世代の抗ヒスタミン薬）は比較的即効性は高いものの，**中枢性鎮静，抗コリン作用（抗アセチルコリン作用）**を伴い**口渇**が生じやすく，喘息では痰の喀出を妨げるので禁忌とされているが，喘息発作時にどの程度影響するかというエビデンスは明らかではない．**緑内障や前立腺肥大には禁忌**であるとされる．また，小児で**熱性けいれん**をきたしやすい．それはヒスタミンの脳内での神経系の機能の一つにけいれんの抑制作用があるので，けいれん抑制機能を持つヒスタミンを抑えることでけいれんを誘発することによる．したがって，**幼小児（特に2歳未満）への投与には十分な注意が必要**である．反面，第二世代抗ヒスタミン薬は，H_1受容体拮抗作用が長時間持続し，加えていくつかの抗炎症作用を併せ持ち，中枢鎮静，抗コリン作用などの副作用が少ない特徴を有している．

鼻閉には**抗ロイコトリエン薬**や，**抗トロンボキサン（TX）薬**の鼻閉改善効果が注目される．第二世代の抗ヒスタミン薬の鼻閉改善率は46〜55％，局所使用の局所ステロイド薬（フルチカゾン®）2週間使用後の鼻閉の中等度改善率は63％，脂質メディエーター拮抗薬（抗ロイコトリエン薬，後トロンボキサチン薬）では60％と報告されている．抗ロイコトリエン薬は上・下気道好酸球性炎症にとても有用である．

（2）眠気

ヒスタミンは局所ではアレルギー症状の主な原因物質であるが，脳内では学習や記憶などを司る

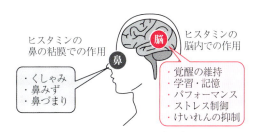

図10　ヒスタミンの局所および脳内でのはたらき
ヒスタミンは味方？　脳内では覚醒以外にも多くの仕事をしている．
（大谷道輝）

重要な物質である（図10）．このような影響を知らずに抗ヒスタミン薬を使うと，特に子どもでは学習・記憶，認知機能などの低下を招く．第一世代の抗ヒスタミン薬はOTC薬としてかぜ薬や咳止め薬だけでなく，乗り物酔いにも配合されているため，広く注意が必要である．したがって，これらのOTCかぜ薬・咳止め薬は，6歳以上12歳未満の小児には薬剤師のアドバイスのもと慎重に販売すべきであるとの販売規制も行われている．

第一世代抗ヒスタミン薬は服用すると眠気が強い．この眠気はアレルギー性鼻炎に抗ヒスタミン薬を投与する一つの大きなブレーキとなる．この古典的抗ヒスタミン薬は**脂溶性が高く**，血液脳関門を通過して容易に脳内のH_1受容体と結合する．そのため，**常用量で認知・遂行機能障害を起こす．眠気，倦怠感**などの副作用発現率は**20〜30％**に達するといわれる．その作用は用量依存的である．この状態は**水割り3杯**（ウイスキーにして90 ml）飲んだ状態と同じといわれる．したがって，かぜ薬で眠気の出たことがある患者は，注意して投薬することになる．花粉症は20〜50歳代の働き盛りの方での有病率が高いので，第一世代抗ヒスタミン薬を飲むと仕事・家事・学業への影響，睡眠への影響などが出て**QOL低下，生産性の低下に結びつく**といわれる．

第二世代の抗ヒスタミン薬という後に開発された抗ヒスタミン薬は，血液脳関門を通過しにくいため，この種の中枢抑制作用が軽度で，抗コリン作用は少ないのが特徴である（**眠気の副作用の発現率は5〜10％程度**）．だが，第一世代抗ヒスタミン薬ほどアレルギー症状に対する即効性はな

く，効果がピークに達するのに 2〜3 週間要する といわれる．第二世代抗ヒスタミン薬は効果に関 しては薬剤間で有意差はみられないが，**眠気やイ ンペアード・パフォーマンス（記憶力や学習能力 の低下）の発現には差があり，これは脳内 H$_1$ 受 容体占拠率と関係している**と考えられる．

第一世代の抗ヒスタミン薬は眠くなりやすいが 速効性がある．だから抗ヒスタミン薬は眠くなる ほど効くと考えやすいが，これには科学的な根拠 は何もない．また，中枢抑制をきたしやすい**抗ヒ スタミン薬によって導入された睡眠は浅いため， 翌朝に眠気が残ったまま目覚めることになってし まう**．なので抗ヒスタミン薬を睡眠薬がわりに使 用するのは考えものである．

（3）使い方，使われ方
1. 抗ヒスタミン薬

そこで，花粉症を短期間で改善したいときは， 眠気はあるが速効性がある第一世代抗ヒスタミン 薬を最初に用いて症状をできるだけ除き，2〜3 日目から第二世代に変えるような処方の仕方もあ る．あるいは第一世代は頓用として使う方法もあ る．症状が落ちついたら，抗ヒスタミン薬の服薬 を中止するが，急に服薬を中止すると患者によっ てはアレルギーによる過敏性が残り再発する場合 があるので，症状が落ち着いても 1〜2 週間は服 薬を続けて経過観察するのが普通である．第二世 代の抗ヒスタミン薬を継続的に用いればアレルゲ ンの接触が繰り返されることによる過敏性の獲得 が阻止され，症状の重症化を抑制することができ る．この第二世代抗ヒスタミン薬も即効性がない わけではなく，ある程度即効性があることが確認 されているので，花粉飛散開始とともに，または 症状が少しでも現れた時点で早めに第二世代抗ヒ スタミン薬を用いた薬物療法を開始するのが，現 在の抗ヒスタミン薬の使い方である．しかし，中 等症以上の花粉症では抗ヒスタミン薬のみでは改 善しないことが少なからずある．その場合は**薬剤 の増量**もしくは**鼻噴霧ステロイド**を併用し，花粉 症の最重症例では抗ロイコトリエン薬をさらに追 加することもある（**表 9**）．慢性特発性蕁麻疹を 例にとれば，通常量の抗ヒスタミン薬での効果不 十分例に対しては 2 倍程度の増量が有効という エビデンスがある．また，抗ヒスタミン薬は**妊**

緑内障患者に抗ヒスタミン薬を投与しても通常は問題ない？

プライマリケアに携わっていると院外処方の場合，処方を受ける薬剤師から抗コリン作用を有する第 一世代抗ヒスタミン薬は緑内障には禁忌なので使用を控えるようにといわれる．その場合，眼科医に問 い合わせても「抗コリン剤の使用は問題ありません」との回答になることが多い．以下は眼科医の回答 である．

抗コリン作用薬は，副交感神経支配である瞳孔括約筋を麻痺させて散瞳する．散瞳すると房水が通過 障害を起こし（瞳孔ブロック），眼圧が上がり緑内障発作と呼ばれる眼痛，頭痛，嘔吐などを起こすこ とがあるので，原発閉塞隅角緑内障では使えない．

しかし，自分が緑内障であることを認識している患者さんは，既に散瞳による眼圧上昇を防止するレ ーザ虹彩切開術を受けているか，白内障に対する眼内レンズ挿入術を受けていて瞳孔ブロックが生じに くい．また，緑内障患者の多数を占める原発開放隅角緑内障や正常眼圧緑内障では，散瞳しても眼圧上 昇することはない．したがって「自分は緑内障にかかっている」という緑内障患者にも抗コリン作用薬 は使用できると考えるのが妥当である．

しかし，本当のところは眼圧の測定をしてみなければわからないとの見方もある．眼圧の測定は眼科 医に依頼しなければならない．瞳孔ブロックは通常，片眼性である．目の前の患者が緑内障による眼圧 上昇を原因とした頭痛であるかどうかをチェックするには患者の両眼を片眼ずつ手のひらで隠して，そ れぞれ見え方を確認する．眼圧が上昇すると眼痛とともに角膜浮腫を起こすので，よく見えなくなる． 両眼ともよく見えている場合，少なくとも急性発症の頭痛の原因としての緑内障は否定できる．

表9　重症度に応じた花粉症に対する治療法の選択指針

重症度	初期療法	軽症	中等症		重症・最重症	
病型			くしゃみ・鼻漏型	鼻閉型または鼻閉を主とする十全型	くしゃみ・鼻漏型	鼻閉型または鼻閉を主とする十全型
治療	①第2世代抗ヒスタミン薬 ②遊離抑制薬 ③Th2サイトカイン阻害薬 ④抗LTs薬 ⑤抗PGD$_2$・TXA$_2$薬 ①，②，③，④，⑤のいずれか1つ	①第2世代抗ヒスタミン薬 ②鼻噴霧用ステロイド薬 ①と点眼で治療を開始し，必要に応じて②を追加	第2世代抗ヒスタミン薬 ＋ 鼻噴霧用ステロイド薬	抗LTs薬 ＋ 鼻噴霧用ステロイド薬 ＋ 第2世代抗ヒスタミン薬	鼻噴霧ステロイド薬 ＋ 第2世代抗ヒスタミン薬	鼻噴霧用ステロイド薬 ＋ 抗LTs薬 ＋ 第2世代抗ヒスタミン薬 必要に応じて点鼻用血管収縮薬を治療開始時の7〜10日間に限って用いる．鼻閉が特に強い症例では経口ステロイド薬4〜7日間処方で治療開始することもある．
		点眼用抗ヒスタミン薬または遊離抑制薬			点眼用抗ヒスタミン薬，遊離抑制薬またはステロイド薬	
					鼻閉型で鼻腔形態異常を伴う症例では手術	
	特異的免疫療法					
	抗原除去・回避					

遊離抑制薬：ケミカルメディエーター遊離抑制薬，抗LTs薬：抗ロイコトリエン薬，抗PGD$_2$・TXA$_2$薬：高プロスタグランジンD$_2$・トロンボキサンA$_2$薬.

婦，肝機能低下のありそうな患者への使用は控えた方がよい．．

　抗アレルギー薬の場合には，**薬剤を飲んだときの心理的作用や自然変動によっても効果が大きく左右される**が，抗ヒスタミン薬は**50〜60％の有効率**である．50〜60％の有効率はあるが，実際第二世代の抗ヒスタミン薬を処方された花粉症患者の65％の方が処方された抗ヒスタミン薬に何らかの不満があり，不満の理由を尋ねたところ，効果不十分が66％で，眠気は14％だったと報じられている[9]．抗ヒスタミン薬は72％の人が処方通りに服用しているとコンプライアンスはよいが，鼻噴霧用ステロイド薬を処方通りに用いている患者は4人に1人にすぎない．一方，ベタメタゾン・d-クロルフェニラミンマレイン酸塩基配合剤を中心とする経口ステロイド薬（セレスタミン®）をほぼ毎日用いている患者も27％いる．

　抗ヒスタミン薬には1日1回投与のものと，1日2回投与のものがある．1日1回投与の方が1日2回投与よりも服薬コンプライアンスが優れるとは必ずしもいえない．起床直後から午前中にかけて症状がある患者には持続効果のある1日1回投与の薬剤を選択し，花粉症で外出する機会が多い場合は即効性があり1日2回投与の薬剤を選択する飲み方もあるだろう．**小児の使用量は成人の半量までに抑えることが望ましい**．

2．抗ロイコトリエン薬・その他

　ロイコトリエンは鼻粘膜のマスト細胞，好酸球，マクロファージで産生され，鼻粘膜容積血管拡張作用や血管透過性亢進作用，そして好酸球遊走作用を持つ．したがって，その受容体拮抗薬である抗ロイコトリエン薬は即時相および遅発相における鼻粘膜あるいは下気道粘膜の腫脹による気道抵抗の上昇を抑え，鼻閉，呼吸状態を改善す

る．そうであるから喘息では主役を演じる化学伝達物質はヒスタミンではなくて，ロイコトリエンである．抗ロイコトリエン薬は，気道リモデリングをよく抑制する．一方，アレルギー性鼻炎では抗ロイコトリエン薬は鼻閉に有効だが，鼻閉に対する効果発現までの期間は1週間，くしゃみ・鼻汁に対する効果発現までに2週間を要する．鼻閉に対する効果は第二世代抗ヒスタミン薬よりも優れている．したがって抗アレルギー薬や局所ステロイド薬の補助療法として抗ロイコトリエン薬は用いられる．アレルギー性鼻炎合併喘息患者に対し，吸入ステロイドを倍量で投与するより吸入ステロイドにロイコトリエン受容体拮抗薬（LTRA）を併用した方が喘息の気道閉塞改善に寄与する．また，慢性の鼻閉患者においてはアレルギーの有無に関連なく効果がある．鼻閉に対し血管収縮薬を連用するのであれば，抗ロイコトリエン薬の連用の方が副作用は生じにくいと思われる．

アレルギー性鼻炎の漢方治療では**小青竜湯**が用いられることが多い．小青竜湯の鼻汁に対する有効率はおおよそ60%，鼻閉は62%程度である．

点眼薬には**抗アレルギー点眼薬**，ステロイド点眼薬があるが，小児ではステロイド点眼薬による眼圧上昇のリスクが成人よりも高くなるので，可能な限り，抗アレルギー点眼薬で瘙痒感を抑える．ステロイド点眼薬が必要と考えられる場合には眼圧測定を定期的に行う必要がある．

2）局所ステロイド薬

コルチコステロイド点鼻薬には，ベクロメタゾン，フルニソリド，フルチカゾン，モメタゾンなどがある．

マスト細胞の数の減少，好酸球の減少，鼻粘膜の過敏性の低下，T細胞や上皮細胞由来のサイトカインの抑制，化学伝達物質の遊離抑制（ロイコトリエンの産生低下）に働く．特に局所的な抗炎症効果が強く，鼻粘膜の浮腫を抑え，鼻閉に対しては効果的である．花粉症のガイドライン2013では，薬物療法ではまず第二世代抗ヒスタミン薬を中心に使用し，軽症でも必要に応じて中等症から重症の場合にステロイド点鼻薬の併用を勧めて

いる．

局所ステロイド薬は，**局所効果が強く，微少量ですみ，吸収されても肝臓で不活化されるため**1年以上の連用でも全身的副作用は少なく，効果は確実である．抗ヒスタミン薬とのメタアナリシスでもくしゃみ・鼻汁・鼻閉といった総鼻症状スコアに対する有効性は局所ステロイド薬の方が優れている．花粉曝露室での検討（橋口一弘）によると，局所ステロイド薬は第二世代抗ヒスタミン薬と同等に花粉曝露中の即時相の反応を抑えるが，遅発相の症状の抑制は局所ステロイド薬の方が優れていた．

症状が初期段階のうちに炎症反応を抑える局所ステロイド薬をベースに使うと，さらに高い効果が得られる．妊娠中は妊婦の鼻はうっ血性鼻炎の傾向となり，症状は悪化することが多いが，薬物の投与がどうしても必要な場合，この局所用剤を用いる．好酸球増多性鼻炎にはもっぱら，このステロイドの点鼻薬を使う．また，血管収縮薬からの離脱を図るときにも局所ステロイド薬を使う．欧米では眼の瘙痒，流涙，充血などにも鼻噴霧ステロイド薬が有効であることが報告されている．しかし，鼻閉が特に強い症例には経口ステロイド薬を最初から使う（**プレドニゾロン錠20〜30 mg，4〜7日処方**）方が利得が大きい．局所ステロイド薬の予防効果については，エビデンスはない．

服薬コンプライアンスは経口薬が70%前後だが，局所ステロイド薬は25〜40%と悪い．局所ステロイド薬は頓用等不適切な用法により十分な効果があげられてないケースも多いので，効果がみられないときは継続的な使用を勧めてみるのもよい．噴霧薬と経口薬について希望を尋ねると，2/3の患者は経口薬を好む．特に小児では噴霧役を嫌がることが多い．噴霧薬は速効性がないため，「効果がないのでやめた」という患者も多いので，定期的に使用することで鼻粘膜が安定し，症状が改善することを理解してもらうことが重要である．**本邦では，鼻アレルギーの治療では，抗アレルギー薬の長期内服が主流であるが，欧米では反対にステロイドの局所投与が主流である．**セレスタミン®を常用している人は欧米でも30%

弱いる.

　噴霧薬の副作用には**軽度の局所刺激感**がある. **空気の乾燥した冬に使いすぎると鼻が乾き，びらん，鼻出血（10%）**を起こすことがある. 小児で吸入ステロイドの安全性を比較した研究をみても，びらんや鼻出血のような短期間の影響はみられるとしても，長期的にみれば発育遅延も問題とならないとした報告が多い. ただし，小児では長期投与で**骨成長障害**がでることもあるともいわれるので，小児への長期投与は慎重にすることに越したことはない. ちなみに，**ベクロメタゾン400 μg の吸入はプレドニゾロン 5～7.5 mg に相当する効果**がある. 1,000 μg のフルチカゾン吸入はプレドニゾロン 10 mg 程度の吸入にあたる.

　鼻噴霧用ステロイドの全身的な副作用には，**生物学的利用能 bioavailability** が関与する. 生物学的利用能が高ければ，副腎機能抑制や成長障害などの副作用が生じやすくなる. プロピオン酸ベクロメタゾン（フルナーゼ点鼻薬®）やベタメタゾンプロピオン酸（リノコート®）などの古いタイプの鼻噴霧用ステロイドでは生物学的利用能は40%前後あるが，モメタゾンフランカルボン酸（ナゾネックス®点鼻薬）やフルチカゾンフランカルボン酸（アラミスト®点鼻薬）などの新しいタイプでは1%未満であり，今の局所ステロイド薬の安全性は向上している.

　局所ステロイド薬は，エアロゾル式（MDI），薬剤の点鼻スプレー式，カプセル内の粉末をスプレーする方法（PDI）に分けられる. ほとんどの場合1，2回の使用でかなりの効果が期待できる. 規則正しく使用したならば，全体的には**70%以上の症例で効果が期待**できる. 国際的なアレルギー性鼻炎の診療ガイドラインであるARIA では局所ステロイド薬の倍量使用も場合により推奨している. 一般にはドライパウダー型の方がステロイドとしての力価が高く，抗炎症作用は強いが，粒子サイズの問題で末梢気道まで到達しづらいという欠点がある. なお，フロンガスを噴射剤として使用する医薬品は，オゾン層破壊を防止するためのモントリオール議定書により使えなくなった.

3）抗アレルギー点眼薬

　眼症状に対しては**抗アレルギー点眼液**（化学伝達物質遊離抑制薬と H_1 ブロッカー），眼圧上昇作用のないステロイド薬（**0.1%フルオロメトロン®点眼液**）を用いる. 抗アレルギー点眼薬が軸になり，ステロイド点眼薬は症状が治らない時のみに使う. あるいは難治の場合は2剤を併用する. ステロイド点眼薬は1日2～4回用いて，症状が改善すれば中止する.

　目の場合，ステロイド点眼液を長く使うと水晶体が濁る**ステロイド白内障**に，また5人に1人は眼圧が高くなり**ステロイド緑内障**になる. その他，**眼感染症**など副作用を引き起こすことがある. 眼圧は，**ステロイド点眼薬投与後1～4週間で上昇**してくる. ステロイド点眼薬によって眼圧上昇が生ずる昇圧要因を持つ人（**high responder**）の割合は，欧米では正常者の5～6%，緑内障患者の46～92%，緑内障の家族歴のあるものの24～31%，強度近視者の36%，網膜症のない糖尿病患者の20%とかなり高いことが報告されている. このような人に漫然と点眼を続けると眼圧上昇を起こし，緑内障に至る重篤な副作用を起こす危険性が特に高い. **眼圧上昇は投与中止により可逆的**であるが，ステロイド点眼薬を出す場合には使用前に眼圧（正常眼圧は10～20 mmHg）をチェックすることが望ましいし，**ステロイドの使用例では，1～3か月に1回程度の眼圧測定が必要である**. 小児や若年者の場合，かなりの頻度で眼圧上昇がみられるので，**小児にはステロイド点眼薬は使わない. 成人で止むなくステロイド点眼薬を使う場合の使用法は1日2回の点眼を守り，頻回に使わないように指導し，軽快したところでステロイド点眼を中止する**. フルオロメトロン®点眼液0.02%はあまり効かない.

　小児には，H_1 ブロッカーである**オロパタジン点眼薬（パタノール®1日4回）**は点眼時の刺激が少なく，使いやすい.

　コンタクトレンズ装用者にはコンタクトレンズの上から点眼しないように指導することが必要である（**表10**）[8]. また，花粉飛散時期には可能な限りコンタクトレンズを中止し，眼鏡装用に切り

表10　コンタクトレンズ装用患者治療の方針 [8]

かゆみが あるとき	・レンズの装用は**原則中止**し，抗ア レルギー点眼液を点眼．
かゆみが おさまれば	・レンズの装用前後に抗アレルギー 点眼液で治療する． ・レンズ装用時は防腐剤なしの人工 涙液を使う． ・1日交換コンタクトレンズがおす すめ． ・レンズの使い方は，自己判断せず にかかりつけの眼科医と相談．

替えることが抗原回避の点からも有用である．コンタクトレンズ装用時に洗浄するだけなら，防腐剤無添加の人工涙液をレンズの上から点眼して洗眼する．カップ式の洗浄液は，洗浄液中には高濃度の防腐剤が含まれており，安全性の点からも好ましくない．

眼瘙痒感が強く，充血，眼脂などの**アレルギー性結膜炎**の症状が明らかな時期には，コンタクトレンズの装用を中止し，アレルギー性結膜炎の治療を優先することが原則である．この時期にコンタクトレンズを装用すると，レンズに眼脂などの汚れが付着し，結膜炎の症状を悪化させる．症状が改善すればコンタクトレンズを装用することは可能だが，その場合，レンズは1日使い捨てのレンズを選択する．

4）血管収縮薬（α交感神経刺激剤）

血管平滑筋を収縮させるため，うっ血，充血による鼻閉に有効で，局所点鼻薬として用いられる．浮腫の要素がある鼻閉には無効である．1日1回以内にとどめ，長期間使用すると反動で鼻粘膜のα受容体を減少して血管が拡張し，リバウンド現象（**薬剤性鼻炎**）を起こし，結果的には鼻粘膜腫脹が高度になってしまうことがあるので，1～2週間連用したら休薬するよう指導する．乳幼児ではけいれん，呼吸抑制，心停止などの急性副作用が報告されている．一般に**乳幼児への使用は禁忌**である．

5）抗コリン（臭化イプラトロピウム）局所剤

鼻腺でのムスカリン受容体に対する拮抗作用から鼻汁に対してはきわめて有効であるが，くしゃみ，鼻閉に対してはほとんど効果を示さない．**老人の鼻汁過多に対しても有効**である．この薬剤には使用禁忌があり，重大な循環器疾患，アトロピン過敏症，緑内障，前立腺肥大症を持つものには禁忌である．ある試験ではその効果は局所ステロイド薬と同等であるといわれる．鼻噴霧用の抗コリン薬はエアロゾル薬の禁止に伴い販売中止になった．その場合，喘息用抗コリン薬の経口ノズルを工夫し，鼻用使途に供するやり方もある．

6）経口ステロイド薬

Th2細胞の機能を抑制する薬，つまりTh2によるIL-4，IL-5，IL-13などのサイトカイン産生を抑える薬の中で最も強力なものがステロイドである．この機序は，ステロイドはTh2細胞に取り込まれると，ステロイド受容体と複合体を形成し，細胞の核の中に入り，サイトカインや炎症関連酵素遺伝子の活性化を抑制する．このTh2細胞はアレルギー炎症の慢性相を演出し，さらに即時相を演出するマスト細胞のIgE抗体の補給に関与するのでアレルギー炎症の慢性化に最も責任ある細胞といえる．したがって，喘息，アレルギー性鼻炎，アトピー性皮膚炎，いずれのアレルギー疾患においても症状が持続したときには第一選択となる薬である．

コルチコステロイドは，現在上市されている鼻アレルギー治療薬のうち最も強力なものであり，炎症および炎症細胞の遊走を抑制し，毛細血管透過性と粘液分泌を減少させて治療効果を発揮する．アレルギー性鼻炎では主として，d-マレイン酸クロルフェニラミン（第一世代抗ヒスタミン薬）とベタメタゾンの合剤である**セレスタミン**®が用いられるが，完全鼻閉塞の患者に対する短期間療法（例えば，花粉症飛散の最盛期などにかぎり**2週間程度使用**する）にのみ使用する．**眠気のでる人には，リンデロン**®**（0.5）1錠**も有効である．例えば，抗アレルギー薬だけではコントロールが難しい場合，まず鼻用ステロイド薬を併用

し，それでもコントロールできない場合に主に頓用で使用する．そして，症状が軽くなったら，早期に局所ステロイド薬に変更する．

花粉の本格飛散時期の受験生などにはケナコルト®0.2Ｖの筋注で症状を1週間抑えられるというが，ステロイド注射について，特に**デポタイプのステロイド**は使用すべきではない．ケナコルト－Ａ®筋注により筋麻痺，筋萎縮，脂肪組織の萎縮により皮膚陥没をきたすことがある．皮膚陥没は注射後1か月を経た時点で出現することがあり，陥没の回復に1年から数年を要する．

ステロイド投与によるアレルギー症炎症の消退によって鼻粘膜過敏性が抑制できれば，他の治療薬が奏効することが多い．ただし，セレスタミン®の長期投与が原因と考えられる小児での身長の伸びの停止，女性化乳房，高脂血症が報告されているので，長期投与例では副作用のチェックを忘れてはならない．

夜間あるいは早朝のアレルギー症状悪化の一つの原因は，内因性コルチゾール分泌時間にある．コルチゾール分泌は（朝の4〜8時の間にピークがあり，）深夜に最低になる．そして夜半の交感神経機能の低下が，夜間，早朝における症状悪化の一因である．ちなみに喘息は早朝4時が最も悪化する時間帯で，鼻炎の場合は朝6時が最も症状が悪くなる時間帯であるといわれている．そこで就寝前のプレドニゾロン2分の1錠（2.5mg）は，モーニングアタックがみられる喘息やリウマチに効果的であるといわれている．**副腎皮質ホルモンの効果は出現するまでには最低3時間かかる**．以前は，生理的に産生されるコルチゾールの1日量はプレドニゾロン換算で5mgであるといわれていたが，最近の研究では**3mg**程度であり，プレドニゾロン2分の1錠（2.5mg）以上の量の長期投与は，たとえ朝1回の投与でも，何かしら副作用が出てくると考えてよいようである．

5 アレルゲン免疫療法 allergen-immunotherapy（抗原特異的減感作療法）

1）効能

免疫療法はアレルゲンに対する抵抗力をつける治療法である．アレルゲン免疫療法には，主に注射による皮下免疫療法 subcutaneous immunotherapy（SCIT）と舌下免疫療法 sublingual immunotherapy（SLIT）の2つがある．その効能は免疫寛容を誘導し，体質改善を促すことにある．単に症状の軽減を図り，薬剤の使用量を減少させるだけでなく，効果が持続して自然経過の改善ができること，喘息などの他のアレルギー疾患の発症や新たな抗原の感作を予防する可能性があることが明らかになっており，国際的には確立した唯一，根本的な治療法となっている[11]．

免疫療法は治療終了後も長期にわたって有益な効果をもたらす可能性があり，花粉症を含むアレルギー性鼻炎を治癒と呼べる状態にするにはこの治療法しかないと考えられている．

抗原特異的免疫療法の効果は，ハウスダストが原因の通年性アレルギーでは6〜9割近く，**スギ花粉症では6〜8割程度に効く**といわれる．そして，免疫療法の有用性は成人より小児において顕著である．効果が出るのに早くて3〜4か月を要するが長期寛解や治癒が期待できる．しかし，実際は大半は症状が軽くなる程度のことが多い．そしてある程度十分な効果を得るためには免疫療法を少なくとも**2〜3年**続けなければならないともいわれる．それでも完全に治る人は，6〜7年免疫療法をしたとしても3人に1人の割合であると批判的な意見も聞かれる．

免疫療法がよく効かない理由として，喘息の場合では重症の場合，いわゆる気道のリモデリングができていて，低肺機能化している患者では効果が薄くなるといわれている．同様にアレルギー性鼻炎でも粘膜線維化が支障になることも考えられる．したがってアレルゲン免疫療法の適応は重症例を除いて軽症から中等症が好ましいと国際的には位置づけられている．

抗原抗体反応，すなわち免疫反応は抗原の曝露

量によって変化することが知られている。抗原に曝露する量が多いほど抗原抗体反応が増強するというのが従来の説である。では免疫療法は高用量の抗原を与えるにもかかわらず、抗原抗体反応が起こりにくくなる理由はなぜか。それは免疫反応を引き起こす抗原量よりも少ない量や多い量の曝露では反応の低下、すなわち**免疫寛容**が引き起こされるからである。それぞれ低量域免疫寛容（low-dose tolerance）、高量域免疫寛容（high-dose tolerance）と呼ばれる。舌下免疫療法は高量域免疫寛容を誘導する。免疫寛容の誘導メカニズムとしては、免疫抑制性の抗原提示細胞（口腔ランゲルハンス細胞や樹状細胞など）が抗原を取り込み、リンパ節に移動した後、制御性 T 細胞や制御性 B 細部を誘導し、抗原抗体反応を弱めると考えられている[10]。

したがって免疫療法の**効果は IgE 値では評価できない**。アレルギー性鼻炎の自然寛解は喘息やアトピー性皮膚炎に比し少なく遅い。免疫療法初年度は、免疫療法だけで症状が抑えられる人は少なく、効果を上げるために薬物療法の併用が必要となる。症状の寛解がみられる 2 年目からは症状発現時にのみ薬物を使用するように指導するのが一般的な手法である。

免疫療法施行上の注意点としては、1 ％ の割合で**副作用（アナフィラキシー）**が生じうる可能性があり、また、抗原の濃度を上げていく過程で喘息発作が出てくる場合がある。したがって、体調が悪いとき、喘息発作が生じてから 1 週間経っていないとき、かぜをひいているようなときには免疫療法は施行しない方がよい。

2）使用法

皮下免疫療法（SCIT）は、WHO の見解書にもあるが、大体 1 週間に 1〜2 回、標準化ダニアレゲンエキス（ダニエキス）を皮下注射をして、初めは皮内反応閾値かその 1/10 から始めて至適維持用量に達したら維持治療として、通常は 1 か月に 1 回注射を続けていき少なくとも 3 年以上は皮下注射を継続するのが標準的な流れになっている[12]。しかし、最適な投与期間について調べた研究は未だない。SCIT の適応は 5 歳以上のア

レルギー性鼻炎と喘息である。アレルギー性鼻炎では、軽症から重症までが適応、喘息では軽症から中等症持続型までが適応となる。長期間にわたり注射することによりアレルゲンに対する細胞の反応を変えていく。すなわち、**Th2 サイトカインの産生を抑制し、Th1 細胞の方に細胞機能をシフトさせる**。ただ、この皮下注射免疫療法によりアレルギーが治癒するわけではないため、施行後に患児やその親は落胆することが多いようである。その点、免疫療法導入前に免疫療法は治癒をめざす治療法であることの十分なインフォームドコンセントが必要である。

皮下注射法が敬遠される大きな理由は、頻回注射の煩わしさ、注射時には必ず痛みを伴い、さらに蕁麻疹、**喘息誘発（1,000〜2,000 回に 1 回）、アナフィラキシーショック（約 200 万回の注射で 1 回）**があることが指摘されている。このような副作用の発現に関しては注射すべきアレルゲン濃度の最適値が不明であること、アレルゲン混合液の安定性なども問題である。安定性でいえば、皮下注射に用いる使用液はハウスダストエキスの代わりに**標準化ダニエキス、スギ花粉エキス**を用いた方が効果的、かつ安全である。

3）新しい免疫療法

従来、免疫療法は抗原のエキスを皮下注射により投与する方法が行われてきた。しかし、頻回な通院の必要性、頻度は低いが重篤な副反応の可能性から患者負担が大きく、免疫療法を受療する患者は近年激減した。そこで本邦でも 2014 年から利便性が高く、かつ重篤な副作用が少ない**舌下免疫療法 sublingual immunotherapy（SLIT）**がアレルギー性鼻炎を対象に行われるようになった。

いま、皮下免疫療法、舌下免疫療法以外に、**抗原ペプチド療法や DNA ワクチン、抗 IgE 抗体－ヒト化抗 IgE 抗体モノクローナル抗体のオマリズマブ（ゾレア®）療法**の開発が進められている（**図11**）。いずれの免疫療法もまた、アレルギー疾患の根底にある Th2 細胞優位の、いわゆる Th1/Th2 理論の不均衡を改善し、Th1 優位に導く治療薬として期待されている。また、結核菌を弱毒化した **BCG ワクチン**も、結核予防だけで

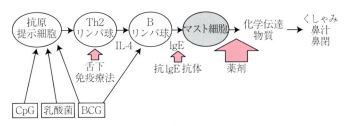

図11 免疫療法の種類と作用点

なく Th1/Th2 バランス是正に有効と報じられている．

（1）舌下免疫療法（SLIT）
1．効能・方法

SLIT と皮下免疫免疫療法（SCIT）は投与経路を異にする．投与法の違いだけでなく，大きな違いは投与するアレルゲン量にある．口腔粘膜から吸収する舌下免疫では直接体内に注射する皮下免疫に比べて年間に50倍以上のアレルゲンを必要とする．

シダトレンスギ花粉舌下液（以下，シダトレン®）によるアレルゲン免疫療法 SLIT は2014年に保険適用された．そして，HD についても同様の標準化ダニアレルゲンエキスが2015年に発売（以下ミティキュア®錠，アシテア®錠）され，皮下注射免疫療法と同様，臨床導入された．

SLIT は時に口腔部や舌下部に軽いかゆみ，舌下腫脹，苦み，蕁麻疹様の湿疹が生じるが注射の痛みを伴わず，幼児にも投与できること，維持療法決定の簡便さや，全身反応が非常に稀でアナフィラキシー予防の観点からも有用な方法である．

シダトレン®の投与スケジュールとしては成人および適応となる5歳以上の小児（2017年9月より承認）には2週間の増量期を経て定められた投与量を維持する．実際の投与法は以下のごとくである．

最初の1週間はシダトレン® 200 JAU を，次の2週目はシダトレン® 2000 JAU を徐々に増量し，3週目以降（維持期）は決まった量を数年にわたり服用する．投与方法（図12）は2分間舌下にアレルゲンを保持した後，飲み込む．その後5分間うがい・飲食を控えるように努める．また，投与2時間以内の激しい運動やアルコール

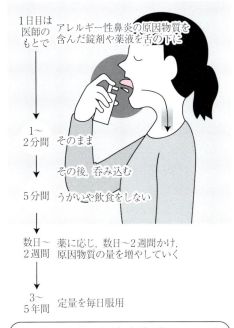

図12 舌下免疫療法の流れ
種類によって量や期間などが異なる
（朝日新聞．2015年12月5日，より）

摂取を禁じる．また歯科受診前とか，口内炎，口腔外傷時には一時投与を中断するように患者に説明しなければならない．増量期の初回投与，あるいは中断後の最初の投与は医療機関で監視下で行う．ミティキュア®の場合は1日1回，3300 JAUの錠剤の舌下投与（1分間保持）から始め，2週目以降は10000 JAU 錠を1日1回，長期間にわたり服用する．シダトレン®であれ，ミティキュア®であれ服用後2時間は激しい運動ができ

ないため，学生で体育がある場合は帰宅後の投与も考慮する．効果が出るまでに最低2〜3か月かかるので，シダトレン®の治療開始時期はスギ花粉の飛散が始まる2か月前の11月位に始められた方がよい．スギ花粉とダニの舌下免疫療法薬を同時期に飲むことは推奨されていない．舌下免疫療法導入中でも花粉症治療薬の服用は可能である．

2．問題点

舌下免疫療法は十分な効果がみられるまで**2年以上の治療期間が必要**で，しかも，花粉症でも飛散期のみならず非飛散期も含め，できれば3年間は**毎日連続投与**が必要である．つまりこの治療法の成功の鍵はアドヒアランス（固執）である．毎日施行することを考えると，患者教育，適応選択が重要になる．生活が不規則な患者はアドヒアランスが悪い傾向がある．オランダで発表された舌下免疫療法のドロップアウト率（対象3,690名）は，3年でわずかに7％の継続率しかなく，服用期間の平均は半年であった[14]．本邦での熱心な施行者の元での服用率は，1年目で89％，2年目で81％だった[15]．アドヒアランスが高ければ全例で効果的とはいえないまでも，アドヒアランスの悪い例では最低でも服用を70％（1週間に5日の服用）以上に保つように努力すべきであるという意見[14]がある．

SLITは花粉症期間以外でも，投与濃度は皮下注射より高く大量の薬液が必要なため**治療費も安価ではない**（2,000 JAU/mlパック：1 ml 1包100.80円；注）1日量）．しかも，即効性はなく，効果があっても治療終了後，効果が減弱する可能性がある．

現在のスギ花粉のSLIT治療薬は液剤で，ダニは錠剤である．液剤は錠剤よりも冷蔵保存の煩わしさがあり，有効期限が短い．重症の気管支喘息患者，β阻害薬使用者，妊婦，ステロイド使用者は禁忌である．

副反応のほとんどは口腔内のかゆみや口唇の腫れ，咽頭刺激感などの軽微な局所反応であり，それらに対する対処法を習熟させること，などを含めた患者教育がこの治療法のアドヒアランス向上につながる．近年の報告では副作用発現率は，ス

ギ花粉舌下液では13％で，ダニの2製剤では約65％であった[15]．副作用の多くは軽度で持続時間も短い．さらに続けていくと次第に出現しないようになる．だが，アナフィラキシーなどの副作用の発現するリスクもないとはいえないため，診療医が舌下錠を処方するにあたっては2つの講習（eラーニング）の受講終了および緊急時対応可能な医療機関の登録が必要となる．

3．評価

欧州では，すでに各種花粉症に対して舌下免疫療法が行われており，**皮下注射と同等の効果**が認められている．治療効果はおよそ70％の有効率である．一定の効果を感じている患者は多いようだが，一部でnon-responder（約20％）が存在する．non-responderは主に血管運動性鼻炎とみなされている．治療開始1年目より2年目で効果が高まり，さらに3〜5年と治療を継続すれば長期に効果は持続する．結膜炎症状にも効果があることが示され，鼻と同等以上の効果がもたらされるという．無効例には2年目の観察後に治療を継続するかをよく検討する．また，服薬アドヒアランスに関しては，花粉飛散終了時までは良好だが，花粉飛散が終わると下がり，そのまま中断してしまうケースがあることが示されている．どうアドヒアランスを高めるかがこの点でも課題である．

なおこの舌下投与された抗原の吸収経路や免疫学的作用機序，長期的な効果，有効な用量を選択するための指針については，いまだ不明な点が多い．

（2）DNAワクチン療法，その他

DNAワクチンはスギ花粉アレルゲン遺伝子のかわりに，T細胞エピトープ遺伝子を組み込んだDNAワクチンを作成して体内に投与するものである．アナフィラキシーショックが少なく，予防効果が高く，作用機序が明確であるので，有望な予防・治療法である．

機能性食品との関わりとしては，**花粉症緩和米，L-55乳酸菌，発酵ブドウ絞りかす**などがアレルギー性炎症反応抑制の可能性が報告されている．ヨーグルト，**乳酸菌摂取**による免疫機能調節

効果，とりわけアレルギー症状の予防効果についても種々検討がなされている．

6 非特異的療法

この種の治療法にはヒスタミン加ヒトγグロブリン（ヒスタグロビン®），MS-アンチゲン®，ノイロトロピン®，ブロンカスマ・ベルナ®などがある．これらは基本的には人間の免疫状況を変えるといったところの**変調療法**といわれる．作用機序はそれぞれに異なり，基礎治療薬として用いられることが多いが，実際にどうやって効いているかというエビデンスはあまりない．このため現在ではあまり使われなくなってきている．この種の単独療法が行われることは現在は少ない．

抗体医薬オマリズマブ（ゾレア®皮下注用，適応は難治喘息）は，免疫グロブリンEのはたらきを抑制し，アレルギー症状を抑える薬である．月に1～2回継続的に皮下注射することで，オマリズマブが血中の**IgE**と複合体を形成．アレルゲンが生体に進入して起こるアレルギー反応を抑制する．花粉症はアレルゲン（花粉）とIgEの反応なので，この反応を抑えれば，理論的にはほぼ完全に制御できる．それ故に花粉症をはじめとするアレルギー性鼻炎や食物アレルギーなど，IgEが関与するあらゆるアレルギー疾患に効果があるとされている．

問題は高い薬価で，1バイアル約7万503円．効果がでるまでに4週間ほどかかり，月に2バイアル以上必要なケースもある．

7 手術療法

1）方法と効果

手術治療は，**薬物療法や抗原特異的免疫療法が無効の場合**に対象とされる．

方法としては，大きく分けて「切除術」と「凝固・蒸散術」の2つがある．後者は熱や化学薬品を利用した外来で施術可能な手術で，下鼻甲介高周波電気凝固術，**レーザー**などによる**粘膜凝固壊死法**，化学凝固剤（80 m/v% **トリクロール酢酸**）**塗布**，凍結手術などがある．

前者の手術療法は，**下鼻甲介切除術**，粘膜下下鼻甲介切徐術，鼻腔整復術などがあり，特に従来の方法では改善をみなかった鼻閉に対して効果的である．そのほか，頑固な鼻汁，くしゃみに対して**内視鏡下後鼻神経手術**，**ビディアン神経切断術**がある．

手術治療の効果は，①鼻粘膜の重層扁平上皮化生による抗原侵入減少，②間質の瘢痕化による炎症反応の場の減少，③鼻腺の減少による分泌減少，④神経終末の変性による求心刺激の減少，⑤血管新生による鼻粘膜血行動態の改善，などに基づく．

だが，凝固・蒸散術だけでは数年を経過すると再発（20～30％）が目立つようになり，この種の手術は何回か行う必要がある．頻回にレーザーを繰り返す例には，粘膜下下鼻甲介切除術を勧め

抗原特異的免疫療法の免疫学的役割

1）IgE抗体の産生低下
2）血性，鼻汁中での遮断抗体の産生（抗原特異的IgG1，IgG4の増加）
3）抗原刺激による好塩基球からの化学伝達物質の遊離抑制
4）マスト細胞数の減少
5）非特異的過敏性の低下
6）リンパ球の抗原刺激による芽球化の抑制
7）サプレッサーT細胞の誘導
8）**サイトカイン産生の転換（Th2型からTh1型やTh0型へ）；Th2サイトカインの産生を抑制して，Th1/Th2バランスをTh1優位に導く．**
9）T細胞の免疫学的トレランス（不応性）の誘導

る，というわけで，凝固，蒸散術に関する長期的有用性に関してはさらなる検討が必要であろう．

2）術式
（1）トリクロール酢酸塗布
トリクロール酢酸は瓶も蓋も遮光性のガラス製のものを使用し，冷所保存とする．綿棒での下鼻甲介塗布治療のみ，術後2週間だけ，変性した上皮を取り除くためよく鼻をかませる．溶液は半年後に新しいものと替える．

（2）内視鏡下選択的後鼻神経手術
内視鏡下選択的後鼻神経手術は，経鼻的に蝶口蓋孔を粘膜剥離下に確認し，蝶口蓋動脈に伴走している求心・遠心両神経線維束（知覚神経である三叉神経第Ⅱ枝の枝，翼口蓋神経節由来の遠心性副交感神経の枝）を切断あるいは焼灼する．

蝶口蓋孔は，中鼻道側壁後端部の天蓋レベル，すなわち中鼻甲介基板水平部後端のすぐ後方に存在することから，蝶口蓋孔を中心とした長さ10～15 mmの半円状切開を中鼻道側壁後端粘膜に加える．翼口蓋窩を開放し翼突管内で副交感神経を切断する**ビディアン神経切断術**では，涙分泌神経が同時に切断されることから術後の涙分泌障害といった副作用を有しているが，この術式を用いれば涙腺分泌機能に影響を与えない．

（3）レーザー手術
CO_2レーザーを，defocused beamで10～20 Wの連続波，あるいはパルス波で下鼻甲介粘膜表面を蒸散させる．肉眼的所見の目安としては，蒸散部位の中央が白くなる程度にとどめる．炭化して黒くなるまで照射するのはやりすぎである．この術式に適しているのは，低出力の**炭酸ガスレーザー**と**アルゴンプラズマ凝固装置**である．両者とも，粘膜表面にエネルギーが集中し，上皮を凝固でなく蒸散させるが，粘膜固有層や容積血管にはエネルギーが及ばず，したがって，粘膜切除術のような粘膜の減量効果は期待できないが，術中術後の疼痛や出血，痂皮形成が少なく，外来手術に適している．通年性アレルギーに関しては，50～70％の鼻閉には有効で，薬物療法を中

止できる確率は高い．しかし，重症例への効果は不十分で，下鼻甲介切除術が必要になる．

粘膜の切徐には，**Nd-YAG®**あるいは**KTPレーザー®**が優れ，両者とも10 W程度の連続波で行う．接触型プローベを用い，従来の剪刀による下甲介粘膜切徐とほぼ同様の手技で行うことができる．ほとんど出血はないが，術後の痂皮形成が長くみられ，他の凝固法での**粘膜治癒期間は2～6週**であるのに対し，レーザー切徐では**8～10週**と長くかかる．

花粉症に対する花粉飛散前のレーザー治療は，**点鼻ステロイドと同等の有効性**があるが，**花粉飛散中の照射は症状を増悪させる**．それゆえ，レーザー治療は**花粉飛散開始2週間から1か月前**に，**下鼻甲介蒸散を行うのが理想**と考えられる．

レーザー照射後，再生した線毛上皮では杯細胞が減少し，浮腫状の間質は肉芽組織に置換され，長期的には膠原線維に富む**瘢痕状組織**となり，抗原曝露時もアレルギーの反応の場が少なくなるとともに，間質に浮腫が生じにくくなる．また，**鼻腺が減少して鼻漏が抑えられ，さらに知覚神経も影響を受けてくしゃみ発作も減少する**．反面，やりすぎるとドライノーズとなる可能性がある．

全体として70～80％の症例に対してレーザー手術は有効で，効果は2～3年持続するが，再発することが多い．例えば，シーズン前にレーザー治療を行うと，シーズン中の症状は軽くなるが，次のシーズンになるとほとんどが発症する．だから，**再発**もあることをきちんと説明して，患者に過度の期待を抱かせないように行えば，レーザー手術も有効な方法である．

8 アレルギー性副鼻腔炎の保存的治療

アレルギー性副鼻腔炎にみられる軽度の粘膜腫脹は，アレルギーの治療により軽快する．一般的な保存的治療法は，第二世代抗ヒスタミン薬と局所ステロイド薬の併用療法である．ただし，鼻症状や鼻内所見の程度が高度である場合はベタメタゾンとd-クロルフェニラミンマレイン酸との合剤であるセレスタミン®の内服が有効である．ポリープ状腫脹は内視鏡的につぶす程度でよい．中鼻道や中甲介の鼻茸は切除する．切徐後再発防

止のために，局所ステロイド薬などを使用する．慢性（化膿性）副鼻腔炎の合併には排膿とともに

分泌を抑制するエリスロマイシンの少量長期持続療法が有効である．

第5章　気管支喘息

1　病態

気管支喘息は，アレルゲンがマスト細胞表面のIgEと結合して起こる**即時型反応**で始まり，それに続いて数時間後に起こる**遅発性反応**では，T細胞を主とするリンパ球主導による**好酸球性炎症**の病像を呈して反復する**慢性アレルギー性気管支炎**である．

喘息は**気道の炎症**と種々の程度の**気流制限**により特徴づけられ，**発作性**の**呼吸困難**，**喘鳴**および**咳**，**胸苦しさ**を示す．喘鳴を呈する患者でも時期によっては咳や**労作性呼吸困難**のみを訴えることもある．

以前は喘息の主な原因はヒスタミンやメサコリンなどの気道収縮物質に対する気道過敏性の亢進であり，気管支平滑筋の攣縮とされていたが，**喘息の本態は，好酸球が主体をなす慢性の気道の炎症である**ことが明らかにされ，**攣縮は炎症の結果**として引き起こされるものと解釈されるに至った．そして，1995年のNHLBI（米国心肺血液研究所）/WHO（世界保健機関）ワークショップにより，前述の通り，喘息は「**マスト細胞，好酸球，Tリンパ球などが関係する気道の慢性炎症像**」と定義されるに至った．この場合，**リンパ球がその炎症のkey stone的な存在**で，リンパ球から種々のサイトカインが産生され，好酸球，マスト細胞等の活性化がなされて炎症が発生する．慢性の気道炎症には**気道粘膜上皮の剥離・損傷がみられ気道過敏性**が増し，**気道狭窄**を引き起こすことが重要である．なぜ，**気道の反応性の亢進が生ずる**のかということに関しては，**大きな要素は慢性の炎症があるから**だとする考えが強いが，**先天的な，体質的な要素（アトピー素因）の関与**も考えられている．また，発病には単にアレルゲンだけが関与するのではなく，環境要因が長年関与

し，炎症が治まらないというのが，臨床でみる成人喘息である．

長期にわたると炎症性疾患一般と同じように気道上皮下基底膜の肥厚，粘膜下腺過形成，血管新生，上皮化線維増生などの**気道壁リモデリング**といわれる器質的な変化を示し，気管支壁は厚くなり，薬に対する反応も低下してくる（**難治化**）．つまり，**気流制限の可逆性**は低下してくる．そして，最終的には**慢性閉塞性肺疾患（COPD）**による呼吸不全を起こす．これが，喘息が単なる機能的な疾患ではないという根拠である．

2　疫学

喘息の有病率は，平成25年で，**小児は7～8%位，成人は3～4%位，これを人数でみると全国で450万～500万人位の喘息の患者**がいることになる．しかも，その数は年々増加傾向にある．その背景には気密性の高い住居に住み，エアコンなど生活様式の変化や食生活の変化などにおける室内塵やカビ，食品といった問題や，先進国に多く開途上国に少ない，あるいは都市部に多くて地方では少ないといった清潔すぎてアレルギーが増えるという考え方としての衛生仮説があり，複数の要因が重なってアレルギーが増えてきたと考えられる．

性別は若年齢では男性の方が多く，思春期以降では女性が多くなり，高齢者では女性の比率が非常に高い．そして喘息死は65歳以上の方が90%を占める．

成人喘息の2/3は成人になって発症している．発症年齢のピークは40歳代にみられる．小児喘息から成人喘息へ移行するのは20%ほどである．その成人喘息の2～3割は非アレルギー性といわれているが（テストをしていなければ100

%非アトピー型という意見もある），小児喘息は**アトピー型**であることが多い点で違いがある．アトピー型とは環境に存在するアレルゲンに対する IgE 抗体を証明できるもので，**小児喘息の90%が6歳までに発症し，アトピー型ではダニが原因であることが多い**．ダニアレルゲンには，梅雨時，あるいは秋口になると調子が悪くなるといった季節性を示すことがある．

　一方，高齢者の喘息はアトピーが存在しなくとも鼻炎が成人発症の喘息に大きく関与することも報告されている．そして，他の年齢層より喫煙者が多く，そのような人の喘息は重症度が高いとともに，痰や歩行時あるいは階段昇降時に息切れを感じる方が多い．それは高齢者の喘息では慢性閉塞性肺疾患 COPD が混在している場合が多いからである．65歳以上の喘息有病者の4人に1人は肺気腫を合併しているとのデータがある[16]．この COPD と気管支喘息の鑑別は重要である．COPD は喫煙の害であること，慢性閉塞性肺疾患なので1秒率が70%以上には回復してこないこと，夜中から明け方にかけて苦しくて目が醒めることはないが，一般には労作性の息切れで階段や坂をのぼる時に息が切れるという，いわば昼間の病気である．

3 症状

　喘息の3主徴は**呼吸困難，咳，喘鳴**であり，典型例ではこれらの全てが揃う．胸部の重苦しさ，痰，胸痛などの症状もある．時期によって咳や労作時の呼吸困難のみを訴えることもある．

　症状は発作性，間欠性に出現する．一日のうちでは夜間から早朝に増悪しやすい．曇天，雨天の悪化や，季節の変わり目の増悪といった**季節性**もしばしば認める（**表10**）．

　呼吸器は外界に直結する臓器なので，外来因子の影響を強く受ける．多くの外因が発症，増悪，難治化などに関与していると考えられる．したがって，これらの喘息に伴う症状は，**環境の温度変化**（例えば，夏場のクーラー，もしくは冬場，暖かい部屋から外の寒いところに出たときに自覚症状が悪化する），**運動，かぜ**（かぜに罹患したときに10日以上，2週間前後，咳嗽が続くという

表10 気管支喘息の特徴

- 喘息と明確に診断されていなくても，これまでに上気道炎罹患後などに咳嗽や呼吸困難が遷延することを経験している場合がある．
- 既往に小児喘息，アレルギー性鼻炎，消炎鎮痛薬などの薬剤アレルギーなどが存在する場合も多い．
- 上気道炎罹患直後から数日後に増悪することが多い．
- 咳嗽は夜間から早朝にかけて増悪しやすい．
- 呼吸苦，喘鳴，胸部不快感，胸痛などの症状を伴うことも多い．
- 気管支拡張薬にて症状が軽快する．

のはベースに喘息の要素を持っている場合が多い），**抗原の曝露，心因的ストレス，肥満**（肥満があると脂肪組織の炎症が起こり，めぐりめぐって気道炎症と関係してくる）女性では**生理**（生理の前，もしくは生理中に悪くなって，生理が終わるとすっとよくなる），**喫煙，飲酒**（約60%）などにより増悪する．なかでも外因として**気道の感冒ウイルス感染が占める割合は，50～80%と最も高い**と考えられている．

　また，症状は**夜間から早朝に増悪する**（喘息発作の約94%が午後9時から午前7時にかけて出現し，特に午前4時に起こりやすいことが明らかにされている）．これは，喘息発作患者では副腎皮質機能が夜間に低下しており，また，体内の気管支攣縮を起こすカテコールアミンと，それを抑制する物質のバランスが夜間から早朝にかけて悪い状況になるからだろうといわれている．

　この時，喘息患者を聴診すると喘息独特の呼気を中心とした**連続性のラ音，気道攣縮の音**が聞こえてくる．これには基本的に2種類の音があり，非常に high frequency の高い音で**笛吹き音**（**wheeze**）と呼ばれる音．これは frequency でいうとおよそ400 Hz 位以上の音．それから，もう一つは少し低めの音，**rhonchus** といういびき音で，これはおよそ200 Hz 以下の音である．

4 診断

　喘鳴のために気管支喘息と診断されている患者は多いが，気管支炎や心不全，アナフィラキシー

でも喘鳴はあるし，特に初発の場合や高齢者では他の疾患を検討することが重要である．

喘息の診断は**アトピー性疾患の既往や家族歴があったか**，呼吸困難や喘鳴は**発作反復性**であるか，何らかの**誘発因子**があったかを確認することが重要である．

喘息の診断ではいまだ正式な診断基準は必ずしもない．しかし，まず臨床症状から発作性の呼吸困難，特に夜中から明け方にかけて強い発作性の呼吸困難を訴えるいわゆる閉塞性換気障害の患者を診たら，①**可逆的な気道閉塞**があるか，②**気道の過敏性**があるか，③**喀痰中に好酸球**が見られるかということを診断のトリアスとしてみる（**表11**）．

①は，β刺激薬である気管支拡張薬をネブライザーで吸入をする前後での1秒量（FEV1.0），あるいはピークフロー（PEF）（最大呼気流量）の変化をみて，15〜30分後**1秒量で吸入前値の12％以上かつ200 ml以上の改善**があれば可逆性ありと判断し，喘息を示唆する所見と考える．ただし，**例外**がある．軽症の喘息患者は日中の呼吸機能は正常化することがあるので，可逆性が検出できないことがある．また，重症，難治性の喘息の場合も喘息の経過が長くなると気道のリモデリ

表11　気管支喘息診断の目安

①気道狭窄
　発作性の呼吸困難，喘鳴，咳嗽，喀痰の反復；呼吸機能検査で1秒率の低下．

②気道過敏性の亢進
　わずかな刺激（臭いや気象の変化など）で症状が誘発される．

③気道の可逆性
　自然にまたは治療により気道狭窄が改善する．症状が夜間・早朝に悪化する傾向がある．呼吸機能，ピークフローは朝より午後・夕方のほうが良好．

④アレルギー性素因の存在
　特に環境中吸入性アレルゲンに対する血清中特異的 IgE 抗体の検出．

⑤喀痰中の好酸球検出，末梢血好酸球増多．

⑥症状が他の心肺疾患によらない．

（喘息予防・管理ガイドライン 2006, より）

ングが生じ，不可逆性の気道閉塞が発現し，β刺激薬を吸っても可逆性を検出できない．また，スパイロメトリーが正常な場合，気管支誘発試験を行えば喘息の診断は可能だがプライマリケアでの実施はハードルが高い．

②の非特異的な過敏性を見つけることは非常に重要で，非特異的な気管支収縮物質である**アセチルコリンやメサコリン，ヒスタミンなどを少量から徐々に濃度を上げていって吸入**することにより，どの時点で気道狭窄が起こるかをみる．健常人では非常に濃い濃度を使ってもほとんど気道狭窄は起こらないが，健常者ではまったく何ともない1/100から1/1,000の非常に少ない量で気道狭窄が起こるというのが気道過敏性，特に喘息の患者ということになる．その他，**ラ音が聴取**できれば喘息の可能性を考える．

③**好酸球増加**を診るための血算や，ダニ，ハウスダスト特異的IgEを測定する．特異的IgE抗体測定や抗原皮膚テストは，アトピー型喘息の診断に必要だが，喘息の診断に必須ではない．喀痰と並んで好酸球性気道炎症を示すものに呼気一酸化窒素（NO）がある．

④**呼気中一酸化窒素濃度（fractional exhaled nitric oxide：FeNO）測定**は，簡便なアレルギー性気道炎症の評価法であり，ほとんどの患者で測定が可能である．喘息の病態の根幹である好酸球性気道炎症は気道上皮を刺激し，気道上皮やマクロファージといった細胞から内因性のNOが放出される．その現象を利用し，好酸球性炎症の指標としたのがFeNO測定である．呼気を用いるために侵襲が皆無であり，数値であるために判定しやすく，今まで判定が難しかった気道炎症について簡便にわかることから利便性が高い．日本では2013年に測定器の一つであるMINOX MINO® が医療機器として認可され，保険診療での利用が可能となった．その後，2015年3月に後継測定装置MIVOX VERO® が保険適用された．これは測定器に向かってマウスピースをつかんで直接息を吹きかけて，電気的に測定する方法である．基準以上の呼気NO濃度が高いと喘息の診断率が非常に高い．呼気NOの測定値を上昇させる因子には，ウイルス感染，アレルギー性

鼻炎の合併があり，低下させる因子には，直前のスパイロメトリー，運動，喫煙がある．気道炎症はスパイロメトリーが正常な場合，FeNO > 50 ppb（小児 35 ppb）なら喘息の確定診断（正常上限値），FeNO ≦ 25 ppb（カットオフ値）なら喘息の除外が可能である．風邪をひいて，それが感染による長びく咳なのか否か判断が難しい場合や，咳や呼吸困難が COPD によるものか，また咳喘息でも呼気 NO は上昇するので診断の一助となる．なお，重症度の判定はできないために，呼吸機能，症状と合わせて総合的に判定する必要がある．

⑤胸部聴診では強制呼出にて**呼気終末の軽微な喘鳴**もチェックする．

5 治療

喘息は**急性増悪，緩解を繰り返す疾患**で，急性期・慢性期を継続的に診ていく必要があり，このため長期管理が不可欠である．したがって，軽症あるいは安定期の患者は内科医，耳鼻咽喉科医を含めたプライマリケア医で，悪化時や難治性，入院の必要な患者は基幹病院でと役割分担を行って診療していくのが合理的である．

1）喘息治療の概念

喘息の病態は慢性の気道炎症であり，気道狭窄を引き起こして呼吸困難を呈する．気道狭窄を気管支拡張薬などで一時的に緩和しても，喘息の根本治療にはならない．初期治療に失敗すると，リモデリングにより気道に非可逆的な変化を引き起こし，治療抵抗性の難治性の喘息に移行する．

というわけで今日，喘息治療の考え方は，**気管支拡張薬から抗炎症薬を用いた治療**に移行しつつある．とりわけクローズアップされているのが，治療効果が大きく副作用の少ない気道の局所療法，すなわち**吸入ステロイド療法**である．抗アレルギー薬やテオフィリンは補助的に用い，発作時にのみ**β_2刺激薬**（短時間作用性β_2刺激薬）などの気管支拡張薬を使うのが一般的である．長時間作用性β_2刺激薬だけで経過をみることは現在では喘息治療には禁忌であると考えられている．

喘息では他の気道系の疾患，例えば肺気腫に代表される COPD と比べ，気管支拡張薬に対して非常に反応が大きい．つまり薬物療法が非常に有効であり，このことは喘息の一つの特徴である．しかし，高用量の抗炎症薬，β_2刺激薬が効かない難治性喘息も全喘息の 5 ％程度にみられることにも注意がいる．

発症アレルゲンが確定している喘息にも，アレルギー性鼻炎と同様に**免疫療法**が有効だが，ただし，1秒率が 70 ％未満であるような不安定な喘息患者に免疫療法を行うことは，喘息発作やアナフィラキシーなど重篤な副反応をかえって誘導する可能性があるので控えるべきである．

2）ガイドラインに沿った治療法

喘息の治療は，重症度による**喘息のガイドライン**（喘息予防・管理ガイドライン—日本アレルギー学会）[16] に沿った治療法を選択する．喘息治療はその強度から 4 つの治療ステップに分け〈**軽症間欠型相当，軽症持続型相当，中等症持続型相当，重症持続型相当**〉，重症度に基づいて段階的に治療する．重症度が増せば薬剤の数，投与頻度を増やし（**ステップアップ**），喘息がコントロールされれば漸減（**ステップダウン**）する．初診時の治療計画でコントロールが不十分な場合，ステップアップするより**最初に十分コントロールしてからステップダウンする方法が勧められる**．この方式はアレルギー性鼻炎のガイドラインに沿う治療法と同様である．

軽症であればβ_2刺激薬の MDI（定量噴霧器）およびキサンチン薬など他の気管支拡張薬の頓用のみでよい．症状が持続する段階では**吸入ステロイド（低用量，中用量，高用量）**を選択し，順次，気管支拡張薬もしくはロイコトリエン受容体拮抗薬および長時間作用性β_2刺激薬（LABA）の併用投与とする．

ガイドラインでいう**中等度以上とは**，患者が「苦しい」といっているとき，横になれるかどうかである（SpO_2は 91〜95 ％程度）．**横になれない発作は中等度以上**である．そしてそこで言葉が出せるかどうか，あるいは動けるかどうかということで**重症（SpO_2は 90 ％以下）**と中等症を区別する．

プライマリケア医を有症状（咳，痰，喘鳴）で外来受診した場合，症状はほぼ毎日，夜間症状も週1回以上あることがしばしばである．この場合，重症度は中等度持続型以上であると考えられ，プライマリケア医は，**中等症持続型相当以上は専門医に併診するべきであろう．**

急性発作，急性増悪への対応としては，比較的軽い発作に対しては，β_2刺激薬の携帯用の吸入薬を1回1～2吸入を20～30分ごとに3～4回繰り返す．もちろんテオフィリン製剤も頓用で与えておく．大発作の場合には250 mlの点滴ボトルにアミノフィリン250（～500）mg，ハイドロコルチゾン100～300 mgを加え1～2時間で落とす．もちろん点滴と同時にβ_2刺激薬をネブライザーを用いて吸入させることも必要である．症状と反応に応じて，アドレナリンの皮下注を行うこともある．

症状が重篤なら入院による救急治療が必要になる．救急に送る判断を誤らないようにすることが大切である．

3) 吸入ステロイド薬

アレルギー患者の，いわゆる"過敏症"の成立には，炎症の関与が大きいことが裏付けられている．**ステロイドは現在市販されている最も強力なT細胞・好酸球性炎症抑制剤である．**炎症を幅広く抑えて鎮めていく．吸入ステロイド薬は種類を問わず，**400μg/日以下では副腎皮質機能に影響を及ぼさない．**また，**小児喘息患者の身長抑制や妊婦の催奇形作用等もブデソニド（パルミコート®）では心配ない**とされている．吸入ステロイドは経口に比べ，1/5程度のはるかに少ない副作用で同等の薬効が得られるともいわれる．

現在，**喘息治療の基本方針は，危険因子（増悪因子）を避けることと吸入ステロイド薬を用いて気道の炎症を押さえ，発作を予防することが標準になっている．**喘息を火事に例えれば，発作を止める吸入β_2刺激薬は消火器（リリーバー：発作治療薬）のようなもの．消火器をうまく使えば，火事が大きくなる前に消し止めることができる．しかし，火事の原因を放置したまま，消火器で毎日ぼやを消し止めているのが正常な姿といえるだろうか．火事の原因にあたるのが気道の慢性炎症で，それを治療するのに現段階で最も有効な薬（コントローラー：予防維持薬），それが吸入ステロイド薬である（表12）．

気道の炎症をコントロールする**吸入ステロイド薬**は，喘息の発作を減らすだけでなく早期導入により重症化を防ぐメリットもある．そこで現在のガイドラインでは軽症や中等症患者でも吸入ステロイド薬を主体とする抗炎症治療を取り入れている．少なくとも，週1回以上症状がみられる場合には，吸入ステロイド薬を連用すべきである．ただし，発作が年に1～2回であれば維持療法は

表12　長期管理薬（コントローラー）と発作治療薬（リリーバー）の種類

	種類
長期管理薬（コントローラー）	ステロイド薬（吸入，経口） 徐放性テオフィリン薬 長時間作用性β_2刺激薬（吸入，経口，貼付） 抗アレルギー薬 　メディエーター遊離抑制薬 　ヒスタミンH_1拮抗薬 　トロンボキサンA_2合成阻害・受容体拮抗薬 　ロイコトリエン拮抗薬 　Th2サイトカイン阻害薬
発作治療薬（リリーバー）	ステロイド薬（注射，経口） 短時間作用性β_2刺激薬（吸入，経口，注射） アミノフィリン点滴静注 短時間作用性テオフィリン薬（経口） 抗コリン薬（吸入）

必要なく，発作時の対応のみで可としている．

　ただし，高度の発作では，平滑筋の収縮だけでなく，粘膜浮腫や粘液の過分泌も気道狭窄の原因となるのでステロイドホルモンを吸入ではなく，内服あるいは注射で大量に投与し粘膜浮腫や粘液過分泌を抑える必要がある．

　吸入ステロイドの局所副作用としては口腔カンジダ症，嗄声，咳嗽などがみられる．中でも一番の副作用は嗄声である．かなりの患者では声がかれる．それが出てくる場合は吸入ステロイドはやめたほうがよい．副作用がみられなければ，**吸入ステロイドは使用を続けてもきわめて安全度が高い薬剤である．**だが，**3か月以上の喘息の安定をみたら減量する**（「喘息予防・管理ガイドライン2015」）．3か月の安定を待たないで減量すると，感冒などをきっかけに再びコントロール不良となることが多い．喘息のコントロールの評価は1年間を通して，①症状がまったくない，②肺機能が正常，③気道の過敏性亢進がない，この3つが揃って始めて「治癒」と考えられる．そこで吸入ステロイドはいかに長期間，使用し続けるかが問われるのである．吸入ステロイドは即効性がないので患者にとっては有効性が実感しにくく継続使用の動機が弱まりやすいので自己中断が多いのが問題である．そこでどうしても継続使用ができない患者に対しては，喘息の増悪しやすい季節（患者によりさまざまだが，秋口や台風の季節など）の1か月前に吸入を再開してもらうのもよい方法である．

　吸入ステロイドの薬の効果は，患者の吸入技術やコンプライアンスに左右されるので，患者の理解と技術を向上させるための指導や教育が必要であるという．吸入ステロイドの50％は口腔・消化器に入り，15～52％は肺に入る．**吸入補助器具のスペンサーを使っても，気道の奥まで届くのは噴霧量全体の20％に満たない．**スペンサーを使わなければ10％を切るともいわれている．ゆっくり大きく吸い込み，5秒位，頭の中でゆっくり数えて，それからおもむろに息を吐き出す．

　ドライパウダー製剤（DPI）を使う場合，ドライパウダーを一定のスピードで吸う力があるかどうかを事前に見極めなければならないが，感覚

的には「そばがすすれる」ようであれば使用は可能である．吸入ステロイドによっても気道炎症は一気におさまるのではなく，数週間～数か月かけて徐々に改善していく．吸入ステロイドと長時間作用性β_2刺激薬（LABA）の配合剤はそれぞれ個々に吸入するより有効性が高いことが示されている．併用するのは，気管支の収縮を起こさないようにするという意味で大切である．コントロール良好となった場合にはLABAの併用を控え，局所ステロイド単剤に切り替えることが望ましい．

　喘息重症患者のなかには難治例がみられるが，その多くは，**服薬コンプライアンスが悪い**状態が長く続いたために，炎症によって気道壁が厚くなり，気管支の内腔が狭くなる，いわゆる「**気道リモデリング**」が進行して重症化したものである．喫煙は気管支喘息患者においては受動喫煙であれ，能動喫煙であれ，気道炎症を悪化させ遷延化させる．吸入ステロイドは喘息における肺機能の低下を防ぐが，いったん形成された非可逆的気道閉塞の改善は吸入ステロイドをもってしても難しい．そのような場合の**難治性喘息には全身性ステロイド**を投与することにより，多くの患者の症状を軽減することができる．

4）気管支拡張薬と抗アレルギー薬，その他

　喘息には**気管支拡張薬（β_2刺激薬，テオフィリン薬）**が有効である．そのために喘息の診断的治療として気管支拡張薬を処方するが，テオフィリン薬はβ_2刺激薬と比べ気管支拡張作用が劣り，副作用が出やすいので，ガイドラインはβ_2刺激薬を推奨している．たしかに喘息発作を止めるためには平滑筋そのものを直接弛緩させるβ_2刺激薬を使うのが一番即効性があり，かつ効果が高いが，ガイドラインは喘息単独の病態に対して，β_2刺激薬による単独治療はNOであることを強調している．気管支拡張薬で治療すると，気道は広がり，症状は改善するがそれのみでは気道の炎症は改善しない．炎症があれば炎症を治すことによって気道を広げる．これがガイドラインが伝えたい本来の喘息の治療である．しかし，**β_2刺激薬やテオフィリン**などの気管支拡張薬は喘息

のために長期連用されると，**手の振戦や動悸，嘔気や頭痛など**に加えて末梢血管拡張による**鼻閉**が起こることがあるので注意を要する．これらの副作用は経口＞貼付＞吸入の順番で多くみられる．また，テオフィリンはマクロライド系やキノロン系などの抗生物質との相互作用にも注意する．また，一般的にβ₂刺激薬吸入は即効性があるため依存性になりやすい．過剰使用は突然死につながることもあるので，注意が必要である．

今日，吸入や内服のβ₂刺激薬が使いにくい乳幼児に，**テープ型のβ₂刺激薬（ホクナリンテープ®）やロイコトリエン受容体拮抗薬を使うケース**が増えている．**テープは貼ってから4時間ほどたたなければ効いてこない**．ホクナリンテープ®は添付後に徐々に吸収され，約12時間後に最高血中濃度に達するように設計されている．したがって，夜間喘息発作を認める患者に対して夕方から夜にホクナリンテープ®を添付すると，夜間から早朝にかけて血中濃度が上昇し，良好な治療効果が得られるものと期待される．

アレルギー性鼻炎で常用されている第一世代の抗ヒスタミン薬は中枢鎮静，抗コリン作用を伴い，痰の喀出を妨げるので喘息では禁忌とされている．しかし，新しい世代のH₁ブロッカー（抗ヒスタミン薬）は喀痰の粘稠度を上げ排出を困難とすることの心配はほとんどなく喘息にも有用である．**抗アレルギー薬**を内服している患者は3年間の喘息発症率が**非服用者の1/3以下に抑制される**ことなども明らかにされている．抗アレルギー薬を服用する場合には2〜4週間投与して効果判定を行い，有効であれば3か月継続する．アレルギー性鼻炎と気管支喘息の合併例には，ステロイド薬や抗ロイコトリエン薬は両者に有効であるが，H₁受容体拮抗薬は気管支喘息より特にアレルギー性鼻炎に有効とされる（**表13**）．ロイコトリエンはマスト細胞が出す炎症性物質のなかでは一番強力である．この物質は気管支の回りをバンドのように取り巻いている平滑筋を収縮させ，気道狭窄をきたす．だから，喘息の患者の発作治療には，平滑筋を直接弛緩させる薬剤であるβ₂刺激薬，抗ロイコトリエン拮抗薬を併用することをガイドラインでは推奨している．**ロイコト**

表13 単一の治療を用いた鼻炎と喘息の両方の治療

- 経口ヒスタミンH₁拮抗薬は推奨されないが，喘息治療における禁忌ではない．
- 点鼻ステロイド薬の喘息における効果は，せいぜい中程度である．
- 点鼻ステロイド薬は喘息の急性増悪および入院の抑制に有効と思われる．
- 吸入ステロイド薬が鼻炎に果たす役割は不明である．
- モンテルカストは6歳以上の患者におけるアレルギー性鼻炎と喘息の治療に有効である．
- 皮下免疫療法は成人における鼻炎と喘息の両方に推奨されるが，特に喘息患者に副作用が懸念される．
- 抗IgEモノクローナル抗体は鼻炎と喘息の両方に有効である．

（ARIA2008.日本語版）

リエン受容体拮抗薬には即効性があり，1日1回・就眠前投与により喘息発作が軽減することが明らかにされている．内服後は早ければ1〜2時間位で効いてくる．吸入ステロイドのみでは十分コントロールできない患者に対してモンテルカスト（オノン®）を併用すれば上乗せ効果が得られる．

抗IgE抗体オマリズマブ（ゾレア®）は，高容量の吸入ステロイド薬を使い，そしてロイコトリエン受容体拮抗薬，長時間作用性β₂刺激薬（LABA），テオフィリン除放製剤などを追加投与しても，十分なコントロールが得られない患者が対象になる．皮下注射で1か月に1回もしくは2回，重症持続型喘息，難治性の喘息に使ってもよいことになっている．**約60%の患者に奏効**するといわれている．0.1〜0.2%の患者でアナフィラキシー反応が確認されている．高齢者気管支喘息では肺気腫を合併していることもある．この場合，**抗コリン薬吸入（スピリーバ®）**が有効である．

薬剤とのからみで注意すべき薬剤は**降圧薬であるβブロッカー**である．βブロッカーは喘息患者に限らず，肺気腫や呼吸困難，咳を訴える呼吸器患者全般における使用には注意が必要で，かぜを引いた患者でも，βブロッカーを飲まされている

とかぜがなかなかよくならない．気管支収縮作用を持っているプロスタグランジン，アンギオテンシン変換酵素阻害薬，アスピリン誘発喘息を引き起こす NSAIDs，アルコールなども同様で使用には注意がいる．

6 小児喘息について

1）病因

　気管支喘息は，国内外を問わず近年増加傾向にあり，その傾向は特に小児に著しい．本邦における小児喘息の有症率も 10～20％で，1994～2004 年の 10 年間で約 2 倍に増加している．喘息は，遺伝的素因や環境要因が複雑に作用して発症すると考えられている．最近，アトピー型喘息に至る機序として，アトピー体質に加え乳幼児期早期の喘鳴を伴うウイルス下気道感染（特にライノウイルス 80％，3 歳未満では RS ウイルス，3 歳以降ではライノウイルスの占める割合が大きい）が作用し，それらが相乗的に関与することが示唆されている．年長児（9～11 歳）における喘息発作の 80％以上，成人では約半数が気道ウイルス感染（RS, ライノウイルス，パラインフルエンザなど）に起因するともいわれる．

　この自然型アレルギーは気道上皮細胞をウイルスが刺激し，気道上皮細胞からサイトカインが放出され，リンパ球を介し IL-13 が放出され，IL-13 が気道の Th2 型炎症を誘導し，分泌亢進，平滑筋収縮など喘息を惹起させると今のところ説明されている．

　喘息小児の約 7 割はダニの RAST 検査で陽性になるが，アレルギーテストが陽性であっても，感作された全抗原に対して症状を呈するわけでは必ずしもないため，全員に一様に感作抗原の除去を徹底させる必要はない．

2）疫学

　小児喘息は 2 歳までに 60～70％，6 歳までに約 80％が発症している．ほとんどの場合，小学校入学までに小児喘息と診断される．その後，思春期に向かい成長するにつれ体格がよくなり気道の解剖学的な成熟に伴い，免疫能，内分泌機能等さまざまな機能が発達するにつれて，一般的に喘息は軽快する．無発作の期間が 3～5 年経過する状態を寛解と呼び，小児喘息の約 7 割が自然寛解する．寛解したと思われた小児喘息も，成人後 2～3 割に再発がみられる．そのようなケースでは気道炎症や気道過敏性が完全に除かれたのではなく，残存していた場合が多いということが報告されている．思春期まで喘息を持ち越せば，その後，生涯喘息が続くと考えて間違いない．

　喘息は慢性疾患であり，一時的に改善していても気道感染のような誘因があれば重篤な発作を引き起こす可能性があるため，喘息は常に継続したファローアップが必要な病気である．

3）診断

　乳幼児期（2 歳まで）にはかぜの際に咳や鼻汁が 1～2 週間持続したり，いわゆるゼロゼロしやすいというような，気道の過敏さや脆弱性を示すことがある．このような症状の何割かが将来喘息と診断されるので喘息前段階と呼ぶ．元々乳幼児は副交感神経緊張状態にあり，体が小さいと気管も柔らかく，気道が狭いことがあって，簡単に喘鳴が起こりやすいこともある．

　乳幼児期は喘息前段階の状態を早く見抜くことが重要である．気道感染の後，持続する咳が 2 週間以上続いたら，何らかの理由で気道過敏になったと考える必要がある．この原因として，呼吸器系のウイルス感染が反復して起きているか，または喘息前段階と考えるべきであろう．この時期には聴診器により上気道の喘鳴（吸気性喘鳴）があれば上気道の病変であり，下気道の喘鳴であれば喘息性（呼気性喘鳴）である．しかしながら，乳幼児の喘息前段階では喘息特有の高調性の喘鳴が聴取できない場合が多い．

　この時期に問診で家族歴，特に一等親内に気道アレルギーがあれば，患児も気道過敏性を持っている可能性を念頭に置き治療する．両親が喘息だと，喘息ではない場合と比較して，約 7 倍程度喘息になりやすい．

　喘息鑑別診断時，考慮される質問は，表14 のとおり．

　それと，血清の総 IgE 値，特異的 IgE 抗体の測定，1 秒率の低下あるいは NO 高値などの検査

成績の組み合わせにより，喘息をより確実に診断できるようになる．

幼児期の遷延する咳の場合，保護者も喘息とは思っていないため**夜間の喘鳴に気づいていない場**合がほとんどである．ガイドラインは，2歳までの乳幼児期は感染に伴う場合を含めて，**3回以上24時間以上持続する喘鳴があった場合には喘息と診断**して治療を開始すべきであるという考え方を示している[17]．喘鳴と確認できた場合には，**器質的疾患（気道異物，先天性心疾患，原発性線毛運動不全症など）を除外診断**する．

欧米のPRACTALLという小児喘息専門医で作成されたコンセンサスレポートでは，乳幼児期にはフェノタイプとして，ウイルスで誘発されるvirus induced asthma，運動で誘発されるexercise induced asthma，アレルゲンにより誘発されるallergen induced asthmaのように，診断をフェノタイプとして捉える考え方が報告されている．学童と比較して乳幼児の喘息の診断は難しいので，早期介入をするためには上記のように分類して早期診断をすることが重要と考えられている．

4）治療

治療は，抗炎症効果が強く全身性の副作用が少

表14　乳幼児喘息鑑別診断時の問診で質問することが考慮されるべき事項

- 発作性の呼気性喘鳴（単発性または反復性）がある．
- 夜間に強い咳が認められる．
- 運動後に咳または喘鳴が認められる．
- 吸入アレルゲン，大気汚染・たばこなど刺激物への曝露後に咳，喘鳴または胸苦しさが発生する．
- かぜをひくと咳が長引き，回復に10日以上かかる．
- 症状は適切な喘息治療によって改善する．
- 食物アレルギー，アトピー性皮膚炎の既往や合併がある

〔Global Strategy for Asthma Management and Prevention. Global Initiative for Asthma（GINA），revised 2006. http://www.ginasthma.prg/local/uploads/files/GINA_Report_072007_1.pdf〕

ない**吸入ステロイド薬（ICS：ブデソニド吸入用懸濁液BIS）**が中心的な役割を担っている．2歳未満の乳児では中等症持続型から，2〜5歳以下の幼児では軽症持続型から吸入ステロイド薬を基本治療として推奨されている．中等症以上の小児喘息はプライマリケア医の手を離れ，小児科専門医に委ねられるべきである．

月1回以上発作が起こるが，毎週は発作が起こらない軽症持続型の乳児の患者では**ロイコトリエン受容体拮抗薬（LTRA）あるいはクロモグリク酸（DSCG）**で基本医療を行った上での吸入ステロイド薬は追加治療にあたる．同様の追加治療にあるテオフィリン徐放製剤の使用については，重積を伴うけいれんの副作用が特に年少児で報告されているので慎重に使用することが強調されている．**アドエア®や長時間作動性のβ2刺激薬は5歳以上の小児に対して投与可能である．**

エアロゾルタイプは比較的年少児にも使われる．ただし，**治療に使用する吸入ステロイド薬の**長期使用の安全性は第二次性徴以降ならば成人になるまで4〜9年吸入しても，身長に対する副作用は認められないが，それ以前の乳幼児，学童については吸入ステロイドで3〜6年程度治療後，23歳時点での身長がコントロール群と比較し，1.2cm低いという成績が報告されている．それを1cmだからいいとみるか，学童には吸入ステロイドを使用せず様子をみるか，難しい選択である．吸入ステロイド吸入後のうがいであるが，乳幼児の場合は，保護者が湿ったガーゼで口腔内を軽く拭うとよい．

喘息は慢性の炎症の病気だから，発作がない時こそ，ある意味においては治療をしっかりやっていかないと喘息は治らない．治療目標は，年にせいぜい数回程度，ちょっとした咳や軽いゼイゼイがするというレベルまでもっていこうというのが基準的な考えである．ガイドラインができ，十分に普及していると思われるにもかかわらず，多くの患者では満足できるレベルのコントロールが得られていない．その理由の一つは，患者側の要因，つまり治療の自己中断率が高い，ということが明らかになっている．特に吸入ステロイド薬など吸入薬の継続率は非常に低いことが知られている．

だが発作の治療だけやっていたのでは受け身の治療になってしまい，喘息自体を本当に治していく手だてにはならないということを患者によく認識させる必要がある．

鍛錬療法は積極的に自律神経系，心肺機能を強くすることにより，喘息を克服する助けとなる．心肺機能を鍛える運動が一般的であり，水泳はその代表格である．水泳は運動誘発性喘息が起きにくいために利用されやすいが，水泳でなければいけないわけではない．運動誘発性喘息は，吸入気温度が低いほど誘発されやすいことが知られており，**喘息患者の90％は運動により喘息が悪化す**る．特に，冬期，早朝の持久走やマラソン大会で起きやすい．したがって，マラソンの参加については，喘息生徒の重要な健康相談事項である．運動誘発性喘息は，**運動中あるいは終了数分後に誘発され，60分以内に自然寛解する**ことが多い．

運動誘発性喘息は，激しい運動をする前に喘息が誘発されない程度のウォームアップをすることで予防できることもあり，患者にそのことを教育しておくことは重要である．運動開始15分前のインタール®吸入，気管支拡張薬内服も勧められる．

文 献

1）鼻アレルギー診療ガイドライン作成委員会；鼻アレルギー診療ガイドライン―通年性鼻炎と花粉症―2009年版（改訂第6版）ライフサイエンス，東京，2008.

2）馬場光太郎，ほか：鼻アレルギーの全国疫学調査2008〈1998年との比較〉―耳鼻咽喉科医およびその家族を対象として―. Prog Med 28（8）：2001-2012, 2008

3）寺田修久，他：アレルギー性疾患，特に妊娠との関係について．産と婦 59：31-36, 1992.

4）岡野光博：アレルギー性鼻炎の発症機序と遺伝．JHONS 23：139-145, 2007

5）朝倉光司，他：アレルゲンの交叉反応性，花粉症と食物抗原．臨免疫・アレルギー科 50：173-178, 2008.

6）今野昭義：鼻粘膜の知覚過敏度と鼻粘膜反応，鼻粘膜過敏性亢進の機序と病態過敏症―その病態と臨床―第97回日本耳鼻咽喉科学会宿題モノグラフ（今野昭義，編），千葉大学医学部耳鼻咽喉科学教室，1996.

7）鮫島晴浩，他：アレルギー性副鼻腔炎．気道アレルギー '97, 109-115，メジカルレビュー社，東京，1997.

8）アレルギー性結膜疾患診療ガイドライン編集委員会：アレルギー性疾患診療ガイドライン（第2版）．日眼会誌 114（1）：831-870, 2010.

9）今野昭義，他：花粉症治療における第2世代抗ヒスタミン薬の患者満足度と受療意識の向上―大規模花粉症患者アンケート調査から見た薬剤選択．Prog Med 28：2285-2296, 2008.

10）Calderon MA, et al：Sublingual allergen immunotherapy. Allergy；67（3）：302-11, 2012.

11）藤枝重治，他：減感作療法のEBM．日鼻誌 41：13-18, 2002.

12）今野昭義，ほか：アレルギー性鼻炎とケミカルメディエーター．アレルギー科 9：308-318, 2000.

13）Kiel MA, Roder E, Gerth van Wijk R, et al：Real-life compliance and persistence among users of sucutaneous and subuligual allergen immnunoterapy. J Allergy Clin Immunol 2013；132：353-360.

14）湯田康司，他：スギ花粉舌下免疫療法のアドヒアランスと臨床効果への影響．日耳鼻 119：1504-1510, 2016.

15）湯田康司，他：舌下免疫療法のUp to date，第117回日本耳鼻咽喉科学会ランチョンセミナー．日耳鼻 119：1373-1378, 2016.

16）喘息予防，管理ガイドライン2009：喘息予防・管理ガイドライン2009作成委員会．日本アレルギー学会喘息ガイドライン専門部会．協和企画．

17）吉原重美：小児気管支喘息の予防，日本小児科学会雑誌，115, 1035-1044, 2011.

V その他の鼻副鼻腔疾患

第1章 顔面外傷（顎顔面骨折）

顔面骨は，内部に眼窩や口腔，鼻腔，副鼻腔などの機能的空間を有し，複雑な構造を呈する．また，膜性骨であり，眼窩壁を一側として，全体に菲薄である．

顔面骨骨折の命名法には主として骨折を生じた顔面骨の名称を冠した**鼻骨骨折**，**頬骨骨折**，**上顎骨骨折**や，骨折が複数個の骨に及ぶものには**鼻篩骨骨折**や**鼻眼窩骨折**などがあり，顔面骨を横断する広範なものにはル・フォルト Le Fort 型骨折などがある．鼻骨骨折には上顎骨前頭突起や鼻中隔の骨折を伴うことは高頻度であり，頬骨骨折（頬骨体骨折）は正確には頬骨上顎骨折である．

骨折の一部が眼窩に及ぶものは，総称して**眼窩骨折**と呼称する．ブローアウト骨折 blow out fracture は眼窩骨折の範疇にあり，訳語としては**吹き抜け骨折**が一般的で，同義語には眼窩底骨折，眼窩床骨折，眼窩骨折，眼窩壁骨折および眼窩壁単独骨折がある．

以上の顔面外傷は大きく分けて3つの群となり，各々は異なった治療法を必要とする．**顔面上部の外傷**は眼球と頭蓋底に関連し，**顔面中部**は外鼻錐体，鼻腔と副鼻腔，咬合とに，**顔面下部**は歯牙と咬合に関連する．また，頸部より下方にも外傷が合併する可能性もあるので，気道の確保と出血のコントロールができてから外傷の診断にとりかかる．これら顔面外傷の治療には**チーム医療**が必要である．

顔面骨折の診断では問診，外貌，出血，眼球運動障害，眼球内陥，圧痛，知覚麻痺，開口障害，咬合異常，血腫の存在などが重要である．**顎顔面骨折に限っていえば，その主な症状は，複視，開口障害，鼻閉塞（鞍鼻，斜鼻），咬合不全，知覚鈍麻（顔面，歯牙）などである**．

骨折が疑われる部位を圧迫，軽く叩打するなどして，疼痛を訴えれば骨折が疑われるので画像診断で確認する．画像診断は以前は単純X腺写真による初期評価が行われていた．しかし，それのみで骨折線を同定するのは専門家でも難しい．基本的にはCTによる評価が重要であり，骨条件の3D-CT所見を確認すれば，専門家でなくとも骨折線，偏位は比較的みつけやすい．ただし下顎骨骨折は複数個所の骨折部位とその偏位を把握する必要があるため，X腺写真（オルソパントモグラフィなど）との併用が重要である．

治療は受傷後6〜8時間以内を golden time といい，治療も容易で予後も良好である．**受傷後1週間以内の骨折ならば問題はないが，2週間以降では治療は困難となる**．その理由は，創傷治癒の過程において，2週以後は急速に結合織が増殖して骨折部周囲の軟部組織が瘢痕化するためである．硬い瘢痕が形成されてからでは，骨を整復しても軟部組織は元に戻りにくく，十分な機能と形態の改善は得られにくい．一次治療の内容は，解剖学的部位への正しい整復と固定である．粉砕骨折あるいは骨欠損のある場合には骨移植を要する．

1 鼻骨骨折（fracture of the nasal bone）

1）病理・症状

スポーツ外傷，けんか，転倒が主な原因である．鼻骨は上1/3が厚く，骨折は薄い**下1/3**のところに起こりやすい．視診では鼻部の腫脹，鼻出血，鼻部の陥没が見られる．一側より強い打撃があると**斜鼻**，正面より打撃が加わると**鞍鼻**となる．実際は斜鼻型変形が大部分である．

鼻骨骨折には**鼻中隔骨折**を伴うことが多い．受傷直後であれば変形は見やすいが，数時間後には浮腫，血腫のために局部は腫張し，変形は不明瞭となる．

鼻根部は厚く人による外力では骨折は起こりにくいが，時に材木の落下直撃などで陥没骨折がみられる．陥没骨折では鼻骨とともに鼻骨基部を支持している内面の前頭骨のfrontal spineも骨折し，さらに篩骨篩板の骨折を伴いやすい．鼻骨と前頭骨の間に膨隆が生じたときは**髄膜瘤**を疑う．鼻骨骨折は図の如く前方からの外力（**図1a**）と，側方からの外力（**図1b**）によるものがある．

2）診断（表1）

視・触診で鼻骨の曲がり，触れた時の軋轢音に注意．鼻鏡所見では鼻中隔も腫張（**鼻中隔血腫**）し，鼻腔はほとんど閉塞されていることが多い．鼻中隔の**変形**が認められれば診断は容易である．変異が軽度であったり粘膜腫脹が高度であったりして内部の変形が明らかでない場合は，**鼻出血や圧痛**の有無を参考にする．骨折があれば通常，鼻出血があり，骨折部に一致して圧痛を認める．

なお，変形があっても陳旧性のものであることがあるので，病歴聴取の際に注意する．

骨折はレントゲン写真（Waters法，側位軟線，軸位）で確認できるが，鼻骨骨折における単純X線検査を疑問視する人は多い．単純撮影では軽度骨折の確認や骨片偏位・転位の詳細な状況把握が難しい．そこで**CTスキャン**（できれば**3D-CTも**）で軟骨および軟部組織の変化も確かめるのが確実である．

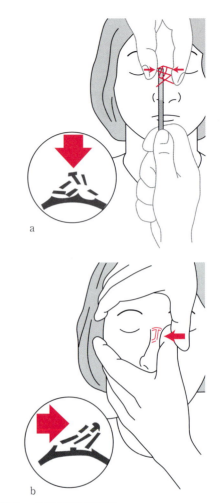

図1　鼻骨骨折の整復
a：前方からの打撃とその整復．
b：側方からの打撃とその整復．

表1　鼻骨骨折診断のポイント

①問診：受傷日時，外傷の原因，外力の方向，受傷前の外鼻の形，鼻中隔弯曲の有無，鼻出血の有無と程度
②視診：外鼻軟部組織損傷の有無，，鼻稜の陥凹や偏位の程度，鼻中隔骨折の有無，鼻中隔血腫の有無
③触診：鼻背や鼻根部の変形，圧痛，骨の可動性や軋音の有無
④画像診断：骨折部位と偏位

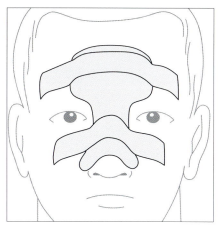

図2 スプリントを用いた外鼻固定

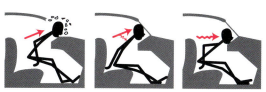

a. 交通外傷における顔面頭蓋,頭蓋底受傷の機転.

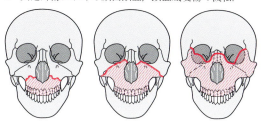

b. 顔面中部1/3の骨折(ル・フォルトの骨折).左から,Ⅰ型,Ⅱ型,Ⅲ型.斜線の部分は分離する顔面骨.

図3 顔面中部の骨折

3) 治療

変形が目立ったり,鼻閉があったりすれば,整復・固定術を行う.鼻骨は癒合が早期に生じるので,なるべく早く,できれば**1週間以内**に行う.受傷後1週間位までは,鼻内を十分麻酔した後,**ワルシャムWalsham鉗子**や手元にある**ランゲンベックの剥離子**やチェルマックの舌圧子などを陥凹した鼻骨の下に挿入して挙上整復することができる(**図1a**).

幼小児には全身麻酔で行われる.**整復に際しての注意点は,処置に伴う疼痛の除去,確実な固定,感染の予防である.**

除痛のためには4%キシロカイン,ボスミンを用いた十分な鼻内**塗布麻酔,局麻剤(1〜2%キシロカインE)の外鼻錐体基部,鼻骨下面への局注,鼻堤部粘膜下への浸潤麻酔**が有効である.体位は臥位とする.鼻腔粘膜を傷つけないよう,ガーゼ,またはビニールチューブを剥離子に巻き付け,鼻外で鼻内に挿入する長さを測ってから使用する.剥離子・鉗子を鼻背に沿って鼻根部の裏にもぐり込ませる.左手の指を鼻背部に当てて骨折の移動状態を触知しながら転移とは逆方向に力を加え,過矯正ぎみに整復する.整復されるとカチッなどの音が感じられて整復されることがある.陳旧例や複雑骨折の場合,**ワルシャム鉗子**,またはAsche鉗子が有用である.

2週間以上放置し,すでに骨折部が陳旧化して線維性癒合が起こっていれば,観血的手術が必要

となる.

整復後に,**抗菌薬剤を塗布したガーゼを左右交互にタンポンし内側から持ち上げて約1週間固定**する.さらに,整復部位が少しの外力でも変形すると考えられる場合には,スプリント(**デンパー鼻骨用スプリントキット**)などを用い,1〜2週間外鼻固定を行う(**図2**).骨折は仮骨形成で治癒する.

2 顔面ル・フォルト骨折

顔面の外傷で最も多いのは交通外傷である.顔面ル・フォルト骨折は鼻中隔または鼻骨の骨折,つまり顔面頭蓋中1/3の正中の骨折を含めてその両外側に骨折を認めるものをいい,骨折により顔面骨あるいはその一部が頭蓋骨から分離する.この骨折は,抵抗に弱く,外力のかかりやすい部位に生じる(**図3**).左右対称性のこともあるし,左右で別の型になることもある.

この横骨折は3型に分類される.Ⅰ型は口蓋が骨折して他の上顎部分から遊離しているもの(floating palate),Ⅱ型は外鼻錐体から眼窩底,頬骨下縁におよぶ骨折(pyramidal fracture),Ⅲ型は外鼻錐体のより上方から眼窩内壁,側壁におよぶ骨折(craniofacial dissociation)で神経頭蓋から顔面頭蓋を分離するタイプである.一般に骨折縁が上方な外傷ほど作用した外力が大きく患

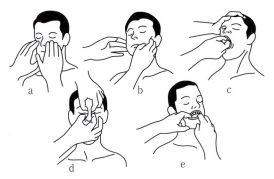

図4 顔面中部骨折の触診
a：眼窩縁，b：頬骨，c：上顎，d：鼻骨，e：下顎．

者への影響が大きい．

症状としては，顔面浮腫，眼球出血斑，眼瞼腫脹，眼球運動障害，視力障害などの眼症状，鼻出血などのほか，開口障害，咬合時の痛みがある．触診で動揺感，軋轢音がある．Ⅱ型では眼窩下縁の不整がみられ，鼻骨骨折，篩板骨折を伴う場合は鼻出血，髄液鼻漏がある．Ⅲ型の頭蓋底骨折の有無は意識障害，鼻・耳出血，画像診断などから総合的に判断する（図4）．

3 頬骨骨折

頬骨に直接外力が加わって生じる．交通事故や転落など，大きな外力はもちろんのこと，スポーツや暴力など，比較的軽度の外力でも生じ，決して稀な骨折ではない．

1）診断

体部骨折，弓単独骨折ともに，頬部を打撲した後，口が開きづらいと訴えて来院することが多い．痰に混じる程度の軽度鼻出血があり，眼窩下縁の圧痛，三叉神経第2枝領域の知覚鈍麻を認めれば，まず体部骨折は確実である．

頬骨体部が外側に回転している例では，前頭頬骨縫合，頬骨弓，頬骨上顎縫合部に骨折が認められる．外見的には頬部の扁平化と眼窩下縁に段差が認められる．顔面外傷に最も多くみられる例である．**弓単独骨折**の場合は，骨折部に一致して圧痛を認めるのみで，鼻出血や知覚障害は認めない．

診断を確定するにあたっては，ウォーターズ法，頬骨軸位で単純撮影をする．体部骨折があれば，ウォーターズ法で上顎洞の陰影および外壁骨不整が，また軸位で頬骨弓の偏位・転位がみられる．弓単独骨折であれば頬骨弓の偏位・転位のみがみられる．しかし，これも治療方針を決定する上ではCTが不可欠である．骨折は左右を比較すれば偏位の程度が把握しやすい．

2）治療

開口制限は通常，数週間以内に自然消失する．知覚鈍麻も半数以上は数か月から1，2年の経過で軽快するが，知覚異常となって残ることも少なくない．なお，知覚鈍麻に対する手術効果は期待できない．以上の理由から，顔面の変形や骨の変異，内陥による交合不全，開口障害がある症例が手術の適応となる．即時手術より顔面の腫脹が消退する**受傷後1～2週目に手術を行うのが適当**である．

整復・固定は，従来，下眼瞼下縁，眉毛外側，そして上口腔前庭の，一律3箇所に皮膚・粘膜切開を加えた（従来は眼窩下縁，前頭頬骨縫合，上顎洞外側縁で行われてきた）．しかし，上口腔前庭切開はともかく，下眼瞼下縁，眉毛外側切開は，目立ちにくいとはいえ痕が残る．そこで最近は，①眼窩底に高度の骨欠損を認めない，②頬骨弓の転位を認めない，③前頭頬骨縫合の高度離開を認めないような症例に対しては，上口腔前庭切開だけから整復・固定が行われることが多くなった．転倒やスポーツ，暴力などでは，このような比較的軽度の変形症例が半数以上を占めており，これらの症例の場合，創をまったく表に残さず整復・固定できる本術式は，患者の高い術後満足度が得られる．治療には口腔外科医の協力を仰ぐ．

4 下顎骨骨折

下顎骨骨折は，他の顔面骨骨折に比べ開口障害，咬合交合不全などの機械的障害を強くもたらす側面がある．さらに，口腔に接する部位的な問題から，口腔内分泌物による二次感染の恐れがある．また，治療のために行われる顎間固定は，患者に対し強い不快感，体重減少，口腔内不潔，気道閉塞の潜在的危険性をもたらす．

受傷原因では，交通事故，殴打が多い．骨折部

位は関節突起，おとがい部，角部，体部，枝部の順であるが，交通事故や転倒・転落では関節突起が有意に多く，殴打では他の部位の骨折が多い．

関節突起の治療法の選択に関しては，骨片変位の小さい骨折や高位の骨折に関しては，非観血治療が勧められ，一方低位骨折で骨片変位が大きいものや脱臼があるものは観血的治療が勧められる．治療は一律口腔外科に紹介する．

5 ブローアウト骨折（眼窩吹き抜け骨折，眼窩壁骨折）

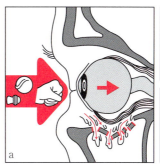
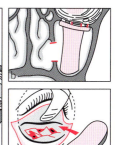

図5　ブローアウト骨折
a：受傷機転，b：上顎洞経由で眼窩底の支柱固定，
c：下眼瞼瞼切開，シリコン板の移植固定．

1）病理・症状

眼窩部に前方から鈍的な外力が加わった際，菲薄な眼窩壁に骨折が起こる．拳や野球ボール大の凸面が眼窩開口部を塞ぐように外力として作用した場合に，眼窩圧が急激に上昇し発生する（図5）．

骨折部位は**眼窩下壁**および**内側壁**（内側壁単独骨折の占める割合は17〜30％）に多く認められる．これをCT画像で見ると眼窩を構成する下壁，内壁が骨折し，眼窩を拡張するように吹き抜けている．骨折縁に眼窩内容物や眼窩下神経が巻き込まれている場合が多いが，受傷直後の眼球運動障害（複視）は**筋組織の嵌頓**によるものとは限らず，**浮腫，出血，瘢痕や筋組織および神経組織の一時的損傷**（筋の収縮力が正しく眼球に伝わらないという麻痺性の要因）が含まれている．

眼球運動障害は外眼筋の可動障害により生じ，一般に下壁骨折では下直筋，内壁骨折では内直筋に運動制限が生じて，下壁の骨折では眼球の上転障害，内壁の骨折は外転障害をきたして**複視**を生じる．しかし，眼窩壁骨折が生じても実際に複視が生じるのはおおよそ60％程度である．他に**眼球陥凹** enophtalmus や**眼球偏位**，眼裂の狭小，眼窩下神経麻痺（三叉神経第2枝上顎神経の枝）により**知覚障害，眼瞼皮下**出血・**結膜下出血，鼻出血，皮下・眼窩内気腫，眼迷走神経反射による嘔吐，時に眼球損傷**が起こる．

眼球運動障害は**上転，下転，外転障害**の順に多い．しかし，下壁や内側壁骨折に伴う眼球障害が，必ずしも垂直や水平方向のみの単純なパターンを示さずに，これらが複雑に重なりあった像をとることも多い．こうした眼球運動障害のパターンの複雑さは，眼窩脂肪組織内には血管や神経が多数存在し，線維性結合織は各眼筋間に連続した交通をもち，これらが骨折に伴う出血や浮腫で緊張すれば，骨折部に最も近い筋のみならず他の筋の動きにも影響を与えるためである．

したがって，眼窩底骨折では垂直方向の眼位で複視を自覚することが多いが，重症の場合，全方向の眼位で複視を自覚する．特に正面視での複視の自覚は最重症である．

眼球運動制限は，受傷直後または数日後に自覚されても**1〜2週間以内に自然消退するものが多い**．実際，外傷直後は，CT画像で骨折を認めても眼窩周囲の発赤，腫脹が強く眼球運動制限の有無を確認できないことが多い．そんな場合でも眼球運動障害の**外科的整復術を要する例は約3割程度**である．

外科的整復術を要するか否かだが，原因が単に筋肉周囲の支持組織に生じた出血・浮腫による場合には，自然経過でも数週間で運動制限は消失する一方，1週間前後で発赤，腫脹がとれても，ヘス試験で眼球運動制限が認められれば治療が必要となる．**嵌頓している場合には，絞扼された筋組織に非可逆的変化の生ずる前に，すなわち早期に整復する必要がある**．

眼窩内側壁骨折では眼球運動への影響とともに篩骨（蜂巣，鼻道，副鼻腔開口部）への影響が著明である．眼筋が捕捉されるなどして複視などがはっきり出るのは眼窩底骨折が多く，内側壁骨折

では気づかれないままになっていることすらある．もう一つの主要な症状である**眼球陥凹**は，骨折により眼窩壁が変位した結果，眼窩を充填すべき内容が不足することより生ずる．しかし，実際に眼球陥凹が生ずるのは，受傷による軟部組織の腫脹・出血が消退した以降で，数か月後である．ゆえに，眼球陥凹が明らかとなった時点での整復では，すでに創傷治癒が進み，整復は困難となる．画像診断である程度の眼窩内容が脱出している例では，眼球陥凹が判明する前でも整復術を施行することが多い．

2）診断

　眼窩壁骨折では骨折により外眼筋の動きが制限され**複視**を訴え，それで気づかれることが多い．三叉神経第2枝領域の知覚鈍麻や眼球結膜下出血，痰に混じる程度の軽度鼻出血を訴えることもある．後日，腫れが治まると，眼球陥没をみることもある．これらの症状が認められたら，単純X線写真ならウォーターズ法，できれば**CT**で診断を確定する．骨折の有無だけでなく，骨折の状態を確定することが治療方針決定に重要である．また，軟部条件で撮像し，眼窩内容の絞扼や脱出，外眼筋の変形などの軟部組織の評価を行う．打撲した側の眼窩下壁，内壁の形態を左右比較することで確認できる．そのため，CTは水平断像だけでなく冠状断像・矢状断像も撮影する．CTはマルチスライスCT（多検出器列CT）が有用であり，**立体構成（3D）画像**による骨折部位の詳細の把握が推奨される．CT画像は骨折の有無を確認するにはよいが，眼窩内容物を確認する場合には**MRI**が有効である．

　traction testは下直筋の付着部をピンセットでつまみ，前方に牽引したときに，眼球の上転が制限されたものを陽性とする．

　ヘス試験は眼球の運動制限と複視の状態を数量的に表す方法（眼科依頼）である．

3）治療
（1）手術の適応

　全体として眼窩壁骨折の予後は良好で，**3か月の経過観察中自然治癒は90％近くに認められ**る．予後の不良な例は外眼筋が骨折部位に偏位・嵌頓した例である．

　正面視での明らかな複視と，MRI冠状断面像での大量の眼窩内容の副鼻腔への脱出の確認とが，2週間以内の早期手術の適応となる．筋肉の嵌頓は早期に手術で整復しなければ眼球運動障害が後遺症として残る．広範な骨欠損で後日眼球陥凹が生じると予想されるものも予防的手術の適応となる．

　鼻を強くかむと眼窩気腫を生じるため，まずは気腫を予防するために**はなかみをしないように**する．眼窩壁の骨折の手術は，まず眼窩内の組織を保護，整復し，次いで骨壁を再建することを目標とする．

　広範な陥入例は可及的早期に手術をするとしても，他は瘢痕形成の時期などから，**2～3週間程度の経過観察後に適応を見きわめて手術を行う．複視や眼球陥凹が残存して日常生活に支障をきたした症例が手術療法の適応がある**．他方，眼窩内容の副鼻腔への脱出が軽度で，上方視や側方視のみの複視，正面視でもわずかの複視の場合は経過観察で差し支えない．それらのほとんどの症例では，複視や眼球運動は時間の経過とともに改善する．したがって，急患で受診して骨折が確認されても，視力障害がなければ緊急手術の必要はない．

　外科的治療は，複視が7日以上，2mm以上の眼球陥凹が2週間以上続くものが適応となるという見方がある．だが手術はあまり日を置いて（通常2週間以上）行うと軟組織が瘢痕化して成績が落ちる．一方，あまり早期に行うと自然回復が得られた（運動障害に関し）と思われる症例にまで手術する可能性（**over treatment**）もある．このあたりが眼窩壁骨折の手術適応を決める上で難しい点である．

　眼球運動が残存しても顔面を動かすことで日常生活に支障がなく，眼球陥凹も気にならず手術を希望しない患者がいる一方で，ボクサーなどのスポーツ選手ではわずかな眼球運動障害も試合に影響するために手術を希望することがあるなど，患者ごとの対応も必要である．

　眼窩壁の骨折形態を基準として骨折を線状型と打ち抜き型に分けて手術の適応を見る方法があ

る．**線状型**（骨の弾力性に富む**小児や思春期に多く**，亀裂部に眼窩内組織が絞扼され眼球運動障害をみることが多い）の場合，画像所見では骨折が軽微なため経過観察されやすいが，実際には眼窩内容の絞扼を伴うので，ごく軽度の運動障害を除き**緊急手術の適応**となる．その一方で，**打ち抜き型**（骨が一定の面積をもって打ち抜かれ，同部位より眼窩内容が脱出する）の場合，眼球運動障害は自然軽快がみられることも多い．そのため，打ち抜き型の場合は受傷時の運動障害の程度は手術適応の基準とならないとの意見もある．高齢になるほど，骨が硬いので外圧が周囲の骨に及びやすく，多彩な骨折を合併しているので整復も難しく予後も悪い．

（2）手術法

手術治療の目的は眼球・眼窩部の整容的な要素と眼球の機能的改善がある．

眼窩壁骨折の手術法には，①骨折自体を整復・固定する，②移植材料によって新たに眼窩壁を再建する，の2つに大別される．到達法により，**上顎洞経由法，鼻内法，経下眼瞼法**の3つに分類される．術式により手術成績に差はなく，実際は術者の得意な術式で施行される．耳鼻咽喉科では内側壁骨折の整復については鼻内法手術が一般的である．ESSの普及により，下壁骨折でも鼻内法と経上顎洞法の併用あるいは鼻内法単独での手術例が増えている．

上顎洞経由では，上顎洞や篩骨洞を開いて，脱出している眼窩内容物を元に戻し，骨欠損部に偏平骨（上顎洞前壁）やシリコン板，セラミックス板の支えをあてがい，ガーゼやバルーンカテーテルで固定する．内視鏡下に下鼻道経由で上顎洞に入り，骨片を除去した後にバルーンで固定する方法もある．移植材料を用いた壁再建手術の注意点は，骨折範囲を広く展開し，移植材料を後方の骨折縁を超えて安定した位置に移植することである．シリコン板は1週間後，ガーゼは2〜3週間後に抜去する．手術時には眼科医の協力が望ましい．

6 眼窩眼瞼気腫

1）発生機序

外傷により副鼻腔に接する眼窩壁の骨折を生じた患者が，鼻をかんだり，くしゃみ，咳など，上気道圧の急激な上昇を起こす動作により，空気が骨折線を通り抜けて眼窩眼瞼部へ進入する．大半の骨折は眼窩内側壁，下壁である．眼窩壁骨折の1.2％に眼窩内気腫を認める．空気の介在部位により本症は眼窩気腫，眼瞼気腫および眼窩眼瞼気腫の3型に分類される．

2）診断

頭部顔面外傷の既往，鼻をかんだりした後などの急激な発症，眼瞼腫脹および眼瞼部捻髪音，眼球突出，眼球運動障害などの他覚所見，複視などの自覚症状，またX線検査（特にCT検査）で眼窩部の半月状空気像 air pocket，骨折線の存在で診断は容易である．

3）治療

治療に関しては，骨折の程度が高度であれば，その治療が優先される．そうでない場合は，保存的治療で空気は1週間前後で吸収されるので，鼻をかまないよう安静を命じる．しかし，膿瘍を形成する例もあるので，抗生物質と抗炎症薬の投与が望まれ，特に副鼻腔炎を有する例では，感染予防は忘れてはならない．

7 外傷性外力による視神経障害（視神経管骨折）

1）病因

視神経管は長さ約10 mm，直径約3.5 mmのほぼ正円筒である．副鼻腔の発育の良好なものは後部篩骨蜂窩（約50％），蝶形骨性篩骨蜂窩，蝶形骨洞天蓋に外側上方に走る帯状の**視神経管隆起**として出現する頻度が高くなる．骨壁も菲薄（1mm未満）な傾向がある．視神経管の損傷はCTでも骨折を明確に同定することはしばしば難しい．むしろ，視神経管の骨折を伴うものは少数であることが明らかにされている．

視神経は，眼球運動に応じるために眼窩内では

長さに余裕をもってＳ字状に蛇行しており，眼窩内脂肪に囲まれ可動性に富んでいる．しかも前方は眼球，側方の四方向は外眼筋に囲まれ，外力の影響を最小限に留める構造になっている．しかし，骨性視神経管部ではもともと管腔が狭い上に骨膜と硬膜が強固に癒着しているため，衝撃をやわらげる可動性に乏しい．

視神経管内視神経の栄養は管内中央を走る網膜中心動脈でなく，周囲を取り囲む数条の後毛様動脈および軟膜動脈の微小血管に頼っている．**外傷性視神経障害**は視神経管の骨折により視神経が直接損傷されることよりも，むしろ衝撃が及んだ際，**介達力**により自由に動く眼窩内神経と可動性の乏しい視神経管内神経との間に歪みが生じ，視神経管部では視神経線維の断裂や神経線維間の浮腫，視神経鞘内での出血を生じ，あるいは**浮腫**による圧迫で循環障害，虚血性変化が起き，さらに浮腫が助長され悪循環の病態となってくるといわれる．特に**眼窩上縁付近からの外力**が最も強く作用するといわれているので，**眼窩上縁外側部特に眉毛外側の強打，擦過傷の存在は有力な視神経管骨折の補助診断となる．**

2）診断

事実，臨床症状は受傷直後から受傷側の**急激かつ重篤な視機能低下**を認め，ほとんどの例で同側の眼窩外上壁，特に**眉毛外側の打撲創や裂傷**を認める．

視力障害は重症のものがほとんどで，しばしば眼前手動弁や光覚なしで初診する．視野検査では，下半分が見えない下半盲傾向を示すものが多く，その他中心暗点を示すもの，周辺部の視野が不規則な狭窄を示すものなどがみられる．さらに，視野中心部の光のちらつきの限界を測定する限界フリッカ値は視神経の障害の程度に応じて大きく低下し，これが重要な診断根拠となることもある．重度の視神経障害の場合，直接**対光反応は消失**または著明に減弱している．視神経は受傷後２週間以降に徐々に蒼白化（視神経萎縮）をみる．

診断で，見逃されやすいのは，頭部外傷のため意識が混濁している場合や，上眼瞼や前額部の出血・腫脹のため開瞼困難で視力障害を訴えないケースである．

また，外傷後数日ないし数週間を経てから視力障害をきたすものや，経過中徐々に悪化するものなどは外傷を契機とする心因性視覚障害や詐病を考えるべきである．障害の程度によりさまざまな経過をとる．外傷後の急激な視力低下後，治療または自然経過とともに徐々に改善するか，軸索の断裂や挫滅が高度のため回復しないかのどちらかの経過をとる．**初診時視力が0.2以上であれば副腎皮質ステロイド薬に反応が良好で，0.1以下であればあまり反応せず，視神経管減圧術を要することが多い．**

3）治療

治療は早期に**ステロイドパルス療法**，ステロイドの投与（１週間）で効果がなければ，**視神経管開放術**を行い視神経管の内側壁を取り除き管内の減圧を図る（鼻内法，経上顎洞法，鼻外法，開頭法がある）．しかし，初診時の視機能により予後が左右されるため，初診時光覚もない症例では改善は困難とするものが多く積極的な治療を行わない施設も多い．

視神経管開放術のほかの適応としては，後部副鼻腔（蝶形洞）囊胞・蝶形洞腫瘍・下垂体腫瘍による視力障害，**鼻性視神経炎**がある．特発性の視神経炎であれば視野に中心暗点を示すことが多く，虚血性視神経束に対応した視野障害がみられる．視神経管近傍の障害であれば，視野は不規則な障害を呈することが多く，発症の早期には視神経乳頭は充血や腫脹などの異常所見はみられない．視神経障害が恒久的なものとなれば，視神経乳頭は蒼白になる．原因が不明で高度な視力障害がステロイドに反応しなければ，蝶形洞の試験的開洞が必要となる．

第2章 頭蓋底骨折

頭部顔面外傷では，しばしば脳損傷や頭蓋内血腫を伴っており，意識障害や片麻痺をはじめとする重篤な神経症状が認められることが多い．

1 前頭蓋底骨折

X線検査やCTスキャンでは発見しにくい場合があり，特徴的な臨床症状を知っておく必要がある．**髄液漏の発生頻度は，頭部外傷患者の2％前後**．多くは受傷後早期に発生するが，数週以後の場合もある．

1）診断
（1）black eye（パンダの目）
受傷後12～24時間位して片側あるいは両眼の眼の周囲が腫れて黒くなる．

（2）髄液鼻漏
副鼻腔壁および脳硬膜の断裂により，クモ膜下腔の髄液が断裂部位と骨折部位から流出する．髄液か鼻水かの鑑別には**テステープ**を利用するとよい．テステープにより糖の存在が確認されれば髄液と考えてよい．テステープ法は簡単でよいが，涙液や鼻汁中にも糖は含まれているため**疑陽性が多く，注意が必要となる．下を向いたり，頭蓋内圧が上昇する動作で液の流出がみられるか，流出量が増せば髄液漏**と考える．髄液鼻漏は片側性にみられ，量的に多いことが鼻汁と異なる．

（3）漏出部位診断
CTは頭蓋底骨折の部位診断および漏出部位同定にもきわめて有用である．頭部単純X線あるいはCTで硬膜内に空気（**気脳症**）がみられれば，硬膜の損傷を意味し，髄液瘻の可能性を示す．漏出の程度が激しい場合，放射線アイソトープを髄注し，脳槽撮影にて漏出部位を描出する方法（**メトリザマイド脳槽造影**）がある．**MRIのT2強調画像**では，瘻孔部位と髄液貯留部が高信号域に描出される．

2）症状
外傷性髄液鼻漏を放置した場合，15～25％の頻度で髄膜炎が起こる．髄膜炎は多くは1か月以内に発症する．視力障害は多くの場合視神経管骨折による．意識障害は比較的軽度なことが多い．

3）治療
外傷性髄液漏の多くは自然治癒する．したがって，**一定期間安静と抗生物質で保存的に治療する．2～3週間待って止まらないときや遅発性に出現した場合には髄膜炎併発の危険性が高まるの**

表2　頭蓋底の再建手術

内頭蓋底まで手術操作が及ぶと，頭蓋底の骨欠損，硬膜欠損に対する再建手術が必要となる．
1. **目的**
   ①頭蓋内腔と外部との遮断（髄液漏の予防と上行性頭蓋内感染の予防）
   ②頭蓋内腔の保持（脳ヘルニアの予防）
   ③頭蓋外欠損の被覆，充填，支持
2. **実際**
   ①硬膜再建
   ②頭蓋底骨欠損の再建
   ③頭蓋底移植骨の被覆
   ④前頭洞の処置

▎頭蓋底の外科

頭蓋底は脳頭蓋の底をなすとともに頭蓋腔に出入りする脈管および神経を通ずる部分で，内面を内頭蓋底といい，前頭蓋窩・中頭蓋窩および後頭蓋窩の3窩からできており，また，外面を外頭蓋底といい，同様に前・中・後の3部からできている．

410　鼻科学

表3　頭蓋底外科手術の適応疾患とアプローチ

	適応疾患	アプローチ
前頭蓋底	前頭洞・篩骨洞疾患，眼窩疾患など	鼻外法（経前頭洞法，外鼻錐体翻転法），鼻内法，経上顎洞法，経鼻中隔法
中頭蓋底	蝶形骨洞・下垂体疾患，上眼窩部疾患，側頭下窩疾患，副咽頭腔疾患など	経鼻中隔蝶形骨洞法，経口蓋法，経耳下腺法，側頭下窩法
中・後	中耳腔・内耳道疾患	経迷路法，経蝸牛法
頭蓋底	上咽頭腫瘍など	後迷路法

で手術を行う．原因が手術外傷の場合には，髄液漏の診断がつきしだい整復術（**表2**）の適応となる．

　硬膜欠損部を探し，骨膜や筋膜あるいはフィブリン糊などを用いて補綴する．関連副鼻腔は筋肉，脂肪などで充填する．硬膜損傷部が被覆できたら，移植した筋膜をガーゼタンポン，ジェルフォームなどで圧排固定する．固定期間については，長期間のガーゼ留置による感染を考え1週間程度で抜去した方がよい．手術的治療には，開頭術を施行し，頭蓋内よりのアプローチで硬膜裂傷部を修復する頭蓋内法と，主として経鼻的に裂傷部にアプローチする頭蓋外法とがある（**表3**）．

　保存的治療には，安静（頸部挙上位でベッド上臥床），水分制限，予防的な抗生物質の全身，または髄腔内への直接注入などがある．

2　中頭蓋底骨折

　①**Battle's sign（バトル兆候）**：中頭蓋底（主に側頭骨錐体部）の骨折により，受傷後しばらくして耳介後部（乳様突起部）に溢血斑を認める．

　②**髄液耳漏**：錐体の骨折により鼓膜や外耳道の皮膚が損傷され，髄液が流出して生じる．鼓膜が破れて耳漏として出る場合と，耳管を経て鼻腔や咽頭に流出するときがある．鼻腔や耳より流出液がある場合には，**鼻栓や耳栓は禁忌**である．髄液耳漏は特に自然治癒の傾向がある．

3　後頭蓋底骨折

　頻度は少ない．咽頭後壁の粘膜下に出血をきたすので，開口させて咽頭後壁の粘膜下出血の有無を調べる．

第3章　異物

　顔面外傷では，損傷されている部位，期間，異物の有無を把握することが重要である．顔面の皮膚は，早急な創部閉鎖ができなくても，血行がよいため生理食塩水で十分に創部の洗浄を行い，生理食塩水ガーゼで創部を覆うことで24～48時間の待機時間があっても問題なく創部閉鎖できる可能性がある．損傷された組織に明らかな壊死がなければ，デブリードマンは最小限にとどめ，組織温存に努める．組織の汚染が少ないものであれば縫合処置を行うが汚染が強い場合は縫合は行わない．

1　顔面異物

1）異物の種類
（1）外傷性異物

　ガラスの破片，鉄片，エアタービン用などの金属性異物，文房具用品など．

（2）医原性異物

　歯根，歯芽，注射器の針など．

2）迷入期間

　ほとんど2か月以内に病院を訪れる．

3）診断方法

レントゲン，超音波検査，CT，MRI.

2 鼻腔異物

1）原因

5歳以上の小児に圧倒的に多い．鼻腔経由の侵入異物と非鼻腔経由の異物に分類される．前者には幼小児に多い小玩具類，紙片，ボタン型アルカリ電池，処置材料（ガーゼ）などがある．精神障害のある患者に高い比率で鼻内異物を認めるという報告もある．後者では，鼻涙管閉塞の治療目的で鼻涙管に挿入されたレジン管，逆生歯牙が鼻腔内に迷入したものや，内因的に生じた鼻腔内異物（鼻石）等がある．

2）症状・治療

症状は鼻閉，鼻内違和感，鼻出血，疼痛，悪臭，化膿性鼻汁過多を訴える場合が多い．異物の摘出に先立ち，鼻汁の吸引，4％キシロカインの塗布，アドレナリンの噴霧による粘膜の収縮，止血処置を行う．ほとんどの異物は前鼻孔より鉗子あるいは鉤により摘出できる．

第4章　奇形，変形

1 狭鼻症と後鼻孔閉鎖症

1）病因・診断

新生児期の鼻閉の原因としては，**新生児鼻炎といわれる鼻粘膜の浮腫**が多いが，稀に，**狭鼻症あるいは後鼻孔閉鎖症**といった先天性の鼻腔構造異常が原因となっていることがある．新生児期および乳児期の喘鳴や呼吸障害，哺乳障害を起こす原因の一つである．

先天性後鼻孔閉鎖は分娩5,000～8,000人に1人発生し，片側性の閉鎖が多く，2：1で女性に多い．家族性に出現することがあり，また他の合併症を有していることもある．新生児の呼吸困難による死因の一つにあげられている．

診断はネラトンカテーテルの通過性をみたり，鼻腔ファイバースコープ，鼻腔造影，**CT**，MRIなどにより行う．特にCTは閉鎖部の膜性，骨性，混合性の判別に有用である．

後鼻孔閉鎖症例では，**CHARGE連合の部分症状**として後鼻孔閉鎖をきたしている例が約半数を占めるので，耳鼻科的には聴力の確認が，その他，眼科，循環器科，小児神経科，泌尿器科等での精査が必要となる．臨床症状は片側性と両側性で異なり，片側性では生下時に気づかれることが少ない．両側性ではチアノーゼが特徴的である．そのほかに呼吸困難に伴う胸部の陥凹や哺乳困難などがみられる．

これらの疾患の確定診断は，ポリッツェルにて空気が咽頭に漏れないこと，外径2mm程度のネラトンカテーテル（6Fr）が咽頭を通過しないこと，閉塞部位をファイバーで直接確認するか，CTあるいは鼻腔造影を行うことになる．狭鼻症の鼻腔狭窄に関しては，**径2.7mmから3.5mmのファイバースコープが鼻腔内を通過するかどうかが診断基準**となっている．

2）治療

治療方針としては，まずは呼吸症状の軽減を図ることから始める．両側性の後鼻孔閉鎖の場合は，出生直後から呼吸困難となり挿管が必要となる例が多いが，一側性の場合には生直後に呼吸困難をきたさず，見すごされている可能性もある．狭鼻症では，生直後は症状が目立たず，感冒等をきっかけに症状が顕在化してくる例も少なくない．

具体的な治療法としては，後鼻孔閉鎖では体重の増加を待って**根治手術（後鼻孔削開術およびステント留置）**を行い，狭鼻症では，頭蓋顔面骨形成異常症例を除き，希釈した血管収縮薬の点鼻等の保存的治療で成長を待つ，あるいは鼻腔にステントを留置して成長を待つうちに，自然治癒となる例が多い．片側のみ，または呼吸困難が軽度の例では，少なくとも1歳を過ぎて十分体重の増

加がみられるまで手術を待つ.

後鼻孔閉鎖に対する手術方法には大きく分類して経鼻中隔および上顎洞，経口蓋法，経鼻腔法の3通りがあるが，今日では，内視鏡下にレーザー（KTPレーザー）を用いて閉鎖部の骨や粘膜を蒸散させ，鼻腔を開大させる後鼻孔削開術を行い，さらに再狭窄を防止するために**ステント**（気管内挿管チューブやシリコンチューブ）を4～8週間の間留置することが多い．手術時期は，鼻腔の大きさや術後管理のしやすさなどを考えると，体重が4 kg まで増加した時点で手術とステント留置治療を行うのがよい．

この経鼻腔法（内視鏡的鼻内手術）は手技が簡単で手術侵襲が少ないが，視野が悪く，再発しやすい．経鼻的に鋭匙，スタンツェにて閉鎖部の開放を行う場合は咽頭天蓋や咽頭後壁を通して頭蓋底あるいは頸椎を損傷しないように注意する必要がある．経口蓋法は視野がよく手術操作を行いやすいが，侵襲が大きく，新生児期や乳児期に行うと口蓋の発育を阻害する欠点がある．

2 鼻中隔弯曲症

1）病理

原因には先天性と後天性（外傷性）がある．弯曲部位は軟骨部，骨部とその両方がある．症状がなく，鼻内に病的所見を引き起こさないものは，単なる鼻中隔の弯曲であって疾患ではない．鼻中隔弯曲は程度に差はあるにしても成人では約80～90％に認められる．小児には少ない．

弯曲の状態は，矢状面でC字型やS字型弯曲を示すもの，棘 spina や稜（櫛）crista を示すものがある（図6）が，棘や櫛は骨・軟骨接合部に多い局部的な突起である[1]．

2）症状

片側の鼻閉が主症状．弯曲が高度な場合，外鼻は変形し，斜鼻，外鼻孔狭小をきたす．鼻内通気異常は鼻炎，副鼻腔炎を誘発しやすく，凸側のキーゼルバッハ部位より出血しやすい．反射神経症としての頭痛，片頭痛がみられることがある．弯曲の程度が強くても自覚症状を現さない人もあり，また軽度な弯曲でも鼻閉を示す人がいて，弯曲の程度と自覚症状は必ずしも一致しない．そこで，弯曲の程度は鼻腔側壁の状況や鼻内通気度などを考慮して総合的に判定する．

3）治療

鼻中隔矯正術 deviatomy を行う．適応は他覚的にみられる弯曲の程度よりも，弯曲によって起こる自他覚的な障害が重要である．年齢的な問題に関しては，外鼻の発達が一応完成する15～16歳以後に行うのがよい．

鼻中隔矯正術には，保存的鼻中隔矯正術（粘軟骨膜は傷つけないようにして必要最小限の軟骨を切除するに止める）と根治的鼻中隔矯正術（粘膜下窓形切除術 submucous resection：弯曲，突出した軟骨・骨を切除する）（図7）がある．手術合併症には鼻中隔穿孔，鞍鼻，鼻中隔と鼻腔側壁の癒着がある．

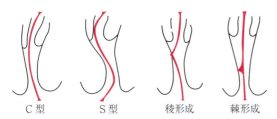

図6　種々の鼻中隔の弯曲

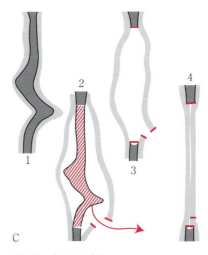

図7　粘膜下窓形切除術

3 鼻中隔穿孔

1）原因

外傷や鼻中隔矯正手術後，鼻出血の凝固止血処置後，化学薬品（砒素，クロムなど）の長期吸入後，乾燥性前鼻炎，膠原病，特殊性炎（梅毒，ジフテリア，結核など）などがある．

2）症状

小穿孔の場合，呼吸に際し笛音を生じることがある．穿孔が大きくなると笛音は消失し，穿孔縁に痂皮がたまり，鼻閉をきたす．痂皮がはがれた後には小血管が露出し，鼻出血をきたしやすい．大穿孔になると鼻中隔という支柱が弱まるので鞍鼻を伴う場合が多い．穿孔縁の肉芽は組織検査を行う必要がある．

3）治療

痂皮形成が強いときは，生食水での洗浄，穿孔縁へのワセリン塗布が治療に役立つ．症状が強いなら穿孔閉鎖術を行う．

4 鼻中隔膿瘍

1）成因

①手術や顔面打撲に続発して生じる外傷性のもの，②近接部位炎症の波及性のもの，③原因不明とされる特発性の３つに分類される．

2）症状

発熱，頭痛，鼻閉，水様性鼻汁，鼻背部痛（以上自覚症状），鼻中隔粘膜の発赤あるいは蒼白化，腫脹，波動，**鼻背の発赤や腫脹**（以上他覚症状）．

3）治療

迅速な切開，排膿．場合によりドレーンを挿入したり，鼻腔内に圧迫タンポンを施す．

早期診断と適切な処置がなされなければ，後遺症として，鞍鼻を残すばかりか，髄膜炎や敗血症を引き起こともある．

5 酒さ

1）症状

顔面，特に鼻翼から鼻尖部にかけての**血管拡張**を初期症状とし，熱感や軽度瘙痒感を伴う．室温あるいは外気温によって，血管拡張（発赤）の程度は変化する．進行すると血管拡張のほかに**紅色丘疹，囊胞**が出現し，さらに進行すると一部が暗赤色に隆起し，毛孔の開大を伴うようになり（**鼻瘤，赤鼻**）団子っ鼻のような形になってくる．全体として脂漏傾向が強く，したがって鼻は，光沢を呈する．

2）原因

特に原因がなく発症するので，**先天性素因**が考えられる．増悪因子として香辛料，アルコール，日光照射，内外温度の急速な変化があげられる．さまざまな説があるが，脂漏部位にできやすいので，アクネ菌が関係しているのではないかともいわれている．急激な温度変化などで顔の赤味が強くなるような人，日焼けした後に鼻が特に赤くなるような人は基本的には血管が開くなど，炎症を起こしやすい人で，そのような人がなりやすい．慢性の胃の障害がある人も発症しやすい．

3）治療

増悪因子を避け，イオウ含有外用液の塗擦と，**テトラサイクリンやマクロライドの少量内服投与**が著効を呈する．

病気が進行して鼻が大きくなった場合には，炭酸ガスレーザーで盛り上がったところを削り取って，自然に上皮化させて盛り上がりをなくす方法もある．

第5章 出血

1 鼻出血

鼻出血は日常診療で頻繁に遭遇する耳鼻咽喉科疾患の一つである．緊急処置のニーズが高い救急疾患であるので，最寄りの実地医家を最初の訪れる頻度が高い．プライマリケアとして重要な鼻出血部位の診断，処置に耳鼻科医は習熟しておく必要がある．

1）特発性鼻出血
（1）出血部位と年齢

鼻腔粘膜には内頸動脈と外頸動脈の両者の分枝が分布している．内頸動脈の分枝である眼動脈から前・後篩骨動脈が分枝し，鼻中隔および鼻腔外側壁の前方と後上方に分布．外頸動脈からは顔面動脈からの上口唇動脈が鼻前庭に，顎動脈の分枝である蝶口蓋動脈が鼻腔外側壁後下部に，大口蓋動脈が鼻中隔前下部に分布する．鼻中隔の**キーゼルバッハ Kiesselbach 部位**は，前篩骨動脈，上口唇動脈，大口蓋動脈からの枝の血管吻合が多く，またこの部位は粘膜が薄く，指で容易に届く位置であるため外的刺激を受けやすく，出血をきたしやすい．したがって，鼻出血部位が前下方のものであればキーゼルバッハ部位からの出血が多い（図8）．

後方であれば鼻腔後方の下鼻道後部上壁や中鼻甲介後端からの出血は後篩骨動脈や蝶口蓋動脈からの出血，上方のものは前篩骨動脈，後篩骨動脈からの出血を考える．静脈性，動脈性いずれもありうるが，出血が中甲介の上からの場合は篩骨動静脈，下からの場合は顎動静脈由来であることが多い．後端からの出血は出血点を確認しにくく，止めにくいのでそれだけ厄介で，重症の鼻出血となることが多い．また，出血が多く入院を要するものは出血点が不明のことが多い．

鼻出血は若年者に多い．若年者の出血は鼻中隔の前下方のキーゼルバッハ部位に起こることが多いが，年が増すにつれ鼻腔の後方（鼻中隔後端，中鼻道後端）で起こる頻度が増す．特に難治性の鼻腔後方出血の70%以上は50歳以上が占めるという報告がある．入院加療を要する鼻出血例が冬に多いのは血圧に関する管理が不十分な境界域高血圧症例が冬に血圧の上昇を示し，鼻出血を起こすことも一因である．また，冬期に多いのは空気の乾燥による鼻粘膜障害が発症要因になっているとも考えられる．

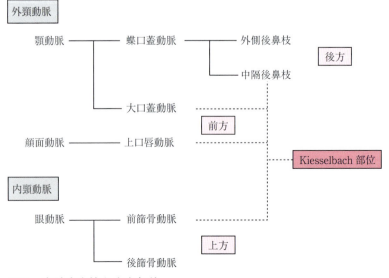

図8 鼻腔内血管と出血部位

（2）原因（表4）

1. 局所的原因

a. 最も血管が集まり出血しやすいキーゼルバッハ部位は鼻中隔の前方にあり，ここからの出血は，アレルギー性鼻炎や鼻前庭炎のかゆみで鼻を強くこすったり鼻に指を入れる習慣でも起こる．鼻をほじる，はなかみなどの機械的刺激によるものは原因を特定しづらくこれらは**特発性鼻出血**といい，鼻出血全体の70〜80％を占める．

b. 鼻疾患としては外傷，アレルギー性炎症，血管腫のような良性腫瘍，上顎癌や悪性黒色腫のような鼻・副鼻腔悪性腫瘍もその要因となる．

2. 全身的原因

血液疾患（血友病，白血病，血小症板減少症，DIC）：血小板数が2万／μl以下になると出血が起こるとされるが，慢性経過例では1万／μl以上あれば出血しないことが多い．

血管性疾患（動脈硬化症，オスラー病）

代償性鼻出血（若年婦人の生理時や初潮前）

表4 鼻出血の要因

局所的要因	炎症	急性鼻炎，副鼻腔炎，アレルギー性鼻炎
	形態	鼻中隔弯曲，鼻中隔穿孔
	外傷	顔面外傷，鼻ほじり
	腫瘍	乳頭腫，血管腫，若年性血管線維腫，血瘤腫，鼻・副鼻腔癌，悪性リンパ腫，悪性黒色腫，転移性腫瘍　など
	医原性	経鼻挿管，経鼻栄養，経鼻内視鏡，酸素供給用経鼻カニューレ，鼻・副鼻腔手術　など
全身的要因	血液疾患	白血病，再生不良性貧血，特発性
	出血性素因のある疾患	血小板減少性紫斑病，DIC，血小板無力症，von Willebrand病，Osler病　など
	循環器疾患	高血圧，動脈硬化
	肝疾患	肝硬変
	腎疾患	慢性腎不全
	薬物性	抗凝固薬，抗血小板薬，抗癌剤，NSAIDs　など
突発性		

（橋田光一ほか，外科治療，101（3）：385-9，2009，より）

薬物性（抗凝固薬〈ワーファリン他〉，アスピリン・非ステロイド性消炎薬，外用ステロイド）：抗凝固薬服用者での止血困難例では，服用者の抗凝固薬の必要度はさまざまであり心弁置換後など抗凝固薬を絶対中止できない例ではその状態で対処せざるを得ない．

その他（**高血圧，肝硬変，腎不全**等）．

成人の鼻出血で多い原因は血圧の上昇であり，キーゼルバッハ部位より深部が出血源となっている場合もある．高血圧で抗凝固薬を服用している人は特に止血しにくいことがある．

鼻出血と高血圧の因果関係については論議がある．高血圧のある患者が，鼻粘膜に何らかの損傷が加わったときに出血をきたし，その出血自体に対して，また止血処置に対して興奮状態となり，血圧が変動したり，血管自体の収縮性や**動脈硬化**などが絡み合い出血自体が増長されていることが多い．このような場合には止血に難渋することが多い．鼻出血を起こしたとき，高血圧は出血を遷延化させる因子になると思われるが，血圧の上昇のみでは鼻出血は発症しないとの見方がある．

（3）治療

まず，全身状態（意識状態，貧血の有無，等），出血部位，出血程度に関する応急的判断が必要．問診，視診が出血点を確認するうえで重要である．出血点を臨床的に，①キーゼルバッハ部位を含む鼻腔前部，②鼻腔上部（嗅裂と中鼻道），③鼻腔後部（下鼻甲介，下鼻道領域）に大別すると，診断ならびに対応が容易となる．

治療は良好な視野が保て，出血点が同定しやすい部位ではピンポイントに主に焼灼止血を行う．出血点が不明な場合や上鼻道などの視野が狭い場合はガーゼパッキングやバルーン留置による圧迫といった処置が必要となる．

受診時に鼻出血を認めない場合でも，出血点がないか詳細に鼻腔内を観察するとともに，さらに再出血した際の対応を説明しておくことが必要である．再出血の予防として行い得る治療法は安静や降圧剤投与による血圧管理，止血剤投与といった対応である．

出血に対する処置は，①**安静**にさせる．軽症例

を除き vital signs のチェック，血算，クロスマッチ，**血液凝固テスト**（薬物性の場合，プロトロンビン時間の値〔**PT-INR**〕）を診察前検査で測定．事後，数値が高ければ事後に PT-INR が 2 ～ 3（70 歳以上では 1.6 ～ 2.6）になるように服薬量を調整してもらう．そのような時には処方した専門医に相談することが望ましい）を行う．必要に応じ輸液・輸血，止血剤投与．

①抗血栓薬の休薬基準：現在の高齢化社会では，抗凝固薬内服症例が増加してきており，耳鼻科医としても鼻出血の患者背景に存在する全身疾患に十分留意する必要がある．そして，安易な抗血栓薬の過剰投与に対する注意喚起が望まれる．

かつて，脳卒中リスクのある患者には処方医は抗凝固薬であるワーファリンを標準仕様とみなして使用した．ワーファリンの使用に当たっては血液凝固マーカーを使用するが，ワーファリン使用時の出血・凝固イベントリスクは個人差が大きいことが知られている．ワーファリン使用時の PT-INR において，極端な延長は出血，極端な短縮は血栓と関連する．したがって，抗凝固薬を使っての標準治療のあり方には，PT-INR の標準値を含め，継続的な議論が必要である．

治療手技（内視鏡生検，鼻出血止血処置）前にどのくらいの期間抗凝固薬の休薬を設けるのか，それについては処方医が**個々の症例を十分に検討して決める．その場合出血のリスクよりも血栓塞栓症のリスクの方が患者にとり重要という立場に立つこともある**．耳鼻科医としては鼻出血の処置，外科手術に際して服用中の抗凝固薬の減量や変更の指示を時に処方医に仰ぐことも必要である．

抗凝固薬服用により惹起される鼻出血の特徴は，複数個所からの出血や面状の出血が多い．鼻出血の誘因となる抗凝固薬を一時的にやめることによるリスクは，特にアスピリン等では 1 週間前後で血栓症を発症しやすく，アスピリン等の休薬で脳梗塞等が 3 倍に増加するといわれる．ワーファリンも 100 回休薬すると 1 回の割合で血栓塞栓症が発症するというデータもある．そこで，内視鏡診療ガイドラインでは現在は処置・手術に際して血栓症のリスク群の患者には，**3 ～ 5 日間の休薬で処置をするという指針ができている**[2]．

止血が完了したら，術後 1 ～ 3 日以内に抗凝固薬の服薬を再開する．

ワーファリン使用中の患者は，モニタリングとして原則，月 1 回の PT-INR の測定が必要である．そして PT-INR が 3.0 未満であれば生検は可能といわれている．

②止血前処置：鼻出血に対する対応の基本は，出血部位の確認と可能な限り直接的な止血処置を行うことといえる．鼻出血のほとんどは片側性で，両側性のことは稀である．両側性に見えても，血液が患側から上咽頭，後鼻孔をまわり，健側に逆流している場合が多い．始めに出血した方が患側と考える．

小児の場合，キーゼルバッハ部位からの出血は，白血病やオスラー病などの疾患が否定されれば病気として扱うことは稀である．自然に止血することが多く，小鼻を指で少し強めに押さえて約 10 分間待つことでほとんどの場合止血できる．

止血の基本は**圧迫止血**である．患者は座位で，鼻翼を挟み込むように指で押さえ込み，押さえたまま下を向くような頭位をとらせて，咽頭へ血液が流れるのをできるだけ減らすように努める．咽頭にまわった血液は吐き出すように指示する．血液を飲み込むと悪心，嘔吐の原因となる．止血処置として仰臥位にする，鼻根部を押さえる，冷やすなどは意味がない．

室内の止血操作の実際は，診察室の処置椅子に座らせたら，患者を落ち着かせたうえで，上を向かせ咽頭に流れる血液はできれば飲み込まず口腔に貯めるように指示する．鼻腔内に充満した凝血は吸引除去し，鼻腔内に血管収縮薬（5,000 倍エピネフリン）と表面麻酔剤（4 ％リドカイン）を浸したガーゼを挿入し鼻粘膜を収縮させ，出血点を明らかにする．出血点が明らかになったら次いで止血操作にとりかかる．この間，咽頭に流れた血液は飲み込まないようにして膿盆に吐き出すように指示し，また，血液を遠くに飛ばさないようにして医師への感染を抑えるよう努めさせる．口腔に貯めきれなくなったら膿盆に血液を吐き出す．

（4）止血操作

①綿栓，前鼻タンポン：鼻翼を正中に向かい親

指と人差し指で5〜10分ほど**圧迫**する．5,000倍希釈のエピネフリンを浸した綿球を挿入し，圧迫すると効果的である．頻繁な出血などで生活に支障が生じている場合は，電気凝固（バイポーラやアルゴンプラズマ凝固）や綿球，抗菌薬軟膏を塗布したガーゼパッキング，尿道用バルーン留置等での圧迫などの止血処置を受けることになる．

鼻孔より軟膏ガーゼタンポンを挿入し止血する（図9）．長時間にわたり圧迫できて，しかも粘膜を損傷しないタンポンの材質として**スポンゼル®**，**綿型の酸化セルロース（サージセル®）**，**オキシセル®**，**メロセル®**，**ヒト由来フィブリン製剤などの止血材料**がある．これにベタメタゾンやオキシテトラサイクリン軟膏を塗布して挿入する．挿入期間は3日間位である．頸の回りに冷たいタオルを巻くのは効果的である．

②出血点の焼灼：硝酸銀，クロム酸塩，トリクロロ酢酸などで**腐蝕**するか**電気凝固**を行う．出血部位がピンポイントでなく，広い範囲にしみ出てくるような出血の場合には硝酸銀による焼灼も有効である．キーゼルバッハ部位で，血管が結節状に突出している場合に電気凝固は有効である．

鼻腔の前方に出血点が見つからない場合，鼻腔ファイバースコープを用い鼻腔の後方を調べる．

③後鼻タンポン法：後鼻孔への血液の流下が止まらない場合，あるいは鼻腔後部からの出血に応用される．これにはガーゼ塊を挿入する**ベロックタンポン**と止血バルーンを用いるバルーンタンポンがある．タンポンは2，3日間留置する．その間，安静にさせ，鎮静剤と感染予防のために抗生物質を投与する．

④動脈結紮法：出血部位が不明で反復する重症な出血例においては，外頸動脈，顎動脈などの結紮が行われる．後方からの出血ということであれば，中鼻甲介のすぐ後方で上鼻道の延長部位での**蝶口蓋動脈の内視鏡下クリッピング**もある．支配動脈の血栓術が行われることもある．

⑤内視鏡下止血術：内視鏡下に電気凝固やレーザーを用いる止血術．

（5）出血性ショックに対する輸液・輸血

静脈路の確保は出血性ショック治療の根幹をなす．循環血液の補充と静脈内薬剤投与のルートを確保することを目的とするものである．

一般に急速に循環血液量の約20%が失われるとショックとなり，50〜60%が失われると生命の危険におちいる．その病態の重症度は出血の量と速度による．収縮血圧が90 mmHg以下に下がるか，収縮血圧と拡張血圧の差が30 mmHg以下になったときはショック状態である．もともと貧血のない人が，ヘモグロビン10 g/dl以下になると，およそ500 cc出血していると推定する．

男性の循環血液量（80 ml/kg，女性は70 ml/kg）の15%未満の出血量に対しては，出血量の2〜3倍の乳酸リンゲル液（ラクテック®）．それ以上の出血だと同量の輸血と1〜2倍の乳酸リンゲル液を与える．

出血性ショックを放置しておくと，細胞あたりの酸素の量が減り嫌気性代謝を起こす．この時の嫌気性代謝で発生するのが乳酸であり，この乳酸が蓄積すると，代謝性アシドーシスになることが知られている．そして，それだけではなくて血圧が下がると，種々の生理活性物質，いわゆる化学伝達物質が放出され，血管の透過性を亢進させたり，心筋の収縮力を低下させたりしていわゆるショックの悪性サイクルが始まるといわれている．これを断ち切ってやるためには，まず酸素を十分に投与して，また循環血液量を十分に補ち，末梢への酸素の運搬を改善することが必要となる．

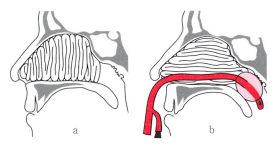

図9　鼻腔タンポン
a：前方鼻腔への垂直・重畳式のガーゼタンポン，
b：止血バルーンとそれを支える前方から後方に充填した水平・重畳タンポン．

2）遺伝性出血性末梢血管拡張症（hereditary hemorrhagic telangiectasia：HHT，オスラー病）に対する処置

オスラー病は常染色体優性遺伝性疾患で，**血管の筋層や弾性板が欠如する**ため，微細な刺激で出血が起こりやすい．そして，加齢とともに鼻粘膜内の血管壁の弾力性が低下し，同時に動静脈シャントの状態となるため鼻出血は頻回に生じ，かつ重症化し，患者のQOLを低下させる大きな要因となる．刺激の加わりやすい前方粘膜，特に**キーゼルバッハ部位**が最も多い出血部位である．全身的にみれば出血しやすい血管拡張部位は鼻腔が最も多いが，口腔粘膜，顔面皮膚にも点状赤色の血管拡張病変を認める．約20％が鼻出血を初発症状とする．加齢とともに鼻出血の頻度も程度も悪化する．重篤な合併症として，脳や肺などの**動静脈奇形（AVM）**が存在し，これらからの出血が生命予後を規定する因子となる．

オスラー病の診断基準としては，①鼻出血（自発性，再発性），②多発性末梢血管拡張（口唇，咽頭，指，鼻など），③内臓病変（消化管の血管拡張，動静脈奇形），④家族歴（一親等に存在）の4項目中3項目以上が該当すれば確定診断となり，2項目だと疑いとなる．親がオスラー病の場合，50％の率で発病する．耳鼻咽喉科医にとって本症は難治な鼻出血の原因として認識されるが，実は全身の血管の病変であり，予後を規定するのは脳（10〜20％）や肺（約30％）の動静脈奇形である．近年の疫学調査によるとオスラー病の頻度は1万人に1〜2人とされている．

軽症例は，**焼灼**でも対処できる．効果は短いが操作が容易なので定期的に反復する．しかし，頻回な電気焼灼は鼻中隔穿孔の原因となり，後に続く治療の妨げになり推奨できない．**エストロゲン**の有効性は高いものの，心筋梗塞，血栓症，女性化をはじめとする副作用があり，使い方に工夫がいる．女性ホルモンであるエストリオール軟膏を鼻腔前半部へ塗布する療法が近年，注目されている．これは本剤が線毛円柱上皮を扁平上皮に変える作用により，血管周囲組織の強度が上昇する効果を期待している．**鼻粘膜皮膚置換術**[3]は鼻腔前半部の粘膜を移植皮膚で置換する方法で，血管を厚い皮膚で保護するため病的血管が刺激を受けにくくなり，出血が激減する．さらに重症例では**外鼻孔閉鎖**で対応する必要がある．鼻出血を反復している患者が現れたら，まずガーゼパックした上で，絆創膏で両鼻翼を鼻中隔に向けて圧迫する形にとどめて外鼻孔を塞ぐことを勧める．みっともないと言われるときはその上からマスクをさせればいい．

第6章　顔面痛

1　三叉神経痛

1）神経痛とは

一般に神経痛とは，一定の神経支配領域に起こる疼痛を意味し，本来は疼痛のみで運動・感覚等は正常である．疼痛のみで他の神経学的所見を示さず，原因不明の神経痛は**特発性（本態性）**神経痛といわれ，また炎症，腫瘍，外傷などの原因が明白に認められ，疼痛のみならず運動・感覚障害を伴うことの多い神経痛は**症候性神経痛**と呼ばれる．今日，三叉神経痛といえば特発性三叉神経痛を意味する．

2）病因・診断

特発性神経痛は**中年以後の女性**に発症することが多く，分布は片側の三叉神経領域に限られ，**第2枝（頬部），第3枝（下顎部）**あるいはその両方にまたがる領域に好発し（第2枝が最も多く，次は第3枝で，この2本で約90％を占める），第1枝の領域は少ない．特に右側に多い．

性質は突発する**電撃様疼痛**（「針を刺された」「焼け火箸をあてられた」「裂かれるような」）で

あり，持続時間は1，2秒から30秒程度と短い．後に余韻が続くこともあるが，1回の疼痛発作は長くて2分以上持続することはない．通常**トリガーゾーン**と呼ばれる部位（通常は鼻唇溝の上口唇周囲にある）が存在し，その部位を触れたり圧迫するとその領域に疼痛が誘発される．痛みの間欠期には，これらの部位に重苦しい感じや，軽い痛みがある程度で，何の脱落症状もない．多くの患者は疼痛発作を避けるために顔も洗えない，歯も磨けない，食事もできないという状態になり，うつ状態となって医療機関を訪れることもある．耐え難い痛みが持続的でない点が，虫歯や歯槽膿漏による痛みと異なっている．発作間隔は一定せず，1日に何回も生じるものから1か月または1年以上の間隔が空くものまでさまざまである．自然治癒する症例もある．

　原因は，**動脈硬化性の脳血管（上小脳動静脈**が多いが前下小脳動脈も関係することがわかっている）が三叉神経根を圧迫することにより起こる．誰にでもある動脈だが，加齢とともに動脈は延長蛇行してきて，運悪く三叉神経の起始部を圧迫するようになると三叉神経痛を引き起こすことになる．

　三叉神経が脳幹を出たところで髄鞘が切れて三叉神経が露出された部分で血管が圧迫刺激を加えることにより神経痛が生じる．ちょうど，絶縁体のないところに，たまたま近くを走行する血管が動脈硬化をきたして当たるようになるとこの病気が起こる．

　症候性三叉神経痛は若年者にもみられ，痛みは**持続性の鈍痛**で，抜歯後や**三叉神経第1枝の帯状疱疹後神経痛**としてみられることが多い．鼻副鼻腔疾患による頭痛は投射痛であることが多く，三叉神経の第1枝（眼神経）への投射が多い（**図10**）．原疾患部位での刺激が高度で持続時間が長ければ三叉神経の全領域に投射する．三叉神経痛と鑑別すべき神経痛に**舌咽神経痛**がある．舌咽神経痛の痛みは，片側の扁桃や咽頭部，舌根部，耳の深部などが多く，耳後部や下顎部などに放散することもある．三叉神経痛は咀嚼により痛みが誘発されるが，舌咽神経痛は嚥下により誘発される．また，舌咽神経痛は夜間痛がよくみら

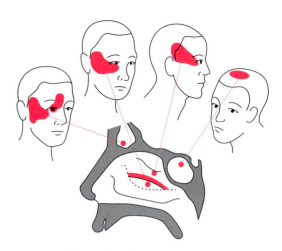

図10　各鼻腔のトリガーポイントからの関連通

れ，三叉神経痛では稀である．耳の奥や耳介後部にみられる**中間神経痛**はトリガーゾーンが外耳道の後壁にある．

　このような，三叉神経，舌咽神経以外にも副神経，迷走神経といった神経も周辺の血管の絡みでさまざまな症状を起こすことがわかっている（**神経血管圧迫症候群 neuro-vascular compression**）．そこで三叉神経痛の検査としては，まず症候性三叉神経痛を除外するために一通りの神経学的検査を行う．また，CTスキャンかMRI，MRAを行い，腫瘍や血管奇形などの病変が小脳橋角部にないかどうかを確かめる．これは三叉神経痛の症例の5〜10％に脳に器質的な病変が合併していることが認められるからである．

3）治療

　特異的三叉神経痛の治療の原則は三叉神経の圧迫を外科的に除去することである（**神経血管減圧術－微小血管減圧術**）．神経血管減圧時に先立ち行う薬物療法では，抗けいれん薬のカルバマゼピン（**テグレトール®**）が奏効することが多い（9割）．少量（100 mg/日）から開始し，効果，副作用をみながら投与量を調節する．しかし，4人のうち3人程度は長期に使っていると効かなくなってくる．そのほかの治療法としては，**神経ブロック**，神経根高周波凝固，グリセロール注入，**定位放射線治療**などがあげられる．

　薬物療法が無効な場合は，**神経血管減圧術**が外

科治療の第一選択となる．5 cm 位皮膚を切って，そこの脳頭蓋に小さな穴をあけて，顕微鏡を使って血管と神経の接触を離す．

手術で最も注意しなければならない合併症は，術側の聴力障害，顔面の知覚障害，小脳や大脳に起因する症状（それぞれ約1％）である．**約15％近くに再発**がみられる．

神経ブロックは，無水アルコールやグリセリンといった神経破壊薬を直接神経に注入するという方法だが，末梢のブロックだと1年で再発する．神経節自体のブロックでも，およそ7割は5年で再発する．放射線の治療は，2泊3日の短期入院ですむうえ低侵襲，手術ができない高齢の方でも可能である．ただ残念なことに医療保険の適応が今のところない．改善率は手術と同じ8〜9割．再発する可能性も10数％あって，放射線照射の場合でも顔の知覚障害が1割位にみられる．

症候性三叉神経痛の治療は，原疾患治療が主となる．

第7章　腫瘍

1　鼻副鼻腔の嚢胞性疾患

1）副鼻腔嚢胞
（1）病理

副鼻腔嚢胞は，副鼻腔の内部に分泌物が貯留して拡大した病態を指し，嚢胞壁は副鼻腔自体の粘膜に被覆された**嚢胞性腫瘤**である．感染を伴うと**膿嚢胞**となる．副鼻腔は拡大して骨壁の圧排や破壊がみられることがある．

副鼻腔は嚢胞を形成しやすい部位である．副鼻腔嚢胞は，①**原発性**（炎症，解剖異常，腫瘍など），②**外傷性**，③**術後性**に分類される．かつては**術後性嚢胞が80〜90％**と多かった．**原発性は10〜20％**，外傷性は数％である．術後性のものは，1990年代，内視鏡下副鼻腔手術が普及する以前に行われた上顎洞根本手術の影響が強く反映され，自然孔の瘢痕狭窄，癒着，骨増殖などの術後の変貌および鼻副鼻腔粘膜への局所感染により排泄路の狭小化，閉塞をきたし，また微弱感染の反復継続により生じるとされている．このような術後性のものは**術後15〜25年**で発生してくる．術後性嚢胞の割合は，上顎洞の頻度が最も高く72％，次いで篩骨洞が9％，前頭洞が4％，蝶形洞が1％，前頭洞と篩骨洞にまたがるものが8％，篩骨洞と蝶形洞にまたがるものが6％といわれる．一方，原発性では，篩骨洞が32％，前頭洞が22％，蝶形骨洞が8％，前頭洞と篩骨洞に至るものが24％，篩骨洞と蝶形骨洞に至るものが14％とされている．

上顎洞内に発生する**粘膜嚢胞（ムコツェーレ mucosal cyst）**は原発性嚢胞で，上顎洞粘膜の粘液腺などの腺管が閉鎖して生じる**貯留嚢胞 retention cyst**である．通常は無症状であるが，大きくなると症状が出る．

前頭洞は原因となる手術，外傷の既往がないもので原発性嚢胞が多い．解剖学的に前頭洞自然口（鼻前頭管）は狭いため，ひとたび排泄路が閉塞すると分泌液が貯留し嚢胞を形成するのである．**嚢胞が増大すると周囲の骨組織を融解し，近接する部位に伸展する**．眼窩内に進展すると眼球突出，複視などの眼症状を呈する．CTのみで診断可能である．

（2）臨床症状

嚢胞の占拠による近接構造への圧迫症状と感染による炎症症状に分けられる．が，ほとんどの患者は何らかの**眼症状**を訴えて受診する．副鼻腔に発生した嚢胞が眼症状を伴う理由としては，眼窩が解剖学的に薄い骨壁で副鼻腔に囲まれており，副鼻腔疾患が眼窩に容易に影響を及ぼし，嚢胞による機械的圧迫とそれに伴う循環障害や浮腫性変化，また炎症の波及などを起こしやすいためと考えられている．

副鼻腔嚢胞の眼症状としては**眼球突出**，**眼痛**，

眼瞼腫脹，流涙，複視，視力低下などがあげられるが，これらの症状が重複することも多い．眼症状と副鼻腔の病巣部位との関係については，眼球突出，眼瞼腫脹，複視はいずれの病巣部位においても出現するが，なかでも前頭洞，前部篩骨洞，上顎洞といった**前部副鼻腔群**に認められることが多い．ことに**前頭洞囊胞，前篩骨囊胞**では鼻前頭管の閉塞により**眼の外下方偏位，眼球突出**がみられる．その際，**上眼瞼，内嘴部に半球状の腫瘤**を触れ，骨が欠損していると弾性軟な波動を触れる．

これに対し，**視力障害や眼痛**は後部篩骨洞および蝶形骨洞といった**後部副鼻腔群**に多く認められる．複視がみられる場合には，特に蝶形骨洞悪性腫瘍を鑑別する必要がある．蝶形骨洞悪性腫瘍による複視は，顔貌に変化がなく，頭痛とともに複視がみられるのは外転神経や動眼神経，外眼筋等への浸潤によることに注意を払う．

（3）診断

囊胞診断はCTやMRIで容易にできる．前頭洞，篩骨洞，蝶形骨洞の囊胞では，隣接洞と合併した囊胞形成が多数例にみられる．特に蝶形洞囊胞は，約70％が後部篩骨蜂窩に圧排性に拡大，侵入している．

囊胞内容は均一な軟部組織陰影として表現される．**CT**では周囲の骨の菲薄化に伴う均一な内容の病変を呈し，骨との関係がよくわかる．骨壁の菲薄化，部分的欠損，眼窩内に進展すれば眼球の圧排像などが認められる．**MRI**では T2 強調画像で高信号領域の space occupying lesion として認められ，さらに T1 強調画像を併用すると質的な診断能力は向上し，悪性腫瘍との鑑別にも有用である．この早期の T2 強調像での高信号は，時間の経過に伴い貯留液の濃縮が起こると低信号を呈するようになる．しかし**内部の信号強度は均一**である．

眼窩は神経，筋，脂肪組織からなるため，眼窩内病変とその周辺の病変の読影には MRI が好都合である．T1 強調画像で眼窩内の脂肪組織は高信号，視神経と外眼筋は低信号として描出される．

（4）治療

抗菌薬や抗炎症薬投与による保存的治療では囊胞の根治は困難であり，外科的に自然排泄路を再開通させる（**開放術**）か，囊胞壁を除去する（**全摘術**）方法が第一選択となる．

副鼻腔囊胞の手術法には，鼻内法（内視鏡下鼻内囊胞開放術），鼻外法（キリアン法，他）および両者を併用する方法がある．

排出口を造設し，囊胞を開放する．再発防止のためには，排出口はできるだけ広く作成する．視力低下がある場合，圧迫の期間が長ければ神経が不可逆性変化に陥る可能性が高いので，手術の時期は発症後できるだけ早い方がよい．ステロイド投与が視力の改善に有効であるが，保存的治療に頼りすぎて手術の時機を逸さないよう注意が必要である．排出口を十分に開大できず，術後に狭窄や閉塞の可能性のある症例には，交通路にシリコンチューブを留置する．その留置期間は3か月以上を原則とする．

排出口が作成不可能である場合には，囊胞壁を摘出し充填剤を充填する．充填剤としては，脂肪組織の他に，自家腸骨，脱蛋白異種骨などが使用されている．

2）後部副鼻腔囊胞（後部篩骨洞囊胞，蝶形骨洞囊胞，蝶形・篩骨囊胞）

（1）症状

蝶形骨洞単独に生じる副鼻腔炎は，蝶形骨洞囊胞ともいう．全副鼻腔炎の3％未満と比較的稀である．他の副鼻腔炎と同様に，先行する上気道炎が誘因となる．

蝶形洞内には視神経・内頸動脈・上顎動脈・翼突管神経が隆起として認められることがあり，さらに下垂体・眼窩・三叉神経・動眼神経・外転神経・海綿静脈洞とも近接している（**図11**）．そのため囊胞の拡大による眼窩，眼窩先端部，視神経，頭蓋底部などの圧迫による機械的刺激や炎症の波及によって症状が惹起される．全例に**頭痛**を認め，**視力障害**（13％）や**脳神経障害**（8％）もみられる．脳神経障害では蝶形骨洞の最も近くを通過している外転障害が最多である．他に，頭痛・眼痛，嘔気，複視，眼球突出，眼瞼下垂とい

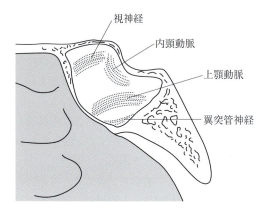

図11 蝶形洞側壁に見られる重要な神経，動脈のマーキング

った眼症状，顔面の知覚低下などを呈するが，鼻症状はないか，あっても軽微なことが多い．なかでも視力障害は急性発症することが多く，失明の頻度が高い．眼痛（頭痛）は視力障害に合併することが多く，副鼻腔粘膜の急性炎症，内圧の変化，鼻腔粘膜の接触などにより，三叉神経が刺激され引き起こされる．

囊胞による**視力障害**の起こり方は，次のようなものがある．

① 囊胞の拡張に伴い視神経骨壁が吸収され視神経が直接に**圧迫**され，そのため虚血や静脈性うっ血を惹起する場合（圧迫説）．

② 囊胞内の感染性の炎症が骨欠損部や骨裂隙を介して，さらに硬膜鞘を越えて視神経に波及し浮腫や**循環障害**を起こす場合（循環障害説）．

本疾患の重篤な合併症である海綿静脈洞血栓症も，急性頭痛とⅢ，Ⅳ，Ⅴ12，Ⅵ脳神経症状を生じることに留意する．

囊胞による症状は緩徐に進行するのが通常であるが，細菌感染を合併したり何らかの要因による急激な囊胞の増大をみる場合，または自覚症状が発現しやすい部位に囊胞が進展する場合に，急性の発症様式をとる．

(2) 診断

X線検査，CTによりトルコ鞍部の骨破壊，眼窩内側壁の欠損，視神経管の破壊などを明らかにする．囊胞の範囲，周囲組織との関係をみる．

(3) 治療

通常は抗菌薬による保存療法のみで改善するが，合併症を伴う場合は内視鏡的アプローチによるドレナージ治療を行う．

穿刺，手術：囊胞開放術　囊胞の前壁の骨は厚く硬いが，後壁などは骨壁が吸収され消失している例もある．蝶形骨洞囊胞に対しては鼻内から内視鏡下に行うのが最も一般的である．

(4) 視力障害の予後

高度視力障害，眼底所見で乳頭の萎縮を呈しているもの，発症後1〜2か月以上経過した症例の予後は不良．**発症から2週間以内に手術した症例の改善率はよい**．術後すぐに改善がない場合は，ステロイド薬の投与を行う．

3）術後性上顎囊胞（postoperative maxillary cyst，術後性頬部囊胞）

(1) 成因

上顎洞根本手術後の上顎洞の骨面は充塞性治癒経過をたどり，肉芽が増殖する．充塞が部分的であれば，縮小洞となる．肉芽の増殖は，術後1年間は急速，それ以降は徐々に進行する．根治術後に遺残粘膜があると肉芽の成長と粘膜増生との加減で，部分的な囊胞ができる（**遺残粘膜に生じた貯留囊胞**）．その場合の囊胞は粘膜遺残をきたしやすい空洞の深部であったり，また複数であったりする．囊胞は，**単胞性が過半数（70〜80％）**であるが，2房性が約30％，3房性以上が約10％ある．

この囊胞のまわりの粘膜から粘液が出てきて囊胞が次第に大きくなったり，かぜの際，囊胞の中の粘液が化膿すると，頬や鼻の横が赤く腫れ，強い痛みを伴う．つまり，上顎洞の中に症状のない囊胞ができるだけなら，それは慢性副鼻腔炎の治癒の一つだが，囊胞が大きくなったり，感染を起こすなどして症状が出て，はじめて「**術後性上顎囊胞**」と診断される．

症状は，頬部腫脹，歯銀腫脹，頬部痛，歯痛，頬部異常感がある．囊胞は緩やかな拡大成長を示す（X線上囊胞の辺縁硬化像が特徴的）ので，浸潤破壊性の発育を示す悪性腫瘍と異なり神経を侵

すことが少ない．

手術後，症状が出現するまでの期間は平均して15〜25年かかる．

（2）病理組織学的所見

囊胞壁は瘢痕組織あるいは粘液腺を有する炎症性上顎洞粘膜からなる．囊胞内面は線毛上皮，円柱上皮で被われる場合が多いが，立方上皮，扁平上皮で被われる場合もあり，上皮層を欠く場合もある．内容液の性状はさまざまで，黄色から暗褐色を呈し，漿液性あるいは濃厚な粘液性を示す．コレステリン結晶を含む場合もあり，ときには膿性である．

（3）診断

以前に副鼻腔の手術を受けたことがあって，次のような症状に該当するものがあれば，術後性上顎囊胞の疑いがある．

①流涙，眼球突出：一方の目に重みを感じ，少しずつ飛び出してくる．この場合，囊胞が眼窩底の骨を破壊し，眼窩内容物に直達する圧が生じ，種々の眼症状が生じる．

②**歯痛，頰部の鈍痛**：急性の症状としては，かぜをひいたときの頰の腫れと激しい痛み．感染が合併した囊胞の拡張性変化で顔面痛が生じる．貯留液はチョコレート様で，そこからしばしば**嫌気性菌**が検出される．

③X線像により囊胞の位置，大きさ，隣接器官との関係，骨吸収の有無を知る．しかし，最終的には**CTやMRIで内側型か外側型か，単房性か多房性か，眼窩壁が保たれているか，犬歯窩を介して頰部軟部組織，後方では側頭下窩への進展を判断する．**

（4）治療

抗生物質で一時的に症状を抑えることもできるが，根本的に治すには手術が必要．手術は囊胞を取り出したり，囊胞と鼻腔との間に交通路をつける（**ドレナージ手術**）．これには，**上顎洞根本術に準ずる経上顎法**と，鼻内より囊胞を開放する鼻内法とがある．鼻内法は**内視鏡下鼻内手術**で対応できる．鼻内法の適応は，単房性，多房性を問わ

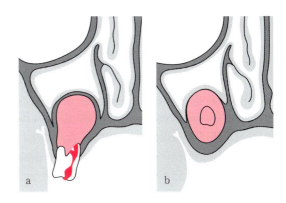

図12 歯原性囊胞
a：歯根囊胞，b：濾胞性歯囊胞（含歯性囊胞）．

ず，囊胞が中鼻道または下鼻道に近接している内側型ものである．

4）歯原性囊胞

顎顔面領域に発生する囊胞の多くは歯原性囊胞 odontogenic cyst であり，これらは臨床的には顎骨中心性病変としてみられ，病理学的には囊胞内腔は上皮性被覆が存在する**上皮性囊胞 epithelial cyst**であることが特徴である．これら歯根囊胞に次いで多いのは埋伏歯の歯冠を囊胞内に包含する含歯性囊胞である（図12）．

（1）歯根囊胞（radicular cyst）（図12 a）
1．病理

根端部歯周組織の歯根肉芽腫または根端周囲膿瘍などの炎症性病変に続発する．顎骨内囊胞の中で最も多くみられる．

囊胞壁は内側から外側の上皮層，肉芽組織層，結合組織層に区別される．

上顎，特に側切歯部に好発する（60〜80％）．下顎では**大臼歯部**に最も多くみられる．

2．臨床所見

囊胞が小さな時には**無症状**．元来は慢性炎症性病変であることから，炎症の急性転化によって自発痛，顎部腫脹などが現れることもある．歯髄壊死あるいは根管充填などのなされた原因歯が必ず存在し，歯根肉芽より移行したものなので，**打診痛，違和感，歯冠色の変色，歯の動揺**などが認められることが多い．原因である感染根幹歯のX線

写真検査によって見つけられることが多い.

上顎中切歯の場合は唇側に側切歯の場合は口蓋側に腫瘤をきたすことが多い. また, 前歯部の囊胞が鼻腔底に増大したときには, 鼻腔底に膨隆（Gerber 隆起）をきたすことがある. X線所見では, **原因歯の歯根端部に境界の比較的明瞭な円形ないし類円形の透過像**が存在する. これは鼻から見れば鼻前庭外側壁の皮下ないし下鼻甲介前端側壁下方の粘膜下に生ずる囊胞で拇指頭大のものが多い. 一側の鼻翼から上口唇にかけて腫脹し, 淡黄色の漿液あるいは粘液を容れる.

3. 治療

小さなものでは根管治療で治癒することがある. しかし, 比較的大きなものでは, 囊胞壁の全摘出または副口腔形成法を行う. 全摘出の場合, 原因歯は根管治療, 根管充填を行って可及的保存する. 根端が囊胞腔に突出しているため囊胞壁の完全摘出が困難な場合は, 再発防止を目的として根端切除を行う.

（2）濾胞性歯囊胞（含歯性囊胞 folicular cyst）（図12 b）

1. 病理

囊胞壁に埋伏歯が存在し, その**歯冠部を囊胞腔内に含んでいる**. 囊胞壁は線維性結合織からなっており, 上皮は偏平または立方上皮で, 壁の厚さは比較的薄い.

顎骨囊胞の約15%を占めるといわれている. 若い年齢層に多く, **原因歯としては門歯, 犬歯, 智歯が多い**.

発生学的には諸説あり, 未だ明確にされてはいないが, 歯冠の形成が終了した後に歯冠部に存在する歯原性上皮に囊胞化が生じたものとする意見がある. 好発年齢では, 10歳代が最も多い.

2. 臨床所見

一般的には無症状に経過し, 囊胞が大きくなると歯根部あるいは顎骨体部に**無痛性の膨隆ないし腫瘍が出現**し, 羊皮様感, さらには波動を触知するようになる. **X線所見では単胞性または多胞性の透過像を示し, その中に埋伏歯の歯冠が認められる**. 囊胞が大きな場合には隣在歯の歯根吸収を生じ, 歯髄壊死をきたす. 上顎智歯部に発生した囊胞は上顎洞方向に発育し, 上顎洞内に囊胞がみられることがある. 含歯性囊胞に細菌感染が合併し, 多くの場合, 自発痛が現れる.

3. 治療

囊胞の摘出とともに**埋伏歯を抜去**する. ただし歯芽の根端が未完成で, その歯芽の方向が比較的正常位にあり, 囊胞があまり大きくないときは, 囊胞の開放術を行っておくと歯芽は正常に萌出するので, 必ずしも埋伏歯を抜去しない.

第8章　鼻副鼻腔の良性腫瘍, および類似の骨疾患

鼻腔腫瘍は**血管性腫瘍, 乳頭腫**が多い. 副鼻腔では**骨腫, 線維性骨疾患**など結合織性の腫瘍が多い. ほかに症状から腫瘍と鑑別すべき腫瘍類縁疾患として粘液囊胞, 術後性上顎囊胞, 血瘤腫, ウェゲナー肉芽腫がある.

多くの腫瘍は, 部位, 広がりにより多少の相違はあるが, 鼻閉, 鼻出血など共通の鼻症状をもち, さらに眼, 硬口蓋, 歯, 頬部など周囲組織への圧迫症状が現れる. いずれも摘出することにより予後は良好である.

1　乳頭腫

1）臨床的特徴

50～70歳に多く, **男性に多い**傾向がある. 外観上, 鼻ポリープと診断されることが多いが, 炎症ポリープのようなゼリー状の外観は示さない, 透明感に乏しく表面不整, 粗大顆粒状で, そして易出血性や潰瘍形成がない腫瘍である. 上皮の増殖形態により, **外方発育型 exophytic type と内方発育型 inverted type** とに分けられ, 前者は鼻前庭, 鼻中隔に, 後者は鼻腔側壁（中鼻道, 中鼻

甲介，下鼻甲介）から上顎洞，篩骨洞に進展することが多いといわれる．片側性の場合がほとんどである．炎症性鼻茸との鑑別が重要なので，確定診断のためには積極的な生検が必要である．

外向型乳頭腫では真皮乳頭が上方に延長し，表皮が波動を呈するが，基底層は保たれる．若年者に多く，癌の合併は稀とされている．一方，**内向型乳頭腫**の表皮層は，粘膜表層から間質に深く陥入し管状に増殖するが，基底膜によって間質と明瞭に境される．核分裂像が基底層に認められることがあるが，異形成は軽度あるいは中等度である．骨破壊がしばしばあり，そのようなものは**癌の合併が高いとされている（約10％）**．ことに，**高年齢，X線写真で骨破壊のあるもの，易出血性の腫瘍の3条件を同時に満たす乳頭腫は癌合併の危険が高い**．乳頭腫と癌の合併については，癌が乳頭腫から悪性化したものか，あるいは最初から単に共存しているのか議論がある．そこで，内向型乳頭腫**は組織学的には良性だが，骨破壊や再発傾向があるので，臨床的には悪性**として扱われる．しかし，組織学的には良性腫瘍であるため悪性腫瘍のように骨に浸潤性に増殖し破壊することはなく，鼻腔から副鼻腔，ないしは副鼻腔から鼻腔へ進展する場合も副鼻腔自然口や中鼻道，上鼻道などに拡大して進展する．MRIでは，T2強調像やGd造影後T1強調像で**脳回様の所見**を呈することが特徴とされる．

内向型乳頭腫は，鼻腔側壁でも上顎洞膜様部からの発生が多いといわれる．症状としては，一側性の鼻閉や鼻出血，鼻漏をきたす．最近の研究では鼻腔乳頭腫も喉頭乳頭腫同様，**HPV陽性の頻度が高い**とされる．

2）診断

副鼻腔深部や頭蓋内への広汎な進展例においては，CTでの骨破壊（**圧排性骨吸収像**）の有無や，冠状断や矢状断のMRIによる頭蓋内（硬膜）浸潤の有無の判断が必要である．MRIではT1およびT2強調画像で等信号から若干高信号を呈し，Gd造影では斑状に造影効果がみられることが多い．一方，周囲の炎症性病変は，Gd造影で粘膜のみ造影が認められることから区別される．

3）治療・予後

腫瘍の完全摘出が原則である．

外方発育型は腫瘍部分の摘出術で容易に治癒するが，広い範囲にわたる内方発育型の乳頭腫では腫瘍の遺残による**術後再発が多い（再発率は20～50％）**ので，**側鼻切開法 lateral rhinotomy，上顎部分切除術**を用いて徹底的に清掃し，手術による完全摘出が原則である．また，近年では内向型乳頭腫に対する**内視鏡手術**が増えており，transnasal endoscopic medial maxillectomy で切除可能である．

ただし，根治手術を行っても再発は免れないので，術後の経過観察が必要である．ことに内視鏡による観察は，米粒大の再発も発見しやすく，その都度，鉗除・レーザー焼灼など早めの処置が可能となる．

2 骨腫（osteoma）

1）病理・病因

正常骨が過度に発育した腫瘍で，病理学的には層状骨よりなる骨梁の発達が著明で，骨髄組織，脈管組織の発達をみる．軟骨組織を欠き膜性の化骨像を呈するのが特徴．骨内部に発生する中心性骨腫と外骨膜側に生じ，外側に膨隆した硬い腫瘤を作る周辺性骨腫とに分けられるが，後者の方が多い．

病因としては発育奇形・炎症・外傷等多くの説があるが，不明である．ただし，非腫瘍性の骨増殖（過形成症）と区別困難なこともある．10～40歳代に多い．男性は女性の約2倍と多く，頭頸部領域では前頭洞（80％以上），篩骨蜂巣，上顎洞の順で多い．

2）診断・治療

副鼻腔X線撮影の際に境界明瞭な石灰化像として偶然発見されることが多い．発育は緩慢で自覚症状も軽いが，頭痛や局所圧痛を伴うことがある．自然口を閉塞すると慢性副鼻腔炎や嚢胞の原因となる．大きく発育し眼窩など隣接組織を圧迫すると眼球突出が起こる．症状が出現するなら摘

出．しかし，骨腫は鋭匙で掻爬することは困難である．

3　線維性骨疾患

顔面骨の形成は，間葉組織から類骨組織 osteoid が作られ，これに造骨細胞が加わって bone matrix ができてくるが，この形成過程の障害で種々の線維性骨疾患が生じる．骨形成の進度に応じて**線維性骨異形成症 fibrous dysplasia**，**骨形成性線維腫 ossifying fibroma**，**線維性骨炎 ostitis fibrosa** に分類される．局所に被る外刺激やう歯，ホルモンのアンバランスが病因としてあげられている．前2者は若年女子に多く，後者は年長者に多い．顔面中央部や頭蓋底に好んで発育する．

片側の顔面が腫張し，頭痛，視力障害，神経圧迫症状を示す．急速な発育をみる例では血清アルカリホスファターゼの上昇を認める．X線上半透明に見える部分（線維形成部分）と不透明硬化像が混在し，淡い骨影として写る．触診上は泥砂様，握雪状を呈する．

整容上問題があったり，症状をきたすなら部分切除を行う．手術は成人になると骨成長が止まり，発育が休止することがあるので，減量手術にとどめる．

1）上顎洞骨異形成症（fibrous dysplasia）

（1）病理

病理学的には骨線維症で，骨と結合織の平行的増殖を特徴とする．骨皮質が保持された状態で骨病変が膨隆する．結合織化骨過程の woven bone stage に酷似する（大小種々の未熟な線維性骨梁からなる）ので，新生物でなく，骨形成過程に生じた変異で，**奇形腫**に類似する．ただし，生理的骨形成にみられる通常の規則性ある層状構造は認められない．結合織細胞の多寡と，骨様組織の化骨の程度により，幼若型，成熟型に分類されるが，同一腫瘍でも部位により，幼若型，成熟型が入り乱れており，また年齢では一般的に幼小児ほど間質細胞が多い幼若型が多く発育が活発で，成人になると安定化し，発育は止まる．fibrous

dysplasia の0.5％が悪性化する．

（2）発生頻度

思春期に好発し，女性に多い．多く（75～80％）は一側性で限局性（monostotic form と呼び，ossifying fibroma と同一視される）で，ときに複洞性に広範囲に侵襲している（polystotic form と呼び，皮膚の色素沈着や内分泌異常を認める場合には **Albright 病**と呼ぶ）．最好発部位は脊椎で，約1/4は頭頸部領域でみられ，上顎対下顎の割合は4：1で上顎に多い．

（3）診断

無痛性頬部腫脹．骨皮質が保持された状態で骨病変が膨隆する．**ALP の異常高値**，成長停止後の持続高値は病的なものである可能性が高く，診断上または治療後の再発において重要．

X線撮影は病変の線維成分と骨成分の比率により，硬化性，嚢腫性，スリガラス様陰影とさまざまな像を呈する．

（4）治療

1．放射線治療

放射線治療は，悪性化を起こす恐れがあること，顔面発育を阻害する可能性があることから行わない．

2．手術的治療

病変は良性，大部分において思春期以降にその発育が止まることから，全摘よりも整容上の問題を考え，可及的病変の掻爬がよい．思春期以降に手術するのがよい．

①完全除去・再発を予防する．

②部分除去・成人になると骨成長がとまり，発育が休止することがあるので，減量手術（可及的掻爬手術）にとどめる．

4　血管性腫瘍

1）血管線維腫（若年性鼻咽腔血管線維腫 juvenile angiofibroma）

（1）病理

思春期（10～25歳）の男子に好発する．

口蓋骨の蝶形骨突起と水平板，翼状突起が接す

る部位（**鼻咽腔の後外壁**）に始まり，鼻腔方向へ，上方へは蝶形骨洞へ，外側へは蝶口蓋孔から翼口蓋窩へ，さらには側頭下窩へと進展する．

組織学的には血管成分と線維成分からなるが，その構成比は腫瘍により異なる．良性だが広範囲な発育を示す．性的成熟期を過ぎると自然退縮の傾向がある．

（2）症状

鼻閉，膿性鼻漏，頻回な鼻出血が主症状である．耳管を閉塞すると伝音難聴をきたし，頭蓋底に浸潤すると脳神経症状が出現する．

（3）診断

前鼻鏡検査で見えにくければ，鼻咽腔ファイバースコープで確認する．腫瘍は蝶口蓋孔を中心に鼻咽腔後部に広がりCTやMRIでその腫瘍の広がりを知る．血管写を行えば腫瘍の栄養血管を知ることができるし，同時に血管栓塞術を行うこともできる．腫瘍は不均一な信号強度を示し，**強い造影効果**がみられ，腫瘍内の多数の液流無信号flow void は診断に有用な所見である．

腫瘍の進展形式に基づく分類は以下のとおりである．

Ⅰ型；鼻咽頭や副鼻腔内にとどまる．
Ⅱ型；翼口蓋窩さらに側頭下窩へ進展．
Ⅲ型；正円孔や翼突管から頭蓋内へ進展

（20％以下）．

（4）治療

治療は切除術（lateral rhinotomy による手術的摘出，経口蓋法による手術）が広く行われる．術前に栓塞術を行えば出血を少なくすることができる．性ホルモン療法，放射線治療（ラジウム針刺入，X線照射）を優先させる施設もある．ホルモン投与（エストロゲン，アンドロゲン）により腫瘍内の膠原線維の増殖が起こる．高度に進展したstage Ⅲに対しては infratemporal あるいはtemporal fossa 経由の手術も行われる．

2）血瘤腫（血管腫）
（1）臨床所見

臨床症状は鼻閉や鼻出血，鼻漏など．局所所見として赤褐色から黒褐色の腫瘤を呈し，時にはフィブリンを析出する．病理組織学的には悪性の所見を認めず，その発育段階で組織内出血を起こした**偽腫瘍**と考えられている．病態は単一でなく，壊死組織，出血巣，慢性炎症，結合織増生，血管腫瘍病変，器質化など多彩な病理組織像が混在している．

病理学的には真の腫瘍か，炎症性反応か，判定は困難で，間質に慢性細胞浸潤，水腫，線維化などが特徴的であれば**血管拡張性肉芽腫**であり，血管内皮細胞の小葉状の腫瘍性増殖が主体の場合は

▌血瘤腫は血管腫の一部？

血管腫は，病理学的には毛細血管腫，海綿状血管腫，蔓状血管腫に分けられる．毛細血管性のものは毛細管の単純な増殖と拡張を示し，そのなかに上記の**毛細血管拡張性肉芽腫** granuloma telangiec-taticum，別名，**化膿性肉芽腫** pyogenic granuloma も含まれる．発生部位は顔面，特に口唇部とキーゼルバッハ部位，手指であり，外傷または感染に伴う反応性の血管増生と考えられてきたが，現在では後天性の良性血管腫と考えられている．大部分は単発の腫瘤としてみられ，どの年齢層にも生じ，性差はないが，妊娠中に生じてくることがあり，**エストロゲン**との関連がいわれている．

この毛細血管拡張性肉芽腫は急激に増大することが特徴で，径5〜10 mm の有茎性の赤色の小腫瘤で，表面が往々にしてびらんを呈し，出血による血痂を付着するなどしている．病理組織学的には大小種々の管腔の毛細血管が増生した胞巣が多数，結合織に隔てられ，分葉状に存在するのが特徴で，そのために lobular capillary hemangioma という名称を使うものもある．びらんを呈しているものでは，上層では炎症細胞の浸潤が顕著である．

毛細管性血管腫とされる.

好発部位としては上顎洞が多く，中鼻道付近に発生し，鼻腔，篩骨洞に進展する．急激に増大することもある．20〜40歳代に多く，悪性腫瘍よりも若年層に好発する傾向にある．

血管腫の増大縮小は，一般に，エストロゲンやプロゲステロンなどの内分泌変化によってもたらされるものと考えられており，妊娠中や肝不全などの際にはこれらの血管系の変化がよく出現する．

（2）診断

画像診断でも特異的な所見はないが，CTで造影効果を示すことが多い．MRIではT1強調画像で周囲の軟部組織と信号強度はほぼ同じで，T2強調画像で低から中信号強度のモザイク状を呈する．

（3）治療

外科的切除が基本．現在では内視鏡下鼻副鼻腔手術（ESS）が主流となってきている．出血に悩ませられることが多いので，動脈栓塞術が術前処置として用いられることがある．栓塞物質はゼルフォーム®細片やスポンゼル®等を用いるが，栓塞後数週間で再開通するといわれるので，その前に手術をする．

治療は電気凝固や液体窒素による冷凍凝固術などがあるが，再発することが少なくなく，1回で根治する方法は，手術で十分に深く切除することである．くびれた部分の下方に胞巣が存在するのが普通なので，浅く切除すると再発しやすい．ステロイドの局注で退縮することもある．

第9章　鼻副鼻腔の悪性腫瘍

鼻腔および副鼻腔の悪性腫瘍は**癌腫**が圧倒的に多く，**悪性リンパ腫，（髄外）形質細胞腫，悪性黒色腫，嗅神経芽細胞腫** olfactory neuroblastoma などが少数ながらみられる．これらは**頭頸部悪性腫瘍の3.6％**（2003年度）を占め，**上顎癌**として発生するものが多い．発生部位は，上顎洞に次いで鼻腔，篩骨洞，蝶形洞の順に多い．前頭洞原発はきわめて稀である．

上顎癌は上顎洞という骨腔内に発生するため，初期には明らかな症状を示さないことが多い．癌腫が骨壁を破壊し，周囲組織を圧迫して初めて症状を自覚するのが通例である．そのため**上顎癌は早期発見，早期治療が困難**な宿命にある．このように上顎癌は発見時，一般に骨壁がすでに破壊されている進行癌（T3以上）が多く，T分類では**T3，T4の進行癌が90％を占める**．そのため現在においてもその治療成績は満足いくものではない．累積5年生存率は35〜75％である．

リンパ腫の場合は鼻腔に多くみられるが，鼻腔にできるT/NK細胞型リンパ腫ではEBウイルスが関与していることが明らかとなっている．

1 上顎洞癌

1）病理

病理組織学的には癌腫の90％が**扁平上皮癌**で，残りは腺癌，移行上皮癌，腺様嚢胞癌，粘表皮癌などである．元来，鼻・副鼻腔の粘膜は多列線毛円柱上皮であるので，扁平上皮癌が発生するのは，**慢性炎症により，粘膜の扁平上皮化生が生じたためとも考えられる**．そのためか，口腔などの重層扁平上皮から発生した癌腫に比し細胞異型が強く，角化傾向に乏しく，**分化度も低いものが多い**．発症年齢のピークは60歳台にあるが，近年は慢性副鼻腔炎の減少に伴って減少傾向がある．

副鼻腔粘膜はリンパ管に乏しく，上顎洞癌の**リンパ節転移**は頭頸部癌中最も低率で，初診時**10％前後**である．しかし，後壁を破壊して翼口蓋窩に浸潤すると，リンパ節転移が増加する．通常，上顎癌のリンパ節転移は**顎下リンパ節**にみられるが，翼口蓋窩からの転移は上咽頭癌と同様**咽頭後リンパ節**から上内深頸リンパ節にかけて認められる．リンパ節転移の80％以上は治療開始後1年

以内に発生しているが，上顎洞癌のリンパ節転移率は元来低いので，**30％を超える局所再発が最大の予後決定因子**となっている．

上顎癌が後上部方向へ進展すると，篩骨蜂巣，眼窩を経て視神経，内頸動脈，前・中頭蓋底硬膜など重要臓器に浸潤し，治療を著しく困難にする．このため**エングレン線 Ohngren line**（内側の眼瞼角と下顎角を結ぶ理論上の平面）を境に，予後の悪い後上方型と，比較的よい前下方型に分類される．

2）症状

三叉神経第2枝を腫瘍が圧迫するため，神経痛様の自発痛が顔面に生じ，また，歯痛が発来する．そのため，う歯と誤られ抜歯を受けることがしばしばある．組織破壊や壊死に基づく悪臭や血性鼻漏，頬部腫張や眼球突出などの圧迫症状，頸部リンパ節腫張を示す．癌腫が洞壁を破壊すると，進展方向により多彩な症状を示す（図13）．

内側壁：鼻閉，鼻出血，血性鼻漏，流涙
前壁：頬部腫脹，上口唇の知覚鈍麻
下壁：歯痛，浮歯感，歯芽動揺，硬口蓋・歯肉部腫脹，義歯不適合
上壁：眼球突出，複視，上口唇の知覚鈍麻
後壁：開口障害，耳管圧迫による難聴，頬部・上口唇・上顎歯肉部の知覚鈍麻・痛み

3）診断

副鼻腔原発悪性腫瘍は骨組織に囲まれているため，早期癌の診断は難しい．上顎洞癌は，進行癌になって初めて症状が出現することが多い．

鼻腔に腫瘍が顔を出しているときは，生検は容易である．鼻腔所見および画像診断で，片側の鼻腔・上顎洞のみに所見があり，骨破壊を伴わない場合は腫瘍と炎症との鑑別は不可能なので，上顎癌を疑うとき（片側性副鼻腔炎）は早期に上顎洞を開き生検を行う．または，上顎洞穿刺で吸引物・洗浄液を細胞診で検討する．

口腔の検査でも触診が大切で，歯肉・臼後部，硬口蓋の腫脹，圧痛，知覚障害を診察し，歯芽の動揺，叩打痛にも注意する．

X線，CT，MRIにより腫瘍の進展範囲を推定する．上顎洞癌は激しい**骨破壊を伴った片側性腫瘤として描出される**ことが多い．X線読影に際しては，鼻・副鼻腔の含気腔および周囲軟部組織の**異常陰影**とその周辺の**骨吸収像**，あるいは反応性の骨増殖に注意する．**CT**は微細な骨構造の菲薄化や破壊，石灰化，骨化などの評価に対し優れている．頭蓋底浸潤の診断には冠状断CTが有効．一方，**MRI**は軟部組織への浸潤範囲の診断に有効である．MRIは優れた濃度分解能により，腫瘍と炎症性変化や浮腫との鑑別が可能である．T2強調像において，細胞成分が豊富な腫瘍が中等度の信号強度を呈するのに対して，水分含有量の多い炎症性病変や浮腫は著明な高信号を示すため，両者の境界が明瞭に描出される．ガドリニウム（Gd）造影剤による造影効果は炎症粘膜より低く不均一である．翼口蓋窩進展ではMRI T1強調画像で翼突筋に造影効果を認めず，かつ筋線維の走行の乱れがなければ，翼突筋に腫瘍の浸潤はない．

治療による効果を判定するには鼻鏡所見だけでは不十分で，MRI，特に造影MRIによる画像診断が必要である．

頸部は**顎下リンパ節**，内頸動脈分岐部付近の**上・中・内深頸リンパ節の腫脹**に注意するが，上顎洞癌では炎症性リンパ節腫脹も少なくないの

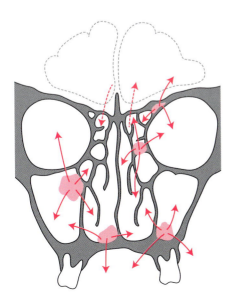

図13　鼻副鼻腔腫瘍の進展方向

で，増大傾向の有無に注意して判断する．

4）治療

鼻・副鼻腔悪性腫瘍の治療は，手術が主体となる．治療は，口蓋を含めた上顎全摘術，眼窩に浸潤があれば眼窩内容を併せて摘出する**上顎拡大全摘術**が標準治療である．しかし，顔貌の変化，口蓋・眼窩内容摘出に伴う機能障害が大きい．

そこで，上顎洞癌の治療は，顔面という審美上の配慮が特に必要な部位であるということに加え，頭蓋底，眼窩，口蓋などに近接し機能的にも重要な部位である点から，**顔面形態・機能保存と根治性のバランスを考慮した治療法が求められる**．その観点から，放射線，化学療法，手術を組み合わせた**集学的治療**[4]が行われるようになり，現在，施設により至適線量，薬剤投与法，手術方法等，さまざまな異なった方法がとられている．

鼻・副鼻腔癌は遠隔転移が比較的少ないため，局所制御率を上げられれば生存率の向上が期待できる．そこで，進行癌に対しては，従来，手術，放射線，動注化学療法を組み合わせた「三者併用療法」が行われてきたが，T4（眼窩内まで進展した）症例では力不足であった．

進行鼻・副鼻腔癌，特に切除可能だが形態や機能を温存できないT4症例には，**超選択的大量動注療法**によるCRT（70 Gy/7週間の放射線照射と同時に，100〜120 mg/m^{2}のCDDP超選択的動注を週1回計4回行う）は有用である．上顎洞癌は支配血管が明瞭であるため解剖学的に動注化学療法が適していて，切除不能例でも高い治療成績が得られる．

（1）集学治療（三者併用療法）

放射線治療，手術，化学療法，さらには種々の免疫療法を併用し，できるだけ手術後の組織欠損を少なく，治療成績を向上させる目的で行われる．上顎洞癌の三者併用療法による治療成績は60％強となっている．

1．第一段階治療

放射線と化学療法を短期間併用し，すぐ続いて副鼻腔炎の手術法に準じて上顎洞を開放し，肉眼的にすべての病巣を除去する．それはその後に行われる拡大手術を前提とした術前療法で，その効果を画像で正確に診断した上で，治療効果に応じた一塊切除を行うのがこの第一段階である．

2．第二段階治療

再び放射線と化学療法を併用しながら，開放創から洞内の吸引除去を毎日繰り返すことにより，第一段階治療で残った微小な病巣を治癒させる．

線量を少なくすることにより，局所の免疫機能が増強され，局所の吸引清掃により微小病巣の除去と線維化が促進される．

この集学治療の具体的な治療法は以下のとおりである．

①放射線治療：60〜70 Gy/6〜7週の外照射が一般的．晩期毒性軽減のため，**強度変調放射線治療**（intensity, modulated radiotherapy：IMRT）が推奨される．殺細胞効果を期待する．

②局所化学療法：放射線治療に併せて，顎動脈などの腫瘍の栄養血管から動注ないしは全身投与が行われる．全身投与では白金製剤を中心とした多剤併用療法も行われ，導入化学療法として用いられることもある．

a．5 FU（総量2,000 mg）持続動注5〜7回，あるいはシスプラチン＋5 FU動注．

b．**超選択的動注化学療法**：大量のシスプラチンを動注，そのシスプラチンをチオ酸ナトリウムにて中和し副作用を減じることにより毎週動注100 mg/m^{2}する．カテーテルを選択的に腫瘍の栄養血管に挿入し，そこからシスプラチンを動注する．

③減量手術：照射中の掻爬術，照射後2〜3週に拡大デンケル手術（減量手術の巧拙が根治性を左右する最大因子）

しかし，後方再発をきたした場合，それはほとんどが翼口蓋窩・頭蓋底方向への深い浸潤を示すものと考えられ，二次治療でのコントロールは容易ではなく，どのような治療を施しても予後不良である．

（2）手術

単独の手術は腫瘍が限局している場合や集学治療後もなお腫瘍が残存している場合，あるいは集

学治療に引き続いて実施される．骨膜までの浸潤であれば，術直後に放射線療法を併用し，眼窩内容の温存を検討する．

　　a．上顎全摘術
　　b．上顎部分摘出術デンケル法
　　c．残存腫瘍の摘出術
　　d．頸部廓清術
　　e．鼻副鼻腔癌の頭蓋底浸潤や頭蓋内転移に対しては，定位的脳放射線治療法であるガンマナイフ治療の応用

　そして，広範囲切除後の基本方針は即再建である．

5）術後の問題

　①広範囲な手術では術後咬筋の切断により顎関節の強直や開口障害（大部分の症例では，2横指の開口は可能）をきたすことが多く，咀嚼運動が妨げられる．

　②硬口蓋を切除すると構音障害を生じ，創腔が開放されたままのものでは発語明瞭度が落ちる．プロテーゼを装用することにより改善が期待できる．口腔と鼻腔の遮断のために再建手術を行うこともある．

　③術側の滲出性中耳炎による難聴は必発する．

　④放射線障害では放射線白内障（白内障摘出術を行っても視力回復は悲観的），視神経障害，骨壊死がある．しかし，現在では照射法を工夫し，眼への線量を減らすことにより，手術によって視力の回復が期待できる状態で治療を終了することも可能となってきている．

2 その他の悪性腫瘍

1）鼻副鼻腔の悪性リンパ腫（鼻性 NK/T 細胞リンパ腫，節外性 NK/T 細胞リンパ腫，nasal type ENKL）

（1）疫学

　悪性リンパ腫は鼻腔・副鼻腔悪性腫瘍の約8％を占める．悪性リンパ腫は，そのほとんどが比較的予後がよいとされるびまん性大細胞型 B 細胞リンパ腫であるが，鼻腔の悪性リンパ腫はその B リンパ腫（25％）に比し予後不良とされる T 細胞リンパ腫（**NK/T 細胞リンパ腫75％**）が多

い．NK/T リンパ腫は全体としてみてもその2/3 以上が鼻腔・上咽頭〜周辺組織に主病変を有する限局例である．それは全体からみると悪性リンパ腫の中では稀な組織型で，その発生頻度は本邦では**全悪性リンパ腫の約 3〜10％**とされるが，日本を含めた**東アジア諸国および中南米に多**い．欧米には少なく，欧米では 1％未満である．

　NK/T 細胞という細胞は実際に存在しないが，NK 細胞（ナチュラルキラー細胞）と T 細胞は区別が困難であるので，**NK 細胞性と T 細胞性の悪性リンパ腫を同一の範疇として扱う**ようになった（ほとんどが N K 細胞型，一部で T 細胞型を示す）．

　鼻性 NK/T 細胞リンパ腫はかつて致死性正中肉芽腫あるいは多形性細網症と呼ばれ，予後不良な疾患だった鼻腔の肉芽腫性病変だが，咽頭の潰瘍性病変で初発する場合もある．NK/T 細胞リンパ腫の患者の**約65％は男性**で，**40〜50歳代に発生が多い**．

（2）診断

　①症状は，典型例では**顔面正中の腫脹ないし壊死を認める**が，現在わが国では患者の多くが**鼻閉や血性鼻汁で発症する**．腫瘤は境界不鮮明，浮腫性，表面平滑な腫瘤（**鼻背上外側方の膨隆**）で，初期には炎症性疾患と鑑別困難なことも少なくない．なかには組織破壊性で急速に潰瘍，壊死が広がるものもある．副鼻腔炎を伴っている患者も多い．

　症状は鼻・咽頭症状の他に**抗生物質が無効な弛張熱**を伴うことが多い．ウェゲナー肉芽腫にはみられない**口蓋穿孔**がみられたり，**リンパ節腫脹**もある．また，鼻腔・副鼻腔の悪性リンパ腫は，中枢神経浸潤の頻度が高い傾向にある点については注意が必要である．初期の段階では鼻甲介に沿った進展をすることがしばしばある．

　②組織診断が頻回に必要なことが多い．その際，ウェゲナー肉芽腫，難治性口腔咽頭潰瘍との鑑別が重要となるが，ウェゲナー肉芽腫では血清中の好中球細胞質抗体（cANCA）が陽性を示すことがいわれており，鑑別診断の補助として有用である．

病理診断を行うために**生検**を行う．生検材料を得る際には，肉眼的に壊死を伴っていない一見正常に見える壊死性肉芽腫の周囲を採取するのがコツである．

③生検の H-E 染色では確定診断が困難で**リンパ球表面マーカーの免疫染色**依頼も行い，**T 細胞の表面抗原が陽性の細胞**が瀰慢性に浸潤している像を免疫学的に同定することが必須である．生検材料にはホルマリン固定だけでなく，必ず生標本を凍結しておき，種々の表面抗原の同定や T 細胞受容体遺伝子の再構成の解析を行う．

生検組織では非特異的炎症性肉芽組織と診断され，長期間にわたり難治性口腔咽頭潰瘍としてステロイド薬などで治療された病歴を有する症例もあることに注意を払う．

④NK/T 細胞リンパ腫のほぼ全例に **Epstein-Barr virus（EBV）の感染**を認め，腫瘍発生に関わっていると現在では考えられている．それ故に **EB ウイルスの血清抗体価**は測定しておく．VCA-IgA 抗体や EA-IgA 抗体が陽性であれば EB ウイルスと関連性がある可能性を示唆し，補助診断として有用である．

⑤さらに全身検索を行い，病期診断を行う（肺，縦隔，腹部の CT，ガリウムシンチグラフィー，腹部エコーグラム，消化管内視鏡および骨髄穿刺）．CT・MRI 所見は扁平上皮癌に類似するが，異なる点として**膨脹性骨破壊**を呈する点，**内部が比較的均一**な点があげられる．特に一見すると保たれた骨壁を挟んで腫瘤が内外に存在する所見は，悪性リンパ腫に特徴的である．

（3）治療

治療方針は組織型によって異なる．NK/T リンパ腫は一般に**予後不良**で，5 年生存率は 10%以下である．平均生存期間は 1 年半位．浸潤破壊性病変が著しい例では 5 年生存例はなく，早期診断，早期治療が予後の向上につながる．予後不良因子として，Ann Arbor 病期分類の B 症状（発熱，体重減少，夜間の発汗の内一つ以上を認める），進行期（Ⅲ期またはⅣ期），高 LDH 血症，頸部リンパ節病変が知られている．

治療は放射線療法と化学療法が基本となる．単独の放射線線量としては 50 Gy 以上の照射線量が局所制御に必要である．併用療法では放射線療法（40〜45 Ｇｙ）に加えて，P 糖タンパク質抑制剤と組み合わせた強力な多剤併用化学療法（high-dose CHOP, bi-weekly CHOP など）による治療が必要である．しかし，B 細胞リンパ腫（びまん性大細胞型など）の標準的レジメンである CHOP 療法には抵抗性を示す．上咽頭癌は化学放射線に高感受性なのに，鼻性 NK/T 細胞リンパ腫では低感受性で治療抵抗性である．治療抵抗性だが，50 Gy 程度の病変部放射線療法に引き続いて，あるいは同時並行的に化学療法を行っているのが現状である．例えば SMILE 療法（steroid=dexamethasone, methotrexate, ifosfamide, L-asparaginase, etoposide），MACOP-P または MEPP などの多剤併用療法，続いて放射線治療を，次いで同じく化学療法を施行するという具合である．なお，予後の悪い本症に対しては，今後骨髄移植を前提とした強力な化学療法（**造血幹細胞移植併用大量化学療法**）のレジメンを導入する試みが必要となろう．

2）悪性黒色腫（メラノーマ）

悪性黒色腫は皮膚癌の中で最も悪性度が高く，またさまざまな治療に抵抗性を示す腫瘍である．

（1）疫学

悪性黒色腫は色素細胞 melanocyte に由来する悪性腫瘍．

日本人における悪性黒色腫の発生頻度は，**人口 10 万対 1〜1.5 人**を示し，白人の 10 万対 5.23 人に比して明らかに低い．悪性黒色腫は欧米ではほとんどが皮膚に発生するのに対し，**本邦では粘膜を原発とする悪性黒色腫の割合が高い．1/3 から半分近くが粘膜に発生**している．内訳は**皮膚原発のものが 33%**（手のひら，足の裏に 40〜50%），**眼が 21%，鼻腔が 9%**を占めている．鼻腔・副鼻腔腫瘍の中では約 1〜3%前後の発生率で，鼻腔原発例では鼻中隔原発が最も多い．副鼻腔では上顎洞に多い．口腔内では硬口蓋に発症する場合が最も多い．きわめて転移しやすく，悪性度が高い．40 歳以上になると発生率が高まる．

（2）臨床診断

　黒褐色調の皮疹・粘膜疹をみたら，特に**大きさ，形状，色調の不規則性や境界のあり方**などに注目して悪性黒色腫である可能性があるか否かを検討する．

　典型的な悪性黒色腫は，**黒褐色で，非対称性で，境界が不規則で，周辺へ拡大していこうとする所見**（radial streaming）がある．**濃淡にムラがある**ホクロには注意が必要．**直径が7mm**（消しゴム付きの鉛筆の消しゴムの大きさ位）**以上のホクロ，急速に大きくなるホクロ**があれば要注意．日本人の場合，大半は黒色のため，"ホクロの癌"ともいわれる．しかし，色素を持たない無色性悪性黒色腫もあり，必ずしも色調のみで判断できるとは限らない．

　多くの悪性黒色腫は初期シミとして始まる．そのシミが大きく広がってきた段階で，だんだん厚みを増し，その一部が結節といって盛り上がってくると，すでに進行期の悪性黒色腫ということになる．

　鼻腔悪性黒色腫の臨床症状としては，硬い鼻茸様の腫瘤としてみられ，潰瘍や壊死を伴うことも少なくない．主訴は鼻腔の場合は鼻閉・鼻出血．さらには鼻汁，外鼻の変形，鼻腔内腫瘤等がある．**必ずしも黒色でないので診断は組織診断で決まる．**

（3）鑑別診断

　皮膚の悪性黒色腫は，良性の皮膚腫瘍の中でも，**母斑，疣贅，血管変性**などと間違えやすい．また，**基底細胞癌**も黒色腫によく似た外観を呈することで知られている．

　良性の**色素細胞母斑**類はありふれた皮膚の病変であるが，悪性黒色腫との鑑別がよく問題になる．良性の母斑では色調や形状，境界のあり方などに顕著な不規則性は認められない．

（4）診断

　悪性黒色腫は，含有するメラニン顆粒が常磁性体で，他の腫瘍一般のMR信号強度と逆に，**T1強調画像で高信号域，T2強調像で中等度～低信号**として描出されるMR画像上特異な腫瘍である．一般的には血流は豊富であり造影効果が高い．

　一般に**T1強調画像で高信号を呈する疾患は限られており，悪性黒色腫，脂肪腫 lipoma，脂肪成分を含む angiomyolipoma あるいは 奇形腫 teratoma などの腫瘍と肝細胞癌などの脂肪変性と，出血および血腫のある時相に認められる．**

　病期分類を**表10**に示す．

　黒色腫細胞間の接着力は弱く，ばらばらになってリンパ管や血管に入りやすいので，**切開生検は黒色腫細胞を播種する恐れがあるので避けなければならない．**しかし，やむを得ず生検をした場合，2週間～1か月以内に腫瘍の可及的切除を行うべきであるという意見がある反面，部分生検によって局所再発率やセンチネルリンパ節転移陽性率が有意に上昇するという証拠はないという意見もある．

　皮膚領域では，習熟した医師が行う**ダーモスコピー**は早期診断に役立つ．悪性腫瘍の転移巣の検索にはガリウムシンチが広く行われる．

（5）治療

　頭頸部に発生する悪性黒色腫は，その複雑な解剖学的構築から早期発見や手術による完全摘出が困難であり，そのため皮膚原発のそれらに比して，著しく予後が悪く，**5年生存率は10～15%**で，発症後2～3年で死亡する例が多数を占める．一般に，悪性黒色腫では腫瘍が厚いほど（浸潤が深いほど）予後は悪い．女性と男性と比較した場合，男性ははるかに予後がよい．

　手術療法が第一選択だが，十分な safety margin がとりにくいことや，進行した例が多いことから，主として化学療法（多剤併用療法）や免疫療法，**放射線療法**を単独，あるいは併用しての治療が試みられる．放射線治療は手術との併用（主に術後強化療法として）および手術不能例に施行することがあるが，単独での有効例は期待で

表10　鼻腔悪性黒色腫の病期分類（米国NIH）

stage Ⅰ：原発巣のみ
stage Ⅱ：頸部リンパ節転移を有する．
stage Ⅲ：遠隔転移を認める．

きない．ただし，2017年に放医研は頭頸部の粘膜にできる悪性黒色腫には重粒子線治療が有効であるという解析結果を発表している．重粒子線治療は手術のように見た目を変えることなく治療できるし，治療部位で再発しなかった割合は5年後で72％と推計されるので手術と同程度の成績が見込まれるという結果を報告している．

化学療法ではDITC（ダカルバジン），ACNU（ニムスチン），VCR（ビンクリスチン）三剤併用のDVD療法が，免疫療法ではインターフェロンβの局所投与が広く行われている．悪性黒色腫はホルモン依存性の可能性があるので，ホルモン療法を行うこともある．

手術療法は，拡大手術が理想的で，悪性黒色腫の場合，腫瘍厚が2mm以下の場合には安全性を考えて1cmの広範囲切徐を行い，それより厚い場合には少なくとも2cmほど切徐しなければならない．**腫瘍厚が1mmを超えると途端に生存率が下がるので，できれば平らなシミの段階で取る**ことが，悪性黒色腫において最重要である．

鼻腔原発悪性黒色腫での治療は所属リンパ節の転移巣が形成されるまでの早期の段階では拡大外科手術第一で，初回手術でのしっかりした局所コントロールが必要である．切徐範囲は原発巣周囲に多発する小結節（黒色斑）のため，safety marginが1〜3cm程度は必要．転移などによって手術が不可能な例では免疫・化学療法が主となる．

一度頸部リンパ節転移を生じると予後はきわめて悪い．最終的には**遠隔転移死の転帰が多い**が，局所制御できた場合は，できなかった場合に比べ有意に生存率が高いとされる．

3）基底細胞癌
（1）病理

基底細胞癌は皮膚悪性腫瘍の中で最も発生頻度が高く，**80％は頭頸部または顔面の露光部**に発生する．患者の大半は**高齢者**である．病変は蝋様の光沢を有し，結節やその周囲に毛細血管拡張を伴うのが特徴である．全体の80％以上が結節潰瘍型である．日本人に生じるほとんどのものはメラニン色素が豊富で**黒色**を呈するが，皮膚色で，

黒くないものもある．黒色になるのは基底細胞癌の腫瘍細胞にはメラニン貪食能があるためで，日本人の基底細胞癌の85％は黒色調だが，白人例では90％以上が無色素性である．

発育の経過が緩徐なため**基本的に転移はしない**が，徐々に確実に周囲の組織を破壊（潰瘍形成）しながら増殖する．したがって，長期間同じ大きさの腫瘍はまず基底細胞癌の心配はない．

（2）治療

治療は早期の小さいうちに発見し，切徐する．切除は安全を見込んで辺縁を0.5〜1cm含めて腫瘍を**完全摘除**すること，機能を十分に温存すること，整容的に不具合が生じないようにすることなどである．

手術，照射療法，凍結療法，電気メスのうちのいずれを選択すべきかは，腫瘍の発生部位，サイズ，患者の年齢と全身状態などによって左右される．

4）横紋筋肉腫

0〜9歳までに最も多い．全体の35％は頭頸部に好発し，頭頸部では鼻・副鼻腔が最も多く，次いで眼窩である．

組織型は**胎児型，蜂巣型，多形型，混同型**に分類される．胎児型は小児に多くみられ，蜂巣型は成人に多い．比較的進展は早く浸潤傾向が高度であることが多い．

X線学的には，内部は不均一で囊胞変性を伴うことがある．悪性リンパ腫との鑑別が困難となることが多いが，リンパ腫は比較的均一であることが多く，鑑別点となる．

治療は手術療法，放射線療法，化学療法を組み合わせた集学的治療が必要．化学療法はビンクリスチン，アクチノマイシンD，シクロホスファミドの3材を用いたVAC療法が主である．

5）嗅神経芽細胞腫（olfactory neuro-blastoma）

若年者から高齢者まで幅広く出現し，10歳代および50歳代に多い．

嗅神経の分枝から発生するため，必然的に嗅裂

部を中心に**鼻腔上半分に発生**し，比較的緩徐な増殖を示す．鼻腔の嗅覚部に生じるため，初期の段階では症状が乏しいこと，そして観察しにくい部位であるため発見が遅れやすい．

MRIではT1高信号，T2等の低信号で，大脳灰白質に類似した信号強度を呈する．内部は均一であることが多いが，時に不均一で嚢胞性変化や石灰化を伴うこともある．**血管に富む腫瘍**であり，造影剤により比較的よく造影される．進展経路は通常，篩骨洞や蝶形骨洞，また上方へは篩板を介して前頭蓋窩に進展しやすい．この**頭蓋内進展**の有無は治療上重要であり，その診断に冠状断の造影MRIが有用である．

治療は，手術単独および照射単独の治療では局所制御は困難で，鼻腔と頭蓋内の両方からアプローチするいわゆる **craniofacial resection（CER）に照射を組み合わせた治療法**が望ましい．**鼻内内視鏡手術**が有用である．5年粗生存率はlow-grade（Ⅰ－Ⅱ）は88%，high-grade（Ⅲ－Ⅳ）では33%．腫瘍の頭蓋内浸潤や眼窩内病変は治療結果に影響する重要な因子である．再発までの期間は長いので，長期的な観察が必要．

3 鼻副鼻腔と隣接する領域の脳腫瘍

1）下垂体腺腫（pituitory adenoma）

脳下垂体は，頭蓋底の中心部で最も深部に位置するトルコ鞍と呼ばれるくぼみの中に存在する．大きさは約7～8mmで，重さは約700mgの非常に小さな臓器であるが，ホルモン分泌の中枢としての重要な役割を担っている．この間脳下垂体に発生する腫瘍では，下垂体腺腫が約2/3，頭蓋咽頭腫が約1/4とこの両者で大半を占める．

全脳腫瘍の15%近くを占める良性腫瘍で成人に多く，下垂体前葉から発生する．脳腫瘍の中では神経膠腫，髄膜腫に次いで3番目に多い腫瘍である．

下垂体腺腫は分泌ホルモンにより非分泌性（nonfunctioning）腺腫と分泌性（functioning）腺腫とに分け，後者をさらに分泌するホルモンの種類によって分ける．下垂体前葉機能低下が存在する場合が多いが，前葉機能不全症状は自覚されないことが多い．

また，臨床的には腺腫の直径が1cm以下のmicroadenomaと1cm以上のmacroadenomaに分けられる．

（1）診断

①**microadenoma**：単純CTでは正常下垂体と腺腫を区別することがほとんど不可能なので，造影CT，MRIにおいて撮影される．MRIは数mmの微小腺腫でも診断できる．

②**macroadenoma**：鞍上部や海綿静脈洞に進展している場合が多く，頭蓋咽頭腫，髄膜腫や動脈瘤など他の腫瘍や腫瘍状病変との鑑別が必要となる．macroadenomaは，変性，壊死や出血を伴う頻度が高く，造影CTやMRIで不均一に描出されることが多い．下垂体腺腫では石灰化は稀である．

③**非分泌性腺腫**：**非分泌性腺腫**や男性の乳腺刺激ホルモン（プロラクチン）産生腺腫では，内分泌症状がないか気付かれにくいので多くの場合腫瘍は鞍上部まで大きくなって視神経を圧迫し，**視力視野障害**で初めて気付かれる．

④女性のプロラクチン産生腺腫：早期から月経不順，無月経，**乳汁分泌症**で気付かれ，成長ホルモン（GH）産生腺腫では特有な**末端肥大症acromegaly**を呈し，副腎皮質刺激ホルモン（ACTH）分泌腺腫では **Cushing 病**を生ずるので，腫瘍直径が1cm以下の微小腺腫micro-adenomaの段階で発見されることもある．

（2）治療

視力・視野障害を呈する下垂体腺腫では，圧迫症状の解除を目的とした手術適応があるが，ホルモンの過剰分泌を生じている機能性腺腫ではたとえ小さな腫瘍でも手術が行われることがある．

治療の基本は手術による腺腫の摘出．手術は前頭開頭法と経蝶形骨法とがあるが，海綿静脈洞，中頭蓋窩や第三脳室まで進展したいわゆる inva-sive adenoma の場合を除いて，ほとんどの場合**経蝶形骨洞法**で行われる．経蝶形骨洞法は1970年代に本邦に導入された，鼻中隔粘膜下から蝶形骨洞内に入り，トルコ鞍底を削って腫瘍に到達する方法であり，**術中透視装置と手術用顕微鏡の使**

用により，また，内視鏡下経鼻孔経蝶形洞手術（径鼻中隔法，径篩骨洞法，径総鼻道法）により安全で確実な方法として普及し定着した．かなり鞍上に進展したものでも，この方法により下から腫瘍をとるに従い，鞍上の腫瘍は次第に重力や頭蓋内圧によって鞍内に下りてきて，直接手術視野の中に収めながら，腫瘍を全摘することが可能である．むしろ前頭開頭法だと，鞍底部の腫瘍が鞍結節や前頭突起の陰になって見えにくく，取り残す恐れがある．

下垂体腺腫は非常に柔らかく，被膜内の腫瘍をリングキュレットで掻き出したり，吸引管で吸引除去したりするが，被膜内面に顕微鏡的に残った腫瘍細胞に対しては，髄液漏がないことを確認のうえ，無水アルコールを浸した綿片を10分間ほど張り付け，腫瘍細胞を固定する方法もとられる．

下垂体腺腫はそれ自体放射線感受性の高いのものではないが，macroadenoma で腫瘍の取り残しがある場合，術後にホルモン産生過剰が改善しない場合，再発を繰り返す場合には，術後に放射線治療を追加するが，良性腫瘍なのでなるべく照射を行わないことが望ましいとされる．

文 献

1）高橋良. 鼻中隔奇形. In: 日本耳鼻咽喉科全書　2巻4冊臨床編, 各論Ⅲ. 金原出版, 東京, p1-95, 1955.

2）藤本一眞, 他 : 抗血栓薬服用者に対する消化器内視鏡診療ガイドライン. Gastroenterol Endosc; 54(7) : 2075-2102, 2102.

3）市村恵一. 鼻出血. In: 鼻の病気　実りある治療を行うために. 金原出版, 東京, p. 114-37, 1994.

4）佐藤晴雄 : 頭頸部癌の機能外科のあり方について. 耳展, 20. 317-319, 1977.

口腔・咽頭科学

I 構造・機能・検査・治療

第1章 口腔・咽頭・唾液腺の構造と機能

1 口腔

　口腔は前方は上，下唇により区分され，後方は左右口蓋咽頭弓からなる口峡を介し中咽頭へ連続する．側壁は頬粘膜が，上壁は口蓋が，下壁は口腔底と称する口腔隔膜表層（顎舌骨筋からなる）をなす軟部組織により形成される．口腔は歯槽突起，歯列により**口腔前庭**と**固有口腔**に区分される．口蓋の1/3は筋性部の軟口蓋からなる．軟口蓋後縁は口蓋帆といい，その中央後端が口蓋垂である．口蓋垂から外下方へかけて，舌根部に向かう**口蓋舌ヒダ**と咽頭に向かう**口蓋咽頭ヒダ**との二条のヒダがみられる．この間に**口蓋扁桃窩**がある．

　口腔は歯列・舌・唾液腺を含む．口腔および咽頭は，食物や空気が取り込まれる通路となっていて，それは互いに密接に関連している．咀嚼，味覚，構音，呼吸，嚥下などに関与する．

1）味覚
（1）舌の組織学

　舌には**糸状乳頭**，**茸状乳頭**，**葉状乳頭**，**有郭乳頭**がある（**表1**）．

（2）ヒト味覚受容器の構造と生理

　味覚は食事の「おいしさ」を感じる感覚であると同時に，人間にとって有害なものを回避するのにも重要な役割を担っている．食物に含まれる甘味・塩辛味・酸味・苦味・旨味（五基本味）の

表1 舌の組織

> 1. **糸状乳頭**
>   舌の背面を覆い，乳頭の先端は尖っており，その表面は扁平上皮が角化してザラザラした感じになっていて，やや白っぽく見える．
> 2. **茸状乳頭**
>   糸状乳頭の間に赤く円形の部分として混在していて，その表面は角化していない．
> 3. **有郭乳頭**
>   舌の後部の背面にあって，直径2 mmほどの上面が平坦な，10数個ある丘状の円い乳頭である．
> 4. **葉状乳頭**
>   舌の後部の側面に上下に走る皺としてみられる．

それぞれの味物質は，舌や咽喉頭の味蕾にある味細胞の味覚受容体に結合し，電気刺激となって脳に伝達される．「辛い」「渋い」は痛覚である．でも味覚に近いから，この2つは「広い意味での味」と呼んでいる．脳では味覚だけでなく，視覚（料理の見た目）・嗅覚（香り）・触覚（舌触り）・温痛覚（温度）やそれまでの記憶・経験などが統合され，広義の「味・おいしさ」として認識される．

　味覚の受容器は**味蕾**であり，その総数はヒトではおよそ9,000個といわれる．味蕾は糸状乳頭以外の茸状乳頭，有郭乳頭，葉状乳頭に主に存在する．それらを支配する味覚神経は，茸状乳頭が顔面神経の分枝の**鼓索神経**，有郭乳頭，葉状乳頭は**舌咽神経**である．また舌乳頭以外にも軟口蓋や喉

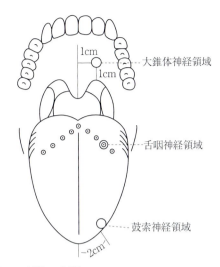

図1 味覚の支配
神経とその味覚測定部位（○）．

頭蓋後面などの上皮内に多数の味蕾が存在する．喉に味蕾がある理由は，体によくない物質から身を守るために，飲み込む直前まで味を確かめているからだという説がある．舌前方は鼓索神経，舌後方は舌咽神経，軟口蓋は顔面神経の枝である大錐体神経，喉頭蓋から下咽頭にかけては迷走神経が支配する．味覚の支配神経を図に示す（図1）．これら一次ニューロンに生じた味覚の神経インパルスは，上行して延髄の弧束核に至る．二次ニューロンから中枢の味覚伝導路は，ヒトでは十分に明らかではない．

味の感知は舌の領域で異なるということはない，というのが現在の通説である．昔は「甘さは舌先で感じる」といった味覚地図説があった．しかし，今ではこれは間違いだろうといわれている[3]．味覚の末梢受容器である味蕾の数は，出生直後が最も多く，高齢者では1/2～1/3に減少するといわれる．また，茸状乳頭の数の減少，型の小型化，扁平化，表面の角化，終末血管の粗化などが年齢変化としてあるが，味蕾数は年齢ではなくむしろ個体によって大きく異なり，これが味覚感受性の差として現れるともいわれる．味蕾の表面は上皮で被われているがその先端には**味孔**と呼ばれる径3～5ミクロンのくぼみがあり外界と通じている．味孔には味蕾細胞上端のmicrovilliが顔を出し，呈味物質に対する味覚受容器として

機能している．味蕾細胞は支持細胞と50～100個の**味細胞**（受容細胞）からなる．

神経線維がそれぞれの味蕾を脳に結びつけているが，この線維に触れているのは各味蕾の味細胞のうちの数個のみである．神経線維に結びついていない味細胞は，この神経線維に信号を送る他の方法をもっている．味蕾細胞内にはコレシストキニン（**CCK**）とニューロペプタイド（**NPY**）と呼ばれる**化学伝達物質**がある．CCKは苦みを，NPYは甘みのメッセージを神経細胞に接触している他の細胞に伝えるのではないかと考えられている[1]．

味覚受容の第一段階は，味孔内に伸びている味細胞先端のmicrovilliの細胞膜上に，呈味物質が結合することにより，細胞膜の脱分極が生じ，味細胞の細胞電位が変化する．この電位変化は味受容器電位と呼ばれ，受容器電位は味細胞から味神経線維終末へとシナプス伝達されて味神経にインパルスを生じさせる．

2 咽頭

咽頭は，前方は鼻腔・口腔に，下方は喉頭・食道に至る管腔で，気道および消化管の一部をなす（図2）．成人での全長は約12 cmで，尾側方向に**頭蓋底より第6頸椎レベルに至り，下方は食道に連続する**．解剖学的に軟口蓋レベル，喉頭蓋上縁で上，中，下咽頭に区分されるが，各々前方は鼻腔，口腔，喉頭が位置し，後方は軟部組織を介して頸椎体前面と接する．このうち，上咽頭は常に開存していること，気道と消化道を共有しないことが，中，下咽頭と異なる．

1）上咽頭（epipharynx）/ 鼻咽頭（nasopharynx）

上咽頭（鼻咽頭）は立方体をなし，前方は後鼻孔により鼻腔と，下方は軟口蓋レベルで中咽頭と連続する．上壁は蝶形骨体部下面，斜台に沿って後下方に傾斜，**頭蓋咽頭角**をなし，第1，第2頸椎前面に位置する上咽頭後壁に移行する．下壁は軟口蓋上面が，後壁から側壁は咽頭頭蓋底筋膜に裏打ちされる．上後壁にはリンパ組織の集団があり，これを**咽頭扁桃**という．

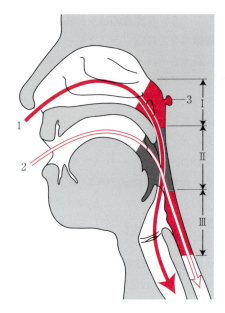

図2　食物と空気の通路
Ⅰ：上咽頭，Ⅱ：中咽頭，Ⅲ：下咽頭
1：空気の流れ，2：食物の通路，3：咽頭嚢の位置．

　上咽頭後壁は外側から順に粘膜，筋層，および結合組織性の外膜の3層からなり，外膜の粗性結合組織は咽頭筋膜となり咽頭筋を覆っている．これら筋膜の間の裂隙，すなわち咽頭後間隙には，咽頭後リンパ節が存在する．中でも第2頸椎（軸椎）の高さで外側にある**咽頭後リンパ節（ルビエールリンパ節）**への癌転移の有無は臨床上重要である．また，この間隙の存在により咽頭と脊柱との間はよく動く．
　両側壁には下鼻甲介後縁レベルに**耳管開口部**を認め，中耳腔と交通している．その周囲は後方を中心に隆起し，口蓋帆挙筋とその筋膜脂肪からなる**耳管隆起**をなす．耳管隆起後方成分はそのまま後下方に**耳管咽頭ヒダ**として連続，後側方で上咽頭後壁との間に**ローゼンミュラー窩**（咽頭陥凹）を形成する．耳管咽頭ヒダ，ローゼンミュラー窩はともにリンパ組織に富み，このリンパ節集団を**耳管扁桃**という．ことにローゼンミュラー窩は，癌の好発部位であると同時に，癌の頭蓋内浸潤ルート（錐体蝶形裂，破裂孔経由）として重要である．耳管隆起の下端から下方に走る粘膜ヒダは下咽頭まで続き**咽頭側索**となっている．鼻咽腔下部で軟口蓋高さには嚥下運動時に輪状の粘膜隆起が出現する．これは，**Passarvant（パッサーバン）隆起**と呼ばれ，食物が嚥下時には口腔より鼻咽喉や鼻腔への逆流を防止する役目を果たしている．

（1）側頭下窩

　側頭下窩は側頭骨の内下方に続き，下顎枝の内側に位置する数センチ四方の狭い領域で，主として咀嚼に関与する構造を包含する．前壁は上顎骨の後面，後壁は茎状突起とこれに付く筋肉群や頸動脈鞘および耳下腺深部，内側壁は翼状突起外側板と上咽頭収縮筋，そして外側が下顎枝である．また，翼口蓋窩，中頭蓋窩，耳下腺，顎関節などとも密接な関係にある．顔面深部であり，解剖が複雑なため，同部に疾患が生じたとき，ここにアプローチすることは容易ではない．
　耳鼻科でみることが多いこの部位の疾患は，頬部や頸部の蜂窩織炎が側頭下窩に波及する場合と，まれに側頭下窩腫瘍だが，この側頭下窩腫瘍の多くは隣接臓器に原発し，進展したもので，なかでも鼻副鼻腔癌が多く良性腫瘍は稀である．

（2）上咽頭の血管，神経

　上咽頭は主として**上行咽頭動脈**（外頸動脈の枝）より血液の供給を受けている．
　上咽頭の運動神経は**舌咽神経**および**迷走神経**である．両者は解剖学的にも機能的にも密接な関係があり，運動および知覚を司り，これらの神経線維は混在しているため混合神経といわれている．また，交感神経節由来の上頸神経節とも互いに交通し，共に**咽頭神経叢**を形成し，広く咽頭領域を支配している．
　上咽頭を包むように存在する**上咽頭収縮筋**は舌咽神経および迷走神経からなる咽頭神経叢からでる運動神経の支配を受ける．咽頭の後壁にパッサーバンの隆起を作る．
　一方，上咽頭側壁にある耳管開口部周囲の粘膜下に存在する**口蓋帆挙筋**，**口蓋帆張筋**はそれぞれ三叉神経第三枝と舌咽，迷走神経により支配され，前者は耳管咽頭口を閉じ，後者は耳管咽頭口を開く．

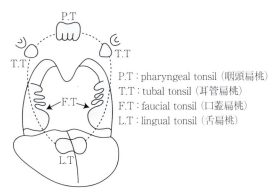

図3 ワルダイエル扁桃輪

2) 中咽頭（mesopharynx）－扁桃

　中咽頭は頭尾側方向に軟口蓋から舌骨レベルまでに相当し，口蓋垂基部から口峡を介し上前方は口腔へと連続し，下方は舌根部に面する．中咽頭は舌根，扁桃域，軟口蓋，咽頭喉頭蓋ヒダの4つの領域を含む．口峡は中央に口蓋垂という突出部があり，両側には口蓋弓という二重のゆるやかなヒダが舌に至っている．前後口蓋弓の間に口蓋扁桃があり，舌根部には舌扁桃がある．

　口峡の広さは常に同じではない．呼吸する際には口蓋垂が舌根に触れるから口峡は左右の2つの孔に分かれる．食物通過の際は，口蓋帆は上方に上がり，口峡は広くなる．

　抗原が人体に進入する門戸として中咽頭の粘膜は重要な役割を担っている．この部位の免疫のはたらきにより，局所免疫系のみならず，全身免疫系に**抗原特異的免疫応答**が誘導できる．この免疫応答を担うのが，粘膜関連リンパ装置（MALT）の一つである **NALT（nasopharyngeal associated lymphoreticular tissue）**であり，扁桃，アデノイドがこれにあたる．

　扁桃といえば，一般に口蓋扁桃を指すことが多いが，厳密には**口蓋扁桃**の他，**咽頭扁桃（アデノイド）**，**耳管扁桃**，**咽頭側索**，**舌扁桃**，**咽頭後壁リンパ濾胞**などがあり，これらをつなげると一つの輪になるのでこれを **Waldeyer（ワルダイエル）扁桃輪（図3）**という．それぞれの扁桃は均一でなく異なる働きをもつと考えられている．扁桃は，その発育程度が年齢によって異なり，咽頭扁桃では5～6歳，口蓋扁桃では7～8歳頃にピークになることが多い．

　中咽頭は上咽頭から続く呼吸路であると同時に，口腔から続く食物路にもなる．2つの機能を兼ねているので，食物は後方の，空気は前方の経路を進むことになる．飲食物を嚥下するときに気道に入っては困るので，咽頭は複雑な共同運動によってこれを防いでいる．

(1) 口蓋扁桃の役割

　口蓋扁桃の基本的病理組織像は，**被膜によって境された形態**，**上皮性の陰窩**および**リンパ上皮共生**の3つの基本構造からなる．扁桃はリンパ節と同じく末梢リンパ組織の一つであるが，リンパ節は輸入リンパ管を介して直接抗原と接触するが，口蓋扁桃には輸入リンパ管はなく，表面は非角化性扁平上皮からなる．この上皮は扁桃内に枝分かれして奥深く入り込んでおり，**陰窩**と呼ばれる構造を形成している．この陰窩構造により扁桃の表面積は他の咽頭粘膜の全体の約6.5倍になっている．陰窩の先端部には陰窩上皮と扁桃実質内のリンパ球が混在する部位（**リンパ上皮共生部位**）があり，これは扁桃に特徴的な構造である．

　口蓋扁桃はその解剖学的位置より，常に外来抗原に曝露されており，上気道における第一関門として外来抗原提示および感染防御的役割を果たす一方，急性扁桃炎をはじめとして習慣性扁桃炎や病巣扁桃などの感染母地となり，**免疫臓器と感染臓器としての二面性を有している**．口蓋扁桃は抗原に曝されやすく効率的な反面，感染の標的となりやすいのである．それは，細菌やウイルスなどの外来抗原が取り込まれやすい扁桃特有の陰窩機構に負うところが大きい．

　通常，この二面性のバランスが保たれて扁桃の生理が営まれている．

1. 扁桃は感染臓器とともに免疫臓器である[2]

　扁桃には陰窩が存在し，この陰窩最深部の**リンパ上皮共生部**にはBリンパ球，Tリンパ球，マクロファージなどの免疫担当細胞が上皮細胞と混在して分布しており，ここは口蓋扁桃における第一線の免疫応答の場となる（図4）．

　扁桃実質はリンパ濾胞と濾胞間領域からなる．リンパ濾胞は**暗殻**と**胚中心**から構成される．暗殻

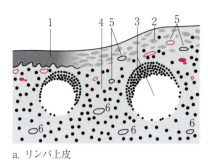
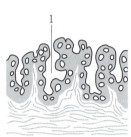

1：扁平上皮，2：細網上皮，3：胚中心や
暗殻がみられるリンパ濾胞（暗殻と胚中心），
4：リンパ組織，5：細小血管，6：細小静脈．

a．リンパ上皮

b．咽頭扁桃（アデノイド）

c．口蓋扁桃の組織

1：扁桃腺窩，2：扁桃陰窩，
3：陰窩内膿瘍．

図4　扁桃と組織

は陰窩側に向かって発達していて，小型の成熟（休止期）**B細胞**が存在する．胚中心には暗殻側に帯状に分布する**ヘルパーT細胞**，**マクロファージ**が存在し，これらの細胞のはたらきによりB細胞は活性化し，免疫芽球へ分化する．

すなわち扁桃陰窩に侵入した外来性抗原がリンパ上皮共生部のマクロファージに処理され，マクロファージによる抗原情報が主に暗殻と胚中心の境界に分布するヘルパーT細胞に伝達され，このT細胞により暗殻の休止期Bリンパ球が活性化され胚中心へと移動する．このようにしてBリンパ球は胚中心で一部はメモリーB細胞として，また一部は形質細胞として分化・成熟し，扁桃における**体液性免疫**が遂行されると考えられる．**胚中心**はB細胞やT細胞が細菌やウイルスなどの外敵に関する情報を収集・交換するための訓練場として機能する．ここで産生された大量のB細胞は，外敵の補足・破壊に関与する．胚中心は**B細胞にとって重要な教育が行われる場所**で，ここでB細胞は攻撃すべき細胞と，攻撃すべきでない細胞を学習するのである．

このように，扁桃は**上気道粘膜免疫機構において免疫誘導組織としてメモリーB細胞や免疫芽球，さらに抗原特異的抗体を咽頭局所や全身に送り出す器官**として働いていると思われる．

健康人では感染症が落ち着くと胚中心は徐々に消失する．しかし，関節リウマチ（RA）やループスなどの免疫疾患患者では胚中心が長期間残存し，大量の免疫細胞を訓練し続けるため，これらの細胞が誤って自己組織を破壊するようにもなる．免疫疾患の多くには，胚中心の反応の調節異常が関与すると思われる．

2．高齢者の免疫機能

免疫の維持に最も密接に関係するリンパ球，特にTリンパ球や一部Bリンパ球の成熟には胸腺が産生する種々のホルモンが関与している．しかし，この胸腺も性的成熟後，急速に退縮しはじめ，50〜60歳以後には**胸腺ホルモン**は血中に検出できなくなる．その結果，リンパ球，特にTリンパ球の成熟障害がみられる．すなわち，末梢血リンパ球の絶対数についてみると，**Tリンパ球は加齢に伴って直線的傾向をもって減少する**ので，高齢者のTリンパ球実数は他の年齢に比較して少なくなっている．しかし，リンパ球のうちBリンパ球の加齢に伴う数的変化は認められない．

また，健康な高齢者の総免疫グロブリン量は健康成人と比較して差がなく，免疫グロブリン産生能は維持されている．しかし，抗体産生能は維持

されていても，Bリンパ球の抗体産生能をレギュレートするTリンパ球の数的減少あるいは機能低下により，高齢者では感染後，血中における抗体レベルは低いとされている．このことが，高齢者が感染症において慢性化ならびに重篤化しやすい要因になっていると考えられている．

3．口蓋扁桃における常在細菌叢

口蓋扁桃においてもα-*Streptococcus*や*Neisseria*，嫌気性菌などの常在菌が多数存在し，細菌間や，宿主-細胞相互間の抵抗と共生のもとに，他の病原菌の侵入を防いでいる．とりわけその中でもα-*Streptococcus*は，扁桃炎の起炎菌として多いA群β-*Streptococcus*の増殖を抑制するとともに，リンパ球に対するmitogen（細胞分裂の引き金因子）として働くことが，*Neisseria*とともに知られている．抗生物質を使用すると，これらの生体にとり有利に働く常在菌が消失し，容易に弱毒グラム陰性桿菌が繁殖するので，この点からも安易な抗生物質の使用は控えるべきである．

4．扁桃の血管

①扁桃の動脈（図5）

口蓋扁桃の血液供給は**表2**のように，基本的にはすべて外頸動脈の分枝で，このなかで顔面動脈，ことに上行咽頭動脈が重要である．この基本ルート以外に側副血行路が存在する．

②血管の走行異常

口蓋扁桃近傍を走行する血管の走行異常は稀なものではなく，扁桃摘出術に際し，最も留意すべき問題である．扁摘時の大出血は顔面動脈の走行異常による血管損傷に起因するとした事故報告が多い．

③扁桃出血

扁桃術後出血は2〜5％で起きる．

a．**一次性出血（primary bleeding）**：術後24時間以内の出血．手術技術が問題で，不十分な結紮や焼灼による．

b．**二次性出血（secondary bleeding）**：術後5〜10日目に起こることが多い．原因は，血管結紮が緩むことや，焼灼後の組織が壊死に陥る結果起こる扁桃窩の感染が考えられる．

（2）中咽頭の外側壁，副咽頭間隙（parapharyngeal space：PPS）（傍咽頭間隙，側咽頭間隙，咽頭傍隙）

咽頭の外側壁には，神経，血管，筋などが走行する**副（傍）咽頭間隙**が存在し，副咽頭間隙は嚥下筋群と咀嚼筋群の間に囲まれた浅在性の間隙である．口蓋扁桃の後外方に位置し，上方の頭蓋底を底面に，舌骨大角を頂点とする**漏斗状（逆ピラミッド状）**を呈する．

この部は上咽頭レベルでは口蓋帆張筋の筋膜が，中咽頭レベルでは茎状咽頭筋筋膜が茎状突起に伸びるので，これが前後の副咽頭間隙の境界となり，**茎突前間隙（prestyloid space 前茎突区）**と**茎突後間隙（poststyloid space 後茎突区）**に分けられる．前茎突区は翼状突起内側板から茎状突起に至る口蓋帆張筋の筋膜の前に位置し耳下腺深葉が存在する．後茎突区は口蓋帆張筋筋膜の後方で，内頸動・静脈，第Ⅸ，Ⅹ，Ⅺ，Ⅻ脳神経，交感神経，頸部リンパ節を含み，**神経血管束（区）**ともいわれる．

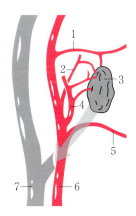

図5 口蓋扁桃の血管分布
1：内上顎動脈枝の下行咽頭動脈，2：上行口蓋動脈（顔面動脈），3：口蓋扁桃，4：上行咽頭動脈，5：舌動脈，6：外頸動脈，7：内頸静脈．

表2 扁桃の動脈

1．舌動脈
2．上行咽頭動脈
3．顔面動脈
4．顎動脈

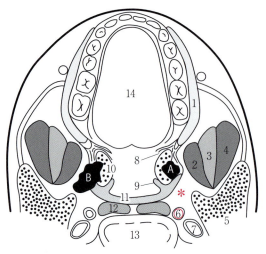

図6　扁桃周囲膿瘍および副咽頭間隙への進展のシェーマ

中咽頭レベルでの横断像シェーマにおいて，扁桃周囲膿瘍（A）および副咽頭間隙への膿瘍進展（B）を表す．
＊副咽頭間隙，1：頰筋，2：翼突筋，3：下顎骨枝，4：側頭筋，5：耳下腺，6：内頸動脈，7：内頸静脈，8：前口蓋弓，9：後口蓋弓，10：口蓋扁桃，11：咽頭収縮筋，12：椎前筋，13：頸椎体，14：口蓋．

副咽頭間隙は咽頭，歯，耳下腺などの感染症が波及しやすく，最も感染に侵されやすい間隙とされる．したがって副咽頭間隙前方に病巣があると牙関緊急が，病変が内方に進展すると中咽頭側壁腫脹が，外後方に進展すると耳痛，耳下腺腫脹，顔面神経麻痺が，下方に進展すると顎下部腫脹が出現する（図6）．

咽頭の間隙にみられる重要な構造は，一つは外側および内側の咽後リンパ節鎖である．頭頸部癌特に咽頭癌は，しばしば副咽頭間隙の**咽後リンパ節 retro-pharyngeal lymph node** に転移する（30～40％）．前者の一番上のものを前述の **Rouviere（ルビエール）リンパ節**という．上咽頭癌，中咽頭癌の第一流入リンパ節であり，上咽頭癌の転移部位として重要である．正常者でも直径3～5 mmのリンパ節はCTやMRIで1ないし2個認められる．輸出路は深頸リンパ節に至る．したがって，ルビエールリンパ節に転移のある場合は，内頸静脈リンパ節や副神経リンパ節などにすでに転移していることが多いという点，また，触知不可能な部位なので通常の頸部郭清術 neck dissection では摘出されないリンパ節であるという点で重要である．

ルビエールリンパ節転移症例では，CTにて上咽頭領域が非対称で，後咽頭腔の筋膜境界面が消失し，内頸動脈の外後方への偏位がみられる．中心壊死を伴ったリンパ節（転移リンパ節）は比較的明瞭にCTで描出可能である．

3）下咽頭（hypopharynx）

口から喉にかけては，魚の鰓腸（えら：魚類の呼吸器）にあたる部分である．ここは内臓系の腸管の前端露出部にあたり，人間の祖先の体の大部分はこの鰓の部分と反対側にある肛門だけで作られていた．だから，口腔から続く咽喉頭は，発生学的に摂食，嚥下，消化，呼吸，発声，発音，味覚など，さまざまな後からできた機能が寄り添っている．

耳下腺の手術解剖

耳前部のS状切開で耳下腺を露出させると，胸鎖乳突筋の前部を走り，一部耳下腺内に入る大耳介神経がみられる．耳下腺を側頭骨より剥離する際には，乳突前縁部に後耳介動脈の分枝を認める．その直下に**顔面神経主幹**が走行することから，これが主幹発見の助けになる．耳下腺部の下顎後方に外頸動脈，上顎後方に浅側頭動脈を認める．

顔面神経主幹の発見は耳下腺腫瘍手術の重要事項である．主幹は耳珠軟骨（ポインター）の指し示す部位よりやや下方，乳突先端より約1 cm 上方で，茎乳突孔を出て耳下腺内に入った時点で発見される．顔面神経の主幹は側頭顔面枝と頸顔面枝に分かれ，さらにそれから側頭枝，頰骨枝，頰枝，下顎縁枝，頸枝が分枝する．

下咽頭は喉頭蓋上縁以下の部分で，輪状軟骨の高さで食道に移行する．前方にある披裂喉頭蓋ヒダが喉頭と下咽頭の境になっている．このヒダから喉頭側には凹みがあって梨状陥凹という．食道は，食物が通過するとき以外は粘膜が合い接して閉じられている．食道入口部を閉じているのは輪状咽頭筋のはたらきによるので，嚥下時のみ弛緩して開くようになっている．

3 唾液腺

1）唾液腺の解剖

唾液腺には大唾液腺である**耳下腺，顎下腺，舌下腺**があり，また口腔には歯および歯肉，硬口蓋前域以外の粘膜下組織に**小唾液腺**（口唇腺，口蓋腺，頬粘膜腺等）が点在し，それぞれ自律神経を介して大唾液腺は主に漿液性，小唾液腺は主に粘液性唾液を分泌する．唾液の99％は水分からなり，その他の成分として唾液タンパク質があり，これらが重要な機能を果たしている．

①**耳下腺**　耳介前方を中心に左右一対存在する．主にアミラーゼを分泌する．排泄管はステノン（ステンゼン）管で，頬筋を貫通しており，上顎第2大臼歯の高さで口腔前庭に開口する．耳下腺には顔面神経が走行しており，臨床的に顔面神経より浅い部分を浅葉，深い部分を深葉に区分する．

②**顎下腺**　顎下三角にあり，排泄管はワルトン管で，舌下小丘に開口する．

③**舌下腺**　ワルトン管周囲に存在する．

2）唾液の分泌とはたらき

唾液は，**食物の摂取，会話，口腔組織の保護**に関係し，咀嚼を円滑にし，嚥下を容易にし，味覚を満喫させて食欲を増進し，音声を滑らかにする．また，口腔を清潔にして，歯芽や歯周組織を守り，**消化や抗菌作用**も有する．

唾液は**大唾液腺**（耳下腺，顎下線，舌下腺）と**小唾液腺**からの分泌であるが，量でみると前者が約95％を占める．大唾液腺のなかでも顎下腺からの分泌量が約60％と最も多く，次いで耳下腺が約30％，舌下腺が約5％，そして小唾液腺が約5％といわれている．

唾液の水分，電解質は副交感神経刺激で増加し，耳下腺は**下唾液核，舌咽神経**を介して，顎下腺は**上唾液核より中間神経，鼓索神経**を介して分泌される．一方，唾液核に達する中枢神経系の上位中枢からの刺激は，分泌の促進・抑制を調節している．

耳下腺は**漿液腺**であるから，水性で透明度の高い唾液を分泌するが，顎下腺や舌下腺は**混合腺**で，より粘度の高いやや濁った唾液を分泌し，小唾液腺からの分泌が最も粘度が高く，分泌量としては全体の5％以下にすぎないが，粘液としては70％にも及ぶ．

唾液の分泌量に与える因子としては，昼夜の日内変動や季節，また感情や情緒などによって変化することが知られている．**成人の正常唾液量は1日1,000〜1,500 ml**である．しかし，そのうちの大部分は気づかないうちに飲み込んでいて，大人だと30秒に1回飲んでいるといわれる．その唾液と一緒に口の中ではがれた上皮や食べかす，細菌などを飲み込んで，口の中をきれいに保つはたらきをしている．

安静時総唾液量は3〜6 ml/10分が正常とされる．しかし，安静時唾液分泌量は個人差が大きい．条件を一定にすれば同一人ではかなり一定しているが，個人間のバラツキが大きいので，異常値の限界を決めるのは難しい．口内乾燥症状が出現してくるのは，**刺激時に10 ml/10分以下**である．

唾液腺は加齢的変化として腺細胞の脂肪変性や萎縮が生じて分泌量が減少し（個人差が著しい），また更年期などに女性において分泌量の減少が認められる．唾液腺についていえば，女性は50歳代から，男性は60歳代から唾液腺の機能が低下する．特に**薬剤による影響**が大きく，ピロカルピンによって分泌亢進，アトロピンによって分泌抑制に働くことが知られているいるが，臨床的には利尿作用のある**降圧薬や精神安定剤など多くの治療薬剤の副作用の結果発症する分泌量の減少が問題**となる．唾液が低下すると，唾液も粘性を増し，いやゆるネバネバした性状になってくる．

その唾液そのものには口腔内の自浄作用，抗菌作用，粘膜保護作用など，さまざまなはたらきが

ある．唾液には，歯の表面や食物のデンプンの**分解・消化作用**をするアミラーゼの他に**抗菌作用**で感染防止をするリゾチーム，ラクトフェリン，分泌型IgA，発音・嚥下の補助作用をするムチンなどのタンパクが含まれる．また糖質を分解する作用とともに，**口腔内の保護作用**，**pHの中性化作用**があり，この唾液を嚥下することで，口腔，喉頭，食道内は中性に保たれる．口の中がpH5.4以下の酸性になると歯が解けて虫歯になりやすくなる．唾液は歯の表面に薄い膜をはるように流れて，虫歯から歯を守る役目もしている．

唾液分泌が少なくなれば，同じ機械的刺激でも容易に口内炎を生じ，重症化する．それ故，**唾液の減少は口腔・咽頭の乾燥感を主体とする口内乾燥症**以外に**口腔粘膜の炎症（舌炎，口内炎），嚥下障害，味覚障害，咀嚼困難，義歯使用の困難，う歯，歯周囲炎**などを引き起こし，さらに**咽喉頭異常感症**の原因の一つになっている場合すらある．症候的には唾液分泌低下により，会話がしにくかったり，水分摂取のために夜間に起きたり，口内痛による摂食障害，口臭，嚥下障害，口腔カンジダ症や口角炎などが起こる．

第2章　口腔・咽頭・唾液腺の検査

1　味覚検査法

味覚検査には**電気味覚検査**，**濾紙ディスク検査**がある．前者は定量性に優れているが，味覚障害の質の評価は不可能であるので，伝導路障害の部位診断やスクリーニングに用いられる．後者は四基本味の障害を評価できるので，生理的な条件での検査が可能で，障害の部位，味覚別の評価ができる．

1）濾紙ディスク（Disk）法（全口腔味覚検査法）

各濃度の四基本味覚の溶液を濾紙Disk（テーストディスク®）に浸し，鼓索神経，大錐体神経，舌咽神経の三神経支配領域につき測定し，患者に感じた味質を申告させ，認知閾値をもって閾値とする．直径5mmの濾紙片に各検査味溶液（蔗糖，食塩，酒石酸，塩酸キニーネ）を浸して各検査部位（**図1**）に乗せ，認知可能であった最低の濃度番号を閾値とする．わずか**5段階の濃度**溶液であり，定量性の点では必ずしも十分ではない．また，時間を要することが欠点である．

判定は左右差が2段階異常の場合は明らかな異常といえる．個体によるバラツキが大きい．また，濾紙ディスクスケールアウトにもかかわらず電気味覚検査では正常と反応する症例も約1割で

認められる[3]．

2）電気味覚検査　EGM

直径5mmのステンレススチール製の電極を陽極の刺激電極とし，8マイクロアンペアを0dBとして設定した電気味覚計（TR-06型，リオンKK）がある．直流電流を用いた直径5mmのステンレススチール製の刺激電極で各検査部位を刺激し，認知可能であった最小のdB値を閾値とする．電流で生じる**金属味を指標**とするため一般的な味とはいえないが，21段階の刺激が可能であり，濾紙ディスク法に比べて定量性に優れている．甘味や塩味などの味質に関する検査ができず，定性試験としては無力である．

電気味覚閾値は鼓索神経領域で8dB以内，左右差は6dB以内だが，味覚域値は繰り返し検査で慣れなどの影響により良好となることが多い．閾値は10〜50歳代の0dB前後に対して，60歳以上では10dB前後と高齢者では閾値の上昇に考慮する必要がある（**表3**）．

3）血清微量元素測定

味覚障害の原因として亜鉛欠乏が重要な因子のひとつとして考えられており，一般的な知識として普及してきている．亜鉛はそれ以外の微量元素，特に鉄，銅，カルシウムなどとも相互作用を

表3　年代別にみた味覚閾値，中央値

	10歳代	40歳代	70歳代
舌咽神経領域 （舌後方）	− 4 dB	− 2 dB	14 dB
鼓索神経領域 （舌前方）	− 6 dB	− 2 dB	16 dB
大錐体神経領域 （軟口蓋）	8 dB	18 dB	30 dB

及ぼすため，それらの測定も不可欠である．血清銅値が120 μg/dl 以上，または銅／亜鉛比が1.5以上の場合は潜在性亜鉛欠乏の存在を疑う．血清中の亜鉛値は安定した値として出にくく，一日で約20 μg/dl の変動がある．

4）唾液量の測定

唾液量低下により味質物質の味蕾への到達が阻害され，味覚障害が悪化することがある．（後段の口腔乾燥症の項を参照）

5）舌乳頭の観察

舌苔，乾燥状態，舌乳頭の観察が重要である．

2　咽頭のX線診断

1）頸部X線側面像，頸部X線正面像

通常撮影，軟線撮影，高圧撮影の三法がある．頸部側面では軟線気味に撮影すると甲状腺内の石灰沈着の観察も可能である．
側面像では以下に注目する．
a）咽頭，喉頭，気管の内腔の輪郭
b）喉頭軟骨，頸椎の形態
c）甲状腺，顎下腺の異常陰影
d）軟組織，特に下咽頭・頸部食道に相当する椎前軟部組織の正常範囲
　　咽頭後部軟部組織　PP（Post Pharynx）
　　＜ 6 mm
　　輪状軟骨後部軟組織　PC（Post Cricoid）
　　＜ 9 mm
　　気管後部軟部組織　RT（Retro Trachia）
　　＜ 15 mm
　　気管内腔（甲状腺峡部での）の前後経をT（Trachia）とするとRT＜T

2）下咽頭食道造影

造影検査では，バリウムを十分に付着させた二重造影法を撮影する．正面像では，下咽頭は左右対称に描出される．ニッシェや透影像を探すことは当然ながら，粘膜の微細な凸凹を示す不整な輪郭像を探すことが重要である．
部位と効果的な造影法は，以下．
　　梨状窩，下咽頭側壁：正面二重造影像
　　下咽頭後壁：側面最充盈像
　　頸部食道：正・側面の最充盈像

3）副（傍）咽頭間隙のCT

副咽頭間隙腫瘍の画像診断の重要な点は，その発生部位と進展方向を明瞭にすることおよび腫瘍の質的診断である．副咽頭間隙の中にあって，口蓋帆張筋膜は頭蓋底の舟状窩から後外方の茎状突起に張る．この筋膜より前方を前茎突区と称し，後方は後茎突区で頸動脈間隙を含む．口蓋帆張筋膜はCTあるいはMRIで描出することができる．
前茎突区へは耳下腺の深葉が茎状突起と下顎骨後縁の間，茎突下顎裂 stylomandibular tunnel から深く入り込む．したがって，病変が口蓋帆張筋の前にある場合，ほとんどが耳下腺深葉起源のものである．
この副咽頭間隙に発生する腫瘍では**唾液腺多形腺腫**と**神経鞘腫**が双璧をなし，両者を合わせると70～80％を占める．茎突前間隙（前茎突区）に存在する耳下腺多形腺腫は軟口蓋の腫脹，口蓋扁桃の圧排偏位を生じ，茎突後間隙（後茎突区）に多く存在する神経鞘腫は咽頭側壁の腫脹を生じる．副咽頭間隙腫瘍の中で悪性腫瘍の占める割合は10～30％といわれる．
鑑別診断に重要な画像診断上の所見は，内頸動脈と副咽頭間隙脂肪組織の偏位である．
頸動脈間隙の病変では脂肪組織と内頸動脈は前方に偏位することが多い．これに対して耳下腺由来の病変では内頸動脈が後方に偏位し，脂肪組織が内側へ偏位することが多い．
副咽頭間隙腫瘍のうちでは耳下腺由来腫瘍の頻度が最も高いので，耳下腺由来のものか否かを術前に鑑別することが重要である．画像上で耳下腺以外の組織由来と診断するためには，腫瘍と耳下

腺が接していないことが条件となる．

3 唾液腺疾患に対する画像検査

唾液腺造影法，唾液腺シンチグラフィ，X線CT，MRI，超音波検査などがある．

1) 唾液腺造影法 シアログラフィー（sialography）

油性リピオドールを成人耳下腺には約1.0〜1.2 ml，顎下腺には0.8〜1.0 mlを注入針を用いて注入する．耳下腺造影は耳下腺乳頭（頰粘膜隆起）で耳下腺ステノン管開口部を見いだし，涙管ブジーで順次サイズアップして拡張した後に造影剤を注入する．撮影は側面像と正面像で，造影剤の流出防止のため，注入針を挿入したまま行うことが望ましい．正常耳下腺像を側面像で示すと，ステノン管は咬筋をまわって後方に伸び，太さを増して耳前部で分岐し，分岐周囲にhomogenousな腺陰影が認められる．

病的唾液像では**管系の陰影欠損，中絶，断絶，屈曲**などが，**腺陰影では点状陰影，陰影欠損，造影剤の漏洩の有無**がcheck pointとなる．腺萎縮では腺陰影が消失する（図8）．

2) 超音波検査

非侵襲的で簡単に実施でき，質的診断にも優れているので，first choiceの検査法として有用性が高い．耳下腺の場合には側臥位にて検査を行う．顎下腺に対しては水袋が使いにくいので，超音波カップラーを利用した方が簡単で良好な像を得ることができる．

(1) 正常唾液腺の超音波像

境界は平滑，明瞭，内部エコーは周囲の筋肉より高く，均一である．深部の一部は下顎骨に妨害されて観察できない．顔面神経も描出できない．特に左右を対比しながら観察する．

(2) 唾液腺腫瘍の超音波像

高周波数探触子を用いた超音波断層法は腫瘍の深部進展や耳下腺深葉の評価が困難である欠点はあるが，任意の断面の撮像が可能であり，囊胞の

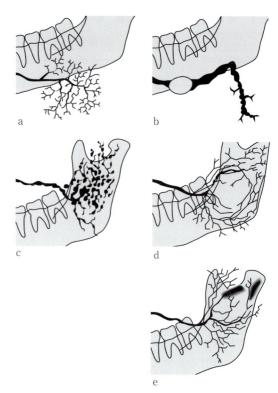

図8　典型的なシアログラム
a：正常な顎下腺像．b：顎下線唾石．嵌頓している唾石の末梢の腺管は分泌物の停留により拡張し，広範にわたり腺部の萎縮がみられる．c：末端拡張がみられる慢性反復性耳下腺炎では腺胞と導管の部分は"木の葉"のように見え，導管の部分は"真珠の飾り"のようである．d：耳下腺の良性腫瘍では，導管が腫瘍を包囲し，中身は空のバスケット様．e：悪性腫瘍の場合は腺管から造影剤が漏れ，周囲に流出している．

診断に優れ，真の唾液腺腫瘍と唾液腺周囲組織から生じた腫瘍性病変や腫大リンパ節との鑑別に有用である．

多形性腺腫 pleomorphic adenomaを主とする良性腫瘍は一般に円から楕円形，境界は明瞭，辺縁は平滑，内部エコーは均一で，正常の唾液腺エコーよりも低下している．後方エコーの増強がみられることがある．しかし，囊胞性変化や出血などがあるものでは内部エコーが不均一になり，悪性腫瘍との鑑別が困難となる．

ワルチン腫瘍のほとんどは内部エコーが認められない．悪性腫瘍では，周囲組織への浸潤が認められたり，辺縁が不整で不明瞭である場合は，診断が容易である．

（3）唾石症の超音波像

音響陰影を伴った strong spotty echo が描出される. 唾石などにより慢性炎症が持続していると唾液腺の内部エコーが低下して, 唾液腺の萎縮, 辺縁の不整などの所見がみられることもある. 進行したシェーグレン症候群でも唾液腺内部エコーの著明な低下や不整がみられる.

3）MRI

MRI は一般に T1 強調で良・悪性腫瘍とも低信号を示し, T2 強調像で高信号を示すのは良性か低悪性で, 低信号を示すのは高悪性を疑う.

4）唾液腺シンチグラム

99 mTC などを用い唾液腺への集積像をみる.

第3章　口腔，咽頭疾患の治療

特にこの領域の治療で留意することは, 急性炎症性疾患では全身および局所の安静が, 慢性炎症に対しては咽頭に直接障害を及ぼす諸因子を取り除くことである.

次に粘膜疾患に対する局所療法の目的は, 急性炎症に対しては充血をとること, 粘膜面の消毒殺菌, 線毛運動を回復させることである. 慢性炎症に対しては腫脹をとり去り, 粘液を減少させ, 殺菌消毒, 血液の循環をよくしてうっ血を除くことである. また, うがいをして咽頭を常に清潔に保つことは, 2 次感染の防止という立場からも大切である.

1　含嗽：うがい（gargle）

含嗽の主たる効果は, 咽頭に付着している菌および粘液を機械的に除去することにある. したがって咽頭炎に使用する含嗽の薬剤は, 刺激が少なく, 消毒力があり, アルカリ性で, 爽快な香りと味を有し, しかも多少ともその薬効がそれぞれの場合に合目的なものを選ぶ. 例えば咽頭の粘液の除去のためには 2％の重層水, 1～2％食塩水を, 殺菌消毒, 除臭の目的のためにはポビドンヨード, 軽い消炎のためには 2～3％ホウ酸水等, 種々のものが用いられる.

2　吸入（inhalation），噴霧（nebulizer）

急性期の炎症に効果がある. 抗生物質, ステロイド, 収歛剤などが用いられる.

3　塗布（painting）

咽頭巻綿子を用い, 塗りつけるというより触れるくらいの気持ちで塗布する. 上咽頭への塗布は咽頭巻綿子を上向きにして行う. 消炎・収歛の目的には, 1％クロールチンク, 3％プロタルゴール, 10～30％硝酸銀を, 消毒・殺菌の目的にはルゴール, マンドル, 消毒・収歛などの目的にヨードチンキ® が用いられる.

ルゴールは一般に広く用いられてはいるが, 炎症に対する使用時期が問題である. 急性炎症の初期や乾燥性炎症には有効である. 咽頭粘膜が過敏で反射が強く, 薬液塗布が困難な時は, 直接プロタルゴールやクロールチンキの噴霧を行う.

文献

1）吉江紀夫. 味覚の形態学. JHONS ; 9 : 1292-7, 1993.
2）Hollinshead WH. In Anatomy for Surgeons, 2nd ed, Vol 1. Head and Neck. New York : Harper & Row. 1968.
3）谷岡博昭. 唾液のはたらき. 歯界月報.

II 口腔疾患

第1章 奇形，変形

1 兎唇・口蓋裂・唇裂口蓋裂

　口唇裂（兎唇）も口蓋裂も，口唇組織や，鼻腔と口腔を隔つべき口蓋が，**胎生期の7〜12週頃に癒合不全**をきたし，破裂したものである．口蓋裂は狭義には口蓋のみの破裂をいうが，唇顎裂を伴う口蓋裂もありこの場合は唇顎口蓋裂という．口蓋裂では，周辺の骨，軟骨，筋肉に変形ないし偏位が生じるため，鼻咽腔閉鎖不全による構音障害，閉鼻声，嚥下障害と**耳管機能不全**や，**鼻腔の変形**，歯列の異常に伴う咀嚼障害が問題となる．

1）唇裂・口蓋裂の発生頻度

　唇裂は1万人に対して14人，口蓋裂は13人（約550人に1人），唇顎口蓋裂は8人程度の頻度で起こる．唇裂・口蓋裂には片側と両側があり，口蓋裂はさらに完全（唇顎口蓋裂）と不完全（軟硬口蓋裂，軟口蓋裂，粘膜下口蓋裂など）に分けられる（図1）．
　片側性が70%〜80%，左がやや多い．**25〜30%の赤ちゃんは出生前に診断（胎児診断）**されて生まれてくる．
　①兎唇・口蓋裂がみられない両親より生まれた児が唇裂・口蓋裂である頻度は，1,000人に1〜2人である．
　②片親が唇裂・口蓋裂でその配偶者が正常の場合に，唇裂・口蓋裂の子どもが生まれる頻度は，100人に2〜15人である．
　③一般的に，家系内で罹患しているものが1人

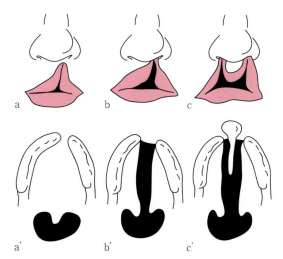

図1　唇・顎裂と口蓋裂
a：唇裂，b：唇顎裂，c：両唇顎口蓋裂，a'：顎裂，b'：顎口蓋裂，c'：両唇顎口蓋裂

だけの場合，発症率は多くの場合**5%以下**であるが，これは発端者の重症度や性別に影響される．さらに，日本人の場合，発症率は欧米人の半分以下だと考えられている．
　④2, 3歳の幼児で，聴覚の異常がなく発音がおかしい場合，意外に見落とされているのは**粘膜下口蓋裂**である．硬口蓋を指で触診し，骨の欠損があれば，精密検査が必要．器質的な異常がなければ，機能性構音障害，あるいは未熟構音として，3歳過ぎに専門の言語療法士に相談する．
　⑤口蓋裂児にみられる耳鼻咽喉科領域の症状・疾患は鼻咽喉閉鎖不全による構音障害，閉鼻声，

嚥下障害と耳管機能不全，側頭骨乳突蜂巣の含気低下による難治性の滲出性中耳炎である．この他，高度の鼻中隔弯曲症，下鼻甲介肥大を伴っていることが多い．また，歯列の異常に伴う咀嚼障害がある．

2）要因

唇裂・口蓋裂の発生要因は**遺伝要因**だけでは説明できない部分が多くあり，**環境因子との共同作用により発現**する可能性が高い（多因子遺伝）．遺伝的素因は誰もが持っている．数％から30％は，症候性のものだともいわれている．

3）治療方針

①唇裂の治療方針は正常に近い形態を形成すること．**手術時期は生後3か月頃に行う**．片側性では三角弁法，両側性ではMillard法がある．

②口蓋裂では正常な形態を得て，**正常なことばと咬合の獲得が主目標**となる．鼻咽腔閉鎖の獲得による構音機構の改善と正常な言語発達，口蓋の閉鎖と正常な咬合機能の獲得による摂食機能の改善を図る．このためには耳鼻科医，形成外科医，歯科医（特に矯正と補綴），言語療法士によるチームアプローチが大切である．

手術時期は顎発育の観点からは晩期手術が望ましいが，**言語獲得のために1歳時に行う**ことが多い．手術法は，一般的には粘膜骨膜弁のプッシュバックによる**一期的口蓋閉鎖術（プッシュバック法）**が多く行われているが，歯槽周囲や上顎結節部に大きな創面を残し，瘢痕拘縮により歯牙の萌出異常や成長に伴う顎発育障害をきたす可能性がある．その他，二期的口蓋閉鎖術，顎裂に対する骨移植術などがある．

③**唇裂二次修正術は大体4歳**，次いで永久歯が生えてくる頃，犬歯が萌出しようとする前に顎間に**骨移植**を行う．顎間骨移植はSkoog法に準じて上顎の顎裂間に上顎の骨膜を有茎弁として移動し，そのポケットに海綿骨（腸骨）を挿入．

4歳位に行う**唇裂鼻二次修正術**は，外側鼻軟骨と鼻翼軟骨を完全に接合するのが鼻を作るコツ．したがって，鼻尖窩をきれいなドーム状に左右対称的に作り上げること，梨状口の底部をきちんと左右同じように作り上げることが大切である．

④口蓋裂児の滲出性中耳炎は難治性で保存的治療の効果は期待できず，チューブ留置術の適応となる場合が多い．

2 舌小帯短縮症

1）舌小帯短縮症とは

舌可動部の下面正中に，矢状方向に走る粘膜のヒダを舌小帯 frenulum linguae という．この舌小帯が異常に短い，硬い，あるいは厚いために舌の可動性が障害されている状態を，**舌小帯短縮症** ankyloglossia：tongue-tie という．ここで問題は，舌小帯が臨床的あるいは生理学的に何かに役立つとか，何かを妨げるといった意義がほとんど明らかにされていないので，どの程度のものを病的とみなすかという点についての見解の一致が必ずしも得られていないという点である．正常者の舌小帯の長さや幅とて，個人差が大きい．

2）舌小帯短縮症によって起こる障害

舌小帯短縮症によって起こり得る障害としては，母乳を吸うことの障害，構音の障害，下顎の突出や歯の咬合不全など顎発育上の問題，義歯装着の困難などがあげられている．構音の障害としてはサ行，ザ行，タ行，ダ行，ナ行，ラ行の子音などを明瞭に発音できないことがあげられている．しかし，幼児では生理的に構音が未発達なことが少なくないので，短い舌小帯が構音障害の原因であると直ちに断定するのは慎重を要する．実際には，舌小帯短縮による舌の運動制限が構音運動を阻害するなどの高度な場合はほとんどない．

3）手術の適応と時期

手術の適応については慎重な考え方が大勢を占め，手術の時期については**4〜5歳まで待つ**という考え方が多い．乳幼児の舌小帯は一般に短く，成長とともに細くなり，舌の動きは正常になることが多いからである．ことばの面から考えても舌小帯を切断しなければならない場合はほとんどない．摂食・哺乳に問題が生じる場合，舌や舌小帯に咬傷を受けやすい場合手術の適応となる．

Fletcher は次の場合が手術の適応だと述べて

いる．①舌尖を上顎歯槽縁につけることができない，②舌を片方の口角から他方の口角まで動かすことができない，③歯音や歯茎音を発音するときに，舌を歯や歯茎に接することができない，④舌を突き出すと舌小帯に引っ張られて舌尖に切れ込みが生ずる（ハート型となる），⑤舌を下顎の歯槽より前方に突き出すことができない．

しかし，このようなことがあり，舌の運動障害がみられたとしても，親が舌の短いことを気にして外見上の矯正を目的として手術を希望することがある．

4）術式

手術はいくつかの方法があるが，横に切った粘膜を剥離，縦に縫合する "horizontal to vertical plasty" がよい．術後の拘縮予防に粘膜に Z 形成術を試みることもある．出血は電気凝固を用いて完全に止める．麻酔は全麻が望ましいが，年齢によっては局麻でも行う．糸は自然にとれるので積極的に抜糸は行わない．創部の後出血，血腫形成，感染に注意する．

第2章 口唇の外傷

1 口唇部の咬傷

小動物，特に飼い犬による咬傷は口唇部の受傷が多い．この**動物咬症**の特徴は，人畜共通感染症の起因菌による感染と，咬みきられることによる組織欠損である．1959年，WHO は，グラム陰性短桿菌である *Pasteurella multocida* を最も重要な人畜共通感染症の一つとして警告を発している．

動物咬傷の初期治療の基本は，**消毒，（高圧）洗浄，広域スペクトラムの抗生物質長期大量投与**および**破傷風の予防**である．動物咬傷は感染の危険性が高いので，**開放療法**が原則である．特に，小さい深い咬傷は縫合すべきでない．それは，受傷部位が拘縮して創が早期に閉鎖すると皮下組織に感染巣の拡大がみられ閉鎖病巣となるので，深部からの瘢痕形成を待った後，皮膚を閉鎖する方向にすべきである．ただ，欠損創が大きい場合はドレナージがよいため，十分な外科的デブリードマン施行後，即時修復を行ってもよい．

第3章 口角・口唇の炎症

1 口角炎（perleche）

皮膚がかさかさしたり，赤くなったり，かゆみが出たり，皮膚が炎症を起こした状態を一般に湿疹という．その湿疹が口角にできれば口角炎と呼ぶ．

口角炎は，口唇炎 cheilitis の限局型とみなされる．口角の交連部の性質として唾液が貯留しやすく，その中に含まれる微生物や物質の影響を受けやすいことが炎症の原因としてあげられる．唾液はもともと消化酵素だから非常に刺激が強い．なめているだけで皮膚炎を起こす．原因により，感染性と非感染性に分けられる．口角の浸軟，びらん，亀裂が主たる症状である．

治療は原疾患の改善が第一となる．口角部はちょうど皮膚と粘膜の移行部だが，**皮膚に使う軟膏を使って問題はない**．感染の可能性がない場合は局所を保護するリップクリーム，白色ワセリン，亜鉛華軟膏，あるいはアズノール軟膏，または非ステロイド消炎鎮痛剤系の軟膏などを適宜使う．食事の後，あるいは洗顔後にしっかりとそこの部分を拭いて**乾かす**ことが大切である．

1）感染性口唇・口角炎
（1）カンジダ性口角炎（candidal perleche）

　口角に湿疹ができて，それが長引いたり治りにくいと思ったときに，二次的にカンジダ性口角炎が起きていることがある．原因微生物は *Candida albicans* が主である．年長の幼小児に発症することが多い．症状はほとんど両側性口角の粘膜交連部の浸軟，びらんを主徴とし，自覚症状はないが，唾液や粘液を主とする粘張な痂皮様物が付着していることが多い．唾液が菌の運搬者であり，口囲をなめる習慣も発症の誘因となる．確定診断として，落屑や口角ぬぐい液の**微生物検査**が必要である．

　成人では基礎疾患としてエイズを含めた免疫不全症，糖尿病がカンジダ性口角炎の原因として重要であり，その他，ステロイド内服患者や，抗生物質の長期服用も口角炎を誘発する．

　治療はまず基礎疾患の改善を図り，局所にはクロトリマゾール®，ミコナゾール®などの抗真菌剤のクリーム，液剤を少量ずつ1日3回塗布．カンジダに効く消毒液はないので消毒はしない．

（2）口唇ヘルペス
1．病因

　単純ヘルペスウイルスに感染して発症する病気が単純ヘルペスである．このウイルスには1型と2型があり，単純ヘルペスウイルス1型は主に口唇や顔面，目の角膜，手指などの上半身に症状が現れる．単純ヘルペス2型は主に性器や腰部など，下半身に症状が現れる．**単純ヘルペスは，一度発症すると何度でも再発する**ことが特徴である．

　口唇ヘルペスは単純**ヘルペスウイルス1型**（HSV-1）の再活性化によって発症する．すなわち，小児期に軽い**かぜ症状や疱疹性歯肉口内炎**の形で初感染を受けた後，ウイルスは**三叉神経節に潜伏**する．そして数年経過した頃より，**かぜによる発熱，強い紫外線照射**（海水浴，スキーなど），疲労，ストレスなどにより細胞性免疫が低下した際に増殖を開始し，口唇を中心として，三叉神経の支配領域に軽い痛み（チクチク，ビリビリした軽いかゆみや火照り）や違和感が先行して生じる．次いで，浮腫性紅斑（赤く腫れる），小水疱（水ぶくれ）が集簇して現れ，びらん，痂皮（かさぶた）を形成して，**全経過10日前後で治癒に至る**疾患である．発熱や強い痛み，リンパ節の

▌口唇のびらんとひびわれ

　長期にわたる口唇のびらんの原因として考えられる疾患には，扁平苔癬，高齢者では光線角化症，若い女性では口紅とかリップクリームによる接触性皮膚炎がまず考えられる．**扁平苔癬**は，通常，口腔内の粘膜や手背などに生じることが多いが，口唇部に生じることも時々あり，口唇部にできると白色病変とはならずにびらんとなることが多い．**原因としてはC型肝炎，金属アレルギー，薬剤性など**が考えられる．診断は，通常は生検を行って組織学的に確かめるのが一番確実である．薬剤性であるかどうかは，飲んでいる薬剤を中止して様子をみるとか，再投与で再発があるとか，そういうことを考えて診断に至ることが多い．金属アレルギーの有無は，十数種類の金属に対してパッチテストを行う．扁平苔癬の治療は，原因がはっきりし原因の除去が可能な場合はそれを行うが，難しい場合はステロイドの外用薬で治療する．

　光線角化症は，高齢者の場合に生じる．とくに顔面に多いが，口唇部だけに生じることもある．組織学的にも扁平苔癬との鑑別が難しいが，進行すると有棘細胞癌に移行するので，きちんと生検をして，皮膚科の専門医を紹介するのがよい．光線過敏症はステロイド治療でも難治なびらんである．

　接触性皮膚炎は，口紅やリップクリームに含まれている基剤の中で，リシノレイン酸という成分がアレルギーを起こしやすいことがわかっている．口紅を落として48時間後に赤い反応がみられるかどうかで，陽性か陰性かの判断をする．治療は，原因がわかったら原則としてその製品は使わないこと，ステロイド外用薬を使用することである．

454 口腔・咽頭科学

腫れなどを伴うこともある．年に数回繰り返す場合もある．特にかぜをひいて熱が出たときに再発しやすいため，「かぜの華」や「熱の華」とも呼ばれている．

2．治療

治療は抗ウイルス薬の内服あるいは外用が行われ，HSV-1に対して最も頻用される薬剤は抗ウイルス薬の**アシクロビル**である．アシクロビルを含有する外用剤（ゾビラックス軟膏®），内服薬（ゾビラックス®200 mg錠，バルトレックス®），**ビダラビンを含有する外用薬（アラセナA軟膏®）**はウイルスが再活性化し，さかんに増殖している段階に作用して，ウイルスDNAの合成を阻害し，重症化を防ぎ，治癒までの期間を短縮する．したがって，水疱形成期はまだウイルスDNA合成がさかんな時期なので，抗ウイルス薬の適応があり，早期の治療の開始が必要である．塗る頻度は1日に3〜5回．しかし，痂皮を形成した段階では抗ウイルス薬の意義は低く，非ステロイド系消炎外用薬（アンダーム軟膏®）や，二次感染が疑われた場合には抗生物質含有軟膏（ゲンタシン軟膏®）を用いる．

単純ヘルペスは，症状が出ている時は非常に感染力が強いので，口唇ヘルペスが出ている時にキスをしたり，赤ちゃんに頬ずりすると感染する．

2）非感染性口角炎
（1）口囲炎を伴った口角炎

小児の口囲の舌なめや唾液による**口囲炎**に伴って口角炎が発症する．口唇の不快感による舌なめの習慣は個々により違うので，問診により究明することが必要である．口角が常にぬれた状態となり，やがてカンジダや黄色ブドウ球菌などによる細菌性の口角炎になることが多い．

（2）栄養障害による口角炎

ビタミンB群（riboflavin, nicotinic acid）の不足，亜鉛不足，胃切除後の鉄タンパクなどの不足によるプランマー–ヴィンソン症候群の際に発症する．

口角は湿疹ができやすい場所なので，アトピー性皮膚炎などがある方はなりやすい．

予防は，保湿に注意する．一般的にはリップクリームやワセリンでかさかさを予防する．

メンソール類は使わない．メンソール自体，合わない人も多いし，メンソールが傷を悪化する．口角炎ができると気になるからなめる．しかし，なめるとさらに悪化させる．

治療は，カンジダなどの細菌がいる場合は別として，一番下のヒドロコルチゾンクラスのステロイドを，朝昼晩，1日3回位塗ると，だいたい1週間で口角炎は治る．それで治らない場合は，カンジダなどの菌を調べる．

第4章　口腔の感覚異常

高齢者では口の渇きや苦みなど口腔内の不快感を訴える例が多い．ある調査によると口腔内不快症状のうち最も頻度の高かったのは，①**口臭**で40％，②**口腔乾燥感**が38％，③**味覚異常**が33％，④何か変な感じ，ヒリヒリ感，異物感などの**口腔内異常感覚**が5％だった．

1 口臭

1）病因

厚生労働省の調査によれば，**国民の15％が口**臭に悩んでいる．口臭の定義は，呼吸や会話時に口から出てくる息が，第三者にとって不快に感じられるもの，というのが一応の定義になっている．だから，**それが口臭か否かは，呼気が本人および第三者の嗅覚で悪臭と判断されるか否かによって決まる**．口臭を訴える人の中には検査で口臭がないのに**本人があると気にしている例が約20％も含まれるという**．

口臭原因の多くは口腔あるいは扁桃に起因する**口腔内の疾患に起因する（口臭症例の約60％）**

口腔疾患　455

表1　口臭症の分類

1. 真性口臭症
　1）生理的口臭
　2）病的口臭
　　①口腔由来の病的口臭
　　②全身由来の病的口臭
2. 仮性口臭症
3. 口臭恐怖症

（表1）．中でも自覚症状もなく，徐々に進行する歯周炎（**歯槽膿漏症**）は，最も頻度の高い原因疾患である．口臭の原因の大部分は，口腔内細菌の代謝産物である硫化水素やメルカプタンなどの**揮発性硫化物** volantile, sulfur compounds（**VSC**）である．歯周病の原因となる**嫌気性菌は非常に高い揮発性硫化物（VSC）産生能**を有している．この VSC を器械で測定したり，鼻で感じる口臭官能検査などを行い，歯科関連の大学病院の口臭専門外来では口臭の診断を行っている．そして実際に測定して口臭があるものを真性口臭症という．

その他，う歯や口腔軟組織の炎症，**舌苔**なども口臭の原因となる．生理的口臭も病的口臭も，口臭全量の6割が舌苔から産生されているという人もいる．これらの疾患はいずれも**口腔清掃不良**によるものである．

舌苔は，口腔内の脱落上皮細胞，唾液や血液由来の細胞成分，食物残渣，そして細菌により構成され，そこに含まれるアミノ酸が口腔内細菌により代謝され，VSC を産生する．したがって，口腔内細菌が増加している**起床時は口臭が最も強い**．食後は少ない．舌苔は通常唾液とともに舌背を後方に運ばれるが，その量が多かったり，唾液が不十分であると，舌後方部を中心に舌苔が沈着することになる．

口腔疾患以外に呼吸器である鼻腔，咽頭，気管，気管支，肺や消化管のいずれに炎症があった場合でも，口臭の原因となる（約**10%**）が，耳鼻咽喉科領域に原因があることは後鼻漏を除き稀で，消化管に原因があることはさらに稀である．内科的疾患（肝疾患に伴うアミン臭，尿毒症によるアンモニア臭，糖尿病によるアセトン臭）も口臭の原因となる．その場合の治療は何よりも原因疾患の治療が優先される．

2）治療

VSC による口臭への対処法としては，**舌清掃や歯磨きを含む適切な口腔清掃（プラーク除去）**が最も効果的である．日本人は歯科で定期的な歯垢のクリーニングを受ける者が少なく，受診率はわずか14%未満である．この数字が口腔保健後進国とされる理由の一つとなっている．一方，北米は60%を超える．その結果，日本人有歯顎者の8割以上に歯周病・歯肉炎が存在する．それは先進国の中では異常に高い罹患率である．

舌清掃は，舌ベラよりも毛先の細かな専用の**舌ブラシ**の方が効果が高い．ただし，舌を傷つけると危険なので，舌ブラシの選択には注意を要する．**亜鉛を含む口内スプレー**，抗菌作用を有するクロルヘキシジンを配合したチューインガムも市販されており，ある程度の効果が見込まれる．口臭の原因がわかったら，その治療を行うのが基本である．

2　口内乾燥症（xerostomia）ドライマウス

1）病理

口内乾燥症は主に唾液の分泌の低下，口腔粘膜の変化によって引き起こされる．厚労省の統計では**65歳以上の高齢者の約6割が口腔乾燥を感じる**と報告されている．口腔乾燥はシェーグレン症候群や高齢者の**唾液腺の萎縮**によるものが多い．もちろん，単なる炎症などによる**口腔粘膜の乾燥，唾液分泌の減少（口乾）**による局所的な原因でも口渇を訴える．

一方，全身的な疾患，特に糖尿病や脱水によっても**口渇感**をきたす．このような口渇は，脱水，特に細胞内脱水のため，脳の**渇中枢が刺激されて起こる感覚**をいい，水を摂取することにより体内の水分代謝を正常化しようとする合目的な状態である．口渇では精神的原因によるものか，全身的な異常によるものか，薬物によるものか，あるいは器質的異常によるものかそのどちらに属するかを調べることが重要である．

渇を司るのは視床下部にある渇中枢である．中枢の制御は脳内の**抗利尿ホルモン（ADH）**により，この ADH の制御は血清ナトリウム濃度，血漿浸透圧による．

2）口内乾燥症の原因

口腔乾燥症は，三大唾液腺（耳下腺・顎下腺・舌下腺）と小唾液腺（口唇腺・口蓋腺など）からの唾液の分泌量の減少，粘性の亢進によりみられる．**女性が男性の約4倍と多く，60歳以上で，何らかの基礎疾患を有し薬剤の処方を受けているものに多い**．口腔乾燥症はその推定される原因により，**腺因性，薬剤性，心因性，全身性代謝疾患**の四つに大別される（表2）．

（1）腺因性

唾液腺自体によるもの－唾液腺の萎縮など唾液腺の器質的変化を伴うもの．大小の唾液腺の**腺自体の病変**，**加齢に伴う唾液腺の萎縮**，**放射線治療による唾液腺の変性**などがある．**生理的唾液分泌低下**は加齢による変化と，顎運動を行わなくなったことによることが多い．**咀嚼筋を使わないと唾液腺の萎縮をきたすことが知られている**．**加齢のみによるひどい口内乾燥はそれほど多くないといわれる**．

慢性耳下腺炎，反復性耳下腺炎，**シェーグレン症候群などの腺自体の病変**によって唾液分泌機能の低下が起こる．いずれも腺房の数が減少している．放射線では漿液性腺細胞が傷害されやすく粘

液腺は抵抗性を有する．

（2）薬物性

薬物副作用（特に副交感神経の抑制）による．口腔乾燥の最も多い原因は薬剤性と考えられている．

処方される薬物の1/4は口腔乾燥を惹起する可能性があるともいわれる．腺細胞の**分泌抑制をきたす薬物**には種々のものがあり，副作用として「口渇」をあげている薬物は**700種類**にものぼる（表3）．特に頻度の高いものに**向精神薬（抗不安薬，抗うつ薬－副交感神経抑制作用を有する薬剤），抗ヒスタミン薬，利尿作用のある降圧薬**，血管拡張薬，制吐薬，抗不整脈薬がある．またロートエキスその他の副交感神経麻痺剤を用いた**胃腸薬**の内服によっても起こる．

降圧薬や利尿薬は体内の水分を減少させることにより唾液分泌の低下を生じさせる．また，抗うつ薬や抗不安薬は，主に薬剤の**抗コリン作用**の影響による．これは唾液腺のアセチルコリン受容体と副交感神経終末から出たアセチルコリンの結合が遮断されるために起こる．

表2　口腔乾燥症の原因

口腔乾燥症の原因	
唾液分泌中枢・自律神経の障害（**神経性，心因性**）	脳腫瘍，脳炎，神経外科的手術，情動，恐怖，抑うつ，神経症，薬物副作用
唾液腺の萎縮（**腺因性**）	老化，シェーグレン症候群，放射線照射，唾液腺炎，唾液腺切除
全身性代謝性疾患	脱水，尿崩症，心疾患，浮腫
唾液分泌機能に影響を与える薬物	
鎮痛薬，抗ヒスタミン薬，降圧薬，抗けいれん薬，感冒薬，利尿薬，去痰薬，筋弛緩薬，向精神薬，鎮静薬	

表3　ドライマウスの原因となる薬剤

- 向精神薬
  抗うつ薬：アナフラニール®，トリプタノール®，ルジオミール®
  抗不安薬（睡眠導入薬）：セルシン®，デパス®，ハルシオン®
  抗精神病薬：セレネース®，コントミン®，ヒルナミン®
  抗てんかん薬：テグレトール®
  抗パーキンソン病薬：パーロデル®，ドプス®，シンメトレル®
- 降圧薬・抗不整脈薬：カタプレス®，リスモダン®
- 抗アレルギー薬：ポララミン®，アタラックス®，アレジオン®
- 消化性潰瘍治療薬：タケプロン®
- 抗コリン薬：ブスコパン®，バップフォー®
- 気管支拡張薬：メプチン®，テオドール®

（3）心因性

分泌に関する**神経障害**によるもの．神経症，うつ病，恐怖，興奮，ストレスなどの精神状態下では，緊張するとつばが出にくくなる．

（4）全身性または代謝性によるもの

全身的疾患に伴う口渇感，多くは**脱水症**に伴うもの（**糖尿病**，**腎障害**，**貧血**，**尿崩症**，**発熱**，**下痢**，**甲状腺機能亢進症**）と，**循環血液量の減少**（**心不全**，**出血**，**火傷**，**ショック**）によって起こる．**透析患者では85％に口渇**がみられる．

3）症状

口腔乾燥症では，唾液の分泌の低下により，唾液のもつ機能が低下ないしは喪失することとなり，口腔内では粘膜の保湿・保護皮膜の消失により赤みが増し，出血しやすく，**易感染性の状態**となる．舌は平滑となり，**疼痛感受性の亢進**により刺激に対し過敏となり，味覚の低下も伴うようになる（**味覚異常**）．口腔乾燥症に伴う症状としては，痛みは多い愁訴である．自浄・潤滑作用の消失により歯・歯周への歯垢の蓄積は，う歯，歯周炎への進行を促すとともに，口臭の増悪をきたす（**う歯の原因**）．そして，咀嚼，嚥下（**咀嚼困難**，**嚥下障害**），会話などの口腔を用いる基本的動作が困難となる（**構音障害**）．これらの症状は軽いときは口腔乾燥感，異物感，唾液が粘稠となる感じのほか，とりたてて他覚所見がない．しかし，著しいときは舌表面が乾燥し，**亀裂を生じ，唾液が塊となって付着する．さらにひどくなると液体なしには食事はできない**．さらには，口の中のネバネバ感，痛み，口角びらん，口臭の増悪，義歯の装着困難，義歯性潰瘍，口腔カンジダ症の発生などが観察される．

そんな口腔乾燥症の具体的な訴えは"口が乾く""口がねばつく""口内がヒリヒリする""水分がないと食物が飲み込みにくい"等さまざまである（図2）．口内乾燥症は特に**夜間**に強い．それは日中には種々の分泌刺激が加わり分泌能はある程度保たれるが，分泌刺激がまったくなくなる夜間睡眠中には高度の唾液分泌減少が起こると考えられるからである．

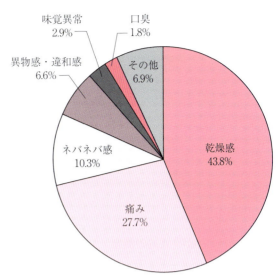

図2　ドライマウスの主な症状
鶴見大学歯学部附属病院「ドライマウス専門外来」の調べ．

4）診断

（1）問診

内科的疾患や精神科的疾患の有無，降圧薬や向精神薬など**薬物の連用**の有無，頭頸部領域への放射線治療歴の有無など．

（2）口腔粘膜の観察

舌表面の亀裂，発赤，白苔，粘膜や舌の乾燥，舌乳頭の萎縮の有無，歯および義歯の状態の観察．

口腔内乾燥と舌の白苔は，唾液欠乏ばかりではなく，**発熱**のために口腔内が乾燥したときや，食事を長時間摂取しないとき，過度のアルコール飲用，過度の喫煙，過呼吸，鼻閉を生じて口呼吸などのときにも生じることに注意を払う．

（3）唾液分泌量の測定

まず実際に唾液分泌低下があるかないかを測定する．安静時と刺激を加えたとき（負荷）の分泌量を一定時間測定する．前者は安静時混合（あるいは全）唾液量，または安静時単一唾液量を測定するもので，後者はこれにクエン酸あるいは酒石酸を舌背に滴下し味覚刺激して測定する方法である．クエン酸の代わりにガムを噛ませて唾液分泌を促す方法もある．

安静時唾液量の測定は唾液腺非機能時の唾液分泌機能の評価を，また刺激時の唾液量の測定は咀嚼機能時の分泌機能を評価することを目的としている．

唾液分泌量の変動に与える要素は多く，唾液分泌テストの再現性は乏しいため，最終的に唾液腺機能の判定は，唾液分泌量の測定結果を臨床所見の一つの目安とし，唾液腺造影や唾液腺シンチグラフィーなどの画像検査や小唾液腺の生検所見，超音波断層撮影や MRI などの所見を総合的に判定して診断を行う．

1. 安静時混合唾液量の測定
①サクソンテスト

安静下に口腔にたまった混合唾液を目盛り付き試験管で10分間下唇にあて自然流出させて採取する．口腔乾燥症ではほぼ1.0 ml/ 10分間以下をもって診断基準とする．あるいは，**サクソンテスト**といい，乾燥したガーゼを口に入れて2分間噛み，その前後で重さを量って量を測る．2 g 以下の増量を分泌量の低下とする．

②ガムテスト

上述の方法でまったく唾液がみられない場合，10分間ガムを噛ませ，唾液をメスシリンダーに入れ，**10 ml/ 10分以下であれば分泌障害**ありと考える．チューイングガムを噛むことで唾液分泌に刺激を与えその分泌量を測定する方法である．**10〜7 ml で軽度減少，7〜3 ml で中等度減少，3 ml 以下で高度減少**と判断する．少なくとも3回以上日を変えて測定する．唾液分泌に関する実験や検査は，被験者の精神状態が安定しているときに行う．

2. 安静時単一唾液量の測定

耳下腺乳頭開口部より導管内にポリエチレンカテーテルを逆行性に挿入し，自然流出する耳下腺唾液を試験管に採取して測定する．通常30分間測定した値を耳下腺単一唾液量とする．健常人では平均2 ml/ 30分である．

（4）免疫血清学的検査

シェーグレン症候群が疑われる場合には CRP，RA 因子，血清 IgG，抗核抗体，**抗唾液腺抗体（SS-A, SS-B）**を調べ，サルコイドーシスではアンジオテンシン変換酵素（ACE）を検査する．

（5）組織学的検査

唾液腺の間質へのリンパ球系細胞浸潤，腺実質の萎縮，筋上皮島の形成を観察する．簡便さの点で**口唇の小唾液腺生検**が多用される．唾液腺の腫瘍では悪性リンパ腫を強く疑う症例以外は開放生検を行わない．fine needle aspiration biopsy（FNAB）では，低悪性の腫瘍の判定がしばしば困難である．

（6）目に関する検査

涙液量測定（**シルマー試験**），**ローズベンガル試験**，**蛍光色素試験**．**シルマーテストとは**，試験紙（蛍光色素試験紙代用可）を5 mm 以下の部分で折り曲げて，下眼瞼外側部の結膜囊内に5分間挿入し，折り曲げた線より何 mm 涙で濡れたかで涙液量を測定する．判定は10〜30 mm が正常値で，5 mm 以下ではほぼ確実な涙液減少と診断できる．ドライアイの診断に利用される．

5）治療

ドライマウスの対処には診断が大切である．対処法には大きく "原因療法" と "対症療法" の二つに分かれる．

（1）原因療法

まず唾液分泌の減少をきたす基礎疾患を診断する．全身の臓器病変に対しては，**それぞれの臓器病変の治療**が必要であり，副腎皮質ステロイド薬や免疫抑制薬などが使われることがある．

薬物の副作用によるものは**薬物の服用中止，変更など**する．薬剤による場合，唾液腺の機能は保持されているため薬剤の服用を減量ないしは中止することにより回復する可能性があるが，当然薬剤を変更・中止ないしは減量した場合のリスクを考慮する必要がある．

（2）対症療法

対症療法として，唾液の分泌促進，唾液の補充，虫歯の予防や口内の真菌感染予防，口腔内環

境の改善がある.

1. 日常生活および口腔衛生指導

これには**虫歯の予防**や口内の真菌感染予防，歯科管理と治療がある．禁煙する．含嗽薬の使用は口腔環境の向上にも意義がある．**食品（梅干し，レモン，酢の物など）**を積極的にとり，逆に香辛料など刺激性のものや口腔粘膜に付着しやすい食品は避けるよう勧める．レモン味の製品は，酸味刺激で唾液分泌を促す作用もある．また，入浴した時に自分の指で舌とか頬部粘膜を**マッサージ**すると唾液の分泌の促進が図れる．

高度の口腔乾燥を持つ患者では日常生活の質が著しく低下しており，**患者の不満を聞き，共感をもつことも大切な治療となる**．また，舌痛症などの不快症状の多くは唾液分泌の促進に応じて消失していく．

2. ドライマウスそのものの治療（表4）

塩酸**セビメリン**水和物（**エボザック**®，サリグレン®：シェーグレン症候群のみが保険適応）は有用性が高く，現在口渇の標準薬となっている．唾液腺細胞にあるムスカリンレセプターに結合し唾液の分泌を促す．本剤には約30％に副作用が

表4 ドライマウスの対症療法

（1）唾液分泌促進薬
1. 塩酸セビメリン 　サリグレン®，エボザック®
2. 塩酸ピロカルピン 　サラジェン®
3. アネトールトリチオン 　フェルビテン®
（2）唾液腺刺激療法
1. 咀嚼による刺激
2. 味覚による刺激
3. 筋機能療法
（3）口腔粘膜の保湿
1. 人工唾液 　サリベート®
2. 保湿剤（潤湿剤） 　ジェルタイプ（オーラルバランス®，バイオエクストラアクアマウスジェル®） 　洗口液タイプ（洗口液オーラルウエット®） 　スプレータイプ（ウエットケア®，バイオエクストラアクアマウススプレー）
3. 保湿装置

あり，主なものは**消化器症状（吐き気，腹痛）と発汗**である．これらコリン作動薬は副交感神経刺激による副作用に注意する．副作用を軽減するために**制吐薬併用下**に患者には1錠を1週間服用し様子をみてから，2錠，3錠と増量するのがよい．その他，唾液腺ホルモン，去痰薬なども用いられるが，いずれも即効性はなく，著しい効果が期待できるものではない．だが，パロチン内服と同時に**ビタミンC錠**をトローチとして用いて頻回に唾液分泌刺激・促進を行うこともある．

また，唾液分泌を刺激するものとして**シュガーレスガム**などがある．加齢と関連した唾液腺萎縮症およびシェーグレン症候群では漢方薬（**麦門冬湯，柴朴湯，白虎加人参湯**）の有用性が報告されている．漢方薬は，適応さえ合えば効果が期待できる場合がある．

唾液の補充に用いるスプレー式のエアゾール製**人口唾液（サリベート**®）や口の中に塗る**保湿ジェル**は，少量で口腔内を持続的に浸潤させ，口腔粘膜や舌乳頭の萎縮を予防するのに有効である．この中に含まれる**ヒアルロン酸ナトリウム**は1gで約6Lの水分を保つといわれ，浸潤効果が高い．これを数時間おきに口腔粘膜や舌，義歯と粘膜の接触面などに噴霧または塗布する．

頻回に口を潤すため，コンパクトなペットボトルを常時，携帯するのもよい方法である．

3. ドライマウスに起因する合併症の治療

口腔乾燥に起因する合併症としては，**アフタ性口内炎，舌炎，口角炎，口腔カンジダ症，う歯，味覚障害，嚥下障害**などが頻繁にみられる．口内炎に対しては，ステロイド含有の軟膏あるいは貼付薬や各種トローチが用いられるが，長期投与すると口腔カンジダ症や毛舌を誘発することがあるので注意を要する．口角炎に対しては**ミコナゾール軟膏**®が使用しやすく，有効性も高い．耳下腺や顎下線の腫脹や疼痛がみられることがあるが，その多くは抗菌薬の投与で消退する．

4. シェーグレン症候群の治療の注意点

合併症がない限り，積極的な治療としては乾燥症状に対する対症療法のみで十分である．予防法としては，日常的に**耳下腺マッサージ**などを行うように指導し，唾液分泌を促進する内服薬を積極

3 味覚障害

1）味覚障害と病因

　味覚障害は味覚に何らかの異常が生じる疾患である.

　味覚は嗅覚と並び化学感覚の一つであり，その障害の原因や障害部位は末梢の化学受容器すなわち味蕾障害から中枢の味覚伝導路の問題までさまざまである．味覚障害は**50〜60歳代にピーク**を示し，**男女比は2：3で女性**に多い．子どもの味覚障害は稀である.

　味覚障害は大きく味覚機能低下と味覚認知異常の2つに分類される.

　味覚異常の種類としては，① **味覚減退**：食物の味が薄くなった．② **味覚消失**：味がまったくわからない．③**自発性異常味覚**：口中に何もないのに苦味や渋味を感ずる．苦みが最多．実在しない味を感じる**幻味症**－口中に何もないのに口が渋い，苦いなどと訴える．食べ物がなんとも表現できない嫌な味となる**悪味症**に自発性異常味覚は分類される．老人に多い．④**解離性味覚障害**：うつ病の患者に多い甘味など単一の味覚の障害，食物がなんとも表現できない嫌な味になると訴える．醤油や菓子を苦く感じる．というものがある．以上は**舌の灼熱感，疼痛（舌痛症），口内乾燥，舌の色調の変化，嗅覚異常**を合併することも多い.

　味覚異常をきたす病因としては，①唾液に異常がある場合，②末梢の味覚受容器，すなわち味蕾に異常がある場合，③神経伝達路から中枢に至る経路に異常がある場合，④認知など，高次脳機能障害がある場合が考えられる.

　味覚障害の原因は特発性，亜鉛欠乏性，薬剤性，感冒後，全身性，心因性，医原性，外傷性などに分類される.

　それらの**味覚障害の中では薬剤性味覚障害が最も多い**もので，**亜鉛欠乏性味覚障害，特発性味覚障害**などがそれに続く．一方では，特発性が最も多く，次いで心因性，薬剤性の頻度が高いとする報告もある．他に感冒罹患後（風味障害），全身疾患によるもの（鉄欠乏性），口腔疾患性などがあげられる．原因を特定することが困難な場合，

それが加齢性変化なのか，あるいは老年性うつ病などによる心因性の一症状なのかを区別することは難しい.

　青壮年層に多い味覚障害の原因としては，風味障害と特発性のほか，心因性障害がある.

2）味覚障害の原因と頻度[3]

（1）薬物性味覚障害（20〜30％）

　味覚障害の原因として最もその頻度が大きいとされているのは，薬剤性味覚障害である．多種多様な薬剤が味覚障害の原因となる．長期内服薬の投与歴をもつものが多い．薬剤性味覚障害例の約半数が血清亜鉛値の低下を伴っている．亜鉛キレート能をもつ薬剤（降圧薬，抗菌薬，消炎鎮痛薬，抗不安薬，抗うつ薬など）を服用している患者では，薬剤の**亜鉛キレート作用により亜鉛の消化器への吸収障害，尿中への排泄を高めて亜鉛欠乏**による味覚障害を起こしやすい（**表5**）.

　また，亜鉛キレート作用以外，**唾液分泌を抑制する薬剤服用者**も味覚障害をきたす．唾液は味物質を溶解し，味細胞まで運ぶ媒体であるためである．唾液分泌減少をきたす代表的薬物には，抗うつ薬，抗コリン薬，抗アレルギー薬，降圧薬などがある.

表5　亜鉛キレート作用による味覚障害を起こす主な薬

降圧利尿剤	サイアザイド系，フロセミド
冠状動脈拡張剤	塩酸オキシフェドリン
動脈硬化治療剤	クロフィブラート
消化性潰瘍剤	L-グルタミン
鎮吐剤	メトクロプラミド
肝臓病治療剤 白内障予防剤	αメルカプトプロピオニルグリシン
解熱鎮痛剤	アスピリン，インドメタシン
抗生物質	テトラサイクリン，ペニシリン
抗リウマチ剤	Dペニシラミン
結核治療剤	エタンブトール，パス
制がん剤	5FU，6MP
ステロイドホルモン・精神安定剤・抗うつ剤	

（2）特発性亜鉛欠乏症（15〜50％）

低亜鉛血症：他の原因となるような問題がなく，血清亜鉛値の低下を唯一の異常所見とするもの．しかしこれらの症例群が亜鉛内服療法により有意の味覚改善をきたすことから，血清亜鉛値は正常であっても，それらの症例の中に潜む**潜在性の亜鉛欠乏**がその原因として関与していることもあると推察されている．このようなものの中には**食事性**と思われる亜鉛欠乏性味覚障害も含まれる．

味細胞の新陳代謝は早く，およそ2週間で新しい細胞に置き換わるといわれている．亜鉛が欠乏すると味蕾（受容器）に存在する味細胞のターンオーバーが遅延するために味覚障害が生じる．

（3）全身疾患，医原性に起因する味覚障害（約20％）

糖尿病（糖尿病性ニューロパチーの一症状），**腎機能障害**（**人工透析**を含む．透析液からの亜鉛流出が原因となる），**肝不全**（**肝硬変**），**胃切除などの全身疾患**，慢性腸疾患，甲状腺疾患，悪性腫瘍では亜鉛欠乏になりやすい．

医原性のものとしては**頭頸部癌に対する放射線治療**（単独で2/3に出現），**化学療法**による味蕾の障害（単独で1/2），これらは受容器障害が主な原因である．その他に中耳手術時の鼓索神経の損傷，扁桃摘出術や喉頭微細手術時の器具の圧迫で舌咽神経障害をきたすことがある．

（4）心因性（10％）

うつ病，神経症，ヒステリーなどによる．心因性味覚異常の80％以上には口腔内乾燥が認められ，結果として味覚異常や舌痛などを訴えることも多いといわれる．このように味覚障害の原因としてあげられるいくつかの要因は相互に関係し合い原因の特定を難しくしているのが味覚障害の診断の難しさである．

（5）口腔内疾患（10％）

舌炎や舌苔あるいは口内乾燥症により出現する味覚障害．ドライマウスの患者では，味物質を味細胞まで運んでくれるのは唾液だから，唾液がでないと味を感じにくい．悪性貧血時のハンター舌炎，鉄欠乏性貧血時にみられる赤く平らな舌，黒毛舌や口内炎などの口腔内病変にも注意．

（6）風味障害（味覚嗅覚同時障害：多くは感冒後）（7％）

嗅覚消失による味覚異常による．味覚障害を訴えて来院するが，実は嗅覚に異常がある．嗅覚障害のために味覚が障害されているように感じるのである．その多くは感冒後にみられるもので，**感冒後味覚障害**は40〜50歳代の女性に多い．発症から改善までに7か月かかり，7割は治癒または症状が改善する．

（7）末梢伝導路障害性味覚障害（顔面神経麻痺，聴神経腫瘍，慢性中耳炎術後）（3％）

味覚機能に関与する脳神経は，主に顔面神経と舌咽神経であり，一部下咽頭で迷走神経が関与する．顔面神経では**鼓索神経**が舌前2/3の，また**大錐体神経**が軟口蓋の味覚受容に関与し，中耳炎，中耳手術，ベル麻痺，ハント症候群，さらに聴神経腫瘍などで障害される．しかし，その障害は限局された舌の神経領域のみであるため，味覚障害を訴えて受診することは少ない．中耳手術における一側の鼓索神経切断例でも約9割は1年後に自覚症状は消失して，予後は良好である．

舌咽神経の舌枝は舌後方1/3を支配し，球麻痺，扁桃手術，喉頭微細手術の際の器具による咽頭組織の圧迫などにより障害される．この種の味覚障害は鼓索神経障害によるものと比較し，比較的頑固に症状を訴える傾向がみられる．

（8）中枢伝導路障害性味覚障害（2％）

味覚の一次ニューロンは顔面，舌咽，迷走神経であり，それらは上行して延髄の孤束核に入る．孤束核からの二次ニューロンは内側毛帯を上行し，視床の後内側腹側核に入り，さらに三次ニューロンは同側の側頭葉の中心後回（味覚中枢）に至る．ここの障害は脳血管障害による．

（9）老人性味覚障害

社会の高齢化が進むにつれ，**薬剤性，全身疾患**

性，心因性味覚障害が増加傾向にある．70歳以上の高齢者の1/3以上の味覚障害の原因が薬剤性であるとの報告もある．人口の高齢化が著しい中で，味覚障害は今後ますます増加する可能性の高い感覚器障害であろう．

薬剤性でなくても，味覚もまた加齢とともに低下していくが，嗅覚よりはその衰えは緩やかで，顕著に衰え始めるのは70歳代以降である．甘みと酸味に対する感受性は30歳代にでも少し低下する．塩味の低下は味覚嗜好の変化につながる．

味覚の末梢受容器は味蕾である．加齢により味蕾や味乳頭の数の減少や形態的変化（細胞の空胞化，核の濃縮，細胞形質の膨隆など）が生じ，60歳以上の高齢者では病理学的にみても味覚機能は低下するといわれる．閾値の上昇は　酸＞甘＞苦＞塩の順にみられる．

3）味覚障害の診断
（1）問診
味覚異常発現の状況，発病から受診までの期間，嗜好，既往歴，心因の関与，現在罹患している疾患や治療内容，服用薬剤の内容，嗅覚障害・耳疾患の有無などを尋ねる．

味覚障害は単なる症状であり，障害部位別の原因疾患は上述のごとく多彩であるので，誘因・原因を念頭に置いて順序立てて鑑別診断を進める必要がある．

（2）口腔，舌の視診
口腔粘膜の舌苔・乾燥・炎症の有無，舌乳頭の観察，唾液量測定．

（3）全身疾患の有無
貧血，糖尿病，タンパク尿，腎不全，内分泌異常，胃切除，腸管吸収不全等の有無について調べる．

（4）心因性要素の有無
心理テスト（SDS，CMI他）を行う．

（5）血清微量元素の測定
味覚障害の原因は亜鉛欠乏が重要な因子の一つと考えられているが，亜鉛以外の微量元素，特に鉄，銅，カルシウムなどとも相互作用を及ぼすため，それらの測定も不可欠である．

（6）味覚定量検査（3紙ディスク検査，電気味覚検査）（味覚検査法の項参照）

4）亜鉛欠乏症の症状
亜鉛は，鉄や銅などと同じように，タンパク質合成や免疫機能の維持に欠かせない必須微量元素である．毎日，食事の中から微量に摂取されているが，不足すると体にさまざまな不調を引き起こす．

急激に進むのが**全身の亜鉛欠乏症である**．最初，全身の亜鉛欠乏症は味覚障害，顔面の**皮疹に始まり**，放っておくと日に日に悪くなって全身に広がり，**腹痛・下痢を伴って**重篤になる．

亜鉛不足の原因を大きく分けると，**摂取不足，消化管からの吸収障害，排泄の増加**と3つに分類できる．普通の健康体の人が普通に食事をしていれば，亜鉛の過不足は問題はないが，食事，栄養の取り方が大きく変化したときに欠乏症は起きる．例えば，加工されたインスタント食品ばかりを取り，亜鉛を含有する自然な食品の摂取が不足する場合などが考えられる．他の要因としては過度の運動や妊娠や授乳などにより亜鉛の需要が増えたりする場合である．陸上の実業団の男子選手の約15％，女子選手の約30％に亜鉛不足による貧血がみられるとの報告がある．

亜鉛不足による体の不調としてよく知られているのが味覚障害である．

現在，一番頻度が高いのは経腸栄養における亜鉛欠乏症だが，**味覚障害の約7割は食事による亜鉛欠乏**が関与するともいわれる．**味覚障害は亜鉛欠乏の最初のシグナル**とみてよい．必須微量元素の一つである亜鉛は，タンパク質，コラーゲン，DNA，RNAの合成に重要なはたらきをし，**味細胞の新生，調節**に欠くことのできない元素である．不足すると味細胞の新生に時間がかかり，かつ感受性の低下などが起こる．そのため，亜鉛が不足すると味を感じにくい，変な味がする，金属を口に含んだような味がして食べものがおいしく

ないといった症状が出る.

亜鉛はまた皮膚や毛髪のタンパク質の合成にも関わっており，亜鉛が不足すると，子どもと大人では，亜鉛欠乏でみられる症状は異なる．乳児では全身的には**湿疹，皮膚炎**（発症部位は人体の開口部）が症状として現れる．幼児期から学童期にかけては，**身長の伸びが悪いこと**，成長ホルモンの異常が原因でない低身長の子どもの6割くらいが，亜鉛の不足が原因とみられている．大人では，**味覚障害，性腺機能低下，精子形成不全，貧血，髪の毛が抜けやすくなる，感染に対する抵抗力が落ちる**などの症状がでる．その他では，亜鉛欠乏でも**貧血**になる．貧血は，一般に小球性貧血で，一見，鉄欠乏性の貧血のような検査結果だが，**鉄剤投与で改善しない場合は亜鉛欠乏**が疑われる．

5）亜鉛欠乏症の診断

通常，原子吸光法で血清亜鉛量の測定が行われる．血清亜鉛には日内変動（午前中は高く，午後は約20％低い）があり，食事（食後2〜3時間で低下）も血清亜鉛の変動要因であるので，採血は**早朝空腹時**にする．また，採血後，全血そのまま長期の保存していると値は高くなるため，血清分離は20分以内に行うことが必要である．

低亜鉛血症の診断は**血清亜鉛値が60μg/dl未満**とされるが，**80μg/dlを切れば潜在性の亜鉛欠乏症が濃厚である**．そのため，最近では**血清亜鉛の基準値を80〜150μg/dl**とする人が多い．30μg/dl以下になると皮疹が出る．血清亜鉛値は1日で約20μg/dlの変動がある．

主に亜鉛は小腸で吸収されるが，亜鉛欠乏時には，亜鉛の代わりに銅の吸収が亢進する．その結果，亜鉛欠乏状態では，血清亜鉛量の低下，血清銅量の増加，その結果亜鉛に対する銅の比（銅／亜鉛）の上昇が認められる．**銅／亜鉛比が1.5以上の場合は潜在性亜鉛欠乏**を考えることができるといわれる．したがって，血清亜鉛量の測定に加えて，**血清銅量の測定**も亜鉛欠乏症の診断や亜鉛欠乏のモニタリングには重要である．また，**血清アルカリホスファターゼは，亜鉛酵素なので亜鉛が欠乏すると低下する**．

現在，多くの日本人で，特に**小児やダイエットを行う女性，高齢者で亜鉛の必要量に対する1日摂取量は不足している**といわれる．2003〜2005年の長野スタディでは，**住民の約20％は亜鉛欠乏状態であった**．その結果，亜鉛欠乏による味覚障害は年々増えていると考えられている．

1日の亜鉛摂取量が10mg/日を下回ると，血清亜鉛値が正常値を割るものが多くなる．学童での亜鉛欠乏は，**偏食**や食が細いことが原因と思われ，高齢者の場合は，食べる量が若い人に比べ少なく，さっぱりとしたものを好むようになることが欠乏になりやすい理由とされる．そして，もう一つ大事な亜鉛欠乏の原因は，キレート作用のある薬を長期にわたって服用している場合である．**キレート作用**とは，金属を結合する作用で，そのような薬を服用していると，亜鉛の尿中排泄が増加して亜鉛欠乏になる．キレート作用をもつ薬は決して稀ではないことは前述の通りである．

6）味覚障害の治療

亜鉛は健康維持に重要な必須微量元素で，サプリメントの使用者も多い．しかし，サプリメントを処方された患者の多くが，サプリメントを過剰に投与されていて，そうした患者の中には亜鉛の過剰投与による銅欠乏が関連している可能性のある神経症状や貧血の発症例があることが英国で報じられている．そこで，亜鉛投与にあたっては亜鉛の過剰摂取による銅欠乏のリスクを認識してかかるべきである．

原則，特発性，亜鉛欠乏性，薬剤性，感冒後，全身疾患性（透析性，肝性，腎性など）味覚障害では亜鉛内服療法を行う．血清亜鉛値が正常な症例でも味覚障害を訴える患者には，潜在的亜鉛欠乏の存在を考慮して亜鉛を内服させることもある．薬剤性味覚障害に対しては**原因薬剤の服用中止や減量**を勧めることで改善が期待できる．しかし，薬剤性は降圧薬，抗凝固薬など薬剤の中止，変更が困難である場合があり，治療に難渋する場合が多く，このような場合も薬剤にキレート作用を補う意味でも亜鉛の服用を勧めることもある．

このように，亜鉛欠乏例の治療はまず**亜鉛の補給**であるが，軽症なら食事指導のみで効果があ

る．最近の若者の嗜好もあるが亜鉛をキレートする食事にも大いに問題があり，インスタント食品はほどほどに，亜鉛を豊富に含む食事を心がける必要がある．亜鉛を多く含む食品は，**牡蠣，ココア，プロセスチーズ，赤みそ，アーモンドや栗などの種子類，椎茸，ワカメ，ひじき，抹茶，豆，大豆**などがある．日本人の普通の食事からは**亜鉛は 1 日男性で 9 mg, 成人女性で 7 mg 補給される**とされているので，普通に食事しているなら亜鉛欠乏には陥らないはずである．酢やレモンなどクエン酸を多く含む食品は，亜鉛の吸収を促進する．以外と知られていないのが食品添加物の影響で，豆腐凝固剤や麺のかんすいに使われるポリリン酸類やフィチン酸などは亜鉛の吸収を低下させたり，排泄を促進したりすることである．

亜鉛欠乏が味覚障害の原因の一つであれば，好んで亜鉛を多く含む食事を取るとして，血中の亜鉛値に基づき**亜鉛の内服療法**も推奨される．

亜鉛欠乏による味覚障害の治療には**亜鉛量として 1 日 50～60 m g が必要**であるとしている報告もあるが，亜鉛を処方すべき基準を示したガイドラインはない＊.

通常，酢酸亜鉛（ノベルジン®：低亜鉛血症にも保険適用あり），**ポラプレジング（プロマック®：保険適用疾患は胃潰瘍のみ）**をサプリメントとして 2 錠 34 mg/ 日投与する．プロマック®は胃潰瘍の薬でもあり亜鉛製剤でもあるので，亜鉛欠乏も胃潰瘍に対しても両方効果があるとされる．しかし，亜鉛の過剰投与は血清鉄値，銅値を低下させてしまうので，定期的に採血をして微量元素のバランスをチェックしながら至適量になるように調節する．亜鉛の過剰摂取による銅欠乏に起因した貧血や好中球減少症が看過されると，不可逆的な神経症状に進行してしまう可能性もあり，亜鉛の過剰摂取を警告する報告もある．いずれにしても，銅欠乏を回避するために**亜鉛サプリメントの処方量は 45 mg/ 日以下にとどめること**，サプリメントを長期に使用する場合には血中の鉄や銅の濃度も確認することを勧める．

発症初期の例ほどその亜鉛内服療法の有効率は高い．味蕾細胞の再生に要する期間は 1 週間から 10 日ほどなので，**亜鉛の効果が現れるのは早く**ても投与開始後 2 週間から 1 か月位たってからのことが多い．有効例ではほぼ 3～6 か月までに効果の発現がみられるので，治療を継続するか否かはそのあたりの症状の改善経過などを参考にして決めることになる．**亜鉛製剤の味覚障害に対する有効率は 70～85％と報告されている**．受容器型味覚障害では，90％の症例が味蕾の多い舌後方から回復を始め，味質では，甘味と苦みの回復が早い．鉄欠乏性貧血を合併する場合には鉄剤も服用する．

味覚障害の誘因として，口腔内乾燥が考えられる場合には，口腔乾燥症状改善薬を投与する．例えば，サラジェン®を 5 mg × 1/ 日から始めて，5 mg × 3/ 日まで増量してみる．亜鉛内服療法の効果がでるとともに唾液分泌量が増加してくる症例もある．プラークや舌苔がついて口の中が汚れている患者には口腔ケアを行う．心因性味覚障害では亜鉛製剤よりも抗不安薬が著効を示すこともある．心因性味覚異常は受容体から間違った味覚が上方に伝達されているため，ドパミン拮抗薬や GABA（γ－アミノ酪酸）作用薬によって，破綻した受容体の機能を助ける治療も用いられる．味覚障害は症状の変化が緩やかなため，患者自身が現在どのくらい改善しているかを把握できずに不安を抱くことがある．味覚検査を用いて，結果を患者に提示することで，患者の不安を軽減し，治療意欲を高めるようにすることが大切である．

＊「日本人の食事摂取基準 2015 年版」では亜鉛の食事摂取基準（1 日あたり）は 15～69 歳の男性10 mg, 同年齢の女性で 8 mg, 妊婦は 10 mg, 授乳婦は 11 mg, 耐容上限量はそれぞれ 40～45 mg,35 mg とされている．

4　舌痛症（glossodynia, burning mouth syndrome）

心理情動因子に起因し，舌に痛みを訴えるがそれに見合うだけの器質的（肉眼的）変化がないものと定義される．

1）発生頻度と臨床的特徴

男女比 1 ：3 と**女性に多く**，特に 40～50 歳代の

中高年発症例が多い．特に多い訴えは**ピリピリ，ヒリヒリといった舌の灼熱感あるいは疼痛**である．また，舌が荒れた感じ，膜が一枚かぶった感じ，さらに口唇粘膜がヒリヒリすると訴える患者もいる．痛みは異常感として理解可能なことが多く，**異常感は摂食時には消失ないし軽減する**．また，**睡眠中に痛みを訴えることはほとんどない**．疼痛は3か月以上に及び，罹病期間は数年にわたることもある．

日常生活にはほとんど支障がない．味覚にはほとんど異常がないという人もいれば，味覚障害を合併している率は40％という人もいる．舌痛部位は**舌尖，舌縁**に多い．**口腔乾燥感を伴う人も多い**が，唾液の分泌量自体は正常だったりする．口腔全体で痛みを感じることもある．正常な舌組織を異常であると意味づけている症例が多く，このような例では「**癌恐怖**」症状が高頻度に認められる．しかしこれは狭義の舌痛症（特発性舌痛症；心理，精神，神経的要因による）で慢性疼痛（**心因性疼痛**）**と考えられる症例が多く**，ドクターショッピングを繰り返している．しかし，子細に観察すると3例に1例は何らかの異常所見が舌に認められる．そして，舌に異常所見を認める症例では**低亜鉛血症**を示すことが多い．これを広義の舌痛症という．多い原因順にあげると，**亜鉛欠乏症，仮面うつ病，特発性・鉄欠乏性貧血，ビタミンB$_{12}$欠乏症（悪性貧血）**であり，局所的原因としては，**炎症（カンジダ症），歯性疾患（義歯による機械的刺激），金属アレルギー**の順によって痛みが引き起こされる場合がある．このような身体因性の場合は食事の際舌が"しみる"ということが多い．したがって，舌・口腔の観察では，口内乾燥，舌の炎症，口角炎，感染などの有無や，義歯の状態などに注意する．

臨床検査としては，全体的な血液像，血糖，鉄，フェリチン，亜鉛，鉄結合能，ビタミンB$_{12}$，葉酸などの測定を行う．

2）心理的特性と疼痛学的位置づけ

狭義の舌痛症は精神医学的には**心気神経症** hypochondriasis である．歯科処置後やアフタなどが治癒した後に，誰でも多少の違和感が残る

が，几張面，完全癖などの執着性格あるいは心気傾向の強い患者ではこれらの異常感が完全に消失しない限り納得できず（また見慣れない舌の形態，色調に奇異な印象を抱き，それが癌と結びつき，「異常である，病気の表れである，癌である」などと誤った意味付けをして），持続的な**こだわり**を示す．

慢性疼痛患者のうつ病罹患率は50％以上であり，逆にうつ病患者の疼痛罹患率は平均65％であるといわれる．うつ病の疼痛性障害としての主訴は頭痛，舌痛，顔面痛，腰痛，腹痛，下肢痛，肛門痛など多岐にわたるが，逆に舌痛がうつ病の唯一の身体症状であることがある．その場合，抗うつ薬がこの舌痛に有効で，その鎮痛作用は一般的に抗うつ作用よりも早く出現し，有効な場合は1〜2週間で手応えを感じる．有効性を認めれば抗うつ薬の処方の手引きに従い増量した後に最低1〜2か月間はその量を継続し，症状の十分な改善の後に，漸減，中止する．

3）治療

治療としては，心因性疼痛症としての舌痛症は脳が感覚の感度を調節する機能の異常によるので，まずは非薬物療法を行う．血液検査などで決して身体的な異常でないことをよく説明し，不安を除去し受容を図る．

舌痛症の治療は大別すると以下のごとくになる．

（1）口腔内処置

外用剤の塗布，含漱剤の使用は特に有用といえないが，患者が少しでも苦痛が和らぐと述べるときは積極的に用いた方がよい．対症療法として，口に冷たい水を含ませたり，ハッカ入りの飴をなめさせると効果がある．

（2）薬物療法

薬物療法として，一般の鎮痛薬は無効である．抗うつ薬や抗不安薬，抗てんかん薬などの効果が期待できる．SSRIや**カルバマゼピン（テグレトール®）**が有効．1か月位で70％程度，改善する．亜鉛内服療法，ビタミンAとの併用も効果があることがある．漢方では柴胡剤の有効性が報告

されている.

（3）精神療法 – 説得療法

舌痛の治癒または軽快までの治療期間は，およそ3，4か月と長い.

第5章　口腔粘膜病変

口腔粘膜病変は，水疱・びらん・潰瘍・白斑・腫瘤・硬結などであり，地図状舌のような舌固有の変化，さらには奇形などの形態異常などがある.

身体因性口腔疾患の大部分は視診，触診の段階で診断できる.

1　舌の異常（色，形）

1）舌苔といちご舌（strawberry tongue）（口絵1）

舌の表面の血流が増し，舌乳頭が赤く腫大して，一見いちご状に見える状態. これより前では白い舌苔が厚く付着している.

舌苔は舌背の糸状乳頭の上皮が肥厚し，灰白色を呈した状態. 舌苔が厚くなるのは，舌の乳頭の角質が物理的にこすり取られることが少ないためである. 食事を摂取していない場合や，流動食のみを口にしている場合がこれに相当する. 口腔内の急性炎症，急性熱性疾患，不十分な口腔洗浄などの際にみられる. これ以外にも，口呼吸や唾液の不足，口腔粘膜の乾燥，カンジダ症，胃食道逆流症も舌苔を助長する.

このような状態で白苔が舌を覆ったものが白苔いちご舌 white strawbery tongue で，未熟いちご状を呈し，白苔がはがれると，舌表面は充血・肥厚して熟したいちごのように見える. これは raw red tongue といわれることがある一般の**いちご舌**であり，また舌炎でもある. いちご舌は猩紅熱の全例，川崎病の77％のほか，多くの乳幼児の熱性疾患（上咽頭のブドウ球菌感染，風疹など）でもみられる.

治療は局所的な治療よりも原因の発見と全身的な治療が必要となる.

2）口腔毛様白斑症（hairy leukoplakia）

舌縁部にみられる白色の皺状を呈する病変. 舌の扁平上皮内の Epstein-Barr ウイルスの増殖により発生すると考えられている. この舌の所見は，HIV 感染初期症状の一つとして診断学上重要な所見である.

肉眼所見ではカンジダ症と見分けにくいため，抗真菌薬投与で消失しなければ生検で EB ウイルスの確認を行う. 一般に無症状であるが，アシクロビル，レトロビルの併用が有効とされている.

3）萎縮性舌炎（赤い平らな舌）

（1）鉄欠乏性貧血

舌の糸状乳頭が消失し，表面が平となる. このために舌苔がつかず，**赤く見える**（口絵2）. その状態は痛々しく見える. ビタミン B_2 やビタミン B_{12}，葉酸，ニコチン酸アミド，亜鉛などの欠乏，あるいは鉄代謝の異常が考えられるが，萎縮性舌炎は**鉄欠乏性貧血**の舌症状のことが多く，貧血の治療が必要である. 鉄欠乏性貧血では，進行すると口腔粘膜の萎縮が咽頭，喉頭にも及び，嚥下困難をきたすことがある.

（2）ハンター舌炎

舌のぴりぴりした痛み（burning mouth syndrome）**と味覚障害**を訴える. 舌の表面にV字型ないしM字型に貧血性の白い部分が認められるときは，**悪性貧血**の舌変化で，これを**ハンター舌炎**（口絵3）といい，ときにこれが悪性貧血の初発症状となる. 萎縮性胃炎や胃全摘出などにより血中の**ビタミン B_{12}** が欠乏することに起因する. ヘリコバクターピロリ菌感染症とビタミン B_{12} 欠乏症の直接的な関連が指摘されている. ビ

タミン B_{12}（魚介類などの動物性食物に含有）は
DNA 合成（細胞分裂）に関与しているため，そ
の欠乏は細胞分裂の盛んな造血細胞，皮膚，粘
膜，毛髪，神経などの組織に影響を与える．舌で
は糸状乳頭の平坦化，萎縮による平滑で赤い平ら
な舌（**赤色舌**）を呈する．舌はこの時に「牛肉の
ステーキ」に例えられる外観を呈することもあ
る．赤血球の障害はハンター舌炎では典型的には
MCV（110 以上）と MCH が高値を示す大球性
高色素性貧血となる．白髪や手足のしびれもビタ
ミン B_{12} 欠乏による毛髪と神経の障害と関係して
いる．

（3）治療

　これらの萎縮状舌炎は原因疾患に適切に対処す
ることが肝要である．悪性貧血は早期発見，早期
治療が重要である．ビタミン B_{12} 筋注，メコバラ
ミン錠の経口投与が有効．なお，胃全摘患者の場
合，肝臓には数年分のビタミン B_{12} が貯蔵されて
いるため，貧血の発症は手術後 3 年後とされて
おり，外科外来での貧血とビタミン B_{12} 値のモニ
ターが大切である．

4）肢端紫藍症（acrocyanosis）

　舌の表面は舌乳頭の萎縮によって多少とも平ら
となる．赤い平らな舌に似るが，肢端紫藍症の場
合は青みを帯びる．自覚症状はない．末梢循環障
害によるまれな変化であり，原因（基礎疾患）の
発見が必要となる．

5）毛舌（hairy tongue）（口絵 4）

　舌背の後部中央において，舌の表面に細い毛が
生えているように見える状態．**糸状乳頭**が著しく
延長し，先端が角化する．舌苔の最たるもので，
色は黒が普通であり（**黒毛舌**），まれに褐色，黄
色，赤，緑などの場合がある．ときには舌背全体
を覆うことがある．

　その色調は存在する**微生物のほか，薬剤などに
影響される**．薬剤は抗生物質の内服またはトロー
チのかたちでの使用によって生ずるが，原因の明
らかでない場合もある．ときに，慢性胃腸障害
（特に胃液逆流），腎疾患，前立腺肥大に伴うこと

がある．

　誘因が除かれれば数週で自然治癒する．対症療
法は簡単で，柔らかい舌苔ブラシと抗微生物の溶
液を用いて舌苔をぬぐったりこすったりする．レ
モンの薄切りをしゃぶるなどして唾液を増やす，
乾燥したパンなどによって舌苔の擦過を促すとい
った手立てが考えられる．

6）溝状舌（皺状舌，陰嚢舌 lingua plicata）

　原因は形質遺伝ともいわれるがはっきりしない．
　病状は舌背表面に多数の条溝が，**もちのひび割
れ模様状**に形成される．溝は縦横に数列にみら
れ，脳回転状，または草の葉状と表現される．溝
の深浅はさまざまで，不規則で一定していない．
通常，粘膜上皮の欠落やびらん面などはみられな
い．したがってしみるなどの自覚症状はなく，ま
た味覚異常もなく正常である．小児ではまれ，成
人の約 5％にみられ，特に高齢者に多い．

　溝が食渣などによって不潔となると二次的に炎
症を起こすこともある．この際，軽度の味覚異常
や食物のしみる感じを訴えるものがある．**20％に
地図状舌を合併**しやすく，時にカンジダ症を合併
する．

　治療は口内清潔，頻回のうがい．抗生物質加ス
テロイド軟膏の食後清拭後塗布．

7）地図状舌（geographic tongue）（口絵 5）

　小児および若い女性に多い．舌の側縁に近く，
円形ないし半円形の斑として生じ，周辺に向かっ
て拡大し，地図状を呈する．淡紅色の斑の中では
糸状乳頭は消失し，ややくぼんで見える．斑の辺
縁には白くふやけた線状の部分がくまどってい
る．日によって形を変え，10 日ほどで消退する
が再発が多い．

　地図状舌は若い人，溝状舌は高齢者の病変であ
るので，20〜40 歳代では，二つの状態が合併し
て認められることが多い．

　治療は特に必要ない．痛みのあるときのみ局所
麻酔剤の使用をする．

8）正中菱形舌炎（glossitis rhombica）（口絵6）

診断のポイントは中年以後の男性に多い．舌の中央，奥の方にある境界鮮明な淡紅色の斑．形は楕円形ないし菱形に近い．ときに斑の中に腫瘤を生じるが悪性化することはない．

治療は必要ない．腫瘤が例外的に増大し，食事に差し支えるときのみ切除する．

9）舌扁桃（tonsilla linguae laterali）

診断のポイントは中年女性に多く，舌の側縁の後方に対称性に認められる．紅色ないし暗赤紅色で球状に盛り上がった弾性硬の腫瘤で，2～3個の結節からなっていることが多い．

舌側縁の後方は舌癌の好発部位であるので慎重に診断し，舌扁桃と診断できれば特に治療の必要はない．痛みの強いときには切除することもある．

2 口腔粘膜の異常

1）口内炎（stomatitis）

（1）概説

一般に，口腔粘膜の炎症を口内炎と総称する．種々の原因により発症し，①口腔粘膜に限局しているか，②皮膚疾患に関係しているか（初発症状か，二次的症状か）をみなければならない．

局所的原因による口内炎を**原発性口内炎**といい，全身疾患が原因となるものは**症候性口内炎**という．口内炎は全身的誘因による部分症状として発現する**症候性口内炎**の場合が多く，例えば，かぜ，過労，ウイルス感染，自己免疫疾患，アレルギー疾患などが考えられているが，誘因との因果関係は不明の場合も多い．症状から分類すると**カタル性口内炎，びらん性口内炎，潰瘍性口内炎，壊疽性口内炎，アフタ性口内炎**等に分けられる．

口内炎の発症メカニズムは，粘膜周囲組織から誘導される**サイトカインによる炎症反応**やアポトーシスによる細胞死のための粘膜落屑，さらには口腔細菌の内毒素によるサイトカインの誘導などが口内炎の症状を重篤化させると考えられる．口腔粘膜および咽頭粘膜に水疱を認めるケースでは，ウイルス感染や多形滲出性紅斑のみでなく，自己免疫疾患も疑ってみる必要がある．しかし，

特に水疱が非特異性の続発疹を伴っていたり，びらんを生じている場合には，初診時には正しい診断をつけるのはしばしば困難である．一般に皮膚と比較して**口腔粘膜の細胞代謝は活発で，上皮のターンオーバーも早い．なので義歯などの刺激を除去して2週間経過しても治らない潰瘍は，悪性疾患を疑う**必要がある．

治療法としては，口腔内の清掃として含嗽剤，抗生物質の投与，口腔内消炎治療，ときにステロイド含有軟膏の塗布等も有用である．漢方薬では半夏瀉心湯が頭頸部癌の化学療法時の口内炎などに使われる．局所原因の除去，全身疾患の治療はいうまでもない．

（2）病因別に見た口内炎

1．アフタをきたす疾患：いわゆるアフタ性口内炎

アフタとは粘膜のびらんまたは潰瘍をさす．口腔粘膜に1～数個の円形ないし楕円形のびらん，ないし浅い潰瘍がみられ，上皮層の欠落を呈し，中央部は白色の線維性偽膜に覆われている．組織学的には好中球の浸潤がみられる線維素性炎である．境界は明瞭で辺縁に紅暈がみられる．アフタ性口内炎の約80%がこのような**再発性アフタ**である．口内炎は1週間ほどで瘢痕を残さないで治癒する．

アフタの診断で最も重要なことは，アフタの原因となる現疾患を見逃さないことであり，他疾患との鑑別を必ず考える．

①再発性アフタ（recurrent aphthae）（口絵7）

アフタ性口内炎は再発を繰り返すものが多く，ときに難治性口内炎を呈するものがある．孤立性ないしは単発性の場合を**孤立性アフタ**と呼ぶ．形成されたアフタは円形あるいは類縁系の比較的浅く平らな潰瘍で，周囲に紅暈を伴う．自発痛は軽度であるが，接触痛や刺激痛が強い．原因は疫学的な特定傾向はみられず，一般症状は軽く，発熱することはない．一般**人口の約20%**が罹患する．診断のための特異的な検査法はないため，典型的な症状と病歴が頼りである．

a. 病理

軽症型（小アフタ型），重症型（大アフタ型），ヘルペス様型（疱疹状潰瘍型）に分類される．好発部位は口唇，舌，頬粘膜，歯肉であり，口蓋部や赤唇部には少ない．咬傷などの外傷の後に生じやすいために，物理的刺激が誘因の一つであると考えられている．

①軽症型：男女差なく，**初発年齢が10代で**，5mm以内の潰瘍が1～5個位口唇，頬粘膜，舌に生じるもの．**7～14日で自然治癒**する．

②重症型：潰瘍が10mm以上となったもの．治癒までに数週から数か月を要する．

③ヘルペス様：1～2mm大以内の潰瘍が10個以上口腔内全体に多発する．女性に多く，初発年齢は20代．次第に癒合して大きな潰瘍を形成することもある．治癒までに30日以上要する．

b. 原因

不明．以下のように種々の説がある．
①口腔内常在連鎖球菌が直接作用．
②粘膜上皮細胞と連鎖球菌の抗原性が交差するため．
③潜伏性VZVの回帰感染（潜伏感染の顕性化），など．

c. 治療

身体の疲労とストレスを避け，栄養バランスのよい食事を心がける．

全身ステロイド薬の使用も，難治例には行われる．**副腎皮質ホルモンの外用薬**（アフタッチ®またはケナログ軟膏®）が一般的には用いられる．口腔後方や咽頭は直接自己処置しにくいため，ステロイド噴霧薬が使いやすい．

硝酸銀の鎮痛効果は高いが，組織障害性が強いために潰瘍を深くして症状を悪化させ，治療を遅らせることもある．特に難治例では使用を控える．再発を防止する方法はない．

②転移性アフタ

体内の原発巣から細菌の播種によって生ずるアフタで，1個ないし数個，孤立性に生じ，他の口内炎の症状を伴わない．**扁桃炎に際して前口蓋弓にみられる**ことが多い．広義には**ウイルス性の水疱，手足口病のアフタ**もこれに属する．

治療は原疾患の治療に準ずる．普通は一過性で，10日ほどで自然に消退する．

③ベーチェット病（Behçet's syndrome）

ベーチェット病は，口腔粘膜のアフタ性潰瘍（**再発性アフタ**），**結節性紅斑**や毛嚢炎などの**皮疹**，眼のブドウ膜炎（**前房蓄膿性ぶどう膜炎**），**外陰部潰瘍**を4主徴とし，副症状として関節炎，副睾丸炎，中枢神経病変，血管病変（血栓性静脈炎），消化管病変などを伴い，全身の諸臓器に急性滲出性炎症を反復する難治性，系統的疾患である．それぞれのエピソードは比較的早く寛解するが，**再発性の血管閉塞による網膜出血のため視機能の予後は不良**なことが多く，視力障害に至るものは約30%存在する．生命予後に関わる**神経型ベーチェット病**も15%前後ある．

a. 原因

ベーチェット病では，連鎖球菌感染と思われる扁桃炎，う歯，歯周囲炎などの既往歴が多く，口腔菌の同定，動物実験から**連鎖球菌（新型）*St. sangnis*の抗原抗体反応が原因**として有力視されている．これを免疫学的側面から眺めてみると，T細胞と好中球，マクロファージを基本にした，いわゆる**IV型アレルギー**の色彩が強い．基本病態は，Tリンパ球の過剰反応性に基づくサイトカインの産生による**好中球の機能の亢進**である．これに，細菌抗原など何らかの外因が関与すると考えられる．

本症とヒト白血球抗原**HLA-B51などの特定の遺伝子系**との強い相関はよく知られているが，その頻度は50～60%であるため，これも診断上の参考になるだけである．HLA-B51は本症における好中球機能亢進の成因としての素因の役割を担っていると考えられている．現在では遺伝的な要因だけでなく，環境要因を含め，多因子疾患と考えられている．

世界的にみれば，本症は地中海沿岸諸国と東アジアに多く，欧米では少ない．ユーラシア大陸の北緯30～40度に多発地域が偏在していて，その分布から「シルクロード病」の別名を持つ．まさに**オリエントの謎**（mysteries of the Orient）である．1937年，トルコのイスタンブール大学皮

膚科教授のベーチェット氏が最初に報告した．わが国では推定患者数は1万5,000～1万6,000人で，有病率に性差はみられない．発症時期は20～30歳代が多い．

b. 診断

ベーチェット病では，CRP，血清銅，IgDの増加等の異常所見がみられることが多いが，疾患特異的な症状や検査所見がないため，本病の診断は厚生省特定疾患・ベーチェット病調査研究班が定めた診断基準（1987）により行う（**表6**）．経過中に四主症状がすべて出現したものを**完全型**，a.三主症状，あるいは二主症状と二副症状，b.眼症状と一主症状，あるいは二副症状の出現したものを**不全型**としている（**国際診断基準は年3回以上の再発性口腔内アフタを必須症状とし，これに皮膚症状，眼症状，陰部潰瘍，針反応の2項目があればベーチェット病とする**）．症状の組み合わせでベーチェット病は診断し，検査所見は診断上の参考にする程度である．したがって，血液検査で炎症反応が必ずしも陽性にならなくてもよい．

ベーチェット病患者に対する針反応は，滅菌針で皮膚を軽く刺した24～48時間後に刺針部を中心に発赤を生じ，時に膿瘍を形成する所見であり，本性患者の40～80％程度に認めるとされるが，実際には典型的な所見をみることは少ない．

表6　ベーチェット病の臨床診断基準

主症状
①口腔粘膜の再発性アフタ性潰瘍
②皮膚症状（結節性紅斑，皮下の血栓性静脈炎，毛嚢炎様皮疹，痤瘡様皮疹など）
③眼症状（虹彩毛様体炎，網膜ぶどう膜炎など）
④外陰部潰瘍

副症状
①変形を伴わない関節炎
②副睾丸炎
③消化器病変
④血管病変
⑤中枢神経病変

（厚生省特定疾患ベーチェット病調査研究班，1987年）

c. 治療

ベーチェット病が重篤な場合は，視力障害や**失明に至ることがある**ので，治療は眼症状を中心に行う．一般的には冬期に，特に眼症状の増悪が多いので，寒冷などの物理的ストレス，過労などの身体的ストレスを避けるように指導する．ある程度重症の場合はコルヒチン0.5～1.5 mgを内服させ，効果がなければシクロホスファミドを併用したり，シクロスポリンに変更したりする．**副腎皮質ホルモン**の内服は，急性症状を短期間に抑制するためには最も有効であるが，減量により症状が再燃し，眼症状の予後を悪くする．難治性のぶどう膜炎に対してはインフリキシマブが保険収載となり，患者のほぼ90％で眼発作を予防できる．

2．化学的ならびに物理的障害による口内炎

咬傷や義歯の刺激による**褥瘡性潰瘍**や放射線照射による**放射性口内炎**，**温熱による障害**，歯科材料や薬剤，タバコなどによる**化学的障害**などがある．

①ベドナーのアフタ（口絵8）

わずかな外的刺激によって生ずる粘膜の潰瘍で，アフタよりも深い．放射線や薬物アレルギー，温熱によるびらんもある．

小児，特に学童に多く，舌を歯で咬むことが誘因となる．好発部位は小児では舌の先端，下口唇の粘膜，成人では頬粘膜，口蓋，高齢者では歯肉．しばしば同じ部位に再発し，瘢痕のために上皮が白濁し，白板症の状態となる場合がある．

治療により，ほぼ1か月で治癒する．対症的に粘膜用のステロイド外用剤を用いる．

深い潰瘍のなかで，比較的小型で単発性のものは**歯性潰瘍**（褥瘡性潰瘍 decubital ulcer）や外傷（誤咬）によるものが多く，舌尖や頬粘膜に発生しやすい．また，**リガフェーデ病**は歯性潰瘍の一つと考えられ，歯の生えたばかりの乳児の舌下部にみられる．肉芽を形成することもある．辺縁は軽度に隆起し硬結は触れないが，高齢者にみられる褥瘡性潰瘍が癌化すると硬結を触れる．慢性化した歯性潰瘍は，初期癌との鑑別が必要である．

3. 薬物アレルギーによる口内炎

薬物によっては粘膜疹は固定疹（びらん性口内炎）としてみられることもある．なかでもピオクタニン塗布によりびらん・潰瘍がみられることがある．重症の薬物アレルギーでは全身に多形滲出性紅斑様症状を呈し，その部分症状として口腔に壊死にまで至る種々の病変を認める．

①薬剤過敏性症候群（drug-induced hypersensitivity syndrome：DIHS）

DIHS は特定の薬剤を長期に内服することにより引き起こされる重症薬疹の一つである．DIHS は粘膜疹だけでなく，皮疹やリンパ節腫脹，発熱，他臓器障害を伴い，経過中にヒトヘルペスウイルス-6 human herpes virus 6（HHV-6）の再活性化などをみることがある．一般的な，薬疹においては初めて内服した薬剤では1～3週間で症状が出現する．それに対して，DIHS の内服期間は2週から1か月以上となり，時に数か月に及ぶこともある．その結果，初診時に原因薬が見過ごされてしまい，そのまま継続されてしまう症例もあることに注意が必要である．

薬疹の皮膚症状は，播種性紅斑丘疹型，多形紅斑型，じんま疹型，苔癬型など多彩であるが，最も頻度が高いのは**播種性紅斑丘疹型薬疹**である．このタイプは麻疹，風疹などのウイルス性発疹症と類似し，鑑別が困難なことが多いが，特に顔面の浮腫とびまん性の赤斑を認めた症例では，強く DIHS を疑う．

②多形滲出性紅斑重症型（erythema multiforme major：EM major）

a. 病理・病因

青年期，および若年成人に好発する．皮膚の浸出性炎症は約半数で，病変は口腔粘膜にも現れ，特に**唇，頰粘膜，歯肉に水疱やびらん**を生じる．一見アフタに似るが，境界は不鮮明で，**融合**する傾向があり，周辺に**びまん性の潮紅**を伴う．重症の場合にはびらんが広範囲となり，その中にアフタ性変化が点在したり，白い偽膜でおおわれ，出血を伴うこともある．口唇では容易に出血し，厚い血痂が生じる．

病名の一部になっている紅斑は，皮膚の一部が赤く見えるものをいい，強く圧迫すると退色するのが特徴で（ガラス板法），紫斑と区別される．このうち粘膜病変の強い病型を次項で述べる**皮膚粘膜眼症候群**と呼ぶ．多形滲出性紅斑はあくまでも皮疹の形態学的特徴を基盤に付された病名である．

病因は病原由来の抗原と，対応する抗体との免疫複合体が，何らかの形で発症に関与している（Coombs and Gell の Ⅲ型）．免疫複合体の沈着に続いて多核白血球の遊走，T細胞浸潤が起きる．

原因はさまざまで，**薬剤**によるものが多いが，誘発因子を特定できないケースの方が多い．**感染症**（特にヘルペスが再発して数日から3週間以内に発症するケースが多い）によることもある．薬剤によるものは，瘙痒感の強い扁平隆起性紅斑が全身性に生じることが多い．診断は典型的組織学的所見により行う．

b. 治療

治療は，原因の発見，除去が優先し，軽度な口腔病変では口腔洗浄で十分だが，重症の場合には中容量の**ステロイド剤**を全身的に使用する．予後は良好で，2～3週間後に症状は自然消退する．

③皮膚粘膜眼症候群（スティーブンス・ジョンソン症候群 Stevens Johnson 症候群：SJS），中毒性表皮壊死症（toxic epidermal necrolysis：TEN 型薬疹）

a. 病理

この**皮膚粘膜眼症候群（SJS）**の発症は急性であり，数日の内に**粘膜疹**（粘膜充血，口唇びらん，咽頭痛，陰部びらん）や**高熱**（38℃以上），皮膚に重症な**多形滲出性紅斑様皮疹**（中央部が暗紫紅色を呈する非典型的ターゲット状紅斑で，進行すると水疱・びらんを形成）をもたらす疾患．**10%未満の水疱，表皮の剝離とその壊死性障害**が認められる．その多くの原因は**薬剤性**で，進展すると表皮の剝離面積が10%以上となり，**最重症型の中毒性表皮壊死症（TEN）**に移行し，**多臓器障害**を起こしやすい．ところで皮膚粘膜眼症候群は発症早期には水痘，単純性疱疹，麻疹，風疹などのウイルス感染症と誤診されることがあ

り，注意が必要である．

また，多形紅斑重症型（EM major）をSJSと過剰診断することが多いので，SJSは病理組織学的に表皮の壊死性変化を認めることを必須項目とした診断基準（2016）の見直しが行われている．

SJSはあらゆる種類の薬剤が原因となると考えられるが，その中でも抗けいれん薬，消炎鎮痛薬，循環器系治療薬，また抗尿酸血症治療薬などが上位を占める．その薬剤と個人が有する遺伝的な素因，すなわちHLAのタイピングと薬の関係があって，リンパ球を中心とする免疫系が反応し，活性化し，細胞をアポトーシスに導くといわれる．

b．治療

治療の原則は全薬剤を即座に中止する．

治療は発症早期に**ステロイドパルス療法**を行う．**血漿交換療法**や**免疫グロブリン製剤**の大量療法も治療の選択肢としてある．

主な死因は皮膚びらん面からの細菌感染による敗血症と体液・タンパク成分喪失によるhypovolemiaであるため，**感染対策と輸液を含めた全身管理が重要**である．

後遺症としては，目の後遺症，例えばドライアイ，眼瞼の癒着を残したり，外陰部の癒着性の病変，呼吸器の閉塞性障害を残すこともある．

SJS/TENが皮膚科医不在の病院で発症した場合，早期病変を見逃し，診断や適切な治療の開始が遅れると司法上，併診もしくは転医義務違反を認定されることがある．薬剤歴の有無にかかわらず，広範囲に及ぶ紅斑に発熱または粘膜症状のいずれかを伴う場合は，水疱やびらんがなくても，速やかに皮膚科専門医に依頼もしくは相談すべきである．

④好中球性紅斑

発熱，末梢血の好中球増多を伴い，皮膚に浸潤の強い紅斑（**好中球性紅斑**）を生じる．**上気道感染後に四肢や顔面に暗赤色の有痛性の隆起紅斑が単発または多発**する．**Sweet症候群**がその代表的なもので，口腔粘膜では口唇粘膜，後口角部，舌側縁などの各所に不規則な形の潰瘍ないしアフタ（**約30%**）として現れる．

治療はステロイド剤の内服，ときにヨードカリ，プロトゲンを用いる．基礎疾患に留意する．

4．潰瘍をきたす疾患，自己免疫性水疱症

自己免疫性水疱症は，IgG型自己抗体により皮膚あるいは粘膜上皮の細胞間あるいは細胞基質間の接着が障害されるために水疱が形成される疾患群である．

細胞間接着が障害される天疱瘡群と，細胞基質間接着が障害される類天疱瘡群に大別される．

①尋常性天疱瘡（pemphigus vulgaris：PV）（口絵9）

表皮内および粘膜上皮内の**水疱形成，びらんを特徴とする**比較的稀な慢性難治性疾患．

a．病理

皮膚の水疱（滲出性炎症）は口腔粘膜ではびらんとして表現される．表皮あるいは粘膜上皮の有棘細胞層において表皮細胞間橋の破壊が起こり，**表皮細胞相互の接着が失われる（棘融解）**ことにより基底層直上部に水疱ができ，破れて浅いびらんとなる．水疱の周辺に炎症性の潮紅はほとんどみられない．**びらんは融合し不規則な形となる**．

病因に関しては不明の点が多いが，患者血清中に抗表皮細胞間物質抗体，いわゆる**天疱瘡抗体（類天疱瘡では陰性）**が検出されることから，**自己免疫疾患**と考えられている．標的抗原は，表皮細胞間の接着に重要な役割を果たす**デスモグレイン（Dsg）**である．IgG型自己抗体がDsgの機能を阻害する結果，表皮細胞間の接着が阻害され，表皮内水疱をきたす．30〜50歳代に多く，やや女性に多い．

症例の**2/3は口腔粘膜に初発**し，病変は粘膜，**歯肉，口蓋，口唇粘膜**に高率にみられ，水疱は上皮の内部にできるので表在性で破れやすく，**易出血性の浅いびらん面を呈し，その辺縁に白くふやけた上皮が付着する**．すなわち，**びらん性口内炎**の形をとる．その白苔は容易に剥離される．水疱をピンセットで剥すと健常部の上皮もとれて（**ニコルスキー現象**）びらん面が広がる．疼痛と口臭が強い．皮膚の水疱は数か月以上遅れて出現する．口腔粘膜以外の粘膜病変としては喉頭（喉

表7　天疱瘡の診断基準

> （1）臨床的診断項目
> 　　1．皮膚に多発する，破れやすい弛緩性水疱.
> 　　2．水疱に続発する進行性，難治性のびらんないし鱗屑痂皮性局面.
> 　　3．口腔粘膜を含む可視粘膜部の非感染性水疱・びらんないしアフタ性病変.
> 　　4．Nikolsky 現象.
> （2）病理組織学的診断項目
> 　　1．表皮細胞間橋の離開（棘融解 acantholysis）による表皮内水疱.
> （3）免疫組織学的診断項目
> 　　1．病変部ないしは外見上正常な皮膚・粘膜部の細胞膜（間）部に IgG（ときに補体）の沈着が認められる.
> 　　2．流血中より抗表皮細胞（間）抗体（天疱瘡抗体）（IgG クラス）を同定する.
> ［判定及び診断］
> 　　1．（1）項目のうち少なくとも1項目と（2）項目を満たし，かつ（3）項目のうち少なくとも1項目を満たす症例を天疱瘡とする.
> 　　2．（1）項目のうち2項目以上を満たし，（3）項目の1．2．を満たす症例を天疱瘡と診断する.

（厚生労働省稀少難治性皮膚疾患調査研究班）

頭蓋に多い），食道，鼻腔，外陰部，子宮，眼球，眼瞼結膜などの重層扁平上皮が冒される.

　天疱瘡を疑った場合には，必ず悪性腫瘍の検査をする必要がある.

b．診断

　普通の治療で1か月以上治らない広範なびらん性病変をみたら，まず本症を疑い，組織検査をする必要がある．このとき**蛍光抗体直接法で上皮細胞間に IgG の沈着があり**，血清中には天疱瘡抗体が出現するので血清の**抗デスモグレイン1抗体（Dsg1）とデスモグレイン3抗体（Dsg3）を測定**（ELISA 法）することにより診断が可能である．粘膜優位型では抗 Dsg3 抗体が，粘膜皮膚型では抗 Dsg3 抗体に加え抗 Dsg1 抗体が検出される（**表7**）.

　鑑別すべき疾患は，薬疹（多形滲出性紅斑症候群を呈する薬疹，水疱型薬疹），ウイルス性水疱症（単純ヘルペスウイルスなど），類天疱瘡（特に良性粘膜天疱瘡），偏平苔癬，カンジダ性口内炎.

c．治療

　ステロイド薬の大量全身使用が第一選択となる．硬い食物を制限し，びらん面のカンジダ症の併発に注意する．ステロイド薬が使えないときは，**免疫抑制剤**，金製剤などを試みる．ステロイドの大量投与を中心とする強力な治療を行うが，皮膚科などの専門科の協力が必要である.

②水疱性類天疱瘡（bullous pemphigoid：BP）

　尋常性天疱瘡と同様に自己免疫性の水疱症に属する．**尋常性天疱瘡よりは高齢者に好発する**．大小の緊満性水疱が一見正常に見える皮膚あるいは紅斑上に出現する．水疱を伴う自己免疫疾患の中でも最も発現率が高いが，その**30％は自然寛解**し，経過は**比較的良好**である．尋常性天疱瘡が口腔粘膜に初発するのに対して，本症では**皮膚の水疱が主体**であり，**口腔粘膜の変化は経過中に約30％に出現する**.

　水疱は上皮の下にできるので，尋常性天疱瘡の場合と比べると，びらんはやや深く，**ニコルスキー現象は認められない**．一方，びらんのできる範囲は比較的狭い．診断を確定するためには組織検査と蛍光抗体法が必要となる.

　治療は**ステロイド薬**の大量全身使用が第一選択．尋常性天疱瘡以上に再発，再燃しやすい.

表8　小児の口腔内所見や皮疹で診断可能なウイルス性発疹症

	疾患	原因ウイルス	ウイルス科
紅斑丘疹型	麻疹	麻疹ウイルス	パラミクソウイルス
	風疹	風疹ウイルス	トガウイルス
	突発性発疹	ヒトヘルペスウイルス6（HHV-6）（一部はHHV-7）	ヘルペスウイルス
	伝染性紅斑	パルボウイルスB19	パルボウイルス
	伝染性単核症	Epstein-Barrウイルス	ヘルペスウイルス
	Gianotti-Crosti症候群	B型肝炎ウイルス，Epstein-Barr（EB）ウイルス，ほか（B型肝炎ウイルスによるものは区別してGianotti病と呼ばれることがある）	ヘパドナウイルス，ヘルペスウイルスほか
水疱性	水痘	水痘帯状疱疹ウイルス	ヘルペスウイルス
	単純疱疹	単純疱疹ウイルス	ヘルペスウイルス
	手足口病	コクサッキーウイルスA16，エンテロウイルス71，ほか	ピコルナウイルス

5.　膠原病による皮膚粘膜病変

①全身性エリテマトーデス（SLE）

　顔に**蝶形紅斑**がある症例では，口腔粘膜のうち，特に硬口蓋に比較的境界不鮮明な炎症性の**潮紅**，もしくは**浅いびらん**，白苔などが認められる．頬粘膜に浅い潰瘍が生ずることもある．**口腔の病変は約40％にみられる**．疼痛などの自覚症状を訴えることは少ない．蝶形紅斑は，皮膚面から皮下に隆起する紅斑性丘疹が散在していることが多い．紅斑は原則として鼻唇溝を越えない．瘙痒，痛みなどの自覚症状を伴わず，病勢と並行して消長し，軽快後に瘢痕や色素沈着，脱失を残さない．

　治療は，ステロイド薬の全身使用が優先し，治療によく反応する．

②全身性強皮症

　舌小帯の硬化が特徴的であり，白色に混濁し，著しく短縮する．その結果，舌の舌小帯付着部位が窪み，舌をまっすぐに出すことができない．舌の粘膜上皮が萎縮し，舌乳頭が消失して，**赤い平らな舌**となる．

6.　非特異的炎症による口内炎

　原因不明の難治性口腔咽頭潰瘍や壊死性潰瘍性口内炎（紡錘菌，スピロヘータによる口内炎で，歯肉に壊死性歯肉炎が生じる）などがある．

①難治性口腔咽頭潰瘍

　口腔・咽頭のみに生じる不規則な形の潰瘍性病変で，種々の検査でもその原因を見いだすことができず，再発傾向をもち，適切な治療が行われないと1か月以上も治癒しない病変の症候名である．組織学的にはTリンパ球優位のびまん性浸潤を示す例が多い．診断は除外診断による．

　4週間以上潰瘍が治癒しないものは，特に悪性リンパ腫や天疱瘡との鑑別が重要である．

7.　ウイルス性疾患による口内炎

　小児の口腔内所見や皮疹で診断が可能なウイルス性発疹症（**表8**）[4]．

　口腔粘膜に生じた水疱，ないしアフタがウイルス感染によるものであれば，通常，自然治癒するかあるいは対症療法のみですむ場合が多い．

①ヘルペス性歯肉口内炎（herpetic gingivostomatitis，急性疱疹性歯肉口内炎；単純ヘルペスウイルス（herpes simplex virus；HIV）性咽頭・扁桃炎）

　単純ヘルペスウイルスによる（**HSV-1**はヘルペス性口唇炎，口内炎，咽頭炎など口腔咽頭の感染菌であり，**HSV-2**は陰部ヘルペスや産道感染

など下半身の感染菌といわれていたが，近年，性行為による接触感染から口腔でも２型感染がみられ，陰部では１型感染の増加がみられるようになった）．疫学的にみて，ヘルパンギーナのような集団発生や季節好発症がない．

通常は乳幼児期に初感染を生じるが，典型的な所見である**歯肉口内炎**がみられるのは患児の10％以下にすぎず，多くの場合は不顕性感染（約９割），ないしは発熱，鼻汁等の非特異的症状を呈するにとどまる．

a. 診断

生後６か月から**６歳までの小児**に多い．発熱とともに口腔粘膜の**アフタ性の炎症**，まれに口腔粘膜周囲の皮膚の小水疱（口唇ヘルペス）を伴い，口腔の前方の部位（**歯肉と口腔前庭**）に生ずる．**水疱は２〜４mm**で，程なく破れて表面に白黄色のびらん（アフタ）が形成される．特に歯肉は発赤，腫脹し，数多くの病巣が広い範囲で融合し，出血が認められることもある．また，唇に痂皮が認められることも多い．痛みが強く，流涎の増加，口臭があり，顎下リンパ節は腫脹する．**２日ほどで解熱し，口腔粘膜の病変は７〜10日で治る**．同じ形での再発はない．その後，感染部位の三叉神経節に潜伏感染する．何らかの誘因により再活性化すると，口唇ヘルペスやヘルペス性口内炎が再燃する．

成人にもしばしば発症する**再発性のヘルペス性口内炎**は症状も軽く，体力が低下したときなどに口腔内に数個小水疱がみられ，その後びらんとなる．約１週間で完治する．再発性アフタ性口内炎との鑑別はヘルペス性口内炎では初期に小水疱を形成すること，また単純ヘルペスウイルスが検出されることである．診断には保険適用外であるが**モノクローナル抗体を用いた蛍光抗体法（micro**

▌帯状疱疹 herpes zoster

水痘・帯状疱疹ウイルス（VZV）の再活性化像が帯状疱疹である．子どもの水ぼうそうは，多くの場合１週から10日で治るが生き残ったウイルスが，水ぼうそうが治った後も神経節に潜伏し続ける．潜伏したウイルスが後年再活性化すると，その支配領域に一致して水疱を形成する．

発疹出現前からチクチク，ピリピリするような疼痛や知覚過敏を伴うことが多いが，これは，ウイルスが知覚神経を刺激して炎症を起こすから．水ぼうそうになった人なら誰でも発症する可能性がある．健康な時にはウイルスの活動は抑えられているが，加齢，過労やストレス，病気などで免疫力が落ちると，神経節に潜んでいたウイルスが再び勢いづいて増殖し，今度は帯状疱疹を引き起こすのである．顔面神経領域に帯状疱疹を合併すると，顔面神経麻痺を合併することがある（Ramsay Hunt 症候群）．水ぶくれの中には増殖したウイルスがいる．触るなどして他人の体内に入ると，ウイルスなどに対する免疫のない場合は，水ぼうそうを発症するおそれがある．ただ，飛沫感染によって直接，水ぼうそうを起こすことはない．

帯状疱疹は日本人の６〜７人に１人の割合で発症する．幼少期や青年期にもみられるが，一般には50歳以上の高齢者で頻度が高くなる．女性は男性の1.5倍多い．かっては「一生に１回の病気」と考えられていたが，再発することもある．２回目以降は症状は軽いとされる．

皮膚の水ぶくれが治ると痛みも消えるのが一般的だが，その後も痛みが残ることがある．「帯状疱疹後神経痛」と呼ばれる．60歳以上の高齢者では後遺症としてこの**帯状疱疹後神経痛**を残すことが多い．この痛みは夜も眠れないほどの強い痛みで，通常の痛み止めが効かないなど治療が難しい．

治療にはアシクロビル，ガラシクロビル，ファムシクロビルなどを使用する．皮膚病変の出現後72時間以内に抗ウイルス薬を使用すれば，皮膚病変を早期に改善させ，帯状疱疹後神経痛の発症率を低下させることができるとされている．水ぼうそうを予防するワクチンは2016年３月から，50歳以上を対象に帯状疱疹ワクチンとして使用できるようになった．帯状疱疹の発症を防げるのは半分だが，発症しても帯状疱疹後神経痛になるリスクを６割下げる効果があるとされる．

track 法）が有用で，水疱底の上皮細胞から1型，2型のウイルスの検出が可能である．血清HSV抗体は，急性血清からのIgM抗体の検出，ペア血清でのIgG抗体の陽転または4倍以上の上昇があれば確定できる．**2型は性器に感染する**が，性感染症として口腔咽頭にも感染し，軟口蓋の点状出血や出血斑もみられる．

鑑別診断としての**口腔帯状疱疹**は，水痘・帯状疱疹ウイルスによるもので，口腔内に発症した場合には，頬粘膜，口蓋，舌などに一側性の水疱を形成する．水疱が一側にある場合には疑うきっかけとなる．第IX神経障害があると咽頭痛，嚥下痛が生じ，第X神経障害があると嗄声や嚥下障害を起こす．

細胞性免疫に異常のある場合に生ずる疱疹ウイルス感染症を**類アフタ aphthoid**と呼ぶ．口腔粘膜の他，顔面などの皮膚も同時に罹患し，辺縁に向かって進行性に拡大する潰瘍性病変を特徴とする．

b．治療

初感染と症状の重い再発性のものではバラシクロビル1回500 mg,1日2回を5日間，またはアシクロビル錠1回200 mg，1日5回の内服を5日間．その他は放置して自然治癒を待つ．発熱があると水分と栄養の補給が重要．

痛みの強いときは，消炎鎮痛薬のシロップの内服，キシロカインゼリー®の摂食前の口腔内塗布そして流動食を与える．

②ヘルパンギーナ（herpangina）（**口絵10**）

a．病因・病理

夏にしばしばみられる**夏かぜの一種**である．好発年齢は**4歳以下**で特に1～2歳である．コクサッキーA，B，エコーなどの**エンテロウイルス**が原因であるが，主に**コクサッキーA群**が多い．潜伏期は2～4日で，突然の**発熱（39°C以上）**とともに，あるいはやや遅れて口峡部付近（口腔の後方，軟口蓋を中心に）に**ヘルペス様水疱疹**（直径1～2 mmの紅暈に囲まれた小水疱が数個出現する）の形成が数個から十数個みられ，**咽頭粘膜**が発赤する．粘膜疹は丘疹→水疱→潰瘍と進行する．潰瘍の大きさは5 mm以上になることは

稀．この粘膜疹は，軟口蓋から口蓋垂にかけて**口腔の奥**に限局し，前方部，歯肉にはみられない．ときに非特異的な皮膚発疹を伴い薬疹と間違えられることがある．有熱期間は2～4日間で，発症時は不機嫌，食欲不振，嘔吐，頭痛，咽頭痛を伴う．**口内所見は長引いても1週間～10日以内に消失する**．5歳以下の幼児では25%の者が**腹痛，嘔吐**など消化器症状を訴える．

b．診断・治療

診断は，咽頭所見，好発季節，年齢，血清抗体価の継続的上昇などからなされる．自然治癒するので治療は特に必要ない．口腔内ステロイド，0.5%ピオクタニンを口腔内病変局所に使用することもある．流動食など十分に栄養をとらせる．

コクサッキーウイルスは気道ばかりでなく，糞便中から長期にわたって分離され，その期間は1か月～1か月半にも及ぶので，便に対する注意が必要であり，その間はこまめに手洗いをするように指導する．

③手足口病（hand, foot and mouth disease）

a．病因・病理

手足口病は，乳幼児・小児によくみられる疾患で，**手のひら，足の裏，口の中の発疹と小水疱**を特徴とする．ヘルパンギーナと同様に**夏季（6～7月がピーク）**を中心とした流行性発生が認められ，数年に一度全国的に流行する．

6歳以下の小児に多く，**3歳以下**が3/4を占める．単一ウイルスによる疾患でなく，いくつかのウイルスが原因で起き，**エンテロウイルス群であるコクサッキーA16，コクサッキーA10，エンテロウイルス71**が主な病因ウイルスである．ウイルス分離と検出ウイルスに対する中和抗体の上昇で確認する．

潜伏期間は，一般的に**3～6日**．人に感染するとまず感染源となる不顕性感染が多く，また感染して発病しても患者は**発病する数日前から1か月近くウイルスを糞便中に排泄している**．だから，発病して学校への出席を停止しても，感染防御の点では後の祭りである．重症例では，脱水，髄膜炎，心筋炎に注意する．

発熱症状（約3人に1人），食欲不振，**咽頭痛**

の程度は**軽微**である．咳嗽や鼻汁などの感冒症状，下痢などの消化器症状が先行または随伴することもある．またヘルパンギーナと異なり，口腔病変は**口腔前方**，すなわち，**舌，頬粘膜**，硬口蓋まで認められることが多く，小水疱をとりまく紅暈がないか，あっても軽微（アフタ）である．一見水疱瘡に似ていて，**数は1ないし数個**．3/4の症例で，手のひら，足の裏，手や足の指と指の間，おしりに米粒から小豆位の大きさの紅暈を伴う**斑状丘疹ないし水疱形成を随伴**する．皮疹は通常かゆみを伴わず，3〜7 mm程度で，**1週間前後で瘢痕を残さず治癒**する．発熱は受診例のほぼ半数に認められ，**有熱期間は3日以内**である．

b. 治療

7日以内に自然に消退する．ほとんど痛みがないので治療の必要はない．対症療法のみで，有効なワクチンはない．したがって，**手洗いの励行**（これは，特におしめ等を交換したときに重要），**排泄物の適正な処理**，汚れた衣服は洗濯する，といった一般的な注意が予防法として必要である．**水疱が存在する時期には，他人への感染のおそれがあるので通学は控える**．新生児の髄膜炎，脳炎・脳症，麻痺性疾患，心筋炎などは重篤であるので専門医に依頼する．

④川崎病（小児急性熱性粘膜皮膚リンパ節症候群 mucocutaneous lymph node syndrome：MCLS）

a. 疫学

発病年齢は**1歳が多く**，90%は5歳以下である．原因は不明．

発熱と小中動脈の壊死性血管炎を伴う急性全身性疾患で，**小児急性熱性粘膜皮膚リンパ節症候群（MCLS）**とも呼ばれる．春と秋に多くみられ4：1比で**男児に多い**．

b. 症状・診断

臨床的に3段階の経過をたどる．まず，**高熱で始まる**．**両目が真っ赤（カタル性結膜炎）**になるが目やにはない．唇が乾いて真っ赤になり，切れて血が出る．**舌は真っ赤ないちご状**，扁桃炎は溶連菌による扁桃炎に酷似する．次いで**発熱から5日後に発疹**が体幹部に集中して現れる．体全体に**紅斑**ができるが水ぶくれはない．**手のひら・足の裏がしもやけのように真っ赤になり硬く腫れる**．**頸部リンパ腺**が腫れて（直径1.5 cm以上）痛がる．熱が2週間続き，熱が下がるときに手足の皮がぼろぼろにむける．

このような急性期の症状が消退してから全身の**細血管炎**に起因する種々の症状（**冠動脈の拡張，瘤形成，心筋炎，心膜炎など**）がみられるようになる．この瘤が直径8 mm以上になると血栓ができやすく，冠動脈が詰まったりして，心筋梗塞の原因になる．

無菌性髄膜炎

6月から9月の夏季を中心に，エンテロウイルスによる**無菌性髄膜炎 aseptic meningitis**が，小〜大流行する．**高熱**が遷延し，強い**頭痛**と**嘔吐**を伴い（3主徴），口腔所見に異常がない場合には髄膜炎を疑う．その場合，項部硬直は明瞭でないことが多い．乳幼児期に最も多いが，小中学生も罹患し，成人にも稀ながら発生する．白血球数は正常か増加，CRPの著明な増加はない．一般的に予後はよい．さらに上述の3主徴に意識障害やけいれんを発症すれば，**脳炎**を考えるべきである．

冬かぜがインフルエンザウイルス主体の気道感染症であるのに対し，**エンテロウイルス**は，RNA型ウイルスで，夏かぜの病原体として，最もよく知られている．**ヘルパンギーナ**の他，**手足口病**や，無菌性髄膜炎，流行性筋痛症などを引き起こすのは，上述したとおりである．必ずしも気道感染ではなく，腸管で増殖して，所属リンパ節の感染を経てウイルス血症をきたし，発疹を生じる他，神経や筋肉でも増え，複雑な病態を呈する．潜伏期間は1〜5日である．

以上のように川崎病は**高熱で目が赤く，唇が切れ，血が出ている患者を診たら疑いをもつ**.

ペニシリンを筋肉注射しても全然熱が下がらない．

鑑別を要するスティーブンス・ジョンソン症候群（SJS）では，目が化膿して失明するくらい目やにが出るし，口の中や外陰部がただれ，全身の発疹も水ぶくれができることから区別がつく．

川崎病は検査値では核左方移動を伴う白血球増多，血小板増多，赤沈値の亢進，CRP 陽性など強い炎症所見がみられる．しかし，診断を決定する確実な検査は存在しない．

無治療でも自然に解熱し，症状が改善するが，20〜25％の割合で冠動脈瘤をきたす．本症の予後は**心冠状動脈障害**の有無，その程度によるため，本症と診断したり，疑った例は，心電図，胸部X線，断層心エコーをとる．**できるだけ早く心臓の検査ができる病院を紹介してほしい**．

c. 治療

急性期の治療として**γグロブリン治療**が定着している．アスピリンと少量のステロイド薬を併用すると効果が上がるとの報告がある．

⑤伝染性紅斑（リンゴ病）

a. 疫学

ヒトパルボウイルスB19（HPV/B19）による発疹症．飛沫感染し，**14〜18日の潜伏期**がある．その多くは**5〜10歳**で発症し，伝染性紅斑の皮疹は，俗に**リンゴ病**といわれる．感染の約**1週間前から感冒に似た症状が現れ，さらにその1週間後に皮疹**が出始める．経気道感染がほとんどで，ウイルスは感染初期の約2週間だけ，主に血液と唾液に排泄され，皮疹の出る時期には排泄されないので，症状が出たときはもう伝染力はない．

b. 症状・診断

症状は，**発熱，全身倦怠感，手足の腫れ**が60〜90％で起こり，**表在リンパ節腫脹**が約30％に生じる．小児では両頬の**平手打ち様の紅斑（頬がリンゴのように赤くなる）**と四肢・躯幹の網目状**紅斑（手足にレース状の，非常に薄い紅斑）**が一般的である．**粘膜疹はみられない**．子どもは，発熱もないことが多く，通常数日で治り軽症に終わ

る病気だが，大人がかかると，関節痛がかなりひどい場合がある．成人の場合，典型的な症状を呈することは稀なため，皮疹のみから**風疹**を含む他のウイルスを原因とする発疹症と区別することは難しい．成人では小児との接触の多い20〜30歳代女性や保育師，教師などで多く発症する．

診断は発疹で気づかれる方がほとんどである．ELISA 法による抗ヒトパルボウイルスB19-IgM 抗体とIgG 抗体測定．あるいは，PCRを用いてウイルスDNAを検出する．成人の抗体陽性率は3〜6割位．

c. 治療

治療は，基本的には1週間ほどの安静を勧めればよい．

⑥突発性発疹（exanthem subitum：ES）

a. 病因・病理

主に**ヒトヘルペスウイルス6型（human herpes virus-6：HHV-6）の初感染によって6か月から1歳半位まで**の乳幼児が罹患し，通年性に発症する．発熱，発疹性疾患で通常は良好な経過をたどる．主な感染経路としては，成人の口腔内に常在するウイルスの唾液中への排出による水平感染が推定される．発疹期にはすでに感染力はなくなっている．

潜伏期は一般に10日で，鼻汁も伴わず**突然発熱**し，**発熱（3,4日間）**のみであるが，咽頭扁桃の発赤がみられることが多い．**解熱した後，顔面と躯幹に風疹様の汎発性の小紅斑**が出現する．その頬に現れる**蝶形の紅斑，四肢のレース状・環状と表現される紅斑**は特徴的．熱が下がった頃に発疹が出てくるが，ただ，発疹が出るだけなら薬のアレルギーやはしかや川崎病ということもないわけではないので注意がいる．**経過中に軽度〜中等度の下痢を伴う**ことが多い．特別な治療を実施しなくとも約1週間の経過で自然治癒することが多い．

b. 治療

対症療法が中心だが，発熱にはアセトアミノフェン頓用，下痢には止瀉剤，整腸剤などを投与する．30℃以上の熱があるときには8時間以上の間隔を開け，量は少なめに，100ｍｇアンヒバ坐

剤®の2/3個を使用する．**アシクロビルは HHV-6やHHV-7に対する感受性は乏しい**．確定診断のためにはウイルス学的検査が重要である．

⑦麻疹（はしか）（口絵11）

a．病因・病状

病因は**麻疹ウイルス**．春から夏にかけて流行し，**感染性は非常に強く**，空気感染・飛沫感染・接触感染といろいろな形で感染する．感染性がある人が曝露を受けると90％以上が感染する．**発熱，発疹，咳嗽を主症状とする急性発疹性感染症**．発熱は**39～40℃の高熱が2峰性に出現**し，通常6～8日間持続する．世界では毎年約2,000万人が麻疹を発症し，2005年の年間死亡数は推計約34万人である．

年齢は受動免疫が消失する6か月から2～3歳までに多いが，**MMRワクチン**の普及により1982年頃から減少傾向がみられる．かつて日本も麻疹輸出国といわれた時期もあったが，2008年以降は毎年罹患者は数百人規模で推移している．そして，2015年にはWHOから麻疹が排除状態であることが認定されるに至った．

麻疹の特徴としては発疹の前に熱があり，この時期はいわゆるカタル期だが，このときにコプリック斑をみつけられるかどうかというのがポイントである．

麻疹の潜伏期は10～14日．飛沫感染源となる期間は発病3～4日前から発疹出現後2～3日である．**感染性は強く，発疹出現直前が最も感染性が強い**．

38～40℃の発熱が3～4日持続し，くしゃみ，鼻汁，目の充血などのカタル症状がみられる**カタル期**（カタル期には口蓋から咽頭にかけてびまん性の潮紅がみられる）を経て，一時下熱し，再度急激に体温が上昇し（**2峰性の熱型**）発疹が出現する**発疹期**に移行し，**回復期**に移る．カタル期の終わりに頬粘膜の下臼歯対側に出現する紅暈を伴うやや隆起した小さい白色の斑点を**コプリック斑**（症例の90％以上にみられる）と呼ぶ．コプリック斑は数日で自然消退し，その2～3日後に発疹が生じる．

発疹は**耳後部から顔面，体幹，四肢へと2～3**日で全身に広がっていく．個々の発疹は**鮮紅色で3～10mm大の小斑状丘疹**（紅斑は牡丹雪状の紅斑性丘疹で半米粒大から小豆大）で，**融合傾向**がみられる．この時に下痢や咳がひどくなることもある．合併症を併発しなければ4～6日後に解熱とともに色素沈着を残して発疹は消退する．この時期になると感染の恐れはなく，全身状態が良好ならば集団生活は可能である．回復期には**発疹の褐色の色素沈着**がみられ，それが特徴的である．

約30％以上の患者が，下痢や中耳炎，肺炎などの合併症を1つ以上起こすといわれる．麻疹の2大死因は，肺炎と脳炎であるが，先進国であっても肺炎や脳炎により致命率は0.1％程度と高い．

b．診断

臨床経過（**2峰性熱型**）と頬粘膜の**コプリック斑**を認めれば臨床的に診断は可能である．だが，近年麻疹ワクチン既接種児で，比較的臨床症状が軽くコプリック斑のみられない症例（修飾麻疹）があるので，麻疹流行時には注意が必要である．

確定診断はウイルス分離，ペア血清抗体価によって行う．麻疹HI抗体価またはCF抗体価の測定を1週間間隔で実施する．HI法で抗体価が8倍以上ならば免疫があると判断する．CRP陽性，赤沈の亢進がみられる際は，細菌感染の合併を考える．ブドウ球菌などの混合感染がみられなければ，**白血球の減少**（2,000/mm³程度まで）が顕著である．

c．治療と予防

熱や脱水などに対する対症療法のみ．感染性が強いため，麻疹患者と接触すると発病の可能性が高い．接触後72時間以内であればγグロブリンの投与で感染予防が可能であるが，麻疹ワクチンの緊急接種は無効であることが多い．合併症対策が重要で，その合併症には中耳炎，気管支炎，肺炎などがあげられる．熱が下がってもしばらくは感染するので，**解熱後3日過ぎるまで登校・出勤・人の集まる場所への外出禁止**が定められている．致死率は0.1～0.2％．

平成18年6月より，**1歳時および小学校入学前の2回，麻疹風疹混合ワクチン（MRワクチン）接種**が行われるよう定期予防接種の制度が変

わった．そのMRワクチンの2回摂取率を95％以上にすることが現在の課題である．ワクチン接種後の免疫は，終生持続するわけでない．野外株ウイルスに曝露されるたびに不顕性感染による追加免疫効果（ブースター効果）を得て免疫は維持されると考えられている．

この弱毒生ワクチンを接種していても，麻疹や風疹に罹患することがある．これをvaccine failureとよぶ．ワクチン接種後に発症する割合は，ワクチン接種者の2～5％に認められる．

⑧風疹（ふうしん）（口絵12）

a．疫学

日本では「三日はしか」，英語では「ドイツはしか」とも呼ばれるが，「はしか」とは違う病気である．風疹ウイルスによる感染症で，飛沫感染する．感染力は，水痘，麻疹より弱い．季節は2～6月が最も多く，**好発年齢は5～14歳である**．なお，**不顕性感染は20～30％あり**，年少児ほど高い．本症もワクチンの普及に伴い，今日，稀な疾患となった．

b．病状

潜伏期間は**約2～3週間**である．発疹は麻疹同様，**2～5 mm大の紅色丘疹**だが，38～39度の**発熱とともに最初から出現し，細かい粉雪状で顔面，耳の後ろから始まり1日で全身に広がり，軽いかゆみを伴う**．麻疹の紅斑より赤みが薄く，**融合傾向は乏しい**．全身に広がったときには密に出現し，**健常皮膚が残存しないほどで，紅皮症のようになる．3日後に発疹は消退する**が，ときに色素沈着を残す．この時期になると感染の恐れはなくなる．

発熱は発疹と同時に認めるが，一般に軽度で高熱を認めることは少ない．**頸部，後耳介，後頭部のリンパ節腫大が著明**で，圧痛を認めることもある．リンパ節腫大は発疹出現数日前からみられ，発疹期に最も顕著である．その他，眼球・眼瞼結膜の充血が顕著である．また，学童以上では**関節痛**を認めることがある．**熱が下がっても皮疹が消失するまで登校・出勤は禁止**である．

妊娠早期の妊婦感染は**先天性風疹症候群**（congenital rubella syndrome：CRS）で，CRSの発症頻度は，**妊娠1か月では50％以上**，妊娠2か月では35％，妊娠3か月では18％，妊娠4か月では8％，**妊娠20週を過ぎるとほとんど認めなくなる**．

CRS出生児の先天異常としての特徴は，**白内障，緑内障，網膜症などの眼疾患，先天性心疾患（動脈管開存症，肺動脈狭窄，心室中隔欠損など），感音難聴の合併**があげられる．妊娠2か月以内の場合，白内障，先天性心疾患，難聴の2つ以上を有する場合が多く，3～5か月の場合，難聴のみを認める．

c．診断

発疹性状（水疱を伴ったもの，痂皮を伴ったもののいろいろ新旧の発疹が混在しているのがポイント，頭皮にもできる），**リンパ節腫大**が特徴的で，さらに**関節痛**を認めれば臨床的診断は可能であるが，乳幼児では症状に乏しく，血清学的診断が必要となる．軟口蓋の広い範囲に円形，**小さな点状の赤い斑が多発**する．これを**Forchheimer（フォルヒハイマー）斑**といい，風疹の際の特徴的な口腔粘膜症状であるが，伝染性単核症他のウイルス性発疹症でも生ずる．このフォルヒハイマー斑の存在は薬疹などとの鑑別に重要である．

風疹の紅斑の拡大の様式は麻疹と似ているが，個別の**皮疹は粟粒大**で融合しない．風疹の免疫状態を調べる方法として，HI法（赤血球凝集抑制法）ではHI抗体価8倍の時は免疫がないとして対応する．妊婦ではEIA法でIgM抗体が非特異的に陽性を示すことがある．EIA-IgM抗体が陽性の時は再検し，明らかに上昇するか確認する必要がある．

CF抗体は発病初期から上昇し，1か月後には低下する．一方，HI抗体は遅れて上昇し長期間維持される．そのため，最近の感染有無検索にはCF抗体，過去の感染の有無ははHI抗体が有用である．抗体がない人は麻疹・風疹混合（MR）ワクチンを2回接種することで予防できる．

d．治療と予防

治療は原則として**対症療法**で発熱に対しては解熱剤，発疹の痒みに対しては抗ヒスタミン薬を投与する．自然消退を待つ．

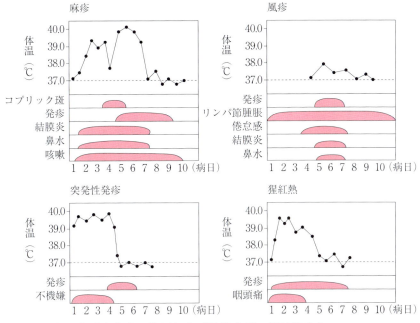

図3 紅斑丘疹型発疹症の熱型および随伴症状の経時的変化

⑨水痘

a. 原因ウイルスと臨床症状

水痘帯状疱疹ウイルス Varicella zoster virus（VZV）の初感染による疾患．日本のような温暖地区では10歳までにほぼ90%罹患し，空気・飛沫・接触感染により広がる．水痘の潜伏期間は**約2週間**で，ほとんどの症例は**発熱，発疹で発症**する．発熱は3～5日間持続するが，微熱で経過する症例も少なくない．**発疹は体幹より出現し，臀部，顔面，四肢へと広がり，頭部に認められるのが特徴である**．また，皮膚の小水疱に先行して口腔粘膜に**水疱（離れ離れのアフタ）**を認めることもある．主として口蓋に，半米粒大，円形のアフタが，孤立性に1～数個生じる．感染症に伴うこのようなアフタを**転移性アフタ**という．アフタは2～3日で消退する．

発疹は瘙痒感が強く，**赤い丘疹の中心部に水疱が出現**，**さらに痂皮化して治癒する**が，同一部で各過程の発疹（丘疹，水疱，痂皮）が混在して認められる．水痘は伝染力が非常に強く，感受性者が水痘患者に接触すればほぼ確実に感染し，大方が水痘を発症する．感染の恐れがなくなるのはすべての発疹が痂皮化したときであり，それまでは学校保健安全法により**集団生活は禁止**される．**全経過は平均7～14日**である．重症化の原因は発症年齢により異なり，小児では熱性けいれん，肺炎，気管支炎などの合併症が多い．成人の水痘発症は小児より少ないとされているが，日本での患者数は把握されていない．

b. 診断

水痘は特徴ある発疹のため診断は容易であり，同一部位で各過程の発疹（**皮膚小水疱**）が混在すること，**頭部に発疹を認めること**が他の疾患との鑑別のポイントである．確定診断には，一般的に**血清診断法**が行われている．

c. 治療と予防

発疹の瘙痒感に対しては，局所に石炭酸亜鉛華リニメント（カチリ）を塗布することが一般的である．また抗ヒスタミン剤の内服も有用である．発熱に対しては，**アスピリンは禁忌**であり，アセトアミノフェンが10 mg/kg/回頓用される．治療は**アシクロビル**が有効．皮膚の細菌性二次感染に対しては抗生物質を経口投与する．

感染予防の原則は感染源との接触を避けることであり，**患者の隔離**が必要だが，**弱毒生水痘ワクチン**により積極的予防（70～80%）が可能であ

る．2014年からは定期接種化され小児への2回摂取を開始．ワクチンの接種時期は，初回は1歳すぐに，2回目は3〜6歳が望ましい．接種後の抗体陽性率は90％前後だが，接種後の水痘罹患率が20％と高く，それが問題となっているが，ほとんどが軽症である．小児へのワクチン接種が普及すると，感受性者の多くは成人になるため，今後水痘は成人の疾患に移行するものと思われる．

水痘患者に接触した場合，接触後4日以内であれば，水痘ワクチンを**緊急接種**することで水痘発症を阻止できることが報告されており，家族内，施設内での感染予防として期待される．

⑩急性発疹症の鑑別

急性発疹症とは，比較的急激に発症し，発熱などの全身症状とともに発疹を生じる感染症である．麻疹・風疹・水痘などのウイルス，ブドウ球菌・溶連菌などの細菌，その他多彩な感染症が原因となるが，実際にはその発疹によって病因を判断せざるを得ないことが少なくない．

最も多い発疹は紅斑・丘疹であるが，その他，多形紅斑，水疱，じんま疹などがみられる．

通常のウイルス感染症は小児では比較的軽く経過することが多いが，成人は小児と比較して重症になる例が多く，肺炎，肝障害，脳炎などを合併して入院を要する場合もある．

a. 紅斑・丘疹を生じる疾患（図3）

この発疹型が最も多い．麻疹，風疹，伝染性紅斑（リンゴ病），突発性発疹，伝染性単核症，溶連菌感染症（猩紅熱）などがある．

b. 多形紅斑を生じる疾患

単純ヘルペス，マイコプラズマ感染でみられることがある．

c. 水疱を生じる疾患

水痘・帯状疱疹，単純疱疹，手足口病を含むエンテロウイルス感染で水疱を作る．

d. 感染症と鑑別を要する疾患

薬疹，悪性リンパ腫，内臓疾患のデルマドロームなどがあげられる．

薬疹とウイルス感染症の鑑別は時に難しい．薬疹の皮膚症状は固定薬疹，多形紅斑，じんま疹など多彩であるが，最も多い臨床型はウイルス感染

▌薬疹との鑑別

①**既往歴，生活環境の聴取**：過去の薬剤アレルギー歴，麻疹，風疹の既往歴，ワクチン接種歴などを聴取する．

学校・職場・家庭内で感染症が流行っていないか，感染者との接触がなかったかなどを確認する．ウイルス感染症では，皮疹発現前に発熱，全身倦怠感，関節痛などの前駆症状を伴うことが多いため，前駆症状の有無，皮疹の出現時期との関係を問診する．

皮疹出現前の薬剤摂取歴を詳細に聴取する．既感作の場合は薬剤の内服直後ないし翌日に薬疹が生じるが，未感作の場合は薬剤内服後5〜14日ほどしてから発症する．

②**臨床症状の把握**：発熱やリンパ節腫大は感染症を疑う所見の一つだが，SJS, TEN, DIHSなどの重症薬疹などでも認められることから，発熱やリンパ節腫大だけで感染症と決めつけるのは危険である．発熱を伴う上気道症状などに対して，抗菌薬，消炎鎮痛剤などを開始した後に発疹が出現した場合には，感染症に伴う皮疹なのか，薬疹なのかについて慎重に判断する必要がある．通常，ウイルス感染症の口腔内びらんにニコルスキー現象を認めることはない．

③**検査所見**：末梢血液検査，血清生化学検査，尿検査，胸部X線検査などの一般検査を行う．ウイルス性発疹症では白血球や血小板数の減少がみられることが多い．一方，薬剤アレルギーではしばしば好酸球増多を認める．ウイルス性発疹症を疑うときには，ウイルス特異的抗体価を測定する．薬疹の確定には，パッチテスト，皮内テスト，薬剤添加リンパ球刺激試験（DLST），さらには内服誘発試験を行う．しかし，危険を伴うこともあり，DIHS, SJS, TENなどの重症薬疹の場合には，一般に再投与試験は行わない．

症にもみられる紅斑・丘疹型であり，全身に小紅斑・丘疹が播種状に出現する．全身症状を伴う場合もあり，抗生物質，非ステロイド系抗炎症薬など，あらゆる薬剤が原因になりうる．

薬疹の確定には，パッチテスト，皮内テスト，DLST，さらには内服誘発試験を行う．ウイルス感染症と薬疹との鑑別が困難な場合は，ペア血清でウイルス血中抗体価を測定することも必要である．

8．免疫力からみた小児の感染症への対処

小児の感染症は，成人と異なる臨床症状を示すことが多い．また，成人に対しては病原性をもたらさない病原体でも小児に対しては重い病状をもたらすこともある．その背景には，免疫学的防御機構の年齢に伴う変化がある．

年齢により臨床症状が異なるのは，**免疫能力の年齢的な差**が関係する．例えば，**肺炎球菌，黄色ブドウ球菌，インフルエンザ菌**は，新生児期には感染を起こしにくく，**乳児期と幼児期で発病する**．また，**マイコプラズマ**は幼児期から学童期，成人で発病するが，**新生児期，幼児期早期には発病しない**．

このように年齢によって病原体が異なるのは，**免疫防御因子が加齢に伴って変化する**からであ

る．例えば，体液性免疫の防御因子のうち，**IgG**は母親由来のものがあるため新生児期には正常値を示すが，そのうち母親由来の IgG は消失するため乳児期には低下してしまう．しかし，子ども自身が IgG を十分に作り出す幼児期になると正常になる．**IgM** は，母親由来のものがなく子由来に限られるため新生児期，乳児期にはその値は低く，幼児期になって正常になる．**IgA** も同様で，子由来に限られる．しかもその産生には時間がかかり，学童期になってようやく正常値に達するといわれる．**細胞性免疫の防御因子では，補体，B細胞，マクロファージは新生児期から正常だが，好中球，T細胞，NK細胞は幼児期になって成人値に近づく**．

小児期には，繰り返し感染症を起こす例や重症化したり，難治性，致死性の感染症に至ることがある．そのようなケースは，**薬剤耐性菌の感染症**であることを疑うとともに，反面，免疫不全状態にあることも一度は考慮する必要がある．**小児の免疫不全**には原発性と一過性のものがある．一過性の免疫不全には，慢性良性好中球減少症，乳児一過性γグロブリン血症のほか，IgG サブクラス欠損症があるが，いずれも 3～5 歳までに正常化する．

第6章　白苔，白色（角化）病変を生じる口腔疾患

1　カンジダ性口内炎（oral candidiasis）：鵞口瘡（口絵13）

新生児にもみられるが**老人**に多い．

1）原因

口腔内に常在している**カンジダアルビカンス** *Candida albicans* により生じる口腔粘膜，舌の白色苔状病変は真菌感染症による．カンジダは常在菌であり，健康人でも検出され，その**検出率は15～20%である**．口腔や咽頭ぬぐい液などで培養されても消化管の常在菌なので，診断的意義は少

なく，肉眼的に**単黄白色の白苔**の付着や，**粘膜の発赤やびらん**などを確認することが重要である．

カンジダ性口内炎は**細胞性免疫能の低下**が重要な要因となる**日和見感染**とされている．HIV に関連した最も頻度の高い口腔症状であり，エイズの80%以上にも本症がみられるというが，老人のカンジダ性口内炎では悪性腫瘍や糖尿病の存在をまず考える．カンジダ性口内炎はこのような基礎疾患を有する成人例やステロイド薬（ステロイド吸入療法），抗癌剤などの使用中の症例，あるいは長期にわたる抗菌薬により菌交代症をきたした例などにみられる．高齢者ではうがいなどが十

分にできないため口腔内にカンジダが発生しやすく、さらに、高齢者は誤嚥しやすいため口腔内のカンジダが肺に定着すれば、カンジダ肺炎に発展する危険がある。

2）診断
（1）口内所見

口腔内カンジダ症の発症初期には、斑点状の発赤と腫脹を呈し、患者は口渇、痛み、味覚障害を訴える。さらに、進展すると白斑が散在するようになり、これらが融合して**白苔**を形成する。これらの白苔は偽膜または斑点状に粘膜から隆起して見え、ピンセットで容易に剥離できる。この白苔を剥くと、その下に鮮紅色の面が現れる。急性偽膜性の病変が慢性に経過すると線維化により被苔は剥離しにくくなり、上皮の肥厚や角化を伴い白板症と似た所見を呈する。このような**慢性肥厚性のタイプ**では**細胞免疫異常**が根底にあると考えるべきだろう。

以上より臨床的には、白色または黄色の斑点から始まり偽膜を形成する偽膜性、偽膜を伴わない紅斑性、そして肥厚性に分けられる。口角炎として裂溝状あるいは直線状のびらんを呈することもある。

診断のためには被苔を鏡検して、以下に述べるカンジダの**偽菌糸**を証明することが培養することよりもまず必要である。
1. KOH法で顕微鏡下に菌の証明
2. 生検してPAS染色で菌の証明
3. 同定はサブローブトウ糖寒天培地で培養し、細菌学的に行う。

免疫不全の有無についてチェックすることも大切。

3）治療

①基礎疾患の対策、誘因の除去。ステロイド吸入後のうがいの励行。軽症例ではアズレン・NaHCO₃配合の含嗽薬（アズレンに重曹が配合されている）で洗口やうがいを行う。

②抗真菌剤の含嗽を行う。ポピドンヨード（イソジンガーグル®）、**アンホテリシンBシロップ**（ファンギゾンシロップ®、ファンギゾン3％溶液®）、0.1％クロルヘキシジン、あるいは**ミコナゾールゲル（フロリードゲル®）**の局所使用、ナイスタチン50万単位®の水溶液、ナイスタチン軟膏または2％重曹水でうがいや直接塗布。経口用ミコナゾール（フロリードゲル経口用®）を用いた場合、1日400 mg、毎食後および就寝前の4回に分けて2週間連続服用するよう指示する。

③深部に及ぶものはフルシトシン（アンフチル®）100～200 mg/kg 4分割、アンホテリシンB（ファンギゾン®）200～400 mg 1日2～4回内服。

ステロイドは禁忌である。口腔カンジダ症はステロイドにより増悪するため、口腔内に発赤や疼痛があるという家族の報告だけで口腔内を観察せずに口腔用ステロイドなどを処方するのは避けたい。

④フルコナゾール（ジフルカン®）やイトラコナゾール（イトリゾール内容液®）の経口的全身投与。**フルコナゾール**の有効性は高く、50～100 mgの内服で数日で治癒する。

イトラコナゾール内溶液は1日1回1週間という短期間の投与で改善が認められる。

⑤カンジダ症は免疫能が回復しない限り、しばしば再発を繰り返すが、**漠然とした治療は耐性化の原因にもなるため予防的投与は原則的に行わない**。

2　粘膜扁平苔癬（lichen planus）
（口絵14）

1）病理

扁平苔癬は皮膚と粘膜に病変がみられる慢性炎症性角化症である。病変が口腔や外陰部粘膜に限局する場合は粘膜苔癬 lichen mucosae と呼ぶ。扁平苔癬全体のうち、皮膚と口腔粘膜の双方に症状のある症例が24％、口腔粘膜に限局する症例（粘膜苔癬）は27％に達する。

口腔粘膜の慢性の炎症性疾患のうち、扁平苔癬は人口の1％程度にみられ、最も頻度が高い白色病変である。40歳以後の男女に好発し、**女性は男性の3倍**、小児では稀。口腔の粘膜扁平苔癬は通常、**両側頬粘膜**の、幅が1～2 mmの**乳白色の細かい白色線状・レース状の無症候性の白色疹**と

して出現する（80〜90％）．**痛みを伴うものが多い**．角化の異常を伴うために粘膜上皮は白く，硬くなる．舌や口唇，歯肉に生じるものは白斑状でレース状にならず，慢性に経過する．下口唇粘膜も扁平苔癬の好発部位の一つで，外的刺激を受けやすい部分なので，**びらんになることが多い**．歯肉では白色角化性の変化は認められず，びまん性の紅色，浅いびらんを呈する．このように扁平苔癬には**白斑を呈するものと紅斑となる2群がある**．う歯や歯科補綴金属の周囲に病変がみられる場合もある．

最近では，扁平苔癬はC型肝炎ウイルスとの関係も疑われ，**抗C型肝炎ウイルス（HCV）や抗核抗体など，一部の免疫血清検査で異常値を示す場合が多く，特に約30％の高い陽性率を示す抗HCV検査は必須**といえる．また，発症に歯科補綴金属など，金属との関係が疑われる場合は，**金属アレルギー検査**も行う．口腔粘膜への刺激や喫煙が病変悪化の促進因子となるともいわれている．その他の原因物質としては，①**薬剤（扁平苔癬の約8割は薬疹**で，降圧薬や通風の薬などが原因となるとの報告もある），②スペアミント・オイルなどのスパイスなどがある．

病理組織学的にはparakeratosisで，固有層へのリンパ球を主体とした炎症細胞の帯状の浸潤が認められる．

2）鑑別診断
①カンジダ症
　苛性カリ標本を用いた鏡検で容易に胞子を確認できる．
②単純疱疹
　水疱形成が特徴．必要であれば水疱底を擦過し，ツァンクテスト（Tzanck test）を行う．
③尋常性天疱瘡
　口腔粘膜の初発例が扁平苔癬に似ているものの，臨床的に白色の筋はみられず，組織所見でも扁平苔癬と違って**上皮細胞間にIgGの沈着**が認められるため判別可能である．
④扁平上皮癌
　潰瘍や肉芽腫様隆起性病変などを伴う場合は腫瘍を疑う．口腔領域の扁平苔癬の**約1〜3％**で悪

性化（有棘細胞癌）することが知られている．悪性化の起こりやすい部位は下口唇であり，次いで頬粘膜．

3）原因物質と治療方針
　生検によって診断を確かめた後に治療を行う．**ステロイド外用剤**の治療を行うが，原因物質の追求と除去が最大のポイント．ステロイド薬外用により，大部分の症例は数か月から数年でおおかた回復する．ビタミンA（チョコラA®）1日9万単位内服3か月が有効な症例がある．

3　歯科金属疹
　歯科領域では単一の金属として使用されているのはチタンのみで，それ以外の歯科用金属は数種類の金属を，その使用目的により，最適な機械的特性が得られるように合金として使用している．時としてそれらの金属に金属アレルギーを呈する患者がいる．金属アレルギーは**歯科金属疹**と名づけられているが，それには舌炎，口内炎，口唇炎，歯肉口唇炎，肉芽腫性口唇炎，口腔内扁平苔癬等がある．その診療は歯科専門医に委ねる．

　金属アレルギーの診断は，まず患者からの情報が得られる**問診**を重要視している．その後，一般的な検査法である**パッチテスト**を行う．これらの結果から，金属アレルギーの原因と推察される金属修復物が存在した場合はその**金属除去療法**を行う．金属修復物を除去し，レジン製の暫間被覆冠を装着し，経過観察を約6か月間行う．経過観察中に金属アレルギーの症状の軽快や消退があれば，はじめに除去した金属修復物の金属アレルギーといえる．その後患者にとって安全な歯科材料を使用して最終処置を行う．

4　口腔白板症（ロイコプラキア）
（口絵15）

1）病理
　白色病変に対する肉眼的な診断名で，病理組織学的には上皮の肥厚，あるいは角化によって生ずる白色の板状あるいは斑状病変である．日常臨床では，主として口腔（舌，頬粘膜，歯肉，口底，口蓋に多い）および喉頭に認められ，単なる機械的

486 口腔・咽頭科学

表12 白板症の病理組織像

1) hyperkeratosis（過角化症）‥角質層の肥厚
2) parakeratosis（錯角化症）‥角質層に核の残存する状態
3) acantosis（棘細胞症）‥棘細胞層の肥厚
4) dyskeratosis（異角化症）‥有棘細胞が角質層に達する前に，個々に角化した状態

刺激によって生ずるものから腫瘍病変に移行するものまで多彩な病像が認められる．6週間以内に白斑の消失を認めないケースでは，生検を行って組織学的な解明を試みる必要がある．

50～70歳代の男性に多く（女性の約2倍），発生因子としては，タバコ，アルコール，刺激性食品，義歯による刺激，尖った歯芽・歯の位置異常による外傷があげられる．**白板症の癌化は一般に約5～10%**といわれる．特に，舌側縁，舌下面，口底に発生した白板症で，疣状あるいは腫瘤状の病変や，潰瘍，凸凹不整のひび割れが存在するとき，触診で硬い場合や紅斑症 erythroplakia 変化を基盤とする leukoplakia，組織学的には中等度以上の dysplasia を有するものは癌化の可能性が高い．

表12の組織像は単独にみられるのではなく，同時にいくつかの像が同一検体中に認められる．また，これらの組織像と関連して，前癌病変としての**dysplasia（異形成）**を呈することがある．

dysplasia とは，基底細胞層から表層細胞層に至る円滑な分化を示す扁平上皮とは異なり，細胞配列密度の増加，細胞配列・層構築の乱れ，細胞異型，異角化のような所見を呈し，かつ癌でないものをいう．leukoplakia の組織像がこのような

dysplasia を呈していれば，前癌病変として治療方針を決めたり，予後を予測するうえで重要な指標となる．すなわち**異形成の有無，程度が白板症の予後を最も大きく左右する因子である**．

そもそも白板症は**前癌病変**といわれる．しかし，前癌病変あるいは前癌状態はいまだ明確な定義というものは存在しない．一般的には癌化しやすいと考えられている病変，例えばdysplasia のように異常上皮や異形成上皮などが狭義の前癌病変であり，広義には癌化する確立が正常な組織より高いと考えられる病変も含まれる．

2）治療

癌化の可能性がある leukoplakia に対しては，生検にて病理診断が確定後に治療方針を決めることが望ましい．治療は対症療法とともに口腔清掃，不良充填物や歯科的刺激因子の除去を行う．

外科的切除：炭酸ガスレーザーあるいは電気メスで，5～10 mm の safety margin をつけて切除する．病変を切除し，連続切片を作製することによって，治療と同時に確実な診断が得られるようにする．レーザー手術にて蒸散，凍結療法もある．

5 紅斑症（紅色肥厚症）（口絵16）

舌側縁，軟口蓋に認められることが多い．**肉眼的に赤いビロード状に見える病変で，時には白色病変と併発する**．組織学的には，**中等度以上の上皮性異形成を示すものが多い**．悪性化する割合も白板症と比較して高く，**約50%で悪性化する**ことが多い．ほとんど盛り上がらず，腫瘍より炎症のように見える．すでに癌化していたり，癌の合併例が多い．**早期に外科的切徐が望ましい**．

第7章 口囲，口腔に病変がみられる皮膚疾患

1 伝染性膿痂疹（とびひ）（口絵17）

1）病理

ブドウ球菌や連鎖球菌などが皮膚浅層に感染し

て表皮に水疱，痂皮，びらんを生じる疾患．不潔になりやすい夏期に多く，一般に10歳以下の小児や乳幼児に好発する．

原因菌はほとんどが**黄色ブドウ球菌**である．黄

色ブドウ球菌の中には**表皮剥奪毒素 exfoliative toxin（FT）**を産生する株があり，その毒素が表皮顆粒層を破壊し**水疱（水疱性膿痂疹）**を形成する．最初，鼻や口などの周囲に透明な水疱が現れ始め，後に混濁し膿疱となる．水疱は破れやすく，びらんになった後，やがて痂皮を形成する．水疱が破れてにじみ出た滲出液を介して，体幹や四肢に次々と病変が広がる他，他者にも感染する．ときに集団感染を生じる．発熱やリンパ節腫脹などの全身症状はほとんど伴わない．

2）治療

治療は感受性を有する抗菌剤の外用と内服である．患部はイソジン®で消毒し，水疱ははさみで破り，浸出液を排出する．黄色ブドウ球菌が原因菌であると疑われる場合は，**セフェム系抗菌薬やマクロライド系の内服薬を4〜5日間**ほど処方する．水疱・びらん面には**アクアチム軟膏，フシジンレオ軟膏，テラマイシン軟膏**などを塗り，ガーゼ・包帯などで覆う．抗菌外用薬としてゲンタマイシン軟膏はほとんど耐性菌となっているため効果は望めない．初診時には皮疹部の**細菌培養**も行ってほしい．

なかにはMRSAが検出され治療に難渋するこ

とがある．今日，伝染性膿痂疹の原因の**約3割がMRSA**であることが明らかになった．とびひに**ステロイド剤の外用は不要**で，あくまで抗生物質の内服が服薬の主体となる．

さらに，患児の親には，療養中はシャワー浴を行い，皮疹部を石けんの泡でこすらない程度に**よく洗う**よう指導する．すべてのびらんが乾くまでは**プールや集団生活への参加は禁止**し，瘙痒感を増強させないように．爪は常に短く切り，病巣部を触らないようにする．

もう一つのタイプの伝染性膿痂疹は**化膿性レンサ球菌**によるものである．これには強い炎症を伴う膿疱，痂皮性病変が一気に多発する**痂皮性膿痂疹（レンサ球菌性膿痂疹）**がある．痂皮性膿痂疹は幼小児に限らず，成人にも生じ，夏季のみでなく冬季でも発症する．またブドウ球菌性膿痂疹と異なり咽頭痛，所属リンパ節腫脹，発熱などの全身症状を伴うことがある．

2 黄色ブドウ球菌による口内炎

小児に多く，また免疫不全者や義歯装着者にもみられる．口角炎が多く，黄色の痂皮または厚い線維素性偽膜が付着するびらんで，口囲に膿痂疹を伴うことが多い．治療は抗生物質の全身投与．

第8章 歯性感染症と顎関節症

歯性感染症は大きく分けると，**歯周組織炎，歯冠周囲炎，顎骨骨髄炎，顎骨周囲の蜂窩織炎**の4つに分類される．そのなかでも口腔内に膿瘍を形成するもので多いのは，慢性に進行した**歯周病**が何らかの理由により急性転化したものや，**根尖性歯周炎，下顎智歯周囲炎，骨膜炎，骨髄炎**である．

歯周組織は歯肉（いわゆる歯茎），歯槽骨（歯を支える骨），歯根膜（歯根と歯槽骨をつなぐ線維），セメント質（歯根の表層部分）の4つの部分からなり，一体となって歯を支えてその機能を助ける．世界の成人の半数以上が罹患している歯周病は，この歯を取り囲む**歯周組織の慢性炎症**であり，歯肉溝内縁上皮の潰瘍形成と歯槽骨吸収を

主症状とし，歯の脱落を引き起こす慢性感染症である（**図4**）．歯喪失の42％はこの歯周病によると報告されている．

「80歳になっても自分の歯を20本以上保とう」は「**8020運動**」として日本歯科医師会が国民に呼びかける標語である．保持歯数は全身の健康様態と密接に関連し，歯を1本失うごとに寿命が3年近く短縮するとの報告がある．近年の調査結果によると，80歳で平均保持歯数は14本，「8020運動」の達成者は4割に満たない．

口の中には数百種の細菌が常在する．このうち5種類ほどが，歯周病を引き起こすといわれ，主な起炎菌は**口腔連鎖球菌と嫌気性菌の複数菌感染**

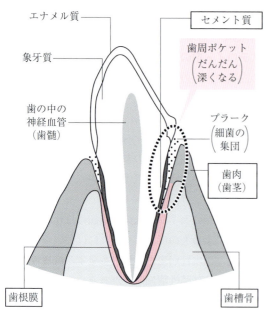

図4　歯周組織と歯周病変

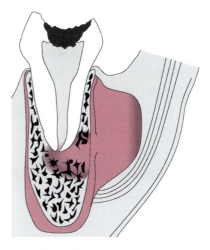

図5　顎炎（根尖性歯周炎）

症である．厄介な**歯周病菌**は嫌気性で，歯と歯茎の間に溝（**歯周ポケット**）を作って増殖する．そこをブラッシングできればよいが，ポケットが深いと磨ききれない．また，歯についた**歯垢（細菌の固まり）**や，唾液に含まれるカルシウムが沈着してできる**歯石**は格好の歯周病菌のすみかになる．これは歯ブラシでは取れない．

その嫌気性菌を起炎菌とする**歯周炎**は，う蝕歯から誘発した歯牙の感染歯髄から起こる**根尖性歯周炎**と歯周組織に起因（歯槽膿漏）する**辺縁性歯周炎**に分類される．重度のう蝕では歯髄が壊死して根幹を通じて感染が広がり，根尖周囲に病変を作ることがあるが，これを根尖性歯周炎と呼ぶ．これは炎症に汚染された根管を治療すれば治癒することが多い．辺縁性歯周炎では歯肉と歯根膜との間の結合が，次いで歯根膜や骨が破壊され，歯周ポケットが形成される．

歯周病以外の菌性感染症では，歯冠周囲炎は主に埋伏智歯が原因となる**智歯周囲炎**を指す．原因歯牙の適切な処置を怠ると，炎症症状軽快の遅延化，炎症症状の再燃化，および慢性炎症（**内歯瘻，外歯瘻および歯髄炎**）への移行が考えられ，原因歯牙の適切な処置は必要である．**顎骨骨髄炎**は，下顎骨に多く，歯周炎，および歯冠周囲炎から波及する．深在性の激痛，頤神経支配領域の知覚異常・麻痺，患側歯牙の打診痛などを特徴とする．歯性感染症の多くは**歯槽部に炎症が限局**しているが，**顎骨周囲の蜂窩織炎や果ては縦隔炎または壊死性筋膜炎**などきわめて重篤な感染症に発展することがある．また，**歯性上顎洞炎**など，歯牙が原因で上顎洞に炎症を併発することがある．

1　根尖性歯周炎（図5）

根尖性歯周炎は，①う蝕－歯髄－根尖孔，②歯周ポケット－根尖孔－歯髄，③歯冠からの外

う歯

高齢者に特徴的なう歯は**歯頸部う歯**である．このう歯は歯肉や歯槽骨の退縮によってセメント質が露出し，う歯になりやすくなることによって生じる．また，口腔清掃の不徹底，軟性食物の摂取，および唾液の分泌の減少をきたす薬剤の投与などもう歯の発生を助長している．う歯の原因菌としては *Streptococcus mutans* が広く知られている．

力，④エナメル質の亀裂-象牙細管-歯髄-根尖孔，の4つの経路で発生する．

①の経路で発生するものがいちばん多く，歯髄炎や感染根管を放置したために起こり，個体の抵抗力と感染細菌の毒力により，急性あるいは慢性の経過をたどる．急性の場合は，炎症は歯槽骨に波及し，好中球の浸潤が増大し化膿性炎となり膿瘍が形成され，膿瘍は歯槽骨を破り外部に排泄路を求める．排膿により急性炎症は消退し慢性に移行するが，治療を放置すると排膿を繰り返す．②は高度の辺縁性歯周炎があり，細菌が歯周ポケットを経由し根尖孔に達し，そこから歯髄に逆行する．そして，歯髄炎を放置すると根尖性歯周炎を起こす．

難治性になると，根尖部に膿瘍を形成し，上顎第1大臼歯のように上顎洞との距離が短い場合には歯性上顎洞炎の原因となることもある．

2 辺縁性歯周炎

辺縁性歯周炎は**歯垢（デンタルプラーク）**などの汚染性因子により**歯肉炎**として起こり，次第に深部に病変が進行し，**歯周ポケットの形成，歯槽骨の吸収，歯根膜の破壊，歯の動揺，咬合痛**がみられるようになる．軽度の場合は，歯周ポケットが浅く，骨吸収や歯の動揺がほとんどみられないが，高度になると歯槽骨の吸収や歯の動揺も大きく，深い歯周ポケットから排膿がみられるように

なる．

初期は歯肉に発赤や浮腫が認められ，歯肉出血がみられ，歯肉は赤く腫れて，痛みを感じる．しかし，この状態では歯槽骨の吸収はまだ始まっていない．歯周病は疾患が慢性的に進行し，重症化するまで臨床症状が出にくいことから「**沈黙の病**」とも呼ばれる．歯周病は，食後に正しいブラッシングで歯を磨くなどの口腔ケアをきちんと行わないことから始まるのである．

炎症がさらに進んで歯槽骨が溶けると，歯肉も一緒に下がるため，歯と歯の間に隙間ができたり，歯が伸びたように見えたり，食べ物が挟まりやすくなる．また口臭が感じられるようになる．重度の歯周病では，歯を支える歯周組織がなくなり，歯が大きくぐらぐらと動いたり，自然に抜け落ちることもある．

通常は慢性の経過をたどるが，治療を放置したり全身状態が悪い場合には急性発作を起こすことがあり，歯周ポケットの底部に相当する歯肉に腫脹がみられ，膿瘍が形成される．膿瘍が自壊すると排膿がみられるようになる．膿は帯灰白色，黄緑色を呈し，濃厚あるいは粘稠な液体で，変性に陥った多数の好中球や組織の破壊産物，細菌などを含む．歯肉の腫瘍性の増殖は一般に**エプリス**と総称し，**線維腫と血管拡張性肉芽腫**とが多い．

▌歯磨き

歯磨き tooth brushing の主目的は，食後わずか数分で歯に付着してくる**プラークの歯への堆積を防ぐ**ことと，**歯肉への適度なマッサージ**を与え歯肉を強くすることである．プラークは一般的には歯垢と呼ばれており，歯の表面の食物残渣を口腔内細菌が分解し，増殖した細菌の塊である．虫歯や歯周病は，プラーク中の細菌が酸や催炎物質を産生するために発症する．

プラークは糊状にフィブリンを形成して歯面に堆積しているので，強くうがいをしても歯から剥離することは不可能であり，歯ブラシで歯面を擦過してはじめて除去できる．そして，**プラークは唾液中のカルシウムを主体とする無機質と一塊となり，1週間ほどで歯石になる**．歯石は時間とともに石のように硬くなり，歯磨きを丁寧に行っても除去できない．しかし，プラークが歯石になる前に**プラークコントロール**を徹底させることにより，歯への歯石の堆積を防止できる．そこで歯周病の予防に最も大事なのは，原因となるプラークを除去するプラークコントロールである．歯ブラシの他に歯間ブラシやデンタルフロス（歯間を清掃する細い糸）などを併用するとより効果的なプラークコントロールができる．

3 智歯周囲炎（第3大臼歯，親知らずの周囲炎）（図6）

親知らずは退化している途中の歯．人の歯はすべて生えると**32本**ある．でも親知らずが1〜3本だったり，もともとないケースもある．

現代は昔に比べて軟らかい食べ物が多くなり，よく噛まなくなった．その結果，歯が退化したり，歯はあるのに顎が退化して歯の出るスペースが狭くなり出にくくなった．かつては欠かせなかった歯が，環境の変化でその必要性が失われたのである．

そうして起きる"親知らず"はトラブルの原因になりやすい．横向きに生えて隣の歯を押すケースが多いが，下顎で下向きに生えてくる場合もある．生え方によっては，正常な歯並びを悪くすることもある．他の歯にあたる部分が虫歯になりやすいし，歯肉から少しだけ外に出ると汚れがつきやすい．歯ブラシも届きにくく，細菌が感染し，「**智歯周囲炎**」という炎症の原因になる．その場合は痛みのほか，口が開かないといった症状が出る．

不快な症状があったり，智歯周囲炎を繰り返すとか，頬の内側をよく噛む，付近に病気があるような場合にはこの智歯の抜歯を勧める．**患者の理解が得られるなら，手術がしやすく，組織の快復**力が高い10代で抜くことを勧める．年齢が高くなると，骨が硬くなって抜歯が難しくなる．抜歯したら，元通りに噛めるようになるまで1週間から10日はかかる．なかには「痛みが取れない」「しびれが残った」といったトラブルもある．

4 顎顔面領域の蜂窩織炎（口腔底蜂窩織炎，頬部蜂窩織炎）（図7）

1) 病態

大部分は菌性感染からの発症．**頬部蜂窩織炎は上顎の犬歯や臼歯の根尖性歯周炎からの続発が最も多く，表情筋付着部の外側で筋に沿って上顎部に拡大し発症する．口腔底蜂窩織炎では根尖性歯周炎，次に辺縁性歯周炎，智歯周囲炎からの炎症**が急速に拡大進展すると重篤な感染症を併発する．これらは大臼歯抜去後または下顎部の外傷後数時間内にも発症し，重症化すると顎骨周囲炎から蜂巣炎へと3〜7日間で拡大していく．糖尿病は最も頻度の高い合併症である．

臨床症状としては**開口障害，顔面腫脹，疼痛，発熱**などがある．

2) 治療

治療は，軽症例では起炎菌として**黄色ブドウ球菌**が多いことを考慮して口腔常在菌にスペクトラムを有するβラクタム薬を第一選択として抗生物

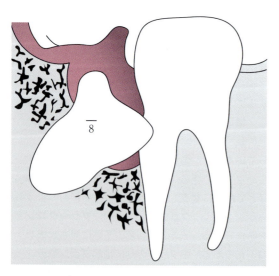

図6 歯冠周囲炎（智歯周囲炎）

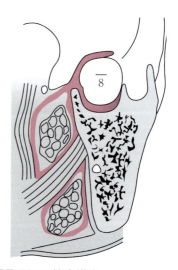

図7 顎骨周辺の蜂窩織炎

質を選択，使用し保存的に治癒し得る．深部の**組織間隙**にまで炎症が波及している場合は，嫌気性菌が関与していることが多いので，これをカバーできる抗菌薬を考慮する．

しかし，膿瘍形成などを疑わせる重症例では，すみやかな感染源歯の抜去と掻爬，適切なドレナージが必須である．ドレナージ用の皮膚切開としては，側頸部もしくは耳前部から下顎角にかけてのものが症例によって選択される．また，口腔側の腫脹が主体の症例では，第3大臼歯から下顎枝に沿う粘膜切開が必要である．

5 顎骨骨髄炎

1）病態

顎骨骨髄炎は**歯性感染**に由来することが多く，同感染が**骨髄**に波及したものである．

骨粗鬆症の治療に用いる**ビスホスホネート（骨吸収抑制剤）**は骨吸収を強力に抑制するために，長期使用による過剰な骨代謝抑制により骨髄炎のリスクが上昇する可能性が指摘されている．

炎症の進展経路は，歯槽骨骨髄から骨体部骨髄に進展していく症例と，骨膜炎が先行し，循環障害から皮質骨に腐骨が形成され，その後骨髄が冒される症例の2つのパターンが主とされている．

上下顎骨を比較すると，上顎骨は骨髄炎に罹患しにくく，**下顎骨**は皮質骨が厚く，炎症は骨髄腔内部で急速に拡大する．また，下顎骨の栄養は下顎管を走行する下歯槽動脈が主であり，炎症により血管塞栓が生じると骨に対する血液供給が減少あるいは停止し，症状は重篤化しやすいとされている．

顎骨骨髄炎は，経過によって急性と慢性に分けられる．急性骨髄炎は**初期，進行期，腐骨形成期，腐骨分離期の4期**に分類される．**初期では歯性感染の症状が先駆**し，全身的には発熱，倦怠感等がみられる．この時期の症状としては原因歯の打診痛，動揺，および頤領域の知覚麻痺が特徴である．炎症が骨髄内部に限局している間は激しい疼痛の割に顎骨の周囲軟組織の炎症症状は軽度であり，骨組織の変化も通常みられない．炎症がさらに進行し，皮質骨を穿通して骨膜側に波及すると，顎骨の骨膜や周囲軟組織に発赤，腫脹，硬結，圧痛や骨膜下膿瘍形成などの症状がみられる．炎症は**急性期を過ぎると次第に慢性期に移行**し，それに伴い急性症状の沈静化がみられる．この時期には**X線検査にて皮質骨の断裂像や骨膜反応**がみられ，画像上しばしば腐骨分離も認められる．

2）治療

抗菌薬を中心とする薬物療法を主体とし，膿瘍が形成された場合は切開排膿処置を行う．腐骨がみられる症例には周囲の肉芽組織とともに腐骨除去術，皮質骨除去術が行われる．骨髄炎が広範囲に及ぶ場合には区域切除術，辺縁切除術が行われることもある．

6 外歯瘻

1）病態

歯性化膿性病変に起因した排泄路が顔面や頸部の皮膚に開口する．歯槽骨炎の生じた部位により，上顎，下顎のどの皮膚にも生じるが，**下顎**が大多数の発生部位である．上顎部は瘻孔が皮膚ばかりでなく口腔内，上顎洞などにも開孔する可能性がある．皮膚に開孔する場合，ほとんどが鼻翼唇溝から鼻周囲頬部に開口するが，鼻背や，内眼角部，耳珠前部の場合もある．

外歯瘻に対して口腔内に開孔するものを**内歯瘻**，上顎洞に開くと**歯性上顎洞炎**となる．

パノラマX線写真やデジタルX線写真などで歯根根端に透過像を認めれば確定診断できる．

2）治療

1. 抜歯
2. 外歯瘻管摘出術
　　1＋2が最良の方法

7 顎関節症（temporomandibular disorders：TMD）

1）顎関節の解剖

顎関節の骨構成体として重要なのは下顎頭と側頭骨下顎窩である．**咀嚼筋は咬筋および側頭筋，外側翼突筋，内側翼突筋などから成り立っている**．側頭骨下顎窩と下顎頭の間には**関節円板**が存

在し，関節円板の前方に外側翼突筋が付いている．耳の穴の1cm位前のところに手を当てると，そこに骨が触れる．口を開けると前後に動く骨がある．これが**下顎頭**で，これを人間の頭と考えると，その上に，関節円板というベレー帽みたいな帽子をかぶっている．

関節円板はクッションのような，座布団のようなものだが，普段は顎関節では下顎頭が関節円板をかぶって動いている．すなわち関節円板は衝撃の吸収，関節表面の適合性の改善，小さな開口時に回転・大きな開口時に滑走という複雑な運動を支援するなどの機能をもつ．関節周囲には，主として三叉神経，一部顔面神経が分布する．

2）発症機序

　顎関節症は，主に歯の噛み合わせの異常により，**顎関節部の痛みや関節雑音，開口障害（三大症状）**などを生じる，非感染性，顕著な炎症病態を欠く症候病名である．その病態には咀嚼筋障害，関節包・靱帯障害，関節円板障害，変形性関節症などが含まれる．**誘因としてストレスや咬合異常が疑われる．多くは噛み合わせの異常による**．関節リウマチ（RA）患者に多い（8割）．

　歯が抜けたまま放置していたり，義歯があわない，歯ぎしりや噛みしめ癖，片側がみの習慣があるなどの状態が長く続くと，顎関節を構成する器官や咀嚼筋群に慢性的な異常な力が加わる．その結果それらに器質的変化が生じる．

　加えて，咬合の異常以外にも，精神的ストレス，個人の情緒的・行動的特徴，職業的口腔習癖などさまざまな因子が誘因として関わっていると推測されている．**ストレス**による心身症的な現象としての顎関節症は，顎の骨や痛みが気になって

表9　**顎関節症の分類**（顎関節研究会1986）

Ⅰ型：咀嚼筋を主徴候とするもの
Ⅱ型：関節包・靱帯障害を主とするもの
Ⅲ型：関節円板障害を主徴候としたもの
Ⅳ型：変形性顎関節症
Ⅴ型：その他

ストレスがよけいに強くなってしまい，その緊張度が顎の動きをさらに悪くするというものである．この場合，顎の発達が悪いとか，顎を動かす筋肉が弱いなど，身体的な弱点が下地にあって，過度の緊張感が加わったときに顎関節にトラブルが起こるのであって，顎や顎の関節円板，筋肉などに何の異常もない場合，ただストレスが加わっただけでは顎関節症にはならない．

3）分類（表9）

　三大症状と他の理学的所見，画像診断を組み合わせ，顎関節研究会（1986年）は顎関節症をⅠ〜Ⅴ型に分類した．このうち中心となる病型はⅢ型で，その主病変は顎関節内障，病態は**関節円板の前方転移**を特徴とする．

　性別では圧倒的に女性に多く，退行性病変を伴うⅣ型以外は**10〜30歳代前半の若い年齢層に好発する**のが特徴である．

4）三大症状と診断
（1）顎関節の顎運動時疼痛

　あくびをしたり物を噛んだりしたときに顎の関節が痛む．痛みの好発部位は顎関節・耳周辺部で6〜9割のものにみられ，次いで頬部で4割，側頭部，側頸部と続く．**痛みは開閉口時や咀嚼時に**

┃ビスホスホネート製剤関連顎骨壊死

　近年，骨粗鬆症，悪性腫瘍の骨転移などに骨代謝抑制剤が多く投与される．特に最も多く投与される骨代謝抑制剤はビスホスホネート（BP）製剤である．BP製剤は破骨細胞に取り込まれ，その機能を弱めることで骨密度を上げるとされている．この薬剤が投与された顎骨に口腔常在菌が感染することで顎骨壊死が誘導されることがあり，その場合の対応に苦慮することが多い．腐骨除去を行い，シタフロキサシン（STFX）を積極的に投与することで良好な結果を得ることができるとの報告もある．

生じることが特徴で，自発痛を訴えることはない．

（2）顎関節雑音（クリック音）

口を開閉するときに「コッキン」「カックン」「ガサッ」といった関節がひっかかる音がする．

（3）開口障害（顎運動異常）

口が開きにくい（2 QFB.38 mm 以上開口しない）．

開口・閉口運動中あるいは最大開口時に，**下顎の正中部が左右いずれか患側に偏位する**．顎関節症患者の8〜9割にみられる．

関節円板が前方にずれると，**開口時下顎頭がずれた関節円板にひっかかる**．ひっかかって，無理やり口をあけるとカクンと音がして関節円板という帽子をかぶってその後はすっと開く．ところが，関節円板がもっとずれてしまうと，下顎頭を前に動かそうと思っても，ひっかかって前に行かない．そうなると口は半分位しか開かないという状態になる．この病態を**顎関節円板の非復位性の前方転移**と呼ぶ．

関節円板がずっとずれた状態だと，関節円板が本来の形ではなくて変形を起こしてくる．変形を起こした関節円板を無理やり下顎頭に乗せようと思っても乗せられないというふうになる．さらにそのまま口が開かないという状態が続くと，関節腔内で滑液が入っている中で**繊維性の癒着**を起こす．そうなると容易には関節円板を戻せない．

その他，顎関節症ではさまざまな全身の症状を伴うことが少なくない．

顎関節内で顆頭が異常な位置をとると，そこからの求心性刺激が反射性に三叉神経支配の筋に影響を与える．それは咀嚼筋ばかりでなく，同神経支配下にある鼓膜張筋，口蓋帆張筋の緊張をたかめることにもなり，耳鳴，閉塞感を引き起こす．

そのような**随伴症状として頻度が高いのは肩，首の凝りや痛みで，次いで片頭痛，耳痛，眼痛，耳鳴，耳閉感の順である**．下顎頭の後方移動により，関節内後方にある耳管や鼓索神経を圧迫することで各種の耳症状が出現することを**コステン症候群**と呼ぶ．

診断は画像診断，問診，圧痛検査，運動検査などで疾病像を把握，評価する．**関節円板の動態異常の観察には MRI が有用である**．

5）治療

著明な開口障害と強い疼痛を有する症例は重症であり，直ちに処置を要するが，痛みや顎の引っかかりなどを伴わない関節雑音のみの症例は**経過観察のみで対処できる場合もある**．

保存的治療の主体になるのは**消炎鎮痛剤**や**中枢性筋弛緩剤**，**精神安定剤**の経口投与，スプリントあるいはプレートと呼ばれる咬合床の装着で，この他，さまざまな理学療法や**咬合調整**，また難治例には関節腔注射などが実施される．

薬物療法は最低でも1週間．スプリントの場合だと半年位日数がかかる．手術の適応は概ね2〜3%弱である．外科療法には，関節腔の洗浄療法，パンピングマニュピュレーション，関節鏡下の剥離授動術などがある．

第9章　口腔の良性腫瘍

1　舌良性腫瘍

良性の舌腫瘍は，それほど多くはないが**管腫系腫瘍（血管腫，リンパ管腫**が多く，被角血管腫，血管内皮腫がわずかにみられる）を中心に小児期に好発する．

治療は**原則的には切除または摘出する**．しかし，違和感，接触痛および出血などの症状がなければ急いで行う必要はない．

一方，咀嚼や会話などの口腔機能が障害されるほどの大きい管腫では，レーザーメスや電気メスによる**部分切除**，周囲を結紮する**梱包療法**，**凍結療法**が試みられる．大舌症を呈する場合でも，全切除ではなく**部分的な切除にとどめることが多い**．

1）血管腫（口絵18）

　表面**赤紫色**で，軟らかく**被圧縮性**がある．大きくなると出血しやすく大舌症を呈する．このうち，**海綿状血管腫**は生下時より存在し，口腔領域のどこにでも生ずるが，舌にやや多い．**自然消退はない**．

2）リンパ管腫

　表面は**顆粒状**を呈し，被圧縮性はない．粟粒大の厚い壁をもつ小水疱が集まって，丁度"**蛙の卵**"のように見える．一部は赤血球を入れて赤く見えたり，表面が角化して白くなることもある．このようなリンパ管腫を**嚢腫状限局性リンパ管腫**という．一方，舌や口唇に好発する**海綿状リンパ管腫**（口絵19）は，やわらかい隆起として認められ，しばしば広範囲のびまん性の腫脹となる．表面は多少青色調を呈し，ときには点状のリンパ毛細管拡張のみられることがある．血管腫と同様，**大舌症**を呈することがある．

3）乳頭腫

　舌背や舌側面に好発する有茎または広基性の乳頭状病変．

　口腔乳頭腫（粘膜疣贅）はヒトパピローマウイルスによる感染症で，口腔では孤立性に生ずることが多い．好発部位は軟口蓋，舌背，下口唇粘膜．正常の粘膜から扁平ないし半球状に盛りあがり，表面に細かい乳頭状の増殖があるのが特徴的である．周囲に炎症症状はない．大きさは通常1cm以下である．**2cm以上の乳頭腫瘍の病変は，疣贅性癌や乳頭状扁平上皮癌の場合がある**．

　一般的には，口腔に発生した乳頭腫は増殖したり，悪性化することはほとんどなく，積極的な治療はなされない．自然治癒もあるが，必要があれば液体窒素で軽く凍結する．

4）線維腫

　小さければ乳頭腫に類似する．

　真性の線維腫は少なく，多くは炎症の成れの果てと考えられる刺激性線維腫（線維症というべきか）．粘膜下の弾性硬の小指頭大程度の腫瘤としてみられる．治療としては切除する．

5）アミロイドーシス

　口腔粘膜では舌に最もアミロイドが沈着しやすい．その部位では粘膜上皮には変化はないが，腫瘤の形で粘膜下にアミロイドが沈着する．表面凸凹不正の硬い腫瘤となり**アミロイド腫瘤**とも呼ばれる．広範囲に及ぶと舌の動きが著しく制限される．根本的かつ適切な治療はないが，必要があれば切除する．

2　口腔粘膜・粘膜下の腫瘤

　粘膜下病変は粘膜の病変と異なり病変を直視できない．

1）ガマ腫（ラヌラ ranula）（口絵20）

　舌下腺由来の病変．20歳以下の若い女性または女児に多い．治療としては外科的切除．

　片側舌下部に無痛性，表面平滑で境界が比較的明瞭な青く，透き通って見える嚢腫．病名は一見**蛙の腹部**に似ていることに由来している．

（1）病理

　舌下腺が外傷その他の要因で損傷し，唾液が周囲組織に漏れ出た**偽嚢胞（貯留嚢胞）**．嚢胞壁には上皮細胞が存在せず，結合組織や肉芽組織よりなっている．舌下型（単純型80〜90%），顎下型

口蓋隆起

　中年の女性に好発．硬口蓋の中央に突出する硬い突起で非腫瘍性の**外骨腫 exostosis**．種々の大きさで，ときに表面凸凹のある分葉状となる．痛みなどの自覚症状はない．

　顎骨部の外骨腫は**下顎隆起**という．特に**下顎の犬歯と小臼歯の範囲に好発**する．半球状に隆起した骨様硬の腫瘤で，下床と固く接着し，痛みはない．普通は**対称性に複数個生ずる**．治療は特に必要はない．

（深部型2〜5％），舌下顎下型（両方にまたがる型10〜20％）を区別できる．舌下型が大部分．舌下顎下型は先天的な裂隙や脆弱部をとおして顎下部に唾液が漏れたものか，顎舌骨筋後方を回って進展したもの．波動は著明で，内容は粘稠，帯黄色の液である．

MRI検査は，T1強調画像で低信号，T2強調画像で高信号の病変を顎下間隙に認め，診断に有用である．

（2）治療
①開窓術
②囊胞摘出術
③囊胞および舌下腺摘出術（口内法，外切開）
④手術拒否例には，OK-432®の局注

2）粘液囊胞（口絵21）
（1）病理
粘液腺の貯留囊胞．口腔内にできる粘液囊胞は小唾液腺の流出障害によって生じるもので，粘膜下に貯留した水疱性病変である．下口唇（80％），頬粘膜，舌などが好発部位である．統計的には幼児と若い女性に多く，ほとんどが単胞性である．ちなみに口唇ではかならず**下口唇**に生じ，その好発部位は粘膜部の**口角よりの部位**である．

咬傷などの**外傷**による小唾液腺の損傷や導管の閉塞などが誘因と考えられており，導管の損傷による唾液の組織内への漏出・貯留により囊胞化すると考えられている．発症誘因として**歯による刺激**が大部分で，食事などに誤って歯で口唇を噛んだり，不正歯列のために噛み合わせが悪く刺激してしまう場合で，原因歯としては，解剖学的に**犬歯**が最も重要であり，**粘液囊腫の大部分は犬歯があたるところに相当する下口唇に生じる．**

病型としては組織所見から**粘液肉芽腫型，囊腫型，排泄管拡張型**に分類されているが，囊腫型mucous cystが最も多い．囊腫という疾患名がついているが，組織学的には，被膜を持たない病変で，周囲に線維芽細胞，好中球，マクロファージ，リンパ球などが浸潤する炎症性の偽囊腫の像を示す．

通常表在性に生じ，内部にある程度粘液が貯留すると，表面は常色から青赤色で，大きさは粟粒大から小指頭大であり，無痛性の小さな隆起性病変としてみられる．表在性の囊胞はしばしば破裂し，粘稠な粘液様物質を排出し，虚脱する．じきに治癒して再発し，同様な経過を繰り返すこともある．このような症例では囊胞の被覆粘膜が瘢痕化し，白色調を呈し，囊胞は肉芽腫反応により硬く触れる．

（2）治療
治療の原則は確実な摘除である．口唇の粘膜切開は，1％キシロカインを局所に注入後，挟瞼器で患部を中心に挟み，囊胞周囲に紡錘状の粘膜切開を置く．囊胞周囲を鋏刀で剥離し，黄白色の小唾液腺を囊胞側につけて切除する．切開部をナイロン糸で数針縫合した後，挟瞼器をはずす．

3）口腔底類皮囊胞（類表皮囊胞）
（1）病理
皮膚とは連続しない舌下および頤下の腫瘤である．類皮囊胞は胎生期における腮弓の癒合の際に外胚葉組織が迷入し，遺残することによって生ずる．後天的に生じる場合は外傷，手術などによる上皮片の迷入に由来するとされる．その発生部位は身体各部（頭部，頸部，顔面，腹部，肛門，卵巣）におよび，好発部位は肛門，卵巣である．頭頸部においては眼窩に次いで口腔に多発する．典型例は正中近くの舌下部に生じるもので，頤舌筋の下，頤舌骨筋，顎舌骨筋の上部に発生し（ガマ腫と同部位），嚥下を障害する．

皮膚囊胞は病理組織学的に，①**類表皮囊胞か表皮様囊胞（epidermoid cyst），**②**類皮囊胞か皮様囊胞（dermoid cyst），**③**奇形腫囊胞（teratoid cyst）**の3つに分類される．広く皮膚囊胞を類皮囊胞で代表して一括して表現しているのが一般的である．本質的には先天性であるが，徐々に大きくなって発見されるのは思春期頃が多い．

（2）診断
主症状は正中舌下部の増大する腫瘤で，増大するにしたがって頤下の腫脹となる．症状発現時の年齢は16〜35歳に多く，これは発育が緩徐なた

496 口腔・咽頭科学

め，口腔領域では無自覚のうちに経過するが，嚢胞が徐々に増大すれば発音障害，嚥下障害，呼吸障害，咀嚼障害などを起こす．炎症が加わらない限り，疼痛はない．

口腔底を膨隆させ，あるいは頤下部腫脹，顎下部腫脹をみる．頤下型では**二重顎**が主な症状となる．嚢胞の内壁が扁平上皮からなり，内容の多くは粉瘤様の粥状で，触診では軟泥状の触感があり，ガマ腫の様な著明な波動はない．皮膚付属器（毛髪，毛根，汗腺，皮脂腺等）がみられるものが，①真性皮様嚢胞，みられないものが，②表皮様嚢胞，③皮膚付属器以外の骨軟骨・筋肉，血管などが含まれるものが奇形嚢胞である．

嚢胞の内容性状が液体成分か固形成分か判別するのにエコーは有益で，口腔底正中病変の多くは液体成分を内包する表皮様嚢胞である．このものはMRIのT1強調像で低信号，T2強調像で高信号を呈するが，網の目文様やhoney-comb appearanceを示すこともある．画像検査は手術時のアプローチを決定するのに役立つ．

鑑別すべき正中頸嚢胞は舌骨と連続し舌骨より下方に位置するために除外できる．

（3）治療

原則的には手術的摘出となる．嚢胞が**舌下部**のもの，すなわち顎舌骨筋より頭側にあるものは口内より，**頤下部**のもので顎舌骨筋より尾側にあるものは口外から摘出術（頸部外切開）を行う．舌下−頤下型は両者併用で摘出する．取り残しは再発の原因となる．

第10章　口腔悪性腫瘍

1）疫学・病因[5]

口腔は，前方を口唇粘膜，後方を臼後部とする腔で，内面を粘膜（重層扁平上皮）でおおわれる．TNM分類では，**頬粘膜，硬口蓋，上下の歯槽・歯肉，舌の前2/3，口腔底**などが含まれる．ちなみに軟口蓋，扁桃，舌の後方1/3は中咽頭に区分される．したがって，口腔悪性腫瘍にはこの領域内に発生する**舌癌，口腔底癌，歯肉癌，頬粘膜癌，硬口蓋癌**などが含まれる．

原発性腫瘍の**90%以上は扁平上皮癌**であり，次いで**小唾液腺由来の癌**（腺様嚢胞癌，腺癌，粘表皮癌など）が多い．発生部位で舌癌・歯肉癌のごとく診断名がつけられるが，**舌癌が口腔癌の半数，残りの半数の半数（全体の1/4）が上下の歯肉癌，最後の1/4を口腔底癌と頬粘膜癌が占める**．

男性が女性の2倍で，50〜60歳代に多くみられる．舌癌は**う歯や義歯の機械的刺激**，口腔内不衛生，**喫煙，飲酒，ビンロウを噛む習慣**（インド，台湾，東南アジア）などが誘因となる．インドでは口腔癌による死亡が全癌の中で一番高く，肺癌の2倍に近いのは，かみタバコが一因と推測されている．日本でも最近は女性にも飲酒や喫煙の嗜好者が増えていることもあり，性差は小さくなっている．

2）病理・症状

舌癌は全癌の1〜3%を占める．歯が接する**舌の側縁の後方**は舌癌の好発部位（約85%）で，**狭義の白板症から発生**することが多い（**口絵22**）．口腔粘膜癌の前癌病変として白板症・紅斑症はよく知られている．**白板症では10年以内に約10%が癌化**する一方，**紅斑症での癌化は約50%**といわれている．

口腔に発生する扁平上皮癌の症状としては，痛みや粘膜の色の変化，腫脹などがあるが，無痛性のことも多く，口内炎などとの鑑別が必要である．口腔底癌の多くは真ん中の白色角化性の変化の境界が不鮮明となり，なかにびらん，潰瘍が出現したときは癌化の可能性が高い．病期分類は，原発巣の大きさ，所属リンパ節転移様式および遠隔転移の有無による．

早期癌では，**白斑・紅斑・白斑紅斑混在の病態を示すことが多く，粘膜表面の性状の変化（浅い**

潰瘍・びらん，肥厚，小腫瘤形成）および違和感のみで，硬結は必ずしも認めない．早期癌が進行すると，内向性増殖を示す潰瘍型・膨隆型や，外向性増殖を示す乳頭型・白斑型・肉芽型の臨床病態像を示す．

舌癌で最も頻度の高いのは**潰瘍型**で，潰瘍は**易出血性**，不定形で辺縁はやや隆起し，**強い硬結**を触知する．舌のしみる感じや食事や歯の当たる感じなどで発症し，やがて痛みとなる（**接触時痛**）．進行すると自発痛が強くなったり，筋層内浸潤が強まって舌運動障害による**構音障害や嚥下障害**を引き起こすまでになる．

下歯肉癌や口腔底癌では義歯の不適合を訴える場合が多いが，進行すれば食事の際の痛み，さらに舌神経や下歯槽神経に浸潤して自発痛を生じる．上歯肉癌や硬口蓋癌では義歯不適合や痛みの他に，上顎洞や鼻腔底に進展することによる鼻症状を引き起こすことも多い．頬粘膜癌では痛みや義歯不適合の他に頬部の腫脹をきたし，容貌の変化をきたしやすい．

口腔癌治癒症例の**20%近い患者**には口腔と連続した扁平上皮に覆われる口腔他部位，気管，咽喉頭，食道，肺などの気道，上部消化管に後に**重複癌**が発生する．

3）診断

開口すればほとんど**観察**が可能．さらに口腔から中咽頭にかけては検者の指が十分届くため粘膜下病変の有無や病変の深達度・硬さなど**触診**する．

①問診：患者の主訴には痛み，しこりなどが多いが，痛みを伴わない硬結とか異物感，刺激感のこともある．これらの症状は持続し，軽快することはないのが一つの特徴である．鑑別診断で重要なのは口腔粘膜の潰瘍性・糜爛性病変（歯牙や義歯による**褥瘡性潰瘍**，アフタ性口内炎，扁平苔癬等）である．軟膏塗布貼布等の処置にて，**2週間経過後も病変の消失・縮小を認めない難治性の潰瘍や硬結の症例においては，生検が必要である**．

②病理組織診断：病変の小さいときは，健常組織とともに切除する．

③画像診断：顎骨のＸ線像，CT，MRIなどは，進行癌の**進展範囲**を把握するために必須．

④腫瘍マーカー：血清 SCC 抗原，CYFRA（cytokeratin 19）が用いられる．

⑤上部消化管との重複癌も稀ではないので，口腔の一次病巣にとらわれず，他領域の診査も必要である（PET-CT と上部消化管内視鏡検査）．

⑥口腔内疾患の問診の蔵には，リスクファクターである喫煙歴，飲酒歴，歯の状態などは必ずチェックすべきである．

4）リンパ節転移

口腔では粘膜下や筋肉中などにリンパ網が作られ，互いに吻合しながら主に顎下や上深頸リンパ節に注いでおり，口腔癌のリンパ節転移は，**高頻度（30〜60%）**に，主として**顎下リンパ節・深頸リンパ節**への転移（画像上，中心壊死があればかなり確実，厚さ 7 mm 以上で転移率が高い）として認められる．また，Ｎマイナスであっても**20%以上の潜在性転移**を認める．画像上で，ルビエールリンパ節の存在をみても MRI でリンパ節の中心壊死，増大傾向がないかぎり，それを転移と判断するのは難しいという一面もある．

留意すべき点は，口腔癌の**リンパ節転移は進行癌に限らず初期癌でも認められること，原発腫瘍治療後の転移（後発転移40〜50%）が認められる**ことである．

5）舌癌の治療

舌癌の治療は，最良の治癒率と嚥下咀嚼や発声などの機能温存の両者を念頭に置いて選択される．主体は外科的手術と放射線療法で，化学療法はこれらに併用される．その他，温熱療法，免疫療法も組み合わされる．

再建外科治療のめざましい発展により**T3，T4の大きな腫瘍は手術を主体**とした治療が選択される．一方，**T1，T2の小さな舌癌**は現在でも**部分切除**と**密封小線源**に治療は大別される（**表10, 11**）．小さい腫瘍の外科的切除では縫縮が可能であるが，腫瘍の部位と大きさにより，軟組織，顎骨の即時再建が必要となる．現在軟組織再建には**遊離筋皮弁・遊離皮弁**が，顎骨再建には，**腸骨移植・腸骨海綿骨骨髄移植・血管柄付き骨移植**等も行われる．頸部リンパ節転移には**頸部郭清**

表10　舌癌のT分類

Tis：上皮内癌
T1：最大径が 2 cm 以下の腫瘍
T2：最大径が 2 cm を超えるが 4 cm 以下の腫瘍
T3：最大径が 4 cm を超える腫瘍
T4：
T4 a：骨髄質，舌深層の筋肉／外舌筋（頤舌筋，舌骨舌筋，口蓋舌筋，茎突舌筋），上顎洞，顔面の皮膚に浸潤する腫瘍
T4 b：咀嚼筋間隙，翼状突起，または頭蓋底に浸潤する腫瘍，または内頸動脈を全周性に取り囲む腫瘍

表11　舌癌の stage ごとの治療方針

T1 N0,表在性 T2 N0	手術（原発巣の切除）あるいは放射線治療（小線源治療，外照射）
大きな T2 N0	手術（原発巣の切除±頸部リンパ節郭清術）手術不能例は，放射線治療（外照射±小線源治療または口腔内で電子線）
T3～4 N0,T1～4 N＋	手術（原発巣の切除±頸部リンパ節郭清術），場合により術後照射．あるいは化学放射線療法 この治療後，原発巣や頸部リンパ節転移が残存する場合には，救済手術

術によりその制御を図るが，原発腫瘍と所属リンパ節を含む en bloc resection も行われる．

化学療法は白金製剤，5-fluorouracil および pepleomycin が中心に用いられる．**術前，術後の化学療法については未だに異論が多いが，局所制御の改善にはよいが生存率には大きく寄与しない**．今後の発展が待たれる．

放射線治療については，多発リンパ節転移，皮膜外浸潤，原発巣の切除マージンが十分でない場合には術後照射は有効である．**術前照射についてはよいとする根拠はない**．再発転移例に対して，根治療法が不可能な場合 5-FU + CDDP（FP 療法）にセツキシマブ（Cmab）を追加する FP + Cmab 療法も選択される．

予後を予測するものはリンパ節転移の数，および原発巣の深達度（4～5 mm 以上）なので手術提出標本の病理学的検索を十分に行う．

現在舌癌の治療に用いられる一般的な方式を以下に記す．

口腔癌に対する標準的治療は手術が第一選択である．経口的切除で治療可能な T1 や早期の T2 であれば，口腔内舌部分切除を基本とする．切除は電気メスを用い，舌の運動運動障害を起こさないよう，切除断端はできるだけ縫縮を避けて raw surface とする．原則再建や術後照射を必要とせず，術後機能もほぼ問題ない．

①舌癌と口腔底癌の **T1（癌の最大径が 0～2 cm）**に対して**レーザー切除**を行い，必要に応じて術後照射と化学療法を行う．レーザーによる原発巣切除で少なくとも 1 cm 以上のマージンを確保する．

舌可動部であれば，電子線照射も有効である．小線源治療は舌癌では**イリジウムやセシウム線源**が選択され，放射線量は 7 日で 70 Gy が標準となっており，これで治療が終了する．密封された RI（放射線同位元素）を用いるこれら小線源治療は，局所の病巣に放射線量を集中させることが可能で，外照射に比べ顎骨の障害や口腔粘膜潰瘍，唾液腺障害などの放射線治療による副作用のない点で優れている．これらの組織内照射は T1・T2 に対して適応となる．T3 以上の進行癌では一般に適応外である．

口腔癌のうちで上・下顎歯肉癌は軟組織が薄い部位に癌が発生するために，すぐに骨浸潤が起こることから，そのほとんどが手術適応となる．

②T2（2～4 cm）症例に対しては，**舌半切以上の切徐**を行い，形成手術の併用を行う．しかし，晩期 T2 以上の腫瘍では，遊離皮弁の移植や再建（原則 pull through 法で頸部組織と一塊に切除し，可動部舌半切程度であれば直接縫合，または前腕皮弁，亜全摘であれば腹直筋皮弁を用いる）を行う．術後（化学）放射線療法が必要となることが多い．

比較的限局した T2 症例では根治的放射線治療の適応がある．**小線源治療**によって口腔癌Ⅰ，Ⅱ期では 90% 前後の局所制御が可能であり，これは手術と遜色ない．舌癌 T2 症例では術前化学療法とレーザー手術を組み合わせても高い治癒率が

期待できる.

③T1およびT2のN0症例では症例により**頸部郭清術**を施行し,その他の症例では原則的に頸部郭清術の施行が推奨されている.頸部リンパ節転移は郭清手術で放射線治療の倍の治癒率であることから,リンパ節転移のある症例は基本的に手術が第一選択となる.頸部郭清の範囲は,舌T2症例では保存的頸部郭清術,上頸部郭清術(N0症例の郭清範囲は,肩甲舌骨筋上郭清 supra-omohyoido ND でよい)を行う.病期Ⅰ・Ⅱ症例に対する予防的郭清術は深部浸潤が高度な症例にたいして行われる.

④さらにT3以上の大きな癌では,進展度に応じて切除範囲を拡大する[6].T3では半側切除で危なければ,2/3切除,さらに4/5切除(舌亜全摘術)を行う.T4では舌(亜)全摘術が推奨されている.その場合,欠損は大きくなるので,そのまま放置することはできない.舌半側切除くらいでは欠損部を充填する再建は必要ないとの考えもあるが,切除範囲が半側以上になる場合は,再建術を行ったほうがよい.

大きな死腔ができた場合は,厚い再建材として遊離前腕皮弁,遊離腹直筋皮弁,筋皮弁(大胸筋皮弁など),DP皮弁などを用いる.一般的に,舌部分切除などでは薄い**前腕皮弁**が適し,舌全摘後の口腔底再建などのボリュームを必要とする再建には**腹直筋皮弁**が優れている.下顎骨再建の再建材料としては大胸筋や広背筋を茎とする肋骨または胸骨や遊離移植として用いる腸骨,肋骨,肩甲骨,腓骨,橈骨などがある.

⑤舌・口腔底癌切除術後に問題となるのは構音機能,および嚥下機能の障害である.

術後の舌機能(嚥下,構音機能)にとって,舌根が残るか否かが問題である.**舌根が1/2以上残っていれば**,広範な舌切除にもかかわらず,**驚くほど機能が回復する**.舌根を2/3以上切除しなくてはならない場合には,構音機能は著しく悪く,誤嚥に苦しむことになる.したがってこのような場合**舌全摘が必要であれば,喉頭摘出も考慮する**.術後の嚥下機能低下を軽減させる目的で嚥下機能改善手術(輪状咽頭筋切断術+喉頭挙上術)を行う方法が一般的である.

⑥T3以上の進行癌では,**抗癌剤の動注療法と外照射の同時併用**が現在再認識されるようになっている.動注療法の利点は,舌の原発腫瘍のみならず頸部リンパ節転移への高濃度の抗癌剤を大量に注入することが可能なことであり,また,中和剤の併用で全身的な副作用の軽減が可能なことである.放射線療法との併用でさらに高い局所効果が期待できる.進行癌でも適応がある.これらの動注療法と外照射の同時併用は,術前治療としても施行可能である.

残存再発に対しては,元の範囲に戻って切除する方針とするのが安全である.場合によっては舌全摘を要することもあるが,舌機能は廃絶して咀嚼はまったくできなくなり,ほとんど誤嚥して誤嚥性肺炎が危険なため喉頭全摘せねばならなくなり,発声機能まで失わせることになる.

切除不能の場合,QOLを考え全身状態にもよるが放射線と化学療法同時併用が効果的とされている.

文献

1) Ikawa T, Maehara T, Eura M, et al. Autologous inmmune response of tonsillar lymphocytes. Acta Otolaryngol ; 454(suppl) : 125-32, 1988.

2) Cousin JN, Weiss MH. Disorders of the tongue and oral cavity. In : Essentials of Otolaryngology. 4th ed. Philadelphia : Lippincott Williams & Wilkins ; p.197-206, 1999.

3) 富田 寛. 味覚障害. In: 佐藤昌康, 小川尚編. 最新味覚の科学. 東京 : 朝倉書店 ; p.227-46, 1997.

4) 海老沢功. ウイルス性気道感染症 − 急性ウイルス性呼吸器疾患とその症状. 気食会報 ; 23 : 3-8, 1972.

5) 桜庭 実, 岸本誠司, 斎川雅久, 他. 当院における頬粘膜癌の臨床統計. 頭頸部腫瘍 ; 24, 172, 1998.

6) 浅井昌大, 海老原敏. 口腔・中咽頭の拡大切除と機能再建 : 舌全摘・亜全摘出 − 調音能再建の限界及び誤嚥について. 頭頸部外科 ; 4 : 169-74, 1994.

III 唾液腺疾患

第1章　機能障害

1 口内乾燥症（xerostomia）

（口腔の機能障害口内乾燥症を参照）

2 流涎症（sialorrhea，唾液分泌過多症 ptyalism）

異常に唾液が分泌する状態．実際に唾液分泌亢進を示している場合（**真性分泌過多症**）と，唾液の嚥下障害から見かけ上の流涎を起こす仮性のもの（**仮性分泌過多症**）がある．前者は明らかな原因のない**特発性唾液分泌過多症**と，さまざまな疾患を背景とする**続発性唾液分泌過多症**に分けられる．

流涎は道具や衣服などを汚染し不衛生となり，相手に不快感を与える．また，口腔後部にこぼれ落ちた唾液は適切に嚥下されないと，むせや咳き込みなど，誤嚥を引き起こすもとになる．

1）病因・病理

真性分泌過多症の原因としては次の如く種々のものがあげられる．

①口腔・咽頭疾患に起因するもの：**口内炎**，舌炎，**義歯の刺激・不適合**．
②中枢性分泌過多や筋緊張の異常によるもの：**脳炎**，**脳性麻痺**，**てんかん**，**パーキンソン病**，外傷による．
③**心身症**，ヒステリー，自律神経障害によるもの．
④胃炎，膵炎など消化器疾患によるもの．
⑤薬物中毒に起因するもの：**水銀**，鉛，ヨード，ニコチン，ヒ素などの薬物吸収．
⑥バセドウ病，糖尿病．
⑦新生児や乳幼児期の**歯牙萌出**の時期では生理的な分泌亢進が起こる．

一方，仮性分泌過多症は主に嚥下障害に起因する．咽頭や食道の腫瘍，炎症や潰瘍の他，**口腔・咽頭の神経麻痺や運動麻痺**から唾液の嚥下が障害され，よだれとなってしまう状態である．口腔内に唾液を保持していられなくなることによる．唾液分泌量は決して多くないにもかかわらず，嚥下障害，つまり飲み込む能力が落ちてきて，それによって口から外にあふれてよだれのように見える状態を示す．球麻痺，仮性球麻痺，舌咽神経麻痺，舌下神経麻痺，顔面神経麻痺などがそれに当たる．その他に，高齢者は単に飲み込む力が若いときより落ちているために，口にたまってよだれとなり出てくることがある．

食事中に唾液過多症状がどう変わるかは真性か，仮性か，心因性かの鑑別にある程度役に立つ．嚥下障害を背景に持つ仮性分泌過多症の場合には食事中過多症状に変化がないか増悪することが多い．一方，心因性の場合は症状が軽快するか消失する．真性の場合は一定しないが，程度の軽い例では軽快することが多い．

2）治療

①原疾患の治療．
②口腔衛生状態の改善，義歯の調整．

③精神安定剤, 自律神経調整剤.

④**アトロピン**, **ロートエキス**など分泌抑制剤の内服. アトロピンなどの抗コリン薬は全身性の副作用が問題となる. 高齢者では, 緑内障や前立腺肥大に注意.

⑤手術療法として耳介側頭神経を引き抜くことにより耳下腺の副交感神経筋後線維を切断するLerich手術や, 鼓索神経を切断するtympanic neurectomyがあるが, 持続する流涎で, 真性流涎症と判断されるまではその適応はない. 手術は両側の手術が必要で侵襲が大きい. 唾液腺自体を切除するという方法もある.

⑥脳血管障害患者の流涎は, 大部分が唾液の過多分泌ではなく, 唾液の保持能力の低下, 唾液の嚥下・処理能力の低下によって引き起こされるものと考えられるから, 治療は唾液の嚥下能力を高める方法に主眼が置かれる.

第2章 唾液腺炎

1 流行性唾液腺炎 (おたふくかぜ)

ムンプスウイルスの (飛沫) 感染による急性炎症. 耳下腺腫脹と発熱を特徴とする伝染性疾患である.

1) 病因・病理

ムンプスウイルスは**腺細胞に親和性の高いウイルス**で, 飛沫感染により上気道で増殖してリンパ球に感染しウイルス血症をきたし, 全身にウイルスが散布され全身感染症として発症する. 易感染性の臓器としては腺組織と中枢神経系があげられ, 腺組織としては唾液腺, 膵臓, 睾丸, 副睾丸, 卵巣などが, 中枢神経の一つに内耳 (蝸牛, 前庭) があげれられる. 耳下腺, 顎下腺, 舌下腺の順に発症頻度が多い. **年長児や成人では症状が強い**とされる.

約1/3は不顕性感染である. 上気道炎と類似した症状や発熱のみで, **耳下腺症状を欠如するものも約1/5存在する**. 年齢が低いほど不顕性感染例あるいは軽症例が多い. **好発年齢は3〜6歳**で, 罹患者の85%以上は15歳以下. 1歳未満の発症は少ないとされる.

顕性, 不顕性感染ともに終生免疫が得られ, 成人の90%は抗体を保有しているが, 二次感染の報告もされている. ムンプスワクチンの抗体陽転率は低いことが知られており, ムンプスに罹患する約2〜5%前後の患児はワクチン接種の既往があっても罹患しているようである. しかし, このような場合は軽症の場合が多いことが知られている.

髄膜炎の副反応のためMMRワクチンは1993年に中止となったが, MMRワクチン中止に伴い一時期減少してきた流行が現在, 再び増えてきている. 単独の任意接種ワクチンとなった今のワクチン接種率は約40%である. 将来は定期接種化が必要だが, ワクチン接種時期は1歳前後で, 世界の常識である追加接種は3〜6歳頃が望ましいとされる.

耳下腺炎は他のウイルスでも起こるが, ムンプスは耳下腺腫脹をきたすウイルスの中で最も頻度が高い. ムンプス以外では, パラインフルエンザ, インフルエンザ, コクサッキーウイルス等が知られている. その他, 耳下腺に腫脹をきたす疾患には, 化膿性細菌感染症, 非定型的好酸菌感染症, Sjögren (シェーグレン) 症候群, サルコイドーシスがあり, 唾石等による物理的な通過障害等のときにも認められるので, 鑑別が必要である. 確定診断は血清学的診断による.

2) 症状

潜伏期は2〜3週間で発熱, 頭痛, 全身倦怠などのかぜ様症状とともに耳下腺または顎下腺の有痛性腫脹をきたす. 唾液腺管開口部の発赤が認められる. **始めは一側性であるが, 後に両側性 (3/4程度) となる**ことが多い. 通常の経過だと

502 口腔・咽頭科学

表1　ムンプスの主な合併症

症状	発現頻度
耳下腺炎	70％
無菌性髄膜炎	3〜10％
脳　炎	0.02〜0.3％
難　聴	0.1％
睾丸炎（思春期以降の頻度）	25％
卵巣炎	5％
膵　炎	4％

（Plotkin S, et al: Vaccines 5th ed, WB Saunders, Philadelphia, 2008, p 436 より，一部改変）

高熱にはならず1〜5日で解熱する．発熱を伴わない症例も2割程度ある．唾液腺の中でも耳下腺の腫脹が一番多く，顎下線の腫脹は耳下腺炎の50％前後に合併する．舌下腺の腫脹は稀である．顎下線だけの腫脹も約10％の患者にみられる．流行性耳下腺炎は一度保育園・幼稚園・学校で流行が始まると3〜数か月流行が持続する．通常のムンプスの**感染力は腫脹前2〜3日から腫脹後5〜7日（耳下腺腫脹が消失するまで）**程度と考えられる．排出量のピークは発症後の数日以内．学校保健安全法は「耳下腺，顎下腺または舌下腺の腫脹が発現した後5日を経過し，かつ，全身状態が良好」であれば登校許可としている．

　ムンプスの合併症には，**難聴**，髄膜炎，膵炎，精巣炎，腎炎，甲状腺炎などがある（**表1**）．ウイルスが内耳に感染すると，外有毛細胞が高度に破壊されるため，多くは高度難聴で回復することは困難である．**難聴は約1,000人に1人認めれれる**ので，毎年約600人が一生治らない難聴になっている計算である．突発性難聴と診断される者のうちムンプスの不顕性感染によると考えられる発症は5〜7％程度あるともいわれる．**髄膜炎**の発生頻度は3〜10％，**精巣炎**は思春期以降の合併頻度が高く14〜35％もみられる．

3）診断

　臨床症状の他，流行の有無，血液所見では**白血球減少**，相対的リンパ球数増加，**血中・尿中アミラーゼ値の上昇（多くは300 U/l 以上）**，ウイルス抗体価（HI）の上昇（急性期と回復期とのペア血清で4倍以上の上昇を確認する），**IgM 抗体**の検出などが認められる．

　診断は **IgM 抗体**が感染初期に出現し，比較的短期（約3か月）で消失するため，これが存在すれば最近感染があったと判断できる．

4）治療

　治療は対症的に行う．ムンプスによりきたす難聴は突発性難聴に準じて治療するが無効のことが多い．早期から治療しても聴力予後はきわめて悪い．

　感染患者と接触した場合，接触後4〜5日以内であれば，**ムンプスワクチンを緊急接種**することで発症を阻止することができる．

5）予防接種

　現在ムンプスワクチンは任意接種であるため公費負担ではなく，このため接種率も約30％と低い．ちなみに1回接種により抗体陽転率は90％以上である．

2　急性化膿性耳下腺炎

　化膿菌による唾液腺管よりの逆行性感染が多い．一側性の耳下腺腫脹，疼痛，発熱などがある．増悪すると開口障害，膿瘍形成がみられる．圧迫するとステノン管開口部より排膿をみる．治療は抗菌薬の投与を行う．

3　耳下腺結核

　感染経路としてはリンパ行性，血行性，上行性（管内性）がある．このうち，**リンパ行性**が大部分で，耳下腺リンパ節に感染が起こりこれから二次的に耳下腺実質まで波及する．

　診断は，ツベルクリン反応で陽性を示すものが多いが，必ずしも陽性ではない．

　近年ではツベルクリンテストに変わり**クォンティフェロン®（TB-2 G）**検査を行うことが多い．血液検査，尿検査，画像診断において特徴的所見がなく確定診断としては手術摘出組織による病理組織診や結核菌の証明が必要となる．

　治療は頸部リンパ節結核と同様に摘出手術と術後の SM，KM，PAS，INH，PFP，FB などの

抗結核剤の内服を6か月行う.

第2章 反復する耳下腺腫脹

成因としては細菌感染性,アレルギー性,自己免疫性に大別できる.10歳以下の小児ではいわゆる小児反復性耳下腺炎と呼ばれるものが多く,30歳以上の成人では,一般に女性に多く,慢性耳下腺炎,アレルギー性の線維素性唾液菅炎,自己免疫性のシェーグレン症候群およびその感染症併発例,ミクリッツ病,唾液腺症など種々の疾患が含まれる.**診断は病歴と特徴的な唾液管拡張(斑紋状陰影)を示す唾液腺造影所見が参考になる.**

1 小児反復性耳下腺炎

1)病理

5～7歳位で発症し,男児に多く,その急性増悪の回数は年に3～4回のことが多いが個人差がある.思春期になるとほとんどの場合発症しなくなる.成人でも反復性耳下腺炎はないことはないが少ない.成人の場合,自己免疫の関与も考えられ,現にシェーグレン症候群例で唾液量低下のため二次的に感染症を併発し,本疾患をきたすことも多い.

上気道感染症は本疾患の原因になりうる.その機序は,水分摂取の減少→脱水→唾液分泌量の減少→細菌の逆行感染であり,さらにこの疾患が思春期に発症しなくなることから免疫機能の未成熟がその病態の進行を助長するものと考えられる.

症状は反復する耳下腺の急性あるいは亜急性の腫脹で,通常有痛性で,微熱や全身倦怠感などを伴う.一側性がほとんどで,両側の場合でもどちらか一方の腫脹が強い.寛解期はなんら症状を示さない.

所見としては耳下腺部を圧排するとステノン氏菅開口部より膿栓を含んだ唾液を認める.唾液膿栓の菌検査では口腔内常在菌である*Streptococcus viridans*,インフルエンザ菌,肺炎球菌などが検出される.

2)診断

診断には特徴的な点状,顆粒状あるいは嚢状陰影を認める唾影像が有用である.これが本疾患が**唾液菅末端拡張症**とも呼ばれる理由である.

3)治療

治療は急性増悪期にできるだけ早く**ペニシリン系の薬剤**を内服投与する.腫脹が強ければ,抗生物質の注射液でステノン氏管から洗浄する.日常の注意は,口腔内の清潔を保つため,食後の歯磨き,うがいを励行させる.また,虫歯の治療をする.時には,扁桃摘出を施行する.腫脹する耳下腺部を1日1回,3分程度マッサージし,唾液のうっ滞を予防する.一般的には広域抗生物質の内服で軽快する.

2 シェーグレン症候群(Sjögren's syndrome:SjS,自己免疫性外分泌腺症 autoimmune exocrinopathy,乾燥症候群 sicca syndrome)

シェーグレン症候群(SjS)は外分泌腺の慢性炎症により分泌機能の低下をきたし,眼球(**乾燥性角結膜炎:ドライアイ**)や口腔粘膜乾燥症状(**口腔乾燥症:ドライマウス**)および多関節炎を主徴とする症候群で,特に涙腺や唾液腺の機能障害によって起こる臓器特異的**自己免疫疾患**である.

SjSは,リンパ球増殖の主病変が涙腺,唾液腺などの外分泌腺に限局している**腺型**と,外分泌腺以外の分泌腺が免疫学的に障害され,病変が全身におよぶ**腺外型**がある.外因では**EBウイルス**が注目される.少数例(約5%)に**悪性リンパ腫**を発症するという免疫異常と悪性腫瘍をつなぐ疾患でもある.患者は全国に約7万人いるともいわれる.

1)病型

一次性(原発性):基礎疾患を伴わない.SjS

の約70%. 一次性は腺型と腺外型に分けられる. 稀な疾患ではない.

二次性（続発性）：膠原病（**関節リウマチ，全身性エリテマトーデス**など）やその他の臓器特異性自己免疫疾患を合併する. SjS の約30%.

2）症候

①好発年齢は30～60歳. 一次性では男女比は 1：17と**圧倒的に女性に多い**疾患である. 中年女性に好発する. 唾液腺を含む外分泌腺は性ホルモンの影響を受けるため，女性ホルモンが減少する更年期の女性は発症リスクが高くなる.

②初発症状として**乾燥症状（目，口，鼻の乾燥），関節・筋肉痛，唾液腺腫脹，全身倦怠感**がある. 唾液腺腫脹は片側性，両側性の両者があり，**反復**することが多い. 第Ⅷ神経障害による**感音性難聴**が約20%にみられる.

③口腔内乾燥症状は，**口渇**，話しづらい，咀嚼・嚥下困難，**味覚異常**，飲水回数や量の増加，口内炎，**う歯の増加**である（**口内乾燥症 xerostomia**）.

④眼球乾燥症状は，眼異物感，疲労感，羞明感，眼脂，充血，疼痛である（**乾燥性角結膜炎 keratoconjunctivitis sicca**）.

上述の**乾燥症状 sicca syndrome** は唾液腺や涙腺などの導管，腺房周囲の著しいリンパ球浸潤を伴った腺房組織の破壊および萎縮をきたすことによる. それは個人差があり，医師による積極的問診によりはじめて気づく症例もある. 自覚症状のない患者も10～30%程度存在するため注意が必要である.

⑤腺外型では発熱，全身のリンパ節腫脹，関節・筋肉痛の他に皮膚・肺・腎・神経病変を引き起こす. 関節症状の**関節リウマチ（RA）は必発**する. **リウマトイド因子が高率（70%）**に発現するため RA そのものと誤診されやすい.

⑥さまざまな薬に対して薬剤アレルギーをきたしやすい.

⑦冬や春に症状が悪化する.

⑧なお，SjS では約10～20%に不安神経症やうつ病などの精神症状を認める.

3）診断の進め方[6]

①眼球乾燥症状に対して眼科検査：**シルメルテスト（Schirmer），蛍光色素試験，ローズベンガル染色試験**

②口腔内乾燥症候に対して：口腔内視診，**唾液分泌量検査（ガムテスト），唾液腺造影**（点状・斑状陰影）

③**口唇腺，涙腺生検病理組織検査**

④血清検査：高アミラーゼ血症，膠質反応高値，高γグロブリン血症，**リウマトイド因子（320倍以上）や抗核抗体**の陽性頻度が高い（患者の6～8割）. 抗核抗体のなかでも**抗 SS-A（Ro）抗体**は患者の約7割に，**抗 SS-B（La）抗体**は約3割に検出される. 抗 SS-A は SjS 以外の自己免疫性疾患でも陽性にでることがあり，抗 SS-B の方が特異性が高い. 血沈も早いが，CRP

表2　シェーグレン症候群の改訂診断基準[5]

1. 生検病理組織検査で次のいずれかの陽性所見を認めること
A) 口唇腺組織で $4\ mm^2$ 当たり 1 focus（導管周囲に50個以上のリンパ球浸潤）以上
B) 涙腺組織で $4\ mm^2$ 当たり 1 focus（導管周囲に50個以上のリンパ球浸潤）以上
2. 口腔検査で次のいずれかの陽性所見を認めること
A) 唾液腺造影で Stage 1（直径 1 mm 未満の小点状陰影）以上の異常所見
B) 唾液分泌量低下（ガム試験にて10分間で10 mL 以下または Saxon テストにて2分間で2 g 以下）があり，かつ唾液腺シンチグラフィーにて機能低下の所見
3. 眼科検査で次のいずれかの陽性所見を認めること
A) Schirmer 試験で5分間に5 mm 以下で，かつローズベンガル試験（van Bijsterveld スコア）で3以上
B) Schirmer 試験で5分間に5 mm 以下で，かつ蛍光色素検査で陽性
4. 血清検査で次のいずれかの陽性所見を認めること
A) 抗 Ro/SS-A 抗体陽性
B) 抗 La/SS-B 抗体陽性
上記4項目のうち，いずれか2項目以上を満たせばシェーングレン症候群と診断する.

は意外と上がらない.

4) 診断基準（厚生省研究班）（表2）

上述の4つの検査（血清検査から病理検査，口腔検査，眼科検査）が診断基準に含まれていて，2つ以上が陽性の場合にシェーグレン症候群と診断がつく．そのうち耳下腺造影検査は口腔検査の1項目として採用されていて，耳下腺造影所見は，シェーグレン症候群による腺実質の破壊と導管系の破壊の組織所見を反映していることから，現在も有効な検査法の一つである．本症は潜行性に進展していく特徴から，初発症状から確定診断までの期間は10年前後を必要とする．診断は加齢による生理的唾液分泌減少などが紛れ込む可能性があることに注意する．表3に見逃さないための注意点を示す．

5) 予後（表4）

腺型は予後良好であるが，腺外型や二次性を合併した場合は，活動性が高く予後が悪いことがある．

主症状の乾燥症状は慢性に経過し，高齢者ほど頑固で強い．本症の予後を左右するものは，間質性肺炎，肺高血圧症，全身性壊死性血管炎などの腺外症状と悪性リンパ腫である．SjSはリンパ球増殖性疾患で，**悪性リンパ腫発症の危険率**は著明に高く，健常人の**約40倍**である．その型は圧倒的にB細胞型が多く，T細胞型は少ない．この病気のガイドラインでは悪性リンパ腫合併のリスク因子を，唾液腺腫脹，紫斑（明白な紫斑病または皮膚血管炎），血清補体成分第3成分（C3）および第4成分（C4）の低下であると結論づけて

表3　SjSを見逃さないために注意すべき症状，所見

① SjSに特異性の高い乾燥自覚症状	
眼 症 状	：眼がゴロゴロする 　ほこりなどが眼に入っても涙が出にくい
口腔症状	：飲み物がないと乾いた物が食べにくい， 　虫歯が多い・急に増えた
② 乾燥症状がない時に気をつける症状	
関節症状	：腫脹や炎症反応上昇を伴わない関節痛が持続または一過性に繰り返す，手のこわばり 　疲れたり風邪をひいた時に耳下腺が腫れる 　疲れたり風邪をひいた時に下腿に点状の紫斑が出る 　微熱が長期続く，または繰り返す，レイノー症状
検査異常	：健診等で　ZTT高値，白血球減少，RF陽性

SjS：シェーグレン症候群.

表4　原発性シェーグレン症候群の病期

病期 I	唾液腺，涙腺のみの病変（乾燥症状のみ）
病期 II	全身性に自己免疫反応が広がって種々の臓器病変を起こした状態
病期 III	リンパ腫や原発性マクログロブリン血症を発症した状態

いる.

6) 治療

治療は腺外症状の有無により異なる．一般に，腺症状だけの腺型SjSはステロイド剤の適応とはならないで**対症療法**が治療の中心となる．乾燥症状の治療は対症的に眼（ドライアイ）には人工涙

▌シェーグレン症候群の世界の患者数とわが国における潜在患者[6]

わが国のSjS患者は増加傾向にあるとはいえ，諸外国より明らかに低く，欧米や中国はわが国の約10倍，英国に関していえば約50倍の患者が存在していると報告されている．欧米においてはSjSとRAの患者数はほぼ同数であるという認識が一般的であり，それが患者数に反映していると予想されるが，その点を鑑みると，わが国のSjSでは現在把握している数の10倍程度の潜在患者が存在するのではないかと推測されている．その背景には本症の認知度の低さや，診断に必要とされる検査が煩雑であるために未診断とされている患者が存在している可能性が推察されている．

液，口（ドライマウス）にはチューインガムや人工唾液（サリベート®）の使用・含嗽水（イソジンガーグル®），**口腔内保湿ジェル（オーラルバランス®）塗布**やリップスティックが用いられる．普通の水で口の中を潤すということでもよい．経口薬としてはムスカリン受容体を刺激する**セビメリン cevimeline（エボザック®）**，塩酸ピロカルピン（**サラジェン®**），去痰剤（ブロムヘキシンなど）や漢方薬（麦門冬湯，人参養栄湯）などが投与される．眼乾燥には**人工涙液**（ソフトサンティア®，ヒアレインミニ®）を用いる．

腺外型や二次性SjSで，活動性で炎症症状が強い症例には**副腎皮質ステロイドや免疫抑制剤**が適応となる．原発性SjSにおける関節症状には非ステロイド抗炎症薬を用いる．

耳下腺腫脹時には，耳下腺洗浄，AB-PC，セフェム系抗生物質の内服を行う．

3 IgG4関連ミクリッツ病

1）概要

1888年，Mikulicz（ミクリッツ）が**両側涙腺，耳下腺，顎下腺の無痛性，対称性の腫脹（3か月以上）**を伴う一症例を独立疾患として報告した．そのミクリッツ病は**両側上眼瞼腫脹により特徴的な容貌**を呈する．しかし，組織像ではミクリッツ病とシェーグレン症候群，慢性耳下腺炎，唾液管末端拡張症との鑑別は不可能である．そこで，1953年に病理学的解析からミクリッツ病と診断された症例はシェーグレン症候群の一つの亜型であると考えられるに至り，特に欧米ではミクリッツ病の疾患独立性は大きく後退した．

ミクリッツ病が シェーグレン症候群と異なる点は，ミクリッツ病では典型的な乾燥性角結膜炎をみることは少なく，唾液腺造影では点状陰影や漏洩像をみることは稀である．また，シェーグレン症候群の唾液腺腫脹は反復性で，抗 SS-A，SS-B抗体が陽性であるのにミクリッツ病では陽性である症例はほとんど認められない．ミクリッツ病でみられる血清IgG4の高値，IgG4陽性細胞浸潤はシェーグレン症候群では認められない．

2）IgG4関連疾患の臨床的意義：ミクリッツ病との関係

（1）IgG4関連疾患とは[7]

IgG4関連疾患（IgG4-related disease：IgG4-RD）とは2001年に**血清IgG4高値と，IgG4陽性形質細胞の浸潤，線維化を主体とした腫瘤性・肥厚性病変を呈する新しく提唱された慢性の疾患概念である．膵と涙腺・唾液腺を二大好発臓器**とし，共通した臨床的・病理組織学的特徴を有する多彩な臓器病変から構成される全身性疾患である．

診断基準では，①臨床的に特徴的な硬化性病変，②高 IgG4（135 mg/dl以上），③病理組織学的所見，の3項目をあげ，すべてを満たすものを確定診断群，①③を満たすものを準確信群，①②のみを満たすものを疑心群としている．IgG は IgG1～4のサブクラスに分けられ，このうち血清 IgG4分画は正常者では最も少ないが，この血清 IgG4が異常高値を示す．新しい疾患概念のため，原因不明の多くの硬化性病変の診断時に血清 IgG4が測定されているが，血清 IgG4高値を示す疾患はリンパ腫，悪性腫瘍，炎症性疾患など IgG4関連疾患以外にも存在するため，注意が必要である．特にリンパ腫は臨床症状が類似する場合が多く，可能な限り組織診断を加えることが推奨される．

IgG4関連疾患の好発年齢は60歳代にあり，男性に多く，**グルココルチコイドが奏効**する．予後は良好と考えられるが，長期予後は不明である．

（2）発見の経緯

ミクリッツ病（MD）は前述のごとく自己免疫機序を基盤に涙腺・唾液腺慢性炎症を生じるシェーグレン症候群（SJS）と病理組織学的には同一でMDはSJSの亜型であると1953年に報告された．それ以来，欧米でも本邦でもMDの診断名は使用されなくなっていたという経緯がある．ところが**自己免疫性膵炎 autoimmune pancreatitis（AIP）**とともにIgG4関連疾患において好発する涙腺・唾液腺炎は**ミクリッツ病（MD）である可能性が高いことが2004年にはじめて報じられた**．MD症例で血清IgG4を測定したところ，

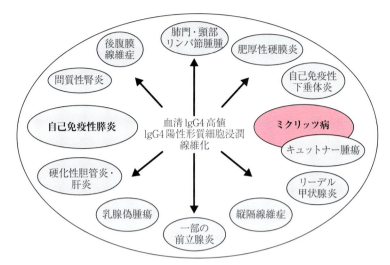

図1 IgG4関連疾患の疾患概念図
(日内誌 101:795-804, 2012)

　AIPと同様, MD全例で血清IgG4が著明に高値を呈し, またMDの病変組織中に多数のIgG4陽性形質細胞の浸潤が確認された. 一方, SJSの涙腺・唾液腺組織にはIgG4陽性形質細胞はみられなかった. このことから**高IgG4血症およびIgG4陽性形質細胞の存在**がMDとSJSとの決定的な相違であることが近年判明した.

　これを踏まえて, MDをIgG4関連ミクリッツ病として区別し, IgG4をキーワードとした共通の病因・病態を有する全身性疾患と捉えるようになった(**IgG4関連疾患**)のである. 現在のミクリッツ病診断基準では, 涙腺・唾液腺腫脹が認められ**血中IgG4濃度が135 mg/dL以上**であれば生検がなくても診断できる.

　だが, IgG4関連疾患の病因はなお不明である. 高γグロブリン血症や非特異的な自己抗体の存在, グルココルチコイドが奏効することから, 自己免疫機序の関与が推測されているが, IgG4関連疾患における自己抗原・自己抗体の直接的な証明はいまだなされていない. また, IgG4の働きも病因に関連しているのか, 防御機構に関連しているのかも不明である.

(3) 臨床的意義と今後の展望

　というわけで, 自己免疫疾患が疑われるものの, 疾患特異抗体や発熱, 関節痛などのリウマチ症状を欠き, 膠原病・膠原病類縁疾患の枠組みに分類することができなかった症例が高IgG4血症をきっかけにIgG4関連疾患と診断されることが増えている. 現在, 唾液腺でIgG4関連疾患に抱合される疾患, 病態としては**ミクリッツ病**と**キュットナー腫瘍**が, 呼吸器系では**炎症性偽腫瘍, 間質性肺炎**がとり上げられている (**図1**).

　IgG4関連疾患が独立した疾患概念として認知されたことより, これまで外科手術や放射線治療を受けていたIgG4関連疾患が前もって診断されるようになり, 不要な治療が回避されるようになった.

4　慢性硬化性唾液腺炎 (Kuttner腫瘍)

　唾液腺の腺房の萎縮, 小葉間結合組織の増生, 著明なリンパ球の浸潤, リンパ濾胞の形成を特徴とする疾患で, **顎下腺**に多く発症する. あたかも腫瘍のように腫脹をきたすため, 従来最初の報告者の名前をとってKuttner (キュットナー) 腫瘍と呼ばれてきた. 血清γグロブリンが高値を示す例が多く, CTでは腫大した顎下腺は周囲と境界明瞭で, 軽度にenhanceされる. 最近ではIgG4関連ミクリッツ病の顎下腺組織像と同様の所見を呈することから, **ミクリッツ病の限局型**と考えられている.

508　口腔・咽頭科学

原因は動物実験において唾石などによる**唾液腺管閉塞説**と**自己免疫疾患**の一つであるとする説とが対立している.

性別比では**男性**が多く,左右差では**片側性が約2/3,両側性が約1/3**.中年期と高年期に発症のピークがある.

5 慢性線維素性唾液管炎（アレルギー性唾液管炎,Kussmaul 唾液管炎,sialo dochitis fibrinosa）

通常は**一側耳下腺腫脹**を示し,20歳以降の**女性**に多いが,小児にも発症する.耳下腺あるいは顎下腺部の圧迫時に唾液管の鋳型の様な**白色ゼリー状の唾液**をステノン開口部から排出することが特徴である.この唾液の中に線維素性栓子を含むことが多く,また好酸球も多数認められる.唾影像は主導管が拡大し,ソーセージが連なる観を呈する.多くの例ではアレルギー抗原に対する陽性所見を認めるので,病因としてアレルギーの関与が推測される.

治療は抗アレルギー剤の投与を原則とするが,腫脹が強いときはステロイドホルモンを,感染の合併が疑われるときは抗菌剤を併用する.効果が認められないときは,唾液腺造影針を用い腺管内を生食洗浄,あるいはステロイドを注入する.難治例では腺摘出を余儀なくされることもある.

6 唾液腺症（sialadenosis, sialosis）

非炎症性,非腫瘍性に**両側の耳下腺,あるいは顎下腺の弾性軟の腫脹**を示す疾患の総称である.通常は無痛性,反復性あるいは持続性腫脹である.両側唾液腺腫脹を主訴として来院する患者で,炎症所見や腫瘍が否定的で,シェーグレン症候群とも異なる場合は唾液腺症を念頭に置いて診察を進める必要がある.**半数以上の例で高アミラーゼ値**を示す.組織学的には**腺房細胞の腫大**が特徴である.

糖尿病,向精神薬・降圧薬の連用,摂食障害,栄養失調などを基礎に持つ患者にしばしば発症する.問診,視診から若年の女性できわめて痩せていたり,過剰ダイエットや摂食障害,生理異常などがあれば本疾患を疑う.その病態は不明な部分が多いが,現在のところ,反復あるいは持続する唾液腺への過剰な刺激によって,腺細胞の膨化ひいては唾液腺の腫脹が起こるとする,いわゆる"**過剰刺激説** work hypertorophy theory"が発症機序として受け入れられている.

治療は基礎疾患のコントロールが優先される.

第4章　唾石症

1 病理

唾石症は唾液腺に結石が形成される疾患で,その結果,唾液の排泄障害や二次感染が生じ,いろいろな症状が引き起こされる.20歳代から50歳代に多く,10歳未満には少ない.唾石の形成は,**顎下腺に圧倒的に多く（90%以上），耳下腺（6%）や舌下腺（2%）ではきわめて少ない**.

唾石の成因は剥離上皮,異物,細菌叢などが核となり,それにリン酸カルシウムなどが沈着して形成される.石の形と大きさはさまざまで,色は黄色調で円形ないし卵円形のものが多い.表面が平滑なものから不整なものまであるが,大きさは小粒状から小指頭大までのものが多い.**唾石は通常片側性にみられ個数は1個であるが,約2割の症例に複数個の石がみられる**.

唾石の停滞する位置が腺実質内か導管の内部かにより,それぞれ**腺内唾石,管内唾石**と呼ばれる.**管内唾石は85～95%,腺内唾石は5～15%**.特にワルトン氏管の開口部から中央部までの前半部に約半数の唾石が存在する.外来手術の対象となるのは管内唾石で,腺内唾石は外切開での腺摘出を要する.

2 症状

症状の主たる部分は，随伴する局所の炎症によるものである．唾石が導管を不完全に閉塞している場合は，唾液腺の間欠的腫脹が起こる．この症状は，唾液分泌の亢進時により著明となるため，患者はもっぱら食事に一致して繰り返す顎下部の腫脹と痛み（**唾液疝痛 colic salivaris と唾液腫瘤 tumor salivaris**）を訴える．二次感染がある場合には，腺をマッサージしてでる唾液は膿性ないし混濁を示す．顎下腺では，唾石による導管の完全閉塞が続くと線維化が生じ，腺全体は硬化して次第に機能廃絶に陥る．

3 診断

問診で**唾液腺の間欠的腫脹**があれば唾石を疑う．顎下腺の管内唾石は口腔内からよく**触れる**．開口部から15 mm までは管が浅く，唾石も透けて見えることがある．石の部位と個数を知る上で触診（図2）と画像診断は有用である．

顎下腺の場合，正側面2方向で撮影する．口腔底前部の唾石は咬合板で口腔底撮影を行う．単純X線では20％に唾石の検出ができない．また，下顎骨との重なりにより小さな石や複数の石を確実に描出するには限界がある．耳下腺の場合は側面より正面像で実質内の結石の陰影が見やすい．腺内唾石は1 mm 以下のものでも **CT** では明瞭に描写される．**唾液腺造影法**を行えば，唾石は管の閉塞，唾影像中の陰影欠損として捕らえられる．腺内病変に関する情報も得られるため，顎下腺の摘出の適応の判断に利用される．

唾石症の超音波像は音響陰影を伴った **strong spotty echo** が描出される．唾石などにより慢性炎症が持続していると唾液腺の内部エコーが低下して，唾液腺の萎縮，辺縁の不整などの所見もみられることもある．

4 治療

無症状の場合は経過観察でよい．治療には保存的治療，外科的治療，体外衝撃波法があり，症例により治療法を選択する．

唾石症に対して外来的に行うべきことは，**唾石の排出促進ないし摘出（顕微鏡下に行うと容易である）と二次感染への対処**である．長期に嵌頓している結石は導管の壁に固着して剥がれにくい．

急性炎症がある場合はまず抗生物質と消炎鎮痛剤を投与し消炎をはかる．石が開口部に嵌頓している場合はピンセットや吸引で石を摘出するとよい（**口内法**）．以上のような簡単な操作で石が摘出できない場合は手術を行う．手術は唾石の部位により方法を決定し，管内唾石はワルトン氏管手術を，腺内唾石は顎下腺摘出術を行う．

管内摘出に際しては，まずワルトン氏管に涙管ブジーを挿入し，唾石の位置まで入れておく．唾石の摘出には鉗子でもよいが，異物鉤のような針類が意外と使いやすい．第2大臼歯付近でワルトン氏管の下を**舌神経**が交叉し，**舌下動脈**が通る上に視野が深く狭くなるので注意が必要である．顎下腺摘出術に際しては，顔面神経下顎縁枝の損傷を避けることが重要で，このためには皮膜内摘出術を行う．

近年，ヨーロッパを中心に**唾液腺内視鏡** sialendoscopy を用いたステノン管やワルトン氏管内の観察や唾石症の治療[4]が主に行われている．本邦においても唾液腺内視鏡を用いた唾石症治療が広まりつつある．本邦で使用される機種は Marchal 式唾液腺内視鏡で観察用は外筒直径 1.3 mm，治療用は1.6 mm のもので管内および移行部の唾石がその適応である．涙管ブジー，dialator（拡張器）を用い，唾液管の開口部を拡

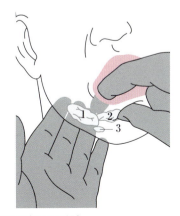

図2　顎下腺の双手診
1：顎下腺，2：舌下腺，3：顎下腺リンパ節やワルトン氏管内唾石の触診．

510　口腔・咽頭科学

張したのち内視鏡を挿入する．挿入困難な場合はガイドワイヤー下に挿入する．挿入後は生理食塩水で腺管内の洗浄を行い，腺管内の debri や膿汁を除去し，唾石を良く確認した上で，把持鉗子を用いモニター下に唾石摘出を行う．10 mm 以上の唾石は内視鏡のみでは摘出は難しい[8]．

体外衝撃療法（体外衝撃波結石破砕術）は非観血的に唾石を粉砕する方法だが，唾石が大きくて手術が困難な症例や手術を希望しない症例，管内および移行部の唾石に対してよい適応となる．大きな唾石はホルミウム YAG レーザーによる破砕の後，唾液腺内視鏡で摘出しうるが，洗浄・吸引・除去する手もある．

第5章　囊胞

1　口唇粘液囊胞
（口腔粘膜・粘膜下腫瘍参照）

1）病理

　口腔粘膜の粘膜囊胞 mucocele は大小唾液腺からの唾液の流出障害によって生じ，**貯留囊胞** mucous retension cyst とも呼ばれる．下口唇が好発部位で舌尖，口腔底，まれに頬粘膜，口蓋などの小唾液腺にもみられる．口腔底に生じたものはガマ腫として有名である．

　病理組織学的には，囊胞壁に上皮性分を持ついわゆる貯留型囊胞 retension cyst は，実はきわめて少なくほとんどが囊胞内腔に上皮のない漏出型囊胞である．口唇粘膜の咬合など外傷による唾液腺導管の破綻が本疾患の原因と考えられている．

2）診断

　主に下口唇に小豆大の丸い表面平滑な囊胞性腫瘤をみとめる．診断は視診にて容易．

3）治療

　囊胞周囲に局所麻酔を行い周囲組織とともに切除摘出する．術創は粘膜縫合を一針行えば十分である．

2　ガマ腫（Ranula）
（口腔粘膜・粘膜下腫瘍参照）

1）病理

　ガマ腫は口腔底部の大小唾液腺，特に舌下腺およびその導管に由来すると考えられる．いわゆる

口腔底粘膜囊胞 mucocele の一つである．口腔底の片側に青色の透明がかった柔らかい大きな腫瘤として認められる．囊胞の発生部位および広がりによって舌下型，舌下・顎下型，顎下型に分類される．**80％が舌下型**である．10歳〜20歳代の女性に多くみられ，成因としては舌下腺の導管の何らかの外傷によるとする説が有力である．

2）診断

　リンパ管腫，皮様囊胞，類皮様囊胞，側頸囊胞，血管腫などとの鑑別が必要になる．鑑別にはMRI が有用で，ガマ腫は T1 で低ないし中等度，T2 で高度の均質な信号強度を示し，他の疾患との鑑別にきわめて有用である．また，MRI は周囲組織，特に顎舌骨筋と舌下腺との関連をみるのに優れている．

3）治療

　治療は OK-432 注入療法の効果が高い．口腔内に限局したガマ腫のように囊胞壁が薄く，穿刺吸引下針穴から注入した OK-432 が漏れて十分な効果が得られない場合には内溶液の吸引は行わずに 27 G 針での囊胞内注入（0.5 KE の OK-432 を 0.2 ml 生食に懸濁したものを注入する）のみで対処する．

3　耳下腺囊胞

　ここでいう真性耳下腺囊胞（非腫瘍性囊胞）は比較的稀な疾患で，耳下腺の腫瘍性病変の約2〜7％．**鰓原生囊胞，貯留性囊胞，皮膚囊胞**に分類

される．HIV 関連唾液腺疾患（HSD）と呼ばれる無痛性，軟性，多発性の**良性リンパ上皮性嚢胞 benign lymphoepithelial cyst**，もしくは腫瘍もここに含まれる（HIV/AIDS 患者の約3〜6％にみられるとされる）．HSD の発症機序は不明だが，胎生期に耳下腺内に迷入したリンパ組織がHIV 感染を機に何らかの機序により二次的に増生し，嚢胞化した貯留性嚢胞という説がある．嚢胞の術前診断は，超音波検査および MRI 等により容易である．耳下腺内あるいはその周囲に発生する**第一鰓弓由来の嚢胞**は稀ではないので耳下腺腫瘍や悪性リンパ腫との鑑別を要したり，また耳下腺内にはリンパ節が存在するためにリンパ節炎との鑑別を要したりする．例えば，大きな嚢胞，特に単胞性嚢胞を呈する腫瘍では，臨床像はもとより理学的所見でも良性腫瘍と嚢胞変性を起こした粘表皮癌と区別がつかないことがある．細胞に異形成がないこと，濾胞構造の破壊がみられないことから鑑別する．

治療は嚢胞と耳下腺実質を含めた一塊切除としての葉切除を原則とする．

第6章　唾液腺腫瘍

1　疫学

唾液腺腫瘍は頭頸部腫瘍の約5％を占め，このうち**80％が耳下腺原発**とされる．**顎下線は5〜10％**，舌下腺1％，小唾液腺10〜15％である．**良性腫瘍がその大部分（良性：悪性は約8：1である）**を占める．

唾液腺腫瘍は多彩な病理組織像をとることが特徴である．その組織型によって生物学的態度が規定されることが多いため，腫瘍の組織分類を理解することが耳鼻科医にとっても必要不可欠となる．

また，唾液腺腫瘍は一般に男性に多い傾向があり，平均年齢は50〜60歳代．多形腺腫は40歳代，ワルチン腫瘍は50歳代，腺房細胞癌は30〜50歳代にピークがある．**多形腺腫と腺房細胞癌では7割以上と女性に多く，ワルチン腫瘍は高齢男性に多く8割を占めている．このように年齢，性別により，唾液腺腫瘍の種類が異なるのも耳下腺腫瘍の特徴の一つである．**

2　病理[2]

良性腫瘍の約60〜80％は多形腺腫 pleomorphic adenoma であり，それに**ワルチン腫瘍を加えると良性腫瘍の大半を占める**（表5）．良性の第三の組織型は基底細胞腺腫だが5％と少ない．

大唾液腺に同一腫瘍が多発することは少ないが，もし両側性や片側でも腫瘍が多発したらそれは**ワルチン腫瘍（腺リンパ腫）である**ことが多い．ワルチン腫瘍はほぼ耳下腺に限って発生する．ワルチン腫瘍なら Tc シンチを行い他の腫瘍との鑑別診断を進めるのも一法である．

耳下腺腫瘍をもつ患者に手術歴があればそれは**多形腺腫の再発**をまず疑うべきだろう．多形腺腫は再発しやすい．

耳下腺は腺実質以外に神経，血管，リンパ節などより構成されている．これら非上皮組織から発生する腫瘍は耳下腺腫瘍全体の約5％位ある．このことも耳下腺腫瘍の診断にあたっては留意すべきである．耳下腺実質内には20〜30個のリンパ節が存在する．そのため，リンパ系腫瘍では**悪性リンパ腫**，肉芽性病変として結核，サルコイドー

表5　比較的頻度の高い唾液腺上皮性腫瘍

良性
・多形腺腫（60％）
・ワルチン腫瘍（10％）
・基底細胞腺腫（5％）
悪性
・粘表皮癌（5〜10％）
・腺様嚢胞癌（5％）
・腺房細胞癌（4％）
・多形腺腫由来癌（4％）

括弧内の数字は，全唾液腺腫瘍中の発生頻度を表す．

シス，木村病などがみられる．

顔面，眼瞼部や頭皮からのリンパ流は耳下腺内リンパ節へ流入し，上頸部リンパ節へと流出している．そのため眼疾患に起因する耳下腺内のリンパ節炎が耳下腺腫脹の原因となることもある．

悪性腫瘍に関しては，低悪性群では**粘表皮癌，腺房細胞癌**などがあり，また高悪性群では**腺癌，腺様嚢胞癌，扁平上皮癌，未分化癌，多形腺腫由来癌**などがあげられる．このうち腺様嚢胞癌，粘表皮癌の頻度が高い．小児の唾液腺腫瘍に関しては，最も頻度が高いのは，良性では**血管腫**，中でも血管内皮腫が最も多い．発症に気づく年齢の中央値は4か月である．自然治癒傾向が強く，典型的な経過では生検や外科的手術の必要はない．悪性では**粘表皮癌**である．耳下腺腫瘍では正しい切除範囲の決定のためにも術前に病理組織診断を確定することがきわめて重要である．しかし，耳下腺癌の術前の病理組織診断は難しく，正式な組織診断名を付けることが困難なことが多い．したがって現在のところ術前組織診断の唯一の方法はFNAだがその正診率は低く，特に低悪性癌の診断が難しい．組織学的画像診断学的に悪性腫瘍を疑わせる傾向としては，①境界が不鮮明，②神経周囲浸潤，③リンパ節転移，④高悪性度癌ほど細胞密度が高く，MRI T2強調画像にてより低信号，などがあげられる．小唾液腺腫瘍は大唾液腺腫瘍に比して悪性度の比率が高い．

3 症状

耳下腺や顎下腺の腫瘍は顔面や頸部の**無痛性の腫瘤・腫脹**が唯一の症状であることがほとんどである．存在部位として，良性疾患は浅葉に存在するものが多く，悪性疾患では，両葉にまたがるものが多く認められる．

良性腫瘍では多形腺腫は弾性硬，ワルチン腫瘍は弾性軟である．ワルチン腫瘍の好発部位は耳下腺下極である．耳下腺は下顎骨下縁の2〜3cm下方まで存在するため，耳下腺下方から発生した腫瘍は視触診でだけではリンパ節腫脹と誤診することがある．ワルチン腫瘍は時に感染を起こすことがある．このような場合には当然痛みを伴い，リンパ節腫脹との区別が一層難しい．一方，多形

腺腫は発生部位に特徴がない．

耳下腺癌は低悪性癌から高悪性癌まできわめて多彩である．低悪性癌の診断は良性との鑑別が難しいことが少なくない．唾液腺腫瘍の臨床所見から悪性腫瘍を疑わせる傾向としては，**4cmを超える腫瘍径，腫瘍の急速な増大傾向，疼痛（20〜40%），周囲組織との癒着（約80%），潰瘍形成，石灰化，頸部リンパ節腫脹（転移リンパ節の存在），および顔面神経麻痺（30〜40%）**が悪性の徴候として重要である．特に**疼痛，癒着，顔面神経麻痺を耳下腺腫瘍の悪性3徴候**という．

疼痛は十分に注意すべき症状であり，良性腫瘍では痛みを訴えることはまずない．良性腫瘍で疼痛を訴える場合は，感染症を起こしている場合が考えられるが，前述のごとくワルチン腫瘍では時に経験する．一方，多形腺腫ではほとんど疼痛を訴えることはない．悪性腫瘍の場合，自発痛のことも圧痛のこともある．

癒着の程度はやや経験を必要とするが，浅葉に腫瘍があれば，腫瘍をつまんでみて，動きが良好であれば良性の可能性が高い．顔面神経麻痺を伴えば悪性である．一般に良性腫瘍ではいくら大きい腫瘍でも麻痺を伴うことはない．顔面神経麻痺を伴った耳下腺腫瘍は予後が悪い．

唾液腺腫瘍の重要な予後因子はステージと組織学的悪性度である．TNM臨床分類では顔面神経浸潤を伴う耳下腺癌はT4に分類される．

4 唾液腺腫瘍の診断

触診，超音波診断，CT，MRI，RIシンチグラフィー，唾液腺造影（シアログラフィー），穿刺吸引細胞診 fine needle aspiration（FNA）を組み合わせて用いる．画像診断による良性・悪性の診断は，高悪性の場合は比較的容易だが低悪性では良性との鑑別が難しい場合が少なくない．

腫瘍の局在診断にはCT，MRIが優れ，腫瘍の質的診断には超音波診断（US）とFNAがよい．ルーチン検査としては触診の後に超音波，FNA，CTを行い必要に応じてMRI，シンチグラフィーなどを追加する．ただし，シアログラフィーは現在では耳下腺腫瘍の診断にはあまり用いられない．その代わり超音波エコーは侵襲のない

簡便な検査で，皮膚から近い臓器である耳下腺では威力を発揮する．

その超音波法では，Bモード法とカラードプラ法が行われている．Bモード法では，形態，境界，内部エコー，後方エコーなどを基準として，画像を良性型，悪性型に大別するが，多くの場合良性腫瘍は良性型，悪性腫瘍は悪性型をとる．それぞれの組織型に対しては特徴的な所見はあまりない．腫瘍が圧排性の増殖をしているのか（皮膜形成の有無を含む），それとも周囲との境界不明瞭な浸潤性の増殖をしているのかを見定めることが唾液腺腫瘍における良悪の鑑別に最も重要である．しかし，例外的に多形腺腫では皮膜外へ進展し，真の浸潤と見間違えることがある．また，この多形腺腫は小唾液腺に発生した場合にはしばしば皮膜の形成を欠くので悪性腫瘍との鑑別が難しいことがある．

腫瘍はMRIの方が超音波と比べ描出されやすいので，MRIでは冠状断で腫瘍の存在部位（浅葉，深葉）と進展範囲を明瞭に把握することができる．MRIを用いた腫瘍の質的診断として，通常耳下腺腫瘍はT1強調では低信号，T2強調では高信号を呈する．しかし，癌でも低悪性型では良性パターンを示すことがあり，MRI像だけでは質的診断が難しい．

術前の診断を確定する唯一の方法は，fine needleによる穿刺吸引細胞診（FNA）であるがその正診率は低い．FNAで悪性と診断できるものは約55％位にとどまる．術中迅速病理診断の悪性腫瘍の正診率もFNAとあまり変わらないとされている．ただし，術中迅速診断は良性腫瘍に対しては正診率は良好である．FNAによって，多形腺腫なら約80〜90％，ワルチン腫瘍なら約70％の症例で診断可能である．

ワルチン腫瘍を疑うが，FNAで確定診断できない場合は，99mTc唾液腺シンチを施行するのもよい．ワルチン腫瘍の約80％に集積がみられ，ワルチン腫瘍以外の組織型で集積がみられる例はきわめて稀であるからである．多形腺腫とワルチン腫瘍は，腫瘍の位置，性差，腫瘍の硬さなど各々の腫瘍で特徴を有することから，総合的な診断で多形腺腫とワルチン腫瘍とは術前に90％

程度鑑別可能である．

FNAで多形腺腫やワルチン腫瘍と診断されなかったもの，これが低悪性癌を疑う第一歩であることを肝に銘ずべきである．悪性腫瘍における細胞診では，一般に扁平上皮癌，腺癌では診断は容易で，正診率が高いが，腺様嚢胞癌，粘表皮癌悪性型，腺房細胞癌は良性との鑑別が困難なことが多く，正診率は低い．それは，腫瘍細胞の異形成に乏しく，良性腫瘍との鑑別が困難であることが多いため，偽陰性となることが多いのである．

1）耳下腺腫瘍の超音波診断

耳下腺は，耳下部で下顎骨下顎枝に直行するように観察する．耳下腺の内側にかみしめたときに収縮する咬筋が観察できる．顎下腺は下顎骨の下から見上げるように観察する．正常な耳下腺や顎下腺の内部は均質な灰色に観察される．

内部エコー，形態，境界，後部エコーの4つのパラメーターの検討を行う．大唾液腺腫瘍の超音波診断の正診率は80〜90％である．

上皮性良性腫瘍のエコー像は腫瘍が大きい場合，腫瘍形態は凸凹を示すものの，辺縁は明瞭，内部エコーは均一で，後方エコーの増強をみることが多い．嚢胞は辺縁明瞭で，内部エコーはみられないか，ごく弱く，後方エコーの増強が特長である．

耳下腺に発生する良性腫瘍のほとんどは多形腺腫とワルチン腫瘍である．両者とも形状整で後方エコーの増強がみられるが，ワルチン腫瘍の方が扁平で軟らかく，分葉傾向が少ない．ワルチン腫瘍は，Bモードでは境界明瞭，形状ほぼ整，内部に嚢胞状の部分を有し，後方エコーの増強を認める．カラードプラでは嚢胞以外の部分に細かいが豊富な血流シグナルが確認される．両側に認めることもしばしばある．多形腺腫は大きくなってくると切れ込みが目立ちはじめ分葉状となる．

鑑別を要する海綿状血管腫，血管内皮腫はエコー像では境界やや不明瞭，内部エコー不均一な多房性腫瘤として認められるが，造影CT像で著明な造影効果を示す．

カラードプラーでは腫瘤内部に豊富な血流が認められる．

514 口腔・咽頭科学

悪性リンパ腫は境界明瞭で，内部エコーがなく，多房性のいわゆる cystic pattern を呈し良性型と判断されることが多い．67 Ga シンチで強い集積を示すことが多い．

リンパ節腫脹には，①反応性または腫脹性に腫脹する病態と，②リンパ節内に外から細胞が入り込み，増殖することにより腫脹する病態がある．前者が悪性リンパ腫，後者が癌のリンパ節転移に相当する．

悪性リンパ腫はリンパ節本来の構造が保たれたまま腫脹するが，癌の転移リンパ節ではリンパ節の内部構造が破壊されている特徴がある．典型的な浸潤性増殖を示す**悪性腫瘍のエコー像は境界不整，辺縁不明瞭で，内部エコーは粗雑，不均一で低下し，後方エコーは消失している．悪性腫瘍では内部エコーより，境界エコーの方が診断により貢献する．血流の異常亢進などの所見があれば悪性を疑う**．

超音波検査では，内部エコーは腫瘍の大きさが小さい場合は均一に，大きくなると不均一になる傾向がある．ワルチン腫瘍の他に，粘表皮癌，腺房細胞癌などの低悪性癌などの囊胞形成性腫瘍は内部エコーの判定が難しいため，良性，悪性の診断がつけられない場合がある．この場合は，エコー下に，実質性腫瘍部分から FNA を行う必要がある．

2）耳下腺腫瘍の MRI，CT による診断

濃度分解能に優れる MRI が唾液腺腫瘍の局在診断に最も優れている．囊胞のように水を多く含むものは T1 で低信号，T2 で高信号を示し，造影効果を認めない．腫瘍内の出血，膿瘍，タンパク濃度の高い液を含有するものは T1 像でも比較的高信号を示す．

多形腺腫は T1 像で境界明瞭な低信号腫瘍，T2 像では高信号腫瘍として描出される．非常に細胞成分が多い腫瘍は T1，T2 像ともに低信号となり，悪性腫瘍との鑑別は困難となる．

典型的な悪性腫瘍では MRI でも内部構造不均一，辺縁不整，境界不明瞭な腫瘍として描出され，T1，T2 像ともに低信号を示し，囊胞成分を合併しない．

腫瘍が浅葉に位置するか，深葉に位置するかは顔面神経が内側を走行するか，後下顎静脈の偏位から間接的に腫瘍と顔面神経の関係が推定される．また，シアロ CT における導管と腫瘍の位置関係からも診断できる．下顎骨断面と乳様突起断面とを結ぶ線を想定し，腫瘍陰影がこの線の外側にあれば浅葉，内側にまで存在すれば両葉，または深葉の腫瘍とおおまかに診断することもできる．

3）RI シンチ

悪性度診断に有用．ただし部位診断や内容診断には無効で，2 cm 以下の小腫瘍にも適応外である．67 Ga-citrate を用いたシンチグラム（**Ga シンチ**）は悪性腫瘍や炎症に陽性にでる．99 mTc-pertechnetate を用いたシンチグラム（**Tc シンチ**）は炎症では陽性，腫瘍の場合は陰性である．この 2 つのシンチを組み合わせて行い，Tc シンチで陰影欠損を認めた部位に一致して Ga シンチの集積増大を認めれば悪性腫瘍，認めなければ良性腫瘍と診断する．ただし組織学的に良性と診断された混合腫瘍の 10％位に Ga シンチが陽性（false positive）となり，ワルチン腫瘍では Tc シンチで腫瘍部に一致した集積の増加を認める．だから，見方を変えれば，Ga シンチが陰性であれば 90％が良性腫瘍であり，陰性所見の診断の確かさは穿刺吸引細胞診の正診率を上回るということもできる．

Ga シンチの前にシアログラフィーが行われていれば，必ず Ga シンチは陽性にでることに注意する．

5 治療[3]

1）治療法

耳下腺悪性腫瘍の治療は一般に放射線治療や化学療法の有効性が低いことから手術療法が主体である．**良性であっても手術適応となる場合が少なくない**．

多形腺腫は一般に増大傾向があることや悪性化の可能性（**10 年間で約 5％**：多形腺腫由来癌）があり一般的に手術適応になる．ワルチン腫瘍は，その確診が得られた場合には，審美的な面を除けば**経過観察**でもよい．術前に多形腺腫やワルチン

腫瘍と確診できない場合は手術適応となる．良性腫瘍に対する標準術式は葉部分切除術である．多形腺腫は再発の危険性から核出術は禁忌とされる．

耳下腺腫瘍を手術する場合，腫瘍の位置，すなわち顔面神経との位置関係が重要である．顔面神経より浅く存在する腫瘍を浅葉腫瘍，深く存在する腫瘍を深葉腫瘍としている．顔面神経の走行する面で浅葉と深葉を分けているが，両葉の間に皮膜が存在するわけではない．画像診断で顔面神経を描出することができないため，術前画像診断で浅深葉の判定が難しいこともある．

頭頸部癌取り扱い規約では耳下腺手術は**耳下腺部分切除術，耳下腺葉切除術（浅葉，深葉），耳下腺全摘出術**に大別される．耳下腺摘出術では術創の展開に先立ち顔面神経の本幹を確認することが重要である（図3）．頸部郭清術は，N＋症例では耳下腺周囲も含めた全頸部郭清術が基本である．

耳下腺癌の重要な予後因子はステージと組織学的悪性度である．耳下腺悪性腫瘍の全体の5年生存率は65％あり，特にstage Ⅰ，Ⅱの生存率は100％に対し，stage Ⅳの生存率は不良である．なかでも腺癌や高悪性粘表皮癌，扁平上皮癌は5年生存率は50％以下で予後不良であり，特に高悪性粘表皮癌では局所再発が多く顔面神経を犠牲にした拡大手術に加えて化学療法が必要である．それでも，早期に再発し不幸な経過を取る例が多い．solid patternを多く占める腺様嚢胞癌では術後の再発予防を目的に放射線治療を組み合わせた治療を行うべきである．

2）合併症

切除範囲の選択や顔面神経の処理を検討するうえで心掛けることは，病理学的悪性度，腫瘍径（T分類），局在部位，顔面神経麻痺の存在である．浅葉腫瘍に対する腺様部分切除術でも，術後の一時的顔面神経麻痺が15％程度に生じる．そのほとんどは下顎縁枝による下口唇麻痺であり，回復までには1〜3か月を要する．

その他の術後合併症として，耳介知覚低下（大耳介神経麻痺），フライ症候群，唾液漏，術後出血がある．耳介知覚低下は大耳介神経切除に起因しているが，耳下腺手術では一般に大耳介神経を

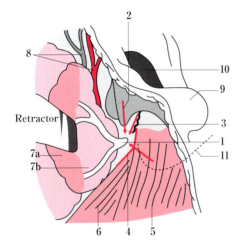

図3　保存的耳下腺摘出術
1：顔面神経の本幹をみつける場所，2：軟骨部外耳道の先端，ポインター，3：鼓室乳突裂，4：胸鎖乳突筋前縁（5）と顎二腹筋（6）が交わる角度がある部位，7a：耳下腺浅葉，7b：耳下腺深葉，8：浅側頭動静脈，9：視野をとるために耳介を牽引，10：外耳道の入口，11：乳様突起先端．

多形腺腫の悪性化

悪性多形腺腫（多形腺腫由来癌：carcinoma in pleomorphic adenoma）の病理組織学的特徴は，良性の多形腺腫を示す部分と，明らかに悪性を示す癌腫の部分が共存する．ただし，悪性の診断基準は明確ではないが，①被膜浸潤，②皮膚その他の隣接臓器への浸潤，③腫瘍組織内の瘢痕への浸潤，④弾力線維の断裂および崩壊，⑤脈管侵襲および遠隔転移，⑥核分裂，が診断基準としてあげられる[9]．

悪性化（1.6〜7.5％）に関しても現在でも意見の統一をみない．これは悪性化を示す多形腺腫の組織像の多様性に起因するもので，例えば，もともと存在する良性の多形腺腫内に悪性化する性質をもつ異種の腫瘍があるとする意見もある．

516　口腔・咽頭科学

温存することが難しい．ただ耳介の知覚神経は他にもあるために徐々に回復することが多い．フライ症候群は，食後切除部に汗をかくという症状で，術後1年後には約20％の症例で起こるといわれている．

6　腫瘍各論

1）多形腺腫

（1）病理

多形腺腫は唾液腺腫瘍の中で最も頻度が高く，特に耳下腺腫瘍においては約6割以上を占める．腺腫であるのに非上皮性の間質成分を持つことや，良性腫瘍であるにもかかわらず不十分な手術や生検などにより再発・播種・転移する．多形腺腫がかつて**混合腫瘍**（Billroth）と呼ばれていたのは，上皮様，間質様の細胞からなっているためである．しかし，間葉性に見える部分も上皮性細胞に由来することがわかり，1967年以降は「**多形腺腫**」という名称が提唱された．

現在では多形腺腫は唾液腺の腺房あるいは排泄管上皮起源の一種の腺腫であり，腺房あるいは排泄管の上皮細胞群と筋上皮系細胞群とが混合体として腫瘍化し，特にこの筋上皮系細胞群が多態性をもち多量のmatrix substanceを産生しながら粘液腫様，さらに軟骨様組織へと分化していくと考えられている．

耳下腺内は灰白色から淡赤色を呈し，ゴム様の硬さで球形もしくはややゴツゴツした感じに触れ，よく被包化されている．相当大きくなっても顔面神経麻痺をきたすことはない．

小唾液腺腫瘍として多形腺腫がみられる場合には，口蓋にみられることが多く，全体の60％前後を占め頻度が高いが，鼻副鼻腔領域でも20〜30％，喉頭でも数％にみられる．口蓋では硬口蓋後部から軟口蓋にかけては粘液腺がきわめて多く，さらにその組織分布が口蓋の外側に高頻度で正中に少ないため，正中に発生することは稀で，左右いずれかに偏在するといわれている．数十年間，緩徐な発育を示していた腫瘍が急速に増大した場合は，多形腺腫由来癌を考える．

（2）診断

①超音波診断：形態は整，境界明瞭で平滑，後方エコーは増強する良性腫瘍のパターンをとるが，内部エコーが粗雑で不均一になることが多い．

②CT画像：単純CTで耳下腺組織より高信号，筋組織よりも低信号で内部がほぼ均一な画像として描出されるが，造影CTでは筋組織よりも造影効果が高く，内部が不均一になったり，ring enhancementされる．

（3）治療

多形腺腫は緩徐であるが増大すること，悪性化の危険性があること（10年間で約5％が悪性化する：多形腺腫由来癌）から基本的には発見した時点で手術を勧める．多形腺腫の治療は薬剤および放射線に対する感受性が乏しいため，**摘出**する以外にない．ときに腫瘍細胞の被膜内浸潤があ

┃味覚性発汗

食後もしくは食事中に顔面や頭部に生じる発汗は味覚性発汗といわれ，健常人に認められる生理的な現象である．病的な味覚性発汗は次の三つのタイプが知られている．

①耳下腺手術後（フライ症候群）や頸部交感神経障害の後遺症：耳下腺に向かう唾液分泌神経と発汗系交感神経の誤接続によって生じる．障害のある片側にのみ味覚性発汗を認める．

②糖尿病の合併症：重度の糖尿病に伴う自律神経障害で生じる．フライ症候群と同様の機序が推定されている．

③特発性（特異体質性）：明らかな基礎疾患を認めない．

味覚性発汗に対する治療の試みはほとんど行われていない．通常は刺激が強く味覚性発汗を誘発する食物を控え，抗コリン薬の投与が行われることがあるが，実際には口渇，便秘などの副作用のため使用しづらい．

り，手術を施行するにあたってはできるだけ周囲健常組織も含めた皮膜外剝離・摘出術を行い，術後の経過観察も長期に行われる必要がある．

大半の耳下腺多形腺腫は浅葉腫瘍で，細胞播種を予防するため腫瘍周囲に健常組織を付着させるような形で摘除する．露出した顔面神経をそのままにしておくと神経と汗腺を支配する頸部交感神経とがmisdirectionし，食事の時に切除部皮膚に汗をかく**Frey（フライ）症候群**をきたす．この予防のために残った浅葉組織や胸鎖乳突筋で顔面神経を覆わなければならない．

（4）予後

多形腺腫では組織学的所見より，予後は治療の選択と的確さに依存する．

①多形腺腫の被膜は脆弱であるため，不十分な摘出術や核出術を行うと30〜60%の高頻度で**再発**がみられる．再発は5年以内に10〜60%の頻度で起こる．不十分な摘出術あるいは核出術が再発のrisk factorsである．

②再発腫瘍は耳下腺内や手術搬痕組織に多発性病変としてみられることがある．

再発例では手術による瘢痕のため境界が不明瞭になることが多く，特に多結節性に再発した場合は超音波像のみで良性悪性を判断することは困難である．

③手術は腫瘍の被膜を傷つけることなく摘出することが望ましいが，実際には耳下腺内の顔面神経に腫瘍の一部が接している場合がほとんどで，神経温存のために腫瘍核出に近い操作を余儀なくされる場合が多い．

2）ワルチン腫瘍（腺リンパ腫，adeno-lymphoma, papillary cyst adenoma lymphomatosum）

（1）臨床像

約3割に**多発性病変**がみられ，**両側発生**頻度は5〜10%．多形腺腫とは対称的に**若年者には少なく50歳以上の喫煙者の男性の耳下腺尾部に好発**する．2%前後には顎下腺にも発生する．全上皮性耳下腺腫瘍の約10%に発生し，良性上皮性腫瘍としては多形腺腫に次いで多い．本腫瘍の肉眼

的特徴としては，線維性被膜に被われている場合が多いが，被膜をまったく欠く場合もある．触診では**囊胞状のブヨブヨした腫瘤**で，表面平滑で，多形腺腫と比べて比較的柔らかい．耳下腺最下方から発生した腫瘍は視・触診だけではリンパ節腫脹と誤診することがある．

ワルチン腫瘍はときに**急性炎症を併発**し，自発痛，圧痛の他に急激な腫瘍の増大を示すことがあり，悪性腫瘍との鑑別が問題となる．術後再発もしやすいので，切除に際しては，腫瘍周囲のリンパ節と見えるものとともに切除しなければならない．腫瘍の再発は，ワルチン腫瘍が腫瘍周囲に浸潤しこれを取り残したために生じたのではなく，腺内他部位に多発した腫瘍の存在に気づかすこれを取り残したため術後増殖してきたものと考えられている．

RI検査では，67 Gaシンチグラムは大半が陰性で，**99 mTC**の組織内取り込み（hot nodule）を認める．

（2）病理

組織学的には，二層性の特徴ある配列を示すoncocyte様上皮細胞と，これに接する胚形成中心を伴ったリンパ組織からなる特異な像を示す．**リンパ節ないしリンパ組織内に迷入した導管上皮から発生する異所性増殖説が有力**．割面には多発性の囊胞形成がみられ，圧迫すると茶褐色の粘性の分泌液が出る．

内部に大小多数の囊胞を形成するため，超音波診断では一見**cyst様**で，内部エコーはないか，あっても弱く，時に不整であるが，境界は整，辺縁は明瞭で，後方エコーがあるのは良性型である．

原因については，Epstein Barrウイルス（EBV）と腺リンパ腫との関連について検討した報告がいくつかみられる．EBVは，ヒトの有力な腫瘍ウイルスで，唾液腺がその持続感染の器官であると考えられている．

（3）治療

ワルチン腫瘍は，病理組織学的に腫瘍被膜形成は必ずしも完全ではない．術前MRIで腫瘍を同定し，術中の視診・触診でこれらの腫瘍を確認し

つつ切除する方法をとる．基本的には**部分切除術**で，部分切除術が困難な深葉腫瘍では核出術で対処することもできる．ただし，腫瘍被膜を損傷しないことが腫瘍片や腫瘍被膜を取り残さないためにも重要である．

ワルチン腫瘍は一般に悪性化することがなく，腫瘍の増大速度も緩徐で，高齢者に多いことから経過観察している症例も多い．

3）悪性リンパ腫

耳下腺の悪性リンパ腫の**多くは二次性**で，原発性のものはきわめて少ない．耳下腺腫瘍の1〜5％．

組織学的に軽度悪性群（MALTリンパ腫が約30％を占める）が多く，ゆっくりとした発育を示し，良性病変との鑑別が難しい．画像診断的な特徴に乏しく，生検を除き術前診断は困難である．しかし，**小さくとも辺縁が不整でごつごつした八つ頭状の形態**がみられたら，それは悪性病変を示唆する所見であり，MRI検査は腫瘍内の血管走行や腫瘍の耳下腺内外の浸潤を明瞭に評価できる．

MALTリンパ腫は粘膜関連リンパ組織 mucosa-associated lymphoid tissue（MALT）を発生母地とするB細胞性リンパ腫である．その発症には，シェーグレン症候群や橋本病などの自己免疫疾患，胃におけるヘリコバクターピロリ菌感染などの慢性炎症が関連しているとされる．特にシェーグレン症候群の患者では，悪性リンパ腫を発生する割合が高く，MALTリンパ腫に限っていえば，そのリスクは1,000倍という人もいる．MALTリンパ腫は進行が遅く，5年粗生存率は85％程度と予後がよい疾患だが，再発率は30〜50％と，決して低くない．

治療は放射線療法や化学療法が中心であり，頻度の多い上皮性腫瘍の手術療法とは取扱いが異なる．

4）耳下腺粘表皮癌

粘表皮癌は耳下腺が好発部位である．耳下腺の腫瘍の約20％を占める悪性腫瘍のうちで最も多い．大唾液腺腫瘍の5〜10％，小唾液腺腫瘍の15％を占めるといわれている．充実性に増殖するものと，嚢胞腔内に粘液細胞による粘液が貯留し，嚢胞形成性に増殖するものとに分けられる．通常，同一腫瘍内に両者が混在する．50歳代に多くみられる．

粘表皮癌は分化度の高い low grade と分化度の低い high grade に分類されるが，high grade 腫瘍は低頻度で高齢者に多く，扁平上皮癌と誤診されることもよくある．高頻度の low grade 腫瘍の大多数は多形腺腫のように穏やかな経過をたどる．粘表皮癌の5年生存率は，高悪性50％以下，中悪性50〜90％，低悪性90％以上である．

5）腺様嚢胞癌（adenoid cystic carcinoma, cylindroma）

（1）病態

主として耳下腺，顎下腺といった大唾液腺や口腔，咽頭，副鼻腔などの小唾液腺から発生する（80％）．大唾液腺では顎下線には多く発症するが，耳下腺には比較的少ない（2〜4％）．また外耳道の耳垢腺からも発生する．

低悪性度の癌で，**発育は遅く**，短期的な予後は比較的良好だが，**神経周囲浸潤を伴った局所での再発や遠隔転移が高率に出現**し，長期的な予後は不良である．症状の発現から診断まで2年から15年と長期を要する．40〜70歳代に多い．

（2）病理

perineural invasion（神経に沿い浸潤）し，頭蓋内浸潤を起こしやすい．

病理学的には三つの亜型に分けられる．
① cribriform pattern
② tubular pattern
③ solid pattern

これらのうち solid pattern の予後が最も悪いが，多くの症例では各亜型の混在がみられる．solid pattern のものに**遠隔転移**が多く，転移部位として肺が多い．頸部リンパ節転移は少ない．

神経組織に浸潤発育するため，初発から**疼痛を主訴とすることが特徴的**で，病理組織像でも**神経周囲の浸潤**が認められる．

（3）治療

外科的手術が第一．遠隔転移の対処が最重要である．解剖学的特殊性，また神経浸潤を好発するといった性格から，十分な安全領域を確保した手術ができない場合，放射線および化学療法の併用が考えられる．初期にはリンパ節への転移は起こしにくいので，頸部リンパ節の廓清は初期には必要がない．放射線治療は一般に効果が少ないといわれているが，ある程度の感受性を有するので，術後に使用される．

腺様嚢胞癌は，5年以上の生存が必ずしも治癒を意味するわけではなく，**再発の頻度はきわめて高く**，また再発までの期間が他の癌腫に比べて長いので長期にわたる観察が必要である．

6）転移性耳下腺腫瘍

転移性耳下腺腫瘍は，文献的には0.16～9％程度で，頭頸部悪性腫瘍からの転移が主である．ただ遠隔臓器からの転移も稀に存在することが知られており，原発部位では乳癌，肺癌の報告が多い．

7）顎下腺腫瘍
（1）頻度および悪性率について

顎下腺腫瘍は発生頻度が低く，諸家の報告では**全唾液腺腫瘍の5～10％の発生率**とされている．だが，良悪性については，悪性率が耳下腺18％，顎下腺37％と顎下腺が耳下腺の約2倍の悪性率を持つ．

（2）病理組織学的分類

良性はほとんど多形腺腫．悪性については腺様嚢胞癌40％，類表皮癌26％，腺癌15.6％，以下扁平上皮癌，未分化癌，多形腺腫由来癌の順である．

（3）診断について

顎下腺腫瘍では低悪性（粘表皮癌，腺房細胞癌），または悪性を良性と誤診する率が20％前後ある．一方，良性を悪性と誤る率は8％程度ある．臨床所見としては，腫瘍の**増大速度**が良悪性の鑑別として比較的信頼がおける．他に，**疼痛の有無，腫瘤の非可動性，顔面神経下顎枝麻痺**などが良悪性の鑑別に重要とする方法もある．顎下腺の触診は必ず双手診を用いる．補助診断としては，顎下腺造影を軸に，sialo-CT，MRI，超音波検査をルーチンに施行し，悪性を疑う者に対してはGaシンチを施行する．

（4）治療について

治療は早期に外科的切除を施行する以外にはない．良性腫瘍でも原則として顎下腺を全摘すべきで，悪性腫瘍では腫瘍の進展に応じた拡大全摘出術と頸部郭清術を行う．

（5）予後について

顎下腺悪性腫瘍の5年および10年生存率はそれぞれ32％，24％で，耳下腺悪性腫瘍の62％，42％に比べて不良である．

文献

1）沼田　勉，今野昭義．唾液腺X線検査．In: 小林武夫編．新図解耳鼻咽喉科検査法．金原出版，p.190-1, 2000.

2）下里幸雄，森永正二郎，斉藤裕夫．耳下腺腫瘍の臨床．東京：医学教育出版社，p.27-58, 1984.

3）山下敏夫．耳下腺腫瘍における臨床上の問題点．耳鼻臨床, 90：853-65, 1998.

4）Marchal F, Dulguerov P, Lehmannn W: Interventional sialendoscopy. N Engl J Med；341：1242-1243, 1999.

5）宮坂信之他．厚生省特定疾患自己免疫疾患調査研究班　平成7年度研究報告書．1996.

6）住田孝之．シェーグレン症候群の診断と治療「Up to date」．Kissei Pharmaceutical Co.,LTD 2016年5月．

7）中村誠司，住田孝之　監，川　重幸，川野充弘　編．IgG4関連疾患．実践的臨床から病因へ－IgG4研究会モノグラフ－．前田書店, 2015.

8）吉原俊雄．唾液腺疾患の病態解明と臨床．SPIO出版, 2013.

9）長尾俊孝．唾液腺腫瘍の病理分類．唾液腺腫瘍アトラス．日本唾液腺学会編：金原出版, 14-18, 2005.

Ⅳ 咽頭疾患

第1章　咽頭・扁桃炎

1 急性咽頭炎（急性上気道炎）

1）病因

　急性咽頭炎は，炎症の場が主として咽頭側索や咽頭後壁の孤立性リンパ節である．炎症が強く喉頭にまで広がっている場合は急性咽喉頭炎となる．一方，炎症が主として口蓋扁桃にあれば扁桃炎と呼ばれる．両者がともに炎症を起こしている場合も当然ありうるわけで，むしろそのほうが多い．したがって，口腔内および咽頭，扁桃の感染症を一括して**上気道炎**と総称することが多い．**急性咽頭炎では，両側咽頭側索全体の発赤・腫脹があり，耳管扁桃への炎症波及で放散性耳痛も生ずる**．

　細菌性の急性咽喉頭炎の原因として，ウイルス性の上気道炎がはじめにあることが多い．過労や不眠，アレルギー，ストレス，気候変化なども誘因として重要である．

　一般に上気道炎の**8割以上が呼吸器病原ウイルスの感染が原因**であるとされているが，咽喉頭炎を主とする病原ウイルスには　コクサッキーウイルス，アデノウイルス，ライノウイルス，RSウイルス，EBウイルス，インフルエンザなどがあげられる．

　ウイルス性の咽喉頭炎の段階では化学療法は無効である．細菌感染では，化膿性レンサ球菌（Streptococcus pyogenes：**A群β-溶血性レンサ球菌**），肺炎球菌，黄色ブドウ球菌，インフルエンザ菌などがあり，急性上気道炎の10〜15%を占めるといわれている．A群β溶連菌は地域的に流行することがあるため注意を要する．

　ウイルス性急性咽頭炎は細菌性の二次感染に移行してからはじめて化学療法が有意義となる．しかし，ウイルス性と細菌性の咽喉頭炎の鑑別は容易ではない．急性咽頭炎で，漿液性鼻汁，咳嗽を伴う場合はウイルス性のことが多い．

2）症状

　上咽頭のひりひりした灼熱感，乾燥感，**発熱**，咽頭違和感で始まり，さらに炎症が下方に及ぶと**咽頭痛，嚥下痛**，耳管周囲の炎症で**耳閉塞感**を伴ってくる．扁桃炎の合併で，さらに高熱，嚥下痛の増強もある．特殊なものでは淋菌性咽頭炎では病歴聴取と培養検査が診断に重要な役割を果たす．また，マイコプラズマによる咽頭炎は咳が強いという特徴がある．**狭心痛**に関しては，あごの痛みや歯が浮く感じと表現されることも多く，間違えやすいので注意したい．しかし，この場合には，咽頭痛は嚥下痛ではなく，ぐっと下から押される感じでのどのあたりが痛いという．

3）治療ならびに予後

　急性咽喉頭炎，扁桃炎であれば，咽頭，扁桃部の発赤に加え膿性の分泌物や白苔が観察され，白血球増多や好中球分画の増加，核の左方移動などが観察された場合には細菌性の咽頭・扁桃炎が疑われ，細菌検査用の検体を採取後に抗菌薬の投与を行う．また，膿性喀痰の喀出がみられたら細菌

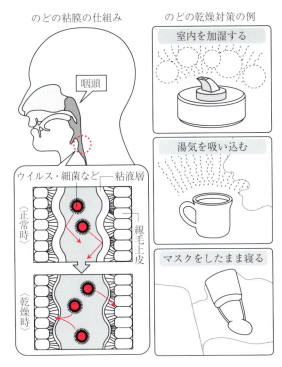

図1 のどの保全―かぜ対策

性の二次性気管支炎の合併を疑う．しかし，**熱があり，前頸部リンパ節腫脹があり，白苔べったりな「こてこての」急性咽頭炎でも，実際に細菌性である可能性は6割弱しかない**ともいわれる．急性咽頭炎に対して安易な抗生物質の投与は，薬剤耐性菌を増加させることにもなるので，細菌検査をした上で，抗菌薬の適正使用が原則である．

消炎鎮痛薬，咳嗽薬も適宜用いる．のどに激しい痛みがある患者，粘膜の発赤・浮腫が強い患者では，抗菌薬にステロイド（抗炎症作用）を併用投与することで痛みを軽減し，消炎を加速できる．ステロイド薬を加えた蒸気吸入やネブライザー療法は自覚症状改善に効果がある．のどの保温・保湿に努め，室内を加湿したり，マスクをしたまま就寝するすることも効果的である（**図1**）．**加療1週間以内に治癒する**が，扁桃炎の合併例や急性中耳炎の併発例では治癒の遷延化がある．

2 急性喉頭蓋炎（acute epiglottitis）

1) 病態・症状

本態は喉頭蓋の粘膜下蜂窩織炎．喉頭蓋を中心に披裂喉頭蓋ヒダや食道入口部におよぶ粘膜の発赤，腫脹をきたす．

舌根，喉頭蓋の炎症は披裂喉頭蓋ヒダ，披裂部へ波及する．経過は急激で数時間のうちに激烈な嚥下痛，咽頭痛，流涎，時には吸気性呼吸困難を生じる．自覚症状の出現から呼吸困難を訴えるまでの時間が短時間であるほど病気の進行がより急激である．適切な処置を施さねば死に至る恐れのある救急疾患である．

起炎菌は小児では**インフルエンザ菌**，成人では菌が検出されないものが大半．起炎菌の検出率が低いのは，喉頭粘膜下の蜂窩織炎であるために咽頭分泌物の培養では起炎菌の検出が不十分なためである．

2) 診断

① 頸部側面軟線像：喉頭蓋，披裂喉頭蓋ヒダの腫脹像（**thumb print sign**）を認める．

② 間接喉頭鏡検査あるいは喉頭ファイバースコピー：サクランボのように発赤腫脹した喉頭蓋（**cherry red 様，beefy epiglottis**）がみられる．

③ 血液ガスは，過呼吸のために $PaCO_2$ 値は低値を示すが，PaO_2 値は呼吸停止直前でないと低下しない．

3) 治療

原則として入院のうえ加療することが望ましい．

① 気道確保：気管切開，気管内挿管．気管切開の目安としては，①仰臥位で呼吸困難が増強し，仰臥していられない（**起坐呼吸**）②喉頭蓋炎症が高度で**披裂部腫脹**がある．③症状出現から**24時間以内に呼吸困難**が出現している場合は，気管切開をした方が安全である．

舌根や喉頭蓋舌面の高度な腫脹のためマッキントッシュ型喉頭鏡による喉頭展開が困難で，挿管不可能な症例では，トラヘルパーを用いて気道確保したり，坐位での気管切開を余儀なくされるこ

ともある．

　②抗生物質の投与：ペニシリン系，セフェム系抗生物質．ステロイドやγグロブリン製剤の併用により改善が速やか．浮腫の強い症例では，ステロイドの静注を行う．

　③喉頭吸入，ネブライザー：局所粘膜の浮腫軽減の目的で粘膜収縮剤，ステロイドの吸入やネブライザーが行われる．

　④喉頭蓋乱切術：膿瘍形成が認められる場合に気道確保の上で膿瘍の切開，排膿を行う．

3 扁桃炎

　口蓋扁桃は，Bリンパ球の産生臓器として免疫学的にはきわめて重要な意味をもつ．扁桃が有するIgA産生能は4～5歳前後にピークがある．これは扁桃の炎症が最も高い頻度で発症するときでもあり，扁桃が免疫臓器であると同時に感染臓器でもあるという2面性を読みとることができる．

　感染臓器としての特徴的な扁桃の形態は，扁桃表面上皮に無数にある**陰窩**の存在で，細菌などの外来抗原を取り込んで反応する感染門戸となっている．起炎菌は，A群β溶連菌，黄色ブドウ球菌，インフルエンザ菌，ウイルスなどが主なものである．

1）口蓋扁桃肥大（いわゆる扁桃肥大）
(1) 病理

　口蓋扁桃は生直後はまだ未熟であるが，その後リンパ組織の肥大が始まり，生後1年で形態的に完成する．以後，細胞数，リンパ濾胞とも増大し，生理的に肥大していく．特に4～5歳頃に急激に肥大度を強め，**7～8歳で最大となる．その後自然退縮**するが，その退縮度には個人差がある．

(2) 症状

　肥大に伴い呼吸と嚥下の障害，また全身的な障害をみることもある．小児期の肥大は**反復性扁桃炎**を伴わねば病的とはみなさず，生理的なものとしている．しかし，機械的障害としての**いびき，呼吸障害，嚥下障害，睡眠時無呼吸症候群**などを呈するときは，病的肥大として治療の対象となる（図2）．

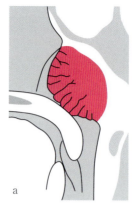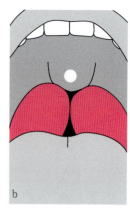

図2　扁桃肥大
a．肥大アデノイドによる上咽頭の閉塞．
b．口蓋扁桃肥大（Ⅲ度肥大）による中咽頭の閉塞．

　口蓋扁桃肥大や次に述べるアデノイドによる高度の上気道狭窄が長期にわたると肺胞換気の低下，肺血管抵抗の増大から肺高血圧，右心不全等の重篤な合併症を起こすことがある．また，他の合併症として集中力の低下に伴う学習障害，食物が飲み込みにくい，食事に時間がかかる，成長ホルモン分泌低下と考えられる発育遅延などがある．

(3) 診断

　肥大度は，一般的にはMackenzieの分類で表す．Ⅰ度は前口蓋弓より軽く突出せるもの．Ⅱ度は前口蓋弓より強く突出せるもの．Ⅲ度は両側扁桃が正中線で接触する程度のものをいう．

　なお，一側の扁桃肥大は腫瘍も考慮に入れる必要がある．単純肥大であればⅢ度またはそれに近い大きさで，**構音や呼吸，嚥下の障害のあるものに限って，扁桃肥大**と診断する．

　健康な年少児では，頸部や鼠径部などに表在リンパ節を触れ，口蓋扁桃が発達しているのが普通である．反面，表在リンパ節が触れにくく，口蓋扁桃がはっきり見えないような扁桃萎縮がある小児では，逆に免疫不全症が強く疑われる．

(4) 治療

　肥大の程度が大きく，炎症の反復しやすいもの，そのための呼吸・嚥下障害が強くでるものは扁桃摘出術の適応となる．

2）咽頭扁桃肥大（腺様増殖症，アデノイド症）

（1）病理

咽頭扁桃〔アデノイド〕の機能は免疫防御といわれる．咽頭扁桃のある上咽頭は，鼻腔，中耳，咽頭の三者に連絡しているので，上咽頭における病変は直ちに耳，鼻，咽の三者に影響を及ぼす．

咽頭扁桃は3～5歳から増殖肥大し，5～6歳で最大，以後10歳頃から萎縮する．肥大時期に耳管咽頭口への閉塞障害をきたしやすく，難聴が一次的に高率に出現し，ときにアデノイド切除術の適応となる．

咽頭扁桃肥大は，鼻咽腔の感染，さらに鼻・副鼻腔の感染を起こしやすく，それがさらに肥大を助長する．肥大した咽頭扁桃には慢性炎症所見を認める．

（2）診断

①咽頭扁桃の肥大による症状，特に難聴，鼻閉塞，鼻漏，閉塞性鼻声，口呼吸，いびき（snoring），アデノイド様顔貌．

②指診による触診や間接後鼻鏡，鼻咽腔ファイバースコピーで肥大度，耳管開口部との関連などを確診する．上咽頭の側面高圧X線撮影が鼻咽腔での咽頭扁桃肥大の程度を捉えるのに有用．

（3）治療

全麻下にアデノイド切除術（adenoidectomy，adenotomy）を行う．

アデノイド切除術は，肥大が原因となって鼻症状や耳症状がひどいときに，家族にその因果関係を十分説明してから行う．しかし，アデノイド切除術と上気道感染回数，中耳炎の合併エピソード回数との間に優位な差はみられないとの報告もある．

3）急性扁桃炎

（1）病態

ワルダイエル咽頭輪のどの部位においても非特異的な急性炎症を伴うが，いくつかの扁桃の中では口蓋扁桃が最も頻繁に罹患し症状も強いところから，急性扁桃炎といえば，急性口蓋扁桃炎を指す．

急性扁桃炎は，扁桃陰窩からの感染によって起こる扁桃実質の急性炎症で，時期や程度により3型に分けられる．初期には扁桃は高度の発赤・腫脹を呈し，周囲の咽頭粘膜も発赤・腫脹を示す（①**カタル性扁桃炎**）．次いで滲出物が線維状となって陰窩をみたし，陰窩の開口部に黄白色の膿栓を認める（②**腺（陰）窩性扁桃炎**）．さらに進行すると，炎症が扁桃実質深部に及び，発赤・腫脹が高度となる．膿栓は融合し扁桃は偽膜状の白苔で覆われる．この偽膜は扁桃以外には拡がらず，容易に除去できる（③**実質性扁桃炎**）（口絵23）．

（2）症状

咽頭痛，嚥下痛，発熱，全身倦怠感，頸部リンパ節腫脹，咽頭からの放散する耳痛など．発熱はときに40度に達する．

（3）診断

発症に先立ち，かぜ症状もみる．診断は視診より比較的容易．ときに特異なジフテリアや血液疾患に伴う咽頭病変であることがあるので，細菌学的検査，血液検査を行う．そこにASLO，CRP，尿検査も含める．

（4）治療

急性扁桃炎の起炎菌として，**A群β溶連菌**（Group A β *Streptococcus*：GABS，Group A *Streptococcus*：GAS）が最も重要であるが，**黄色ブドウ球菌，インフルエンザ菌，肺炎球菌**の感染も重要である．これら4種の菌を念頭において薬剤を選択する．ウイルス感染もある．A群溶連菌は100％ペニシリン製剤に感受性があることがわかっている．**全身的には，抗生物質（ペニシリン系，セフェム系）の経口・静注投与．ペニシリンにアレルギーのある患者だったらセファロスポリンを使う．しかし，その場合，ペニシリンとの交差反応が1割程度の患者にみられる．A群β溶連菌はニューキノロン系の抗生物質には低感受性である**．

陰窩内採菌による感受性検査結果に従った抗生物質投与を行うのが原則である．消炎鎮痛薬併用

投与．ときに咳嗽剤を使用する．含嗽薬としてよく用いられるイソジンガーグル®はヨウ素を遊離することで殺菌消毒する．ヨードは甲状腺機能に影響を及ぼし，橋本病を悪化させ，甲状腺機能低下症を引き起こしたり，また甲状腺中毒症を引き起こしたりするので，**甲状腺疾患のある患者ではヨード含有含嗽薬は使用せず，アズレンなどヨードを含まない含嗽水を使う**．

適切な薬剤の選択をしたにもかかわらず，症状の改善がみられなかったり，炎症が遷延化してしまうような場合には，耐性菌の出現，（β-lactamase 産生菌の増加，菌自身によるバイオフィルムの形成）やウイルス感染，クラミジア感染などが考えられる．

1. 急性扁桃炎の検出菌について

成人の扁桃炎では**6～7割が細菌感染，3～4割がウイルス感染**と考えられている．ウイルス性の場合は扁桃以外の部位に**点状出血斑**や粘膜病変を認めること，嚥下痛が強いこと，発熱が急激であることなどが鑑別点になる．

上気道のなかで特に咽頭には，**α-Streptococcus などをはじめとする常在菌が多数存在し，他の病原菌の侵入を防いでいる**．これは常在菌が flora を形成することで，病原菌の粘膜上皮への付着を阻害し，増殖を妨げることによる．このような感染防御機構としての常在細菌叢の存在は，一方では検出菌が病原菌であるかどうかという問題も生じてくる．

急性陰窩性扁桃炎の病巣検出菌は，S.pyogenes，S.angnosus，S.pneumoniae を含めたいわゆる**常在菌といわれる溶連菌群** Streptococcus sp. が50％以上を占める．溶連菌は咽頭・扁桃のみならず，鼻咽腔からも高率に検出される．次いで，黄色ブドウ球菌 S.aureus，ブランハメラ．カタラーリス菌 Branhamella sp.，インフルエンザ菌 H.influenzae の順である．クラミジア属では肺炎クラミジア Chlamydia pneumomoniae が咽頭炎の9％程度に関与しているともいわれる．一方，重症型の扁桃炎においては，Peptostreptococcus，Peptococcus などの**嫌気性菌**が半数以上を占める．

2. 化学療法の実際

投与を始めて2～3日の時点で，薬剤の有効性を見きわめることが大事である．つまり，2～3日で改善の傾向があれば，その薬剤の投与を続ければよく，通常1週間で治癒する．一方，2～3日で改善傾向がみられなければ，菌の培養・同定を行うとともに，他剤に替えることを検討すべきである．

扁桃周囲炎を合併している場合では，嫌気性菌の関与が50％を超えているので，嫌気性菌に感受性の高いものを重点におく．その場合は**初期の1～2日は注射薬で強力な治療をし，軽快したならば，経口薬に切り替える手法も使われる**．

4) A群溶連菌性咽頭炎（A群溶連菌感染症）

溶連菌感染症は小児の感染症の病源として最もポピュラーなものであるが，最近の溶連菌感染症は二次症である**リウマチ熱，急性糸球体腎炎，紫斑病**が減少し，大部分が咽頭に限局した病変として経験される．催腎性が高い菌種は咽頭感染では**M12型**で，気道感染9～11日後に発症する．

平成11年4月から施行されている感染症予防法では，A群溶連菌性咽頭炎は学校への出席停止の対象疾患群第1種～第3種までのうちの**第3種の「その他の伝染病」**として病名は明記せずに扱われる．適切な抗生物質の投与により，速やかに解熱し24時間後には感染力がほとんど消失するため，学校などの**欠席を必要とする期間は1～2日で十分**である．抗菌薬投与なしでも多くは4～7日で症状は消失する．

（1）病因

A群β溶血性レンサ球菌（A群溶連菌）症による感染症が多い．A群β溶連菌（Streptococcus pyogenes：GAS）は**毒素，酵素，溶血素**を産生し，感染局所に強い炎症を起こす．臨床的に重要なものは発赤毒素，溶血毒素，ストレプトキナーゼ，核酸分解酵素デオキシリボヌクレアーゼ，ヒアルロニダーゼである．発赤毒素は猩紅熱の発疹の原因で，その他は抗体産生をもたらし，それらの抗体測定（血清の抗ストレプトリジンO；ASO，抗ストレプトキナーゼ：ASK，抗デオキシリボヌクレアーゼB；ADN-B，抗ヒア

ロニダーゼ，抗連鎖球菌多糖体抗体など）は診断に応用される．

（2）疫学

学童期（4～6歳）に最も多く，成人でも典型的な臨床像を呈する症例は少なからずある．この咽頭炎は12月と6月に増加する傾向がある．患児や保菌者から飛沫感染することが多い．それゆえに，よくうがいをする，手洗いをするということが予防の基本である．

細菌感染を起こす咽頭扁桃炎の中では，この溶連菌感染が小児では20～30％位，成人では5～10％位と一番多い．咽頭炎に次いで多い溶連菌感染は皮膚軟部組織感染症で，膿痂疹，蜂巣炎，丹毒，頸部リンパ節炎，腟炎などがある．

溶連菌性咽頭炎患者の感染性は，急性期に最も強く，その後，徐々に減弱し，健康保菌者からの感染は稀とされている．そのような理由からか保菌者の感染力は感染者より弱いとされているので，通常保菌者は抗菌薬投与の対象にならない．急性期の感染率は兄弟での間が最も高率で25％と報告されている．潜伏期間は2～5日である．

A群溶血レンサ球菌は咽頭に常在することが少なくなく，このような溶連菌の咽頭保菌者は，季節，年毎の変動はあるが，学童の約5～20％程度にある．しかし，活動性感染の証である溶連菌抗体陽性反応がみられるのは，その半数にすぎない．なお健常成人の約5％からも鼻，口腔よりA群連鎖球菌が検出されるが，症状がなければ病的意義も感染源としての意義もなく除菌の必要はない．その保菌者の予後だが，保菌者の一部は再燃を起こすが，残りの保菌者は自然経過で除菌される．1年以内に再燃する割合は10～20％，1か月以内の再燃は約90％，2か月以内の再燃は約70％，1，2か月内の再燃は除菌失敗による再燃と考えられている．

（3）臨床像

年長児の典型的な症状は，発熱，咽頭痛，著明な咽頭発赤，いちご舌である．胃痛や嘔吐などの消化器症状を呈することも多い．発赤毒素を産生する株の感染では溶連菌感染特有の毛囊に一致した小発赤疹が紙ヤスリのようなざらざらした感じで全身に広がり，脇や股関節，頸などはかゆみが強く，発疹はひどい傾向がある．

そのA群溶連菌感染症の特徴は次のとおり．

①咽頭発赤（beefy red）"燃えるような"と形容され，慣れてくると視診で見当がつく（口絵24）．

②口蓋部点状紅斑・出血斑（点状出血，濾胞状：軟口蓋に散在性の小さな水疱様粘膜疹－Forchheimer's spotと呼ばれる．これらの咽頭所見は風疹などでもみられる），舌乳頭腫大（いちご舌－溶連菌性咽頭炎の病初期には白色舌苔が認められ，舌苔が消えると舌乳頭が増殖したいちご舌になる．このいちご舌は茸状乳頭が腫大していちご状を呈したもの）（口絵1）．

③38℃以上の発熱，頸部リンパ節炎．発熱，リンパ節腫脹は高頻度で認められ，自覚症状では咽頭痛や咳嗽，鼻汁などのかぜ症状，腹痛，嘔気，嘔吐といった消化器症状を認める．症状は第3病日以降次第に軽快し，通常は7日程度で回復する．

④滲出性扁桃炎（白苔を伴う扁桃炎）

⑤猩紅熱様発疹：発疹は，全身にびまん性で淡紅色の粟粒大小丘疹（びまん性紅斑性丘疹）が認められる．発疹は細かくて，一様な「サンドペーパー様」で，風疹によく似る．発熱2から3日後

■ 猩紅熱と溶連菌感染症の違い

A群β溶連菌の感染により特有の発疹がみられれば猩紅熱であり，発疹がなければ単なる溶連菌感染症である．この差は溶連菌が発赤毒素を産生するかどうかの違いによる．そして，発赤毒素を産生する溶連菌により感染を起こしても，その毒素に対する抗体ができれば，発赤毒素産生菌に再感染があっても発疹は出ない．そのために猩紅熱の再発は稀である．

より**下腹部からで始める**．しかし，口の周囲には発疹が出現しないため白く見え，いわゆる「**口囲蒼白**」が認められる．猩紅熱による皮疹は，回復期に**落屑様の表皮剥離**がみられる．

⑥「感染から3週目頃に抗体であるASO，ASKがピークに達する．

②，⑤は溶連菌感染を推測させる重要な所見だが，最近では発疹やいちご舌は非定型化している．

経過中に遅発性の発疹がみられることがある．この発疹はアモキシリンの関与が考えられる．ほとんどの薬疹は，T細胞が関与する免疫反応である．この場合の皮疹はT細胞が薬剤に関して感作されるのに必要とされる7〜14日（平均9日）の期間を経て出現する．

（4）診断

A群溶連菌感染症は特徴的な臨床所見から示唆され，菌を分離することで確定する．迅速診断法（**溶連菌迅速診断テストキット：ストレプトA®**）を用いることも今日，増加している．迅速診断法による疑陽性，すなわちレンサ球菌が存在しないのに陽性を示す確立は2〜3%である．**感度は培養検査と比べて55〜90%と劣るのは**，ウイルスと同様に菌数が適切でないと検出率が低下するからである．**特異度は95%以上**であるため，迅速診断法が陽性になれば診断が可能である．

咽頭分泌物をグラム染色して検鏡を行うと，グラム陽性の連鎖球菌が認められる．しかし，溶連菌感染を疑って細菌培養をしても，溶連菌が純培養的に陽性であるとか，少なくとも（2＋）以上

■ 激症型A群連鎖球菌感染症（Streptococcal toxic shock syndrome；STSS）

激症型A群連鎖球菌感染症は**A群連鎖球菌による突発的な敗血症ショック病態**である．この劇症型のA群レンサ球菌感染症はすべての年齢層で発症するが，**中高年齢者に好発**し，予後も不良である．本邦では2014年年間273人が報告され，しかも年々増えており，稀な疾患だが死亡率は約40%に達する予後不良な疾患である．

連鎖球菌により皮膚軟部組織炎から急激に病変部が広がり，敗血症症状を呈し**多臓障害**に至る．わが国の感染症新法では，4類感染症として診断後7日以内に届け出る必要がある．

初発症状としては，**皮膚軟部組織の炎症症状（腫脹，紅斑，皮下出血，水疱形成など）が多く，壊死性筋膜炎に進行し，数時間の経過で病変部は広がり多臓器障害に陥ることが多い．咽頭炎が約1週間前に前駆し，これが感染経路と考えられる場合もある**．その場合，発熱，頻呼吸，頻脈の敗血症初期症状に加え，早期から**筋痛を訴える**ことが特異である．数時間の初期症状に続き突然ショックに陥り，24時間程度で，心停止または急速に**多臓器不全**に進行する．診断には水疱内容や皮膚組織生検標本をグラム染色し，グラム陽性球菌が同定されれば治療を即座に開始する．

この劇症型STSSは「**人食いバクテリア**」と称して報道されたことがあり，軟部組織壊死がSTSSに特有な症状と認識されているが，それが全例にみられるわけではない．A群連鎖球菌という細菌が，連鎖球菌性咽頭炎という軽い疾患しかきたさない場合もあれば，壊死性筋膜炎という致死的な感染症をきたす場合もある．劇症化する仕組みはよくわかっていない．しかし，この「**細菌感染症の個人差**」は，最近の研究では，**免疫細胞の表面をコードするHLA-Ⅱという遺伝子群には，感染傾向を示すものと感染に対して防御的に働くものと2種類があり，細菌毒素に対して異なる反応を示す**ことが明らかになった．

救命には初発時のショックへの対応が重要で，多量輸液，人工呼吸，透析などの集中治療が必要である．壊死に陥った軟部組織は菌の生息部位であり切除を要する．A群連鎖球菌にはペニシリン系抗菌薬の感受性があり，通常は抗菌薬がよく効く．ただ，急に悪化する場合があり，本症のように細菌数が著しく増加している場合，連鎖球菌の外毒素産生の抑制効果や菌体移行性が高い**クリンダマイシンの併用**が効果的ともいわれる．四肢の場合，切断も考慮に入れて病巣切除を決定する．腫れが広がるようならすぐに専門医療機関を受診させる．

でなければ，溶連菌感染症とはいえない．

ASOは連鎖球菌が産生する溶血毒素であるストレプトリジンOに対する患者血清中の中和抗体を測定している．**抗ストレプトリジンO価（ASO）**は感染の既往を示すものなので，早期診断の目的には役に立たない．しかし，糸球体腎炎やリウマチ熱の診断には有益である．連鎖球菌感染症の時に他の抗体測定と比べ，陽性率が高く，**一般に感染1週間後から上昇し3～5週後にピークとなり，1～3か月後に元の状態に戻る**．ASO値が正常化しない場合に考えられる機序としては，一つは持続保菌しているか，再感染があった場合が考えられる．尿や血液の検査は，ASO等の関連抗体価がピークになる2～3週の間に1回行うのが適当である．

鑑別診断としての**アデノウイルスの咽頭所見**は，口蓋扁桃が赤く腫脹し，白い滲出物が認められることが多い．咽頭所見に加え結膜炎を伴えば，まずはアデノウイルス性である．

5）治療

溶連菌はほとんどの抗菌薬に感受性があり，ペニシリン（アモキシシリンAMPCが実際的）が第一選択である．早期の**経口ペニシリン服薬**により，**24時間で伝染性がなくなる**とされており，この時期に解熱し全身状態がよければ登校可能である．しかし，A群レンサ球菌感染症では，臨床上無症状となっても，抗生物質（ペニシリンV，3万単位/kg程度）を**リウマチ熱（無治療例の0.3～3％）**予防のため**10日～2週間投与**する．それは同時に家族，幼稚園，学校などの，患者を囲む周辺への感染を予防する意味も大きい．確かにペニシリン系薬は急性期を過ぎても，第10病日以内に投与を開始すれば**リウマチ熱予防効果**は得られる．しかし**急性糸球体腎炎の発症は抗菌薬で抑制できるエビデンスはない**とされている．それ故に溶連菌感染後には，2週目と4週目位に検尿する．尿検査で異常がないことを確認して経過観察を終了とする．ただし，溶連菌感染後急性糸球体腎炎の発症率は1年間で2万5千人に1人の割合と少なく，発症しても軽症なら自然寛解する予後のよい疾患なので，罹患後の無症候性者の

すべてを尿検査でスクリーニングする必要はないとの意見もある．

WHOではABPCやAMPCでもよいとしているが，**セフェム系薬セフトジトレンピボキシル（CDTR-PI メイアクト®）では5日間投与でよい**とする意見もある．

しかし，乳幼児では特に肺炎球菌やインフルエンザ菌が常在菌として鼻咽腔に存在するため，特に新世代セフェム系薬でそれらの菌に与える耐性化の問題は看過できず，やはり第一選択薬はペニシリン系薬であるとするのが妥当である．外来でしばしば処方される**マクロライド系抗菌薬は，本邦では10～50％のA群溶連菌が耐性を持つ**ため，なるべく使用は避けるべきである．

今まで溶連菌に対するペニシリン耐性株の報告はないが，**除菌に失敗する例は5～30％位あるといわれる**．なお，妊婦へのペニシリン系抗菌薬投与の安全性は「小規模治験では危険は認められない」とされ，臨床上問題はない．

家族内にA群レンサ球菌感染症が発症した場合，他の家族への感染予防の抗生物質投与については患者と同じ扱いにすることが原則である．**同胞感染は25％位に起こる**ことを説明しておく．10日間の治療終了後の咽頭培養でたとえ溶連菌が検出されたとしても，リウマチ熱などの続発症の発症や他人へ感染させる可能性は低いと考えられ，無症状であれば治療は行わない．

6）慢性扁桃炎

扁桃は陰窩をもつ特殊な形態も関連して，慢性の炎症状態に陥りやすい．慢性疾患の経過中にみられる急性扁桃炎は，これが何らかの原因・誘因（抵抗力低下，鼻・副鼻腔の炎症など）によって急性増悪をきたしたものといえる．慢性扁桃炎は年齢は幼児期には稀で，年長児期以降に多い．

慢性扁桃炎の症候は，嚥下痛と同側の扁桃陰窩に一致した膿栓，粘膜下リンパ濾胞が示す黄点，前口蓋弓の限局性発赤，領域リンパ節の腫脹などである．また，急性扁桃炎を繰り返し，急性炎症が軽快した後でも倦怠感や微熱があり，扁桃に発赤，咽頭不快感が持続するような例は慢性扁桃炎である．病巣検出菌は急性扁桃炎とほぼ同じと考

えてよい.

幼児, 学童期の扁桃は炎症の反復で増殖肥大し, 肥大扁桃はおよそ病的といえるが, 一般に成人では逆に慢性炎症の結果扁桃はしばしば退行萎縮する. このような萎縮し, 繊維化した扁桃は病的意義の大きいことがあり, 習慣性扁桃炎や病巣感染の focus となる可能性がある. 小児では著しく小さな扁桃も病的である.

習慣性扁桃炎は, 扁桃炎を年に4回以上反復する場合をいう.

(1) 病理

習慣性扁桃炎は, 慢性扁桃炎を基盤とし急性増悪を反復するものである. それは, 慢性炎症下での扁桃の免疫能と感染細菌の病原性との間のバランスの崩れやすさという扁桃局所自体の問題に起因していると思われる.

(2) 治療

急性期においては抗生物質, 消炎鎮痛薬, 含嗽による薬物療法を行う. 重症扁桃炎で抗菌薬の処方で改善しないときや, 若い人でカンジダなどの真菌による咽頭炎を起こしている場合はエイズや白血病, 悪性リンパ腫などで**免疫力が落ちている**可能性がある.

間欠期においては, 次のような対応を行う.

1. 生活上の注意

陰窩洗浄, 含嗽による扁桃局所の衛生, 規則正しい生活, 過労・ストレスの解消, 十分な栄養の摂取, 刺激物の曝露への回避.

慢性扁桃炎で濃栓を有する場合には, よくうがいをさせること, もしくは吸引除去すること. 膿栓の入り口がふさがっている場合には, 4%キシロカインを塗布した後, 膿栓の出入り口を切開して膿栓を吸引除去する.

2. 口蓋扁桃摘出術

口蓋扁桃は6か月位から機能し始め, 1〜2歳では免疫グロブリンをさかんに産生する. しかし, 4〜5歳になると, 舌根扁桃, 耳管扁桃および咽頭後壁リンパ濾胞などもリンパ組織として機能するので, 仮に5歳頃に扁桃を摘出しても免疫機能に異常をきたすことはない. 扁摘の効果は,

扁摘後2年で70〜80%の治癒率が得られ, 一方非扁摘群の2年経過後の治癒率は約20%という報告がある. 小児の習慣性扁桃炎に対する扁桃摘出術の有効性は90%以上で, 術後, 反復性の発熱や咽頭痛などの症状が消失, 改善することが多い. また, 小児の成長にも有益で, 習慣性扁桃炎に対する扁桃摘出術の有効性はきわめて高い. 以上は, 手術適応があると考えた場合, 耳鼻咽喉科医が手術を勧める理由である. 一方, 手術を回避する理由として扁桃炎は免疫学的安定期に入ると自然寛解が起こることを挙げる人が多い. その他の理由として合併症 (特に後出血の問題) や免疫異常の可能性を問題視する意見がある. それに対する反論としては, たしかに成長に伴い扁桃炎の反復回数は減少するが, 扁桃炎をほとんど起こさなくなる割合は0〜20%でそれほど高くない. 後出血は1〜5%程度, そして術後に実地臨床上で問題となるような免疫異常は起こらない, などがある[1].

その点, 成人では再発性扁桃炎の発症頻度は小児よりはるかに少ないが, 自然寛解に至るケースはなく, 扁桃摘出術による改善効果はフォローアップ期間にかかわらず持続することが多い.

(3) 習慣性扁桃炎における扁摘適応について

①高熱, 咽頭痛, 嚥下困難, 悪寒戦慄などの程度, 持続期間が著しいもの. 年3〜4回, 2年5〜6回以上の習慣性病歴(本邦での慢性扁桃炎の手術基準)[1] などがある. 数年の経過観察で罹患回数に変化がなければ扁摘の適応がある.

就学前の小児の場合は上述の適応に加えて1年ほどペニシリン療法にて経過を観察. 加えて①β溶血性レンサ球菌の検出, ②口内検温で**38.3℃以上の発熱**, ③リンパ節の直径が2cmを超えている, 以上の基準の一つ以上に該当していることを扁桃摘出術の条件として求めるものもある.

4歳以上を扁桃摘出術の適応年齢とする根拠は, 加齢に伴う扁桃の免疫学的な発達は, 0歳から3歳までは免疫学的な未成熟期であり, 4歳以降で安定期に入るからである.

②休労による社会的損失や影響が大きいもの.

③高 ASO 血症, 扁桃周囲炎, 扁桃周囲膿瘍の

反復罹患の既往があるもの．

④間欠期でも，微熱，倦怠感，咽頭異物感，咽頭灼熱感などの症状が著しいもの．

⑤扁桃病巣感染症が疑われる二次疾患（掌蹠膿疱症，乾癬，胸鎖肋骨過形成，関節リウマチ，IgA 腎症など）があるもの．

いずれの二次疾患においても発症早期で，病変が比較的軽度な症例に扁摘が有効な場合が多い．

⑥扁桃肥大があり，そのために小児睡眠時無呼吸症候群におちいった場合，特に，AI（アプニアインデックス）が30以上，睡眠中の SaO_2 が75％以下となるような重症例．

2歳以下の睡眠時無呼吸症候群に対しては，2歳以下の上気道粘膜免疫の発達を考えれば片側の扁桃摘出術のみを行う．あるいはアデノイド切除のみに留めるのもひとつの考えである．

⑦抗菌薬にアレルギーある症例．

第2章 扁桃病巣感染症

扁桃の抗原性物質によるⅢ型アレルギー反応と考えられている．

1 病巣感染の定義

その病態は感染症ではなく，自己免疫学的機序であることが明らかになってきている[2]．

口腔，咽頭，消化管には常在菌が存在し，粘膜免疫はそれに過剰に反応しないように免疫寛容機構が働いていると考えられている．通常の生体内では抗原として認識されないが，身体のどこかに限局した慢性の炎症巣があって，それ自体無症状であるか，またはときどき症状を呈するといったことにすぎないのに，その原病巣から離れた諸臓器に免疫寛容が破綻し反応的に，器質的あるいは機能的障害（二次疾患）を起こす病態である．病巣感染症のうちで扁桃を原病巣とするものを扁桃病巣感染症という．

2 病態

人体に異物，すなわち抗原が入ってくるとそれに対して抗体が作られ，抗体は抗原に結合する．抗原となる物質のいくつかは抗体の結合を受けることによって結びつけられ，血液の中や脾臓などにいる大食細胞につかまえられ食べられ消化され，問題を起こすことはない．しかし，そのようなものがたくさん作られると処理できなくなり，体のあちこちにたまり，病気を起こす．抗原と抗体との結合物のことを免疫複合体と呼ぶ．免疫複合体は，血液の中にある補体というタンパク質を刺激し，活動的にする．活動的になった補体は細胞に対し毒性を示す（Ⅲ型アレルギー反応）．

溶連菌感染後に腎炎を起こすことは，その細菌の成分を抗原として，それに対して作られた抗体が結合し免疫複合体を作ることに始まる．免疫複合体は糸球体の血管の壁にたまり，補体や白血球の作用で炎症が起こり，糸球体は目詰まりの状態となって，腎臓はろ過装置として機能しなくなる．掌蹠膿疱症では，血中に入った抗体はその抗原と免疫複合体を形成し，共通抗原性を有する掌蹠皮膚に沈着し，組織障害が起こる．つまり，「病巣感染」は，ある部位の細菌感染により抗体が産生され，その抗体が免疫系を刺激し続けることで二次疾患を引き起こす．

扁桃性病巣感染の二次疾患である障害を表1に示す．人体の中で病巣感染の原発巣としては扁桃が最も多く，次いで副鼻腔，歯であるといわれ，二次疾患として掌蹠膿疱症，胸鎖肋骨過形成症，IgA 腎症（これらの二次疾患は互いに高頻度に合併するので扁桃性皮膚関節腎症候群という概念で一元的に理解されるようになった）の3大疾患の他に関節リウマチおよび扁桃性微熱などがあげられている．リウマチ熱は1940年代から減少し，1970年代からほとんどみられなくなっている．いずれの疾患においても性比は女性が圧倒的に多く，男性の約2〜2.5倍である．

表1　扁桃性病巣感染二次疾患

1. 骨・関節疾患
胸肋鎖骨過形成症
リウマチ性関節炎
2. 皮膚疾患
掌蹠膿疱症
尋常性乾癬
多形滲出性紅斑
慢性蕁麻疹
3. 内臓疾患
IgA 腎症
慢性腎炎
心内膜炎など
4. その他疾患・症候
微熱，脱毛症など

3　病巣感染症の診断

1）一般的診断法

（1）問診

　詳細な病歴を知ることにより扁桃にその原因があるかどうかを，まず疑うこと．**二次疾患固有の症状はしばしば急性上気道炎や急性扁桃炎の際に発症したり，症状が悪化したりする**．

（2）各種検査のスクリーニングテスト

　A 群溶連菌感染症後に発病する急性糸球体腎炎は，溶連菌感染症の発症後2〜3週しないと発病しないので，発症後2週目頃と，できれば3週目頃との2回尿検査をするのが適当．病巣感染の主体である溶連菌の検索が必須（**血清 ASO 価，陰窩内 A 群溶連菌の同定**）である．

　ASO は溶連菌の産生する溶血毒に対する抗体で，通常は，感染後1週間頃から上昇が始まり，**大体3週間がピークで，3か月後位にはだんだん元の値に戻る**．再感染によりブースターがかかると，ASO 値が以前のレベルに低下するまで半年から数年かかることもある．この ASO 値が下がらないような子どもは，どこかに溶連菌が潜んでいる可能性がある．1回の検査で，Todd 単位で ASO で溶連菌感染があったとわかるのは

500 Todd 以上．ただし，この感染が古いものか，アクティブのものかをみるためには2回検査して，2管抗体価が上がれば，これは前に溶連菌感染があった古いものと考えてよい．

（3）扁桃局所所見

　扁桃の局所所見を詳しく観察することにより慢性扁桃炎を疑うこと．一般に埋没型で，陰窩内膿栓，前口蓋弓発赤など慢性扁桃炎と同様の所見を呈する場合が多い．

2）局所病巣診断法

　扁桃誘発試験と打ち消し試験により二次疾患の存在が扁桃によるものかどうかの判断する．しかし，病巣感染症の診断的中率は低く，実際にはこれらの検査が陰性であっても，扁摘が著効を示した症例も多数あり，扁摘の適応は上気道炎による症状の悪化や扁桃の局所所見を加味した臨床的検討から総合的に判断する．

（1）誘発診断法

　　マッサージ法（手動，電動）
　　ヒアルロニダーゼ法（化学的刺激）
　　超短波直接・間接法（超短波，極超短波照射）
　　　刺激15分後に**体温0.45℃以上**
　　　刺激3時間後に**白血球数 1,000/mm^3 以上**
　　　血沈 10 mm 以上の上昇が認められたものを陽性とする．

（2）打消診断法

　　陰窩洗浄法：陰窩内の内容物を生理食塩水で毎日洗浄
　　インプレトール試験：扁桃上端の両側の粘膜下にインプレトール®（プロカイン2.0 g とカフェイン1.4 g を生理食塩水100 ml に溶解したもの）をそれぞれ1 ml ずつ注射することにより，それぞれ二次疾患の改善をみる．

3）病巣感染二次疾患

（1）掌蹠膿疱症（palmo plantar pustulosis：PPP）

1．疫学ならびに症候

常蹠膿疱症は臨床的には主に**手掌**，**足蹠**に無菌性の粟粒大の**小水疱**，**膿疱**が集簇性あるいは散在性，対称性に**繰り返し生じ**，それに続く**落屑性紅斑性皮疹**を特徴とする**難治性**の疾患である．皮膚病変の形成は，自己反応性のＴリンパ球が浸潤し，組織破壊を起こす結果である．細菌抗原として**αレンサ球菌**と皮膚の共通抗原としてのケラチンが注目が現在注目されている．したがって，PPP は扁桃における免疫応答の異常に起因する自己免疫疾患と考えられるようになった．特に手では母指球部や小指球部に，足では土踏まず部に好発する．軽い瘙痒および疼痛を伴う．気温が高く湿度の高い**夏季に多い**．**30～50歳代の女性に多く発症**する．

本症には潜在性の**骨関節炎**が見いだされることが多く，10～15％に**胸肋鎖骨異常骨化症**を伴う．本症の自然経過は数年を要するものが大部分で，急性扁桃炎，急性気管支炎などに際して急性増悪をみることがある．他の二次疾患（扁桃，う歯，歯肉炎，副鼻腔炎，中耳炎，胆囊炎など，口腔内金属アレルギーなど）との**合併が約30％**に認められる．しかし，多くの症例ではその原因は不明である．

2．治療

根治的治療としては，基盤となる病巣感染を扁桃摘出などの処置で除去することが推奨されているが，信頼性のある術前の評価法はいまだ確立されていない．ただ**扁桃摘出術の効果は80～90％**近くある．多くの例では術後3か月以内に皮疹が消失するので扁摘は有力な治療法の一つである．扁摘の適応は皮膚科医による掌蹠膿疱症の確定診断と中等度以上の重症度である．

掌蹠膿疱症は慢性で再発を繰り返すが，数年で軽快する症例が多いので，根気よく治療を続けることが大切である．**25～30％の自然治癒例もある**といわれる．

局所的にはステロイド軟膏塗布，ＰＵＶＡ療法がある．瘙痒に対する抗ヒスタミン薬投与，皮疹への抗生物質，ステロイド薬投与も行われる．掌蹠膿疱症患者には喫煙者が多いことが知られている．喫煙による皮疹発症のメカニズムは不明だが，禁煙を指導する．日常生活で掌蹠囊胞症の悪化あるいは発病に関係が深いのはタバコ以外，手を荒れさせること．石鹸で手を洗いすぎるのもよくない．ストレスによる皮疹の増悪もあるといわれる．足蹠の PPP に対しては布地のサンダルかスリッパを履く時間を多くとらせる．

（2）IgA 腎症

1．病理

IgA 腎症は**腎臓の糸球体毛細血管が炎症を起こす疾患**．

扁桃病巣感染症の代表的疾患の一つ．急性糸球体腎炎は**人口10万人あたり6人程度**．透析導入患者のうち糖尿病性腎症に次いで多い．**好発年齢は5～12歳で**，**男児に多い傾向があり**，**2歳以下の発症は稀である**．

免疫腎生検という方法で組織を取り，蛍光法で**腎糸球体メサンギウムに IgA** を主として，IgG，C3 などの**免疫複合体の沈着**を認める．腎炎惹起抗原に対する抗体を産生する宿主側の要因が重要である．口蓋扁桃は微生物病原体などの外来抗原に反応して分泌型 IgA 抗体を産生する組織である．この分泌型 IgA 抗体が免疫複合体を形成し，これが糸球体メサンギウム領域に沈着する．

IgA 腎症は世界的にも最も高頻度にみられる糸球体腎炎である．**わが国において，IgA 腎症は原発性慢性糸球体腎炎の20～50％以上を占めている**．また，**急性糸球体腎炎の約80％が溶連菌感染後に発症**するとされることから，末期腎不全への進展を抑制することが大変重要である．**溶連菌感染後腎炎を発症するのは溶連菌のなかでもA群β溶連菌でその菌体成分である**．これは咽頭炎，扁桃炎，猩紅熱，膿痂疹などの**先行感染後1～3週**を経て，**浮腫，乏尿，血尿，タンパク尿（chance hematuria & proteinuria）および高血圧を主症状**として比較的急速に発症する．糸球体濾過の低下を主徴とするこれらの症状は腎炎徴候を示唆する尿所見である．特徴的な3症状として，①**肉眼的な血尿**，②**扁桃炎**，③**血清 IgA が**

高値（300 mg/dl）以上を示す．血清 IgA 値の上昇は，患者の約半数にみられ，点滴後に血清 IgA 値は低下する．

浮腫は顔面，特に**起床時にみられる眼瞼周囲の浮腫**で気づかれることが多く，下腿部は少ない．**しかし，自覚症状は乏しく，検尿にて初めて異常に気づかれる場合もあるので注意を要する**．尿所見としては**血尿**が必発であり，その約30％に肉眼的血尿を認める．もし検尿を行うのであれば，**咽頭炎発症10日目**が血尿の出始める平均値である．**溶連菌感染と診断後2週目の時期に尿検査をするのがよい**．

A 群溶連菌感染に続発する急性糸球体腎炎は小児では予後が良好で，再発は稀である．大半の症例は寛解し，腎機能障害をきたすのは2％未満である．しかし，成人の溶連菌感染後腎炎では小児に比べ遷延する症例が多数存在し，**発症後20年で慢性腎不全に移行し，腎透析に陥る**．それゆえに IgA 腎症は比較的予後が不良の原発性糸球体腎炎であると考えられている．透析導入に至る末期腎不全の原因疾患としては，IgA 腎症は糖尿病性腎症につぐ主要な腎疾患である．

2．治療

内科的に IgA 腎症は**タンパク尿が1 g/日以上で腎機能が低下傾向にある症例が治療の対象**となる．確立した治療法はないが，一般に**安静と塩分制限のみ**で，多くは3か月〜半年で治癒し，以後は微少血尿を残すのみとなり，一年以上血尿が持続する例は稀である．咽頭培養が陰性であれば抗菌薬の適応はない．

急性腎炎は保存的治療でも比較的治りやすい病気であるので，急性腎炎に対しては2〜6か月間内科的治療で様子をみて，なお各検査成績に問題があり治癒が遷延する場合には，扁摘との関係を詳しく検討して，疑わしい場合には手術すべきである．腎炎慢性化の要因としては，腎外感染の持続，または急性増悪があげられているので，扁桃に慢性炎症病像が存在し，ときどき急性増悪を示し，それに伴って尿所見の悪化がみられるような場合は，**扁摘**を行うと高い有効性が期待できる．

扁摘は抗原の阻止として位置づけられ，**腎の組織学的変化が進行する以前の早期の扁摘は有効**である．腎生検時の重症度Ⅰ「予後良好群」からⅢ「予後比較的不良群」で，血清クレアチニン値 2.0 mg/dl 以下がそれに相当する．この基準に従えば扁摘により50〜80％に尿タンパクや尿潜血の改善を認める．逆に腎病変が進行し，腎障害が高度になってからでは扁摘の効果はあまり期待できない（重症度Ⅳ「予後不良群」や血清クレアチニン値が 2.0 mg/dl 以上の症例）．

扁摘とステロイドパルス療法を組み合わせた「**扁摘パルス療法**」もある．扁摘で病巣を除去し，ステロイドパルス療法で糸球体の炎症を抑える治療である．ことに小児の IgA 腎症は，成人例以上に**ステロイドパルスと併用した口蓋扁桃摘出術の有用性**が報告されていて，現在，IgA 腎症診療ガイドライン[3]では扁桃パルス療法を治療選択肢として検討してもよいとしている．しかし，一方では扁摘は関連がないとの報告もある．

（3）胸肋鎖骨過形成症（sternocostoclavicular hyperostosis：SCCH 胸肋鎖骨間骨化症）

1．症状

中年の女性に多い．**胸骨，肋骨，鎖骨に異常骨化をきたす原因不明の疾患**である．**胸肋鎖骨部の肥厚・疼痛**，血沈亢進の寛解・増悪を繰り返し徐々に進行する．単独で発症することは稀で，**80％以上の症例で掌蹠膿疱症を合併する**．

X 線上，両側鎖骨中央部，胸骨端の紡錘状肥大がみられる．ときに狭心症と間違われることもある．骨シンチグラム（99 mTc）による異常集積像を認める．

2．治療

対症療法．観血的には鎖骨・胸骨の切徐・掻爬など．消炎鎮痛薬，ステロイド薬などの投与．**扁桃摘出術の有効性は80〜90％**に認められている．

（4）リウマチ熱

A 群連鎖球菌性咽頭炎に続発するリウマチ熱は先進諸国では近年激変したが，米国では，1980年代中期より症例が再増加している．発症率は，人口10万人あたり 0.08〜1.88．

A 群連鎖球菌性咽頭炎から**1〜4週間後に再度**

の発熱と関節痛で発症する．心炎を合併すると弁膜疾患に進行し，後遺症を残す危険がある．

第3章　咽喉頭深部感染症[4]

1　扁桃周囲炎，扁桃周囲膿瘍

扁桃周囲膿瘍は，細菌感染による化膿性扁桃炎が周囲に波及し，扁桃周囲炎から膿瘍を形成することで発症する．激しい**嚥下時の痛み**と**開口障害**のために，入院を必要とする症例も少なくない．喉頭浮腫や深頸部膿瘍・縦隔膿瘍を生じる可能性があるため適切な対応が必要である．

1）原因

急性扁桃炎に続発して起こることが1/4，**明らかな扁桃炎の症状の先行がなくて発病する場合が3/4ある**．だが，そうであっても扁桃炎の既往が多いことに注意する．

扁桃周囲膿瘍では**嫌気性菌の検出頻度**が高くなり，*Peptococcus* sp., *Peptostreptococcus* sp., *Bacteroides* sp. で50％を占める．その他，20数％が溶連菌群，A群β溶連菌は7％を占める．菌陰性または常在菌は50％以上の症例にみられるが，やはり*Streptococcus*属を主とした**好気性菌のほか，嫌気性菌**である*Peptostreptococcus* species などの病原菌の感染が多い．また，好気性菌と嫌気性の**混合感染**もかなりの割合で認められる．通常，嫌気性菌は必ずしも組織侵入性は高いとはいえないが，先行する感染症などにより粘膜が破綻すると，比較的容易に組織に入り込む．従って好気性菌嫌気性混合感染症の場合，多くはまず好気性菌が増殖し，その後，嫌気性菌が増殖して病原性を発揮するという二相性の増殖パターンを示す．

ほとんどの例は一側性だが**10％程度は両側性**．膿瘍の部位は前上方型と，後方型に分けられる（図3）．**90％以上が前上方型，10％程度の症例は処置の行いにくい扁桃下極**にみられる．

性別は男性にやや多く，**年齢は20～30歳代に多くみられ，子どもや老人は少ない**．小児に少な

い理由は，小児の扁桃被膜は成人に比べて緻密で，厚く，披裂が少なく，かつ扁桃組織中に結合組織が少ない，などが炎症の進展を防ぐためといわれている．一方，高齢者に少ない理由は加齢により扁桃組織の萎縮が著明でほとんど実質をもたず，病理学的にもリンパ濾胞が存在しないからであるといわれる．20～30歳代に発症が多いのは小児期に比べて**免疫応答が低下し，感染の足場となる扁桃内結合組織の増生がさかんなためである**．

2）病理

扁桃の上極付近に最も多く組織変化が認められることから，扁桃上端の陰窩に始まり，陰窩がふさがると口蓋扁桃の被膜と上咽頭収縮筋の間にある疎な結合織に炎症が波及し扁桃周囲炎となり，さらに炎症が高度になると扁桃周囲膿瘍となる．扁桃上極付近は皮膜と筋膜の結合が粗であり，膿瘍が形成されやすい．扁桃上極の間隙に存在する唾液腺Weber腺が扁桃周囲膿瘍を引き起こすのではないかという説もある．

放置すると5～10日間程度で膿瘍は扁桃上窩に自潰するか，口腔か咽頭で破れる．糖尿病などの全身疾患がある場合は，**膿瘍が副咽頭間隙に進**

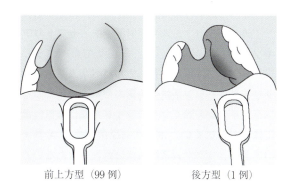

前上方型（99例）　　　後方型（1例）

図3　扁桃周囲膿瘍の咽頭所見
（鈴木安恒, 1977）

み（図3），さらに大血管に沿って下降し，縦隔洞炎を起こすこともある．口蓋扁桃周囲組織の壊死および深頸部血管の破綻による大出血，声門浮腫，膿瘍自潰による窒息，敗血症などの合併症を起こすこともある．深頸部膿瘍や縦隔進展など**重篤な合併症を起こす頻度は約2％**にある．

3）症状・診断

①自覚症状として高度の嚥下痛（大部分は一側性），咽頭痛，発熱，開口障害，流涎，含み声 hot potato voice，耳痛．白血球増多，血沈亢進．浮腫が咽喉頭に及べば呼吸障害をきたすことがある．

②他覚的には扁桃周囲の粘膜が発赤・腫脹し，口蓋垂は浮腫状に腫脹し，健側に偏位する．扁桃は周囲組織の腫脹のために埋没しているように見える．ときに膿苔が扁桃を被う．直接炎症が筋に及んだり，また**炎症が深部に波及すると翼状筋のけいれんのため，開口障害（牙関緊急）**を生じる．

炎症が喉頭に波及し**喉頭蓋の浮腫**を生じると呼吸困難をきたす可能性がある．

造影CTは周囲の間隙への膿瘍の広がり具合，反対側の状態を見るためにも施行することが望ましい．血液検査では白血球数・分画，**CRP**を調べる．

4）外科的治療

①多くの症例に脱水が認められることから**輸液**が必要であり，電解質バランスの補正に気をつける．解熱鎮痛剤などによる全身管理が必要である．

②抗生物質の点滴静注．治療には好気性グラム陽性球菌と嫌気性菌に感受性がある抗菌薬が必要で，第3世代セフェム系注射薬である**セフトリアキソン**の選択が望ましい．経口薬では**ペニシリン，セファロスポリン系，カルバペネム系**さらに**クリンダマイシン系抗生物質**の使用が有効．**クリンダマイシンを除くマクロライド系薬は嫌気性菌には奏効しにくい**．主要な病原菌であるA群β溶連菌はβラクタム系抗菌薬に耐性をもたないため，国際的にはペニシリン系抗菌薬が標準治療薬とされている．経口剤を最初から併用することもあるが，多くの場合最初の2〜3日間注射剤を投

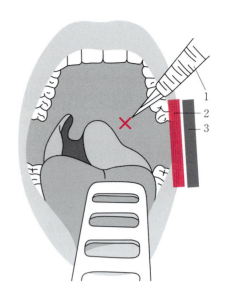

図4　扁桃周囲膿瘍
1：保護メス（メスの先端を2cmだして深入りしないようにする），2：内頸動脈，3：内頸静脈，×は口蓋垂と第2大臼歯を結ぶ線の中間点で切開に適した点（Chiari点）

与してある程度改善した後，経口剤に切り替える．浮腫，疼痛の軽減を計るために**ステロイド，解熱鎮痛薬**を併用投与する．局所はイソジンガーグル®などでうがいさせる．

③試験穿刺により膿の存在が確認されたら**切開排膿**を行う．膿瘍内容液の穿刺吸引と排膿，抗菌療法の組み合わせでほとんどが治癒する．

切開部位は**図4**に示す**Chiari点**がよく用いられる．chiari点は口蓋垂の基部と患側の上顎智歯を結ぶ線の中点をいう．しかし，実際には**最も腫脹した部位，波動点を狙って切開する．**

患者は座位とし，4％ないし8％キシロカインで表面麻酔し，0.5ないし1％キシロカインE数mlを粘膜下に局注する．その後穿刺の場合は，**18G注射針をつけた5〜10mlのディスポーザブル注射器**にて吸引する．開口困難のある例では長針でないと刺入が難しい．**十分に膿が除去されれば膿瘍穿刺のみで十分である．**

穿刺に際しては，内頸動脈が扁桃後外側1〜1.5cmのところを走行しており，その副損傷に注意する．比較的多量の出血がみられたら，動脈を穿刺した可能性があり，ボスミンガーゼにて数

分の圧迫を要する．血管損傷を避けるためには，穿刺点からできるだけ**矢状方向に進める．穿刺する深さは20 mmを超えないようにする．**開口障害などで矢状方向への穿刺が困難な場合，先端を**上顎臼歯の矢状断より内側に留めると**有効な上，血管損傷が回避可能と考えられる．

④膿汁が引けなかった場合，穿刺部位を少し変え，同じように穿刺する（膿汁が吸引されないときはその1 cm下で再挑戦する）．一つの部位にこだわりすぎると，針先を進めすぎ内頸動脈などの損傷を招くおそれがあるので注意する．2～3回穿刺を試みて膿瘍が確認されなければ，その時点では膿汁は形成されていないものとして抗生物質を投与し，保存的に経過観察する．穿刺や切開は容易な方法ではあるが，それのみでは排膿が不十分なことや再発することが懸念される．

⑤再発傾向があるものでは，予防的に**扁桃摘出術を**行う．**再発率は7～28%**とそれほど高くない．

2　咽後膿瘍

1）病理

咽後後間隙と咽後危険間隙の両者を含む間隙の膿瘍である．急性咽頭炎からの続発が多い．深頸部のリンパ節は互いに連結しており，先行する上気道感染がリンパ経由で拡大して咽後リンパ節に感染する．箸，歯ブラシなどによる咽頭後壁の外傷性に起因するものもある．咽頭後間隙の解剖学的特徴から縦隔炎を起こすことがあり，膿瘍の存在，広がり診断に画像診断は欠かせない．

特に2～3歳までの乳幼児では咽頭収縮筋の後方に膿瘍を形成し，この部分が半球状に腫脹してくる（乳幼児咽後膿瘍）ことがある．**咽後リンパ節は3歳以降萎縮するので，好発年齢は3歳以下**

で，特に1歳未満の乳児に多い．起炎菌は**黄色ブドウ球菌や連鎖球菌**の頻度が高い．

2）診断

主な症状は**高度の熱発，咽頭痛，頸部過伸展，喘鳴**などで，比較的短時間で重篤化することがある．咽頭後壁に，左右いずれかに偏在する**粘膜の発赤膨隆をみる．**穿刺で膿汁を証明する．

画像診断法は，**側方向撮影法（軽く開口して頸部を後屈し，吸気で行う．**頸部単純X線写真の**側面像で咽頭後壁の軟部組織腫脹を**判定する．喉頭側面レントゲン像で椎前からの距離が15 mm以上の場合は注意が必要である．CT所見では，小児の場合に，肥大した咽後リンパ節の辺縁増強効果があり，中央に低密度部分（初期液化あるいは化膿期）を有する．軸位CT像で左右への広がりもわかる．

3）治療

全麻下で切開排膿を懸垂頭位で行い，剪刀で膿瘍を縦切開し，吸引を多用して気道確保に努める．

最近では初期の画像診断結果と有効な抗生物質治療で**40～50%が保存的に治療可能**である．

3　ソーンワルト病（Tornwaldt病）

上咽頭後壁中央の咽頭扁桃下極付近にみられる**咽頭後壁粘膜上皮と脊索の癒着により生じる嚢胞**である．**剖検例の3%**に認められ，それほど稀なものでもなく，偶然にCTやMRIで発見される例が多い．

無症状のことが多いが，感染を起こすと後頭痛，口臭，鼻汁，後鼻漏，耳痛，筋緊張などの症状を呈する．**腫瘤は粘膜内に限局し，円形で辺縁**

▌内頸動脈走行異常

加齢に伴い頸部が前屈・短縮すると，総頸動脈起始部と頭蓋底の距離が短縮する．この距離の短縮に対して，静脈は短縮・拡張が可能であるが，動脈は動脈硬化により短縮・拡張が不可能なため蛇行する．内頸動脈は副咽頭間隙に存在するため，その最も抵抗の少ない咽頭後壁粘膜下に向かって蛇行する．したがって，加齢に伴う頸部短縮，前・側屈症例に動脈硬化が合併すると，内頸動脈の変異をきたしやすい．咽頭後壁の切開に際して注意を要する点である．

が明瞭である．症状が出た場合は内視鏡下経鼻的 手技で囊胞を摘出ないしは切開すればよい．

第4章　咽頭ウイルス感染症

1 伝染性単核（球）症（口絵25）

1）病理・診断

EBウイルス初感染者の一部に発症し，15～20歳代に多くみられる．

発熱，咽頭痛（急性扁桃炎），頸部リンパ節腫脹が主症状．38～40℃の高熱と咽頭痛により摂食障害をきたし，数日間の抗生物質にて病状の改善をみない．臨床所見としては，**扁桃は厚い白苔を伴って発赤・腫脹**し，頸部リンパ節の腫脹が高度で，**肝障害や脾腫**を伴う．細菌性扁桃炎のリンパ節腫脹は前頸部，いわゆる胸鎖乳突筋より前の扁桃腺が腫れる．それと比較して**伝染性単核球症は胸鎖乳突筋より後ろの後頸部のリンパ腺が腫れる**（**表2**）．症例によっては急性期に**発疹**を認める．発疹は10～15％にみられ，麻疹様～風疹様紅斑を示すことが多い．また，アンピシリンなどのペニシリン系薬剤の投与により，高率に皮疹が誘発され，この現象は「**アンピシリン疹**」としてよく知られている．口腔粘膜，特に口蓋には**出血斑**がみられることがある．四肢や頸部などの皮膚にも出血点が認められる．

末梢血**異型リンパ球**10％以上，ポールヴァンネル反応陽性（日本においてはほとんど陰性），

EBウイルス抗体価高値，LDH，GOT，GPT高値を調べて診断を確定する．異型リンパ球というのは，EBウイルスがリンパ球のB細胞に感染するとT細胞がそれに反応し増える．異形リンパというのはそうした反応で増えているT細胞をみているといわれる．

EBウイルス初感染後，早期から上昇がみられる抗体は，① EBウイルスの**VCA**（viral capsid antigen）**IgM抗体**（4～8週持続し，消退），② **VCA IgG抗体**（終生存続），③ **EA**（early antigen）IgGのanti D（70％にみられ，3～6か月存続）である．遅れて上昇がみられる抗体は，④ **EBNA**（EB virus nuclear antigen），抗体IgG（感染後6～12週で上昇し，終生存続）である．

2）治療

治療は自然治癒するが安静が必要．鎮痛薬，解熱薬を投与．血小板減少，肝障害のあるときは副腎皮質ホルモン剤を使用する．薬疹がでやすいので**アンピシリン（ABPC）は禁**．テトラサイクリン系，マクロライド系のものを使う．**3週間の加療が必要である**．

表2　溶連菌性扁桃炎と伝染性単核球症の特徴

	溶連菌性扁桃炎	伝染性単核球症
	少年期（5～15歳）	青年期
発熱	あり	あり
口蓋扁桃腫脹	あり	あり
口蓋扁桃の偽膜	口蓋扁桃に限局し，膿栓形成や白い偽膜	上咽頭に及ぶこともあり，白色や内出血を伴う汚い偽膜
リンパ節腫脹	前頸部リンパ節腫脹	後頸部リンパ節腫脹
白血球数	増加	増加
ABPC治療	効果あり	禁忌

（日本耳鼻咽喉科感染症研究会会誌17：70-72, 1999, より）

2 アデノウイルス気道感染症（咽頭結膜熱 Pharyngo Conjunctival Fever：PCF）（口絵26）

1）疫学

　プールの開設シーズンになると増える高熱を伴う**滲出性扁桃炎**が特徴で，結膜炎を合併すると**咽頭結膜熱**と呼ばれる．感染経路としてプールとの関連が明らかな場合は，俗に**プール熱**とも呼ばれる．ピークは**7月下旬から8月**である．年齢別では**5歳以下が全体の70％以上**を占めて発生の中心であり，9歳までが90％以上を占める．約半数の学童には主要な血清型に対する抗体を持ち，ほぼすべての成人には抗体が認められる．アデノウイルス感染症の**潜伏期は5〜7日**とされている．3歳以下の乳幼児，喘息や心疾患などの基礎疾患がある人，そして入院患者などでは重症化するおそれがある．

　アデノウイルスには現在**51の型**がある．そのうち，PCFは特に**3型**，4型，7型による**滲出性扁桃炎**で，このウイルスは主に呼吸器疾患や胃腸炎を起こすDNA型ウイルスである．感染はウイルスの**飛沫**による結膜，鼻腔，咽頭への侵入，もしくは**糞口感染**により成立する．プール熱では，感染は汚染した水から結膜への直接侵入と考えられている．

2）症状

　症状は**発熱**，**咽頭炎**，**結膜炎**（流行性角結膜炎，はやり目）を**3主徴**とする．**結膜炎は約1/3**の例で経過中に認められる．この**ウイルス性結膜炎**は下結膜円蓋領域に濾胞形成を伴うことが多く，4人に1人には角膜にも炎症が及ぶ．もともと1〜2週間で自然治癒するので過剰なステロイド点眼は慎みたい．

　所属リンパ節である**頸部リンパ節炎**を伴うこともある．熱は昼間には下降しても夜間には**39℃を超える高熱**となり，しかも**5日間**ほど続く．**腹痛**や下痢を伴うこともある（10〜20％）．また時には頭痛が強く，**メニンギスムス（髄膜刺激症状）**も起こす．典型例では**発赤腫脹した口蓋扁桃に著明な白色の滲出物（滲出性扁桃炎）**，咽頭後

壁の高度な**リンパ濾胞の腫脹**がみられた場合にアデノウイルス感染を疑うが，滲出物がわずかな例や，発赤腫脹のみの例も多い．さらに**粘膜疹が口蓋垂に出現する**．たいてい抗菌薬が投与されるが，当然手応えなく，**患者は高熱が続くあまり不安が募り，別の医師に受診する傾向がある**．

　似たような滲出性咽頭炎をきたす**溶連菌感染症との鑑別は，8月はA群β溶連菌の最も少ない月であるという疫学的事実**と，溶連菌性咽頭炎にしばしば認められるフォルヒハイマー斑がないことである．

3）診断

　アデノウイルス感染症における血液検査の成績はさまざまで，CRPは正常から中等度高値であり，末梢血白血球数も一定の傾向を示さない．白血球増多，CRPが亢進するので，細菌感染症と鑑別に迷うことがある．診断は前述の3主徴の他に，家族内あるいは周囲での流行状況など，疫学的病歴を参考にする．

　アデノウイルス感染を疑う決めては，**血清LDH（乳酸脱水素酵素）値**で，血清LDH値が700 IU/L以上など正常の3〜4倍の高値の場合は即座にアデノウイルス感染を疑う．正確な診断にはウイルス分離や**抗体診断**（CF試験で4倍以上の上昇をもって診断する）が必要だが，結果がでるまで2週間以上かかる．よって，咽頭ぬぐい液を用いた**迅速抗原診断法**（EIA法－アデノクロン®，イムノクロマトグラフィー法－チェックAD®）が頻用される．この検査は10〜15分で結果が得られる．製造会社間で差があるが**検査の感度は70％強**，特異度は100％であり，ウイルス排泄量が多い発病から4日目までは，さらに感度が高い．保険適用あり，このキットを用いてアデノウイルス感染症かどうかを判定する．ただし，キットを使用する場合はウイルス量が多い急性期の段階にしっかり感染部位を擦過しないと偽陰性に出やすい．キットによる診断は必ずしも容易ではない．

4）治療

　PCFの診断と治療にあたっては，十分な観察

と集団感染の制御がきわめて重要である．高熱は続くが普通は5日間位で自然に治癒する．抗菌薬を使用する必要はない．特異的治療はなく**対症療法**が主である．

プールを利用していなくても，接触が濃厚な保育園，幼稚園，家族内では容易に感染する．患者との濃厚接触を避け，もし接触したら**手洗い，手指消毒，うがい**を励行する．プールには十分な塩素消毒を実施し，プールに入る前後のシャワーを徹底させる．また**タオルの共有を避ける**．アデノウイルスはエンベロープのないウイルスのなので，70%アルコールで不活化される．治療は，冷湿布と人工涙液，疼痛が強い場合は非ステロイド抗炎症薬（NSAID）を適宜用いる．

学校保健法では，PCF は**第二種伝染病**であり，主要症状が消退した後も2日経過するまで出席停止であることを説明する．

第5章　咽頭のアレルギー性炎症

1）咽頭の血管性浮腫（angioedema）
（口絵27）
（1）病因・病態

血管性浮腫は**クインケの浮腫（突発性浮腫）**とも呼ばれ，**じんま疹の一種**と考えられる．症状は急性の**皮膚および粘膜の限局性の浮腫**で，浮腫は真皮のみならず皮下組織まで及ぶ．

病因は，**アレルギー機序**と**非アレルギー機序**に大別される．前者では**ヒスタミン**がメディエーターとして働くが，後者では主に**ブラジキニン**が関与している．

突発性浮腫を呈する疾患としては，前者は**アレルギー性血管性浮腫**，後者は**遺伝性血管性浮腫，アンジオテンシン変換酵素阻害薬による血管性浮腫，物理的刺激による血管性浮腫，特発性血管性浮腫**などがある．欧米における非アレルギー性血管性浮腫の大規模臨床調査では，特発性38%，遺伝性24%，食物・薬剤・物理的刺激16%，ACE 阻害薬11%という順になっている．

アンジオテンシン変換酵素阻害薬による血管性浮腫はレニンアンジオテンシン系阻害薬である**ACE 阻害薬**がブラジキニンの分解を抑制し，ブラジキニン濃度が上昇することにより発症することが多い．ACE 阻害薬の服用開始から発症までの期間は**3週間以内**が60%で，同薬の副作用である咳の発現とは関係なく急性に発症する．

遺伝性血管性浮腫は1万人から5万人に1人の割合でみられる．75%に家族歴がある．遺伝性は補体第一成分阻害因子が欠損するために起こるもので，ブラジキニン濃度が上昇して発症する．最初の発作が40歳以上で生じていれば遺伝性血管性浮腫である可能性は低い．じんま疹を伴っていればまず**アレルギー性血管性浮腫**を考える．

好発部位は，**顔面，特に眼瞼，口唇，舌，口腔粘膜，喉頭，四肢**である．約半数に浮腫に膨疹（蕁麻疹）を合併する．腹痛，嘔気，嘔吐，下痢などの消化器症状も生じる．皮疹は瘙痒感に乏しい．

突然，咽頭粘膜，唇に膨疹が出現し，のどが締めつけられる感じ，のどのつまる窒息感，嗄声，声が出ないなどの症状があり，進行すると呼吸困難になる．**これらの症状は24時間で最大となり72時間で消退する**一過性，限局性の浮腫である．**浮腫は通常2〜3日持続する**．

外傷，歯科治療，肉体的あるいは精神的ストレスが誘因になることがある．浮腫が気道に発生すると閉塞により窒息をきたすこともあるので，緊急時には気管切開が必要である．

発作の間隔は月に1〜2回程度から数年に1回とさまざまである．

（2）治療

原因となったと疑われる食物や薬剤などは**直ちに中止**する．

H$_1$ブロッカー（抗ヒスタミン剤を第一選択)，ステロイド剤の内服や静注を行う．これらの治療

で多くの例は2〜36時間程度で症状は改善する．抗アレルギー薬を投与して様子を見て，同薬が無効，または最初から非アレルギー機序が疑われる場合には，ブラジキニンB_2受容体拮抗薬であるicatibantも選択肢となる．

クインケの浮腫では**喉頭浮腫**が最も危険であり，顔面や口腔に浮腫があれば喉頭所見を内視鏡で確認し，気道狭窄をきたすおそれがあれば，緊急に気管挿管や気管切開などの**気道確保**を行う．

2）口腔アレルギー症候群（oral allergy syndrome：OAS）

特定の果物や野菜を摂取した後に，口腔や咽頭，口唇の腫脹や瘙痒感などをきたす食物アレルギーを**口腔アレルギー症候群**とよぶ．

シラカンバ花粉症やラテックス（ゴムの木の樹液）アレルギーの患者が，OASを引き起こすことが知られている．原因となる果物や野菜には，リンゴやサクランボ，モモ，ナッツ類やキウイ，ニンジン，ジャガイモ，セロリなどがある．これらの花粉症患者にみられる果物アレルギーは，花粉と果物に含まれる共通の抗原による交差反応である．（アレルギー疾患：口腔アレルギーの項を参照）

第6章　性行為感染症

性行為感染は性的接触によって伝播するが，近年では**オーラルセックスなど性行動の多様化により，口腔咽頭を介した性感染症患者が増えている**．性感染症は誰もが感染しうる疾患であるので，耳鼻咽喉科医でも性感染症に適切に対応できるスキルが求められる．**梅毒，後天性免疫不全症候群（エイズ），淋菌感染症，性器クラミジア感染症，性器ヘルペス感染症，尖圭コンジローマの6疾患は，5類感染症（淋菌感染症を除く）に定められた性感染である．**かつ口腔咽頭に感染したり，病変を生じたりする．

1 梅毒性口内炎

梅毒は，**梅毒トレポネーマ *Treponema paollidum* **を病原体とする全身性の慢性特異性炎症性疾患で，緩徐に進行し，皮膚や粘膜，ときに臓器に病変を生じる．感染経路から経胎盤感染する**先天性梅毒**（口絵28，29）と，経胎盤以外の経路で感染する**後天梅毒**に分けられる．

国立感染症研究所によると，わが国の梅毒患者数は2000年後半から増加し始め，2013年には年間1,600例を超え，2016年には4千人を超えた．決して過去の疾患ではない．特にHIV感染者において梅毒陽性率が高い．また，顕著なのは若い女性での感染の広がりで，性産業に従事する女性とその客となる男性の間で感染が広がっている可能性が推測される．

梅毒は症状があれば**顕性梅毒**，なければ**潜伏梅毒（無症候梅毒）**になるが，感染症としては初めの2年が感染力のある**早期梅毒**，それ以降は感染力がなくなる**晩期梅毒**になる．早期梅毒には**早期顕性梅毒（Ⅰ期，Ⅱ期梅毒）**と**早期潜伏梅毒**がある．前者では特有の梅毒疹がみられることから，診断は比較的容易である．これに対し，後者の診断には梅毒血清反応検査を行う必要がある．梅毒は未治療のまま，第Ⅱ期顕性梅毒から第Ⅲ期に進むと潜伏期に入り，感染は継続し症状が現れない状態が数年から数十年続く．第Ⅲ期以降は他者への感染力はなくなり梅毒血清反応の抗体価の数値も下がる．この第Ⅲ期以降を晩期梅毒というが，近年このような患者はきわめて少なくなった．

1）病理

後天梅毒は一般的に第Ⅰ期梅毒，第Ⅱ期梅毒，潜伏梅毒，第Ⅲ，第Ⅳ期の晩期梅毒の順に進行する（図5）．感染後約2年間の第Ⅱ期までは梅毒血清反応の抗体価が高値を示し，粘膜や体液を介して他者へ感染させやすい．1回の性行為で相手

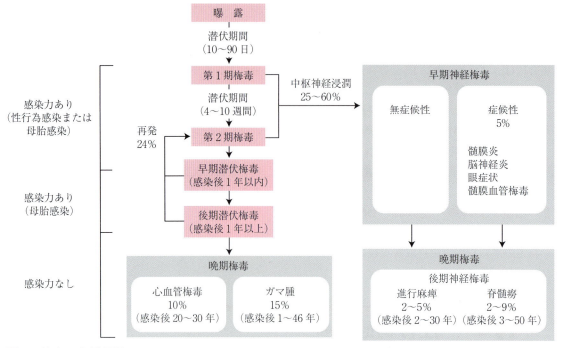

図5　梅毒の自然経過
(柳澤如樹, 味澤篤, モダンメディア 2008；54：14-21, 原文は Golden MR, et al, *JAMA* 2003；290：1510-1514)

が感染する確率は約1/3と高い. この時期を**早期梅毒**と呼ぶ. 早期梅毒の第Ⅰ期梅毒では硬性下疳, 第Ⅱ期梅毒では皮膚粘膜病変（粘膜斑, 紅斑）が代表的な症状である.

第Ⅰ期梅毒：**感染後3週間**位して菌の侵入部位に**初期硬結**（小さいしこり）を生じる. 性器に多いが, 口腔では, 口唇, 硬口蓋, 舌に孤立性, 境界鮮明, 暗赤色の硬結ができ, 次第に増大し潰瘍を形成する（**硬性下疳**）. 初期硬結も硬性下疳も**疼痛はない**ことが特徴である. 頤下や顎下部**リンパ節**が無痛性に腫脹する. 3～6週間で自然に消退し, 第Ⅱ期に入る. すなわち感染から6～9週後, トレポネーマ *T. pallidum* は感染部位から全身に広がり, 12週頃から皮膚・粘膜に梅毒病変が現れる.

第Ⅱ期梅毒：**感染後3か月頃**に扁桃周囲, 舌下部や軟口蓋に, **乳白斑 plaque opalines**（**粘膜斑**：最初は紅斑として現れ, 徐々に白く変化しながら拡大・融合して粘膜斑になる）（**口絵30**）を生じ, 剥ぐと**びらん**となる. 舌の下面, 側縁に好発し, 口蓋は比較的まれな部位であるが, わずかな外的刺激がびらんの誘因となる. また口角にびらんを生じることもある（**梅毒性口角炎**）. 上記の初期硬結・硬性下疳と粘膜斑は, 他の疾患にはみられない独特の所見から診断の契機となりやすい.

またこの時期には特有な**梅毒疹**（バラ疹）が認められる. **紅斑が手掌・足底にみられたらまず梅毒（第Ⅱ期）を考える必要がある**. 皮疹は丘疹や膿疱など, さまざまな形態をとるが, 水疱形成はきわめて稀である. かゆみや痛みがなく, また, それぞれの病変は数日～数周で消え, これが反復する. 特に出現頻度が高いのは**梅毒性乾癬**と**丘疹性梅毒疹**である.

第Ⅱ期梅毒では発熱, 全身倦怠感, 全身性リンパ節腫大, 関節痛, 体重減少などの全身症状が認められることもある. その数年後にはゴム腫ができ, さらには大動脈瘤や麻痺などに進行する恐れがある.

神経梅毒は, 従来晩期梅毒の症状と考えられていたが, 現在はトレポネーマは感染直後から中枢神経に浸潤することが知られており, 第Ⅱ期以降

の早期から髄膜炎や脳神経障害などの症状を呈することがある.

2）診断

病歴，臨床像，梅毒血清反応，細菌学的検査により診断する．梅毒は多彩な症状を呈するため，他の疾患に間違われることがある．また，症状が消える時期があったり，自覚症状を伴わない例もあるため，診断は必ずしも容易ではない．例えば，第Ⅰ期梅毒の特徴である**硬性下疳は無痛性**が多いため，本人が自覚していない場合がある．第Ⅱ期梅毒の時期に臨床症状を呈さずに，潜伏梅毒に移行する例がある．加えて，第Ⅰ期梅毒や第Ⅱ期梅毒では，無治療でも時間の経過とともに臨床症状が自然消退することもあるために，診断機会を逸する可能性がある．

診断には，血清学的検査（非トレポネーマ検査，特異的トレポネーマ検査）が主に用いられる．**非トレポネーマ検査**では，カルジオリピン抗原に対する抗体価を測定する**rapid plasma reaction（RPR）法－脂質抗原試験STS**が頻用される．この抗体価は，梅毒感染2～4週間後に陽性となり，通常，第Ⅱ期梅毒から早期潜伏梅毒にかけて最も高くなる．抗体価は**疾患活動性と相関**することが多いものの，妊婦や高齢者，膠原病，慢性肝疾患，結核やHIV感染などを有する場合，抗体価が擬陽性となることがある（生物学的偽陽性）ので，その解釈には注意が必要である．また，一般的には梅毒の治療を開始するとこの抗体価は低下するが，十分な治療を試行しても，抗体価が陰性にならない場合もある．

特異的トレポネーマ検査では，トレポネーマの菌体成分に対する反応を測定するT. pallidum hemagglutination assay（**TPHA**）法や，fluorescent treoinemal antibody absorption test（**FTA-ABS**）法などがある．これらの抗体価は通常，RPRが陽性になってから2～3週間後に遅れて陽転化する．この検査法は疾患特異性が高く，陽性反応は**過去にトレポネーマに曝露された**ことを示す．しかし，RPRのように疾患活動性と相関しないために，効果判定には使用できない．

検査室診断は，第Ⅰ期，第Ⅱ期の口腔・咽頭病変にはトレポネーマが多く存在するので，病変部のスワブの検鏡でトレポネーマを検出し診断する．梅毒血清反応は，はじめにSTSとTPHAの定性検査を行い，陽性の場合にSTSおよびTPHAの定量検査で確定診断する．梅毒血清反応は，病変の有無にかかわらず感染から1～2か月後に陽転する．抗菌薬投与でトレポネーマの直接の検出が難しい例や，無症候梅毒の診断にも有用である．第Ⅰ期では陰性の場合があるため，第Ⅰ期疑いでは1～2週後に再検査する．梅毒陽性者にはHIV検査の追加が推奨される．

梅毒は感染症の5類感染症に指定されており，診断した医師は全例7日以内に所轄の保健所に届け出ることが義務づけられている．

3）治療

抗生物質，主として**ペニシリン（経口合成ペニシリン500 mg1日3回内服）**を使用する．投与期間は，第Ⅰ期は2～4週間，第Ⅱ期では4～8週間，いずれも長期間の内服が必要になるため，内服コンプライアンスを保つ努力が必要となる．治療を完遂すれば，梅毒は予後良好な疾患である．

TPHA定量値は治療後必ずしも低値にならず，治療効果を反映しない．STSの定量値はトレポネーマが消失とともに低下するため，STSの定量値で治療効果を判定する．臨床症状の持続や再発がないこと，STS定量値が8以下に低下するまでSTS抗体価を定期的に追跡して確認する必要がある．治療後半年過ぎてもSTS定量値が16以上示す例は治療が不十分または再感染例であり再治療を要する．梅毒は抗菌薬治療により根治が可能な疾患である．しかし，実際には治療した後に，再感染する例も少なくない．梅毒患者を診察した際は，再感染防止に努めるよう十分説明する必要がある．再感染のリスクを減らすにはコンドームを使うべきだが，100％防げるわけではない．キスで感染したという報告もある．

2 エイズの口腔症状

（1）どのような症状に対しても，HIV感染症を心の隅に鑑別としておく

「エイズ：AIDS」として1980年代初頭に世界

542　口腔・咽頭科学

を騒がせた**ヒト免疫不全ウイルス（HIV）感染症**は，1990年代後半に登場した強力な多剤併用抗HIV療法により，「死の病」から「**長期生存可能な慢性疾患**」へと姿を変えた．現在では1日1回1錠内服による治療が可能となり，早期に診断されれば生命予後は非感染者と同等と考えられるまでになった．治療により血中HIVが抑制された感染者からその性的パートナーへのHIV伝達リスクがほぼ消失することも実証されている．しかし，治療の進歩によってHIV感染者の抱える問題が全て解消したわけではない．

　その最たるものは偏見・差別であるが，医学的には「**診断遅れ**」の問題を避けて通るわけにはいかない．わが国の年間約1,500人の新規報告者のうち，1/3がAIDSを発症してから診断されている．診断の遅れは，本人の生命予後の悪化のみならず，診断されるまでの間の感染拡大につながる．HIVはウイルスの中でも感染率の弱い病原体で，1回の性交渉での感染確率は7〜14%とされる．感染リスクを自覚していないHIV感染者は，選んで専門施設を受診することはない．未診断のHIV感染者を最善の治療につなげる役割は，HIV感染症を専門としない実地医家にゆだねられているのである．

　HIV感染症で多い初期症状は，耳鼻科領域で普通にみられるかぜなどによる発熱，倦怠感，リンパ節腫脹，咽頭痛，皮疹，筋肉痛，体重減少，下痢，頭痛などの非特異的所見である．「よく見る症状だが経過や所見に違和感はないか」という視点がHIV感染を疑う手がかりとなる．たとえば，皮疹と発熱が持続し，CMVやEBVによる伝染性感染症の可能性も少なく，なかなか診断にたどり着かない場合，HIV感染症を一度は疑ってみる必要がある．「**なかなか治らない咽頭痛**」はHIV感染症診断における1つのキーワードである．とはいえ，これらの症状を呈する場合，いつでもHIV検査を行うことは現実的には困難であろう．しかし，それらの症状が通常よりも長い，または異なる経過や合併症などを呈する場合は気負うことなくHIV検査を追加することが重要と考える．

（2）エイズ診断の糸口

　エイズ指標疾患の存在からHIVを疑うのが妥当だが，その頻度を理解すると診断の助けとなる疾患がある．それらは「HIVを疑う日和見感染症全国実態調査」（2014年）から，①ニューモシスチス肺炎（42.2%），②カンジダ症（12.6%），③サイトメガロウイルス感染症（12.6%），④カポジ肉腫（5.8%），⑤非ホジキンリンパ腫（5.6%）が上位5疾患である．

　HIV感染症に関する口腔症状は，WHO（世界保健機関）分類で，日和見感染をベースとして真菌感染，ウイルス感染，細菌感染，新生物，神経系の障害，原因不明のものに分類される．なかでも，**口腔カンジダ症**は原因は異なっても耳鼻咽喉科領域ではよくみられる症候である．若い人で口腔カンジダ症がみられたら，その成因として一度は口腔カンジダ症を疑ってみる必要がある．

　エイズ患者ではCD4細胞数が100前後になれば，口腔内カンジダでは口腔内に白色または淡黄色の斑点の散在から，次第にきわめて特徴的な偽膜を形成してくる．症状には個人差がみられるが，多くは味覚異常，軽い疼痛を訴える．このような口腔内ガンジダ症を認めた時期には，ほぼ全例に食道ガンジダ症も認められる．抗真菌薬を使用したとしても，耐性化などの問題があり再発をきたしやすい．ウイルス感染症ではEBウイルスによる毛様白板症，細菌感染としては壊死性潰瘍性歯肉炎などもみられるので注意が必要である．

　新生物としての咽頭の**カポジ肉腫**は発症初期の段階では境界不明瞭な赤から赤紫色の斑状病変（血管性肉芽）として認められるが，進行したものでは青紫色の隆起性結節としてみられる．**エイズ患者の約5%にカポジ肉腫が合併する**ので耳鼻科医としても知っておいてほしい症候（**口絵31**）である．

　そしてHIV感染に対する検査はまず抗体確認検査が行われ，「HIVスクリーニング陽性＝感染確定」ではなく，擬陽性が一定の確率で紛れ込むため，陽性例では蛍光抗体法，Western blot法，**HIV-RNAの定量**などが追加される．感染から2か月ほどは血清HIV抗体が検査では検出できないウインドウ期にあたるため，抗体のみのス

クリーニング検査では陰性となる場合がある．臨床経過からウインドウ期を否定できない場合には，**ELISA 法または CLIA 法**で抗原・抗体同時測定のスクリーニング検査を行うことが望ましい．また何らかの口腔内病変に加え，白血球減少，リンパ球数減少を認めた場合，HIV 感染症は鑑別診断の一つとして忘れてはならない．

治療においては専門的な知識と経験が求められる．診断後は近隣の HIV/ エイズ診療機関へ速やかに依頼することが望ましい．

③ 淋菌感染症，クラミジア感染症，単純ヘルペスウイルス性咽頭・扁桃炎，ヒトパピローマウイルス感染症

国民性行動調査によると，18〜24 歳の男女の約 80％が過去 1 年間にオーラルセックスを行っている．オーラルセックスが若者を中心に常態化する中，淋菌，クラミジアの咽頭感染の増加が危惧されている．STI（sexually transmitted infection）の特殊外来での咽頭における男性の STI の陽性率は淋菌が 22％と高く，クラミジアは 2％，女性の咽頭での陽性率は淋菌 14％，クラミジア 13％．陽性であってもクラミジア感染は**女性では 80％以上が，男性でも 50％以上が不顕性感染**と推定される．淋菌，クラミジアは感染者の半数以上が自覚症状に気づかない．ヘルペス，HIV にしても同じことがいえる．

STI を引き起こす病原体には，①**感染力が非常に弱い**，②**感染後早期に症状が消える**，という共通の特徴がある．治療方法が適切でなくても，あるいは治療しなくても，とりあえず自覚症状は消える．医師はこの点に留意する必要がある．

1）クラミジア咽頭感染症
（1）疫学

クラミジア・トラコマティス（*Clamydia trachomatis*（以下 *C.tracomatis*）による．性交渉によりクラミジアが感染すると，**1〜3 週間後に発症する**．

39 歳以下の女性の性器での抗体陽性率は約 30％に達していて，特に若年の女性，10〜20 歳代の方に大変多い感染症である．わが国の 3,000 人

以上の高校生を対象とした大規模なクラミジアのスクリーニング検査の結果によると，女子 13％，男子 6.7％，計 10.6％の高校生が**無症候性感染**していることがわかった．この結果は欧米や一部の国々と比べても高い罹患率となっている．普通，この性器クラミジア罹患率の**男女比は女性の方が 2 倍以上**と報告されている．それは，**女性の方が症状が出にくいので**，治療をしないで遷延させてしまうからである．感染による症状がみられる割合は，**女性では感染例のわずか 1/5，男性でも 1/2** とさえいわれる．抗原陰性で抗体陽性者は過去に感染発症し，現在は治癒した既往者だといえる．

クラミジア性器感染症はもともと男性では尿道炎，女性では子宮頸管炎として認められることが多い．クラミジア性尿道炎の症状は，**軽い排尿痛や尿道部不快感**などであり，尿道分泌物の量も淋菌性尿道炎に比べ少ない．クラミジア感染症は女性に対して卵管妊娠，卵管性不妊症，流産などの原因となることがある．

クラミジア咽頭感染症はオーラルセックスによる粘膜面を介しての咽頭のクラミジア接触感染である．訴えは軽微で，一般には**咽喉頭異常感**を訴える．乾性咳嗽，軽度発熱，咽頭痛などで**口腔咽頭所見には特徴はない**（**口絵32**）．一部の患者には上咽頭炎を生じる．クラミジア感染症は，はじめはほとんど症状が出ないので無症候性感染者の発見が重要．近年では妊婦検診でクラミジア感染スクリーニングが行われるようになっている．

（2）診断

診断は検査所見による．局所からクラジミア・トラコマティス（抗原）を検出する方法として，①分離培養法，②蛍光抗体法（ＦＡ），③酵素免疫法（EIA），④拡散検出法 polymerease chain reaction（PCR）法があるが，**PCR 法**が診断が早く有効なので，症状にあわせて治療を始めながら診断を下すのが現実的な対処法である．しかし，近年 PCR 法とは異なる原理の**検査キット（SDA，TMA）**が保険適用可能となった．SDA 法は高効率の**核酸増幅法**である．このキットの特徴は咽頭検体（咽頭スワブ）での**クラミジアと淋**

菌の検出が可能（保険適用）であり，近年，性感染症の感染源として大きな問題となっている咽頭クラミジア・淋菌感染の診断に用いることができる．

（3）治療

クラミジアは現在まで耐性株の報告はない．各種の経口抗菌剤（テトラサイクリン，マクロライド，ニューキノロン）1週間投与でクラミジアは比較的容易に陰性化する．2006年ガイドラインでは性器クラミジアでは AZM（1 g 1回3日間の経口投与，約84％の高い有効率），DOXY（100 mg の1日2回7日間経口投与），などが推奨されている．効果判定は治療後2～3週目にクラミジアの核酸増幅法で確認することが望ましい．

上記の抗生物質が有効な故に，かぜなどによって投与された抗菌薬によっても，患者も医療者もクラミジア感染とは自覚しないまま偶然に陰性化するケースも多いのが事実である．

2）淋菌咽頭感染症
（1）疫学

性器性交による淋菌感染では，感染機会からほぼ2～7日の潜伏期間の後，男性では尿道炎（淋菌性尿道炎）を起こし膿性分泌や排尿痛などをほぼ100％自覚する（10％は無症候性との報告もある）が，女性の場合は無症状の場合が多い．

淋菌は口腔性交による咽頭炎を起こす．咽頭に淋菌が感染した場合は，男女を問わず症状はほとんどないうえ，淋菌には薬も効きにくいため菌が残存して感染源になりやすい．淋病を患う男子，女子の30％程度の咽頭から淋菌が検出されるが，一般に淋菌検出は困難なので，淋菌の検出が行われなければ，感染の存在は未知に終わる．淋菌性尿道炎を患う男性患者の約半数は，女性の咽頭からの感染であるとの報告もあり，咽頭が感染源としてクローズアップされている．

（2）診断

淋菌性咽頭炎では病歴聴取と培養検査が診断に重要な役割を果たす．淋菌の確認は培養法が基本となるが，PCR法，SDA法，TMA法などの核酸増幅法も用いられる．

現在，淋菌の分離培養に最も有用なのはアンプリコア PCR などの核酸増幅法だが，咽頭には非病原性ナイセリアが常在菌として必ず存在しているので，淋菌の存在しない咽頭スワブ検体でも交差反応のため10％以上の頻度で擬陽性が出現する．これでは感受性検査もできない．そこで咽頭での淋菌感染症の診断では，培養検査の重要性が増しており，特に治療無効例や再発例では，培養・感受性検査が必要である．口腔の細菌と交差しない検査キット，上述した核酸増幅法でのSDA法（BD プローブテック）や TMA 法（アプティマ）が有用である．この検査により淋菌性尿道炎の20～30％にクラミジアの混合感染が認められている．

（3）治療

淋菌感染症は現在，薬剤耐性化といった質的変化が目立つ．ペニシリン，セフェム（第二世代まで），テトラサイクリン，キノロンなどで多剤耐性を示す．淋菌感染症治療の最後の切り札とされた経口セフェムの耐性率は40％を超えた．近年キノロン耐性淋菌が急増し，分離菌の半数を超え問題となっている．

現在推奨されている抗菌薬は，セフトリアキソン（CTRX；ロセフィン®1 g 1回静注，），セフォジジム（CDZM），スペクチノマイシン（SPCM）の注射剤3薬だけであるが，現在はCTRX 以外の薬剤は淋菌の咽頭感染の治療には適さないとされている．治療の中心となるのは第三世代セフェム系（CTRX）だが，それでも耐性は現在，60％以上に増加している．米疾病予防管理センター（CDC）では薬剤耐性淋菌増加への対策として CTRX とアジスロマイシン（AZM）の併用療法を勧めている．ニューキノロン系薬は淋菌治療薬から除外することが勧告されている．

治療後は治癒を確認するために核酸増幅法で再検する．再検は淋菌でも，クラミジアでも治療終了後から2週間をあけて行う．

（3）治療

安静. 不整脈や心電図異常では強心薬を投与. 早期に**ジフテリア抗毒素血清**を注射，5,000～20,000単位を連日投与. 抗生物質では**ペニシリン系**が第一選択. 偽膜の進展により気管切開も必要. 退院時に心電図で異常がないことを確認する.

（4）予防

三種混合ワクチン（DPT）を接種する.

感染した人に接触した者の防護処置がとれるように直ちに保健所に届ける. 潜伏期間は2日から5日と短いので，この期間に感染者の呼気から感染した可能性が考えられるものは，ワクチン接種歴の有無に関係なくペニシリンの経口投与を行い，2日間隔離する.

2）咽頭結核

汚い白苔と蒼白な肉芽を有する辺縁不規則な潰瘍および壊死を生じる. **上咽頭ではアデノイド様の腫瘤性病変**を示すことが多い（頭頸部編，頸部結核の項参照）.

3）ワンサン・アンギーナ

咽頭常在菌中，紡錘状桿菌とスピロヘータが起炎菌となって起こる扁桃の潰瘍性疾患. 成人男子に多い.

（1）症状と診断

咽頭痛，嚥下痛. 比較的微熱. 口臭が強く，一側口蓋扁桃に不規則・境界鮮明な潰瘍を形成し，上に**汚い偽膜（苔）**を生じる. 病因微生物を偽膜から証明すれば確診が得られる.

（2）治療

ペニシリン系，セフェム系抗生物質が有効. 口腔内の清潔を保つ. 基礎疾患の治療が必須.

4）血液疾患に伴う扁桃炎
（1）顆粒球減少性アンギーナ

無顆粒球症は末梢血好中球が高度かつ選択的に減少し，そのため易感染性となった状態をいう.

1．原因

無顆粒球症は薬物やX線照射，血清注射などさまざまな原因によって起こる. とりわけ**抗生物質が約40％**と多い. その他にアミノピリン系解熱剤，スルファミン剤，バルビタール剤などがあげられる. 薬剤が原因で起こる無顆粒球症の発症様式は，細胞障害型，非細胞障害型に大別できる. **細胞障害型**は薬物（例：抗癌剤）そのものによる骨髄抑制により発症するもので，発症は緩徐である. **非細胞障害型**は免疫学的機序（アレルギー性）または非免疫学的機序（中毒型）の二つが関与していると考えられていて，その発症は急激なことが多く，易感染性となり，肺炎，敗血症を合併し，死に至る可能性がある.

2．症状

突然の発熱，高度の白血球減少. ときに無顆粒球症. 高熱，咽頭痛が強い. 口腔・咽頭に粘膜壊死・潰瘍. 口蓋扁桃に潰瘍あるいは壊疽性病変を呈する.

3．治療と予後

原因と思われるものを中止する. 二次感染への治療. 発症原因にならない抗生物質（原因菌の同定と感受性試験が必要）を投与. 副腎皮質ホルモン（その抗アレルギー作用とともに，骨髄における顆粒球の生成および末梢血への放出を促進する作用が認められる），G－CSF使用. 新鮮血輸血を行う.

（2）白血病アンギーナ

急性白血病の部分症である.

1．症状

扁桃表面の灰白色偽膜，潰瘍，壊死巣. 歯肉部から出血しやすい. **歯肉の肥大**は単球性白血病の特徴的な粘膜症状である. 血液検査でリンパ球増多，骨髄細胞の増加.

白血病の主な全身症状は**発熱，貧血，出血傾向**であるが，白血病の病理組織学的特徴である白血病細胞の浸潤，出血，感染は耳鼻咽喉科領域にも発生し，中耳炎や，難聴，平衡障害，顔面神経麻痺，鼻出血，扁桃炎，口内炎，リンパ節腫脹など**多彩な病変**を引き起こす.

3）ヒトパピローマウイルス（human papilloma virus：HPV）咽頭感染症

（1）疫学

HPV はパピローマウイルス科に属するウイルスで，パピローマ（乳頭腫）と呼ばれる腫瘍病変を形成する．感染者から排出された HPV が皮膚や粘膜の微小な傷から侵入して扁平基底細胞に感染し，そこに腫瘍性病変を形成する．

HPV は遺伝子分析により150以上の遺伝子型に分類され，さらに癌化の可能性がないもの（低リスク型 HPV）と，可能性があるもの（高リスク型 HPV）とに分けられる．性感染症としての尖圭コンジローマは主に低リスク型の HPV 6 または11の感染によって性器に生じた乳頭腫である．15種類以上ある高リスク型 HPV のうち HPV16は最近増加傾向にある若年女性の子宮頸癌や，口腔癌・咽頭癌・扁桃癌の原因として注目されている．わが国の中咽頭癌では，その半数の腫瘍細胞の中から HPV16が検出される．

（2）病因

ヒトの癌の原因の一つとして発癌性のあるウイルスがあげられている．子宮頸癌を例に取ると，HPV は主に性的接触によって感染する．だが子宮頸部に感染した人の大部分は免疫力により HPV は排除され，自然に消失するが，ほんの一部の人には感染が持続し，その人の持っている細胞の遺伝子が HPV により傷つくのだろう．「正常細胞が癌細胞になる仕組み」は遺伝子に傷がつくことから始まる．人間の場合，1個の細胞の中には約3万個の遺伝子があるといわれるが，この中で「癌遺伝子」や「癌抑制遺伝子」と呼ばれる特殊な遺伝子に傷がつくと細胞が癌化するといわれる．実際には一つの癌遺伝子あるいは癌抑制遺伝子が傷つくとすぐに癌化ができるわけではないが，正常細胞は何年も，何十年もかかってより異常な細胞に変わっていく．もちろんその過程は多段階で，その間に複数の癌遺伝子・癌抑制遺伝子に異常が起こり，その異常が細胞の中に蓄積して最終的に癌細胞になると考えられている．子宮頸部の細胞に生じた異形成が，10年以上かけて子宮頸癌に進行するのは，HPV 感染者の1％以下とされている．咽頭癌の発癌も同様のステップをとるものと思われる．

（3）治療

HPV 感染そのものへの治療法は確立していないが，HPV ワクチン接種の普及により HPV 関連癌患者が減少することが期待されている．

第7章　特異性炎症

1）咽頭ジフテリア

ジフテリア菌の感染による．5歳頃に好発する．

（1）症状

数日の潜伏期で，咽頭痛，嚥下痛，全身倦怠，発熱（38℃）をきたし，発熱の割に全身症状は不良．咽頭発赤，**口蓋扁桃に汚い偽膜形成**，頸部・顎下部リンパ節腫脹がある．**偽膜は扁桃を越えて周囲咽頭粘膜に広がり**，剥離しにくく，出血しやすい．偽膜が下方に進展すると，呼吸困難，嗄声，犬吠様咳嗽をきたす．

合併症として，菌体外毒素による後麻痺（軟口蓋麻痺，心筋障害）がある．

（2）診断

偽膜の塗沫染色で菌を証明する．

喉の激しい痛みを訴え，嗄声で話し，灰白色で，触るとかすかな出血が生じる偽膜が，扁桃から口蓋垂や咽頭まで広がっていたら診断時にジフテリアではないかと疑う．

鑑別すべき疾患としては，溶連菌感染症，伝染性単核症がある．

2. 治療

白血病の治療（ステロイド薬，制癌剤など）を

内科専門医に依頼する．

第8章　機能性疾患

1 （閉塞型）睡眠時無呼吸障害（（obstructive）sleep apnea disorder：OSA）

睡眠障害は24時間社会の現代が抱える生活習慣病である．突然に呼吸が止まる睡眠時無呼吸症候群 sleep apnea syndrome（SAS）．昼間に眠くなり，仕事に支障が出たり，交通事故を起こしたりする侮れない病気．最近の研究ではさまざまな生活習慣病を引き起こす危険があることがわかってきた．決して，肥満だけの病気ではない．

1）過眠症とは

しょっちゅう居眠りをしている，仕事に集中できていない，約束していたことを忘れる・・・などがみられ，生活のリズムの乱れや，かぜ薬など眠気を催す薬を飲んでいるなどのはっきりした原因が見当たらない場合，過眠症の可能性がある．

過眠症には，二つのタイプがある．何らかの原因で夜間の睡眠が十分に取れていないため，昼間に眠くなるものと，覚醒状態を維持するメカニズムに異常があって起きていられなくなるものである．前者の代表例が**睡眠時無呼吸障害**で，これは，**のどの周囲の筋肉が緩んで舌の根っこがのどの奥を塞ぎ一時的に呼吸が止まる．これが断続的に繰り返されると脳は休めず，昼間に強い眠気に襲われる．**

この睡眠時無呼吸障害は以前 Pickwick 症候群と呼ばれてきた疾患で，「高度の肥満」「大きないびき」「居眠り」を3徴とし，ディケンズの小説「ピックウィッククラブ」にちなんで1956年Burwell らにより報告された．

一方，覚醒メカニズムの異常による過眠症では，「**ナルコレプシー**」という病気が知られている．これは1対1での商談中や恋人とのデート中，食事中など，普通では考えられない状況でも眠ってしまう．1,000人から3,000人に1人の割合で患者がいるとされ，ある程度眠気を我慢できるような軽症の人を含めると，それほど珍しい病気ではない．**このナルコレプシーは10歳代に発病することが多いのに比べ，SAS は中年期に好発する．**

2）正常睡眠といびき

脳が活動するためのエネルギーは**ブドウ糖と酸素**である．使いっぷりは他の臓器と比較にならない．**安静時，重さ2キロに満たない脳が使うエネルギーは体全体の1/5に上る．**その結果，**活性酸素**のような「毒物」もたまってくるし熱も出る．やがて疲れ，機能が衰える．そして，眠ることで脳の機能は回復する．

眠っている間，アデノシン受容体に作用するウリジン，グルタチオンといった**睡眠物質**が分泌される．この物質はそれぞれ神経細胞の活動を抑え，活性酸素を解毒したりする．目覚めたときに，**脳がその能力を存分に発揮できるように準備しておく**のである．例えば，睡眠が不足してくると耐糖能が低下する．いわゆるインスリン感受性が低下し，インスリンの分泌量は変わらないが，血糖が上がってくる．十分な睡眠を取らせると，それだけで血糖が下がってくる．

一方，私達は眠気を覚ましたい時によくコーヒーを飲む．これはカフェインが睡眠物質をブロックするので目が覚める．疲れて眠るのは本来の人間の生理的な現象だから，コーヒーなどに頼らずに15分でも仮眠を取り，睡眠物質に働きかけた方が，はるかに頭はすっきりする．

眠りの状態は，眼球運動と筋肉の弛緩状態によって区別される．いわゆるレム（REM）睡眠とノンレム睡眠である．**レム睡眠**は睡眠中にもかか

わらず眼球がピクピクと急速に動くところに特徴があり，rapid eye movement（REM）から名付けられた．一般的には，レム睡眠の時は夢をみていることが多く，脳は覚醒時と似て何らかの活動をしているが，筋肉は全く弛緩状態になり**身体の睡眠**といわれる．つまり身体の筋肉は深く休んでいるのに，脳が起きているような状態である．それは，夢はみるが脳からの運動は遮断されている状態いわゆる「金縛り」の状態である．近年，このレム睡眠が記憶の定着にも関与していることが解ってきた．

一方，**ノンレム睡眠**は脳を休めるための**脳の睡眠**といわれる．ノンレム睡眠は，1，2，3，4の**4段階**に分けられ，数が多くなるほどゆったりとした脳波が観察され，血圧，心拍数，体温が低下し，呼吸は規則的となる．これは深い睡眠と考えられる．

夢はレム睡眠，ノンレム睡眠のいずれのときにもみるが，ノンレム睡眠から覚醒した場合には通常，夢の内容に乏しく想起できないことが多く，レム睡眠から目覚めたときは夢の内容を覚えている確率は高い．すなわち，**夢の内容を覚えているか否かは，目覚める直前の睡眠がレム睡眠かノンレム睡眠かによる違い**といえる．

生理的睡眠時間は年齢とともに変化する．新生児では1日の大半を眠って過ごし，16時間程度眠るが，その約半分はレム睡眠である．その睡眠時間は10歳代では8時間程になり，20歳半ばでは7時間程度，40歳半ばでは6.5時間程，70歳を過ぎると6時間未満となる．通常，眠りの一般的なプロセスは，**浅いノンレム睡眠から始まり，深いノンレム睡眠を経て，レム睡眠に移行する**．レム睡眠とノンレム睡眠は**90分の周期で交互に出現，一夜に4～5回繰り返す**．ただし，回を追ってノンレム睡眠の深さが浅くなり，レム睡眠は明け方に現れやすくなり，わずかな刺激でも目が覚めやすくなる．**レム睡眠が睡眠全体に占める割合は20～25％**で，この割合は，乳幼児を除けばほぼ一定である．

いびきは入眠とともに出現し，ノンレム睡眠では睡眠が深くなるにつれてひどくなり，レム睡眠では音は小さくなる．しかし，無呼吸を伴ういびきはレム睡眠に多い．

いびきを常習的にかく人は，男性25％，女性15％といわれており，若い人には比較的少なく，35歳より増加し，65歳以上では低下する．**41～64歳の年齢層では男性の60％，女性の40％が習慣性のいびきを有している**．子どもでは，上気道の発達の関係で，**アデノイドなどによるいびきが3歳頃**最もひどい．

3）呼吸の生理的機構：化学的制御系と行動的制御系

健康な人は覚醒時，睡眠時を問わず1分間に10数回のリズムで呼吸している．睡眠中は生体の機能は全体的に低下，抑制された状態になる．睡眠中の呼吸の数はあまり変わらないが，1回の換気量は減り，小さな呼吸となる．したがって血

▍あくびはどうしてでるのか？

あくびは人間だけでなく，動物や鳥類もしている．爬虫類や両生類，魚類でも似た動作があり，脊椎動物に共通するとの見方もある．

ただ，あくびをする理由や詳しい生理はよくわかっていない．有力なのは，脳の血行を高め，こもった脳の熱を冷ます作用だ．疲れた脳をリフレッシュさせる効果があるとされる．ニューヨーク州立大の研究チームは，動物ごとにあくびの継続時間をネット画面などから調べた論文によると，体重に占める脳の重さの割合が大きく，大脳皮質の神経細胞数が多いほどあくびは長かった．最長は，脳細胞が断トツに多いヒトの6秒余．猿目の霊長類の平均は約4.5秒で，それ以外の哺乳類は平均3秒以下だった．脳のクールダウン説を支持する結果で，脳の高度な活動に大きなあくびは欠かせないらしい．退屈な会議中にあくびが出たら，「進化した脳のせい」といって理解を求めたらどうだろうか．

液中の炭酸ガス分圧は少し高めになり，酸素分圧は低くなる．正常な場合，睡眠により1分間に呼吸する量（分時換気量）は減少し，血液中の炭酸ガスも10〜20％増加し，血液中の酸素飽和度もわずかに減少する．覚醒時ならこういった血液ガスの異常を敏感に感じ，是正するシステムがあって作動するのだが，睡眠中はそのシステムも鈍くなっているといわれている．

呼吸は肋間筋や横隔膜などの呼吸筋の活動によって行われている．この呼吸には**化学的制御系と行動的制御系**がある．**呼吸筋の活動は，延髄にある呼吸中枢によって支配**されている．呼吸中枢は動脈血の炭酸ガス分圧や酸素ガス分圧の情報を化学受容器を介して受け取り，血液ガス分圧を一定レベルに保つために活動を繰り返している．これは呼吸の**化学的制御系のはたらき**によるものである．それは上気道の狭窄・閉塞による無呼吸や低呼吸による動脈血酸素分圧（PaO_2）の低下や動脈血二酸化炭素分圧（$PaCO_2$）の上昇により覚醒反応が引き起こされ，その覚醒反応に伴って上気道周囲の筋組織に緊張が快復することで上気道の閉塞が解かれ，呼吸が回復することになるのである．

他方，呼吸の行動的制御系が働くのは，しゃべったり笑ったりする時などであり，そのときには呼吸は不規則に乱れる特徴をもつ．**呼吸の行動的制御系の中枢は，行動や情動を司る大脳や間脳にあって**，そこからの情報が呼吸中枢や呼吸筋の行動を支配することにより**呼吸の行動的調整**がなされている．

呼吸の化学的制御系が作動しない状態は，中枢性肺胞低換気症 central alveolar hypoventilation syndrome（CSAS）別名，"**オンディーヌの呪い**"と呼ばれる．この症候群の患者は，目覚めているときには呼吸の行動的制御系のはたらきによって呼吸を続けることができるが，**眠っているときには呼吸することを忘れてしまい，したがって眠ると呼吸が停止する**ので，眠ることができない恐ろしい病気である．この病態は，いびきは伴わないことが多い．人工呼吸器を常に装着していたり，横隔膜を周期的に活動させるためのペースメーカーを植え込むしか治療方法がない．

4）睡眠時無呼吸障害の病態

いびきとは，睡眠によって狭くなった上気道を加速された呼吸気流（**主として吸気流**）が通過する際に生ずる**軟口蓋（口蓋垂）や分泌物などの振動音，あるいは摩擦音**である．したがって，いびきは気道狭窄を示すものである．この上気道狭窄が高度になると，無呼吸をきたす．その無呼吸をきたすメカニズムとは，肥満や扁桃肥大，小顎症，下顎後退症などで上気道の狭小化があり，それに仰臥位による舌根沈下や睡眠による筋弛緩が加わることで上気道は吸気時の陰圧で閉塞し，無呼吸をきたすのである．無呼吸が続き，血中ガス濃度の悪化が限界に達すると，爆発的な呼吸が起こり，その際，激しいいびきを伴う．

睡眠時無呼吸障害の主要な病態生理学的変化は，**睡眠時の無呼吸**あるいは肺胞低換気，それによって発生する**低酸素血症と呼吸性アシドーシス**（動脈血 pH の低下と二酸化炭素分圧の上昇）と，**頻回の覚醒や浅い睡眠**とそれによる**中枢神経系の機能異常**である．よって**睡眠時無呼吸障害**の臨床的特徴は，**3つのS**，すなわち Snoring（**いびき**），Stop breathing（**呼吸の停止**），Sleepiness（**眠気**）である．

眠気が，昼間の過眠 excessive daytime sleepiness（FDS）を催し，**事故の発生率の増加，知的活動能力の低下**，性格の変化，性的能力の減退，早朝の頭痛などの身体症状を招く．さらに中等症以上のSASが持続すれば，**高血圧**，肺高血圧症，心不全，**虚血性心疾患，脳循環障害，糖尿病**などが高い率で発症する．このうち，SASと高血圧との関連は，無呼吸から生じる低酸素血症により，化学受容器からの反射のようなものを引き起こして，交感神経系の活動を促進し，末梢血管抵抗を上昇させ，それによって心拍数が増えたり，血圧が周期的に上昇すると考えられている．**SASの患者の約90％は高血圧で，本態性高血圧の患者の約30〜50％にSASが隠されている**といわれている．特に薬剤抵抗性高血圧患者では，80％にOSAS（閉塞性SAS）の合併が認められるという報告もある．また，低酸素状態は糖の代謝を助けるインスリンのはたらきを低下させることもわかっており，糖尿病の発症にもか

かわるとされている．高血圧や糖尿病は，動脈硬化を強く進め，脳卒中や心筋梗塞などの重大な病気の危険因子となっている．

さらには，免疫機能などへの影響も指摘されている．小児の睡眠呼吸障害では**成長障害や学習への影響**など成長過程における小児独特の問題が注目されている．このように SAS は，**生活の質（QOL）と日常生活での活動性（ADL）を低下させ，平均余命を短縮する**のである．

5）睡眠時無呼吸障害の疫学

①睡眠時無呼吸障害は成人男性の約3〜7％，女性の約2〜5％に存在する．小児の OSA の頻度は1〜3％程度とされている．小児から高齢者までどの年代にもみられるが，**高齢者の睡眠時無呼吸は，若年者が閉塞型がほとんどなのに対して中枢型が30〜50％にみられる**．加齢による中枢神経機能の低下が関与していると思われる．

成人では6対1の頻度で男性に多いともいわれ，女性では更年期以降に多く認められるようになる．女性ホルモンの一つである黄体ホルモン（プロゲステロン）には，呼吸中枢を刺激して，気道を広げる作用があるが，閉経による女性ホルモンの減少で，その作用が弱くなるといわれる．

②OSAS の重症者でも自覚的な眠気があるのは4割程度にすぎない．また，習慣的いびきのあるものも8割程度であり，眠気やいびきの問診だけでは**睡眠時無呼吸症候群の診断を下すことはできない**．患者が目覚めているときには呼吸障害がなく，呼吸困難の訴えもみられない．眠っている本人は自覚しにくく，家族から「いびきが大きい」「寝ている時に息が止まる」と言われたり，旅行先などで同じ部屋の人から指摘されて，病院を訪ねる人が大半である．しかし検査してみると，睡眠中には10秒から100秒間ほど続く無呼吸が頻回に起こり，激しいいびきをかくのが SAS である．

現在，睡眠時無呼吸症候群の患者は全国で約300万人以上いるといわれるが，治療を受けているのは，その1割程度といわれる．

6）睡眠時無呼吸障害の定義

1時間に5回以上，一晩6時間の睡眠中に10秒以上の呼吸気流の停止（無呼吸 apnea）が30回以上と定義された睡眠呼吸障害の一つの病態が睡眠時無呼吸症候群である．また，完全停止の無呼吸にならなくとも，換気量の低下した状態が10秒以上続く場合は低呼吸といい，これも無呼吸と同等のイベントと考えられている．この低呼吸も，脳波上の覚醒反応を呼び起こすという点では無呼吸と同じ病的意義があるとの考えによる．

SAS の重症度は，1時間あたりの無呼吸・低呼吸の回数から評価する．その睡眠時1時間あたりの**無呼吸，低呼吸 hypopnea の回数を無呼吸低呼吸指数 apnea hypopnea index（AHI）**と呼ぶが，この AHI が5以上で，1時間に5回以上の無呼吸あるいは低呼吸（**換気量が覚醒状態の50％以下になる，あるいは酸素飽和度 SaO_2 がベースラインより3％以上低下した場合**）が出現し，1晩の約6時間の睡眠中に30回以上の無呼吸，低呼吸が起こる場合を異常と判定し，**睡眠時無呼吸症候群 sleep apnea syndrome（SAS）**と定義する（Guilleminault, 1976）．

ちなみに，米国睡眠医学会の診断基準（睡眠障害国際分類第3版：2014）にならえば，換気完全停止の無呼吸に加え**低呼吸の1時間あたりの和を無呼吸低呼吸指数（AHI）**と呼び，**AHI が5以上を睡眠呼吸障害（SBD）あるいは睡眠時無呼吸低呼吸症候群（SAS）**とする．

臨床的な SAS は，この睡眠呼吸障害（簡易モニターでも AHI が5以上なら診断できる）に日中の仮眠あるいはある種の合併症（高血圧，糖尿病など）が加わった場合に診断される．

SAS の重症度は，**AHI が5〜15回を軽症，15〜30回を中等症，30回以上を重症と分類する**．臨床の現場では，高齢の方では apnea index が5以上を示す方が結構多いこともあり，実際は無呼吸指数10，あるいは**治療対象としては20以上**が一般に受け入れられている．

7）睡眠時無呼吸障害の症候

apnea index が10以上，1晩の睡眠中の無呼吸の回数が100回前後，あるいはそれ以上になる

と，種々の特徴的な症状が現れる．夜間，低酸素血症に伴い交感神経系が賦活化され，睡眠時無呼吸症候群では高血圧や心筋梗塞発症のリスクが高い．睡眠時無呼吸患者の死亡原因のほとんどは心血管系の合併症に由来する．

重症の場合では，2分間に1回は呼吸がストップし，呼吸再開時にかくいびきで目覚めるという覚醒反応を繰り返す．したがって，患者はまったく眠れないという状況が一晩中続くことになる．

重症度に関する要因は3つあり，**第一は軟部組織に影響される気道の形態で肥満が大きく関係し**次に扁桃肥大が関係する．**第2は骨格に影響される気道形態で，小下顎や舌骨の位置が関係する．**さらに，**第3は咽頭筋の弾力性低下などによる換気応答や呼吸機能などの劣化で年齢が関係する．**その関係の強さは第1から3の順番となる．小児においては口蓋扁桃肥大が睡眠呼吸障害の主因である．

睡眠時無呼吸症候群にみる症状の特徴は，次のとおり．

（1）睡眠中にみられる症状

頻回の無呼吸，激しいいびき，体動，胸やけ，**閉塞感・窒息感**，夜尿，睡眠時中途覚醒．

（2）昼間目覚めているときにみられる症状

昼間の著しい**眠気**と居眠り，鼻閉および鼻閉感，慢性の不眠，**頭重感**・頭痛，疲労感，意欲低下，憂鬱気分，不機嫌，学業成績低下，早朝の頭痛．OSA患者の**交通事故の頻度は一般人の約3倍である．**

（3）その他の身体症状

肥満，高血圧，糖尿病，高脂血症との関連性が認められており，不整脈，心肥大，狭心症，心筋梗塞など心血管疾患を招きやすい．小児では**身体発達，性格や行動，学業への影響**など，また**ADHD**（注意欠陥/多動性障害）や**夜尿**の原因となる例もある．小児では昼間の眠気や長時間の昼寝などがみられる場合もあるが，成人例ほど多くはない．全身疾患では**甲状腺機能低下症**に睡眠時無呼吸が合併する頻度は40〜50％あるといわれ

ている．

（4）外見上の特徴

身体的特徴としては，いわゆる「太鼓腹」の上半身肥満（内臓脂肪蓄積）で二重あご，姿勢が悪く，歯並びが悪いなどがあげられる．

7割の患者には肥満がある．肥満は睡眠時呼吸障害の主要因であるが，必ずしも肥満のみが原因とは限らない．日本人の患者の場合，約1/4は肥満を伴わない．中等症のSASでも，そのうちの30〜40％の人のBMI（body mass index：体重（kg）を身長（m）の二乗で割って算出．標準値は男性22.0，女性21.5）が25以下，つまり非肥満患者であったというデータもあり，日本人ではやせている人にもかなりいるといわれる．5％の患者は「やせ」とされる．BMI18.5未満であるにもかかわらず，SASと診断されていたという報告もある．

そのようなBMIが低いSASの患者の中には，長顔傾向で顎が小さかったり，下顎が後退しているなど，SASの原因が肥満ではなく骨格に異常があると考えられる人が2割ほどいる．

肥満症に加え，小顎症や**下顎が後退している**ような人は上気道狭窄を起こしやすいのである．SASの最重症型は，下顎が著しく小さく後退している肥満換気症候群（Pickwick症候群）である．

8）睡眠時無呼吸症候群の鼻・咽頭所見

OSAの患者は口蓋垂あるいは軟口蓋が長く低位で，後口蓋弓の幅が広く翼状に張り出している．口蓋扁桃あるいは咽頭側壁全体が内側に突出している（扁桃肥大やアデノイド），舌根が高いなどの所見が，単独であるいは複合して存在する．その結果，咽頭腔の狭小化がみられ，口峡が狭い．軟口蓋が低位だと，開口時だけでなく，発声時にも間接喉頭鏡下に舌根部ですら十分見えない人もいる．

顎顔面の身体的特徴としては，上気道周囲組織への脂肪沈着，下顎発育不全・小顎症（約35％），**扁桃腺やアデノイドの肥大**（約20％），**鼻閉**（約10％）あるいは，**咽喉頭部周囲組織の筋**

緊張が睡眠中に低下する（主として舌根沈下）現象が重なり合ってみられる．このような人は，加齢とともに，睡眠によってのどの周辺の筋肉が緩みやすく，気道が閉塞しやすい．SAS 患者の上気道の閉塞は上・中・下咽頭いずれの部位でも起こる．そのうえ原因が一つでなく，合併していることが多いのも睡眠時無呼吸症候群の患者の特徴である．

しかし，仔細に上気道の閉塞部位を検討してみると，肥満の人の上気道閉塞部位は軟口蓋部が最も多く，次いで舌根部が多い．舌根部での閉塞は吸気時にさらにその上にある口蓋垂とその起始部である軟口蓋をのどの奥に向けて引き込むように働き，結果として軟口蓋部の閉塞がもたらされるのである．寝酒・睡眠薬・精神安定剤は気道周囲の筋緊張を弛緩させ無呼吸を増悪させる．

鼻閉は小児では睡眠時呼吸障害の主原因となるが，成人の睡眠時呼吸障害では主原因ではなく，増悪因子として重要である．鼻閉のため睡眠中の口呼吸が多くなり，それが気道抵抗を高め気道閉塞を増強する場合が多い．ことに**アレルギー性鼻炎**では，夜間のコルチゾールレベルの低下や鼻汁の貯留により鼻閉は夜間睡眠中に増悪されるので，いびきの強力な増悪因子となり得る．中等度の OSA の**小児**の上気道は**アデノイド**と**扁桃**によって狭窄している．これは小児の OSAS の約 2％にみられ，その好発年齢は 2〜6 歳である．OSAS とリンパ組織の肥大に正の相関があることがわかっている．

9）SAS に伴う睡眠障害と循環障害

睡眠時無呼吸症候群は多彩な合併症を伴う．主な合併症は**睡眠障害**と**循環障害**である．呼吸の回復にはほとんど常に覚醒反応を伴うために，それが時に不眠の原因となる．そして，夜間の睡眠障害が続くことの反動として，昼間の著しい眠気（**日中傾眠**）や，耐えがたい居眠りが繰り返し起こる．これが仕事中の居眠りとなり自動車事故頻発の原因となる．SAS 患者における自動車運転中の交通事故の発生頻度は，**一般のそれの約 7 倍あると予想されている**．しかしながら，SAS の運転手の 6 割は SAS を自覚しておらず，SAS

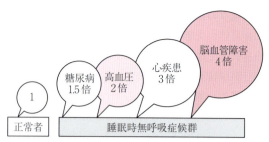

図 6　睡眠時無呼吸症候群と生活習慣病

であっても CPAP 治療を継続するのも半数である．SAS の運転手がすべて適切な治療を受ければ，交通事故の 7〜17％ を減らすことが可能であるという試算がある．

また，無呼吸のたびに著しいガス交換障害，特に著しい低酸素血症の影響を強く受けるのは循環系である．肺循環系では肺高血圧〜**右心不全**がもたらされ，体循環系では，**高血圧**，**脳出血**，**不整脈**などの原因となりうるように，肺動脈圧，体循環動脈圧，脳脊髄圧などが一過性に著明な上昇を繰り返す．

SAS 患者はそうでない人に比べ，高血圧は 2 倍（約 3 倍），**虚血性心疾患**は 3 倍（1.2〜6.9 倍），**脳卒中**は 4 倍（10 倍超）の発生率があるとされる（図 6）．米国高血圧ガイドラインでは，二次性高血圧の要因のトップに SAS が記載されている．「**高血圧の治療で血圧がなかなか下がらない場合は，睡眠時無呼吸障害を合併していないか調べろ**」との警告がある．

SAS のある人の**心臓突然死**は睡眠時間中に最も多く，これは，OSA がない人や一般集団では睡眠時間中に突然死することは少ないことと著しく対照的である．**重症例を放置すると約 10 年で 15％ が心血管イベントで死亡する**ともいわれる．

さらに SAS 患者では，15％ に糖代謝異常がみられ，SAS が重症化するほど DM の合併頻度は増大することも報告されており，SAS 患者が**メタボリックシンドロームを合併する頻度は健常者の 5〜9 倍**と報告されるにつれ，SAS は生活習慣病であるメタボリックシンドロームと強くオーバーラップしていることが知られるようになった．

10）睡眠時無呼吸障害の病態生理

SASには閉塞型，中枢型，混合型の3つのタイプがある．**中枢型無呼吸（CSAS）**では，腹部・胸郭運動および鼻・口における呼吸運動が共に認められないものをいう．**閉塞型無呼吸（OSAS）**は，胸郭運動があるにもかかわらず，上気道が閉塞するため，口および鼻の呼吸が認められないものをいう．睡眠中に上気道の気道抵抗が増加することで無呼吸や低換気を頻回に繰り返し，いびきと無呼吸が交互に観察される．**混合型無呼吸（MSAS）**とは，閉塞型無呼吸の初期には中枢での呼吸が中止し，無呼吸の後半には胸部呼吸が出現するものの，口および鼻の呼吸が認められないものをいう．ほとんどの患者では，閉塞型あるいは閉塞型と中枢型の混合型の無呼吸がみられ，単独の**中枢型は稀（閉塞型の10％以下）**である．中枢型睡眠時無呼吸は，睡眠に関連した呼吸制御機能の変化が無呼吸の発現に関係していて，例えばチェーン・ストーク呼吸のように各種疾患の合併症として認められることが多い．

しかし，**臨床の場で見ることが多いのは圧倒的にOSASである**．心・呼吸器疾患が合併すると中枢型が混じった混合型のタイプに変化する．

OSASで閉塞する部位は**咽頭**である．咽頭は気道であると同時に食物の通路として機能する．気道として働く際には，咽頭腔は広く開いていなければならず，一方，食物の通り道として機能する際には，嚥下運動に伴い，咽頭腔は徐々に閉塞していく．このように相反する機能を満足させるために，咽頭は非常に**フロッピー（floppy：ばたばたする）な構造**になっている．そのため，ある程度以上の気道狭窄があると，気道は軽度の吸気時陰圧でも容易に閉塞が生じるのである．

例えば，鼻閉があり鼻の抵抗が高まると，咽頭は鼻腔のように硬いフレームをもたないため，吸気の入り口部分（鼻腔）が抵抗管の役割を果たし，その出口の部分（咽頭）に強い陰圧がかかる．そのためベルヌーイの法則から鼻腔より下流（中〜下咽頭）における乱流・および陰圧化が強まる．その陰圧化が咽頭気道を虚脱させ狭窄・閉鎖に至ることにより，無呼吸，低呼吸を引き起こす．

無呼吸の原因となる上気道の閉塞のパターンは，部位別に**軟口蓋型，舌根型，合併型（軟口蓋から舌根にかけて閉塞）**の3つに分類される．

健康な人では，睡眠中でも咽頭開大筋が働いていて，上気道が開いているため，いびきをかく程度に気道が狭くなることはあっても呼吸はできる．しかし，もともと扁桃肥大があったり，さまざまな理由によりのどの軟部組織が腫れて上気道が狭くなっている人では，睡眠中に咽頭開大筋の緊張が緩むと，咽頭腔内に押し出された軟口蓋や扁桃が吸気時に咽頭内部の陰圧のためまくれ込み（**扁桃のまくれ込み現象**），さらなる咽頭腔の狭小を招き，容易に気道が閉塞して呼吸ができなくなる．その結果，OSASが反復して認めらられるようになる．これが軟口蓋型の閉塞（**図7**）である．

通常人は仰臥位で就寝する．仰臥位では生理的にも**舌根が沈下**するため誰でも上気道は狭小化する．人が睡眠状態に入ると全身の骨格筋は弛緩する．上気道の構成筋（頤舌筋など）も**弛緩**するため舌も沈み上気道は狭小化するのである．だが，健常人では，この程度の上気道の狭小化は呼吸になんら障害がない．舌根型のOSASの患者で

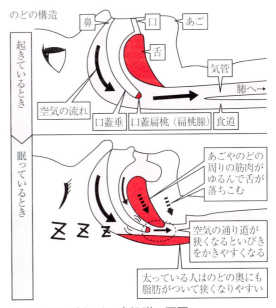

図7　睡眠時無呼吸症候群の原因
いびきをかきやすい人
扁桃腺や口蓋垂が大きい人，太っている人，鼻がつまりやすい人，あごが小さい人．
（朝日新聞より）

は，睡眠中の生理的な緊張低下により，咽頭を中心とする**筋の緊張低下**と病理解剖学的な舌根扁桃肥大，咽頭の骨格による気道形態などによる**咽頭腔の狭小化**とが重なり，相加的に加わる吸気時の強い陰圧により上気道が繰り返し部分的あるいは完全に閉塞する．これが舌根型の閉塞である．

このような一種の窒息状態が頻回に繰り返される結果，低酸素血症，高炭酸ガス血症が生じ，さらにそれに伴う脳波上覚醒が頻回に生じ，睡眠の分断がもたらされるのである．覚醒反応に引き続き呼吸が再開するときに，上気道の呼吸筋を振動させて発生する雑音が**いびき**である．ついで眠ると無呼吸が再び起こる．

加齢は筋や粘膜の弾力性を低下させ生理的な上気道狭窄が加速するため，高齢者ではいびきの発生頻度が高まる．

11）睡眠時無呼吸障害の診断

患者のSASを疑う第一の指標となるのが，睡眠時の大きな**いびき**の有無である．閉塞型の無呼吸にはほとんどいびきがある．「いびきは誰でもある」「よく寝ている証拠」という考え方をまず改め，もしかすると，「助けを求める叫び声」ではないかと捉えて疑うことがSAS治療の第一歩である（表3）．

SASの診断には，無呼吸の有無や重症度を把握する**病態診断**と上気道のどの部位が閉塞し無呼吸が生じているのかを把握する**閉塞部位診断**の2点がある．いびきや無呼吸を主訴とする患者の観察では，詳細な**問診**，上気道の**視診**および**X線的評価**，いびき**録音テープの聴取**，**ESS**（エプワース眠気尺度 Epworth sleepiness scale: 昼間の眠気指数）（表4）などが重要である．患者は自分自身の日中過眠を過小評価する傾向にある．そこで確定診断を行うには，どうしても**終夜睡眠ポリグラフ検査－ポリソムノグラフ（PSG）検査**が必要である．しかし，この検査は煩雑で入院して検査を受けなければならないので，すべての患者には実施できない．

そこで**検査の手順**としては，まず初診患者の中から**OSAS**の疑いが強い患者を選別する．次いで第2段階として，第1段階で選別された患者に対し，アプノモニターやオキシメーター等による

表3　閉塞型睡眠時無呼吸症候群の疑診

（1）　習慣性いびき
（2）　他人に睡眠時の無呼吸を指摘された
（3）　昼間の傾眠，集中力の欠如
（4）　肥満，高血圧症
（5）　前後に短い頭蓋骨（面長）

表4　ESS（Epworth sleepiness score）

あなたの最近の生活のなかで，次のような状況になると，眠ってしまうかどうかを下の数字でお答え下さい．質問の状況になったことがなくても，その状況になればどうなるかを想像してお答えください．			
0＝眠ってしまうことはない　　1＝時に眠ってしまう（軽度）　　2＝しばしば眠ってしまう（中等度） 　　3＝ほとんど眠ってしまう（高度）			
1．座って読書中	0.	1.	2.	3.
2．テレビを見ているとき	0.	1.	2.	3.
3．会議，劇場などで積極的に発言をせずに座っているとき	0.	1.	2.	3.
4．乗客として1時間続けて自動車に乗っているとき	0.	1.	2.	3.
5．午後に横になることができるとき	0.	1.	2.	3.
6．座って人と話をしているとき	0.	1.	2.	3.
7．アルコールを飲まずに昼食をとった後，静かに座っているとき	0.	1.	2.	3.
8．自動車を運転中に信号や交通渋滞などにより数分間止まったとき	0.	1.	2.	3.

質問表を用い，日常遭遇するさまざまな場面を想像させ，数字で患者の眠気を評価する．範囲は0～24点，数字が高いほど強い眠気の存在を示す．10点以下は正常，12点以上で中等度の傾眠，16点以上で高度の傾眠傾向である．

表5　睡眠時無呼吸症候群の診断手順

```
睡眠時無呼吸症候群の診断手順
  第1段階
    昼間傾眠，起床時の口腔乾燥感，頭痛等の詳
    細な問診
    録音テープ聴取
    口腔咽頭の視診
  第2段階
    アプノモニター
    オキシメーター
    CTスキャン，セファロメトリーによる上気道
    狭窄の部位
程度
  第3段階
    PSG検査
```

スクリーニング検査を行って，第3段階での PSG 検査の対象となる患者を選別する（表5）.

（1）第1段階

　問診，いびきの聴取，テープレコーダー・ビデオでいびきを録音. 最近ではスマートホンに録音機能を備えたものがある. いびきの音だけ聞いても無呼吸の有無は80%以上予測できる. いびきの音だけでなく，ビデオを撮り，画面に胸と顔を入れてもらうと，胸がへこんで顎が引っ張られるのがわかるのでビデオを見て重症度がすぐに判別できる. 小児では前胸壁が柔らかいので，上気道狭窄による換気障害は吸気時の陥没呼吸として観察される.

　日中傾眠傾向の指標には **ESS**（エプワース睡眠指数検査）が用いられる. ESS は簡単な睡眠の質問票で，24点満点中，12点以上なら中等度，16点以上だとかなり高度の傾眠傾向が疑われる. ESS は眠気の自覚的評価法として重要である.

　鼻閉がどれだけいびきに関与しているかを知る方法の一つとして，**就寝前の点鼻薬**使用の効果をみる方法がある. ただし，点鼻薬の効果は一晩，持続しない.

（2）第2段階

　①睡眠中に起こる低換気の回数と程度の測定（**簡易検査**）は**パルスオキシメーター（動脈血酸素飽和度 SpO_2 の測定）**を用いて行う.

　酸素飽和度が80を割ると，これは健常人が富士山頂の近くにいるときの値で，40以下になると，この値はヒトが酸素吸入なしでエベレスト山頂近くに登ったときの値に相当する. パルスオキシメーターによる終夜酸素飽和度測定で酸素飽和度がベースラインから**3%以上低下した回数が1時間あたり15回以上**あれば，SAS が強く疑われる. この方法はスクリーニングテストとして用いられる. 子どもの場合，検査した時はよくても冬になると悪くなるなど，季節によってよくなったり悪くなったりすることがあるので，そういう場合には時期を選んで測定することも大切である.

　②咽頭部での狭窄の有無，原因検査を行う.

　無呼吸を生じる一因として，顔のフレームの形態学的特徴が考えられる. フレームが小さければ内部の軟部組織の量が同じでも咽頭腔は狭くなる.

　視診，X線 CT，MRI 検査，咽頭頭部側面高圧撮影（立位と仰臥位）で内部の気道腔を測定，その他，食道多点圧測定法，経鼻的内視鏡下薬物睡眠検査法（薬物睡眠でも自然睡眠と本質的な差異はない），**頭蓋計測セファロメトリー**（舌根部における舌背と咽頭後壁との距離 posterior air space-**PAS は正常者では11.5 mm 以上**），**内視鏡検査法 Muller 法**（鼻と口を閉じて努力呼吸をし，ファイバースコープ下に上気道の閉塞を診断する），acoustic reflection technique（顔面各部の位置の関係を調べる）など種々の計測法がある.

　セファロメトリーは大がかりな装置を必要とせず，種々の形態異常を定量化して評価することができる. 特に，デジタル画像は，骨性構造だけでなく軟口蓋や舌などの軟部組織の形態まで評価できるため，顎顔面および上気道の形態を総合的に評価する優れた方法である. 頭部を固定してX線の主軸方向を左右の外耳道に一致させ，管球 - 被写体距離を150 cm，被写体フィルム間距離を15 cm として一定の条件で撮影する. このセファロメトリーには種々の基準点や基準線が用いら

れ，距離や角度，面積を計測すると，狭窄の程度が知れる．

(3) 第3段階

呼吸曲線，酸素飽和度と脳波，筋電図，循環機能，呼吸運動を終夜にわたって測定する**ポリグラフ検査 polysomnography（PSG）が行われる**（図8）．

ポリソムノグラフィーでは，無呼吸の頻度は鼻孔部に置く**サーミスター**で検査する．睡眠深度判定のために**脳波，筋電図**が記録される．無呼吸の診断のためには**鼻呼吸，胸部呼吸および腹部呼吸が測定**される．さらに，無呼吸の重症度の判定には**酸素飽和度が測定**される．これれの検査は一晩の入院ですべて同時記録され，翌朝に解析が可能である．

無呼吸数，無呼吸時間，無呼吸指数 A.I，心拍数を測定する**アプノモニター**による検査では簡易睡眠検査として無呼吸の有無，回数，持続時間を分析することができる．しかし，アプノモニターでは標準的 PSG に比べて検出感度が低く，**30％程度の見逃しを生じる可能性があり，診断精度は低い**．したがって重症例の発見には有用だが，除外診断に用いることはできない．

12) 閉塞性睡眠時無呼吸障害の治療

治療の原則は，無呼吸の原因である**咽頭部の狭窄や鼻閉の軽減，除去**である．

現在，これらの患者の治療法として，**減量・nasal CPAP・外科療法・歯科装具・薬物療法**などが行われている．

AHI 20以上で高血圧や虚血性心疾患などの合併症があり，日中の傾眠傾向がみられる中等度・重度の症例は早急に治療が必要である．**治療立案にあたっては，OSAS の発生原因が個々の症例によって異なるので，単に OSAS の重症度のみからでなく，OSAS 患者の閉塞部位診断に基づいた治療戦略が重要である．**

1994年の米国の睡眠障害センターの統計では，SAS 患者の60〜80％が nCPAP 療法，70％が減量療法を受け，その他の治療法はいずれも20％以下で，米国では nasal CPAP 療法が OSA の第一選択の治療法であった．現在では日本でも睡眠専門クリニックでは，まず CPAP を適応し，その適応とならない症例には，自動的に歯科口腔内装置治療（PMA）が行われている．

(1) 内科的治療法　肥満に対する栄養および運動療法（減量療法などの一般治療）

大部分の患者は減量といった生活習慣の改善が

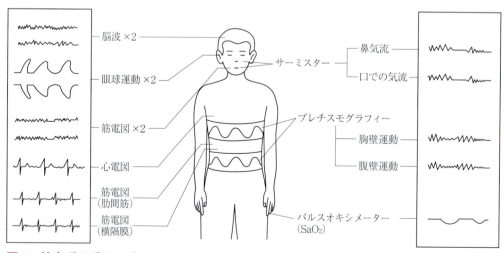

図8　終夜ポリグラフ（PSG）検査
PSG：脳波（EEG），眼球運動図（EOG），おとがい筋筋電図（EMG）によって睡眠段階を判定．鼻および口の気流，プレチスモグラフィーで胸壁および腹壁の運動，パルスオキシメーターによる動脈血酸素飽和度（SaO_2），心電図（ECG）などを同時に記録する．

まず必要となる.

単純肥満には低カロリー食による体重減量を試みる. 食事療法で減量した場合, 減量を維持するのは非常に困難で, やはりまた再び体重が増加することが多い. そこで, 有酸素運動などの脂肪燃焼効果が高い方法の併用が必要となる.

まずは減量効果がでる目安は体重の5〜10%減である. 10%体重が増えると, AHIは30%悪化し, 逆に10%体重が減少すると, 25%改善するとの報告がある. また一般に10%以上の体重減少が得られなければCPAPからの離脱は望めないともいわれる.

睡眠時の体位や寝具の改善を図ることも必要である. **ベッドや枕を固めにする. 枕の高さを調節**する. 仰臥位の睡眠の時, 重力の関係で舌や軟口蓋が下向きに下がり, 中咽頭が閉塞されやすいため, 睡眠時の姿勢変換を行い**側臥位や腹臥位**で寝る. しかし, これはなかなか難しく, 常に側臥位を保つため, 背中に硬式テニスボールを固定して仰臥位になれないようにする工夫や, **側臥位支援用の固定型抱き枕（補助枕）**もある. 側臥位での就寝で舌根の沈下が妨げるため, 単なる大いびきや軽症のSASではこれだけでいびき, 無呼吸が消失することがある. 高齢者で煩雑な治療ができない時は, 代替療法としてこの体位治療も有効である.

鼻閉のある患者では睡眠前に点鼻薬を使用する. 鼻入口部を開大させるプラスチック製器具である鼻入口部拡大器（ノゾヴェント®）や**鼻孔拡張テープ**（Breathe Right®）も用いられている.

患者の中には, 夜間に不眠を訴え, 就眠前に飲酒したり, 睡眠薬を服用する人がいるが, 気道の筋肉が弛緩し気道閉塞を増悪させる**アルコールや睡眠薬の就眠前の使用は控える**こと. 少なくとも睡眠前4時間の飲酒禁止を指導する. 他に一部の**睡眠薬や精神安定剤**も同様のはたらきがあり, 同様な注意を要する.

OSASが特定の身体疾患（例えばアデノイド, 扁桃肥大, 粘液水腫など）に基づくものであれば, 薬物治療, ないしは手術により病態は改善し, OSASはしばしば改善する.

(2) 理学的治療法・経鼻的換気補助療法/経鼻的人工呼吸療法

①**経鼻的持続陽圧呼吸 nasal CPAP**（nasal continuous positive airway pressure）や BiPAP・auto CPAP療法

nCPAP療法（通常, シーパップと呼ばれる）はマスクにより経鼻的に連続的に陽圧をかけることによって上気道の虚脱を防ぎ, 上気道の開存を維持する（図9）. OSASの閉塞部位は単一でなく, 吸気の各相において, 閉塞部位が移動する現象が観察されるという報告はnCPAPによる上気道への陽圧付加療法が効果的な手段であることを思わせ, 現在最も信頼性・有効性の高い治療法に位置づけられている. そして, **90%以上の患者に症状の改善**がみられるとされる. CPAP治療後に高血圧は通常10 mmHg程度改善するともいわれる.

それ故, OSAS治療の第一選択は, AHI＞20であればまずnCPAPを行うべきであるとする主張がある. そして, 厚生労働省の見解は1時間あたりの無呼吸数が20回以上（**AHI 20超**）の中等症以上のOSASで現在CPAPの保険適用がなされている. AHIが20未満の場合は全額自己負担である.

nCPAP療法は陽圧により気道開存を維持するため, 適正治療圧の設定が不可欠である. コンプレッサーにより**毎分30〜40 l の空気を患者の鼻のマスクに送り, 4〜15 cmH$_2$O程度の陽圧**を持

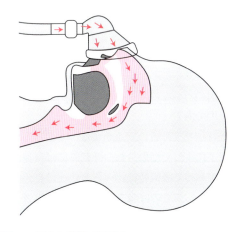

図9 CPAP療法の原理

続的に与えることにより，強制的に閉塞した上気道を開存させる．一般にこの呼気圧が高いと患者は不快感を持ちやすい．患者の最適な CPAP 圧は，仰臥位で睡眠中に SaO_2 の低下を認めず，平坦な呼吸流量波形が観察される最低の CPAP 圧が，その患者に対する最適な CPAP 圧である．この適正圧の設定は，薬物療法における処方に相当する重要な行為である．基本的には，**PSG を取りながら CPAP を少しずつ上げていき，いびき・無呼吸が完全に消失し，SaO_2 が一晩を通じて 90%以下に低下しないように圧力を設定**する．

nCPAP の適正使用により，レム期および深睡眠も著しく増加し，安眠が得られるようになる．そしてこの治療法は中枢性睡眠時無呼吸の患者に対しても有効である．

しかし，CPAP 療法は**対症療法かつ保存治療**であるため半永久的に装置を使い続けなければならない欠点がある．また，毎晩顔面に装着しなければならない煩わしさもあり，高い治療コンプライアンスを得るのは難しく，さまざまな理由から中断する患者が問題となる．前述した適正圧の問題や，機種選択の問題などもその中に含まれる．

特に，**CPAP 導入初期にはマスクフィッティングや鼻腔・口腔の乾燥感などさまざまな訴えが多く**，CPAP 治療はそれらに対する初期対応の善し悪しが長期継続を左右する．長期治療継続率は**50～80%**といわれ，CPAP 治療を断念するケースは最初の 3 か月に多い．というわけで CPAP 治療に対する**アドヒアランスの重要性**が注目されている．鼻や喉の乾燥感を訴える場合は加湿器を使用することもあるのもその対策の一つである．導入最初の 2 週間，睡眠導入剤であるエスゾピクロン 3 mg を投与すれば，治療の逸脱率を低下させることができるといわれる．鼻閉も脱落要因の一つなので，並行して鼻閉に対する治療が必要である．

睡眠時無呼吸患者の気道閉塞は，吸気時の気道内圧低下によって増悪され，呼気時には気道内圧は増加するので吸気時に比べると状況は良い．このことから，患者の呼吸をモニターし，患者が吸気を開始するや否や従来の CPAP に相当する高い圧を与え，呼気時にはその圧力を低下させる

Bi-PAP 療法（通称はバイパップ；生理的な換気に近く，吸気と呼気の 2 段階の圧力設定を可能にした方法）や，圧の自動調節ができる **AutoCPAP** もある．

②口腔内装具よる治療：マウスピース法，下顎前方固定法（prosthetic mandibular advancement：PMA）

OSAS の原因として，**下顎の後退とそれに伴う舌根の沈下を認めるような症例**では，歯列間にマウスピース様の歯科装具**口腔内装具スリープスプリント prosthetic mandibular advancement（PMA）を上下の歯の間に装着し下顎を 3～5 mm 前方に突出させ**，睡眠時の舌根沈下を防ぎ，上気道の抵抗を低下させる処置は有用である．下顎を前方に出した状態で固定すると，下顎の前方移動に伴い下顎に直接起始を有する舌は同時に前方に移動し，舌根部の気道開通性が改善し，呼吸が楽になり，いびきが軽減する．これにより AI が 50%以上の改善率を示したという報告もある．口腔内装置治療の適応があるかどうかを知る簡便な診断法は，患者の下顎を前突出させ，鼻咽腔ファイバー下にあるいはレントゲン撮影を用いて舌根部などの閉塞部位が開大するかどうかを観察するとよい．

軽度から中等度の OSAS 患者（AI＜20 以下）には，このような顎整形装具である PMA の装着は適している．小型で，扱いやすく，電源を必要としないなど，他の治療法に比べ負担が小さいなどその長所は大きい．反面，顎関節の痛み，口腔内違和感，唾液の増加などの短所がある．というわけで，口腔内器具の長期耐用性は CPAP よりも低い．現在，口腔内装置は CPAP が奏効しない場合の第 2 選択治療と位置づけられている（2004 年から保険収載）．

（3）手術的治療法（sleep surgery）

OSA の外科治療に際しては，OSA の発症原因，閉塞部位，重症度を的確に診断して最適な方法を適用するが，上気道形態改善の治療指針では，肥満が原因と思われる OSA 患者にはまず減量指導を，外科治療は nCPAP を中心とする治療戦略の一環として組み入れられており，nCPAP

の効果が薄く，上気道疾患，形態に問題がある場合にのみ行うべきものとされている．したがって，その時に行う手術は，鼻閉でnCPAPが使用できない場合のサポート手術と，nCPAPが奏効しない場合にサルベージ目的として行われる手術がある．

いびきの手術にあたり考慮すべき因子としては，①**口蓋扁桃肥大**，②**軟口蓋長**，③**肥満度**，④**鼻閉**の4項目が重要である．

いびきや睡眠時無呼吸を訴えて来院する患者の3割近くは，**鼻中隔弯曲症やアレルギー性鼻炎，口蓋扁桃肥大などといった上気道の器質的疾患を合併**している．その際考慮される手術としては小児や若年者ではアデノイド切除術，口蓋扁桃摘出術，成人では鼻中隔矯正術，鼻甲介手術，鼻茸手術，**口蓋垂軟口蓋咽頭形成術（UPPP）**などが単独あるいは併用して行われる．

ことに，睡眠中のSaO_2最低値が75％以下となるような中・重症例では，手術的治療を考慮する必要がある．軽症〜中等症例でも，いびきが強い例では手術の有効性が認められている．手術的治療の適応は**中咽頭レベルで閉塞している軟口蓋型**で，特に呼吸障害が**中等度以下**のものに有効で，全体からみたUPPP手術による治癒率は**50〜60％前後**といわれている．100％に満たない理由は，SASの約半数の症例では舌根部にも閉塞部位があるためである．UPPPの手術適応には注意が必要である．開口時前口蓋弓上端の見えにくいものは重症な症例で，このようなものは手術効果も不十分なものが多い．さらに手術効果が不良な理由は術創部の拘縮である．手術効果をみる場合は，術前と比較して術後のAHIが50％以上小さくなり，さらに術後のAHIが20以下であるもの，またはapneaが5回/h以下になったものを改善とする．

小児OSASの原因のほとんどは，アデノイド，扁桃肥大であり，アデノイド，扁桃切除術により大部分の症例（約80％）は改善する．子どものOSASの治療には手術は有用である．

ただし，同時に46％は未治療でも7か月後には改善するという報告もある．アメリカ小児科学会のガイドラインでも小児のOSAの治療の第一選択は扁桃摘出術やアデノイド切除術とされているが，小児OSAに対する手術適応基準は未だ確立されていない．小児のOSAの手術適応においては，無呼吸の重症度は参考となるものの，AHI値にてクリアカットに決まるわけではない．なぜなら小児では無呼吸は起きにくいこと，日中の傾眠傾向は見られにくいこと等，成人とは多少異なる面があるからであるである．

小児おける重症度分類は$1 \leqq AHI \leqq 5$/hが軽症，$5 \leqq AHI \leqq 10$/中等症，$10 \leqq AHI$が重症とするのが妥当とされる．ただし，すべての小児の手術適応をPSGで診断することは不可能で総合的な診断を行うということは論を待たない．たとえば，1歳以上の小児では夜間モニターでAHI5回以上の中等症異常と診断されればアデノイド切除・口蓋扁桃摘出術の適応としてよいが，軽症例であっても小下顎，下顎後退，アデノイド様顔貌などの顎顔面形態の劣成長，または身長・体重の劣成長，さらに滲出性中耳炎，慢性副鼻腔炎，また慢性扁桃炎の合併がある場合は成長を待たず治療することが望ましい．24か月未満の乳幼児は，成長を待つ方がよいケースが多い．OSAと診断された24か月未満児の全身麻酔下のアデノイド切除・口蓋扁桃術，および周術期管理のリスクは高いため，手術適応は慎重に判断したい．可能であれば体重が15kg以上になるまで保存的加療を先行させ，成長を待ってもよいし，アデノイド切除だけを行うという選択肢もある，という考え方もあるだろう．**最近では軽症から中等症でもすぐの手術適応とはせず保存的治療を先行させるという考え方が主流となっている．**

OSASの術式には以下のようなものがある．

a）口蓋垂軟口蓋咽頭形成術（uvulopalato-pharyngoplasty：UPPP）

口蓋垂，軟口蓋，口蓋扁桃などを切除し，咽頭腔を拡大形成する方法．OSAを引き起こす因子のうちの形態学的因子だけを是正するため，無呼吸を完全に防止するのは困難である．例えば，口蓋扁桃肥大はあっても，軟口蓋低位（軟口蓋の位置が低いか舌が大きく，結果として口を開けたとき，口蓋垂が見えにくいか全く見えない状態）が強い場合は，手術適応はない．

手術を受けたとしても構音や嚥下機能に悪影響はない。この手術は全麻下に行われることが多いが、術直後、抜管を急いではいけない。舌根が沈下した状態で急いで抜管すると、呼吸困難が生じることもある。

b）**舌正中部分切除術**：高周波を用いた粘膜下組織減量術。

c）**下顎前方固定術**：外科手術により、下顎を前方に固定する。

d）**下顎骨骨切り術 mandibular osteotomy**：舌根沈下が原因となる例に適応がある。

e）**気管瘻形成術（気管切開）**

f）**舌骨前方移動術 hyoid bone advancement**

g）**軟口蓋瘢痕収縮化術**：電極を軟口蓋に刺入して通電させるだけのもの。

2 咽喉頭異常感症

1）定義

咽喉頭に異常を訴えるが通常の耳鼻科的視診によっては、訴えに見合うような器質的病変を局所に認めないもの。

2）病因・病態

耳鼻咽喉科外来患者の約5％位にみられる。女性が男性の2倍と多い。

異常感症には何か原因がある（今は見えないけれども何か理由がある）というふうに考える。そしてその理由に応じた治療を選ぶのが咽喉頭異常感症への処し方である。異常感症の中には、頻度は低いながらも、**下咽頭癌**や食道癌など、致命的疾患が含まれる。

咽喉頭異常感症の原因としては精神医学的要素の関与する面もあり、以下の要因が複雑にかかわっている。

①**精神的要因（約5％）**：がん不安、神経症、うつ病

②**全身的要因（約15％）**：自律神経失調症、低色素性貧血、内分泌機能異常、糖尿病

③**局所的要因（約75％）**：慢性扁桃炎（舌根扁桃肥大）、慢性咽喉頭炎、慢性副鼻腔炎、喉頭のアレルギー、逆流性食道炎、咽喉頭腫瘍（0.02％）、過長茎状突起、頸椎異常、披裂部のチス

テ、扁桃窩の膿栓、声帯ポリープ、慢性甲状腺炎、食道癌などの食道の異常、上部消化管疾患、心臓疾患など。ことにのどの違和感で耳鼻科を受診される患者の半分ないしそれ以上に**逆流性食道炎**が存在するとした報告がある。

以上の雑多な要因の中で、局所的要因としては訴えのある部位に慢性炎症を持つものが多く、その頻度は約50～80％にも達する。逆流生食道炎の咽頭症状もその一つである。全身的原因では、低色素性貧血を見落とさないように注意を払う。また、心因性の原因によって異常感覚が生じているような例が存在する反面、**局所的な原因によって生じた異常感覚が引き金となり強い心的症状が生じる場合もある（身体表現性障害）**。下咽頭腫瘍の場合、咽喉頭異常感を主訴とするにしても、よく話を聞いてみると何らかの痛みや嚥下障害を伴うことが多いこと、症状の部位が固定しているという特徴があることが多いので注意を要する。

咽喉頭異常感症の病態に対する一つの考えとしては咽喉頭異常感症では、下咽頭、頸部食道の嚥下圧が亢進している。圧亢進は下咽頭収縮筋や頸部食道筋の過緊張によるが、**過緊張は筋肉内に蓄積された乳酸が神経終末を刺激することによる**。刺激が強いと"痛み"の感覚が起こり、弱いと"こり"の感覚が生じる。筋肉は痛みに反応して緊張し、さらに血行が障害され、悪循環が起こる。**この筋緊張と血行障害、疼痛を引き起こす原因としては精神的ストレス、自律神経失調、過労、炎症などがあげられる**。肉体的および精神的ストレス時における循環反応は、交感副腎系により調節されているといわれ、精神的ストレス時の循環反応とエピネフリンは強い相関を示す。他の一つの仮説は一般に心身症は大脳皮質によってストレスと認知されたものだけが辺縁系や視床下部を経て自律神経系、内分泌系の興奮を起こし、さらに標的器官に至って機能異常や器質的病変を生ぜしめると推定されている。咽喉頭異常感症の病態にあてはめると、**精神的ストレス等により交感神経の緊張が起こり、その結果局所の末梢血管が収縮して局所血流が低下する**。この状態が異常感として中枢に感知されるのではないかと推測することもできる。

3）診断

異常感の内容は「ひっかかった感じ」「つまった感じ」「痰が絡む」「のどが痒い」という表現が多い．のどの「つかえ感」をGlobus症状と呼ぶ．

咽喉頭異常感を訴える患者では下咽頭・食道を中心とする部位に**潜在する器質的病変を見逃さないことが大切である**．耳鼻咽喉科外来診療では咽喉頭異常感症の診断にあたっては視診とファイバースコープ下の画像診断が欠かせない．披裂部浮腫，梨状陥凹への唾液の貯留，梨状陥凹外側壁の肥厚，喉頭の運動不良は要注意である．触診では甲状腺や頸部リンパ節をよく診ることが重要．

一般血液検査では鉄欠乏性貧血の有無，更年期の女性では性ホルモン，下垂体ホルモンの消長が参考となる．心理検査は必要に応じて施行する．逆流性食道炎が原因となっている咽喉頭異常感症では，げっぷや胸やけ等の症状と，梨状窩唾液貯留・披裂部発赤・披裂間粘膜の肥厚等の所見の有無に注意する必要がある．逆流性食道炎では胃酸の下咽頭，喉頭への**直接障害**にて，また，下部食道に逆流した胃酸の迷走神経刺激（**迷走神経反射**）による二通りの経路で，「いがいが」や「ちりちり」「咳」という症状が出現する．逆流性食道炎でも，耳鼻咽喉科の症状を主訴とする場合は，特に**咽喉頭酸逆流症（LPRD）**と呼ぶこともある．

4）治療

咽喉頭異常感症という病態は決して一つの独立疾患ではなく，一つの症状にすぎないことを充分に認識することが必要である．つまり，種々の原因があるので，あくまでもその原因を追求し，その原因に応じた治療を行う．

3　舌咽神経痛

発作性疼痛が舌咽神経支配領域に起こる．舌咽神経痛は，三叉神経痛や顔面けいれんと並び代表的な**神経血管圧迫疾患**である．痛みの性質は三叉神経痛に類似している．しかし，①痛みが片側の扁桃，咽頭，舌根部に起こり，耳や下顎角に放散する，②夜間にも発作が生ずる，③誘発部位は口蓋扁桃，咽頭，舌根部，耳介にあるが，顔面には

ない，④嚥下運動，会話で誘発される，などの点で三叉神経痛との違いがある．高齢の女性に多い傾向は三叉神経痛と類似している．

治療法は**カルバマゼピン**が著効を示す．疼痛発作時の応急処置としてできるのは，この薬物療法と同時に局所麻酔薬の咽頭，扁桃部への噴霧により疼痛発作をおさえることができる．

神経ブロック療法は口腔内または側頸部からの舌咽神経ブロック，手術療法は原因が三叉神経痛と同様神経血管圧迫説が有力視されており，神経減圧術が行われる．

4　吃逆（しゃっくり）

1）病態・発生説

吃逆は，「**横隔膜のけいれんのような収縮**」と「**声帯の閉鎖運動**」が同時に発生することで起きる無意識にパターン化された一種の**呼吸器系反射運動**である．横隔膜が収縮すると肺が広がり，「息を吸う」状態になるが，このとき声帯が閉じると，**声帯のすき間を空気が通って，「ヒクッ（hic sound）」**となる．

現時点で解明されている吃逆の発生のメカニズムをまとめると，鼻咽頭背側に舌咽神経が来ていて，その舌咽神経が刺激されると**舌咽神経咽頭枝が求心路**となり，呼吸を司る延髄弧束核に入った刺激が延髄網様体にある中枢でのパターン形成を経て，**横隔神経，迷走神経（反回神経）の遠心路へ出力され**，それぞれ横隔膜，声門へ伝達され，吸気運動と声門閉鎖運動が協調して起こる結果，意志と関係なく横隔膜が収縮し，吃逆が発生する（**図10**）．熱いものを飲んだときや，食道から胃液が逆流したとき，かぜでのどが腫れたときなど，舌咽神経に刺激が加わるとしゃっくりが起きやすい．

なぜそうなるかはよくわかっていないが，羊水に浮かぶ胎児の口に異物が入ったときに除去する，あるいは誕生後に備えて呼吸の訓練をする－生物の進化の過程の中で組みこまれた胎生期の反射だろうという考えが注目されている．

2）病因・治療

48時間以上持続，または頻回に再発する吃逆

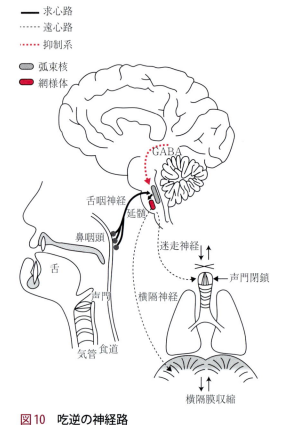

図10 吃逆の神経路
(ドクターサロン54巻5月号, 2010, より)

には脳梗塞などの器質的疾患を有している場合があり，原因を検索する必要がある．その場合，吃逆発生のメカニズムを考えると**鼻咽頭背側から延髄に至る経路，さらにそれより上位の中枢の病変**が存在する可能性を念頭に置いた精査が必要である．吃逆以外に症状も所見もない**多発性硬化症**のような中枢神経疾患症例もある．

その他，縦隔腫瘍や肺食道腫瘍，脳卒中（延髄梗塞），脳腫瘍，大動脈瘤で横隔神経が刺激され吃逆が誘発されることがある．薬の副作用でもしゃっくりを起こす．

（1）非薬物療法

原因が不明な場合，旧来の民間療法が行われることがある．舌咽神経に刺激が加わるとしゃっくりが起きやすいので，神経に再び刺激を与えて延髄に送ると，しゃっくりが止まる確率が高い．これらの中に鼻咽頭の刺激を介して吃逆反射弓の求心路を抑制できると考えられるものとして，**舌の強制的な牽引（舌をハンカチやガーゼでつまんで強めに引っ張る）**，スプーンによる口蓋垂の挙上，**綿棒やカテーテルによる咽頭の刺激**，水でのうがい，**氷水を少量ずつ飲むこと，レモンを噛むこと**がある．また，痛さを感じるくらいの強さで耳の穴を30秒間ほど押すのも，舌咽神経刺激が期待できる．ゆっくり息を吸い，10～20秒ほど息を止めるのも効果的で，腹部に圧力がかかることで横隔膜が動きにくくなる．

（2）薬物療法

延髄レベルでの抑制因子がGABAであることが証明されたので，GABA作動薬である**バクロフェン（ギャバロン®）**が用いられる．成人では

異常感症の本当の原因を探る方法は

異常感の原因（局所的，全身的，精神的）である可能性の高い疾患を標的とした検査を行う．しかし，確かな異常感症の原因とおぼしき所見がみられないこともある．その時は，とりあえず薬剤を投与してみて，その反応性から原因を探る（**治療的診断**）．これは薬物によるスクリーニング法である．

とりあえず，スクリーニング処方（メダゼパム15 mg/日，分3）を異常感症に2週間服用させ，異常感が服薬によって改善しない症例（ハイリスク群）を選別し，このハイリスク群について造影透視やファイバースコピーを含む徹底的精査を行い，致命的な病気が咽喉頭異常感症の中に含まれていないか見分ける．慢性炎症が強く関与していると考えられれば，抗炎症薬や抗生物質，アレルギーが関与しているなら抗アレルギー薬，GERDが関わっているようならまずPPIテストを，精神的要因が強いようなら精神安定薬や自律神経調整薬などを使う．

1日15 mg分3から処方し，必要量まで増量する．有効率は95％．ジフェニルヒダントイン，バルプロ酸，カルバマゼピンなどの各種けいれん薬もGABA濃度を増加させる作用もあるので吃逆の治療に用いられる．

第9章　咽頭異物

1）診断

咽頭・喉頭の異物の大半は魚骨である．その半数以上は口蓋扁桃に刺入している．次いで舌根となる．「異物摘出」はまず発見することにつきる．患者の態度や状態などから先入観をもたずに，「あるはず」と念じて，冷静に探すことである．

一般に，受診までの時間経過が長くなればなる程，そして異物の刺入部位の訴えが曖昧であればあるほど，その発見は困難となる傾向がある．刺入部位の左右の訴えは，確かであることが多いが，高さについてはあやふやで，例えば甲状軟骨周辺を訴えても，実際は口蓋扁桃部に存在していたなどということは多々ある．

ウナギのような細く小さな骨（15 mm以下）は口蓋扁桃がらみに多く存在し，鯛などの太くしっかりした骨（25 mm以上）は，さらに下方の舌扁桃，喉頭蓋谷，食道などに多く存在するので，問診である程度推測できる．

口蓋扁桃がらみの小骨が見つからず，なおも異物感を強く訴えるときは，**ピオクタニン**をその周辺へ軽く塗布した後，よく咳をしてもらってから内視鏡あるいは顕微鏡を使うと，紫に染まった小骨が案外簡単に見つかることがある．異物があるのではと訴える症例のおよそ2/3に実際に異物があるということを診察において心すべきである．「見落としの可能性」もあるときは，躊躇せず他医へ紹介することも実地医家にとっては必要なことである．

2）治療

治療は間接喉頭鏡下あるいはファイバースコピー下に喉頭鉗子を用いて摘出するか，ファイバースコープに鉗子が挿入できるものについてはそれを用いて摘出する．

第10章　腫瘍

1 良性腫瘍

咽頭に発生する腫瘍の多くは悪性で，良性腫瘍は稀である．

良性腫瘍では線維腫，乳頭腫，血管腫，平滑筋腫，神経線維腫，リンパ管腫，混合腫瘍，脂肪腫，黄色腫，腺腫などがみられる．症状としては咽頭異物感，血痰，嚥下障害，呼吸障害などがあるが，小さい腫瘍では無症状に経過し，内視鏡検査の際などに偶然発見されるものもある．また，有茎性腫瘍では口腔へ突出してくるものがある．

1）乳頭腫（上皮性乳頭腫 epitherial papilloma）

扁平上皮細胞性乳頭腫 squamous cell papilloma は鼻前庭，口蓋扁桃，中咽頭，喉頭に好発する．この乳頭腫の原因論としてウイルス感染説（パポバウイルス科に属するHPVが大きな役割を担っている），慢性炎症の刺激が誘引となるという説がある．

治療は摘出．

2）血管腫

（1）病理

退縮性血管腫：生後2～3週の間に発生．生後4～6か月の間に速やかに増大して発育は停止し，自然退縮が始まる．

非退縮性血管腫：大部分は出生時に存在し，小児の成長に比例してゆっくりと発育し，成人に達すると発育も止まるが，退縮することはない．大別して**単純性血管腫**（毛細管血管腫）と**海綿状血管腫**の2種類がある．単純血管腫は表面から隆起しない赤い斑．細かい毛細血管拡張よりなり，境界は鮮明．

（2）治療

切除術が第一選択．他に非観血的な凍結手術，放射線療法，レーザー手術（焼灼術），薬液注入法（硬化療法－オルダミン（モノエタノール・アミンオレート）），腐蝕法などがある．

3）神経鞘腫（neurilennoma）

名称：良性の神経鞘由来の腫瘍の名称はneurilennoma, neurinoma, schwannoma, neurofibroma（神経線維腫）など多くの別称があり，今日なお統一されていない．

（1）病理組織像

病理組織像は特徴的で，細長い核をもつ細胞は紡錘系で柵状配列 palisading pattern または観兵式様配列 parading pattern を示す．このような配列を示す場合を Antoni A 型と呼ぶ．一方，粘液腫状で小囊胞を取り囲んで変性を伴った不規則な細網線維網を形成するような非定型的な組織像を Antoni B 型というが，両者の混在する症例も多い．neurofibroma は Schwann cell および線維芽細胞との混合によって構成される．

（2）臨床像

①神経鞘腫はシュワン細胞由来の腫瘍であるため身体のどの部位にも発生する可能性がある．脳神経に関しては聴神経，舌咽神経，顔面神経，副神経，三叉神経の順に多いといわれる．ただし，嗅神経，視神経はシュワン細胞を欠くため神経鞘腫は発生しない．

②年齢：20～50歳代にかけて多い．

（3）症状

①腫瘍の性状は表面平滑，境界明瞭で無痛性のことが多い．

②腫瘍の可動性は神経束に沿った上下方向には悪く，前後あるいは左右方向には良好．

③迷走神経由来の頸部神経鞘腫の CT スキャンでは，その腫瘍が頸動脈鞘から発生して腫大するため，ときに動静脈解離現象 arteriovenous dissociation が認められる．

④造影 CT では，Antoni A 型と B 型の混在や，囊胞状変性などの腫瘍内部の組織学的性状を反映し，陰影が斑状に増強される．

⑤神経鞘腫は神経束の外縁で起こりやすく，その発育は被膜に包まれて神経束を外側に圧排しつつ進展するが，神経線維腫では神経束内部で発生し，固有の被膜を欠き神経束を膨大する形で発育する．

⑥臨床症状に関しては，その発生部位によって大きな差異がある．

（4）治療・手術

治療は放射線治療や化学療法は無効であり，外科的に摘出することが唯一の方法である．神経鞘腫は腫瘍の内部には神経束を巻き込まないので，被膜下の完全な摘出が可能である．

その方法として口内法，外切開法，両者併用法がある．また外切開法には，頸部切開法，経耳下腺法，また腫瘍が巨大な場合に用いられる下顎骨正中切断法がある．

4）若年性血管線維腫（juvenile angiofibroma）

（1）病因

14～16歳の思春期前後の若年男子に好発する稀な疾患．発生部位は蝶口蓋孔の上部と考えられており，前方では鼻腔，内方で上咽頭，上方は蝶形骨洞，トルコ鞍，側方は翼口蓋窩，側頭下窩，下眼窩裂孔に進展する．ほとんどが上咽頭に腫瘍があり，多くの場合は広基性である．頭蓋内浸潤

はトルコ鞍または破裂孔を経由すると考えられている.

（2）病理

表面は平滑であり，青味あるいは灰色がかった赤色の腫瘍でしばしば分葉化している．副鼻腔炎によるポリープと異なりやや堅く見える特徴がある．血管線維腫の腫瘍成分は初期には血管性成分が多く血管腫を思わせるが，成熟とともに線維性成分が増加し，膜様白色を呈する．CT所見は，非常に強い増強効果，内部の多数のflow void，翼口蓋窩の拡大が特徴的である.

（3）症状

片側性鼻閉と繰り返す鼻出血．上気道狭窄によるいびき．滲出性中耳炎.

（4）治療

外科的治療が第一選択．腫瘍の大きさ，進展する方向にもよるが，半数近くが内・外頸動脈の両側支配を受けるため手術時の出血対策が問題．そのために，術前に栄養血管が十分に同定された場合は，術前に超選択的血管塞栓術，結紮術を施行し，48時間以内に摘出術を行う．外頸動脈の栄養血管としては**内側顎動脈**が主で，他に上行咽頭動脈，上行口蓋動脈などがある．ホルモン療法，さらに放射線療法などが手術と併用される.

この腫瘍は病理学的には良性でも，進展する方向によっては解剖学的に完全な摘出が困難で，再発頻度が高いこと，急速に増大する生物学的特性を示すことから**臨床的悪性**といわれる.

5）形質細胞腫
（1）病理

形質細胞腫は，形質細胞系の細胞が，腫瘍性増殖をきたした臨床的悪性疾患で，**腫瘍細胞からの単クローン性免疫タンパクの分泌を特徴とする**．末梢血にMタンパクが，尿中には，ベンス・ジョーンズタンパクが出現することがある．その10年生存率は，50％といわれている.

形質細胞腫は臨床的には，**多発性骨髄腫，孤立性骨髄腫，髄外性形質細胞腫**の3つに分類してい

る．髄外性形質細胞腫は，骨髄以外の軟部組織から発生した形質細胞腫の総称であり，形質細胞腫全体の約4％を占め，その80％以上は，上気道（鼻副鼻腔），口腔内に発生するといわれる．発生年齢は，50歳代，60歳代に多い．腫瘍が原発部位に限局しているもの（病期Ⅰ期），所属リンパ節にも広がったもの（病期Ⅱ期），遠隔に転移したもの（病期Ⅲ期）に分ける．髄外性形質細胞腫の再発の有無は単クローン性免疫タンパクの種類との関連性が示唆され，IgA分泌型のものは，IgG分泌型のものと比較して再発率が高い.

（2）治療

初回治療法としては，摘出，放射線療法，化学療法（CHOP療法，MP療法）のうち，少なくとも2者の併用が好ましく，放射線療法を行う際には，60 Gy以上の照射が必要である.

2 悪性腫瘍

咽頭癌の年間発生数は約3,500名，内訳は上咽頭，中咽頭，下咽頭癌がそれぞれ500名，1,000名，2,000名となっている．罹患率の年次推移をみると，喉頭癌はわずかながら減少する傾向がみられのに対し，男性における咽頭癌の増加が顕著で欧米のパターンに近づきつつある．この領域に発生する癌腫はほとんど扁平上皮癌である.

部位特有の症状はあるものの，この咽頭部位に発生する癌に共通する**初期症状は，その部位での違和感**である．厄介なことにこの症状は，**長引くかぜ症状**と捉えられがちである．ときにリンパ節転移としての頸部腫瘤を初発症状とすることもある.

国際的にみると咽頭癌の5年相対生存率は25％である．そのほとんどの患者に術前術後，姑息そして根治の放射線治療が行われる．他病死と追跡不能例をのぞいた手術と放射線によるわが国の**5年訂正生存率では，上・中咽頭癌30〜60％，下咽頭癌30％前後**である．T病期の進行につれて生存率は段階的に低下する．さらに頸部リンパ節転移が陽性になるとその生存率は半減する．**咽頭癌患者の初診時には30〜80％の頸部リンパ節転移**が認められている.

566 口腔・咽頭科学

1）上咽頭癌（nasopharyngeal carcinoma：NPC）

上咽頭癌の臨床的特徴は，組織学的に未分化もしくは低分化，高転移性，しかも早期から転移しやすく，化学療法や放射線療法に高感受性である．

（1）病因

上咽頭癌の発症に Epstein-Barr virus（EBV）が深く関わっていることは血清疫学的調査によって把握されている．上咽頭癌は中国系，東南アジア系の人々に多く発症する傾向があり，東南アジアでは年間人口10万人あたり40人という高罹患率であり，特に中国華南では癌患者の18%が上咽頭癌であるが，日本を含むそれ以外の地域では年間10万人あたり0.8人と低い．喫煙や飲酒は影響しない．

病期Ⅳが約90%を占め，後述するごとく進行してから受診することが多い．好発年齢は2峰性で，多くは50〜60歳代に発生するが，5〜12%は30歳以下の若年者にも発生する．**男女比は約3：1で男性に多い**．

（2）病理

本邦では**頭頸部癌の4.4%を占める**．発生部位は上咽頭後壁から側壁，特に Rosenmuller 窩に好発する．**側壁型**が後上壁型より多い．

病理学組織学的には扁平上皮癌は type-1（角化型），type-Ⅱ（低分化型），type-Ⅲ（未分化型）に分類される．このうち上咽頭癌の多く（約90%）は**未分化な移行上皮癌**で，初診時にすでに**多数の頸部リンパ節転移を認める進行例が多い**．このような未分化癌症例では潜在的に遠隔転移を有している危険性が高いと知るべきである．それは，上咽頭後上壁，Rosenmuller 窩を含む側壁部は薄く，すぐ粘膜下結合織に至る．そのことは，この部位の癌が早期にリンパ流に乗る可能性を意味している．上咽頭のおかれた部位は隣接臓器（鼻腔，頭蓋底，中咽頭後壁，耳管）がすぐ近くに存在する．このことは上咽頭癌のサイズに関係なく，すぐにT1からT3，T4に移行することを意味している．

上咽頭癌である移行上皮癌は，扁平上皮系とも腺上皮系とも言いがたい癌（扁平上皮，腺上皮などへの分化が認められない癌腫）で，また未分化癌（undifferentiated carcinoma of nasopahalyngeal type）であり，既存あるいは反応性のリンパ球が高度に混在する組織型，いわゆる**リンパ上皮腫**である．

未分化癌はほとんどで細胞成分に富み壊死傾向に乏しいため，画像診断上では均一な腫瘍として認められる．**進行が非常に早く**，早期に全身性に転移する傾向が強い．この未分化癌からなる上咽頭癌は周囲に連続進展していくが，その**約80%は上深頸リンパ節転移で初診**し，原発巣検索で初めて上咽頭癌と診断されることが多いのがまた一つの特徴である．

（3）症状

鼻閉（一側が多い）・鼻漏・後鼻漏，構音障害（いわゆる鼻声）などの**鼻症状**の他，耳管狭窄に伴う耳閉感・難聴など**耳症状**を起こす．**頭痛**も伴いやすい．上気道炎がなく発症する滲出性中耳炎では上咽頭癌の存在を常に念頭に置くべきだろう．また，上咽頭癌は頸部リンパ節転移が多く，**頸部腫瘤**を訴えることも多い．脳神経障害を伴うこともあり，**外転神経麻痺を中心にした眼球運動障害**が最も多いが，舌咽神経，三叉神経障害もみられる．

（4）診断

経鼻的にファイバースコープを上咽頭に挿入観察するのがよい．アデノイドの残存例は鑑別が困難となるが，**扁桃の陰窩の有無が上咽頭癌や悪性リンパ腫との鑑別に，表面の顆粒状・易出血性病変はアデノイドとの鑑別に有用**である．最終的には病理組織検査が必要であるが，ファイバースコープで観察しながら経鼻的に鉗子を挿入して生検するのが簡便である．EBV 関連腫瘍であるので**抗 Epstein-Barr Virus 抗体価（特に抗 EA-IgA，VCA-IgA）は参考**となる．血清 EBV-DNA は病勢を鋭敏に反映する．

鎖骨上窩リンパ節に転移すると，肺，骨，肝などへの遠隔転移が生じやすく，全身検索が必要となる．病期決定には頭蓋底や頭蓋内の評価のため

CTもしくはMRIが必要である．また，遠隔転移の評価にはFDG-PETが有用である．

（5）治療

上咽頭癌は解剖学的にも手術が困難な部位に発生することから根治手術を行いがたい．従来，**未分化扁平上皮癌は放射線感受性が良好**であることから，従来は放射線治療単独であった．だが，上咽頭癌は高頻度に頸部リンパ節転移および遠隔転移再発を伴う点からこの病気は全身疾患であるという認識に立ち，今日では**化学療法に放射線治療の併用**を行っている．化学療法を先行させることにより，放射線主体の治療成績よりは**10〜20％の生存率の向上が期待**される[5]．

上咽頭癌はCDDPを含む多剤併用化学療法に感受性が高い．化学療法に効果のあったものは，照射にもよく反応することがある．多くは頸部リンパ節転移を伴うことから放射線治療は頸部を含めた広範囲の照射野を用いる．それ故に上咽頭癌の放射線治療では，頸部予防照射は標準治療である．進行癌では化学放射線同時併用療法を行う．放射線治療は**リニアック**が一般的だが，晩期毒性軽減のために**強度変調放射線治療（IMRT）**による治療が近年普及しつつある．原発巣や頸部リンパ節の線量は**7週で70 Gy**が標準となる．副咽頭間隙への浸潤あるいはルビエールリンパ節転移には術後照射は必須である．化学放射線療法後の頸部転移残存に対しては救済手術が考慮される．頸部転移に対しては電子線の追加照射を行うこともある．低分化の腫瘍ほど放射線感受性が高く，局所効果も大きいが，進展が早いため予後不良なものが多い．そのため局所再発手術の適応となる症例は限られている．上咽頭癌の予後不良の大きな原因の一つに遠隔転移がある．経過不良例を検討すると，**死亡例の70％は，局所も頸部も制御されながら遠隔転移で死亡している**．上咽頭癌では**遠隔転移はT分類上の差はないが，N＋症例では高率に認められる**．

根治治療が困難な再発または遠隔転移症例に関してはPF〔シスプラチン＋フルオロウラシル（5 FU）＋セツキシマブ（Cmab）〕で予後の延長ができるとの結果が得られ，第一選択となっている．

2）中咽頭癌
（1）病理・病因

癌（7割）と悪性リンパ腫（3割）があり，どちらも扁桃から発生することが多いので，中咽頭側壁腫瘍をみた場合には悪性リンパ腫も考慮に入れておく．**悪性リンパ腫は潰瘍を伴わない一側性腫大が特徴的**である．男女比は，癌腫で4：1，悪性リンパ腫で2：1，癌は口内の不衛生な人に多い傾向がある．

中咽頭癌の場合の危険因子としては，一つは喫煙と飲酒である．非喫煙者は4％と少ないとされている．もう一つは性行動によって感染する**HPV陽性の癌**である．最近になり中咽頭癌の多くに**ヒトパピローマウイルス（HPV）**のDNAが組み込まれていることが判明し（**90〜95％はHPV16型の感染によるもの**），特に扁桃癌の場合その頻度は欧米では約7割を占めるとの報告がある．**本邦では約5割がHPV陽性である**．このHPV16の高リスクHPVは子宮頸癌でも9割以上の症例に見つかり，その発癌に強く関わっていることが知られている．中咽頭癌で見つかるHPV16は子宮頸癌に関与するウイルスと同タイプのウイルスであるので，中咽頭癌でも子宮頸癌と同様の機転で発癌が起こっている可能性がある．HPV16型の口腔内感染により，口腔咽頭扁平上皮癌**リスクは約50倍に上昇**するといわれる．

そこで中咽頭癌の予防にもワクチン接種が期待されるが，口腔咽頭内のHPV感染にワクチンの有効性はいまだ不明である．診断に有効なHPVのスクリーニング法が実際に使用できるようになるにもまだ時間がかかる．もしスクリーニング法が陽性であれば，HPVワクチン接種を実施することにより集団をHPV陽性の中咽頭癌から守ることができるかもしれない．ちなみに口腔における**HPVの感染率は思春期で3〜5％，成人で5〜10％**である．男性の感染率が女性に比べて高い．HPV陽性の中咽頭癌の患者は陰性の患者に比べて若い傾向がある．なのに，HPV関連中咽頭癌が最近，中，高年齢層で増えているといわれるのはなぜか．これは，かつての世代に比べて，

オーラルセックスの愛好者が多いといわれる近年の性活動の変化を反映しているものと考えられている.

軟口蓋や前口蓋弓に発生した扁平上皮癌は粘膜表面を広がる傾向があるのに対して舌根部や口蓋扁桃原発の扁平上皮癌は一般に外向発育あるいは潰瘍形成をするといわれている. 舌根の病変は隆起性であれば発見されやすいが, 病変が平坦であれば, 症状は進行するまで明らかにならないことが多い. しかも, **舌根部の腫瘍は筋層への浸潤傾向が強い**. 舌根部や扁桃部位はリンパ流が豊富なので, この部位に生じた癌は原発巣が小さいうちに頸部リンパ節転移をきたすことがあり, 他の頭頸部癌に比較すると T1-2, N2-3 といった "small T with advanced N" 症例が多いのが特徴である. 転移部位としては患側の**上内深頸リンパ節**が最も多い.

(2) 症状

前壁の舌根・喉頭蓋谷は嚥下時の**違和感**や痛みを起こすことが多い. 舌根では, 深部に浸潤があると舌の運動障害が全面に出て舌下神経麻痺と混同されるような症状をきたす場合がある. 側壁の扁桃や前口蓋弓においても咽頭の違和感から痛み, 特に嚥下痛があり, **舌咽神経に病変が及ぶと同側の耳への放散痛**を生じる. 上壁の軟口蓋ではその運動障害により鼻への逆流や閉鼻声を生じ, 腫脹が強いと鼻閉をきたす.

中咽頭側壁部ではすぐに内頸・顎二腹筋リンパ節に移行しやすい状況にあり, 中咽頭癌の**頸部リンパ節転移は 40%以上**に認められる. とりわけ, HPV 関連中咽頭癌は原発病変が小さい割には頸部リンパ節転移しやすい傾向にある.

(3) 診断

開口すれば観察が可能. この部位での診察は**触診**を多用することが重要である. びらん, 潰瘍, 腫瘤部位の周辺に硬結があるか否かを手指の腹で何度も確認することが必要である. 病理組織診断のためには, 硬結部を含めた粘膜下の組織を含めて**生検**することが重要である.

咽頭癌の**20%前後は食道癌を重複**するため,

咽頭癌の場合は上部消化管ファイバースコープを用い, 食道の検査も一緒に行っておくべきである.

下咽頭ファイバースコープを上部消化管ファイバースコープの代用として用いることもできる. 下咽頭ファイバースコピーの問題点として食道入口部を観察するとき下咽頭粘膜がファイバースコープの最短観察深度内に近接してしまい, 視野全体が赤くしか見えなくなってしまう, いわゆる "赤玉現象" がある. これはファイバースコープにフードと送気チャンネルを装着する方法で解決が図られる. 送気チャンネルより送気し, 観察したい粘膜とレンズ面との間に空気の層をもうけて観察しやすいようにする. そうやって送気を軽く行いながら梨状陥凹内に挿入する. 梨状陥凹を越えたところでさらに送気を行うと, すぐ直下に前方の輪状軟骨面から後外方の甲状軟骨面に向かう水平の襞が観察される. この襞の内側を目指してファイバースコープをさらに挿入する.

食道第一狭窄部は血管が上下方向に放射状に広がっており, 送気を行って粘膜の振動を起こさせ, 硬化病変がないことを確認する.

下咽頭ファイバースコピーといえども長径のスコープを使用すれば, 食道第一狭窄部を過ぎ, 噴門部まで観察することができる. 抜管時にも第一狭窄部と輪状軟骨後面を再び観察する. 第一狭窄部と輪状軟骨面はどちらかといえば抜管時の方が観察しやすい.

(4) 治療

中咽頭癌は近年, 化学放射線療法の感受性がよい HPV 関連中咽頭癌が増加しており, HPV 関連の有無を調べることは治療効果や予後の予測に有用である. 今日中咽頭癌における最も重要な予後規定因子は HPV 感染状態と喫煙歴とされている. 治療は放射線中心の保存的治療と手術中心の治療 (拡大切除一期再建) に分けることができる. 治療法の提示をする際に必要なことは, 根治治療か非根治治療かということと, 根治治療の場合にどの程度の生存率が見込めるかという情報である. その上で, それぞれの治療後に生じると考えられる障害を提示することになる.

中咽頭癌の全体の照射による **5 年粗生存率は**

40〜50%であるが，進行癌の中にも放射線中心の保存的治療で治るものがある．だが舌根型で一般に深い潰瘍を伴う浸潤型のものは放射線による根治が困難である．このことから放射線治療を先行する場合でも40〜50 Gy照射時点で臨床的に照射効果を判定し，残存が疑われる例では，その時点で手術を採用する方式が用いられる．

中咽頭癌は原則的にＴ2，Ｎ1までは，手術，放射線のいずれでも治る．HPV陽性頭頸部癌は化学療法や放射線療法に良好に反応する傾向があるので，予後が良好で，生存率が高い．中咽頭癌Ｎ0ではneckへの予防的照射はしない．

口蓋扁桃原発のものは，低分化扁平上皮癌が多く，放射線による局所制御は良好である．そこで，原発巣と転移リンパ節を含む予防的リンパ節領域に40〜50 Gyを照射し，病巣部を縮小して60〜70 Gy／6〜7週の外照射を行う．そのためⅠ，Ⅱ期中咽頭癌では原病生存率が70％を超える．しかし，そうやってせっかくよくなっても上部消化管・気道での重複癌頻度が治癒例の20〜30％にみられるので，その治療予後を加算すると10年生存率は40％前後に落ちてしまう．

前口蓋弓原発のものは角化型扁平上皮癌が多く，外照射単独での局所制御は不良，口内法での切除が勧められる．根治照射後の残存または再発に対しては手術する．その場合の手術範囲は，常に初発部位を考慮に入れて行う．

Ｔ3-4，Ｎ2-3の進行癌には化学放射線同時併用療法が広く行われている．側壁癌の進行例や前壁癌ではpull through法ないしは下口唇下顎正中離断法が用いられる．しかし，舌根型では浸潤傾向が強く，早期からリンパ節転移を伴いやすく（65〜70％），しかも両側転移も20％と多いため，放射線による局所制御には限界がある．そのためＮ2-3であった症例では予防的郭清（計画的頸部郭清術 planned neck dissection：PND）を，原発巣が正中を超える場合は健側の予防郭清も，化学放射線療法（CRT）の奏効度に関係なく常に考慮すべきである．それは，Ｎ2-3では化学放射線療法後にclinical CRと判断しても再発をきたす（Ｎ腫瘍残存率は20〜40％）ことがあるからである．

（5）治療において考慮すべき点

中咽頭癌の治療を行う際は術後機能障害の程度は重要なポイントである．腫瘍が舌根の半分までなら切除後の再建の必要はなく，術後嚥下機能や構音機能は良好である．化学放射線療法では味覚異常が70％以上の患者に生じ，口腔乾燥症も80％以上の患者が長期間悩まされ，40％の患者に嚥下障害が生じる．このような点を踏まえ，第一選択を手術にするか，化学放射線治療にするか，治療法の選択をすることになる．

腫瘍が舌根の半分を超えている場合の中咽頭悪性腫瘍切除後の再建術に関しては，①中咽頭は喉頭入口部の上方に位置しているため，嚥下機能を温存した切徐範囲には限界はあるが，喉頭の挙上や舌の可動性をできるだけ傷害しないようにする．②軟口蓋や側壁の再建は前腕皮弁を，側壁の一部や口腔底は腹直筋皮弁を用い，手術後の嚥下，構音機能の回復に努める．

術後治療を要する症例は再発リスクの高い症例である．再発リスクのない症例では術後治療を行わずとも5年局所制御率が80％以上と高い制御率を示しており，こうした症例に対する術後治療は過剰な治療である．再発リスクの高い症例では，顕微鏡的断端陽性と節外性浸潤陽性がみられる症例で，これらに対しては化学放射線療法が標準とされている．術後治療を有効に行うには，術後13週までに開始することが望ましいとされている．

化学放射線療法後に再発しても放射線療法による頸部の瘢痕化のために再発の診断は容易ではない．このような場合のFDG-PETの陽性的中率は100％だが，陰性的中率が10〜20％あるのでFDG-PETは頸部郭清術の適応を判断するための指標にはならない．口蓋扁桃や舌根へはFDGが生理的に集積することや，空間分解能以下の微小病変では描出困難であることが要因である．MRI単独では化学放射線療法後のＮ腫瘍残存の予測は困難である．

3）下咽頭癌

近年，下咽頭癌が増えている．従来，本邦での下咽頭癌の罹患率は最も罹患率の高いフランスに

比べて1/10以下といわれてきた．しかし，過去30年間の本邦での罹患率は10倍以上に増加している．

(1) 病因・病理

下咽頭癌は頭頸部悪性腫瘍のうち最も予後の不良な疾患である．発生要因としては男性の場合，飲酒，喫煙，口内不衛生（う歯）など，女性ではPlummer-Vinson症候群が強く関与すると推察されている．下咽頭癌では喉頭癌などの放射線治療後，多年を経て生じるradiation cancerが存在する．**60歳以降の男性に多く，男女比は6〜7：1である．**男女比は，**PS（梨状陥凹型）は男性に多く，PC（輪状後部型）は女性に多い．**

その治療成績は近年の再建術の進歩にかかわらず**30％前後**である．その原因として以下の点があげられる．

①早期発見が困難で，初診の段階ですでに3/4の症例でステージⅢ期以上の（頸部転移を有する）進行例である．

②**遠隔転移，重複癌の頻度が高い．**

下咽頭から食道までの粘膜は連続した一つのfield cartinogenesisとして多中心性発癌の母地となっているので，**食道癌を同時あるいは続発性に合併していることは約30％**に達する．食道癌からみた場合，食道癌の5〜10％に下咽頭癌を重複する．

③リンパ節制御が困難．

粘膜下の豊富なリンパ流によって広範囲に周囲に浸潤する特性があるので，**同側頸部転移は85％，反対側でも35％**と早期に発見しても半数を超える症例ですでに**高率に頸部転移**がみられる．

(2) 下咽頭（頸部食道癌）の進展度（図11）[6]

下咽頭はPS（梨状陥凹），PW（後壁），PC（輪状後部）の3領域に分かれる．

T1：1領域に限局
T2：2領域にまたがる

T1，T2では嚥下時異物感などのはっきりしない自覚症状があるのみ．

T3：喉頭に浸潤して声帯運動障害をきたす．嗄声というはっきりした自覚症状が出る．

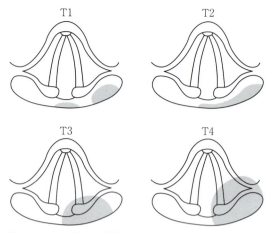

図11 下咽頭癌の進行度
（系統看護学講座 専門18成人看護学14．医学書院，2004．より）

T4：腔外浸潤がある．嚥下障害などの消化管症状がみられる．

以上，下咽頭，頸部食道癌は自覚症状の乏しい癌で，嗄声が出た時点ではすでに進行癌となっている．さらに，頸部リンパ節転移頻度は高率で，T1，T2でもリンパ節転移を伴っていることが多く，これらはstage Ⅲに分類されるので，事実上stage Ⅲ，Ⅳが圧倒的に多いことになる．

転移頻度はjugular chainでは，上・中が共に最も危険で，下がこれに次ぎ，気管傍リンパ節paratracheal nodeなどが続いている．

(3) 自覚症状

咽喉頭異常感，頸部腫瘤・咽頭痛・嚥下時痛，嗄声，咳，軽度の血痰（唾液に血が混じる）が主．

食事に関連した症状を引き起こす．嚥下障害（特に食事のつかえ感）や嚥下痛などが多く，進行すると通過障害をきたす．下方のものほど通過障害が早く現れ，輪状後部や頸部食道癌では特に重要な兆候である．留意しなければならないのは下咽頭癌による**咽喉頭異常感で，一定部位に，一定の異常感が持続するものは注意して観察する必要がある．**嚥下時の痛みが耳に放散したり，食物がつかえる場合には，症状は一段階進行した状態である．さらに進行すると，嗄声，固形物の摂取困難，血痰等の症状が出現する．他覚的には，腫瘍の壊死による口臭がみられる．

（4）診断

下咽頭癌は初期には特有の症状に乏しいものの，進行が早いため多くの場合は症状出現から6か月以内に確定診断に至る．しかし，**8割の症例が診断時には，すでにステージⅢ，Ⅳの進行癌で**ある．

咽頭においては炎症と癌との鑑別，喉頭においては白板症をどのように診断するかの問題がある．咽頭の癌の肉眼診断がつけづらい理由の一つは，咽頭には正常の咽頭上皮によく似た**角化のない低分化型扁平上皮が多い**ことがあげられる．実際咽頭の扁平上皮癌の約50％は角化傾向のない低分化型である．癌に角化傾向がないため癌の色調と正常上皮の色調に差が生じにくく，肉眼診断を難しくしている．また，多くの癌は浸潤すると間質に線維性の反応がみられ，線維の増生が生じるが，咽頭癌においては**線維の増生を伴わないもの**がある．線維の増生がないことは，形態の変化が生じにくいことを意味し，この所見も肉眼診断を難しくしている理由の一つと考えられる．肉眼変化がなくとも浸潤癌があることを認識しておくことが咽頭の肉眼観察では重要である．

NBI の原理

照明光の生体粘膜への深達度は光の波長に依存している．すなわち短波長の光は深達度が浅く，長波長の光はより深くまで侵入する．通常の内視鏡では，粘膜組織を自然な色調で再現するために，広いスペクトル幅を持つ光（通常光）が使われる．しかし，通常光にはさまざまな波長の光が含まれるため，微小血管だけを強調して映し出すことができない．それに対して**NBI は，ヘモグロビンに強く吸収される2種類の波長（415 nm，540 nm）の光**を用い，スペクトル幅も狭める（狭帯域化）ことにより，粘膜の表層とそれよりやや深いところの血管の変化を画像化することができ**粘膜表層の血管構造を際だたせて描出することができる**（図12）．それにより，咽頭・食道領域の扁平上皮は NBI により粘膜下層までの表在血管を透見できるようになった．この表在血管網は扁平上皮の**乳頭内血管ループで IPCL（intra-papillary capillary loop）**と呼ばれている．

正常粘膜ではこの IPCL はきわめて細いため，ほとんど確認することができないが，表在癌が生じるとこの IPCL に拡張，蛇行，口径不同，形状不均一が生じる（図13）．この IPCL の怒張・拡張・蛇行が NBI 観察により**ブラウンスポット（茶褐色の領域）**として視認される．ブラウンスポットが集まって周囲と境界が明瞭に異なるところが**ブラウンエリア brownish area** である．**多くの腫瘍では，粘膜表層の血管密度が高くなるので，こうした所見が得られれば表在癌や粘膜内癌，異形成などの存在を疑うことが**できるのである．

従来，食道癌の95％を占める扁平上皮癌は，通常光では早期発見が困難なことから，ヨード色素を用いた内視鏡観察が行われてきた．しかし，色素散布は手間がかかるし，粘膜に対する刺激が強い．患者が胸痛や不快感を訴えたり，アレルギー反応を起こしたりすることから，ルーチンでは用いることができなかった．そこへ，色素散布を行わなくても微小血管がクリアに見える NBI が登場したことで状況が一変した．NBI は血管を明瞭に描出するため，癌による IPCL の異常をより早期に発見できる．頭頸部癌においても食道と同様に微小癌の検出に役立てられるようになった．

NBI がない時代は，検診で5 mm 以下の微小食道癌が見つかる可能性はゼロに近かったが，NBI の導入以降，1〜2 mm の超微小癌が見つかっている．さらに内視鏡の NBI 観察と**拡大機能（100倍程度）付きの内視鏡を用いれば**悪性組織を一層識別しやすくなり，これまでの早期癌のレベルから表在癌，さらに粘膜内癌，異形成といった病態まで診断が可能となった．すなわち，現在の内視鏡による食道癌の診断は，そこに何があるかを見る**"存在診断"**から，**"質的診断"**に移行してきている．NBI は咽頭癌の早期診断にもなお一層の応用が期待される．この診断技術の発展を背景に，頭頸部においても表在癌の概念が定着し，経口的切除による低侵襲手術がさらに広がっていくだろう．

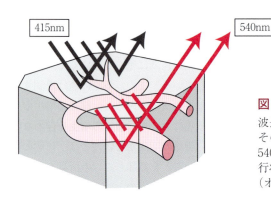

図12 NBIに用いられる2つの波長光の違い
波長415 nmの光は粘膜表層の毛細血管に吸収され，その走行状態を茶色の色調で抽出する．一方，波長540 nmの光は粘膜層深部の血管に吸収され，その走行状態をシアン系の色調で描出する．
（オリンパスメディカルシステムズの資料を基に作成）

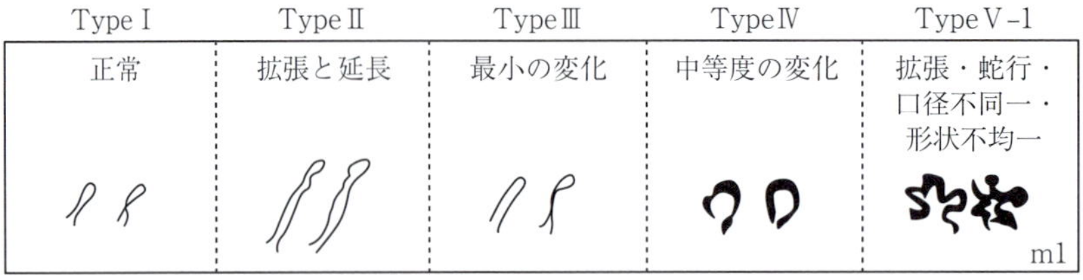

Type I	Type II	Type III	Type IV	Type V-1
正常	拡張と延長	最小の変化	中等度の変化	拡張・蛇行・口径不同一・形状不均一

Type IIIからは領域（局面）の形成が認められる＝NBIではbrown spotとして描出．
Type IVからはEMR, ESDを中心とした局所治療の適応となる．

図13 食道扁平上皮における上皮乳頭内血管ループ（IPCL）のパターン分類（井上氏による）

　下咽頭癌の初発症状は**咽喉頭異常感**である．そこで，咽喉頭異常感を訴える，①大**酒飲み**で飲酒歴20年以上の人，②高度**貧血**の治療歴を有する40歳以上の女性，③頸部リンパ節結核，甲状腺疾患に対し頸部に**放射線治療**を受け，30年以上を経過した人を**高危険群患者**とし，これらの患者を中心に，症状および所見を詳しく追求する．さらには，原疾患の治療を行っても症状の軽快と増悪を繰り返す場合には，現疾患と区別すべき疾患があるのではないかと下咽頭癌を疑い精査を行ってみることも大切である．

　間接喉頭鏡で観察し，異常を認めた場合は詳細な観察を行うためファイバースコープ検査を追加する．下咽頭輪状後部や頸部食道は，フード付きのファイバースコープ・硬性鏡・食道透視を用いて精査することが必要である．梨状陥凹癌，後壁癌では，比較的容易に腫瘍が認められるが，輪状後部癌，披裂部が腫脹した梨状陥凹癌は，明らかな腫瘍を認めないことがある．そのような場合の下咽頭癌を示唆する所見としては，**披裂部の浮腫・腫脹，梨状陥凹部の非対照・狭小，唾液の貯留，声帯の運動制限・固定**等があげられるので，そのあたりの所見に注意しつつ，精査を進める必要がある．喉頭鏡下，ファイバースコープ下検査にあたり，下咽頭を展開し，梨状陥凹あたりをよく観察する手技としては，背中を診療椅子から離してお辞儀をし，足を見るような体位を取らせる（Modified Killian's position），この体位でさらに頸部捻転，発声やバルサルバ法を追加する方法がある．

　下咽頭癌は初診時に，高率に頸部リンパ節転移を有するので，咽喉頭異常感を有する高危険群では，下咽頭癌を意識した**頸部の触診**が必要である．梨状陥凹部に相当する甲状軟骨外側付近を触診し，硬結，圧痛があれば，本疾患の補助診断となる．甲状軟骨をつかんで，左右に動揺させると，「コク，コク」と音がする．この**クリック音**（laryngo-vertebral cracle-Moureのサイン）が消失していれば，本疾患が疑われる．

　下咽頭食道造影は早期癌発見には役立たない．もし食道造影で判断するのであれば，**VTR透視下に直接見る**ことが必要である．T2-3の癌であれば，陰影欠損，斑状陰影，蜂巣状陰影，レリーフ断裂像等が描出される．

輪状後部癌，頸部食道癌が疑われれば，**食道ファイバースコープ下に観察**，生検する．簡便な診断法としては，間接喉頭鏡下に喉頭捲綿子で梨状陥凹部，輪状後部を擦過する細胞診検査法がある．この際，**捲綿子に血液が付着**していれば，癌の疑いは濃厚である．

PET/CT は，微小なリンパ節転移の検出には限界がある．

今日，咽頭癌の場合には食道癌，胃癌などの同時性あるいは異時性の重複癌も増加しており，下咽頭癌を発見したら，ルゴール染色を併用した**上部消化管内視鏡検査**（ヨード染色は食道領域では非常に有用だが，中・下咽頭領域にヨードを散布することは**ヨードの刺激性の強さ**から困難である），挟帯域フィルターを用いた内視鏡システムである挟帯域光観察 narrow band imaging（NBI）内視鏡の使用が有用である．NBI は，一定の光を照射することで**粘膜表層の毛細血管と組織を識別し，病変を見やすくする**ことを可能にした技術である．この技術を用いた NBI 電子スコープは，特に粘膜内の病変の広がりを診断するのに有用で，**10 mm 未満の小さな病変の診断**に用いることができる．NBI により診断が可能となった**頭頸部表在癌**の定義[7]は「腫瘍の進展が上皮下層にとどまる癌で，リンパ節転移の有無を問わない（ただし扁桃を除く中・下咽頭領域に適応される）」とされている．

（5）咽頭癌における重複癌の頻度

重複〔多重〕癌の定義は以下に示す Warren，Gates による定義が，一般的に採用されている．
①各腫瘍が明確な悪性所見を示し，連続性を欠く．
②一方が他方の転移でない．
③異なる臓器であれば組織型によらず重複癌とする．
④同一臓器では異なる組織型の場合を重複癌とする．
同一臓器，同一組織型の場合は**多重癌**とする．
頭頸部領域での重複癌の発生頻度は 10 ％台である．重複癌が生ずる部位別頻度は，中・下咽頭癌は過度の喫煙と飲酒が関係し，その約 30 ％に多重癌が認められる．特に食道癌との合併が多

く，時に 2, 3 箇所の重複もみられる．咽頭での重複癌の内訳は上咽頭癌 10 ％，中咽頭癌 22 ％，下咽頭癌 12～40 ％，喉頭癌 9 ％，食道癌 17 ％で，下・中咽頭癌症例に多くの多重癌がみられるとの報告がある．

前後各 1 年以内に多重癌が発生する（同時性）割合は 50 ％弱を占めている．そのことは，咽喉頭領域での同一あるいは複合因子による**領域発癌仮説 field canserization** を示唆する．これは multicentric zone，すなわち同一の因子に接触，刺激される頭頸部管腔臓器，上部消化管，呼吸器の一部が発癌すれば多部位も同様に発癌する可能性が高いためである．第 2 癌の発生部位は，**頭頸部，食道，胃，肺**に多く認められる．性別は圧倒的に男性に多く，60 歳代に集中している．

近年，アルコール飲料に含まれるエタノールが代謝される過程で**アセトアルデヒド脱水素酵素の機能低下**があり，**少量の飲酒で顔面紅潮や動悸をきたす人**（フラッシャー）が飲酒を継続すると，中・下咽頭と食道の重複癌が発症しやすいことが判明してきた．**アセトアルデヒドは，WHO でクラス I の発癌物質**として認定されている．アルコールは体内でアセトアデヒドになり，次いでアルデヒド脱水素酵素 2（aldehydedehydrogenase-2；ALDH2）のはたらきで酢酸に分解される．この酵素の強さには遺伝子型により「強い」「弱い」「はたらきがない」の 3 型がある．日本人ではそれぞれ 50 ％，30～40 ％，10 ％程度の割合で，**日本人の約半数はアセトアルデヒドの代謝酵素が低活性型もしくは不活性型**である．はたらきのない人はもともと下戸で飲酒しない．弱いタイプの人が若い頃は飲酒で赤くなって酒に弱くても，飲酒習慣を継続していると耐性ができて大酒家になる人も少なくない．しかし，もともと酵素活性が低い人が習慣的に飲酒すると食道に高濃度にアセトアルデヒドが蓄積し，発癌リスクが高まる．メタ解析では，酵素活性の弱い人では強い人と比べて多量飲酒者の中では 7 倍の食道癌のリスクであり，大量でない飲酒家でも 3 倍のリスクであった．また，酵素活性の弱い多量飲酒者の食道癌は，食道・咽頭に多発重複癌が発生しやすいともいわれる．

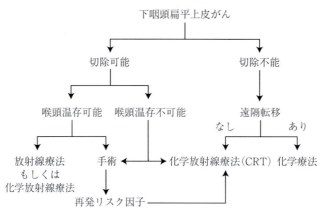

図14 下咽頭扁平上皮がんに対する治療法選択の考え方
（国立がんセンター東病院頭頸科）

節度ある適度な飲酒とされるアルコール量は，1日平均純アルコールで約20g程度（女性は約半分）であるといわれている．それはビール500 ml 1本（アルコール20g），日本酒1合（アルコール22g），ワイン2杯240 ml（アルコール24g）に相当する．

多重癌は癌の治療計画あるいは追跡観察の面からきわめて重要な因子である．異時性重複癌は，第2癌をいかに早期に発見するかが重要なので，頭頸部癌に対する上部消化管スクリーニングのスケジュールは，下咽頭癌では第1癌治療後3〜6か月に1度の上部消化管精査による経過観察が必要である．重複癌では両癌の根治切除を目指すことはもとより，機能温存の面から症例を選べば，一方の癌の進行度に応じて治療方針を決定することが重要であり，場合によっては表在癌であればEMR（内視鏡の先端に装着したキャップ内に病変を吸引しつつスネアにて絞扼・通電切除する方法）等の食道温存治療で食道温存が可能である．

（6）下咽頭癌の治療[8]

下咽頭癌は進行癌で発見される場合がほとんどであり，しかも発声器官である喉頭や食道につながる部位であることから，その治療はQOLに重大な影響を及ぼす．治療法の選択においては根治性が最も大事だが，さらに摂食，音声機能などのQOLも考慮した機能温存を目指した治療を重視する（図14）．それを要約すれば中・下咽頭癌は

どの進行度であっても，手術の場合は原発巣の大きさに合わせた切除±頸部郭清術を，放射線治療の場合は放射線治療±化学療法を施行することが推奨されている[7]．

下咽頭癌の5年生存率はT2で60％であるのに対して，T3では30％まで低下し，また頸部リンパ節転移が生じると予後はさらに悪くなり，N2では20％以下になる．放射線単独治療の5年生存率は15〜25％である．これに化学療法の同時併用を加えると5年生存率で8％の上乗せ効果を認める[9]．そして，下咽頭癌全体の5年粗生存率は20〜40％とされきわめて悪い．この原因の一つに全体の半数以上を占めるステージⅣの生存率が低いこと，他癌死が多いことがあげられている．それゆえに下咽頭癌に対しては上部消化管のチェック以外にも，多臓器を含めた重複癌検索が必要不可欠なのである．一方では，2000年代中頃より内視鏡診断の向上により上皮内癌や表在癌が増えてきており，生命予後をさらに向上させる治療法の開発もあり，今後は下咽頭癌の予後は少しずつ改善されることが予想される．

下咽頭癌の治療方法としては，腫瘍の進展度により手術治療に化学療法と放射線治療を組み合わせた**集学的治療**が行われる．下咽頭癌の場合，**ステージⅠ，Ⅱ**の症例では化学療法を併用した放射線療法により，もしくは**咽頭部切**により喉頭を温存したうえでの良好な予後が望めるが，**ステージⅢ，Ⅳ**になると**喉頭合併切除を含めた咽喉頭頸部**

食道摘出術（以下，咽喉食摘），頸部郭清術など根治のために拡大切除を要する．病期別での5年生存率はステージⅠ，Ⅱ期では40〜75％，Ⅲ〜Ⅳ期で5〜25％とされている

放射線治療によりステージⅠ〜Ⅲでも一部の症例では治癒し得る症例もあるが，放射線治療のみでは粘膜下の深達病巣が残存して再発する場合や，遠隔転移により失敗する場合があるので，反応をみては手術治療に切り替える．放射線治療を行った大部分の症例では**根治手術の有無が予後を左右する**．原発巣の切徐は，粘膜下浸潤の範囲が比較的大きいこと，skip lesion がしばしばみられることから，**20〜25 mm 以上の安全域を含めた切徐**が必要である．とりわけ下咽頭癌の粘膜下リンパ流は主として上方へ向かうとされ，特に上方の切除を大きくとらなければならない．下咽頭癌では臨床的にリンパ節転移を認めない場合でも潜在的なリンパ節転移が少なからずあることから，多くの症例では予防的**頸部郭清術**を要する．

現在，用いられている下咽頭癌治療は，次のとおり[7]．

①**T1早期癌は化学放射線療法 chemoradiotherapy（CRT）**の適応で，手術をせず完治を期待できる．だがCRTではさまざまな有害事象が起こりうる．例えば，咽頭や口腔内の粘膜炎は経口摂取を阻害し，低栄養を誘発し，粘膜炎の治癒を遅延させて，全身状態を悪化させるという悪循環を招く．このため，有害事象の防止，軽減する支持療法が必要になる．

多剤併用療法はCDDPと5FU併用療法（FP）が化学療法の標準レジメンとして以前から行われているが近年ではドセタキセルをFPに併用するTPF療法も行われている．CDDPの投与量は100 mg/m^{3}を3週おきに投与する方法が標準とされる．

下咽頭表在癌では，**EMR**や湾曲型喉頭鏡挿入下の直達鉗子による内視鏡的切除などの低侵襲手術により良好な成績も報告されている．また，T1，T2の初期癌では，局所をレーザーで減量した後に，放射線治療を行う（**経口腔的喉頭温存CO$_2$レーザー手術＋術後照射**）という方法もある．あるいは**ロボットを用いて経口的切除**

transoral robotic surgery（TORS）という手もあるだろう．特に初期の梨状陥凹癌（PS），限局型後壁癌（PW）に対しては根治が期待できるとされる．しかし，この場合でも，特殊な場合を除いて患側の頸部郭清が必要なことが多い．下咽頭T1，T2癌の生存率は転移リンパ節をいかにコントロールするかで決まる．

②**T2で喉頭に浸潤していなければ，下咽頭の部分切除（下咽頭部分切除術）**を加えるか加えないかは別として，照射化学療法が第一選択．部分切除術を加えても下咽頭癌の約35％を占める梨状陥凹癌では，約7割は残存咽頭粘膜の一次縫合が可能である．喉頭筋層に浸潤する型の場合は，T2でも喉頭を含めて**咽喉食摘**によらざるを得ないことが多いが，一部のPS（T1，T2）やPW（T1，T2，一部のT3）でも声帯運動制限や軟骨浸潤がない症例では喉頭機能を温存した手術が可能である．しかしこの喉頭温存手術は，良好な発声機能を温存できるという大きな利点を持つ反面，下咽頭癌に対する縮小手術であり，切除の安全範囲が小さくなること，嚥下機能が低下するという2つの大きな欠点を持つ．そこで，咽頭部分切除術は病変の完全な切除と，切除後の嚥下機能が保たれることが適応の条件であり，片側の声帯運動を温存できることが必須である．頸部転移は存在しても原発巣が部分切除可能であれば部分切除の適応と考える．

③**T3，T4**（これは下咽頭癌では圧倒的に多く80％以上を占める）に対する**治療第一選択は咽喉食摘と照射化学療法の併用治療**である．通常サンドイッチ方式で，術前30 Gy の chemoradiotherapy に続いて咽喉食摘，さらに40 Gy を追加照射する．食道癌を合併している場合には，食道を含めて全摘（咽喉頭食道全摘）する．比較的限局した食道の浅在性病変に対しては内視鏡的粘膜切徐術が行われる．進行癌においても化学療法を併用した30〜40 Gy の照射で局所反応が良好なものがほぼ1/3認められる．これらの局所反応良好な症例では根治線量までの照射で60％前後の原病生存率を期待できるとの報告もある．

④**上深頸リンパ節と気管傍リンパ節が**下咽頭の第一次領域リンパ節である．しかし，下咽頭癌で

576　口腔・咽頭科学

は原発部位に関わらず，**ルビエールリンパ節（外側咽頭後リンパ節）** を含めた頸部の全領域にリンパ節転移が生じやすい．ルビエールリンパ節転移は下咽頭癌の主要な死亡原因の一つである．

　また，多くの例では頸部食道へも進展しており，その場合は，当然，傍気管リンパ節へ転移する可能性も高い．このように頸部リンパ節への転移頻度がきわめて高いので，臨床的に転移陰性でも，T1 を除いて多くの進展例では両側の頸部郭清術と傍気管領域のリンパ節の廓清が必要である．術前の N 診断が N2a までで，梨状陥凹原発でかつ正中を超えないものは健側の廓清は省略できるが，それ以外では両側頸部郭清が必要という意見もある．また，術後の放射線照射が必須である．さらに遠隔転移の可能性も高いから，治療が完了して退院してからも，定期的に維持化学療法をするのが安全である．3，4 個以上の転移リンパ節を認めたり，頸部リンパ節が 3 cm を超えると被膜外浸潤の頻度が増え，遠隔転移率が高ま

る．

　⑤**咽喉食摘術後の頸部食道再建術** には種々の術式（有茎皮弁，有茎筋皮弁，吊上げ術〔胃管，結腸〕，遊離皮弁，遊離空腸など）があるが，その中で**遊離空腸再建法**は瘻孔，術後の狭窄が少なく，広範囲の欠損にも対応でき，90% 前後の生着率で，現在のところ最も優れた方法である．2/3 の症例で普通食摂食が可能となる．

　下咽頭の全周切徐で誤嚥が生じる原因は，主として，再建した咽頭食道の通過障害と声門閉鎖不全に大別される．吻合部狭窄は，その大部分は食道側吻合部に生じるが，吻合部狭窄は保存的に治療できるものが大半である．保存的治療はブジーによる拡張が基本で，最近では内視鏡技術の進歩により，種々のブジーが用いられる．

　遊離空腸移植術を行った患者では通常食道発声法を獲得し得ない．人工喉頭による音声獲得か再建食道と気管の間にシャントを形成する方法がある．

文　献

1）永見徹夫, 他. 扁桃・アデノイドの基礎知識と手術治療に関連する問題点. 日耳鼻 119：701-712, 2016.

2）形浦昭克. In: 病巣感染を考える. 東京：金原出版；1996.

3）松尾清一, 川村哲也, 城謙輔, 他. 厚生労働科学研究費補助金難治性疾患克服研究事業　進行性腎障害に関する調査研究班　IgA 腎症診療ガイドライン作成分科会. エビデンスに基づく IgA 腎症診療ガイドライン 2014. 日腎会誌；55：585-860, 2013.

4）Everts FG, Echevarria J. The pharynx and deep neck infections. In: Paparella MM, Shumrick. editors. Otolaryngology, vol 3. Philadelphia：WB Saunders；p.318-40, 1973.

5）浅井昌大. 上咽頭癌の診断と治療 - 最近の進歩. 耳鼻と臨床；41, 270-1, 1995.

6）日本 TNM 分類委員会 頭頸部小委員会. 頭頸部 TNM 分類研究資料（1994 年度症例の TNM 分類および一次治療の動向）. p.1-52, 1997.

8）吉野邦俊. 下咽頭癌. In: 頭頸部腫瘍. 中山書店；p.379-93, 2000.

7）頭頸部癌診療ガイドライン 2013 年版　日本頭頸部癌学会編, 金原出版.

9）Pignon JP, Bourhis J. Domenge C, et al. Chemotherapy added to locoregional treatment for head and neck squamous cell carcinoma: three meta-analysis of updated individual data. MACH-NC Collaborative Groupe. Meta-Analysis of Chemotherapy on Head and Neck Cancer. Lancet；355（9208）：949-955, 2009.

喉頭科学・音声言語医学

I 喉頭の構造・検査

第1章 喉頭の構造

　喉頭は，喉頭蓋軟骨・甲状軟骨・披裂軟骨・輪状軟骨などを基盤として，これに靱帯や筋肉が組み合わさってできた管状物である．中咽頭で一緒になって食物路と呼吸路を分離独立させている．喉頭蓋は前方から後上方に伸びた蓋のようになったもので，喉頭内部を守るような形になっている．

　喉頭内部には側方から2段の隆起があって，上を仮声帯（前庭）ひだ，下を声帯といい，両側声帯の間の空間を声門という（図1）．声帯は内層に声帯筋と声帯靱帯があって，自由に開閉運動をする．発声とは，声門が適度に閉じた状態で呼気が通過するときに生ずる振動音である．喉頭の機能としては，呼吸，下気道の保護，発声がある．

1 喉頭の骨格

　喉頭は頸部正中で第4から第6頸椎の前方に位置し，上方は咽頭に下方は気管につながる．

　喉頭は，4種類の軟骨と靱帯で囲まれる管腔臓器（喉頭枠組）である．喉頭の骨格は軟骨で形成され，声帯の位置や緊張を変化させる内喉頭筋，軟骨をつなぐ靱帯，および喉頭全体を支える外喉頭筋からなっている．このうち甲状軟骨，輪状軟骨，披裂軟骨の3種類の軟骨がそれぞれ関節で連結し，5種の内喉頭筋が声帯運動に関与する．

　甲状軟骨は喉頭の前方と側方を囲む板状の硝子軟骨で，正中前方に突出し成人男性では喉頭隆起Adam's appleを形成する．

　輪状軟骨は喉頭の枠組の土台となるリング状の硝子軟骨で，輪状軟骨後板の上縁は甲状軟骨正中部の中点の高さ，つまり声帯の高さにほぼ一致する．輪状軟骨内腔は気道として最も狭い部位の一つである．

　披裂軟骨は輪状軟骨後板上に乗る硝子軟骨であり，前方に声帯突起が，外方に筋突起が突出している．声帯突起には甲状披裂筋，声帯靱帯が付着し，筋突起には外側輪状披裂筋，後輪状披裂筋，披裂筋が付着する．底面には輪状披裂関節面があり，円筒状の関節面上での滑り運動により声帯の内転および外転運動を行っている．

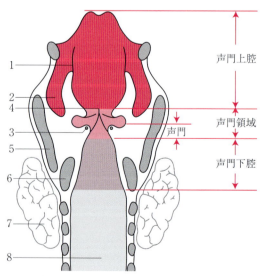

図1　喉頭の区分
1：喉頭と下咽頭の境界となる披裂喉頭蓋ひだ，2：下咽頭の一部である梨状陥凹，3：声帯靱帯，4：前交連，5：甲状軟骨，6：輪状軟骨，7：甲状腺，8：気管．

2 喉頭筋と神経

1）内・外喉頭筋

喉頭筋には内喉頭筋と外喉頭筋がある．内喉頭筋（図2, 3）は喉頭の軟骨を結ぶ筋で，声門閉鎖筋，声門開大筋，声帯緊張筋に分けられる（表1）．

声門閉鎖筋には，収縮により声帯を短縮させて厚みを増し内方移動させる甲状披裂筋（内筋），筋突起を前方に引いて声帯突起を内転させる外側輪状披裂筋（側筋），両側の披裂軟骨を内方に引き寄せて声帯を正中に移動させる披裂筋（横筋）がある．披裂筋には横披裂筋と斜披裂筋がある．

声帯開大筋は後輪状披裂筋（後筋）のみで，収縮により筋突起を後方に引き声帯突起を外転させ，これによって声帯は外転する．このように内喉頭筋は，呼吸，嚥下，発声機能を円滑に遂行するため，声門閉鎖，声門開大という相反する運動を精緻に行っている．

声帯緊張筋には輪状甲状筋（前筋）があり収縮により声帯が伸長して緊張が増し，声を高くする．

外喉頭筋には，舌骨上筋群と舌骨下筋群，咽頭収縮筋として甲状咽頭筋，輪状咽頭筋が含まれる．

内喉頭筋を各筋の主な作用別に分類すると，表1のようになる．

2）神経

喉頭の知覚は粘膜からのものと，関節からのものがある．前者は嚥下や咳嗽反射を引き起こし，後者は発声調節に役立つものとされている．それらの経路の大部分が上喉頭神経内枝で，一部は上喉頭神経外枝や反回神経（下喉頭神経）を通る．

反回神経は，その名のように，左は大動脈弓を，右は鎖骨下動脈を迂回（反回）して，気管と食道との間の溝を上行し，輪状軟骨上縁で喉頭内に分布し，輪状甲状筋（前筋）以外の喉頭筋に分布する．内筋，側筋，横筋，後筋は反回神経支配で，声の緊張に関係する前筋は上喉頭神経支配である．

3）声帯の構造と振動のメカニズム[1]

喉頭内には前後方向に向う一対のひだである声帯と，その上方に対をなす仮声帯が存在する．仮声帯より上は喉頭前庭，両側仮声帯の間隙は前庭

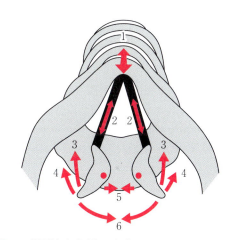

図3　喉頭筋と収縮の方向

1：内喉頭筋と輪状甲状筋（前筋）の緊張，2：甲状披裂筋の内側部分（声帯筋），3：甲状披裂筋の外側部分，4：外側輪状披裂筋（側筋），5：披裂筋（横筋），6：後輪状甲状筋（後筋）．

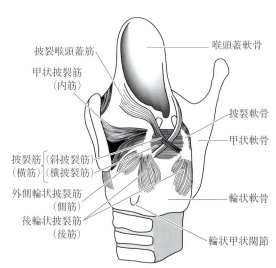

図2　内喉頭筋（喉頭を左後方よりみる）
（新耳鼻咽喉科学，南山堂，東京，1989，より）

表1　内喉頭筋の作用別分類

声門開大筋	後輪状披裂筋（後筋）
声門閉鎖筋	側輪状披裂筋（側筋） 甲状披裂筋（内筋） 披裂筋（横筋）
声帯緊張筋	輪状甲状筋（前筋）

裂，両側声帯の間隙は声門裂，声帯より下は声門下腔と呼ばれる．声帯は発声時には正中に向って内転し，それ以外の時は外転位に置かれる．

ヒトの声帯は組織学的には粘膜と筋からなり，外側から順に**粘膜上皮，粘膜固有層，声帯筋の3層**からなるが，それを機能的役割から見ると声帯はカバーとボディの2層に分けることができる（図4）．上皮は，発声時に最も大きく振動する声帯遊離縁，さらには喉頭蓋舌根面および喉頭蓋の上半部では重層扁平上皮であるが，その他の部分は多列線毛上皮である．白板症や上皮内癌はこの上皮層に発生する．

粘膜固有層は線維成分によってさらに，**浅層，中間層，深層**と，それぞれ物理的特性の異なる3層構造をもつ[2]．このことは，ヒトの発声が連続的で複雑に声の高さや音色が変化することと深い関係をもつ．

浅層はラインケ腔 Reinke's space とも呼ばれ，線維成分や細胞が疎で柔らかいゼリー状の組織からなり，発声中に最もよく振動する層で，声帯ポリープやポリープ様声帯はここに生じる．喉頭癌などの病変が及ぶと声帯振動が損なわれ，嗄声となる．

中間層と深層は弾性線維と膠原線維からなり，その境界は明瞭ではなく併せて声帯靱帯と呼ばれ，ここに操作を加えると瘢痕化しやすい．最深層は筋肉で，筋は甲状披裂筋の内側の一部で声帯筋である．

声帯振動のメカニズムは，閉鎖した声門に対して呼気流から生じる声門下圧の上昇により外方へ押し広げようとする力，声帯の弾性による復元力，流体が高速で通過すると流れに直行する方向に陰圧を生じるベルヌーイ効果により内方へ引き寄せようとする力が交互に働いていると考えられ

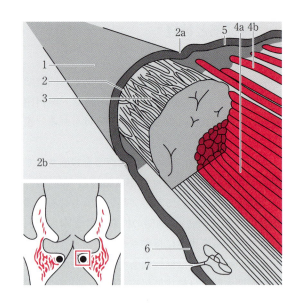

図4　声帯の前額断面図
声帯振動に関する機能的な面から声帯は大きく2層に分けられる（カバー：上皮と粘膜固有層浅層，ボディ：声帯筋）．
1：重層扁平上皮，2：ラインケ腔（粘膜固有層浅層），2a：上弓状線，2b：下弓状線，3：声帯靱帯，4a：内甲状披裂筋—声帯筋，4b：外甲状披裂筋，5：モルガニー洞の多列線毛上皮，6：声門下腔の多列線毛上皮，7：粘膜腺．
（Lanz and Wachsmuth，より）

ている[3]．声帯振動は下面から起こるとされ，発声にあたっては，このカバーが最も大きく振動し，移行部は小さく，ボディではほとんど振動しない．

4）リンパ流

声門下のリンパ流は主として2経路あり，一つは輪状甲状膜から深頸部，喉頭前，気管傍のリンパ流を集める anterior channel，もう一つは輪状甲状膜から深頸部，鎖骨上のリンパ流を集める lateral channel であり，いずれも縦隔へと注ぐ．

第2章　喉頭の生理

喉頭は下気道の入り口に位置している．その機能は，喉頭を強く閉じることで下気道の保護を目的とする**喉頭絞扼機能**，喉頭を開いて気道の一部とする**呼吸機能**，そして音を生成する**発声機能**の3つに大別される．

これらのうち系統発生学的にみると，最も原始

的で，かつ重要な機能は下気道の保護を目的とする喉頭絞扼機能である．これは嚥下の際，無意識のうちに食物が気道に誤って入らないように作用する（誤嚥防止）機能であり，生物として生存していく上で基本的な重要な機能である．喉頭は発声器官と考えがちだが，動物としての本来の機能はこの気道の保護である．

それは，喉頭を有するほとんどの種において，下気道保護のための声門閉鎖反射が認められることからも知れる．上喉頭神経内枝を始めとする上気道に分布する知覚神経の刺激により声門閉鎖反射が惹起される[4]．実際，喉頭内の筋肉は，開大筋は一つ（後筋）のみであり，他はすべて閉鎖筋であって括約的に作用するようになっている．この括約作用をする喉頭のレベルは，①披裂喉頭蓋括約筋，②仮声帯括約筋，③声帯括約筋の3つから構成されている．

一方，系統発生学的に最も新たに獲得された機能は発声機能である．この発声機能には精巧な調節機構が存在すると考えられている．

発声は適度な緊張を保って正中位にある声帯が，肺からの呼気流によって振動させられることにより起こる．そしていったん声が発せられると，中枢，呼吸筋，喉頭筋それぞれ共同して発声調節が行われる．この調節は二つの経路が考えられている．一つは聴覚系を介する経路であり，もう一つは，喉頭において，声帯の位置，張力，振動，声門加圧などを認知する知覚受容器を介する経路である．

声帯が振動することにより原音ができ，口腔・咽頭のはたらきと協調して音声・言語機能となるが，これは人間の個性の発現手段として，また社会生活でのコミュニケーションの手段として必須の機能であり，人間の社会・文化形成の根源をなす機能ともいえる．

1 声帯運動と声帯位

声帯は神経・筋機構のはたらきで内転，外転，伸展，短縮，緊張，弛緩などの運動を行っている．これらの運動を声帯運動 vocal cord movement と呼ぶ．発声時にはさらに声帯粘膜に波状運動を生じるが，これは気流によるもので，声帯振動 vocal cord vibration と呼んで区別している．

声帯は，構造上，声帯筋（甲状披裂筋の一部）を中心とする ボディとそれを覆う粘膜，すなわちカバーでできており，ボディの能動的な形状変化によりカバーを受動的に変化させ，そこに呼気という動力が加えられて声帯振動が起こり発声が行われる．

声帯運動として声帯が内転あるいは外転した結果，声帯のとどまっている位置を声帯位 vocal cord position と呼ぶ（図5）．

1）声帯緊張機構

声帯の主要な生理機能は呼吸，発声および嚥下時の下気道防御の3つであるが，内喉頭筋は発声言語に関連するほか，本来的な気道保護筋ないし呼吸補助筋としての役割を持っている．普通の呼吸に際しては声帯は外転して声門は開大している必要がある．強い緊張は不要であり，むしろ有害でしかない．だから内筋は全く作用しないが，声門の開大では後筋が働く．

だが，呼吸困難時の吸気相では声帯緊張筋である前筋に収縮がみられる．これは声帯緊張を強め

発生学的にみたヒト喉頭の脆弱性

肺魚類に始まる喉頭の進化のあとを，比較解剖学的に眺めると，いくつかの点でヒト喉頭の特殊化を指摘することができる．

それは，①喉頭の下垂，②声門の狭隘化，③声帯膜様部の延長，④披裂軟骨の縮小後退などである．これらの特殊化は喉頭の基本的機能である括約作用を堅持したうえで，音声機能を獲得し言語動物となるための進化であった．したがって構造的な脆弱性を内包しており，これがヒトにおいて喉頭疾患が多発する主因となっている．

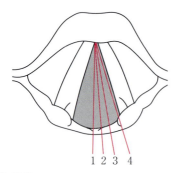

図5 声帯位
1：正中位（発声位），2：副正中位，3：中間位，4：開大位（呼吸位）．

るためでなく，声帯を伸展させることにより，後筋作用による声帯外転に協力して声門面積を大きくし，吸気を容易にするためである．

一方，発声に際して声帯緊張は不可欠で，内筋，側筋，および横筋による声帯内転（内筋，特に声帯筋による緊張）と前筋による声帯伸展が必要である．前筋は声を積極的に高くする．その一方で，加齢現象による外喉頭筋による喉頭下降は声を低くする．

発声時のように緊張の強い声門閉鎖を**緊張性閉鎖 tensive closure**，逆に嚥下時のような声門閉鎖を**絞扼性閉鎖 sphincteric closure** と呼ぶ．

嚥下時の喉頭閉鎖は，声帯，仮声帯，喉頭蓋と3つの異なったレベルで順次下方から上方に行われる．仮声帯レベルでの閉鎖には甲状披裂筋内筋が関与している．こうした内喉頭筋の収縮に伴う喉頭腔自体の絞扼作用の他，嚥下時の喉頭閉鎖には，喉頭挙上運動，披裂部の tilting，舌根運動，外喉頭筋である下咽頭収縮筋の収縮など嚥下運動に伴う受動的な閉鎖作用も重要なはたらきを演じている．

2）声帯運動

左右の声帯は，発声，嚥下，息こらえに際して**内転**し，声門は正中で閉じられる．また声門閉鎖の状態から引き続いて吸気に移ると，声帯は正中位から**外転**をきたす．安静呼吸時には声門は開いたままであり，両声帯の位置はいわゆる中間位をとるが，その状態で深吸気を行おうとすると，声帯はさらに外転して，外側位をとるようになる．

声帯の内転・外転運動は，輪状披裂関節において，披裂軟骨が輪状軟骨に対して関節長軸のまわりの回転運動と長軸に沿う滑り運動を起こすことによって成立する（図3）．そしてこの運動が起こるためには，反回神経に支配される声門閉鎖筋と声門開大筋の活動がなくてはならない．

2 発声時の基本的な喉頭制御

発声とは喉頭で音を生み出す行為をいう．基本となる音が喉頭で生じ（**喉頭原音**），これが喉頭，口腔，鼻腔で修飾されてことばとしての音となる．

発声時には左右の声帯は適度な緊張を保ちながら内転し，正中で近接して**声門閉鎖状態**を作る．ここで声門は下方からの呼気圧によっていったん圧し広げられるが，その間隙から呼気が流出して声門下圧が下がると再び閉鎖する[3]．この時声門が閉鎖するのは，声帯縁を元の位置に戻そうとする**組織の弾性復元力**が働くほか，呼気流が流れ出るときの **Bernoulli 効果**も働いている．このように周期的に繰り返される声門の開閉現象（**声帯振動**）によって呼気流は断続され，ここに**声の音源**が成立する．つまり発声の調節は，声帯の内転と適度の緊張という喉頭制御と呼気流の制御が組み合わさって成立しているもので，いうまでもなくその基本には，呼吸器レベル，喉頭レベル，上部共鳴器レベルの各レベルに関係した神経・筋系の制御がある．

1）声帯振動

声帯振動にはとりわけ**声門閉鎖と粘膜の柔軟性が重要**であり，粘膜の柔軟性には声帯固有層浅層，いわゆる**ラインケのスペース**がきわめて重要である．発声時にみられる声帯の動態は遊離縁を中心にした**粘膜波動**であり，筋層は声帯の形態を変えて発声のモードの変化に寄与している．声帯振動の本質は声帯の下面から上面に向う**進行波 travelling wave** と考えられている[5]．これを喉頭ストロボビデオグラフィーなどを用いて上面から観察すると，声帯粘膜の波状運動，すなわち粘膜波動として認められる．声帯の粘膜波動は声門下の気道液を声門上へ運ぶベルトコンベアの役割

を果たす．発声時に良好な声帯の粘膜波動が生じるためには，発声時に声帯膜様部の粘膜は良好な"たわみやすさ"，すなわち可撓性が保たれていることが必要である．

声帯は，発声では通常**100〜300回／秒振動**し，歌唱では1,000回／秒になることもある．

2）音声の調節

発声は駆動力である呼気が，振動帯である声帯を振動させることで起こる．喉頭で発生した声は単一の基本周波数であり，これが共鳴腔（咽頭腔，口腔，鼻腔）により修飾され，声質，音色が形成される．したがって，音声の産出には**呼気流**，**声帯**，**共鳴腔**の3者が必要である．音声のエネルギー源は呼気であり，呼気の調節は呼吸器で行われる．調節された呼気は，喉頭で声の**高さと音質を調節する喉頭調節**が行われ喉頭原音に変換される．すなわち，**声の強弱**は下気道の呼気圧の増減で調節され（呼気調節），**声の高低**は内喉頭筋による声帯の進展・収縮と緊張・弛緩により調節される（喉頭調節）．

喉頭原音はさらに咽頭から口唇・鼻孔に至る声道によって**共鳴し言語音**が作られる，これを**構音**という．個人によって声の性質が異なるのは共鳴腔がそれぞれ異なることによる．呼気を支持するのは腹圧であり腹筋である．したがって，腹圧に始まり胸腔→喉頭→共鳴腔に至る一連の気流の流れとして発声を捉えなくてはならない．

この呼気流，声帯，共鳴腔の3者のうちいずれかの，あるいはいくつかの物理的性状が変化すると音声に変化が生じる．

（1）呼吸器異常と音声障害

音声産出のための駆動エネルギーは，肺から喉頭に送られる呼気流によってもたらされる．呼気流がなければ声帯は振動せず，音声も生じない．呼気流が送り出され，声帯振動が起こるためには，**5 cmH$_2$O 程度の声門下圧**が必要である．声門下圧は肺の弾性や呼吸筋の作用によって作られるから，呼吸筋の筋力の低下するミオパチーなどの諸疾患や，気管支喘息などの気道抵抗の増大する諸疾患，肺線維症など肺活量の減少する諸疾患

で呼気量の減少がみられる．

呼気量の減少に伴う音声障害の性質としては，**音声の強さの減弱**や**発声持続時間の短縮**が目立った特徴である．声は弱々しく，多くの場合軽度の嗄声を伴う．いわゆる**音声衰弱症**（phonasthemia）と呼ばれている状態である．

（2）声帯の異常と音声障害

喉頭，特に声帯の物理的性状が変化すると音声の変化が起こる．音声の変化の仕方は声帯に起こる変化の性質や程度によって異なり，必ずしも疾患と1対1に対応するものではない．音声障害の主な特徴は**音色の変化**，例えば，声帯に浮腫があると音色が変化して太くなる．高い周波数の声が出しにくくなる．

発声は声帯の内転による声門閉鎖，続いて呼気によって生じる声帯振動によって起こるが，この声帯の内転力が強いか弱いかによっても音声は硬起声か軟起声になる．**硬起声**は内転力が強くいわゆる「力み声」となり，**軟起声**は逆にソフトな声になる（硬起声の発生の原因は，内外喉頭筋の誤用によるがとくに内転筋の力が強いと硬起声になる）．本来適度な内転力で閉鎖されるのがもっともよいが，強すぎて力が入りすぎると「のど声」となり，声を出すのが疲れるようになり，使っているうちに出にくくなる．このような発声時の声門の緊張閉鎖は，声門より上の仮声帯の絞扼も招き，これがさらに声帯振動を阻害する[6]．

炎症性の変化が声帯に起こると，声帯は発赤・腫脹し，発声時における声帯粘膜の波動運動は制限され，しばしば声門間隙が認められる．時には**声の翻転** voice break を伴う．起声は硬くなり，炎症が強い場合には，有声音を出すことが不可能ないわゆる**失声状態 aphonia** 状態となることもある．

（3）声道の異常と音声障害

共鳴腔としての声道の形や容積に変化が起こると，音声の音色が変化する．声道の異常によって生じる音声障害の性質は，声道に起こる病変の部位や性状によって異なるが，臨床的に最も重要なものは鼻腔共鳴の異常である．

鼻腔共鳴の異常には開鼻声 rhinolalia aperta と閉鼻声 rhinolalia clausa がある．**開鼻声**（フガフガ声）は鼻腔共鳴が異常に増強した状態であり，主として鼻咽腔閉鎖不全のあるときにみられる．開鼻声をもたらす全身疾患としては，軟口蓋麻痺をきたす重症筋無力症が有名である．**閉鼻声**の方は鼻腔共鳴が異常に減弱した状態を指し，鼻腔閉塞があるときなどにみられる．開鼻声と閉鼻声の両方の特徴を同時に持った混合性鼻声 rhinolalia mixta がみられることもある．

（4）声変わり障害

声変わり（発声障害）は第二次性徴の一つとして男女ともに現れるが，女子の声変わりは音声の変化が小さいので，しばしば見逃がされる．声変わりは日本人男子では**13〜14歳に始まる**とされている．女子ではこれより少し早い．

声変わりの時期になると，特に男子ではアンドロゲンの分泌が盛んになり，男子としての第二次性徴が発現する．この際，**喉頭，特に甲状軟骨が急速に成長し，声帯の長さと厚み（声帯筋線維数）が増す**．そして，甲状軟骨上甲状切痕が突出してくる．このような変化が急激に起こるため，喉頭筋の過緊張や粘膜の生理的炎症をきたし，声帯という“振動体”の長さと質量の増大を招き，声帯の発赤・浮腫が生じることがある．特に，声門後方に生じる**声変わり三角**と呼ばれる横筋麻痺様の三角形の間隙は有名である．

声変わりにおける大きな特徴は**話声位の低下**で，男子では約1オクターブ，女子では約2全音半の下降が起こる．また，**声の“翻転”**も大きな特徴である．これは発声中，不随意的に声区の変換が起こることによる．通常，このような変化は比較的ゆっくり進行し，本人もあまり自覚しないままに子どもの声から成人の声に移行していく．つまり新しい“楽器”を自然に使いこなせるようになっていくのである．

しかし，まれに以前のような高い声で話したり，あるいは低い声で話す途中で急に高めの声が混じって，周囲の人も本人も奇異な感じをもち，異常とされる場合がある．このような状態を一括して**変声障害**と呼ぶ．変声障害では声帯の前後方向の緊張を高める輪状甲状筋（前筋）の活動が持続的あるいは一時的に高まって，不自然な裏声変化が起こると考えられている．つまりこのような場合は“新しい楽器”を適切に使いこなせていないという意味で，変声障害は機能性発声障害に分類できる．

このような発声障害は，喉頭に対する圧迫試験を行うと，翻転が消失し，音声がほぼ正常となる．これは内喉頭筋間の緊張度のアンバランスが圧迫により正常化されたことを示すもので，声変わり障害の特徴とされる．

圧迫試験としては，甲状軟骨上甲状切痕部を下方に押し下げる方法（**Gutzmann**）（**図7**）や，輪状甲状膜部を後方に圧迫する方法（**Weleminsky**）など，いろいろな方法が考案されている．これらは発声中に輪状甲状筋（前筋）の活動を抑制することにより，生体の緊張を解き，声を下げるようにし向けるものである．その時得られた発声の感じをつかめば，以後は指で押さえなくとも地声発声が可能となる．

（5）高齢者の声の性質

喉頭の老化現象として，喉頭の下降，声帯粘膜萎縮，浮腫，喉頭筋萎縮，軟骨の運動障害などがある．

加齢とととともに音声は変化する．声帯振動に最も関与する粘膜固有層浅層の変化が声の老化に特に影響する．閉経期以降，女性では声が低くなるのに対し，75歳以上の男性ではやや高くなる傾向があり，聴覚心理学的印象では高齢者の声の男女差は次第になくなる．そして，老人の声は「**しわがれ声**」といわれる特有の音響学的性質が現れる．

高齢者の喉頭を観察すると，男性では**声帯萎縮（老人性喉頭 senile larynx）**，**声帯溝症**があって発声時声門閉鎖不全を認めやすく，女性には**浮腫性傾向（ポリープ様声帯）**が多くみられる．これは加齢によって**声帯の物性が変化**するためであるとされている．声帯遊離縁の粘膜上皮は扁平上皮で形成されるが，加齢とともに上皮の細胞は減少し薄くなる．粘膜下の粘膜固有層のうち，浅層は粘膜上皮とともに振動に最も重要な部位であり，

中間層にかけては弾性線維が主体になっているが，加齢とともにこの部位の弾性線維は減少し，膠原線維が増加する．しかもこの傾向は男性に強く，女性ではむしろ浮腫性変化を伴うことが多い．この結果**男性では声帯が萎縮，弓状化し**，それに伴い声帯溝症のように粘膜にしわがよる場合もある．その物性は薄く硬くなるので声は高くなり，女性では逆に声帯が厚くなり質量が増加するので声は低くなることが多いのである．かくして加齢により声帯の中の筋肉は衰え，粘膜がやせた状態が声帯萎縮で，皮膚の萎縮同様に声帯萎縮がある場合，**声門閉鎖不全**（左右の声帯が閉じない状態）をきたす．その結果，声は「かすれる，大きい声が出ない」など気息性嗄声と「長く続かない，息継ぎが増えた」など発声持続時間（MPT：正常は男性15秒，女性12秒以上）の短縮がみられる．また，声門閉鎖不全により声門下圧が十分に上がらないため，「ムセやすい」「咳込みやすい」「痰が出しにくい」など音声以外の症状も多彩で，誤嚥性肺炎をきたす原因にもなるのである．

高齢者では声帯萎縮が見られるだけでなく，喉頭の粘液や漿液を産生する喉頭腺も，60歳以降で萎縮・消失が著明になる．声帯は適度に加湿されないと振動しないので，腺の分布密度の低下と腺房の萎縮は声帯の分泌液の減少を招き，声帯振動を少なからず阻害する．粘膜線毛機能も徐々に低下していくので，埃などの異物の停滞が起こり，分泌液の低下と相俟って**「痰がからむ」「痰が切れない」**などの高齢者に多くみられる症状が出現する．

その他，声の老化の背景には，上記の生理的な喉頭の老化をはじめ，**環境因子による影響**や，口唇，舌，咽頭，肺などの**運動機能の低下**も強く関与している．特に女性では喫煙の影響が大きく，喫煙者では有意に声が低くなる．リタイア，独居による会話のコミュニケーション低下による声帯の廃用性萎縮もそれに加わる．

さらに，声 voice の性質だけではなく，話し方という意味で「ことば speech」の要素も声の老化に入ってくることに注意しなければならない．

このような高齢者の生理的声帯萎縮による嗄声への対応としては，会話が減らないようにどんどん声を出して，必要に応じて音声訓練を行うことが望ましい．また，誤嚥対策として，顎を引いてゆっくり噛んで味わい，落ち着いて嚥下する習慣を作るように指導する．

第3章 嗄声の診断[7]

声を出すためには声帯振動を起こすための呼気と，空気に断続を与え疎密波に変える振動部，構音のための共鳴腔の3つが必要だということは既述した．

嗄声とはこのうちの振動部の異常である．原因は声門閉鎖不全が基礎にあって，そのうえに**声帯物性の変化**や**左右の動的不均衡の存在**が大きく影響を与えている．嗄声をきたす疾患を大別すると，ポリープや癌などの**隆起性病変**と，声帯萎縮や反回神経麻痺など声帯の**形態や位置の異常**病変に分けられる．

1 問診

音声障害の質（嗄声，声の高さ，強さ）その他付随する症状を聞き，いつ頃から，どのように起きたか，発症の原因と思われることを聞き出すことから始まり，声の使用状況を含めた**職業歴（声の酷使，あるいは誤用）**，**喫煙歴**，および**合併症・既往歴**（聴覚障害を含めて），口渇症，胃食道逆流症まで含めて，さらにカラオケ，大声などでの声の酷使や，喘息や風邪による咳，ホルモンの服用，生理や更年期に関連する事項，室内の乾燥などをチェックする．

2　音響分析

声の聴覚的要素は，声の持続，高さ，大きさと音色である．前3者は測定が容易であるが，音質（音色）については，医師の主観的分類と，さらに複雑な音響分析による判定，評価がある．聴覚印象は治療効果の評価に有用であり，音響分析は嗄声の重症度を知るのに有用である．

1）声の聴診（聴覚による評価）

耳鼻科医の聴覚は嗄声の診断で，他のすべての検査法より総合的にみて優れていて，患者の声を聞くだけで80％前後の割合で鑑別診断が可能である．しかし，検者の主観が入ることは否めない．視診による診断は別として，神経生理学的検査，空気力学的検査，音響分析検査，聴覚心理的検査などで音声の解析は可能だが，それだけでもその全体像はとらえられない．

嗄声には表2の4つの**主観的分類**があり，音質の聴覚印象を表すのに，**表3**に示す**GRBAS尺度**（日本音声言語医学会）がある．

表2　嗄声の主観的分類

①粗造性嗄声	声帯振動が不規則な場合，ゴロゴロした印象．声帯ポリープが代表的．
②気息性嗄声	発声時両側声帯間に隙間，すなわち息漏れがある．一側反回神経麻痺が代表的．
③努力性嗄声	気張った声の感じ．
④無力性嗄声	声に力が入っていない感じ．

2）音響分析：sound spectrogram：サウンドスペクトログラム（声の客観的な評価法）

音響分析は，生じた音声の質を客観的に評価する検査である．嗄声のR（rough）では振幅の不

表3　嗄声のGRBAS尺度（日本音声言語医学会）

G（grade）	嗄声の程度を表す因子．嗄声がない場合を0，軽度嗄声を1，中等度嗄声を2，重度嗄声を3と評価する．
以下のRBAS尺度でもGと同様に0から3の4段階で評点する．	
R（rough）	しわがれ声，ガラガラ声，だみ声のように表現される粗造な声（声帯振動の不規則性による）．声帯ポリープのような軟らかい腫脹があって声帯が不規則に振動する状態．
B（breathy）	気息性（声門閉鎖不全による）．ハスキーボイス，ささやき声，息漏れのする声のような気息性，発声時に声門に隙間があって息が漏れている状態．声門間隙の大きさに比例する．
A（asthenic）	無力性（声門緊張の低下による）．弱々しいように表現される無力性，声帯緊張不全状態．
S（strained）	努力性（声門の過緊張状態による）．息み声，気張り声のように表現される努力性，声帯の過緊張状態で，のどに力を入れて無理に声を出しているような印象である．癌や瘢痕性声帯のような声帯粘膜硬化病変の場合，のどつめ発声などで出現する．

例えば声帯ポリープのG3R3B1A0S1や反回神経麻痺のG2R0B2A0S0のように評価される．簡便にできる検査だが，検者の再現性が求められる．

┃声帯を弦に例えると（福田）

声帯は楽器にたとえると弦であるので，ピアノ等の弦を想定して，声帯の病態と嗄声の質を考えてみると理解しやすい．

①弦（声帯）に重量負荷がある．例えば弦にリンゴが乗った状態である．代表的な疾患には声帯ポリープ，声帯結節がある．このような重量負荷では単純なだみ声である．

②弦の全体が重くなっている．代表的な疾患はポリープ様声帯である．このような全体が膨張するような状態ではだみ声で重低音である．

③弦の物理的性質が変化している．主に硬くなる疾患で代表的には声帯癌をあげることができる．この状態ではだみ声であって，しかも金属性の硬い嗄声である．

④弦の閉まりが悪い．すなわち左右の声帯が接着しない状態で，声門閉鎖不全のことで，代表的には反回神経麻痺である．このような声門閉鎖不全では息漏れの激しい嗄声である．

規則な揺らぎ，B（breathy）では，音声波全体の強さの時間的経過で音声波の立ち上がりの遅れや不規則な揺らぎが認められるなど，音声の視覚化が可能である．またフォルマント周波数，スペクトル分析により声の音色や雑音成分の評価を経時的に行うことが可能である．しかし，直接の臨床診断の助けになることは少ない

3）フォノラリンゴグラム（発声機能検査phonolaryngogram）

声の高さ（pitch, Hz），強さ（intensity, dB），**平均呼気流率**（ml/sec）および呼気圧を同時測定できる．この空気力学的検査は声を生成する過程の検査といえる．

声の高さの測定にはピッチメータが便利で，容易に話声位（男：80〜150 Hz　女：150〜300 Hz）や声域の広さ（男：3オクターブ　女：2.5オクターブ）を知れる．一方，声の強さの測定には騒音計が用いられ，口唇より20 cm離れた位置での音圧が測定される（70〜100 dB）．音域（声域）の検査はピアノあるいは簡単なキーボードを使用して検査される．

3 呼吸力学的検査

1）最大発声持続時間（maximum phonation time：MPT）－発声持続時間の測定

声門下圧や肺からの呼気など声門部に与えられる駆動力がどの程度効果的に声に影響を及ぼすかを示す尺度となる．これにより最も簡便に発声時の声門閉鎖状態を知ることができ，手術の効果を判定したり，経過の観察を簡単に行うことができる．

最大吸気時に楽に**「あー」を持続発声させ，3回測定**して最大値と持続時間で示す．声門閉鎖が不完全であると単位時間あたりに声門を通過する気流量は大きくなり発声持続時間は短くなる．

正常値は男25〜30秒，女20〜25秒で，**男子で14秒以下，女子で9秒以下の場合短縮**とし，声門閉鎖不全，呼気量の低下などを考える．そうなると，会話中に頻回の息継ぎが必要となり日常生活が障害される．

2）平均呼気流率（mean flow rate：MFR）

発声中に1秒間あたりに声門から流出する呼気流量をフォノラリンゴグラムで測定する．肺活量をMPTで割った値で代用することもできる．発声時の声門閉鎖の程度をある程度定量的に評価できる．

平均呼気流率の正常値が40〜200 ml/secで，楽な発声時に平均呼気流率が200 ml/sec以上の時は，平均呼気流率が増加する疾患－一側反回神経麻痺や声帯萎縮で声帯の声門閉鎖不全が疑われる．過緊張性発声やけいれん性発声障害のように声門閉鎖が強すぎるとMFRは小さくなる．

3）喉頭筋電図検査

内喉頭筋に針電極を挿入し，発声時の筋活動を検出する．日常臨床では甲状披裂筋（声帯筋）と輪状甲状筋（前筋）からの計測で十分である．声帯の麻痺（paralysis）や不全麻痺（paresis）の診断，披裂軟骨の脱臼との鑑別，声帯麻痺の予後診断などに用いられる．麻痺後6週間しても筋活動が回復してこない場合は予後不良とされる．声帯の運動障害や緊張異常の場合の診断には欠かせない検査で，けいれん性発声障害（SD）では，SD burstと呼ばれるきわめて強い活動電位が記録されることがある．

第4章　喉頭の内視鏡診断[8]

喉頭，下咽頭疾患の診断には一般に間接喉頭鏡検査が行われるが，観察可能な範囲が狭く観察所見の客観的記録ができない．内視鏡検査はこれらの欠点を補うばかりでなく，さらに超小型CCD

カメラとVTR記録の併用で詳細な形態学的観察ができる．またストロボスコープを併用した声帯振動の観察により病状を知ることもできる．

1. 間接喉頭鏡検査

無麻酔で手軽に行えて，耳鼻咽喉科では最もよく使われる．

2. 喉頭ファイバースコピー

鼻腔内を表面麻酔後，鼻腔から挿入する．

3. 直接喉頭鏡検査

金属管からなる喉頭直達鏡を経口的に挿入し，顕微鏡下に喉頭を観察する．全身麻酔下に行うことが多い．

喉頭内視鏡には観察用と処置用のファイバースコープ，（硬性）側視鏡，およびカーブドラリンゴスコープがあり，目的に応じて使い分けられる．処置操作には鉗子操作，レーザー（CO_2およびNd：YAGレーザー）の照射が汎用される．レーザー治療の対象となる疾患としては，喉頭顕微鏡下での操作が主であるが，内視鏡下にも行われ，喉頭癌をはじめとして白板症，乳頭腫，横隔膜症などに使用されている．

1 ストロボスコープ検査

1）原理・方法

音声は声帯の粘膜波動により生じる．この粘膜波動を観察する方法としてストロボスコピーがある．早く規則的な声帯粘膜波動を見かけ上のゆっくりとした運動としてとらえる方法で，ファイバースコープまたはテレスコープにストロボ光を導いて声帯振動を観察する．そして必要に応じて，その像をビデオに録画する．

声帯振動の周期，振幅，左右の位相差，声門閉鎖度，粘膜波動などを観察でき，声帯の硬さや広がりなど病変の性質を把握できる[10]．

声帯振動は毎秒100〜700回に及ぶので肉眼的に観察するのは不可能である．声帯振動と同一周期で，断続して発光する光源（**ストロボ光**）で観察すると声帯は止まって見え，さらに位相をずらすと**ゆっくりと振動しているように**観察される．

ファイバースコピーで得られた喉頭所見と音声が一致しない場合にこのストロボスコープ検査を行うと，声帯の一部に限局したごく小さな癌による**声帯の硬化**，ポリープ様声帯などの**声帯振動の**

表4　ストロボスコピーの観察の要点

1. 声帯の**瘢痕**の観察
瘢痕のある場所は硬いので粘膜波動がみられない．また振動が小さくなったり，全く振動しなくなる．声帯の形態は肉眼的に見て正常なのに嗄声が強い時は，多くは急性炎症の治癒過程であり，ストロボ下で粘膜波動に障害があることがわかる．この場合は経過観察だけで十分である．

2. 小さい**嚢胞**の発見，嚢胞と結節の鑑別
嚢胞のあるところには粘膜波動がなく，振動が小さいことから結節と区別できる．結節はvoice therapyでも治るが，嚢胞は手術しなければ治らない．歌手で声帯は正常にみえるのに歌えない場合は，発声時にストロボ下で結節が露見することもある．

3. 初期の**声門癌**の発見，放射線照射後の再発の早期発見
癌は正常粘膜よりも硬いので，癌のあるところには粘膜波動がなく，ほとんど振動しない．声帯白色病変でただちに手術が必要か迷う場合，ストロボ下で粘膜波動を欠けば悪性腫瘍を疑う．

4. 声門癌の浸潤範囲の推定
振動が抑制されているところには，上皮下に癌が浸潤していると推定する．

5. 結節，ポリープ，クインケ浮腫の病変の硬さの評定
軟らかい結節，軟らかい小さいポリープはvoice therapyで治ることが多いが，硬い病変には手術を要することが多い．治療方針の決定に参考になる．声帯溝症でストロボ下で閉鎖期が全くなく，嗄声が強ければ脂肪注入など声帯増量を考慮する．

6. 機能性発声障害と診断する場合の器質的障害の除外
機能性発声障害と診断してvoice therapyを指示するときには，小さい器質的疾患，特に見逃しやすい瘢痕や嚢胞を確実に除外する．声帯が正常なのに弱い声しか出ない．ストロボ下に閉鎖期が全くなく，それが機能性発声障害によるものであれば低緊張性発声障害の治療を行う．

（福田宏之他．喉頭疾患．In 小野譲編，新気管食道科診療の実際，MRC，1984，より[9]）

規則性の乱れなどを見つけるのに有用である．ことに声帯嚢胞の診断や声帯上皮過形成症と声門癌との鑑別診断に有効な手段となる．

ストロボスコピーの観察の要点を表4に示す．

第5章 音声治療[11]

1 保存的治療

声帯炎に対しては薬物治療やネブライザー療法が主体となる．急性炎症により声帯の炎症が強い場合には短期間のステロイド投与も有効である．

特殊な例としては，けいれん性発声障害に対する甲状披裂筋内へのボツリヌストキシン注射がある．

2 嗄声の外科的治療

1) 隆起性病変に対しての喉頭微細手術ラリンゴマイクロサージャリー（図6）[14]

手術の基本は病変を確実に処理し，正常の粘膜をできるだけ傷害しないことである．**良性病変に対しては，声帯本来の物性保持のための最小限の正確な切除，瘢痕形成を最小限にして，残せるものはできるだけ残す．**

声帯は高速振動体である．振動は粘膜に生じる移行波である．最も重要な粘膜波動は遊離縁に生じる，という声帯振動に関する原則に照らすならば声帯手術は正常な粘膜波動を取り戻すことであり，そのためには特に遊離縁の粘膜を保存するのが基本である．遊離縁の粘膜の物理的変化，特に硬くなることはあくまでも避けなければならない．いいかえれば，瘢痕の形成を極力避けることが手術の成功につながる．手術操作が加われば，創傷治癒として多かれ少なかれ瘢痕の形成は避けられない．しかし微妙な粘膜波動を維持するためには余計な瘢痕形成は可及的避けなくてはならない．

悪性腫瘍の場合は根治術をモットーにする．悪性腫瘍の部分切除の適応の限界は一側声帯が保存可能であるかどうかにある．とすれば一側声帯に限局するT1aか一側性のearly T2がこのラリンゴマイクロサージャリーの適応となる．ほとんどの症例で（化学）放射線治療の適応と重なる．

2) 形態や位置などの異常病変に対して

喉頭の枠組を形成する軟骨に手術操作を加えることで，声帯の位置，緊張，物性などを変化させて音声を改善させる手術として，**喉頭枠組手術**が

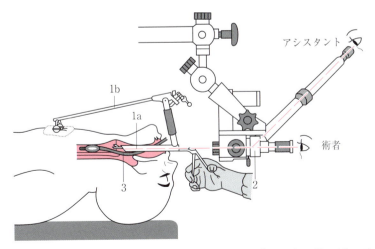

図6 直達喉頭鏡を用いた喉頭微細手術（ラリンゴマイクロサージャリー）
1a:自保喉頭鏡,1b:支持器（ホルダー）患者の胸骨柄の位置にホルダー支持器を置く,2:手術用顕微鏡,3:麻酔用気管チューブ．

ある.

一側声帯麻痺に対しては声帯を内方へ移動させる**甲状軟骨形成術**や**披裂軟骨内転術**などが代表的である．声帯萎縮に対しては**甲状軟骨形成術Ⅰ型**：声門間隙をなくすことで，かなり音声をよくすることが可能である．他に一側声帯麻痺に対する**声帯内注入術**などもある．

3 音声治療

音声治療は呼吸，発声，共鳴に関して，発声時の音声の正しい使用法を訓練するものである．音声治療は保存的治療の一つである．音声治療には，嗄声を引き起こしたと思われる誘引あるいは原因，すなわち発声法上の問題点を指摘し，患者にその問題点を十分認識させたうえで正しい発声法および声の衛生を指導する**音声指導**と，それでも問題が解決されない場合に，正しい発声法あるいはよりよい声を得るために発声法を訓練する**音声訓練**の2つがある．

1）音声治療の適応

音声治療の第一の適応は機能的異常である．疾患としてあげれば，炎症性疾患（声帯ポリープ，結節，浮腫など），および機能性発声障害（過緊張・低緊張性発声障害，変声障害）が最もよい適応となる．

反回神経麻痺に関しては，声門閉鎖不全が小さい場合適応となることがある．けいれん性発声障害，voice tremor，パーキンソン病などの中枢神経疾患においては，効果は限定的である．

声帯の変性病変では，声帯萎縮はよい適応となることがあるが，声帯瘢痕や溝症のような硬化性病変での効果は限定的である．

心因性発声障害は，精神的カウンセリングが重要で，難治性のことが多い[12]．

音声外科治療の周術期，特に術後の音声治療は疾患の如何に関わらず重要である．適切な音声治療を行うことで，創傷治癒を促進するとともに，適切な術後の音声の調整をすることができる．

2）音声指導

音声指導は，声帯の結節，ポリープ，ポリープ

様声帯など声帯の機械的な刺激により声帯に反応性腫瘤を生じた疾患群と，反回神経麻痺，声帯溝症など声門閉鎖不全疾患群とでは指導方法も訓練方法もまったく異なる．すなわち，前者では，声の安静が有効な手段であるのに比し，後者ではなるべく大きい声で歌を歌ったり，話をするように指導する．音声指導は医師と**言語聴覚士**が連携して行うことが望ましい．

①**声の衛生の指導**：指導内容は**声の安静，声の多用，乱用の予防およびリラックスした発声**である．大きな声を出したり長時間連続して声を出さない，咳払いを控えることも指導する．体が硬くなっていると発声の鍵を握る深い呼吸ができない．

②**生活の環境面での注意**：乾燥，塵埃，粉塵など咽喉頭に刺激となるものを避ける．特に冬は乾燥しやすいので室内の**湿度**に注意する．喫煙や飲酒を控える．**水分の補給**は乾燥した粘膜面を保護する．ぬれマスクの使用は喉頭局所に湿潤をあたえる．**アメ，チョコレート，ミルク等**は唾液の粘稠度を高め，咳や咳払いの原因となりやすいので避ける．わさび，辛子なども刺激となるので避ける．

③疲労，ストレスなどの**身体・精神的な問題に関する注意**：ストレスは喉頭機能の過緊張をもたらす．

3）音声訓練[13]

音声治療は呼吸と喉頭・共鳴腔の調整を行うことが重要である．

異常な発声法は，**過緊張型発声**と**低緊張型発声**に大きく分けられ，それにより音声治療法の選択を行う．音声治療にあたっては内外喉頭筋の調整が必要である．外喉頭筋は随意筋であるが，内喉頭筋は不随意筋なので，内喉頭筋を随意的に調整することは困難である．したがって，意識しないようにして内喉頭筋の矯正を行うように導く必要がある．外喉頭筋の調整には喉頭マッサージが有用である．

音声訓練には発声障害の病態に応じてさまざまな手技がある（**表5**）が，低緊張性発声である一側反回神経麻痺や声帯萎縮などによる声門閉鎖不全に対する**プッシング法**，喉頭内肉芽腫や過緊張

表5　音声訓練

- Pushing 法
- Relaxation 法（ハミング法）
- Accent 法
- 呼吸法の指導
- h 起声
- 話声位の矯正（自然な話声位）
- その他

性発声に対する**あくび・ため息法**や**ハミング法**などが代表的である.

また，呼吸法を調節して効率的な発声法を誘導するための**腹式呼吸・腹式発声**や**アクセント法**などの治療手技もある.

（1）声門の閉鎖を強める治療

1. 低緊張タイプに対するプッシング法

　声門閉鎖不全疾患群に対して声帯の内転を促す．肩や上肢に力を込めることによって必然的に声門が内転する事を利用する. **上肢に大きな力を入れるためには声門を閉鎖し，胸郭を固定する必要があることを応用したもの**で，腕を上げてから勢いよく振り下ろし，同時に発声させる.

　また，発声時に腰掛けている椅子を持ち上げる動作をしたり，壁を押す，腕の前で両手を組み，左右にひっぱるようにするなど"**りきむ姿勢**"をとらせ，その動作と同期するように「**イー**」と**発声させる**と声門がより内転し，声門間隙を狭くする.

　最初は母音や子音，そして単語や短いことばへと移り，**1回2〜3分で1日10回くらい繰り返す**とよい．タイミングが合うまではあまり力を入れないで**単母音の発声**を繰り返す.

2. 硬起声発声法

　息を止めた状態から，/O/「オー」と短く発声させ，これができるようになったら，長い発声や単語の発声へと導いていく.

3. 呼気力を高めるための訓練

　吐く息に乗せて声を出す感覚をつかむ．吐く息とともに「はーくしょん」「わっはは」「わんわん」などと声を出す．腹筋が鍛えられ肺活量が増えていくので，呼吸が安定し，声も安定する.

（2）声門の過緊張をやわらげる治療リラクゼーション

1. 過緊張タイプに対する breathing 法（あくび・ため息法）

　頸部や肩に緊張がかからない最も楽な発声は，**あくび，あるいはため息をつくときの発声であり，ごく自然な気息性発声の基本**である．発声器官の緊張を和らげる．「はあ〜あ」と意識的にあくびをする．あくびの動作は自然とのどを開き，体に空気を送り込むことができる．のどに力を入れずに楽な高さの声が出せるように訓練する.

　呼吸法は腹式呼吸（肩が上下しないように気をつけ，軽く口を開けて息を吐き出す）を指導する．腹式呼吸は音声治療を成功に導く重要な要素である．特に過緊張性発声障害に有効である.

2. 咀嚼法（chewing 法）

　頸部の過緊張を取り除くために行う．できるだけ大きくだらしなく口を開けて噛む動作を行わせ，発声を行う.

3. 気息性起声・/h/ 起声（硬起声の除去）

　硬起声とは，声帯が強く内転し，過度の声門閉鎖が生じた状態で発声することであり，声門下圧が急に高まったところで発声が行われるので，声帯に非常に負担がかかる．硬起声の原因は内外喉頭筋の，とりわけ内筋の誤用によるが，これらの筋肉の誤用は無意識に行われる悪い癖のようなものである．したがって，治療はこの悪い癖をとり，適正な発声状態に戻す音声治療が行われる．硬起声の矯正には，首や肩の力を抜き，語頭に"h"をつけた /h/ 発声を行うとよい．こうすると声門が開いた状態で，発声をスタートすることになる．声帯結節の治療などに応用される.

4. 声の配置法

　両手を両方の頬に当て，まず母音を発声し，その振動を指で感じるように発声する．このように共鳴腔を活用するので，声の配置法と呼ばれる．この方法を行うと，声道の形態が変化し，声帯の緊張が緩和される.

（3）声変わり障害の治療法― Kayser-Gutzmann 法（図7）

甲状軟骨の喉頭隆起を指で後下方に押し下げるようにしながら発声させる．隆起を押すことにより，声帯を短縮させ声を下げる．発声中の輪状甲状筋の活動を抑制し，変声（声変わり）障害の治療に用いる．

（4）包括的音声治療法

症状対処的な方法ではない．本来音声は日常会話において行われるべきものであるから，胸腔から共鳴までの気流の流れを意識して，呼吸・発声・共鳴の調節能力を高めることで，音声の異常を改善させようとするものである．

1．アクセント法

西アフリカのダイナミックな太鼓のリズムに着想を得て開発した音声治療の方法である．

まず腹式呼吸を行う際，呼気にアクセントをつける．次いで，呼気にリズムを合わせた単音の発声を加える．そして，単音から文節，会話へと練習内容を上げる．過緊張性発声障害や声門閉鎖不全の治療に有効である．

2．50音を声に出す

母音の「あいうえお」を正しく発音できると

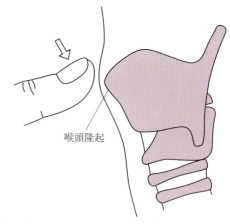

図7　Kayser-Gutzmann の方法
（新耳鼻咽喉科，南山堂，東京，1989より引用）

ことばが明瞭になる．まずはのどを痛めないようにウォーミングアップ．「む～」とハミングした後「あえいお」を順繰りに発声する．「む～（5秒），あ～（10秒）」，「む～（5秒），え～（10秒）」と続ける．

次に「水馬赤いな．ア，イ，ウ，エ，オ」で始まる北原白秋の詩「五十音」を音読．母音の口の形を意識しながら一音一語，ゆっくりと，いいにくい語があれば苦手な音がわかり，対策を取りやすい．

文献

1) 平野　実,小池祐一,広瀬幸夫,守男倫弘.振動体としての声帯の構造.日耳鼻；76：341-1348, 1973.
2) 石井甲介.声帯粘膜固有層の微細構造.喉頭；7：87-91, 1995.
3) 平野　実.声帯運動の基本パターン.日耳鼻；77：108-111, 1974.
4) 広瀬　肇.喉頭の末梢神経支配について−その文献的展望−.耳鼻展；4：236-248, 1961.
5) 垣田有紀,平野　実,川崎　洋ほか.声帯の層構造を考慮した振動様式の模式的表現−正常声帯の場合.日本耳鼻咽喉科学会会報79：1333-1340, 1976.
6) Roy N：Ann Otol Rhinol Laryngol.；105(11)：851-856, 1996.
7) 日本音声言語医学会編.新編　声の検査法.医歯薬出版, p239, 2009.
8) 山下公一.In 内視鏡的診断・治療と耳鼻咽喉科.石川：金沢医科大学出版局；1995.
9) 福田宏之,斉藤誠司.喉頭疾患.In 小野　譲,編.新気管食道科診療の実際.東京：MRC; p 205-207, 1984.
10) Woo P, Colton R, Casper J, et al. Diagnostic value of stroboscopic examination in hoarse patients. J Voice；5：231-8, 1991.
11) 平野　実.音声外科の基礎と臨床.耳鼻（補1）；21：373, 1975.
12) 城本　修.嗄声,失声に対する音声治療.JOHNS 22：613-616, 2006.
13) 牛嶋達次郎.機能性発声障害−診断と治療の基本.音声言語医学；28：276-278, 1987.
14) Sataloff RT, Spiegel JR, Hawkshaw MJ. Strobovideolaryngoscopy：results and clinical value. Ann Otol Rhinol Laryngol；100：725-7, 1991.

II 喉頭の疾患

第1章 先天性疾患

喉頭の先天性疾患では喘鳴，哺乳障害，呼吸困難が三大症状である．大半の例では生後2か月までのごく早期に症状が発現し（約70％），喉頭軟化症，舌根嚢腫，声門下狭窄，小顎症，反回神経麻痺などの順に多い．

1 喉頭軟化症（laryngomalacia 喉頭脆弱症：軟弱症）

1）病理

新生児の先天性喘鳴の60％近くを占める．生後1～2週から発症し，約5～8か月頃に**吸気性喘鳴**や**哺乳困難**などの症状がピークに達し，9～12か月までに安定し，以後自然に軽快して2～3歳までに消失するものが多い．神経疾患やダウン症が1割に合併している．

喉頭入口部を形成する軟骨組織が軟弱，弛緩性のため，図1に示すように，吸気時にたるんだ**披裂部**および短くて**柔らかい披裂喉頭蓋ひだ**が喉頭内に吸い込まれるもの（a），喉頭蓋が異常に長く柔らかい，いわゆる**オメガ型の喉頭蓋**が吸気に際し吸い込まれるもの（b, c），両者の合併したもの（d）がある．声帯運動は問題がなく，呼気時にはこれらの吸い込まれた組織は呼出される．

喘鳴は**仰臥位や頸部屈曲位で増悪**し，**伏臥位や頸部伸展位で軽快**する．重篤な場合は，吸気時に鎖骨上窩，胸骨上窩，肋間，腹部の**陥凹**を呈し，漏斗胸を認めることもある．しかし，チアノーゼを呈することは稀である．**嗄声がないのが特徴**である．

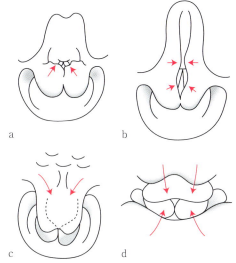

図1 喉頭軟弱症の分類
（Olney, 1999）

2）診断

吸気性喘鳴のある他の先天性の器質的疾患との鑑別が大切である．嗄声の有無が参考となる．確定診断は吸気時に喉頭入口部の辺縁が喉頭内に吸い込まれる所見を観察することで得られる．仰臥位や胸部前屈時に吸気性呼吸困難がみられることがある．

幼児であるから経鼻的ファイバースコピー，マッキントッシュの喉頭鏡による直接喉頭鏡検査などが観察に用いられる．

3）治療

治療は小児科を中心とした全身管理が主なもの

となる.

数か月から1年半前後で自然に症状は消失することが多い. 呼吸困難高度の場合, 気管内挿管や気管切開による気道の確保が大切であるが, 一般にその必要性は稀である.

重症例には, 喉頭蓋切除（喉頭蓋可動部の上方1/2を切除）, 披裂部粘膜, 披裂喉頭蓋ひだ, 小角軟骨の一部を切除する外科的治療が行われる.

2 舌根嚢腫－喉頭嚢胞（喉頭蓋嚢胞を含む）

嚢腫に似ているものに喉頭セルがある. 喉頭セルは喉頭室の拡張, ヘルニアによるもので内容は気体であり, 喉頭嚢腫は喉頭内部と直接通ずることなく内部に液体を入れる.

1）分類
（1）貯留嚢胞（口絵33）

腺組織ないしはその導管, あるいはリンパ管の閉塞により生じる. その嚢胞壁は円柱上皮や線毛上皮などの呼吸上皮から構成される. 肉眼的には淡紅色ないし淡青色を呈し, 貯留液は一般的に非粘稠性で透明度が高い.

（2）類上皮嚢胞ないし類皮様嚢胞（epidermoid cyst）

上皮組織の迷入, 陥入, 移植等あるいは胎生組織からの異常発生により生じる. 嚢胞壁は重層扁平上皮からなる. 肉眼的には表面平滑, 黄色を呈し, 粘稠不透明なクリーム状あるいはペースト状な粘稠な貯留液を有する. また, 嚢胞壁には毛細血管の怒張が見える場合が多い.

2）症状

良性腫瘍では無症状のことも多いが, 咽頭異物感, 飲み込みにくい, 咽頭出血, 喘鳴, 呼吸困難などがある.

3）治療

喉頭直達鏡下で切除する. レーザー使用が望ましい. 青く見える貯留嚢胞では被膜を丁寧に切除しないと容易に再発する. 手術法に関しては, 嚢腫を開放する方法と摘出術がある. 基部が広い嚢腫では開放術や嚢腫内溶液を除去してから基部を切除する方法がある.

3 声門下狭窄

出生直後より重篤な呼吸困難に陥ることがあり, 早期の診断, 処置が必要. 横隔膜症や喉頭閉鎖症は少ない.

声門下狭窄には, 膜様狭窄と軟骨性狭窄がある. 繰り返す急性声門下喉頭炎の場合は, 声門下狭窄の存在を疑うべきである. 肉芽性の声門下狭窄のみで輪状軟骨の欠損がないか, あっても軽度の場合にはTチューブによる治療が行われる.

▌喘鳴とは

喘鳴とは気道の部分的狭窄に起因し, 多少とも呼吸困難を伴うゼーゼー, ヒューヒューというような音で, 上気道に原因がある場合には吸気性の喘鳴である stridor を, （胸郭内部の）下気道に原因がある場合には呼気性の wheezing を呈するといわれる. しかし, 喘鳴を聴取していても, それが stridor であるのか wheezing であるのかを鑑別することは容易でないことが多く, 要はその喘鳴を生じている部位を同定することにある.

小児の喘鳴をきたす疾患では, ある報告によれば喉頭奇形が60％を占め, 次いで約2割が気管, 気管支奇形となっており, 感染性疾患や外傷などはそれぞれ5％と報告されている.

反回神経麻痺, 声門下狭窄では, 出生直後より重篤な呼吸困難を伴う喘鳴を認めることが多く, 喉頭軟化症では, 哺乳困難などの症状が伴わない場合などは受診が遅れてしまうこともある. 乳幼児の喉頭血管腫は声門下に存在することが多く, 声門下の観察が十分にできていないと診断が遅れてしまう. 舌根嚢胞は発生部位に関係なく喘鳴や嗄声が出生直後より明らかであることが多い.

4 喉頭横隔膜症

前交連部の両声帯にかけて線維性の膜様物が張っているものが多い．この膜様物の大きさは種々であり，したがって吸気，呼気の通過する間隙もまちまちである．喉頭の横隔膜症は後天的にも外傷，急性特殊性炎症（ジフテリア，チフスなど），慢性特殊性炎症（結核，梅毒）などにより両声帯間に癒着が起きることがある．先天性という立場から鑑別が必要である．

治療は，嗄声がないか非常に軽度な場合には治療の必要はない．

横隔膜症のみであれば，喉頭顕微鏡下に喉頭内腔からのアプローチでよいが，横隔膜が厚い場合や，声門下狭窄を伴うときには外切開による方法を選択する．切除後そのままでは再癒着しやすいので，糸のついたシリコン板を挿入して糸で外頸部に固定し上皮が生着してから除去する．

第2章 後天性疾患

発症の時期，原因がはっきりしていることが多く，炎症性疾患と非炎症性疾患に分けられる．

1 機能性発声障害（functional dysphonia）[1]

発声器官に症状を説明するような所見がない発声障害で，音声障害の10%前後にみられる．**けいれん性発声障害や喉頭振戦などは神経疾患であり，心因性発声障害は精神疾患である．**

機能性発声障害には2種類のタイプがある．発声時に喉頭を絞める動作が強く，発声時に仮声帯は中央に寄り，喉頭蓋喉頭面と披裂部の距離が短縮する**過緊張タイプ**（hyperfunctional dysphonia），と発声時に声帯内方移動が不足し，発声時に声門間隙が生じる**低緊張タイプ**（hypofunctional dysphonia）である．この場合は声門下圧は低く，無力性嗄声となる．機能性発声障害の多くは過緊張タイプである．

機能性発声障害の治療では，**音声治療**が第一選択である．最も多い過緊張性発声障害に対してはあくび・ため息法，気息性発声，/n/ ハミングなどのリラクゼーション法を用いる．

1）けいれん性発声障害（spastic dysphonia，spasmodic dysphonia：SD）
（1）病理
発声時に声帯を形成する**甲状披裂筋（声帯筋）**が自らの意志に反して不随意に収縮するため，喉頭の強い閉鎖が起こり，会話時の音声は圧迫性，努力性となり，**とぎれとぎれでかすれてしまう．息苦しく絞り出すような声**となる．喉頭像は発声時に声帯・仮声帯の**過内転**があり，喉頭全体が**強く絞扼された所見**を呈する．

これは機能性発声障害の一種である「**過緊張性発声**」vocal hyperfunction で，「過緊張性発声は呼吸，発声，共鳴器官に過度の筋緊張や力が加わった発声」と定義されている．

機能性発声障害の**原因は声の乱用や誤用**に起因する．また，成書では，けいれん性発声障害の原因は精神的外傷や心理的葛藤など心因性とされているが，その本態は現在は**局所性ジストニア** dystonia の一種と考えられている．ジストニアでは**脳の基底核の異常**が原因とされている．このため精神療法や音声訓練により軽快することはないという意見もある．

年齢は20～30歳代と60～70歳代の女性が比較的多いとされる．

患者の職業としては，音声を日常多く使用する教師，電話交換手，バス車掌，宣教師などが多い．これらの人達は障害による日常生活の支障度が高い．

（2）診断
診断は**聴覚的印象**，声を聞けば，そのまま診断につながる．

単なる持続母音発声中の喉頭の観察では，声帯には著変はみられないため注意が必要である．診断は，①連続してことばを話すときに喉頭の制御がうまくいかず，仮声帯が過内転して呼気流を止めてしまうことが頻繁に起こる．嗄声の症状は粗造性かつ努力性嗄声，いわゆるのど詰め発声である．発声時には常にこのような嗄声が出現するが，ため息やあくびなどでは症状が出ない．声を出すのに疲れるという．**笑い声などはスムーズに出る**ことが多い，②喉頭疾患や神経疾患がないこと，からなされる．

鑑別診断としては過緊張性発声障害のいわゆる voice tremor，吃音，パーキンソン症候群，代謝性疾患が重要である．患者の自覚としては voice tremor では「声が揺れる，ふるえる」というのが多く，spastic dysphonia では喉頭を締めつける発声となり，音声は不随意に中断し，とぎれとぎれの声になる．「声がつまる，とぎれる，裏返る」と表現されることが多い．

spastic dysphonia に伴う**声のふるえには非律動的なものが含まれ，さらに高音で発声すると軽減する**などの特徴があり鑑別が可能である．パーキンソン症候群や代謝性疾患による声のふるえは視診上，声帯のほかに喉頭蓋や軟口蓋がふるえていることも多くみられるが，けいれん性発声障害では仮声帯から声帯にかけてけいれん様に過内転していることが多く，他の構造が不随意運動を示すことは少ない．

（3）治療

適格な治療法がなく，**ボツリヌストキシン注射療法**，薬物投与，物理療法，呼吸運動コントロール，**音声療法**，精神医学的治療などが行われる[2]．ボツリヌストキシンは同じジストニアである眼瞼けいれんに用いられる薬剤で，ボツリヌストキシン注射療法では，ファイバースコープ下にボツリヌストキシンの適当量を片側あるいは両側の声帯筋（甲状披裂筋）内に注射すると声帯の緊張が低下して，発声が改善する．治療効果は3〜4か月と短いため年に数回の治療が必要となる．手術療法では**甲状軟骨形成術Ⅱ型（一色法）**も注目されている．しかし，手術療法を行う場合は，術前にボツリヌストキシン注射で効果があった例を適応とすべきである．

2）心因性失声症（機能性失声症）
（1）病因・病理

心因性失声症は，疾患名ではなく，（いわゆる）**ヒステリー性神経症の一症状名である．発声を促すと声帯は正中まで内転，閉鎖するが，次の瞬間にその緊張がとれたように隙間ができ，ささやき声もしくは失声状態となる．**GRABAS 評価では A スコアが高くなる．声に有響成分が全くなく息が漏れるような声となる例がある．しかし，泣き声や笑い声，咳や咳払いの時は有響音を発声することができることが多い．この点が声帯運動障害などによる声門閉鎖不全との鑑別点である．

原因としては，**精神的要因**や声の乱用・急性炎症による一時的な音声障害をきっかけに発声法のフォームがくずれ，負の機転に陥った例が多い．

（2）治療

精神科医と協力して加療することが必要である．耳鼻科医や言語聴覚士ができる治療は，行動療法としての音声治療である．**咳払いの後に母音発声を誘導する方法**で有響音を出すよう指導する．あるいは**あくびやハミング**など，無意識に有響音を出してしまうような発声をきっかけとして徐々に有響性の声を誘導していく（音声療法）．患者に**有響性の咳を数回反復させて**これを患者に深く印象づけ，**患者に声が出せるという事実を自覚させる．**次に，**ハミングの練習，母音の練習，子音の練習，朗読の練習と進む．**

3）心因性仮声帯発声

正常の場合には発声に関与しない仮声帯が発声時に強く内転して，正常の声帯運動を妨げ，強く規則性，圧迫性の音声を生じる．

正常仮声帯 plica vestibularis の組織像は，大部分は多列線毛上皮からなり，一部先端部は重層扁平上皮のことが多く，粘膜固有層は弾性線維の多い結合組織よりなり，複合管状胞状腺の喉頭腺が多数存在している．

肥厚性仮声帯は慢性炎症をベースとした粘膜固

有層の膠原線維の増殖によるものであり，このような仮声帯の反応性の変化が仮声帯発声の原因となる．

治療は，心因が認められれば，面接などの心理療法を主とする．

4）音声衰弱症（phonasthenia）

職業病としての音声障害で，疲労病である（vocal fatigue）．機械的侵襲が加わっていないのに，発声機能が抑制し，ないし消失し，声が弱くなった状態．最も重要な原因は声の乱用および誤った発声法および神経症である．

治療は誤った発声習慣，特に硬起声傾向があればこれを矯正するように訓練する．予後は必ずしもよくない．

5）変声障害（disturbance of adolescent voice change）

変声期が過ぎても，変声期前の高さの声を出し続ける．思春期の男性に発症する．第二次性徴は正常である．

（1）診断

思春期の男性で，甲状軟骨喉頭隆起が確認でき，話声位が高ければ変声障害を疑う．声の高さは変化し，ときどき裏返る．喉頭所見では発声時の声帯緊張が強く，仮声帯が過内転することがある．

（2）治療

音声治療として Kayzer-Gutzmann 法を行う．この方法では母音を持続発声させながら甲状切痕をした後方に少しずつ押し下げていく．途中から声が低くなる．この時の声が本来の声であることを自覚させる．簡単な方法であり，診療中に行うことができる．多くの患者では1，2回の治療で軽快する．再発例もまれである．

6）喉頭振戦（voice tremor）

70歳以上の高齢者に多い．発声時には数 Hz の周期で声帯の過内転と弛緩を繰り返す．発症に心因性要素は少ない．独り言，笑い声，単純な返事，などでも症状が出る．

軽症の喉頭振戦ではけいれん性発声障害との鑑別が必要になるが，喉頭振戦では声帯振動に周期性があることが特徴である．また，高い声や裏声でも症状が出現するので，けいれん性発声障害との鑑別に有用である．

喉頭所見は声帯や声帯上部構造の過内転や前後径短縮が周期的に出現する．重症例では軟口蓋，咽頭壁，舌根部も喉頭と同じ周期で過緊張を繰り返す．

本疾患は神経疾患であり，基本的には神経内科で治療を行う．神経内科ではパーキンソン病や他の振戦疾患との鑑別を行う[3]．振戦を起こす薬物も少なくないので注意が必要である．

2 反回神経麻痺（喉頭麻痺 laryngeal paralysis）

1）病因・病理

声帯の運動障害を原因別に分類すると，①運動神経の麻痺すなわち声帯麻痺，②輪状披裂関節または披裂部の固着，③癌の浸潤による運動障害，の3つがある．

声帯運動に関与する内喉頭筋は迷走神経の末梢分枝である反回神経によって支配されており，この損傷によってこれらの筋の運動は障害される．このような運動神経麻痺は理論的には中枢性麻痺と末梢性麻痺とがあるが，現実にはほとんどが末梢性麻痺に属する．ところで前述のように声帯運動の麻痺は反回神経麻痺のみにて起きるものではないので，声帯運動の麻痺を喉頭麻痺と呼ぶことがある．

反回神経麻痺の原因追求では，反回神経単独麻痺か混合性喉頭麻痺かの鑑別をまず行う．反回神経は頸静脈孔を迷走神経として頭蓋から出る（**図2**）．その過程で周辺の脳神経との関連においてさまざまな麻痺の組み合わせによる**混合性喉頭麻痺**が起きることがある．この際，舌咽・迷走神経，副神経麻痺は軽度の場合見逃すことがあるので，軟口蓋のわずかな偏位や胸鎖乳突筋の萎縮などを注意深く観察する．混合性喉頭麻痺であれば副咽頭間隙，頭蓋底，頭蓋内を，**反回神経単独麻痺**であればその走行に沿った悪性腫瘍を念頭に置きながら，頸部，胸部，縦隔を精査する．

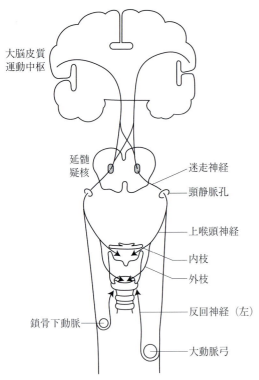

図2 喉頭の神経支配
（耳鼻咽喉科, 医学書院, 1984, より）

その他の声帯麻痺としては, **上喉頭神経麻痺**がある. この場合は声帯の伸展不良のため, 気息性嗄声, 大きい声がでない, 発声後の疲労感が主症状となる.

（1）中枢性麻痺

喉頭への第2次運動ニューロンの起始核は延髄にある疑核である. この神経核への第1次ニューロン（皮質延髄路）は, 交叉性および非交叉性に皮質の運動領野に支配されている. したがって, 第1次ニューロンの障害では喉頭運動が障害されることはきわめて稀である. もし喉頭運動障害をきたすような第1次ニューロンの障害があるとすれば, ALS（筋萎縮性側索硬化症 amyotrophic lateral sclerosis）や仮性球麻痺のようなきわめて広範な障害が考えられる. 仮性球麻痺に際しては, 努力性, strained, choked など, かなり特徴的な声の症状を呈する. これは声門閉鎖反射の亢進状態と解釈することができる[4].

疑核あるいはその近傍の障害でも喉頭麻痺だけが症状として観察されることは稀であり, 他の神経核の障害も随伴して発症することが普通にみられる. 例えば, ワレンベルグ症候群として知られている後下小脳動脈の閉塞では喉頭の運動麻痺に加えて前庭症状やホルネル症候群に相当する自律神経症状や知覚障害などを伴う. この第2次運動神経核の障害は, 臨床的には筋電図などの手法を用いて比較的容易に診断できる. 運動核の障害は片側性のこともあるが, 系統疾患では両側性であることが多い. このような**球麻痺の場合は, 音声障害よりも嚥下障害, 呼吸障害, 構音障害が臨床的には問題となる**ことが多い. 舌の運動障害があるために構音運動は強く障害され, ほとんど構音不能 anarthria の状態となり, 音声言語を用いたコミュニケーションはとりづらい.

（2）末梢性麻痺[5]

一方, 末梢性麻痺についてみると, 反回神経はいったん胸腔内に達してから反転して頸部を上行し（**右反回神経は右鎖骨下動脈を廻って反回し, 左は大動脈弓を廻る**）, 気管食道溝を上行し甲状腺の裏から喉頭に至る（**図2**）ために, 脳神経の中では例外的に長い経路をたどるという特殊な走行を示す. したがって, その長い経路のどの部位においても障害を受ける可能性を有しており, 臨床的にもかなり高頻度に反回神経麻痺が出現する.

臨床的に多くみられる麻痺は, 一側性の麻痺である. 好運にして麻痺声帯が正中位あるいは正中位に近い副正中位の場合は声門閉鎖が良好であるため, 無症状のこともある. 麻痺声帯の位置が外転位に近く声門閉鎖不全が著しい場合は, 高度の**気息性嗄声, 誤嚥, 過呼吸**などの症状を呈する.

両側性喉頭麻痺の場合, 症状は声帯がどの位置で固定されているかによって全く異なる. 正中近くに固定されている場合は呼吸困難と喘鳴であり, 十分開大した位置で固定されていれば, 誤嚥と失声あるいは過呼吸による不快な症状である. 両声帯が正中近くに固定している場合には, **麻痺（両側反回神経麻痺）か固着（披裂軟骨の瘢痕性固着）**かの診断を正確に行う必要がある. 気管内挿管, 頸部の外傷の既往などが原因で麻痺を疑い, 筋電図をとったが筋電図で正常な筋活動が認

められた場合や，声門後部が狭い場合は固着を疑ってみる必要がある．確実な診断には，全身麻酔下に喉頭直達鏡を用いて喉頭を明視下におき，両披裂部を鉗子で他動的に動かしてみる．麻痺の場合には左右の披裂部はそれぞれ別々に，容易に，十分に動かすことができる．固着があると披裂部が動かないか，動きが制限されるか，かなり強く押さないと動かないかである．また固着では片側の披裂部を外側方へ動かすと，対側の披裂部がそれについて同じ方向に動くこともある．

2）反回神経麻痺時の声帯位と症状

一側麻痺では**気息性嗄声**となる．時に誤嚥を伴う．誤嚥には，緊張の低下した患側梨状陥凹に食塊が貯留して吸気時に喉頭内に流入する下降期型誤嚥が多いとされる．しかし，その誤嚥（10%前後）は発症後3～4週後には麻痺回復の有無にかかわらず，おおかた症状は自然消失する．改善のみられない例では誤嚥予防の処置が必要である．

反回神経麻痺の症状は麻痺声帯のとる位置によって異なる．正常人の声帯の位置は図5（582頁）のように分類されるが，麻痺声帯はいろいろな位置で固定する．麻痺声帯がいずれの位置で固定するかを決定する正確な要因はいまだに不明である．また，それぞれ喉頭筋の単独の麻痺によってとる声帯位は異なる（図3）．反回神経の片側性麻痺では多くの場合，声帯は中間位と正中位の間で（**副正中位と呼ぶ**）固定することが多い．そうなると，発声時に健側声帯が正中位をとっても，声門閉鎖が十分でないため，息が漏れるような（気息性）嗄声を生じる．

両側性麻痺では，両側の麻痺声帯はほぼ正中位で固定することが多い．このような場合には，嗄声が主訴となることは少なく，**呼吸困難**が主たる症状となる．一方，両側声帯が中間位置固定した場合には強度の嗄声をきたし，ほぼ失声状態となることもある．

3）声帯麻痺の原因と予後

反回神経麻痺は症状であって原因究明が大切である．反回神経麻痺を含めた喉頭麻痺の発症頻度は60歳以上で高い．**男性**の方が多い傾向があ

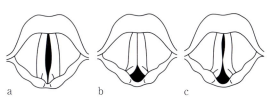

図3　喉頭筋の異常による声帯の位置異常
a：内筋麻痺，b：横筋麻痺，c：aとbの混合．

る．患側は**左側が多く，右側の2～3倍**．原因別頻度では，**悪性腫瘍**，**術後性**，**特発性**，**挿管性**の順に頻度が高い．

腫瘍によるものが全体の約3割を占め，**肺癌**，**甲状腺癌**，**縦隔腫瘍**，**食道癌**が多い．声帯麻痺をきたした女性例では**乳癌**の存在にも注意する．悪性腫瘍による神経の障害部位としては，頭蓋底，上咽頭，頸部，縦隔内のいずれかの場所にも腫瘍がありうるので，この点に留意して慎重な検査を進める必要がある．食道癌による声帯麻痺は，男性に多く，部位別では左右半々．**右麻痺では転移性リンパ節が麻痺の直接原因であることが多い**．

術後性の内訳は，**甲状腺術後**が最多で，続いて食道癌という報告が多い．十分注意深く手術を行っても，神経の走行異常や血管との位置関係から甲状腺手術後の反回神経麻痺では5%の危険率がある．血管との関係において甲状腺手術では止血操作に際して障害を受けやすいが，術後しばらく時間をおいてから起こる遅発性の麻痺もある．心臓，大血管以外の胸腔内手術では，**食道癌手術**によるものが多く，さらに肺癌や縦隔洞腫瘍の手術後の麻痺も相当数認められる．かつて胸部食道癌の術後三大合併症は循環不全，肺合併症，縫合不全であったが，頸部上縦隔の反回神経沿線を中心としたリンパ節郭清の徹底化に伴い，今日，反回神経麻痺や誤嚥性肺炎が重要な術後問題となってきている．特に，左反回神経周囲リンパ節に対してより密度の高い郭清が行われるようになったので，食道癌手術後に発生した麻痺は左側に多い．その他，麻痺をきたしやすい手術として頸部神経（鞘）腫手術，頸部リンパ節摘出術，頸動脈球腫瘍手術などがある．これらの手術による声帯麻痺は，むしろ迷走神経本幹における傷害によると考えられる例が多い．

挿管性麻痺 postintubation palsyは著しく**左側**

に多い．1,000～1,500例に1例位の割合で発症している．左側の方が，反回神経は気管外側に近いところを走るので，影響を受けやすいと説明されている．原因については，気管内腔からの圧迫，特にカフの圧迫により，反回神経の栄養血管の循環障害が起こった結果，麻痺が発来すると考えられている．その他，長期の挿管，筋弛緩薬による内喉頭筋の障害，粗暴な挿管操作による声帯の直接的損傷，低アルブミン血症などの報告がある．気管内挿管による反回神経麻痺は，神経変性を伴わない neuroapraxia に相当する．したがって，この**挿管性麻痺の自然治癒率は高く**予後は良好で，**通常1～3か月**で回復するといわれる．治療としては，経過観察に加え，ステロイド，ATP，ビタミン B_{12} などがある．

特発例は15％程度である．特発性麻痺の原因は，向神経性**ウイルス感染**による神経炎と考える人も多い．VZV，HSV，インフルエンザウイルス，パラインフルエンザウイルスの関与が指摘されている．この特発性麻痺の改善率は低い．

左右別に麻痺をみると，左側麻痺では**肺結核，大動脈瘤**，その他の胸部疾患によることも多い．大血管の病変では**大動脈瘤**によるものが主体だが，心肥大，肺動脈高血圧による麻痺もある．小児の片側性麻痺の場合は，**心疾患**が絡んでいることが圧倒的に多く，原疾患の治療により改善することが多い．

両側反回神経麻痺は反回神経麻痺の**10％弱**で，特発性，癌の神経浸潤，手術による損傷（甲状腺手術後の症例が多い）などの原因で起きる．多くの場合，気管切開術や声門開大術が行われる．

4）検査法の選択

反回神経（麻痺）の原因となるような，迷走神経，反回神経の走行に沿った腫瘍性病変の検出が第一目標となる．

1）胸部単純X線撮影
2）下咽頭食道造影
3）CT，MRI：鎖骨付近の高さから，大動脈と肺動脈に囲まれた AP window に至る部位の腫瘍性病変の所見を捉えるのに威力を発揮する．

4）超音波断層法
5）ウイルス診断には VZV-IgM，VZV-IgG 抗体価が有用．

5）治療

声門閉鎖不全が回復しない場合，声門閉鎖不全による嗄声，誤嚥が臨床上問題となる．声帯麻痺の治療にあたっては，原因に対する治療と症状に対する治療とをそれぞれの重要性を考慮しながら，適宜行う[1]．

（1）一側性麻痺の保存的治療

麻痺が回復可能と判断されるような場合や特発性麻痺には，ステロイド薬，ビタミン剤，抗ウイルス薬や末梢循環改善剤等を投与する．発症から1週間以内が現実的な投薬時期である．

一側声帯麻痺に対して，発声時の声門間隙を減らすことで音声を改善させることを目的とし，**音声治療**と**外科的治療**が行われている．

音声障害の治療では沈黙療法（声帯の安静）を勧めることが多いが，**喉頭麻痺の場合にはなるべく声を使うように指導する（音声指導）**．音声訓練はプッシング法を中心に，硬起性発声なども行われており，声門間隙の小さい症例に極めて有効である．これは，患側声帯の麻痺が回復せずとも健側声帯の過内転による**代償性声門閉鎖**を期待してのものである．嗄声の改善がわずかにみられるということは神経損傷が軽度であり麻痺が回復しつつあるか，健側声帯が代償的に正中を超えて内転し，声門閉鎖不全が改善されているものと考えることができる．

特発性反回神経麻痺で自然回復が期待できるものの多くは約1～3か月以内に回復が認められる．そして，声門の状態は**発症後約6か月でおおむね固定される**．近年，**反回神経麻痺の改善率は諸家の報告では感冒性で5割程度，挿管性症例で8割程度，頸胸部疾患や胸部疾患術後症例では数％～30％程度**である．そこで，発症後，**6か月間**は音声訓練を行い，その時点で手術適応の有無を判断する．

（2）一側性麻痺の外科的治療

保存的療法によっても麻痺の改善や代償性声門閉鎖が得られない場合には，外科的療法による．特に発声持続時間が10秒以下，あるいは誤嚥のある症例が手術の適応となる．麻痺した声帯は時間の経過とともに萎縮してくる．このようなことから，手術は**発症後半年以上**たって自然回復の見込みがない場合，原因が手術や外傷による神経の切断，悪性腫瘍，不可逆性の神経疾患の場合，筋電図において随意運動に伴う筋放電が全く起こらない場合に行う．

手術では，麻痺声帯を何らかの方法で正中位に移動するわけだが，この代表的なものには，**声帯内注入術，声帯正中固定術（甲状軟骨形成術Ⅰ型，披裂軟骨内転術）**などがある．麻痺側声帯の固定位置や患者の全身状態によりその適応を決定する．生理的なメカニズムに最も近いのは披裂軟骨内転術である．

一般的には，発声時の声門閉鎖不全の程度が中等度以下の例は甲状軟骨形成術Ⅰ型の適応，声門閉鎖不全の程度が大で声帯にレベル差のある例は披裂軟骨内転術の適応といわれている．

発声中の両側声帯突起間が約1.5 mm以上離れていると，披裂軟骨内転術でないと声はあまりよくならない．したがって，このような場合には，まず披裂軟骨内転術を行う．ただし，手術侵襲は大きく，要する時間も長い．発声中の両側声帯突起間が**約1 mm以下の場合**には，いずれの方法でも効果に大差はない．

術後麻痺では，神経切断していたり，術中に保存できなかったという場合には，術後2週間以上たった時点で，甲状披裂筋の筋電図検査を行い，発声や嚥下時に活動電位を認めなければ回復の可能性はない．自然治癒の見込みがないと判断したら，まず**声帯注入物質の声帯内注射**を行う．

誤嚥対策としては，片側声帯麻痺や咽頭麻痺に嚥下障害を伴う場合，頭位を麻痺側に回旋（head rotation）して嚥下（**頸部回旋嚥下**）させるよう指導する．

1．声帯内注入術

①声帯注入法

声帯外側に物質を注入し，その容積分だけ声帯

を内方へ偏位させる．

手技が簡単で，適応としては，軽度の声門閉鎖不全，萎縮が主因となっている嗄声，声帯溝症などがあげられる．

②声帯内注入法に用いる注入物質

世界的には，以前はシリコンやコラーゲンがよく用いられていたが，最近ではヒアルロン酸や水酸化アパタイトなどが主流となっている．国内ではこれらの材料は保険適用がないため，一般診療で使用できるのはアテロコラーゲンか自家脂肪である．以下に注入物質の評価を揚げる．

シリコン：液状シリコン（シリコンヤング®），硬化型シリコン（Silastic®）

注：米国では米国FDAが自己免疫疾患との因果関係から，シリコンジェルインプラントを使用禁忌とした（1992）．液状シリコンには発癌の報告もある．

アテロコラーゲン：異物反応をきたす症例があり，注入後の効果が一過性で何度も声帯内注入が必要である．

ヒアルロン酸：吸収性が高い．粘膜内に投与することもある．

水酸化アパタイト（アパタイト顆粒）とフィブリン糊の混合物：異物反応をほとんど起こさない．

自家組織である脂肪や筋膜：現在は安全性という観点から自家組織である脂肪や筋膜の使用が一般的である．特に脂肪組織は加工や採取が容易で，その粘性は，声帯の粘膜波動形成に重要である粘膜固有層に近似していること，注入時に用量の補正が可能であることから主に用いられる．

③注入のアプローチ

①直達喉頭鏡を介して行うもの，②経皮的アプローチ，③喉頭ファイバースコープを介して行う方法．

注入物質は甲状披裂筋内か，この筋と甲状軟骨の間に注入される．刺入の深さは約4 mm，遊離縁の粘膜下は粘膜波動を傷害させるため禁忌．

方法は，以下の2つの方法がある．

a．喉頭直達鏡下の注射（生体内自家脂肪注入療法）

口腔内から頬部脂肪体を採取する．声帯突起のやや前方で仮声帯を外方に圧排しながら，できる

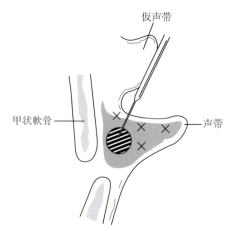

図4 声帯内注入術（声帯前頭断面）
声帯のできるだけ側方に注入し，声帯を内方移動する．
（新耳鼻咽喉科，南山堂，1989，より）

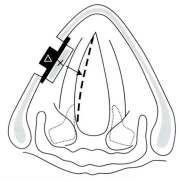

図5 甲状軟骨形成術（一色法）
甲状軟骨を窓状に切開，窓状片（×）を内側へ追しこみ，そのまま固定するために弾性シリコン（エリコン）板（△）を細工して楔として外から被るように窓にはめこむ．
（新耳鼻咽喉科，南山堂，1989，より）

だけ声帯外側に注入する（図4）．注入量は，術後の吸収を考えて，1か所0.5 ml〜1 mlまでとする．全身麻酔を要することと，注射中に効果を目では判断できるが，耳では判断できないことが欠点である．術後1か月頃には発声時の粘膜波動が出現し，術後の音声が完成する．注入後に起こる吸収により，効果の持続時間が一定しないという短所がある．

b．経皮的声帯内注入法

内視鏡下に声帯を観察しつつ局所麻酔下に経皮的に声帯注入物質を注入する．簡便であるが，反面針先の位置が明瞭でない点に不安がある．この方法では注射中に患者は普通に発声できるので，効果を目だけでなく耳でも確認しつつ注射できる．

簡便であるが，術者の注射手技と注射を困難にする患者側の要因が成績に影響する．

2．声帯正中固定術

やや声門閉鎖不全が大きく，恒常的効果が望まれる場合には適応となり，確実な効果が得られやすい．

①甲状軟骨形成術（内方移動術）

甲状披裂筋（声帯筋）は甲状軟骨内側と披裂軟骨声帯突起を結んでいる．麻痺側の甲状軟骨翼を内方に圧迫すると甲状軟骨の内側で声帯が内方に移動する．これを利用して**甲状軟骨翼の一部を開窓し，声帯を圧迫するように開窓部の軟骨を押し込む方法**で，声門閉鎖不全の是正を行う．音声改善を図る喉頭枠組の手術の一つでこれを**甲状軟骨形成術Ⅰ型**というが，ちなみにⅡ型は逆に声帯を外方に移動する．けいれん性発声障害に用いられる．Ⅲ型は声帯を弛緩させる手術で，難治性の音声障害や声を低くするときに用いられる．Ⅳ型は輪状軟骨と甲状軟骨を接近させ，声帯を緊張する術式であり，声を高くするのに用いられる．

甲状軟骨形成術Ⅰ型（図5）は局所麻酔下に患側甲状軟骨面に窓状切開を加え，開窓部に声帯の内転に必要な厚さのセラミックを細工して挿入・固定する．甲状軟骨の開窓は，正中から5〜7 mm離し縦3〜5 mm，横8〜10 mmの矩形に行われる（一色法）．声帯の上面は，甲状軟骨前面正中の上下軸のほぼ中央に位置する．また，声帯膜様部の後端，すなわち声帯突起の前端は，甲状軟骨板の前後軸のほぼ中央にある．甲状軟骨とその内軟骨膜との間に充填物（シム：水酸化アパタイト，ゴアテックス，チタンなど）を挿入し，麻痺声帯縁を正中に押しやるのだが，ファイバースコープを用いて喉頭の像をビデオ・スクリーンに写し出し，声帯縁の位置をみながら，発声させて声を聴きながらこの調節を行う．患者の声と声帯をモニターできるので，音声外科手術としては理想的である．

②披裂軟骨内転（固定）術

声帯は甲状軟骨と披裂軟骨声帯突起を結んでお

り，披裂軟骨が移動することで声門の開閉を行っている．外側輪状披裂筋の収縮により，声帯は内方へ移動する．外側輪状披裂筋は披裂軟骨筋突起と輪状軟骨外側を結んでおり，この筋が収縮することで披裂軟骨は輪状披裂関節上で回転し，披裂軟骨声帯突起は内方に移動するのである（579頁：図3）．

披裂軟骨内転術は，前頸部切開により喉頭の後面に達し，披裂軟骨筋突起に糸をかけて披裂軟骨を甲状軟骨の前下方に牽引し，甲状軟骨前端に固定することで，声帯を生理的に近い状態に内転させる術式である．

声帯が外方に固定し後部声門間隙が大きい場合や，両側の声帯のレベル（高さ）が合わない場合に適応となる．限界は声帯萎縮がある場合で，その場合は甲状軟骨形成術Ⅰ型を併用するか，後で声帯内注入術を追加する．

（3）両側性麻痺の場合

この場合は気道閉塞の可能性があるので，音声より呼吸状態の確認が重要になる．まず気道を確保する．**声門間隙は2〜3 mm以上あれば呼吸機能は保たれる**といわれているが，急激な呼吸困難をきたした場合には気管切開術を行う．

その後，症状が固定したと考えられる時点で**声門開大術**，あるいは**披裂軟骨外方固定術を考慮する**．それぞれ長所と短所を持ち合わせているが，術後嗄声を招くことに変わりはない．しかし，多くの例では，術後は失声に近くても時間が経過すると有響性の声になる．

1．両側声帯麻痺の外科的処置

気道を確保した上で原因疾患の究明を行う．その上で，呼吸困難，喘鳴をなくすため**声門開大術**が適応となる．声門開大術は声帯の前方を開大する手術と後方を開大する手術に大別できる．前方開大術は，通常二期的な手術が必要であり，術後音声の障害の程度が大きい．これに対して声門後部を開大する手術は1回の手術ですみ，また声帯の膜様部を操作しないことから，前方開大術に比べて術後音声の悪化は比較的軽度とされるが，声門が開大した状態で固定されると今度は高度の**気**

息性嗄声と誤嚥が問題となる．呼吸を楽にすることとともに，どの程度音声の犠牲を少なくすることができるかが問題である．呼吸と音声は原理的に相矛盾するもので両者を満足させるには一定の限界があると考えるべきだろう．

後方開大術では内視鏡下声門開大術とWoodmann型のlateral fixationがよく行われ，長期にわたる社会活動が重要な若年者などでは音声を重視し，永久気管瘻孔の適応も考えられる．

①内視鏡下後部声門開大術：レーザーによる披裂軟骨摘出術（arythenoidectomy, laser arythenoidectomy）

声門は，声帯膜様部からなる前部声門（膜間部）と声帯軟骨部からなる後部声門（軟骨間部）とに区分できる．前部声門は主に発声に関与し，後部声門は主に呼吸に関与している．すなわち前部声門に対しては手術操作をなるべく加えず後部声門を拡大すれば，音声を損なうことなく気道が確保できる．

全身麻酔下，喉頭直達鏡下に喉頭を明視して，顕微鏡下に手術する．披裂部から声帯突起前端よりやや前方まで，粘膜をメスで幅5 mm以上にわたって切開する．切開部を広げて軟骨に達したら，CO_2レーザーで披裂軟骨を完全に蒸散する．披裂軟骨がなくなると，大きな創腔ができる．ここにフィブリン糊を入れ，内方の粘膜を外方に圧迫して創を閉じる．創部の圧迫にはカフ付きチューブのカフの部分を用いる．

この方法は非常に簡単で，声門は広くなるが，ただし声はかなり悪くなる．術中の出血や術後の浮腫が問題となる．

②披裂軟骨外方固定術（Woodmann型のlateral fixation）

一側の披裂軟骨の大部分を除去し，声帯突起部に糸をかけて外側方に引き，甲状軟骨に固定する．

利点は，①外転が声帯突起の外方固定という生理的な状態に近く行われること，②喉頭内腔の粘膜が保存されること，③整容上も容認できることである．

声帯が不動であっても，披裂部にわずかなロッキング運動を認めることが多い．両声帯は接触して見えることがあるが，多くはわずかに間隙があ

る．声門幅が3mmあれば日常生活に支障はない．

この手術は声帯を側方に転移させるのだから，音声は悪くなってもよくはならない．転移の度が過ぎると，もともとの嗄声は無声になる危険性もある．

音声を職業としている人には声帯側方転移術は行うべきでない．

3 炎症性疾患

1) 急性カタル性喉頭炎（声帯炎）

（1）原因

感冒によるウイルス感染，または続発性の細菌感染によることが多い．

その他の原因として刺激性のガスや塵埃の吸引，音声の酷使 vocal abuse，過度の喫煙や飲酒，放射線照射などがある．

（2）症候

声帯，喉頭披裂部，喉頭蓋等の発赤，腫脹，浮腫が認められる．症状は嗄声，迷走神経刺激による咳発作，喀痰，異物感，嚥下痛等がある．

声帯炎では**粗造性嗄声**が一般的であるが，炎症によって振動しにくくなった声帯に対して声門下圧をいっぱいに上げるため**努力性嗄声**が混じったり，また浮腫が強いときには**失声**となることもある．

（3）治療

声の安静，ステロイドホルモンのネブライザー，抗生物質，消炎剤，粘液溶解剤等の内服などで**約1週間**で軽快する．**定量噴霧ステロイド薬**を使用するのが簡便でよい．嗄声がひどいとき，声帯の炎症所見が強いときには，可及的に**沈黙**をとらせる．**ぬれマスク**などを使用し，声帯を一定の湿度環境に置く．

2) 慢性単純性喉頭炎（慢性カタル性喉頭炎）

（1）病因

空気汚染，喫煙，音声酷使，咳払いなどの慢性刺激による．急性カタル性喉頭炎の再発を繰り返

すことで慢性化する場合もある．慢性副鼻腔炎や慢性気管支炎に続発する例では，後鼻漏や喀痰，咳などが成因となる．また，逆流性食道炎による胃酸の刺激によっても発症する．

（2）症状・診断

症状は喉頭違和感が圧倒的に多い．他に嗄声，喀痰がある．喉頭披裂部粘膜や声帯後連合部に充血・腫脹，声帯は暗赤色に発赤，分泌増加をみることが多い．粘膜の肥厚もみられる．病変程度が強いと，発声時や嚥下時の疼痛が出現する．診断は喉頭所見で下されるが，原疾患や各種の刺激の有無についての問診が重要である．局所的に腫脹すると**癌との鑑別**が必要になる．その鑑別にはストロボスコピーが有用である．

白色の角化病変（ロイコプラキア）が存在する場合には，可及的に手術をする．手術を選択しない場合には厳重な経過観察が必要である．**喉頭ロイコプラキアから喉頭癌に移行する割合は5%前後である**．稀に結核性炎症をみる．その場合，必ずしも胸部に病変を伴うとは限らないので注意を要する．

（3）治療

最も大切な治療法は**原因除去**であるが，実際にはこれらの原因は完全に回避しがたく，慢性喉頭炎が完治しにくい理由の一つとなっている．内服薬としては，消炎剤，粘液溶解剤等が使用され，ネブライザー療法も行われる．

3) 急性声門下喉頭炎（クループ）

（1）病因・症候

クループの本態は**急性喉頭気管気管支炎**であり，犬吠様咳嗽，嗄声，発熱およびいろいろな程度の喘鳴を特徴とするウイルス性疾患とみなされている（**急性非特異性炎症性病変**）．秋から冬に多く，**パラインフルエンザウイルス**感染が原因のことが多い．

急性上気道炎に引き続いて発症することが多く，内視鏡的には両側の声門下は真赤に浮腫性に腫脹し，半楕円形のひだのようにみえ，声門下は狭窄状態となっている．吸気時には胸骨上部の陥

凹がみられ，チアノーゼが認められることもある．このような呼吸困難や気道閉塞は感冒に伴い急速に進行することがあり十分な呼吸管理が必要となる．

通常この疾患は**10歳以下の小児**に認められることが多い．そしてこの小児の声門下腔の気道狭窄症状を呈する炎症疾患を**仮性クループ**と呼ぶ．特に好発年齢は6か月から3歳の乳幼児で，**4歳以下が80%**を占める．それは，小児は成人に比較して相対的に気道が狭く，気道粘膜の組織結合が疎であるために組織間の浮腫を生じやすいためである．特に**声門下は血流やリンパ流が多く，小児は喉頭炎に合併して声門下粘膜が腫脹する**ことがあり，容易に病的な狭窄，呼吸困難に陥り，救急医療の対象となる．それゆえに声門下の浮腫や狭窄は，成人でも長期間の気管内挿管の後や多発性軟骨膜炎，サルコイドーシス，アミロイドーシス，ウェゲナー肉芽腫症のような全身性疾患でも発現しやすい．

（2）診断

間接喉頭鏡あるいは喉頭ファイバースコープによる所見と**頸部軟部組織単純X線撮影（前後径および側位）**，CTの所見（**声門下狭窄像 pencil sign, steeple sign**）による．

（3）治療

安静，加湿，酸素吸入，**ボスミンの吸入（0.1％ボスミン液1回0.1 ml＋生理食塩水0.4 ml混合液を吸入，反復吸入は可能だが，30分以上の間隔をあける．作用時間は2時間程度）**，ステロイド（**吸入，筋注，内服**）使用，挿管（チアノーゼ悪化，血液ガス悪化の場合に挿管が必要な例は5％以下である）．

呼吸困難が強い場合には，気道確保のため気管切開術や気管内挿管が必要なこともある．一般に数日間で症状は軽快する．

4）急性喉頭蓋炎（acute epiglottitis）

急性の喉頭蓋炎は，通常は喉頭蓋に限局した急性炎症で，舌根から喉頭蓋基部のリンパ組織に生じた炎症が**蜂窩織炎**として喉頭蓋に波及した化膿性炎症と考えられている．声門部には炎症所見を認めることが少ないのが特徴である．発熱や咽頭痛などの感冒様症状を前駆症状として，粘膜炎から膿瘍に進行してくると**短時間に高度の吸気性呼吸困難，強い嚥下痛，流涎を生じ，突然の呼吸停止や心停止をきたす**ことがある．適切な処置を施されなければ，死に至ることもある救急疾患である．

（1）原因ならびに頻度

欧米では2〜5歳の小児に多く，起炎菌として**インフルエンザ桿菌**（*Hemophilus influenzae*, type B）（B型インフルエンザ菌）が80〜90%を占めるといわれるが，本邦では30〜40歳の成人の報告が多い．性差は2〜3：1と男性に多い．たしかに，小児では圧倒的にインフルエンザ桿菌が起炎菌であるが，成人の場合はインフルエンザ桿菌以外に肺炎球菌，ブドウ球菌，連鎖球菌，パラインフルエンザ，嫌気性菌もかなりの頻度で認められる．しかし，実地診療の場では菌の検出がされないものが大半である．起炎菌の検出率が低いのは，喉頭蓋炎は喉頭粘膜下の蜂窩織炎であるため，咽頭分泌物では起炎菌の検出が不十分となるためである．しかし，近年，この疾患の起炎菌であるインフルエンザ桿菌に対する**Hibワクチン**が接種されるようになり，小児での発症は減少し，欧米でも現在では成人に多くみられるようになった．成人では，増悪因子として**喫煙**による慢性刺激，あるいは，**糖尿病**，**喉頭蓋嚢胞**が急性喉頭蓋炎の素地を作っているともいわれる．

（2）症状

小児は一般に嚥下困難，呼吸困難，喘鳴，発熱を示し，唾液も飲み込めず**よだれを垂らす**．もっと小さな幼児ではよだれを流しながら座り，下顎を前に突き出す特徴的な姿勢（**sniffing position**）をとる．

成人は通常，**痰がのどにからむ，咽頭痛，嚥下困難**，頸部圧痛を示す．披裂部や披裂喉頭蓋ひだに発赤や腫脹が及んでいる場合には，**呼吸困難が生じやすい．呼吸困難は喉頭蓋よりもむしろ披裂部の腫脹と関連**し，喉頭腫脹などの重症度とは相

関しない. 自覚症状として呼吸困難を訴える例は40〜60％とされる. 声門上で気道が狭窄するため, **含み声 muffled voice** となる. 声帯, 声門下には炎症が波及しないことが多く, 原則として嗄声は出現しない.

耳痛を訴えることが多いが, 耳に向う放散痛には, 一つは Arnold（アーノルド）の耳介神経に向う迷走神経からの痛みともう一つは Jacobson（ヤコブソン）の鼓室神経にいく舌咽神経からの痛みがある. 多くの急性喉頭蓋炎の症例は症状出現後2〜3日以内に医療機関を受診する急性発症の経過をとる. しかし, 症状出現から初診まで日数が短ければ短いほど, 急速に呼吸困難をきたす劇症型の急性喉頭蓋炎が多く, 適切な応急対策が必要となる.

（3）診断

急性喉頭蓋炎の約半数の症例では中咽頭レベルには異常所見を認めないとされており, 強い咽頭痛, 嚥下痛を訴える患者で, **口腔咽頭所見に異常を認めない場合には咽喉頭を精査すべきである**とはよくいわれる. そのように問診や臨床症状から本疾患をまず疑うことが急性喉頭蓋炎の診断では特に大切である.

また, 急性喉頭蓋炎では起坐呼吸をするような高度な呼吸困難がある場合は検査のため臥位にするだけでも窒息を誘発する可能性があるため, あらかじめ気道確保を行うなどの対応が必要である.

①間接喉頭鏡検査あるいは喉頭ファイバースコピー：発赤（cherry red 様）, 腫脹した喉頭蓋（beefy epiglottis）の確認. **浮腫は披裂部にも及ぶ**. なお, 喉頭蓋の腫脹が著明な場合, 披裂部の観察が難しい場合がある. そのような場合は, 患者の頭を後屈させて喉頭を進展させた状態で喉頭蓋の後側からそっと観察すると披裂部や喉頭内腔が観察可能である.

②頸部側面X線写真：拇指状に腫脹した喉頭蓋のシルエット（thumb sign）を確認. これは腫大した喉頭蓋により, 下咽頭前壁から親指を立てたように突出した陰影が認められる. また, 舌根部と喉頭蓋の狭間である喉頭蓋谷が消失, あるいは不明瞭化する vallecula sign も成人例ではよく

みられる.

咽頭痛, 嚥下痛が激烈であるにもかかわらず中咽頭所見は比較的軽度である. 喉頭腔や気管腔が開いていることをX線写真で確認しておく.

③血液所見では白血球増多, CRP陽性, 血沈亢進がみられる.

④吸気時の喘鳴, 陥没呼吸の有無チェック. 動脈血ガス分析で $PaCO_2$ の上昇（45 mmHg 以上）は上気道狭窄による肺胞低換気を疑う. PaO_2 の低下（40 mmHg 以下）になるとチアノーゼと意識障害がみられる. このような重篤な状態では**緊急の気道確保**が必要である.

⑤急性喉頭蓋炎の**10％程度に喉頭蓋嚢胞**を認めたという報告がある.

⑥咽頭痛で受診後帰宅し, 短時間で喉頭蓋が腫脹し窒息死に至るケースもある. このような場合は, 小児であれ成人であれ, 咽頭痛に加え含み声 muffled voice や流涎が出現している場合が多く, 診断の遅れが不幸な転帰の原因となったと判断され, 裁判で**注意義務違反**を問われる恐れがある.

（4）治療

治療は原則として入院加療の上, **抗生物質と副腎皮質ステロイド薬投与**を行うが, 緊急気管切開の準備をしておく.

①気道確保：診断がついたら, まず気道確保を考える. 急速に気道閉塞をきたし, 呼吸困難な状態となれば, まず**気管内挿管（経鼻挿管）, 必要に応じ緊急気管切開**を行う. 坐位での気管切開を余儀なくされることもある. あるいは呼吸困難が高度の場合はトラヘルパーやミニトラック（気道確保用穿刺針や輪状甲状膜切開のためのメス）で一時的な気道確保を行った上で気管切開を行う. 気管切開の目安として, ①起坐呼吸 ②高度な披裂部腫脹 ③症状出現から24時間以内の呼吸困難, では気管切開をした方が安全である.

そのような場合, 成人では気管切開が第一選択となる. 小児では気管切開による合併症が起こりやすいとされており, 気管切開をすぐ施行できるようにしておいて, 気管内挿管をまず試みる. しかし, 通常苦悶状態にある患者に, 覚醒した状態

で確実に短時間で挿管するのは容易ではない．気道確保は，呼吸困難の訴えとPaO$_2$の低下が気管切開に踏み切る判断のよりどころとなる．

②抗生物質の投与：**ペニシリン系やセフェム系抗生物質**を用いる．ステロイド（抗炎症，抗浮腫作用）の併用により改善が速やかである．

③喉頭吸入（ステロイド薬と抗生物質の混合液，アドレナリン製剤），酸素吸入．

④**喉頭蓋乱切術**：必要であれば特殊なメスで喉頭蓋の表面を縦に切開し，排膿を促す．

5）喉頭アレルギー（アレルギー性喉頭炎）

（1）病因

比較的長期間**持続する乾性咳嗽**をきたす患者のなかに，**咽喉頭部の乾燥感**，**違和感**を訴え，発熱，疼痛や喀痰などの炎症所見は乏しく，喘息や肺臓疾患を認めず，喉頭，主として**披裂部粘膜に浮腫状腫脹**を認める喉頭アレルギーが存在する．概念がまだ曖昧な点もあり，咳喘息やアトピー性・アレルギー性気管支炎，喘息などとの鑑別が問題である．また，花粉症の最中，鼻閉強く鼻閉による口呼吸からくる二次的な乾燥性あるいは感染性咽喉頭炎との異同も問題である．喉頭アレルギーでは気道過敏性テスト（メサコリンテスト）は陰性である．女性が男性の2倍と多く，40歳以上の中高年者が大半を占める．

喉頭はI型アレルギーの標的臓器になり得ることが確認されている．喉頭アレルギーの診断基準案によれば，2大症状（**喘鳴を伴わない咳嗽・咽喉頭異常感**）の**3週間以上の持続**，**アトピー素因を有する**，**鎮咳薬・気管支拡張薬の無効**，などが**喉頭アレルギーの特徴**とされる．花粉による季節性のものと抗原がはっきりしない通年性のものがある．

鼻や気管支のアレルギーを伴うものもあるが，単独でみられることもある．抗原としては，スギ花粉，カンジダなどの吸入性抗原や，エビ，カニ等の食餌性抗原も知られている．吸入性抗原は鼻閉による口呼吸で直接喉頭粘膜に接触することもあるが，後鼻漏に含まれて喉頭に到達する場合もある．

（2）症状・所見・治療

主要な症状は**執拗な乾性咳嗽**（44%）と**咽喉頭異常感**（86%），のどのイガイガ感，ゼイゼイするなどである．喉頭アレルギーの2大症状の一つである咽喉頭異常感は，痰のからんだようなイガイガと，かゆいとかチクチクしたような痛みという感じである．一方の咳嗽は気道の異物や分泌物を意識的に除去する手段であるのに対し，喉頭アレルギーでよくみられる**咳払い**は，咽頭性咳嗽とも呼ばれ，咽喉頭の異物感を意識的に除去する手段である．咳止め薬が効かない．咳は特に床に入る時間帯と朝方に比較的多い．

特徴的な局所所見は，披裂部ないし**披裂喉頭蓋ひだを中心とする浮腫性の粘膜腫脹**が40%近くにみられるが，異常なしも40%近くある．浮腫は仮声帯まで及ぶこともあるが，声帯には異常所見を認めないのが普通である．検査成績では皮内反応や，末梢血好酸球数，RIST，RAST等のアレルギー反応が陽性であることが多い．呼吸機能には異常を認めない．

治療としては，**抗アレルギー薬や喘息用局所ステロイドの吸入薬**が奏効する．一方で感冒薬，気管支拡張薬が有効ではない．最終的には**診断的治療により原因を確認**する．

6）自己免疫疾患に関連した音声病変

本来は体を守るべく異物を認識し排除するための役割の免疫系が，自分自身の正常な細胞や組織を異物と認識，反応して自己抗体を作り攻撃を加えてしまうことで起こる自己免疫反応としての炎症や，組織の損傷が音声障害を招く．自己免疫疾患の喉頭病変としては，**輪状披裂関節の関節炎**（輪状披裂関節の炎症・固着〈関節リウマチ〉），沈着物が声帯に付着して嗄声をきたす**SLE**（"**竹の節**"を思わせる声帯病変），**肉芽腫の形成**（ウェゲナー肉芽腫），**夜になると声が出にくくなるなど音声障害の日内変動が認められる重症筋無力症**などがある．背景に自己免疫異常があり声帯膜様部に横断する病変があたかも竹の節のようにみえる病変をもつ**竹の節声帯結節**はレイノー現象などと並ぶ自己免疫疾患の症候として知られている．

基本的にはこの種の病変は血管炎に起因する場

合が多い.

喉頭軟骨の**再発性多発軟骨炎（relapsing polychondritis：RPC）**も自己免疫疾患に二次的に起こる.これは全身の軟骨に病変をきたす炎症性疾患だが,多くの場合,耳介の発赤腫脹や全身の関節炎を初発症状とする.病変が気管軟骨に及んだとき,生命の予後に関わる.病理組織学的には,軟骨の融解と軟骨炎および軟骨膜炎が特徴とされる.現時点では膠原病類似疾患としての認識が一般的である.

診断は99mTcによる全身のシンチグラム,タイプ2型コラーゲン抗体の検出,OKT4/8比の上昇,高γグロブリン血症,他の自己免疫疾患との共存,などを調べることで,治療はコルヒチン,ダプソン,ステロイドを使用する.

7）喉頭肉芽腫
（1）病因

結核,サルコイドーシス,梅毒などによる**特異性肉芽腫**とその他の原因で生じる非特異性肉芽腫とに分類される.**非特異性肉芽腫**には,気管内挿管（あるいは挿管に準じた操作）後に起こる**挿管性肉芽腫,音声酷使や慢性咳嗽による接触性肉芽腫,胃食道逆流による肉芽腫と必ずしも原因の明らかでない特発性肉芽腫**があげられる.特発性肉芽腫は**男性に多く**（80%）,挿管性肉芽腫は女性に多い.挿管性肉芽腫が女性に多いのは,女性の声帯長は男性の約7/10であるのに比し,大きめのチューブが挿入されるためで,声帯突起部の受ける圧力がより大きいためと考えられている.声門下腔に発生した肉芽腫は,気管チューブのカフの圧迫による機械的刺激で気管粘膜に炎症を生じ,その結果肉芽形成に至ったもの.挿管性肉芽腫をきたした患者は抜管より1か月以内に受診することが多い.

特発性肉芽腫の多くは,声帯の過内転が持続的に起こる場合,例えば**声の酷使**や発声法の問題や咳払いの癖があり声門の強い閉鎖がみられる場合,あるいは,**逆流性食道炎**が誘因と考えられる場合などがある.

（2）症状ならびに診断

中等度以下の大きさで,声帯後方の声帯粘膜に生じた肉芽腫では膜様部病変に比べ,発声の妨げにならないために嗄声は出現せず,咽喉頭異常感,血痰,咳嗽が主である.巨大な肉芽腫となりはじめて声門閉鎖を阻害し,声の途切れを生じることが多い.

診断は間接喉頭鏡やファイバースコープで容易にできる.逆流性食道炎では酸逆流を示唆する所見として肉芽腫の存在の他に,披裂部発赤,披裂間粘膜肥厚,梨状陥凹唾液貯留などがみられる.

（3）病理

声帯突起部から後方の声帯軟骨部にかけて生じる有茎性の非特異性喉頭肉芽腫の病理組織学的診断結果の多くは,pyogenic granuloma,ないしgranulation tissue といったものである.披裂軟骨声帯突起周辺は粘膜が特に薄く,機械的刺激で披裂部の粘膜上皮が傷つき,炎症を引き起こしやすい.これに感染を伴い,粘膜の過剰反応が起き,肉芽が形成される.それが喉頭肉芽腫である（**接触性肉芽腫 contact granuloma**）.

挿管性肉芽腫は球形で有茎性のものであるのに対し,特発性肉芽腫では広基性のものが多い.挿管性肉芽腫は両側例もあるが,特発性肉芽腫は片側例のみである.

（4）治療

保存的治療では音声の乱用を避けることが重要である.**咳払いの制限,軟起声の指導**が行われる（音声療法）.**軟起声**とは,例えば「あ～」と発声するときには,ため息をつくように穏やかに発声を開始し,徐々に通常の音量で発声させる.これにより,左右の披裂軟骨声帯突起が激しくぶつかり合うことを避ける.薬物治療としては**ステロイド（ベクロメタゾン）の噴霧**や局注が有効といわれている.

挿管性肉芽腫は,経過観察のみでも1年以内に約50%で自然治癒する.たしかに2～3週間の沈黙や発声法の指導により自然治癒例もあるが,**保存的治療法で肉芽腫が消失するまでの期間は1～4か月**である.逆流性食道炎が喉頭肉芽腫の原因

では声帯ポリープは声帯結節，ポリープ様声帯と同様で，3者に明確な境界は存在しない.

（1）病因・病理

声の乱用および無理な発声 phonotrauma により声帯粘膜下層における細小血管の出血が起き，声帯の血管の透過性が亢進することから，血清，フィブリノーゲン，赤血球などが血管外に漏出することによって生じる（循環障害説）．ことに声帯の出血に音声酷使が加わったとき発生することが多い．血管透過性の低いものは浮腫形成に傾き，高いものではフィブリンが析出してその後に血管新生，線維形成へ変化していく．感冒の後，強い咳の後，カラオケで歌った後，大きな声を出した後に発生しやすい．

広基性の声帯粘膜の隆起，有茎性の球状ポリープ，浮腫状ポリープ等の種々の型がある．血管の破綻による粘膜下層の出血が原因のものでは，充血した比較的小さい球状のポリープが観察される．しかし，このようなポリープも時間が経つと白色に変化する．慢性喉頭炎と同様な刺激によるものでは粘膜の充血，腫脹を伴った浮腫状のポリープとなる.

（2）症状・診断

嗄声，そのほか高い声が出ない，大きな声が出ないなどの音声障害が中心．診断は喉頭鏡検査により容易に下せる.

（3）治療

一般には手術（喉頭顕微鏡下手術：ラリンゴマイクロサージャリー）を行う．鼻から挿入した径4mm の内視鏡で声帯およびポリープを観察しながら鉗子孔より挿入した鉗子でポリープを摘出する方法，硬性内視鏡でモニターしながら口腔から器具を入れて摘出する方法（1人でできる利点がある）などがある.

喫煙，音声酷使のある例ではこれを禁止する．さらに，慢性喉頭炎と同様の**音声指導**を数週間行うことでポリープが縮小する例もある.

喉頭顕微鏡下手術の極意は，声帯を痛めないよう，病巣はできるだけ少ない手術操作で取り除き，健常粘膜は保護する．術後の発声禁止の期間は5日から1週間くらい．長すぎる沈黙はかえって心因性発声障害を誘発する.

2）声帯結節（vocal cord nodule）
（1）病理

慢性的な声の酷使による限局性の声帯肥厚である．したがって，大きな声を出したり，高い声を出す人に現れやすく（**high pitch での音声酷使**），新進の歌手と**10歳以下の男児に多い**.

（2）治療

新鮮例には保存的治療が適応され，陳旧例には手術が採用される．目安としてはストロボ所見などにより結節が硬い（病悩期間が3か月以上）か軟らかいか（同3か月以内）によって見当をつける[7]．保存的治療とは**消炎剤やステロイド吸入，沈黙，声の衛生，声の衛生観念の指導（発声指導）**と音声治療がある．急性期で合併する炎症所見が強い場合やパフォーマンスの予定があるなど患者が希望する治癒までの期間に限りがあり，緊急性が高い場合には音声指導や音声治療，ステロイド療法を選択することが多い．声帯結節は音声治療（声の衛生指導と過緊張タイプに対する発声訓練）のみでも病変消失あるいは縮小する場合も多い.

声帯結節に対しては保存的治療を試みた後で，症状の軽快しない症例に手術的治療を行う場合もある．手術は直達喉頭鏡を挿入し摘出術を行う．もっとも多用される手技は鋭匙鉗子斎藤式上向き横開きによる鉗除である．しかし，小児の場合は変声期の後，自然に消失するものが大多数であるため，原則的には手術は施行せず，経過観察のみでよい.

3）ポリープ様声帯（polypoid vocal fold，声帯ポリープ様変性 polypoid degeneration of the vocal cord，ラインケの浮腫 Reinke's edema）

粘膜固有層浅層の浮腫性病変により，声帯膜様部のほぼ全長にわたりびまん性の腫脹をきたす疾

となっている場合には，手術をせず，PPI の投与だけで腫瘍が消失した報告もある．

腫瘍と鑑別困難な場合，嗄声が強い場合，呼吸の妨げになる場合には手術を行う．手術の主体はラリンゴマイクロサージャリー下の肉芽腫の切除で，これにレーザーで蒸散させたり，粘膜移植，ステロイド局注等を追加する．麻酔法としては，気管内挿管よりも無挿管麻酔が好んで用いられる．手術では病変直下にある軟骨膜を損傷せぬことが再発防止に重要である．挿管性肉芽腫は比較的術後再発率も低いものの，特発性肉芽腫では手術しても再発が多く，せいぜい半数ぐらいしか治癒しない．術後再発までの期間は 2〜4 か月といわれている．

それに対して，薬物治療，音声療法は比較的治癒率が高い（PPI 投与：有効率 80％以上，ステロイド吸入：有効率 60〜80％，音声治療：有効率 71％）ので，喉頭肉芽腫に対する治療は，保存的治療を優先させることが一般的である．肉芽腫の自然治癒過程は，肉芽が有茎化した後脱落するものと次第に縮小して消失するものの 2 つに分けられる．

8）喉頭結核（結核性声帯炎）
（1）疫学・病理

今日でも時どきみかける．40〜50 歳代に多い．肺結核から続発するものがほとんど（80％，管内性続発性結核）であり，胸部 X 線検査において活動性もしくは陳旧性肺結核（頻度は半々）が認められることが多い．だいたい，肺結核患者の 1〜2％前後である．

発症経路は，ほとんどが喉頭部に有菌喀痰が停滞することによって病巣を形成する．病巣が進展することによって症状も増悪していく．病型は，浸潤型，潰瘍型，軟骨膜炎型，肉芽腫型に分類されているが，急性かつ重篤な症状を示す浸潤型と軟骨膜炎型は激減し，緩慢な進行を示す肉芽腫型が多く（50％強）なってきた．喉頭結核の肉眼的観察点として，周囲との境界は比較的明瞭であり，発赤を伴う肉芽に白苔や浮腫を伴うことが多いといわれているが，肉眼所見だけでは悪性腫瘍との鑑別が困難なことが多い．喉頭の病変部位は

声帯＞喉頭蓋＞仮声帯の順で，後連合は少な

喉頭結核患者のなかでも肺に活動性病変がったり肺結核の既往のない例があるが，このは，先行した肺結核が無自覚に自然に治癒しまい，二次的に喉頭病変が残存したという可も考えられる．

（2）診断

主症状は嗄声である．一見声帯癌と視診上区できない腫瘍状の所見（肉芽増殖型）を呈するとが多い．しかし，喉頭癌は咽頭痛，嚥下痛をえる例は少ないのに比して，喉頭結核では痛み咳と喀痰を訴えて微熱がある．嗄声，咽頭痛，下痛は喉頭結核の一症状として念頭におく必要ある．

ツベルクリン反応，胸部 X 線検査，喀痰沫・培養検査は不可欠である．小川培地を用いた培養検査の結果を得るには 3〜8 週間と長期間を要する．さらに陽性率は 60〜80％といわれている．PCR（polymerase chain reaction）を用いると，菌を培養することなく 1〜2 日で喀痰などの検体中の結核菌の有無が判定できる．しかし，確定診断は生検以外ない．生検によって乾酪壊死像，Langhans 巨細胞，類上皮細胞などを認め，さらに Ziehl-Neelsen 染色などの抗酸性染色法により結核菌を検出すれば診断は確定する．鑑別診断としては，喉頭癌が多く，その他，梅毒，サルコイドーシス，ウェゲナー肉芽腫症，真菌感染症などがあげられる．

（3）治療

治療は全身的抗結核療法が有効．INH，PEP を主軸として，SM もしくは EB さらには PZA（ピラジナミド）を加えた 2〜4 者併用療法を 6〜12 か月間行う．

4　非炎症性疾患

1）声帯ポリープ[6]

声帯膜様部中央遊離縁に好発する．平滑な良瘤．粗造性嗄声を呈する．

一側性のものが多く，30〜50 歳代に多く布．声帯粘膜固有層浅層の非腫瘍性腫脹である

患.

（1）病態

両側の声帯がほぼ全長にわたって浮腫状に腫脹，変性したもの．声帯上面では粘膜上皮と深部の弾性組織（声帯靭帯）との間の線維成分がきわめて疎に構築されている．この粘膜固有層浅層の部位，いわゆるラインケの層 Reinke's space における浮腫性ならびに炎症性変化が組織像であって声帯粘膜上皮は障害されていない．粘膜上皮下に産生されたものは結合織の基質成分である酸性ムコ多糖体，酸性粘蛋白質が主なものでこれらは透過性の高まった毛細血管から漏出されているといわれている．このことからポリープ様声帯では声帯の血液循環障害を病因としてあげる報告が多い．

飲酒，喫煙，声の酷使がそろった中年以降の女性（40〜50歳代）に多い．いわゆる「酒場を営む中年女性のがらがら声」はこの疾患であることが多い．ほぼ全員が喫煙者である．

（2）症状

多くは嗄声（高い声が出せず，重く低いしわがれ声）を主訴とし，高度病変では気道狭窄により呼吸困難を生じることもある．

声の質は粗造性嗄声，声帯という弦が太くなっているので声のピッチが下がる．呼気流率の増大や発声持続時間の短縮，さらに声帯粘膜の可撓性は保たれているが位相ズレが起きやすく，二重声を起こすという特徴がある．診断はできればストロボ光源を用いて粘膜波動を観察することによる．両側性に発病する．

（3）治療

治療の第一歩は禁煙と声の衛生指導である．

ステロイドを1日4回の吸入で，1回あたり2吸入させて効果がみられることもある．ステロイドが効果を発揮する機序としてはステロイドの抗炎症作用，抗浮腫作用，コラーゲンや線維芽細胞の産生阻害作用があげられる．

中等度以上の症例ではラリンゴマイクロサージャリーを行う[8]．手術は声帯の粘膜は病的ではな

いとの考えのもとに，粘膜下に存在する病的産生物（ムコ多糖類など）のみを摘除し，粘膜の損傷を避けつつ手術を行うのが基本である．

術後声の安静，声の衛生を指導する．手術後数週間から1，2か月で嗄声は改善してくる．

手術法には次の方法がある．

1．stripping 法（皮むき法）

声帯遊離粘膜を保存せずに腫脹部分の粘膜と貯留した内容物をすべて除去する．しかし，この方法では術後に瘢痕を残し，音声はむしろ悪化する．

2．sucking 法

声帯粘膜を保存する．声帯遊離面に平衡に切開を入れ，粘膜上皮下の内容物を吸引する．吸引しきれない内容物を鉗子で保持した綿球で声帯下面から上面へ絞り出す（squeezing），鉗子で内容物を直接つまみ出す（pinching または grasping）．これらの方法を行った後，余剰粘膜があればそれを切除して声帯形状を整える．

3．絞断器を用いる方法

病変が大きい症例では，病変部全体を喉頭絞断器のワイヤーの中におさめて絞断する

4）声帯嚢胞（vocal cord cyst）

粘膜上皮下の嚢胞性病変．声帯嚢胞の発生部位は声帯中央部に多い．喉頭ストロボスコープを用いて声帯嚢胞を観察すると，病変部では粘膜波動が欠如している．嚢胞は類上皮嚢胞 epidermoid cyst と貯留嚢胞 retention cyst に分けられるが，声帯遊離縁付近は重層扁平上皮で被われ分泌腺やリンパ管が非常に少ないという解剖学的特徴から，貯留嚢胞は出現しにくい．

手術は嚢胞を覆う粘膜と一緒に切除する．

5）声帯溝症（sulcus vocalis，内筋麻痺，声帯萎縮）

声帯膜様部から声帯突起にかけて声帯遊離縁に，前後に走る縦に溝状のくぼみを呈し，音声障害を呈する疾患である．

（1）病因・病理

長年の声の使用による声帯の老化現象による機能低下説，あるいは長年繰り返された炎症の残遺

症説などが有力．炎症を60％程度の例に伴う．発生頻度は1,000人に1人といわれる．50〜60歳代の男性に多い．

病理学的には声帯の溝の部位で粘膜固有層浅層が消失し，粘膜上皮が粘膜固有層中間層ないし深層に付着する．溝は声帯のカバーである上皮粘膜内に限局されており，ボディである筋層に及ばない．このような声帯の層構造の異常により声帯粘膜は硬くなり，粘膜波動の障害をきたす．

（2）症状

発声時に声門に紡錘形の間隙を生じることによって，**気息性**，あるいは粗造性の嗄声をきたす．嗄声をきたす理由は，声帯の**弓状変化**による**声門閉鎖不全**と，声帯の**粘膜波動の欠如または極度の減少**に起因する**声帯物性の変化**による．このため，一側声帯麻痺による嗄声に比べると"ざらざらした声"の印象を受ける．発声持続時間は短い．声が疲労しやすい．

（3）診断

肉眼的に文字どおり溝状のもので，声帯上面に縦に走る一種のくぼみ状のもので，一側声帯のみのことも両側性にみられることもある．嗄声を訴える割に声帯所見が一見正常に見えたときの対処の仕方が大切で，声帯溝症の診断にはストロボスコープ下に吸気時の観察を特に意識的に行うべきである（福田）．

（4）治療

嗄声の程度が軽ければ，経過観察にとどめるのでよい．

①**声帯内注入術**：自家脂肪やコラーゲンの声帯内注入．注入物質の吸収により，治療効果が経過とともに減弱する．

②**甲状軟骨形成術Ⅰ型**：溝の部分における粘膜波動障害や声帯閉鎖不全の治療効果はある程度限定される．

③ pushing technique などの**音声治療**，ほか．

全体に予後は不良で症状の改善に至らないことが多い．

6）ラリンゴツェーレ（laryngocele，喉頭セル）

（1）病理・病因

喉頭室の拡張，ヘルニアによるもの（喉頭小嚢：モルガニー小嚢の部分が拡大）で内容は気体で，気嚢疱を形成したもの．内部に液体を入れている喉頭嚢胞と区別される．

男性の方が約5倍多く，発症要因としては呼吸状態の変化による強い**喉頭内圧の持続的上昇**，**喉頭室と喉頭小嚢を結ぶ交通路の狭窄**，**喉頭小嚢の特徴的な形態**などが考えられている．喉頭内圧の上昇は強い咳嗽やいきみにより生じ得るので，これらの原因となる疾患や職業，生活歴や趣味（**咳嗽，吹奏楽の演奏，力仕事など**）との関与が考えられる．

（2）診断

診断としてはファイバースコピーなどによる**喉頭内の視診（表面平滑な粘膜下腫瘤）**や，頸部腫脹部の触診に加え，**咳嗽やいきみなどによる腫脹の増大**である程度の診断の予測は可能である．経皮的穿刺は，感染や皮下気腫を誘発する恐れがある．**頸部単純および断層X線，ＣＴにより気腫状陰影**を認めれば確定診断される．

（3）治療

病変が脱出してきて呼吸困難をきたす場合は摘除する．頸部外切開が原則で，気管切開または経口気管内挿管による全身麻酔下に行う．あるいはラリンゴマイクロサージャリー下に嚢胞開窓術もしくは全摘術を行う．嚢胞の全摘術にこだわる必要はない．

5 小児（学童）嗄声

（1）病因・病理

幼稚園から小学校低学年（小学3，4年生が中心）にかけて多発し，無理な発声が習慣となり，**声帯に炎症を生じて嗄声をきたし，慢性経過をたどるもの．

小児嗄声症例の喉頭所見は，結節型，発赤腫脹型，浮腫肥大型，その他に分類され，臨床上多くみられるのは**結節型**と**浮腫肥大型**である．慢性炎

表1 小児に嗄声をもたらす主な疾患

急性炎症
　急性喉頭炎，急性喉頭蓋炎，
　急性声門下喉頭炎，急性喉頭気管気管支炎
腫瘍性疾患
　喉頭乳頭腫
外傷
運動麻痺
慢性炎症
　慢性喉頭炎，声帯ポリープ，声帯結節，
　ポリープ様声帯
先天性疾患
　喉頭脆弱症，先天性喉頭麻痺，
　先天性喉頭横隔膜症，喉頭血管腫・リンパ管腫

症として，声帯の中央に肥厚が生じる小児声帯結節は代表的なもので過半数を占める．**結節型**の場合，約3：1で男子に多いが，浮腫型では男女差は認められない．その他，小児嗄声の原因としては器質的病変のない音声障害，声帯ポリープ，喉頭炎，声帯麻痺，ポリープ様声帯が少数みられる（**表1**）．男性に多いのは，声変わりの症例が多いためと思われる．

症状は気息性，粗造性の嗄声で，声の乱用により増悪し，声の安静によって寛解の傾向を示す．結節はとりわけ高いピッチで発声する男児や成人女性によくみられる．

原因として，小児喉頭の易傷性，声の乱用など

があり，発症因子としては，上気道炎，アレルギー，喉頭調節の未熟さ，性格的素因，大気汚染などがあげられている．

（2）治療・予後

予後に関しては，**変声期を経過すると自然に軽快する**ことが多い．手術しても再発しやすいので，小児嗄声の治療はできるだけ声の安静などを指導する保存的治療を行うべきである．保存的治療を行うに際し，本人および家族に対しても「**声の衛生**」を指導することが大切である．

（3）鑑別診断とその治療

小児では嗄声をきたす疾患の鑑別で，喉頭乳頭腫や先天性横隔膜症や小児結節があるが，ファイバースコープにより鑑別は容易である．**喉頭乳頭腫**は小児の場合にはHPVの産道感染によることが多い．**喉頭横隔膜症**はその横隔膜（WEB）の程度により症状は様々だが，軽度で無症状なものは偶然発見されることがあり，このような場合は経過観察にとどめてよい．中等度になると嗄声が認められるので，患者の希望により治療の対象となる．高度になると呼吸困難になるので治療は必須である．治療は喉頭顕微鏡下手術が行われる．まず横隔膜を切離して声帯を形成，再癒着を防ぐためステントを装着し，3か月程度経過したらステントを抜去する．

第3章 　腫瘍

1 良性腫瘍

1）声帯白板症（喉頭ロイコプラキア，leukoplakia of larynx）

（1）病因・病理

声帯粘膜上皮の過形成により粘膜表面が白色に変化する疾患．臨床的にはロイコプラキア，喉頭角化症 laryngeal keratosis，喉頭硬皮症 pachydermia などと呼ばれているが，病理組織学的には上皮の**単純な過形成から異形成**

dysplasia まで含まれ，**喉頭過形成症 epithelial hyperplasia** として取り扱われている．種々の慢性の刺激が成因となる．この病気の**5%前後は癌化**することがあり，ロイコプラキアと癌との鑑別のためにも組織検査が必要である．その高い癌化率からロイコプラキアは**前癌病変** pre-cancerous lesion として注意する必要のある粘膜病変で，その診断治療には十分な配慮が必要である．

声帯の白板症は50～60歳代の男性に多く，**タバコ，音声酷使**が発生に関与している．**嗄声が主**

症状である．悪性化する可能性は口腔のロイコプラキアと同じで，上皮内に異型細胞が出現するものがあり高度の異型上皮 dysplasia は癌化の可能性が高く，あるいは癌と併存する頻度が高い．**白板が大きく厚いとき，隆起性あるいは腫瘤性の白板病変は癌の可能性がある**．したがって，このような白色病変がみられる**喫煙者で40歳以上の男性，1週間以上続く嗄声の患者**は喉頭癌や声帯白板症を強く疑ってかかる必要がある．

（2）診断

診断は喉頭鏡検査による視診が基本である．**喉頭ストロボスコピー**では左右声帯の規則性をみることは有用である[9]．声帯白板症のみの病変で声帯振動が不規則になることは少ない．白色病変をみたとき病変部の粘膜波動が上皮内にとどまった良性白色病変か，粘膜波動の欠如した上皮内癌かの区別にストロボスコピー検査は有用である．しかしそれでも良性病変か上皮内癌かの判別は容易ではないので，最終判断を**病理学的検査**に委ねざるを得ない場合がある．

（3）治療

①**保存的治療**：音声治療，吸入療法，薬物療法，禁煙，これらの保存的治療により白色病変ないし随伴する炎症などはある程度軽快する例がある．**保存的治療期間は2か月を目安にする**．

②**手術的治療**：喉頭ストロボスコピーで白板症に細胞異型および癌化を疑うときか，細胞異型を疑わずとも2〜3か月の禁煙や消炎治療を行っても白色病変が消失しないときは手術の適応とする．

手術にはラリンゴマイクロサージャリーによる stripping 術，またはレーザーによる蒸散 vaporization がある．本来は良性疾患である白板症の手術療法の原則は，本症の病変が粘膜上皮内に限局していることから，声帯靭帯より浅いレベルで，病変部を周囲の健常組織を含め切除することである．癌の可能性があるときは生検に際しメスで上皮の基底層を含めて切除した後，声帯靭帯が露出する深さまでレーザーで蒸散する．

白板症の場合は再発，癌化を念頭におき経過観察が必要である．

2）喉頭乳頭腫（laryngeal papilloma）

喉頭乳頭腫は，それほど多い疾患ではないが，再発は稀ではなく，癌化例もあり，治療に難渋することが多い．発症年齢から若年発症型と成人発症型とに分類され，発症様式から単発型と多発型に分類される．

（1）分類・病理

①**若年型**：ウイルス感染が関与し，若年型は**多発再発型である**．角化傾向は少なく，脆弱である．声帯に好発し，次いで仮声帯，前連合部などに多発性に発生する．悪性化することは少ないが，再発しやすい傾向がある．5歳未満で発症することが多いが，生下時からみられる例もある．思春期には自然消失する傾向がある．性差はない．

②**成人型**：50歳以上の男子に多く，声帯に発生する．喉頭室の下縁と声帯下唇が好発部位である．男性に多い理由は喫煙による声帯上皮の障害リスクに加え，この種の乳頭腫 papilloma も性感染症としての側面があることも考えられる．成人型は**孤立性（単発型）**，増殖傾向，角化傾向が強くやや硬く，**悪性化**が往々にして起こる．

以上，発育形態で比較すると，多発型は頻回に再発し**ヒトパピローマウイルス human papilloma virus（HPV）**の検出率が高いが，単発型は悪性化もあるが比較的治癒する可能性が高く，HPV は検出しにくい．HPV に対する抗体を用いての免疫組織学的検査では，若年型喉頭乳頭腫は48％，成人型喉頭乳頭腫は25％陽性化することがいわれている．

（2）癌化

乳頭腫は癌化する（2〜4％）という考えと，癌化するのではなく癌そのものがすでに深部に存在しているとの二通りの考えがある．癌化を促す因子としては，HPV の存在，放射線照射，喫煙，大気汚染，免疫不全などがあげられている．成人型では特に高齢者のものは癌に移行することがかなりあるとされている．一方，若年型では再発を繰り返すが悪性化するものはほとんどない．

（3）病因

乳頭腫はヒトパピローマウイルス（**HPV 6 型ないし 11 型**）の感染により発病するとされる．HPV はパポバウイルス科に属し人間を自然宿主とする小型の DNA ウイルスであり，ヒトに各種の疣贅を作ることが知られている．**尖圭コンジローマ**もその一つで，ともに光顕所見では重層扁平上皮の乳頭状増殖，肥厚が著明にみられる．

HPV の感染−増殖が上皮細胞特異性を示すことはよく知られている．さらに，HPV 感染には臓器特異性もあり，HPV 遺伝子は子宮などの特定臓器の上皮に発生する腫瘍などから検出されることが多いことなどから，ある特定臓器の扁平上皮細胞でのみ HPV 遺伝子の転写が推察される．

幼小児期の**喉頭乳頭腫**は母体からの経産道感染（垂直感染）が原因として考えられていて，**尖圭コンジローマ**をもつ母体からの発症は約 10％程度あるといわれる．ウイルスは声帯粘膜上皮直下に潜んで増殖する．上皮細胞の分化傾向は保たれているものの，**基底細胞の過形成**が特徴的である．現在までに HPV は **120 種類以上の亜型**が分離され，良性腫瘍から検出されることが多い良性型（2，**6**，7，**11** 型など）と，悪性腫瘍（子宮頸癌や喉頭癌）から検出されることが多い**悪性型**（**16**，**18**，31，58 型など）に分類することができる．

ヒトパピローマウイルスに対するワクチンは 2価（血清型 16，18，サーバリックス®）と 4 価（血清型 6，11，16，18，ガーダシル®）の 2 つあるが，その一つの 4 価のワクチンに含まれる 6，11 型は，尖圭コンジローマや，肛門癌などを引き起こすことが知られており，一方では，小児や成人の**喉頭乳頭腫を引き起こす**．さらに頭頸部領域における乳頭腫は，喉頭以外に鼻腔，口腔等にも発生する．喉頭乳頭腫の 2〜17％では気管や気管支にも乳頭腫が多発性に見られるともいわれる．それらは，皆，病理組織学的には同一の腫瘍と考えられるが，発生部位，発症年齢，発育形態に応じて臨床像を異にする．発生部位の違いからは，扁平上皮乳頭腫，移行上皮乳頭腫などがあるが，後者は乳頭腫の特殊型である．通常の扁平上皮乳頭腫が外向性発育を示すのに反し，移行上皮乳頭腫では上皮細胞が間質内に内向性発育をする．鼻腔や副鼻腔に発生する**内反性乳頭腫**にこの形をみる．なお通常生活で周囲の人へ感染することはない．

（4）症状と診断

小児のパピローマは 2〜5 歳頃から出現し，喉頭内のあちこちに多発性に生じて大きくなり，ついには喉頭内いっぱいに広がってくる．初期には，子供の声の変化（嗄声や泣き声が弱々しい）などから始まり，次第に声が出なくなる．呼吸困難もときに出現して，気管切開を必要とする．

成人では，声帯に乳頭状に出現したつぶつぶの腫瘍であり，視診により見当がつく．**内視鏡でのカリフラワー様の所見は特徴的である．**

確定診断は生検による．小児型では，喉頭ファイバースコープによる視診により，成人と同様に乳頭状の腫瘍が多発している場合に乳頭腫を疑い，生検の上で確定診断する．成人型では喉頭癌との鑑別が大切で，喉頭癌は不規則な肉芽病変で境界が不鮮明であるのに比し，乳頭腫は境界鮮明で限局傾向がある．

（5）治療

喉頭乳頭腫は HPV によるウイルス疾患であり，ウイルス根絶ができない限り根治は困難である．特効薬が存在しない現状では，治療の中心は外科的な方法である．

現在のところ，マスリダクション（体積を減らす）を目的としたシェーバーシステムを用いた腫瘍切除，内視鏡ガイド下のレーザーを用いた蒸散治療が主流である．その他の治療法としてはインターフェロン，免疫療法，電気凝固，凍結療法，超音波治療などがあげられる．

若年型乳頭腫は治療に抵抗し**再発傾向**があるが，できればレーザーを用いた完全摘出を試みる．再発のために頻回の手術を行い，挙げ句手術のためや気管への進展のために**気道狭窄**が起これば，一括切除することも難しくなる．このため，局所を 10 日くらいの間隔で分割してレーザー照射をすることが今日推奨されている．気管切開は気管，気管支播種の原因となるので禁忌とされる．

近年，核酸誘導体の抗ウイルス薬，（シトシンヌクレオチド類似体の）**シドフォビル cidofovir**が欧米では，特に若年型に対する補助治療法として最も頻用されており，その有効性に関する報告が相次いでいる．

3）喉頭アミロイドーシス
（1）病態

稀な疾患．アミロイド線維が組織の細胞外に沈着する．**全身性アミロイドーシス**（アミロイド沈着が全身に分布する）と，**局所性アミロイドーシス**（アミロイド沈着がある組織または臓器に限局している）がある．頭頸部領域では喉頭，気管が好発部位だが喉頭アミロイドーシスは喉頭良性腫瘍の1％未満と頻度は少ない．しかし，原発性アミロイドーシスでは，疾病が長期化すると全身諸臓器に沈着してくることがあり，沈着臓器のみでは病型の判定はできない．

（2）症状

嗄声，喘鳴，咳，咽喉頭異常感，嚥下困難，呼吸困難．

（3）診断

仮声帯または声帯粘膜のびまん性肥厚，あるいは腫瘍性病変を呈する．表面の色調は**淡黄白色**を呈するものが多い．診断は生検により，アミロイド物質の証明．ＨＥ染色により無構造な好酸性物質を認め，Congo-Red染色にてその好酸性物質が染色される．

喉頭アミロイドーシスの病理学的特徴として，粘膜上皮は正常，粘膜下にアミロイド線維の腫瘤様沈着をきたすため，生検にあたっては粘膜下層まで大きく組織を採取する必要がある．

（4）治療

いまだ確立した方法がない．まず他部位に病変がないかを精査する．喉頭に限局するアミロイドーシスでは外科的治療による音声改善が見込めれば，レーザー手術など侵襲の少ない方法で積極的に治療を行う．再発する例では初回治療より5年以内に発症するものが多い．

4）喉頭血管腫
（1）病理・診断

稀な疾患．主訴として多いのは嗄声，呼吸困難，咽喉頭異常感．

病理組織学的には**乳児血管腫**（infantile hemangioma），**海綿状血管腫**（venous malformation）が大半を占めている．前者は血管性腫瘍で，生後1～4週に出現し，1年以内に急速に増大し（増殖期），その後徐々に自然消退する．後者は病理学的には**血管奇形（静脈奇形）**で，通常は自然消退することはないとされる．乳児血管腫は声帯と仮声帯，一方静脈奇形は輪状後部と喉頭蓋付近が好発部位とされるが，披裂部にもよく認められる．

鑑別点として乳児血管腫はCT上強く造影されるのに対し，静脈奇形の造影効果は弱い．なお，Ｔ2強調画像ではどちらも高信号となる．

（2）治療

乳児血管腫は自然消退することが多いので，経過観察となることが多いが，声門を塞ぐほど大きければ治療が必要となる．現在ではアセプトロール塩酸塩（アセタノール®）などの選択的β₁阻害薬が第一選択（保険適応用外）となる．

静脈奇形の治療法としては，硬化療法，外切開法−咽頭側切開術，喉頭側切開術，直達鏡下のレーザー手術などがある．外科的摘出術は比較的大型の病変に有効と考えられ，根治性にも優れているが，瘢痕形成もしくは器質的欠損をきたす可能性があり，最近では治療の第一選択となることは少ない．治療法としてKTPレーザーによる血管腫の凝固がきわめて有効である．レーザーのガイド光を当てておき，KTPを照射すると，紫色の血管腫は白色に変色していき，瞬時に退縮するのでその時点で照射を終了する．気道を確保しつつ，出血に対応できる状態で行うことが大切である．レーザー手術は手術侵襲が少なく，根治性にも優れているが，大型の病変には治療効果に限界があり，腫瘍の占拠部位によってもその使用が制限される．一方，硬化療法は比較的手技が容易で器質的欠損の危険性はほぼ無視でき，外来で使用できるため選択しやすい．使用する薬剤はモノエ

タノールアミンオレイン酸（オルダミン®）を1病変あたり，1回0.5〜1.5ml程度注入．1か月後に病変を確認し，残存していれば同様の手技を繰り返す．疼痛以外の副作用も認められない．根治性が劣る点が指摘されているが，外来であれば反復使用も可能であり，克服可能である．

2 悪性腫瘍

1）喉頭癌[10]

（1）疫学

喉頭癌は**癌全体の中では5%**を占めるにすぎないが，頭頸部領域では最も多く，頭頸部癌のうち20〜30％を占める．年齢では70歳前後の男性に多い（図6）．発生率は人口**10万人対男性3人**，女性0.3人である．**男女比は，10〜20：1**．圧倒的に男性の癌である．本邦では，現在年間約3,000人が喉頭癌を発症し，約1,000人が死亡している．発声部位別にみると声門癌では男性優位が顕著であるが，声門上癌の男女差は少ない．

非喫煙者と比べて喫煙者における喉頭癌の罹患率は20〜30倍あり，喉頭癌患者の約95％が喫煙者とされているように圧倒的に**喫煙者**に多い．このことが喉頭癌が男性に多い理由であって，すべての癌の中で喫煙の影響の最も大きな癌といわれる．事実，非喫煙者の喉頭癌発生頻度は男女で差がない．Brikman指数（1日喫煙本数×年数）600以上になると喉頭癌のハイリスク群に入る．**50歳以上の男性喫煙者が，3週間以上にわたって嗄声の続くときは癌を疑う．**

（2）病理

喉頭に発生する悪性腫瘍のうちほとんどは**扁平上皮癌**である．喉頭には呼吸上皮が広く分布しているにもかかわらず，腺癌系のものはわずか0.2％にすぎず，他の呼吸器における腺癌の占める割合（鼻・副鼻腔の3％，肺の40％）に比して異常に少ない．その理由として，発癌母地に**線毛上皮の扁平化生**が起こり，この化生上皮から発癌するものと想像される．それゆえ**扁平上皮化生促進因子（加齢，喫煙，不十分な歯周管理，飲酒，慢性炎症）が発癌因子**と考えられる．

喉頭癌は発癌部位により3つに分類される．
①声帯に発癌する**声門癌**．
②声帯より上方の仮声帯や喉頭蓋などに発癌する**声門上癌**．
③声帯より下方に発癌する**声門下癌**．

声帯を挟んで発癌部位は上下にあり分類できない場合はtransglottic cancerと表現する場合もある．

喉頭癌の発生部位は，声門下癌は少なく，ほとんどは声門癌か声門上癌である．特に**声門癌が60〜70％**と過半数を占め，その中でも**早期癌**の占める割合が多い．それは声門癌では発癌早期から嗄声が出現すること，声帯にはリンパ流が乏しいことからリンパ節転移はきたしにくく，臨床の現場では進行度でいういわゆるⅠ期が65％，Ⅱ期が25％位であわせて85％，転移なし例が95％と喉頭癌は早期に発見されやすい癌とされて予後は良好である．近年，この早期の声門癌がさらに増加傾向にある．残り1/4弱が声門上部癌，声門

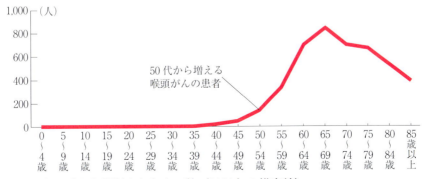

図6 喉頭がんと診断された人の数（2011年の推定値）
（国立がん研究センターの資料より）

下部癌は数%で非常に少ない．ほとんど発癌しない部位は喉頭後壁（披裂，後連合，声帯軟骨部）である．

病巣の進行度は腫瘍の占有部位，すなわち広さによる UICC の TNM 分類（図7）が用いられるのが一般的で，各発癌部位にそれぞれ規定される．それによれば早期喉頭癌は声帯レベルに限局する T1（さらに片側声帯に限局する **T1a** と前交連を含む反対側声帯におよぶ **T1b** に分類される）と，声門の上下の亜部位（声門上もしくは声門下）に進展する **T2** に分類される．声門部癌の **T3** では声帯の fixation がみられる．一般に声帯癌は descending cancer の性格を示す．組織悪性度は声門部癌では高分化型，声門上部癌では中度分化型を示し，上方にいくほど悪性度が増す．

（3）症状

声帯癌における主症状は**発声異常**である．患者の多くは強制咳払いに悩まされており，これといった特徴のない発声異常や頸部異常感が癌の発現以前に生じてくることも多い．嗄声が**3週間以上**も続くようであれば，喉頭鏡検査を実施して原因究明に努めなければならない．

しかし，すべての喉頭癌患者で嗄声を認めるとは限らない．例えば，声門下癌の特徴は吸気時の喘鳴と呼吸困難であり，舌根方向に増殖する声門上癌では嚥下障害と，何かのどに詰まったような話し方が特徴的である．下咽頭癌の場合は臨床上，頸部領域の無痛性腫脹により突き止められることが多いが，それはリンパ節転移を示唆するもので予後は不良である．

（4）診断

嗄声は時に粗造性，時に気息性と一定しないが，声帯に浸潤した腫瘍は硬いので，努力性の要素を必ず含んでいる．喉頭癌の早期発見には**音響分析**が重要とされ，音響分析による電話健診等もかつては試みられた．

発声異常を認める患者に対しては，**内視鏡**を利用した光学的補助診断を行い，舌根，下咽頭，喉頭を観察する．この際，**ストロボスコピー**を実施し，声帯が振動する様子を観察してビデオに記録するとよい．特に，喉頭癌の初期では声帯振動に留意して診察・診断することが重要である．

超音波，CT，MRI などの**画像診断法**を利用すれば，腫瘍の深部浸潤や頸部リンパ節転移を把握できる．軟骨構造や骨構造の検査には，MRI よりも造影剤使用の **CT** のほうが適している．しかも，ヘリカル CT を活用すれば，小さな喉頭癌の描出も可能で，その浸潤範囲を正確に特定できる．ガドリニウム（Gd）造影剤を投与して行う MRI は，軟部組織と腫瘍との正確な識別に威力を発揮する．超音波検査と並んで，MRI は癌治療後の経過観察にも適した診断法である．

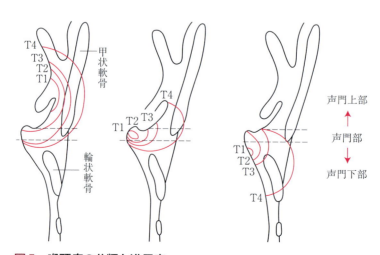

図7 喉頭癌の分類と進展度
（系統看護学講座，専門18成人看護学，医学書院，2004，より）

喉頭領域に原発癌を認めたら，食道や気管・気管支の癌転移も除外しておくべきである．**重複癌は 15％前後**に認められる．部位別には肺，食道，胃，口腔・咽頭など喫煙に関連する部位が多い．

全身麻酔下に**喉頭直達鏡検査**を実施すれば喉頭に対する直視が可能で，拡大倍率を高めると生検が容易となる．局所麻酔下，ファイバースコープ下の生検も可能である．

（5）予後

喉頭癌の全病期を合わせた累積 **5 年生存率は，70％前後**と高い．特に生存率が高いのが声門部癌で，5 年生存率は 80％以上に及ぶ．これは主に声門部癌は早い時期から嗄声などの自覚症状が出やすく早期発見が容易なためと，高分化型癌が多いためである．声門部癌は喉頭癌の約 3/4 を占めているので，喉頭癌全体の生存率を大きく引き上げている．残りの 1/4 は，喉頭蓋や仮声帯原発の声門上部癌で，こちらの 5 年生存率は 60％前後である．さらに，声門癌の生存率を部位別にみると，声門癌 T1 症例で 90％以上，T2 症例でも 80％以上の 5 年生存率（Ⅰ期で 80～100％，Ⅱ期で 60％の後半から 80％前後）で声門癌の生命予後は確かに良好である．しかし，発声機能の面から**喉頭保存率**（喉頭全摘非施行率）をみると，T1a では 90％前後，T1b では 80％台，T2 ではせいぜい 70％までである．近年ではこの喉頭保存率も治療上の進歩により上昇している．

声門癌に比して声門上癌は予後不良である．その原因としては，声門上癌においては自覚症状の発現が遅いこと，粘膜下のリンパ流が豊富であるため頸部転移の頻度が高い（30～50％）こと，低分化癌が多い傾向にあるという生物学的特性による．声門上癌では，とりわけ梨状陥凹内側壁への伸展が生存率を低下させる．それは，リンパ網が最も発達した梨状陥凹部に腫瘍が伸展すると，高率にリンパ節転移が生じるからである．

声帯遊離縁より 10 mm 下方へ輪状軟骨下縁の範囲から生じる声門下癌の局所再発率は高く（T1，T2 でも半数以上），その原因として軟骨組織への microinvasion が第一に考えられる．一般に血流の少ない軟骨組織内は放射線の効果は少ない．したがって，声門下癌では T2 症例においても放射線単独治療の適応は少なく，最初から手術を念頭においた治療計画が必要であり，頸部や気管傍リンパ節の郭清や照射終了後の化学療法の施行も考慮すべきである．また，声門下進展がなくても輪状軟骨に浸潤があれば，半数の声門癌で気管傍リンパ節転移が陽性となるので，**輪状甲状膜浸潤**のある例は喉頭全摘の適応がある．

喉頭癌の治療成績の向上には，遠隔転移の制御と重複癌の早期発見，早期治療が重要である．

（6）治療

喉頭の機能をできるだけ温存して，しかも根治を目指すのが喉頭癌治療の原則となっている[10]．早期癌に対しては，放射線療法あるいは喉頭温存手術により喉頭温存を図る．近年，QOL の観点から，年齢や全身状態などを考慮した上で，化学放射線療法や喉頭温存手術が行われるようになってきた．米国の NCCN ガイドラインでは喉頭癌は T4 では手術が推奨され，T4 に対する化学放射線療法は手術を希望しない場合のみである．また，T3 では手術先行，化学放射線治療，化学療法先行による振り分ける 3 つの選択肢が示されている．

一般的には原発巣に対する治療法として早期例には照射を，進行例には外科治療法を行う（**図8**）．本邦においても進行例では切除後に必要に応じて術後照射を行ったり，照射を先行させ腫瘍の照射に対する反応をみて，根治照射か手術に引き継ぐかを決める方法もとられる．いずれにしても初回治療における局所制御が生存率，喉頭保存いずれにおいても重要である．

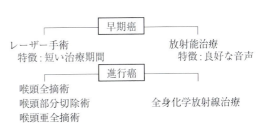

図8　喉頭癌の治療方針
（中島，2014）

一般に，喉頭癌では声門下進展に対する評価が不十分で，CT や MRI などの画像診断を必須とする．descending cancer の性格がある喉頭癌では腫瘍の上下方向の進展範囲の評価，腫瘍の深部進展を治療方針決定において重きを置くべきである．

部位別にみた喉頭癌の治療法を以下に示す．

1. 声門部（声帯）癌

声門癌では一般的には T1 に対しては**根治照射**を第一選択とし，根治照射では制御が困難と考えられた症例に**部分切除**を行う．喉頭癌 T1 は**レーザー**単独で治癒させることもできる．しかし，問題は，治療後の音声機能である．レーザー単独治療は入院期間も短く，放射線治療に伴う障害（分泌機能低下による咽頭乾燥感や，味覚障害など）も回避できるが，根治のためには切除を筋層レベルまで十分に行う必要があるため術後の音声機能はやや劣る．一方，放射線治療では声帯の形はほぼ原形のままである．したがって放射線治療は他治療よりも治療後の音声の質が明らかに優れているので，T1 症例に対する治療の第一選択としての地位は揺るがない．外来通院による放射線治療も可能だが，約2か月間の治療期間を必要とする．

手術に関しては比較的早期の咽喉頭癌（声門癌を含む）に対しては，頸部外切開を避け経口的に腫瘍を摘出する経口的切除術が世界的に広がっている．欧州，米国，韓国では，手術ロボットを用いて経口的切除，あるいは顕微鏡下で経口的にレーザー切除を行うのが主流である．

病変が両側声帯に及ぶ声帯癌（T1b）や声門部外に進展する場合（T2）には，レーザー手術を組み合わせた放射線治療が望ましい．あるいは，前連合へ広く進展する症例は，CT や MRI などの画像診断を行い，腫瘍の進展範囲，軟骨浸潤の有無，腫瘍の大きさを確認したうえで，初回治療から喉頭部分切除術などの外科的切除を行うこともある．ただし，この場合も音声機能は不良となる．

声帯が固定した場合（T3）や軟骨浸潤などがある例（T4））では**喉頭全摘術**が基本である．その場合，全摘に伴う上気道の形態的変化は失声，永久気管孔，鼻粘膜の廃用性萎縮などの負の側面を同時のもたらす．全摘後，患者は3級の身体障害者認定（音声機能の喪失）を受け，電気喉頭，代用音声，音声治療などで公的補助は受けられるものの，心身ともに大きな負担を強いられることになる．そこで，一部の進行声門癌例では部分切除術による音声機能の保存や，抗癌剤を併用する**化学放射線療法（CRT）**での保存的治療が試みられている．例えば，高用量化学放射線治療と喉頭亜全摘術の組み合わせのごとき治療法である．頸部リンパ節の制御に関しては，声門癌では頸部リンパ節転移率がきわめて低いため，予防的頸部郭清術の適応は限られる．

化学放射線治療後に再発した場合，CRT による粘膜炎や浮腫の影響で再発の診断が難しく，再発と放射線性壊死との鑑別も容易ではない．このため，救済手術が遅れる危険性が高い．またこのような場合の再発例ではサルベージ手術での合併症もある程度覚悟する必要がある．救済手術では咽頭皮膚瘻などの局所合併症が高率に認められる．

2. 声門上癌

声門上癌の場合，喉頭蓋や仮声帯に限局した早期癌（T1）は，消化器内視鏡や気管支ファイバー検査時に偶然発見される以外は稀と云ってよい．初期症状も嗄声より嚥下時の違和感や誤嚥が多く，発見時にはしばしば**頸部リンパ節転移**が認められる．声門上癌は多くの場合頸部リンパ節転移を伴っており，頸部リンパ節郭清が必要である．早期癌の場合，喉頭蓋や披裂喉頭蓋に限局した癌（T1）であればレーザー切除や放射線治療の適応となる．声門上部に限局している T2・T3 に対しては根治照射＋水平部分切徐または喉頭全摘，声帯レベルに進展している T2・T3 や T4 および transglottic type に対しては喉頭全摘を原則とする．

水平部分切除術の適応決定の重要な因子は，術後の誤嚥の克服である．癌の制御が可能であっても，術後の誤嚥による肺炎を克服できず，気管切開孔が閉鎖できなければ，二次的に喉頭全摘術を行わざるをえなくなる．

3. 声門下癌

声門下癌の頻度はきわめて低い．治療方針の決定は声門癌に準ずるが，気管傍リンパ節転移の頻

度が高く、気管孔部分での再発が多いので、T2以上は喉頭全摘の適応となる。なお、声門上癌や声門下癌、リンパ節転移を認めた喉頭癌では術後の放射線治療も考慮に入れる必要がある。

（7）喉頭癌に用いる各種治療法について
1．喉頭癌のレーザー治療

レーザーによって癌の根絶を図る方法は通常、喉頭マイクロサージャリー下に経口的に行われる。その適応は放射線治療と重なっているが、声門部T1のうち、前連合と声帯突起に腫瘍を認めないもので、癌腫が声帯膜様部に限局したものが適応となる。これで治療率は90％前後が期待できる。

レーザーはCO_2レーザーやKTPレーザーが用いられ、ラリンゴマイクロサージャリー下、通常10～20Wで、continuous waveで腫瘍を切除し、病巣に応じて蒸散を組み合わせて治療をする。再発率は6～20％と放射線治療と比べると同等だが、もしレーザー手術で腫瘍が消失しなかった場合でも、放射線治療を追加することにより、喉頭を保存して治癒せしめることができる。

レーザー治療は放射線に比較して治療期間が短いこと、再発の場合は放射線治療が行えることが最大の長所である一方、レーザー手術の問題点は、以下の3点があげられる。

①左右の声帯が合する前連合の病巣（T1b）に蒸散すると、術後にWebを生じて音声障害が必発する。

②T2では粘膜下の病巣は直視できないから、声帯筋層まで深く蒸散しても、残存する危険性を否定できない。T2例では放射線治療の補助治療として、放射線前のde-bulkingの目的で、もしくは、放射線後のsalvageの目的でレーザー手術を行う。

③レーザー単独では危険と思われる症例では、初めから放射線治療を選択する。レーザー手術と放射線治療を併用すると、術創治癒が遅れ、潰瘍状となり、瘢痕治癒して音声障害が残る。放射線治療で完治させ得なかったものに対しては、喉頭全摘による音声喪失をきたす前に、レーザー手術を試みる価値はある。だがその場合、さらに残存

が確認された場合には直ちに喉頭全摘に踏み切る覚悟がいる。

2．放射線治療

喉頭癌のほとんどは扁平上皮癌であり、放射線感受性は高い。放射線治療は喉頭の機能温存という点では最も優れた治療法である。根治照射の最もよい適応はT1N0、T2N0症例である。外部照射では治療期間が約7週と長くなっているものの、外来通院が可能である。照射装置はテレコバルトかリニアックが用いられ、側方対向二門照射が行われる。照射線量は1日2Gyの分割照射で、T1では総線量60～70Gy/6～7週、T2以上で70Gy/7週が一般的である。また、放射線治療の精度確保のため、シェルを用いて治療することが標準となっている。放射線照射後に腫瘍が残存する症例や再発例に対しては手術が必要となる。

①放射線治療の問題点

T1・T2でも15～30％に局所再発する。放射線治療の多い声門早期癌の制御率は、T1で85％～90％、T2で70％～75％である。約9割の患者で喉頭が温存できる。照射後の再発に対して、二次治療としての再照射は意味がなく手術（部分切除）が必要である。手術的救済により最終的な局所制御率は95％以上と高い。

早期癌であっても潰瘍を形成しているものや前交連浸潤のあるもの、声門下に進展したものは放射線抵抗性であること。このようなものに対しては、初回治療として喉頭部分切除の適応が存在する。

総線量が70Gyを越えると軟骨壊死などの正常組織に対する障害が増加する。根治照射後は浮腫や粘膜変化のため再発の判断が必ずしも容易ではなく、また再発した時点で高齢や合併症のため手術不能となる場合がある。

Ⅲ、Ⅳ期喉頭癌では、軟骨などへの癌浸潤やリンパ節転移があるため治療も手術が選択されることが多くなるが、通常の放射線外部照射でも50％近い局所制御ができるとされている。

②晩発性放射線障害による喉頭壊死

晩発性放射線障害は放射線治療終了後6か月を経て起こる放射線障害のことで、これによる喉頭

浮腫や喉頭壊死をいう．一般に60 Gy以下の照射量では起こりにくく，70 Gyを超えると出現する．不可逆的な血行障害，粘液線毛機能の荒廃がその病態であり，感染に弱く，慢性副鼻腔炎は危険因子とされる．臨床症状は，強度の咽頭痛，嚥下痛に加え呼気に悪臭が生じる．喉頭浮腫による嗄声の増強や吸気性喘鳴がみられる．前頸部皮膚の硬結や圧痛がみられる，などがある．

照射終了後，浮腫が6か月以上続く場合や，浮腫が遷延するのみならず，増悪する場合は，腫瘍残存・再発が疑われるという意見があるが，腫瘍再発との鑑別は容易でない．PETによる観察を密にするのも一つの解決策である．

再発でなければ治療法としては，保存的には，抗生物質やステロイドの局所および全身投与が主体となる．喉頭の壊死が進行し喉頭機能の回復が非可逆的と考えられるとき，腫瘍の残存・再発が強く疑われるときは喉頭摘出術を施行すべきである．

3．化学療法

喉頭癌に対する化学療法は単独治療法としてはいまだ確立していない．手術，放射線療法の補助療法としての役割が主体である．進行癌に対する放射線治療に対して，同時併用または導入化学療法として白金製剤を中心に行われる．

4．手術療法

①喉頭部分摘出術（喉頭機能温存手術）

喉頭の持つ三つの機能を温存しながら，癌の切除を行う方法．機能温存を図ることから自ずからその適応は限られる．早期声門癌に対する喉頭温存手術の治療成績は放射線治療と同等である．

甲状軟骨を縦切開するか横切開にするかで，**垂直部分摘出術**と**水平部分摘出術**の二つの術式に大きく分けられる．部分手術には，近年内視鏡技術の発展とともに，内視鏡を用いた内腔からのアプローチのみで病変を切除する低侵襲で術後機能障害も軽い経口の手術が開発され（経口的咽喉頭部分切除術 transoralvideolaryngoscopic surgery：TOVS）[11]，早期癌を主たる適応として行われるようになっている．

②垂直部分摘出術（図9）

主として声門癌に行われるが，実際は根治照射後の再発で，再発確認時のT1，T2が適応となる．甲状軟骨を垂直方向に切開し，前連合中心に切除するが，最大で両側の声帯膜様部全長（仮声帯，喉頭室を含めて）の切除が可能である．ただ少なくとも片側の披裂運動は温存されなければならない．声門部の一部が切除されるため，音声機能の劣化は避けられない．この術式の問題点は切除後の内腔の狭窄のため，気道としての機能が確保できない場合があることである．

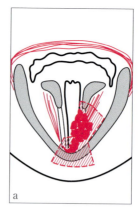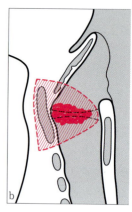

図9　垂直半切除術
主として片側声帯の癌に行う．
切除範囲を破線で示す．

③水平部分切除術（図10）

主として声門上癌T1，T2に行われる．喉頭室への伸展がなく，披裂軟骨が温存できることが必要である．この術式では声門上部が切除されるため括約機能が障害され，誤嚥の問題がつきまとうので，輪状咽頭筋切除などの嚥下手術も併用される．誤嚥が3か月以上続く場合は，喉頭全摘を行うべきである．声門上癌は頸部転移の頻度が高く，頸部郭清を同時に行う必要が少なくないことも特徴である．頸部郭清術とともに喉頭蓋谷に腫瘍が伸展していないことを確認できれば，舌骨上から咽頭腔に入る．術後は舌根が喉頭のうえに覆い被さるような形となり，これによって嚥下機能が保たれる．

④喉頭亜全摘術（supuracricoide laryngectomy：輪状軟骨上喉頭切除術）

甲状軟骨と両側声帯を含む喉頭の3/4を切除し，舌骨と輪状軟骨を接合して，永久気管孔を作

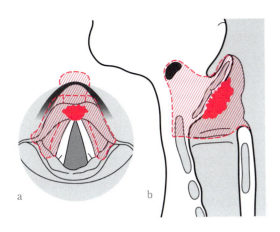

図10　水平半切除術
喉頭蓋，仮声帯の癌に行う．
切除範囲は破線の囲みで示す．
その範囲は内視鏡では確認できない部分も含まれる．

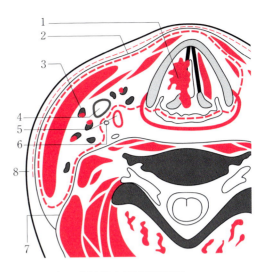

図11　喉頭全摘術と頸部郭清術
郭清範囲を破線で示す．
1：癌に侵された喉頭，2：浅頸筋膜（頸部郭清術の外側の限界），3：リンパ節，4：内頸静脈，5：頸動脈，6：迷走神経，7：深頸筋膜，8：広頸筋．

らずに喉頭機能を温存できる術式で，喉頭部分切除術と喉頭全摘術の中間に位置づけられている．喉頭癌 T2 および T3，T4 症例に適応することができる．

このような部分摘出後は正常の喉頭の枠組が崩れているため，再発は発見が難しくなる．そのため再発がないよう適応を厳密にしなければならない．再発に対しては喉頭全摘が行われる．

⑤**喉頭全摘術と頸部郭清術**（**図11**）

癌のある喉頭の枠組を一塊にして摘出する術式である．もちろん喉頭の機能は廃絶するので，代用音声指導を含めた治療でなければならない．永久気管孔を形成する．音声の喪失や，永久気管孔による日常生活の制限はでるものの，根治性の点では優れている．気道と食物の通る通路は完全に分離されるので誤嚥の心配はない利点も存在する．

この術式の**適応は，T2 の一部と T3，T4 の進行癌**である．T4 症例に対しては，喉頭全摘術が一般的である．喉頭癌 T3 は声帯が固定した状態を指す．これは甲状披裂筋，披裂軟骨，甲状軟骨等への癌の浸潤を意味するから，放射線治療では制御しえず，根治を目的としての治療は喉頭摘出術が安全である．手術を行うとしても，最初から喉摘を行うのと，他は放射線治療や化学療法のような保存的治療を行い治癒しない症例に対して手術を考慮するという方法がある．後者はまた2つ

の意見があり，一つは 30〜40 Gy を照射した段階で照射を継続するか手術に変更するかを判断する方法と，もう一つは，60 Gy 以上の全照射を行い経過によって手術を考慮するという方法である．

いずれにしても，全摘に伴う上気道の形態的変化は失声，永久気管孔，鼻粘膜の廃用性萎縮などの負の側面を同時にもたらす．全摘後，患者は3級の身体障害者認定（音声機能の喪失）を受けられることにより，電気喉頭，代用音声，音声治療などで公的補助は受けられるものの，心身ともに大きな負担を強いられることになる．

かつて**頸部郭清術**は下顎下縁から鎖骨上までのリンパ節を含む組織を根こそぎ郭清するものであったが，内頸静脈や副神経，胸鎖乳突筋の温存に始まり，次に郭清領域を省略するようになり，今日では頸部郭清術の術式が多彩となった．転移リンパ節の扱いとしては，声門癌では N＋例には喉摘に加えて患側の頸部郭清術を行い，他側は経過観察を行う．N0 症例では喉摘のみを行う．N2 以上の頸部転移のある症例（stage Ⅳ）は癌の発生部位によらず保存的治療のみで治癒させることは少なく始めから喉摘と全頸部郭清術を考える．

声門下癌ではその一次リンパ節は傍気管部であ

る．声門下癌の進行例は気管傍リンパ節や縦隔リンパ節に転移する率が高い．発見しにくい気管孔再発を防止するため，喉摘時に傍気管部郭清を行う．これは声門癌が声門下に進展した場合も同様である．声門上癌 T3 N0 症例では pathological には N ＋である可能性が高く，予防的郭清を行う意味はある．ただし，予防的廓清を行わなくてもリンパ節転移が明らかになった後に頸部郭清術を行えば制御は可能で，予防的郭清をしてもしなくても転帰には差はない．ただし，予防的郭清を行わない場合定期的な厳重な経過観察が必須である．

2）喉頭摘出後の問題とリハビリテーション

喉摘者は単に音声言語の喪失だけでなく，多くの複合障害を同時に持っている．大別して，①無喉頭症候群（喉頭がないことによる症候群）および，②気管呼吸症候群（気管孔から呼吸することによる症候群）がみられる．その症候は，次のとおりである．

1．無喉頭症候群
（1）音声言語の喪失
（2）臭覚喪失
（3）空気嚥下症（胃腸管への空気吸入）

2．気管呼吸症候群
（1）鼻の空調機能の脱落による気管出血，吸気の加温，加湿が不可能となり，特に冬期，吸気の加湿や吸入療法の指導が重要である．
（2）入浴の不便さ，泳げない
（3）冬季の出血性気管・気管支炎
などがある．

その他に，喉摘者は抑うつの状態に陥りやすい，成人病や，特に重複する癌の早期発見などの問題がある．

（1）喉摘者（身体障害者3級に認定される）のリハビリテーション

①代用音声習得のためのリハビリテーション：食道発声の習得を主軸にした無喉頭音声の指導，食道発声教室への参加．
②気管呼吸者としてのリハビリテーション：気管呼吸に対する管理と生活指導．
③精神面からのリハビリテーション：無音声，しかも頸部に気管孔が開口していることなどに対する精神的リハビリテーション．

（2）喉摘後の無喉頭音声習得

声帯を取った後，「声を作る」方法は3つある．
①げっぷの要領で声を出す**食道発声法**，
②機器を首に当てて振動で声を出す**人工喉頭発声法（電気喉頭法）**，
③食道と気管をつないで食道に呼気を取り込み粘膜を震わせる気管食道**シャント発声法（気管食道瘻）**，シャント発声法はさらに**気管膜様部形成法（天津法）**，**穿刺法（ブロム・シンガー法）**に分けられる．

いずれの方法にも一長一短があり，どの方法を採用するかは，現在のところ医師あるいはリハビリ指導者の考え方，方針または好みなどによって決定されている．このうち**シャント発声法**が再建音声の明瞭度をいうなら最も優れた方法である．食道発声の獲得率は一般的には3割と低く，電気喉頭発声は抑揚の少ない不自然な声になる．

1．食道発声法

肺吸気および舌運動により摂取した食道内の空気を駆動源とし，肺呼気時にこれを吐出し下咽頭の粘膜振動により音声を得る発声法．食道発声の振動源は，上部消化管壁に形成された甲状咽頭筋を中心とした膨隆で，これを**新声門** neoglottis あるいは仮声門 pseudoglottis と呼ぶ．この後壁の膨隆部が前壁と接することで上部消化管内腔を狭小化し，この部を空気が通過することで粘膜を振動させ発声する．最も優れた無喉頭音声だが，大きな駆動エネルギーが得られず，このため十分な音量を獲得できない．それは食道発声獲得に必要な食道の拡張と空気の貯留，吐出の操作がしばしば習得困難だからである．

この発声法は，放射線治療の有無と術後瘻孔形成の有無についてはほとんど影響を認めない．食道発声の習得は**患者の気力と年齢因子**が大きく関与しており，高齢になるほど習得は困難である．

2．人工喉頭発声法

a．**パイプ式（笛式，タピア式）人工喉頭**：呼気

を駆動源とし体外のゴム膜振動を音源とするもので，この音を口腔内に導き発声する．

b．**電気式人工喉頭**（electrolarynx）：電気エネルギーを駆動源とした発振器による発振音を得る方法．ブザー音を経皮的に中咽頭に導く皮膚電動式人工喉頭が普及している．人工喉頭発声では強い音圧を得ることができるが，その音質は機械的である．

3. シャント発声法（気道‐食道（T-E）シャント，tracheoesophageal（or pharyngeal）shunt）

シャント発声では呼気時に気管口を閉鎖することにより，**気管食道瘻**（シャント）から食道内に侵入した空気が下咽頭粘膜を振動させて音源を得る．

下咽頭粘膜振動の成立のためには，喉摘時に温存された甲状咽頭筋が収縮することにより下咽頭後壁に膨隆部を形成し，前壁との間に**新声門**が形成されなければならない．これには，

①喉頭全摘の際に気管後壁をチューブ状にしてバイパス（**気管食道瘻**）を形成する方法（**天津法**）：天津法は気管膜様部を残す必要があるので，喉頭癌の声門下浸潤例や輪状後部癌や頸部食道癌例には適応とならない．**音声の獲得率は約80％**．このシャント発声法は構音機能が優れ，習得も容易だが，**誤嚥**の可能性が潜在する．この誤嚥防止のための工夫が TE シャント（気管食道瘻）の発達の歴史でもある．

②食道から穿刺してルートを作り，そこに**人工的な逆流防止弁**のついたシリコン製のチューブ（**ボイスプロテーゼ**）をはめ込む方法（**ブロム・シンガー法**）：ブロム・シンガー法は，手技が簡単であること，二次再建が容易であること，発声の獲得率が高いこと，逆流による誤嚥が少ないことがあげられる．一方，欠点としては，ボイスプロテーゼが必要なため，挿入と交換の定期的メインテナンスが必要で，長期使用例では肉芽の増生による挿入困難と発声障害がみられること，瘻孔周囲から食物の漏れがみられることがあることなどである．音声獲得率は80％以上．

ボイスプロテーゼは操作手技は容易である．しかも，質のよい音声が得られるが，挿入と交換のメインテナンスが煩わしい．そこで，毎日の入れ替え操作が不要で，しかも挿入操作が極めて簡便なタイプ（グロニンゲン・ボイスボタン，プロボックス2・ボイスプロテーゼ）が後発品としてある．しかしそれとて，内腔からの水漏れや発声障害が生じた場合，新しいものと交換する必要がある．通常5か月ごとの交換が必要である．シャント発声を維持するためには定期診察を怠ることはできない．

天津法であれ，ボイスプロテーゼであれ，いずれも気管孔を指で閉鎖すれば，呼気は食道に入って粘膜を振動させ発声できる．

一般にシャント発声では術後早期より発声可能で，患者の発声訓練の努力も過大なものでない．食道発声では持続発声時間が2～3秒と短く，流暢な会話能力に劣るが，発声に際して両手がフリーである．シャント発声法による音声は片手で気管孔をふさがなければならないが持続発声時間が10～20秒と長く流暢な会話が可能であり，より言語として理解されやすい音声が可能である．しかし，プロテーゼを装着するためそのメインテナンスが大変である．

第4章　喉頭外傷

外傷は，一般に加わった外力の相違とその受けた損傷の相違によって，**鈍的外傷**と**鋭的外傷**に大別される．これらの外傷には，挫創，裂創，割創，切創，剥創などがある．

喉頭は，下顎弓，胸骨，鎖骨に囲まれ，しかもそれ自体に可動性があるので，比較的打撲外傷を受けにくい臓器（器官）である．特に小児ではその傾向が強い．喉頭外傷は，喉頭の内腔からの損傷（**内損傷**）と外頸部からの外力による損傷（**外損傷**）に分けられる．

内損傷は挿管チューブ，胃管チューブ，内視鏡，異物，熱症，化学的腐蝕剤などにより，外損傷はスポーツなどでの打撲，交通外傷，労働災害，刃物による裂傷，銃創などによる．いずれに対しても急性の治療の第一目標は気道の確保であり，救命処置である．次の段階では発声，嚥下の機能回復が望まれるが，初期治療を誤ると陳旧性瘢痕などにより恒久的な障害が残ることがあり注意を要する．

受傷からどれだけ時間が経過すると陳旧性喉頭損傷として扱うかの規定はないが，受傷後2週間までは骨・軟骨に対する一時的処置が可能な時期であり，受傷から2週間以上経過すると陳旧性損傷とするのが妥当と考えられている．

1 種類

1）鈍的外傷

自動車事故におけるハンドル外傷やダッシュボード外傷がよく知られている．甲状軟骨板の正中離断を含む甲状軟骨骨折，輪状軟骨骨折，**披裂軟骨脱臼**，甲状喉頭蓋靭帯断裂，喉頭筋群損傷などを生じる．一般に鈍的外傷では，外見上の損傷の程度に比べ臓器の内部の損傷が高度であり，また閉鎖性損傷となることが多い．

披裂軟骨脱臼は全身麻酔時の**気管内挿管時**，披裂軟骨への強い力学的負荷がかかったときに起こることがある（そのような頻度は0.02%程度にある）．頸部の外傷や手術によるものがこれに続く．さらに，ラリンジアルマスク挿入や上部消化管内視鏡に伴うもの，特発性のものが報告されている．披裂軟骨脱臼にみられるように鈍的外傷による喉頭障害は，外損傷であれば**甲状軟骨が前方から押されると披裂軟骨が甲状軟骨と椎骨に挟まれるかたちで前方に脱臼する機序が多い**．もともと正常の喉頭では輪状披裂関節の構造は堅牢であり，脱臼が生じるには相当な外力が必要と考えられている．

その一方，頸部気管の外傷部位は輪状軟骨気管接合部が多く，そのほとんどが第4輪までの気管軟骨上である．

2）鋭的外傷

一般に開放性損傷となり，損傷を受けた組織が外界と交通する．喉頭の深部に到る損傷では，輪状気管靭帯損傷による喉頭気管離断とそれに伴う反回神経損傷，甲状舌骨膜と上喉頭神経の損傷，頸部大血管の損傷を伴うことがある．

3）熱傷，酸，アルカリ中毒など

火災や爆発などの際に，気道熱傷を生じる．その場合，喉頭，気管粘膜の浮腫による気道狭窄が多い．また酸，アルカリ中毒では，酸による凝固壊死，アルカリによる融解壊死を生じる．急性期には喉頭や気管の炎症や出血がある．

4）絞頸

頸部が圧迫されれば，気道の閉塞，脳血流の遮断，頸部神経の圧迫が起こり死に至る．顔面，鼓膜，外耳道壁，鼻粘膜，口蓋粘膜，上咽頭粘膜，眼球結膜などに溢血所見がみられ，喉頭蓋の舌面は水腫様の浮腫を呈する．溢血所見は少なくとも1週間，喉頭蓋の浮腫は2日くらいで消失する．

この治療は気管切開の準備をしたうえ，吸入療法（ステロイド，ボスミン，抗生物質），ステロイドや抗炎症剤の全身投与を行う．受傷後3～4時間して著明な症状がなければ，気管切開の必要はない．

2 診断

1）病歴の聴取

受傷機転と時間経過を聴取する．どのような外力をどの方向から受けたかなどの情報により，その損傷の大要を知ることができる．

2）症状と視診・触診

外傷性ショック，呼吸困難，大出血，皮下気腫などを含め，全身状態の把握が大切である．疼痛，嗄声・失声，咳嗽，喘鳴，呼吸困難，嚥下時痛，血痰，喉頭の変形，頸部腫脹などに注意する．随伴症状としては，反回神経麻痺，食道損傷，咽頭損傷，頸椎損傷が多い．このうち訴えの頻度の高い症状は嗄声・失声である．また，呼吸困難の程度は損傷の程度と相関するとされてお

り，呼吸困難を訴えた喉頭外傷では、70%に軟骨骨折がみられたとの報告がある．動脈血ガス分析でPaO_2が60 mmHg 未満またはSpO_2が90%未満では直ちに酸素吸入が必要である．吸気時の陥没呼吸，喘鳴，吸気時間の延長があれば上気道閉塞を強く疑う．

視診で皮下出血の状況，触診で皮下気腫，打聴診で気胸の有無の確認．閉鎖性喉頭外傷を疑わせるサインとして，頸部皮膚の充血，皮下出血，皮膚擦過傷などがあげられる．

3）喉頭鏡検査（内視鏡診断）

喉頭の構築（気道狭窄の有無），喉頭粘膜の病変（内腔の浮腫や出血の有無），声帯運動などを診る．しばしば，甲状喉頭蓋靭帯の断裂による喉頭蓋の後下方偏位，披裂軟骨脱臼や甲状軟骨骨折による片側性短縮，喉頭粘膜裂傷や軟骨の露出，高度の浮腫などがある．

4）X線検査

X線撮影に際して頸部の伸展や捻転を行う際には用心する．一般X線検査，CT や MRI 検査，また必要に応じ喉頭気管造影や食道透視を行う．

気道の枠組の損傷や軟骨骨折，皮下気腫や気道内腔の腫脹，頸部の動静脈や甲状腺の損傷を確認する．頸部側面写真では deep cervical emphysema，胸部 XP では縦隔気腫や気胸の有無を判断する．下咽頭や食道の瘻孔が疑われる際にはX線透視が有用である．ＣＴでは骨折部位と程度を診断する．披裂軟骨の立体的な位置関係を明確にできる点では，3 D-CT が有用である．

3　治療

1）救急処置

①喉頭外傷での**気道確保**は，気道の変形や偏位により挿管困難な場合や挿管による新たな粘膜損傷を考えて，通常気管切開を選択した方がよい．
②**止血処置**を行う．

2）保存的治療

喉頭内腔に軽度ないし中等度の浮腫や血腫，または粘膜の裂傷があるが，呼吸困難や喉頭軟骨の

骨折や露出などなければ，気管切開は避けて，全身管理，加湿，抗生物質やステロイド薬または鎮咳剤などの投与を行って様子をみる．あるいは，骨折があっても偏位や軟部組織の浮腫がなく，声帯の可動性が良好な例では，保存的治療が可能である．受傷後 3～4 時間経過して，著明な症状がなければよいが，少なくとも受傷後48時間（2日）程度は，厳重な管理の下での経過観察が必要である．急性期を過ぎたときに喉頭狭窄が起こる可能性を常に念頭に置きながら治療を進める必要がある．

3）手術的治療

喉頭内腔に高度の浮腫や血腫，または高度の粘膜裂傷があり，さらに喉頭構築の損傷，気道の狭窄があれば直ちに**気管切開**を，なるべく外傷部位から離れた下方にて行う．

甲状軟骨，輪状軟骨の偏位骨折は整復固定する．粘膜や声門部の軟部組織損傷は，よく洗浄し，可及的に顕微鏡を用いて層同士を縫合する．粘膜欠損が大きい場合は，梨状陥凹の有茎弁や喉頭蓋，遊離粘膜または皮膚を用いて修復する．修復時期を逃すと瘢痕や肉芽を生じやすい．

移植による粘膜修復例や，喉頭の枠組の固定が不十分な例には，喉頭気管溝を作成し，瘢痕狭窄予防にTチューブなどのステントを用いる．粘膜浮腫にて正確な病態の把握が困難な場合は，気管切開を行ったうえで 3～5 日間腫脹の消退を待ち，手術の必要性や方法を検討することも可能である．しかし喉頭の形成再建手術の手術時期は受傷後可能な限り早い方がよい．

4　喉頭外傷のいろいろ

1）披裂軟骨脱臼
（1）病態・診断

披裂軟骨脱臼では多くの患者は嗄声を伴う嚥下痛を訴え，内視鏡により**披裂部の内側への偏位，声帯の可動不良や固定**を認める．**抜管後に数日以上も続く嗄声（息が漏れる感じ）**があり，それに**嚥下痛**を伴えば，披裂軟骨脱臼の可能性がある．麻酔施行医は気管挿管による全身麻酔後 3 日以上持続する嗄声を認めた場合は，耳鼻科へコンサル

テーションするよう勧めるのがよいといわれる．披裂軟骨脱臼には頻度はまれだが，交通外傷や前頸部打撲などによる喉頭外傷の場合もある．

発声障害は**嗄声というより発声そのものが困難で苦痛**を伴い，声に力が入らず，発声持続時間が著明に短縮する．嚥下痛は嚥下運動時の痛みによる喉頭挙上障害と食道入口部弛緩不全による．この嚥下時の不快感は挿管後の反回神経麻痺（術後の挿管性声帯麻痺）との鑑別点である．多くは**内転脱臼（前方）**で，喉頭展開が不十分なまま披裂軟骨にかなり強い挿入操作が加わったために生じる．挿管時の手技が左の披裂軟骨に損傷を与えやすいということと関係するのか左側に好発する．

披裂軟骨脱臼の最も確実な診断法は，喉頭直達鏡下に披裂軟骨を鉗子で触診する**passive mobility test**によって**披裂軟骨の異常な可動性**を確認すること，**声帯の可動制限，**および**披裂部の偏位**を認め，3D-CTによる**頸部CTも披裂軟骨の偏位**を認める．passive mobility testは全身麻酔が必要なので，本症を強く疑い全身麻酔下に整復を試みる際に行われる．前方脱臼は披裂軟骨が輪状軟骨の前方すなわち気管側に変位したものであり，**外転脱臼（後方脱臼）**は披裂軟骨が輪状軟骨の後方，すなわち下咽頭側に変位したものである．だが，披裂軟骨脱臼の診断は難しく，声帯麻痺として誤診されたまま放置されることが多いのが実情である．一側喉頭麻痺との鑑別診断には**EMG**を行うことが有用である．

喉頭内腔を**3D-CT像**で立体的に表示すると術式決定に有用である．3D-CT像で見ると，脱臼では声帯にレベル差があり，声帯突起間に間隙がある．この点，喉頭麻痺では膜様部声帯に声帯間隙がある．

（2）治療
1．整復に対する考え方
発症後2週間以内の新鮮例では直達喉頭鏡下の非観血的整復術が第1選択である．しかし，披裂軟骨脱臼は自然回復例も多いため，**4週間前後経過観察期間**を置くことについては問題ない．

披裂輪状関節は，輪状軟骨というレールに披裂軟骨が乗るような形で構成される関節である．脱臼は，披裂軟骨の関節窩が輪状軟骨のレールからはずれた形であり，整復術は，はずれた部分に逆方向から外力を加え，その位置を元の方向へ近づける行為と考えてよい．整復術により，たとえわずかでも関節窩の一部が輪状軟骨のレールに乗ればそれぞれの喉頭筋の筋力により，徐々に正常な位置に戻っていくものと考えられる．

2．整復法
無挿管全身（NLA）麻酔下で，ラリンゴマイクロサージャリーあるいはファイバースコープ下にバルーンによる整復術を行う．**膀胱留置用バルーンを食道入口部に挿入し，膨らませ引き上げながら，鉗子ないしスパーテルを披裂部後部より披裂軟骨の偏位した反対方向に力を加えるようにして整復する．**前方脱臼の場合はバルーンカテーテルを声門に挿入し，バルーンが声帯の高さに来たところで，拡張させながら引き抜く**「引き抜き法」**の方法がある．多くの場合は術後1〜2週で声帯運動，嗄声とも改善する．効果判定のために1〜2週間の経過観察期間が必要である．輪状披裂関節の強直化，線維化が起こり，整復が困難になった陳旧例では声帯内注入術，甲状軟骨形成術，披裂軟骨内転術などが行われる．

2）喉頭気管狭窄（laryngotracheal stenosis）[12]
何らかの原因で生じた器質的狭窄を意味し，急性炎症による浮腫，膿瘍，腫瘍による狭窄などは含めない．多くは**慢性瘢痕性狭窄**を指し，これに反応性肉芽によるものや幼小児の先天異常によるものを含める．狭窄部位は声門上，声門，声門下，気管などにみられるが，最も多いのは**声門下腔の狭窄**である．

気管は気管軟骨とその間の気管輪状靭帯により強固に形成されているが，周囲からの圧迫には比較的弱く，腫瘍や血腫などで容易に狭窄する．成人の正常な気管の太さは**1.2〜2cm前後**で，**気管の直径が4mmから半分以下になると呼吸困難**をきたし，喘鳴を認めるようになる．成人では気道の内径が8mm以上に保たれていれば換気障害はない．したがって気管狭窄では**断面積の75％の狭窄**がcritical pointで，成人が**生存する**

ための最小内径は 3 mm である．また**気管・気管支の軟骨の破壊・損失が 2 個以上に及ぶ病巣は気管内腔の保持が得られない**．

（1）原因

後天性狭窄は，原因によって分類することが多い．挿管後狭窄，術後性狭窄，炎症性狭窄，外傷性狭窄などがその主なものである．後天性狭窄の多くがケロイドや肥厚性瘢痕をきたしやすい体質を有していることにも留意すべきである．

①**外傷**（交通事故，労働災害，スポーツによる打撲など）．

②長期間の，または粗暴な**気管内挿管やサイズ不適合なカニューレの留置**．

気管内挿管の安全限界は，8〜12時間とするものから 1 週間とするものまでさまざまだが，**長期の呼吸管理が予想される場合は24時間以内，遅くとも48時間以内には気管切開への移行が望ましい**．

③術後性合併症．

気管切開の合併症：高位気管切開や気管孔管理の不適切に起因するものが一般的である．問題となるのは不適合カニューレ，過度の**カフ圧**，**不適切なカフ位置**およびチューブ固定である．

正常な気管粘膜の毛細血管圧は25〜35 mmHgといわれ，気管粘膜の血流を維持するには**カフ圧は20 mmHg 以下**に保つべきであるとされている．それ以上の圧で長時間の圧迫が加わると，気管粘膜線毛運動の阻害をきたし，最終的には粘膜は壊死に陥る．

④喉頭気管手術の後遺症．

⑤**慢性炎症（気道感染）**．

⑥甲状腺癌や食道癌などの周辺臓器に発生した悪性腫瘍の気管浸潤．

（2）診断

狭窄の**部位，範囲および性質**を把握する．

頸部（正面，側面）単純Ｘ線検査

CT，MRI

内視鏡検査

呼吸機能検査

上記検査を組み合わせて，狭窄部位の広さ，厚さ，声帯運動の障害度，肉芽形成，軟骨壊死の有無などを確認する．早期の客観的評価には flow-volume 曲線が有効である．

（3）治療

幼小児か成人か，位置と範囲（長さ），前壁性か全周性か，単なる buckling-in か欠損か，反応性肉芽によるか搬痕性線維性か，原因は何であったかなどの諸因子を検討することが治療方針を検討するうえで大切である．そして病態に合わせて治療法を選択する．

外傷では10日以内なら急性期の観血的処置で間に合う．

（声門下）狭窄の外科的治療の原則は，①**瘢痕組織を除去**，②**喉頭・気管内腔の上皮化**，できれば raw surface を**粘膜や皮膚でカバー**，③軟骨枠組の整復，必要なら**喉頭軟骨の枠組を拡大**，④適宜**ステント**を留置，の 4 項目である．その他，主な治療法には T チューブ留置術，レーザー併用の喉頭微細手術のような喉頭内腔からのアプローチによるものがある．軟骨枠組に問題のない狭窄症例の場合，狭窄部分を切除した面を可及的速やかに上皮化させることが治療の鍵である．

1．幼小児の場合

小児肉芽性気道狭窄症例に対する治療法としては，気管支鏡下でのレーザー焼灼やステント挿入術なども試みられているが，有効な治療は未だ確率されていない．今後の成長，発達のことを考慮すると，多く利用されるのがモンゴメリーの**T チューブ留置法**で，**喉頭截開術**を併用することがある．外科的手術は，感染や創治癒不良，肉芽の増生による再狭窄を起こしやすく，侵襲も大きいので，成人で行われる気管端々吻合や喉頭前方開大術 trough method がなされることは少ない．

2．成人の場合

内腔が 1/2 以下に狭窄したものでは観血的治療が必要である．

①気管端々吻合法

気管形成術の最も定型的な術式は気管病変部を管状に切除し，両断端を引き寄せて端々吻合する術式である．全周壁狭窄に適応がある．気管の全周剥離は切除部位とその前後にとどめ，血行支配

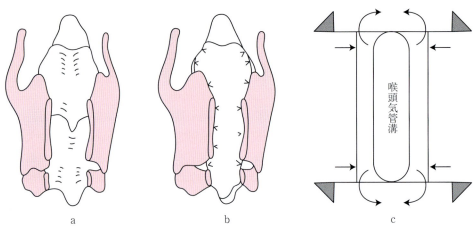

図12　trough法の実際
a：喉頭截開後，肉芽組織を除去，
b：遊離口唇粘膜で軟骨面を被覆，
c：hinge flap（⤴）と advanced flap（→）の略図（各被弁を矢印方向に移動）．

から膜様部の剥離は行わない．

　気道の確保の原点に帰って考えると，気管内腔形成は外圧に耐えて内腔を維持するに足る強度を持つことが大切で，そのために気管が rigid でかつ elastic でなければならないとすれば，現状では気管端々吻合に優る修復再建法は見あたらない．しかも気道再建は一期的に完成し，気道内腔も正常粘膜に覆われるので，理想的再建術といえる．しかし，問題は気管の場合，縫合部の緊張による吻合部離解である．そのために端々吻合術の可能な切除範囲に一定の制限がある．気管に十分な可動性を与え，頸部を最屈曲位に保てば10～12気管軟骨輪までの切除，端々吻合が可能であるといわれている．しかし，この切除可能範囲は，年齢による気管の弾力性変化に大きく左右される．

　舌骨上に切開を入れ，喉頭を下げる喉頭移動術 **laryngeal release** を行えば喉頭を2横指引き下げることができる．そして，laryngeal release のみでも5～7 cm（3輪程度の欠損）までなら吻合可能である．しかし，laryngeal release を行えば，嚥下時の喉頭挙上が悪く，結果，誤嚥が残り高齢者では嚥下性肺炎を起こす危険があるため，5 cm 以上の気管欠損に対しては laryngeal release はケースを選んで行う．

　輪状軟骨レベルでの声門下狭窄改善には輪状軟骨気管切除術による気管甲状軟骨吻合術は非常に有益な手術法で，成功率も高く，有用な気道を再建できる．この方法は甲状腺癌の輪状軟骨および甲状軟骨浸潤例にも良い適応となる．

② 気管輪状甲状軟骨縦切開法（喉頭狭窄開大術，喉頭前方開大術）[13]

　喉頭截開術を行い広く狭窄部位，肉芽病変を露出して瘢痕と肉芽を切除することにより声門下腔および気管を枠組のある**樋の型（gutter, trough）**に形成する（図12）．しかし，気管の部分切除が全周の1/2以上を超える場合には開窓部を閉鎖する有形弁のみで気管内腔の広さを十分に確保できないために，開窓したままで終わらざるを得ない例がある．その場合，狭窄部位の枠組みを補強する何らかの代用気管（前述の端端吻合術）が必要になる．

a．段階的作製法－喉頭気管溝作製後再建

　高度の気管喉頭狭窄に対しては，喉頭気管溝として一定期間開放し，内腔の術創が安定したら前壁の形成を行う．気管壁の欠損が小さい場合は有茎皮弁のみで閉鎖できることがあるが，欠損が全周の2/3を越え欠損が大きい場合は呼吸性に陥凹する恐れがあるため，支持組織による補強が必要である（**遊離軟骨移植**）．一般的には自家軟骨が最適であり，肋軟骨，粘膜付き鼻中隔軟骨，耳介軟骨が用いられる．幼少児にとっては，耳介軟

骨皮膚複合移植片，成人では一側粘膜付き鼻中隔軟骨が適している．いずれにしても，遊離軟骨移植を行い，開放創を閉鎖後Tチューブなどのステントを必要とする．後方まで切開しないと十分な広さが得られない場合には，後方開大が行われる．これは輪状軟骨後壁を縦に切開するもので，この部位に自家軟骨を移植して輪状軟骨後壁の径を広げる（posterior cricoid split）．場合によっては数次にわたる手術が必要で，完成までに相当な期日を要するのが欠点であるが，気管内腔を観察しながら安全確実に補充修正ができる．

支持枠がよく保たれている場合：肉芽で閉塞しているような場合がこれにあたる．内腔直視下にレーザー焼灼し，上皮欠損が少なければ，そのままTチューブ留置．

瘢痕部の切除には**レーザー**（CO_2または Nd-YAG レーザー）が用いられる．**endolaryngealのレーザー手術は**長さの短い膜状狭窄には最適である．主として**先天性や炎症性の薄い瘢痕性狭窄のみが適応**となる．レーザー手術の利点は，出血が少なく手術時間を短縮できる，過剰肉芽・瘢痕形成が少ない，術創の治癒が早い，術後の疼痛が少ないなどがあげられる．この手術を行う場合のコツは，声門下粘膜の全周性の除去は行わないこと，軟骨や軟骨膜の損傷は避けること，肉芽を伴う瘢痕は上皮化が生じるまで頻回に焼灼することである．

狭窄が全周性で1cmを越える場合，内腔の虚脱を伴うような場合にはレーザー単独治療法の適応を越える．レーザー焼灼のみで良好な結果を得られることもあるが，多くは移植を要し，支持枠の安定のために何らかのステントを入れておく．シリコン製Tチューブを一定の期間装用し，狭窄を防ぎつつ管腔を保ち，抜去した後，再狭窄傾向がないことを確認して気管孔を閉じる．原法では最長3か月間留置することになっているが，それ以上の留置も可能である．抜去最適期は決定しづらい面があるので，抜去後は，気管孔レチナや気管ボタンなどで気管孔を保存し，しばらくは経過観察して再狭窄がないことを確認する必要がある．外径と長さを合わせたTチューブを症例ごとに作製する．

Tチューブ留置は声門下に限局した狭窄には有用だが，声門部に留置することにはやや問題がある．長いTチューブで上端を声帯より上に出した場合，それが肉芽形成の原因となるばかりでなく発声，誤嚥→肺炎が重大な問題となる．その他，Tチューブ留置中の問題には，感染や喀痰による再閉塞といったトラブルがある．

支持枠変形が著しい場合：まず広く深いtrough を作り，そこが上皮化されるのを待って，二期的に前壁を形成する．前壁，後壁形成の目的で遊離肋軟骨移植が用いられることが多い．しかし，**気管輪にして4輪程度の長さで半周以下の欠損であれば，特に気管壁補強の手技は必要ない**．

b．気管再建法

従来，内腔面の再建には皮膚や口腔粘膜を用いるのが一般的で，気管枠組の再建には，生体材料（耳介軟骨，肋軟骨など）および人工材料（チタン，オキシアパタイトなど）が使用されてきた．しかし，生体材料は生着しやすい一方で，材料採取のため手術時間が長くなるという欠点を有し，人工材料には，生体の治癒機転として異物を排除しようとする力が働き，感染，拒絶反応，生着しにくいという問題がある．そのため，材料の逸脱，過剰肉芽の形成による狭窄，さらには生体と材料の接点の離開などの問題を克服することが極めて難しい．

人工気管はその材質，形成の違いによって**チューブ式とメッシュ式（メッシュの内外をコラーゲンスポンジで被覆したもの）**に大別される．近年この人工気管を用いた再生医療で再狭窄なく気管孔の閉鎖も可能となった．内腔の上皮化には最低2か月を要し，半年から1年で周囲と遜色ない状態となる．再建範囲は現在のところ窓状の欠損に対してのみ適応がある．

3）声門癒着症
稀な疾患である．

（1）成因
①**先天性**：胎生期の喉頭発育異常が原因と考えられる（**喉頭横隔膜症**）．10歳以下の幼少児に多

い．癒着の程度は前連合部に限局したものから声帯全長にわたるものまで種々のものがあり，その程度の違いにより症状の発現時期に相違があり，軽度のものはなんら症状を呈さない．

②**後天性**（術後性，炎症性）：手術，炎症，外傷および気管内挿管などが原因で生じる．

膜の性状は，先天性のものが薄く，透明な場合が多いのに対し，後天性のものは厚く線維性の場合が多い．この後天性の声門癒着症には，a：両側声帯突起間の癒着を含めた声門前方の癒着，b：披裂間の瘢痕性狭窄を含めた後方の癒着，c：aとbの混合型に分類される．

（2）症状

上気道狭窄による呼吸困難や音声障害をきたす．

（3）治療

手術治療の要点は，癒着部の切離と，いかに再癒着防止対策を行うかにつきる．特に，粘膜損傷部の処置は重要である．

声門部前部癒着症では，ラリンゴマイクロサージャリーにより横隔膜を切除し，再癒着防止には**プレート**を使用する．プレートの装着期間は3週間から6か月．声門後部癒着症では，軽度のものはレーザーによる癒着切離のみで改善することもあるが，高度な病変の場合は，単純な癒着切離，瘢痕除去のみでは再癒着となることが多いので，喉頭截開術を行うことが一般的である．

第5章　言語障害−高次機能障害

高次機能障害とは，脳の病気や外傷によって脳が損傷され，言語の障害，記憶の障害，ある行為，注意の障害などが起きることを指す．これらの障害は，人間を人間らしくしている機能の障害であることから**高次機能障害**と呼ばれる．

例えば，脳の損傷によって麻痺などの運動障害が生じるが，それは一見して他人にもわかる．しかし，運動麻痺が軽ければ高次機能障害を有していても，外見上は軽症にみられることも多い．このため，高次機能障害を知らない人から誤解を受けやすい．しかしその高次機能障害は患者の**社会復帰の妨げ**になる．

高次機能障害を引き起こす原因としては脳血管障害が圧倒的に多く脳外傷が続く．**全ての高次機能障害の中では失語が最も多い**．

1 言語による情報伝達過程

人間の最も人間らしい営みを支える基本的条件の一つは，**ことば（言語）の運用能力**である．

言語は音声や文字に置き換えられ，多くは意志，思想，感情などを伝えるスピーチ・コミュニケーションの場で随意的に発せられる．

このような言語活動は，自分をとりまく環境から意味内容ある情報を感覚器で受け取り，大脳の高次の中枢（**大脳言語中枢**）で一定の言語形式，例えばそれが何を意味するのか（**感覚情報処理**），何を表現したいか，そのためどのような声をどのようなタイミングで発するか（**運動情報処理**）に変換される．そしてそれが大脳皮質の中心前回（**錐体路系**）に伝えられ，その運動中枢からの指令は上位運動ニューロンを経て脳幹，脊髄の運動神経核に達し，さらに下位運動ニューロンを経て発声器官の筋に伝達される．筋に指令（**神経インパルス**）が伝わると，筋は指令されたタイミングで，指令された強さの収縮を行う（**筋活動**）．この一連の発音動作により発声器官に運動が起こり，音声記号としての声が発せられる．

発せられた声は自らの聴器に伝わり，はじめに意図した声が発せられているかを点検する（**フィードバック**）．また筋活動や発声器官の運動も，深部知覚や表在知覚を通じてフィードバックされる．

2 言語障害について

言語障害を日本人の英会話に例えれば，単語や文章は知っていて話せるが，発音が悪くてことばが通じない場合がある．これを**構音障害**（ことばの障害 speech disorders）といい，口唇から喉頭に至る筋肉の麻痺により生じる．例えば，口蓋に麻痺があると「が」が「んが」と発音される．また，小脳の損傷では，単音を繰り返すようにいわれると同じ強さで繰り返すことができず，あるところで強くなったり弱くなったりする．

一方，口の動きが正常でも英語の単語や文章などを知らない場合はことばが通じない．このように脳卒中などによりことばの文化そのものを忘れてしまったものを**失語症 aphasia** という．

失語症と構音障害を合わせて言語障害 language disorders という．失語症はワープロ，すなわちコンピュータの部分（内言語）の障害であり，構音障害はプリンターの部分（外言語）の障害に相当する．これを英語で言えば，構音障害は "can't speak"，失語症は "doesn't know how to speak" といったところである．

失語症も構音障害も，脳血管障害，特に脳梗塞で好発する．**失語症は左大脳半球表面の中大脳動脈領域梗塞で多く出現し，構音障害は脳深部の両側性多発梗塞で多く出現する**．失語症か構音障害の鑑別には，話す項目以外の言語操作を調べてみればわかる．構音障害だけの患者は，聞いて理解する，文字を書く（書字）などには異常を示さない．

失語は利き手と関係が深い．右利きの場合ほぼ100％の確率で左半球の病変後に失語になる．左利きの人ではおよそ60％の人が同様に左半球の損傷により失語が起きる．しかし右半球の損傷によって失語になる人も30〜40％いる．

3 失語症（aphasia）

脳卒中や交通事故などで大脳皮質の言語領域が侵されてコミュニケーションの障害が起こる．ことばの意味がわからなくなったり，言いたいことばが出てこなくなったり，さまざまな症状を呈する．

1）症状

ことばすなわち言語には**話す，聞く，書く，読むの4つの側面**がある．失語症では普通はこの4つの側面のすべてが障害される．すなわち**失語は言語の障害である**．

失認は，物を見せられた，それが何であるかいえない．物を見てその名前をいうことができない．失語の場合はあくまでも，例えばスプーンならスプーンを見て，それが何か飲む時に使うものだとか食べる時に使うものだということはわかっても名前が出ない．これに対して，失認はそれ自体が何であるかわからないという障害である．両者の違いは，物を見せて名前をいってもらったり，使い方を示していただくとかいうことで鑑別できる．物を見せて名前がいえなかった場合，触

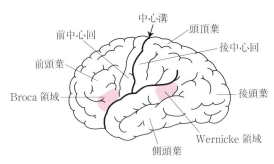

図13 左大脳皮質の側面図，言語野

大脳皮質の言語領域

言語機能のうち言語学的な感覚情報処理は 新皮質の後部（頭頂葉，後頭葉と側頭葉）の **Wernicke（ウェルニッケ）の聴覚性言語野**で行われ，発声発語に関する運動情報処理は 新皮質の前部（前頭葉）の **Broca（ブローカ）の運動性言語野**で行われる（図13）．書字および読字の中枢と考えられているのは**頭頂葉の角回**である．また，各々の領域から，記憶に関係した海馬，扁桃核などに投射していく．

らせてみていえれば，それは視覚失認である．失語は前頭葉とか側頭葉に障害がある方が多いが，視覚失認は後頭葉に病変がある．失語と失認では圧倒的に失語の患者が多い．

2）病理

右利きの人のほとんど（95％以上）が，また左利きの人の多く（70％以上）が大脳の左半球に言語中枢がある．腫瘍，外傷，梗塞など何らかの理由でその言語中枢が損傷された場合に失語症は起こる．特に，左半球の前の方（前頭葉）にある言語中枢は**ブローカ中枢**と呼ばれ，ここが損傷されると主に話すことが障害される（**運動失語**）．また，側方（側頭葉）には**ウェルニッケ中枢**があり，ここが障害されると主に聞いて理解することが障害される（**感覚失語**）．他に，ウェルニッケ中枢の後上方にある**角回**が障害されると，読むことや書くことが障害される．失語症を引き起こす疾病の主なものは脳卒中である．脳卒中患者のうち**約1/4に言語障害**が生じるといわれ，そのうち**失語症になるのは5〜10％**といわれ，現在わが国には約20万人の失語症患者がいる．女性に比して男性に多く（全体の2/3を占める），年齢的には60歳台が最も多い．**運動性失語症が約34％，感覚性失語症が約17％，全失語症が約14％**を占める（図14）．

壮年期に生じる球麻痺は脳幹レベルの核性麻痺であるが，脳動脈硬化症を有する老人では，しばしば核上性の仮性球麻痺を生じる．これらはいずれも構音障害を伴う．失語症患者と異なり**麻痺性構音障害**の患者では，咀嚼・嚥下障害を伴うことが多い．失語症がみられれば普通は左半球損傷で，時に右片麻痺の患者に合併してみられる．

失語と鑑別を要するものとして，**意識障害や痴呆**がある．意識がはっきりしているとは，「自分

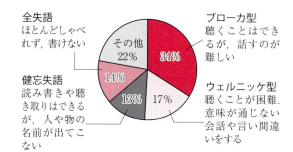

図14　失語症のタイプと主な症状
それぞれのタイプを併発することもある．
（失語症全国実態調査, 2002年, より）

が誰であり，今自分のいる場所はどこで，今いつなのか」という見当識が保たれている状態をさす．失語症は，言語によるコミュニケーションの障害はあっても，見当識の障害はない．痴呆との鑑別はどうか．痴呆や意識障害の場合にも，失語の場合もものの名前が言えない．しかし失語だけの場合は物品の使い方を示すことが可能である．痴呆や意識障害の場合はものの名前が言えないだけでなく実際にそれをどう使うか示せないことが多い．

3）失語症の中身

失語症は，損傷を受けた脳の場所や，損傷の大きさなどにより，さまざまなタイプに分けられる．

（1）話すことの障害
1．喚語困難

日常よく使われることばが出てこない．そのため言いたいことが伝わらない．言いたいことばが出てこないので，他のことばで遠回しに言う場合，これを迂回操作または**迂言**という．例えば「えんぴつ」といえずに「字を書くもの」という．

2．錯語

言おうとしたことと別のことばが出てしまう

大脳半球優位性について

聴覚の優位性は右耳−左脳，左耳−右脳との結びつきが強いことを利用して，両耳から同時に違った音を聴かせて左右の耳の正答率を調べると，正常の人では言語半球と反対側の右耳の正答率が高くでる．同じ方式で西洋音楽のメロディーを使って調べると，左耳−右脳の結びつきが優位になる人が多い．

喉頭の疾患　**635**

表2　主な失語の特徴

	自発語	聴覚理解	復唱	呼称	読解	書き取り	その他
Broca 失語	非流暢	良好	不良	不良	良好	不良	錯語
Wernicke 失語	流暢	不良	不良	不良	不良	不良	
全失語	非流暢	不良	不良	不良	不良	不良	

※錯語：エンピツをエンパツといったり，マッチをインクといったりすること.

（語性錯語，字性錯語）. 例えば，「本」を「新聞」という. コップを「コッパ」という. 錯語が多いと意味のない音が続き，外国語のようになる. これを**ジャーゴン**という.

3．失文法，錯文法

助詞や助動詞がうまく使えず，文が組み立てられなかったり，間違った文になったりする. 例えば，「子供，水，飲む」といったように助詞が抜けた文書を話すこともある.

4．残語

失語症が重症な場合，いつも決まった音しか言わないことがある（全失語）.

（2）聞くことの障害

聞くことの障害，それは，音は聞こえるが，どういう意味かわからない理解障害. ちょうど，外国語を知らない人が外国語を聞いているようなもの. あくまでも話されたことばを理解できるかどうかということである. 鳥の声や自動車のクラクションなどの環境音はよく理解できることから難聴とは区別できる.

（3）書くことの障害（失書）

話す，聞く，読むに比べてより重度に障害される. 例えば，「とけい」を「めけい」と書く誤りがみられる.

（4）読むことの障害（失読）

失語症における読み書き障害は内言語の障害が存在するという一つの証拠でもある. 読みの障害には**読解の障害と音読の障害**がある. 失語があるとこの両者が障害されるが，どちらかが強い場合もある. 「時計」と書かれたカードを見せ，そのカードに書かれたものをいくつかの物品の中から選び出せれば，その患者は「時計」と書かれた文字を理解していると判断できる. 「カメラ」と書かれたカードを見て，「タメラ」と読んでしまうといった誤りは，音読の障害である.

4）病理学的分類

上記の言語操作それぞれについて，各患者がどう障害されているかを調べると，その障害のされ方から，ブローカ失語，ウェルニッケ失語などという診断が出てくる. 例えばブローカ失語では，脳のどの部位が損傷されているかが知られているので，眼前の患者のおよその脳の病変部位が診断できる（**表2**）.

1．ブローカ失語（運動性失語）

聞くことの障害や文字を理解する障害に比べて話すことや書くことの障害が重い. だから，自分からことばを発すること（自発語）が少なく，ゆっくりしゃべりにくそうに話す（非流暢な話し方）. 片麻痺，特に右側の麻痺を伴うことが多くある.

2．ウェルニッケ失語（感覚性失語）

流暢な話し方に比べて聞いて理解することが難しい. しばしば必要な語を思い出せず（語健忘），同じ語が繰り返し現れる，錯誤が混じるなどにより話がうまく通じない. 理解が悪くて質問の意味がわからなくて適当に答え，辻つまがあわないことをいう. 片麻痺を伴うことは少ない.

3．全失語

話すことの障害も聞くことの障害も同じように重いタイプで，書くことも読むことも困難. 残語が少しある程度. 脳の病巣は左半球の広い領域に及んでいる.

4．健忘失語

最も軽い失語のタイプで喚語困難すなわち物の

名前を思い出せないのが主症状.

5．伝導失語

理解したり，発語することはできるが，聞いたことをそのまま言うのが特に難しい．ウェルニッケ中枢とブローカ中枢を結ぶ伝導路が切れている.

6．超皮質性失語

他人の話しを復唱させると上手で理解力もよいが，自分で話しを始めると言語になっていない.

7．失名詞失語

物の名前がいえない.

5）治療・予後

欠陥部分の能力を刺激し代償させる．原則的には言語聴覚士がそれぞれの患者に合わせた治療プログラムを組んで行うが，脳の損傷の部位・程度，発症年齢，患者のやる気などにより予後に差が出る．失語症の回復は一般に発症後1年は著明で，その後回復のカーブは緩やかになるといわれる．成人では全失語は数年経っていればまず回復しないが，損傷が小さく，年齢の若い場合はほぼ完全に治る場合がある．ウェルニッケ失語の機能的予後は悪く，数年後に若干回復する例もあるが，多くの例では症状不変のまま経過する．一方，ブローカ失語の機能的な予後は比較的よく，経時的に少しずつ回復する.

4　構音障害：運動障害性構音障害

俗に**舌足らず**といわれているもの.

1）分類
（1）機能性構音障害

構音・音韻の定型発達には個人差はあるもののある程度の共通点がみられる．例えば，/s/,/z/,/ts/,/r/ の安定使用は6歳頃で90％程度である.

誰でも幼児期には，お母さんを「**おたーたん**」というなど発音がおかしいが，成長するにつれ5歳くらいまでに自分で修正して正しい発音を覚えていく．しかし，「おたーたん」などの幼児期のことばが習慣化して，自分で修正できない場合を**機能性構音障害**という.

中等度以上の**舌小体短縮症**では /r/ の障害が生

じることがある．/r/ は完成の遅い語音であり，例えば，「ら」が「だ」に置換されるなど /r/ の発音に問題があっても，必ずしも舌小体伸展術を必要とするとはかぎらない．舌小体伸展術の適当となる場合も，外科処置のみでは構音習慣は変化しないと推測されるため，短期間であっても**構音訓練**を要する.

また，**粘膜下口蓋裂や先天性鼻咽腔閉鎖機能不全症は，口唇口蓋裂と同様，開鼻声や呼気鼻漏出による子音のゆがみを主症状**とするが，言語発達の遅れを伴うこともある．1歳6か月児検診や3歳児検診の際には，鼻咽腔閉鎖機能に着目した口腔内の視診を行うことは，言語臨床上は有用である.

（2）運動性構音障害

運動性構音障害とは脳損傷の後遺症などで起こる，発音や音声の障害である.

脳など神経学的な問題が基礎にあり運動性の神経のはたらきが鈍くなり，ろれつが回らなくなる場合．舌や唇，声帯等，話す時に使う器官の神経や，筋肉に運動障害があるために，発音が不明瞭になったり，声が変わったりする．舌や唇など，どの器官が強く障害されているかによって，話し方の特徴も変わってくる（**表3**）．ことばだけでなく，指先がよく動かないなど，他の障害がある場合もある．原因は不明なことが多いが，統計的な誘引としては，未熟児だったり，仮死産であったり，幼児期に軽い脳炎があったなどが考えられる．失語症とは異なり，言葉の理解や文字の読み書き等には障害がない.

2）治療

正しい発音の仕方を繰り返し練習する.

5　言語発達遅滞（delayed speech）

1）言語発達遅延とは

ことばは言語中枢の発達とともに，まず理解に始まり，次いで発語に移っていく．1歳を過ぎる頃になるとかなりことばを理解するようになり，初めはごく簡単な口唇を使ったことば，例えばマンマ，ブーブーとしゃべるようになり，さかんに

表3　発声発語器官の形態・機能の検査

検査部位	構音器官検査	所見	関与する神経	構音
口唇	突出・横引き	・安静時，患側の下垂 ・口角の横引きでは健側は上外側へ	顔面神経（Ⅶ）	ぱ行
下顎	開閉	・開口時，患側に偏位 ・患側の萎縮	三叉神経（Ⅴ）	
舌	突出・左右	・突出時，患側に偏位 ・下顎を下げた状態での挙上困難	舌下神経（Ⅻ）	た・か行
軟口蓋	発声時挙上	・安静時，患側の口蓋弓の下垂 ・発声時は健側に引かれる	迷走神経（Ⅹ）	（鼻音化）
喉頭（声帯）		・発声時，患側声帯は内転不完全 ・呼吸時，患側声帯は外転不完全	迷走神経（Ⅹ）	

これを使って遊ぶ．それに対して親が良い方向へ導くことにより，子供は具体的なものをことばとして覚えるようになる．2歳頃になると，二語文をしゃべるが個人差がある．ことば表出に関して問題となる可能性の高い遅れは，**①2歳で有意の単語がないもの、②3歳で二語文のないもの，③言語理解のきわめて悪いもの**である．

2）原因

言語は生まれてから獲得される機能だから，小児の発達過程においていろいろな障害の影響により言語の発達は遅れてくる．したがって，子供の発達障害の主訴として言語発達障害は最も多い．

ことばの発達が遅れている，年齢的に比して会話能力が低い，麻痺など神経症状のないことばの表出の遅い幼児の原因は，**①難聴**（聴力障害），**②知能障害**（精神発達遅滞，知的障害，脳性麻痺，多くは軽度から中等度），**③自閉症**ないし自閉症に近い状態，④種々雑多な原因により話しことばが遅れている**発達性言語遅滞**（運動性言語発達遅滞），この他に，⑤環境に起因するもの（劣悪な教育環境，両親の養育不良あるいは養育過誤，長期にわたる入院や施設収容），従来，⑥**「微細脳機能障害」**といわれてきた多動や注意集中困難また不器用さの目立つ子供達にみられることばの遅れもある．

鈴木は言語発達遅延を以下の8つの病型に細分している．このうち，**精神発達遅延によるものが9割方と最も多い**．

子供の場合には障害（一次的，例−難聴）があると，それをそのまま放置すると二次的に発達障害（例−ことばの障害）が生じる．そればかりではなく，難聴やことばの遅れがあるとコミュニケーションが困難となる．加えてその原因を一方的に子供だけに求めようとすると子供は情緒障害を起こす．

第1の身体発育不全性言語発達遅延は，超未熟児や極小未熟児に伴うことばの遅れだが，そのような例でも，生後2年頃から急速にことばが発達し，4〜5歳までに正常のレベルに達する場合が

赤ちゃんのことば発達の仕組み

人の赤ちゃんは，親やまわりの人たちのことばを聞いて模倣しつつ，内容を次第に理解し，構音機能を発達させてことばにより内容を伝える能力を育んでいく．つまり，脳の言語にあずかる部位は，耳から入ることば刺激があって初めて発達するのである．**この発達は0〜3歳までに著しく，5〜6歳を過ぎると発達にかげりがみえてくる**．10歳頃までに耳から言語刺激が入ってない場合は，通常の会話能力は獲得できない．それ故，先天聾児や高度難聴児では発語もおかしくなる．これは，自分の発音も聞き分けられないため，歪んだ発音を直すことができないからである．

多い.

第2の心因性の言語遅延は，ことばを聞く機会の少ない環境や，ことばを発する必要のない環境に育った子供にみられることばの遅れである．言語障害の程度は軽く，一過性である．

第3は難聴に基づく言語遅延である．30～60 dBぐらいの中等度難聴がことばの習得以前に起こると，言語発達の大きな障害になる．生後3～4か月までに聴覚障害の診断と6か月までに補聴器の装用など療育を開始することが推奨されている．

第4は精神薄弱に伴う言語遅延である．知能のレベルまで会話の能力を延ばすことは可能である．

第5は脳性麻痺に伴う言語遅延である．幼児期には会話の能力の発達障害が目立ち，ことばによるコミュニケーションがある程度可能となった時点で，初めて構音障害が目立つようになる．

第6は幼児自閉症に伴う言語遅延である．ことばの特徴としては，周囲からの話しかけに無関心，独り言，おうむ返しecholalia，自分だけに通用することばの使用idioglossiaなどがあげられる．

第7は注意集中障害attention deficit disorders（ADD）を伴う言語遅延である．このグループに属する言語障害は発達性運動失語developmental motor aphasiaと発達性聾に分けられる．前者はことばの理解は比較的良好で，ことばによる指示や命令の実行は可能だが，自分の意志や事物の名称などを，ことばで表現することが困難な状態である．圧倒的に男子に多く認められる．

発達性聾は，聴力も知能も正常でありながらことばの意味が理解できず，したがってことばの表出も障害されているものをいう．成人の感覚性失語に近い状態である．これら病型に属する子供は幼児期になってもことばを話さないばかりか，ことばの意味を理解せず，またことばに無関心で呼びかけにも反応しない．そして，注意集中障害や多動を伴っている．

第8のタイプは特発性言語遅延と呼ばれるもので，ことばだけの発達遅延である．ことばの発達の様相は，発達性運動失語に似ているが，就学年齢までに正常レベルに達する場合が多く，また両親や兄弟（姉妹）に類似の障害を認めることが少なくない．

3）診断・治療・予後

診断にあたって不可欠な検査は聴力検査と精神発達検査である．

治療は，聴力障害があれば補聴器・聴能訓練，知能障害，自閉症，運動性言語発達遅滞に対しては医学的・心理学的指導により言語能力を徐々に刺激する．運動性言語発達遅滞のことばの発達に関しては一般に予後良好であるが，ただしその発達速度には個人差がある．言語表出が遅れていても言語理解が良好な場合で，しかも日常の動作・反応に問題がなければ言語発達の予後はよいことがほとんどである．特発性言語発達遅延なら，だいたい2歳半位になると正常に追いつく．だから，理由もなく，ことばが遅いということで様子を見るのはだいたい2歳半くらいまでである．

6 どもり（stuttering）

1）どもりの病態

ことばは，呼吸運動や声帯の緊張と弛緩，口腔の諸器官などをうまく利用して作られ（構音），発せられる．もし口唇や舌や軟口蓋などに筋肉の動きと呼吸がうまく合わないと，作ろうとするこ

┃ 発達障害

生まれながらの脳の機能障害が原因とされ，人とのコミュニケーションが苦手な自閉症などの「広汎性発達障害」，気が散りやすく落ち着きがない「注意欠陥・多動性障害（ADHD）」，読み書きや計算など特定領域に困難を抱える「学習障害（LD）」などがある．特性に合わせたさまざまな配慮や工夫をすることで，学校生活や社会に適応しやすくする．

とばが乱れる．その結果，ことばがうまく出ないで，ときに「吃音」となる．

これらの諸筋肉や呼吸の協調を乱す原因には，その部分の病気や異常があるが，3歳頃はこの年頃の著しい精神知能の発達に伴う場合が多い（**発達に伴う生理的な吃音**）．3歳になると，子どもの心はかなり発達し，ことばも単に知っていることばを並べるだけでなく，考えてしゃべるようになる．したがって，**言いたいことがたくさんあると，構音器官の協調がうまくいかないで，発語がスムーズにいかないことがある．大人が興奮してしゃべろうとしたとき，うまくことばが出ないのと同じである．

このような発達に伴う生理的な吃音は，周囲が「**落ちついて聞いてあげる**」「**言いたいことを聞いてあげる**」などしているうちに，消失してしまうことが多い．ことばが一段と発達していく時の，一つの時期といえる．しかし，このような時期に子供の心を乱すことが起きれば，さらに構音がうまくいかないで，吃音が長引いてしまうことがある．中学生から高学年にかけては，吃音を意識し，心理的葛藤が大きくなり，複雑化する．

2）成因

根本的成因については，いまだ学問的には不明である．吃音は**発達性，神経原性，心理原性**を区別できる．児童の吃音はほとんどが発達性であるが，一部は神経原性がある．学童期のどもりの原因の多くは機能的なもの（心因性）だが，頭部外傷や脳卒中の後遺症，喉頭レベルの運動性に問題があって生じることもある．どもりが始まる時期は言語発達の著しい**3歳頃**に大きなピークがあり（多くは生理的などもり），次に**6歳頃（小学校入学後）**と**思春期**である．**幼児期のどもりは2〜3年で自然治癒する**ことが多いが，小学生以降はそれなりの**言語訓練**と同時に**心理療法**を必要とする．どもりがひどく，かつ**付随現象**（渋面，手の奇妙な動き等）がみられる場合や，心理的反応（**場面緊張**）が強いと予後は悪い．発吃後18か月で改善傾向を認めない場合，自然治癒する可能性は低くなる傾向がある．

性別では**男性**が女性より数倍多くみられる

（4：1）．年齢的には思春期から20代前半にかけて症状が目立ちやすく，30歳を過ぎると多少減少する．

吃音は小児の言語障害の中でも構音障害について多く，約1%の有病率である．

3）治療法（小児吃音の矯正）

吃音はその大部分は幼児期に始まるといわれており，幼児期の吃音にどう対応するかは吃音の治療では非常に重要である．

小児の吃音は一般的に**発吃からの経過時間**が長くなるにつれて，症状が複雑になり，心理的な問題が絡んでくる．自分自身がどもることを意識し，どもりそうな場面を避けようとしたり，集団の中で話すことを避けようとするようになる．吃音についての**自己意識**は早ければ学齢期初めから，遅くても3年生くらいには始まる．したがって，子供が吃音を意識していない幼児期と吃音に対する自己意識がでてくる学童期では吃音に対する治療法は異なる．

しかし，いずれにしても吃音の治療で大切なことはタブー視しないこと．「ことばが滑らかに出てこなくても悪いことではないよ」と積極的に話題にすることなら，子どもは一人で悩まず意志や感情が出しやすくなる．ゆっくり話しかければ，子どもも話しやすくなる．ただ言い直させることはよくない．「ちゃんと話さなくちゃ」と焦り，負担に感じることもある．

（1）幼児期の治療

環境の調整，両親の指導，遊戯治療

（2）学童期の治療

学童の吃音は自然治癒の可能性が低いため，何らかの介入が必要になる．本人に対する治療（言語療法，心理的治療），両親の面接，学級担任への働きかけ．

（3）どもりの言語訓練

①呼吸訓練：1回の呼気で長く発声し，声は低音を出す．

②緊張緩和：肩の緊張をとり，まずささやき

声，次に小さい声でゆっくり話す．入浴は筋緊張をとるのに効果的であるから，入浴後の一家団らんはよい方法．

③読書練習：初めに個室で，後は他人の前で読む．その場合，メトロノーム（90～100回／分）に合わせて朗読するのもよい．

④会話練習：家族，友人とくつろいでゆっくり対談する．詩の暗唱，ドラマの主人公役を演じる．

⑤十分な睡眠：これらの訓練は毎日規則的に行い，同時に家族や他人と積極的につき合い，手を動かしながら対話を楽しむ努力が重要である．

文献

1）広瀬　肇．音声障害をきたす疾患．In: 音声障害の臨床．東京：インテルナ出版；18. p 80-81.

2）熊田政信ほか．発声障害の保存的治療：とくに痙攣性発声障害について．日本気管食道学会会報 61：171-174, 2010.

3）石毛美代子，小林武夫．本態性音声振戦症の診断と治療．MB ENT 105：41-58, 2009.

4）広瀬　肇：機能性発声障害．耳鼻咽喉科臨床　80：1334-1338, 1987.

5）平野　実．反回神経麻痺．In: 野村恭也，石井哲夫，編．耳鼻咽喉科診断治療大系．東京：講談社；p38, 1987.

6）Darley F, Aronson A, Brown J. In : Mother Speech Disorders. Philadelphia : Saunders ; 1975.

7）楠山敏行，森有子，佐藤麻美ほか．声帯結節の臨床．音声言語医学 49：149-154, 2008.

8）平野　滋．マイクロフラップ手術．喉頭．；24：90-2, 2012.

9）Colden D, Zeitels SM, HIllman R, et al. Stroboscopic assessment of vocal cord keratosis and glottic cancer. Ann Otol Rhino Laryngol : 110 : 293-8, 2001.

10）頭頸部癌の治療 - その現在と近未来 -．JHONS；13：1273-1402, 1997.

11）Shiotani A, et al : Ann Otol Rhinol Larygol 2010 ; 119 : 225-232.

12）村上　泰．喉頭気管狭窄．日気食会報；41：327-335, 1990.

13）田辺正博，一色信彦．声門下狭窄の治療 - 喉頭気管溝の閉鎖法について - 日気食会報；31：427-430, 1980.

14）喉頭癌．JOHNS；4：1171-1349, 1988.

15）Fitch WT. The evolution of language. Cambridge Univ. Press, 2010.

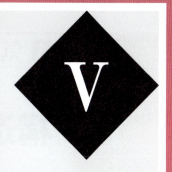

気管・食道科学

A 気管・気管支・肺

I 構造・症候・検査

第1章 気管・気管支の解剖と生理[1]

気管・気管支は喉頭から肺胞に至る呼吸道の通路として鼻腔・喉頭とともに肺の導管系を構成している．気管は管腔を維持する気管軟骨輪，平滑筋とそれらを支持・被覆する軟部組織からなり，合目的に**換気，気道の浄化，分泌等の機能**を有しているが，換気が中心的機能である．気管支は縦隔内にあって基本的には気管と同じ導管的特性を有しているか，呼吸実質である肺胞になじんだ構造を示す．

1 構造

気管は，喉頭輪状軟骨の直下から気管分岐部までの管腔臓器で，直径約2cm（1.5～2.5cm），全長は成人で約12cm（10～13cm）である．前頸部正中に位置し，成人では第6頸椎下縁の高さより第4または第5胸椎の高さで気管分岐部に分かれる．気管は気道確保のため軟骨輪のフレームを有し，各気管輪は後方に開いたC字型を呈し，後部の膜様部は結合織と薄い平滑筋とからなっていて，食道前壁と疎性結合をしている．気管軟骨の数は18～20個ある．縦隔内では食道前面を下降しており，前面に心大血管が存在し，迷走神経も存在する．

気管支樹と気管の断面を図1に示す．主軸気管支は最長で**23分岐**して肺胞に達し（図2），一般に**内径2mm以上を中枢気道**（1次～7, 8次気管支），**内径2mm以下を末梢気道**（7, 8次気管支以降）と呼ぶ．17～19番目の分岐が呼吸細気管支で線毛は消失する．末梢気道は気流が乱れ

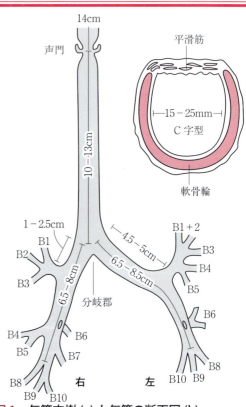

図1 気管支樹(a) と気管の断面図(b)

気管支分岐の命名		
右主気管支	上葉気管支	1：肺尖枝，2：後上葉枝，3：前上葉枝
	中葉気管支	4：外側中葉枝，5：内側中葉枝
	下葉気管支	6：上下葉枝，7：内側肺底枝，8：前肺底枝，9：外側肺底枝，10：後肺底枝
左主気管支	上葉気管支	1＋2：肺尖後枝，3：前上葉枝，4：上舌枝，5：下舌枝
	下葉気管支	6：上下葉枝，8：前肺底枝，9：外側肺底枝，10：後肺底枝
肺葉気管支		区域気管支B

構造・症候・検査 643

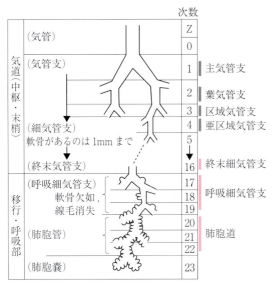

図2 Weibel 気管支分岐の樹形図と各気管支の定義
── 中枢気道：内径2mm以上，1次～7, 8次気管支．
── 末梢気道：内径2mm以下，7, 8次気管支以降．

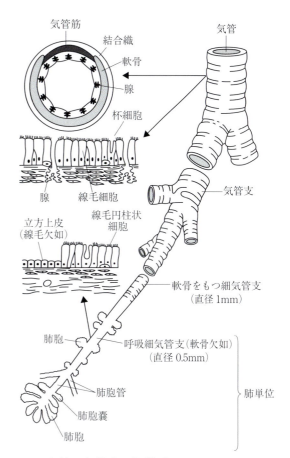

図3 気管・気管支の組織（Hamilton and Harrison）
（切替一郎，野村恭也編，新耳鼻咽喉科学，南山堂，1995，より）

やすくうっ滞するので，吸入された有害粒子による気道炎症が起こり，気流制限を起こしやすい．
　主気管支は左右の肺葉に一致して右は3つ，左は2つの**肺葉気管支（第2次）**を有し，さらに肺区域に分けられるが，これに対応して左9個，右10個の**区域気管支（第3次）**に分類される（**図1，図2**）．気管支鏡でみた第1次，第2次気管枝口の所見を**口絵34**に示す[1]．
　気管軸とのなす**角度は，右気管支は約25°**でほぼ気管の延長線上にあり，**左気管支は約50°**で右より強く傾き内経も細い．**Carina までは上門歯列より成人では約25cmの距離**にある．
　気管・気管支は固定されているが完全でないので，呼吸・嚥下・拍動時にそれぞれ移動する．気管は，外側より外膜，軟骨膜，軟骨，粘膜の構造を有する．気管内面は薄い粘膜で覆われるが，内視鏡で観察すると軟骨輪と輪状靱帯部とに応じる凸凹と後壁（膜様部）の縦じまがみられる．

2　機能

　気管・気管支粘膜は**多列線毛円柱上皮**に覆われ**杯細胞**が散在し，**粘液腺，漿液腺**を有している（**図3**）．気管・気管支の本来の役割は，肺胞におけるガス交換のための気道としての機能であるが，吸入気の**加温，加湿の空調作用**，線毛運動や咳反射による**防御作用**，**気管・気管支の分泌機能**，さらには吸収作用や気管・気管支壁の緊張作用も有している．それによって呼吸，下気道異物の喀出・排除，気道粘膜への吸入物質に対する反射性攣縮がみられる．これらの作用は**自律神経支配**によって行われている．

3　縦隔の解剖

　縦隔は左右胸膜腔の間に位置し，前方は胸骨，後方は胸椎，下方は横隔膜により境され，上方は胸郭上口 thoracic inlet を経て頸部の結合組織腔に移行する．縦隔は通常，前，中，後の3つに区分される．

第2章 肺の解剖と生理[3]

私たちは，息を吸った時に（吸気）空気中の酸素を体に取り込み，酸素が消費されて発生した二酸化炭素を，吐く息（呼気）とともに体外に排出している．これが呼吸である．

空気の通り道である気道は，のどから肺につながる気管と，左右の肺の中に入って枝分かれしていく気管支からなる．気管支の末梢部である細気管支の先は，肺胞という袋状の組織につながっている．

1 肺実質系

肺の最末端部を拡大してみると，**ブドウの房の実の部分**のようになっている．ただし，実の中身の部分は空気が入っていて，皮のみで膨らんでいる状態である．これを**肺胞**といい，この皮に相当する**肺胞膜には網細血管が網目状に張りめぐらされている**．そして，肺胞の空気に含まれる酸素が毛細血管の血液に供給され，血液からは二酸化炭素が肺胞に排出される．こうして，網細血管内の赤血球と空気との間で**酸素と炭酸ガスを交換して**いる．このブドウの房の実に相当するところを**肺実質系**と呼ぶ．

2 肺気道系

ブドウの房の中の幹に相当するところが気道系で，気道系の内面は，拡大すると絨毯のような毛をもった細胞に覆われている．この細胞を**線毛細胞**と呼ぶ．線毛は稲穂が風で波打つように，口の方に向かって波打っている．これを**線毛運動**といい，外から入った異物などを痰に乗せて太い気道の方に運んでいき，最後には咳，あるいは咳払いで外に出すという具合になっている．つまり気道を常にきれいにしているわけである．

3 肺のはたらき

肺のはたらきで重要なものは，空気中の酸素を体内に取り入れて，体内の代謝活動の結果生じた二酸化炭素を体外に放出することである．これがガス交換という肺の重要なはたらきである．このためには，肺は休むことなく膨張と縮小を繰り返してポンプのように空気の出し入れを行っている．肺は**ゴム袋のように弾力をもった袋**とも考えることができる．この袋を膨らませたり縮めたりするのは，肺が入っている**呼吸筋のはたらき**による．呼吸筋の主体は横隔膜と肋間筋である．たとえば横隔膜が縮むと胸郭は拡大して肺も膨らみ，空気が肺内に流入する．これが吸入運動である．息を吐き出すことに相当する**呼出運動は普通には肺に弾力が主に働き**，これに呼吸筋が付加的に作用して行われる．

そして，気道，肺胞のどちらに問題があっても正常な呼吸は行えず，酸素不足になったり，二酸化炭素が貯まったりして健康を大きく損なう

第3章 気管・気管支の症候

気道は臨床的に，①鼻腔，②咽頭，③喉頭，④気管，⑤気管支，⑥気管支末梢に区分される．①〜⑤の狭窄（**上気道疾患**）においては吸気性に，⑥の狭窄（**肺炎，気管支喘息**）においては呼気性に**呼吸困難が起こる**のが一般的である．気管支粘膜には線毛細胞に混じって分泌細胞である杯細胞があり，粘膜下には豊富な分泌腺がある．粘膜が何らかの有害作用により破綻すると杯細胞や分泌腺から分泌液（痰）を生じ，痰は線毛運動や咳反射により排除される生体防御機能が気道には存在する．

1 痰

1）痰の生成と喀出

　ヒトの気道は換気によって直接外界の細菌，異物，その他の有害物質を吸入するため，気道はそれらに対する防御機構として**自浄作用**を有している．痰を生成するのはそのためであり，気管支の中にある痰を喀出するために口の方へ輸送していくのは**咳や線毛の運動**である．

　気管支の表面には上皮細胞がみられる．その線毛上皮細胞には一つの細胞に200本線毛が生えており，1分間に1,000〜1,200ビートという早さで**鞭振り様の運動**をしている．この運動によって，気道の中に入った異物は末梢から中枢に向かって輸送される．一方，外から刺激が入ると，杯細胞という上皮にある分泌細胞から粘液が気道内腔に噴出してくる．健常だと上皮面は線毛細胞が5に対して，杯細胞が1という割合だから，気道の内腔面はほとんど線毛に覆われていると同時に粘液が粘膜表面を覆っている．したがって，いろいろなものを吸ってもそれは自然に粘液中に取り込まれ，その粘液とともに異物は線毛のはたらきにより，自然に口の外に排出される．これがいわゆる粘液線毛輸送機構という自動浄化機構である．ところが，気管支炎患者では炎症刺激により粘膜面には分泌細胞がたくさん増えて，気道の内腔に分泌液がたくさん貯留してしまうので，それを出すために咳をし，一層活発に浄化機能を働かせることにもなる．

2）気道の粘液線毛系

　ヒトの気道の**粘液（線毛系）**はその構成成分である糖タンパクが液状のままで粘性，弾性が低い**ゾル層**と，粘液多糖体がムチンと絡まって高い粘性，弾性を持つ**ゲル層**の2層からなる．これら2層はmucus blanketと呼ばれ，微小異物や有害物質から気道粘膜を守り，粘液の中に捕らえられた有害物質は**線毛上皮運動**により中枢気道に向かって搬走される．そのため気道の分泌は粘液線毛細胞の動きやすい環境を整えるために生じる必要な合目的な生体機能の一つといえる．

　この粘液層の形成に関与する細胞は上皮内**杯細胞**と粘膜固有層の気管支**腺細胞**であり，後者は**粘液細胞と漿液細胞**よりなっている．杯細胞からはムチン，粘液が産生される．粘液腺からは粘液と水分，漿液腺からは水分が出る．気道粘膜下にある分泌腺は副交感神経の支配を受け，**コリン作動性**である．分泌亢進機序は，腺細胞の細胞内Ca濃度上昇であるといわれる．これら腺細胞は太い気道に多く存在し，末梢にいくと少なくなるので，**痰の多くは中枢部の気道で産生される**．

　生理的な平穏な状態では，杯細胞からの分泌は粘膜下分泌腺からの分泌に比較して微量である．しかし，ひとたび炎症が起きると，杯細胞は増加し，末梢側では杯細胞を介した粘液分泌が多くなる．また，血管内から気道腔への血漿成分の漏出も増す．肺や気管支の微小血管の透過性が増加した肺水腫などでは大量の漿液性の痰が生じる．

3）痰の性状と病的な意味

　健常人では1日**約100 ml**の気道分泌液を排泄する．だから痰が出ることが必ずしも問題ではなく，いかなる痰が出たら病気と考えるべきかの判断が重要である．痰の色調や性状，痰が多くみられる時間帯などは気道の病態を知る手がかりとなる．

　大半の痰は気道の途中で再吸収されたり，自然に喉頭まで上がってきて飲み込まれたりして，痰として認識されない．各種の呼吸器疾患患者ではこの気道分泌液が生理的な量を越えて過剰に生成されるため，痰として自覚され，喀出される．実際に喀出される喀痰にはこの気道分泌液に加えて，白血球，脱落した肺胞上皮，気道上皮などの炎症性産物，種々の侵入物，そして唾液などが混入していて，膿性痰は粘液性痰と成分も，物理的性状もずいぶん異なっている．すなわち黄色痰が意味するのは細胞が増加していることであり，病原細菌の増加が強く疑われる色である．錆色や血液の混じる黄色や緑色痰からは莢膜保有病原細菌（肺炎球菌，肺炎桿菌，黄色ブドウ球菌など）が検出され，気道炎の原因菌である可能性が示唆される．

　膿性痰は粘度が高く線毛によっても動きにくく，したがって気道に停滞しやすい．感染症でみ

られる膿性痰は白血球などの細胞や線維が多いが，アレルギー性炎にみられる**好酸球が多い痰も黄色を呈することもあり**，非感染性の黄色痰もあることに留意する．つまり，すべての黄色痰が感染症というわけでもない．停滞する膿性痰はいろいろな悪影響を線毛運動に及ぼし，さらには悪循環を形成する．ことに，膿性痰の中に含まれる**好中球由来のエラスターゼ**が悪影響を及ぼし，エラスターゼが気道系で働くと杯細胞の過形成を起こしてムチンを多く含む粘液過分泌をきたす．さらには，エラスターゼはタンパク質分解酵素だから肺胞系に働くと肺胞壁内にある膠原線維や弾力線維の接合部をはずして肺胞壁の破損，気腔の拡大をきたし，ひいては**肺気腫**が形成されることにもなる．

透明感のある痰は基本的に非細菌性で，大半はアレルギー性かウイルス感染によるものと考えてよい．**粘液性痰**は，副鼻腔炎などによる後鼻漏が流入し，痰として表れているようなケースもある．唾液や薄い卵白のような**漿液性痰**が喀出されることがある．これは気管支漏 bronchorrhea であり，肺胞上皮癌や気管支喘息で多量に出現することがある．

就寝時に咳・痰が目立って多くなる原因は，**睡眠時には線毛の運動が低下**しており，また，寝ている時は体動時よりも**静かに呼吸**しているので痰は輸送されにくくなることも一因である．**そのため就寝時には痰が気管支にたまりやすくなること**，就寝時にはふとんで**暖められた身体に対して吸い込む空気が冷たいことも就寝時に咳が多い原因**となる．患者が喀痰の量が一番多いと感じる時間帯は午前0〜8時で，COPDの患者や喘息患者では朝方の痰，咳で悩んでいる患者が多い．

4）気道のクリーニング－痰の積極的な排出

痰が多く，それを外に出さないでいると，換気の障害や粘液線毛系クリアランスが妨げられる．あるいはそこに細菌が定着しやすく，急性肺炎あるいは慢性気道感染症の原因となるので，痰を十分出しきる工夫をする．これを一般に**気道クリーニング療法**といい，**吸入療法**，**体位ドレナージ**を行う．**痰を出すために重要なことは，気道に水分を保ち，痰の粘度を下げ，排出しやすくすることである**．

痰が多いときには**去痰薬**を使用することも多いが，去痰薬の使用については，賛否両論があり，効果に個人差がある．去痰薬には，抗菌薬の効果を高めたり広義の抗炎症作用を示したりするものもある．**痰を有する咳がひどくて鎮咳薬を用いたいときには鎮咳薬は単独に用いることなく，去痰薬を併用するのが原則**である．咳に痰を伴うときは鎮咳薬を使用すると自然の咳による自浄作用が弱まり去痰が阻害される恐れがあるので，鎮咳薬は痰を有する軽い咳にはできることなら用いない方が得策である．

2 咳

1）咳嗽の発生機序[4]

気道にはくしゃみ，咳払い，咳嗽といったクリアランスの機構がある．咳嗽は病態生理学的には激しい勢いを伴った呼気であり，気道内に過剰に産生された分泌物や気道に侵入した異物を排除するための重要な**防御反射**の一つである．それは気道と肺の正常化および防御に必須である．咳反射は深い吸気に続く爆発的な呼気を特徴とする．主に気道内にある**咳の受容体**が機械的，化学的なあらゆる刺激により刺激されることにより生じる．

受容体からの刺激は，迷走神経を介して延髄の付近に上行し，脳幹の咳嗽中枢に及び，中枢から発した遠心性神経刺激が喉頭蓋の閉鎖と横隔膜・腹壁・骨盤底の収縮をもたらし，呼吸筋を刺激する．すると，短時間吸気が起こり，すぐに声帯が閉じる．それと同時に横隔膜，肋間筋が強い収縮を起こし，気管内圧が高くなる．その直後，声帯が急激に開き，最大呼出速度を超えるような流速の咳が起こる．このスピードは，50〜120m／秒であり，1回の咳嗽で2kcalを消費するといわれている．咳嗽が続くと体力を消耗したり，その激しさ故，肋骨骨折や胸痛を起こすことがあるのはこのためである．

咳を生じる気流は乱流なので，気管などに付着した分泌物を外に排出する．この反射により異物の侵入から気道を防御するのが咳の出る理由であ

る．だから，**咳の原因は何らかの気道の炎症が求心性神経を刺激している**ものと考えればよいので，咳嗽の症例では気道の炎症の原因を明確にすれば根本的な咳の治療が可能となる．このように咳嗽は気道の種々の部位が刺激を受けて誘発されるが，現在の知見では，その部位は**下気道（主に区域気管支より中枢側の気管支）**，**喉頭・咽頭**，**食道**，**横隔膜**，**外耳道**などが刺激を受けた場合に咳が誘発されると考えられている．**サブスタンスP**は，咳嗽反射，嚥下反射に関わる神経ペプチドである．サブスタンスPなどの刺激物質が迷走神経の咳受容体を刺激することにより咳嗽が出現する．サブスタンスPは大脳基底核にある黒質線条体で生成されるドーパミンにより合成が促進される．したがって，大脳基底核の脳梗塞では，咳嗽反射，嚥下反射が障害される．また，気道感染ではサブスタンスPを分解する酵素 neutral endpeptidase（NEP）活性が低下し，咳嗽が発生しやすいとも考えられている．

2）湿性咳嗽と乾性咳嗽

咳には，痰を伴う「湿性咳嗽」と伴わない「乾性咳嗽」との2タイプがある．乾性咳嗽とは痰を伴わないか，伴っても少量の粘性痰である場合である．

ゼロゼロ，ゼーゼーと低音性喘鳴を伴う**湿性咳嗽**は気道炎症などによって生ずる粘液を，体外へ運びだそうとするはたらきから起こる合目的な反応で，こうした咳は無理に止めず，むしろ痰の排出を楽にしてあげる工夫が大切である．湿性の咳は，ウイルス感染，後鼻漏などによる咳でみられる．**湿性咳嗽がみられる時の治療は痰を減らすことを目的として去痰薬を用いるのが筋で，中枢性鎮咳薬の使用は禁忌である**．咳止めだけを使う場合には，かえって肺の中に咳により排出されない痰がたまって呼吸困難が強くなる恐れがある．それ故，単なるかぜ症候群では咳止めを簡単には使用しないことである．もし，咳の原因に細菌性の肺炎や気管支炎が考えられるときには，抗生物質を投与しながら，痰を喀出しやすいように**去痰薬や気管支拡張薬**を併用するのが推奨される．第一世代の抗ヒスタミン薬は，湿性咳嗽を伴う場合に

は喀痰を粘稠にし，排出を困難にするので，使用は好ましくない．

一方，**乾性咳嗽**は，何らかの誘因によって咳反射が亢進して発現する，いわゆる"**空咳**"である．そのメカニズムには少なくとも次の2つがある．第一に**咳受容体感受性亢進**がある．すなわち，吸気の温度変化や弱い刺激物質（受動喫煙や線香の煙など）に過敏に反応して咳嗽が発生するような場合である．喘息や咳喘息以外の乾性咳嗽の原因の大部分はこのメカニズムによる咳嗽と考えられ，咳受容体感受性が正常化すると咳嗽が軽快するのが特徴である．第二に**気道過敏性**があり，**気管支平滑筋の収縮**がトリガーとなって発生する咳嗽があり，喘息や咳喘息における乾性咳嗽のメカニズムと考えられる．この場合，咳受容体は正常である．この咳は体力を消耗し，1週間以上も長引くと，不眠を引き起こしたり，胸痛の原因になったりするので，乾性咳嗽は，鎮咳薬や気管支拡張薬を投与して早めに止めてあげることが大事である．治療に反応しない場合，吸入ステロイドやリン酸コデインなどを加えるのが一般的な対処法である．

そうはいっても，乾性咳嗽と湿性咳嗽の区別は意外と難しい．問診上の「痰が絡む」「痰が出る」という訴えで，すぐに湿性咳嗽と考えないようにしたい．湿性咳嗽の咳は痰を出すためだけの咳嗽である．したがって，診療の現場で咳をしている様子を観察したり，実際に咳をしてもらい，痰が出るか観察し，判断することが重要である．

3）咳の分類と対策[5]

咳の原因のうち，日常診療でよくみられるのは**感染症**，**気道過敏**，**後鼻漏および慢性閉塞性肺疾患（COPD）**による咳である．稀にみられるのが，**逆流性食道炎や異物の侵入や薬剤誘発性，心因性の咳**などである．心因性や薬剤性の咳および肺炎マイコプラズマ，肺炎クラミジア，百日咳などによる咳は乾性である．また，気管支喘息では，乾性と湿性の咳が混在している．

また咳が湿性か乾性かによって原因をおおまかに分けると，湿性咳嗽では副鼻腔気管支症候群とか後鼻漏とか，たばこによる慢性気管支炎

（COPD）等がある．乾性咳では咳喘息，アトピー咳嗽，胃食道逆流，それからアンギオテンシン変換酵素阻害薬による副作用としての咳嗽などが含まれる．

咳のもう一つの分類は，発症からどれくらい時間が経過しているかによる分類で，3週間未満の咳を**急性咳嗽**，8週間以上の咳嗽を**慢性咳嗽**，その中間を**遷延性咳嗽**としている（**図4**）．この湿性か乾性か，急性か慢性化という分類は，咳の鑑別にあたって大事なポイントである．

咳は症候名であって病名ではない．遷延性・慢性咳嗽の原因診断は，病歴と，可能な範囲で行う検査所見から疑い診断（**治療前診断＝目星**）をつけるが，それで確定するわけではない．疑った疾患に対する特異的な治療を行って，それが奏効したら初めて診断が確定する（**治療後診断**）．こういった認識は種々の検査を施行しにくい実地医家において特に重要であり，咳の診断は病歴を主体に治療前診断をつけたあとは特異的治療の効果を確実に見極める必要がある．

診断エラーをきたしやすい主訴で最も多いのは咳嗽といわれている．しかし，適切なアプローチにより75～90％は遷延性〜慢性咳嗽の原因は特定できるとされているので，正しく推論し正しい診断につなげたい．

（1）急性咳嗽の原因と対策

慢性咳嗽 chronic cough は**8週間（2か月）以**上持続する咳嗽，**遷延性咳嗽** persistent cough または prolonged cough は3～8週間持続する咳嗽，**急性咳嗽**は発症後3週間以内の咳嗽と定義され，その原因は単一ではない．

急性咳嗽の約8割は感染性咳嗽とされている．急性咳嗽（持続期間3週間未満）では，①感冒様症状が先行，②咳嗽が自然改善傾向，③周囲に同様の症状を呈する人がいる，④経過中に膿性痰を認める，のいずれかの所見がみられれば感染症を疑う（**図4**）．咳が1～2週間以内の経過をとる場合にはとりわけ**急性**と考えられ，上気道炎，急性気管支炎がここに含まれる．それらはまとめてかぜ症候群と呼ばれることもある．その9割はウイルス感染で，ときにマイコプラズマ，クラミジアの感染がある．咳嗽の強さがピークを過ぎていれば対症療法で経過観察し，ピークを過ぎていなければ，マイコプラズマや肺炎クラミジア，百日咳，肺炎，結核，非感染性肺病変を疑う．**感染症**による咳の原因で，最も頻度が高いのはウイルスであるが，強い咳が長引くことを特徴とする肺炎マイコプラズマ，肺炎クラミジア，百日咳による咳も日常診療でよくみられる．

呼吸器系は鼻腔から喉頭までは上気道，声帯より下は下気道となり，気管・気管支は23回分岐して肺胞に至る．17～19番目の分岐が呼吸細気管支で線毛は消失する．呼吸細気管支より上部では気管支拡張症や慢性気管支炎が，呼吸細気管支ではびまん性汎細気管支炎が，肺胞では肺炎が臨床病名となる（**図5**）．

呼吸器感染症では病変部位によって病原体が異なることが多い．病原微生物が病原性を発揮するには宿主細胞に付着して増殖する必要があり，微生物ごとに好んで付着する細胞が異なる．線毛上皮細胞に好んで付着するのは百日咳，マイコプラズマ，クラミジアであり，急性咳嗽で長期間にわたり頑固な咳が認められる場合には，この3つの病原体を疑うことになる．

咳の診断にあたっては，発熱，呼吸困難，血痰，胸痛，体重減少などにも注意し，血液検査の炎症反応，SpO_2 なども参考にする．自覚症状としての喘鳴を丹念に問診する．症状や検査値によっては，発症数日以内であっても，胸部X線や

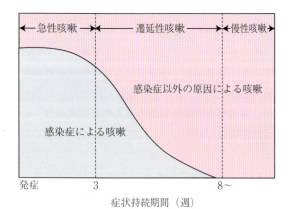

図4 症状持続期間と感染症による咳嗽比率
（日本呼吸器学会咳嗽に関するガイドライン作成委員会編：咳嗽に関するガイドライン，2005，より）

CT撮影なども考慮する.

　胸部X線写真に異常なく，発症から**3週間以内の咳嗽の多くは，かぜ症候群が原因である**. かぜの後の感染後咳嗽はそれでも遷延性咳嗽の48％，慢性咳嗽でも11〜25％を占める. だが，**一般論だが，咳は長引けば長引くほど感染因子の関与が少なくなり**，アレルギーや心因性などの感染症以外の因子の関与が増す.

　感染性咳嗽は基本的には self-limited disease なので，特別な治療はなく自然軽快する. 本来，ウイルス感染による咳嗽は長くても2週間以内に軽快することが多いが，**かぜの患者の1/4が2週間経ってもまだ咳をしているというデータもある**. かぜ症候群の咳嗽に対しては，安易に中枢性麻薬性鎮咳薬を使用しない. 咳嗽はある意味ではウイルスが肺内に広がらないようにするためであり，この生体防御反射を抑制すると，かえって病態を悪化させてしまうこともある. 感染性咳嗽は経過中，**膿性度の変化する痰がみられる**.

　気管支炎や肺炎を起こしている場合の湿性咳嗽は，分泌物が最終的に排出されて治るという経過を取るので，治るまで最低でも2〜3週間ぐらいかかる. 2週間以上続く咳では，他の所見が乏しくても，一度は結核の可能性を考えて胸部レントゲン上の異常がないことを確認しておく必要がある. しかし，結核は咳が多いというより倦怠感や微熱を主訴とすることが多い印象である.

　年齢と咳の関係も重要である. 1歳以下の小児の咳は，ほとんどがウイルス性感冒による湿性の咳であるが，1歳を過ぎると肺炎マイコプラズマ，肺炎クラミジア，百日咳による乾性の咳や，気管支喘息や後鼻漏による咳が増えてくる. さらに，頻度は低いが小学校高学年以上では心因性の咳もみられるようになる. 小児の咳の診断で難しいのは，6歳未満の小さな子どもは肺機能検査ができないことにもよる.

（2）かぜ症候群後持続咳（遷延性咳嗽）

　かぜ症状が先行し咳嗽のみが残存している咳である（表1）. 「かぜは治ったのに，咳だけはおさまらない」といった，上気道感染後にだらだらと続く咳は**かぜ症候群後持続咳（感染後咳嗽）**post infectious coughといわれ，ウイルスなどにより気道上皮が障害され，その炎症が遷延するために出てくるものと考えられている.

　感染後咳嗽の原因として，**気道局所にサブスタンスPが増加**して咳嗽が発生するとの考えもある. 中高年の女性に多く，この場合の咳嗽の性状は原則的には**乾性咳嗽**である. **咳感受性が亢進しているが**，多くの場合，気道過敏性の亢進はなく，喀痰中好酸球比率の増加もない. 咳嗽発生の時間帯は，昼間もみられるが，就寝前〜夜間，朝が中心で，その点咳喘息やアトピー咳嗽と同様である. なかには咳嗽持続期間が，8週間以上持続する場合もある. 感冒後咳嗽の病歴で重要な点は，咳嗽の始まる前に，かぜ症候群に伴う諸症状

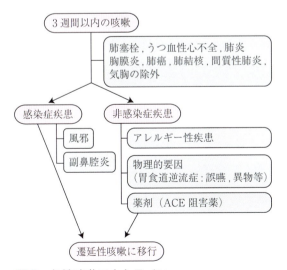

図5　急性咳嗽アウトライン
（日本呼吸器学会咳嗽に関するガイドライン作成委員会編：咳嗽に関するガイドライン，2005.より）

表1　風邪症候群後持続咳嗽の定義

（1）	風邪様症状（鼻汁，くしゃみ，鼻閉，発熱，流涙，咽頭痛，嗄声）の後から続く咳嗽.
（2）	この咳嗽が3週間以上持続.
（3）	咳嗽の原因となる慢性呼吸器疾患の既往がない.
（4）	アレルギー性鼻炎，気管支喘息，慢性副鼻腔炎，慢性閉塞性肺疾患，肺炎は除外する.
（5）	胸部X線に異常所見を認めない.

（藤森勝也. アレルギー 44 （12），1995.より）

がみられることである．ラ音は聴取しない．スパイログラフィーとフローボリューム曲線に異常を認めない．

（3）慢性咳嗽の原因と対策[6]

急性咳嗽では**感染症**による咳嗽が主体であるが，**8週間以上持続する慢性咳では後鼻漏，気管支喘息（咳喘息 cough variant asthma：CVA）および慢性気管支炎**（たばこ気管支炎が多い），**胃食道逆流**が3大原因とみなされており，この3者で約85％を占めるという報告がある（図6）．これは成人でいえることだが，小児では細菌性気管支炎が慢性咳の4割近くを占めるという報告がある．ただし，これは米国でのリポートである．

慢性持続性咳嗽では**感染症の関与は多くの場合否定できる**．それはかぜが原因の咳嗽は8週間もすれば大半のかぜは自然治癒し，咳もおさまるというエビデンスに起因する．だが，慢性咳の原因と目される咳喘息の患者とて発症1〜2週目の早期に受診することも多く，**実際には発症早期の咳喘息と感染後咳嗽の鑑別がしばしば問題となる**．

3週間と8週間の中間の遷延性咳嗽の診断では，まず喀痰の有無を評価し，喀痰がある場合には頻度からして副鼻腔気管支症候群（SBS）を鑑別したい．喀痰がない場合には，咳喘息もしくはアトピー咳嗽，胃食道逆流症，感染後咳嗽のいずれかを臨床症状から鑑別する（表2）．そして，最も疑われる疾患に対する治療法を行い，その治療に反応した場合に〔臨床診断〕するという手法をとる（図7）．

1．咳喘息（cough variant asthma：CVA）[7]
①病態

気道過敏による咳の主体は喘息であるが，最近，呼吸困難を伴わない慢性的は咳を主症状とする**咳喘息**と呼ばれる病態が注目されている．**気管支に炎症があるものの，喘息ほどは気道が狭くならないため，息苦しさや喘鳴は強くない**．喀痰中に好酸球増多がみられ，将来，喘息に発展することもあることから，**喘息の前段階**の病態であると考えられている．あるいは**軽症の喘息**そのものといってよい．かぜから発症することが多いが，何らかの物質に対するアレルギー症状から過敏性だ

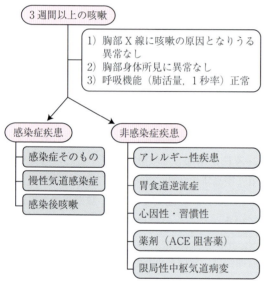

図6　成人の遷延性・慢性咳嗽アウトライン
（日本呼吸器学会咳嗽に関するガイドライン作成委員会編：咳嗽に関するガイドライン，2005，より）

表2　持続咳嗽（慢性咳）を示す疾患の概略

疾患名	咳喘息	アトピー咳嗽	かぜ症候群後持続咳嗽
持続期間	8週以上	8週以上	3週以上
アトピー素因	多くは＋	＋	－
上気道感染の先行	＋のことあり	半数は＋	＋
気道過敏性	＋	－	＋または－
咳感受性	－	＋	＋または－
気管支拡張剤	有効	無効	?
薬物療法	気管支拡張剤 H_1受容体拮抗剤 ステロイド剤 抗アレルギー剤	H_1受容体拮抗剤 ステロイド剤 抗アレルギー剤	H_1受容体拮抗剤 麦門冬湯 TXA_2拮抗剤 TXA_2合成阻害剤

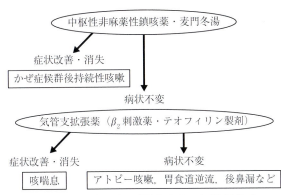

図7 遷延性咳嗽または慢性咳嗽の初診時治療

けが残っている場合もある．受動喫煙や会話，冷気や暖気，季節の変わり目，飲酒といったことが刺激となり，「コンコン」という乾いた咳が出る．「いったん咳が出ると止まらない」「夜や早朝に咳がひどくなる」「咳止めや抗生物質ではよくならない」という場合は咳喘息が考えられる．

慢性咳の原因として多いこの咳喘息の重要な**鑑別のポイントは喘鳴の確認である**．咳喘息の基本病態は，**中枢気道から末梢気道までの気道全体の好酸球性炎症と気管支平滑筋収縮によって発生する**咳嗽である．アトピー素因があり，喀痰の中に**好酸球の増加を認める**．**気道壁深層の気管支平滑筋収縮がトリガーとなり咳嗽が発生する**．

咳嗽の後にゼーゼー，ヒューヒューと音をたてる．**夜間や起床時**に多い．患者はよく咳き込んでよく眠れなかったという．それ故に咳喘息の診断には喘鳴症状の有無を特に深夜や早朝に重点をおいて丁寧に問診する必要がある．ただ，咳喘息は症状から判断するのは難しいため，**気管支拡張薬の効果を調べる可逆性検査，気道過敏性検査などにより総合的に診断する必要がある**．また，喘息気道では，IL-4やIL-3といった好酸球性炎症にかかわるサイトカインがNO合成酵素を誘導しNOの産生が高まるので，**呼気NO濃度**とアトピー素因やスパイロメトリーなどを組み合わせて，軽症喘息，すなわち咳喘息を容易に診断することもできる．咳喘息と診断するためには気道感染後の**一過性の気道過敏性亢進を除外するために最低8週間以上の持続期間が必要**とされている．

咳喘息は気管支喘息の亜型あるいは前段階といわれる．β₂刺激薬等の**気管支拡張薬がその咳嗽に有効**で，このことは他の原因による咳嗽，例えば非喘息性好酸球性気管支炎，アレルギー性気管支炎，後に述べるアトピー性咳嗽，喉頭アレルギーなどと大きく異なる点である．

②診断

1秒量が70％以下である場合や，このような肺機能や呼気NO濃度測定のデータがなくても**強制呼気で乾性ラ音（wheezesあるいはrhonchi）を聴取すればガイドラインでは喘息と診断してよいとされている**[12]．咳喘息の咳の背景には一定の水準の気道平滑筋の攣縮があるので，気管支拡張薬でそれを寛解してあげると症状が軽減する．この**気管支平滑筋の易収縮性を気道過敏性**といい，気道過敏性の亢進は**慢性の好酸球性気道炎症**とともに気管支喘息の基本病態である．

気道過敏性検査が行えない場合には，病歴聴取により他に明らかな咳嗽の原因がなければ，**気管支拡張薬**あるいは**吸入ステロイド薬を治療的診断として2週間試みに使用してみるのが実際的な咳喘息の診断法**である．

咳嗽は気管支喘息の症状の一つであるので，**喘息患者の咳受容体感受性は感冒後咳症候群やアトピー性咳のように亢進していると思われるが，実際には正常である**．咳受容体感受性と気道過敏性は相関せず，咳受容体感受性は，気道過敏性とは独立した気道の反応性である．この事実は咳喘息の病態を理解するうえできわめて重要で，**最も強力な気管支拡張薬であるβ₂刺激薬は，気道過敏性が亢進した咳嗽に対してのみ鎮咳効果を示し，**咳中枢に対しては抑制作用を持たない．気管支拡張薬への反応性の有無による治療的診断が咳喘息の診断に用いられる理由である．一般の麻薬性，非麻薬性の鎮咳薬も咳喘息には無効であることが多い．

③治療

咳喘息は，アトピー咳嗽に比べ再発が多く，**約30％の症例はその後に気管支喘息を発症**し，喘息では気道のリモデリングも認められることから，気管支拡張薬の投与に加え，抗炎症療法（吸入ステロイド薬など）を長期に行うことが求められる．咳喘息を含め気道過敏性や好酸球性炎症の吸

652 気管・食道科学

入ステロイドに対する反応性は良好である.

2. アトピー咳

アトピー咳嗽の基本病態は中枢気道に限局した好酸球性炎症と気道壁表層に存在する咳受容体の感受性の亢進により咳嗽が発生する.咳喘息のような気道過敏性はなく咳感受性の亢進した状態である.アトピー咳嗽と咳喘息は,慢性乾性咳嗽を呈する好酸球性気道疾患という点で共通しているが,アトピー咳嗽の咳嗽は,主に**気道の咳受容体の感受性亢進に基づく咳嗽**であり,咳喘息の咳嗽は主に気道過敏性の亢進による気道平滑筋の攣縮に伴う咳嗽であることから,二つの病態は異なる.この**気道の過敏性の亢進がない点がアトピー咳が決定的に咳喘息と異なる**点で,この疾患を放置しておいても本格的な喘息に移行するようなリスクはほとんどないといわれる.**アトピー咳嗽の本態は非喘息性好酸球性気道炎症である**.ヒスタミン H_1 ブロッカーの類が効果があるという特徴から,アトピー咳嗽は気道系のじんま疹などともいわれる.たびたび感冒様症状を契機に発症し,のどの異常感をしばしば伴う.

アトピー咳嗽は,**気流閉塞を伴わない,いわゆる喘鳴を伴わない**タイプの咳である.軽度な喘鳴がみられても気道の過敏性は証明されずに,一般臨床所見からは喘息とは診断できない.したがってアトピー咳嗽に対して**気管支拡張薬は無効**である.

アトピー咳の患者には広い意味での**アトピー素因**を認める.咳喘息同様末梢血の好酸球の増加,IgE 値の上昇,アレルゲンの皮内テストの陽性などアトピー素因を示唆するような基礎所見がある.鎮咳薬や気管支拡張薬が効かないが,その一方で**ヒスタミン H_1 拮抗薬が有効**である.ヒスタミン H_1 受容体拮抗薬の有効率は約60%であり,咳嗽を完全に軽快させるためには**吸入ステロイドを必要**とする場合が少なくない.

アトピー性咳嗽は予後良好の疾患で,咳嗽が改善次第速やかに治療を終了してよい.咳喘息とアトピー咳嗽を鑑別することは,治療法の選択と長期管理の必要性を判断するために重要である.

3. 副鼻腔気管支症候群

後鼻漏の原因として最も重要な疾患は**副鼻腔炎**

である.分泌された過剰な分泌物の一部は就寝中に流下し,気管の中にたまる.就寝中は咳反射が低下しているため,咳は起こらないが,覚醒時,特に起床時の咳(**morning cough**)や昼間の咳払い(**day time cough**)が特徴的にみられる.**下気道に炎症を起こすと夜間でも咳がみられる**ようになる(副鼻腔気管支症候群).

成人の**慢性副鼻腔炎**患者の約8割に後鼻漏がみられ,その約3割には湿性咳がある.

成人の副鼻腔気管支症候群を構成する下気道の慢性炎症性疾患が小児期に発症することは稀であ

表3 副鼻腔気管支症候群の診断基準(咳嗽研究会,2001年6月)

副鼻腔気管支症候群のきびしい基準(下記の1〜8の全てを満たす)

1. 喘鳴や呼吸困難を伴わない咳嗽(しばしば湿性)が8週間以上継続.

2. (1) 後鼻漏,鼻汁および咳払いといった副鼻腔炎に伴う自覚症状,

 (2) 上咽頭や中咽頭における粘液性ないし粘液膿性の分泌物ないし cobblestone appearance の存在といった副鼻腔炎に伴う他覚所見,

 (3) 副鼻腔単純 X 線写真ないし副鼻腔 X 線 CT 検査において液貯留あるいは粘膜肥厚といった副鼻腔炎を示唆する画像所見.

 (4) 鼻汁中に好中球を多数認めるが好酸球は認めない.

 の4つの所見のうち1つ以上を認める.

3. 自発痰に肺胞マクロファージと多数の好中球を認めるが好酸球は認めない.

4. アトピー素因は認めない.

5. 気道可逆性は陰性.

6. 気道過敏性は亢進していない.

7. 咳感受性は亢進していない.

8. 14員環マクロライド系抗菌薬や去痰薬が有効.

参考所見:
1) 気管支鏡検査では,非喫煙者であるにもかかわらず下気道(気管・気管支)に分泌物(喀痰)を認めることが多い.
2) 血清 IgA 高値,血清寒冷凝集素価の上昇を認めることが多い.
3) 気管支拡張薬,H_1 拮抗薬,抗アレルギー薬および副腎皮質ステロイド薬はいずれも無効.

る．小児期で「副鼻腔気管支症候群」と呼ばれるもののほとんどは急性あるいは反復性の副鼻腔炎に伴う**後鼻漏刺激による反復性咳嗽**にすぎない．

慢性湿性咳嗽のある患者で自排痰を鏡検し，慢性気道感染症の起因細菌が同定され，かつ炎症細胞が好中球主体であれば，**副鼻腔気管支症候群**が80〜90％の確立で慢性咳の原因疾患と考えられる．**副鼻腔気管支症候群 sinobronchial syndrome（SBS）は慢性・反復性の好中球性の気道炎症を上気道と下気道に合併した病態であると定義される**（表3）．

近年では**アレルギー鼻炎や気管支喘息に合併する慢性副鼻腔炎**が増加し，日本人における慢性副鼻腔炎の病態が変わりつつある．そして今は副鼻腔粘膜や鼻茸，分泌液中に著明な好酸球浸潤を認める好酸球性副鼻腔炎が注目されている．この**好酸球性副鼻腔炎**は，手術適応となる慢性副鼻腔炎の20〜40％を占め，気管支喘息の合併が60〜80％にみられ，気管支喘息側からみれば，気管支喘息を合併する慢性副鼻腔炎の70％以上を占める．しかし，この好酸球性副鼻腔炎や非喘息性好酸球性気管支炎は副鼻腔気管支症候群とは異なる疾患カテゴリーに属する．

4．逆流性食道炎（GERD）

胃酸逆流による咳は2，3回の咳でむせぶような咳が多く，胸やけがあったり，からだをかがむと出やすいとされている．海外からの報告ではGERDは8週間以上継続する慢性咳嗽の30〜40％を占める．GERDの呼吸器への関わりは大きい[16]．

胃・食道逆流による咳嗽は逆流物が咽喉頭や下気道に到達し，直接の咳嗽刺激となる（micro-aspiration mechanism）可能性と，下部食道の**迷走神経受容体が刺激**され，中枢を介して反射性（reflex mechanism）に咳嗽が誘発される可能性がある．さらに欧米の報告をみると，50〜70％の患者は胸やけなどの逆流性食道炎症状を伴わず咳嗽のみを呈するものもあると考えられている．

また，**GERD は垂直に立った状態で生じやすくなるため，夜間は咳嗽が少なく，日中に増悪**することが多い．胃酸逆流による咳を疑ったら**PPI（proton pump inhibitor）を8週間服用**

し，効果があれば胃酸逆流と判断する治療的診断が有効である．

5．その他の長引く咳：COPD，百日咳，心因性咳，薬物性咳，心不全

成人においては，感染症，気管支喘息，後鼻漏による咳は多いが，これらに加えて喫煙や慢性閉塞性肺疾患（COPD），アンジオテンシン変換酵素（ACE）阻害薬，ときにはβブロッカーといった薬剤誘発性の咳もよくみられる．

COPD では，昼間，体動時に症状が増悪するということが特徴である．痰はウイルス感染や細菌性の感染を伴うと膿性に変わり，そして量が増え，粘稠で切れにくくなる（COPDの急性増悪時）．

膿性痰で全身症状，特に体重減少，食欲低下，あるいは持続する微熱など全身症状が強いときは**肺結核や肺癌**が疑われる．中年の女性で増加しているのは**非結核性抗酸菌症**である．このような**気道感受性亢進に伴う咳**はじんま疹のかゆみと同じように，我慢できなくてなかなか止まらないことが多い．少しの間，咳が出るのを我慢できると治ってしまうこともある．

何週間も続く成人の咳は**百日咳**にも疑いの目を向けるべきである．ワクチンを打っていても安心はできない．DPTワクチン接種後，感染がなければ**百日咳抗体は10年で減衰してくる**といわれ，青年期以降の感染率も決して低くはないといわれている．ある調査によると成人の**慢性咳嗽患者の6〜20％**が百日咳だったという報告もあるくらいである．年長児や成人の百日咳は臨床所見に乏しく，その上自然治癒することもあるため，これまであまり注目されてこなかった．百日咳では，連続する**発作性の咳嗽とその後の吸気音（スタカート staccato）**が特徴的である．発熱や白血球上昇はみられず，胸部X線上も変化がない．ただ，百日咳では**百日咳抗体が上昇している**症例もある．百日咳を疑ったら血清診断で抗体価の上昇を確認するが，咳が1〜2週間続いている段階では1回目から抗体価がすでに高く，2回目との比較評価は難しいことも多い．というわけで百日咳は「**長引く咳**」と**家族歴**しか診断の手がかりがない．遷延する咳嗽を見た場合，特に乳幼児

との接触のある成人ではまず家族歴からこの疾患を疑ってみることが必要である.

百日咳の治療にあたっては**マクロライド系抗菌薬とコデインリン酸塩などの鎮咳薬の投与**が感染初期に効果的である.ただし,百日咳毒素が咳を引き起こすため,痙咳期に入ったら投薬しても症状は軽減しない.薬物投与が無効なら**百日咳の制圧にはワクチン接種による予防しかない**.米国胸部医学会（ACCP）はガイドラインの中で,成人用百日咳ワクチンを65歳以下の成人に用いるよう勧告している.

薬剤性咳嗽の多くは**ACE 阻害薬**による**乾咳**である.ACE 阻害薬内服患者の10％程度に咳嗽がみられる.ACE 阻害薬を中止すると慢性咳嗽は**1週間以内に消失**することが多い.ACE の阻害により局所でブラジキニンが増加,その結果気道においてサブスタンス P やヒスタミンが上昇し,咳嗽が誘発される可能性があると推定されている.この ACE 阻害薬による咳嗽やストレスが原因で起きる咳嗽の頻度は圧倒的に**女性に多い**.女性でも,閉経後の女性の方が閉経前の女性よりも敏感である.女性,ことに閉経後の女性に慢性咳嗽患者が多い事実の説明の一端としてこのことは引用される.ACE 阻害薬以外の薬剤では β ブロッカーの使用で気道が攣縮し慢性咳嗽の原因となることがある.

心因性咳嗽は,**咳チック**とも呼ばれている.乾性の咳が出て,**意味もなく咳払いをする**のが特徴である.楽しい話をしている時は治り,目前の病気の話をするとまた咳が出ることもある.心因性咳嗽は季節性がなく,たとえばストレスの多い職場で,人前とか**緊張時に出て,睡眠中には出ない**.また,非常に忙しいときは"咳を忘れる"ことがあるのも心因性咳嗽の特徴の一つである.感冒症状が納まった後でも咳症状に注意やとらわれが生じて咳が続くというパターンが最も多く,その過敏性を獲得するプロセスに何らかの心理・社会的ストレス要因が関与しているのであろう.治療では,マイナートランキライザーの投与などが有効とされている.

寝てから症状（咳）が起こり,そして高齢者であれば,頻度が高いのは第1に**気管支喘息**,第2

にうっ**血性心不全（心臓喘息）**である.夜間,特に夜明けに咳が出る,痰が出にくいという場合は症候学的に気管支**喘息**を疑う.喘息は発作性に症状がみられるという特徴がある.うっ血性心不全では,基礎疾患に**高血圧**や,**陳旧性心筋梗塞などがあって心機能が低下**しており,就寝後まもなく**咳と白色の痰が続く**という訴えになる.うっ血といういうのは,心臓のポンプ機能が低下してさばききれない血液が血管あるいは毛細血管に溜まり,そこから間質の方に,体液がしみ出ていく現象である.このしみ出ていく現象事態が肺の実質に起きたものが肺水腫であり,胸膜の中に出たものが胸水である.それだから**うっ血性心不全の場合の咳と痰には利尿薬を使う**.利尿薬を使って症状が軽くなれば,うっ血性心不全の可能性もあるといえる.第3に COPD で,COPD で夜中に咳と痰が多くなるのは,急性増悪のときである.COPD で **2週間を超えて,膿性痰であるとか,感染症状が続く場合**,あるいは熱が出るような場合には,白血球数あるいは CRP を調べ,それから循環系の疾患を除外するために頸静脈怒張や下腿浮腫,心音異常など心不全を示唆する所見の有無のチェックのため,**心電図,胸部の X 線写真を撮っておく**.

4）小児の慢性咳

米国胸部疾患学会会議（ACCP）のガイドラインでは,**小児慢性咳嗽は15歳以下で8週間ではなく4週間以上持続するものと定義**されている.小児の長引く咳の3大原因は,マイコプラズマなどの非定型菌による咳,副鼻腔炎などの後鼻漏による咳,喘息など気道過敏による咳である.そして,そのような長引く咳の鑑別は,臨床的には咳の性状で鑑別するのが小児では現実的である.

乳幼児の咳の原因の大半はかぜと考えてよい.喘息のような症状があっても生後6か月未満では急性感染症によるものがほとんどだから喘息と安易に診断してはならない.それ故,かぜによるものかどうか,発症して2週間は様子をみることが推奨されている.

喘息は**生後6か月を過ぎると,少しずつ本当の小児喘息がみられるようになる**.2歳位になると

喘息としての症状がはっきりとわかるようになる.

小児の咳は昼間と夜間と咳の多い時間によって疾患を大別できる. **夜間に多い咳は，反復するウイルス感染，非定型菌感染，喘息などの気道過敏による咳などである**. 湿性の咳であれば，保育園に通い出して間がなくかぜを繰り返しひいている（反復するウイルス感染に罹患している）子どものことが多い. 乾性の咳であれば，マイコプラズマなどの非定型菌の感染による. 年長児では，夜間のみの窒息しそうな咳嗽は百日咳のことがある. 喘息など気道過敏による咳は，本来乾性の咳だが，感染を伴うとしばしば湿性の咳となる.

朝の寝起きや昼間に多い咳は，心因性か後鼻漏に伴う咳である. 乾性の咳であれば心因性，湿性の咳であれば後鼻漏を伴う副鼻腔炎による咳である. 心因性咳嗽は「睡眠中は消失する奇異な咳」である. 10歳代に多く，「せきが出る」としきりに訴え，保護者側の関心を惹こうとすることも頭に置いておく必要がある. 後鼻漏に伴う咳も就寝時，床についたときに一時的に増加するが，眠ると止まることが多い. **咽頭後壁に鼻漏を認めることが多く，覚醒時（起床時にみられる morning cough）に最も強く，起きているときには断続的に現れ（daytime cough），痰が絡むのが特徴**である. これが急性鼻咽頭炎（普通感冒）によるものであれば，多くは1週間以内に咳は治まる. 咳の増悪要因として多いのはアデノイド（咽頭扁桃）でアデノイドが鼻の後ろをふさいでいる状態では鼻呼吸ができない. 口呼吸では呼吸抵抗が高くなり，咳が出やすく，いびきをかく.

小児慢性咳嗽ではエピソードがはっきりしない**気道異物**も原因として重要である. 2歳位になると自分で異物を口に入れてしまうことがある. 気道に異物が入ると，ケンケンと激しくほえる犬の声のような咳（**犬吠様咳嗽**）が出る. クループとまぎらわしいこともあるが「感冒症状がないのに急に咳き込みだした」「食べている最中から咳が始まった」などの経過がある場合は，異物を疑う.

5）咳の診断[8]

診断には病歴の詳細な聴取および診察が重要で，病歴では特にアレルギー性素因の有無，喫煙習慣の有無，鼻汁，後鼻漏，胸やけ，ACE阻害薬など降圧薬の服用などは最低限聴く. 咳の診断では胸部X線による正診率は7%と低く大多数の例は異常を示さないが，**肺癌，肺炎，結核，うっ血性心不全，間質性肺炎，気胸などの疾患を除外するためにも2～3週以上続く咳を訴える患者では胸部X線検査を含めた精査を施行する**. これらの疾患は，診断が遅れると生命予後に関わる疾患であるが，しばしば咳嗽が初発あるいは唯一の所見となることもある. レントゲン写真に異常がないということが確認できてはじめて咳の鑑別に進んでいく. その折，血液検査上の炎症反応なども参考にする.

レントゲン写真で影がない遷延性あるいは慢性咳嗽の場合，どこに気をつけるかだが，最初にチェックするべきポイントは，**喘鳴 wheeze があるかないかである**（図8）. 喘息を見落とさないことである. **深夜や早朝の喘鳴症状の有無を丁寧に問診する**. 冷気や会話で誘発される咳は咳喘息の診断に有用である. 胸部を聴診する際にも，安静換気の聴診だけはなくて，**強制呼出をさせて聴診する**. そうすると呼気の終末で喘鳴が聴こえることがある. 喘鳴があれば喘息である.

あと鑑別とすれば，**心不全，COPD** などがあがってくるが，COPD では喫煙歴の有無，年齢，一定の年数喫煙をしている方に発症する. それから症状の好発時間が，喘息では深夜，早朝だ

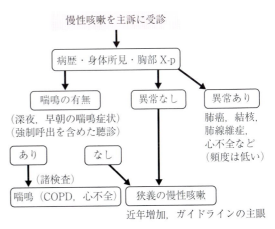

図8 慢性咳嗽を主訴に受診した場合の診断フローチャート

（新美彰男）

が，COPD では昼間の労作時に息切れが悪化する．禁煙により90％以上で1か月以内に咳嗽が消失あるいは軽減する．心不全の場合には，**心音や浮腫の存在**などに気をつけて鑑別する

　急性の咳の場合は，**感染性の頻度がかなり高い**．発熱はあるか，感染症状はあるか，炎症所見はあるかをまず調べてゆく．感染性のものの多くは普通感冒が多い．これはウイルス性の疾患で，自然軽快があるのである程度時間が経てば治るが，**マイコプラズマ**とか，**クラミジア，百日咳**による気管支炎は咳が長く続くので，咳が遷延するなら，そのような感染の可能性を考えて**抗体検査を一度やってみる**とよい．また，マイコプラズマ，クラミジア，百日咳は**マクロライド系抗生物質を投与**して，咳がよくなるかどうか診断的治療を試みるのもよい．ただ注意しなければならないのは，抗菌薬が有効なのは，非定型菌による咳の場合ではおそらく感染の初期の段階であって，経過が長びくと，抗菌薬だけではなかなかよくならない．よくならないのはマイコプラズマではマクロライド耐性菌が約40〜80％ほどみられるのも問題である．マクロライド耐性のマイコプラズマに対しては，レスピラトリーキノロンやミノサイクリンも第一選択となる．しかし，マクロライドでよくならなくてもマイコプラズマ感染症の多くは**約1か月で自然終息する**ことを知っていてもよい．

　咳嗽以外の症状にも気をつける．膿性の痰があれば感染症の可能性が高まる．その場合は急性鼻炎，急性副鼻腔炎，慢性気道疾患急性増悪などを念頭に置く．慢性気管支炎の痰は粘液性であり，それが膿性となったら細菌感染症（結核を含む）の合併を考える．ただし，膿性鼻汁が混入して「膿性痰」となることもあるので要注意．喘息患者の痰も好酸球によって黄色になることがある．

　鼻副鼻腔炎に併発する場合の咳は咳払いであったり，咽頭後壁には後鼻漏がみえたり，発赤やリンパ濾胞が敷石状にみえたり，副鼻腔レントゲン像に液体貯留像や粘膜肥厚像を認めたりして判断する（**上気道咳症候群 upper airway cough syndrome**）．副鼻腔炎を合併することが多いびまん性汎細気管支炎 diffuse panbronchiolitis

（DPB）は，胸部 CT 所見上，小葉中心性の粒状影を認めることが多い．人種特異性が高く，日本，韓国を含む東アジア地域に集積し，本邦においては HLA-B54 と高度の相関が認められる遺伝的素因の強い疾患である．これらの感染性疾患では，急性の炎症症状が軽快した後に咳嗽のみが遷延して数週間持続することがしばしば認められ，**感染後咳嗽**としての概念が提唱されている．この場合の問診のポイントは，**咳嗽のピークが過ぎているかを聞いて**，ピークが過ぎていれば対症療法で様子をみる．

　血痰，あるいは**体重の減少**などがあれば肺癌，気管支結核も疑われる．**間質性肺炎**は金属や鉱物を含んだ空気，カビなどに対するアレルギー反応が主な原因である．中高年の男性に多い．肺胞間質に炎症が起き，空咳，息切れがある．長期間，難治性の咳が続いたら，呼吸器内科に紹介し胸部 CT を施行していただくことも考慮する．

6）咳の治療

　咳嗽は，呼吸器の専門医のみならず，多くの耳鼻咽喉科医がプライマリケアの診療現場で遭遇する頻度が極めて高い疾患である．世界中で，受診理由として発熱や腹痛と並んで最も頻度が高い症候の一つとする報告もある．耳鼻咽喉科医もこの咳の治療に精通しておかなければならない．

　咳の治療は，原因を明らかにして，原因に応じた特異的な治療をすることが原則である．咳嗽の原因には，少なくとも咳受容体感受性亢進と，気道過敏性亢進，すなわち気管支平滑筋収縮（気道収縮）の2つがある．したがって，咳嗽を抑制するには咳受容体感受性亢進を抑制する薬物，気管支平滑筋収縮を抑制する薬物，咳中枢を抑制する薬物（中枢性鎮咳薬）を用いる．

　咳はそもそも気道に侵入する異物や病原体などを排除するための生体防御反応である．**中枢性鎮咳薬（麻薬性・非麻薬性）**は原因とは無関係に中枢レベルで咳を押さえ込む非特異的治療薬であり，防御機構として「必要な咳」をも抑制する．そのために痰の喀出を障害して感染症を悪化させるリスクもあるため**原則湿性咳嗽では中枢性鎮咳薬は使用しない**．また脳血管障害合併が多い高齢

者では誤嚥のリスクが高いので，高齢者にも中枢性鎮咳薬の使用はできるだけ控えるべきである．また中枢性鎮咳薬は便秘や眠気といった副作用が多い．さらにいえば，咳喘息やGERDなどの咳にはコデインの最大量もしばしば無効である．コデインの使用は患者のQOLを著しく低下させる乾性咳嗽にとどめ，中枢鎮咳薬の安易な使用には注意を要する．

気管支平滑筋の収縮を抑制する**β₂刺激薬には**，気道の咳感受性や延髄の咳中枢に対する抑制作用はなく，**一般的なかぜなどに伴う咳嗽に対する鎮咳効果はない**．乾性の咳嗽の場合は，気管支拡張薬が有効なのは咳喘息だけなので，まず気管支拡張薬が有効かどうかということをみるのも一考である．**気管支拡張薬が有効であれば咳喘息と診断して**，その最も強い気管支拡張薬はβ₂刺激薬なので咳喘息には優先的にこれを用いる．咳喘息を疑い気管支拡張薬の**効果が不十分な場合で**，咳嗽が続く場合にはまず**中枢性非麻薬性鎮咳薬や麦門冬湯，ヒスタミンH₁受容体拮抗薬**などを投与し効果を確認する．これら三剤を併用したカクテル療法も時に有用である．ヒスタミンは咳の重要なメディエーターなので，抗ヒスタミン薬は咳に効果がある．その場合，第一世代の抗ヒスタミン薬が第一選択薬である．**咳感受性抑制を目的としてステロイド薬の経口投与や吸入ステロイドを併用してみるのもお勧めである**．導入時に，経口ステロイド薬（プレドニン®換算20〜30 mg/日）を3〜7日間追加するのも有用である．このような投与期間であればステロイド薬の漸減は不要である．また，気管支拡張薬に加えて，**ロイコトリエン拮抗薬**が有効な症例がある．

湿性咳嗽の対症療法は去痰薬である．湿性咳の場合，喀痰から肺炎球菌が同定される場合の副鼻腔気管支症候群では軽症のことが多く，βラクタム系抗菌薬にて軽快するが，緑膿菌が同定されるような重症例では14ないし15員環マクロライド薬の長期少量投与が奏効する．慢性気管支炎は禁煙にて軽快する．慢性気管支炎が急性増悪した場合は，ニューキノロンなどの抗菌薬により増悪した分の症状はとれるが，禁煙する以外では症状は消失しない．SBSと診断後は，抗菌薬の少量長期療法を少なくとも6か月間継続し，2年を目安に終了する．

喘息でも気道狭窄が存在しないときもあり，喘息，咳喘息，アトピー咳嗽の間には境界線はなく，クリアカットに分類できないこともあるので，それぞれのアレルギーによる咳嗽の診断根拠がそろわなくても，**症状に特徴があれば早期に吸入ステロイド薬にて診断的治療を開始し，効果があれば治療を継続するのも合理的な咳嗽の鎮静法である**．

慢性副鼻腔炎があり，後鼻漏がみられる子どもには，いわゆる鼻うがい（鼻洗浄）を勧めてみる．

3 血痰・喀血

1）原因

血痰は，下気道からの出血により単に喀痰に血液が混じった状態をいい，血液のみを喀出する状態を喀血と呼んでいる．血痰，喀血は**非特異的な症状**であり，原因としては，気管支炎（急性および慢性気管支炎，気管支拡張症，びまん性汎細気管支炎，気管支異物などに由来する），肺炎，肺膿瘍，結核などの呼吸器感染症，肺癌，気管支腺腫などの腫瘍性疾患，肺塞栓症，肺血管奇形などの肺血管疾患，うっ血性心不全，さらにWegener肉芽腫症などの自己免疫性疾患がある．

血痰喀出患者の約50％は気管支炎，気管支拡張症や肺炎などと診断される．しかし，肺癌も5〜10％に発見される．特に50歳以上の重喫煙者に限れば約15％の高率に肺癌が発見されるという．気道中枢側の肺癌（特に扁平上皮癌・小細胞癌）ではとりわけ頻度が高い．**血痰の原因診断では肺癌を見逃さないようにすることが重要である**．

喀血では気管支拡張症，結核関連疾患の頻度が高い．とりわけ気管支拡張症は喀血の原因の1/3を占める．原因の特定されない特発性の喀血も少なくない．その特発性喀血症のほとんどが喫煙者である．感染に伴う致命的な喀血の多くは空洞例であり，結核菌，アスペルギルス，放射線菌など，肺膿瘍を形成する起炎菌による感染などが指摘されている．結核の診断には十分注意を払うべきである．

658　気管・食道科学

2）診断

　口から出血している場合，問題となるのは上気道からの出血なのか，下気道からの出血なのか，あるいは消化管からの出血（吐血）なのかを鑑別する必要がある．

　まず，病歴聴取，診察により患者の口腔，上気道を観察し出血が上部消化管や鼻，咽頭，喉頭からでないことを確認し，さらに**胸部X線検査**，**CT**，必要に応じ**気管支鏡**や肺血管造影などの検査を行い，**原因疾患，出血部位を診断**する．出血傾向などにも注意が要る．大量喀血の場合には，気道出血による窒息からの回避が緊急を要し最重要である．そして，何はともあれ，止血することが第一に要求される．また，重要なのは吐血との鑑別だが，血液の性状，咳嗽に伴って出るかどうか，胸部の聴診所見，腹部所見・症状などを参考に判断する．

　CTと気管支鏡検査を行っても原因が明らかでない喀血を**特発性喀血症** cryptogenic hemoptysis と呼び，ある報告では，喀血全体の7〜25％を占める．そのような例で，大量に200 ml以上出血する例では，血管造影で気管支動脈が拡張蛇行していると同時に，気管支動脈と肺動脈の異常交通（**肺血管奇形**）をみることが多いといわれる．気管支動脈塞栓術（BAE）で喀血の治療を行った報告では，難治性の喀血例は大部分がアスペルギローマであったとの報告もある．

　血痰を訴える患者において考えるべき最も重要な疾患は**肺癌**である．血痰・喀血の持続する例では肺癌のリスクが高い．1日の喫煙本数を**ブリンクマンインデックス（BI：1日の喫煙本数×喫煙年数）**といい，この数字が400以上ならば中心型肺癌の発生する高危険因子と考え，喀血の診断にあたっては慎重に気管支鏡検査をする．**気管支拡張症**では上気道感染症から引き続き，炎症が下気道に波及して膿性痰を伴って喀血をきたすのが一般的である．**うっ血性心不全**では労作時呼吸困難，浮腫を伴った淡い血性痰（ピンク色の泡状痰）から喀血に至るので容易に診断できる．

3）治療

　多くの例は，かなり大量に喀血しても自然止血する場合が多く，まず，あわてずに患者を**前屈**，さらに，**うつぶせ**にして，**頭部を低くさせ，自ら血液の排出をうながす**ことにより窒息を防止し，健常側に血液が流入しないようにする．ほとんどの症例で，保存的療法で止血が可能である．自然止血が困難と判断した際は挿管が必要だが，大量喀血の際には通常の経口挿管が困難であることも多く，この場合は，甲状軟骨と輪状軟骨の間の膜様部をメスにより切開し，緊急気管切開を行う．

　気管支鏡下の治療としては，止血剤の局所注入（フィブリノーゲン＋トロンビン，またはフィブリングルーを撒布，注入），wedge balloonの挿入，内視鏡的レーザー焼灼治療，オキセル綿充填止血，エタノール注入，**気管支動脈塞栓術（BAE）**などがある．致死率が高いとされる1時間に100 ml以上あるいは24時間で500 ml以上の大量喀血例などの危険な病態，あるいは繰り返す喀血症例では，BAEが適応となる．大量出血の95％はBAEで止血が可能である．

　喀血の再発は3か月以内が多いので，予後の注意深い観察が必要であり，さらに喫煙者では肺癌発生のチェックもフォローする必要がある．

4　呼吸困難

1）呼吸困難の種類

（1）吸気性呼吸困難（閉塞性呼吸）

　吸気性呼吸困難がみられるときは，呼吸数は減少（呼吸遷延）し，**吸気時間延長**（呼気時間に比して），**吸気性喘鳴**（時に呼気性喘鳴も合併）がみられ，呼吸努力に比して換気量が少ない．典型的には**声門より上部の気道閉塞性疾患**（中枢性気道狭窄）でみられ，**吸気時に胸骨・鎖骨上窩の陥凹**も観察される．両側反回神経麻痺がその代表である．その他，喉頭の奇形，炎症，腫瘍，異物などの器質的な狭窄が大部分を占めるが，**心因性喘鳴**のように器質的疾患による気道閉塞がないにもかかわらず喘鳴や呼吸困難の発作を生じる場合もある．**病変が声門下にある場合は，呼吸障害は呼吸の両相にわたって現れやすい**．なお，嗄声の存在は，病変が声帯にも存在することを意味する．

（2）呼気性呼吸困難（気管支喘息・肺気腫）

呼気性呼吸困難の場合は，末梢性気道狭窄を疑う．

呼気性呼吸困難では，**呼吸数減少**，**呼気時間延長**（吸気時間に比して）典型的な**呼気性雑音**，換気量減少がみられる．しかし，聴診で呼気性の喘鳴があっても，その患者が喘息である確率は43%で，診断の大きな指標にはならないという．そういうことなので特に**6か月以前の乳幼児で喘鳴を呈する症例**では，**安易に気管支喘息の診断を下してはならない**．乳幼児の早期には気管支平滑筋の発達は悪く，気管支収縮による喘鳴は起こりにくい．この時期に喘鳴を呈する多くの場合はRSウイルスなどによる細気管支炎である．

喘息でも，吸気時のみに聞こえる喘鳴がある．**吸気・呼気両法で喘鳴が聞こえる場合，喘息の重症度はより高い**．また，咳，痰など気道症状が明らかで気管支炎が疑われる患者で，咳払いをした後に低調音のウィーズ wheeze（この場合は，**ロンカイ rhonchi** と表すこともある）が消失すれば，下気道の分泌物による一過性の狭窄の可能性がある．

喘息で呼吸が苦しく起坐呼吸になればそれは中発作以上の発作，話しにくい，少し歩いても苦しいと感じる状態は大発作である．このように，一目見て声をかけるだけで喘息の発作の重症度が判定できる．ただし，大発作のようにみえて高度の頸静脈怒張を伴う場合には，緊張性気胸の可能性がある．

喘息の発作がおさまっても，軽度の狭窄音が残存することもある．この時，ウィーズやロンカイ，ランブル音が聞かれる場合には，気道炎症のコントロールが不十分と考えられる．

（3）中枢性呼吸麻痺

不規則な呼吸（ことにチェーンストークス呼吸，また，あえぎ呼吸）の多くは無意識状態で著明な**チアノーゼ**を呈する．しばしば**舌根沈下のため二次的喘鳴（下顎挙上で消失）**がみられる．

気道が閉じてしまうと，空気中の酸素を血液の中に取り入れる肺胞まで空気が入らなくなり，ついには酸素が不足した状態（低酸素血症）になる．肺の最も大事なはたらきである酸素を受け取り，炭酸ガスを排泄する機能が障害された結果，心臓から送り出された動脈の血液成分の異常をきたし，全身の機能障害がもたらされる（心性・肺性呼吸不全）．

2）診断

一般外来を呼吸困難で訪れる患者の原因は**気道疾患**（呼吸通過障害），**肺疾患**，心疾患，神経筋疾患（呼吸筋麻痺），中枢障害（呼吸麻痺）などいろいろあるが，頻度としては前二者が多い．特に耳鼻科外来を訪れるのはほとんど中枢気道疾患である．実際に気道の分枝と抵抗を測定すると，6次気管枝くらいまでの中枢気道の抵抗が最も大きく，末梢に行くほど抵抗が小さくなる（**図9**）．

成人を対象とした調査では，喘息を合併した**慢性閉塞性肺疾患（COPD）**により呼吸困難を生じる患者が多い．COPDは長い喫煙歴があるの

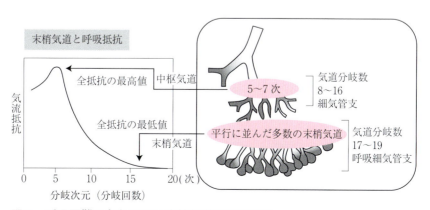

図9　呼吸困難の主な原因は末梢気道の閉塞障害

が通常であり，**50歳以下での発症は少ない**．呼吸困難の原因を鑑別する際には，随伴症状との組み合わせで考えることが有用である．たとえば「**発熱＋急性呼吸困難**」であれば肺炎，「**いびき＋呼吸困難**」なら SAS，「**嚥下痛＋呼吸困難**」なら急性披裂喉頭蓋炎，「**胸痛＋呼吸困難**」であれば虚血性心疾患や肺栓塞という具合である．

乳児期以前であれば，「息苦しい」という状況を正しく述べることは難しい．医師が「これは乳児の呼吸困難かもしれない」と気づくことがまず大切である．例えば，**1歳未満の乳児期の呼吸は主に鼻呼吸なので（生後2か月までは鼻呼吸が主で，3か月を過ぎると口呼吸も可能となる）**，この時期，呼吸障害がある児では**授乳中の息継ぎが頻回**で，とりわけ鼻閉がある乳児では授乳に15分以上かかることを母親から聞き出さなければならない．

突然，急激な発症であれば，**異物誤嚥やアナフィラキシー**など気道閉塞をきたす重篤な急性期疾患を考える．

喘息や細菌性気管支炎，**心不全**など，喘鳴をきたしやすい既往を聞き出すことも重要である．乳幼児の急性細気管支炎は，原因となる **RSV の抗**原迅速検出キットがある．喘鳴は気道の狭窄を意味するが，喘息を意味しない．喘息は基本的には間欠的な呼吸困難・喘鳴が典型的であり，非発作時にはまったく症状がない．喘息を疑う時は小児期の喘息やアレルギー疾患の既往（鼻炎，花粉症，アトピー性皮膚炎など）を注意深く聴取する．

視診の際には，呼吸数のカウントに加え，呼吸の深さも診る．顔面の視診では口唇の皮膚や粘膜のチアノーゼの有無を診る．**チアノーゼ**は毛細血管中の血液の還元ヘモグロビン量が 5 g/dl 以上で出現する．浅くて速い呼吸は急性肺炎に特徴的なものである．

口すぼめ呼吸があれば，慢性閉塞性肺疾患（COPD）を示唆する．

視診では，**努力様呼吸**をしていないかどうかをみる．救急外来では呼吸困難の患者に対しては，まず，上半身を高くして寝かせて心電図検査を実施し，血圧と脈拍を測定する．呼吸困難を訴える患者の診察では問診，間接喉頭鏡検査，あるいは喉頭ファイバースコピーを最初に実施する．頸部の触診や，頸・胸部の単純X線検査も欠かすことができない．可能であればパルスオキシメーターで酸素飽和度を測定する．血中酸素飽和度

喘鳴について

喘鳴「ぜいぜいする」は，狭窄した気道の対面する壁が振動することによって起こる．聴診器なしで患者周囲が聴取できるほど大きければ，喘鳴と呼ばれる．喘鳴の分類は，吸気時に聞こえる**ストライダー stridor** と，主に呼気で聞こえる**ウィーズ wheeze やロンカイ rhonchi** とに大きく分かれる．前者は上気道狭窄で起こり，気管の内径が 8 mm で呼吸困難，さらに狭くなって 5 mm でストライダーが起こる．

後者は胸腔内気道の狭窄により起こる．この時発する異常呼吸音を肺聴診上ではラ音と称する．ラ音はまず，**連続性ラ音（ウィーズ）と断続性ラ音（クラックル crackles：捻髪音・水泡音）**に分けられる．連続性ラ音であるウィーズは単音性（monophonic wheezes）と多音性（polyphonic wheezes）に分けられる．**単音性ウィーズは「ヒュー」**のように澄んだ音（高調性の「笛（様）音」ハイピッチウィーズ）で，軽症の喘息で聞かれ，β_2刺激薬の吸入で速やかに消失する．典型例は年長児の気管支喘息発作で出現する．多音性ウィーズは「ギュー」のように濁った音で，低調性のいびき（様）音（ローピッチウィーズ，またはロンカイ）に分類される．

喘鳴の診断で迷った時は，**気管支拡張薬（β_2刺激薬）の反応**をみることが診断の役に立つ．β_2刺激薬の吸入前後でピークフロー値が12%より改善していれば，感度86%，特異度79%で喘息と診断できるとする文献もある．

ウィーズの持続時間が長いほど，音が複雑なほど閉塞度は強く，気道炎症も強い．多音性ウィーズが聴かれる場合には全身的ステロイド投与が必要である．

（SpO₂）の正常値は96〜99 %，**呼吸困難では90 %以下**を示す．

これらの診察により，手術的処置（気管切開など）を優先すべきか，あるいは，さらに精密な臨床検査に移行すべきか，あるいは他科依頼すべきかの判断が可能となる．

救急センターに搬送された呼吸困難患者を対象にした調査では，患者の30 %が左室不全により呼吸困難を生じていたという統計がある．重症の呼吸困難の場合は診断よりも専門家での治療を優先する．酸素投与，モニター，場合によっては気道確保が必要である．診療所や外来で重症患者に遭遇したら，救急病院への移送の手配を取る．

第4章 呼吸器の検査

1 呼吸器感染症の病原微生物の検査法

1）喀痰細胞診

呼吸器感染症とその起炎菌は上気道への病原体付着が下気道感染発症の第一歩となることが多い．喀痰培養の問題点の一つは口腔内には多数の嫌気性菌，好気性菌がいるので，そこを通ってくる下気道の分泌物は口腔内の病因である可能性をはらんだ形で出てくる．したがって喀痰からの検索には限界があるが，肺炎マイコプラズマのように起炎菌を十分推定できるものもある．

健常人では1日約100 mlの気道分泌液を排泄し，特に重度喫煙者は元々喀痰が出やすい．喀痰の喀出は，起床時にうがいをし，歯磨きの前（歯磨きで出血をすると血痰と紛らわしい）に深呼吸，空咳で気道を刺激した後に咳払いをして喀出させる．それでも喀痰が出ないときは，気道を刺激する目的でネブライザーを使って生理食塩水を噴霧吸入させる．家庭ではやかんなどの湯気を吸入するよう指導する．

喀痰細胞診の陽性率は検査回数とともに向上するので，3回以上の連続検査（または3日連続の**畜痰法**）を行う．痰を採取するときには，鼻汁や唾液の混入を防止し，また口腔内の常在菌を排除するためにうがいをして，深い咳によって喀出された痰を採取することが望ましい．

2）経皮的気管内吸引法（percutaneous transtracheal aspiration：TTA）

声帯以下の下気道は本来無菌的である．甲状輪状軟骨間で，つまり声帯の下のところから下気道の分泌物をとり，下気道の起炎菌を検索する．

3）気管支鏡下内容物の検索

気管支鏡あるいは吸引管を気管支内に入れて分泌物を吸引する．口腔の中を通るので，口腔内の菌を一緒にもっていき，これを吸い取る危険性がある．

2 細胞・組織検査法

1）気管支肺胞洗浄法（broncho alveolar lavage：BAL）

気管支肺胞洗浄液の細胞成分，液性成分を分析することにより，肺胞レベルの疾患の診断として用いられる．

1回50 mlの37℃の生理的食塩水を注入し，深呼吸後，注射筒でゆっくり吸引回収する．これを3回繰り返し，3回の回収液（BAL液－回収量は3〜7割）を集め，4℃で250 kg，10分間遠沈し，細胞成分と液性成分に分離する．

正常肺の細胞成分は肺胞マクロファージが85〜90 %，リンパ球が10〜15 %，好中球が1 %以下である．病的BAL液にはリンパ球，好中球，好酸球が増える．肺炎のBAL液では顆粒球が多数回収できる．

2）経気管支肺生検（transbronchial lung biopsy：TBLB）

その組織に特有な像，たとえばクリプトコッカス，あるいは結核，COPD の組織学的裏付けが得られる．COPD の主な病因は慢性喫煙である．COPD の約85％は，喫煙が原因とされる．しかし，スモーカーの中でも実際に肺気腫を起こすのは高々10〜20％である．たばこに対する個体の感受性は人により非常に異なるからである．したがって，たばこという環境要因に何らかの遺伝要因あるいは第二の環境要因が加わって病気が引き起こされてくると考えられている．たばこ以外の COPD の病因としては大気汚染や小児期の呼吸器感染，α_1 アンチトリプシン欠損症などが知られている．

3 呼吸機能検査

肺機能検査は，肺の機能を検査しようとするものである．耳鼻咽喉科は気道学を包括するので，耳鼻咽喉科医とて呼吸機能検査に習熟しておくべきである．スパイログラフィーを外科手術前にとっておけば，全麻下手術中，術後の重篤な肺合併症を予知することもできる．また，プライマリケアの外来でも呼吸器疾患が疑われたらできたら自らの手で胸部X線写真とスパイログラフィーをとる習慣を作るとよい．またこのとき血液ガス分析をしておくと病歴と合わせて気道疾患のおおよその診断と重症度の判断はつく．

呼吸数は少なくとも30秒は測ってほしい．正常値は，12回／分である．

1）スパイロメトリーの基本[9]

スパイロメトリー spirometry は最も基本的な呼吸機能検査法である．通常，スパイロメーターを用いて行われる．検査の方法は，息が漏れないように鼻をクリップで挟み，マウスピースをしっかりくわえる．普通の呼吸を繰り返した後，深く息を吸い込み，できるだけ一気に息を吐き出す．

スパイロメトリーでは，肺がどのくらいの量の空気を吸い込めるか（測定のための換気は静かにゆっくりと行う：肺活量検査では肺気量分画を測定する）と，どれくらいの早さで吐き出すことが

できるか（最大努力で急速に行う：努力肺活量検査では努力呼気曲線と同時にフローボリューム曲線を測定する）をみる．

肺は空気を出し入れする“ポンプ”に例えられるが，肺気量の測定は“ポンプ”の容量の測定に相当する．肺気量は安静換気に近い状態，すなわち静かにゆっくりと換気を行うときの気量（静的 static）と，強制的に呼出させて測定する，つまり最大努力で急速に呼出させるときの気量（動的 dynamic）に大別できる．肺活量 vital capacity（VC）や肺気量分画は前者に，努力肺活量（FVC）や1秒率は後者に属する．

測定者がいかに被験者の最大努力を引き出せるかに検査結果は左右されるので，スパイロメトリーを行う医師または検査技師は，十分にこの検査法に習熟しておく必要がある．

COPD の診断で重要な検査項目は，努力肺活量（FVC）と1秒量（FEV$_1$），1秒率（FEV$_1$％）の3つである．スパイロメトリーで得られたデータを読むためには，その生理学的意味を理解することが必要である．

スパイロメトリーでは安静換気から最大吸気位まで静かに息を吸い込み，ゆっくり最大呼気位まで呼出したときの換気量を肺活量 vital capacity（VC）と呼ぶ．これに対し，最大吸気位から最大努力で急速に最大呼気位まで呼出したときの換気量を努力肺活量 forced vital capacity（FVC）と呼んでいる（図10）．健康な人では，肺活量と努力肺活量の値はほぼ等しいが，気管支喘息や COPD では，思い切り一気に息を吐いた時に，早い気流の流れで気道がつぶれ，努力肺活量の値が小さくなる．

努力肺活量のうちの，最初の1秒間に吐き出された空気の量を調べる．最大努力で呼出を開始してから1秒間の呼出量を1秒量（FEV$_1$）と呼ぶ．1秒量から気道がどれくらい狭くなっているかを知ることができる．通常，努力肺活量（FVC）に対する1秒量の割合を1秒率（FEV$_1$％）と呼んでいる〔1秒率＝（FEV$_1$/FVC）×100〕．肺胞が弾力性を失っていたり，炎症などで気道が狭くなっていたりするとこの検査値が低くなる．1秒率が70％未満であれば，COPD の可能性が高い

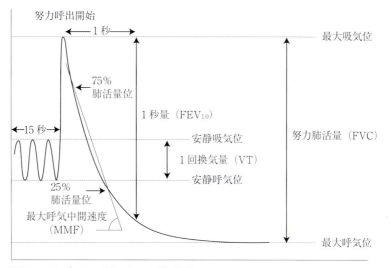

図10　スパイロメトリーの模式図

と診断される.

　肺気量は被験者の性, 年齢, 身長などにより異なる. したがって, その評価には**%肺活量（%VC）**などのように正常予測値に対する%値をもちいることが多い. 判定基準は実測値が正常予測値の**80%以上あれば正常**と判定してよい.

　最も基本的なスパイロメトリーによる肺機能検査の評価は, **閉塞性, 拘束性, 混合性の換気障害の評価**である. スパイロメトリーによって求められる指標の中で, 換気機能の実際の目安となるものは%肺活量と1秒率である. **%肺活量**の低下は肺胞数の減少や肺の硬さの増加等による拘束性換気障害を表すパラメーターとなり, **1秒率**の減少は呼気における気道閉塞を表すパラメーターとなる. そして%肺活量を横軸に, 1秒率を縦軸にして, %肺活量が80%未満を拘束性換気障害, 1秒率が70%未満を閉塞性換気障害とする. 拘束性と閉塞性が合併したものを混合性障害と呼ぶ（図11, 図12）. このような換気機能障害の分類は**拘束性肺疾患（間質性肺炎, 肺線維症, 肺葉切除等）**や**閉塞性肺疾患（喘息, 慢性閉塞性肺疾患（COPD）等）**の診断, 病気や治療効果判定に有用である.

2）スパイロメトリーから読める指標の生理学的意味

（1）肺活量（vital capacity：VC），VC÷予測肺活量×100 ＝ %VC

　最大吸気レベルからゆっくり呼出させたときの最大気量（空気をどれだけ吸い込み, 吐き出せるか）, それを表す肺活量は全肺気量から残気量を引いた肺気量で, その低下（標準値の80%より少ない）は**拘束性換気障害**といい, **肺が硬くなり十分進展できない状態**である. つまり, 肺が硬い状態（肺線維症）でも, 肺を引っ張る力が弱い状態（神経筋疾患）, 肺が分厚い胸膜に包まれて広がりにくい状態でも, 結果として肺が広がりにくくなり, VCが低下する. しかし, VCが低下してもあまり体を動かすことのない日常生活を送っている人には, それほど生活する上で肺活量はいらないということにもなる.

（2）1秒量（FEV_1），1秒率 FEV_1%（FEV_1/FVC）の測定

　一般的に, 鑑別診断や機能的な病態評価に有用な指標は努力肺活量 forced vital capacity（FVC）の測定のみでも得られる.

　これは細い管と太い管を口にくわえて呼吸することを考えてみると, どちらもゆっくりと呼吸する分には, 特に支障はない（肺活量そのものは同

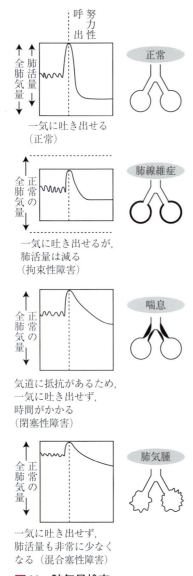

図11 肺気量検査

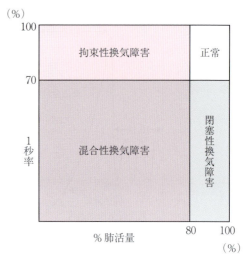

図12 換気障害の分類
％肺活量（％VC）を横軸に，1秒率（FEV₁％）を縦軸にとり，％VC 80％未満，FEV₁％ 70％未満を異常として，換気障害を4つのパターンに分類する．（日本呼吸器学会肺生理専門委員会編：呼吸機能検査ガイドライン―スパイロメトリー，フローボリューム曲線，肺拡散能力．日本呼吸器学会，2004，より）

じ）が，力いっぱい息を吐き出す場合には細い管をくわえてはいっぺんにできない．肺の中で気道が細くなっていても同じで，1秒量の少ない人は，激しい仕事をして，呼吸を早くしなければならないときにできないことを意味する．だから，この1秒量は呼吸時の運動能力を最もよく反映する．思いきり息を吐いた場合の，最初の1秒間の量（FEV₁）を努力肺活量FVCで割った「**1秒率**」**FEV₁％が70％を下回ると「閉塞性換気障害」**とされる．気道が狭くなるなどして息を吐き出しにくくなっている状態を意味している．これ

は気道が平滑筋の収縮などにより，可逆的に狭窄を起こす（気道の攣縮）か，慢性の炎症，線維化などにより不可逆的な閉塞を起こす（気道狭窄）か，かつ呼気時に限って気道がつぶれやすく虚脱しやすくなるか（呼気閉塞）である．それぞれ代表的な疾患としては，気管支喘息，慢性（閉塞性）気管支炎，肺気腫などがあげられる．肺気腫になると肺気量分画が大きく変化する．吸った息を吐くことができなくて，どんどん肺が膨らんでくる．それが肺気腫の状態で，そうなると残気量が増えて，吐くことができないので，胸郭はいわゆるビア樽様に変形してくる．

FEV₁の判定は，VCと同様，予測値の75〜80％以上を正常と判定する．年齢・性別・身長などから計算される予測1秒量に対する百分率を**％1秒量（％FEV₁）**と定義する．

1秒率は「1秒量」を「努力肺活量」で割った（FEV₁/FVC）もの，すなわち呼出開始後の1秒間にFVCの何％を呼出できたかを示す値である．1秒率の判定は，日常の診療では20〜30歳代で80％以上，40〜60歳代は75％以上，70歳以上は70％以上ならば正常としてよい．このよう

に1秒量は年をとるにしたがい減少するが，少なくとも75歳頃までは，1秒量が減少したため機能不全に陥ることはない．FVCが小さければFEV_1も小さいからである．

気管支拡張薬の吸入前後に肺機能検査を行うと，閉塞性換気障害の中の喘息のコンポーネント（気道平滑筋の攣縮による閉塞性障害の程度）をある程度識別することができる．それは，β刺激薬である気管支拡張薬をネブライザー吸入し，吸入前後でのFEV_1あるいはピークフローを測定し，15〜30分後12％以上かつ200 ml以上の改善があれば可逆性ありと診断し，COPDに喘息の合併が考えられる．COPDでは，気管支拡張薬を投与した後の1病率が70％未満である（閉塞性換気障害）ことが診断の必須条件である．COPDの重症度は，％1秒量の80％，50％，30％を境界としてⅠ〜Ⅴ期に分類される．

（3）肺年齢の測定

COPDのスクリーニングとして有用である．スパイロメトリーの1秒量を用いて判定する．**1秒量は，性・年齢・身長によって標準値が設定されている**．自分の1秒量を標準値と比較して，自分の肺機能が何歳の肺機能に相当するかがおおそわかる．自動的に肺年齢を算出するスパイロメトリーもあり，簡便に検査できる．

（4）フローボリューム曲線

努力肺活量 forced vital capacity：FVCを縦軸に，時間を横軸に表した曲線を**強制呼出曲線（FEV曲線** forced expiratory volume curve：**ボリュームタイム曲線**）という．

FEV曲線には肺気量分画にはない気速に関する情報が加わる．**FEV曲線を横軸に呼出量（排気量）を示し，縦軸に呼気速度をとって表示したものがフローボリューム曲線（FV曲線）である**（図13）．測定法は，気量（気速）を実測，気速（気量）はその微分により求める．フローボリューム曲線の測定手技は，強制呼出曲線（FEV曲線）とまったく同じであり，両者は同じものを表現を変えて表示しているにすぎない．

フローボリューム曲線は視覚的に呼吸機能の異

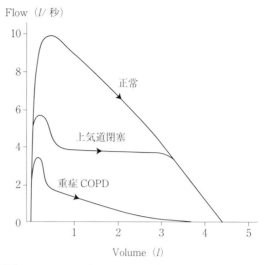

図13 フローボリューム曲線（正常・上気道閉塞・肺気腫の対比）

上気道閉塞では，呼気前半の流量が低下して平坦となる．COPDではピークの低下・下降脚の下への凸化が認められる．

常と，障害の存在部位を把握することができるので大変便利であり，かつ重要である．特に，喉頭や気管上部の閉塞は，フローボリューム曲線によって容易に把握されるので，呼吸機能の報告をみる際には必ずフローボリューム曲線に目を通す習慣が必要である．

1．FV曲線から何が読めるか[10]

FV曲線の特徴としては，①**下行脚の前半は上気道および末梢気道両方の状態を，後半が末梢気道の状態を反映すること**，②**特に後半に関しては，努力の程度に依存しないこと**，の2つが重要である．

FV曲線を評価する意義は2つある．**第1は，ピークの値が低く，下に凸という呼気フローのパターン認識によって閉塞性障害の診断ができる**ことである．もう一つは，スパイロメトリーでの結果の評価は最大限の努力を最後までしていることを前提としているが，FV曲線をみると，**ピークが明瞭に出ていない場合には努力不足であること，曲線の最後がなめらかでない場合には，最後まで吹けていないことがわかるなど，スパイロメトリー手技の正当性を検証できる**．したがって，スパイロメトリー測定の際は，常にFV曲線をプ

リントアウトしておく必要がある.

強制呼出の際の気流速度は，呼出の努力の程度に大きく影響されるので，この範囲を **effort dependent** という．しかし，肺活量のおよそ30％を呼出した後の低肺気量域の気流速度は，呼出の努力の影響を受けず，肺の換気力学的因子によって規定される．だから，この範囲の気流速度は **effort independent** である．この70％肺活量以後の **FV 曲線（peak flow 以後の下降脚）の測定**によって肺の力学的因子，特に比較的**末梢の気道の抵抗と肺の弾力性の状態**を知ることができるのである．すなわち1秒量や1秒率のデータは呼出の始めの，被験者の努力に影響される部分からの測定であるのに対し，**低肺気量域における FV 曲線は肺の力学的因子を直接的に表す点で優れており**，さらにその FV 線の形を分析することによって部分的な軽度の病変や，病変の不均等な分布を知ることもできる．これにより**病気の性質を知ることができる**．それは**末梢気道の狭窄では，フローボリュームカーブの呼気フローの部分が下に凸の形状をとってくること**で把握できる．いわゆる COPD は慢性気管支炎タイプから肺気腫タイプというふうに気道の炎症，それから肺胞の破壊というふうにつながっていくが，FV 曲線をみて，この COPD はもう肺気腫タイプだとか，これは慢性気管支炎タイプというふうに分類できる．

FV 曲線が診断に有用な疾患は，上記した，①**閉塞性肺疾患**，②**上気道狭窄**の2つである．主気管支の狭窄でも特徴的な所見を認めることはあるが，拘束性疾患を含め上記以外の肺疾患で FV 曲線が診断に役立つことはあまりない．上気道狭窄など胸郭外の閉塞は普通の X 線写真で検出が困難であるが，ファイバースコピー検査に加え FV 曲線より**台形の特有なパターン**を容易に診断できるので，呼吸困難の症例には FV 曲線の測定は有用である．

4 気道過敏性テスト

気道の過敏性を知るためのテストでは，気管支収縮薬（ヒスタミン，アセチルコリン，メサコリンなど）を低濃度から徐々に濃度を上げ気道の収縮反応をみるアストグラフがある．一般的にはヒスタミンあるいはアセチルコリン閾値が5,000〜10,000 μg/ml 以下で気道の収縮をみたときに**気道過敏性陽性**と評価する．

5 血液ガス分析

肺の本来の役割は，外呼気として体内に酸素を取り入れ，炭酸ガスを排出することである．つまり肺が静脈血を動脈血化する機能を果たしているかを知るために動脈血ガスを分析する．

年齢別にみた動脈血ガス PaO_2 の値は，一般に80 Torr 以上を正常としているが，高齢者では70 Torr でも正常下限といえる．$PaCO_2$ が45〜50 mmHg 以上になってくると，末梢血管拡張作用から手のひらが温かくなってきたり（hot

---

ピークフロー測定の意義

気管支喘息は慢性の**呼吸延長と気道過敏性，気道可逆性**を特徴としており，機能的には気道狭窄を繰り返す**閉塞性換気障害**を示す．この気道狭窄を客観的に評価する方法にピークフローの測定があり，その測定装置が**ピークフローメーター**である．

このスパイロメトリーの描く FV 曲線の初期に出現する呼気流量の最大値がピークフローである．ピークフローは被験者が最大に努力するときの呼気速度で，**正確にはフローボリューム曲線のピークフロー値に相当する**．したがって，ピークフローが描かれるかどうかは被験者の努力に依存する．数時間単位で大きく変化する気道狭窄の程度を，ピークフローを測定することによりいつでもどこでも簡単に測定することができるので，喘息患者の管理のため不可欠なものとして推奨されている．ピークフロー値は1秒量とある程度の相関を示すので，ピークフローをピークフローメーターで測定し，気道径の日内変動のある喘息のモニタリングとして用いることもできる．

hand），頭痛がみられたりする．

6 気道領域のファイバースコピーと画像診断

呼吸器は気管から呼吸細気管支に至る管腔臓器の部分と，肺胞を中心とした実質臓器の部分からなっている．

気管からⅢ次気管支程度までの肺門部までの気道の診断は，ほとんど（電子）気管支鏡による肉眼的な観察で行われる．肺門から末梢の気道の診断には以前は気管支造影が行われていたが，被験者の負担も多く近年は行われていない．代わって高分解能CT画像からの気管支の3次元再構成や極細径気管支鏡の開発が行われており，今後の普及が期待されている．

末梢肺野病変の画像診断には高分解能CTやFDG-PETが用いられ，確定診断には経気管支鏡的生検が行われることが多い．しかし，2mm以下の結節に関して，一般には気管支鏡での生検の正診率は低く，針生検や開胸生検が行われることが多い．

2次気管支の内腔の太さは5mm程度なので，この付近までは通常の軟性気管支鏡による肉眼での観察や病変部位からの直視下の生検による診断が行われる．内視鏡には軟性鏡（ファイバースコピー）と硬性鏡があるが，硬性直達鏡の主要な適応は異物摘出と，ごく専門的な気管および主気管支内腔の処置に限定される．ファイバースコープはグラスファイバーを通じての観察だが，近年では先端部分に極小のCCDのカメラを組み込んだ電子気管支鏡が普及している．小児の内視鏡検査の主たる検査手技もこのファイバースコープ検査である．

1）気管支ファイバースコピーの実際[11]

アプローチとしては
- ・経鼻法
- ・経口法−直接法
　　　　　経チューブ法　がある．

（1）気管支鏡検査の前処置

気管支鏡検査を行う際には，操作前の麻酔はきわめて重要である．麻酔の良否がすべてを決定するといってよい．

麻酔の種類には無意識下の全身麻酔，意識下のNRAおよび局所麻酔がある．局所麻酔は4％キシロカインを用いた口腔，咽頭，喉頭に対する塗布麻酔および気管へのキシロカインの注入，噴霧で行われる．キシロカインの総使用量は300〜400mg以下におさえるべきである．

（2）内視鏡検査に先だっての鼻・咽頭処置

塩酸リドカイン（キシロカイン）を使用する．キシロカインビスカス（4％）を一口含ませ，うがいの要領で咽頭部の麻酔を数回繰り返す．その上で，咽頭・喉頭捲線子にて4％キシロカインを舌根部，梨状陥凹に塗布し，さらに薬液を2〜3ml気管内に注入する．

検査開始5分前には唾液分泌抑制のために硫酸アトロピン（硫アト）0.5mgを筋注する．鎮静剤は一般的にはジアゼパム（ホリゾン®，セルシン®）5〜10mgを静注することが多い．副作用として時に覚醒遅延がみられることがある．また，必要に応じ鎮痛薬として塩酸ペチジン（オピスタン®）35mgを静注する．塩酸ペチジンは消化器系，循環器系副作用は少なく，呼吸抑制があるとされるが軽微な場合がほとんどで，拮抗薬であるナロキソン投与により速やかにその薬理作用は消失する．実際のルーチン上部内視鏡検査時の麻酔は，局所麻酔のみで行う施設が多い．

2）気管支ファイバースコープの使用目的
（1）診断
①気管支内腔の観察
②採痰
③気管支粘膜生検　ブラッシング
④経気管支腫瘍生検　**TBLB**（transbronchial lung biopsy）

肺動静脈瘻，気管支動脈瘤や気管支拡張症にみられる気管支動脈の蔓状血管腫などの血管系の病変に対するTBLBは絶対禁忌である．
⑤気管支造影
　注入造影剤の8割位は回収できる．

（2）治療

①bronchial toile　　気管支肺胞洗浄
　　　　　　　　　　BAL bronchial alveolar
　　　　　　　　　　lavage

通常，50 cc で 3 回，150 cc の生理食塩水で洗浄し，洗浄液を回収する．

②異物の除去

③喀血，血痰に対するトロンビン局所投与療法

鉗子孔から細いポリエチレンチューブを入れて，出血部位に 5,000 単位のトロンビン溶液を注入する．出血が止まらない場合，0.002％のボスミン液を 10 ml，出血がみられる区域内に注入する．この方法を 2〜3 回繰り返しても出血が止まらない場合は，出血している肺区域内に内視鏡を挿入固定し，ボスミン液を注入後 3 分間そのまま維持する．ほとんどの出血はこれにより止血する．凝血塊が区域支入口部にみられるが吸引しないで放置する．凝血は数日で喀出される．

④抗癌薬，エタノール局注療法

⑤レーザー治療，電気焼灼

文献

1）小野　譲，瀧野賢一，大畑正昭．気管気管支鏡検査法：小野　譲 監修．新・気管食道科診療の実際．メディカルリサーチセンター，112-132，1984．

2）於保謙吉，雨宮隆太．気管支ファイバースコピー，その手技と所見の解析，医学書院　第 5 版，東京，1989．

3）Pedley TJ et al. Respiratoly Pysiology 9, 387-405, 1970.

4）亀井淳三．咳嗽発生機序．Medicina 26(11)：1689-1693，2006．

5）石田　直 編．咳嗽 こう診る・こう考える．日本医事新報社，東京．1-68．

6）新美彰男．慢性咳嗽の実態と診断の進め方．日本小児科学会雑誌 111(12)：1535-1544，2007．

7）藤村正樹編．慢性咳嗽—症例から学ぶ—を診る．医薬ジャーナル社，改訂版．2010．

8）足立　満 監修．長引く咳の診断と治療．日本医師会雑誌 142(6)，1225-1289，2013．

9）小川浩正．スパイロメトリー−肺活量，1 秒量と 1 秒率：工藤翔二 監修，呼吸器疾患診療マニュアル．日本医師会雑誌 137(2)，123-125，2008．

10）斎藤陽久監．鈴木範孝 著．フローボリューム・カーブの理論と使い方，フローボリュームがわかると呼吸機能はおもしろい．真興交易医書出版部，東京，2013．

11）雨宮隆太．気道の解剖と性状内視鏡所見：日本気管支学会 編．気管支鏡—臨床医のためのテクニックと画像診断．医学書院，東京，32-48，1998．

気管・食道・肺の疾患　　**669**

A 気管・気管支・肺

II 気管・食道・肺の疾患

第1章　先天性疾患

先天性疾患の3大症状は**喘鳴，哺乳障害と体重増加不良，呼吸困難（陥没呼吸）**である．嗄声や咳嗽はない．

小児の喉頭は成人と異なったいくつかの特徴を有する．小児では頸部における喉頭の位置が高く，気管・気管支の大きさに比較して喉頭が大きい．喉頭の中で最も狭い部位は，成人では声門部だが，小児では声門下部である．その**声門下部の粘膜固有層は結合組織が疎で，リンパ網が発達しているため，そこに炎症が起これば，浮腫をきたしやすい．**

1 喘鳴をきたす先天性疾患

幼小児に喘鳴がみられたら，鼻腔から気管分岐部の間に閉塞性病変があることが多い．**喘鳴は気道の狭窄を意味するが，幼小児の喘鳴は喘息を意味しないことに注意する．**喘鳴は呼吸音の異常だが，同時に摂食の異常や発声（泣き声）の異常を伴うことがある．**先天性の原因としては喉頭奇形，気管，気管支奇形，および頭蓋顔面奇形があげられる．**このうち**喉頭奇形によるものが60%を占め，次いで約2割が気管，気管支奇形となっており，さらに喉頭奇形の内訳は，60%が喉頭脆弱症で声帯麻痺が約15%，その他の喉頭奇形が約20%**であり，喉頭嚢胞，血管腫などは数%にすぎない．

早産児の約1%は早産のため自発呼吸が行えず，人工呼吸や気管挿管を必要とする．

1）喉頭脆弱症（喉頭軟化症）（喉頭疾患の項を参照）

喉頭入口部の形態異常と軟弱性が原因で，生後数週以内に高音性の**吸気性喘鳴**が認められ，しばしば体位（**腹臥位**）で喘鳴が減弱する．喉頭脆弱症は一般に発育とともに軽快・治癒していく．**大半の例では生後2か月までのごく早期に症状が発現する．**全身的な神経筋肉の発達遅延の一症状として喉頭脆弱症があると考えられ，このため成長とともに症状が改善してくる．**気管内挿管を要した場合には生後4～5か月，体重が5,000～6,000gを目安に抜管する．**

2）気管・気管支軟化症（tracheo-bronchomalacia）

気道壁が軟らかいために呼吸相（特に呼気相）で気道内腔が狭窄状態になり，さまざまな呼吸症状をきたしてくる疾患．先天性の心血管系異常に合併する場合が多い．多くは**生後1～3か月頃から始まる．**主な症状は喘鳴であるが，病変部位により症状が異なる．**内視鏡検査**は本症の診断に不可欠な検査で，小児の場合は内視鏡検査を安全に行うために気管内挿管を行う必要があるが，検査は必ず自発呼吸下に行わなければならない．

主な所見は，①軟骨部の扁平化，②膜様部の内腔への突出，③呼気時の内腔の狭窄で，**内腔は三日月型**を呈することが多い（後壁膜様部のみの場合はexcessive dynamic airway collapseと呼ばれる）．このような経過が末梢気道に起こると肺

気腫に至る．呼吸に伴い内腔が狭窄することを確認する．

経過・予後は基礎疾患がない場合には，**対症療法だけで2～3歳に達すると自然に軽快することが多い**．

3）tracheobronchopathia osteo-chondroplastica（気管内骨軟骨新生症）

（1）成因

先天性素因以外に次のような成因が考えられる．
- 慢性炎症
- 化学的刺激
- 代謝異常
- 弾性線維の metaplasia 説
- 外軟骨腫由来説

（2）診断

呼吸器症状，胸部異常陰影の精査中や気管支ファイバースコープや剖検にて偶然発見されることが多い．膜様部を除く気管の下部2/3の前側壁に主病変を形成することが多く，軟骨輪に沿って硬い敷石状の黄白色の結節を認めれば診断は容易である．

（3）治療

無症状で経過することが多いため，通常積極的治療は必要とせず経過観察でよい．気道狭窄症状を認める場合には，手術的な病変の切除，減量が必要となる．

4）声帯麻痺，声門下狭窄（喉頭狭窄）

出生直後より重篤な呼吸困難に陥ることがあり，早期の診断，処置（気管内挿管）が必要である．

5）舌根嚢腫（口絵33）

程度により症状発現の時期が変わり，診断は比較的容易で，外科的処置により症状の劇的回復をみる．

6）血管腫

出生直後には症状は認めないものの，6か月以内に発症する．乳幼児の喉頭血管腫は声門下に存在することが多く，声門下の観察が十分でないと診断が遅れる．

7）気管憩室

比較的稀．その成因により先天性（真性）気管憩室，後天性内圧性気管憩室，後天性牽引性気管憩室に分類される．一般に臨床症状に乏しく，呼吸器検査中に偶然発見されることも多い．治療は保存的療法が一般的．

先天性気管憩室は，気管分岐部上0.5～4 cmの高さで気管右背側，膜様部との移行部に好発し，その形態は気管構造と一致した軟骨輪を有し，外下方に向かう短い筒状をなす．

後天性内圧性気管憩室は，気管分岐部上3.8～8 cmの高さにあり，先天性より高位に位置し，高齢の肺気腫患者に多い．その形態は一般に先天性のものより大きく，開口部は広く嚢状を呈し，気管構造の一部を欠くことが多い．その発生機序は，気管内壁の脆弱性と持続的な気道内圧の上昇や慢性炎症性変化によって嚢胞状拡張をきたすと考えられている．**後天性牽引性気管憩室**は，気管分岐部およびその付近に好発し，結核等の胸腔内リンパ節炎の癒着牽引や食道瘻の瘢痕牽引により発生する．

気管・食道・肺の疾患　**671**

第**2**章　後天性気道・肺疾患

発症の時期，原因がはっきりしていることが多く，原因は非炎症性疾患と炎症性疾患に分けられる．

1 非炎症性疾患（機能性疾患）

1）パニック障害（panic disorder：PD）

（1）病態・疫学

何ら誘因もないのに**突然**の激しい**動悸，息苦しさ，めまい**などの**自律神経性身体症状を伴う不安の発作**に襲われ，今にも死んでしまうのではないかなどと心配し，パニックに陥る．病院に駆けつけるが，着いた頃には症状はほとんどおさまってしまっていて，心電図などの検査でも異常はみられない．しかし，数日をおかず，また発作に見舞われる．患者は次第に**発作の再発を恐れ**，一人で外出したり，乗り物に乗って遠出したりできなくなる．このような症状・経過を特徴とする**パニック障害**は，器質的所見を欠くがゆえに，一般医療場では軽視されやすいが，プライマリケアの場における有病率は1〜6％と比較的高い．強い不安発作に襲われる**不安神経症の一つである**．

種々の非特異的**ストレス**（過労，睡眠不足，心配ごとなど）が，発症あるいは増悪因子として関与していることは間違いない．**女性**に多く（男性の2.5倍），好発年齢は青年後期から早期成人期だが，30代から更年期にかけても多い．

ＰＤには全般性不安障害など他の不安障害やうつ病などの気分障害が併存する確率も高い．

（2）診断

表1の13項目のうち4つ以上の症状を伴う強い不安の発作（**パニック発作**）が，「予期しない状況で」（つまり**発作性**に），「**繰り返し**」（少なくとも2回以上）起こることと，原因になるような**身体疾患がない**ことである．器質的原因が見出されないために，**過換気症候群，自律神経失調症，心臓神経症**などと診断されていることがある．

表1　パニック発作の症状（DSM-Ⅳ-TR）

1. 動悸，心悸亢進，または心拍数の増加
2. 発汗
3. 身震いまたは震え
4. 息切れ感または息苦しさ
5. 窒息感
6. 胸痛または胸部の不快感
7. 嘔気または腹部の不快感
8. めまい感，ふらつく感じ，頭が軽くなる感じ，または気が遠くなる感じ
9. 現実感消失（現実でない感じ），または離人症状（自分自身から離れている）
10. コントロールを失うことに対する，または気が狂うことに対する恐怖
11. 死ぬことに対する恐怖
12. 異常感覚（感覚麻痺またはうずき感）
13. 冷感または熱感

（3）治療

対症療法を行う．治療の標的となる症状には特徴があり，**パニック発作，予期不安，広場恐怖**，その他の症状（**うつ症状**など）に分けることができる．「予期不安」とは，発作の再発を恐れる不安，「広場恐怖」とは発作の起こりそうな場所や状況を恐れ避ける行動のことで，一人で外出できない，乗り物に乗れないなどがある．

パニック障害の治療では，パニック発作を消失させることを目標に，セルシン®5〜10 mgを筋注する．その後，抗うつ薬と抗不安薬を併用した薬物療法を行う．**SSRI**（選択的セロトニン再取り込み阻害薬：パキシル®，ルボックス®）と**ベンゾジアゼピン**（ソラナックス®，ワイパックス®，メイラックス®）の併用で治療を開始し，SSRIの効果がでてきたら，ベンゾジアゼピンは漸減・中止していく．ベンゾジアゼピンは副作用も眠気，ふらつきなどのほか特に重大なものはないが，連用すると**依存**が生じやすいのが欠点であり，それゆえ**4週間程度の使用に留める**ことが勧められる．抗うつ薬はいずれも少量から開始し，

672　気管・食道科学

副作用（眠気，頭痛，吐き気，下痢などの副作用が半数以上にみられる）の発現を警戒しつつ，徐々に増量し，パニック発作が消失するまで十分な量を十分な期間使用する．抗不安薬や抗うつ薬は単なる気休めではなく，効果があることを説明し，その上でこれ以上の症状は出現しないことを伝えて保証を与えることなどが重要である．

パニック発作が消失しても予期不安や広場不安が改善しない場合は，**認知行動療法**を併用する．広場恐怖には，認知行動療法のうち，不安場面への段階的曝露によりその解消を図る**曝露療法**が有効である．**パニック障害は慢性化するとうつ病を伴ってくることが多く**，その率は30～60％に及ぶと報告されている．

2　炎症性疾患

1）肺炎（市中感染肺炎）[1]

原因として肺炎球菌が一番多く（40％前後），次にマイコプラズマ，クラミジア，ウイルスあるいはインフルエンザ菌．高齢者では特に肺炎球菌が多い．60歳未満でかつ6歳以上で基礎疾患のない患者群では，マイコプラズマが最も多く，全体の1/3を占めている．一方，6歳未満の小児市中肺炎ではウイルスの関与率が高く約50％，細菌が約40％，肺炎マイコプラズマが約10％で低年齢ほどウイルスが多く検出される．そのウイルスでは6歳未満ではRSウイルスが多く，6歳以上ではインフルエンザ，アデノウイルスの増加が特徴的である．

しかし，各種検査を行っても患者の50％において病原体検出は困難であり，また可能性のある病原体すべてを描出できる単一の検査もない．小児では解熱しなかった症例からはアデノウイルスが検出されることが多いともいわれる．

日本呼吸器学会の市中肺炎ガイドラインでは，**定型肺炎と非定型肺炎の鑑別診断**を行うように推奨しているが，上述のような理由で定型／非定型の鑑別は完全には困難で，非定型肺炎との鑑別率は75％程度である．

（1）急性細菌性肺炎（定型肺炎・市中肺炎）

1．病因・病理

高齢者または基礎疾患を有する患者に多くみられる．**70歳以上の高齢者の市中肺炎の起炎微生**

▎過換気症候群

症状：発作的に過呼吸が起こり過換気となり（**高酸素血症，低二酸化炭素血症**）となり，身体的・精神的に多彩な症状を呈する機能的な疾患である．原因は明らかではないが，主として**心因（ストレス）**に基づく過換気のために**呼吸性アルカローシス（低二酸化炭素血症）**が発生して諸症状を引き起こすと理解されている．発作時，患者は不安感が強く，十分に空気を吸っているにもかかわらず空気が吸えないといった空気飢餓感を呈し，そのほか呼吸器系以外の症状として，胸内苦悶，心悸亢進，手足のしびれ感，四肢の硬直などが出現することもある．その苦しさのためさらに不安緊張感が高まり，呼吸が亢進する．その持続時間は，概ね**30分～1時間以内**であるが，なかには数時間に及ぶこともある．急性の過換気症候群の他に，**ため息などを主症状とする慢性型**も存在する．

本症候群は思春期女性に多く，次いで中年女性に多い．気管支喘息は高頻度に本症と合併する．

治療：安心を与える．**paper bag 法**（この方法は，自宅でも行えるという利点はあるが，重症例には無効なことが多い）は最近では推奨されなくなった．本症は，患者自身が過換気症候群を自覚し，発作の初期には**気持ちの安定や呼吸の安定に努める**ことで症状は軽微で済む．まず，**腹式呼吸などできるだけゆっくりとした呼吸**を行うことが勧められる．

薬物療法として発作時には，**ジアゼパム1A（10 mg）の筋注や静注**（ゆっくりと）．発作予防や軽快後の治療薬として，**セロトニン再取込み阻害薬（SSRI）などの定期的な内服**が効果的なことが多く，過換気発作が起きそうなときには**抗不安薬**を内服することによって発作が予防できたり，発作が軽くなったり，過換気発作からの回復が早かったりする．

物は，嫌気性菌が第一位を占め，次いで肺炎球菌，インフルエンザ菌，黄色ブドウ球菌，緑膿菌などである．約1/3の症例で細菌性とウイルス性がオーバーラップした検査値を示す．日和見感染症による特殊な病態が潜んでいる可能性も高く，循環器疾患からCOPD・喘息といった**基礎疾患の増悪**も念頭に置きつつ問診を行う．

発症は急性で，数日の上気道感染様の症状があった後に，**38℃の発熱**と**脈拍数**（＞100/分），**呼吸数**（＞24/分：呼吸数が20回を超えると何らかの異変が起きているという目安となり，30回/分を超えると，その可能性はより高くなる．乳児では正常値上限が約40回/分，1〜3歳の幼児では30回/分，4〜6歳では25回/分位），胸部聴診上ラ音（湿性ラ音），呼吸音減弱，悪寒戦慄などを伴う．呼吸器症状は強く，**咳嗽，膿様喀痰，胸痛，呼吸困難**があり，20〜30％に胸水を伴う．このような場合は患者自身が重篤感を訴えることのほうが多い．急性転帰することもあり，「**肺炎は1日でできあがる**」という言葉があることを忘れてはならない．

高齢者ではこのような典型的な肺炎の症状が現れないこともよくある．周囲の人が注意して見守り，「元気がない」「食欲がない」「息切れがする」などの様子がみられたら早めに受診させる．特に「**息切れ**」があるときは，酸素不足が起こっている可能性がある．

2．診断

診断は，膿様の痰のグラム染色をすれば容易．グラム染色で好中球の中に取り込まれている菌を確認する．このように肺炎診断のゴールドスタンダードは，**良質な膿性喀出痰における原因微生物の同定**である．**グラム染色**による肺炎球菌の検出率は，良質な膿性痰では感度80％以上，特異度90％前後と高い．鼻咽頭培養は喀痰培養と一致することが多いが，結果は参考程度にする．だが，**市中肺炎でも原因菌不明の症例は3〜5割程度**ある．

検査では白血球増加（好中球増加と核の左方移動を伴う**1万5,000/mm³以上**）と**CRP**が亢進している．臨床診断を元に適当な時期に胸部単純写真を撮る．するとX線像では，辺縁が鮮明で，濃淡が比較的均一な局在的な陰影（**肺胞充満像**）を認めることが多い．しかし，3割位の市中肺炎は最初の単純写真ではわかりにくく，フォローのX線検査やCT検査で見つかるという報告もある．**肺炎はレントゲン診断**なので胸部X線画像をみなければ自覚症状や所見があっても確定診断はできない．

3．治療

治療は原因微生物を推定し，それをターゲットにまず治療を開始する，いわゆる「**エンピリック治療**」を行う必要がある．喀痰が採取できれば，グラム染色の結果を基に抗菌薬を選択する．

細菌性肺炎には**βラクタム薬**や**ニューキノロン薬**が有効で，主に高用量ペニシリン系統の抗生物質（βラクタマーゼ阻害薬配合のペニシリン薬）を使用する．高齢者や基礎疾患を有する患者の場合には，レスピラトリーキノロンの使用を考える．細菌性肺炎か非定型肺炎かが明らかでない場合は，高容量のβラクタマーゼ配合ペニシリン薬とマクロライドまたはテトラサイクリン系薬の併用を行う．誤嚥の関与が疑われる肺炎（高齢者の肺炎のほとんど）には嫌気性菌への作用が弱いニューキノロンは第一選択とはならない．肺炎球菌性肺炎は治療が奏効していたとしても，**解熱するまで2〜5日，解熱後3日間は治療継続**を要する．

肺炎の胸部X線写真が100％の症例できれいになるのは**1.5〜3か月位**かかる．

予防法としては**肺炎球菌ワクチン**を投与．

（2）非定型性肺炎（マイコプラズマ肺炎，肺炎クラミジア感染症他）

1．疫学・病理

かぜ症候群の大半はいわゆるかぜウイルスの感染によって引き起こされるが，マイコプラズマも発熱，頭痛，咳などのかぜ症状を起こす病原体として知られている．マイコプラズマ感染症では，感染宿主の免疫応答がその病態に大きく関与することが明らかにされている．

マイコプラズマに感染していても60％の人は無症状である．この数字はマイコプラズマとの共存共栄が可能な個体の割合と考えることもできる．しかし残りの40％では，気道，肺にマイコ

プラズマ特有の炎症が起こる．症状が出るかでないかは，病原体の量，あるいは宿主の個体差によって規定されると考えられている．

マイコプラズマは細菌の一種であるが，基本的には表在感染で**気道上皮を障害するがそれは免疫反応による間接的な細胞障害である**．そのために**細胞障害性は弱く，細胞を次々に破壊したり，細胞内に進入していく能力はないので分泌も亢進させない．故に，鼻汁・痰が少なく，乾いた咳が出ることが特徴**である．通常のウイルス感染による咳であれば，約2週間以内には改善するのが一般的である．だが咳が長引き**2週間以上咳が続く場合**には，肺炎クラミジアやマイコプラズマなどの感染を疑う．マイコプラズマ肺炎の場合は概して**咳嗽は強く，長引くが，分泌は少ないので喀痰は少ない**．

60歳未満かつ**基礎疾患を有しない**患者群では*Mycoplasma pneumoniae*が肺炎の原因菌の1位を占める．その**好発年齢は10〜30歳代**で，主として**学童期以降の小児，若年成人**に多くみられる．国立感染症研究所のデータでは，肺炎マイコプラズマの80%程度は15歳未満の小児が占めている．

マイコプラズマ肺炎の潜伏期は2〜3週間で，一度感染しても免疫は一生持続しない．その感染様式は**濃厚飛沫感染**である．**家族内感染**がある．家族内で移ったり，施設，学校，幼稚園などではやっていくといわれる．通常の上気道炎と異なり鼻水は目立たない．そして，基本的には**3週間位で自然治癒**する．

マイコプラズマ以外では細胞内寄生体の*Chlamydophila pneumoniae*などの病原菌によっても肺炎は引き起こされる．**クラミジア感染症**の場合はマイコプラズマ肺炎とは異なり，一般に新生児期や乳児期に多くみられる．下気道感染症の5〜15%位あるといわれる．クラミジア感染妊婦から出生した児の60〜70%が主に産道で感染（産道感染）し，そのうちの10〜30%が本症を発症する．これは乳児における本症の頻度としては決して低くなく，乳児期前半の肺炎の1/4〜1/3を占めるとの報告もある．この場合の発症時期は，生後2週〜3か月にほぼ限られており，3〜8週の発症が最も多い．このような**新生児期のクラミジア感染**では，**眼脂**の出現，好酸球増多やIgM高値などが確認できる．肺炎クラミジアは咳などによる飛沫感染でヒトからヒトへ伝播し，感染力はあまり強力でなく，通常の曝露での**潜伏期間は3〜4週間**が多い．症状が軽微または無症候で，**終生免疫が成立しないため感染を繰り返しやすい**．したがって，抗菌治療が行われていない症例も多数存在し，このことがこの病気の病態形成に重要な役割を果たしているとの見方もある．さらにこの肺炎クラミジアは，他の細菌性肺炎との合併（**複合感染**）が多いことが治療上の問題である．

2．症状

マイコプラズマ肺炎の症状は，咽頭痛，嗄声，**強い乾いた咳嗽，発熱（38℃）**，寝汗などのかぜのような症状で発症し，**咳が段々ひどくなり，発熱も徐々に出てきて**診療を受けにくる．あるいは，かぜ症候群の後に**頑固な乾性咳嗽**が続いている．かぜなのに咳がなかなかとれない．痰は基本的には出ない．**不眠になるほどの夜間咳嗽はマイコプラズマによる肺炎，気管支炎，感冒に特徴的である**．適切な治療が行われない場合は，**喘息を引き起こす**こともある．

マイコプラズマ，クラミジア感染は，肺炎以外にも感冒，急性気管支炎の原因菌として特に小児科領域で重要とされている．小児では成人と異なり，上気道と下気道の菌が同じであることが多いが，マイコプラズマ，クラミジア単独感染は気管支炎だけで終わることが多く，**鼻炎症状はほとんど出現しない**ともいわれる．

多くの人はかぜのような症状だけで治ってしまうが，だいたい**10%ぐらいが肺炎に進展する**といわれる．

だが肺炎マイコプラズマ感染症では急性の細菌性肺炎に比べて，**頭痛とか目の後ろの痛み，あるいは筋肉痛などの呼吸器外の症状が強く出る**という見方もある．膿性痰が少なく乾性の咳嗽が主体であり，聴診器で聴いてみてもほとんど**ラ音が聞こえない．CRPは上昇**するが，**白血球の増加は少ない**．胸部X線所見では気管支炎から限局性および肺葉性の浸潤影，**スリガラス状の陰影**などを

呈するような肺炎で，細菌性肺炎とは異なる臨床像をとるため**非定型肺炎**と呼ばれる．

肺炎マイコプラズマ感染症は肺炎クラミジア感染症に比べ臨床的に病態が重い傾向にあり，それが胸部X線所見にも現れている．しかし，**肺炎にしては元気で，一般状態も不良でないことから，歩く肺炎（walking pneumonia）**といわれ，外来通院が可能である．

肺炎マイコプラズマ感染症では発熱も特徴とするが，クラミジア感染症では，強い咳が長引くけれども高い熱はでない．咳は長い例だと4週間以上続くような場合もある．若年者のクラミジア肺炎では咽頭痛の頻度が高いほかはっきりした症状がでないことも多いが，肺炎以外気管支炎，咽頭炎，喉頭炎，扁桃炎，副鼻腔炎，中耳炎，喘息発作やCOPDの増悪などの報告もあることはある．肺炎クラミジアによる炎症は，マイコプラズマ感染と違い，実は肺炎よりも上気道炎の方が多いという見方もある．

3．診断

①末梢血の**白血球**が1万以上を示す例は大体7％程度．**正常かやや減少**．

②**寒冷凝集反応** 2,000倍以上．罹患した患者の約6割が寒冷凝集反応高値を示す．

③**肺炎マイコプラズマの補体結合抗体価**64倍以上（血清LDHが比較的高い）．

血清診断（血清抗体価微粒子凝集法PA：particle amplification法）の確定診断は，回復期血清が必要．この補体結合反応で検出できるのは主にIgG抗体であるため，感染初期には上昇が認められないことが多く，回復期に**ペア血清**をとって診断を行うことになる．初診時とその4週間後に採血して測定すれば，抗体価はおおむね確定診断に必要な**4倍程度の上昇**を示す．だが，この方法では血清中の抗体価は上昇するまで時間を要するため**急性期の診断には役だたない**．

④迅速診断には，**抗マイコプラズマIgM抗体の迅速検出可能なキット**（簡易EIA法：酵素免疫測定法）がある．

2011年にはPCR法や**LAMP法による肺炎マイコプラズマの核酸検出（遺伝子診断法）**が，保険診療として認可された．特にLAMP法は現在では最も優れていて，検体は，咽頭ぬぐい液（鼻咽頭ぬぐい液）または喀痰のいずれも可とされている．ただし，検査の所要時間が約2.5時間と比較的長く，専用機器を必要とし，あまり普及していない．

2013年以降では，マイコプラズマでは3つの抗原迅速検出法，リボテスト®，プライムチェック®，プロラスト®，Myco®が使用可能となり，マイコプラズマ感染症の診断向上に寄与している．

いずれも咽頭ぬぐい液を検体とするが，唾液が混入すると判定が困難になる場合があるため，特に小児では採取法に注意を要する．迅速抗原検査の大きな問題は感度が低いことで，病初期ではマイコプラズマ感染があるにもかかわらず陰性となることに注意する必要があるが，**プライムチェック®**はPCR法との比較で院内で実施可能であれば15分で結果が判定でき，感度，特異度ともに90％以上の高い陽性率を示している．

クラミジア肺炎の診断も，マイコプラズマと同様に，血清の抗体価測定（酵素抗体法ELISA）で確定することができる．

肺炎クラミジアのIgM抗体（ヒタザイムC.ニューモニエ®）**は発症から3週目頃に上昇する**とされ，初感染であれば約9割が診断できる．しかし，これらIgM抗体は症状発現後2週間以内では抗体が産生されにくいこと，再感染の場合に上昇しないこともあり，多くの偽陽性例が明らかになっているので，他の診断法を併用するなど注意が必要である．また成人においては約60％の人

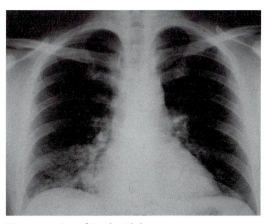

図1　マイコプラズマ肺炎

が肺炎クラミジアに対する抗体を保有しているといわれる．

⑤**胸部X線所見**は，浸潤性陰影（**図1**）が7割．肺の中ではべとっとした影がでることが多いといわれる．間質性病変の特徴であるスリガラス状（散布状）の陰影が両側広範囲に広がる像は少ない．

4．治療

対症療法でも2～3週間で自然治癒するが，抗菌薬投与により病期は短縮される．マイコプラズマは細菌とウイルスの中間で，**細胞壁をもっていないのでペニシリン系やセフェム系などの細胞壁合成阻害薬は機能せず**，ペニシリン薬やセフェム薬などのβラクタム薬は臨床的には無効で，**マクロライド系，テトラサイクリン系，あるいはキノロン系のDNA合成阻害薬**などが有効である．**マクロライドやテトラサイクリン系薬，ニューキノロン系の抗生物質**を少なくとも10日間にわたり使用する．

マクロライド感性株感染症では，マクロライド治療で投与後48時間以内に80％以上が解熱するので，マクロライド系薬の効果は，投与後2～3日以内の解熱でおおむね評価できる．マクロライド耐性株感染の場合，大多数の症例（約70％）は解熱しない．そこで，小児呼吸器感染症ガイドラインでは3日ほどマクロライドを使い，改善しないようであれば耐性マイコプラズマの可能性が高いので，次の治療に進むことを勧めている．具体的には，14・15印環マクロライド系の**クラリスロマイシンを15～20 mg/kg**と多めに投与し，2～3日しても熱が下がらなければ，**ミノサイクリンを3日間処方する**．7日間以内の投与であれば，歯牙や骨への影響は少ないだろうともいわれる．8歳未満児にはキノロン系薬トスフロキサシン（オゼックス®，14日間程度）に切り替えるのも一つの方法である．

マクロライド系抗菌薬耐性株はマイコプラズマ肺炎の**約60～70％ある**．特にマクロライド系薬の前投薬があるときの耐性率は90％以上といわれる．このように最近のマイコプラズマはマクロライド耐性株が多いのだが，肺炎マイコプラズマ感染症はマクロライド耐性株であっても3週間

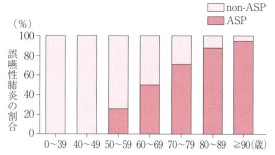

図2　肺炎入院患者における年代別誤嚥性肺炎の割合
non-ASP（aspiration pneumonia）：誤嚥と関連ない肺炎，ASP：誤嚥性肺炎．（寺本，2015）

程度で自然治癒傾向があるので，治癒が少し遷延する傾向は認められているものの，それ以上の重症化は認められないとする見方もある．そのような場合の自然治癒は**マクロライドの免疫修飾作用（サイトカイン産生抑制作用）**が治療効果に反映するものと推測することもできる．

登園・登校基準は，発熱，咳嗽などの主要症状が改善すれば可能である．

（3）誤嚥性肺炎

肺炎は今，日本人の死因の第3位となっており（1位：癌，2位：心疾患），その背景には後期高齢者の増加がある．高齢者では誤嚥による肺炎の割合は高く，高齢者の肺炎の9割位になる（**図2**）．また市中肺炎の5～15％は誤嚥が原因の肺炎であるともいわれる．

1．誤嚥性肺炎の診断と特徴

基本的には通常の肺炎と同じ．喀痰，咳嗽，頻呼吸，そして循環系の反応としての頻脈が診断の出発点である．「明らかにいつもと違い，様子がおかしい」（not doing well）と感じたら，それはそのまま超高齢者の方々の病態把握に当てはめることができる．

①起炎菌の証明：口腔，咽頭に存在している**嫌気性菌**が多い（*Bacteroides, Melaniogenicus, Peptostreptococcus* species, *Fusobacterium* species など）．それも，ほとんどのケースが**複合感染**しており，肺炎球菌などの他2～3種類の菌がからんでいる．細菌学的にはグラム染色がそ

の原因菌の決定に有効である．

②**胸部Ｘ線撮影**：淡い浸潤影を確認－誤嚥による影響は，重力の法則に習い**両側下肺野，中下肺野**に多く認められる．位置的な問題では**右のＳの6（2,10）の部位（右背側）が一番唾液が貯まりやすい**が，多くの場合，浸潤影の分布はあまりはっきりしない．

③**必要に応じての気管支鏡検査**：胃液を大量に吸引している恐れのある場合は，pHを測定．

④**CRP，白血球，血沈**：感染の指標としては**CRP**は最も鋭敏で重症度の判定に有用．白血球は中等度の感染症にもかかわらず正常範囲内にとどまることが多い．しかし，その場合でも白血球分画は好中球の相対的増加を示す．血沈は炎症初期には亢進し，炎症の軽快よりずっと遅れて正常化する．慢性の炎症指標として使用しやすい．

⑤高齢者の肺炎の場合，**発熱のない症例が1/3位ある**．胸部Ｘ線上明らかな肺炎像はなくとも，**軽い弱々しい咳をし，微熱をときどき出している例は誤嚥性気管支炎と診断すべき例が少なくない**．肺炎の影というのはレントゲン上では遅れることが多いので，臨床症状とか，あるいは血液の炎症所見を参考に診断した方がいい．

⑥病歴および臨床症状において，**誤嚥のエピソード（食事中のむせ，食後の喀痰量の増加，食後喘鳴の出現，不顕性誤嚥の増加）**がある．誤嚥をきたしやすい基礎疾患の有無，頻回に発熱を繰り返したり，肺炎を繰り返していないかを聞きだすことが参考となる．

⑦不顕性感染の場合には，**飲水試験 water swallowing test（WST）**が最も簡便な誤嚥の診断法で，**10～30 ml**の水を一気に飲ませ時間がかかる（**10秒以上**）ことや，**むせが出現すること**により診断する．スクリーニングとしては有効だが，特異性に問題がある．人工呼吸器をつけていた患者の誤嚥テストは抜管の6時間後に飲水テストを行う．

⑧簡易嚥下誘発試験 simple swallowing provocation test（SSPT）は，細いチューブを鼻から口蓋垂の深さまで入れ，横になり**0.4 mlまたは2.0 ml**の蒸留水を一度に注入する．そして，これを一応3回行う．多くの人は0.4 mlの注入で3秒以内に「ごっくり」と嚥下反応が観察できる．「ごっくり」はのどに手を当てて感じてもよいし，実際に目で観察してもよい．0.4 mlの蒸留水で3回やって嚥下反応がない場合は，次のステップとして，2 mlを注入する．そして嚥下がない場合は異常とする．1 mlの水を中咽頭に注入して，3秒以内に嚥下反射が出現すれば正常とするやり方もある．

⑨確実に判定するためには**嚥下造影試験（造影剤はコンレイ®）**を行う．

（4）レジオネラ感染症

1. 疫学

年間1,000例を超えるレジオネラ感染症が報告されている．

レジオネラ属細菌は自然界の水系・土壌など自然界に広く存在しており，本菌で汚染された水や粉じんをエアロゾルとして吸入することにより，**レジオネラ肺炎**を発症する．循環式浴槽，温泉，噴水，クーリングタワーを感染源とするレジオネラ症の集団感染事例が多数報告されている．

2. 症状・診断

レジオネラ肺炎に特徴的な症状はなく，また画像所見だけから本症を診断することはできない．他の原因による肺炎と同様に，発熱，倦怠感，咳・痰などに加えて，病気が進行すると呼吸苦が強く認められるようになる．レジオネラ肺炎の特徴として，①βラクタム系薬，アミノグリコシド系薬は無効である，②肝機能などの検査値異常がみられることが多い．

診断には，最近では尿中抗原検査が広く普及してきている．

3. 治療

本症に対してはマクロライド系薬，ニューキノロン系薬が有効であり，現在までのところ耐性菌は報告されていない．

（5）間質性肺炎

肺は「肺胞」と呼ばれる直径0.2 mmほどの小さな袋が，肺胞道の周囲にブドウの房のようにたくさん集まってできている．肺胞が伸縮して酸素と炭酸ガスの交換（ガス交換）を行い，呼吸を

している．この肺胞の中で細菌などの感染によって炎症が起きるのが，一般にいわれる肺炎である．一方，**間質性肺炎は肺胞の壁（肺胞中隔）や周辺（間質）に炎症や障害が起こった状態**をいう．この炎症により肺胞の壁が厚くなり，肺全体が硬くなる（**線維化**）．その結果，肺の膨らみが悪くなり，ガス交換がしにくくなる，つまり呼吸ができなくなっていく．

1. 病理・病態

一般的な肺炎は，細菌などの感染により肺胞の腔内に炎症が起こり，その中に細菌や液体成分が沁みだして溜まる病気．間質性肺炎は，肺胞の壁に炎症が起きて線維化が進み，肺が硬く縮むと，蜂巣肺といわれるような孔（嚢胞）ができ，胸部CTで確認できるようになる．

原因は多種多様だが，原因の明らかなもの，あるいは推定できるものとして関節リウマチや多発性筋炎・皮膚炎などの膠原病（いわゆる自己免疫疾患），喫煙，職業上や生活上でのほこりやカビ・ペットの毛・羽毛などの慢性的な吸入（じん肺や慢性過敏性肺炎），病院で処方される薬剤・漢方薬，サプリメントなどの健康薬品（薬剤性肺炎），癌治療で用いられる放射線療法（放射線肺臓炎），特殊な感染症（ウイルスや真菌）のなどがあげられる．一方，原因不明の間質性肺炎も多くある．原因を特定できない間質性肺炎を「特発性間質性肺炎」と呼ぶ．特発性間質性肺炎は，国の「難病（特定疾患）」に指定されている．このような特発性間質性肺炎（特発性肺線維症）では，患者のほとんどが喫煙者だが，喫煙が必ずしも肺線維症を発症させるわけではないため，喫煙は「危険因子」であると考えられる．

2. 症状

間質性肺炎に罹っていてもはじめの頃はほとんど無症状である．中には，乾性咳嗽と呼ばれる痰を伴わない空咳をきっかけに受診する人もいる．進行すると，坂道や階段の上り下りなどの活動で息切れ（労作時呼吸困難）を自覚するようになる．さらに進行すると，ちょっとした動作でも息苦しくなり，日常生活に支障が出てくるようになる．

3. 治療

環境要因や原因物質が明らかな場合は，それを取り除き，近づかないようにする．治療が必要な場合は，薬物療法や酸素療法を行う．

薬物療法は，特発性肺線維症を除いて，多くの場合，ステロイドを中心とした抗炎症・免疫抑制療法が効果をもたらす可能性が高い．

特発性肺線維症の場合，喫煙しているならばすぐ禁煙し，病態の進行程度を数か月観察する．過去の健康診断等で撮影された胸部X線・CTスキャンをなどを取り寄せ，比較，確認する．病気の進行が認められれば，進み具合に応じて治療する．

2）急性気管支炎
（1）病態

気管支炎は，先行する上気道炎に引き続いて発症する気管分岐部から細気管支までの下気道の炎症性疾患であり，咳嗽（喀痰）・発熱を伴う．咳嗽は初期には乾性咳嗽で，次第に**湿性咳嗽**となり，乳幼児では喘鳴がみられ，呼吸困難に陥る場合もある．その咳は通常5日間以上続き，多くが1～3週間で自然に軽快する．

理学的所見では呼吸音は粗であり，ラ音（乾性，湿性）を聴取する．胸部X線像では肺野への浸潤像は認められず，気管・気管支・肺門組織の充血による**肺門陰影・肺紋理の増強**を認めることもあるが，正常範囲であることが多い．胸部X線像で**びまん性粒状影**の出現をみたら，**急性細気管支炎**が疑われる．

CDC（Center for Disease Control and Prevention）はガイドラインで，**バイタルサインの異常（心拍数100/分以上，呼吸数24/分以上あるいは体温38℃以上）や胸部の異常（ラ音等）がなければ肺炎の可能性は低く，胸部X線や喀痰検査は不要**であり，臨床試験の結果からは抗菌薬の有用性は証明されておらず，副作用や耐性菌の問題もあり**抗菌薬の適応はない**としている．しかし，高熱時に膿性痰があり，白血球増多，CRP強陽性で細菌感染が疑われる場合，あるいは咳が持続する場合は抗菌薬の使用を考慮する．一方，65歳以上の高齢者や慢性閉塞性肺疾患（COPD）等の基礎疾患をもつ患者の場合にも，

基礎疾患の急性増悪や肺炎の危険性が増加するので，胸部X線検査，血液検査，喀痰検査等を行うとともに抗菌薬を投与する．

RSウイルスに代表されるウイルス感染で2歳以下，特に6〜12か月の乳児に好発する下気道炎は**細気管支炎**であることがあり，喘鳴が聴かれるので，感染を合併した喘息との鑑別が困難な例も多く存在する．このような例には便宜上「**喘息性気管支炎**」と診断名がつけられることがある．喘息と感染に伴う喘鳴の区別には，発作時の呼吸機能の低下，β_2刺激薬の吸入による反応，家族歴，血清IgE値などが参考となる．

持続的な咳嗽の原因は，ひっきりなしに感染を生じていたり，あるいは病原体（百日咳，RSウイルスなど）によって気管支の反応性が亢進していたり，稀ではあるが逆流性障害や線毛運動の異常（カルタゲナー症候群）が原因となることもある．また，通常の臨床経過と明らかに異なる場合には，嚢胞性肺線維症や気管支喘息，免疫不全，結核，気管支軟化症，副鼻腔気管支炎，異物の吸入などが問題となる．

（2）起炎菌

起炎病原体としては90％がウイルス感染で，冬季に流行するものが多い．小児では年少児では**RSウイルス**，パラインフルエンザウイルスが多く，年長児ではインフルエンザウイルス，ライノウイルスが多い．年間を通じてアデノウイルス，コロナウイルスがあり，夏期にはエンテロウイルスがある．しかしながら，実際の臨床の現場でそれらのウイルスを確認することは困難である．少数ながら，非定型肺炎の起炎病原体である**マイコプラズマ**や肺炎クラミジア，**百日咳**なども病原体の一つとして知られており，その頻度は5〜10％程度とされている．

稀だが，細菌感染としては**インフルエンザ菌（25〜30％），肺炎球菌（10〜15％），モラクセラ（ブランハメラカタラーリス）**の3大菌種が中心となる．ことに慢性副鼻腔炎などの合併がみられるような症例では，起炎病原体としてインフルエンザ菌が関与している可能性が高い．

臨床的病原推定法として喀痰の色は重要である．激しい咳の割に喀痰をほとんど認めないか，あるいは透明感の強い白色〜黄色痰はウイルス，マイコプラズマ，クラミジアなど，非細菌性病原体の可能性が強い．一方，細菌性では細菌の増殖よって痰は混濁しており，白血球の動員により黄色〜緑色となる．気管支炎症状の経過中に喀痰量が増加し，痰の性状が膿性になってきた場合には細菌感染を疑うことになる．そしてこれが実際的なウイルスと細菌感染の鑑別になる．

（3）診断

本症の診断には臨床症状と身体所見が最も大切である．症状は，**病初期は感冒様症状（鼻汁・咳）で，進行するにしたがい，呼気性喘鳴，多呼吸**等を呈するようになる．上気道炎にみられる咳嗽は気管・気管支炎への炎症の波及を意味する．ウイルス性気道感染症では，乳児の場合，発熱は無熱または微熱のことが多い．

潜伏期間は大体4〜5日．咳の最初の2〜3日は乾性であるが，分泌物の増加とともに**湿性咳嗽に変化**していく．喀痰の性状はムコイドから細菌感染が示唆される膿性まで病期により異なる．

2歳以下の乳幼児では，気道分泌物を喀出できず，気道に貯留し**喘鳴症状（低音性喘鳴）**をみることが多い．喘鳴症状は朝晩にみられることが多い．RS細気管支炎では保護者が理解しやすい呼吸困難の症状として**哺乳力低下，眠れない，抱かれていた方が楽（起坐呼吸），機嫌が非常に悪い等がある**．

胸部単純X線上では肺の過膨張所見を認めるが，無気肺を除いて重症度と相関しない．乳幼児の細気管支炎と鑑別すべき疾患には乳児喘息がある．だが臨床症状のみではこの二つの疾患の鑑別は困難である．実際，急性細気管支炎と診断された小児の一部はヒューヒューといった呼気性喘鳴を繰り返し，後に乳児喘息と診断されることもある．また，乳幼児に起こる喘息の半分以上はこのRSウイルスによるものだと考えられている．喘息との鑑別に悩まれたら，**冬期に症状が認められ**，免疫クロマト法を用いた抗原チェックの**RSV診断キットが陽性の場合**は，細気管支炎と診断して問題はない．

また，RS細気管支炎はβ_2刺激薬吸入やステロイドに反応不良で，特に低年齢では喀痰排出困難もあり，容易に呼吸不全に陥る可能性があるため，早めに診断をつける必要がある．先天性心疾患や慢性肺疾患などの基礎疾患を有する児は重症化しやすいので，抗RSウイルスヒト化モノクローナル抗体（パリビズマブ）の予防投与を行う．

（4）治療

小児の急性細気管支炎の**90％はウイルス**（70～80％がRSウイルス）により発症すると考えられており，特別な原因療法はなく，一般的保養と咳嗽に対する対症療法を行う．基礎疾患や合併症がない急性気管支炎には，抗菌薬投与は原則的に推奨されない．

咳は異物を気道から排泄するための生理学的防御反応であり，その抑制は生体にとってむしろ有害となることすらある．しかし，咳が激しいときには，嘔気，嘔吐，睡眠障害，咳による体力の消耗等がみられる．咳嗽に対する対症療法は，これらの有害事象とのバランスのもとに行う．ウイルス感染症に対する抗生物質の使用については基礎疾患や合併症がなければ一般的に不要と考えられているが，抗生物質を使用し発熱期間や入院日数が減少した等の報告もみられる．重症の場合には，入院して補液，酸素投与等の対症療法を行う．

3）注意を要する急性気管支炎
（1）小児の急性細気管支炎

湿性咳嗽を主症状とする有熱性の気管・気管支の炎症性下気道疾患である．小児の急性細気管支炎は**生後1か月から2歳までに好発**する．1歳以下の乳児では下気道疾患は約25％と最も頻度が高く，以後加齢に従い減少，思春期は3～4％と低下する．その場合の下気道疾患には鼻炎・咽頭炎の上気道症状を伴うことが多い．

乳幼児の気管は広く短いため，微生物やダストの侵入が容易である．さらに，気道腺組織が少なく，mucociliary systemの機能が不完全で，**気道浄化作用に種々の不利益な条件**をもつ．また**免疫学的防御機構の未熟性**も関与する．このように乳幼児は気管・気管支炎に罹患しやすいことに加

えて乳幼児の細気管支粘膜は薄く，その内腔は狭いため，一度，**細気管支炎**を生じると，容易に気道閉塞をきたし，短時間に呼吸困難が進行する．

起炎菌となるRSウイルスは，毎年冬から春にかけて流行する．ピークは1～2月で，毎年冬になって増加する乳幼児の重篤な下気道炎はインフルエンザを除けばRSウイルス感染症がほとんどである．RSウイルス感染は一度の感染では終生免疫は獲得されず，一生の間に再感染を繰り返すが，乳幼児を除けば大半はほとんど普通のかぜで終わっている．数年後にはRSウイルスワクチンが市場に出る予定ともいわれる．

（2）小児の仮性クループ
1．病理・診断

好発年齢は**6か月から3歳の乳幼児**．クループの本態は**急性喉頭気管気管支炎**であり，**犬吠様咳嗽，嗄声，発熱およびいろいろな程度の喘鳴，吸気性呼吸困難を特徴とするウイルス性疾患**とみなされている（急性非特異性炎症性病変）．クループの語源は「カラスや蛙のようなしわがれ声で泣く」という意味のスコットランド語．

急性上気道炎に引き続いて発症することが多く，内視鏡的には両側の声門下は真赤に浮腫性に腫脹し，半楕円形のヒダのようにみえ，声門下は狭窄状態となっている．

通常この疾患は10歳以下の小児に認められることが多く，診断は間接喉頭鏡あるいは喉頭ファイバースコープによる所見と頸部軟部組織単純X線撮影（前後径および側位）の所見による．声門下の浮腫や狭窄は，一般としていえば長期間の気管内挿管のあとや術後性多発性軟骨膜炎，サルコイドーシス，アミロイドーシス，ウェゲナー肉芽腫症のような全身性疾患でも発現しやすい．

2．治療

当初の治療は経口的に**エピネフリンのネブライザーと速効性のステロイドホルモンの経静脈的投与，酸素吸入，加湿，抗生物質の全身的投与**である．クループに対し，エピネフリンの効果は一時的である．ステロイドは**デキサメタゾンの使用量を考慮して4 mg単回投与**を行う．デキサメタゾンの経口投与で再診，入院が50％減少する．

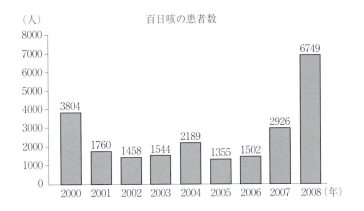

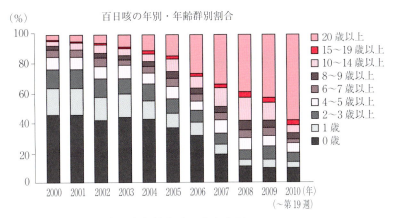

図3 各年の百日咳の患者数とそのうちわけ
（国立感染症研究所感染症情報センター資料より）

呼吸困難が強い場合には，気道確保のため気管切開術や気管内挿管が必要なことがある．

(3) 百日咳
1. 病態
原因菌は好気性のグラム陰性の小短桿菌，いわゆる**百日咳菌（*Bordetella pertussis*）**である．百日咳菌は上気道の粘膜上皮に定着し，増殖する．局所で病原因子（毒素と定着因子）を産生し，疾患をひき起こす．**5日から3週間にわたる潜伏期**があるが，**10日以内に発症する**ことが多い．**飛沫感染**し，感染力が強いため**家族内感染**する．

百日咳は決して少なくなく，熱を伴わない**2週間以上続く咳症状を主訴とする患者の1/4で百日咳が疑われる**という報告がある．また，**成人の遷延性咳嗽者の1割程度は百日咳と推定される**と

いう報告もある．

百日咳はかっては**乳幼児の病気**であった．しかし，今や**感染者の2/3は成人が占める**という観察結果もあり，百日咳は年長児あるいは成人の疾患となりつつある（**図3**）．**30〜50歳の女性に多い**という報告もある．**成人が感染した場合，症状は穏やかで発熱も少ない**．ただ頑固な咳嗽として感染後3〜4週たってから受診することが多い．そこで，成人の百日咳患者はキャリア状態のまま学校や職場に出向き，結果的に菌をまき散らしてしまうこともある．感染力は麻疹に次いで強い．大体1年を通じて発生がみられるが，**春から夏にかけての発生が比較的多く，流行の周期は2〜5年**とされている．

臨床症状としては，カタル期，痙咳期，回復期の3期に分けられる．**カタル期（約2週間）**は感冒症状を呈し，軽い咳嗽などといった非特異的な

682　気管・食道科学

症状が1～2週間続く．次いで，咳の激しい痙咳期に入り，1～6週間続く．典型的症例では発作性の連続的な短い咳（スタカート staccato：コンコンコン）と咳の止まった最初の吸気の時に喉頭の攣縮のためにピーピー，ヒューというきわめて特徴的な音を出す．これを笛吹き様の吸気（吸気性笛声 whooping sound）という．時に咳に伴い嘔吐，チアノーゼを認める．このような咳嗽発作を繰り返すことをレプリーゼと呼ぶ．白い痰が出る．発作性の咳は夜間に集中し，日中はおさまる．日中は比較的落ち着いているので，受診を先延ばしにしがちになるのも百日咳である．1歳以下の乳児が罹患すると重篤になることがある．

　既感染やワクチン接種歴のある成人での百日咳の症状は，咳嗽が長期間続くものの，発作性けいれん性の咳嗽を示すことは少ない．その後回復期に入り，けいれん的咳嗽は治まるが，体内から菌が消えても毒素は残るため，咳症状は持続する．通常の咳が数週間にわたり続き，全経過，約2，3か月で回復する．回復は中国で「百日の咳」と称される如く遅く長くかかる．2か月間の経過で感染の恐れがあるのは咳嗽出現後の3週間であるので，その間は周囲の感受性者への感染伝搬を減少させる目的で抗菌薬治療を行う．

2．診断

　百日咳の診断の根拠とされるのは，長引く咳，夜間の咳き込み，家族歴の順である．症状が非典型的な場合の臨床診断は容易ではないが，成人や年長児では，①咳が長く持続する，②咳込みが強い，③発作性に咳が出る，などの時は積極的に百日咳を疑ってみる．

　百日咳のガイドライン2008では，14日（2週間）以上の咳があり，かつ発作性の咳き込み（成人患者では急性期に90％），吸気性笛声（whoop）（急性期に50％），咳き込み後の嘔吐（急性期に35％）のいずれかを伴えば，臨床的に百日咳と診断するよう推奨している．周囲の流行状況や家族歴（家族内など周囲に咳をしている人がいる）を確認することも重要な手がかりになる．発熱はあっても軽度である．

　成人やワクチン既摂取児の百日咳では，咳が長期にわたって持続するものの，典型的な発作性の咳嗽を示すことはなく，軽症のまま，やがて回復に向かうので確定診断が難しい．ところが子どもの場合，1回も予防接種をしないで百日咳にかかると，典形的な重篤な咳になる．百日咳は臨床的にはウイルス，マイコプラズマ，クラミジアなどのほかの原因による感染後咳嗽と鑑別することは一般に困難である．百日咳は症状が激しい割に，白血球，C反応性蛋白（CRP），赤血球沈降速度（ESR）や胸部X線検査に異常がないことが診断を難しくしている．

　病原診断に関しては，菌の分離が基本だが百日咳では菌の分離同定は困難（検査室には百日咳を疑っていることを確実に伝えておき，選択培地を使用する）なので，血清抗体価を測定する．だが，以前百日咳の検査で用いられた東浜株，山口株は現在製造販売中止となっているので，百日咳では菌の分離同定は困難である．このため，一般のクリニックや病院では抗百日咳毒素（pertussis toxin：PT）を用いた検査しか使用できない．これは測定した PT-IgG が4週以降で100 EU/mL 以上上昇することで診断できる．だが，百日咳では抗体が誘導されるのは咳嗽出現後少なくとも1週間程度を要するため，血清診断は早期診断には適さない．他の抗体測定法はポリメラーゼ連鎖反応（PCR）法である．2016年，この LAMP 法により百日咳菌の DNA を検出する迅速診断法が確立され，広く利用できるようになり，診断がつきやすくなった．受託検査もできるし，自分の施設に機械を導入すれば1時間以内に検査結果がでる．

3．予防

　百日咳予防の原則は予防接種である．現在成人で百日咳が増えている．日本では，現在，有効成分ワクチン（精製ワクチン生後3か月からの接種，1968年から三種混合ワクチン DPT〔百日咳，ジフテリア，破傷風，現在は不活化ポリオも入って四種混合ワクチン〕が実施され，現在では DPT の接種率は95％を超える）が使用され，効果を上げているが，昭和50年代一時副作用から接種を中断した時期があり，その時期未接種だった人が今，成人百日咳を発症し問題となっている．

　百日咳の自然感染では約15年，ブースター効

果がないと百日咳に対する**ワクチンの免疫効果は5〜10年程度**しか持続しないとされる．このため，大学生や成人で抗体が低下し，百日咳に罹患しやすくなっていることも考えられる．米国では11〜18歳で成人用のDPTワクチンを1回追加する方式を採用しているが，同様な対応を日本でも早期に考える必要がある．

4．治療

成人の**百日咳は早期診断での確定診断が難しいので，胸部レントゲン写真で異常の有無を確認し，抗菌薬で鑑別診断することが推奨される**．病歴をとり，症状より百日咳の可能性を頭に入れながら可能なら菌の培養，迅速検査を行い治療を勧めるのが現実的だろう．

治療は，エリスロマイシンとかクラリスロマイシンなど，**マクロライド系抗菌薬が有効**で，ミノサイクリンも効果的である．**耐性化の報告は稀**である．**百日咳が疑われるケースでは empiric にマクロライド系抗菌薬を投与しても差し支えない**．抗菌薬の効果が認められているのは**カタル期である発症後1〜2週間**で，2週間を過ぎると治療効果が劣る．投与期間は菌の排出を防止するため**1〜2週間必要**となる．そして，ほとんどの症例では至適投与期が合えば**投与後2〜5日で症状が軽快する．なお成人発症の百日咳患者は抗菌薬の投与なしでも3〜4週間で大半の症状が消失する**．しかし，他者への感染を予防するためにも，百日咳患者には速やかな抗菌薬の投与が必要である．服薬以外にも，痰を出しやすくするために水分をしっかり補給するよう指導する．

4）慢性気管支炎

慢性気管支炎 chronic bronchitis（CB）は，現在では従来の Fletcher の定義に合致することはほとんどなく，むしろ smoker's bronchitis として捉えた方がわかりやすい．**慢性の気道感染症の病態の中心は，喀痰で代表される気道分泌の亢進と過剰な好中球性気道炎症である**．したがって，喀痰の細胞診あるいは**グラム染色**を提出し，好中球優位である所見を確認するように努める．

好中球の過剰な集積は，好中球からの活性酸素やエラスターゼなどの過剰産生をもたらして気道の障害を惹起することから，慢性気管支炎の安定期の管理は主に喀痰と好中球性気道炎症の抑制が重要な治療戦略となる．エリスロマイシン，クラリスロマイシンおよびロキシスロマイシンをはじめとする**14員環や15員環マクロライド系抗菌薬**のアジスロマイシンは，気道における水分泌やムチンの分泌を抑制することが明らかとなった．また，これらのマクロライドは同様に気道内への過剰な好中球集積を抑制していることが明らかとなり，好中球性炎症を制御していることが証明されている．そして，**エリスロマイシン長期療法**は慢性気道感染症の急性増悪を予防する観点においても有用な治療法と考えられている．

慢性気道感染症の急性増悪とは，慢性安定期の状態から咳，膿性痰，発熱，息切れなどの症状が急性の経過で出現あるいは悪化することであり，細菌感染による場合が多い．だが，**細菌性下気道感染症の原因菌は臨床症状や検査所見だけでは鑑別は困難である**．可能な限りグラム染色により原因微生物の特定を行った上で，年齢を考慮した経験的な抗菌薬療法が必要となる場合も多い．起炎菌の診断においては，**細菌性とウイルス性では約1/3の症例でオーバーラップした検査値を示す**．原因菌が推測される場合には，原因菌に感受性のある抗菌薬を選択し，原因菌不明の場合には原因菌として多いインフルエンザ菌，肺炎球菌，*Moraxella catarrhalis* や緑膿菌を想定してこれらをカバーする抗菌薬でエンピリック治療を開始するのが合理的である．

5）閉塞性呼吸障害（慢性閉塞性肺疾患 COPD：chronic obstructive pulmonary disease）[2]

（1）定義・疫学・病因：2020年には死因の3位になる？

気道系は線毛上皮細胞でカバーされた絨毯で覆われているといっても，基本的には管であり，その中を空気が流れ，出入りしている．もし管が細くなったり，気道がなくなってしまえば，空気の出入りが難しくなる．このような状態を「**閉塞性呼吸障害**」と呼ぶ．

慢性閉塞性肺疾患（COPD）は，日本呼吸器

学会のCOPDガイドラインによれば、「喫煙習慣を背景に障害性物質を吸入することで発症した肺の炎症反応に基づく進行性の気流制限を呈する疾患」と定義されている。さらに、肺の異常な炎症反応初発部位は末梢気道であること、そしてそれが中枢側に優位に進展すれば慢性気管支炎型のCOPDになり、肺胞側に優位に進展すれば肺気腫型のCOPDとなる。すなわちCOPDは気道病変（特に末梢気道病変）と肺気腫病変（肺胞壁の破壊）とがさまざまな割合で起こった結果生じたもので、ともに気道の閉塞性障害と粘液の過分泌が特徴であり、粘液線毛輸送系の障害を生じて痰の喀出困難をきたすとするものである。この気流制限は発症と経過が緩徐であり、進行すると労作時呼吸困難を生じる。しかも、この肺の慢性の炎症性疾患は、呼吸機能検査では決して正常に復することはない慢性の病態を呈する。

COPDは近年増加しつつあり、世界的に大きな問題となっている。COPD患者数は国内で現在500万人以上いると推測されている。一方では、COPDの有病率は40歳以上の人口の9％であるという統計がある。喘息患者は400万人以上、糖尿病が500万〜700万人といわれているので、それに迫る数字である。COPDのほとんどの患者は長年の喫煙歴を有する中高年者で、9割は肺気腫である。60歳以上が80％ほどを占める。だが、その多くは軽症のCOPDであるため、医療の対象となっていない潜在患者ではないかと実際は考えられている。50歳以下のCOPDは非常に稀なので、50歳以下で息苦しいと訴えたら、COPDより喘息の方をまず考える。

COPDは日本では現在死因の9位だが、米国では4位で、本邦でもここ10年で2倍に増加し、2020年には死亡原因の第3位になると予想されている。また、COPDに合併する心血管疾患と肺癌は、呼吸不全とともにCOPD患者の死因となる可能性があり、その対策が急がれる。

(2) 病態生理：空気を通りにくくする気管支と肺胞の病変

気管支の表面には上皮細胞がみられる。その線毛上皮細胞には一つの細胞に200本線毛が生えて

おり、1分間に1,000〜1,200ビートという早さで鞭振り様の運動をしている。この運動により、気道の中に入った異物を末梢から中枢に向かって輸送している。

一方、外から刺激物が入ると、杯細胞という分泌細胞から粘液が気道内腔に噴出してくる。健常な人だと、線毛細胞が5に対して杯細胞が1という割合である。刺激物はこの粘膜に捕らわれ、線毛上を移動し痰として自然に排出される。これがいわゆる粘液線毛輸送機構、浄化機構である。

ところが、COPD患者ではその構造が逆になっていて、杯細胞や上皮下にある腺細胞の分泌組織がたくさん増えてきて気道の内腔に分泌液が容易に貯留してしまう。しかも、移送するシステムが弱ると、気道の中には液がたくさん貯留するので、それを出すために咳という行為を行う。いわゆる咳、痰症状という慢性気管支炎の症状は、こうして形成される。COPDでは息切れしやすくなる（特に運動時に）、咳が長期間続く（多くの場合、寒い日に喀痰を伴ったり、強い咳や息切れ、喘鳴が生じる）などの症状を伴う。しかし、呼吸困難感は徐々に進行してくるため、それに対する慣れが生じ自ら訴えないことが多いのでCOPD患者では息切れや咳などの症状を注意深く聞き出すことが必要である。

息切れの原因となる気道が細くなる理由は次の3つからなる。

①虚脱：外から気道を狭くするように圧がかかる。

②炎症性狭窄：炎症により気道の壁が膨れる。あるいは分泌物による狭窄。

③気管支攣縮：気道の壁の中にある気管支筋（平滑筋）の収縮。

COPDは、長い間、有害物質を吸い続けることによって肺に慢性の炎症が起き、そのために細気管支や肺胞が壊れて、肺の換気機能（空気を肺に出し入れする機能）が障害される病気である（②の炎症性狭窄）。最大の有害物質はたばこ煙である。その本態は、たばこの煙などに含まれる有害物質によって引き起こされる末梢気道（通常は径2mm以下の細気管支をさす）の炎症性狭窄であり、この変化は進行性かつ非可逆性である。

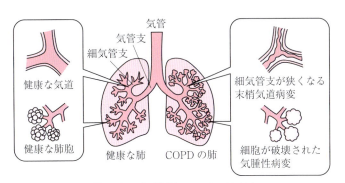

図4 COPD：肺の中で何が起こっているのか
細気管支が狭くなって空気の流れが悪くなり，肺胞が破壊されてガス交換機能が低下する．

末梢気道の炎症性狭窄が進行していくと，**呼出障害**が徐々に高度となっていき，やがて初期には労作時に，さらに進行すると安静時にも呼気のたびに気道閉塞を起こし，呼出されない空気が肺内にトラップされる（air trapping）．その結果，肺が過膨張し，COPDの最も重要な症状である**労作時の息切れ**を生ずる．気道粘膜には杯細胞や気管支粘膜下腺の過形成が起こり痰の分泌が増え，**気管支炎症状が慢性的に持続するようになる**．これをCOPDの**末梢気道病変**という．

COPDの末梢気道は非常に**多彩な病像**を呈する．まず細気管支になると，気道の内腔が粘液で覆われ，ほとんど空気が通らないような状況になっている．あるいは他の気道では，炎症細胞がたくさん壁に浸潤し，平滑筋の肥厚や本来ならない杯細胞が末梢気道にも分布している．一方，炎症が長引いた末梢気道全体に線維化が起き，気道の内腔が変形・狭窄している．本来気道周囲には肺胞がたくさんついているわけだが，有害物質はまた肺組織自体へも障害をもたらすため，COPDでは多かれ少なかれ肺胞破壊により，ブドウの房がひとかたまりになったように肺胞どうしがくっつき，細気管支先端と肺胞の部分がくっつき，**内腔のみでなく肺の気腫化**を合併している．これをCOPDの**気腫性病変**と呼び，**肺気腫**とも呼ぶ．

炎症細胞の代表は**好中球と肺胞マクロファージ**だが，好中球からエラスターゼが出てくる．このエラスターゼは気道系に働くと粘液過分泌を起こし，あるいは本来なかったような杯細胞の過形成を起こす．エラスターゼはタンパク質分解酵素だから，肺胞系に働くと肺胞壁を壊す，あるいは肺胞壁内にある膠原線維や弾力線維の接合部を外してしまう．そうすると，壁の破損，気腔の拡大という2つで定義されている肺気腫ができるのである．この末梢気道病変と気腫性病変のどちらが強いかは個々のケースで違うが，両方が複合的に作用し，空気がスムーズに流れず換気が十分にできない気流閉塞という状態を引き起こす．それがCOPDである（図4）．

(3) 肺機能の低下が進み，全身的な影響も出る—非可逆的な肺機能障害

一度壊れた肺の組織も，それによって起きた気流閉塞も，正常な状態には戻らない．そして，階段や坂道で息切れを感じたり，頑固な咳や痰が気になり始める頃には，肺の機能はかなり低下して，軽症とはいえない状態まで進んでいることがほとんどである．さらに進行すると，十分に吐き出せない空気が肺にたまるため，X線写真を撮ると肺が大きく写るようになる（肺の過膨張）．

重症のCOPDでは，よく「溺れるような苦しさ」と表現されるが，しだいに平地を歩いていても息切れがひどくなり，着替えや食事などの日常動作でも呼吸が苦しくなるなど，生活に大きな支障をきたすようになる．重症になると在宅酸素療法（日常的に酸素を吸入する治療）が必要になる．COPDを発症した肺は，また**肺癌**の発症率が高いことや，肺が固くなり縮んでくる**間質性肺**

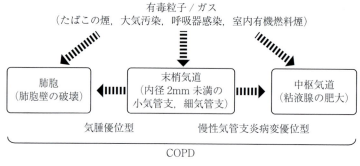

図5 COPDの誘因

炎, 肺線維症などを合併することがわかっている.

肺気腫は喫煙という肺癌と共通した背景因子を有するとともに, 肺癌の独立した危険因子でもあり, **肺気腫に肺癌が合併する割合は20%前後**と報告されている. **COPDがある症例では肺癌発症のリスクは2～5倍に達する**.

2001年4月の**国際的ガイドラインGOLD**（Global Initiative for Chronic Obstructive Lung Disease）によれば, 慢性閉塞性肺疾患（COPD）の疾患概念は, 外界の刺激による炎症をベースに**末梢気道病変と肺胞破壊による気流閉塞を有する慢性非特異性肺疾患**として一つの症候群にくくられた. そして肺気腫と慢性気管支炎は実際には両者はさまざまな程度に混在しており明確に区別することができないため, 2011年に改訂されたCOPDの国際ガイドラインから一括してCOPDという病名で呼ぶことになった. このCOPDに共通する病態は**非可逆的（完全に可逆性を伴わない）な「気流閉塞」, すなわち1秒率の低下**をきたしている.

COPDの進展に際して最も早期に異常が明らかになるのはこの**肺機能障害**であり, 画像的な変化や労作時の息切れといった自覚症状は**病状が進行して初めて明らかとなる**. このため肺機能検査はCOPDの診断に必須であるだけでなく, 唯一のCOPD早期診断法となる.

(4) 閉塞性障害をきたす疾患の特徴, 特に喫煙との関係

COPDを特徴づける気流閉塞は, 気道病変（特に末梢気道病変）と肺気腫病変（肺胞壁の破壊）とがさまざまな割合で起こった結果生じる. 主な症状は前者が咳や痰で, 後者は, 呼吸困難（労作時の息切れ）でこれが慢性に続く. これら**咳, 痰, 呼吸困難の3つの症状**を併せもつ人がCOPDでは少なくない. 類似病態を示しても特徴的な病変が存在する気管支拡張症, 肺結核後遺症, びまん性汎細気管支炎などはCOPDの範疇に入らない.

COPDの最も大きな発病要因は**喫煙**（COPD患者の**80%以上は喫煙経験者**）である. それだからCOPDは**たばこ病**といってもよい. 喫煙本数が多いほど, また喫煙期間が長いほど, COPDを発症する危険は高くなる. 現在もしくは過去の喫煙者は非喫煙者に比べて3倍近くCOPDにかかるリスクが高いといわれる. しかし, そうであっても**スモーカーの中でも実際に肺気腫を起こすのは10～20%ともいわれる**. たばこに対する個体の**感受性（喫煙感受性）**は人により異なるからである. COPDは人によって進行具合が大きく違うことがわかっている. 現在ではたばこという環境要因に何らかの**遺伝要因**, あるいは第二の環境要因が加わってCOPDが引き起こされてくると考えられている. たばこ以外の環境要因としては**大気汚染**や小児期の**呼吸器感染, α_1アンチトリプシン欠損症**などが知られている（図5）.

日本では1980～90年代に喫煙のピークがあった. COPDは加齢とともに発症するので, 20歳台で喫煙を始めた人が実際は発病するまで30年ぐらいのタイムラグがあるといわれる. COPDの有病率は必然的に高齢になるほど高く, 70歳

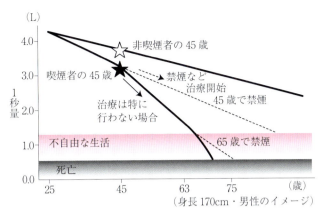

図6 喫煙と呼吸機能低下のイメージ図
(Fletcher C, BMJ 1977：1：1645の図を一部改変)

以上では40歳代の6倍近く有病率が高いといわれる．さらにCOPDでは禁煙して10年，20年経ってからでもCOPDは発症してくる場合もあるので，喫煙は寿命を縮めることになる（図6）．

たばこ煙の粒子分画の主成分であるタールやニコチンは喀痰の原因になるが，気流制限の原因にはならないとされている．原因として最も重要と考えられているのは**オキシダント**で気腫病変，末梢気道病変，気道分泌増加の3つの病態のいずれにも関与するといわれる．たばこの種類については，パイプや葉巻を吸う人は非喫煙者よりもCOPDの罹患率と死亡率が高いが，紙巻たばこを吸う人よりは低いと報告されている．紙巻たばこが一番よくない．

さらに喘息がある人がたばこを吸うとCOPDになる確率も一層高くなる．**COPD患者の少なくとも15～20％が気管支喘息の病態を併せもっている**といわれる．喘息がある人は呼吸機能の低下速度が速く，COPDが悪化すると喘息も悪化し，喘息が悪化するとCOPDが悪化するという悪循環に陥る．それゆえに慢性喘息とCOPDは区別できないこともある（**喘息とCOPDのオーバーラップ症候群 asthma-COPD overlap syndrome：ACOS**）．だから，喘息を含めてCOPDという場合もあるが，しかし，本来の病態としてはCOPDは末梢気道や肺胞の慢性炎症性疾患であり，「炎症性」という点では気管支喘息と同様であるが，**気管支喘息は好酸球浸潤が主**であるのに対し，**COPDは好中球優位と炎症機転には明らかな差がある．COPDの定義は「不可逆性の気流閉塞（1秒率70％以下）を主徴とする疾患**で，肺気腫と慢性気管支炎を併せた病名」とされるので，本来，可逆性病変である喘息は除外されるべきである．

ACOSは喘息とCOPDの両方にみられる特徴を有することで診断される．喘息と考えられる症例で，40歳以上，長期の喫煙歴があり，慢性の咳・痰や労作時呼吸困難を示す場合にはACOSの可能性を考える必要がある．

喘息治療に関しては吸入ステロイドが第一選択だが，同じ閉塞性疾患でもCOPDにはステロイドがあまり効かない．COPDでは気管支拡張薬が治療の中心をなす．

（5）気管支喘息との違い

COPDは喫煙と強い関連を有すること，若年者では稀であること，症状の進行が緩徐であること，日内変動がはっきりしないことなども気管支喘息との相違点である．

気管支喘息は主として好酸球が太い気道に炎症を起こし，**発作性の急激な気道狭窄をきたすが**，症状の変動性が少ないCOPDは呼気の気道閉塞が数か月以上の**長い間にわたって進行性にみられる**．そして，咳，痰，**呼吸困難感（特に運動時）**などを主訴として訴える．**動いたときに息苦しいのがCOPDである**．COPDでは**午前中に空咳が**

多いことが，軽度のCOPDのサインであることが少なくない．呼吸困難感は突然，何かをきっかけにして自覚することがあるので注意すべきである．ただ，高齢者の場合，「息切れするのは年齢のせい」とあきらめている方が多く，咳や痰が出ると訴えることはあっても，自分から「息切れする」という方はほとんどいない．

一方では安静にしていても繰り返し息苦しくなるのが喘息である．喘息の場合は患者がヒューヒューとかゼイゼイとかいう音が聞こえるというように話す．喘息では就眠時とか明け方に息苦しくなる．アレルギー歴がある．発症年齢が若い．

その他の喘息を疑う手がかりとしては「天候により咳がひどくなるか」「かぜを引いていないのに痰が絡む」などがあげられている．

COPDは慢性かつ進行性の病気である．症状がよくなっても，肺の中には炎症があるので，よい状態を維持するためにはきちんと治療を続けることが非常に重要である．最も注意しなければならないのは，増悪（病状の悪化）である．増悪を1年に3回起こすと，死亡の危険が3.4倍上昇するといわれる．

COPDは気道感染や大気汚染などにより**急性増悪**をきたすが，**一般細菌，ウイルスの気道感染**（主にライノウイルス，インフルエンザウイルス，パラインフルエンザウイルス，RSウイルスなど）に起因するものが**40〜80%**を示す．高齢者で**肺炎や気管支炎を繰り返す**場合，ウイルス感染に伴うCOPDの増悪がベースになっている．痰量の増加，痰の膿性化はCOPD増悪における重症度評価の項目として重視されている．

なお，急に息苦しさや胸の重苦しさが起こり，加えて1日で体重が増えたり，顔や足にむくみがある場合は，心筋梗塞や心不全など心臓の病気が原因のことがあるので注意が必要である．

（6）診断

COPDの患者は労作時の息切れを加齢のためと思って見過ごしたり，息切れによって無意識に日常の労作（運動量）を減らしているために，実際は存在する労作時息切れを実感せず，医師にも訴えないことが多い．そのためか咳や痰を訴える

患者を多く診る耳鼻咽喉科医でもこの病気に対する認知率も診断率もあまり高くない．耳鼻咽喉科医もCOPDの診断に，より精通する必要がある．

1．症候より

診断では，**呼吸困難という自覚症状（労作時の息切れ），喫煙歴，年齢（比較的高齢者）の3つ**を頭のなかに入れておく．

まず聴診をする．背中で聴診をするのが一番しやすい．肩甲骨の間の平らなところにちょうどステートの膜様部を少し強めに当てて強制呼出をしてもらうと，呼気時の最後の方に小さなラ音を聴くことができる．wheeze，rhonchi，stridorと呼ばれる連続性雑音が聴取される．これは気道の狭窄に伴う気流の乱流に伴って生じる．こういった場合はほぼCOPD，あるいは肺気腫と考えてよい．気管支喘息では頸部の聴診で喘鳴が聞こえる．

症候的には，COPDの患者は，換気制限や低酸素によって**運動中に息苦しい**という訴えが多くみられるが，一方喘息の場合は，**運動後に息苦しくなる**．COPDの症状としては階段を上っている最中に息切れがするということがよくみられる．喘息も同じように体動時に息切れがくるわけだが，喘息の方はどちらかというと**階段を上った後**に強い息切れがしてくる．

つまり，動いた時に息苦しいのがCOPDであり，動き終えた後に息苦しさを感じるのが喘息である．若い方で，発作性の呼吸困難があり，深夜〜早朝の呼吸症状は喘息を疑う．咳が夜間に出ることは喘息や気道感染を合併した時を除けばCOPDでは少ない．喀痰検査では，好酸球が多いときには喘息を考え，好中球が多いときにはCOPDを考える．

肺気腫はCOPDではごく一般的な病変だが，その中の特定の人が気道閉塞症状を起こす．高齢者で，息切れやヒューヒュー，ゼイゼイという音が聞かれる場合や，咳や痰が出るときは閉塞性障害の可能性があるが，閉塞性変化が起こっていてもまったく無症状であることも少なくない．その理由は，人間は日常の仕事の範囲では，取り得る**酸素量の20%前後**しか使っていないからで，たとえ取り得る酸素量が70%程度に減少していて

も，30％残っていれば日常の仕事に支障がないからである．ただし，激しい運動はできなくなっていて，高齢者の多くはそれを年のせいだなどとしている（**労作時呼吸困難**）．

症状があっても自然に労作を控えるようになるために，本人は症状の進行に気づかず，むしろ家族や周囲が「いつも咳や痰がある」「歩くとフーフーしている」などと気づくことがある．

他の所見だが，COPD の患者は，横隔膜だけの呼吸運動では足りず，呼吸補助筋を使う．代表的なのが胸鎖乳突筋だが，ほとんどの重い COPD の患者は**胸鎖乳突筋が肥厚**している．また，息苦しくなると動けなくなるので，**筋力が弱り体重減少**をきたす．

COPD の重症化に伴い肺血管床の減少と低酸素性血管収縮反応により肺動脈圧は上昇し，肺高血圧をきたすようになる．**頻呼吸（1分に20回以上），意識状態の異常，発熱などは COPD の急性増悪のサインである**．持続的な肺高血圧は右室の肥大と拡張をもたらし，**肺性心**になると全身的なうっ血が起こりやすいので，頸静脈が怒張してくる．そうなると呼気時間が長くなり"**口すぼめ呼吸**"が多くなる．肺高血圧は COPD の予後不良因子として重要である．さらに右心負荷がかかり**循環不全（右心不全）**となる．その場合，**舌下静脈の怒張**や爪床部を観察する．爪を押さえて放したときに，正常だと3秒位でピンク色に戻る．3秒以上延びている場合には末梢循環が悪いということになる．

耳鼻咽喉科医として気をつけることは，このような重症化した COPD のサインを見逃さないこと，そして重症化する前に患者を呼吸器専門医に紹介すべきである．

2．呼吸機能検査より

COPD の患者を苦しめる主な症状は息切れだが，息切れの強さだけでは COPD の診断はできない．また，かなり症状が進まないと，胸部 X 線検査や CT 画像でもわからない．診断の決め手はスパイロメトリーという肺機能検査である．COPD は，症状が現れるまでに時間がかかる．しかし，もし発症していれば，症状がなくても肺機能検査に異常が現れる．そしてこの時点で見つけて，早期に治療を開始すれば，肺機能の低下を抑えることができる．一般臨床の現場では，呼吸機能検査をルーチンに行うこと以外に，COPD の過少診断からの脱却の道はない．

喫煙指数400以上，年齢40歳以上，そして少しでも咳，痰があったり，歩くと少し前より息が切れるというような症状があるときは**スパイロメトリーを受けさせるべきである**．COPD は，息（空気）を吐き出しにくくなる病気なので，この検査で，肺に吸い込める空気の量（肺活量）と，吐き出せる量や速さを調べることで，肺機能低下の程度がわかる．特に重要なのが努力肺活量，1秒量，1秒率の3つの項目で，**基本的に気管支拡張薬を吸入した後のスパイロメトリーで1秒率70％以下なら COPD と診断できる**．COPD の1秒率は一度 COPD と診断されたら決して70％以上に回復することがない気流閉塞を示す．気管支喘息との鑑別が必要なときには，気管支拡張薬2パフ吸入前後の1秒量の改善度から気道可逆性をみる．**喘息患者では気管支拡張薬の吸入により1秒量は前値の12％以上増加するのに対し，COPD 患者の場合は12％以下にとどまる．この12％が，気道可逆性ありなしの世界的な定義になっている**[3]．

喫煙の健康被害は喫煙指数 BI で200以上から始まるといわれる．BI で800以上であれば気流制限（1秒率70％未満：AFL）があるリスクが非喫煙者の1.5倍以上となる．肺の弾力性低下は非喫煙者でもみられ健康な人でも加齢とともに1年あたり1秒量は約40 ml ずつ低下するが，低下の程度は軽いため，70〜80歳時でも症状は出現しない．COPD 患者では経年的な肺弾性の低下が著しいため，たばこを吸っていると年間80 ml 以上と2倍以上のスピードで1秒量が低下していき，早期に閉塞性の換気障害が出現し，労作時の呼吸困難などの自覚症状が60歳前後で認められるようになる．このように1秒量の経年的な変化と自覚症状，予後との関係は明らかで，1秒量が最大値（20歳前後）の30％（絶対値で約1.01）を割ると息切れなどの自覚症状が出現し，15％以下で死亡すると報告されている（**図6**）．

COPD の重症度・病気分類は，1秒率予測値

に対するパーセンテージで決められ，1秒率が70％以上であっても，軽症は1秒量が予測値の80％以上，中等症が50％以上80％未満，重症になると30％以上50％未満である．

動脈血ガス分析は呼吸不全状態を知るために重要である．呼吸不全は室内気吸入のもとでPaO_2＜60 Torrが基準となる．パルスオキシメーターでは，高二酸化炭素血症の評価ができないため，動脈血液ガス検査が必須である．

3．画像診断より

気腫病変の**早期診断**にはスパイロメトリーに加え**CT**，特に高分解能CT（HRCT）が有効である．病状が進行した状態では，高度気道閉塞（1秒率55％以下），肺透過性亢進から胸部X線撮影（肺野の透過性亢進，肺血管陰影の減少，横隔膜の平坦化：通常の胸部X線写真では，重症以上のCOPDでないと特徴的な所見が認められない），CTによる**肺過膨張，透過性の亢進**がみられる．

COPDは結局肺が破壊される病気なので，レントゲンあるいはCTなどをみると，肺が黒く写る．黒く写るというのは，肺の毛細血管が壊れている，あるいは，肺胞の壁が壊れているからである．慢性気管支炎では，末梢の気管支レベル，それは直径2mm以下の細い気道が炎症を起こして破壊され，線維化病変が起きていることだし，いわゆる肺気腫型というのは肺胞レベルで破壊されているということである．そして，病像としてはいずれも末梢の気管支が細くなって末梢気道狭窄が起きている．それによって，特に息を吐くときに息を吐ききれない．吐ききれないことにより，肺に空気が貯まってくる．これを**エアートラッピング**というが，結局肺が空気を貯め込んでしまうという状況が起きている．

（7）治療

COPDの治療の最終的な目的は日常生活をより快適にすることで，経年的に落ちていく肺機能を改善させ閉塞性障害のレベルを改善すること，感染や心不全などによる急性増悪を予防していくことが目標となる．そのためCOPDは重症度・治療反応性に応じた吸入気管支拡張薬と抗炎症薬

とによる段階的**薬物療法**，呼吸リハビリテーション，呼吸不全例の**在宅酸素療法**などが中心となる．

しかし，いくら治療しても，肺胞が壊れたりするような器質性病変がCOPDであるので完全には元に戻らない．そのかぎりで，薬物治療などの内科的治療法は対症療法にすぎないといえるだろう．耳鼻咽喉科医が関与できるのはこの内科的治療までである．最重症となり，体の中の酸素が足りなくなり，**呼吸不全状態**になった場合には，**在宅酸素療法**が欠かせなくなる．

COPD治療としての包括的呼吸リハビリテーションは「運動」「栄養」「禁煙」が三本柱である．運動療法は具体的には「毎日の散歩だけでよい」を導入し，日常のアクティビティの低下を起こさないようにすることが重要である．栄養も大切である．痩せという問題は，低タンパクと低アルブミンが関係する．低タンパクだと，薬が体内に入っても全身にうまく回らない．

1．禁煙指導

禁煙そのものがCOPDの進行を遅らせるというエビデンスがある．まずは**禁煙指導，たばこを1本吸うと寿命が5分30秒短くなる**といって，禁煙のモチベーションを高める．禁煙は，COPDの発症予防にも，COPDの進行や増悪を防ぐためにも絶対に必要である．また，喘息の人がたばこを吸うと，COPDを発症する危険がきわめて高くなる．

たばこは嗜好品で，本人が好きで吸っていると考えられがちだが，**喫煙者の7割はニコチン依存症**で，自分の意志ではコントロールできない状態にあるといわれる．2000年には，英国王立医師会報告により，ニコチンは，麻薬や覚醒剤など他の依存性薬物と同等かそれ以上に依存性が強く，喫煙者では使用中止が困難であることが明らかになっている．ニコチン代替療法として，ニコチンガム，ニコチンパッチ，**バレニクリン**がある．バレニクリンを飲むと，ニコチンの受容体への結合を拮抗阻害するので，服用中たばこを吸っても美味しくない．吸ったときと似た至福感があり，それでいてたばこを吸いたくなくなる．大きな副作用がなく，禁煙成功率が高い．そうやって，たばこはやめる時は一気に禁煙すべきである．

2．薬物療法

COPD は慢性的な気流閉塞が生じている病態である．肺構造の破壊（気腫病変，肺のコンプライアンスが増加して肺の弾性収縮力の低下），および細気管支閉塞のために安静時でもすでに肺は過膨張になっており，残気量は増え，エアートラッピング（無効換気の部分の増加）が生じている．COPD 患者の日常生活上問題となる症状は労作時の息切れである．この労作時の息切れは，運動時のエアートラッピングにより生じる．末梢気道閉塞により，呼気が安静時のレベルに戻る前に吸気が開始されるため，結果として肺が安静時よりも過膨張になる．肺が膨らんだ状態で息を吸おうとしても，その量は限られ，息が十分に吸えないために息苦しくなり，労作が十分にできなくなる．

COPD の薬物療法の目的は**抗炎症**と**気管支拡張**である．そのために COPD に対しては，気管支拡張薬を使うのが基本である．もともとCOPD は気管支喘息と違って気道の可逆性はあまりないが，ある程度の可逆性はある．気道はほんのわずか内腔が広がっても著しく空気抵抗が少なくなる．例えば内腔が2割増えただけでも断面積は4割以上増えるので，気管支拡張薬を使うのが基本である．したがって，**気管支拡張薬の吸入療法は，COPD 薬物療法の中心**と位置づけられている．気管支拡張療法で使用される薬物は抗コリン薬，交感神経刺激薬（β刺激薬アゴニスト），テオフィリンで，前二者は吸入で，後者は経口と注射で用いられる．

①気管支拡張薬の吸入療法

COPD では，迷走神経から放出される**アセチルコリン（Ach）**による気道閉塞が可逆性気流閉塞の大半を占める．高齢者の咳はアセチルコリンが関与している可能性が高いため，吸入抗コリン薬を用いて診断的治療するのがよい．**吸入抗コリン薬**（アトロベント®，フルブロン®，テルシガン®）は気道粘膜にあるムスカリン受容体に作用して迷走神経の緊張を解くことで，結果的には平滑筋が弛緩して気道が拡張する．持続的な気管支拡張作用に優れ，呼吸困難の改善も期待できるのは**長時間作用型の吸入抗コリン薬（LAMA：臭**化チオトロピウム：スピリーバ®）である．投与量は1回2～4パフを1日2～3回吸入させる．このように **COPD 患者にはこの抗コリン薬が第一選択**となる場合が多い．ただし，抗コリン薬は副交感神経の機能を抑制するため，**緑内障や前立腺肥大の患者では禁忌**となる．

吸入β₂刺激薬（LABA：サルタノール®）は気管支拡張効果は抗コリン薬より大きいため呼吸困難時や気管支喘息での頓用として用いる．しかし，β₂刺激薬はあくまでも平滑筋の攣縮を抑える薬剤であって，気道粘膜の炎症を抑える作用はない．そのため COPD での β₂ 刺激薬の単剤使用は抗コリン薬を使用できない場合に用いる．急性増悪時には即効性を期待して，短時間作用型β₂刺激薬を使用することもある．**貼付剤（長時間作用型β₂刺激貼付剤：ツロブテロール®，ホクナリンテープ®）**という他の気管支拡張薬にない剤型もある．夜間喘鳴が強い患者や，吸入が不得意な高齢者などでは，有用性が高いと考えられる．ただし，高血圧，狭心症などの心疾患，甲状腺機能亢進症，糖尿病の患者などに使用する際は注意が必要である．抗コリン薬とβ₂刺激薬は全く作用機序が異なるために，両者を併用することも可能である．その場合，振戦，動悸，嘔気，頭痛，けいれんなどの副作用の出現には十分な注意が必要である．**テオフィリン製剤**も呼吸困難を改善することがあり併用することもある．ただし，テオフィリンは**マクロライド系薬剤**やニューキノロン系菌薬とは相互作用があり，注意をはらう必要がある．

気管支拡張薬の選択順位は，喘息の場合，β₂刺激薬（LABA），テオフィリン，抗コリン薬（LAMA）の順だが，COPD の場合，一般的には抗コリン薬が一番効き，2番目がβ₂刺激薬，3番目がテオフィリンとなる．

②吸入ステロイド（ICS）

COPD での吸入**ステロイド薬については10％程度の患者が反応するのみ**で，咳喘息を除けば咳にはあまり効かない．炎症の面から考えると，COPD の基本は好中球性炎症で，気流閉塞がある．これに喘息の病態が乗ってくると，好酸球性の炎症が加わる．吸入性ステロイドは好酸球性の

炎症にのみ効き，好中球性の炎症には効かない．したがって，好酸球性の炎症には吸入ステロイドが，一方，好中球性の炎症という病態に対しては気道を広げる治療が必要になる．

ACOS（COPDと喘息のオーバーラップ症候群）の場合の薬物療法は，吸入ステロイドを基本とし，必要に応じて長時間作用性気管支拡張薬を併用する．ACOSの国際的ガイドラインでは，喘息が基本にあってCOPD病態もある場合は，喘息の病態治療を考えて必ず吸入ステロイドを使うことを推奨している．経口のステロイド薬を2週間ぐらい使って反応する患者かどうかをまず判定し，反応が認められた場合のみ使用する価値がある．このように，現在のところCOPDの炎症に対しては有効な抗炎症薬はないのが現状である．したがって，**気管支拡張薬を主体として，患者の自覚症状を除くという治療が中心**である．

3. 抗菌薬と去痰薬

COPDの急性増悪は感染症による場合が多い（呼吸器系感染症65%，右心不全15%，気胸1%など）．感染が最も致命的である．だから増悪の原因をいかに阻止するかも大事である．特に高齢者は肺炎などを起こしやすいので，**肺炎球菌ワクチンやインフルエンザワクチンをやっておいたほうがよい**．

肺炎の起炎菌は約30%がウイルス，約40〜60%がグラム陽性または陰性菌（インフルエンザ菌，肺炎球菌，*Moraxella catarrhalis*，黄色ブドウ球菌，緑膿菌など），約5〜10%が非定型菌（マイコプラズマ，クラミジア）が原因となる．痰量の増加，膿性化はCOPDの増悪における重症度評価の項目として重視される．しかし，COPDに対して予防的な抗生物質の投与は，耐性菌が出現するので勧められない．喀痰の増加，膿性痰の出現があれば細菌感染を疑い，抗菌薬（マクロライド薬等）を投与する．**エリスロマイシン少量長期投与**にはCOPD急性増悪抑制効果がある．効果があればこれを2か月位持続する．しかし，抗菌薬は長期に投与し続けると，耐性菌の出現や菌交替現象を認め，最終的には緑膿菌感染を併発し難治化してしまう．感冒あるいは気管支炎を契機に増加した喀痰が減少した時点で中止すべきである．

反復する慢性下気道炎はまた単に急性感染症の治癒が遷延している状態とは異なる．呼吸器基礎疾患を有する患者に起こることが問題である．細菌によって炎症が惹起され，好中球が分泌する活性酸素やエラスターゼなどのタンパク質分解酵素により菌は撲滅されるが，同時に気道上皮も障害を受け，これを繰り返すと気管支腺過分泌や気管支上皮細胞線毛脱落および気管支の拡張性変化が助長され，気道内の痰の貯留が生じる．末梢気道の狭窄にはこの粘液等が関わっている可能性がある．したがって粘液をいかにうまく排出するかということもCOPDでは大切である．**去痰薬はかぜの予防的な効果がある**ということがわかってき

▌特発性縦隔気腫

特発性縦隔気腫の発症のメカニズムは，何らかの原因（激しい運動，大声，咳嗽などの気道内圧を上昇させるもの）による肺胞内圧の上昇が肺胞（肺胞壁の脆弱性がある）の破壊を引き起こし，漏れた空気が肺血管鞘の被膜を剥離し，肺血管に沿って肺門部，縦隔へ進むという仮説が広く認められている．縦隔内の気腫は気管，動脈，頸部筋膜に沿って，深頸部間隙や皮下（特発性頸部皮下気腫）に至る．若いやせ形の男性に多い．

初期症状は咽頭痛，嚥下痛，前頸部痛，咽喉頭異常感などの頸部症状と呼吸苦，胸痛，胸部圧迫感などの胸部症状の2つに分かれる．縦隔気腫は後縦隔の間隙が頸部の間隙と連続性を有するため，頸部皮下気腫を合併する（50%）．

治療は合併症がなければ，安静，鎮静剤だけでよい．抗菌薬投与は白血球の上昇，CRPの上昇，発熱などの感染徴候のあるものに限られる．予後はほとんどが自然治癒し，再発は稀である．

たので，冬場の感染を起こしやすい状況のときに

は去痰薬を使ってみるのも一つの考えである．

第3章　気道異物

1 喉頭異物

1）病態

　喉頭異物の原因は紙（シール），玩具，貨幣，餅などによるが，咳嗽反射で喀出されることが多い．のどに異物をつまらせた時は喘鳴と嗄声がみられることが多いが，時にはある程度の大きさのものが嵌在し，声門を閉鎖し窒息状態に至ることもある．気道異物に対する対策として発症時，即時に行わねばならない救急法と，時を経て行う異物摘出法とがある．喉頭異物は前者である．

　もしもの時，苦しそうでも声が出ている場合は，本人が咳などで出すのを待った方がいい．揺さぶったり，のどに手を突っ込んだりすると，さらに詰まる危険がある．

　咳き込んでも異物が出ない場合や，声が出ない場合は親や周囲の人は救急車を呼びつつ，背中を叩くなどして異物を出すことを試みる．意識がなければ心肺蘇生の処置を始める．

　声門部の異物症例では，異物によって声が出なくなるので，小児科初診時に仮性クループと診断されやすい．喉頭ファイバー検査により診断がなされる．

2）窒息状態に対する応急処置

（1）**逆位背部叩打法**は乳幼児に有効．

（2）**ハイムリッヒ法（腹部突き上げ法）**

　患児を背部から抱きかかえ，拳を患児の心窩部に当て，一方の手で拳を覆いながら強く後上方に圧迫し，腹部を強く押し上げ，**胸腔内圧を急激に高める**ことによって喀出を図る方法である．4，5歳以上の年長児や成人に用いる．

　ハイムリッヒ法はあくまでも生体反応のある傷病者に対する処置であり，反応がなくなったら直ちにCPRを開始することが推奨される．

（3）吸引や手で**かきだす方法**．

（4）**子どもが紙やシールを誤飲したときは**

①呼吸を確認する．呼吸できていなければ，すぐに救急車を呼ぶ．

②口を開けさせて，よくみる．手で取れそうなら素早くつまみ取る．

③手で取れないなら，子どもをうつぶせにして頭を下げた状態にし（乳児は親の手で固定，少し大きい子は親の立て膝で固定），背中の中央を平手で4～5回，少し強めに叩いて吐き出させる．

3）応急処置が不成功な時の処置

緊急気管切開

　気管切開の余裕がない場合には，輪状甲状軟骨間に太い注射針を刺し，気道を確保する．

2 気管支異物

1）好発年齢と種類

　気管支異物は5歳以下の占める割合が全年齢層の中でおよそ7割を越え，そのうち2歳未満が多く，特に**0～1歳代に集中**している．男女比では約2：1で男児に多い．異物の種類では，幼少児ではX線透過性異物である**有機性異物（食物）**がそのほとんどを占め，なかでも**ピーナッツ**（噛み砕かれたピーナッツを含め）が6～8割にみられる．

　臼歯が生えそろっていない幼児には噛みつぶしにくく，ピーナッツ一粒でも詰まることがある．日本小児呼吸器学会などは「小さい子にはナッツ類を与えないで」と注意を呼びかけている．日本小児科学会などに寄せられた情報によると，2歳児が直径3cm大のブドウを丸ごと食べた際，泡を吹いて意識を失った．0歳児が離乳食を詰まらせ，一次意識不明になった事故もあった．3歳児が口を大きく開けたときの大きさは39mmで，これより小さなものは乳幼児はのどに詰まらせるおそれがある．豆やミニトマトなど丸くて表面が

つるっとしたものは特に注意が必要である．乳幼児はどんなものにも興味をもち，触り，口の中に入れてしまうため，異物になりうるものは手の届かないところに置くなどの注意が必要である．

年齢が少しずつ高くなると**針，ピン，釘**，ネジなどの無機性異物（非食物）が占める割合が増える．**老人では歯科治療に関連した義歯，歯冠異物，食物（餅）が多い**．近年，歯科治療は仰臥位にて行われることが多くなったため，歯科用補綴物や歯科器具は咽頭側へ流下を起こしやすい．また，近年では，消費者庁は，65歳以上の高齢者が薬の包装や台所用の漂白剤などを誤って飲んだり，食べたりする事故が多く寄せられていると注意を呼びかけている．認知症や判断力の低下した人が食べ物と思い込んで口に入れるケースが目立つという．消費者庁は，家族ら周囲の人が日頃から注意すべき点として，①薬の包装シートを1錠ずつに切り離さない，②食品以外のものを食品容器に移し替えない，③高齢者の手の届くところに危険なものを置かないことをあげた．

東京消防庁は2014年の正月の三が日に餅を詰まらせて都内では22人が搬送され，うち4人が死亡したと発表した．4人はいずれも自宅で焼いた餅や雑煮の餅を食べ，のどに詰まらせたという．搬送された22人は全員60代以上だった．

2）症状

異物誤嚥直後は呼吸困難，喘鳴，激しい咳嗽，チアノーゼなどの症状があるが，急性期を過ぎると症状が軽快し軽度な咳嗽，微熱程度となり，その時点で受診した場合，**感冒，難治性・反復性の肺炎や気管支炎の診断**，喘鳴で加療を受けることがある．

異物は吸引当初，気管支内で bypass valve となり，聴診上患側の呼吸音は減弱し，喘鳴が認められるが，胸部X線像は正常である．やがて豆は気管支内で水を含んで膨らみ，check valve となり吸気は入るが呼気は出難い状態となる．そして患側の肺は過膨張となり呼吸音が減弱する．胸部X線で患側肺部は明るく（**気腫状変化**），縦隔の健側への偏位が認められる．さらに進行すると気管支粘膜の浮腫と豆自身の膨張によって ball

valve，ないし stop valve となり，吸気も呼気も閉塞され，患側は**無気肺**となる．

これより，気道異物の病期は，①第1期（**初期症状**）：咳，窒息，気道狭窄，②第2期（**無症状期**）：異物嵌頓，反射減弱，刺激症状消退，③第3期（**合併症期**）：閉塞，感染（肺炎，無気肺，肺膿瘍）に分けることができる．多くの症例が第2期に病院を受診する．

金属異物の場合刺激が少なく，誤嚥したにもかかわらず，何年も無症状のことが多い．異物がsilent である限界は20年程度である．気管支異物が縦隔洞炎，膿瘍などの合併症，窒息，心停止などの偶発症の発現する率は25％で，食道異物の2％と比べはるかに高い．

3）診断

幼少児の気道異物は，誤嚥時の状況が不明であったり，家族が異常に気づきにくいことなどから誤診されやすい．**幼児気道異物の動機は，口にものを含んでいるときに突然泣きだしたり，あるいは転倒したときが多い**．

食道と気管は隣り合わせのため，口に物を入れたまま驚いたり笑ったりすると，息を吸い込む拍子に気管に入るおそれがある．急に咳き込んだり，声が出なくなったりしている場合は詰まっている可能性を疑う．自ら異物を訴えることがない小児の場合は，**原因不明の喘鳴，繰り返す咳嗽，発熱に対しては気道異物を常に念頭において診察する必要がある**．

（1）診断の手順

異物誤嚥を疑うエピソードがあり，その直後から激しい咳嗽，嘔吐，チアノーゼを生じた場合（第1期）は，気管・気管支異物を第1に疑う．しばらくすると喘鳴などの症状は残存するものの症状はおさまってくることが多い．その後，しばらくして発熱，咳などを訴える．胸部の聴診では，呼吸時に患側の呼吸音が減弱したり**ラ音を聴取**することが多い（第3期）．胸部X線検査では，患側に**無気肺や肺気腫様の陰影**を認めることが多い．

気管支異物は誤嚥直後もしくは翌日に受診する

率は50〜60％ほどと低く，受診時は肺炎，気管支炎，気管支喘息などと診断されることが多い．気道異物患者の初診科は，耳鼻科は10％と低く，大半（50％強）は小児科，内科を初診しており，そのうち気道異物と診断されるのは20％程度にすぎない．やはり気道異物はその存在を常に疑い**頑固な咳，発熱，喘鳴を訴える場合には気道異物の可能性を疑って問診を取りなおすことが必要**である．

十分な問診，理学的所見に加え，**単純X線撮影**，場合によっては断層撮影，ＲＩシンチ，ＣＴスキャン，MRIを適宜組み合わせて診断する．75％の症例で胸部X線写真が異常であり，異常所見の約80％は閉塞性肺気腫である．さらに，異物が疑われる場合，積極的にファイバースコープあるいは気管支鏡検査を行い，異物の有無を確認する．ファイバースコープ検査は安全性と確実性の点から可能な限り経口挿管による全身麻酔下に行う．挿管チューブの内腔に処置用ファイバースコープを通して気管・気管支を観察し，異物が確認できれば，その場で摘出術を行う．

（2）気管支異物の画像検査

気道異物の75％は**X線透過性**．したがって異物であるかないかは限局した肺炎，一側の無気肺陰影や肺気腫様陰影などの間接所見から判断しなければならない．異物で管腔が完全に閉塞される場合は吸気・呼気とも気道の出入りがないため，異物より末梢は**無気肺**になる．他方，閉塞が不完全であれば吸気時には空気が入るものの，呼気時には気道は狭くなるため空気が出ることができずに**チェックバルブ機構が働き，閉塞性の肺気腫が生じる**．異物が小さい場合はほとんど所見がない．

介在部位は，右側に多い．その理由として，右気管支の方が太く，曲がり方が少なく，呼吸量が大きい，さらに気管カリナの位置が左に偏っていることなどがあげられる．

1．単純X線撮影（正面〔吸気時・呼気時〕），側面）

原則として，頸部，腹部も撮影範囲に含める．異物がチェックバルブ状になっていると，吸気は可能であるが呼気が排出されない．呼気の際に正中にあった心縦隔陰影が健側に移動する．一方，深吸気時には健側に多くの空気が吸入されるので，心縦隔陰影は相対的に患側に移動する（**Holzknecht徴候**）．完全閉塞では，吸気時の健側の含気量が増すので，心縦隔は患側による．異物の診断には，**吸気撮影のみでは約2/3の症例で見逃される**ことになり，**吸気時と呼気時の胸部X線像を比較する**ことが重要である．幼少児例では，呼気，吸気での撮影が難しい．この時は激しく泣かせ，次の息を吸う直前に撮影するタイミングをとると十分な呼気・吸気撮影ができる．

また，心縦隔陰影のみならず，患側横隔膜の運動制限なども参考となる．

2．肺シンチグラフィー

特に^{133}Xeを用いた換気シンチグラフィーが有用．しかし，小さな異物や気管内舞踏性異物症例の診断には無効．また，速やかに使用する核種の入手ができない場合があるなどの短所がある．

3．CT・MRI

MRIはピーナッツ異物に有用．ピーナッツは脂肪成分を含有し，MRI検査では脂肪成分はＴ1強調画像で明瞭な高信号を呈する．ただMRI検査は十分に鎮静されていない乳幼児には不適である．プラスチック異物などではCTで異物が描出される場合がある．ただし，ＣＴは局在に合致した撮影断面が得られるかどうか，異物そのものと周囲の喀痰や肉芽組織などとの区別ができるかどうかなど問題がある．

4）治療

原則として**硬性気管支鏡**によって早期に摘出する．全麻下に換気が可能な**ベンチレーション・ブロンコスコープ**を用い，または**ラリンゲルマスク®を使用した全身麻酔**で行う．摘出鉗子はセンターアクション式鉗子が使用される．硬性気管支鏡で摘出できるのは第2気管支までであるが，ファイバースコープの改良により第3気管支以降の異物の摘出も容易となってきている（**表2**）．しかし，時には気道確保のために緊急気管切開を行い，その後にいわゆる下気管支鏡検査にて異物摘出を行うこともある．麻酔として，**high frequency ventilation（HFJV）**を行えば，換気のために術

696 気管・食道科学

表2 気道異物摘出の際の硬性鏡と軟性鏡の比較

	硬性鏡	軟性鏡
異物の種類	比較的大きな異物	小さな異物
介在部位	主気管支まで	硬性鏡よりさらに末梢
鉗子	強力な把持能力が期待できる 柔軟性に乏しい	把持能力は弱い 柔軟性に富む
視野	普通は暗い 鉗子付のテレスコープを使用すると内視鏡手術の 要領で明るい視野が得られる	明るい

操作を中止することなく，十分な視野と良好な術操作が可能である．直達鏡使用は，小児では術後の浮腫を誘発するので，なるたけ15分以内に心がけるべきである．

ピーナッツなどの異物を摘出する場合は，有窓麦粒鉗子を用いる．細かい異物ではそのまま鉗子を引き抜くが，大きいと通常は，硬性鏡の先端に引っかかるので硬性鏡とともに鉗子を引き抜く．その場合は抜管後再度，気管内挿管を行い，ファイバースコープで異物が残存していないかどうか確認する．

気道内異物の吸引も異物の種類によっては有用である．吸着に適する異物は，表面が比較的なめらかな球状物体で，軽いものである．また**気道内洗浄**は，破片となった食片，鉗子類で把持できな

い小物体や微細な粉末などが対象となる．また，洗浄は異物摘出後の二次感染防止としても試みられる．

吸引管としては先端をラッパ状にしたネラトン管を用い，根元のゴム管の途中を遮断して，吸引圧を300〜400 mmHg位に上げて一気に吸引し，異物を深部に落とさないよう注意して摘出する．洗浄液は，一般には生理的食塩水が用いられ，幼少児では年齢に応じ1〜3 mlを静かに注入して，選択的気管支洗浄を行う．その後，速やかに吸引をし，酸素による換気を行う．

摘出術後は十分な補液と抗生物質投与，喉頭浮腫防止にステロイドの静注，吸入の併用，また去痰薬やボスミン加のネブライザーを行う．

気管支粘液栓塞症

気管支喘息や慢性閉塞性気管支炎の既往をもつ患者の気管支壁に，粘稠な粘液が付着堆積，濃縮化し，粘液栓を形成して気管支内腔を押し広げたり閉塞するために，二次的に気管支末梢側に無気肺や気管支拡張症を惹起する．

粘液栓は卵白色あるいは灰白色で粘着性の硬い物質であり，長さ1〜3 cmのものが多く，その断面は粘液が堆積して形成されているため層状にみえることが多い．咳嗽，発熱といった臨床像や，無気肺の存在部位などから本疾患を疑いつつ，緊急気管支鏡検査を行い診断される．

第4章　腫瘍

1 気管腫瘍

1）気管良性腫瘍

　気管内に発生する良性腫瘍で，**ポリープ状発育**形態を示す腫瘍には，①乳頭腫，②気管支腺腫，③過誤腫，④軟骨腫，⑤多形腺腫（混合腫瘍），⑥平滑筋腫，⑦顆粒細胞腫，⑧脂肪腫，⑨線維腫，⑩血管内皮腫などがあるがいずれも稀である．上記の腫瘍の中では過誤腫や軟骨腫が比較的多い．これらの腫瘍には発育次第で呼吸困難，咳嗽，喀痰などの症状がある．気管支鏡検査を行ったときに，たまたま発見されることが多い．

　診断は，胸部ＸＰで気管の透亮像の中に腫瘤状に認められ，CT，MRIでさらに明瞭にその形態を知ることができる．最も重要な検査は，気管支ファイバースコープ（BF）であり，BFを用いた生検により確定診断が得られる．

　これらの腫瘍の治療は，腫瘍が小さく，茎の細い症例では生検鉗子による摘出が可能である．腫瘍が大きく，自覚症状の認められる症例では，現在では，Nd-YAGのレーザーによる治療が主流である．

2）気管悪性腫瘍

　気管内に発育する悪性腫瘍には原発性肺癌，転移性肺癌（扁平上皮癌，腺癌），腺様囊胞癌，カルチノイド，粘表皮癌などがあげられるが，いずれも発生頻度は低い．これらの中では気管原発のものとしては腺様囊胞癌が比較的多く認められる（約40％）．しかし，悪性腫瘍の場合は，ポリープ状に発育することは少なく，主として結節状で，腫瘍表面の凸凹は著しく，血管の怒張があり，基部では気管に広く浸潤している．臨床症状は咳，血痰，呼吸困難などが出現することが多く，進行に従って喘息様症状を呈してくる．しかし，喘息と異なり連続性ラ音が吸気にも聞かれるのが特徴である．このような場合は，腫瘍性病変を疑って積極的に気管支鏡検査を行うべきである．

　気管内に発生する悪性腫瘍に対する治療は困難なことが多い．腫瘍が小さい場合には気管切除（気管環状切除端々吻合術）が可能であるが，多くの場合は腫瘍が広範に浸潤し，切除不能となる．このような場合，放射線療法，化学療法を行うが，特に気管の狭窄があって，呼吸困難を伴う症例ではNd-YAGレーザーにより，腫瘍を焼灼し，腫瘍減量術により気道を確保してから，次の治療を行うことが多い．

　気管端々吻合が可能な気管の最大可能切徐長は，**9軟骨輪，6.5cm**といわれている．

2 肺癌

1）分類

　①**中心型肺癌**とは，比較的太い気管支内に発症する肺癌のことであり，**類表皮癌（扁平上皮**

▍肺癌を見逃さないために

　早期肺癌を発見するためには高齢者の高度喫煙者には，
①無症状であっても適宜，**喀痰細胞診**を行うこと．
②乾性咳嗽の持続，血痰のある場合は胸部Ｘ線写真に異常なく，喀痰細胞診陰性であっても**気管支鏡検査**を勧めること．
③画像検査で肺部に何らかの所見のある場合には，それを機会に癌を疑っていなくても積極的に気管支鏡検査を行うこと．
　50歳以上の喫煙者の高リスク群で，無症候者の患者約40％に胸部Ｘ線で１個または複数の非石灰化結節がみられ，発見された小病巣（直径１cm未満）の圧倒的多数は気管支鏡検査の結果良性であった．

癌），**小細胞癌**が多い．これらの患者はまず間違いなく**重喫煙者**である．形態学的にはこれら肺門部扁平上皮癌の一部は，異型扁平上皮化生を経て発生すると一般的に考えられている．

中心型肺癌は気管支腔内に発生するために，腫瘍が小さいうちは，胸部Ｘ線像にて異常陰影をきたさないものがある．そこで，**咳嗽，喀痰（特に血痰）を訴える患者では，胸部Ｘ線像に異常がなくとも重喫煙者ならば中心型肺癌の存在を疑い喀痰を検査することを基本方針**とする．

②**末梢型肺癌**とは，気管支の末梢にできる肺癌の総称である．胸部Ｘ線像で coin lesion（綿をちぎって置いたようなぼんやりとした像）を呈するものが多い．重喫煙者でなくても，また若年者でも発生率が高い．組織型は**腺癌**が多い．

2）診断

肺癌の自覚症状は気管支刺激症状で**血痰および持続する咳嗽**が多い．肺癌患者の発見動機の約70%は自覚症状によるもので，そのうちの**20%が血痰**である．

癌性の血痰は，少量ながらほぼ毎日１週間出続けていることが多い．非癌性の血痰であれば，何日も長く続いてでない．数日出てその後は止まる，または次第に血液が薄くなるのが一般的である．そこで，血痰をみたら早朝の喀痰を採取するのがよいが，とりあえず外来で採取し検査に出しておく．ただし，**喀痰細胞診の肺癌偽陽性率は20%近くある**．

3）治療

今日の肺癌の治療成績（**5年生存率**）は**25%**で，いまだ満足し得る状況とはいえない．

それは，肺癌は初期の段階ではほとんど自覚症状がないため発見が遅れることが多く，受診患者の**大部分（70%前後）が進行癌**によるからである．肺癌患者の２例に１例では診断確定時点で，すでに遠隔転移が生じている．

肺癌の進行度による肺癌の治癒率は，Ⅰ期が5年生存率75%，Ⅱ期45%，Ⅲ期20%，Ⅳ期10%で，早い時期に発見されれば治癒率は高い．

現時点での早期肺癌の治療は，**肺門部早期癌では，肺切徐**であり，臨床研究としてヘマトポルフィリン誘導体（HpD）とレーザーのいわゆる光線力学的治療法，内視鏡放射線治療法などがあるが，なお不十分である．

早期癌の外科的切徐法は気管では気管環状切徐が行われるが，気管切徐範囲は３cm以内が望ましい．しかし，**70歳以上では多発癌の発生率が30%近くある**ので，すべての肺癌症例に外科的切徐の適応は少なくない．

文献

1）日本呼吸器学会 編. 呼吸器感染症に関するガイドライン（成人気道感染症診療の基本的な考え方）. 日本呼吸器学会, 2003.

2）日本呼吸器学会 編. COPD（慢性閉塞性肺疾患）診断と治療のためのガイドライン第３版. メディカルレビュー社, 2009.

3）日本アレルギー学会 編. 喘息予防・呼吸管理ガイドライン2009. 共和企画. 2009.

B 食道

I 構造・嚥下障害・治療

第1章 食道の解剖と生理

食道は，下咽頭と胃の間にある全長は成人男子で約25 cmの管腔臓器である．輪状軟骨下縁（第6頸椎）に始まり，気管，心臓の後，頸・胸椎の前を下り，第10～11胸椎の高さで横隔膜を貫いて腹腔に入り，胃の噴門部に至る．食道は頸部，胸部，腹部に3分される．経過中に3か所の生理的狭窄部位がある（図1）．

第Ⅰ狭窄部は食道入口部で輪状咽頭筋により常時閉鎖され，かつ前面に輪状軟骨，後に頸椎があるので拡張しにくく，異物が最も嵌在しやすい部位である．輪状咽頭筋の上下には筋層の薄い部分が存在し，上方は **triangle of Killian**，ここはZenker の憩室の好発部位であり，下方は縦走筋がなく **triangle of Laimer** と呼ばれる．

第Ⅱ狭窄部は大動脈弓（切歯より約23 cm）と左主気管支（切歯より約26 cm）との交叉部で，両者による前方からの圧迫のほか，構造的に横紋筋から平滑筋へ移る生理的機能変換部位にあたり，第Ⅰ狭窄部に次いで異物が嵌在しやすい．

第Ⅲ狭窄部は横隔膜食道裂口部で，横隔膜の左右両脚により狭まれ，かつ食道内輪筋が肥厚し，緊張性収縮により閉鎖している．

食道の厚さは4.0～5.0 mmで，内面は重層扁平上皮からなる粘膜で被われ，外方に向かって粘膜下組織，内側輪状筋層（内輪筋），外側重層筋層（外縦筋），外膜で構成されている．漿膜はなく，周囲器官とは結合組織で疎に結合している．

食道入口部の**下咽頭収縮筋は甲状咽頭筋と輪状咽頭筋**という2つの対照的な機能を有する筋より構成されている（図2）[1]．甲状咽頭筋は甲状軟骨の側面から起始し，下咽頭腔を包んで後方へ向かい，これを収縮させる．輪状咽頭筋は輪状軟骨に起始し，ほぼ水平に後方に走り食道入口部を形成する．

非嚥下時には甲状咽頭筋は弛緩しているのに対して，輪状咽頭筋は持続的に収縮している．嚥下第2期には甲状咽頭筋は収縮することによって食塊bolusを食道に送り込む一方，輪状咽頭筋は弛緩することによって食塊を通過させる．食塊が

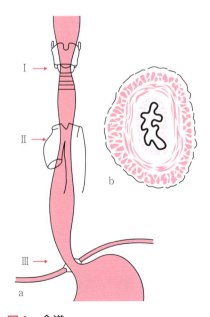

図1 食道
a. 生理的狭窄部（Ⅰ-Ⅲ）．
b. 食道壁の断面図．

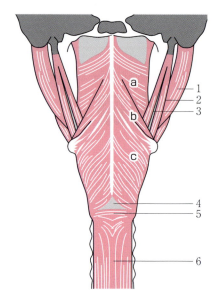

図2　咽頭筋
a.上咽頭収縮筋，b.中咽頭収縮筋，c.下咽頭収縮筋．1：顎二腹筋，2：茎突舌骨筋，3：茎突咽頭筋，4：キリアンの三角，5：輪状咽頭筋の水平部，6：食道．

通過したのち甲状咽頭筋は弛緩し，輪状咽頭筋は再び持続収縮を行い食道入口部の括約機構を維持する．すなわち輪状咽頭筋は通常一定の筋緊張を保って持続収縮し，食道から咽頭への逆流と空気の食道への流入を防止している．

1）正常な咀嚼と嚥下

　人間にとり，摂食はQOLそのものである．特に四肢麻痺などの重症障害者にとっては食べることが唯一のQOLである．

　摂食は，食物を認識して食欲が起こり，食物を口に運び，咀嚼により食魂を形成する．**嚥下**はその食魂が口腔，咽頭を通り食道，胃へと送られていく一連の動作である．この摂食行動の中では，食魂が「**嚥下反射**」によって口腔から咽頭，そして食道へ送られるその一瞬の食物の動きを嚥下という．

　嚥下運動については，食塊が口腔から食道を通るまでを3つに分けている（**図3**）．

　口腔期（嚥下第1相） とは口腔内にある食塊が随意的な運動によって口峡を通過して咽頭に至るまでをいう．

　咽頭期（嚥下第2相） では舌根を後上方に移動して口峡を閉鎖し，軟口蓋も挙上して上咽頭を閉鎖する．さらに，喉頭は挙上し，喉頭蓋は後屈して，声門が閉鎖することより，食塊の気道内侵入を防ぐ．これは一瞬のうちに起こり，正常では**1秒以内に食塊は食道へ送り込まれる**．このように食塊の咽頭通過はほんの一瞬のうちに終わってしまうが，この時に嚥下運動に気道閉鎖の機構が加わる．それ故，気道閉鎖に問題が起こったときには誤嚥というやっかいな問題が生じる．咽頭期はまさに嚥下のポイントといった大切な時期である．

　食道期（嚥下第3相） では食道入口部が開いて食塊が食道内に移り，食道の蠕動運動によって下方に送られる．食道入口部の開大時間は約0.5秒である．

　以上のように嚥下の瞬間，口腔，咽頭，喉頭領域ではさまざまな動きがきわめて**協調的**に起こる．この複雑な嚥下動作は，50にも及ぶ筋肉，5

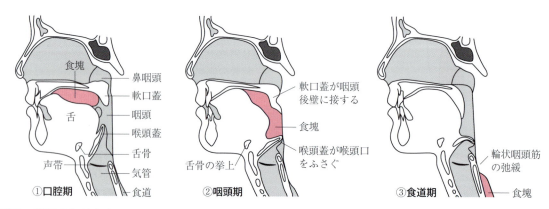

図3　嚥下のなりたち
（系統看護学講座，成人看護学，耳鼻咽喉．医学書院，2014，より）

対の脳神経および4つの頸神経が関与する複雑な過程である．咽頭期と食道期の運動はすべて反射運動であり，関与する筋肉が次々と収縮・弛緩することにより，この一連の共同運動が行われるようになっている．神経麻痺などによって，これらの運動が円滑に行われなくなると嚥下障害をきたす．この運動はまた加齢の影響を受ける．

2）咽頭期嚥下の神経支配[2)]

咽頭期嚥下は**延髄網様体にある嚥下中枢**でコントロールされている．正常嚥下は末梢感覚からの信号が嚥下中枢の存在する脳幹に伝わり，そこから嚥下関連筋群を秩序だって動かす信号を送ることにより成立する．

この嚥下中枢には三叉神経，舌咽神経，迷走神経を介する口腔および咽・喉頭の感覚情報が入力される．嚥下中枢はさらに上位の大脳基底核や大脳皮質のはたらきによって制御されている．刺激条件によって促進的に働く場合と，抑制的に働く場合があり，嚥下運動の円滑な遂行は延髄より高位の中枢神経系と自律神経系の興奮と抑制のバランスのもとに行われるのである．それにより高度

に協調し統合された収縮と弛緩が特定の筋肉群に起こる．

嚥下中枢からは迷走神経，舌咽神経を介して舌，咽頭，食道などへ指令を出しているが，嚥下の咽頭期（第2相）における輪状咽頭筋のはたらきは特に重要である．輪状咽頭筋は他の筋とは活動様式が異なり，非嚥下時には持続収縮することで食道括約筋として機能し，嚥下時の咽頭期には筋収縮を中断して食塊の通過を可能にする．この下咽頭収縮筋である輪状咽頭筋の嚥下時の一瞬の弛緩は，食塊が咽頭の伸展受容器を刺激し，迷走神経の求心線維を介して上向した信号が嚥下中枢で処理され，抑制細胞を興奮させ同筋を弛緩させることによる．この嚥下運動は嚥下中枢の反射運動であり，その出力パターンは時間的・空間的にきわめて再現性が高い．

このような咀嚼・嚥下には複雑な神経制御がなされているため，ちょっとした乱れで障害が起こる．意識レベルが低下している時は脳幹に広く分布する脳幹網様体の活動が不活発であるため嚥下機能も低下する．しかし，反面，嚥下障害は訓練によって回復することも多い．

第2章　咀嚼・嚥下運動の実際と問題点

1　咀嚼運動

咀嚼運動の基本は下顎のリズミカルな開閉運動である．開閉運動は下顎を引き下げる開口筋と引き上げる閉口筋が交互に収縮することにより行われる．

舌は咀嚼中食物を頬側方向に押しやり，食物を噛む位置に送る．そして，噛み砕いた食物を唾液と混ぜ，嚥下しやすいようにして食塊を咽頭部に送り込む．舌が多用な動きを行うことができるのは，舌の感覚が鋭敏であるとともに，左右対称に存在する外舌筋群と内舌筋群（舌固有筋）のはたらきによる．外舌筋群の一端は骨についているため，舌を引っ込めたり，突き出したり，左右運動などができる．内舌筋群は骨に直接付着していな

いので，舌の形をいろいろに変えることができる．

咀嚼筋は，下顎を上げる挙上筋群と下げる下制筋群とに大きく分けられる．これらはまた，下顎を前進，後退，側方へ動かすことができる．**開口動作には外側翼突筋，閉口動作には両側内側翼突筋，咬筋，側頭筋が主に働く**．

咀嚼運動を行う咀嚼期は，捕食した食物を味わいつつ咀嚼し，唾液と混ぜ合わせて潤滑化し，嚥下しやすいように**食塊形成**を行う時期である．一般に「咀嚼」の役割は「食物を噛み砕く作業」と誤解されがちだが，「咀嚼」とは脳が口腔内の飲食物を「嚥下」してよい状態のものかどうか判別する作業である．だから歯がなくても義歯がなくてもこの作業には影響しない．下顎運動を行いながら，口腔内でゆっくり食物を吟味することによ

って，唾液が混入し，味，臭い，硬さ，量などの情報が脳で統合されていく．そして，咀嚼しながら，すでに嚥下できる状態になった一部だけを無意識に咽頭に少しずつ流し込んでいく（嚥下の第1相）．この作業を受け持つのが軟口蓋と舌中央部から舌根部である．そして咽頭に流れ込んだ食物の一部（食塊）は喉頭蓋や，梨状陥凹にたまり，ある一定量に達すると初めて嚥下の第2相である「嚥下反射」が起こる．

咀嚼運動，食塊形成がうまくできないと，食物をそのまま嚥下（丸飲み）しなければならない．それだから咀嚼は口の中で嚥下食を作る作業ともいえる．

この口腔期の障害は，食塊の保持と送り込みが障害されることにより，液状のものは口唇から漏れやすく，また咽頭へ流れ込みやすくなりむせが生じる．また，粘稠性が増すにつれ，口腔から奥へ送りにくくなり，口腔内への残留をみる．

咀嚼は基本的には随意運動だが，いったん開始されると特に意識せずとも自動的に継続することができる．一方で，自らの意志で咀嚼のリズムや強さを変えることもできる．すなわち，咀嚼は「半自動・半随意運動」ということができる．咀嚼時の開閉パターンは橋〜延髄にある咀嚼中枢にプログラムされている．この咀嚼中枢の活動には，大脳皮質などからの中枢性入力あるいは口腔顎顔面領域からの末梢性入力が必要である．

2 嚥下運動

ヒトでは生後数か月まで**哺乳反射**がみられる．これは乳児嚥下とされ，6か月から3歳までの間に咀嚼した固形物を嚥下する**成熟嚥下**へと移行する．

咽頭は呼吸と嚥下との両機能にたずさわる．呼吸では鼻腔，咽頭，喉頭が気道を構成し，息をしているときは食道は閉鎖される．他方，嚥下では口腔，咽頭，食道が消化管を構成し，嚥下時には鼻咽腔と喉頭は閉鎖され，食物は気道に入ることなく一方通行路としての食道へと送られる．この運動は多数の筋の活動により営まれ，その中枢は下部脳幹に存在する嚥下中枢にある．嚥下運動はあらかじめ中枢系でプログラムされた運動であ

り，摂食意志や感覚入力を起点として行われる．

正常な嚥下は**図3**のとおり，それぞれの運動の特徴により3相に分かれる．その詳細は以下のとおりである．

口腔期（嚥下第1相）は舌運動が最も重要な役割を担っている．この時期は食物を口から咽頭へ運ぶ随意運動の時期である．口腔期の嚥下はまず舌の先で食塊を硬口蓋に押しつけ，舌の後半部で食塊を定位置にもっていく．このとき舌は引っ込められて咀嚼は止まり，一時呼吸が反射的に止まる．この時瞬時に食塊は咽頭に押しやられ，口蓋挙上筋は緊張して軟口蓋を挙上させ鼻咽頭をふさぎ，鼻咽頭への食塊の流入を防ぐ．この時**鼻咽腔閉鎖不全**があれば食物の鼻腔への逆流を引き起こす．

口腔期に続く咽頭期はいわゆる"ごっくん"をする時期である．咽頭期はごっくんという反射を1秒以内に起こし，かつ息を止めるという複雑な運動をする時期でもある．この動きは**嚥下性の無呼吸**と呼ばれる．

咽頭期（嚥下第2相）は喉頭挙上期と喉頭下降期に分けられる．**喉頭挙上期**では**喉頭全体は上方へ引っ張られ，その反動で喉頭蓋は後下方へ傾き，気道に蓋をする**．この気道閉鎖は，顎舌骨筋，顎二腹筋および甲状舌骨筋などの筋群の収縮による舌骨と喉頭部の上方への牽引による．もし，これらの筋群の収縮が不完全であれば，喉頭のせり上がりが不完全となることから，気道の入り口の閉鎖が不十分となり，誤嚥しやすい．同時にこのタイミングで声帯と仮声帯が二重に気管を閉じることにより気管内への食物の吸引が防止される．このように気道は喉頭蓋で閉鎖される一方，気管に食物が入ると危険なため声帯と仮声帯の収縮による気道の閉鎖を加え，気道の閉鎖機構は手厚く三重になっているのである．声門と声門前庭が閉じる際には少しだけ空気が咽頭へ押し出されて，入りかかった食物を押し戻す．この気道閉鎖のタイミングがずれたり，閉鎖が不十分の場合は食物が気道に入り誤嚥へとつながる．こうしてのどの上方，前方，そして下方は平時は収縮している輪状咽頭筋により出口がふさがれ，咽頭腔は瞬間，食物を内包した一つの閉鎖腔となる．

次のステップは**喉頭下降期**である．この時期は甲状咽頭筋の収縮と，弛緩した輪状咽頭筋を経て食物を食道上部へ送る不随意（反射による）運動の時期である．**閉鎖された咽頭腔の内圧が高まり，それに呼応して瞬時に輪状咽頭筋がゆるみ食道入口部が開いて，食塊は自然に食道内へと降りていく．**食道括約筋である輪状咽頭筋は迷走神経のはたらきで弛緩し，さらにこの時期喉頭が挙上より下降に転じることも加わり食道入口部は開くのである．括約筋が緊張したままでは（例：輪状咽頭筋機能不全）食塊を食道へ送り込めない．「舌を出したまま，上を向きながら水を飲む」と水は飲みにくく誤嚥しやすい理屈である．それは食物の誤嚥防止と食道入口部の通過には「舌根がしっかりと後方に居座ること」と「喉頭が上方に移動すること」で咽頭内圧が高まることがスムーズな嚥下の必要条件となっているからにほかならない．**このステージ（第2相）での障害は複雑**で，嚥下障害では最も問題となる部分である．この咽頭下降期での反射の遅れは，特に液体で誤嚥を生じやすい問題を引き起こす．食道入口部の開大が不良な場合は下咽頭での残留感や，嚥下動作後に誤嚥が生じる．誤嚥した際の湿性嗄声は喉頭内への液体流入の可能性を示唆している．

そして次の**食道期**（嚥下第3相）では弛緩した食道下部の括約筋を通り食塊は胃の方向へと重力と蠕動運動で送られ，胃に運ばれる．この運動もまた不随意運動である．そして，ひとたび食道に食べ物が送り込まれると，逆流しないように輪状咽頭筋はぴったりと閉鎖する．

脳卒中では，脳幹部の病巣で輪状咽頭筋の弛緩や食道の蠕動運動が障害されることがある．食道期の障害は嚥下障害というより通過障害の形で現れることが多い．この時にみられる症状は"むせ"というよりつかえ感，食後の逆流，痛みなどである．

正常の嚥下運動においては第2相で喉頭は嚥下時上方に約1椎体分，前方に約1/2椎体分移動し，そして戻る．嚥下における喉頭運動の役割は，挙上による二次的な気道閉鎖と下降による前方移動による食道入口部の拡大の二つである．誤嚥を避けるために，延髄にある嚥下中枢が巧みに働いて，嚥下運動では軟口蓋や喉頭蓋など喉頭周辺部のはたらきをうまく調節している．こうして，嚥下時には呼吸は停止し，喉頭閉鎖と食塊通路は遮断され，そして瞬時，食道が開いて食塊はのどを通過する．このように嚥下運動のプログラムには呼吸運動をコントロールする機構も備わっているので嚥下に伴う喉頭防御機能が破綻すると，いわゆる誤嚥"むせ"をきたすことになるのである．

第3章　嚥下障害の原因

嚥下とは食物を口腔から咽頭，食道を経て胃まで移送する一連の動作であり，その過程に機能的または器質的障害が存在し，食物の適切な移送が妨げられている状態が嚥下障害である．脳卒中に伴うものが頻度としては多いが，加齢に伴って嚥下筋力が低下する病態は「サルコペニア（筋肉減少症）」として今日，注目されている．さらに，虚弱高齢者を表す概念として「フレイル（frailty）」が提唱され，それと嚥下障害との関連が注目されている．

一連の嚥下運動が破綻をきたすと，口腔や咽頭に食塊が残留し，食事中のむせや食後の喀痰増加などの症状を呈する．高度の嚥下障害では食塊の一部が気管内に流入する状態，すなわち誤嚥をきたすようになる．

嚥下障害による臨床上の大きな問題としては，経口摂取ができないことによるQOLの低下と，誤嚥による気道感染があげられる．**誤嚥による肺炎や窒息，食事の摂取量不足による低栄養など，嚥下障害は致命的な問題をもたらすので，適切な機能評価と対応は重要な医学的課題である．**

摂食・嚥下は精密な脳のはたらきで制御されて

いて，通常，ヒトが1日に行う嚥下動作の回数は580～2,000回にも達する．嚥下の"誤動作"は考えられている以上に起こりやすく，軽度な誤嚥を含めれば嚥下障害の有病率は50歳以上の年齢層では22%位あるという．そのためか介護施設や高齢者施設の入所者では嚥下障害の割合は最大で約60%に達するという報告もある．しかし，この数字は少しover-estimateされたものだろうと思う．高齢者では個人差が大きいが，一般的傾向として嚥下機能は低下してくる．健康な高齢者における加齢に伴う嚥下機能の変化はpresby-phagiaと呼ばれ，本来の嚥下障害dysphagiaとは区別されなければならない．

　嚥下障害は脳血管障害や神経・筋疾患などが起因することが多いとされるが，実際の嚥下障害の患者のうち，嚥下中枢のある延髄が障害された患者の総数はさほど多くはない．一般的には最多といわれる脳血管障害でも嚥下障害全体の1/4程度であり，嚥下機能とは直接関係のない体力低下などによる食事中のむせなども約1/4程度ある．今，超高齢化社会を背景に加齢による嚥下機能の低下が問題となってきており，加齢変化（老衰・廃用），神経筋疾患，認知症，心因性，膠原病なども嚥下障害の原因としてあげられるようになってきた．そのことは高齢化社会の到来とともにQOLを求める声の高まりを反映していると思われる．

　加齢とともに嚥下機能が低下する原因をあげれば，喉頭を支持する軟部組織の脆弱化による喉頭の下垂，頸部を支える頸椎の変性による咽頭・喉

表1　高齢者に多い摂食・嚥下の問題

- 塩味，苦味の閾値上昇
- 歯牙欠損による咀嚼能力の低下
- 唾液腺の萎縮
- 咽頭期反射の惹起性の低下
- 安静時の喉頭の低位化
- 嚥下－呼吸協調性の低下
- 咳嗽反射の低下
- 薬剤使用による問題
- 気付かれない疾患の存在（脳梗塞など）

（米本恭三監修．最新リハビリテーション医学 第2版．医歯薬出版，2005，122-132，より）

頭のアライメントの変化，嚥下反射の惹起遅延や感覚機能の減弱，嚥下関連筋の萎縮などが考えられる．加齢とともに筋量は減少を続け，それとともに咽頭の収縮能が低下し，さらに認知機能と精神機能が低下して協調動作が難しくなる．高齢者では歯の欠損や義歯不適合などによる下顎の不安定も嚥下障害の原因となる．以上から，**嚥下障害の原因は嚥下反射の惹起遅延や，嚥下関連筋組織の加齢変化による喉頭挙上の遅れや食塊駆動力の低下による全体的なものであると思われる（表1）**．加齢による変化についてはいまだ一定の見解は得られていない．だが，いずれにしても基礎疾患がない高齢者の嚥下機能の低下は刺激に対する反応の遅延といった単純なものではなく，上に述べたいくつかの複数の要因が重なって生じると考えてよいだろう．

第4章　嚥下障害「誤嚥」の分類

　誤嚥の分類は**表2**のようになる．

　嚥下運動の項で述べたように正常に嚥下するためには食魂をいったん喉頭蓋や梨状陥凹に停留させることが重要である．嚥下機能の衰えた高齢者は，嚥下しようという反射（中枢からの指令）と実際の動作を受け持つ末梢の筋機能の**タイミングがずれる**ことがある．食道入口部は，嚥下第2相

にわずか約0.6秒しか開大しないので，この間に食道入口部を通過し得なかった食塊は，梨状陥凹に残り，喉頭から気管に流入する危険がある．梨状陥凹に残留する量が少なければ，誤嚥する危険も少ないが，何回か不良嚥下を繰り返すと，下咽頭貯留量が増量し，誤嚥を起こしやすくなる．

　嚥下障害の多くは，この嚥下第2相（咽頭期）

構造・嚥下障害・治療　705

表2　誤嚥の分類

① 喉頭挙上期型誤嚥

　喉頭挙上障害と，それに伴う不完全な喉頭閉鎖により誤嚥が生じる．

② 喉頭下降期型誤嚥

　嚥下圧が弱かったり，食道入口部の抵抗が強い場合，喉頭が下降し声門が開大するときに下咽頭に残った飲食物が over flow して誤嚥を生じる．

③ 混合型誤嚥

　上記の二型が混在する場合

④ 嚥下不能型誤嚥

　嚥下機能の高度脱落により嚥下運動がほとんどできず，咽頭に入った飲食物は，喉頭が開大したときに気管へ流入する．

の障害である[3]．その原因は，①喉頭閉鎖が不十分であることによる誤嚥，②嚥下圧が低いことによる下咽頭の食塊残留，③輪状咽頭筋の弛緩が起こらないことによる下咽頭の食塊残留（輪状咽頭筋の過緊張による場合と，嚥下反射惹起不全の場合がある），さらに，④咽・喉頭の腫瘍などによる変形などによって引き起こされる．

さらに誤嚥を病態学的にみると，次の3つに分類できる．

①咽頭，喉頭などの炎症，異物，外傷などに起因する嚥下動作時の痛みによる場合

②器質的病変による通路の異常（解剖学的問題）

③嚥下に関与する神経，筋の障害（生理学的問題）

①②を**静的嚥下障害（器質的障害）**，③を**動的嚥下障害（機能的障害）**と呼ぶ．

嚥下障害患者では，誤嚥による肺炎や窒息など気道管理上の問題や，不十分な経口摂取量による低栄養や脱水などの栄養管理上の問題を合併しやすい．そのため摂食・嚥下障害では「**誤嚥性肺炎**」と「**栄養障害**」を常に念頭に置いておかなければならない．

第5章　嚥下障害の診断

1　嚥下障害の評価（問診によるスクリーニング評価）

嚥下障害が疑われた場合に行うべき第一の診断は「問診によるスクリーニング評価」である．摂食・嚥下動作のどこが障害されているか考察する．

1）自覚症状・病歴

嚥下障害とは，口腔から胃まで食塊を搬送する過程の障害を指す．したがって，嚥下障害があると，口腔内の食塊や唾液などは口から吐出されたり吸引除去されない限り気道へ流入していく．すなわち嚥下障害は，常に**誤嚥の危険性**をはらんでいるということができる．

嚥下障害を主訴とする患者を診たら，以下の点を中心に問診し，障害のステージ，性質などを的確にとらえることが大切である（**表3**）．

①**発症の状況**：急に起こったか，徐々に起こったか．

②**経過**：軽快しているか，増悪しているか，寛解・増悪を繰り返しているか，嚥下運動を繰り返すことにより悪化するか．**嚥下のたびにむせる**のか

③**嚥下障害のステージ**：**口腔内で食物が動かないか**．舌は十分に動くが食物が咽頭，食道へと移動しないのか．**食道入口部以下に移動しないのか**．

④**固形物，水様物の嚥下状態**：固形物，水様物がほぼ同様に，あるいは水様物のほうがより強く障害されるのか（**神経筋障害**），早期から固形物の通過が障害されるのか（**両側咽頭麻痺，機械的通過障害**）．

⑤水様物の**鼻への逆流**，鼻声の有無（両側軟口蓋麻痺）．

⑥**随伴症状**：嗄声，構音障害，吃逆，流涎，疼痛などがあるか（神経筋障害）．

706 気管・食道科学

表3 嚥下障害の典型的なサイン

直接的なサイン

- しばしばむせたり，喉につまらせたりする．
- 嚥下の前，嚥下中，嚥下後に咳をする．
- かすれ声，嗄れ声，またはガラガラ声．
- 口のなかや頬の部分に食べ物が残る，場合によっては食べ物が鼻から出る．
- 食べ物が詰まる，または食べ物を吐き出す．
- 食事が困難になり，時間がかかる．
- 飲み込むのを怖がる．

間接的なサイン

- 原因不明の体重低下．
- 唾液が増える．咳や咳払いが増え，喉に異物感を訴える．
- 声の変化．
- 発熱があるが原因がわからない．
- 気管支炎，肺炎，肺膿瘍．
- おくび，胸やけ．

表4 嚥下障害を疑うポイント

① 声が変化する，またはやや湿った声（極端な場合は湿性嗄声）になる．
② 弱々しい咳をする．
③ 咽頭反射が減弱または消失している．
④ 喉頭挙上力が低下している．
⑤ 発熱，肺炎の再発を繰り返す．
⑥ 病歴では脳卒中と肺炎の既往を必ず聞く．

害を疑った場合には身体所見，検査所見，神経学的所見をさらに詳しく調べる．さらに摂食場面を観察することも重要である．

1）身体所見

①身体所見では，まず，意識状態，呼吸状態に注意する．意識状態が悪い場合，摂食・嚥下機能も低下する．

②高齢者では口腔衛生状態が不良である場合が多い．

③構音障害の存在は嚥下障害を疑う所見である．「パ」「タ」「カ」と発音させることで，舌尖・舌背・舌根の動きを推定する．

④嚥下後や食後のゼロゼロした声 gargling voice は，喉頭侵入 laryngeal penetration を示唆する所見として重要である．

⑤視診で喉頭挙上運動を観察する．空嚥下をさせた時の喉頭の動きや方向（上方・前方移動），指示から実行されるまでの時間や繰り返す能力などを調べる．**喉頭は嚥下時に頸椎1椎体分ほど挙上する．**

⑥舌圧子で舌を強く抑え，ゲッとさせて**咽頭反射 gag reflex** が起きるかどうかを調べる．咽頭の感覚も重要なチェックポイント．**咽頭反射の欠如と嚥下障害との直接の関連はないとされている．gag reflex はもともと個人差があるので，反射が弱い，あるいは欠如していても触覚があるか**を確認することがより重要である．

⑦口腔・咽頭機能の片側性（機能の偏り）の有無に注意する．嚥下障害のある患者は**少し斜めに寝た状態で下顎を引いて飲む．**たとえば右の咽頭知覚が麻痺していると，右側に頸部を回旋する

嚥下障害を疑うポイントを**表4**に示す．

誤嚥すると正常ではむせが生じる．「**お薬を水で飲む時，むせませんか？**」と聞く．しかし，中にはむせはおろか，咳さえ出ないケースもある．実際，**むせを伴わない誤嚥は慢性誤嚥患者の約3割**にみられる．喉頭知覚が低下するとむせを自覚しないことが多いからである．このような**サイレントな誤嚥 silent aspiration** は，食事中にむせなくても，食後に発熱したり，夜間咳嗽，喀痰が増加する場合にみられる．

食事中によく咳が出る，食事中声がガラガラする，よくかぜをひく，発熱する，夜間に咳が出る，などの病歴聴取が大きな手がかりとなる．

嚥下の食道期とその時期の障害を知る要点は，口腔内に原因のない**口臭（食物残渣の吐き戻しは憩室の存在を疑わせる）**や，**胸やけや夜間の咳き込み（胃食道逆流に随伴しやすい）**，固形物摂取時の**胸につかえる感じ**を訴える，などの場合である．

2 理学所見と評価法

問診によるスクリーニング評価により，嚥下障

表5 反復唾液嚥下テスト（RSST）

【手技】
　人差し指で舌骨を，中指で甲状軟骨を触知した状態で空嚥下を指示し，30秒間に何回できるかを観察する．
＊甲状軟骨が中指を乗り越えてしっかり挙上した時のみ1回と数える．

【判定】
　3回/30秒未満であれば"嚥下障害の疑いあり"と判定する．

【妥当性】
　嚥下造影検査（VF）での誤嚥の有無と比較
　感度 0.98　特異度 0.66

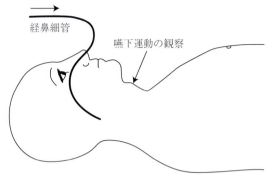

図4　簡易嚥下誘発テスト（simple swallowing provocation test, S-SPT）東大法の模式図

と相対的に右側の咽頭腔が狭くなって，左の咽頭腔が広くなる．そうして左側の方に食塊を流して嚥下する．もしくは，少し顎を引いたりして，喉頭挙上をよくして誤嚥しにくい方法をとる．

2）検査

(1) 反復唾液嚥下テスト（唾液飲みテスト repetitive saliva swallowing test：RSST）

　反復唾液嚥下テスト（表5）は問診にて嚥下障害が疑われたときに行う特殊な用具を必要としない簡便なスクリーニングテストである．まず**嚥下をごくんとやらせてみる**．感度，特異度とも必ずしも高くないが，嚥下が起こるかどうか．唾液分泌障害があり，口渇があると空嚥下が難しくなるので少量の水を含ませ調べるとよい．**これは随意的な嚥下能力をみる検査である**．

　口腔内を軽く水で湿らせ，唾液を嚥下するよう指示し，30秒間に起こる嚥下回数を数える．高齢者では，**30秒以内に3回できれば正常と判定する**．嚥下運動の惹起性をみる検査であり，喉頭挙上を触診で観察する．**2回以下では何らかの嚥下障害があり誤嚥を起こす可能性が高い**．

(2) 水飲みテスト

　水飲みテストは10mlの水を飲ませて，むせの**有無や飲み方の異常などを判定する**．

　10秒以内にむせることなく1回で飲むことができれば正常である．むせたら異常．実際の嚥下能力の概要が判断できるが，嚥下障害の原因や障害部位，障害様式などを診断することはできない．

(3) 簡易嚥下誘発テスト（図4）

　簡易嚥下誘発テストは中咽頭に留置したチューブ（鼻から13cm）から少量の水を注入し，嚥下が誘発されるまでの時間を測定する．**0.4ml注入し，3秒以内に嚥下反応（喉頭挙上）が認められれば正常と判断する**．3回繰り返しても反応がみられなければ2mlを注入して，同様に嚥下反射を観察する．2mlに反応しなければ明らかに異常といえる．肺炎を起こすような人は5秒以上かかり，20秒以上かかるという人は完全に嚥下反射が落ちており，経管栄養にしても肺炎を起こすことは防げない．この方法は意識状態が落ちている患者に向いている．

(4) その他

　嚥下障害を知る手段として**X線造影透視，内視鏡の諸検査，筋電図，内圧測定**がある．このうち，嚥下機能評価法としては，嚥下内視鏡検査および嚥下造影検査が重要である．

1. 内視鏡的観察（videoscopic examination of the larynx）

　咽頭期の障害の内視鏡的観察の要点は**喉頭蓋谷や梨状陥凹の唾液貯留の有無**と**声帯の可動性**の観察である．

　内視鏡的観察に先立ち，喉頭挙上に際して甲状軟骨を示指と中指で軽く挟むように触診し，軟骨

708　気管・食道科学

上端が示指を越えて挙上するか（**喉頭挙上の確認**）調べ，嗄声の有無や声帯運動を喉頭鏡で確認（**声門閉鎖機能**）する－軽い息止めを指示すると声帯レベルの閉鎖能力が確認できる．さらに**バルサルバ法（強い息止め）**を指示すると仮声帯の閉鎖，披裂部の前方への移動による喉頭蓋喉頭面との接近（披裂部の tilting）が息止めの程度によって観察できる．また，**随意的な咳を促す**ことで喀出力も合わせて観察する．寝たきり患者のお腹は触ってみると非常に柔らかい．つまり腹直筋を始めとして**呼気筋の筋力**が低下していて，痰の喀出力が低下している．**坐位の保持が30分以上可能であるかどうか**でこの能力をみる．

嚥下内視鏡検査に先立ち行う非嚥下時の内視鏡的観察のポイントは，鼻咽腔閉鎖，咽頭や喉頭麻痺の有無，喉頭蓋谷や梨状陥凹の唾液や食物残渣の貯留の程度，気道防御反射である声門閉鎖反射や咳反射の惹起性，および咽頭・喉頭などの器質的疾患の有無をみる．咽頭・喉頭粘膜の知覚をみるために声門閉鎖反射や咳反射の惹起性をみる．その簡単な方法は内視鏡の先端を喉頭蓋谷披裂部に軽く接触させることで反射を誘発できる．喉頭蓋喉頭面は最も反射の生じやすい部位で，内視鏡の先端が少しでも触れれば咽頭反射が生じる．内視鏡検査ではこうした反射を観察することで**咽喉頭腔の粘膜知覚**も推測できる．

咽頭麻痺があると空嚥下時の咽頭収縮が不良となり，**麻痺側梨状陥凹への唾液貯留**が多くなる．咽頭残留は嚥下運動の障害や咽頭感覚の低下を反映し，嚥下障害の重症度を推測する目安となる．

2. 嚥下内視鏡検査（videoendoscopy, videoscopic examination of swallowing：VE）

嚥下内視鏡検査は喉頭・下咽頭ファイバースコープを用い，**1回量3ml程度の着色水**など色の付いた液体を用いて嚥下の状態を観察する．**嚥下内視鏡検査**は原則として坐位で行う．ベッドサイドでも半坐位で施行可能で，放射線被曝の問題もなく，そのうえ喉頭感覚も評価可能で安全に咽喉を観察できるので，嚥下造影に比べて利用度が高い検査である．日本耳鼻咽喉科学会による「嚥下障害診療ガイドライン」でも，問診や全身・局所

の診察後にまず行うべき検査として推奨されている．

まず，インジゴカルミン着色水を口腔内に保持しておくように指示した状態で，嚥下を命じ，咽頭・喉頭への流入の有無を観察する．**嚥下反射が惹起するとホワイトアウト像（画面が一瞬真っ白になる）が生じ，咽頭が観察できなくなる**．咽頭収縮により一時的に視野が白く遮られるのがこの「ホワイトアウト」と呼ばれる現象で，これは正常な嚥下運動の重要な証である．

嚥下障害が実際に起きているときはこのホワイトアウト現象が起きることは少ない．だからホワイトアウトを生じずに着色水が喉頭蓋谷から，梨状陥凹へ流入していくのが観察される場合は，咽頭収縮不全により嚥下反射の惹起，タイミングが遅れている（**嚥下反射の惹起遅延**）と判断できる．そして**嚥下運動終了後の着色水の咽頭残留とその程度を観察する**ことができる．また，着色水が披裂喉頭蓋ヒダを超えて喉頭腔に流入したが，声帯レベルより上に止まる（喉頭流入群）か，さらに声帯レベルをこえて気道内に侵入した（誤嚥群）かをみて，**喉頭内への着色水の進入の有無**を観察することもできる．誤嚥患者で嚥下運動後少し時間をおいてむせがみられる場合には，梨状陥凹などに貯留したものを誤嚥している可能性がある．この場合，嚥下後の咳払い，また，数回の空嚥下によって着色水を喀出できるか，またどの程度処理されるかを確認することもできる．

大部分の嚥下障害の患者では梨状陥凹などへの着色水の貯留が実際の嚥下障害を証明する唯一の指標となる．しかし，だからこそ VE の梨状陥凹などの唾液や着色水の貯留は過大評価につながることにもある．そのことからして中等度以上の貯留が認められる場合には次の嚥下造影検査を併用して総合的に嚥下障害の有無，程度を判断すべきである．

嚥下内視鏡検査の評価は，これまで客観的な判断基準がないため，その評価が検者により一定しないなどの問題点があった．そこで，兵頭ら（2010）は，嚥下機能をなるべく簡便かつ客観的に評価することを目的としたスコア評価法（**表6**）を提唱していた[18]．

表6　嚥下内視鏡所見のスコア評価シート（鼻咽喉内視鏡所見）

発声時声門閉鎖	完全　・　やや不完全　・　不完全
嚥下時咽頭閉鎖	完全　・　やや不完全　・　不完全
white out	完全　・　やや不完全　・　不完全
声帯運動障害	なし・右障害・右固定・左障害・左固定
梨状陥凹などの唾液貯留	0　・　1　・　2　・　3
咳反射・声門閉鎖反射	0　・　1　・　2　・　3

（兵藤, 2015）

　嚥下障害診療ガイドラインでは，①早期咽頭流入，②嚥下反射惹起のタイミング，③咽頭残留，④喉頭流入・誤嚥，を評価項目としている．

3.　嚥下造影検査（videofluorography, videofluoroscopic examination of swallowing：VF）[4]

　嚥下動態をより詳細に観察するためには嚥下造影検査が必要である．誤嚥と食物の搬送能力障害の病態を知るには**ビデオ嚥下造影（X線造影透視検査ビデオフルオログラフィー video-fluorography：VF）**が最も重要である．これは希釈した水溶性造影剤を透視下に嚥下させビデオにて嚥下を記録する方法で，嚥下造影検査では造影能がよい薄めた**硫酸バリウム**（濃度：140%前後，1回量：15〜20 ml）を使用する．外傷などによる食道瘻孔形成の恐れのある場合は，バリウムは避け，ディオノジール®などの気管支造影剤の使用が望ましい．ヨード製剤の水溶性造影剤であるガストログラフィン®を用いた場合には，それが気道に誤入されると肺水腫の危険性がある．

　VFでは造影剤を飲み込むところを側面と正面から写し，どのようにのどが動いて，食道にどのぐらい入り，また気道にはいるとか，その時にむせが起きるとか起きないとか調べる．そして，VF画像をビデオなどに録画し，スローや静止画像で再生し，嚥下動態の異常や誤嚥のタイミングなどを詳細に検討する．

　嚥下時，のどの動きを正確にとらえることは嚥下造影検査しかできない．VFは嚥下運動の口腔期，咽頭期，食道期のすべてをリアルタイムに観察でき嚥下障害の原因，部位，程度を把握でき，診断価値の非常に高い検査であるから嚥下のゴー

ルドスタンダードとされる．**嚥下造影検査の観察項目は舌の運動，軟口蓋の動き，喉頭運動（挙上と閉鎖），咽頭壁の動き，食物の通過状態，それに誤嚥の状態である．**咽頭期の運動に大きく関与する喉頭挙上のタイミングの遅れや挙上の程度の減少は，咽頭クリアランスの低下と誤嚥のリスク増大につながる．その嚥下第2相の咽頭期は短時間（0.5〜1秒）で完遂され，また非常に複雑であるので，X線テレビあるいはX線シネによる記録を行い，繰り返しビデオをみて嚥下動態を観察する．食道入口部の開大障害は造影剤の下咽頭貯留，気管内流入につながる．VFではVEでの評価に限界がある口腔期や食道期を含めてその詳細を把握することもできる．

　VFとVEを比較した後ろ向き嚥下機能評価検査では，**VFで誤嚥を検出できる症例は約60%位との報告がある．**正常と思われる高齢者でも誤嚥をする人は2割位いる．これらは**不顕性誤嚥**といい，むせない，咳のでない誤嚥である．

　誤嚥のタイプは下降期型誤嚥が最も多く，高度誤嚥例は脳血管障害と神経疾患にみられることが多いが，個々の例をみると咽頭収縮筋もしくは，舌根の動きが不良なため，クリアランスが悪く，下咽頭にバリウムの残留を認める例が多い．

　このような嚥下障害の詳細な評価にはVFは最も有用性が高い．しかし，VFはベッドサイドや外来診察室では行えないことから，VEの結果に基づいて必要性を判断したうえで実施することが必要である．そして，なお経口摂取についての最終的な判断を下すためにはVEやVFの結果のみならず病歴や全身状態なども含めて総合的に評価することが重要である．

第6章　老化と誤嚥性肺炎[5]

　一般に80歳以上の高齢者になると，20歳代の若年者と比較して大脳皮質の神経細胞の数は**約30%減少**しているといわれる．これらは中枢神経の調節機構に何らかの影響を与え，嚥下機能も低下することは容易に指摘できる．

　そのほか，70歳以上の高齢者では嚥下運動に際し，喉頭を支える筋肉（外喉頭筋）の筋力の低下で**喉頭の位置が下降**しているため，ただでさえ一連の嚥下の動作がゆったりとしている．その上に，嚥下における喉頭の挙上が遅れ，喉頭蓋による気道の閉鎖が不十分となり誤嚥を起こしやすい．これは喉頭を支持する**筋・靱帯の加齢による「ゆるみ」あるいは「たわみ」**が原因であろうと考えられている．このような状態で上を向いたまま嚥下を行うと，喉頭の挙上が嚥下動作に追いつかなくなり，喉頭腔に水分や食塊が流れ込み，むせや咳き込みなどの誤嚥を起こす．加えて咽頭や食道の**蠕動運動の減弱**も考えられる．咽頭から食道への粘膜上皮の萎縮，粘膜下腺組織の萎縮による**粘膜の乾燥傾向**，咽頭諸筋群の**萎縮による虚弱化**，嚥下の咽頭期における**協調運動機構の障害**，**咽頭期嚥下の惹起に関連する知覚入力系の低下**，**咀嚼の問題**などの諸悪条件が，単独に，または複合して起こり，餅の咽頭異物事故などにみられるような高齢者に特徴的な偶発事故を起こすことになる．さらに，高齢者では，脳血管障害や身体・精神機能の低下により嚥下機能も一層複雑な様相を呈する．

　2011年日本呼吸器学会は介護高齢者，長期療養型病床群患者に発症した肺炎を**医療・介護関連肺炎（Nursing and Healthcare Associated Pneumonia：NHCAP）**と定義し，新たに医療・介護関連肺炎（NHCAP）診療ガイドラインという肺炎ガイドラインを策定した．医療介護関連肺炎は「市中肺炎」と「院内肺炎」の中間に位置する肺炎である．NHCAPに分類される高齢者肺炎の多くは**誤嚥性肺炎**（**表7**）であり，臨床的な嚥下障害の所見を認め，胸部CTで背側・下葉に分布する陰影を確認する．

　NHCAPは市中肺炎と同等の症例数があり，市中肺炎よりも予後が不良とされる．ガイドラインは，その治療についても，肺炎重傷度に基づいた治療ではなく，患者家族との合意形成にもとづく治療区分を中心に行うことを勧めている．感染症は治療可能な疾患であるので，治療すべきという正論もあるが，NHCAPを患う患者は抗菌薬が作用するのに必要な血漿中のアルブミン量などが十分維持できない症例もある．広域抗菌薬を使用しても予後は改善しない可能性がある．患者の**自立度や栄養状態の低下が予後不良因子**として重要である．治療しても再発を繰り返すこのようなNHCAP患者は抗菌剤治療よりも**緩和ケア**を優

表7　誤嚥性肺炎（通常型）の臨床診断基準

肺炎の診断基準：肺炎の診断は，次の①，②を満たす症例とする．

　①胸部X線または胸部CT上で肺胞浸潤影を認める．

　②37.5℃以上の発熱，CRP異常高値，末梢血白血球数9,000/μL以上，喀痰などの気道症状のいずれか2つ以上が存在する．

確実例：誤嚥の直接観察

　A明らかな誤嚥が直接確認され（食物，吐物など），それに引き続き肺炎を発症した例．

　B肺炎例で気道より誤嚥内容が吸引などで確認された例．

ほぼ確実例：嚥下機能障害の存在

　①臨床的に飲食に伴ってむせなどの嚥下機能障害を反復して認め，肺炎の診断基準①および②を満たす例．

　②確実例のAまたはBに該当する症例で，肺炎の診断基準①または②のいずれか一方のみを満たす例．

疑い例：嚥下機能障害の存在

　①臨床的に誤嚥や嚥下機能障害の可能性を持つ下記の基礎病態ないし疾患を有し，肺炎の診断基準①または②を満たすもの．

　②嚥下機能障害が，経過中に客観的な検査法によって認められた症例（嚥下誘発試験など）．

（平成8年度 長寿科学総合研究事業「嚥下性肺疾患の診断と治療に関する研究班」をもとに改変）

先すべきだという見解を先の学会はガイドラインの中で示している.

1 病理

2011年以降, 本邦の死亡原因の第3位は脳卒中を抜き肺炎であり, その多くは, 高齢者に発症する**誤嚥性肺炎**である. そして, 肺炎はわが国の高齢者の死因の第一位であり, 70歳以上ではほとんどの肺炎症例は**誤嚥性肺炎 aspiration pneumonia (嚥下性肺炎, 吸引性肺炎)**である. 神経疾患や意識障害を患い, 誤嚥があって胸部CTで下葉や背側に病巣を認める患者は30日以内に死亡する確率が高いといわれる.

誤嚥性肺炎は**嚥下機能の低下**で唾液を飲み込めず, また, **咳反射の低下**で気管に入った唾液を咳として喀出できないため, 唾液に混入した**口腔内雑菌を肺の中に不顕性誤嚥**して肺炎に至ると考えられている. このような**microaspirationによる肺炎は診断が難しく**, かつ, 嚥下機能が低下している高齢者では一番問題となる病態である.

高齢者の肺炎の発生機序には, 口腔内の衛生状態, 誤嚥の量, 喀出力, 下気道の抵抗性, 全身状態などが複雑に影響する. 誤嚥性肺炎は嚥下機能の低下をベースに唾液や微量の食物残渣といった本人が自覚しないような誤嚥によっても起こる.

病原菌は誤嚥により上から落ちてきて気道に入り, 肺に到達するので, 気管支炎, 細気管支炎を経て肺炎になる. したがって, 老年者の誤嚥性肺炎は, 気管支炎と肺炎がパラレルに起こっている**気管支肺炎**の形を示す例がほとんどである. 原因菌は口腔内に常在する**嫌気性菌**が多いため, 菌の同定が難しく, 症状も比較的緩やかに推移するため見逃しやすいが, 進行すると**肺化膿症**から膿胸に至り, 生命に関わる. 症状としては**まず咳と痰が出て, 途中から熱が出てくる**というパターンが多い.

今日, **70歳以上で誤嚥性肺炎は著明に増加**していて, 特に, **脳血管障害例 (40%以上)** や認知症, その他の神経変性疾患, 消化液の逆流がリスク要因として目立つ. また, 集中治療室滞在中に誤嚥が問題となる患者が増えている. その**集中治療において誤嚥を最も併発しやすい状態は, 長期**間の人工呼吸器管理である. 入院中の肺炎併発は誤嚥性肺炎の可能性が8割以上ともいわれる.

2 誤嚥性肺炎のメカニズム

高齢者では加齢により嚥下機能が低下するために, すべての高齢者が誤嚥性肺炎発症リスクを有する. 誤嚥性肺炎はメカニズムからみると 大きく以下のような**メンデルソン症候群, 脳血管障害による誤嚥, 不顕性誤嚥**の3つのタイプに分けられる. その病因としてはいずれのタイプであっても夜間睡眠中の微量誤嚥 (不顕性誤嚥) が重要である. 不顕性誤嚥による肺炎は比較的ゆっくり進行するため, 元気がない, 食欲がないなどの臨床症状が重要である. 誤嚥は完治しないため, 誤嚥性肺炎は反復性である.

高齢者の誤嚥性肺炎は, 細菌性肺炎と胃液などの誤嚥による化学的肺炎 (メンデルソン症候群) が混合した形で起これば, 重篤なものとなりやすい. 64歳以下だと, 死亡率は0に近いが, **65歳以上になると救命率が低くなり, 死亡率は35%~40%程度になる.**

1) メンデルソン症候群 (胃食道逆流性肺炎)

嘔吐で逆流した強酸性の胃液を吸引することで起こる. 高齢者では, 食道下部の括約筋が緩んでいることが多いため, 知らず知らずのうちに胃食道逆流現象により胃液の酸が肺へ行き, **化学的肺炎**が起こる. 経鼻胃管下では胃食道逆流現象により胃内容物の誤嚥が助長される. 加えて胃管が邪魔になり嚥下機能が損なわれるため口腔咽頭に分泌物が停滞する. ただし, 経鼻胃管に比べ胃瘻が肺炎の発症を減らすという明確な知見はない.

2) 脳血管障害の高齢者に頻発する誤嚥 (食物誤嚥性肺炎)

高齢者の肺炎は脳血管障害などと関連が深い. 食事の際に**嚥下機能の低下**のため誤嚥, 誤飲を繰り返し, 食物と同時に病原菌が気管に入ることにより誤嚥性肺炎を起こす. 脳血管障害をもち誤嚥を起こす高齢者では, 飲み込むものに対する感覚が鈍くなり嚥下反射が低下している. また, 本来

なら食物が気管に入りそうになれば，咳をしてそれを出そうとする．つまり，咳反射によって誤嚥を防ごうとするが，脳血管障害がある患者では睡眠中の咳反射のみならず自発的な咳も抑制されている．

嚥下反射や咳反射の中枢は延髄であるが嚥下はそれより上位からのコントロールが非常に強いとされている．例えば，**延髄が障害**されることによる球麻痺（延髄麻痺），典型例ではワレンベルグ症候群では嚥下障害が起こる．しかし，仮性球麻痺の状態すなわち延髄の上位で嚥下反射や咳反射をコントロールしている**大脳基底核に血管障害が**あっても，嚥下反射や咳反射の低下をきたす．**脳卒中では球麻痺はそれほど多くはなく，仮性球麻痺を起こす場合がほとんどである．急性期の脳卒中患者の約2割に嚥下障害がみられ，そのうちの約1/3が肺炎を発症**しているといわれ，ほとんどが仮性球麻痺による．

脳梗塞のある人は脳梗塞のない人と比べて，**誤嚥を起こす頻度は約3〜4倍高くなる**ことがわかっている．したがって，脳梗塞の既往，無症候性のラクナ梗塞は嚥下障害の非常に大きなリスク要因である．日本のNHCAPについては基礎疾患として誤嚥と関連が深い中枢神経疾患，認知症の頻度が高く，また胃瘻の増設がNHCAP患者には多いと報告されている．誤嚥性肺炎を繰り返す高齢者の中には，背景に神経・筋疾患以外，様々なリスク要因があり，これらの疾患に気づかぬまま放置されている場合もあることを考慮する必要がある．

3）不顕性誤嚥（唾液誤嚥性肺炎）

脳ドックからの報告によると，65歳以上の半数に何らかの脳血管障害があるとみられている．また，**ADL（日常生活動作）が落ちるとサブスタンスPも低下して，その一環として誤嚥を起こしやすくなる**ことが経験的にも知られている（サルコペニック嚥下障害：sarcopenic dysphagia）．サブスタンスPは，舌咽神経と迷走神経の知覚枝を下向性に輸送され，咽頭・喉頭・気管の粘膜に分布し，嚥下・咳反射を正常に保つ働きをしている．大脳基底核での梗塞やパーキンソン病などにより，大脳基底核にある黒質線条体からのドパミン産生量が減少すると，ドパミンはサブスタンスPを合成しているので，ドパミンの減少により舌咽神経と迷走神経の知覚枝の頸部神経節におけるサブスタミンPの減少が起こり，嚥下・咳反射が低下する．その結果，不顕性誤嚥が生じやすくなるのである．よって，パーキンソン病のような神経変性疾患も代表的なリスク要因である．

誤嚥すると普通，むせる．嚥下に関係するのど周りの筋肉が衰えると，食べ物や飲み物がのどに流れ込むスピードに嚥下反射がついていけずに，誤って隣の気道に入る．これが「誤嚥」で，吐き出そうとする生体防衛反応が「むせる」である．しかし，誤嚥とむせは必ずしも一致しない．食物を誤嚥してもむせない**不顕性誤嚥 silent aspiration**もあり，そのような場合は知らない間に食物が肺の中に入り，肺が汚染されるので注意が必要である．不顕性誤嚥の場合，声質の変化で初めて嚥下障害が疑われる場合もある．食後に湿性嗄声に変化する場合は，誤嚥や咽頭残留，咽頭・喉頭の唾液貯留が疑われる．

高齢者の嚥下性肺炎の原因は，食物の直接の誤嚥よりは細菌を含む唾液などの分泌物を夜間睡眠中に無意識のうちに誤嚥する不顕性誤嚥である場合が多いといわれる．細菌性肺炎の発症には細菌の誤嚥が必須条件となるため，高齢者では**口腔内雑菌を含んだ唾液（食物残渣や口腔内分泌物など）の不顕性誤嚥**が肺炎の原因としての関与が大きいと推察される．

脳血管障害がなくても**口腔内が不潔**で，生体防御能が低下している人では，夜間睡眠中に病原菌を含んだ咽頭分泌液の吸引を繰り返せば，知らぬ間に容易に肺炎を発症する．そのような場合は寝たきりかそれに近い状態になった患者に多い．不顕性誤嚥にさらなる悪化因子，すなわち発熱状態，長期臥床状態，体動制限，ストレス状態，栄養不良，背景疾患としてのCOPDなどが重なって肺炎は発症すると考えられている．

第7章 嚥下障害をきたす疾患

摂食・嚥下障害の最も重大な原因疾患というと，脳血管障害になる．特に，脳幹部の障害とか，多発性の脳血管障害などが大きな嚥下障害の原因となる[6]．

1 中枢・末梢神経の障害

末梢神経疾患としては，嚥下に関与する三叉神経，顔面神経，舌咽神経，迷走神経，舌下神経などが炎症，腫瘍，外傷（手術を含む）などで障害を受けると嚥下障害を招くことがある．その場合，混合麻痺になるほど嚥下障害は高度となる．

脳梗塞，脳虚血，頭蓋内出血などで延髄神経核に下降する上位運動ニューロンの障害では**仮性球麻痺（核上性麻痺）**により，または，延髄神経核を中心とする下位運動ニューロンの障害では**球麻痺（核性麻痺）**により嚥下障害を発来する．

嚥下障害の中枢は延髄である．延髄外側症候群（ワレンベルグ症候群）では嚥下障害を伴うことが多い．大脳病変の場合は，多くは両側性病変で嚥下障害を生じ，片側病変では生じないといわれるが，一側の病変でも，対側に無症候性に脳梗塞や脳出血など病変があれば，嚥下障害が生じる．

1）一側性上位脳神経障害

脳卒中の急性期には20〜50％に嚥下障害が認められ，**嚥下第1相（口腔期）から第2相（咽頭期）への移行障害が強く現れるが，通常半年位で軽快し，予後は良好**である．

仮性球麻痺（＝核上性麻痺）は皮質延髄路の両側性障害による．**脳血管障害（脳卒中）**が核上性嚥下障害の原因として最多である．それを生じやすいのは，橋，大脳脚，視床，内包などのような脳幹か大脳深部の病変で，両側大脳半球から橋底部にかけての**多発性小軟化巣（ラクネ）**によるものが多い．嚥下障害を示す臨床的徴候は，湿性のガラガラ声，弱い自発的な咳，嚥下時の喉頭挙上の欠如または遅れである．仮性球麻痺では感情失禁（涙もろい），四肢深部反射の亢進やバビンスキー徴候陽性，歩行障害や手指の動きの拙劣さな

ど，球症状以外の症状を伴うことが多い．仮性球麻痺では両側が麻痺して左右差がないために，自覚症状はあっても咽頭麻痺は認めにくい．また一側だけの麻痺では，神経兆候として麻痺（例えば軟口蓋の片側麻痺）を認めても，自覚的には球麻痺症状は出現しないことの方が多い．

2）一側性下位脳神経障害

嚥下に関しては顔面，舌，咽喉頭，咬筋の運動麻痺が認められることがある．疾患としては延髄病変－ワレンベルグ症候群（延髄外側症候群），頸静脈孔付近の腫瘍，舌咽神経痛など，変性疾患，脳血管障害，炎症などによる．慢性の経過をとった場合，嚥下障害はないかきわめて軽度である．しかし，急性の障害では嗄声などとともに嚥下障害が明らかとなる．

球麻痺の定義は延髄の諸脳神経（舌咽神経，迷走神経，舌下神経）の運動神経核の障害により，発語，発声，嚥下，呼吸，循環などの障害をきたして生じる症状の総称である．球麻痺（核性麻痺）では咽頭筋の麻痺は高度で，一側だけの障害で患者は強い嚥下障害を自覚する．咽頭期の障害が主体となる．たとえば，後下小脳動脈領域の梗塞や出血による**ワレンベルグ症候群**では，急性期には交代性解離性知覚障害，小脳失調やめまい，構音障害，嗄声が出現するが，これらは比較的速やかに改善するにもかかわらず，嚥下障害は高度のまま持続し，数か月間は鼻腔栄養で生活せざるをえない場合すらある．ワレンベルグ症候群では，他にカーテン徴候（上咽頭後壁が発声時にいずれかに引かれる），ホルネル症候群（眼瞼下垂や縮瞳）あるいは交叉性の温痛覚鈍麻のいずれかを伴うことが多い．

パーキンソン病では，口腔期から食道期までの全嚥下機構が障害される．これら一側性下位脳神経障害では健側を下にした側臥位で，嚥下が容易となる．

2 神経筋接合部の障害

重症筋無力症（全身型）など．夕方や食事の終わりに嚥下機能が悪化する筋疲労性が特徴である．

3 筋肉の障害

食道入口部での通過障害によって起こる嚥下困難症は"**輪状咽頭筋嚥下障害 cricopharyngial dysphagia**""**アカラシア（無弛緩症）**"と総称される．多発性筋炎（皮膚筋炎），筋ジストロフィー，全身性エリテマトーデス，**輪状咽頭筋ミオパチー**などが含まれる．神経質な患者，ことに更年期以降の患者ではヒステリーも考慮する．

第8章 嚥下障害の治療法[7]

1 嚥下障害の管理および治療方針

高齢者の誤嚥性肺炎は再発に備えた予防対策が必要である．そのためにも嚥下障害に対する治療は，①**安全な経口摂取への導入と確立**，②**確実な栄養摂取法の確保**，③**適切な気道管理が3本柱**となる．その際，**障害の局所的要素のみならず，患者の意識，姿勢などを含む全身的要素にも着目する必要**がある．

嚥下障害の治療は，病態によって異なるが，治療の原則は障害された機能をできるだけ回復させ，また賦活化して代償機能を高めさせることである（図5）．そのための嚥下障害に対する治療の**基本はリハビリテーション**であり，障害の高度な場合には**嚥下機能改善術や誤嚥防止手術などの外科的治療**が選択される．

嚥下障害はリハビリテーションで改善することも多く，リハビリを行う場合は**少なくとも3か月以上の適切なリハビリテーションが必要**である．しかし，リハビリを行ってもそれのみでは嚥下障害を完治させることは困難である．高齢で嚥下筋群の筋肉量が減少した条件下では回復の程度には限界がある．そのような症例の多くは栄養障害を伴っており，いわゆる老衰の過程が進行していると感じることが多い．そして，そのような状況では胃瘻造設を選択しても長期生存は望めず，また，生活の質，生きているという実感も乏しいものになる．したがってこのような状況では，障害を治すという観点よりも，**障害がありながら問題に上手に対処する**という考えの方が障害者に高いQOLを提供することができる．

今，日本は超高齢化社会になり，嚥下障害例が増加し，そして在宅嚥下障害症例の増加に対応するために地域包括ケアが導入されつつある．そのような状況下では耳鼻咽喉科医師も，嚥下障害の対応から避けて通れないところまできている．嚥下は自発性がないと成立しないので，認知障害などで食物への反応性が失われると経口摂取を続けるのは難しい．そのように高齢者の嚥下障害はケースにより完治は難しい．しかし，新規の脳血管障害による嚥下機能の低下であれば，回復の見込みの高いケースも多い．認知症のように今後の回復の見込みが低い患者には，少々のリスクがあっても患者の食べたい物を食べさせることは，患者や介護者の十分な理解があれば許容される．回復の見込みがある患者には，他科医師と共同で正し

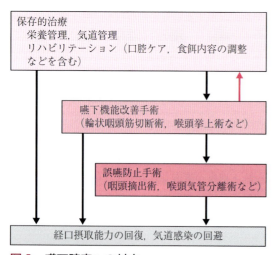

図5 嚥下障害への対応

い嚥下指導，嚥下訓練，食事形態の変更を行えば，口から食べることが続けられる症例を経験することもできる．

2 リハビリテーションの手法

リハビリ的アプローチは機能障害に対する訓練で，**低下した嚥下機能に関係する筋の強化や協調運動を訓練したり，嚥下反射の促進訓練など基礎的嚥下訓練**を行うことである．基礎的訓練以外に，実際に食物を食べる"**摂食訓練**"もある．

そして障害が高度な場合は，リハビリを助けるために，あるいは救命手段として**手術**も選択される．現在行われている手術的治療法は，①食道入口部の抵抗の軽減，②代償機能形成の促進，③気道分離，④その他に分類できる．薬物療法や訓練を行ってもなお，誤嚥が解消せず嚥下機能が回復しないとき障害の質や量および全身的社会的条件を十分に考慮して外科的治療を行う．①②の目的にかなう手術的治療法として，**輪状咽頭筋切断術**や**喉頭挙上術**がある．一方，原疾患が進行性で，回復の見込みが期待されず，喉頭の下気道防御機能が破綻してしまったような場合，何らかの手段で喉頭を下気道から分離する必要がある．この③の目的にかなうものとして，**喉頭閉鎖術**，**喉頭気管分離術**，**喉頭気管分離・気管食道吻合術**，**単純喉頭全摘出術**がある．このどの術式でも重度誤嚥を防止できるが，中でも手術操作が容易で発声機能を保存できる術式が好ましい．

嚥下障害の患者では気管切開を施行されていることも多いが，**気管切開は，呼吸管理上，下気道の管理を容易にすることはあってもかえって喉頭挙上障害や咳などが起こりやすくなるから嚥下機能という視点からはマイナスの要因である**．また経鼻挿管も喉頭の挙上を妨げるなどの理由で不顕性誤嚥を助長する側面がある．

3 リハビリテーション（摂食・嚥下訓練）

保存療法の基本は**適切な栄養確保と嚥下性肺炎の防止**である．誤嚥性肺炎や窒息を予防し，**食べる楽しみを支える**のが嚥下障害のリハビリテーションでもある．

そうであるから，嚥下障害のリハビリテーションは家庭環境や生活状況なども勘案して，柔軟に対応することが必要であるが，実際の治療は**食形態の調整**と**嚥下訓練直接法，チームプレー**が中心となる．

嚥下障害のある高齢者では，水などの流入速度の速い液体を摂取したり，一回の嚥下量が多くなるとむせやすくなる．これは，主に**嚥下反射の惹起が遅延し，食塊の咽頭流入に対して喉頭閉鎖のタイミングが遅れる**ためである．一方では，咀嚼や嚥下筋の筋力が低下すると，口腔や咽頭に食物が残留し誤嚥の原因となる．このための予防は，**嚥下反射の惹起遅延と咽頭残留への対策**が重要となる．**食べるときの姿勢**は，体をまっすぐに，**あごを少し引いて，姿勢よく食べる**．液状化した食物には**とろみをつける**など．

このような嚥下のリハビリテーションには，**適切な姿勢の保持，食事の仕方・させ方の指導**，食形態の調整，**嚥下訓練**（発声・構音訓練，アイスマッサージ，嚥下器管の筋強化），**口腔ケア**などがある[8]．

嚥下障害は症例ごとに原因も障害部位も多彩であり，総合的なアプローチが必要である．そのためには，多様な職種が関わることが必要で，職員教育はきわめて重要である[15]．

誤嚥性肺炎の予防としては，内科主治医には，嚥下障害のある高齢患者は誤嚥性肺炎のハイリスク群であることを伝え，肺炎球菌ワクチン接種を依頼し，加えて肺炎の管理もお願いする．歯科と

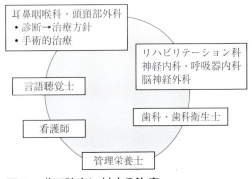

図6　嚥下障害に対する治療
（土師）

の連携も重要で、虫歯や義歯不適合との対応、口腔内の汚染には口腔ケアを依頼する（図6）.

1）口腔ケア

肺炎の原因は食物誤嚥よりも唾液誤嚥が多いといわれる。健常者においても高齢者は約半数が睡眠中に微量の唾液を誤嚥していることが明らかにされている。そのような人が肺炎に至らない理由としては、宿主の免疫能が十分保持されていることに加え、口腔内の衛生状態が清潔に保たれていることが関連しているからと指摘されている.

誤嚥防止のために口腔内の常在菌数を減らすための**口腔ケア**を行うなど、誤嚥性肺炎の予防には日常の細菌感染の予防対策が不可欠である。そのために基本的な歯磨きを徹底させ口腔内を清潔にすることが大切である。たとえば**食事の後に歯を磨いたり、低濃度のイソジンでうがいをするということ。特に就寝前のうがいは効果的である**。口腔内ケアを行い肺炎の発生が減ったという報告がある（図7）.

2）機能訓練

嚥下の機能訓練は嚥下障害のある患者が退院する前に、家族指導を中心に行う。嚥下障害の**リハビリテーション（嚥下リハ）**を行うにあたっては、**①意識が清明で、②意思の疎通が図れ、③口から食べたいという意欲があり、④自力で空咳ができ、⑤姿勢の保持が可能で全身状態が安定している**ことが望ましい。また、在宅では、低栄養、脱水、誤嚥性肺炎の早期発見方法、肺炎予防のための口腔ケア、窒息の対処法なども併せて家族に指導しておく必要がある（図8）.

高齢者の場合、一度低下した嚥下機能を完全に復活させることは通常不可能である。ほとんどの高齢者には不顕性を含めた脳梗塞が存在しており、その神経障害自体が非可逆性であるため嚥下機能の回復も一般的に困難である。しかし、全部でなくても少しでも嚥下機能の回復を期待して、

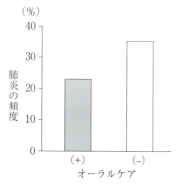

図7　口腔ケアによる肺炎予防
（Yoneyama T, et al：Lancet 354：515, 1999, より）

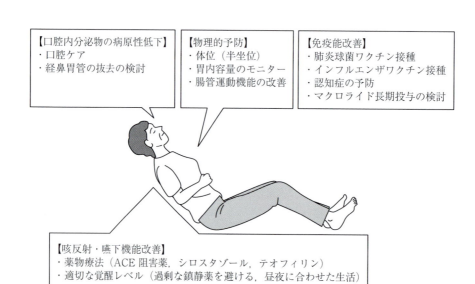

図8　高齢者肺炎における予防法
（小宮, 2015）

表8　主なリハビリテーション手技

基礎訓練
1. 頭部挙上訓練.
2. アイスマッサージ, 空嚥下 (口蓋弓などを凍らせた綿棒でマッサージ, 唾液のみ嚥下).
3. 咳嗽訓練, 呼吸法.
4. 嚥下体操.

摂食訓練
1. 嚥下に意識を集中する (think swallow).
2. 頸部前屈 (誤嚥予防のため, やや顎は突き出す感じで, 顎と胸の間に3〜4横指入る程度).
3. 息こらえ嚥下 (息を吸って, 嚥下時にしっかり息を止めて嚥下後, 息を吐く).
4. 頸部回旋 (嚥下前横向き嚥下:首を斜め下に向けて嚥下する, 左右とも行う).
5. 水分にとろみをつける.
6. リクライニング姿勢での飲水, 摂食 (体幹30度頸部前屈位が最も誤嚥しにくいとされる).

表9　頭部挙上訓練と舌筋力強化訓練

頭上げ体操　1日の目安 (3セット)
・仰向けに寝た状態で頭だけを持ち上げ, 足の指先をみる.
・そのままの姿勢で30秒間止める. 難しければなるべく長く.
・首や腰を痛めている人はやらない.
ベロ出しゴックン体操 (5回)
・舌を少し口より前に出した状態で唇を閉じ, つばを飲み込む.

エビデンスに基づいた嚥下機能訓練や薬物療法を行うべきである.

高齢者ではリハビリテーションを安定して行うことは難しく, どちらかというと高齢者では誤嚥を防ぐ目的での食形態や直接訓練 (姿勢の調整) が治療の中心となる.

嚥下の直接訓練には, **基礎訓練** (食物を用いないでする訓練), **摂食訓練** (食物を直接食べさせながらする訓練) がある (**表8**).

肺炎を繰り返す患者や経口摂取が難しくなった患者に寄り添いながら, 前向きに医療を推奨することは大切である.

(1) 嚥下訓練
1. 基礎訓練 (間接訓練)

間接訓練の目的は, ①嚥下に際しての気道防御の獲得, 強化, ②嚥下反射の促進, ③嚥下動作の協調性の回復, ④代償運動の成立などを主な目的としている. ただし, 間接的訓練だけで実用的な嚥下機能を回復させることは一般に困難であり, 直接的な摂食訓練の導入をできるだけ早期に検討するのが望ましい.

間接訓練の一つとして, 氷を口に含んで飲み込むというように, 嚥下のトレーニングをすること

も嚥下機能を高めることに役立つ. 咽頭後壁の機械的な刺激や前口蓋弓基部の冷刺激により嚥下第2相が惹起されやすくする方法である. これは**寒冷刺激**を与えて嚥下反射を誘発するとともに, 口とか舌の筋肉を強化する方法で咽頭の**アイスマッサージ (咽頭冷圧刺激)** と呼ばれる.

鼻咽腔閉鎖不全や呼吸機能が低下している患者には, **ブローイング訓練**を行う. これは水の入ったコップにストローを入れて, ストローをくわえ息を吐き出させるもので, 「長く吹く」「一気に吹く」の2通りの方法がある. **水を飲むときはストローを介して飲むと一気に吸えなくなるので誤嚥のリスクは減る.**

誤嚥の予防には, 喉頭の挙上運動を強くするため, のどの筋力訓練が有効である. これには**頭部挙上訓練 shaker exercise** がある. 仰向けの状態で首を上げたり下げたりする. つま先をみるような格好で, 肩甲骨が床面から離れないようにする. 30回の繰り返し挙上運動と, 30秒間の持続挙上, 1分間の安静を3回繰り返すことが1セットで, 1日に3セット行わせる (**表9**). 類似の嚥下おでこ体操は坐位で簡単にでき嚥下筋力強化に効果的な方法である. 額に手を当てて抵抗を加え, それに抗するようにへそをのぞきこむよう頭部を前屈させるように力を入れる. 他に, 舌筋力強化訓練 lingual exercise というものがある. 舌を出し, つばを飲み込ませる. あるいは, 舌を舌圧子やスプーンで強く押しつけることで, 舌が挙上する. これにより喉頭挙上筋群が鍛えられる. 水でむせる患者や咽頭残留感のある患者で即時効果を期待できる.

嚥下や唾液分泌などの口腔機能の衰えを防ぐには，口の周囲の筋肉を鍛える体操（飲み込み体操）が有効だが，簡単な予防法は，日頃から「よく口を動かす」ことである．

ものを"ゴックン"と飲み込むときに使う筋肉と，話すときに使う筋肉は，9割位重なっている．人と話したり歌ったりして発声することが嚥下に必要な筋肉を鍛え，誤嚥予防につながる．声門閉鎖不全への自己対策としては，まず声門閉鎖不全を改善させるための**音声訓練**を試みる．それも健康なうちに予防するのが一番である．声門不全を起こし，咳反射が発生しても圧がかかりにくく有効な痰の排出ができない場合は声を出して声帯を閉じる筋肉（内転筋）を鍛えることで，声門閉鎖を増強する訓練が有効である．腹筋を含め咳をする力は必要である．会話が減った分，朗読や詩歌でどんどん声を出して，音声言語コミュニケーションをとる．自己訓練プログラムとしては毎日声を出す瞬間に胸を張って，1から10までを丁寧に数える練習法をお勧めする．**大きい声で歌を歌う**とか，そういう訓練（**呼吸・咳嗽訓練**）を楽しんでやる．努力性の発声は喉頭閉鎖を強化する訓練として効果がある．

正常では無意識だが食塊が咽頭にきたとき呼吸を止めて，通過後に必ず息を吐いている．

このパターンが障害されて，嚥下した後にすぐ息を吸ってしまうと誤嚥を起こしかねないので，その息を吐くタイミングを意識的に練習する（**嚥下直前に息こらえを行う**）．具体的には，大きく息を吸って止め，次いで唾液あるいは空気を飲み込み，すぐに**咳払いをする**というパターンを意識的に繰り返す．supuraglottic swallow というこの訓練は，息を止めることで声門が閉められ誤嚥を防ぎ，嚥下後の呼気で喉頭に侵入したものを喀出する効果を高める方法である（breath-holding maneuver：**息止め嚥下法**）．

2. 摂食訓練（直接訓練─適切な姿勢の保持，食事の仕方・させ方の指導）

誤嚥を減らすための**直接訓練**のポイントをあげれば，**姿勢による代償法**，**食べ方の指導**，**食物形態による代償法**の3点である．最適な体位と食物形態を確認し，食事に集中させ，疲労しない時間

以内に食べ終えられるよう配慮する．具体的には，食事の際は**坐位保持**，**とろみ食**，**食事介助**，**十分覚醒しているときに食べる**などの点に努める必要がある．嚥下しやすいものを，嚥下しやすい体位で，嚥下しやすい量を嚥下するように指導するのが実際的である．

食事時間は30分程度，7割以上の摂取量を目安に，一般状態，発熱，検査所見（炎症所見など）をみながら訓練を勧める．食事の介助を必要とする場合は，確実に飲み込んでいることを介助者が確認しながら食物を口に運ぶようにする．嚥下の確認は，**喉頭の挙上状況を観察**することにより可能である．

食事はできるだけベッド上ではなく**椅子に座って食べる**よう指導する．これは**前かがみの姿勢で**食べた方が誤嚥が少ないためである．

食器は広口のものを使用し，嚥下の時は**顎を引いて首を前屈した姿勢をとる**（chin-down swallow：うなずき嚥下）．歳をとるにつれ，老人は特有の脊椎前彎症のせいで頭が前にせり出す．だから，まっすぐ前を見ようとすると首の位置は上をみているような感じになる．これは高齢者には当り前に起こる問題である．それ故，下をみながら食べるように指導する．喉頭の挙上のタイミングが遅れて喉頭蓋が機能しない場合は嚥下の瞬間喉頭と舌根の距離を意図的に近づける．咀嚼後に，あごを引いて下を向いて嚥下すれば喉頭蓋の機能が増強され，咳やむせのもととなる喉頭腔へのたれ込みが軽減できる．この際に決して頸から肩にかけて緊張がかからないように注意する．頸部の緊張が高まることを避けるためには，リラックスできる姿勢がよい．ベッド上で体幹や頸部がリラックスし嚥下をスムーズに行いやすいのは，**ベッドを30〜60度にリクライニングさせ，あごをひいた姿勢（うなずき頭位）**である．椅子を用いた坐位での足の基本的な位置は膝より前に足を接地すれば体重は自動的に足底にかかり体幹のコントロールが可能となるのでこの体位でうなずき頭位をとる．そして口峡にそって食物を入れると，食塊の早期咽頭落下が予防でき，食べやすくなることが多い．

病状にあった嚥下に適した姿勢をとる

（postural technique）ことも大切である．脳血管障害などで片麻痺があり，一側の輪状咽頭筋弛緩不全による嚥下障害に対しては，**麻痺側へ首を回した姿勢**を取らせたり，健側を下にした側臥位をとると，患側梨状陥凹の通過障害は残存するものの，健側の梨状陥凹がさらに広がることにより，食物が健側ののどを通過しやすくなり誤嚥を防ぐことができる（**横向き嚥下**）．

食べ方は，まず気を散らさないよう食事に**集中できる環境**を整えることから始まり，**疲労しない時間以内**に食べ終えられるよう配慮する．**ゆっくり少量ずつ，よく噛んで，全量嚥下を確認してから次の一口に進む**よう指導する．食べ物を多くほおばらない．

高齢者の嚥下障害は固形物より液体摂取に気をつかう．液体摂取の際には**ストローやスプーン**を用いる．そうすることにより吸引により一定の口腔運動を引き起こし，嚥下運動に不可欠な口腔運動の構えを作った後に嚥下するので，誤嚥が少ない．

嚥下後にも食物残渣が咽頭腔に残存し，残存した食物残渣が気道に少しずつ入ることが多い．このようなタイプの誤嚥の予防には，嚥下運動を意識して行う事で誤嚥を減少させることができる．**嚥下の意識化**，食事の際，**一度に口に入れる量を少なくし，かつ，一口につき2回飲み込みをさせる**ように指導する（**複数回嚥下**）．

むせが生じた際には，介護者は後頸部の下あたりや胸を軽くポンポンと叩いてあげるとよい．気道に入ってしまった異物を排出するためには，食後に意識的に**空咳**をすることも，誤嚥性肺炎の予防に有効である（**咳嗽訓練**）．

食後は，胃内容物の逆流予防のため，すぐには体を寝かせず，**食後2時間位は体を起こしておく（坐位にする）**．食後の坐位の保持も肺炎を予防する上で大事である．また寝るときも semi-Fowler 位で枕を高くして，大体15～30度位にして休む．

3．食物形態

患者の機能に応じた食べやすい食品をうまく選択できれば，それだけでリハビリテーションは半分成功したといえる．食物形態は，液体は最も誤嚥しやすい．水のようなサラサラのものは，嚥下反射が間に合わないため誤嚥しやすい．

食物形態は，表面が滑らかで，のどごしがよい（口腔や咽頭に残りにくい）食物が誤嚥を少なくする．適度な粘度をもち，食塊として散らばらない**ゼリー状の物**がよい．これに対しゆで卵のようにパサパサする物は嚥下しにくいために避けるべきである．水分は増粘剤（トロミクリアー®など）で**とろみをつける**などして，調理の仕方を工夫したい．食物にとろみをつけると，①口腔内で食物をまとめやすくなる，②食べ物がのどにゆっくり流れ込む，等の効果があり，誤嚥防止につながる．高齢者が食事中にむせることが多くなったら，そんな悩みは「とろみ」で解決できることもある．しかし，ある程度の粘度の食事が誤嚥予防に有効である可能性はあるが，有効な粘度がどのくらいか十分なエビデンスがないのが現状である．

お年寄りになると，食べることが一日の暮らしの中で大きな楽しみとなっている．これからの時代ますます高齢化が進むと，自分の口で最後まで食べられるということへの眼目がさらに高まるだろう．嚥下調整食の詳細については，日本摂食嚥下リハビリテーション学会のホームページ（および論文）を参照[17]．

とろみ以外の工夫では，辛い物の刺激により嚥下反射や咳反射が改善されるので，**辛い物**などを積極的に食べてもらうのもよい．一番確実に咳が出るのはカプサイシンで，患者にはカプサイシンを多く含む唐辛子を食べてもらう．唾液もよく分泌されるようになるので嚥下のみならず，消化も改善される．

なお，経口摂取については，最終的な判断を下すためには病歴や全身状態などを含めて総合的に評価することが重要である．

3）補助的栄養補給法

経口以外の方法で残りの必要栄養量を補うようにする**補助的栄養補給法**としては，従来簡便な経腸栄養法として，**経鼻胃管留置（経管栄養）**が多用されてきた．しかし，簡便とはいえいろいろな欠点（装着違和感あり，咽頭細菌叢の増加，逆流

の問題，ほとんどの方は最後に誤嚥性肺炎を起こす）を有するので，最近これに代わる方法として，食事時間ごとに栄養チューブを経口または経鼻で挿入し，流動食や水分を注入後にチューブを抜去するという**間欠的経管栄養法**が推奨されてきている．

ネラトンチューブ先端（先端より30cmぐらい）が食道に届いていると，50ml/分の注入が可能で，500ccを30分か40分で流しても腹部膨満感もないし，下痢も少ない．反射が強いか，輪状咽頭筋の緊張が強いような症例では，施行困難な場合もあるが，患者の受け入れがよければ，栄養効果も期待できるよい方法である．家族に手技を指導すれば，在宅でも管理可能となる．

胃瘻については，最近は**PEG（経皮内視鏡的胃瘻造設）**が行われるようになり，局麻で増設できる簡便さと，ガストロボタンによる管理の容易さから急速に広まってきた．間欠的経管栄養を試み，施行困難な場合や，嚥下障害の長期化が予想される場合には，よい適応となる．

4　嚥下障害の保存的治療─薬物療法ほか

嚥下の反射運動を制御する大脳基底核の活動には**ドパミン**が，延髄でのシグナル伝達には一次知覚神経の神経伝達物質である**サブスタンスP（SP）**が関わっている．したがって，ドパミンやSPの低下は嚥下反射の低下をきたすとともに，気道防御反射である咳反射も低下させる．

薬物療法は，専門的なリハビリテーションや外科的治療までは要しない比較的軽度の嚥下障害に対する簡便な治療法として期待される．

さらに，嚥下障害で受診する症例の約半数は気管支炎か肺炎を合併しているので，多量の痰や黄色粘稠痰が喀出される場合には，去痰薬や気管支拡張薬，**抗菌薬の投与**を考慮する．誤嚥性肺炎の治療は，同時に予防を開始しなければ，誤嚥を繰り返すため，肺炎は治らない．予防は重要である．

1）誤嚥性肺炎の治療[16]

肺炎患者は高齢者が多く，基礎疾患を有している場合がほとんどである．したがって，**全身的な**補液，水分補給を前提にして抗生物質をいかに使うかをまず考える．誤嚥性肺炎患者では感受性検査に必要な喀痰はなかなか取れず，菌を同定できるのは40％に満たない．したがって，大部分の，つまり60％以上は経験則（empirical therapy）によって抗生物質の選択が行われる．高齢者が大半を占める介護関連肺炎NHCAPの原因微生物の傾向は，通常，肺炎球菌が最も多く，嫌気性菌やグラム陰性桿菌も高頻度に検出され，メチシリン耐性黄色ブドウ球菌（MRSA）を含む黄色ブドウ球菌も多く認められる．また，誤嚥を反映して口腔内連鎖球菌も多く認められる．非定型病原体は少ない．

抗菌薬による治療は，嫌気性菌の多くがβラクタマーゼを産生することから，**クリンダマイシン**の他，**β阻害薬配合ペニシリン系薬（商品名でいえばユナシン®）**，**カルバペネム系薬（チェナム®，カルベニン®）**が選択される．ニューキノロン系薬は嫌気性菌に対して活性が弱く適応とならない．誤嚥が疑われる場合には嫌気性菌をカバーするペニシリン系薬剤の投与が必要である．

肺炎罹患時の脱水は高齢者において特に考慮すべき問題である．発熱と過換気により水分が失われるにもかかわらず，意識状態の低下により水分摂取が適切に行われないことがあるためである．低酸素血症がみられたら呼吸管理や酸素吸入．低アルブミン血症がみられたらアルブミンを投与する．化学的肺炎が疑われたら，ステロイドを併用する．

吸引をこまめにやるということも大事なポイントである．だが，**気管吸引は患者に苦痛を与える**．集中治療室在室中の最もつらかったこととして気管吸引をあげる患者は多い．

寝たきり患者の誤嚥の問題を解決する簡単なアプローチは，**ベッドの頭部に当たる部分を持ち上げる方法（20度以上）で，毎食後2時間ベッドを持ち上げる**．そうすることにより胃内容物の逆流が減り，誤嚥が原因とされる発熱を減らすことができる．

2）誤嚥性肺炎の予防を目的とした治療

アンジオテンシン変換酵素（ACE）はアンジ

オテンシンだけでなくサブスタンス P（SP）の分解酵素の一つであり，降圧薬として用いられる．ACE 阻害薬は SP の分解を阻害することで咽頭や気道粘膜の SP 濃度を高め，弱った嚥下反射や咳反射を改善させる．ACE 阻害薬は約20%程度に咳が副作用として報告されているので，それを逆手に使うのである．1週間ぐらいで嚥下反射が元に戻ってくる．そうすることにより肺炎が2〜3割減ったという報告がある．ただし，ACE 阻害薬による過度な降圧のリスクを考えると，高度に ADL の低下した患者に対して，誤嚥性肺炎の予防のみを目的に ACE 阻害薬を投与することは勧められない．

パーキンソン治療薬の**アマンタジン**はドパミン遊離促進作用がある．また，意識状態や自発性の低下を改善させる効果もある．不顕性誤嚥の抑制に有効で，肺炎発症が抑制されたという報告がある．**メンソール**は嚥下障害に対する理学療法である咽頭寒冷刺激と同様嚥下反射を改善させる．

また，誤嚥をする人は小さな脳血管障害のある方が多いので**抗血栓薬の服用も勧められる**．さらに，経管栄養など，栄養ルートの変更も考慮する．精神安定薬など大脳基底核を抑制するような薬物は，嚥下反射や咳反射が低下して誤嚥を起こしやすくなるので，できるだけ避けるべきである．抗精神病薬や抗不安薬の服用により，意識の状態が低下し，誤嚥性肺炎を発症する場合もかなりある（医原性による誤嚥性肺炎のリスク）．**催眠鎮静薬や向精神薬など咳反射を抑制する薬剤の使用は最小限にする**ことは高齢者のケアでは重要である．

3）ボツリヌス毒素の輪状咽頭筋内注入療法

嚥下障害例では食道入口部括約筋である輪状咽頭筋の弛緩不全を呈することが多い．ボツリヌス毒素を輪状咽頭筋内に局注することで，食道入口部の開大を促し嚥下障害の改善を図る治療法は，海外を中心に多く報告されている．

脊髄性筋萎縮症による嚥下障害に対してボツリヌストキシンの輪状咽頭筋内注入を行い，症状の改善が得られたとの報告がある．食道入口部の開大が障害され，咽頭クリアランスが悪い症例がこの治療法のよい適応となる．

4）免疫系の賦活による肺炎予防を目的とした治療

嚥下機能を直接改善させる治療ではないが，患者の免疫能を賦活することで肺炎の発症率を抑制する方法として，肺炎球菌ワクチンの接種がある．誤嚥の高リスク患者における**肺炎球菌ワクチンの有効性**については，日本ではいろいろ取りざたされているが，現在，米国では65歳以上の成人と基礎疾患のリスクがある成人のすべてにインフルエンザと肺炎球菌ワクチンの療法の予防接種を受けるよう推奨している．

医療・介護関連肺炎（NHCAP）にかかる高齢者では，抗菌薬を投与しても，年齢的な問題があって体がもたないことがある．そういう意味で，抗菌薬による治療よりもワクチンによる予防が今後，病態のケアの柱になることも考えられる．NHCAP の概念では早め早めに対応していくことが重要である．

日本でも特に NHCAP は抗菌薬による治療よりもワクチンによる予防が今度は重視されていくだろう．近年，23価の肺炎球菌ワクチン（ニューモバックス®）が65歳以上の方の定期接種として国から承認された．5歳刻みに接種すれば，一定の肺炎発症予防効果と，重症予防効果が期待される．

5 手術的治療

外科的なアプローチとしては，経皮的内視鏡胃瘻造設術（PEG）または経皮経食道胃管挿入術（PETG）による栄養ルート変更の他，喉頭挙上術，輪状咽頭筋切断術，喉頭離断術などの耳鼻科的手術も最終的な手段として考える．

中枢型皮質性嚥下障害の予後は一般に良好でリハビリで通常半年位で軽快するが，中には喉頭挙上術や輪状咽頭筋切断術が必要な症例もある．

ワレンベルグ症候群の場合，嚥下が全く不能なので当初は経管栄養によらざるを得ないが，疾患そのものの予後は比較的良好である．特に発症初期には栄養管理（脱水防止を含む）とともに気道

管理と誤嚥防止（すなわち嚥下性肺炎の防止）への配慮が不可欠である．嚥下障害が改善しない場合は輪状咽頭筋切断術の最もよい適応である．もし，一側性声帯麻痺に伴う声門閉鎖不全があれば同時に声帯内転術を計画する．

筋萎縮性側索硬化症では体位を考慮した食餌療法が主体となる．嚥下障害は進行退行性で，輪状咽頭筋切断術は一過性の効果しかなく，最終的には喉頭閉鎖術によらざるを得ない場合が少なくない．

1）機能性嚥下障害に対する手術

適応は食道入口部の開大障害であり，脳幹障害などによる輪状咽頭筋の弛緩不全や弛緩のタイミングのずれがある場合，多発性筋炎による器質的な狭窄がある場合である．

手術療法の導入にあたっては，まず嚥下訓練を行ったうえ手術が行われるし，手術治療の後も嚥下訓練が大きな要素を担っている．

嚥下機能改善手術は，喉頭の発声，呼吸機能を残したまま，嚥下機能の改善を図る術式で，食道上部の括約筋である**輪状咽頭筋切断術**や，喉頭を嚥下しやすい位置に挙上し固定する**喉頭挙上術**などがある．これらの**嚥下機能改善手術の適応決定には嚥下造影検査による咽頭期の評価が不可欠**である．また，この手術を行うためには少なくとも日常生活動作が保持されていて，車椅子以上で身の回りのことが行える体力が必要である．

（1）喉頭挙上期型障害に対する手術法

喉頭挙上期には舌根の後方運動と喉頭の前上方への挙上が大きな役割を演じる．両者の運動により喉頭入口部が舌根部に押しつけられるとともに，喉頭蓋が喉頭入口部を覆い喉頭閉鎖の強化をはかる．さらに喉頭が前上方へ挙上することにより，下咽頭，食道入口部の前後径が広くなり食道入口部が開大する．かくして食塊は咽頭より食道へ送り込まれる．嚥下時の喉頭挙上障害とそれに伴う喉頭の不完全麻痺が起こるこの時期の障害には，**喉頭挙上術**をはじめ，舌骨下筋切断術など手術法が考案されており，各術式を単独，もしくは組み合わせて行う．

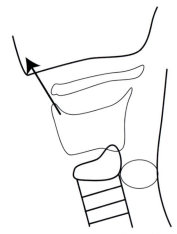

図9　甲状軟骨下顎固定術（棚橋法）
甲状軟骨を直接下顎骨に牽引固定する．
喉頭が前上方に移動し，梨状陥凹部が大きく開いた状態になる．
（土師）

喉頭挙上術（甲状軟骨下顎固定術）は，甲状軟骨を舌骨や下顎骨に牽引固定し，あらかじめ喉頭を嚥下しやすい位置に挙上し固定する手術である（**図9**）．喉頭を前上方に牽引固定した位置に保持することで喉頭腔を狭くし，**喉頭閉鎖を補強**する効果が期待できる．また，前方に牽引することで**食道入口部を拡張**し食塊の通過を容易にする効果も期待できる．喉頭挙上が制限された症例や挙上のタイミングが遅い症例がよい適応となる．輪状咽頭筋切断術の適応例より高度な嚥下障害患者が対象になり，輪状咽頭筋切断術を同時に施行する場合も多い．

（2）喉頭下降期型障害と手術法

嚥下力が弱く食塊を食道腔に送り込めない場合（咽頭麻痺）や食道入口部の抵抗が強く（食道入口部弛緩不全），食塊が同部を通過することができない場合には，下咽頭に残った食塊は喉頭が下降し声門が開大するときに over flow して咽頭に入る（誤嚥）．

この時期の障害に対しては，**輪状咽頭筋切断術**をはじめといくつかの手術法が単独または組み合わせて行われる．輪状咽頭筋切断術は，上部食道括約機構として食道入口部の緊張に関与している輪状咽頭筋の一部を切除することによって食道入口部を弛緩させ，食塊の侵入に対する抵抗を

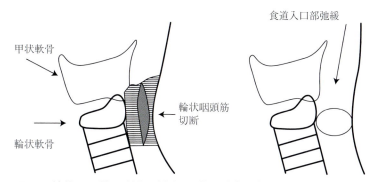

図10　輪状咽頭筋切断術（土師の嚥下障害に対する手術治療）
食道上部括約筋（UES）である輪状咽頭筋を切断することにより食道入口部を弛緩させて食塊が食道に流入するのを容易にし，嚥下の改善を図る．
（土師，2014）

減少させその通過を容易にすることを目的としている（図10）．ワレンベルグ症候群など輪状咽頭筋の機能不全がある場合によい適応になるが，それ以外でも嚥下の促進効果を期待して手術を行うこともある．しかし食道上部の括約筋機能を失うため，胃食道逆流が生じやすくなるので注意を要する．

なお上述の嚥下機能改善手術の効果が少ない症例としては，①高齢（特に70歳以上），②仮性球麻痺がある，③日常生活動作（ADL）が不良，などがあげられている．よって，喉頭の知覚がある程度保たれており，リハビリできる環境があり，座位保持程度のADLが保たれていることが嚥下機能改善手術の適応の条件である．

（3）誤嚥防止手術

誤嚥防止手術は，喉頭の発声および呼吸機能を犠牲にして気道と食道を遮断・分離し，誤嚥の防止を図る術式で，声門上，声門，声門下で実施する**喉頭閉鎖術**，気管を分離し，下方を永久気管口として作成した上で，上方は食道に吻合ないし盲端として閉鎖する**喉頭気管分離・気管食道吻合術**などがある．また，気道と食道を完全に分離する**喉頭摘出術**が選択される場合もある．リハビリテーションや嚥下機能改善手術で改善が得られない例，喉頭の感覚がほぼ消失していて，全身状態が不良で，回復不能な誤嚥があるときに適応となる．

誤嚥防止手術は，生命予後に影響する嚥下性肺炎の予防を主眼としており，経口摂取の実現を第一義とするわけではない点を患者側に説明し，同意を得なければならない．さらに誤嚥防止手術は患者の会話能力を奪うという不利益を十分勘案した上で行うべきで，誤嚥を生じている症例でも，会話によるコミュニケーションが十分とれているものに対しては安易に手術を実行するのは好ましくない．

1．喉頭気管分離・気管食道吻合術

解剖学的には咽頭で食物の通路と気道が一緒になっているが，気管の上部にある喉頭が誤嚥を防止している．この喉頭機能が障害されると誤嚥を生じることになる．

誤嚥の著明な症例や誤嚥による嚥下性肺炎を繰り返し全身状態が悪化した症例では，喉頭機能を犠牲にしても気道と食道を分離する手術（**誤嚥防止手術**）をする必要に迫られる場合がある．この際，喉頭を温存するかどうかが問題となる．

従来は下気道感染を防ぐことを一義的な目的としていたが，最近では誤嚥防止による経口摂取機能の回復や，進行性の神経筋疾患で経口摂取可能な期間の延長を計るなど，喉頭気管分離術には"口から食べたい"という患者の希望をくみ取った前向きな治療法としての役割が期待されている．嚥下障害が悪化すると完治は困難となる．いかなるリハビリテーションも効果なくなるので，治療による悪循環を絶つ唯一にして確実な方法である喉頭閉鎖と気管切開を組み合わせた手術を考

慮する.

誤嚥防止手術により誤嚥が防止でき，喀痰吸引回数も減少し，カニューレも不要となる例も多く，患者本人に限らず，介護者にとっても負担の軽減につながる.

気管食道吻合術は第3と第4気管軟骨輪の間で気管を離断し，喉頭側気管断端を食道前壁に端側吻合し，肺側気管断端は永久気管口とする.

喉頭気管分離術は，離断した喉頭側気管断端を縫合閉鎖して盲端とし，肺側気管断端で永久気管口を作製する．喉頭蓋フラップ法や声門閉鎖術は縫合不全を起こしやすい欠点がある．術後嚥下機能に関しては，約60％の症例で経口摂取が可能になったが，経口摂取のみで栄養を補給できたものは20％にとどまった（土師）．この手術は楽し

み程度の経口摂取は可能になるものの，経口摂取による栄養補給ができることを目的にする手術ではないことを事前によく説明し了解を得ておくことが大切である.

一方，**喉頭摘出術**は手術侵襲がやや大きく，また永久的に発声を失うという欠点がある.

当然，声帯からの発声は一切不能になるが，誤嚥は全く生じないため，飲み込めるものであれば何でも摂取可能である．嚥下が難しい水分も問題なく摂取できる．そして食べる喜びを実感した高齢者が精神的にも回復する例すらある．生きることの意味を考えたうえで食べることを優先するのであれば，喉頭気管分離術は希望のもてるすばらしい方法である．当然この方法であれば肺炎は生じない.

文 献

1）Liancai MU, et al. Neuromuscular organization of the human upper esophageal sphincter. Ann Otol Rhinol Laryngol；107：370-377, 1998.

2）進　武幹. 嚥下の神経機序とその異常. 耳鼻；40（補1）：241-422, 1944.

3）Ramsey GH. Cinefluorographic analysis of the mechanism of swallowing. Radiol；64：498-518, 1955.

4）田山二朗. 嚥下機能と画像診断. 日気食；47：446-455, 1996.

5）小川　郁, 監修：高齢者と嚥下障害, 日本医師会雑誌138（9），1721-1793, 2009.

6）林　泰史, 監修. 高齢者医療の特徴, 日本医師会雑誌135（6），1237-1303, 2006.

7）藤谷順子. 摂食・嚥下障害（機能性疾患），In 伊藤利之, 江藤文夫, 木村彰男, 編：今日のリハビリテーション指針. 医学書院, 東京. 2013.

8）藤島一郎, 編：摂食・嚥下リハビリテーションと栄養管理, Monthly Book, MEDICA REHABILITATION, 全日本病院出版会, 109, 1-172, 2009.

9）小野　譲, 監修. 新・気管食道科診療の実際, メディカルリサーチセンター, 東京. 1984.

10）田山二朗, 新美成二, 手塚克彦, 他. 咽喉頭異常感とGERD-proton inhibitor- を用いた臨床成績, 耳鼻臨床；92：69-80, 1999.

11）日本食道学会, 編. 食道癌診断・治療ガイドライン, 金原出版, 東京, 1-87, 2007.

12）幕内博康, 島田英雄, 千野　修, 他. 食道m3・sm1癌の治療成績. 胃と腸；37（1）：71-74, 2002.

13）千野　修, ほか. Gastroenterol Endosc；57（5）：1243-1257, 2015.

14）日本消化器病学会. 胃食道逆流症（GERD）診療ガイドライン2015改訂第2版. 南江堂, 東京, 2015.

15）福村直毅, ほか. 他職種連携による摂食嚥下リハビリテーションの院内肺炎予防効果, 日本医事新報 4798：43-49, 2016.

16）Yamaya M, Yanai, M, Ohrui T, et al. Interventions to prevent pneumonia among older adults. J Am Geriatr Soc；49：85-90, 2001.

17）日本摂食・嚥下リハビリテーション学会嚥下調整食分類；17：255-267, 2013.
http://www.jsdr.or.jp/wp-content/uploads/file/doc/classification 2013-manual.pdf

18）兵頭政光, 西窪加織里, 弘瀬かほり. 嚥下内視鏡検査におけるスコア評価基準（試案）の作成とその臨床的意義. 日耳鼻；113：670-678, 2010.

19）Benich JJ 3 rd, et al. Am Fan Physician；84（8）：887-92, 2011.

B 食道

II 食道のトラブルと疾患

第1章　嚥下障害をきたす疾患

1 Plummer-Vinson 症候群

1）病理

　Plummer-Vinson 症候群は**嚥下困難，貧血，舌炎**を主徴とする疾患単位で，Paterson-Brown-Kelly 症候群とも呼ぶ．また鉄欠乏性貧血を特徴とすることから**鉄欠乏性嚥下困難症**とも呼ばれる．40歳以降の中年女性に好発し，食道透視を行うとしばしば頸部食道前壁に **web 像**が観察される．さらにこれは下咽頭・頸部食道癌の前癌病変として重要視されている．web の原因は，鉄代謝障害による上皮障害，筋無力症が考えられている．

2）症状と検査所見

　固形食の嚥下困難を特徴とし，しばしば嚥下痛を伴う．舌は乳頭の萎縮，消失により平坦かつ**表在性舌炎**の形をとり，**口角炎**もしばしばみられる．そのほかに，貧血に由来する**匙状爪**，早期の歯牙脱落，脾腫，微熱などの症状もみられる．

　食道透視を行うと**食道 web 像**が高頻度に出現する．食道 web 像とは造影剤充填期の側面像で**輪状軟骨直下の頸部食道前壁より突出する膜様**像で，正面像では同部に水平透明帯を呈する．これは食道粘膜の変性萎縮を示す一つの指標と考えられる．

3）治療

　欠乏した鉄の補給で，通常は鉄剤の経口投与で行う．鉄剤の投与で血液所見の改善とともに自覚症状，すなわち嚥下困難は速やかに消失する．web 像は血液所見の改善に遅れて縮小傾向を示すが，不変のまま推移する例も少なくない．内視鏡（特に硬性鏡）挿入が拡張ブジーの役割を果たし，症状（嚥下困難）の改善をみることがある．

2 食道異物症

1）年齢別頻度

　10歳未満の占める割合は40～70％，特に 5 歳以下の乳幼児に多い．60歳以降の高齢者にも20％近くみられ，**5 歳以下と 60 歳以上では 2 峰性**の分布を示す．異物症になりやすい年代は判断力や身体機能が未発達あるいは比較的低下している誤飲しやすい世代であるといえる．

　子どもは，6～7 か月頃になると，目についたものを何でも口へ運ぼうとするために誤飲事故が多くなる．乳児はなんでもなめてそれが何かを確かめようとする習性がある．異物症の頻度は食道異物症が気道異物症の 3 倍多い．

2）異物の種類

　医療機関を訪れる食道異物症の異物の種類はコインが最も多く，次いで魚骨，食物片，義歯，PTP（press through package）の順に認められる．そのほか玩具などのプラスチック，碁石，金属類などがみられる．子どもの口の大きさから推察すると，物理的にも 23 mm（10円玉）以上の大きさのものは食道に引っかかる可能性がある．

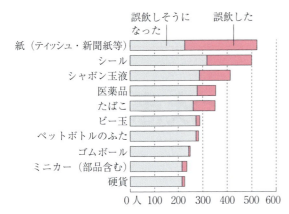

図1 誤飲するのはどんなもの？
東京都が2010年度，都内在住の0歳から6歳までの子どもがいる2000人にインターネットで調査．複数回答
（朝日新聞）

異物の種類と年齢との関係をみると，**コインは5歳以下，魚骨は20歳以上の成人，食物片，義歯，PTPは高齢者に多い**．いずれも偶発的な事故によるものである．

食物片異物が高齢者に多い理由として，第一に自然歯と義歯との受け取る感覚の違いが関係し，第二に歯がないためよく噛まないこと（咀嚼機能の低下），第三に嚥下力，蠕動力が弱くなることがあげられている．1歳までの誤飲で多いのは，たばこ，おもちゃ，コインの順であるとされているが，これは病院などで実際に処置した症例の統計で，**異物統計は地域性，時代性，病院の特殊性を色濃く反映している**．家庭での子どもの誤飲は実際は日常で使う紙やシール，ポリ袋の切れ端が多く，その大部分は飲み込んだ末の消化管異物で食道異物の数は少ない（**図1**）．

異物の経年的な変化としては，PTPの増加傾向と硬貨異物の減少傾向が認められる．また，近年の問題点としては，社会の高齢化に伴い成人例で歯科関連異物が増加傾向にあることがあげられる．この原因は近年，歯科治療が仰臥位にて行われることが多くなったため，歯科用補綴物や歯科器具の咽頭側への流下を起こしやすくなったこと，などが指摘されている．

3）異物の介在部位とX線透過性

介在部位は食道入口部直下，すなわち**第1狭窄部**が8～9割と最も多く，その場合には嚥下痛，嚥下困難があり，ツバをゴクンとできないので唾液が両側梨状窩に貯留していることが多い．次に第2狭窄部位（1割）が多い．食道異物はX線非透過性異物が多い．異物の有無・局在，咽頭壁刺入の深さや方向などに関して，CTでの評価が有用である．

4）診断方法

詳細な問診，理学的検査，X線検査（頸部，胸部，腹部），内視鏡検査により行われる．**問診**は，発生時の状況，異物の種類・大きさ・数，誤嚥時の状況，症状の経時的変化，最終摂食時間などを聞く．認知症の患者では訴えのないことも多く，診断までに時間を要することが多い．

X線検査（単純撮影，軟線撮影）は必ず正面と側面と**2方向**で行う．頸部斜位，側面X線が魚骨異物存在の有無，気管の偏位，椎体前面軟部組織の膨隆を，**CT・MRI検査**では異物の有無，位置，炎症の部位，膿瘍の形成の有無，気腫の有無，大血管との位置関係，切開排膿のための効果的なアプローチの検討に威力を発揮する．X線非透過性異物の場合は来院時，頸部2方向X線撮影にて容易に診断がつくことが多いが，X線透過性異物の存在や異物の介在状況を知るためには特殊撮影（**造影**，ゼログラム，**CT**など）を行う．

異物が発見できない場合であっても，患者の訴えに注意深く耳を傾け，疼痛が強い例や，嚥下困難を訴える例などでは，引き続いて食道異物を疑い，**CT撮影を用いた詳しい検討を行うべきである．CTは舌骨から頸部食道まで3mmスライスで撮影する**．

上部消化管内視鏡検査は必ずしも非侵襲的検査ではないが，乳幼児や小児での適応に関しては慎重に判断し，安全面からも全身麻酔下に施行すべきである．注意すべきことは老人の食物片異物で摘出時に偶然食道異物の原因となった食道癌を発見することがある．

5）治療
（1）誤嚥後の観察，処置

食べたものは食道，胃，小腸，大腸を経て肛門より通常48時間後に体外に排出されるので，その間の異物の動きを観察してみるのが一つの手段である．

痛みもなく水も飲める場合は異物はすでに胃内に落下していることが多い．その場合は腹部X線にて異物を胃内に確認したら，**線維成分の多い食物摂取で経過を観察し，自然排出を待つ**．詰まることさえなければ少々体内に停留しても健康面に問題はない．胃穿孔や腸閉塞が認められるケースや，内視鏡的手技や保存療法が奏効せずに，加えて1〜2週間以内に異物が幽門を通過しなかったら外科に依頼し手術に踏み切る．しかし，食道を通過した異物の大半は自然に排出され，手術が必要になることは稀である．

経鼻チューブを入れての胃洗浄は毒物摂取後1時間以内でない限り考慮すべきでない．実際には毒物異物で1時間以内に担ぎ込まれてくる患者はそう多くはない．1時間以上経過していたら胃洗浄のかわりに**活性炭**を投与する．

身近に内視鏡の準備がない場合，あるいはoffice procedure として食道異物の摘出を試みる場合，身近な摘出法として**バルーン法**（Foley のバルーン付きカテーテルや Swan-Ganz のカテーテル）がある．バルーン法は直視下でバルーンを異物の位置より奥に挿入し，空気を5〜10 mlバルーン内に徐々に注入した後，バルーンカテーテルをゆっくりと食道より抜くと異物を引き戻すことができる．ただし，バルーン法は**硬貨などの鈍的異物に限る**．

（2）内視鏡的摘出術[1]

摘出に関しては，**術前，4〜5時間の絶食が必要**である．摘出時の粘膜損傷を避けるため全身麻酔下に十分な筋弛緩を行い，食道鏡下に鋭利な異物の先端部分は食道鏡の管内に引き入れて摘出する．最近では2個の生検鉗子孔を有した処置用のスコープが開発されており，異物摘出は**軟性内視鏡**でも比較的容易に行われるようになった．第1狭窄部付近の魚骨異物，また，先鋭な鉤がない小

さい食道異物であれば，ファイバースコープ下に摘出するのは容易である．異物の種類により摘出する鉗子を選ぶ．**硬貨異物**では，把持力の強い鰐口鉗子を用いる．しかし，いかに軟性内視鏡機器およびそれに伴う術者の技術が進歩しても，**PTP 異物や大きな義歯異物**のように，①鋭利な異物，②不整形の異物，③大型異物に対しては，適切な大型鉗子が使用できる利点を含め，全麻下での硬性食道鏡による摘出が必要なことも多い．特に，鋭利な異物で完全に食道壁に刺入しているような異物は**硬性鏡による方が安全**である．ファイバースコープによる摘出を試みる場合でも，オーバーチューブを併用すれば17 mm までの異物はチューブ内に格納できる．

術後の処置としては摘出困難例や明らかに粘膜裂傷を生じた例では術後数日間は経口摂食を禁止し経管栄養とする．

（3）外科的処置

食道異物は一般的には内視鏡的に摘出されるが，時として第1狭窄部位では**頸部外切開**を，第2狭窄部位では**開胸手術**を必要とする．異物摘出後，食道穿孔部を縫合閉鎖の上，ドレナージを施行する．さらに絶飲食，補液，広範囲スペクトラムの抗生物質の投与をする．

外科的治療の適応としては，以下のようなものがある．

①異物が食道壁に深く刺入している場合，あるいは埋没していて経口的な摘出困難な場合．

②食道膿瘍，食道穿孔，縦隔洞炎などを併発していて，敗血症など重症感染への進展の恐れがある場合．

③事情により経口的な異物摘出が困難な場合．

（4）個別にみた特殊な異物の対処法
1．たばこ誤食

たばこの主要成分であるニコチンが自律神経系に作用するため，自律神経，中枢神経，骨格筋などに対して少量でも刺激症状が発生し，大量では中枢神経抑制により呼吸停止等が発生する．ニコチンは急速かつ容易に吸収され，15〜30分という速さで症状が発現する．半減期は1時間と短

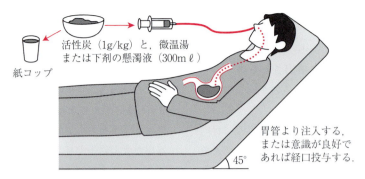

図2　活性炭の投与方法
経鼻胃管を挿入し胃内容物を十分吸引した後に，患者をベッドアップ（45度）する．おおむね体重当り1 g/kgの活性炭と微温湯（または下剤の溶液）との懸濁液を胃管より注入する（意識が良好であれば経口投与してもよい）．

く，吸収された90％は肝臓で代謝され，残りは尿中へと24時間以内にすべて排泄される．

　たばこは，ニコチンの量から考えると，乳幼児では1本飲み込んでも致死量となる．成人の致死量は30～50 mg（たばこ1～2本）で，幼児致死量は10～20 mgである．しかし，実際は苦いので，乳幼児はちょっと口に入れて吐き出してしまう．通常は口の中に少し残っている程度である．たばこを口に入れても，実際，たばこをまるごと嚥下することは少なく，成人でも催吐作用により初期に嘔吐されるため体内吸収量は考えられるよりもはるかに少ないといわれる．

　治療は，たばこの誤嚥後1時間の間に症状がなければ**無処置**でよい．現在では消化管穿孔，出血等の侵襲を伴う**胃洗浄は施行しない**方式が広まっている．1988年に米国のロッキーマウンテン中毒センターが発表したたばこ誤食の治療方針によれば，2本以下は口すすぎのみ，2本以上であっても口すすぎと**活性炭投与（活性炭1 g/kg ＋ 微温湯300 ml）**（図2）のみであり，5本以上になって始めて胃洗浄を勧めている．活性炭は吸着力が強く，非選択的にほとんどの物質を吸着する．活性炭使用のための重篤な合併症は報告されていない．ただし，昏睡状態で，気管挿管されてない患者への投与は禁忌である．

2. PTP（press through package）食道異物

　PTPを患者が誤嚥したという自覚がないと診断が難しく，PTPは角が鋭利なため摘出が困難で食道穿孔等の合併症を起こしやすい．PTP異物症は危険な異物症の一つである．

　年々増加傾向にある．高齢者に多く，誤飲の動機は100％不注意による．第1狭窄部に一番多く認められる．

　画像診断はX線透過性のこともあり，頸部軟線X線撮影あるいは食道造影検査（バリウム，穿孔の疑いがある時は水溶性ガストログラフィン使用），軟性食道内視鏡検査を第一選択とする．

　食道造影検査により円形ないし長円形の辺縁明瞭な陰影欠損が得られる．

　可能であれば，誤嚥したものと同じ薬剤を包装のまま持参させると，内視鏡摘出鉗子の選択に有用である．

　PTPに限らないが先鋭異物は慎重に摘出しなければ，食道穿孔により周囲組織へ炎症が波及するので，この種の異物の場合は気管内挿管を行い，筋弛緩薬を使用して内視鏡摘出することを原則とする．

3. ボタン型電池異物

　おもちゃやリモコンなど小型の電気製品に使われるボタン電池を子どもが誤って飲み込む事故が多発している．

ボタン電池の多くは誤飲後，約２日で消化管を通過し，ほとんどが無症状で自然に排泄されるが，特に問題になるのは食道内に停滞する場合である．組織障害の機序は，生体の組織は電解質によって満たされているので，生体粘膜に直流電流が流れると低電圧直流により化学火傷が起こる．**ボタン電池にはアルカリ電池と，コイン型のリチウム電池があるが，誤飲すると食道が細い子どもでは粘膜にはりつきやすい．子どもの食道は薄く，はりつくと30分〜１時間でただれ，２時間程度で穴があくことがある．24時間以上放置すると，食道穿孔，気管食道瘻，縦隔炎あるいは腹膜炎などの重篤な合併症をきたし得る．**

ボタン型電池誤飲例を検証してみると，組織の壊死は**電池の陰極側**に接して認められ，陽極側には認められないこと，消化管穿孔などの重篤な合併症や死亡例はリチウム（Li）電池〔Li電池は高電圧（３Ｖ）で，電池の寿命が切れるまで電圧を維持する〕に多いこと，Li電池では誤飲後，停滞部位での放電による影響が大きく30分〜１時間で消化管粘膜障害を認めた症例が報告されている．硬貨と異物との鑑別に使われるレントゲンでの double contour の所見と持続する疼痛があれば，異物としての電池が疑われる．

治療は，可能な限り**４時間以内の速やかな摘出が第一**．胃内を通過中に**化学的損傷が懸念されるボタン型リチウム（アルカリ）電池や針**などはマグネットチューブで，また形状によって通過しにくい異物は全身麻酔下，内視鏡的に積極的に摘出する．重症例では手術をして取り出さなければならないことがある．手術をした場合，その後，食道が狭くなって食べ物が飲み込みにくくなり，手術を繰り返すなど治療が長期化することもある．

摘出後は蒸留水による洗浄と感染の防止を行う．摘出後も化学火傷が進行し，食道粘膜の瘢痕狭窄の出現することを考慮して，十分な長期観察が必要である．瘢痕狭窄が疑われたら胃チューブを挿入し内腔の形状を保つなどの注意も必要．アルカリは深達性が強いため，酸の使用のみで組織障害を阻止することは困難である．

4．食道魚骨異物

中高年層に多い．魚骨遺物は約70％が口蓋扁桃に，約25％が舌根部に認められるとされている．魚骨は最も食道穿孔を起こしやすい異物で，第１狭窄部直下から第２狭窄部までが多い．魚骨の種類ではウナギが最も多く，アジ，サンマ，イワシ，サケがこれに次ぐが，食道異物の場合は太い骨が刺さることが多い．いうまでもないが，大きな骨は食道穿孔を起こしやすい．異物は食道壁に刺さっているのを見逃したり，長時間放置すると食道膿瘍を形成することがある．**48時間以降の受診例や３cm以上の大きさの魚骨例では膿瘍形成，高度な浮腫，血腫形成，高度な食道炎の合併が多い．**魚骨は食道腔外に埋没してしまうと発見が難しい．Ｘ線は多くの施設で容易に施行できるが，魚骨の検出率は10〜15％と低い．疼痛が強い例や，嚥下困難を訴える例，それでもなお魚骨異物を疑う例に対しては**単純CT**を撮影し確認することが望ましい．CTでは周囲組織（舌骨や甲状軟骨）との関係により詳しい位置情報が得られる．

6）食道異物の合併症
（1）病理・病態

食道異物による**食道穿孔**はさほど多くはない．しかし，異物そのものによることであれ，異物摘出操作に伴うことがらであれ，ひとたび食道穿孔を起こすと種々の合併症を引き起こし，合併症を起こした場合の死亡率は約20％前後と高い．食道異物の合併症が食道第１狭窄部位に多いのに対し，異物による食道穿孔はむしろ第２狭窄部位に多い．先鋭異物摘出後は胸部XP，CTスキャンを撮影して食道穿孔による**皮下気腫，縦隔気腫，胸水**の存在がないか確認することが大事である．さらに食道穿孔の合併症として，**咽後膿瘍，食道周囲膿瘍，縦隔洞炎**などが問題となるが，その発生機転を理解するうえで，頸部の筋膜隙の臨床解剖を理解することが大切である．

頸筋膜は，**浅頸筋膜**と**深頸筋膜**からなり，後者はさらに**浅葉，中葉，深葉**に分かれる．これらはきわめて複雑な構造をしているが，正中側面で筋膜隙，咽後隙を眺めると比較的簡単な構造で理解がしやすい．中葉には**内臓筋膜**，深葉には**翼状筋膜**，さらにその奥には**椎前筋膜**が存在する．内臓

筋膜と翼状筋膜は第1胸椎の高さで癒合するが，この2つの筋膜により形成される上下に長い帯状の腔は**咽頭後隙（space 3）**と呼ばれる．その下の間隙，つまり筋膜の間は**危険隙（space 4）**と呼ばれ，この間隙は縦隔後部を経て横隔膜に至る．したがってこの空間への膿汁の流下は速やかに縦隔へ波及し，しばしば致命的となる．椎前筋膜と椎体または前縦靱帯の間は**椎前隙（space 5）**と呼ばれ，下方は尾骨に至る．咽後膿瘍は，狭義には文字どおり咽後隙に膿が貯留した場合を指すが，広義には上記のいずれの隙に膿瘍が形成された場合にも用いられる．実際，翼状筋膜は比較的薄い筋膜であり，咽後隙の膿瘍は容易に危険隙に達するおそれがあるといわれている．

頸部軟部組織の正常値については，第1胸椎レベルでの**気管後部軟部組織陰影**の前後径は，男性で12.1 ± 1.9 mm，女性で9.8 ± 1.4 mmであり，**男性で15.0 mm以上，女性で13.0 mm以上**が異常である．気管透明帯の前後径（tracheal AP diameter）の正常値が男性，女性のそれぞれの平均値が17.1 mmおよび13.5 mmであるから，概して気管後部軟部組織が気管透明帯より幅広い場合異常とみなしてよいと考えられる．ちなみに第5頸椎以上のレベルでは，椎前軟組織陰影幅の正常値は6 mm以下である．

（2）食道穿孔
1．原因
食道穿孔の原因は，①異物（魚骨，PTP，義歯など）の誤飲によるもの，②医原性損傷，③外傷性などによるもの，④特発性食道破裂などが含まれる．医原性の中では食道ブジーによるもの，食道拡張術，**内視鏡検査**，硬化療法などによるものがある．**特発性食道破裂（Boerhaave症候群）**は嘔吐，排便，分娩などによる食道内圧の急激な上昇が誘因となって食道壁全層にわたる破裂が起こるもの．第2,3狭窄部位に多い．

食道の外側には，血管鞘が存在し，その大血管の外側には縦隔筋膜が介在し，胸腔内と隔絶されている．食道穿孔の治療法は，穿孔がこの縦隔胸膜を穿破しているか否かで変わる．**食道穿孔は穿孔の程度と時間的経過により，縦隔気腫から頸部**皮下気腫，食道周囲炎，縦隔炎，縦隔膿瘍，気胸，胸水貯留，膿胸へと進行していく．さらに進行すると大動脈穿孔も引き起こされることもあるため，いかに早期に食道穿孔の診断を行うか，また大動脈穿孔を起こしやすい第2狭窄部の異物除去などは穿孔をきたさないよう細心の治療上の工夫が必要である．

処置により誤って食道穿孔を起こしてしまった場合は早期に的確に診断して適切な治療を始めないと，穿孔周辺だけではなく側頸部へも，さらに筋膜に添って上下へも炎症の広がりは早いため，縦隔炎，膿胸などの重篤な合併症を引き起こすことになる．

①**医原性食道穿孔の発生頻度（Hine）**
　硬性食道鏡検査：0.2〜1.9％
　食道ファイバースコープ：0.01％

②**損傷部位**
内視鏡診断時の損傷部位はほとんどが食道入口部である．硬性食道鏡では**Killian（キリアン）の脆弱部**（食道入口部の脆弱な部位−甲状咽頭筋の斜走部下縁と，輪状咽頭筋の横走部の上縁との間），フレキシブルファイバースコープでは**左梨状陥凹**が多い．

2．診断
① 損傷部位が下咽頭あるいは頸部食道の例では検査直後の前頸部痛（前頸部痛は時間とともに増強する），圧痛，頸部腫脹，皮下気腫による触診時の捻髪音，嚥下痛，嚥下困難が主症状．胸部食道損傷の場合は胸痛，呼吸困難，チアノーゼが発来する．

② 発熱：24〜48時間の間に体温上昇がピーク（39℃以上）に達する．

③ 頸部単純X線側面像で気腫の所見（椎前間隙に一致してみられる気腫像，頸部・頬部皮下気腫，縦隔気腫），胸部単純X線写真・CT検査で胸膜腔内滲出液の所見（胸水を採取すると，血液やときに食物塊を含んだ膿状の液体であったりする），上縦隔の拡大，縦隔気腫像を確認．

④ **ガストログラフィン**（水溶性造影剤）を用いた食道造影で穿孔の部位の確認（食道造影剤の縦隔への漏出）をする．バリウムは組織内に長く貯留し，組織反応が強く肺水腫の危険もあるので穿

孔が疑われるときは使用すべきでない．**浸透圧性血管造影剤**が推奨されている．

⑤頸椎と気道間の距離の異常な拡大は膿瘍形成（頸部蜂窩織炎，頸部膿瘍，縦隔洞炎）を疑う．

3．治療

早期診断，早期治療が原則．

異物の種類によっては穿孔を起こしていても，保存的治療や魚骨の摘出ですむことが多く，手術を行った場合でも頸部外切開膿瘍ドレナージ，縦隔ドレナージのみですむことが多い．このように食道穿孔に対する対策は内視鏡治療から，開胸手術での一期的縫合，食道外瘻造設などといった幅広い対応があり，個々の症例での迅速な対応が要求される．

①手術時期に関しては，まず保存的治療を勧めるものもある．保存的治療の対象となるものは比較的軽度の穿孔症例が多く，絶対安静，経口摂取の禁止，経管栄養などによる栄養摂取（高カロリー輸液），経鼻胃管吸引，（広域スペクトル）抗生物質の投与，特に嫌気性菌に感受性のある抗生物質を使用する．

最初に原因となった異物除去を行うことが大切．異物が取れても，取れなくても48時間は厳重に観察し，症状の増悪がみられたら直ちに外科的治療を行い不幸な転帰となることを防止する．

②外科的処置としては，必要なら可及的早期に一時的に汚染部除去，縫合閉鎖ドレナージを行うべきである．損傷部位を一次的に縫合閉鎖できるのは受傷後6～24時間以内が望ましい．

頸部蜂窩織炎から頸部膿瘍をきたしたら，時期を失せずに頸部外切開による排膿（局所のドレナージ術）が必要．頸部切開創は開放創にする．縦隔膿瘍を形成したら開胸による術式も考慮．時には穿孔部を含めた食道切除が必要となる．深頸部膿瘍を形成し，縦隔へ伸展した例の予後は悪く，致死率は約50％に及ぶ．

（3）酸アルカリによる瘢痕性食道狭窄

1．病態

腐食性薬物による外傷の病態は，薬物の種類（酸，アルカリ），濃度，形態，摂取量，胃内容物の量などに左右される．一般にアルカリ（ボタン型電池異物）による腐食は液化壊死 liquefaction necrosis を起こし，酸による腐食は凝固壊死 coagulation necrosis を起こすとされている．アルカリの方が深部組織への障害が強く，穿孔や激しい炎症を引き起こし周囲組織へのダメージが強いと考えられている．

2．治療

腐食性薬物による食道炎の治療は，障害が粘膜内に限定される場合は抗生物質やステロイド治療などの保存的治療が適応とされる．また薬物による腐食や炎症が食道筋層を越えて食道の全層壊死や周囲組織へ及ぶ場合は，食道切除，食道再建術を含めた外科的治療の適応とする．

腐食性食道炎の軽快後は瘢痕性食道狭窄を生じ，救命後はその治療が主体となる．

瘢痕性食道狭窄は軽度のものはブジーやバルーンによる拡張術，内視鏡的高周波切開術あるいはレーザー切徐術などの保存的治療が第一選択であるが，高度な場合や消化管の欠損を認める場合は外科的手術が第一選択となる．

第2章　形態異常（図3）

1　食道憩室

1）病態

食道憩室には Zenker（ツェンカー）憩室（咽頭食道憩室），中部食道憩室，横隔膜上憩室があり，本邦ではそれぞれの占める割合は約10％，70～80％，10％とされている．発生機序により圧出性と牽引性とに分類される．

圧出性憩室は主に食道内圧の亢進により形成され，**牽引性憩室**は隣接組織の炎症によって形成される．**ツェンカー憩室**は食道内圧上昇により筋層の脆弱部あるいは欠損部に出現する．それはほぼ

第6頸椎の高さで、食道入口部の咽頭食道部の筋束の粗な部分、すなわち甲状咽頭筋斜走部と、輪状咽頭収縮筋の横走部との間の**キリアンの脆弱部**から下咽頭粘膜が突出する。したがって、圧出性憩室は括約筋直上、すなわち下咽頭収縮筋の下で輪状咽頭筋の直上に発生する（**図4**）。それより下方の食道筋の薄い部分（**Lannier-Hackerman 間隙**）から起こることは少ないと考えられている。

ツェンカー憩室は、嚥下運動の始めに上部食道括約筋の弛緩が遅れると急激に内圧が上昇して発生するとされていたが、近年では同筋の線維化による食道入口部の進展障害とする考えが支配的である。初期に憩室は後方に突出し、次第に左方へ向かうが、その理由は不明である。

憩室が小さいうちは無症状だが、大きくなるにつれ嚥下障害、逆流などの症状（**嚥下痛、咽喉頭異常感、のどのつかえ、胸やけ**）が出てくる。憩室内の内容物は逆流し、嚥下性肺炎を起こす危険性もある。憩室に悪性腫瘍が合併することもあるが、憩室内の扁平上皮癌の出現頻度は、0.3～0.4％と報告されている。

診断は頸部側面X線検査、食道透視、食道鏡、

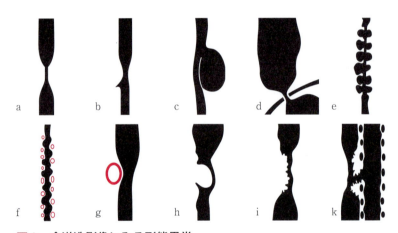

図3　食道造影像にみる形態異常
a：腐食による狭窄、b：牽引性憩室、c：圧出性憩室、d：アカラシアの上部は著しく拡張している、e：特発性食道痙攣、f：食道静脈瘤、g：外部からの圧迫、h：食道壁に生じた良性腫瘍、i：食道悪性腫瘍、k：食道気管支瘻（Hタイプ）。

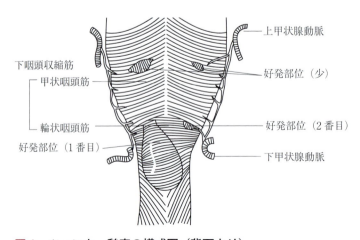

図4　ツェンカー憩室の模式図（背面より）
（Shallow, T. A Surg & Obst. 62：624. 1936, より）

CT 検査による.

2）治療

手術の適応は，①穿孔，出血の恐れがあるもの，②合併症特に悪性腫瘍のあるもの，③愁訴の強いもの，④憩室が大きいものなどである.

手術は**頸部切開で憩室を引き出し，切徐して，その下方の輪状咽頭筋を切開する**．その他，特殊な硬性鏡を用いた内視鏡下憩室切除術（隔壁上部の括約筋を分離する），憩室の固定術がある．術後 7 日間の経管栄養が必要である.

2 食道気管支瘻

1）病理

食道気管支瘻の原因は，次のようになっている.

①悪性疾患：約80％，主として食道癌.

②非悪性疾患：約20％，先天性瘻，食道憩室，非特異性炎，結核性病変，外傷性，梅毒性病変，原因不明など.

このように，成人の食道気管支瘻は先天性と後天性があり，後天性のものとしては悪性疾患の浸潤，転移により発生するものが多い.

悪性疾患により発生する場合は，腫瘍浸潤による瘻孔形成との診断は容易であるが，非悪性疾患の場合は先天性か後天性かの判断に難渋する症例も多い.

先天性食道気管支瘻の診断基準（Brunner）は，次のとおりである.

①手術時，瘻管の周囲および食道周囲に炎症所見のないこと.

②瘻管にリンパ節癒着のないこと.

③組織学的には瘻管は正常食道粘膜を所有し，muscularis mucosa を所有していること.

瘻孔の存在部位も先天性と後天性では異なる．後天性非悪性食道気管瘻では気管と気管支以下は 1：1 であるが，先天性瘻孔では主気管支以下が圧倒的に多い．先天性瘻孔で成人まで発見されずに成長するのは，瘻孔の存在が末梢にあり小さいものであるからである.

2）診断・治療

診断は，食道と気管支の間の瘻孔の証明が必要で，食道造影により診断されることが多い．瘻管の気管支側の開口部位の確認方法として，食道側より色素を注入して食道鏡・気管支鏡同時施行による瘻孔開口部確認は有用である.

治療は，外科的処置による瘻管切除.

二次的病変として気管支拡張症や肺膿瘍の併存症例は肺切除術が施行される場合が多い.

第3章　食道の機能障害

1 （咽頭，食道）アカラシア（achalasia），特発性食道拡張症

のどのつかえ感をきたす一次性食道運動障害の代表的な疾患の一つはアカラシアである．アカラシアの病態の本質は**食道括約筋弛緩不全（食道アカラシア：下部食道括約筋の弛緩不全，咽頭アカラシア：上部食道括約筋の弛緩不全）**で，食塊の通過障害をきたし，**食道内の拡張，液体・残渣がみられる**．その成因としては筋層の Auerbach 神経叢の変性による機能障害が考えられている.

食道アカラシアの食道造影検査によると狭窄部より上部食道は紡錘状を呈したり，数珠状，コルクスクリュー状の所見（正常の蠕動運動は起こらず波動がみられる）を呈し，食物は狭窄部を細く流れて胃に入る．また内視鏡検査において食道のらせん状の所見がみられる．内視鏡検査は本症を確かめるためにも，また悪性腫瘍を否定するためにも欠くべからざる方法である.

治療は，まずエフェドリン，ブスコパンなどを投与する．または，食道鏡下に種々の拡張子で狭窄部を拡大する.

734 気管・食道科学

2 胃食道逆流症（gastro esophageal reflux disease：GERD），逆流性食道炎（reflux esophagitis）

1）病態生理・疫学

食べ物の中にはたくさんの雑菌が存在しているため，その菌を殺すために胃では塩酸が分泌される．塩酸で雑菌を殺し，さらにタンパク質分解酵素であるペプシンで食物を消化するというのが胃の役割である．胃壁が胃液により溶かされないように胃の粘膜には胃酸から身を守る防御能が備わっている．つまり，粘液を多量に分泌し胃の表面をコーティングするとともに，粘膜細胞からはアルカリである重炭酸を分泌して塩酸と中和反応を起こし粘膜表層は中性となるようになっており，胃液による消化から胃は守られている．しかし，食道には重炭酸や粘液のコーティングはないために食道の粘膜は胃液が逆流すると炎症を起こしやすい．

逆流性食道炎とは酸性の胃液（胃内容）が食道へ逆流することによって起こる食道粘膜の炎症ないし潰瘍病変である．これは一種の食道のやけどで，胃液が逆流すると強い胸やけを感じ，口の中が酸っぱくなるなどの症状が現れる．そのような状況下にあって下部食道粘膜にびらん・潰瘍（粘膜障害）のあるものが逆流性食道炎である．いうまでもなく食道粘膜障害性のある胃内容物に最も頻繁に曝露されるのは下部食道である．内視鏡でみると食道下端を中心に，縦長のすじのような周囲とは境界明瞭な発赤や白苔がみられる，という特徴的な内視鏡所見を逆流性食道炎では呈する．

しかしながら欧米ではこの逆流現象によって起こる病態を，内視鏡検査でみられる粘膜病変のあるなしとは関係なく**「胃食道逆流症 GERD とは胃食道逆流により症状または合併症が生じたもの」**と症状を主体に定義している．

GERD の発症率は50～65歳から上昇し，男性より**女性**で高い．**肥満**ぎみの中年層に多い．壮年層の男性に多いのは，食事時間が不規則，しかも過食やアルコール摂取が多いことが原因と考えられている．中年の女性に多い理由は，**食道裂孔ヘルニア**が関与するからであろう．重症の逆流性食道炎には食道裂孔ヘルニアが合併していることが多い．

世界的にみると，GERD および逆流性食道炎は欧米先進国に多く，アフリカなどの発展途上国では少ない．その**有病率は欧米では全成人の10～20％，日本人では約10％**と推定されている．今日，日本における逆流性食道炎の増加の要因は，食生活のいわゆる「欧米化」，脂肪摂取量の増加，食物摂取量の増加が影響している．

GERD の合併症として多く認められるのは，①食道炎，②食道潰瘍，③食道狭窄などであり，食道以外に及ぶ臨床所見としては，①**嗄声（しわがれ声）**，②**慢性的な咳**，③**咳払い**，④**のどの詰まり（咽喉頭異常感）**，⑤**耳痛**，⑥**喉頭肉芽腫**，⑦**歯牙酸蝕・口臭**，⑧**心臓疾患を疑わせるような胸痛**などがある．これら上腹部症状以外の症状を GERD の**食道外症状** supraesophageal complication of reflux disease と呼ぶ．心臓に原因がないにもかかわらず胸痛を訴える**非心臓性胸痛** non-cardia chest pain（NCCP）の2大原因は，GERD と食道痙攣症などの食道運動障害である．耳鼻科領域では GERD の非定型症状として咽喉頭異常感などがみられるときは，特別に**咽喉頭酸逆流症** laryngopharyngeal reflux disease（LPRD）と胃食道逆流症を呼ぶこともある．

LPRD は GERD 患者全体の25％を占めるとの報告がある．すなわち GERD の4人に1人はのどの症状を訴える．咽喉頭異常感症の視点でみれば，GERD の患者は健常者と比べ6倍近く咽頭炎を起こしやすいという統計もある．

咽頭は食道よりもさらに酸に敏感なので，逆流回数が少なくても咽喉頭には症状が発現する可能性がある．そして，胃液の逆流現象が直接あるいは間接的に喉頭の慢性の炎症を引き起こし，咽喉頭異常感症，さらには声帯結節などの誘因にもなり得る．**喉頭肉芽腫の90％近くが GERD による**という報告があるくらい喉頭病変とは関係が深い．その関係を直接的というのは，逆流した胃酸などが咽頭や呼吸器系に直接到達し障害をもたらすからであり，間接的にというのは下部食道に逆流した胃酸が迷走神経反射を介して咽喉頭領域に症状をもたらすことも考えられるからである．

2）病因・予防

　胃酸逆流は食道下部と胃上部に位置する括約筋でできた弁：下部食道括約筋 lower esophageal sphincter（LES）の機能不良あるいは機能不全に起因する．逆流性食道炎の発生にはその**下部食道括約筋の一過性の弛緩による逆流防止機構の破綻**と，迷走神経反射を介した**食道運動機能低下 neuroinflammatory change（神経反射説）**の二つの機序が関与しているといわれる．すなわち，上の理由で胃酸が食道に逆流し，そのうえ食道のクリアランスが低下しているために逆流してきた胃酸を戻せないのが GERD である．

　輪状筋からできている括約筋は，食べていないときは通常収縮しており，胃酸やその他の消化液の胃から食道への逆流を防いでいる．この筋肉が弱かったり弛緩すべきでないときに弛緩したりすると，胃酸は食道に流入し，一般に**胸やけ**と呼ばれる痛みや灼熱感，そして**呑酸「げっぷ」**を生じる．

　24時間の食道 pH モニタリングを行うと，健常な人では24時間で最大で4％前後の酸曝露があるが，軽症で大体4〜10％，重症食道炎で10〜30％と，その酸曝露時間が重症になるに従い優位に増加する．このような症状はあらゆる年齢層で，健康な人でもいつでも発生しうる．この胃液の逆流自体はげっぷのメカニズムと同じである．げっぷは胃内の過剰な空気を口から排出するためのメカニズムで，誰にでも起こる生理的なメカニズムである．人は食べるときに同時に空気を少量飲み込んでいるので，胃が膨満した状態では胃の上の方に貯まった空気をげっぷして逃がす．その空気とともに酸っぱい胃液も上がってくる．そのような場合は食後2〜3時間内に胸やけを起こすことが多い．

　一過性の LES の弛緩すなわちげっぷは，高脂肪食摂取，大量の食物摂取などにより誘発される．裂孔ヘルニアは高齢者で増加する．高齢者では食後の横臥，腹部圧迫の姿勢などが逆流の誘発要因となる．逆流性食道炎が生活習慣病といわれる由縁である．だから，げっぷを起こさないような**生活指導**をすることが胸やけの予防，すなわち逆流症状の予防になるのである．

　それ故，予防としては，胃を膨らませないこと，すなわち昔から腹8分というが，食べすぎないことが重要であるということになる．それから「脂っこいものを食べると胸やけがする」というが，脂肪を取りすぎると一過性に LES の弛緩を誘発し，胃からの食物の排出が遅延し，食べた内容物が長時間胃に残る．結果的に胃が伸展された状態となり，げっぷが出やすくなる．脂肪の取りすぎには注意が必要である．また，肥満の方は腹圧がかかるので，腹圧がかかると胃を押す感じとなり逆流が起こりやすくなる．近年，肥満症の増加や，肥満に伴う便秘などで腹圧が上昇している人の増加により，若年者にも逆流性食道炎が増えているといわれる．GERD の予防には**正常な体重に戻すこと，就寝前の食事摂取を控えることも重要である**．

3）定型症状と非定型症状（表1）

　GERD の症状は，みぞおちから胸の下あたりに"チリチリと焼けるような"胸がしみる感じがする，などと表現される**胸やけ**，胸のあたりが詰まった感じ，"げっぷが出る"，"咽喉頭異常感，慢性咳嗽，狭心症様の非心臓性胸痛など"である．そのうちの主な症状（定型症状）は**心窩部から胸骨後方にかけて上方に向かって広がる熱感を伴う「胸やけ」**と口腔咽頭への逆流によって自覚される酸っぱい不快な味覚（口腔内酸味）を伴う**「げっぷ」（呑酸）**である．激しい胸やけが慢性化すると嚥下障害を伴ってくる．胸やけは**前屈姿勢**で増強する．靴を履く動作などの前屈姿勢をとるとげっぷを生じる人が少なくない．また，**大量摂**

表1　逆流性食道炎 / 胃食道逆流症（GERD）の症状

定型的症候	
胸やけ，吐出，嚥下困難，嚥下痛，呑酸	
非定型的症候	
・消化器症状	鼓腸，早期腹満感，げっぷ
・循環器症状	胸痛
・呼吸器症状	持続性咳嗽，喘鳴，喉頭肉芽腫
・耳鼻咽喉症状	咽喉頭異常感，嗄声，耳痛

（愛知医科大学消化器内科，改変）

食や高脂肪食摂取後の食後にげっぷが出やすい. こういえば, GERD はげっぷ病と言い換えることもできる.

嗄声や咳嗽のように直接消化管とは関連のない症状もみられ, これらは GERD の食道外症状, あるいは非定型症状と呼ぶ. その代表的なものに, ①慢性咳嗽, 喘息様症状, 反復性呼吸器感染などの呼吸器症状がある. ただ, 気道過敏性は亢進しておらず, カプサイシン咳感受性が亢進（咳受容体感受性の亢進）している. ②咽喉頭違和感や喉頭肉芽腫などがみられる. ③心窩部痛（非心臓性胸痛）, 胃もたれ, 耳痛などがある. 喉頭肉芽腫は切除後の再発率が80％と高く, 治療に難渋する疾患だが, PPI 治療により肉芽腫の消失, 縮小がみられる疾患として今日注目されている. しかし, 呼吸器系や咽喉頭領域への酸逆流が直接あるのか, あるいは食道内酸逆流が間接的に迷走神経反射によって起こるのか, あるいは両方が一度にあるのか定かではない. はたまた, 上述の食道外症状が本当に胃液の逆流により起こるかの確証はなく, 非定型症状は GERD 診療ガイドライン 2015 改訂第 2 版でもエビデンスレベルは c である[2].

胸やけを訴えても, 内視鏡所見では必ずしもすべてに逆流性食道炎の所見（mucosal breaks：食道下部に周囲粘膜と明確に区分される白苔や縦走の発赤, びらんが認められる）を訴えるとは限らず50～70％近くは内視鏡的には正常と判定される. それだから内視鏡所見を認めるものを内視鏡的陽性 endoscopy positive reflux disease（EPRD）と呼び（10％位）, 内視鏡所見がないものは内視鏡的陰性 endoscopy negative reflux disease（ENRD）, あるいは非びらん性胃食道逆流症 non-erosive reflux disease（NERD）

（大部分）と呼ぶようになった. NERD はいつでも必ず食道内酸逆流症状が出現しているわけではないが, 逆流時には症状発現をきたす（GERD の約 2/3）ものといわれている.

4）食道の痛み

食道疾患では, 胸骨裏に焼けるような痛みが出現し, 嚥下痛や嚥下困難を伴うことがある. GERD による胸痛は, 胃酸の逆流で食道体部の痛みの化学受容体が刺激され発現する可能性が高い. また関連痛は, 両肩甲骨間の痛みとして知覚される. そのような食道の痛みは, 時に心臓痛と判別困難であるが, 痛みが運動と関連していれば心疾患の可能性が高く, 頭低位などの姿勢や食事と関連していれば, 逆流性食道炎などの食道疾患が疑わしい. また, 胸痛時に飲水させて症状が軽減すれば, 胃酸の逆流による疼痛の可能性が高い.

胸痛を訴える患者からみると, 患者の10～50％は冠動脈の異常は認められず非心臓性胸痛である. その20～50％が GERD による可能性があるといわれる. ただし, 狭心症でも約半数では胸やけや呑酸を伴うともいわれる. 閉経後の女性には運動時に GERD の胸痛と見間違えるような痛みを呈する特徴的な病態である「微小血管狭心症」がある. この病気にはカルシウム拮抗薬が有効である. 狭心症を見逃さないようにしたい.

5）バレット食道（long segment Barret esophagus：LSBE）

Barrett（バレット）食道とは米国では逆流性食道炎の約 5～10％, 日本では約0.9～1.2％にみられる. 胃酸の逆流により下部食道粘膜が慢性的な損傷を受けると, 本来重層扁平上皮であるべき下部食道の粘膜が脱落し, "バレット"と呼ば

■ 食道炎の内視鏡分類（食道疾患研究会）

食道炎は下部食道から口側に向かって認められる縦走する発赤やびらん, 白苔 mucosal breaks が特徴的であるが, 中等度以上の病変になると, 粘膜の肥厚・凸凹が明瞭となり, 浮腫も加わり潰瘍などが認められる. 粘膜の内視鏡的変化から, ①色調変化型, ②びらん・潰瘍型, ③隆起肥厚型と分類する. 病理組織学的所見の必要条件は, ①好中球の浸潤, ②上皮の欠損, ③間質の線維化である.

れる赤色の円柱上皮に置き換わり，この粘膜が食道胃接合部から全周性，連続性に３cm以上口側に伸びたものをバレット食道という．バレット食道は前癌病変といわれており，食道癌につながることがある．バレット食道から食道腺癌への進展は，腸上皮化生metaplasia→異型上皮dysplasia→食道腺癌carcinomaの経過をとると考えられている．欧米では，白人男性の食道癌の過半数以上が腺癌で占められている．一方，本邦での食道癌の組織型は扁平上皮癌が90％以上を占め，腺癌が約２％，バレット食道癌は0.5％である．民族の違いによる食道癌の違いを認識させられる．しかし，わが国においてはヘリコバクターピロリ（Herlicobacter pylori：HP）感染率の低下に伴い，逆流性食道炎の増加が報告されており，今後，食道腺癌は増加すると考えられている．

バレット食道の典型的なX線所見は，**滑脱型ヘルニア**，中部食道の狭窄，潰瘍を呈し，狭窄部より肛門側のバレット上皮化した食道では胃小区様の網目模様がみられる．バレット食道は10倍の**食道腺癌発生リスク**を有しているといわれることから，GERDの問題点は，①患者のQOLの障害，に加え，このバレット食道にみられるような②食道腺癌の発生の２点をあげることができる．

6）診断：問診と下咽頭局所所見，診断学的治療の意味

逆流性食道炎はげっぷ病といわれても，実際は**胸やけや呑酸は２〜５割弱**にとどまり，**背部痛や胸痛，咽頭不快など，非定型症状が大半**を占める．逆流が夜間に生じる場合には，咳込みなども起こる．そうはいってもGERDでは的確な問診でまずGERDの定型的症状である**胸やけ，胃もたれ，げっぷをうまく拾い上げる**ことが診断上重要である．だが，"胸やけがありますか"と患者に質問しても正確に理解されていない場合もある．"胃の上のほうがつかえたり，燃えるような，チクチクするような感覚がありますか""胃液が戻ってくることがありますか"というような丁寧な聞き方をして症状の有無を確かめる必要がある．**逆流性食道炎は通常食後に生じる．胸やけの強さとGERDの重症度とは必ずしも一致しな**いことにも注意が必要である．これは，**食道（消化器全体も）の知覚神経は粘膜側にはなく，漿膜側にしか存在しない**からである．

食道バリウム検査の最中，患者を腹臥位とし腹圧をかけると，内服したバリウムが胸部中部食道以上に逆流する．この食道内逆流現象の客観評価の指標として**食道内pHモニタリング**がある．下部食道括約筋（LES）圧の測定や食道内圧測定などにより逆流の実体を知ることもできるが，現在ではLESより５cm口側の食道に微小電極を留置し，24時間のpHモニターを施行するのが酸逆流の最も確実な診断になるといわれている．その場合，**pHが４以下になる合計時間が４％以上**ならば陽性とする（胃液のpHは４以下である）とされるが，pHモニタリングの診断的価値はしばしば過大評価されている．そこで逆流性食道炎のガイドラインでは，PPIの投与を受けている患者で症状が持続している場合に限りpH測定を実施するよう勧めている．

内視鏡検査，あるいはこのpHモニタリングはGERDの確定診断に必要とされる検査ではあるが，それらは患者の負担が大きいため，実状は詳細な**問診**と，診断と治療をかねて高容量の**プロトンポンプ阻害薬**proton pump inhibitor（**PPI**）を２週間投与して様子をみる試験的投与でGERDを診断する「**PPIテスト**」が行われる（**診断学的治療法**）[3]．そして４週以上のPPI治療にもかかわらず症状改善がない場合や，飲酒・喫煙などの生活歴からGERD，さらに食道癌のリスクが高いと思われる患者を選び，次のステップとして**内視鏡検査**やpHモニタリングを行うのが実用的なGERDの診断法である．

ところで，逆流性食道炎の大部分は内視鏡的陰性GERDの軽症患者である．逆流性食道炎の大半は食道内視鏡所見を認めずに胸やけなど逆流性食道炎の症状を訴える．日本人の疫学調査では，「胸やけ」の症状のある人の15〜20％位にしか，びらんや潰瘍などの粘膜障害は認められないともいわれている．

内視鏡的に粘膜病変が否定され，PPIを投与しても症状改善がみられないGERDの食道外症状をどう診断するか，鑑別に苦慮するところであ

る．このような場合の内視鏡的陰性GERDの診断に際しては改めてGERDの食道外症状の原因が他にないか丹念な耳鼻咽喉科的診察を行う必要がある．この場合，逆流性食道炎の特徴ある下咽頭，喉頭所見（逆流に関連しているとみられる**披裂部間の肥厚，披裂部の発赤および浮腫，声帯後方の発赤，下咽頭梨状窩の唾液の貯留**，喉頭の接触性潰瘍，**肉芽腫**など）の所見がPPI投与により他覚的に改善されているか，改善を見ずこれらは単なる咽喉頭炎にすぎないのか，または咽喉頭異常感症，下咽頭癌などとの異同についても再度入念に検討する必要がある．

7）治療

PPIは，酸を抑える治療だが，GERDでは今，病態面からみて酸よりも逆流そのもの（運動不全）の関与が注目されている．本来のGERDの治療は，基本的に酸性胃内容物の食道内逆流（GER）を予防することが重要であることが認識されてきた．

その標的として，食道内逆流を抑制する方法と，逆流内容物の食道粘膜障害性のある酸度を抑制する方法とに分けられる．前者は外科的に**噴門形成術**をすることで達成され，後者は**酸分泌抑制薬**で達成される．

また，食生活，生活習慣の改善も必要であり，**刺激物や脂質摂取を控えること**，**食べすぎないこと**，**肥満の改善（減量）**などが重要とされているほか，就寝時に**上半身を高位（枕を高くする）**に保つことや**左側臥位**をとることも有効であるとされている．

「**食直後の運動**」「**前屈みの姿勢**」「**重いものを持ち上げる**」「**腹部を締めつける**」なども腹圧を上昇させ，GERDを悪化させる要因となるので避ける．喫煙は下部食道括約筋を弛緩させる可能性があるので，禁煙を奨励する．

（1）保存的治療
1．薬物療法

GERDの薬物治療は，PPIなどの酸分泌抑制薬の投与が主流である．

制酸薬ないし胃酸分泌抑制薬としてはPPI（オメプラゾール®，ランソプラゾール®）あるいは**ヒスタミンH_2受容体拮抗薬**（H_2ブロッカー）が使用可能である．1日1回の服用で，PPIはH_2ブロッカーよりも速効性があり，酸分泌を90％以上抑制する．またPPIはH_2ブロッカーの2倍近い治癒率と治癒速度を示すともいう．PPIはプロトンポンプが実際に活動していなければ効果を発揮できないため，PPIの血中濃度を考えれば食前（60分前）投与が有効ということになる．GERD診療ガイドラインではPPIの夕食前投与を勧めている．PPIの常用量を8週間投与した際の逆流性食道炎の内視鏡的治癒率はきわめて良好であり，おおよそ90％程度の治癒率が得られるとの報告がある．

という訳で現在，GERDの第一選択薬はPPIである．日本消化器病学会が編集する「GERD診療ガイドライン」においても，PPIの投与がGERDに対して推奨度A（行うよう強く勧められる）の治療として記載されている．しかし，NERDでは胃酸分泌抑制療法に反応する例は4週間で50％〜70％程度と劣る．また，GERDが咽喉頭炎，喉頭症状の原因となることは広く認められているが，咽頭炎や自覚症状に対するPPIの効果は確立していない（海外でのエビデンスレベルI）．

PPIの投与期間は一般的に**4〜8週間，原則8週間**である．改善がみられる例では8週間を待たずに症状の消失する例が大多数である．その一方で，3か月投与し続けたら患者の50％に効果があったとの報告があるようにPPIに対する効果は一定の見解が得られていない．PPI常用量にて効果が不十分な場合には，一度は**PPIの倍量投与**（できれば常用量の1日2回投与）による効果をみるのも一つの方法である．

GERDに対するPPI治療というのは，結局は胃酸の分泌を抑制しているということで，根本治療ではないということを銘記すべきである．対症療法に近いもので，いったんよくなっても，**PPIの内服を中止すると症状が再燃，再発する**．治療を中止すると**1年以内に7割以上が再発**するともいわれているように，投薬中止による**再発率が高く**，**維持療法のあり方**が課題である．そのことか

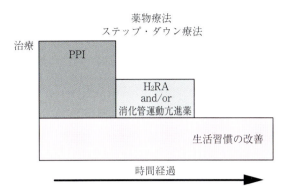

*自覚症状と内視鏡的重症度とが一致しない

図5　GERDに対する薬物療法
(Reynolds JC. Individualized acute treatment strategies for gastroesophageal reflux disease. Scand J Gastroenterol. 30(Suppl 213):17-24. 1965, より)

ら，GERDの患者の多くは，自覚症状が消失すると，再発・再燃しそうなときにだけ服薬する，いわゆる頓用に移行する傾向がみられる（**on demand療法**）．on demand療法とは，はじめにPPIで1か月間徹底的に食道炎を治癒傾向にもっていき，その後PPIとH$_2$ブロッカーを1日おきに投薬する（**step down therapy**）（図5）．消化管運動機能改善薬や粘膜保護薬を適宜用いる．初期治療で良好なコントロールが得られれば，同一用量で続ける維持療法も現在では認められている．半量で維持するというやり方もある．PPIの隔日投与もある．いずれの方法であれ薬物療法は長期間にわたり継続するというのが現在のコンセンサスである．

PPIは現在世界中で最も汎用されている薬剤の一つであり，副作用はほとんど心配ない．アメリカではOTC（店頭市販薬）になっている．PPIの長期使用に関係した副作用としては胃酸分泌低下による胃内殺菌能の低下とそれによる腸管感染症以外はリスクを示すエビデンスに乏しい．強いてあげればPPIの長期投与の副作用は**慢性の下痢**である．なお，PPIは非ステロイド性抗炎症薬（NSAIDs）投与時における胃潰瘍または十二指腸潰瘍の再発抑制にも適応を取得している．

2．体位ないし生活習慣の改善

再発防止のためには生活指導，食事指導も重要である．GERDの発症要因に，高脂肪摂取や大量摂取がある．脂こい食品のとりすぎは消化のために胃から大量の胃液が分泌されるので避けたほうがよい．また，摂食直後の横臥，腹圧亢進につながる前屈などの生活習慣の影響も少なくない．

アルコール，コーヒー，チョコレート，たばこ，柑橘類，香辛料などは控える．就寝時の食事摂取は少なくとも就寝2〜3時間前までにすませ，常に枕元には牛乳や粘膜保護薬を置いておき，胸部違和感を感じたら，すぐに飲める状態にしておく．前屈姿勢を避ける，などのように生活習慣の改善によって症状のコントロールが得られる症例もある．

(2) 外科的治療法

PPIは食道粘膜を傷つける胃内容物の酸を抑制するだけで，逆流を防ぐわけではない．また，一過性下部食道括約筋（LES）弛緩や食道裂孔ヘルニアには何ら影響を与えないので，PPI投与中

機能性胃腸症（functional dyspepsia：FD）

　胃の運動障害により，胃がもたれたり，少し食べただけでも満腹感になったり，いつも胃のあたりに何か食べ物が残っている感じである．このような胃の症状のみに特化したものをFDとし，胸やけ症状，逆流症状のほうをGERDとする．
　胃の内視鏡あるいはバリウム造影で器質的な疾患が認められない．仕事上のストレスのかかる人，肥満の人に多い．
　治療はGERDと同様，PPIとかH$_2$ブロッカーが有効である．脂ものをあまりとらない，仕事の量を考える．気分を変えて自律神経の緊張をとる，ストレスをためないなど日常生活に気をつける，生活習慣に注意を払う．

もげっぷは残存する可能性がある.

そこで，内科的治療に抵抗するとき，逆流した胃酸が気管に入って肺炎を起こす恐れがある場合などでは，経口的内視鏡下の**逆流防止術である腹腔鏡下噴門形成術**（経内視鏡的噴門部縫縮術 ELGP：食道・噴門のところを縫い，縮めて縛る）も治療の有力な手段となる．その他，高周波で LES 部の平滑筋に瘢痕を形成させ，食道内への酸逆流を抑制する方法もある.

8）胃切除後逆流性食道炎

胃切後の逆流性食道炎では，酸を分泌する胃は大部分取ってあるので，この疾患は酸は少なくアルカリ性の強い膵液とか消化力の強い胆汁とかを含む腸液などの逆流による食道炎である.

胃の手術をして逆流性食道炎が起こる理由は，胃を 2/3 取って胃が小さくなることで逆流しやすくなることや，リンパ節郭清で食道下部の括約筋の機能が損傷されたりすることなどによる．だから，胃切除後逆流性食道炎は**アルカリ性の逆流性食道炎**で，普通の逆流性食道炎が酸性の逆流性食道炎であることと区別される．胃切除後逆流性食道炎は**夜間に起こる**.

この二つの区別するためには，酸を測る物差しとして pH メーター，胆汁を測るものとしてピリテック® を使い，酸が逆流して起こっているのか，または胆汁を代表とする腸液が逆流して起こっているかを診断する.

対策としては，**食べすぎない．食事は 6〜7 割でとどめる**．コーヒーや甘い菓子類の摂取禁止，**食後横になるのは 2〜4 時間あける**，**寝る前にはせいぜいお茶までにすること**，就眠前に腸のはたらきをよくする**腸管運動促進薬**を服用する．症状が強い人は毎食前と寝る前に 4 回促進薬を服用する．膵液も逆流するので，膵液の酵素活性を抑制する薬もある.

第4章　食道の炎症

1　食道カンジダ症

消化器真菌症の中で最も頻度の高い疾患が食道カンジダ症であり，下部食道に好発する．わが国の報告では内視鏡検査の約 0.9 %，欧米では 3〜8 % に食道カンジダ症を認める．カンジダは口腔，咽頭，消化管，皮膚，膣などの常在菌であり，通常は病原性を有していないが，日和見感染症として**細胞性免疫の低下**した状態やステロイド，抗菌薬・H_2 ブロッカー，PPI の長期投与を受けている症例に好発する.

重症例で最も多い症状は**つかえ感と胸部痛**である．GERD との鑑別で常に頭に置いておくべき疾患である.

1）診断

食道カンジダ症には内視鏡検査が最も有用で，鋭敏かつ特異性の高い検査である．通常観察では厚みのある透明感のない白色〜黄白色の白苔が特徴的で，白苔は水洗しても取れず，鉗子で取ろうとすると易出血性である．白苔は小さなものが散在するのみであるが，重症化するに従い皺襞に沿って縦列状に配列する傾向があり，それらが融合し，粘膜面に発赤，びらん，潰瘍を伴ってくる．さらに重症化すると偽膜性病変となり，狭窄を生じる.

確定診断のためには，白苔を採取し，直接塗抹標本のグラム染色やメチレンブルー染色で菌糸を証明する.

2）治療

治療薬としては，経口抗真菌薬を第一選択とする．現在使用されている薬剤としては，①フルコナゾール（ジフルカンカプセル®）50〜100 mg/日，分 1，②ミコナゾール（フローリッドゲル® 経口用）200〜400 mg/日，分 4，③アムホテリシン B（ファンギゾン®）錠 200〜400 mg/日，分 4 などがある.

第5章 食道の腫瘍

1 良性腫瘍

比較的稀（全食道腫瘍の約1.2％）で，一般には無症状で経過することが多く，胃などの上部消化管検査の折や，剖検時などに偶然に発見されることがほとんどである．

疾患別頻度としては**平滑筋腫**が最も多く，次いで**食道ポリープ**（線維血管腫 fibrovascular polyp：食道粘膜や粘膜下層から発生し，線維血管性組織や脂肪細胞などがさまざまな割合で混合している腫瘤），嚢腫，血管腫，乳頭腫，線維腫の順である．

治療は一般に2 cm以下なら内視鏡下切除−内視鏡下に高周波スネアー鉗子を用いて基部にて絞扼．高周波電流を通電して焼灼摘除．4 cm以上なら外切開による切除が勧められる．

2 食道癌

1）好発年齢・性別

食道癌は食道粘膜上皮から発生した悪性腫瘍で，頸部食道癌，胸部食道癌（胸部上部，胸部中部，胸部下部），腹部食道癌の3つに分類される．このうち下咽頭に隣接する部位の頸部食道癌は食道癌全体の約7％を占めている．わが国における食道癌の罹患率は男性で人口10万人に31.7人，女性で5.7人で，男女ともに増加傾向にあり，男性では7番目に多い癌である．60歳代が一番多く，50歳代，70歳代と続く．しかし，頸部食道癌に限れば男女比はほぼ半々である．**飲酒と喫煙**を同時に，またこれらを多量にとる人に食道癌の発生頻度が高い．飲酒の場合は，顔が赤くなる人（フラッシャー）は自身がもっている酵素のアルデヒド脱水素酵素の酵素活性が低く，代謝できないのでどうしても発癌物質であるアルデヒドが貯まりやすく，赤くならない人に比べ食道癌の発生が高まるということが知られている．喫煙者の非喫煙者に対する食道癌死亡リスクは約3倍多いとされている．また，食道アカラシア患者の食道癌への移行率は約3％であり，食道癌発生リスクは7〜33倍であると報告されている．この他，熱い飲食物，低栄養，果物や緑黄色野菜の不足によるビタミン欠乏も扁平上皮癌のリスクファクターである．

吐血の原因となる食道疾患

吐血が診断のきっかけとなることがある．吐血をきたす疾患をあげる．

①食道静脈瘤：大量の新鮮な血液が吐出される．失血のため貧血をきたし自然に出血が減るまで同じような速度でこんこんと湧き出るような出血である．緊急内視鏡検査と硬化療法で早期に出血源を確認し，止血する．硬化療法まで行えない施設では，Sengstaken-Blakemore チューブを用いた圧迫止血も有効である．

②特発性食道破裂

③Mallory-Weiss症候群：食道胃粘膜接合部の上下にまたがる粘膜と壁の損傷である．出血量が少ないときは胃内にたまった血液が胃液中の塩酸と反応して黒いかたまりとなり，ある程度の量に達すると吐出あるいは下血を生じる．多くは飲酒後の嘔吐，強い咳，高い腹圧などをきっかけに発症する．緊急内視鏡により比較的容易に診断でき，止血には純エタノールの局注，ヒートプローブやマイクロウェーブの利用も有効である．

④表層性剥離性食道炎，食道潰瘍

⑤食道癌

2）病理

日本では年間約7,000人が食道の**扁平上皮癌**で死亡する．上皮性悪性腫瘍としては，わが国では食道癌の約90％を占めるが，他に腺癌（1〜2％）がある．欧米では腺癌が増加傾向にあり，扁平上皮癌を凌ぐほどになりつつあるが，日本での腺癌の割合は少ない．欧米で増加している食道腺癌は，逆流性食道炎によって生じるバレット食道が前癌病変として位置づけられている．食道癌には耳鼻咽喉科領域癌との**重複癌**が多い．なかでも，**咽頭，喉頭，口腔癌**との重複が多い．頭頸部癌の術前にスクリーニングとして狭帯域内視鏡検査 NBI を行うと高率に食道癌がみつかる．

頸部傍気管，傍食道領域は，両側反回神経の走向に沿った領域で食道癌リンパ節転移の好発部位である．同領域のリンパ節転移は，しばしば嗄声の原因となる．

3）症状

初期症状としては，**固形物がつかえ**たり，飲食物がしみる軽い痛みのような訴えが多い．発見が遅れて癌が大きくなると，周囲の臓器を圧迫して通過障害を起こしたり，食道には漿膜がないので浸潤や転移が他の癌より早く起こりやすい．嗄声が食道癌の唯一の初発症状であることがあることに注意を要する．

4）診断
（1）診察上のポイント

初期の食道癌は無症状であることが多く，早期発見が難しい癌であると考えられてきた．嚥下障害のような臨床症状を有するものは食道癌も念頭にいれ，飲酒・喫煙歴，体重減少の有無，嗄声の有無，頸部リンパ節の触知などをチェックする．さらに**内視鏡検査**や**食道造影検査**を施行するが，確定診断には生検標本の病理組織診断が必須となる．食道癌はいかに早期癌の段階で早期発見するかが重要である．

（2）診断の進め方

食道癌は正確に進行度を診断することが治療方針の決定に際して重要となる[4]．このため食道癌

と診断された場合は，引き続き専門医による精査を依頼する．

表在癌の深達度診断には肉眼病型の判断が重要である．そのため内視鏡検査は食道癌の診断において必須である．最近では拡大内視鏡観察やNBI という新しい内視鏡診断法が可能となっている．

食道癌の進行度診断は内視鏡検査，上部消化管造影検査，CT 検査，FDG-PET 検査などその各種画像検査により腫瘍の壁深達度（T），リンパ節転移（N），遠隔転移（M）の診断を組み合わせて行う．進行癌では CT 検査や MRI 検査，FDG-PET 検査あるいは超音波内視鏡検査により，固有筋層（T2），外膜浸潤（T3），さらに隣接臓器への浸潤（T4）を診断すると同時にリンパ節転移の診断を行う．

今日，食道癌は腫瘍の大きさでなく**深達度に応じて治療法が選択される**ようになっている．治療法は主に，①内視鏡的治療，②外科治療，③放射線治療，④化学放射線療法が行われる．

（3）早期癌 early carcinoma of the esophagus（食道粘膜内に癌細胞がとどまっている癌）の内視鏡診断

上皮（ep）と粘膜固有層（mm）にごくわずかに浸潤するものを EP，LPM，粘膜固有層に著明に浸潤し粘膜筋板に達するものを MM とすると，粘膜癌（T1a）で診断できれば，**内視鏡的粘膜切徐術 endoscopic mucosal resection（EMR）/内視鏡的粘膜下層剥離術 endoscopic submucosal dissection（ESD）の絶対的適応**になる[12]．EMR は病変が存在する粘膜および粘膜下層を内視鏡を用いて切除する方法である．内視鏡を用い病変部の粘膜下に生理食塩水を注入し，膨張させ，投げ縄のようにニクロム線を輪っかにして縛って焼き切る．この場合，切り取る大きさの限界がある．その術式を行う基準となる深達度診断では粘膜固有層（mm）をさらに3つに分ける深達度分類がよく用いられる（**図6**）．リンパ節転移，脈管侵襲がきわめて稀な深達度 T1a-EP（M1）ないし T1a-LPM（M2）までの食道癌で，EMR 施行により狭窄が生じない周

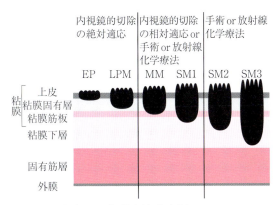

図6 深達度別の食道癌治療方針
(日本食道学会編.食道癌診断・治療ガイドライン 2012年4月.第3版,金原出版,東京,2012,より)

表2 食道早期癌の効率のよいスクリーニング法

a. 内視鏡検査を定期的に行うこと
内視鏡検査を施行する際大切なことは,   a) 食道内に内視鏡を挿入したら常水で粘膜表面を洗浄し吸引すること   b) 挿入時, 抜去時ともゆっくりと観察すること   c) 食道癌の high risk group や食道に異常を認めたらヨード染色を施行すること (ヨード染色内視鏡検査).
b. 食道癌の high risk group を設定してスクリーニングすること
食道癌の high risk group としては,   ①高齢者の男性で酒・たばこを多く飲む人   ②頭頸部癌症例   ③腐蝕性食道炎, アカラシア, バレット食道   ④癌家系, など

在性2/3の症例がEMRの絶対適応となる. 壁深達度 T1a-MM, SM1 症例でのリンパ節転移率は10～15%であることがわかっているので, 画像上リンパ節転移がないことが確認されればこの段階のものでも EMR の相対適応がある.

現在, 粘膜下層 (T1b) までの食道癌の59%が無症状で, 90%が内視鏡検査で, 5%が上部消化管造影検査で発見されている. 食道癌の早期診断においては内視鏡検査の果たす役割がきわめて大きい.

内視鏡粘膜下層剥離術 endoscopic submucosal resection (ESD) は従来のEMRでは分割切除となり得るような広範囲に及ぶ病変に対して, これを一括切除すべく開発された新しい治療法である. ESDは基本的に, 厚さ1mmに満たない食道の粘膜に癌がとどまっている場合が対象となる. **生理食塩水を注入して粘膜層を粘膜下層から剥がしていく.** これによって粘膜癌であれば大きさを問わないで切除が可能となる. 内視鏡で撮った映像をモニターで確認しながら, 先端の電気メスで癌を粘膜ごと剥がしとる. 治療は2時間ほどで終わり, 5～6日間で退院となるケースが多い. しかし ESD は EMR に比べ, 治療時

ヨード染色法

内視鏡観察下で食道内壁に**3%ヨード・ヨードカリ液**を散布する方法. 食道の壁を覆う正常の扁平上皮内にはグリコーゲンが豊富で, グリコーゲンとヨードが反応して上皮を黒褐色に染める. すなわち, 食道の場合, 正常であれば上皮はルゴールを吸収し, 赤褐色に染まる. しかし異型上皮, 炎症, 上皮の萎縮, 癌化した細胞内にはグリコーゲンが少ないため, そこだけは染まらず明瞭な不染部となる. 日本人の食道癌のほとんどは扁平上皮癌なので, この方法を使えば通常の内視鏡観察でも見つけにくい平坦型の早期癌も容易に見つけられる.

1cm近くのヨード不染帯がみられたら, その中央から生検するか内視鏡的粘膜切除術 (EMR) を行って診断を確定する. 食道上皮にヨード液を散布すると胸痛, 胸焼けなどの副作用が出る. この副作用を抑えるためには, 観察終了後に**2.5～10%チオ硫酸ナトリウム液 (ハイポ)** でヨード液を洗い流す.

なお, 気道粘膜ではヨードは特に刺激性が強く, 誤嚥により喉頭浮腫や重篤な肺炎を生じる可能性があるため, 高齢者や頸部食道, 下咽頭への散布では誤嚥が起こらないように十分注意を払う必要がある.

間が長く，穿孔率もやや高い傾向にあるという問題はあるが，高い一括切除率があり正確な組織診断が可能であるので，画像上転移を認めない早期癌症例には，EMR ではなくまず ESD を施行し，病理組織学的に詳細に検索した後，患者側因子や，患者本人の意思を交えて癌の追加治療を行うか否かを決定するやり方が近年主流である．

　表在癌の診断には通常観察に加えて1970年代に開発されたヨード染色による色素内視鏡検査が主流であった．ヨード染色により癌部は不染帯として観察されることが多く，特に不染帯がピンク色を呈する病変（pink color sign）は癌であることが多い（**表2**）．

　食道表在癌のX線診断は容易ではない．SM 癌は粘膜の凹凸が強く，ルーチン検査にても注意深く読影すれば発見は難しくないともいわれる．EP 癌は辺縁像のみにてはチェック困難な場合が多いが，粘膜面における縦ヒダの変化，バリウムの付着異常に注意し，読影すれば発見可能であるといわれる．

　その後，高画質電子内視鏡検査の登場により，その診断技術が著しく進歩した．NBI や FICE（flexible spectral imaging color enhancement）などの特殊光観察が通常の内視鏡検査に導入されると，食道癌のみならず，咽頭癌や喉頭癌などの頭頸部癌を早期病変として診断することも可能となった[6]．

　しかし，術前のX線診断や内視鏡的深達度診断にも限界がある．そこで，切除標本の病理学的診断が重要となる．ESD を用いれば広範囲な病変が一括切除されることで，**正確な病理学的評価**，および根治度の判定が可能であるという理由で，近年，大きな病変の一括切除が可能な ESD が急速に広まってきているのである．ESD 施行に際しては，穿孔などの偶発症の頻度が高いため技術的な習熟が求められる．

　この分類はまた**頭頸部表在癌の定義（頭頸部癌取り扱い規約第5版）**の元となり，扁桃を除く中・下咽頭領域に限定した場合の表在癌は「癌の浸潤が上皮下層（SEP）にとどまり，固有筋層（MP）に及んでいない癌で，リンパ節転移の有無は問わない」として食道癌との整合性を図っている．

1. 食道の壁外に浸潤した癌の診断

　レントゲン検査（食道造影），CT，内視鏡超音波検査（EUS）を行う．CT は食道癌原発巣の他臓器浸潤の有無やリンパ節転移診断，肺や肝臓などへの他臓器転移診断に汎用される．**転移リンパ節診断は"直径10 mm 以上でほぼ円形"を診断基準**とすることが多い．CT，MRI を用いての正診率は概ね感度は70%とされる．特にリンパ節転移頻度が高い反回神経周囲リンパ節は注意が必要である．FDG-PET は食道癌のリンパ節および遠隔臓器への転移・再発の質的診断に有用である．

　食道壁は壁がせいぜい2 mm 程度である．そのうちの粘膜下組織まで癌が進展したものでは50～70% にリンパ節転移がある．壁を構成する粘膜組織は，マクロでみると約1 mm だが，この部位のT1a-MM（M3）では約10%，SM1では15～20% にリンパ節転移を認め，粘膜下層まで含めるとリンパ節転移は半分以上ある．とするとリンパ節転移がない食道癌は非常に少ないことになる．そのために粘膜下層まで浸潤している食道癌はEMRの絶対的適応とはならないのである．

5）治療

　食道癌扁平上皮癌の治療においては外科手術以外にも化学放射線療法（CRT），内視鏡切除，重粒子線治療など治療選択肢のバリエーションは豊富である．実際には，癌深達度，リンパ節転移，遠隔臓器転移，あるいは患者の全身状態，臨床症状等により各治療法を組み合わせた**集学的治療**が選択される．

　手術療法として，**早期食道癌**に対しては**内視鏡的粘膜下層剥離術 endoscopic submucosal dissection（ESD）**[5]，および開胸を伴わない胸腔鏡下食道切除術が普及してきている．とりわけ食道癌に対する内視鏡的粘膜下層剥離術は高い切除率により正確な組織診断が可能であるという大きな利点から2012年の「食道癌診断・治療ガイドライン」では，EMR では一括切除困難な病変に対しては ESD での治療が推奨されている．その場合，早期食道癌では90%以上の高い生存率

をあげることができるに至った.

主にリンパ節転移の可能性があるT1b（粘膜下層）以深の症例に対しては食道切除・再建・リンパ節郭清術が行われる. **進行癌**に対する治療は外科治療（**開胸，開腹手術**）が余儀なくされる. 現状では約80％が右開胸開腹のアプローチによる食道切除がなされている. また，再建臓器としては80％の症例では胃管ないし全胃が使用されており，そのほか結腸，小腸が使われている. 近年では胸腔鏡・腹腔鏡を併用した手法，胸腔鏡下食道切除術が開発され，その臨床的意義が検討されている.

食道癌の術後の再発は頸部と上縦隔に多いことから，上縦隔に対する拡大リンパ節郭清や3領域リンパ節郭清が広く行われている. 胸を開いて食道をリンパ節とともに取り除き，胃を持ち上げてつなぐのが一般的で，安全な手術が試みられているものの患者の負担は小さくない. そこで近年では胸腔鏡・腹腔鏡を併用した手法が開発されるに至ったのである.

トータルにみた食道癌の5年生存率は50％前後で，高度進行癌では10％台と依然治療困難である. 根治術においては，リンパ節転移の有無，主病変深達度は重要な予後規定因子である. X線写真で5cm以上の大きさであると食道癌の予後は悪いといわれている.

食道癌において化学療法は，手術の補助療法としてあるいは放射線療法との組み合わせにおいて施行されることが多い. 補助療法としての化学療法は，術前化学療法の方が術後化学療法よりも有意に良好である.

非外科的治療を行う場合の，標準的な治療として化学放射線療法が施行される. シスプラチン＋フルオロウラシル（5-FU）に，放射線照射線量50〜60Gyを併用する方法が一般的である. 現在，この**化学放射線療法**が非切除療法としての標準となっている. 照射量に関しては欧米では50Gyが標準量となっているが，わが国では60Gyとしている施設が多い. 化学療法を併用することが多いが，放射線単独では体外照射法で2Gy/日，5回/週合計60Gy以上を照射する.

食道狭窄を伴う手術適応外症例に対しては，レーザー治療やメタリックステントの挿入が行われている.

3 頸部食道癌

頸部食道癌で気管浸潤のあるものや下咽頭に進展するものは咽頭喉頭食道切除術，遊離空調移植が行われている.

頸部食道は解剖学的には輪状軟骨下縁から胸骨上縁までの食道である. この部位の癌は直接視診できないこと，早期には無症状か，あっても非特異的な症状しかないため，早期発見が特に困難である. そのため多くは進行癌で，そのような症例では手術の際，口側断端の距離を十分にとることができない. これが喉頭合併切除の根拠の一つとなっている. そうなれば発声機能の喪失は避けられず，術後のQOLを著しく低下する.

治療法は一般に隣接する下咽頭癌に準じる. 食道再建を含めた拡大手術では，術後早期の経口摂取，退院が可能であることから，今日，胃管や遊離空腸などを用いた一期的再建が行われる.

喉頭を保存し得た場合，食道癌切除後には何らかの嚥下障害が認められ，特に誤嚥を伴った場合には嚥下性肺炎の原因ともなる. 誤嚥の程度は切除範囲にもよるが，喉頭の挙上，声門閉鎖，下咽頭腔の広さなどが大きく関連する. 頸部食道癌の治療成績はきわめて不良である.

文献

1) Liancai MU, et al. Neuromuscular organization of the human upper esophageal sphincter. Ann Otol Rhinol Laryngol; 107 : 370-377, 1998.

2) 進 武幹. 嚥下の神経機序とその異常. 耳鼻; 40（補1）: 241-422, 1944.

3) Ramsey GH. Cinefluorographic analysis of the mechanism of swallowing. Radiology; 64 : 498-518, 1955.

4) 田山二朗. 嚥下機能と画像診断. 日気食; 47 : 446-455, 1996.

5）小川　郁 監修. 高齢者と嚥下障害. 日本医師会雑誌138（9）, 1721-1793, 2009.

6）林　泰史　監修. 高齢者医療の特徴. 日本医師会雑誌135（6）, 1237-1303, 2006.

7）藤谷順子. 摂食・嚥下障害（機能性疾患）: In 伊藤利之, 江藤文夫, 木村彰男 編. 今日のリハビリテーション指針. 医学書院, 東京, 2013.

8）藤島一郎 編. 摂食・嚥下リハビリテーションと栄養管理. Monthly Book, MEDICA REHABILITATION, 全日本病院出版会, 109, 1-172, 2009.

9）小野　譲 監修. 新・気管食道科診療の実際. メディカルリサーチセンター, 東京. 1984.

10）胃食道逆流症（GERD）診療ガイドライン2015改訂第2版, 日本消化器病学会, 南江堂. 東京 2015.

11）田山二朗, 新美成二, 手塚克彦, 他. 咽喉頭異常感とGERD-proton inhibitor- を用いた臨床成績. 耳鼻臨床 ; 92 : 69-80, 1999.

12）日本食道学会 編. 食道癌診断・治療ガイドライン, 金原出版, 東京, 1-87, 2007.

13）幕内博康, 島田英雄, 千野　修, 他. 食道m3・sm1癌の治療成績. 胃と腸 ; 37（1）: 71-74, 2002.

14）千野　修, 他. Gastroenterol Endosc ; 57（5）: 1243-1257, 2015.

15）福村直毅, 他. 多職種連携による摂食嚥下リハビリテーションの院内肺炎予防効果, 日本医事新報, 4798 : 43-49, 2016.

16）Yamaya M, Yanai M, Ohrui T, et al. Interventions to prevent pneumonia among older adults. J Am Geriatr Soc ; 49 : 85-90, 2001.

17）日本摂食・嚥下リハビリテーション学会嚥下調整食分類 ; 17 : 255-267, 2013.
http://www.jsdr.or.jp/wp-content/uploads/file/doc/classification 2013-manual.pdf

18）兵頭政光, 西窪加織里, 弘瀬かほり. 嚥下内視鏡検査におけるスコア評価基準（試案）の作成とその臨床的意義. 日耳鼻 ; 113 : 670-678, 2010.

19）Benich JJ 3 rd, et al : Evaluation of the patient with chronic cough. Am Fam Physician ; 84（8）: 887-92, 2011.

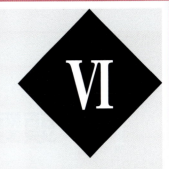

頭頸科学

I 頭頸部・甲状腺

第1章 総論

1 頸部の腫れ

頭頸部領域の検査所見を正確に記載するためには，その解剖学的部位を知っておく必要がある．頸部は通常，上方は下顎骨下縁から乳様突起を結ぶ線，下方は鎖骨上縁，前方は前頸正中線，後方は僧帽筋前縁までの範囲をいう．胸鎖乳突筋により，これは大きく2つの三角に分けられる．前方の部分を前頸三角 anterior triangle，後方の部分を後頸三角 posterior triangle といい，それがさらに細かい部分に分けられている（図1）．頸部には重要な血管（総頸動脈〔内・外頸動脈〕）と，神経（迷走神経，副神経，舌下神経，交感神経など）が走行している．

頸部にはさまざまな神経，血管，筋，リンパ節などが混在しそれらを母地としてさまざまな腫瘍が発生するため，頸部腫瘍の取り扱いでは，まず部位別に見た鑑別診断が重要になる．

頸部腫脹（腫瘤）は日常診察において遭遇する機会の多い病態である．原因として感染症，先天性疾患あるいは腫瘍によるものが多い．**急性の腫脹**をきたすものは，ほとんど感染が関与している．しかし，未分化癌や先天性疾患の急性増悪により急性に近い形で頸部に腫瘤が出現することもある．亜急性から**慢性的**に比較的ゆっくりと発症するものは炎症では亜急性壊死性リンパ節炎，リンパ節結核，サルコイドーシスなど，腫瘍では悪性腫瘍の転移，悪性リンパ腫，神経鞘腫など，先天性疾患では甲状舌管嚢胞（正中頸嚢胞），側頸部嚢胞，リンパ管腫などをあげることができる．

頸部にみられる腫瘤は，①頸部原発腫瘍（良性，悪性），②口腔，咽頭，喉頭などの管腔腫瘍の頸部への進展，③頸部リンパ節転移癌，④**pseudotumor**（炎症，嚢胞など）などに分類できる[1]．このうち頸部原発腫瘍では，良性のものには神経鞘腫，脂肪腫，頸動脈小体腫瘍，唾液腺腫瘍などがみられる．悪性のものには悪性リンパ

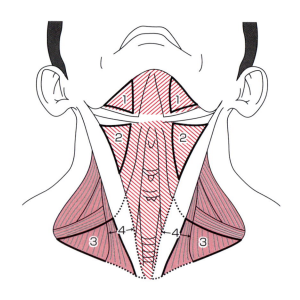

図1 頸部の主要な解剖区分
赤く斜線をつけた部位は前頸三角（舌骨上三角と舌骨下三角からなる）．後頸三角は赤く塗った部分．
1：顎下三角，2：上頸三角，3肩甲鎖骨三角（鎖骨上窩），4：胸鎖乳突部（矢印と破線に囲まれた部分）．

腫が最もよくみられる．pseudotumor には先天性の側頸嚢胞，正中頸嚢胞，嚢胞状リンパ管腫，類皮嚢胞，リンパ節炎，結核性リンパ節炎などが比較的よくみられる．

小児の良性頸部腫瘤は，リンパ節に由来した炎症性腫瘤が最も頻度が高く，次いで嚢胞性疾患，瘻，リンパ管腫と続く．そのうち自然退縮する可能性のあるものとしては炎症性リンパ節腫脹，稀にリンパ管腫，血管腫等が知られている．

転移性の頸部リンパ節腫大の原発巣は，鎖骨上窩（ウィルヒョウ）を除くとほとんど頭頸部に見つかる．

2 頸部リンパ節群の解剖学的区域[2]

頭頸部はリンパ組織に富む領域であり，**全身のリンパ節の約30％が存在する**．頸部の炎症や腫瘍の進展範囲の診断には，リンパ系の分布について理解する必要がある（図2）．

a．レベルⅠ：submental and submandibular group

顎二腹筋の前腹と舌骨間の三角部および顎二腹筋の前・後腹と下顎体間のリンパ節群．

b．レベルⅡ：upper jugular group（上内深頸リンパ節）

内頸静脈の上1/3で，顎二腹筋後腹が内頸静脈と交差するレベルのリンパ節群．中咽頭癌で高率に転移がみられる．

c．レベルⅢ：middle jugular group（中内深頸リンパ節）

内頸静脈の中1/3，舌骨レベルで頸静脈前側，外側に位置するリンパ節群．下咽頭癌で高率に転移がみられる．

d．レベルⅣ：lower jugular group（下内深頸リンパ節）

内頸静脈の下1/3，肩甲舌骨筋と頸静脈交叉部，すなわち輪状軟骨レベルで頸静脈の前後，内側に位置するリンパ節群．

e．レベルⅤ：posterior triangle group

副神経の下方1/2と頸横動脈にそうリンパ節で，鎖骨上リンパ節もここに含まれる．後方は僧帽筋の前縁，前方は胸鎖乳突筋後縁，下方は鎖骨までの範囲のリンパ節群．

f．レベルⅥ：anterior compartment group

前頸部のリンパ節で，上方は舌骨から，下方は胸骨上切痕までの領域．側方は両頸動脈鞘に囲まれる部位．このグループには甲状腺周囲，気管傍，反回神経にそうリンパ節，前輪状軟骨リンパ節も含まれる．

g．レベルⅦ：咽頭後リンパ節群（Henle のリンパ節）

外側咽頭後リンパ節と内側咽頭後リンパ節に分類される．頸部郭清範囲である深頸リンパ節領域とは解剖学的部位が異なり，咽頭癌で転移がしばしば認められる（20～50％位）が，最も転移するのは上咽頭癌である．

内側咽頭後リンパ節は上咽頭後壁に沿ってみられ，真のリンパ節ではなく介在リンパ節と考えられている．一方，外側咽頭後リンパ節は内頸動脈と交感神経幹に接してその内側にみられ，内頸動脈と椎前筋群との間に存在している．環椎のレベルでよくみられるが，通常両側に1～3個存在するといわれる．この咽頭後リンパ節で最も頭蓋底に近いのが**ルビエールリンパ節**と呼ばれる．咽頭後リンパ節転移は身体所見および理学的検査では

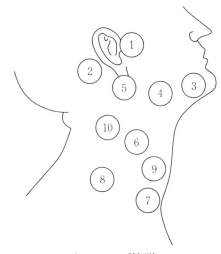

図2　主要な頸部のリンパ節群

1：耳前部，2：後頭部，3：頤下部（正中部），4：内頸・顎二腹筋リンパ節（顎下三角部），5, 6, 7：上, 中, 下深頸リンパ節（側頸部），8：外側頸三角・鎖骨上窩部，9：気管傍部，10：咽頭後部．
3, 4：レベルⅠ, 5, 6, 7：レベルⅡ・Ⅲ・Ⅳ,
8：レベルⅤ, 9：レベルⅥ, 10：レベルⅦ.

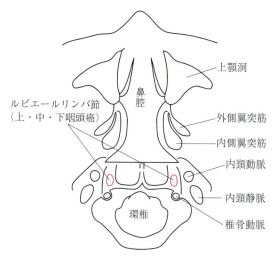

図3 ルビエールリンパ節（咽頭後リンパ節群）

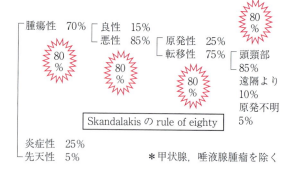

表2 成人の頸部腫瘤の内訳

＊甲状腺，唾液腺腫瘤を除く

発見することが難しく，進展例では頭痛，頸静脈症候群などの症状を呈することがある．CT，MRIがこのリンパ節への転移の有無を知る唯一の手段である（図3）．

3 頸部腫瘤の診断

1）診断

頸部腫瘤を考えるにあたって，年齢は参考になる（表1）．**小児あるいは比較的若年者にはリンパ節炎（単純性），先天性異常（正中頸嚢胞，側頸嚢胞，リンパ管腫，血管腫，類皮嚢胞など）が考えやすい**．中年以上の大人では腫瘍が疑える．甲状腺腫瘍は女性に多く，扁平上皮癌の頸部転移は50歳以上の男性に多い．

問診にあたっては**病悩期間，疼痛の有無，また口腔，咽頭，喉頭の管腔内部の症候の有無が重要な情報**となる．

触診は鑑別診断に重要である．頸部リンパ節腫大のある患者の局所診察の要点としては，疼痛（自発痛，圧痛），発赤，大きさ，数，性状（硬さ），波動，可動性（癒着の有無）に注目する．頸部腫瘤の「腫れもの」の大きさは，小指頭大から極端な場合は小児頭大までさまざまである．しかし，母指頭大程度の腫脹は乳児にとっては皮下脂肪に埋もれ気がつかず，重症化して初めて異常に気がつく場合がある．

慢性のリンパ腺腫大の原因として大人では腫瘍が第1位だが，これに関しては**Skandalakis の rule of eighty**（表2）が知られている．「甲状腺以外の頸部腫瘤では約80％が腫瘍性であり，その80％が悪性，悪性の80％が転移性，その80％が頭頸部癌の転移である」というものである．だがこの数字はもちろん受診機関の性格が色濃く反映されているものと思う．リンパ節腫大の中身は炎症性は25％，先天性は5％である．病悩期間に関しては「炎症7日，腫瘍7か月，先天性奇形7年」とするやはり Skandalakis の7法則が有名である．病因がはっきりしない頸部膿瘍に対しては，悪性腫瘍の存在を疑い，内容物の細胞診，膿瘍壁の組織診をするよう勧めている．

2）リンパ節腫脹の鑑別

年齢を問わない頸部リンパ節腫脹の原因はリンパ節炎，血液腫瘍か悪性腫瘍の転移に大別される（表3）．リンパ節が腫脹する非腫瘍性疾患を病因別に見ると，その**約半数がウイルス感染症**といわれる．次に多いのは自己免疫性疾患である関節リウマチや全身性エリテマトーデス．またメソトレキセートなどの免疫抑制剤との関連も指摘されて

表1 頸部腫瘤の年齢別，疾患と発生頻度順位

	15歳以下	16〜40歳まで	40歳以上
1	炎症性	炎症性	腫瘍
2	先天性/発育異常	先天性/発育異常	炎症性
3	腫瘍	腫瘍	先天性/発育異常
4	外傷性	外傷性	外傷性

表3　リンパ節腫大を来す主な疾患

非腫瘍性	感染症	細菌感染症 結核性リンパ節炎 ネコひっかき病（*Bartonella henselae*） トキソプラズマ症 伝染性単核球症（主として EBV 感染症） その他のウイルス感染症（麻疹，風疹，HIV 感染症など）
	膠原病	全身性エリテマトーデス 関節リウマチ　など
	反応性	亜急性壊死性リンパ節炎（菊池病） サルコイドーシス 川崎病
腫瘍性	血液腫瘍	悪性リンパ腫 急性骨髄性白血病（顆粒球肉腫含む） 急性リンパ性白血病
	固形腫瘍	癌や肉腫のリンパ節転移

いる．次に多いのが悪性腫瘍の転移や悪性リンパ腫ということになる．**リンパ節腫脹をきたす腫瘍は，若年者では良性疾患が多く，高齢者では悪性疾患が多い**．リンパ節腫脹は局所性か全身性（2つ以上）かを意識しながらリンパ節の触診を行う．全身性リンパ節腫脹の場合はまず**悪性リンパ腫**を考慮する．

　頸部リンパ節は，正常でも CT，MRI で認められるので，描出されたからといって必ずしも異常とは限らないので，生理的なリンパ節，反応性リンパ節，腫瘍性リンパ節を区別する必要がある．これには**リンパ節の大きさ，形状，内部の性状**を参考にする．

　リンパ節は種々の抗原刺激に対し，しばしば反応性に腫大する．リンパ節自体への細菌感染（化膿性リンパ節炎）は成人では稀である．その理由は，そもそもリンパ節は免疫システムの担い手であり，学童期前のリンパ節自体が未熟な時期を除いて，ここに細菌が感染することは稀であるからである．

　未知の抗原刺激を受ける機会が多い小児や若年者では，1 cm 前後までに反応性に腫大したリンパ節を触知する場合も少なくない．しかしそうではあるが，成人の正常リンパ節は通常直径が 1 cm 以下とみなされるので，**1 cm を超える大き**

さのリンパ節があればリンパ節腫脹とみなすとガイドラインでは述べている．ちなみに**新生児ではリンパ節は触れない**．幼稚園児の 70～80％には大豆大の頸部リンパ節を触れるので，リンパ節の**直径が 2 cm まで**であれば，幼児では大がかりな検査の必要がない．成人では **1.5 cm 以上**に達していれば悪性の原因疾患が潜んでいるリスクもあることを念頭に置いて診断する．

　リンパ節は部位によっても大きさの解釈が異なる．鎖骨上部のリンパ節では小児・成人を問わず **5 mm 以上**の大きさに達していれば異常の可能性が高い．**顎下リンパ節については 15 mm，咽頭後リンパ節については 8 mm を正常上限**とする．正常リンパ節の形状は，一方にリンパ門をもつ細長い**ソラマメ型**である．したがって，ソラマメ型あるいは扁平なリンパ節は，正常あるいは反応性腫大であることが多い．

　リンパ節腫脹の鑑別診断にあたって，初診時に最も重要なのは丁寧な**問診**である．留意すべき点は以下の通りである．

（1）反応性リンパ節腫大をまず疑う

　軟らかく**可動性**があり，**圧痛**を伴う場合は**炎症性**など反応性腫脹が多い（**表4**）．

　リンパ節腫脹をきたす疾患で最も多いのは**局所の感染**による所属リンパ節の腫脹で，う歯，咽頭の炎症に際し認められる．後頭部のリンパ節腫大は頭皮の炎症や湿疹に，前耳介リンパ節では眼瞼や結膜の炎症に伴うことも少なくない．

　痛みがあるというのは急性の感染症の一つの特徴である．化膿性炎症が直接リンパ節に及んだ場

表4　リンパ節の性状

原因となる疾患	リンパ節の性状
反応性リンパ節腫脹	軟らかい，圧痛あり，可動性あり，病勢に応じて大きさは変化
悪性リンパ節	やや硬い，圧痛なし，可動性あり
悪性腫瘍 （癌リンパ節転移）	非常に硬い（石様），圧痛なし，可動性不良，大きい
結核性リンパ節炎	硬い，圧痛なし，瘻孔・潰瘍を形成することあり

合には，強い自発痛，圧痛，周囲組織の発赤，浮腫を伴う．悪性腫瘍が疑われる頸部リンパ節腫大であっても実際にそうであったものは2%以下であること，**頸部リンパ節腫大の95%は感染性・炎症性**であるという報告があるほどに炎症性リンパ節腫大はプライマリケアの外来では多いものである．

細菌感染症が否定できないときなどは**抗菌薬などを処方するなどして2週間程度の経過観察を行う**．リンパ節が腫脹している期間が2週間未満または1年以上であれば，原因が悪性腫瘍であることはきわめてまれである．成人では1.5cm大以上のリンパ節の腫脹が**4週間以上続いている場合には生検を実施**して原因の解明を試みることが望ましい．

感染症以外の疾患による反応性腫脹では，全身性エリテマトーデスや関節リウマチなどの**膠原病**でもリンパ節腫脹をきたす．**サルコイドーシス**では両側肺門部のリンパ節腫脹が有名である．

（2）癌の転移を疑う

腫大リンパ節が**圧痛もなく，硬く可動性を欠く**場合は**癌の転移**を疑う．

悪性腫瘍によるリンパ節腫脹の中で，臨床的に最も多いのは癌の転移である．**著明な腫脹**なら悪性腫瘍がさらに疑わしい．

癌の転移リンパ節は硬く石のようで，皮膚や周囲の結合織，隣接したリンパ節と癒着して可動性に乏しい．圧痛も伴わないことが多い．その大部分は頭頸部領域に原因がある．複数の硬い腫瘤を頸部に触知する場合は，迅速，かつ綿密な精査が必要である．それが鎖骨上窩にあれば，小さくても胸郭内あるいは腹腔内の悪性腫瘍の転移も考慮しなければならない．片側性に，顎下や胸鎖乳突筋に沿って非可動性，無痛性の硬いリンパ節を触れた場合には，口腔や鼻咽腔癌の転移を除外する必要がある．

（3）悪性リンパ腫を疑う

リンパ節が**弾力性で可動性があり，圧痛のない**場合は**悪性リンパ腫**を疑う．この場合，患者の納得を得た後，慎重に時期をみて生検を行う．

一般的には感染症や膠原病の場合は軟らかく，**悪性リンパ腫や白血病では硬く弾性（弾性硬）があり，球状，表面平滑で，可動性は保たれている**．急速に腫瘍細胞が増殖するような悪性度の高い悪性リンパ腫だと，**急速に腫れてくると自発痛，圧痛を伴う**ことがあるので注意を要する．悪性リンパ腫では多発性のリンパ節腫大をきたすことが多く，**血清LDHや可溶性インターロイキン-2受容体（sIL-2R）の上昇**をしばしば伴う．

悪性腫瘍では癌の転移に次いで多くみられるのがこの**悪性リンパ腫**で，頸部，腋窩部，鼠径部の順でリンパ節の腫脹をみる．悪性腫瘍では通常進行性であるが，悪性リンパ腫では時に一時的な退縮傾向がみられることがある．**慢性リンパ性白血病**では，全身のリンパ節の腫脹を認めることが多い．**若年者で頸部〜鎖骨上窩に連続的に数珠状に連なるリンパ節腫大を認め，触診所見が悪性リンパ腫の特徴を満たす場合はホジキンリンパ腫**が疑わしい．

（4）結核性，膠原病を疑う

結核性リンパ節は弾性硬であり，時に**自発痛**があるが，**圧痛に乏しく，発赤は認めない**．リンパ節は相互に**癒着**し，皮膚とも癒着することがある．時には波動を触れ，皮膚表面に自壊することがある．

（5）ウイルス感染症を疑う

ウイルス感染症では**耳介後リンパ節が腫大**しやすい．

風疹では後耳介リンパ節腫大が特徴的である．リンパ節の腫脹をみる全身性の感染症としては**伝染性単核症**，風疹，AIDSなどのウイルス感染症がある．ウイルス感染症では通常**両側性に腫大**している．近年，EBウイルス関連リンパ腫が注目されている．

3）リンパ節腫脹を検査する
（1）視・触診（図4）

最も有力な検査であって，腫瘤がどこに発生しているか（正中部，顎下三角部，側頸部，鎖骨上窩部か），単発か多発か，大きさ，硬さ，圧痛の

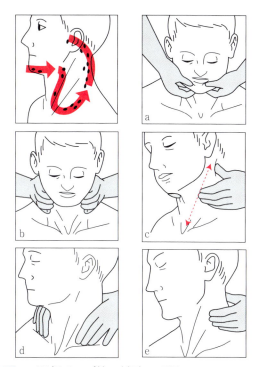

図4　頸部リンパ節の触診の手順
a：頤下顎下部，bとc：胸鎖乳突筋に沿って，d：鎖骨上部，e：副神経に沿って．
触診のポイント：腫瘤の大きさ，硬さ，表面の状態（凸凹），可動性，位置，圧痛の有無，周囲との癒着の状況（特に頸動脈との関係）

有無，可動性があるか，などを触診する．また触診による喉頭の左右への移動性（moureサイン），頸動脈との位置関係を知る．頤下部や顎下部の触診は口腔と頸部からの双手診を行う．

1．前頸部

喉頭以下の頸部臓器は厚い内臓被膜の鞘に包まれており，嚥下の時に一緒に上下する．したがって嚥下させ一緒に上下動する腫瘤は内臓鞘の内部にあり，上下動しないものは外部にある．胸骨上窩の触診には仰臥位がしばしば必要になる．仰臥位になると頸部内臓も皮膚も約1.5cm上昇してくる．この位置で胸鎖乳突筋を側方に圧排すると正常でも甲状腺腺葉を触れる．この部位の触診で圧痛があれば，リンパ節炎か甲状腺炎を考える．

2．側頸部

内頸動脈はほぼ舌骨の高さで総頸動脈から分岐する．内頸静脈は通常，顔面深部と頸部の全領域で内頸動脈の背側を走行する．血管鞘に入っている気管は左右には動かすことができるが，上下には動かない．もし，周辺との癒着があれば左右の動きも制限される．

上内深頸リンパ節は顎二腹筋後腹の下方を中心に頸動脈三角に位置する多数のリンパ節の総称である．単純な炎症，結核などの特殊性炎，多くの頭頸部原発からの転移，悪性リンパ腫，その他，病変の種類を問わず最も腫脹の頻度が高いので，**主要リンパ節 principal nodes**と呼ばれる．この部はまた側頸嚢腫や鰓性癌，神経鞘腫などの好発部位でもあり，鑑別上種々の問題が生じる．

外側頸三角部は僧帽筋前縁までの区域をいう．小児では囊状リンパ管腫がこの部に好発する．**上咽頭癌がこの部位の副神経リンパ節に転移を起こしやすいことは有名である**．

鎖骨上窩にみられる腫瘤の多くはリンパ節転移であり，その原発巣は肺，乳腺，縦隔，左側であれば腹部臓器も考える．

（2）リンパ節腫脹の検査室診断

問診や触診について，**内視鏡検査**で管腔内視を十分に行い，病変を記録する．梨状陥凹や輪状後部，後壁の観察にはバルサルバ法を用いるが，唾液の貯留は時に梨状陥凹等に腫瘍が存在することを疑わせるので注意して観察する．

次いで**血液・尿検査（炎症反応や，EBウイルス抗体価，SCC抗原，sIL-2Rなど）**を慎重に行い，反応性のリンパ腫大か，悪性リンパ腫かを画像診断も含めてある程度予測することが大切である．臨床検査を行うと感染症では白血球が増えて，左方移動がある．**悪性リンパ腫**では，腫脹が限局している場合には検査では異常がでないが，リンパ節の数が増えるとか，大きくなると**LDH，sIL-2Rが上がる**．

（3）画像診断

画像検査として**全身CT**（可能な限り造影CTが望ましい）を施行するが，最近では**FDG-PET/CT**が病期診断として施行されることも多い．**MRI**ではT1強調画像，T2強調画像，造影検査を中心とした撮影法が選択される．CTよりも組織分解能（正常組織と病変との識別能）は

MRIが優れていて，骨・軟骨浸潤の評価や軟部組織（神経浸潤の有無等）の評価はMRIの診断能が高い．またルビエールリンパ節の評価に欠かせない．

　リンパ節造影効果は，均一な造影効果と不均一な輪状造影効果とに大別される．正常リンパ節，反応性リンパ節腫大いずれも均一な造影効果を示す．**輪状造影効果は中心壊死を反映する所見であり，転移性腫瘍，結核性リンパ節炎，亜急性壊死性リンパ節炎などで認められる**．一般に，急速に増大する腫瘍性リンパ性病変は中心壊死を伴うことが多いが，悪性リンパ腫は，かなり大きくなっても均一な造影効果をみることが多いのが特徴である．このように造影**CTあるいは造影MRIにおける造影効果の性状は，質的診断に重要である**．

　では，画像検査で転移性リンパ節を疑わせる基準はあるのかというと確たるものはないが，しかし，リンパ節の形状が球形か円形であり，大きさが10 mm以上（上内深頸リンパ節と顎下リンパ節は15 mm以上）であるもの，enhancementないし壊死を伴っているものは9割以上の確率で転移性リンパ節を疑う必要がある．リンパ節の輪郭の不整や被膜の不整は転移性リンパ節の被膜外進展を疑わせる所見だが，**3 cm以上のリンパ節は7割以上で節外進展がある**とされる．

　さらにそれに超音波検査を加えれば，**頸部リンパ節腫脹，膿疱性疾患，頸部良性腫瘍かはほぼ鑑別できる**．超音波断層法はCTよりもリンパ節の存在診断，質的診断に優れ，さらに簡便で非侵襲的に行えること，リアルタイムでの観察が可能であることなど，多くの利点をもっている．探触子は体表臓器用7.5 MHz以上の高周波数のものを用いてBモード法で観察し，観察深度は3〜4 cmに合わせる．

　PETは，ポジトロン（陽電子）を放出するアイソトープで標識された薬剤（FDG）を注射し，その体内分布を特殊なカメラで映像化する診断法である．CTやMRIが組織の形態を観察する形態画像であるのに対して，PETは生体の機能を観察する機能画像といえる．全身のFDGの集積で鑑別にあげる頸部リンパ節疾患としては，まず想起するのは悪性リンパ腫であるが，他にも関節リウマチ，壊死性リンパ節炎，伝染性単核症，サルコイドーシスなどの炎症性疾患でもFDGの取り込みを認める．

（4）穿刺吸引細胞診（FNAC：fine needle aspiration cytology）

　上述の1〜3までの検査により疑診し，穿刺吸引細胞診，生検により確定診断する．腫瘍の穿刺が播種の可能性を有するとしてFNACを慎重にという考えもあるが，診断が早期につけられることに勝るものはないと考えるのが現実的である．

　リンパ節の超音波下の**穿刺吸引細胞診**は癌のリンパ節転移の診断には有用だが，悪性リンパ腫の診断が得られることは少なく，仮に悪性リンパ腫が疑われる所見であったとしても**生検による病理組織診断**が必要である．悪性リンパ腫の生検の検体はフローサイトメトリー検査や染色体検査などのために1 cm角以上の大きさで採取されることが望ましい．リンパ節腫大が巨大病変を有していたり，**短期間での増大や症状増悪を認めた場合は速やかに悪性リンパ腫を疑い血液内科医への紹介**が勧められる．

　リンパ節生検はまた抗生物質を投与したにもかかわらず，**リンパ節腫脹が4週間以上持続していて，不変であったり増大傾向がみられれば適応がある**．特に，高齢者では長期にわたりリンパ節腫脹が認められた場合には悪性の可能性が高く（Skandalakisの法則），生検が必要である．

4 頸部・甲状腺超音波検査の手順，診断の要点

1）装置

　耳鼻科領域の体表臓器の診断に用いられる超音波装置は，電子式，機械式走査の両者とも使用されているが，探触子（コンケーブ形電子操作プローブ）の周波数は**通常7.5〜10 MHzと高周波数のものを用い，Bモード画像による検査を行う**．超音波は高周波数になるほど波長が短く距離分解能が高くなるので，細かい画像が得られる反面，生体での減衰が大きく，深部組織での描出が困難となる．ちなみに心臓は2.5〜3.5 MHz，腹部は3.5〜5.5 MHz程度の周波数での観察を行う．B

モード法の B は Brightness（明るさ）の頭文字である．通常，**反射の強い部位は白，弱い部分は黒く表示する**．B モード画像は単純に形態を描出するためのものだから，診断には検者の主観が大きくかかわる．プローブは被写体に向け垂直に置く（ダイレクト法）．ドプラ効果を利用して得られた血流速度の情報を B モード像の上にカラーで重畳して実時間を表示する方式をカラードプラ断層法という．

2）体位

日本超音波医学会で定められた甲状腺の超音波断層像の表示方法は，①**横断像**，②**縦断像**である．

体位は仰臥位として，首を伸展させる．小児や外来では立位で使える．エコー検査中に触診を併用することもできる．仰臥位の状態で，肩の下に枕を入れ，頸部をよく伸展させて行う．

3）判読のポイント

重要な点は**解剖学的な知識**であり，甲状腺，内頸動脈，唾液腺の他，骨，頸筋群，気管などとの位置関係を考えながら検査する．異常所見，特に腫瘤病変が発見されたら，まず**病変の数と部位，それぞれの大きさ，性状（形状，境界，内部構造，内部エコー，後方エコー，側面エコーなど）周囲組織との関係**などを客観的に記載するとともに，画像を記録に残す．腫瘤がどの臓器から発生したものか，腫瘤が**嚢胞性か充実性**か，特に頸部の疾患では，嚢胞性病変の内部エコーは無エコーとは限らず，しばしばエコーが存在し，充実性腫瘤との鑑別のため**後方エコー**増強の有無，圧迫による変形なども加味して，超音波所見を判読することが大切である．また，試験穿刺・生検も超音波ガイド下に行えば，安全確実に施行できる．

質的な診断については，良悪の判断に苦慮する．**腫瘤性病変については，良性は形状：整，境界：明瞭平滑，内部エコー：均一，悪性は形状：不整，境界：不明瞭，内部エコー：不均一という所見が標準的**だが，実際には由来臓器により個別に検討することが求められる．また，悪性腫瘍では**周囲臓器への浸潤，石灰化像**などの所見を呈するとされるが，実際にはこのような所見に乏しい

悪性腫瘍がみられる．一方では，明確な腫瘤を形成しない異常病変は炎症など良性疾患のことが多いが，悪性腫瘍の周囲への浸潤も否定できない．濾胞性パターンを呈する場合，多くは良性だが，注意を要するのは甲状腺乳頭癌でも濾胞を呈するものもある．一見超音波所見として良性にみえるものの中に乳頭癌が潜んでいることがあることには注意が必要である．

画面に映る丸いものが血管か腫瘤かわからないときは，上下にプローブをスライドさせて管腔であれば血管であるし，体表を圧迫してつぶれる血管は静脈で，つぶれない血管は動脈である．造影画像（超音波造影剤ソナゾイド®使用）によれば，良性の場合は，腫瘤全体が均一に造影されるか，まったく造影されないことが多く，悪性の場合は，不均一に造影されたり，造影欠損部分を認めることが多い．

判定が難しい場合には，**超音波ガイド下の吸引生検法**が有用である．超音波ガイド下の**吸引生検は正診率が 70〜90％台**で，偽陽性例はなく，特異性は 100％．**超音波ガイド下に穿刺を行えば 3 mm 以上の腫瘤に対して穿刺が可能**である．

通常，確実に細胞が採取されるように，一つの病変に対して最低 2 回の穿刺を行う．細胞診の結果，悪性所見が得られなければ，3 か月近く経過観察するのも一つの方法である．

4）正常頸部・甲状腺の超音波診断像

正常な状態では，神経，リンパ節は描出されず，骨・軟骨においてはその表面のみ描出される．また，頸部臓器のうちでも，正常副甲状腺（上皮小体）の同定も可能である（腺上エコーの存在，横長の形状）．しかし，薄い広頸筋のみを同定することも，前頸筋群の一つ一つを分離して描出することも多くの場合不可能である．症例によっては，深頸筋もその一部が描出されるだけである．

動・静脈についてみると，総頸動脈，そしてその分岐した内頸・外頸動脈の同定は可能だが，外頸静脈をはじめとするその他の静脈の同定は困難なことが多い．だが，カラードプラ断層装置を用いると，動・静脈の分枝までもはっきりと観察さ

れる.

甲状腺は気管の左右から前面にかけて，気管を取り囲むように存在する．正常甲状腺は超音波画像上では，周囲の筋層のエコーレベルよりもやや高エコー域として描出される．正常な大きさは**縦15mm×横20mm以内**である．4cmあるいは5cmを超える甲状腺腫は一度専門医に紹介することを甲状腺腫瘍診療ガイドラインは勧めている．

5）甲状腺腫瘍疾患の超音波像，その特徴

腫瘍の良性か悪性かの鑑別点は，
  a．腫瘍の形態
  b．辺縁低エコー帯の有無，性状
  c．内部エコー像
  d．周囲への浸潤像（前頸筋や反回神経など）やリンパ腺腫大の有無
  e．以上で判定が難しい場合は，超音波ガイド下の吸引生検法で細胞診を行う．
低エコーの原因としては，
  1）腫瘍細胞自身の緊密な増殖（濾胞癌，悪性リンパ腫など）
  2）リンパ球系細胞の著明な浸潤（亜急性甲状腺炎，慢性甲状腺炎など）
  3）癌の浸潤性発育に伴う周囲結合織の増生（乳頭癌など）
が考えられる．

6）エコーでみる頸部疾患の特徴

①**リンパ節炎症性腫大**：内頸動脈に沿った長楕円形の低エコーの腫瘍．リンパ節は扁平に腫脹し，リンパ門を確認できる．経過により消長がみられる．リンパ節内部にみられる脂肪沈着は正常所見である．**化膿性リンパ節炎**は主に乳幼児にみられ，内部に壊死した低エコーを認める．発赤や腫脹など，感染徴候が著明である．

結核性リンパ節炎はリンパ節周囲の間質が白く肥厚する．リンパ節内部は不均質で，内部血流が増加し，一見，転移性リンパ節のようにみえる．長期に経過すると，内部に石灰化を伴ってくる．

②**転移性悪性腫瘍**：側頸部に多い．類円形，他のエコーと比較し内部エコーが強い．ただし，超音波で腫大したリンパ節を見たとき，それが転移

リンパ節かどうかの質的診断は困難である．ただ，最大径が10mm以上，内部が低エコーで不均質である，嚢胞変性している，静脈に浸潤しているなどの所見は転移リンパ節を疑わなければならない．扁桃癌や甲状腺癌の転移リンパ節は，嚢胞変性を起こすことで知られている．なおリンパ節と内頸静脈との関係を知るにはバルサルバテストが有効である．再発癌の特徴的超音波所見は，
  1．初発癌と同様に嚢胞変性をきたしていることが多い．
  2．気管，血管系に浸潤していることが多い，ことなど．

③**悪性リンパ腫**：内部は均質で，極めて低エコーの楕円形腫瘍．複数のリンパ節領域にわたり，連なるように多発性にリンパ節腫大がみられる．後方エコー（リンパ節の後ろ側）が増強し（白っぽくなり），周囲の間質は肥厚し高エコーとなる．ドプラでは血流が増加し，燃えるような血流がみられる．

④**正中頸嚢胞（甲状舌管嚢胞）**：頸部正中に好発．大部分は舌骨に接している．境界明瞭な被膜を有した内部低エコーの嚢胞像．後方エコーの増強．超音波を利用すれば，触診で区別しにくい頤下や喉頭前リンパ節との鑑別が容易となる．

⑤**デスモイドシスト**：内部エコーが強く減衰が強いため，嚢胞の後方壁がみえにくくなる．

⑥**側頸嚢胞**：頸動脈分岐部，側頸部，胸鎖乳突筋の裏に嚢胞病変として認める．はっきりした被膜構造をもつ境界明瞭な楕円形，内部は低エコー．壁は他の嚢胞に比べ厚い．

⑦**嚢胞状リンパ管腫（hygroma）**：多胞性の大きな腫瘤．圧迫することにより内腔が変形

⑧**神経鞘腫**：充実性．神経とのつながりがある．境界明瞭な楕円形腫瘤．腫瘤の端に発生源となる神経まで予測可能である．内部は低エコー．ドプラでは血流は乏しい．

⑨**経動脈小体腫瘍**：充実性腫瘍．動脈と接している．低エコー．

⑩**耳下腺腫瘍**：均一，高エコー

⑪**顎下腺腫瘍**：均一，高エコー，紡錘状

⑫**唾石症**：唾石は拡張した管の中に音響陰影を伴った高エコーとして観察される．口腔内から

片方の手指で口腔底を押しながら観察するとわかりやすい.

⑬**シェーグレン症候群**：耳下腺や顎下腺の境界が不明瞭となり，内部が低エコー域や線状高エコーが見られ，萎縮傾向を示す.

第2章　顔面および頸部の炎症

1　顔面の丹毒（erysipelas），蜂窩織炎（cellulitis）

1）病理

丹毒は真皮を中心とする急性びまん性の細菌感染症である. 蜂窩織炎は真皮深層〜皮下脂肪組織の急性，びまん性感染症である. 丹毒より深部に拡大するが，両者の区別は難しい場合が多く，欧米の成書では区別していない.

両者とも発熱，悪寒，頭痛，嘔吐などの全身症状を伴って発症する場合が多く，丹毒では疼痛のある境界明瞭な浮腫性紅斑や辺縁隆起する浸潤性局面がみられる. 高齢者に多いが，新生児や小児でもみられる.

通常は，**A群β溶血性連鎖球菌**や**黄色ブドウ球菌**による. 顔面では眼囲，頬，耳介，鼻背，頸部が多い. 同一部位に再発することが時々ある. 歯性感染，副鼻腔炎，外耳炎などから波及する場合がある. 耳介に生じた場合，Milian's ear sign という. 糖尿病・飲酒歴・免疫不全・リンパ浮腫・静脈灌流不全があると罹患しやすく，同一部位に再発を繰り返すことにもつながりやすい.

2）診断，治療

検査では白血球の増加〔核左方移動〕，CRP 上昇，赤沈亢進がみられる. 細菌検査として予想される進入門戸〔鼻腔，咽頭，外耳道〕の培養も必要である.

鑑別疾患としては，接触皮膚炎，刺虫症，血管浮腫，帯状疱疹，Sweet 病，皮膚筋炎がある.

治療方針は，軽症例では抗菌薬内服，中等症では点滴治療を行う. ペニシリン系，セフェム系，マクロライド系抗菌薬が選択肢となる. 市中感染型 MRSA では，塩酸ミノサイクリンやニューキノロン系薬を考慮する. 生活上は局所安静を指導する.

2　頸部急性化膿性リンパ節炎（lymphadenitis acuta）

歯牙，口腔，咽頭あるいは皮膚などに炎症があり，頸部に圧痛のあるリンパ節を認める. 細菌感染によるものが多い. 原発巣の細菌培養を行い適正な抗生物質を選択することが望ましいが，実地臨床的には咽頭炎などの上気道感染症の炎症が波及したと考え，A群β溶連菌，インフルエンザ菌あるいは肺炎球菌に感受性のあるPC系抗菌薬を使用する. 歯牙に起因したものでは嫌気性菌（ペプトストレプトコッカス属など）の感染症も多いので薬剤の選択に注意を要する. 全身状態や症状により薬剤の投与方法を変更することやステロイド薬を必要とする場合もある.

3　組織球性壊死性リンパ節炎（菊池病，亜急性壊死性リンパ節炎）

1）病因・病理

亜急性壊死性リンパ節炎は，1972年菊池らが特徴的な組織像を呈するリンパ節炎について提唱したのが最初である. 発熱と頸部リンパ節の腫脹が特徴的である. その組織学的な特徴は病巣内で**壊死性変化**が起きているのにもかかわらず，**多核白血球の浸潤がほとんどみられず**，細網細胞や類上皮細胞の増生，肉芽腫・膿瘍を形成しないという点で通常の壊死をきたすリンパ節の病変とは異なる. 明瞭な壊死の像を呈するがリンパ節の構造は保たれている. その原因は現在もなお不明である. 病因としては，**ウイルス**や**自己免疫反応**が関係するといわれている. これら何らかの刺激物質の作用により，傍皮質における cytotoxic/

suppressor T cell の増殖とこれに伴う組織球の反応が本症の基本病変をなし，それに続くリンパ球破壊，血管障害ならびに循環障害が本症の原因と考えられている.

20～30歳代の女性に好発（男女比は約1：2で女性に多い）し，**発熱を伴う**ことが多く，**頸部のリンパ節が一側性または両側性に複数個腫大**し，**弾性硬で可動性があり，癒合傾向はない**．前駆症状として扁桃の腫大などの上気道症状もあって，相前後して主に頸のリンパ腺が腫れてくる．ほとんどが片側性に，頸部リンパ節が腫れて，そこに圧痛と自発痛があることが多いとされている.

2）検査

血液検査所見では，一般的に**白血球の減少**（半数以上で白血球が4,000/μl以下），異型リンパ球の出現（30%）および**赤沈亢進とかCRPが高くなる**が概して炎症反応に乏しい．GOT，GPTなどの肝機能の上昇があり，**LDHの上昇も特徴的**である．**確定診断はリンパ節生検による病理組織**の観察によって行う．病理組織学的にリンパ節傍皮質の腫大と特異な壊死の存在を認めるが，その周辺には肉芽腫形成がない.

3）治療

治療は，対症療法が中心．**抗生物質，抗ウイルス薬は無効**で，**ステロイドは有効**だが，基本的には**通常1～3か月の経過で無治療で自然治癒**する予後良好な疾患である．しかし，数%の患者で数年で再発がみられる.

---

4 軟部好酸球肉芽腫症（木村病，benign angiomatous nodules, subcutaneous angiolymphatic hyperplasia, eosinophilic granuloma of the soft tissue）

1）病理

軟部好酸球肉芽腫は，**皮下軟部組織にリンパ濾胞の増殖を伴う好酸球増多性肉芽腫性血管炎**（病理所見は濾胞を形成するリンパ組織の増生があり，濾胞周囲に好酸球の著明な浸潤をみる）である．いわゆるhistiocytosis Xに属する好酸球肉芽腫とは異なる良性の疾患で，本邦では**木村病**として知られている．その発生機序はいまだ不明であるが，血中好酸球およびIgE抗体の高値を特徴とすることより，何らかのアレルギー，特にI型アレルギーの関与が強く示唆されている．そして，Th2サイトカインが，木村病の病態形成に重要な役割を果たしていると考えられている.

全体の約75%は頭頸部に発生している．青少年から壮年の**男子**の頭頸部，特に**顔面および耳下腺部**に好発する．良性であるが，**慢性の経過**をたどる疾患である．皮膚を巻き込んだ病変で，皮下，真皮にリンパ球，好酸球が密に浸潤し，小血管の増生，間質の線維化がみられる．境界は不明瞭で，周囲に**リンパ節の腫脹**を伴うことが多い.

2）症候

通常無痛性で，**瘙痒感**や，褐色の色素沈着を伴うこともある．腫瘤は弾性硬～軟で，消退と腫脹を繰り返す症例もある．通常緩やかな経過をとる．**末梢血の好酸球とIgEの高値**をみる．生検組織像では，好酸球浸潤が最も特徴的である．CT上は，耳下腺部に発生したものでは皮下から腺実質にかけて，びまん性かつ境界不明瞭な腫瘤として描出され，不均一に造影される．MRIでは通常T1強調像で低信号，T2強調像で中～高信号を示す.

3）鑑別診断

炎症性腫瘤，耳下腺腫瘤，悪性リンパ腫，結核，骨好酸球性肉芽腫などの鑑別が必要である．鑑別すべき耳下腺腫瘍のうちワルチン腫瘍は，中高年の男性に多く両側性にみられることが多い．耳下腺腫瘍は造影MRI，必要ならTcシンチグラフィーで診断可能である．ミクリッツ病は血清IgG4の高値が高頻度に認められ鑑別できる.

4）治療

いずれの治療法でも再発が多く，慢性に経過する．予後は良好だが難治性である.

（1）手術療法

美容的な見地から，ある程度の大きさを呈した

場合には積極的な摘出を試みる．

その場合の問題点は，**明らかな被膜をもたないことから完全摘出が困難**であり，そのため再発しやすいことである．

(2) 抗アレルギー療法

副腎皮質ステロイド（経口，皮下注），抗アレルギー薬（トラニスト®）を用いる．

ステロイドは中止後の再発が速やかで，その場合，薬剤からの離脱が困難である．

(3) 放射線療法

5 深頸部感染症（deep neck infection，深頸部膿瘍 deep neck abscess）

広義には Ludwig アンギーナ（口腔底膿瘍），耳下腺膿瘍，顎下腺膿瘍，歯原性炎症，扁桃周囲膿瘍，咽後膿瘍，側（副）咽頭膿瘍，乳様突起先端膿瘍 Bezold's abscess，頸部蜂窩織炎や縦隔膿瘍などを含む疾患単位である．

1）病態

頭頸部に存在する筋膜に囲まれた疎性結合織からなる間隙に生じた炎症を総称して**深頸部感染症**と呼ぶ．咽頭の側方と後方，さらに頸部には筋膜によって境されたいくつかの疎な結合織性の間隙が存在し，その中には多数のリンパ節を含み，神経，大血管などが走行する．これらの間隙は互いに直接交通するか，あるいは薄い結合織性の隔壁で境されているのみであり，一つの間隙の感染は容易に他の間隙に波及し拡大する（図5）．深頸部感染症の起炎菌として従来多く認められたものは**化膿性連鎖球菌やブドウ球菌などの好気性菌**であるが，**ガス産生を示すペプトストレプトコッカス，バクテロイデスなどの嫌気性菌も重視される**．嫌気性菌は正常粘膜面に多数常在するが，好気性菌との混合感染により強い病原性をもつとされる．

深頸部膿瘍の原因疾患としては，とりわけ**歯科口腔領域感染症および扁桃周囲膿瘍などの咽頭領域感染症**が多くみられる．そして深頸部感染には**上気道炎，扁桃炎が先行する**ことが多いが，さりとて先行感染が不明のものも多い．**歯牙疾患**などの日常的な疾患から深頸部感染症を発症することもある．下顎大臼歯は根尖部が顎骨の筋肉付着部にあるため抜歯やう歯が原因となって**口腔底蜂窩織炎（Ludwig アンギーナ）**となる．下顎骨には骨体部後方の外側で咬筋，内側で内側翼突筋が強固に付着しているため，下顎臼歯部に炎症が発生した場合これらの筋を通って咀嚼筋間隙に炎症が波及することが知られている．副咽頭間隙内の開口筋である内側翼突筋に炎症が及ぶと開口障害を

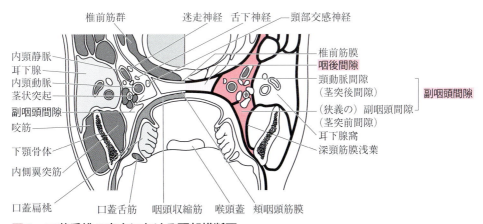

図5 口蓋扁桃の高さにおける頸部横断面
右側は咽後および副咽頭間隙を示す．
（新耳鼻咽喉科学，南山堂，東京1995，より引用）

きたすことを理解しておく必要がある．だから蜂窩織炎の時期に適切な治療が行われなかったり，治療に反応しなかった場合に開口障害が生じたら頸部の間隙に感染が進展して深頸部感染症（狭義）を引き起こしていることを疑ってかからなければならない．

乳幼児では発達した**咽頭後リンパ節（Henle）**に急性咽頭炎が波及して**咽後膿瘍**を形成することがある．その膿瘍の多くは化膿性リンパ節炎が自壊し，咽後間隙に穿破して生じたものである．成人と小児とでは感染経路が異なり，成人の場合は多くの症例で感染巣から直接に周囲組織へと炎症が波及し間隙に膿瘍を生じるのに反し，小児の場合は上気道の炎症がリンパ行性に深頸部組織に波及し，膿瘍または蜂窩織炎を生じるとされる．しかし，その小児深頸部感染症の頻度はまれとされ，全体の4％程度である．その他，深頸部感染症の原因がわかるものに，頭部外傷，下咽頭・食道異物による損傷，内視鏡操作による損傷，抜歯などがある．それらの最初は咽後膿瘍，扁桃周囲膿瘍，口腔底膿瘍等，局所的な蜂窩織炎が膿瘍を形成したもので，それぞれ特有な臨床症状と局所所見を呈する．

深頸部感染症の主病変存在部位は**副咽頭間隙，咽後間隙，口腔底間隙，顎下間隙**の4か所に分類できる．多くは口腔底，耳下腺，歯牙，扁桃，顎下腺，乳様突起，食道といった近接臓器からの感染が波及して蜂窩織炎や膿瘍を形成する．**なかでも副咽頭間隙 parapharyngeal space は解剖学的な HUB（ネットワークの集線場所）**となっており，さまざまなスペースをつなぐ重要な場所である（図6）．そのせいか，深頸部感染症が及ぶ間隙では副咽頭間隙に膿瘍をもつものが約80％と最も多い．**咽後間隙 retropharyngeal space** は内臓筋膜と翼状筋膜との間隙で頭蓋底から第1胸椎まで拡がっていて，その裏側には**危険隙，椎前隙**がある[3]．この3つの間隙は舌骨から縦隔まで連続しており，深頸部感染症が縦隔に波及する経路である（図7）．これらの間隙に感染が及んでいる場合にはより迅速な対応が要求される．外科的ドレナージを施行する際には，どの部位に炎症が広がっているかをCTであらかじめよく把握してかかることが重要である．

このように頸部と縦隔は連続した構造であり，縦隔への移行部は**胸郭入口部**である．胸郭入口部を介して，頸部の病変は容易に縦隔に進展し，逆に縦隔気腫などの縦隔病変は頸部に拡大する．頸部感染巣からの下行性進展による縦隔膿瘍は，重

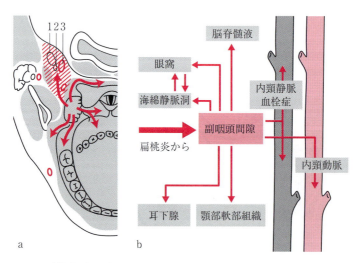

図6　扁桃炎続発症
a. 直接隣接組織に拡大，副咽頭間隙領域を赤い斜線で示す．
1：内頸静脈，2：迷走神経，3：内頸動脈．
b. 引き続き扁桃炎の進展方向を示す．

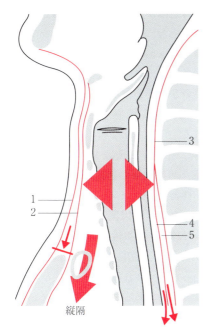

図7 頸部の筋膜隙
1：浅頸筋膜，2：中頸筋膜，3：深頸筋膜，4：翼状筋膜，5：危険隙．
矢印は感染が縦隔に波及するルート．膿汁が下降する前方路と後方路を示す（三角印）．

篤な病態である．とりわけ，糖尿病患者に合併したものは，易感染性で炎症が広がりやすく，抗生物質の反応が悪いため難治性である．それ故に基礎疾患としての**糖尿病**は深頸部感染症の発症因子，重篤化因子として重要である．深頸部膿瘍が危険隙に達すると縦隔洞に波及する可能性が高いことに注意を払わなければならない．

2）症状

頸部の腫脹，疼痛，嚥下困難や嚥下痛を伴う開口障害，発熱と脱水が早期に認められ，**炎症が喉頭より下方，縦隔などへ進展すると喀血，胸痛，呼吸困難**などが起こってくる．通常，侵された間隙によってそれぞれ特徴的な臨床症状を呈する．すなわち，**咽後膿瘍**では椎前筋の刺激のため異常頭位（椎体全部に炎症が及ぶと，**後屈制限**を生じる）を呈するが，嚥下痛はそれほど強くない．**副咽頭間隙膿瘍**では牙関緊急（開口障害）が出現し，中咽頭の側壁の膨隆，耳下部の腫脹が起きる．深頸部膿瘍がさらに縦隔にまで波及すると**胸痛**，強度の**呼吸困難**，間欠性の**高熱**を訴える．このような胸部症状がみられたら**縦隔膿瘍（降下性壊死性縦隔炎）を疑う**．縦隔へ炎症が下降して発症する比較的稀な縦隔炎であっても縦隔膿瘍の致死率は20％前後と高く重篤である．

3）診断
（1）問診

問診では，咽頭痛，嚥下痛，頸部痛，胸部痛などの疼痛，発熱，呼吸困難，開口困難，頸部腫脹，咳嗽などの自覚症状を尋ね，糖尿病，腎不全などの基礎疾患の有無を聴取する．

胸部痛，咳嗽，呼吸困難をきたしている症例では縦隔への感染波及を疑う必要がある．また，上気道炎，う歯，抜歯，外傷，異物誤嚥，免疫抑制薬服用の有無など，感染の契機となるようなエピソードや感染を重症化させる因子がないかも確認しておく．

縦隔の解剖

縦隔は頸部下端の胸郭入口部から横隔膜までの高さで両側胸腔と胸椎，胸骨に囲まれた部位である．大血管や食道など重要な管腔臓器が貫通する場所である．実質臓器としては胸腺とリンパ節があるものの，前述の貫通臓器の隙間で，疎な結合組織で構成されている領域である．一般的には縦隔を気管分岐部から頭側の上縦隔，心臓前面の前縦隔，気管分岐部下で食道・椎体周囲の後縦隔に分類する．

縦隔には漿膜がないため，炎症が浸潤した場合，この隙間を通して拡大する．このため蜂窩織炎となって，外科的ドレナージが困難となることが多い．一般的には気管前経路，傍血管経路，傍食道経路の3つの経路で炎症が下降する（**図7**）．

（2）診察と検査の要点

a. **視診・触診**[4]：口腔・咽頭の詳細な視診はもとより，喉頭浮腫の有無，頸部の視診・触診は必須である．特に**椎前筋への炎症が波及すると後頸部への疼痛を訴える**ことが多く，注意が必要である．

腫脹部位，圧痛，波動，皮下気腫（ガス），捻髪音の有無を確認し，その範囲が舌骨下，前胸部まで進展していないかという点を把握するとともに，感染の原因部位となりうる耳下腺，顎下腺などの唾液腺，歯牙，口腔，咽頭壁，口蓋扁桃などの器官や組織の状態をよく観察する．咽頭痛に開口障害，頸部後屈障害をみた場合には，後咽頭・椎体前部の感染症を鑑別する．

b. **下咽頭・喉頭ファイバースコピー**：気道の開存性を確認する．

c. **単純X線**：**椎前軟部組織の厚み**：単純側面X線撮影で咽頭後壁，頸椎気管までの距離等の**椎前軟部組織陰影**の増大（正常は咽頭後部組織 postpharyngeal tissue は6mm以下，輪状軟骨後部組織 postcricoid tissue は9mm以下，気管後部組織 retrotracheal tissue は男性15mm，女性13mm以下）を認める．嫌気性菌感染症では異常な**ガス像**を認める．

d. **CT**：本疾患を疑う症例では，膿瘍の有無・進展範囲の把握のために縦隔を含めた頸部造影CTが必須である．深頸部膿瘍は重篤化すると気道閉塞をきたすおそれがあるから可及的に早くCT検査を行うことが望ましい．**CT所見**上では，深頸部感染症は，①頸部蜂窩織炎，②頸部リンパ節炎（反応性，化膿性），③膿瘍とに分類する．

CTスキャンは膿瘍と蜂窩織炎，新生物との鑑別，部位診断，ガスの存在，縦隔への伸展，大血管への侵襲の有無，切開のための効果的なアプローチなどを把握するために非常に有用である．深頸部感染症では下顎から下方にかけて著しいリンパ節腫脹，気胞（ガス像）や膿瘍を認めることが多い．

造影CTでは膿瘍の内部は low density で，辺縁が炎症の周囲への波及のために不規則に造影（water-density shadow 辺縁増強）される．蜂窩織炎では辺縁が造影剤により増強しない．嫌気性菌感染の場合には明らかな被膜形成の内部にガス像を伴った water-density shadow が描出されることが多い．ガス像が認められる場合，早急に切開排膿術が必要となる．

e. **超音波検査**：膿瘍腔内は低エコーレベルに描出される．

f. **血算，生化学，検尿**：糖尿病などの基礎疾患に注意．治療効果の判定には CRP，白血球が重要な指標となる．

g. **細菌検査**：起因菌としては**黄色ブドウ球菌，レンサ球菌，嫌気性菌**が多い．原因疾患の如何にかかわらず一般的には**嫌気性菌が60%程関与**していると考えられる．特に歯性と考えられるものは嫌気性菌であるペプトストレプトコッカス属やペプトコッカス属などが多い．また，口腔・咽頭の常在菌を主体とする好気性菌の混合感染も多い．深頸部感染症ではたとえ培養検査で嫌気性菌が検出されなくても常に嫌気性菌の今後の感染の可能性を考慮し治療にあたる必要がある．画像にてガス産生を思わせる所見を得て，切開時に悪臭ある膿の排泄を認めたらそれは嫌気性菌の感染を暗示している．嫌気性菌感染の半分は菌血症を伴っている．

4）治療

深頸部膿瘍の治療に際して念頭においておくべきは，急速に進行し，呼吸困難を呈する症例が少なからず存在することである．治療の基本は，**外科的ドレナージ（徹底した切開排膿と壊死組織除去）と抗生物質の投与**である．保存的治療に対して症状の改善を認めない症例には積極的に外科的処置を行う．

（1）化学療法

好気性菌，嫌気性菌の両者に対し**広いスペクトルをもつピペラシリン（PIPC），広域ペニシリンまたはセフェム系と嫌気性菌に強いクリンダマイシン（CLDM）あるいはミノマイシン（MINO）との併用を第一選択**とする．近年バクテロイド属の CLDM への耐性化が問題となっている．

（2）切開・排膿

縦隔膿瘍を認めた場合には，嫌気性菌を念頭においた抗生物質の投与，積極的なドレナージ（CT ガイド下のドレナージ）を施行しなければならない．余裕があれば1〜2日抗菌薬などの点滴のみで様子をみて，病状が進展する場合は早急に切開排膿術を行う．小さな切開によるチューブドレナージでなく，十分な壊死組織の除去と開放ドレナージが必要である．

外科的治療法としては口内法と頸部外切開を加える口外法（外切開）がある．口外法を選択する基準は呼吸症状がある例，24〜48時間以内に抗生物質に反応しない場合，膿瘍が副咽頭間隙後区にあり頸動脈を圧排している場合（画像上膿瘍の存在を確認）や，副咽頭腔から下方へ進展している場合（**舌骨より下方に膿瘍**を認める）である．切開の基本はすべて胸鎖乳突筋前縁に沿う切開で足りる．胸鎖乳突筋を出し，後方に牽引して頸動脈鞘を出し，そこを観察する．ここに膿瘍があれば開放する．不用意な洗浄は降下性縦隔炎を拡大させてしまうことがある．内頸静脈に血栓形成がないかを確認し，ある場合には静脈を結紮切断する．

頸部切開のみでは不十分であるときは，早期に**開胸手術**を施行することが望ましい．ドレナージの方法としては，経頸部ドレナージと経胸部ドレナージが選択されることが多い．経頸部ドレナージは感染が上縦隔に限局する場合には有効であるが，第4胸椎および気管分岐部のレベルより深部にまで感染が及んでいる場合は経胸部ドレナージが必須である．

（3）気道確保

気道狭窄症状が少しでも認められたら直ちに**気管切開**を行う．

縦隔炎を合併するような頸部膿瘍は頸部の硬直，嚥下困難，呼吸困難を伴っていることが多く，気道確保に難渋することがある．このような症例では気管支鏡を用いて意識下に一時的に経口挿管する．しかし，治療は長期の及ぶので，多くの症例では気管切開せざるを得ない．

（4）創処置

頸部の創処置はイソジン®などの組織障害性の消毒は行わず，生理食塩水による洗浄とガーゼ交換を連日行う．

6 結核性リンパ節炎

1）疫学・病理

わが国の結核の統計によると，2004年の**新登録活動性結核患者は約3万人，うち80％は肺結核，20％は肺外結核**である．最近のわが国の結核の際だった特徴は，「高齢者結核」と「輸入結核」である．高齢者結核は，若年時に潜在的に感染し，免疫力が低下してから発病する．輸入結核に関しては，外国人労働者や留学生などの長期滞在者の発病が増加しており，とくにこれらは多剤耐性結核の頻度が高く，専門家への相談が必要である．頸部リンパ節結核は**肺外結核の約1/3であるので全結核の6％を占める**．大部分は，片側性であり，頸部では顎下部や耳下部に多い．受診医療機関にもよるが**頸部リンパ節腫大の約5％**が本症であるというデータもあるがプライマリケアの現場では多すぎる数字だろう．透析，HIV感染，生活習慣病，外国人などで免疫力の低下した頸部リンパ節腫大症例では特に注意を要する．

発生機序は肺の初感染に関与した肺門リンパ節の病巣から**リンパ行性**に転移し，**腫大したリンパ節が互いに癒着する**のが特徴的で，この型が最も多い．今ひとつは，近年頻度はそれほど多くはなくなったが初感染に引き続く**血行性転移**であって，肺門リンパ節から縦隔，さらに上行性ルートをたどり，いくつかのリンパ節が急速に群をなして冒され，数珠状あるいは塊状となるものもある．

2）診断

30, 40歳代にピークがあり，女性に多いがその理由は明らかではない．

腫大リンパ節はほぼ**弾性硬**で，**可動性不良，表面平滑あるいは凸凹不整**で，リンパ節は**融合した感じ**で累々と触れ（いわゆる"**瘰癧**（るいれき）"），患者の多くは頸部腫瘤を主訴に受診するが，頸部腫瘤以外に特徴的な臨床所見はほとんどない．炎症が遷延化すると腫大リンパ節は**中心壊死を経て自潰**す

る．さらに病巣と周囲軟部組織が癒着すれば，可動性のない腫瘤が形成される．したがって，内部に波動を触れる軟化リンパ節の腺塊で，頭頸部には他の炎症がなく，悪性腫瘍は否定的で，抗生物質の投与で腫脹が軽快しないようであれば，結核性をまず考慮すべきであろう．

リンパ節腫脹は有痛性と無痛性の両方がある．発熱など全身症状もなく，肺等に活動性の病変を有するものは少ない．結核性リンパ節炎の患者では**肺結核の既往のあるものは約1/3**である．頸部リンパ節結核を疑ったらまず頸部X線検査を行うが，結核性リンパ節炎の患者の約1/4は胸部X線所見は正常である．しかし，**ツベルクリン反応，血沈，胸部X線**所見で結核が疑われれば，生検はせずに結核性リンパ節炎と臨床診断して治療を開始するのが一般的である．ツベルクリン反応検査では，二重発赤，水疱，壊死を伴う強陽性が約20％位に認められる．

結核を疑うとき，さらに確証を得るために，**QFT（クオンティフェロン）**の確認を行う．腫瘤を穿刺（**穿刺吸引細胞診** fine needle aspiration biopsy（FNA）して塗抹・培養検体を採取し，培養よりも早期に結果が得られる**PCR法（結核DNA検査）**を併施する．だが，結核菌検査はそれぞれの陽性率が高い検査ではないために塗抹，培養，好酸菌塗抹検査，PCRを単独で行うのではなく，すべての検査を一緒に行う．そして，それでも診断が着かず**原発不明癌のリンパ節転移や悪性リンパ腫との鑑別が必要となった場合**は，局所麻酔下に**外切開生検**に踏み切る．

画像診断の第一選択はCTで，特に禁忌がなければ経静脈性造影剤を使用した**造影CT**を基本とする．結核性リンパ節炎のCT所見は，急性期（結核性肉芽腫）では軽度造影される均一で境界明瞭な腫大リンパ節として描出され，亜急性期（壊死形成）では中心部は低濃度となり辺縁が造影される．それはリンパ節の中心が乾酪壊死を起こすためにCTで低吸収となり，周囲は肉芽組織の炎症があるため血流が増加し，造影効果が高まるから**ドーナツ状のX線陰影**が得られる．慢性期には石灰化を来して高吸収像を示す．このように造影CTは腫大リンパ節炎の分布・性状をよく示し，膿瘍の有無や周囲への炎症波及も良好に描出し，治療効果の客観的評価にも役立つ．MRIも診断に役立つが，リンパ節の石灰化の検出にはMRIは不適である．

確定診断は**病理組織学的に結核病変を証明するか，チール・ニールセン染色にて結核菌を証明する**ことによる．しかし，初期腫脹型では組織学的に**乾酪壊死像や類上皮細胞，ラングハンス巨細胞**などの浸潤は認められず，結核の確定診断は得られない場合が多い．鑑別診断としては，悪性リンパ腫，転移性リンパ節，サルコイドーシス，壊死性リンパ節炎，トキソプラズマ症，非特異的リンパ節炎などがある．

3）治療

治療は巨大な腺塊形成，潰瘍瘻孔例では手術が

中心壊死

腫瘍（肉芽を含む）が成長するためには，その大きさに応じた血流が必要であり，腫瘍は血管増生を伴って成長するが，腫瘍の成長速度が大きい場合は，腫瘍血管の増生が追いつかず，その結果，中心部に壊死を生ずるようになる．このため，成長速度が大きい腫瘍ほど中心壊死の傾向が強いことが原則である．

画像診断では，中心壊死は**輪状造影効果**として認められ，輪状造影効果の存在は悪性腫瘍を示唆する所見でもある．ただし，重要な例外が2つある．一つは結核性病変であり，結核性肉芽腫ではその特殊な免疫反応に由来する乾酪壊死が特徴であり，その上輪状造影効果を示す．一方，悪性リンパ腫は，成長速度が大きいにもかかわらず，壊死を伴うことが少ない点で重要である．ただし，AIDSに合併するリンパ腫は壊死を伴うことが多いことが知られている．

適応となるが，リンパ節が腺塊状になっていれば
リンパ節全体を摘出することは困難であり，必然
的に化学療法が主体となる．抗結核薬の内服は肺
結核の治療に準じる．現在の結核治療は1970年
代に登場したリファンピシン（RFP）を組み合
わせた短期強化治療（INH, RFP, SM, EB 併用）
の導入により6か月間の治療期間となっている．

7 トキソプラズマ症

胞子虫に属する *Toxoplasma gondii* による原
虫性疾患の一つである．本原虫はネコ科の動物を
終宿主として，その他の動物は中間宿主となる．
ヒトへの感染はネコの糞便などや，豚などの食肉
中の経口感染による．

わが国の成人の約15％が抗体陽性である．ト
キソプラズマ症の臨床症状としてはリンパ節炎が
最も多く，その他網膜脈絡膜炎や，免疫不全患者
における髄膜炎，脳膿瘍，心筋炎，肺炎が認めら
れる．虫体が検出される症例は少なく，病理組織
像や抗体価によって診断が下されることが多い．
治療としては，自然軽快，縮小するものも多いと
されるが，サルファ剤やマクロライド1〜2か月
間内服が有効であるとされる．

8 頸部放線菌症

頸部隣接組織へ連続的に波及する感染性炎症疾
患で，主要な起炎菌は放線菌であるアクチノマイ
セスイスラエリ *Actinomyces israelii* である．放
線菌は，菌糸を形成し真菌と類似する点がある
が，細胞壁に共通性があり，抗生物質に感受性が
あるため細菌と考えられている．*Actinomyces
israelii* は，う歯の空洞，歯垢などに常在してお
り，口腔内の化膿性炎症や抜歯などによる組織の
損傷部から侵入することが多い．

ところで，この常在菌である放線菌が血行良好
な頭頸部領域で発症するためには組織抵抗力の弱
った軟部組織に病変を形成し，次第に深部組織に
侵入して嫌気的環境を得る必要がある．急性型と
慢性型があるが，慢性型は側頸部や顎下部に硬結
が生じ，次第に板状硬となる．ときに咽頭放線菌
症は悪性腫瘍に類似した潰瘍性病変を呈する．

確定診断を得るためには，細菌学的診断または
病理学的検査で放線菌を証明すればよい．放線菌
は嫌気性菌で，菌塊は HE 染色で好塩基性に染ま
る菌糸と，好酸性に染まる放射状の棍棒状構造か
らなる．

ペニシリン系抗生物質がよく効くが，膿瘍が生
じたら切開排膿が治療の第一選択である．抗生物
質の内服は長期を要する．

9 ネコひっかき病（cat scratch disease：CSD）

1）疫学・病理

ネコのひっかき傷や咬傷が原因となり，受傷部
位の**所属リンパ節腫脹や発熱**を主徴とする感染症
で，グラム陰性桿菌である**バルトネラヘンセラ**
Bartonella henselae が病原体である．**人畜共通
感染症 zoonosis** の一つとして注目されており，
ネコとの接触の機会が多い主婦や独居老人に多い
傾向がみられる．

バルトネラヘンセラはネコノミの糞中の細菌で
ある．わが国では，**ネコのバルトネラ抗体陽性率
は約5〜15％**と報告されている．ネコの爪や口腔
内，血液中に主に存在し，かまれたりひっかかれ
たり，唾液が傷口から侵入することにより感染す
る（図8）．ネコは不顕性感染と考えられている
が，人では**3〜10日の潜伏期の後**，受傷部位の皮
膚にやや隆起した**3〜5 mm の赤紫色の丘疹**を認
める．これらの**初期皮膚病巣**と呼ばれる皮膚病変
は，CSD の42％に認められる．さらに，1〜3
週間で受傷部位の複数の**所属リンパ節の腫大**がみ
られ，約70％の症例で**発熱**を伴う．リンパ節腫
脹は，腋窩部が最も頻度が高く，次いで鼠径部，
頸部の順に多い．腫大したリンパ節はやや硬く，
疼痛を伴うことが多く，数週間〜数か月持続す
る．**2 cm を超える**ことが多く，鶏卵大（直径
6 cm）以上の腫瘤がみられることも少なくない．

感染症としての症状は一般に軽く，**多くの場合
自然に治癒**し発熱も数日で解熱するが，微熱が長
期間続く症例もみられる．症状の違いは個人の抗
体産生能や免疫能の差による．小児では，リンパ
節腫脹がみられない例や重症例が多い．臨床医に
とってネコひっかき病は細菌性化膿性リンパ節
炎，結核性リンパ節炎，亜急性壊死性リンパ節

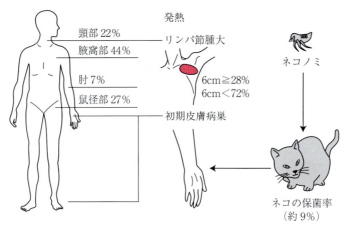

図8　ネコひっかき病の症状の現れ方

炎，伝染性単核症，リンパ腫などとの鑑別に悩む疾患である．

2）診断

わが国においてネコひっかき病は稀な感染症ではない．本疾患の存在と多彩な症状を念頭に置き，**ペット飼育の有無を問診すること**が早期診断・治療につながる．確定診断の方法として，①**菌の分離培養**，②**血清診断**，③**DNA診断**がある．

リンパ節腫脹部位を穿刺吸引しても無菌性の膿がみられるだけで分離率は低く，通常は抗体価を測定して判断する．リンパ節摘出による病理組織所見（HE染色）は**肉芽腫性リンパ節炎で非特異的**だが，バルトネラ菌を抗原とした**免疫蛍光抗体法（IFA）や酵素抗体法（EIA）を用いた抗体測定**で診断がつく．すなわち，①急性期IgM抗体16倍以上陽性，②IgG抗体価が512倍以上の場合，③急性期・回復期ペア血清で4倍以上の抗体上昇のうちいずれか一つ以上を認めれば，血清学的診断が可能である．

人畜共通感染症

　家の中でペットを飼う人が増えている．ただ，動物は人にもうつる感染症をもっている．中には動物の身体には異常がなくても，人にうつると健康を損なう病気もある．ペットと仲良く暮らすには，適度な距離を保つことが必要である．

　人がうつらないようにするためには，「節度ある接し方」をする．例えば，キスしたり，自分のはしで食べものを与えたりすると病気がうつるおそれがある．人に最もうつる感染症は，「**パスツレラ症**」．この菌はイヌの約7割，ネコのほぼ100％が口の中に保有している．動物に症状は出ないが，人がかまれたり，引っかかれたりして感染すると，傷が腫れて痛む．顔をなめられて呼吸器から感染すると蓄膿症などが起こる．

　「**ネコひっかき病**」は，主にネコにかまれたり，引っかかれたりしてうつる．注意したいのは，傷を負ってから数週間して傷が治った頃に，近くのリンパ節が腫れるのがネコひっかき病である．ミドリガメなどのカメからうつるのが，食中毒菌として知られる**サルモネラ菌**．腹痛や下痢，嘔吐が起こる．

　オウム病は，感染している鳥と接触したときや粉じんになったフンを吸入して人に感染し，インフルエンザのような症状がでる．部屋の換気をよくして，鳥かごをこまめに掃除して予防する．

　感染症の多くはかぜなどと似ているので，症状だけではわかりにくい．かぜ症状の患者さんが受診した場合には，動物を飼っているか聞いた方がいい．

3）治療

治療は，CSD は**約4〜8週間かけて自然治癒傾向**があり，軽症例では経過観察のみで十分である．リンパ節腫脹が大きく，疼痛を認めたり，リンパ節腫大が遷延するような中等度の症例では，経口剤である**テトラサイクリン系抗生物質**，**マクロライド薬（アジスロマイシン）やニューキノロン薬**などを投与する．数か月で完治し，後遺症が残ることもない．ネコ対策としてはノミを駆除したり，爪を切っておくことで人への感染を未然に防げる．

10 破傷風

1）病態

破傷風は土壌に広く分布する破傷風菌による感染症で，芽胞が創傷部から体内に侵入し嫌気性下に細菌として増殖，**破傷風菌毒素**を産生して発症する．破傷風菌毒素は神経シナプスでの**神経伝達を障害**する．外傷の既往のない症例や抜歯後に発症した症例も多い．

初期症状として**咽頭，頸部の筋肉のけいれんから開口障害（牙関緊急），嚥下障害**を生じることが多く，進行して**呼吸困難や後弓反張**などの全身症状へと進行する．その局所症状のため早期に耳鼻咽喉科を初診することがある．初診時，舌のもつれ，開口障害，咽頭痛，声帯麻痺，嚥下障害などと軽症にみえても数時間後には重症けいれん発作による窒息死亡もあり得る．顔面表情筋の筋硬直により笑い顔に似た表情を示すことがある（**痙笑**）．

潜伏期間は3〜21日であるが，感染から症状発現までの期間が短いほど予後は不良で，**致死率は約30%**といわれている．早期治療が重要である．

2）診断・治療

診断は臨床症状のみで行い，破傷風に特異な血清反応はない．

治療は，**抗破傷風ヒト免疫グロブリン**の全身投与を行い，あわせて**ペニシリンG**もしくはテトラサイクリン等の抗生物質の静注を行う．必要に応じ，抗けいれん薬を投与する．

予防治療は**百日咳ジフテリア破傷風混合ワクチン（いわゆる3種混合ワクチン）**を3か月から1歳の間に初回免疫を3〜8週間隔で3回接種し，その後12〜18か月の間にもう一度投与する．さらに小学6年の頃に追加免疫すると，その後10年間は有効である．傷を負って破傷風が危惧されるときは破傷風トキソイドを予防的に投与する．

第3章　骨・脈管系疾患

1 茎状突起過長症（過長茎状突起症，異常茎状突起症，イーグル症候群）

1）症状

咽頭，喉頭に炎症や潰瘍などの所見がないのに，いわゆる咽喉頭異常感症や咽頭痛，嚥下痛，耳痛，肩こり，頭重感などを訴える．しかし，特有の症状は何もないので，悪性腫瘍をはじめとする他の器質的疾患を除外することが大切である．

2）病因

茎状突起の長さは診断の要素だが，絶対的なものでない．茎状突起の長さが正常で症状を起こすのは，茎状突起の内側への偏位や茎状舌骨靱帯付着での**炎症変化**などがあげられる．耳痛は，茎状突起の周囲軟部組織への機械的刺激による舌咽神経を介したものや，頸動脈周囲の交感神経叢の刺激を介して発症すると考えられている．

3）診断

①左右どちらかの舌骨大角付近に痛みがあることが多い．

②口蓋扁桃の上極を外側に圧排するように触診すると，硬い茎状突起の尖端を触れる．

③X線学的撮影（開口して前後像で撮影，パノラマ撮影）で過長茎状突起を描出する．

4）治療（外科的治療）

①骨折：一時的に症状は消失するが再発することが多い.

②突起切除術：外部切開法と経口法がある.

2 強直性脊椎骨増殖症（Forestier病）

1）病態

Forestier病は椎体前縁と椎間板前縁部に仮骨形成がみられる脊椎前縦靱帯の骨化と椎体前方の骨棘を特徴とした疾患である. 頸椎の骨異常増殖により食道が後方から押され，通過障害をきたす. 骨棘の最大突出部は第3，4位頸椎に多く，最大突出部の高さが9から18mmの症例に嚥下障害は高率に生じると報告されている.

中年以上の男性に多く，通常は無症状である. 頸椎の骨化が高度になった場合，咽喉頭異常感や嚥下障害を呈するようになるが，その機序としては食道への機械的圧迫による通過障害（機械的狭窄）と，その圧迫による食道自体および食道周囲の粘膜の浮腫（炎症）によるものと考えられる. 高齢者に多く60歳代の男性の7％，70歳以上で15〜20％にみられるという報告もある. 甲状軟骨の後ろに指を入れると，硬い骨を触れる. 脊椎の加齢変化に加えて，前縦靱帯骨化による二次的強直が原因とする説が有力である.

病期はX線所見から次のように分類される.
Ⅰ期：椎間板前縁に不鮮明な陰影
Ⅱ期：椎体前上縁の肥厚
Ⅲ期：椎間板縁で上下椎体の骨棘融合
椎間はよく保たれ，骨棘は椎体に広い基底をもつ.

2）症状

一般には無症状のことが多く，時に咽喉頭異常感，嚥下困難，肩運動障害などを呈する. **甲状軟骨の後ろに指を入れると，硬い骨を触れる**.

3）治療

症状が比較的軽度のものは経過観察. 経過観察中に症状軽快をみる例がある. 誤嚥などによる重篤な合併症が生じた場合には，胸鎖乳突筋前縁に皮切をおき，この筋肉と総頸動脈を分けて頸椎に達し，骨膜下に化骨部分の削除を行う椎体切除術が必要になる.

手術の予後は良いが，骨削除を行っても再増殖をきたしてくる可能性は少なくなく，再発例もあり，長期にわたる経過観察が必要.

3 石灰沈着性頸長筋腱炎，crowned dens syndrome

頸長筋は頸椎に沿うようにその前方に存在する筋肉である. 頸部を前屈，側屈させる作用をもつ.

1964年Hartleyが環椎の前方（環軸関節前方）にカルシウム沈着を伴う急性上頸部痛を生じる症例を報告したのが最初で，沈着物はハイドロオキシアパタイトであることが報告された. それ以来この疾患は頸長筋腱の歯突起付着部へのハイドロオキシアパタイト沈着に起因する急性炎症で，頸長筋の阻血，変性が原因で生じる頸長筋内の石灰化像，椎前軟部組織腫脹が特徴であり，石灰病変が吸収される過程で炎症が生じ痛みが生じるとされる. **急激に発症する後頸部痛と嚥下困難，頸部運動制限（特に回旋）を3徴**とし，発熱も認める. 咽後間隙への炎症の波及により嚥下時痛，咽頭痛も認める. 白血球，CRPが軽度上昇する. 30〜60歳代に多い. 発症前に上気道感染や軽微な外傷の既往がみられることがある.

X腺写真，頸部単純CTで第1〜2頸椎前面の頸長筋腱付着部に石灰化，第1〜4（時に第6）頸椎前面の軟部組織（後咽頭腔）に腫脹，浮腫性変化による低吸収域を認める（造影効果はない）. **咽後膿瘍との鑑別診断に重要である**.

この疾患の診断は，頸部痛から本疾患の可能性を疑って，単純X線写真やCTで第1〜2頸椎前方の石灰化の有無を評価することが大切である. 同様のよく似た疾患にcrowned dens syndrome（CDS）があるが，これも急性の頸部痛をきたすものの，嚥下時痛，嚥下困難はないとされる.

治療は，頸部固定による局所の安静，NSAIDsを1〜2週間使用する. 症状が強い場合はステロイドを用いる. 予後は良好である.

4 血管腫

従来，血管腫という言葉は脈管系腫瘍のうち血

管成分が目立つものに対して慣用的に用いられてきた．しかし近年，脈管系腫瘍は腫瘍性増殖を認めるものを**血管腫 hemangioma**，毛細血管の拡張のみで腫瘍性増殖を伴わないものを**血管奇形 vascular malformation** と分類されるようになっている．血管腫は血管新生で一部の幼児血管腫は生後しばらくして出現し，急激に増大して生後数年で消退する．一方，血管奇形は脈管新生の異常で，生下時より出現し年齢とともに徐々に増大し消退することはない．血管奇形は，主として構成する脈管成分により，動静脈奇形（AVM），静脈奇形，リンパ管腫（リンパ管奇形）などと分類される．

日常遭遇する顔面血管腫の大部分は**単純性血管腫，いちご状血管腫，海綿状血管腫**で，全血管腫の90％以上を占めるといわれ，3大血管腫とも呼ばれる．これらの3大血管腫の治療は成因によりそれぞれ大きく異なる．**血管腫である「いちご状血管腫」であれば自然消退が期待できるが，「単純性血管腫」「海綿状血管腫」と呼ばれることが多い血管奇形では決して自然消退は起こらない．**

1）単純性血管腫（capillary malformation）

（1）病理

血管の先天性異常によって生ずる母斑を血管腫といい，「**あかあざ**」とも呼ばれ，多くは生下時もしくは乳児期から生ずる（乳児血管腫）．これが顔面に発生すると，本人ばかりでなく両親など

の精神的負担は大きく，早期治療を希望し来院することが多い．

単純性血管腫の多くは生下時より存在し，周囲皮膚粘膜面と同じ高さにある赤色斑で，周囲との境界は明瞭で，その色調から**ポートワイン血管腫**，あるいはブドウ酒様血管腫とも呼ばれる．生涯自然消退することはなく，40〜50歳以降になると次第に濃赤色から暗赤色調を呈し軽度隆起性となり，その後部分的に結節をつくる．

（2）治療

治療は，血管が非常に細いため硬化療法の適応となることは稀で，**レーザー治療法**が第一選択とされる．レーザーは赤色に選択的に吸収されるアルゴンレーザー，ダイレーザー（色素レーザー）を用いる．レーザーに反応しない症例には**遊離植皮術かカバーマーク**を選択する．

2）いちご状血管腫（strawberry mark）

（1）病理

生直後にはほとんど認められずに，**2〜3週後目頃から次第に隆起し，6か月頃位までに増大する．口唇**に好発し，紅色のやわらかい腫瘤となる．境界は明瞭，表面の色調は鮮紅色で**いちご状**に隆起している腫瘤型と呼ばれるものと，局所は軽度平板状に隆起している**局面型**と呼ばれるものがある．

▌FDG–PET/CT —画像診断の進歩

FDG–PET/CTは，18 F-fluorodeoxyglucose（18 F-FDG）を放射線トレーサーとして用い，CTとPETの組み合わせたハイブリッド，機能・形態融合画像診断装置である．18 F-FDGを用いるのは，細胞はブドウ糖をエネルギー源として使っているが，癌細胞は正常細胞よりも糖代謝が亢進し，取り込みが増大する性質を利用している．18 F-PET/CTは頭頸部腫瘍における良悪性の鑑別，病気診断，原発不明頸部転移癌の原発巣の検索，リンパ節転移の評価，治療効果の判定や再発の診断においてその有用性が多数報告されている．PETは原発不明癌患者の30〜50％において扁平上皮癌の同定可能といわれるが，生検前にPET/CTを施行すれば一層，診断率の向上に寄与すると考えられる．そして，現在はなお18 F-FDG以外のトレーサーの開発が進んでいる．さまざまなトレーサーを使ったmolecular imagingの分野は今後もますます進歩し，将来的には腫瘍の特性が画像によって診断できる時代になると思われる．

（2）治療

局面型は2〜3歳頃までにはほとんど痕跡を残さずに消退するが，腫瘤型は5〜6歳頃までに（皮膚にしわやたるみを残して）アポトーシスにより消退する．このためいちご状血管腫の治療は基本的に wait and see policy に従い，自然消退するものに対しては瘢痕をつくる可能性がある治療は行うべきでない．

3）海綿状血管腫（carvenous hemangioma）
（1）病理

血管腫の大部分はこの海綿状血管腫で，頭頸部では舌，口腔，頸部に発生する．生下時より認め，皮下，粘膜下に大小の血管が海綿様の構造を呈し，表面からは濃青色〜青色調にみえ，局所は膨隆し平滑で，境界は比較的明瞭で，自然消退は望めない．腫瘍は圧迫によって消退する性質がある．X線上静脈結石を有するものがある．また，穿刺により新鮮静脈血が採取できる．dynamic MRI が血管腫の診断に有効である．

（2）治療

治療の要点は本来の形態を損なわずに，出血のコントロールだけ行いながら，いかに腫瘤組織を切除・摘出するかにある．腫瘍は特別な被膜を有せずあらゆる組織間隙に入り込んで全摘出が困難な例が多い．血管腫が小範囲であれば，周囲の健常組織から剥離を進め摘出することが可能である．しかし，広範囲例では全摘出により形態や機能を損なう恐れがあり，部分摘出にとどまることも多い．部分摘出では剥離・止血操作に難渋する．このため低血圧麻酔，流入動脈の結紮，周囲組織の一時的縫合，流入動脈のエンボリゼーション（塞栓術）を施し，出血量の軽減をはかる方法がとられる．

4）動静脈奇形（AVM）（動静脈瘻，拍動性血管腫，蔓状血管腫など）
（1）病理

この種の血管奇形は内皮細胞の増殖を伴わず，脈管系の短絡などの異形成による疾患群であり，末梢の動脈静脈間に毛細血管床をもたない直接の交通がある状態であり，拡張，蛇行した脈管が腫瘤の主たる成分である．

先天性と後天性に大別される．後天性の多くは外傷後に生じるとされており，短絡する血管数は先天性に比べて少ない．**先天性は血管原基の退縮障害で生じる．その時に動静脈間の短絡路が残存したもの**と思われる．動静脈奇形の増大は，血行を保つために分岐血管が増生するために起こる．頭蓋内および四肢に発生することは多いが，**頭頸部領域では稀な疾患**とされている．

真性の血管腫との違いは，腫瘍内の大血管の有無である．診断は血管造影が最も有用である．組織学的には，血管腫には増殖性の変化が認められるのに対して，AVM にはそのような所見はなく，また AVM では，正常でない壁構造をもつ血管が認められ，それらは短絡部分と考えられる．動静脈奇形の症状は腫脹，熱感，動静脈努張，拍動，血管雑音，振戦，出血，疼痛などが発生部位に応じて生じてくるとされる．耳鼻科領域では血管性耳鳴（拍動性耳鳴）の原因となることがある．

（2）治療

治療は外科的全摘出が必要であるが，周辺組織を含めて一塊として摘出する．その他，**硬化療法**，流入血管の結紮術および塞栓術，放射線療法（γナイフ，コバルト照射など）がある．動静脈奇形は macrofistula のみを結紮または塞栓しても，microfistula への血流が増大し，その結果病変は拡大し，再発するといわれる．難治性である．

5）リンパ管腫
（1）病理

リンパ管腫は組織学的には腫瘍ではなく，**リンパ管の発生学的形成異常**である．International Society for the Study of Vascular Anomalies（ISSVA）はリンパ管腫を脈管奇形 vascular malformation の一つとしてリンパ管奇形 lymphatic malformation（LM）に分類した[10]．リンパ管の存在する身体部位にはどこにでも発生する．しかしそれ故に，発生部位では周囲重要臓

器にまで強く浸潤しており発育を続けるので，治療には難渋することが多い．原因説としては，**胎児期における局所リンパ管流の閉塞のために，リンパ管が拡張し，リンパ液が貯留した状態となるという説**が有力である．頸部を中心としての発生が特に多い（40〜80％）．**65％は生下時に，90％は2歳までに臨床的に明らかとなる．**

病理学的分類では，毛細リンパ管腫，海綿状リンパ管腫瘍，囊胞状リンパ管腫などに分類され，血管腫を合併するものもあるが，**囊胞状リンパ管腫がほとんどを占める．**囊胞状リンパ管腫は，リンパ管の管腔が囊胞状に拡大し，不規則な形の囊胞となる．その代表的なものは，**cystic hygroma**で，幼少児（2歳以下）の下側頸部に発生する．腫瘍は多房性で，漿液性の黄色透明な内容液をみる．

頸部に発生したリンパ管腫は巨大な腫瘍がほとんどで，腫瘍の周囲の筋，神経，血管などの重要組織と癒着していて，手術は容易でない．

（2） 治療

①新生児，乳児期には自然治癒もある．

②**硬化療法：ストレプトコッカスピオゲネス（A群3型）Su株のペニシリン処理乾燥製剤であるピシバニール（OK-432）局所注入療法．**

この治療の作用機序として囊胞に炎症を発生させ，内皮細胞の透過性亢進をきたすサイトカインが産生され，その結果リンパ液の排出が促進し，縮小する．リンパ管腫内皮細胞の破壊を意図している．穿刺針は18ゲージ（いわゆる輸血針）を用い，内容液をできるだけ吸引したあと，その量に応じたOK-432を注入する．OK-432には1バイアル0.2KE，0.5KE，1KEの製剤があるが，生理食塩水で溶解して使用する際には，0.5KEか1KEが使用しやすい．薬剤は粉末状であり，0.05〜0.1KE/mlの濃度に調整する．**1KEのバイアルであれば生理食塩水10ccに溶解し準備しておく．**1回の上限は0.2mgとする．

副作用は反応性腫脹（全例），発熱（75％の例に注入後37.5℃以上の発熱）と局所の疼痛だが，約半数に認められ2回以内に消失する．5週間後に効果判定し，非消失例は約6週後に再注入を行

う．効果の発現は少なくとも注入後6か月は経過を見る．海綿状リンパ管腫や血管腫が合併していると，その部分の縮小は期待できない．OK-432による非奏効の難治例に対して，エタノールによる硬化療法の著効例の報告が最近増えている．

この硬化療法は，ガマ腫や側頸部囊胞など他の疾患にも応用される．

（3） 切除

6） 内頸静脈血栓症（血栓性静脈炎）
（1） 原因

血栓は，①血流の変化，②血管内皮や内膜の壊死，崩壊，③凝固系の亢進，線溶系の低下の3要素が大きく関与し，これらが相互に作用しあって形成され，静脈に対してこの3要素に触れる要因が生じた場合容易に血栓を生じる．例えば，中心静脈カテーテル留置，静脈注射による薬物の乱用，悪性腫瘍による内頸静脈や上大静脈の圧迫，感染性病巣からの炎症の波及，経口避妊薬の服用，そして特発性の内頸静脈血栓がある．

（2） 症状

血栓の器質化，側副血行の発達，血栓静脈の再疎通などにより，無症状に経過することが多く，あっても非特異的炎症兆候のみ．

（3） 合併症

肺栓塞：遊離した血栓が肺動脈を急激に閉塞し急性呼吸不全，急性右心不全として発症するもので致死率が高い．内頸静脈血栓症の5％にみられる．

（4） 診断

造影CT：静脈内腔の低濃度の陰影欠損，静脈壁に一致したリング状の増強，および血栓静脈の拡張がみられる．

MRI：血栓は一般的にT1強調像，T2強調像とも高い信号に描出される．

その他，MR angiography，血管造影，digital subtraction angiography（DSA），超音波断層も有用である．

（5）治療

血栓溶解療法：血栓溶解剤（ストレプトキナーゼ，ウロキナーゼ，プラスミノーゲンアクチベーター）は4日以上経過し器質化しはじめている血栓には効果が期待できない．

外科的治療：血栓遊離（肺栓塞）の予防を考慮．

抗生物質の投与と同時に1週間の経静脈的ヘパリン投与，それに続いて3か月以上のワルファリンの経口投与を行う．

7）内頸動脈走行異常

成因は先天的な要因と後天的な要因が考えられる．後者は，アテローム硬化により内頸動脈の弾性が低下し，これに引き続いて屈曲が生ずる．通常，拍動や膨隆を認めても，内頸動脈の屈曲の程度が軽度であれば無症状である．

診断はMRAにて確定する．MRAは従来の血管造影と比べ，血管を穿刺する必要がなく，造影剤を必要とせず，しかも放射線の被曝を受けることなく血管を描出できる．総頸動脈分岐部は，下顎角直下2 cm付近に存在する．動脈硬化による狭窄が生じやすい部位のため，膜型聴診器で**頸動脈雑音（Bruit，ブリュイ）**の有無を調べる．不確実で，感度は低いが，特異性は高いため，雑音がある人の約90％に頸動脈狭窄が認められる．そして，雑音が聞こえれば，心・血管死亡リスクは約2倍高くなる．

第4章　頸部リンパ節転移癌（転移性腫瘍）[5]

1 転移癌の性質

頭頸部癌が進行すると頸部リンパ節に転移し**Ⅲ，Ⅳ期**となる（**図9**）．頭頸部癌の治療において頸部リンパ節のコントロールは重要な問題である．同側のリンパ節転移が認められると約50％の生存率低下をきたし対側に転移が出現するとさらに50％減少する．

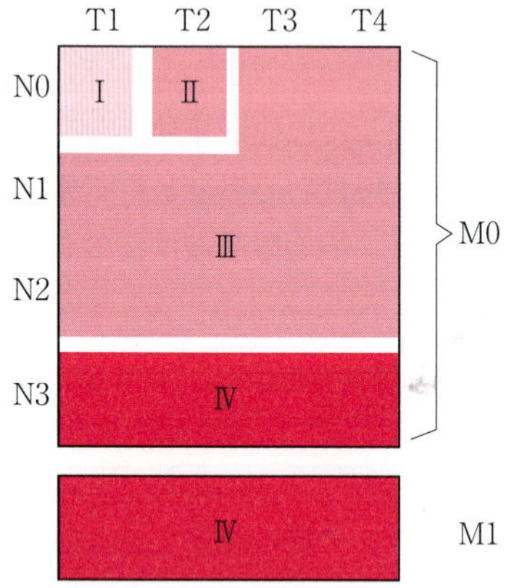

咽頭，喉頭を含む頭頸部悪性腫瘍はすべて，頸部リンパ節を所属リンパ節として転移する可能性がある．そして，鎖骨上窩リンパ節以外の頸部リンパ節転移は**80〜90％が頭頸部領域からの転移**とされている．頭頸部癌の平均転移率は，上顎癌15％，上咽頭癌80％，中咽頭癌70％，下咽頭癌70％，声門上部癌40％，声門癌10％，口腔・舌癌40％，甲状腺癌40％の高い率となっている．

N因子の診断に際して，視診・触診のみによる正診率は低く，**誤診率は約20〜30％**と報告されていて，正診率を高めるために種々の画像診断法が応用されている．リンパ節が腫れているかどうかは90％以上の精度で術前に知ることが可能だが，それが病理学的に転移陽性のリンパ節か否かはエコーガイド下の**針生検を施行しても40〜70％の精度**であるといわれる．画像診断法を駆使し，転移リンパ節に特徴的であるといわれる所見をとらえることにより頭頸部扁平上皮癌のリンパ節転移の診断率は70〜80％程度に高めることができる．

図9　悪性腫瘍のTNM分類によるステージ分類（ローマ数字）

Nはリンパ節転移を示す．
N0：リンパ節触知（−），N1：同側，可動性あるリンパ節触知（＋），N2：両側，または対側に可動性あるリンパ節触知（＋），N3：非可動性のリンパ節触知（＋），Mは遠隔転移を示す．

2 転移部位から原発巣を推測する

　一般にリンパ節転移は発癌臓器に対応した特異性がみられる．例えば上咽頭癌は胸鎖乳突筋の上後部（submastoid）で頻度は30%，中咽頭癌（40%）は上内深頸リンパ節が最も多く，舌根癌では両側性に転移がみられる．顎下部や頤下部は口腔癌の転移好発部位である．下咽頭癌は，一側性（同側）で，上・中・下内深頸リンパ節の順に多い．喉頭癌でも声門上癌は上頸動脈三角，声門癌は下頸動脈三角の内頸静脈に沿った側頸部に多い．下頸部および鎖骨上窩リンパ節転移の場合は，原発巣が鎖骨下領域に存在する可能性が高く，食道癌や肺癌の転移を念頭に，胸腹部の検索も必要である．

　センチネルリンパ節 sentinel lymph node（SLN）とは，腫瘍から最初のリンパ流を受けるLNと定義される（**センチネル＝見張り番**）．たとえSLNが空間的にどこに位置していようとも，最初に癌が転移するLNであるなら，SLNを摘出し転移がないことを病理学的に証明すれば，他へのLN転移は起こっていない〈N0〉という仮説が成り立つ．このことは，広範囲な所属LNをすべて摘出しなくても癌の広がりが判断でき，転移のない場合には郭清を省略することで，郭清に伴うQOLの低下が軽減できることを意味している．この診断手法は**SLNナビゲーション手術（SLNS）**と呼ばれる．その理論の妥当性が証明されるにつれ，現在では乳癌や消化器癌などの癌腫では盛んに検討が行われている．SLNの同定法には1% isosulfanblueを用いた色素法とフチン酸Tc99mを用いたラジオアイソトープ法があるが，これらの併用でSLNの同定率は90%超となる．

3 原発不明癌の対応

　頸部リンパ節に転移病巣を認めながら原発巣が明らかでない，いわゆる**原発不明癌 occult cancer**は頭頸部癌症例の1～3%にある．その初発転移部位の組織型は**腺癌が30～40%，未分化癌が15～20%，扁平上皮癌が10～15%を占める．扁平上皮癌が約8割を占める**という報告もある．

　原発巣不明の転移癌は診療に苦慮することが多い．しかしその多くは**甲状腺癌，唾液腺癌，上咽頭癌，扁桃癌，口腔底癌，歯肉癌，下咽頭癌など**である．それらの癌が後になって原発巣として発見される割合は15～30%程度あり，その場合は**中咽頭癌**が最多である．口蓋扁桃に原発巣が見出される症例が多いのであるならば，始めから同部や舌根部の詳細な検索が必須である．患側扁桃腺摘出術もあらかじめ考慮してよいという考えもできる．口腔咽頭粘膜は視診上正常にみえても病変が潜在することもあり，触診可能な部位には必ず手で触れてみるとよい．そして，必要なら上咽頭，舌根部，口蓋扁桃，下咽頭の盲目的生検を積極的に行うべきであるとする意見もある．

　鎖骨上窩リンパ節に転移を認めた場合，原発巣は頭頸部領域以外では鎖骨下臓器（肺，食道など）に多い．原発腫瘍診断における**FDG-PET（正診率を高めるために可能であればPET-CTを行うべきである）**の有用性は，3mm以下の微小病変やFDG取り込みの少ない組織型による偽陰性，炎症や生理的集積による擬陽性もあることを考慮しなければならない．FDG-PETはとりわけ下頸部病変や腺癌症例など頭頸部外原発腫瘍の可能性が高い場合には，積極的に施行すべきである．

　原発不明癌の治療は，切除可能であればまず手術療法（頸部郭清術）を行った上で術後放射線療法を追加することが多い．手術不能例に対しては化学療法や化学放射線療法が重要な役割を果たすと思われる．**原発不明転移癌の5年生存率は約30～40%**である．

4 頸部郭清術

　頭頸部癌の治療の際に，頸部リンパ節転移が認められる場合はもちろん，転移を認めなくても，原発巣の進展から高率に転移が予想される場合は，頸部リンパ節を一塊として摘出することが行われる．その手術を頸部郭清術といい，多くは原発巣の手術と一緒に行われる．しかし，郭清目的からみた場合は，根治的郭清術か予防的郭清術かの検討が必要となる．

潜在的なリンパ節転移の可能性は例えば口腔癌を例にとるなら T1 15％，T2 30％，T3 50％，T4 75％である（MD アンダーソン病院の統計）．T1 に関しては15％の転移率であるなら治療の効率を考えると転移が出現してから頸部郭清術で対応する wait and see policy の適応が考えられる．一般的に転移が20％を超える病変に対しては予防的な頸部郭清が考慮される．また，T4 では3/4が転移するので局所に広く進展した病変ではより積極的な気持ちで予防郭清が選択されよう．

1）根治的リンパ節郭清術（radical neck dissection：RND）

RND では，所属リンパ節と周囲組織を en block に切除する．副神経，内頸静脈，胸鎖乳突筋は切除される．多発性リンパ節転移あるいは節外浸潤が明らかである症例，単発転移であっても**リンパ節長径が3～4 cm 以上**であれば内頸静脈，胸鎖乳突筋に浸潤していることが多く，本術式の適応である．切除による機能障害としては，腕神経叢，迷走神経，顔面神経，舌下神経，副神経などの障害による神経症状があげられるが，なかでも**舌下神経と迷走神経が同時に損傷されると嚥下障害をきたす**ことは重要である．

両側の頸部郭清術を同時に，あるいは間隔をおいて施行しなければならないことがあるが，この場合は少なくとも片側の内頸静脈を保存することが望ましい．両側の根治的頸部郭清術の合併症では咽喉頭浮腫による上気道閉塞がある．そのため，両側の根治的頸部郭清術を行うときは，同時性，異時性を問わず気管切開を施行することが望ましい．

根治的郭清術は原発巣による頸部リンパ節転移の好発部位が明らかになるにつれ，根治性を損なうことなく郭清領域を省略したさまざまな郭清術式や保存的リンパ節郭清術が提唱されるようになりとって代わられるようになった．

2）保存的リンパ節郭清術（modified radical neck dissection）

保存的リンパ節郭清術とは，根治的頸部郭清術で除去される副神経，内頸静脈，胸鎖乳突筋の一つ以上を保存した場合の術式でそれには**機能的頸部郭清術 functional ND**（副神経を保存して上肢の運動障害を防止する）と**選択的頸部郭清術 selective ND（SND）**の二つがある．

開発当初は機能温存術の根治性が疑問視されたが，次第にその有用性や安全性が確認されるようになった．**現在では治療成績を低下させずに術後の機能障害や変形の軽減化を図り，原発巣ごとに転移リスクがある領域を選び，癌が残るリスクの少ない筋肉，静脈，神経などの非リンパ組織は適宜選択して残す選択的頸部郭清術が頸部郭清術の中心を占めている．**ことに N0 症例の予防的郭清術には SND が採用される．**よって選択的頸部郭清術**とは，一つ以上のリンパ節群が保存された場合に命名する術式で，以下のように切除したリンパ節群からふさわしい術式を命名する．

a. supraomohyoid neck dissection （SOHND）：頻度としては最も多い．

b. posterolateral neck dissection

▌頸部郭清術の今昔

根治的頸部郭清術は画像診断法が未発達で，手術以外の有効な治療がなかった時代の術式で，副神経，内頸静脈，胸鎖乳突筋も切除するというように安全域を大きくとることで根治性を図った時代の産物である．しかし，現在は FDG-PET 検査や高性能の超音波検査などの画像診断や強度変調放射線治療などの医療技術は進歩しており，その結果頸部癌治療の方向性は低侵襲化し，機能温存や郭清範囲を縮小するべくさまざまな術式が提唱されるようになった．現在は RND は頸部リンパ節転移が高度な症例に対して行う場合がまれにあるものの，通常はそれらの一部もしくは全部を温存する保存的頸部郭清術が行われる．

頭頸部・甲状腺　775

c. lateral neck dissection

d. anterior compartment neck dissection

3）頸部郭清術の合併症
（1）乳び漏（chylous leak），乳び腫（chyloma）

　左側の頸部郭清術に際してよくみられる術中合併症で，左側鎖骨上窩で胸管を損傷することによって生じる．術中は術前からの禁食で消化管が空であるために，乳び液の漏出に気付かない．術後2～7日経って栄養摂取が始まってから，血清様で淡黄色透明または乳白色を呈する乳び液がドレーンチューブから排液され気付くことが多い．

　対策としては，小量ならば**創を圧迫**したうえ，**脂肪の摂取を制限**する．また経口摂取を止めて中心静脈栄養に変えるなどすれば閉鎖することがある．また，ミノサイクリンの高い酸性度および細胞毒性を利用し，癒着を目的としたミノサイクリン局所注入療法が効を奏することがある．しかし，自然停止を期待すれば，通常約3週間を要するので，2～3日経過を観察し，止まりにくいようなら再手術の適応となる．

　再手術は挿管全麻下に行い，頸動脈の後方で胸管の断端を求める．再開創の術野では，初回手術の時よりも胸管の断端が明瞭に見えるので，結紮は容易である．もし断端が不明瞭のときには　トレンデレンブルグ体位 Trendelenberg's position をとらせ，麻酔医に強くバッグを押してもらって胸腔内圧を高め，leak を確認してそこを結紮する．

　断端がはっきりせず，リンパがにじみでてくるような場合には，周囲の軟組織と一緒に，Z縫合の要領で糸を通して結紮する．

第5章　悪性リンパ腫

1 分類・病理・病因[6]

　悪性リンパ腫とはリンパ球の腫瘍である．その本態はリンパ球が癌化したものである．リンパ球は骨髄の造血幹細胞に由来し，**B前駆細胞は骨髄で，T前駆細胞は胸腺でそれぞれ免疫特異性を獲得しつつ分化成熟し，B，Tリンパ球として末梢リンパ組織（リンパ節，脾，その他のリンパ組織）に分布し，かつ血液，リンパ液を介して全身を循環する．このようにリンパ球といえども種類があり，またそれぞれの成熟分化段階が多岐にわたることから，リンパ腫にはさまざまな病型，臨床病理学的特徴がある．**また，未分化細胞性リンパ腫と急性リンパ性白血病の関係は本質的には同一疾患であり，細胞増殖の主座がリンパ腫では（胸腺を含む）リンパ組織で，白血病では骨髄であることが異なる．

　悪性リンパ腫 malignant lymphoma（MH）は病理組織学的に**ホジキン病 Hodgkin disease（HD）**と**非ホジキンリンパ腫 non-Hodgkin lymphoma（NHL）**に大別され，さらに非ホジキンリンパ腫は腫瘍細胞の膜表面形質の違いにより**B細胞性リンパ腫とT/NK細胞性リンパ腫に分類される．NHLでは，腫瘍化により分化がある段階で停止した細胞がモノクローナルに増殖する．**それがB細胞であるか，T細胞であるかである．そしておそらくは，そのリンパ腫は慢性の炎症性刺激によって起こるだろうといわれている．

　ただし，腫瘍細胞が成熟した形質を有する場合でも，腫瘍リンパ球は反応性に幼若化する性質を保持しているため，未熟リンパ球と幼若化した成熟（末梢性）リンパ球が類似の形態を示して，NHLの病理は複雑である．特にT細胞リンパ腫では，腫瘍細胞が各種のサイトカインを産生し，発熱などの全身症状を発現し，また反応性細胞増殖を誘発して組織所見を修飾し，時に病理診断を困難にする．

　NHLはわが国でかつて慣用分類としていわれた細網肉腫，リンパ肉腫，濾胞性リンパ腫，Burkitt（バーキット）リンパ腫，形質細胞腫や

骨髄腫などを含んでいる．そしてわが国では欧米に比べてリード・シュテルンベルグ細胞が特徴的であるホジキン病の発生頻度が少なく，とりわけ頭頸部領域ではホジキン病を治療する機会は少ない．

悪性リンパ腫はリンパ節が腫れるというイメージがあるが，リンパ節以外にも，例えば胃や皮膚などさまざまなリンパ節以外の臓器にも発生する．それゆえに，リンパ腫の原発部位により**リンパ節性 nodal** とリンパ節外から発生する**節外性 extranodal** に分けられる．

そのリンパ腫の初発部位と表面形質は関係があり**節外性リンパ腫の多くは中悪性度に分類されるびまん性大細胞性B細胞性リンパ腫**だが，節外性でも鼻腔型では**T細胞リンパ腫（NK/T細胞性リンパ腫）が多い**．その鼻副鼻腔リンパ腫であるNK/Tリンパ腫は，従来**壊疽性鼻炎**といわれていたもので今日では EB ウイルスとの関係が明らかとされている．このNK/T細胞性リンパ腫は地理的，人種的な差がみられ，東南アジアや中南米で多く，欧米諸国では少ないという特性がある．

2 発生頻度

悪性リンパ腫のわが国における発生頻度は**人口1万人に1人，日本人の年間罹患数は約2万人（2008年）**といわれ，欧米に比較して低いが，近年増加しつつある疾患である．**高齢者**に多い．発症年齢の中央値は**60歳代後半**．ただし，ホジキンリンパ腫は発症年齢のピークは若年者と中高年齢者の2峰性である．

わが国においては節外性リンパ腫の発生頻度が高く，**悪性リンパ腫の30〜50%は節外性リンパ腫**といわれ，その発生頻度は **Waldeyer（ワルダイエル）輪（60〜70%）**，消化管，皮膚，鼻腔の順で高いといわれている．ワルダイエル輪はリンパ節臓器であるので，本来は節外性悪性リンパ腫（ENL）の分類の中でリンパ節臓器として扱うべきであるが，特殊な生物学的特性から，リンパ節初発のリンパ腫と区別して，節外性臓器として扱われることが多い．**初発部位はそのワルダイエル輪の一部である口蓋扁桃に圧倒的に多く**，上咽頭（咽頭扁桃），舌根部（舌扁桃），多発例の順にみ

られる．

消化管や胃にでるリンパ腫はほとんどBリンパ腫である．左様に悪性リンパ腫全体としてみればBリンパ腫が多い．（HTLV-2関連の末梢型T細胞リンパ腫を除いても），**Tリンパ腫は全体の20〜30%**で，皮膚とか鼻ではT細胞リンパ腫がでやすい（この割合は欧米に比し高い）．

組織分類は国際分類またはLSG分類における**びまん性大細胞型B細胞リンパ腫 diffuse largeB-cell lymphoma（DLBCL）**が悪性リンパ腫の30〜40%を占め，**濾胞型（10%以下），ホジキンリンパ腫（3〜6%）は少ない**．このびまん性大細胞型B細胞リンパ腫の診断は病理学的には非常に単純であり，大型のリンパ腫細胞がびまん性に増生して認められ，それがB細胞由来であればこの疾患に含まれる．しかし，これは内実は複数の疾患単位の集合体と考えられている．

NK/T細胞リンパ腫は，わが国ではATL（成人T細胞白血病/リンパ腫）と，NK/T細胞リンパ腫という鼻腔，あるいはその周辺組織に発生するリンパ腫が多くを占めている．

3 初発症状

節外性リンパ腫の70%が clinical stage がⅡ期以内の，いわゆる早期に発見され，全身症状を有する症例は少ない．**初発症状の約半数は頸部リンパ節腫脹を主訴としている**．その他発生部位によって特徴的な症状がみられる．扁桃初発では扁桃腫脹および咽頭痛，咽頭扁桃初発では鼻閉塞，聴覚異常が，舌根部初発例で咽頭痛が初発症状となりやすい．

4 診断

患者がリンパ腫を疑ってきたら，まずは**年齢と性が鑑別のために重要**である．リンパ腫は60歳代に最も多く発症し，30歳以下での発症は少ない病気である．また，ほとんどの病型で男性に多いのが特徴である．このことから，例えば**30歳以下の女性が来られたら，リンパ腫の可能性は低い**ことを念頭に置いて，生検の適応を慎重に判断する．

リンパ節腫大の性状については，**弾性硬，かつ**

可動性があって**無痛性**，**球状に腫れてくる**．有痛性の場合は感染症が多い．また，岩のように硬い場合は固形癌が多い．

理学的所見ではこのようなリンパ節性状の他に，初発部位としてワルダイエル輪，消化管，皮膚などのリンパ節外部位の頻度が高いため，肝・脾腫等の有無とともに，腋窩，鼠径など，他にリンパ節腫大がないかをみることが大事である．リンパ節腫大の鑑別疾患としては，癌の他に感染症，自己免疫疾患，薬剤性のリンパ節腫大やサルコイドーシスにも注意が必要である．

念入りの問診と触診を行った後に，**CBC，生化学（LDH），CRP など血液検査**を行う．sIL-2R はリンパ腫の診断において特異度と感度は高くないが，診断の参考になる．

確定診断は多くの場合，**リンパ節生検**によらなければならない．採血の検査結果と抗菌薬の反応性をみたうえで生検の適応を判断する．

1）生検について

正確な診断のためには，頸部で最も大きなリンパ節を組織を挫滅しないように切除し，ホルマリンに固定しないで生のまま免疫病理の専門医に送る．せめて拇指頭大の大きさは検査のために必要である．針生検，吸引細胞診は癌の転移を調べるには適しているが，悪性リンパ腫の診断には勧められない．

悪性リンパ腫の場合には生の標本でT細胞，B細胞その他を同定することが必須である．また，悪性リンパ腫の診断には，リンパ節の基本構造の喪失を見ることが必要である．そのために直の生検で，大きなマスとして組織を採集することが必要なのである．最近の新 WHO 分類に従ったリンパ腫の病理診断には，通常の HE 染色や免疫組織染色による病理学的検査に加え，フローサイトメトリー（FACS）や，染色体検査，遺伝子検査などが不可欠で，ホルマリンに全部漬けてしまうとできなくなる検査も含まれているので，場合によってはリンパ節生検を検討する際にはまず専門医にコンサルトするとよい．

悪性リンパ腫は多彩な病型があり，その病型ごとに最適な治療が決まっているので，正しい診断

とそれに基づいた正しい治療が重要である．

2）画像診断

標準的な画像診断法としては CT や MRI 検査が行われる．

CT，MRI 上では，卵円形から球形の単発性，多発性腫瘤として認められ，内部は均一であることが多い．**超音波像では内部が均一な境界明瞭な低エコー腫瘤**として描出されるのが特徴的である．

悪性リンパ腫では，**病期診断（ステージング）**に際して全身的な病変の広がりをみるには **PET 検査**はきわめて有用である．CT 検査のみで病期診断するよりも多くの病変が見つかる．その他に PET の有用性はリンパ腫に対して化学療法や放射線治療などを終了した際の治療効果判定を行う際に，残存腫瘍に生きた腫瘍細胞が残っているのか，見極めるためにも重要である．PET 検査により，治療反応性がよいかどうかを診て予後予測をすることができる．最近のびまん性大細胞性リンパ腫などの治療効果判定では，PET-CT を用いることが標準的となり，**PET が陰性であれば CR（完全寛解）とされる**ようになった．PET 検査が行われる病気としては，肺癌に次いで2番目に多い．PET の普及に伴い PET が使える医療機関では今ではガリウムシンチは用いられなくなってきている．

3）staging procedure について

悪性リンパ腫であることがわかった場合，治療方針を決定するために，病変の広がりを判断する．ワルダイエル咽頭輪の観察や頸部，腋窩，鼠径部リンパ節を触診，**頸部，胸腹部，骨盤の CT，骨髄穿刺および生検が最低限必要**で，**状況に応じて上部，下部消化管内視鏡検査，頭頸部 MRI，PET 検査などを併用する**．また，肝シンチグラム，67Ga シンチグラムや，白血球増多や LDH，フェリチン値の高値も参考になる．

clinical stage（CS）の決定は **Ann Arbor の臨床病期分類（表5）に従い**，病理診断は**新国際分類（working formulation 1982）または LSG（lymphoma study group 1972）分類に従って決定する**．Ann Arbor の分類では，全身症状（38

表5　Ann Arbor 分類

Ⅰ期	1つのリンパ節領域またはリンパ組織（扁桃腺，脾臓，胸腺など）に病変がとどまっている場合，リンパ節以外の臓器の限局的なリンパ腫の病変がある場合.
Ⅱ期	横隔膜を境界として，その上下いずれか一方に限局した，2つ以上のリンパ節領域またはリンパ組織の病変.
Ⅲ期	横隔膜の両側に及ぶリンパ節領域またはリンパ組織の病変.
Ⅳ期	広汎な，リンパ節以外の臓器（骨髄，肝臓など）への浸潤.

℃以上の発熱，6か月以内に10%以上の体重減少，盗汗）のあるものをBないものをAと再分類する．後腹膜リンパ節の評価は主に腹部CTによって行う．

4段階ある病期のⅠ・Ⅱ期は限局型，Ⅲ・Ⅳ期は進行型（全身型）と考えられる．

LSG分類は腫瘍細胞の増殖形式を follicular（濾胞性）と diffuse（びまん性）とに分け，腫瘍細胞の大きさに従って大・中・小に分けているが，**新国際分類は病理組織学的所見と臨床的悪性度を重視した分類である．これらの病理学的分類は治療法や予後判定に重要**である．

5　治療法

悪性リンパ腫にはまずは放射線治療である．放射線治療は重要な柱になるが，治療期間が通常の化学療法よりもはるかに短いことと，全身および各臓器機能への影響が比較的小さい点で優れている．**線量は通常高くても40Gy**が設定されるが，40Gyはほとんどの正常組織の最大耐容線量を下回っているために，比較的悪影響を及ぼさない．放射線治療が特に重要なリンパ腫としてNK/T細胞リンパ腫がある．これは鼻腔に発生し，従来は治療の難しい疾患だったが，現在では，通常より高い総線量に設定し，さらに化学療法を組み合わせることで治る患者が増えている．

ホジキン病が単中心性に進展するのに対し，**NHLは多中心性（非連続性）に進展する傾向が強い**ため，ワルダイエル環の浸潤があるときにはしばしば，消化管（胃，小腸）に節外病変がみられ

る．肝脾腫大もよくみられる．そのため，NHLでは stage Ⅰであっても放射線療法の前に全身療法である化学療法を先行させることが多い．そうやって，現在では化学療法を十分に行って放射線治療を併用することがNHLの治療の標準となっている．

リンパ腫は悪性腫瘍のなかでも特に**化学療法や放射線治療に反応性がよい疾患**である．特に若年者のホジキン腫の反応性が非常によくて，悪性リンパ腫または悪性腫瘍の中でも化学療法もしくは放射線併用療法による治癒率が最も高い病気の一つである．リンパ腫の中で一番患者が多い病型である中悪性度のびまん性大細胞性B細胞リンパ腫では，その**5年生存率は今では約60%**といわれる．リンパ腫全体では半数以上の患者さんが治る．あるいは長期寛解を得るともいわれるほど，治療成績が上がってきている．

CS決定のための検査は必要最小限とし1週間以内に staging が終了するようにする．Ⅲ，Ⅳ期は化学療法が主で，著しく大きな腫瘤があれば放射線照射や外科学的切除を加える．

悪性リンパ腫はきわめて多様性に富み，複数の疾患の複合体であることから，最適な治療法がそれぞれのリンパ腫で異なるので，**治療にあたっては早急に専門医に紹介する必要がある．**

1）悪性リンパ腫の計画治療ガイドライン

非ホジキンリンパ腫の生存期間延長に寄与するのは完全寛解のみであり，不完全寛解および無寛解はまったく生存期間に寄与していない．しかも，治療回数を重ねるにしたがって完全寛解率は低下し，寛解期間も短縮する．したがって，治療に際しての重要事項は，初回治療において**完全寛解導入**を果たすことである．それ故に，迅速かつ正確に診断手順を進め，組織分類および病期分類を決定し（予後因子の検討を含めて），計画治療スケジュールを立てることが重要である．ガイドラインによれば進行した非ホジキンリンパ腫の標準的化学療法は **CHOP 療法である．**本邦においては放射線とCHOP療法との併用療法の治療成績は完全寛解率50〜70%，5年生存率は約60%である．再発をきたした場合には再度化学療法が

必要となる.

低悪性度非ホジキンリンパ腫 indolent lymphoma の低悪性度とは，治療が行われなかった場合の生命予後が年単位，すなわち進行が緩やかという意味合いで用いられていて，治療によって治癒しやすいという意味ではない．この種の低悪性度非ホジキンリンパ腫は悪性リンパ腫の約20％程度を占める．

その低悪性度非ホジキン病の代表的な組織型としては**濾胞性リンパ腫**と**MALT リンパ腫**がある．これらはいずれも B 細胞性である．ガイドラインでは B 細胞性の場合，Ann Arbor 分類での限局期（Ⅰ，Ⅱ期）であれば放射線単独治療を行うことを勧めている．しかし，現状は濾胞性リンパ腫の寛解期間は比較的短期間で，残念ながら今のところ化学療法をもってしてもこの病気を治すことができない．骨髄浸潤がみられる進行期（Ⅲ，Ⅳ期）であれば，その場合，キメラ型抗 CD 20 抗体であるリツキシマブを用いた R-CHOP 療法が行われることが多い．

一方，**中悪性度非ホジキンリンパ腫 aggressive lymphoma** の中悪性度とは，治療が行われなかった場合に生命予後が月単位，という意味で用いられている．この中悪性リンパ腫は悪性リンパ腫全体の70％を占める．その代表的な組織型は**びまん性大細胞型 B 細胞リンパ腫**で，中悪性度非ホジキンリンパ腫の過半数を占める．Ann Arbor 分類での限局期（Ⅰ，Ⅱ期）であれば**CHOP 療法 3 コース＋放射線照射が基本**とされる．B 細胞性でリンパ腫であれば CHOP 療法を**リツキシマブ**を併用した R-CHOP 療法に代えて行うことも多い．進行期（Ⅲ，Ⅳ期）であれば CHOP 療法 6〜8 コースが基本で，B 細胞腫であれば R-CHOP 6〜8 コースが最近では標準的治療となっている．治療手順は，一般に化学療法を 2〜3 コース先行させ，次いで照射する．CHOP 療法の一番の副作用は白血球減少症である．その場合，白血球が 2,000/mm^2 以下となった時点で GSF を 3〜5 日投与することにより治療維持が可能である．

非ホジキンリンパ腫では化学療法としては CHOP 療法が標準的な regimen だが，その他に MACOP-B 療法（メソトレキセート®，〔ロイコボリン®〕，アドリアシン®，エンドキサン®，オンコビン®，プレドニン®，ブレオマイシン®）や BACOP（CHOP-Bleo），m-BACOD 療法（メソトレキセート®，ブレオマイシン®，アドリアシン®，シクロホスファミド，オンコビン®，デキサメタゾン）も用いられる．CHOP 療法に不応例や再燃例には VAMP 療法（ビンクリスチン，ドキソルビシン，メトトレキサート，プレドニゾロン）を用いることもある．

鼻腔に発生するリンパ腫は NK/T 細胞由来のものが多く，潰瘍を形成し急激に進行する．診断後まず早期に十分量の放射線（50 Gy）を行うことが最も重要とされる．骨破壊がないものは放射線単独治療でよいが，骨破壊のある症例は予後が悪く，放射線と化学療法を組み合わせる治療が必要である．

ホジキンリンパ腫に対しては，MOPP 療法ないし ABVD 療法が有効である．ホジキンリンパ腫は比較的若年者に多く，放射線療法±化学療法によって治癒可能な疾患である．放射線治療はワルダイエル輪リンパ腫の場合は鎖骨上窩を含めて照射する．Ⅰ期は放射線療法，Ⅱ期以上は化学療法を行う．腺量は 30〜40 G y である．

2）CHOP 療法の治療の実際

1 日目：

シクロホスファミド（cyclophosphamide；C，エンドキサン®）750 mg/m^2（静注）

ドキソルビシン（doxorubicin hydrochloride；H，アドリアシン®）50 mg/m^2（静注）

ビンクリスチン（vincristine；O，オンコビン®）1.4 mg/m^2（静注）

プレドニゾロン（prednisolone；P）100 mg/m^2（経口）（1 日目〜5 日目）

現在は，この原法にリツキシマブを加えた R-CHOP が標準療法である．

以上を 3 週間ごとに 2〜3 サイクルを繰り返し，限局型で完全寛解が得られた症例では，その後放射線療法を施行して治療を終了するのが原法．

CHOP 療法は第一コースから外来で施行することも可能だが，第二コース目は入院で施行し，

効果と毒性を確認したうえで外来で続行することもできる．進行例では放射線照射後，化学療法開始まで，少なくとも1か月の間隔をおいた方がよい．

3）予後

びまん性大細胞型B細胞リンパ腫のⅠ期および限局性Ⅱ期ではCHOP療法3コースと病変部への放射線治療で，60％以上に治癒が望める．しかし，CHOP8コース群では5年以降の再発が多く，7〜10年で生存曲線が交叉するとのデータもある．しかし，かなり進行したBリンパ腫でも大体40％位は治る．Tリンパ腫の方が予後が悪く，進行したTリンパ腫では20％位が治る．濾胞性リンパ腫はびまん性リンパ腫より予後がよい．部位別にみるとワルダイエル輪，鼻腔，副鼻腔の順に予後がよい．

B細胞性リンパ腫の予後因子として，初発部位，病期（stage），組織型，年齢が重要である．**病期別にみた予後不良因子は**，①多数の病変部位，②巨大病変（最大径10cm以上），③60歳以上の年齢，④全身症状，⑤LDH高値，反対に予後良好因子は，CRに達する期間が短い（3サイクル以内）である．

再発例に対するsalvage療法は，悪性度に関係なく残念ながら十分な治療効果をあげ得ない．

再燃の部位ではワルダイエル輪初発のリンパ腫では消化管，横隔膜より下のリンパ節や骨髄に再燃することが多い．

悪性リンパ腫のフォローアップとしては，完全奏効後，原則として2年まで6か月ごとのPET/CTを使っての定期画像診断が適切である．

6 成人T細胞白血病（adult T-cell leukemia lymphoma：ATL）

1）疫学

レトロウイルスHTLV-1が末梢性のT細胞（ヘルパーT細胞：CD4細胞）に感染し，腫瘍性増殖を起こした疾患である．九州および関西地域ではきわめて多く過半数を占め，予後は不良である．

本症は白血病とリンパ腫の中間的性格をもち，

かつ発病はキャリアの一部に限られ，感染してから30〜40年経たないと発病しないので，発症のピークは50歳代．ウイルスが原因なので地域集積性，家族集積性がみられる．男女比は男に多い．日本が世界一の多発地域で，特に九州，沖縄に集中している．世界的にはカリブ海地方にも多い．レトロウイルスの特徴は細胞と細胞を介しての感染しか成立しないことで，感染経路は母→児，男→女（夫婦間感染）が大部分である．

2）臨床的特徴

① ATL細胞の核は花びら状に分葉（花細胞flower cell）しているのが特徴的．しばしば好中球増多や好酸球増多がみられる．

②同一症例でも細胞の大小不同が著明で，多様性pleomorphicである．

③初診時約1/3〜半分の患者に皮膚症状（皮膚に白血病細胞の浸潤がみられ，全身性紅皮症の形が多い），約25％の患者で高カルシウム血症（倦怠感，意識障害をきたす―ATL細胞が何らかの因子を産生し，それが破骨細胞を刺激して破骨細胞を増殖させ，それが骨を溶かして高カルシウム血症を起こす）．白血球増多，特にリンパ球の増加が著しく（約8万），その50％以上を腫瘍細胞（ATL細胞）が占める．その他，全身リンパ節腫大，肝脾腫大が高率にみられる．

④ ATLA抗体（病因関連ウイルスであるHLTV-1に対する抗体）100％陽性．抗体陽性者の内発症するものは約1万人に1人程度と推定されている．

⑤ ATL細胞DNA中のプロウイルスの組み込みの検出．

⑥ ATLはさまざまな病型をとることが知られており，急性型，慢性型，くすぶり型，リンパ腫型の4つの病型に分類される．

⑦ ATLの二大合併症は感染症（カリニ原虫，真菌，ウイルスなど細胞性免疫低下による日和見感染を高率に併発する）と高カルシウム血症である．

3）治療

ATLの治療成績は他の白血病，リンパ腫と比

べても著しく劣っている．最も用いられる併用化学療法は VEPA（vincristine, endoxan, prednisolone, adriamycin）だが，完全寛解率は20%前後である．治療に抵抗性で数か月以内に死亡するものが多いが2〜3年生存する例もある．

第6章　頸部・顔面の腫瘍

1 頸部の腫瘍

1）神経原性腫瘍

神経原性腫瘍は**神経鞘腫**を代表とする良性腫瘍．神経鞘腫以外では，神経線維腫や**傍神経節腫**などがある．脳神経鞘腫の1/3は頭頸部に生じるとされる．年齢は20〜50歳代にかけて多い．

（1）神経鞘腫（neurilemmoma, neurinoma, Schwannoma）と神経線維腫（neurofibroma）

1．病理

頭頸部神経原性腫瘍は側頸部に多い．その大部分は**神経鞘腫（90%）**である．神経鞘腫は**Schwann（シュワン）細胞由来の腫瘍**であるため身体のどの部位にも発生する可能性があるが，それでも頭頸部は好発部位の一つ．**迷走神経由来が最も多く**，次いで腕神経叢，頸神経，頸神経叢，交感神経などがある．脳神経に関しては聴神経，舌咽神経，顔面神経，副神経，三叉神経の順に多いといわれる．ただし，嗅神経，視神経はシュワン細胞を欠くため神経鞘腫は発生しない．

神経鞘腫の病理組織像は特徴的で，細長い核をもつ細胞は紡錘系で柵状配列 palisading pattern または観兵式様配列 parading pattern を示す．このような配列を示す場合を **Antoni A 型**と呼ぶ．一方，粘液腫状で小嚢胞を取り囲んで変性を伴った不規則な細網線維網を形成するような非定型的な組織像を **Antoni B 型**というが，両者の混在する症例も多い．**神経線維腫**はシュワン細胞および線維芽細胞との混合によって構成される腫瘍である．

神経鞘腫と神経線維腫は共に神経鞘から発生するために広い意味でのシュワン細胞に由来する同一の腫瘍であるとする考えと，神経鞘腫は神経鞘から発生する外胚葉性の腫瘍であり，神経線維腫は内，外神経鞘より発生する間葉性の腫瘍で臨床的にも形態学的にも区別して考えるべきであるとする考えがある．

神経鞘腫は前述の脳および脊髄神経の根部または比較的太い神経より発生することが多く，また腫瘍は被包されており孤立性，単発性で神経皮膜内を圧迫性に発育することが多いが，神経線維腫は軟らかい結節として皮下に多発することが多くかつ被膜を欠くのが特徴である．**神経線維腫はその半数が von Recklinghausen 病の一病態**である．

2．神経鞘腫の症候

①腫瘤の性状は**表面平滑，境界明瞭で無痛性**のことが多く，経過の長い**無症候性腫脹**が原則．副咽頭間隙に発生すると咽頭側壁に半球状の膨隆を生じる．しかし，ある程度の大きさになると当該部位の周辺組織への圧迫から軽い圧痛，疼痛を感ずる場合がある．腫瘤の圧迫による咳嗽発作や心拍数の変化は迷走神経由来の腫瘍の所見であり，また Horner（ホルネル）症候群の存在は交感神経由来の腫瘍であることを示唆する．

②腫瘤の可動性は神経束に沿った**上下方向には悪く，前後あるいは左右方向には良好**．

③迷走神経由来の頸部神経鞘腫の CT スキャンでは腫瘤が**頸動脈鞘から発生**して腫大するため，血管系を外前方に圧排する辺縁明瞭な腫瘍であること，ときに**動静脈解離現象 arterio venous dissociation** が認められる．

④**造影 CT** では，Antoni A 型とB 型の混在や，嚢胞状変性などの腫瘍内部の組織学的性状を反映し，**陰影が斑状に増強**される．

MRI では嚢胞部分は T1 強調画像で low intensity，T2 強調画像で high intensity（target sign），Gd DPTA にて増強される腫瘍陰影がみられ，質的診断に有効である．転移性リンパ節との鑑別は画像診断のみで可能である．

⑤ 神経鞘腫は神経束の外縁で起こりやすく，その発育は**被膜に包まれて神経束を外側に圧排し**つつ進展するが，神経線維腫では神経束内部で発生し，固有の被膜を欠き神経束を膨大する形で発育する．腫瘍の上下に**神経様の索状物**が MRI で認められることがある．

⑥ **超音波所見**では境界明瞭で，腫瘤内部はその囊胞性変化や壊死性変化に一致した低エコーな部分を含む充実性腫瘍を示す．**腫瘍端が紡錘状になり柵状物へ移行する**ことが認められれば神経鞘腫をまず疑い，移行する索状物の位置や走行から由来神経を推測する．

⑦ 臨床症状に関しては，その発生部位によって大きな差異がある．

⑧ 頸部腫瘤では穿刺細胞診が行われることが多いが，神経鞘腫が考えられる場合，**穿刺は禁忌**であるという見解もある．知覚神経が含まれる場合は激痛を訴え，かつ，その痛みが後に残ることがあるからである．穿刺細胞診は十分なインフォームドコンセントを行った後に施行すべきである．

3．治療

治療は放射線治療や化学療法は無効であり，**外科的に全摘出または被膜下摘出**することが唯一の方法である．神経鞘腫は腫瘍の内部には神経束を巻き込まないので，被膜下の完全な摘出は可能である．高齢者の無症状の経過の長い神経原性腫瘍の場合は，経過観察のみでよい．副咽頭間隙腫瘍の手術的アプローチとしては，口内法，頸部外切開法，頸部外切開＋経耳下腺法，下顎正中離断法などがある．

手術に際しては発生母地神経の脱落症状とともに合併神経麻痺が出現することもありインフォームドコンセントからも十分注意を払う．また，神経機能温存を図るべく，神経刺激モニタリングを用いながら被膜間摘出術を施行することが推奨される．しかし，被膜間摘出術を行っても神経機能が障害される可能性は十分あることを忘れてはならない．

下顎部では術後の手のしびれ，ホルネル症候群，上頸部では嚥下困難，反回神経麻痺，副咽頭間隙では術後の神経脱落症状とともに下位脳神経麻痺を生じる危険が高い．そこで，由来神経が迷走神経あるいは交感神経幹の場合，その麻痺は患者の QOL に大きく影響するのでできるだけ核出を選択すべきである．

(2) 頸動脈小体腫瘍（carotid body tumor, 傍神経節腫 paraganglioma）

1．臨床所見

稀な腫瘍．ほとんどが 1 例報告である．**頸動脈小体**は頸動脈分岐部に存在する**傍神経節**であり（**図10**），血中 pH，P_{O_2}，P_{CO_2} などの変化に反応し，**呼吸，循環の調節に関与する化学受容器**である．このような化学受容体で体内最大の傍神経節は副腎髄質でありそれ以外のものは**髄外性傍神経節**と呼ばれている．その頸動脈外膜中の小体から生じる腫瘍が頸動脈小体腫瘍である．その約 1％はカテコールアミン産生を認める機能性腫瘍である．発生の詳細な原因は不明だが，慢性的な低酸

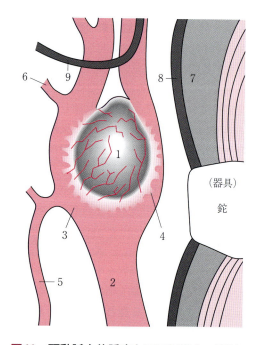

図10 頸動脈小体腫瘍と周囲組織との関係
1：頸動脈小体腫瘍，2：総頸動脈，3：外頸動脈，4：内頸動脈（腫瘍による圧迫），5：上甲状腺動脈，6：舌動脈，7：内頸静脈，8：迷走神経，9：舌下神経．

素状態が危険因子とされ，2,000メートル以上の高地に居住する人に多いとされている．

多くが一側性の上顎部に拍動を伴う腫瘤として認められ，無痛であり，緩慢な発育を示す．腫瘍が大きくなれば頭痛，嚥下困難，交感神経圧迫症状（ホルネル症候），下部脳神経症状（Ⅸ，Ⅹ，Ⅺ，Ⅻ脳神経）等が出現する．約5〜10％に家族性を認め，その場合両側性が多い．多くが良性だが，約5％程度に悪性例があり，リンパ節転移や肺，肝臓，骨などへの遠隔転移を認める．その悪性例は遺伝子異常を伴う家族性頸動脈小体腫瘍に多く，ミトコンドリア内部に存在するコハク酸脱水素酵素の遺伝子異常であることが近年わかってきた．病理学的には良・悪性の鑑別は困難であり，臨床経過から判断されることが多い．

2．病理

頸動脈小体腫瘍は病理学的には**傍神経節腫paraganglioma**であり，傍神経節腫は，神経堤神経節細胞由来（化学受容器 chemoreceptor）の良性腫瘍で，発生した解剖学的な位置により命名が異なり，総頸動脈分岐部のものは**頸動脈小体腫瘍**，頸動脈分岐部から頭蓋底の間のものは迷走神経糸球傍神経節腫（**中耳傍神経節腫**），頸静脈孔のものは頸静脈糸球傍神経節腫（**頸静脈球腫瘍**）と呼ばれる．発生した腫瘍は，組織学的には血管内皮細胞に被われた豊富な血管腔が網状をなし，腫瘍実質はその網眼をなすか，あるいは広い血管空中にリボン状，島状に存在するようにみえる．細胞は主に類上皮細胞から構成されており，クローム親和性を欠く．カテコールアミンの放出に伴う発作性の高血圧を伴うことがあり注意を要する．

3．検査

確定診断はCTやMRI，MRA，血管造影などの画像診断による．CT・MRIでは内部構造不均一（腫瘍内の豊富な血管を反映する点状，線状の低信号領域がみられ，いわゆる，**salt and pepper**〔出血部位：salt，血管のflow void：pepper〕の様相を呈する），かつ**造影剤にて高度に増強**されること，さらに頸動脈造影にて頸動脈分岐部が拡大し，そこに**著明な血管増生**がみられることより疑われる．超音波検査では腫瘍は頸動脈の拡張とともにecho-poorの所見を示し，完全なecho-freeではない．カラードプラでは**強い血流**が確認される．**吸引細胞診や切除生検は大量出血の可能性や急激な腫瘍増大例もあることから可能な限り避けたい**．

4．治療

治療は**完全摘出**が可能ならば，手術が第一選択となる．問題は内・外頸動脈を取り囲むように腫瘍が発育するため摘出に難渋すること，血流が非常に豊富なことや，動脈の内膜浸潤例を約30％に認めることから，術前の腫瘍と血管の関係の把握や**術中出血のコントロール**がきわめて重要である．術中の頸動脈損傷に備えて，血管造影の際に balloon Matas test を行い，術中に患側内頸動脈を遮断した場合に，脳への血流が十分反対側から得られるか確認する．他臓器に傍神経節腫が併発していることや，リンパ節や遠隔転移を伴うこともあるので，FDG-PET/CTや胸部腹部のMRIも併せて施行する．稀ではあるが念のため血中カテコールアミンも測定しておく．

手術法としては腫瘍被膜と血管外膜の間での剥離，および血管の外膜中膜間剥離が基本操作となるが，進展例では頸動脈の切断を余儀なくされたり，たとえ頸動脈を温存できても強い血管壁の攣縮を生じることがあり，脳梗塞や出血の危険性が高くなる．そのため血行再建術や内シャント法，外シャント法等により剥離前にバイパスを設けることが多い．また，術中出血減少の対策として，**栄養血管塞栓術**などさまざまな工夫が試みられている．

腫瘍の増大は通常1年に1〜1.5mmと緩徐であるので経過観察すべきという意見もある．放射線療法の10年後の局所制御率も95％と良好である．年齢や症状，カテコールアミン産生の有無，単発例か多発性か，多臓器での併発や家族内発生の有無，社会的背景を踏まえて治療方針を決定する必要がある．手術を選択した場合は，血管外科医・脳外科医のバックアップの基に慎重に操作を行う．

2）副咽頭間隙の腫瘍

（1）病理・病態

　副咽頭間隙は前方を内側・外側翼突筋，後方を椎前筋，内側を咽頭側壁，外側を耳下腺深葉，上方を頭蓋底，下方を舌骨によって囲まれた逆円錐形の間隙である．この部位は腫瘍の大きさによって手術のアプローチを異にし，なかには安全な摘出が困難な場合もある．

　80〜90％は良性腫瘍で，残りの10〜20％は悪性腫瘍である．良性腫瘍の大部分は**多形腺腫（約50％）と神経原性腫瘍（約30％）**である．良性腫瘍では，特に無症候性のものでは手術の合併症を懸念して，経過観察の方針がとられることもあるが，良性腫瘍でも徐々に増大し頭蓋内に進展する症例などもあり，一概に経過観察がよいとも限らない．悪性のものでは，扁平上皮癌のリンパ節転移，腺様嚢胞癌，悪性リンパ腫などがあげられる．

　いずれの腫瘍でも副咽頭間隙腫瘍はある一定以上の大きさになるまで無症状に経過する．大きさが3.0 cm程度になると，解剖学的にみて脆弱な部位の咽頭壁，下顎角部の膨隆が出現してくる．

　腫瘍と茎状突起との位置関係では，**茎突前区（隙）**に存在する腫瘍は**唾液腺由来**のもの，特に多形腺腫が多く，**茎突後区（隙）**に存在する腫瘍は**神経原性**（前述）のものが多い．一方，悪性腫瘍はいずれの領域にも出現する．耳下腺深葉から副咽頭間隙に進展した腫瘍は**ダンベル型**を呈する．これは耳下腺深葉から副咽頭間隙に腫瘍が進展すると，茎突下顎トンネルで腫瘍にくびれが生じるためである．

（2）治療

　手術の適応は，茎突前区の副咽頭間隙腫瘍は，頻度は少なくても悪性腫瘍が否定できないこと，唾液腺腫瘍であれば永続的合併症も少なく摘出できることから手術の適応とすべきである．一方，茎突後区の腫瘍では年齢や職業などの社会的背景も考慮しながら，経過観察の危険性と手術の危険性を比較検討して手術の適応を慎重に判断するべきである．

　手術アプローチとしては，MRI冠状断像において腫瘍が顎下腺に接している症例では最初に頸部外切開法を，頸部外切開法で摘出困難な例では，頸部外切開＋経耳下腺法で，それでも摘出困難な例では下顎を離断（下顎正中離断法）して術野を拡大すべきである．口内法は，出血のコントロールが困難で，一塊切除が難しいことも多く近年あまり行われない術式である．

　副咽頭間隙腫瘍の摘出術において，合併症の発生頻度は70％近くで決して少なくない．耳下腺への交感神経支配が遮断されることにより毎食最初の咀嚼時に耳下腺部の痛みが生じるという**first bite syndrome**は副咽頭間隙腫瘍摘出術特有の合併症で，多くは一過性の症状であるが患者の苦痛は大きく有効な治療法もない．その他，顔面神経麻痺や咽喉頭浮腫についても注意する．

3）その他の腫瘍

（1）形質細胞腫（plasmacytoma，髄外性形質細胞腫）

　形質細胞腫は形質細胞系の悪性増殖をきたす疾患で，骨髄に発生する**多発性骨髄腫**と軟部組織に発生する**髄外性形質細胞腫**がある．

1．発生部位，年齢，性差

　髄外性形質細胞腫は約80％が頭頸部に発生するとされているが，その約70％が上気道である．性差は1.9：1の割合で男子に多く，年齢は40〜60歳代に多い．

2．免疫学的検討

　産生グロブリンの検索では，IgA，IgG産生のものが多い．しかし腫瘍そのものが小さいため，多発性骨髄腫と比較して血清中の免疫グロブリンの量は少なく，M蛋白や尿中Bence Jones蛋白の証明される例は少ない．

3．臨床所見と診断

　髄外性形質細胞腫は特有の症状はなく，腫瘍占拠部位によりそれぞれの症状が出現する．鼻副鼻腔では，鼻出血，鼻閉が多くみられ，咽喉頭では嗄声，異物感などが多い．

　診断は骨髄腫の除外と免疫組織化学的に腫瘍細胞中のM蛋白を証明する．骨髄腫の除外には骨髄穿刺・生検・骨シンチ，全身骨X線が有用．

4．治療・予後

一般に手術や放射線療法が行われる．特に放射線が著効を示す例が多く，20〜30Ｇｙで腫瘍は消失する．予後は比較的良好で，多発性骨髄腫が平均1〜2年で死亡するのに比べ，5年生存率は50％前後である．

（2）脂肪腫（lipoma）

病理学的には，被膜に覆われた孤立性の脂肪塊で，正常の脂肪組織よりも脂肪細胞は大小不同である．好発年齢は40歳，50歳代．性差はない．

①表在性脂肪腫：表面平滑，球状または分葉状で皮膚と癒着している．

②深在性脂肪腫：触診上硬く感じられることもあるので神経鞘腫などとの鑑別が難しい．

しかし，実際は柔らかい腫瘍で，胸鎖乳突部に生じたものは側頸嚢胞との鑑別が困難なこともあるが，穿刺しても廃液はなく，また摘出は容易．

診断はCTスキャン，MRIが有効．脂肪組織のCT値は−100〜80ＨＵ前後のため，腫瘍のCT値を計測することにより診断が可能．MRIではＴ1強調画像上，腫瘍全体が脂肪と同等の高信号，被膜は低信号を呈するため境界明瞭な腫瘍として描出される．

（3）横紋筋肉腫（labdomyosarcoma）
1．頻度

小児期に軟部組織に発生する悪性腫瘍のうちで最も頻度の高いもので，過半数を占める．発生年齢は2〜5歳にピークがあるが，さらに18〜19歳にもう一つのピークがある．

2．病理

起源は成体の横紋筋でなく，筋肉への分化能の旺盛な未分化な間葉組織と考えられている．したがって体のあらゆる部位に発生する．眼窩，耳鼻咽頭部，四肢，膣，子宮などが好発部位である．常に硬い充実性の腫瘍である．被膜を持たず，周囲組織に浸潤性に発育する．

組織学的には，**胎児型，胞巣型，多形型**に分類されるが，これらの組織型は年齢および発生部位と関連が深い．胎児型は低年齢層に多く，胞巣型は高年齢層に多い．頭頸部では60％以上が胎児型である．予後は悪い．

3．症状・検査

頭頸部では眼窩，鼻咽腔，中耳のそれぞれの発生部位により局所症状がみられる．

診断には腫瘍の占拠部位，進展浸潤状態を把握して治療方針を決定する．頭頸部では脳脊髄腔への浸潤の有無が予後を決める．これは大きな予後因子となるので，頭蓋底Ｘ線撮影，CTなどで慎重に評価する．

4．治療

治療の指針として病期分類がまず必要である．局所進展度，リンパ節転移，骨髄転移，遠隔転移により病期が分類される．

近年の集学的治療の効果はめざましく，著しい治療成績の向上が認められている．化学療法の効果が特に大きく，ビンクリスチン，アクチノマイシンＤ，シクロホスファミドによるＶＡＣ療法を基本として，進行した症例では アドリアマイシンを加える．しかし，手術が第一の治療法であることに変わりはない．大きな機能障害を余儀なくされるような広範囲切除を必要とする場合には，有効な化学療法を十分に行って腫瘍の縮小を図り，機能温存を考えた手術を行う．照射の感受性もよいが，機能，形態異常をきたす後障害を生じやすく難しい一面がある．

2 上皮の付属器腫瘍

1）ケロイド
（1）ケロイドと肥厚性瘢痕の違い

ケロイドと**肥厚性瘢痕**は，両者とも線維芽細胞の増殖とそれによるコラーゲンの産生過剰がみられ，組織学的な違いについては今のところほとんどわかっていない．その区別は臨床的な所見をもとにしているのが現状である．

臨床的に大きく違うのは，肥厚性瘢痕はもともとの創傷領域に生じるのに対し，ケロイドは周囲の正常な皮膚まで広がって瘢痕が肥厚化する点である．また，肥厚性瘢痕はある程度時間がたつとコラーゲン代謝の正常化に伴って消退し，いわゆる萎縮性の瘢痕に変わっていくが，ケロイドは増悪と寛解を繰り返しながら増大傾向を示す．

発症部位からみると，肥厚性瘢痕はあらゆる部

位の皮膚で生じるのに対し，ケロイドは好発部位がある．よく知られているのが前胸部の胸骨部や上腕伸側部，恥骨部など．耳鼻科領域では頸部の他，**耳介，耳垂の皮膚**などに好発する．

ケロイドであれ，瘢痕であれ，それが生じやすいやすいのは，炎症反応の強い部位の手術や，術後も炎症反応が持続するような場合には瘢痕が肥厚化しやすい．また，皮切の方法や，術後の創傷部位にかかる緊張や，創の長さ，術中の操作，縫合の仕方や材料なども関係する．

2. 治療

ケロイドや肥厚性瘢痕に対する内服治療薬は，今のところ**トラニスト**®以外ないが，その他**ステロイド薬の局所療法，電子線照射療法**がある．

ケロイドはケロイド切除後に5〜6 MeVの電子を利用して放射線治療を実施する．2日おきに9〜25 Gyの総放射線量を3〜5回に分けて照射する．1回目の照射は必ず切除の24時間以内に行う．耳などでは切除後，コルチゾン注射，圧迫療法などを組み合わせてケロイドの治療にあたることもある．

2）悪性黒色腫（melanoma メラノーマ）

悪性黒色腫は皮膚癌の中で最も悪性度が高く，またさまざまな治療に抵抗性を示す腫瘍である．

（1）疫学

悪性黒色腫は色素細胞メラノサイト melanocyte に由来する悪性腫瘍．日本人における悪性黒色腫の発生頻度は，**人口10万対1〜1.5**を示し，白人の10万対5.23に比して明らかに低い．しかし，粘膜を原発とする悪性黒色腫の割合は白人に対して高い．

悪性黒色腫は**皮膚原発のものが33%（手のひら，足の裏に大体40〜50%），眼が21%，鼻腔が9%**を占めている．鼻腔原発例では鼻中隔原発が最多．口腔内では上顎特に硬口蓋に発症する場合が最も多い．きわめて転移しやすく，悪性度が高い．40歳以上になると発生率が高まる．

（2）臨床的診断基準

黒褐色調の皮疹・粘膜疹をみたら，特に**大き**さ，**形状，色調の不規則性や境界のあり方**などに注目して悪性黒色腫である可能性があるか否かを検討する．典型的な悪性黒色腫は，**黒褐色で，非対称性で，境界が不規則で，周辺へ拡大していこうとする所見 radial streaming** がある．だから濃淡にムラがあるホクロには注意が必要．**直径が7mm（消しゴム付きの鉛筆の消しゴムの大きさ位）以上のホクロ，急速に大きくなるホクロ**があれば要注意．

多くのメラノーマの初期のものはシミとして始まる．そのシミが大きく広がってきた段階で，だんだん厚みを増してくる．するとその一部に結節といって盛り上がった場所が出てくる．その段階だと，すでに進行期のメラノーマということになる．日本人の場合，大半は黒色をしているため，"黒子（ホクロ）の癌"ともいわれる．しかし，色素をもたない無色性悪性黒色腫もあり必ずしも色調のみで判断できるとは限らない．

鼻腔悪性黒色腫の臨床症状としては，**鼻出血と鼻閉**，さらには鼻汁，外鼻の変形，鼻腔内腫瘤等がある．前鼻鏡検査では**黒色の腫瘤が確認され，それに壊死や潰瘍を伴う**こともある．

鼻腔悪性黒色腫の病期分類（米国 NIH）は，stage Ⅰ：原発巣のみ，stage Ⅱ：頸部リンパ節転移を有する，stage Ⅲ：遠隔転移を認める，である．

（3）鑑別診断

良性の皮膚腫瘍の，中でも**母斑，疣贅，血管変性**などとよく間違えやすい．また，**基底細胞癌**も黒色腫によく似た外観を呈することで知られている．良性の色素細胞母斑類はありふれた病変であるが，悪性黒色腫との鑑別が問題になる．しかし，これら良性の母斑では色調や形状，境界のあり方などに顕著な不規則性は認められない．

（4）診断

悪性黒色腫は，含有するメラニン顆粒が常磁性体で，他の腫瘍一般のMR信号強度と逆に，**T1強調画像で高信号域，T2強調像で中等度〜低信号**として描出されるMR画像上特異な腫瘍である．一般的には血流は豊富であり造影効果が高

い. 一般に T1 強調画像で高信号を呈する疾患は限られており，メラノーマ，脂肪腫 lipoma，脂肪成分を含む angiomyolipoma あるいは奇形腫 teratoma などの腫瘍と肝細胞癌などの脂肪変性と，そして出血および血腫のある時相に認められる.

黒色腫細胞間の接着力は弱く，ばらばらになってリンパ管や血管に入りやすいので，**切開生検は黒色腫細胞を播種する恐れがあるので避けなければならない**. しかし，やむを得ず生検をした場合，2週間〜1か月以内に腫瘍の可及的切除を行うべきである，という意見がある反面，部分生検によって局所再発率やセンチネルリンパ節転移陽性率が有意に上昇するという証拠はないという意見もある.

習熟した医師が行う**ダーモスコピー**は早期診断に役立つ. 悪性腫瘍の転移巣の検索にはガリウムシンチが広く行われる.

（5）治療

頭頸部に発生する悪性黒色腫は，その複雑な解剖学的構築から早期発見や手術による完全摘出が困難であり，そのため皮膚原発のそれらに比して，著しく予後が悪く，**5年生存率は10〜15%**で，発症後2〜3年で死亡する例が多数を占める. 一般に，悪性黒色腫では腫瘍の厚さが厚いほど（浸潤が深いほど）予後は悪く，腫瘍の厚さが2.5〜3 mm 以上の場合，皮膚メラノーマの**5年生存率はたかだか30〜40%**である. 女性と男性と比較した場合，男性ははるかに予後がよい.

1840年に Samuel Cooper が「メラノーマは早期発見と早期手術以外に適した治療法がない」ことを述べたが，この原則は現在でも基本的にかわりはない.

手術療法が第一選択だが，十分な safety margin がとりにくいことや，進行した例が多いことから，主として**化学療法**（多剤併用療法）や**免疫療法**，**放射線療法**を単独，あるいは併用しての治療が試みられている. 化学療法では DITC（ダカルバジン），ACNU（ニムスチン），VCR（ビンクリスチン）三剤併用の DVD 療法が，免疫療法ではインターフェロン β の局所投与が広く行われている. BRAF 阻害薬は分子標的薬であり，悪性黒色腫への有効性も高く，効果が即効性で2〜4週間で発現し，現在，注目を集めている薬の一つである. しかし，悪性黒色腫は化学療法，放射線療法にも抵抗性で予後の悪い腫瘍である. 重粒子線治療は放射線治療の一つであるが，通常用いられるX線と比較して高い抗腫瘍効果が期待でき，また，線量集中性にも優れるため，複雑な構造を呈する頭頸部領域の非扁平上皮癌に対しては有望な治療法である. 2013年版の「頭頸部癌診療ガイドライン」に，手術非適応の頭蓋底腫瘍，鼻・副鼻腔腫瘍に対しての重粒子線治療を含む粒子線治療が推奨グレードC1で記載されている. 手術非適応の粘膜悪性黒色腫についても手術成績に匹敵する成績が得られたとする報告[11]もある.

手術療法は，拡大手術が理想的で，皮膚メラノーマの場合，腫瘍厚が2 mm 以下の場合には安全性を考えて1 cm の広範囲切除を行い，それより厚い場合には少なくとも2 cm ほど余分に皮膚を切除しなければならない. **腫瘍厚が1 mm を超えると途端に生存率が下がるので，できれば平らなシミの段階で取る**というのが，メラノーマの人を助けるために重要である. 鼻腔原発悪性黒色腫では一度頸部リンパ節転移を生じると予後はきわめて悪い. 最終的には**遠隔転移死の症例が多い**が，局所制御できた場合はできなかった場合に比べ有意に生存率が高いとされる[12].

3）基底細胞癌（basal cell carcinoma）

（1）病理

基底細胞癌は皮膚悪性腫瘍の中で最も発生頻度が高く，**80%は頭頸部または顔面の露光部**に発生する. 患者の大半は**高齢者**である. 病変は蝋様の光沢を有し，結節やその周囲に毛細血管拡張を伴うのが特徴である. 全体の80%以上が結節潰瘍型である. 日本人に生じるほとんどのものはメラニン色素が豊富で**黒色**を呈するが，皮膚色をしており黒くないものもある. 黒色調の基底細胞癌はこの腫瘍細胞にはメラニン貪食能があるためで日本人の基底細胞癌の85%はこのタイプだが，

白人例では90%以上が無色素性である.

発育の経過が緩徐なため**基本的には転移**はしないが，徐々に確実に周囲の組織を破壊（潰瘍形成）しながら増殖する．したがって，長期間同じ大きさの皮膚腫瘍であればまず心配ない.

（2）治療

治療は小さい早期のうちに発見し，切除する.

切除は安全を見込んで辺縁を0.5～1 cm含めて腫瘍を**完全摘除**すること，機能を十分に温存すること，美容面での不具合が生じないようにすることなどである.

手術，照射療法，凍結療法，電気メスのうちのいずれを選択すべきかは，腫瘍の発生部位，サイズ，患者の年齢と全身状態などによって左右される.

第7章　頸部の先天性嚢胞性疾患

頸部の嚢胞性疾患を取り扱う場合，鑑別診断として考えておくべき疾患は，先天性嚢胞，腫瘍性疾患およびその他の疾患である（**表6**）.

嚢胞性腫瘤の内容は超音波断層法（US）で無エコー，CTで水濃度，MRIのT1強調像で低信号強度，T2強調画像で高信号強度を呈する場合が多いが，出血や感染の合併によってエコー輝度，濃度や信号強度が修飾され，充実性腫瘤と鑑別を要する例があり注意を要する.

1）側頸嚢胞（lateral cervical cyst, 鰓性嚢胞）
（1）病理

側頸部に発生する良性腫瘤の中で最も多い．第1から第4鰓溝由来のものがあるが，一般的に**鰓性嚢胞の場合には腫瘤は耳珠の直前から胸鎖乳突**筋の前縁に沿って鎖骨に至る直線上に発生する.

その中で，側頸嚢胞は**第2鰓溝由来の嚢胞**が圧倒的に多い（9割）．通常は顎下腺の後外方，胸鎖乳突筋の前内方，内外頸動脈の外側に，表面平滑なマシュマロのような柔らかい単房性腫瘤として触れることが多い．頻度は低いが第1鰓溝由来の嚢胞が，中年女性の耳下腺内あるいは耳下腺周囲にみられることがある.

嚢胞は球形で弾力に富み波動を触れる．穿刺をすると皮様嚢胞より流動性の高いさらさらした感じの液体を吸引できる．嚢胞が外に開いて瘻孔をつくると，小さい孔から分泌物が流れ出て周囲の皮膚は湿疹状を呈する.

甲状腺乳頭癌のリンパ節転移は傍気管リンパ節とともに深頸リンパ節にも多く，それが嚢胞形成した場合，側頸嚢胞と似通った所見となることに

表6　先天性・発育異常を原因とする頸部腫瘍

	原因	好発部位	治療法
甲状舌管嚢胞 （正中頸嚢胞）	甲状舌管の遺残	舌骨下の正中部	手術
類皮嚢胞 （皮様嚢腫）	皮膚付属器を含む上皮（ケラチン，皮脂，毛髪などを中に含む）	顎舌骨筋の上部 舌骨とは無関係	手術
鰓性嚢胞 （側頸嚢胞）	胎生期の鰓溝が遺残	第2鰓溝由来＞第1鰓溝由来 第1鰓溝は外耳道を形成 　⇒下顎骨下縁～外耳道に至る瘻孔 第2鰓溝は口蓋扁桃窩を形成 　⇒胸鎖乳突筋前縁の下1/3 ～口蓋扁桃窩に至る瘻孔	手術
リンパ管腫	頸部リンパ嚢の遺残	側頸部，顎下部，耳下腺部	硬化療法

注意する．

（2）治療

この種の嚢胞摘出の際には，瘻管の走行や各鰓溝に由来する内瘻孔の位置を念頭において手術を行う必要がある．そして，嚢胞と同時に瘻管を完全に摘出することが必要である．

嚢胞性疾患に対する経皮的エタノール注入療法 percutaneous ethanol injection therapy（PETT）：頭頸部領域では，甲状腺の嚢胞以外に，側頸嚢胞や正中頸嚢胞でも用いられる．

外来ででき，局所麻酔も必要はない．体位は仰臥位でエコー下にて施行する．

手技は，エコー等で，嚢胞を確認後，16Gまたは18Gの静脈留置針を穿刺する．

内容液を確認後，内針を抜去し，外套のみを留置する．外套だけにすることにより嚢胞壁を破ることを防止する．内容液はできるだけ全量を吸引除去し，内容液が粘稠な場合は生食で洗浄する．内容液が残った状態でエタノールを注入すると内容物が凝固し，先端がつまって吸引できないこともある．

内容液を除去後，再度，99％純エタノール4～8 ml で内腔を洗浄後，新たにエタノール2～4 ml を注入して終了する．エタノールが嚢胞外に露出すると周囲組織を壊死させる可能性があるので，嚢胞壁を損傷しないように注意する．1回の注入で消失する場合もあるが，嚢胞が大きい場合には数回の注入を必要とする．

エタノールを用いるために小児やアルコール過敏症の患者には注意が必要である．アルコールがまったく飲めない患者には原則として施行しない．内容液が粘稠な場合や，嚢胞内に腫瘍実質が突出している場合は治療効果が低いため，PETTの適応にならない症例もある．

2）甲状舌管嚢胞（thyroglossal duct cyst，正中頸嚢胞，median cervical cyst）

（1）原因

甲状腺原基は胎生期に，後に舌盲孔と呼ばれる

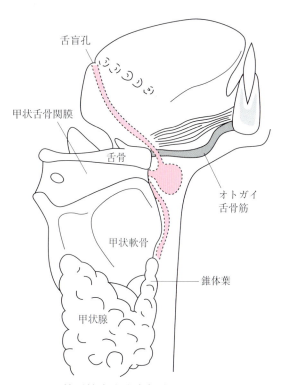

図11　甲状舌管嚢胞発生部位のシェーマ
甲状舌管の経路を示す（赤色）．この経路状いずれの部位にも生じうる．

部分の上皮から発生し，下降して甲状軟骨下方に位置するようになる．この移動の経路に沿って甲状舌管と称される上皮が残るが，胎生10週頃には消失する．甲状舌管が遺残し，その内腔に分泌物が貯留し，嚢疱を形成したものを甲状舌管嚢胞と呼ぶ．舌盲孔から甲状腺の間（約10％は甲状腺の下方）の正中線上に発生することから，正中頸嚢胞とも呼ばれる．甲状舌管は舌骨前方を下降し，いったん舌骨の後面を上行した後，再び下降するので，舌骨と密接な関係にある（**図11**）．

（2）頻度

10万人に1人の頻度で，小児の先天性頸部腫瘤の1/3を占めるという．5歳までに約25％，**20歳までには全体の50％が発病**する．

（3）症状・診断

感染を伴わない限り無症候性である．嚢胞は直径2～4 cm 位のことが多く，境界は比較的鮮明で，平滑で柔らかい球状の腫瘤として触れる．舌

骨と連結していることから，**嚥下運動によって上下に移動する**．多くは，頸部正中の腫瘤として**舌骨の直下（70〜80％）**，上部または前部に認められるが，理論的には舌盲孔から甲状腺峡部まで甲状舌管のどの高さにも生じ得る．わずかに左右にずれていることもあるが，そのほとんどが**左寄り**である．

　診断は視診と触診で比較的容易である．頸部エコー，CT，MRIといった画像診断では**cystic pattern**を示す．USではしばしば内部エコーが認められ，CTでも筋肉より高濃度となることがあり，一見充実性腫瘤に似るが，特徴的な局在から診断は可能である．甲状舌管嚢胞の診断には直接**矢状断像が得られるMRI，特にT2強調像が役立つ**．確定診断は摘出術後の病理組織学的診断によるが，**穿刺**による内容液の証明と細胞診は診断の補助になる．なお，感染を生じると発赤や腫脹が増強し，疼痛が出現する．時に自潰して瘻孔を形成することがある．

　鑑別診断に異所性甲状腺腫や類皮様嚢胞などがある．異所性甲状腺腫は充実性の病変であり，約90％は舌根部に生じる．類皮様嚢胞は表在性で，舌運動や嚥下運動に伴う動きがない．

（4）治療法

　本疾患は良性疾患であり，無症状のものに対しては手術を急ぐ必要はない．手術をせずに経過をみるのも一法である．美容上問題がある場合や，反復する感染がある場合は摘出術の適応となる．小児では一般に，呼吸管理が容易な7歳以降が安全といわれている．摘出時には取り残しがないように注意を要する．

　手術は**Sistrunkの術式**が用いられる．すなわち，①瘻管は舌骨と癒着していることが多いので，舌骨の中央部も切除する．②舌骨より上方の瘻管は同定せずに周囲筋肉と一緒に摘出するが，口腔内と交通しないように舌盲孔直下の粘膜下面で切除を終える．なお，舌骨の中央部を切除しても，特に機能障害は生じない．入院期間は通常1

〜2週間である．

　摘出後の再発率は5％である．術後1か月以内に再発することが多い．

3）下咽頭梨状陥凹瘻

　第3鰓裂由来の瘻孔で，梨状陥凹に開口する．左側に多く，**左側の反復する急性化膿性甲状腺炎，頸部膿瘍**の既往があれば本症を疑う．発症年齢は9歳以下のことが多い．

　下咽頭食道造影で，梨状陥凹から下方に走る細い瘻管が証明されれば確定診断となる．

　急性炎症期の治療としては，十分なる抗生物質を含む消炎治療と膿瘍化した場合の切開，排膿が必要である．根治療法としては手術による瘻管の摘出，閉鎖が基本．術中の瘻管の確認は色素による染色，カテーテル挿入，甲状軟骨辺縁部瘢痕追求，下咽頭収縮筋切開があり，瘢痕ではっきりしない場合には，en blocに瘻孔存在部位を摘出すればよい．

4）皮様嚢胞（dermoid cyst）

　胎生期の外胚葉性の遺残組織から発生する柔らかい波動を呈する単房性嚢胞性腫瘤．頸部領域における好発部位は舌下部と頤下部で，発育は緩徐である．

　病理組織学的には，①**類皮様嚢胞型**（類上皮腫：epidermoid cyst）：皮膚付属器を有しない嚢壁（扁平上皮のみ）に囲まれた上皮性嚢胞，②**皮様嚢胞型**（皮様嚢腫）：毛髪，毛嚢，皮脂腺，汗腺などの皮膚付属器を有する嚢壁に囲まれた上皮性嚢胞，③**奇形腫型**：皮膚付属器の他に結合織線維，骨，筋などを有する複合嚢胞，超音波診断ではcystic pattern，石灰化を示すに分類される．

　MRI，特にT2強調冠状断像は腫瘤と頸舌骨筋の関係を明瞭に描出でき，口腔腫瘍の局在診断に有用である．なお，類上皮腫は舌下間隙に，皮様嚢腫は顎下間隙に好発する傾向がある．正中頸嚢胞と異なり，舌骨とは無関係である．

第8章　甲状腺疾患

日常の臨床の場で，甲状腺疾患に遭遇する頻度は高い．具体的な頻度としては**バセドウ病は全人口の約0.1％程度**，自己免疫検査で陽性所見を示す**橋本病は人口の5～10％程度**といわれている．女性では甲状腺機能亢進症は200～300人に1人，甲状腺機能低下症は20～30人に1人の割合でみつかるという報告もある．**「更年期障害」な**どと診断されていた患者の**27％は甲状腺ホルモン異常**など他疾患が見逃されていたという報告もある．

また，別の報告でみると，**全女性の30～40％，全男性の20～30％が甲状腺結節**を有しているという．だが，その大部分は無害で，**癌が存在する可能性は4％**にすぎないとしている．左様に甲状腺疾患は多い．

1　甲状腺疾患の診断

1）甲状腺の形と機能に変化が起こる

甲状腺は喉頭から気管上部，前側方に位置し，**左右両葉とこれを連絡する峡部**からなる．甲状腺ホルモンを分泌し，新陳代謝を活発にして心身の活動を高める働きをしている．その背面には通常4個の副甲状腺（上皮小体）が存在し，副甲状腺ホルモン（PTH）を分泌して生体のカルシウムとリンの調節を行っている．

通常，甲状腺ホルモンは，脳下垂体から分泌される甲状腺刺激ホルモンによって，血液中の濃度は一定に保たれてるが，そのバランスが崩れてしまうことがある．甲状腺疾患には「形」の変化と「機能」の変化という2つの異常がある．病気によって両方に変化が起こる場合と，どちらか一方だけに変化が起こる場合がある．形の異常には，甲状腺が大きく腫れる**びまん性甲状腺腫大**，しこりができる**結節性甲状腺腫**がある．一方，甲状腺の機能異常には，甲状腺のホルモンの分泌が活発になる**甲状腺機能亢進症**と，甲状腺の機能が低下し甲状腺ホルモンが不足する**甲状腺機能低下症**がある．前者の代表がバセドウ病，後者の代表が橋本病である．

そして，その**機能異常症の多くはびまん性甲状腺腫**を有し，その診断には通常，甲状腺機能検査法が行われるが，機能異常を伴う合併病変の検索には画像検査が必要である．その場合，**腫瘍性病変の多くは結節性甲状腺腫**である．

2）触診[4]

（1）正常な甲状腺の触診

甲状腺は約30ｇの内分泌臓器で，上・下甲状腺動脈から栄養される．峡部はしばしば上方へ突出し，錐体葉を形成する．線維性被膜に覆われ，内部には多数の濾胞を含む小葉に分かれる．甲状腺部位を知る基準点は**輪状軟骨**である．甲状腺の側葉は左右とも Berry（ベリー）**靱帯**と呼ぶ強い支持組織で**第1，2気管軟骨に固定**されている．そのため甲状腺と気管との位置関係はほぼ一定である．つまり，甲状腺は輪状軟骨の上縁から5ｍｍ～1ｃｍ頭側に左右の上極があり，側葉はその上極から尾側の気管に沿って，1.5ｃｍの縦幅，2ｃｍの横幅を占めている．一般的には"チョウが羽を広げている"ようなとか，"たらこが二枚，気管の両側に張り付いている"というような表現をして甲状腺をイメージする．

触診に際しては患者には，椅子に腰掛けて背骨を延ばした姿勢を取ってもらう．顔を正面に向けて，頸部の筋肉の緊張をとり，**顎を軽く引いた位の姿勢**がよい．男性や比較的太った中高年の女性の場合，甲状腺の大部分が頸部下部から上縦隔に位置していて，通常の姿勢で触診ができない場合は，軽く頸部を伸展させ，嚥下運動を繰り返し行わせながら触診する．

そのやり方は輪状軟骨の位置で気管を両手の拇指尖で軽く挟むようにして触診を始める（図12a，b）．まず，その少し頭側の甲状腺上極のあるあたりに右（左）手の拇指をあて，気管の左（右）側を前から後ろに向かってなでるように指を滑らせる．甲状腺に変化がなければ，拇指は椎骨前面を触れるまで奥に入る．右拇指を少しずつ尾側に移して，上記の触診を行い，甲状腺の下極

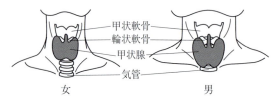

a. 甲状腺の位置
  甲状軟骨，輪状軟骨との関係と男女の位置の違い．

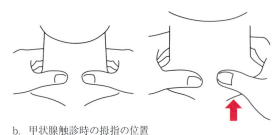

b. 甲状腺触診時の拇指の位置

図12 甲状線の位置と触診

の辺りまでその操作を繰り返す．**甲状腺の腫大や結節病変があれば，拇指に抵抗を感じて，指が奥まで入らない．嚥下運動をさせ，腫瘤が喉頭気管とともに上下に動くときには甲状腺の腫瘤**であると考えて間違いない．甲状腺が気管と癒着していれば容易に動きを止めることはできない．

他に，触れる甲状腺腫の**形・表面の性状・硬さ**なども判定することが重要である．正常の甲状腺は，外からの触診では，通常，筋肉などと区別がつかないから，触診所見では，触れる甲状腺が**びまん性に腫大しているのか，結節性腫大であるのか**を区別することが必要である．**2 cm 前後の腫瘤ならば間違いなく触れることができる．正常の大きさと硬さの甲状腺はほとんど知覚されないので，甲状腺が触知されれば何らかの甲状腺疾患が存在すると考えてよい**．

（2）異常な甲状腺の触診

びまん性甲状腺腫を触れたときには，まず，バセドウ病・橋本病などの機能性甲状腺疾患を考える．バセドウ病では青年から中年においては甲状腺に張りがあり弾力性を示し，大きく腫大している場合が多く，高齢者になるにつれて弾力性は少なくやや硬く触知するようになる．対照的に橋本病では板状硬で表面に凸凹を触れるもの，一部に結節を触れるものなどさまざまである．

結節性病変を触れるとき，球形・楕円形で可動性があり表面が平滑な結節は良性結節と判定する．小さくて可動性良好な単結節性腫瘍を触知する場合には，濾胞腺腫が示唆され，大きくて可動性良好な単結節性腫瘍が触知される場合には，濾胞癌が示唆される．一方，凸凹不整形で可動が制限され気管に固定する腫瘤は悪性腫瘍を考え，乳頭癌が示唆される．触診上，2個以上の結節が触知されれば，腺腫様甲状腺腫である可能性を考慮に入れておく．

腫瘤が数か月間で増大する場合は未分化癌や悪性リンパ腫，または嚢胞あるいは腫瘤内の出血を考える．疼痛を伴うのは未分化癌，甲状腺髄様癌の一部，嚢胞内の出血などである．

甲状腺の触診に続いて，頸部リンパ節の触診を行う．リンパ節転移があれば，癌と診断する大きな根拠にもなる．頸部リンパ節の触知しやすい場所としては，胸鎖乳突筋の外側部，外側頸三角部がある．この外側頸三角の外深頸リンパ節，鎖骨上窩リンパ節を触診して腫大リンパ節の有無を確認する．この部の触診は，示指から小指の4指を使い，なでるようにして触れる．胸鎖乳突筋の深部（上・中・下内深頸リンパ節）は，表層から抑えるよりは，拇指と他の4指で胸鎖乳突筋の深部を挟むようにして触診するとよい．筋の緊張があると触れにくいので，頸を軽く反対側に向けて前に傾けさせるとよい．

3）甲状腺機能診断

甲状腺機能異常症は一般人口の2～3％に存在するといわれている．

（1）血中遊離型甲状腺ホルモン測定法

甲状腺ホルモン分泌の調節は視床下部－下垂体－甲状腺系で行われており，甲状腺ホルモンが過剰分泌された状態では末梢血中のホルモンが視床下部および下垂体に negative feedback をかけ，下垂体からの**甲状腺ホルモン分泌刺激ホルモン（TSH）**の分泌が低下する．血中の甲状腺ホルモンはほとんどがグロブリンやアルブミンなどと結合した状態で存在しており，活性型ホルモンである**遊離甲状腺ホルモン（FT4 および FT3）**

として存在するのはごく微量である.

甲状腺機能異常をチェックする最も簡単な方法は，**TSH の測定である．TSH に異常があれば，さらに FT4，FT3 値を測定し，甲状腺疾患の鑑別診断をしていくことになるが，TSH が正常範囲にあれば甲状腺機能は正常としてもほとんど問題はない．**

（2）甲状腺自己抗体

抗サイログロブリン抗体：橋本病やバセドウ病などで30〜50％陽性.

抗マイクロゾーム抗体：橋本病やバセドウ病で80〜90％検出.

（3）一般血液検査

コレステロールは機能低下症では高くなり，機能亢進症では低くなる.

2 甲状腺の機能障害

1）甲状腺機能亢進症

血中 FT4，FT3 値が高値で，高感度 TSH 値が測定感度以下の低値を示す．甲状腺機能亢進症のおよそ**80〜90％はバセドウ病**であり，10〜20％が破壊性甲状腺中毒症でその大部分は**無痛性甲状腺炎**である．亜急性甲状腺炎，腺腫様甲状腺腫によるものは比較的少ない．これらはそれぞれ特徴的な症状や触診所見，画像診断によって容易に診断される.

（1）バセドウ病

1．概論

バセドウ病は男女比が1対4で，20，30歳代の女性に最も多く，次が40，50歳代である．甲状腺ホルモンの活発な分泌で新陳代謝が活発になり過ぎるため，普通にしていても激しい運動をしたかのようにエネルギーを消耗する.

バセドウ病は**甲状腺細胞の TSH 受容体に IgG である TSH 自己抗体（抗甲状腺刺激ホルモン受容体：TRAb）が結合し，甲状腺ホルモンが過剰に分泌される自己免疫疾患**である．その甲状腺ホルモンの全身諸臓器に対する作用により，種々の病態が惹起される.

（1）びまん性甲状腺腫

（2）甲状腺ホルモン過剰による機能亢進症状　thyrotoxicosis（甲状腺中毒症）

（3）眼症状（眼球突出症，眼痛，複視）

（4）前脛骨粘液水腫

（5）TRAb 陽性（約80％）

2．症状・所見

甲状腺機能亢進症での受診時の主訴は，**動悸，体重減少，倦怠感，頻脈，発汗過多，振せん，いらいらなど非特異的な症状**が主である．これに**びまん性の甲状腺腫大**がそろえば，それだけでバセドウ病の可能性はかなり高い．このようにバセドウ病の症状の中核をなすのは**循環器症状（動悸・心悸亢進）と甲状腺腫，眼症状（眼球突出）の3つ（メルセブルグの三徴）**だが，本邦では一見してわかるような眼球突出の患者は少ない．バセドウ眼症は必ず起きるわけでなく全体の2割ほどにみられる．とりわけ**高齢者のバセドウ病は，甲状腺が小さく，しかも眼球突出を示すものが少なく，心房細動とか循環器症状が著明である．体重減少は際だって高率である．**食欲亢進はほとんどなく，体重減少だけは非常に著明で，しかも無欲状で，「うつ」になっているような感じである．また，首が腫れるとびまん性甲状腺腫の状態になるが，腫れの大きさと病状の強さは比例しない．家族歴を有することが多く，またヨードを含有する**ポピドンヨードによる過剰なうがい**，海藻サラダや昆布だしなどの海草類の日常的な過剰摂取にて発症することも多い．バセドウ病の患者は世界的にみても喫煙率が高い.

3．診断

①スクリーニング検査

血清 FT4（遊離型サイロキシン）値と血清 TSH（甲状腺刺激ホルモン）値の測定をする．この両者がともに正常範囲であればごく特殊な場合を除いては甲状腺機能に異常はない．**血清 TSH 値は甲状腺機能の変化を最も敏感に反映する．**したがって血清 TSH 値が低値であれば，甲状腺ホルモン濃度が正常であっても，まず甲状腺機能亢進症を考える.

バセドウ病では TSH 受容体に対する自己抗体（TRAb）ができ，それにより TSH 受容体が刺

激され甲状腺ホルモンの過剰分泌が起こる．したがって，バセドウ病では TSH，FT4（場合によっては FT3 も）に加えて **TRAb の測定意義も高い**．

一般臨床検査では，血清コレステロール低値，血清アルカリホスファターゼ高値，血清 AST，ALT 軽度上昇などが認められれば甲状腺機能亢進症が疑われる．

②鑑別診断

甲状腺機能亢進症は甲状腺ホルモンの増加した状態を示しており，バセドウ病が示す一つひとつの症状にはバセドウ病以外にも種々の原因がある（**表7**）．中でも無痛性甲状腺炎とバセドウ病は原因も治療法もまったく異なるにもかかわらず，鑑別が容易でないこともしばしばあるので注意を要

表7　バセドウ病と橋本病
**　　　一症状と間違われやすい病気**

バセドウ病	
症状	間違われやすい病気
頻脈や不整脈，動悸，息切れ	心臓病
食欲はあるのにやせる，のどが乾く	糖尿病
最高血圧が高くなる	高血圧症
微熱がある，発汗	更年期障害
イライラする，興奮しやすい	躁うつ病
筋力の低下	筋肉や神経の病気
指先の震え	神経の病気

橋本病	
症状	間違われやすい病気
ひどいむくみ	腎臓病
基礎体温の低下	冷え性
皮膚の乾燥，月経の量が増える	更年期障害
声がかれる	上気道炎
無気力になる	更年期障害，うつ病
気持ちがふさぐ	うつ病
記憶力の低下	認知症
手足のしびれ	末梢神経炎
脱毛	老化

（スーパー図解 甲状腺の病気.伊藤公一監修,法研,より）

する．TRAb が陽性であればバセドウ病，陰性であれば無痛性甲状腺炎と鑑別できる．

4．治療

甲状腺機能低下症では甲状腺ホルモン薬の投与により機能低下を補い，逆に機能亢進症では抗甲状腺薬の投与により機能亢進を抑制するのが治療の大原則．甲状腺ホルモン薬としては，FT4 製剤としてレボチロキシンナトリウム，FT3 製剤としてリオチロニンナトリウムが使用されている．抗甲状腺薬としては，わが国ではファーストチョイスとして**チアマゾール**がよく使用されているが，プロピルチオウラシルも使用可能である．副作用は始めて 3 か月が出やすい．その多くは，かゆみや皮疹だが，尿の色が濃くなる，吐き気がする，肝機能に異常が出るなどがある．そして，抗甲状腺薬で治らない患者は多い．

そのような場合，バセドウ病では，抗甲状腺薬以外にも **[131]I 内用療法**，**外科手術**といった選択肢があるが，わが国では欧米諸国に比べて [131]I 内用療法の普及率は低い．[131]I 内用療法（放射線ヨードの小さなカプセルを飲むだけ）は放射性ヨードが甲状腺に特異的に取り込まれることを利用し，放射能により甲状腺細胞の数を減少させて甲状腺ホルモンの分泌量を低下ないし正常化させる．放射線ヨードは安全な放射線物質であり，これにより白血病や甲状腺癌の頻度が増えたという報告はない．[131]I 内用療法の有用性は高く，安全で確立された治療法であるので，今後は欧米並みに普及してくるものと考えられる．

[131]I 内用療法の長所は，手術による傷を残さないで確実に治せること，ほとんどの場合は入院の必要がないこと，痛くないこと，簡単なこと，甲状腺腫を小さくできること，いったん治ってしまえば再発がないこと，などである．短所は，効き方に個人差があること，治療後に多くが甲状腺機能低下症になること，治療後に眼症状を生じることがある，特別な設備を必要とすること，などである．10 歳代や妊娠中，授乳中あるいは半年以内に妊娠予定の人には行わない．

2）甲状腺機能低下症 – 慢性甲状腺炎（橋本病）

（1）頻度

一般成人女性の20〜30人に1人．中年の女性の10人に1人．

原発性甲状腺機能低下症は血中ホルモンが低値で，TSHが高値を示し，その大部分が橋本病である．肝機能異常が高頻度にみられる．

（2）原因・病理

自己免疫異常．びまん性の硬い**甲状腺腫**で，表面は結節性あるいは小顆粒状に触れる．しかし，一部には表面平滑で比較的軟に触知される場合もある．甲状腺が一様に腫大して腫れる．約3/4は甲状腺の腫大がアンバランスで，特に峡部の腫大が高度になる傾向があり，残りの1/4では結節状腫大を示したり，正常範囲のサイズに留まる．かつ甲状腺ホルモン濃度が正常であっても，このような場合は慢性甲状腺炎であることが多い．

（3）症状

甲状腺機能低下症で頻度の高い症状は，**徐脈，寒がり，便秘，体重増加，むくみ，関節痛，痴呆**である．声のトーンの変化（嗄声），脱毛，舌の肥大，眼瞼周囲の浮腫，徐脈などの診察所見から診断に至る例が多い．甲状腺機能低下症に**睡眠時無呼吸**が合併する頻度は40〜52％ある．5％前後に破壊性甲状腺中毒症がみられる．

（4）診断

①確定診断には組織検査が必要（**穿刺吸引細胞診**を行い，リンパ濾胞由来の細胞の存在を証明）．

②**甲状腺機能低下**（FT4，FT3がともに低値，TSH高値）症の症状を呈する．ところが，TSHは高いが，甲状腺のホルモンは正常という潜在性甲状腺機能低下症の患者が10％前後いる．このような潜在的な機能低下症の患者は75歳以上に限ると5人に1人いる．

③**抗甲状腺マイクロゾーム抗体陽性**（80％），**抗サイログロブリン抗体陽性**（50％）．

橋本病およびそれから惹起された甲状腺機能低下症では，甲状腺ペルオキシダーゼ抗体（TPOAb）またはサイログロブリン抗体（TgAb）の測定も診断に役立つ．

④**超音波検査**で甲状腺峡部の肥大，低エコー像．全体に不均一な印象があり，線状あるいは索状エコーが描出されることが多い

⑤^{123}Iシンチグラムの摂取率は低値〜高値と広い範囲に分布し，シンチグラム像も均一なもの不均一なもの，さまざまであり，本症に特異的な所見はない．

⑥**LDLコレステロール**が**増加**するため，冠状動脈硬化症の発現頻度が高い．

（5）治療

甲状腺機能が正常であれば経過観察のみでよいし，甲状腺機能低下症が存在すれば甲状腺ホルモンの補充療法を行う．

患者の前頸部不快感，肩こりなどの症状が強い場合，チラージンS®（50μg）2錠を1か月続け（1/4錠程度から治療をスタートし，徐々に増量する）．症状の改善があるかどうかをよく問診する．症状が改善すればさらに半年から1年続け，次に1錠を1か月服用して症状が変化しなければ中止し，以後2〜3か月に1回ずつ経過を観察する．**甲状腺ホルモン薬は適正な量を飲んでいる限り問題となる副作用はほとんどない**．橋本病の多くのものでは，低下した機能は自然回復する．橋本病の治療中に急性・亜急性に甲状腺が腫大した場合は，鑑別に甲状腺悪性リンパ腫も考慮しなければならない．

3 甲状腺炎

甲状腺炎は急性，亜急性，慢性とに分けられているが，病因は異なり，相互の移行もないので，それぞれまったく独立した疾患として理解すべきである．無痛性甲状腺炎は経過からみると亜急性であるが，慢性甲状腺炎の一病態として理解される．

1）急性甲状腺炎

（1）原因

細菌感染．甲状腺は被膜に覆われて周囲より隔

離されており，リンパや血液の流れも豊富で，細菌が付着しにくい．さらに甲状腺はヨードの含量が多く殺菌効果が期待されることから，一般細菌の感染は稀にしか認められない．しかし，下咽頭の梨状陥凹と甲状腺が瘻孔を作っていて（thyroid-glossal duct の遺残である**下咽頭梨状窩瘻**という）そこから**感染し，甲状腺に炎症を起こすことがある**．

（2）症状

38℃前後の発熱，前頸部の甲状腺領域に疼痛，腫脹，熱感を認める．通常は**左側**である．**小児特に男児に多い**．甲状腺機能亢進症になることはない．白血球数増加，血沈亢進．穿刺吸引細胞診で膿汁を得て，起因菌が証明されれば確定診断となる．起因菌のほとんどがグラム陽性球菌である．

臨床症状は**反復性，難治性の頸部化膿性炎症**で，前駆症状として約30％に急性上気道炎が存在する．

（3）診断

下咽頭・食道造影検査が必須である．バルサルバ法を行った造影が有用である．発生学的には**左側発生例がほとんど**であるので，造影検査上，左側の梨状陥凹先端部分に細い瘻管がみられることにより診断がなされる．また，MRIやCTの冠状断で梨状陥凹から下方に伸びる病変の広がりが観察され，診断の助けとなることがある．

（4）治療

急性期には抗生物質の投与や切開排膿．根本的治療は手術による**瘻管の完全摘出**が必要．手術はまず，**直達喉頭鏡**を梨状陥凹に挿入し，ラリンゴマイクロサージャリーにより瘻管の開口部を確認する．**ファイバースコープで梨状陥凹の瘻孔を確認することは一般に困難**とされる．開口部が確認されたら，瘻管内部に色素を注入した上でカテーテルを留置し，カテーテルをガイドに頸部切開により甲状腺側葉の上方を探索し瘻管に至る．瘻管は通常下咽頭収縮筋を貫いているのでこの筋を切断し，瘻管を梨状陥凹粘膜直下まで追跡しこの部分で瘻管の結紮切断を行う．胃管を挿入の上閉創

する．手術のポイントは瘻孔の下咽頭との連絡を確実に絶つことに重点を置くべきである．

2）亜急性甲状腺炎（subacute thyroiditis）

（1）原因

季節性（夏によくみられる）が知られ，鼻汁，咳，痰など上気道炎に関連した徴候を伴うこともあり，**ウイルス感染**と考えられているがまだ証明されていない．一方，白人，中国人，日本人ともに亜急性甲状腺炎と HLA-Bw35 が有意に関連することが報告されており，遺伝的素因も関連していると考えられる．

（2）頻度

人口10万人あたり5〜10人．**中年の女性に好発**（女性：男性＝7：1）．

全甲状腺患者の5％で，**甲状腺に痛みを訴える患者のほとんどを占める**．その他，痛みを訴える疾患としては甲状腺未分化癌，慢性甲状腺炎の急性増悪，甲状腺嚢胞の破裂がある．

3．症状

①2週間ほど**上気道感染症状が先行**した後，甲状腺部に強い自発痛が起こることが多い．2/3で耳介後部に放散痛を，1/3で痛みは甲状腺の反対側に移動する（**クリーピング現象**）．

②触診上では片側性あるいは両側性に甲状腺は**結節性に腫大**していて，硬度は硬い．

③半数以上で発熱．通常は38℃以下で夕方になると**発熱**．

④約15％で**破壊性甲状腺中毒症**（甲状腺の破壊による甲状腺機能亢進症）がみられる．破壊性甲状腺中毒症はバセドウ病と間違えやすい．

（4）検査所見

①炎症だから**赤沈は亢進し，CRPは高値**，しかし，細菌感染ではないので，通常，白血球数は正常あるいは減少を示す．

②亜急性甲状腺炎の病態は**破壊性甲状腺炎**．ウイルス感染により甲状腺が破壊されており，甲状腺濾胞内に貯まっていた甲状腺ホルモンが一気に血中に漏れ出てくる．したがって，病初期は甲状

腺の破壊によるホルモンの流出を反映して，**遊離T4，遊離T3が正常域の高値あるいは異常高値を示し，TSHはフィードバックで低値**を示す．

③^{123}I摂取率（24時間摂取率）は2％以下．5％以上あれば否定的である．

④超音波検査では，しばしば甲状腺の圧痛を認める部位と一致して境界不鮮明な**低エコーレベル**の部位を認める．またこの低エコー域が残っているうちに治療を中止すると再発することが多い．

（5）治療

甲状腺ホルモンが過剰な状態が大体2～4週間，長いと2か月ほど続くが，備蓄されていた甲状腺ホルモンは次第に枯渇して，甲状腺ホルモンが下がってくると同時にTSHが上がってくる．その後，甲状腺濾胞は修復されて，大体半年ほどでまた甲状腺は正常になる．

基本的には甲状腺機能は放置しても正常化するので，対症療法が中心となる．炎症所見が軽度で局所の痛みも軽い場合，甲状腺ホルモンが軽く上昇している程度なら，NSAIDs，**サリチル酸製剤**でよい．38℃以上の発熱を認める場合や，甲状腺の疼痛の激しいときは**副腎皮質ステロイド製剤**を使用する．プレドニン®30 mgより開始し，1～2週毎に5 mgずつ減量し，**2か月程度で中止する**ようにする．減量が早すぎると増悪することもある．プレドニン®を使うと，翌日にはたちまち解熱しているぐらい著効する．

亜急性甲状腺炎は一過性の甲状腺炎であり，甲状腺機能亢進症の症状が強い場合でも抗甲状腺薬は適応にならない．ステロイドの**投与中止の時期は，血沈，CRP，TSH，サイログロブリンが正常値となり，超音波検査で低エコー域を認めなくなった時期**とする．

3）無痛性甲状腺炎（painless thyroiditis，silent thyroditis）

甲状腺機能亢進症の5～20％．発症の基礎には甲状腺の自己免疫疾患（橋本病）が存在すると考えられており，患者の50％以上に甲状腺自己抗体を認める．疼痛，発熱，赤沈亢進などの所見がみられないのが特徴．臨床症状のみではバセドウ病と鑑別することが困難なことも多い．甲状腺ホルモンの過剰は，炎症による甲状腺組織の破壊により濾胞内のホルモンが漏出した結果（甲状腺機能亢進症状）であるので，経過を観察すれば2～6か月で消失する．

診断

①甲状腺の腫大と内部に低エコー域の存在，不均一な内部エコー．
②TSH受容体抗体（TRAb）陰性，陽性ならバセドウ病を強く疑える．
③甲状腺^{123}I摂取率は低値を示す．
④疼痛，発熱，赤沈亢進などの炎症所見を欠く．
⑤びまん性甲状腺腫．

4 甲状腺腫瘍

もともと甲状腺腫瘍は非常に頻度の高い疾患であり，成人の10％に認められるとされる．甲状腺腫瘍に限らないが，腫瘍性疾患の初期診療で最も大切なことは**良性悪性の区別，癌組織型の鑑別診断と手術適応**である．

1）甲状腺腫瘍の診断（形態診断）[7]

現時点では，甲状腺腫瘍の良性悪性の判定は，問診と視診，触診ならびに画像診断のみでは確診の困難なことも少なくない．甲状腺腫瘍が疑われた症例に対しては**超音波検査**が first choice で，その結果，悪性が否定できない場合には**穿刺細胞診**（特に超音波ガイド下でのものが小さな腫瘍に対しては有効）が最も信頼性が高く，効率的な方法である．以下に診断の拠り所となる検査法について述べる．

（1）甲状腺シンチグラム

^{123}I**シンチグラム**：びまん性甲状腺疾患の診断に有効である．バセドウ病では，甲状腺はびまん性に腫大し，放射能の集積も増加している（warm ないし hot nodule）．亜急性甲状腺炎か無痛性甲状腺炎では摂取率が著明に低下し，甲状腺はほとんど描出されない．

異所性甲状腺腫の診断には甲状腺シンチグラムが最も有用である．結節性病変では，一部の機能

性甲状腺腫を除いて，すべて欠損像（cold nodule）を示すので質的診断が困難である上に，分解能が低いために小さな腫瘍は検出できない．

²⁰¹Tl シンチグラム：乳頭腺癌，濾胞腺癌などやそのリンパ節転移巣に集積するが，良性腫瘍でも10～20％に集積する（シンチグラムでは必ずしも悪性が診断できない）．縦隔内や肺部の転移性病変や術後の局所再発などの診断には特に有用である．良性か悪性かの鑑別は難しいが，正常組織と分化癌では²⁰¹Tlの消失速度に差があることを応用して，静注後2時間の像を撮影し，腫瘍部位の集積が他の部位に比べ高度に残存しているかを判定することによって，分化癌の診断が可能となる．

¹³¹I（MIBC）シンチグラム：髄様癌に特異的に集積し質的診断に有効．

⁶⁷Ga シンチグラム：未分化癌や悪性リンパ腫に強く集積し，これらの診断，全身転移巣の検索に有効であるが，慢性甲状腺炎でも取り込まれることがあるので診断には注意を要する．

以上，²⁰¹Tl，¹³¹I，⁶⁷Ga の放射性核種を用いた腫瘍シンチグラフィーは，いずれも腫瘍の局在診断，転移巣の検出，術後の経過観察に重要である．ただし，一般のシンチグラフィーでは1cm以下の病巣は描出されにくい．

（2）頸部軟X線撮影

気管偏位と石灰沈着の描出に優れている．石灰化は壊死部や出血部にみられる．

石灰化の性状については超音波より優れている．輪状を呈するような丸みをもった石灰化像は良性腫瘍であることが多いが，反対に鋭的で不規則な像を呈する場合は悪性腫瘍である場合が多い．砂粒小体 psammoma body（微少な石灰化）は乳頭腺癌にかなり特異的な所見であるが，甲状腺癌全体の30％程度に認められるのみである．

（3）X線CT

治療方針や術式の決定あるいは予後の判定，癌の浸潤範囲や隣接臓器との関係を知るうえではCTやMRIが有用である．正常甲状腺ではX線吸収値が約100HUと，他の軟部組織臓器より高く，単純CTでは高吸収値となる．このCT値は甲状腺のヨード含量に比例する．甲状腺癌では約50HUであるので周辺組織より低吸収値である．

甲状腺腫瘍の周囲組織への広がり，特に気管内浸潤や縦隔内進展，リンパ節転移の有無の診断にはきわめて優れている．辺縁が不整であったり，造影による濃度増強を示し，内部構造が不均一な場合には癌が強く疑われる．腫瘍陰影内に石火化像がみられる場合は癌腫の存在が強く疑われるが，石灰化を伴う所属リンパ節の腫大も乳頭癌の転移の可能性が強い．CTでは石灰化や囊腫を判別できるが，小さな甲状腺腫瘍の診断能，良性悪性の鑑別能は超音波検査の方が高い．

（4）MRI

表面コイルを使用すればかなり分解能の良好な画像を得ることができ，撮影条件を変えてT1あるいはT2強調画像を得ることにより，腫瘍の内部性状（出血の有無，水分の性状など）をある程度推察することができる．正常甲状腺の信号強度はT1強調画像では脂肪より低く，筋肉より高く，T2強調画像ではそのいずれよりも高い．また，MRIでは断層像を自由に設定できることにより，癌の被膜浸潤や周囲への浸潤所見の観察が容易である．

（5）胸部単純X線撮影

上縦隔に陰影の拡大があるときには，上縦隔の転移を疑って検査すべきである．

①気管の圧迫，偏位，狭窄，浸潤の有無，②石灰化沈着陰影に注意する．

（6）血中腫瘍マーカーの測定

乳頭癌，濾胞癌のマーカーにはサイログロブリン，髄様癌にはカルシトニンとCEAがある．サイログロブリンは正常甲状腺のコロイド内に蓄積されているが，腫瘍などにより甲状腺組織が破壊されると血中に大量に流出し，血中サイログロブリン値が上昇する．したがって，サイログロブリンが癌の診断や術後の再発，転移の有無を知る目的で利用される．

術前の値そのもので直ちに遠隔転移の有無をいうことはできないが，術後の経過を追うため術前値を把握しておく．

(7) 甲状腺（頸部）疾患のエコー[8]

超音波とは，人間の可聴音域より高い20,000 Hz 以上の音を指し，直進性が高く，密度の異なる2つの媒質の境界面で反射する性質をもつ．超音波を用いての疾患の検査・診断を行う方法を超音波診断法という．超音波像の特徴はその空間分解能の高さにある．分解能は1 mm 以下と高いため，頸部リンパ節転移をはじめ小さな病変の描出や形状把握，サイズの正確な計測などが要求される表在臓器などで特にその良さが発揮される．超音波検査の最大の利点は非侵襲的であることとリアルタイムに，簡便に，繰り返して検査ができることであるから，多くの臓器における画像検査の第一選択である．超音波断層検査（US）は耳鼻咽喉科領域でも唾液腺，甲状腺疾患，下顎レベル以下の頸部腫瘤の質的診断，およびリンパ節腫大，周囲組織への浸潤の評価に有用である．**腫瘤が実質性か嚢胞性かは頸部腫瘤の鑑別診断に重要であるが，この点において超音波検査は信頼性が高い．**とりわけ結節性病変に関しては甲状腺超音波検査が診断に非常に有用である．なので甲状腺画像診断の first choice である．触診では到底，診断不可能な **10 mm 以下の乳頭癌の微小病変についても，超音波ガイド下に細胞診を施せば100％近くの正診率が得られる．**

第9章 甲状腺結節の臨床

1 甲状腺の結節病変

甲状腺腫瘤の鑑別診断の目標は，良性・悪性の区別のみではなく組織型診断をつけること，悪性であれば進行度を判定することである．結節性甲状腺腫では，まず悪性腫瘍と炎症性疾患を除外し，残った良性結節性病変を腺腫と腺腫様甲状腺腫のどちらかに鑑別する．**触診，エコー検査，細胞診**でほとんどその診断ができる（図13）．

近年，健康診断での超音波検査の普及から，無症候性甲状腺結節の発見が増えている．その頻度は5人に1人位と高い．

2 甲状腺腫瘍の分類

甲状腺の上皮組織は濾胞細胞とC細胞（傍濾胞細胞）からなり，濾胞細胞由来の良性腫瘍は**濾胞腺腫**と一括される．濾胞細胞から発症する癌には，**乳頭癌，濾胞癌，未分化癌**がある．C細胞由来の腫瘍は**髄様癌**のみで良性腫瘍は存在しない．これ以外には，**悪性リンパ腫**をはじめとする非上皮性腫瘍があるが，頻度はきわめて低い．悪性リンパ腫の発生母地としては，リンパ系細胞が考えられる．正常甲状腺にはリンパ系細胞はもともとないので，橋本病の発症に伴って浸潤してくるリンパ球が，悪性リンパ腫の発生母地と考えられている．また，腫瘍様病変としての**腺腫様甲状腺腫**がある．

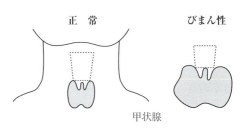

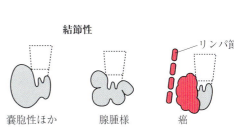

図13　甲状腺の結節性病変

3 良性腫瘍

1）腺腫様甲状腺腫 adenomatous goiter（甲状腺腫大がある：ない場合は adenomatous change）

（1）病理

甲状腺結節性病変の10〜40％を占め，結節としては最も多い．しかしその中で0.4％位の症例に癌が合併するとの報告がある．甲状腺濾胞上皮の**過形成−退行変性**が繰り返し起こる結果，**腺腫様の結節・嚢胞が混在しながら甲状腺が腫大**する．特徴としては結節が多発する．病理学的にみると両葉にわたる過形成で，被膜がない．組織学的には大きさ，形状の著しく異なる濾胞とそれを取り囲む結合織が認められる．家族性発生がしばしばみられる．結節は概して軟らかく，甲状腺全体がこれらの結節で占められるものが典型例である．ほとんどの甲状腺機能は正常．サイログロブリンが高値を示す．

（2）診断

単一結節の場合，腺腫や癌腫との鑑別が難しい．結節自体は hot leision，cold leision の混在など，複雑なシンチグラム像を呈することが多い．**結節が複数触れたり，びまん性甲状腺腫を伴っていたり，あるいは表面不整なびまん性甲状腺腫を触れたら本症を疑う．**

診断の決め手は超音波検査で，**多発性の大小の充実性病変と濾胞性病変が両葉にわたり確認される．内部エコー像では多彩な大小不同の結節が多発する**．これを反映し，頸部軟線X線撮影にて粗大，卵殻状の石灰化を認めることがある．嚢胞の**辺縁は不明瞭**になることが多い．

石灰化といえば，コロイド嚢胞では嚢胞内部に多面反射であるセメントサイン（点状の高エコー）を，出血性嚢胞ではクロット状のフィブリン塊がきらきら光る高エコーとして認められることがある．嚢胞内のきらきら光る高エコースポットは石灰化病変ではない．嚢胞の底部に過形成の組織がみられる complex type は悪性腫瘍との鑑別が難しい．

腺腫様腺腫では，周囲に対する圧排性所見が乏

しいので，2〜3か月に1回，超音波検査を行って，増大する甲状腺腫により気管圧迫なども生じていないことを確かめる．

一方，**同じ良性でも単発の場合，多くは腺腫と呼ぶ**が，そうした腺腫には充実性のパターンを示す場合が多い．

2）腺腫（adenoma）

（1）病理

大部分が濾胞腺腫．腫瘍は充実性が基本だが，内部が嚢胞状で液体の貯留を認めるもの，さらに腫瘍の増大とともにこれら変性部位，被膜等に石灰化を認めることもあるので注意を要する．通常**単発性**で，表面平滑な球形ないし楕円形腫瘤で，可動性がある．**径 3 cm を越えるものは，濾胞癌を疑う**．また，1 cm または1.5 cm 以下の潜在癌が腺腫の5％位に見つかるという報告がある．

大部分はホルモン非産生性の非機能性結節．1〜数％はホルモンを産生し，機能亢進症状を呈する（Plummer 病）．

（2）診断

甲状腺の良性腫瘍の大部分は**濾胞腺腫**で，乳頭腺腫は稀である．

超音波像：内部エコーは高エコーでほぼ均一である．境界明瞭，平滑な円形ないし楕円形の腫瘤として描出され，均一で途切れのない薄い**辺縁低エコー帯（いわゆる halo）をもつことが多い．ハローは通常，腫瘍被膜**と考えられている．

甲状腺においては**真性の嚢胞は比較的稀**である．

内部エコーは充実性腫瘤ではほぼ均一だが，腫瘤内部の変性壊死などの影響で嚢胞性変化や，粗大な石灰化などを伴うこともあり，このため不整な内部エコー像を示す症例もある．嚢胞性変化を主体とする腫瘍の良悪性の鑑別は一般には難しいが，内部が不均一であったり，残存している**実質性エコー部に石灰化によると考えられる strong spotty echo が散在している場合には，乳頭腺癌の可能性が高い**．同様に，カラードプラで皮膜付近に血流が多くみられる場合も悪性の可能性がある．

超音波での**診断限界は 5 mm** と考えられてい

る．濾胞腺腫の中には悪性化する頻度の高いものがあるので，一度は穿刺吸引細胞診を行っておくとよい．腺腫の大きさでいうなら嚢胞では＜20mmは経過観察，＞20mmは細胞穿刺，結節は＜5mm経過観察，＞20mmなら細胞穿刺を一つの目安とする．

（3）治療

甲状腺腺腫はあまり放っておくと大きくなり，機能障害を起こすことがあるのと，数％の確率で悪性転化する可能性があるので，その辺の具合を見きわめながら治療する．良性腫瘍としても，放置することによる不利益（悪性化の可能性，整容面の変化）などを十分に考慮した上での治療決定となる．**良性腫瘍に対する手術適応の大きさの基準は40～50mm**とする報告が多い．甲状腺腺腫例には吊り上げ法を用いて，内視鏡で観察しながら従来の手術を行う内視鏡下外科手術もある．手術をしないものは半年ごとに超音波のフォローアップをする．

4 甲状腺悪性腫瘍

1）疫学

甲状腺癌の有病率は超音波を用いた検診では，10mm以上の乳頭癌が受療者の0.88％にみられたという報告がある．剖検例での検討では，**微小な甲状腺癌（ラテント癌）の合併は0.4％との報告がある**．

甲状腺癌の組織型別頻度はヨード摂取量により大きく異なる．日本のようなヨード摂取充足地域では**乳頭癌**が全体の80～90％強を占め，次いで濾胞癌5％，髄様癌，未分化癌，悪性リンパ腫が各々1～2％である．

分化癌の男女比はおよそ1対5で女性に多く，若年齢層にもみられるが，**40歳代に発症のピーク**がある．未分化癌，悪性リンパ腫は男性にもみられ60歳以上の癌年齢層に多く，発育が早い．

甲状腺の乳頭癌は全悪性腫瘍の中でも予後が良好な疾患である．

2）甲状腺癌の特徴

①甲状腺癌は大部分が悪性としても穏やかな性質であり，治療で完治が期待できる．予後に関して乳頭癌と未分化癌は癌の両極端の性格をもっている．

②甲状腺癌の**高リスク群**（離れた場所に転移のある癌）の割合は約20％で，うち5％は治療に関係なく死亡し，15％は転移巣の早期発見や，拡大治療切除などの積極的治療法により助かる見込みがある．一方，**低リスク群**（危険度の低い癌）は20年累積死亡率が数％と予後良好である．

臨床上の所見，超音波検査の所見，細胞診などの組み合わせにより，術前にどのタイプの甲状腺癌かが診断できる．

③ラテント癌や偶発癌が非常に多い．

3）甲状腺癌の診断の進め方

癌の正診率は，最新のあらゆる手段を駆使しても80～90％程度以上にはなり得ない．その理由は，癌と腺腫あるいは腺腫様甲状腺腫を合併している例があり，癌が小さいときには見落とされることがあるからである．**腫瘍径1.0cm以下の癌は微小癌といわれ**，乳頭癌であれば予後は良好であり，人体にとってはある程度共存可能な癌であり，生涯無害に経過することが知られており，これらの患者については手術せず経過観察をする方針をとる施設もある．

局所診断法は，**触診**，**超音波検査**および**穿刺吸引生検が第一選択肢**で，甲状腺癌の大部分が乳頭癌であるので頸部軟X線，CT，MRI，腫瘍シンチの適応は限られていて，現在ではほとんど使用されていない．

触診の技能は大事で，触診で大体1％位癌がみつかるといわれる．丹念な触診により，（手術による摘出が必要な）1.5～2.0cm以上の乳頭癌は，橋本病，バセドウ病など触診を困難にするびまん性病変を合併していない限り，まず触診で確認することができる．**可動性の低い硬くてごつごつした印象のある結節**は，乳頭癌である可能性が高い．頸部，特に内頸静脈，総頸動脈付近の転移リンパ節腫大の確認も診断の助けとなる．

血液検査では，サイログロブリン値は悪性腫瘍のよい指標とはいえないが，再発した時には，先にサイログロブリンがポンと上がってくるという

特徴がある．甲状腺機能のスクリーニングは，甲状腺刺激ホルモン（TSH），FT3，FT4，サイログロブリン（Tg）の測定を行う．（血中の甲状腺ホルモン値が高値で）**TSHが抑制されているときには，バセドウ病と機能性腫瘍の鑑別のため**^{123}**Iなどの甲状腺シンチが必要である．**

超音波検査による甲状腺癌の正診率は一般には70～80％程度といわれている．**不整形で境界が不明瞭，内部エコー不均一，微細・多発した石灰化などの所見を認めた場合には悪性を疑う．**腫瘍内の砂粒状の小石灰化（**砂粒小体**）による**strong spotty echo**が散在している所見は乳頭腺癌を示唆している．しかし，石灰化の頻度は**3割程度**で，約6割は乳頭腺癌でも石灰化を認めない．超音波所見で癌を疑う場合は，エコーガイド下で穿刺吸引細胞診を行う．**穿刺吸引細胞診（FNA）**は最も有力な癌を疑う手段だが，癌に特徴的な細胞がある場合には癌と診断できるが，癌細胞が出ていないからといって癌を否定することはできない．不適切な部位から標本を採取している可能性があるからである．**クラスⅢであればほぼ半数が癌**であることになる．ただし，**癌を疑っても超音波での診断限界である5mm～1cm以下の腫瘍は診断の対象にしない**ことが多い．

24G針を用いて毛細管現象を利用した**超音波ガイド下非吸引穿刺細胞診（NAC）**は血液や浸出液の混入が避けられ，細胞変性が少ないことから診断精度が高いといわれている．**甲状腺では，諸家の報告より細胞診の正診率は70～90％が得**られており，特に乳頭癌は推定組織診と病理診断が約9割で一致する．

4）甲状腺癌の臨床症状

通常の症例では，前頸部腫脹あるいは前頸部腫瘤以外には症状がない．

腫瘤以外の症状としては，前頸部痛，嗄声，血痰などがある．前頸部痛がある場合には，亜急性甲状腺炎，急性甲状腺炎，甲状腺囊腫などへの出血などが考慮される．呼吸困難や嚥下困難などがある場合には，未分化癌が考慮される．

橋本病で経過観察されている症例に，前頸部の腫脹感や腫瘍の急速腫大が認められる場合には，甲状腺原発悪性リンパ腫の発症が考慮される．

5）悪性腫瘍のいろいろ
（1）乳頭癌

甲状腺濾胞細胞の特徴はTSH受容体，サイログロブリン，サイロイドペルオキシダーゼ等の特異蛋白の存在であり，通常，悪性化に伴いこれらの特徴的形質は失われる傾向にあると考えられるが，分化癌ではこれらをいずれも発現しており，生化学的にもまさに「分化癌」である．このような分化癌（乳頭癌）は甲状腺悪性腫瘍の80～90％を占める．主な発癌の危険因子は事前の**放射線曝露**である．これに対して，甲状腺癌全体の5％を占める濾胞癌では遺伝子の突然変異が確認されることが多い．

乳頭癌の10年生存率は95％程度と良好である．遠隔転移のある症例や高齢者で甲状腺外浸潤が明らかな患者，原発巣が大きい症例，大きなリンパ節転移のある症例など1～2割の患者が高リスク群に分類され，残る8～9割は低リスク群に分類される．後者の癌死亡率は0に近いが，前者では3～5割が癌死する．

若年者の方が予後良好で，病理学的なリンパ節転移の有無は生命予後に関与しないなど，他の悪性腫瘍と異なる点に注意が必要である．甲状腺分化癌の頸部リンパ節転移は予後因子としてのリスクは小さいので，術後に触診でリンパ節が腫れていなければ，再手術の必要はない．

1．病理

①浸潤性に発育し，気管・反回神経・前頸筋に伸展しやすい．しかし，進行速度は比較的遅い．

②血行性転移が少なく，**リンパ行性の転移を**起こす．頸部リンパ節転移は50～80％以上に認められる．腫瘍が甲状腺のどの部位にあっても最初の転移は**気管傍リンパ節**に生じ，早期転移は**下内深頸リンパ節**に多いが，病態の進行に伴い，リンパ管閉塞が生じてくると，上内深頸リンパ節や顎下リンパ節に転移が多くなる．転移リンパ節にはエコーレベルがハイで，石灰化がみられることもある．

微小癌でも**腺内転移**は20～30％程度にあり，13％位に甲状腺周囲組織浸潤が認められる．そし

て，原発腫瘍が大きいほど腺内転移の分布が広がる．甲状腺乳頭癌の対側腺内への転移率が60％以上という報告もある．このような視点から甲状腺癌は微小癌であっても積極的に手術すべきであるという意見も説得力をもつ．

③中・高齢者の男性には低分化乳頭癌の傾向が強く（腺腔構造が失われた），血行性転移の頻度が増加する．

2．診断

①硬い不整形の結節の触知．嚥下時に位置が移動しない結節，新規に発生した後に急速に成長する結節などが疑わしい．臨床症状は嚥下困難や嗄声，甲状腺うっ血などであるが，これらの症状は病気が進行してはじめて顕著となる．

②超音波検査では良性・悪性の確定的鑑別は不可能だが，超音波上辺縁不整，内部不均一の低エコー像，前頸筋の低輝度化・気管の不整な変形，比較的微細な高輝度エコーや粗大石灰沈着を伴う腫瘤陰影が特徴である．

③頸部軟線X線撮影にて石灰化像（砂粒小体，粗大～網状石灰化像，不整な石灰化像，砂状石灰化は乳頭癌の特徴的所見）

④径が1cmを超す結節に対するシンチグラフィーでは，これらの結節がcold，すなわちRIの集積がないか，低集積．hotであれば心配ない．

⑤吸引細胞診（ABC）：細胞診で悪性であることが実証された場合は，肺転移を除外するため，術前に胸部X線検査を行う．細胞診で悪性細胞が見つからなかった場合は，6か月後に再検査を行う．

腫瘍の一部あるいは大部分が嚢胞変性している場合が甲状腺分化癌の5％にあり，そのようなときには診断に耐える細胞は採取されない．

⑥髄様癌の検出または除外にはカルシトニンの測定が有用である．

3．治療

手術が基本．分化癌（乳頭癌および濾胞癌）では，外科的治療を第一選択とし，さらに非根治手術例や遠隔転移を有する症例には主として131I治療を施行する．ヨードの取り込みが認められることが多い乳頭癌は131I治療の適応があるが，通常，放射線外照射療法，抗癌剤治療は無効である．

本邦では原発巣に対する外科的治療としては甲状腺全摘を行わずに，片葉切除もしくは亜全摘（反対側の上極は残す）にとどめ，通常は気管前リンパ節および両側気管旁リンパ節を甲状腺につけて摘出していることが多い．しかし，全摘と葉切除か亜全摘のどちらがよいか，なお議論があるところである．

欧米では，甲状腺全摘術と術後の補助的放射線ヨード内照射治療が推奨されている．全摘をすれば甲状腺内の潜在病巣が除去されること，術後の131I全身シンチや血中サイログロブリン値で腫瘍の遺残・再発を知りうること，転移がある場合には直ちに放射線ヨード（131I）治療を行えることなど全摘の利点が多いとする人が多い．しかし，その反面，全摘をすれば副甲状腺機能低下症の合併頻度が高く，一生涯甲状腺ホルモンの補充を要することにもなる．しかも，腫瘍が甲状腺周囲の臓器に浸潤していない，遠隔転移のない乳頭癌（全体の90％以上を占める）の予後は甲状腺全摘手術を行っても，甲状腺温存手術（腺様切除～亜全摘）を行い必要に応じ補助療法を行なういずれの術式でもその予後はきわめて良好であるとする意見が大半である．

乳頭癌に対するリンパ節郭清範囲についても議論がある．患側の甲状腺や気管周囲のリンパ節には転移頻度が高いこと，この部位の再発で気管狭窄を来しやすいこと，さらに再手術時に反回神経を損傷しやすいことから，初回手術時の手術側の気管傍部の予防的側頸部郭清を勧める施設，予防郭清は施行せず，リンパ節転移を認めた場合は，内頸静脈，胸鎖乳突筋，副神経を残置する保存的頸部郭清術 modified neck dissection を行う方針をとり，リンパ節転移がなければ中心領域（気管前傍）郭清にとどめる施設がある．甲状腺乳頭癌は発育速度が遅いものが多いので，術後10年とか20年位の フォローアップ期間では，術式による局所再発率の有意の差は検出されないともいわれる．

乳頭癌は全摘であれ，亜全摘であれ，甲状腺乳頭癌手術後の約10％に再発を認める．甲状腺全摘を行って1か月ほど経つと，血中のTSHが上昇してくる．この段階で123I全身シンチグラフィ

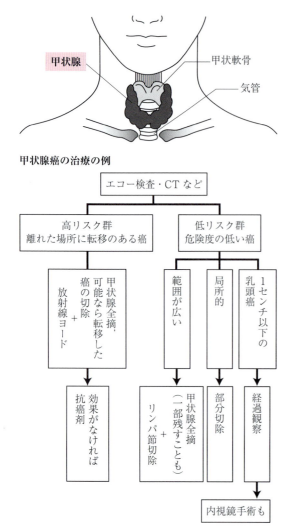

図14 甲状腺癌の治療方針
（ガイドラインより）

ーを行い甲状腺床以外に異常集積がある場合には，^{131}Iの大量投与（放射線ヨード治療）を行う．

本来，甲状腺組織は消化管から吸収された無機ヨードを組織内に取り込み甲状腺ホルモンを合成するが，甲状腺分化癌もまたヨード摂取能を有している．^{131}Iはγ線の他にβ線を放出する．正常甲状腺が除去された後に^{131}Iを投与することで，残存する腫瘍組織が選択的かつ持続的に照射され腫瘍細胞殺効果を発揮する．

現在，検診における超音波の利用増加に伴い，甲状腺癌の過剰診断・過剰治療が問題化している．そこで，乳頭癌の治療方針（図14）は，low risk な群と，high risk な群に分け，ガイドラインに盛られている．甲状腺腫瘍診療ガイドライン2010年版[9]では乳頭癌の予後を勘案し，**微小乳頭癌（10 mm 以下）**は，超音波検査でリンパ節腫大がなく，かつ反回神経麻痺や気管浸潤，前頸筋浸潤の所見がみられなければ，経過観察でよいとしている．微小乳頭癌の95％がこのタイプに属する．ただし，経過観察症例は，毎年定期的な超音波検査が必要である．上記所見を一つでも伴う場合には，従来通り甲状腺全摘術＋頸部リンパ節郭清（特に気管前リンパ節）が推奨される．稀に，20 mm 以上の大きなリンパ節や遠隔転移を伴う微小乳頭癌が存在するが，この場合には甲状腺全摘術，術後の放射線ヨード治療が必要となる．

というような訳で現在，甲状腺癌では手術療法や放射線ヨウ素による内照射が確立された標準的治療法となっている．しかし，再発腫瘍に対して放射線ヨウ素の効果がみられない場合には，奏効する化学療法がなく治療は困難であったが，昨今の分子生物学の発展により，甲状腺癌にも適応を有する分子標的治療薬ができつつある．今後の臨床での活躍が期待される．

4．甲状腺術後の問題点

甲状腺摘出時には**副甲状腺機能低下症**（テタニー），あるいは**反回神経麻痺（嗄声），上喉頭神経外枝麻痺，副神経麻痺**（僧帽筋の運動障害）などの合併症は避けなければならない．

上喉頭神経外枝は異常走行が多い．上喉頭神経は輪状甲状筋の支配神経であり，これが麻痺すると声帯の緊張を高めることができなくなるので，高い声や大きな声が出なくなり，長話をすると疲れやすくなる．

甲状腺手術後の**反回神経麻痺は高く見積もっても3％前後はある**．原因としては神経の切断，牽引，破壊，結紮，電気破壊，熱破壊，虚血がある．

副甲状腺に関しては上下の副甲状腺は，いずれも下甲状腺動脈に栄養されていることが多いが，約10％の症例では上甲状腺動脈の後枝が栄養していることがある．下副甲状腺はリンパ節郭清のため温存できないことが多いができるだけ捜して温存する．下副甲状腺は脂肪化した胸腺舌部の先端あるいはその延長線上にあることが多く，小さいウニのような色をしており，脂肪組織の中でク

ルクルとよく動き，細い血管が入っているので慣れると肉眼でもよくわかる．副甲状腺を摘出した可能性があるときは切除した副甲状腺を探しだし，見つかれば細切して，郭清しない側の胸鎖乳突筋や大胸筋の筋束に沿いポケットを作り，この中に自家移植する．摘出時に副甲状腺を細切して自家移植すると80％以上で副甲状腺の機能が回復する．

5．（甲状腺術後）副甲状腺機能低下症

症状は低カルシウム血症による知覚過敏，テタニー，精神不安であるので，カルシウム剤やビタミンD剤の投与でその大部分は改善する．

術直後の低カルシウム血症に対しては，症状に応じて1日1～3回グルコン酸カルシウム10 mlをゆっくり静注するか，あるいは安全に生理的食塩水100 mlに混ぜて点滴投与する．経口摂取開始後は，カルシウム剤と活性型ビタミンDの経口投与を行う．通常，乳酸カルシウム6～9 g分3，アルファカルシドールを1～3 μg分1投与し，血中カルシウム値の回復に合わせて，まずカルシウム剤を斬減中止し，次にビタミンD剤を斬減中止する．このような治療中には血中カルシウム値をときどき測定し，その値が正常範囲の下限，8.5～9 mg/dl程度になるように投与量を調節する．血中カルシウム値が高くなると尿中へのカルシウムの排泄が増加して，尿路結石の原因となる．

（2）濾胞癌

1．頻度

乳頭癌に比しやや中高年に多い（5％以下）．

2．病理・診断

①細胞の異型度は良・悪性の区別に関与しないので，高分化濾胞癌と**濾胞腺腫との鑑別**が難しい症例が少なからず存在する．経験の豊富な施設でも約1/3の症例では濾胞癌を疑えるが，1/3は濾胞性腫瘍としか診断できず，残りの1/3は良性と診断される．しかし，術前に腺腫との鑑別が困難な濾胞癌は，その**大半は予後良好な微小浸潤型濾胞癌**といわれる．したがって濾胞癌診断の決め手は，細胞異形の有無ではなく，**転移**の有無，辺縁の不整（**被膜浸潤**）と**血管侵襲**の存在で

ある．形状が不整のもの，充実性の大きい腫瘍，経過中に増大する濾胞性腫瘍は濾胞癌の可能性が高い．

このような濾胞性腫瘍は良性悪性の鑑別なく手術に供されるが，実際に術後に濾胞癌と判明するのはそのわずか10％程度にすぎないという報告がある．濾胞癌では一部でも乳頭状構造を示すものは乳頭癌に分類されるので，組織学的に詳しく調べられるほど濾胞癌の比率は低くなる．

エコー上では内部エコーが不均一，充実性小結節が集簇している場合，内部に不規則な粗大な石灰化巣がある場合，直径3～4 cm以上の大きな充実性腫瘍，辺縁が不整で皮膜浸潤様所見があれば濾胞癌を疑う．穿刺吸引細胞診でclass Ⅲ以上の細胞異形を認めれば（それでも濾胞癌である確率は40％以下にとどまるという）手術を選択する．

②乳頭腺癌は早期より頸部リンパ節転移をきたしやすいのに比べ，**血行性転移**を起こしやすい．遠隔転移をきたしやすい．

③濾胞癌ではサイログロブリン値の上昇が認められた場合など遠隔転移が疑わしい場合には^{131}Iシンチグラムを施行して遠隔転移を早期に発見する．肺や骨などへの遠隔転移が確認された場合には，放射線ヨード治療を行う．

④予後は乳頭癌より一般に不良である．

3．治療

全摘．**濾胞癌の診断は容易ではないので，ある程度濾胞癌の診断の可能性がある甲状腺腫瘍は手術の適応とされる**．具体的には，**4 cm以上で増大傾向のある濾胞性腫瘍**は，細胞診で良性と判断されていても手術適応と考えてよい．

肉眼的に被膜がよく保たれていて腺腫と区別しがたい微小浸潤癌など，腺葉切除後の病理診断で初めて濾胞癌と診断されるものでは，残存甲状腺全摘は行わず，サイログロブリン値などに注意して経過観察する．転移巣には^{131}Iによるアイソトープ療法を行う．アイソトープ治療を行うには，原発巣のみならず正常甲状腺組織を摘除することが必要である．

（3）未分化癌
1．病理

悪性度が極端に高い（平均生存率は3〜7か月）．

甲状腺癌の1〜7％．40〜50歳より高齢者に好発．**急激に増大する甲状腺腫**や頸部腫瘤が出現した場合は注意．

甲状腺濾胞上皮由来の癌の発生には，腺腫様甲状腺腫（結節）や濾胞腺腫から乳頭癌・濾胞癌が生じ，それら分化癌から未分化癌が発生する過程が考えられている．こうした分化癌の発癌，さらに未分化癌への悪性転化の過程には，いくつかの癌遺伝子，癌抑制遺伝子の異常が関与しているらしい．

ただし，臨床上，腺腫様甲状腺腫や良性腺腫を甲状腺癌の前癌状態とは普通考えない．甲状腺分化癌の治療後の予後は一般に良好であるので，早期発見・早期治療を目的として「前癌状態」の概念を持ち出す必要があまりないからである．そもそも，甲状腺では良性病変と癌との合併は少なくないけれども良性病変から分化癌への移行を示す証拠がはっきりとした形で捕まってるわけではない．

2．臨床的特徴

①1〜2か月で急速に増大する（未分化癌の大半は乳頭癌，濾胞癌のような甲状腺の分化癌から変化する）．

②急速な増殖・浸潤のため，**頸部の疼痛，圧迫感**が高頻度に認められる．

③ ^{123}I，^{99m}Tc シンチグラフィーでは欠損像となるが，^{67}Ga の集積が認められればそれは有力な所見となる．

④吸引細胞診，CT ならびに MRI は手術適応を決めるうえで有用．遠隔転移の有無を調べるために肺野 CT，骨シンチグラム，腹部エコー，MRI，スペクトグラムなどを調べる．組織診断は細胞診や生検によって行う．ガリウムシンチグラフィーは遠隔転移の診断に有用である．

⑤予後不良で，大多数が広範な遠隔転移が原因で1年以内に急速な転帰をとる．1年以上の生存は稀で，1年生存率は5〜15％にすぎない．**平均生存期間は4か月**といわれている．

3．治療

化学療法，手術療法，放射線療法の集学的治療．化学療法が治療の中心的役割を占める．未分化癌に対しては徹底した根治的一括摘除，強力な放射線照射と化学療法の併用，あるいは強力な化学療法（アドリアマイシンとシスプラチンの組み合わせ）などによる積極的治療が試みられているが，予後はよくない．気管並びに喉頭浸潤に関しては，未分化癌においては喉頭全摘が前提となる．動脈への浸潤に関しては，浸潤部分が未分化癌であれば，手術適応はない．放射線ヨード治療は無効である．

したがって，治療方針決定のポイントは，遠隔転移の有無の診断と，その施設の能力でもって完全治癒切除と放射線（化学）療法が可能か否かの2点である．

治療の可能性が薄い場合は，QOL の追求を第一に考え緩和治療を勧める．治癒切除が不可能な場合にも，症状軽減のために気管切開を要する場合が多い．

（4）髄様癌
1．臨床的特徴

①甲状腺悪性腫瘍の1〜2％．

②臨床的には家族性（副腎の褐色細胞腫などを合併）と散在性（甲状腺髄様癌のみ）に分けられる．このうち散在性が60％以上を占める．

③内部は低エコーで充実性腫瘍．多発することが多い．

④血中カルシトニン，血中 CEA が高値．細胞診で少しでも髄様癌が疑われる場合は，血中カルシトニン，CEA 値を測定する．

⑤ DNSA や ^{131}I-MIBC シンチグラフィーで結節に一致した集積を認める．

⑥早期にリンパ節転移する．

2．治療

髄様癌の家族発生例には甲状腺全摘と両側頸部郭清を，散発例には分化癌に準じた術式を採用する．

（5）悪性リンパ腫
1．病理
　橋本病を基盤に発生すると考えられるB細胞非ホジキンタイプなので，びまん性甲状腺腫の特性をもつものが多い．しばしば抗甲状腺抗体陽性（約70％）．

　悪性甲状腺腫の1〜5％前後．60歳以上に好発．節外性リンパ腫の中に入れられ，比較的急速に増大．慢性甲状腺炎の経過中，急速な甲状腺腫の増大を示すときは悪性リンパ腫を疑う．未分化癌と鑑別を要するが，悪性リンパ腫では全身状態が良好なことが多い．

2．診断
　硬く，可動性に乏しく，甲状腺全体の著明な左右非対称性腫大がみられ，超音波検査で偽囊胞のような著明な低エコーを示したり，それが増大傾向にあったり，甲状腺機能の低下が進んだ場合，悪性リンパ腫を考えて精査する．同部に^{67}Gaの集積を示すことは，未分化癌に似る．免疫学的染色を用いてのsurface markerの集積が決め手となる．

　診断は吸引細胞診にて行う．

3．治療
　甲状腺原発悪性リンパ腫では，例えばびまん性大細胞型B細胞リンパ腫（DLBCL）であれば放射線外照射あるいは化学療法（CHOP療法）が治療の主体である．甲状腺ならびに頸部に限局して生じるものは予後はよい（80％以上）．

第10章　副甲状腺疾患

1　解剖と副甲状腺の超音波診断

　正常副甲状腺の重さは30〜40 mg，色調はウニ色，または黄褐色を帯びる．数は左右上下に2個ずつ，計4個が標準的である．しかし，5個以上あることが5〜10％以上あるという報告もある．

　①上副甲状腺は，ほとんどが輪状軟骨の高さで甲状腺の裏面にある（図15）．

　②下副甲状腺は，約60％が甲状腺下極でその側面にある．

　③左右の副甲状腺は対象的に位置する．

2　副甲状腺疾患

1）原発性副甲状腺機能亢進症 primary hyperparathyroidism

（1）病理
　副甲状腺から副甲状腺ホルモン（PTH）が過剰に分泌され，**高Ca血症，低P血症，骨疾患，腎結石**などを引き起こす疾患．原発性副甲状腺機能亢進症は，わが国においては血清Caスクリーニングを行うと2,000〜5,000人に1人の割合で発見される．約9割は単発性の病変で，大部分は腺腫（90％以上）か過形成（10〜15％）で，癌はかなり稀（0.5〜5.0％）である．

　本症は**過形成が病態となる家族性多内分泌腺腫症（多発性内分泌腫瘍症 MEN，multiple endocrine neoplasia）**第Ⅰ型，第Ⅱ型の部分症として出現することがある．

（2）診断
　腎結石，骨の異常（骨X線撮影で線維性骨炎–

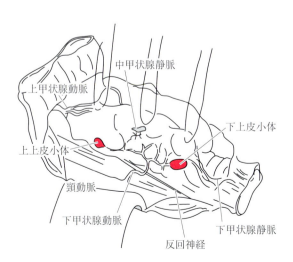

図15　副甲状腺（上皮小体）の位置

頭蓋骨のスリガラス状ないし斑点状骨萎縮像），**血中カルシウムの高値**，リンの低下，Al-P の上昇，および血中 PTH の上昇，（M-PTH 測定，**INTACT-PTH の測定**）などから容易に診断されることが多い．

癌は触診上，周囲組織との可動性が不良，CT で周囲組織への浸潤像などから疑診できる．

臨床症状では，主に骨に病変を認める**骨型**，高カルシウム尿症による**腎結石型**，および生化学的異常のみで症状を伴わない**無症候型**（生化学型）に分けられる．以前は尿路結石症や骨病変や高 Ca 血症に伴う臨床症状が診断のきっかけとなっていたが，近年は軽微な尿路結石や無症状で発見される無症候型がほとんどを占める．

腺腫は通常単発性で，一腺摘出で副甲状腺機能亢進症は治癒する．

（3）治療

副甲状腺癌の治療は同側の甲状腺片葉を含めた腫瘍の en bloc 切徐および同側気管傍，気管前の郭清術を基本とし，進展状況によりさらなる周囲組織の合併切徐，郭清領域の拡大を行う．一般に副甲状腺癌は局所再発が多く，遠隔転移は肺，骨，肝および後腹膜に多いとされる．

腺腫では病的副甲状腺の摘除が唯一有効な方法．無症候型は必ずしも手術を必要とせず，経過観察のみで問題ないものもある．過形成には亜全摘（3腺半）または全摘＋自己移植．

術後，低 Ca 血症によってテタニー（手指，口唇のしびれ感，Chvostek 徴候）が起こらないかどうか注意深く観察する．

2）二次性副甲状腺機能亢進症（続発性副甲状腺機能亢進症 secondary hyperparathyroidism）

副甲状腺以外の原因によって二次的に副甲状腺が刺激され，副甲状腺ホルモンが過剰に分泌される結果生じるカルシウム代謝異常．副甲状腺ホルモンの分泌は血清カルシウムによって調節され，低カルシウム血は副甲状腺の分泌を刺激する．したがって長期にわたる低カルシウム血が持続する疾患はいずれも続発性副甲状腺機能亢進症の原因となるが，本症の原因のうち最も多いのは**慢性腎不全**である．慢性腎不全で長期の人工透析を受けている患者には続発性副甲状腺機能亢進症が多くみられ，複数の甲状腺が腫大している（**腎性副甲状腺機能亢進症**）．

慢性腎不全，骨軟化症などの状態では，血中カルシウムおよび活性型ビタミン D の低下により PTH の合成・分泌が刺激される．副甲状腺にはびまん性の過形成がみられる．本症の血中副甲状腺ホルモンは原発性副甲状腺機能亢進症に比べより高値を示す例が多い．

本症の予後は現疾患にかかっている．現疾患に対し，有効な治療がない場合には，対症的に血清カルシウムを高める．

▌副甲状腺ホルモン（parathyroid hormone：PTH）

PTH の主な分泌刺激は血中カルシウム濃度の低下である．逆に血中カルシウムが上昇すると合成・分泌は低下する．PTH は骨吸収を促進し，カルシウム，リンを細胞外液に動員する．この作用は 2 相性であり，骨細胞性骨吸収促進による早期の反応と，破骨細胞への分化が促進されることによる破骨細胞性骨吸収による遅い反応とに分けられる．

副甲状腺の超音波診断：手術前の局在診断に超音波検査は有用である．通常，副甲状腺は甲状腺の背側上部と下部に左右 1 個ずつあるが，超音波断層像では正常の副甲状腺を明確に描出することはできない．肥大した副甲状腺は，楕円形で内部エコーは甲状腺よりも低く均一，甲状腺との境界には被膜があり，腫瘤の辺縁エコーは明瞭である．腺腫，過形成，癌の超音波所見に明らかな差異はない．腺腫の長径の平均値は 10〜15 mm．局在診断の的中率は 75〜90%．

文献

1）石田正統, 監：頸部腫瘤, 外科診療13（9）, 1-96, 1971.
2）日本解剖学会, 編. In: 解剖学用語. 改訂12版. 東京：丸善. 1987.
3）Hollinshead WH. chap 5. Fascia and fascial spaces of the head and neck. In : Anatomy for Surgeons Vol 1, The Head and Neck. 2nd ed. Hagerstown : Harper & Row : 306-30, 1968.
4）大谷杉士, 監訳：Barbara Bates, 目で見る診察手技, 視診・打診・聴診・触診の実際, 廣川書店, 東京, 1978.
5）跡見裕, 監：がん診療 update. 日本医師会雑誌. 138（特1）, 28-373, 2009.
6）Suen JY, Stern SJ. 23 cancer of the neck. In : Myers EN, Suen JY, editors. Cancer of the Head and Neck. 3rd ed. Phyladelphia : WB Saunders ; 462-484, 1996.
7）河西信勝, 他. In: 甲状腺疾患の診断手順と治療方針. 医学書院, 東京, 1984.
8）小西淳二, 編：甲状腺・頸部の超音波診断, 金芳堂, 京都. 1990.
9）中村浩淑, 監修：甲状腺－診断と治療, 日本医師会雑誌141（11）, 2381-2451, 2013.
10）ISSVA: ISSVA Classification of Vascular Anomalies 2014. International Society for the Study of Vascular Anomalies, 2014.
11）Yanagi T, et al: Int J Radiat Oncol Biol Phis ; 74（1）: 15-20, 2009
12）藤澤康弘, 他：日臨 ;（suppl 4）:7-12, 2013.

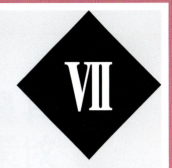

全身的な症候と耳鼻咽喉科疾患

812　全身的な症候と耳鼻咽喉科疾患

I　耳鼻咽喉科症候のみかたと対策

第1章　頭痛・顔面痛

　頭痛は頭部の痛みである．耳鼻咽喉科は頭部の約2/3の領域を対象とする診療科であり，耳鼻咽喉科を受診する人の多くが頭痛を感じており，耳鼻咽喉科医としても頭痛診療についての十分な知識が必要である．

1　一次性頭痛

1）原因による頭痛の分類

　15歳以上では**30%以上の人が頭痛をもっている**といわれる．**頭痛**は，慢性の反復性頭痛である一次性頭痛（**機能性頭痛，原発性頭痛，慢性頭痛**）と頭蓋内外の器質的疾患，あるいは全身性疾患に随伴する二次性頭痛（**症候性頭痛，続発性頭痛**）に大別される．

　国際頭痛学会（International Headache Society：IHS）の分類（2004）では当初一次性**頭痛を4種類**，二次性**頭痛を9種類**に分類していた．一次性頭痛は外因性の原因がなく，頭痛そのものをきたす病因によるもの，二次性頭痛は外因によるものである．この国際頭痛分類は頭痛診療におけるバイブルのようなもので，頭痛の診療時にはこの分類に照らし，どの機序が関与しているかを明らかにするように努めるべきである．この国際分類に関連して2013年に「慢性頭痛の診療ガイドライン2013」が，そして同じ年に「国際頭痛分類第3版beta版」（**表1**）が改訂された．現在ではこの国際頭痛分類第3版beta版[1]をもとに，頭痛は一次性（4部類），二次性（8分類）および，有痛性脳神経ニューロパチー，他の顔面

痛およびその他の頭痛（2分類）に分類されている．

　頭痛は種類が多い疾患なので，まず一次性頭痛と二次性頭痛をしっかり鑑別することが大切である．なぜなら頭痛の種類により治療法が異なるからである．一次性頭痛は「頭痛自体が病気」といわれる頭痛である．元来一次性頭痛には片頭痛，

表1　頭痛の分類

第1部　一次性頭痛
　1．片頭痛
　2．緊張型頭痛
　3．三叉神経・自律神経性頭痛（TACs）
　4．その他の一次性頭痛疾患
第2部　二次性頭痛
　5．頭頸部外傷・傷害による頭痛
　6．頭頸部血管障害による頭痛
　7．非血管性頭蓋内疾患による頭痛
　8．物質またはその離脱による頭痛
　9．感染症による頭痛
　10．ホメオスターシス障害による頭痛
　11．頭蓋骨，頸，眼，耳，鼻，副鼻腔，歯，口あるいはその他の顔面・頸部の構成組織の障害による頭痛あるいは顔面痛
　12．精神疾患による頭痛
第3部　有痛性脳神経ニューロパチー，他の顔面痛およびその他の頭痛
　13．有痛性脳神経ニューロパチーおよび他の顔面痛
　14．その他の頭痛性疾患

（日本頭痛学会・国際頭痛分類委員会訳：国際頭痛分類第3版beta版．医学書院，東京，2014，より）

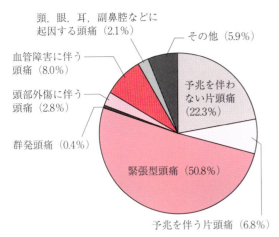

図1 国際分類による各頭痛の割合
（下村登規夫 他，頭痛研究会会誌19：93, 1992, より）

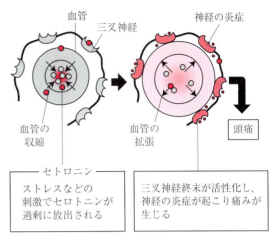

図2 片頭痛のメカニズム

緊張型頭痛，群発頭痛，三叉神経・自律神経性頭痛などの4種類の頭痛が分類されていたが，第3版では群発頭痛と三叉神経痛は一括して三叉神経・自律神経性頭痛となった．日常みる一次性頭痛の6～8割はこの血管の拡張か頭頸筋のこり（機能性頭痛）によるものとされている．その内訳を国際分類による包括的な頭痛の割合（図1）でみると，緊張型頭痛が50％あまり，片頭痛が30％弱，旧分類による群発頭痛が0.4％未満である．これを人口割りでみると，全人口の約8％に片頭痛が，約20％に緊張型頭痛があり，片頭痛患者だけでも全国には約800万人の患者がいることになる．片頭痛は女性に多く，男性の4倍と考えられていて，30代の女性では5人に1人が片頭痛に悩んでいるという統計がある．

　二次性頭痛は，他に病気があり，その症状として起こる頭痛を総称する．すなわち二次的症状としての頭痛である．くも膜下出血による頭痛，髄膜炎による頭痛など多くの疾患が頭痛を引き起こす．二次性頭痛の中では感染症の頻度が高い．それは感冒などのウイルス感染症などでも「頭痛」をきたすことが多いためである．頭痛の治療では，二次性頭痛の原因である危険な病気を見逃さないことが重要である．

2）一次性頭痛の病態：主として血管性頭痛の発生機序

　頭痛は，末梢または中枢の疼痛信号伝達路の障害や刺激，自動興奮などによって起こる[2]．主として一次性頭痛の原因となる血管性頭痛は，中枢信号伝達路の異常が主な原因であり，頭蓋内の副交感神経系が刺激された結果，血管拡張が起こることによるものである．この血管性頭痛は反復性，習慣性の一次性頭痛，いわゆる片頭痛と，感冒，発熱，宿酔などに伴う二次性症候性血管性頭痛に分かれる．いずれも**ズキズキする，咳をしたり，頭を振ることで悪化する**と訴える．

　片頭痛は体内への刺激によって生ずる**神経系と血管系の異常反応**で，頭部の血管が何らかのきっかけにより拡張したために起こる神経原性の炎症である．それは，三叉神経の末端から血管に炎症を起こさせる**神経ペプチド**という物質（サブスタンスPなど）が放出されて副交感神経が刺激され，血管拡張が引き起こされるためで，三叉神経血管系が過敏な**侵害受容**を示すようになり（感作），痛みに敏感になり，通常痛みとして感じられない血管拍動が頭痛として感じられるようになる．**群発頭痛**も同様に血管性の頭痛だが，群発頭痛では内頸動脈などの太い血管の拡張が原因である．群発頭痛はなお不明点が多いが，近年，群発頭痛も自律神経症状（流涙や結膜充血）を伴うことから（**三叉神経過剰興奮**）副交感神経活性化説

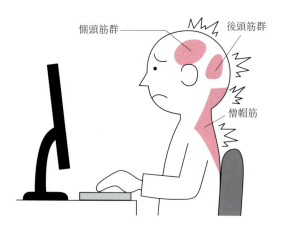

図3 緊張型頭痛のメカニズム
心身にストレスを受けると，首や肩周りの筋肉が緊張しやすくなる．緊張が長時間続くと血行が悪くなって乳酸などの疲労物質がたまり，首や肩周りがこる．その結果，神経が刺激されて頭痛が起こる．

表2 頭痛問診のコツ

一次性頭痛（慢性頭痛）と二次性頭痛を区別
・最近，急に起こってきた頭痛ですか，前々からの頭痛ですか．
慢性頭痛（一次性頭痛）の場合は，
・片頭痛の診断基準を念頭に問診する．
・片頭痛の要素を探し出す．
・片頭痛でないとすると緊張型頭痛か群発頭痛か，ほかの一次性頭痛か．
片頭痛の要素とは，
・発作性（episodic）．
・生活支障がある（重度，動作過敏）．
・悪心・嘔吐，光・音過敏．
連日性の頭痛か否か，薬物の乱用があるか否か．
問診票，スクリーナー，アルゴリズムなど診療支援ツールを利用する．

が提唱されている．それ故，群発頭痛は今日の頭痛分類では三叉神経・自律神経性頭痛に分類されているのである．

最近ではこうした片頭痛の神経血管反応性機序に，片頭痛では神経伝達物質のセロトニンが発症に関係すると考えられるようになっている．**セロトニンは動脈を適当に引き締めて収縮させる物質であり**，これによりまず血管が縮まり，閃輝暗点などの片頭痛の予兆が現れる．セロトニンが消費され欠乏すると血管の周りの神経（三叉神経）から**サブスタンスP**が放出され，血管がゆるんで拡張する．血管の拡張により，動脈の周りを取り囲んでいる神経を引っぱるうえ，サブスタンスPの影響で神経が過敏となりズキズキとした頭痛が始まる（**図2**）のだという．この片頭痛の発症機転を**三叉神経血管説**という．

この動脈の拡張と浮腫は，片頭痛の場合には，主に浅側頭動脈という頭蓋外の動脈，あるいは脳の硬膜の動脈などに起き，浅側頭動脈や硬膜における血管に神経原性炎症が生じると考えられている．群発頭痛も同様の機序で，眼の裏側を走る内頸動脈が炎症を起こすと考えられている．しかし，片頭痛の病態発現については，これ以外にも諸説があり，いまだ未解決な分野であるといってもよい．

一方の一次性頭痛の極である**緊張型頭痛**は頭全体が締めつけられるような痛みとして訴えられる．ストレスによって筋肉が収縮し，それが頭部の**筋肉の収縮と循環障害**を引き起こし，痛みの原因になる．筋肉内で乳酸が蓄積することが原因である．長時間のうつむき姿勢より後頸部の筋肉が収縮して，そのために阻血性筋収縮を起こすのが特徴的な緊張型頭痛（**図3**）の病態である．

3）頭痛の診断[3]

頭痛の診断を行う上で最も重要なことは，**症候性頭痛（二次性頭痛）を見逃さないことである**．そのために大切なことは，最初に正確な病歴と，神経学的症候の有無をチェックし，一次性頭痛（慢性頭痛，機能性頭痛）と二次性頭痛（症候性頭痛）をしっかりと見分けることである．**検査で何も異常が見つからないことが，機能性頭痛の診断で最も重要な"所見"ということになる**．

日常診療で頭痛の診断の7割は病歴の聴取で可能であるといわれる．頭痛の診断は「**問診がすべて**」といっても過言ではない（**表2**）．まず，「**最近，急に起こってきた頭痛なのですか，前々からの頭痛ですか**」を最初に問いかけて，急性と慢性に色分けして，**一次性頭痛と二次性頭痛を大体区別する**．機能性頭痛の多くは慢性頭痛であり，急性副鼻腔炎による頭痛や，頭部外傷による頭痛，くも膜下出血を含む頭頸部血管障害による

症候性頭痛の多くは突然に出現する急性頭痛である．

一次性頭痛は機能性頭痛であり検査に異常がないので，**頭痛の性質，部位，発症様式・経過，影響因子（増強因子，軽快因子）などを要領よく尋ねる**．このような内容の問いかけをおりまぜて一次性頭痛の診断の確証を得る．それには病歴聴取をうまく行うことが前提となる．すなわち**一次性頭痛の鑑別診断はきめ細かい問診がすべてである**．それ以外の信頼できる診断方法はないのが一次性頭痛の診断である．

4）一次性頭痛問診のポイント：頭痛の性質を知る

片頭痛の簡易診断の要点としては，ときどき起こる発作性の片側の痛み，こめかみから眼の周囲が多いがズキン，ズキンとした強い痛みで，吐き気がして，光と音が煩わしくなり，頭を振ると痛みがある，または**動作によって痛みが出る**，生活に支障が出る，という片頭痛の痛みの性質を聞き出す．まったく器質性の疾患がなくて，このような重度の頭痛を訴える場合は，片頭痛を疑わなければならない．1回ごとの持続時間は4〜72時間で，3日以上続かないといわれる．それだから，片頭痛と診断され，頭痛が毎日ほぼ3か月以上続く人は片頭痛の背景に薬物乱用があることを一番に疑う．

緊張型頭痛診断の要点は，疲れがたまる午後から夕方にかけてやや増強することがある．不定期に毎日起こり，一日中**持続**するのが大きな特徴で，**体を動かせば楽になる**．片頭痛に伴う吐き気，嘔吐，光過敏，音過敏などの症状がない．ストレスが誘因とされ，**ストレス頭痛**ともいわれる．ストレスなどが原因となって頭頸部を包んでいる筋膜や腱膜が異常に収縮して起こるのが緊張型頭痛で，性差はなく，性格的にはきまじめな方に多い．めまい（ふらつき diziness）を起こしやすく肩や頸筋がこる患者に多くみられる．

（1）表現からみた痛みの性質

痛みの性質は，頭痛の鑑別診断にもっとも重要であり，拍動性，均一性，電撃性など，痛みのパ

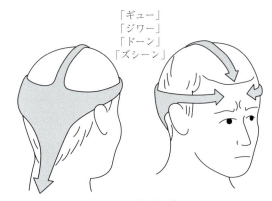

図4　筋緊張型頭痛の発現部位

ターンをうまく聴取することが大切である．

拍動性の痛みは動脈の拍動によるもので，一次性頭痛では**片頭痛や群発頭痛などの血管性頭痛（神経血管性頭痛）**であることを示す．患者は，「**ズキン，ズキン**」という痛みを感じる．あるいは，「ドクッ，ドクッ」と脈を打っているという表現をする．しかし，なかには緊張型頭痛の痛みをズキズキと表現する人もいる．またなかには痛みを「ガン，ガン」「割れるようにいたい」と表現する人もいるので表現のみで片頭痛の特徴である拍動性を表現できると決めつけることはできない．本当に患者の自覚内容は患者によりさまざまである．そのため，痛みの性質については患者が述べた表現をそのままカルテに記載するとよい．この頭痛が拍動性頭痛であることを確認するためには脈を診て，頭痛と同期しているかをみるのも一つの方法だが，片頭痛（約半数）や群発頭痛では，痛みが強いと拍動感を自覚できないことも少なくない．

拍動性の頭痛は片頭痛の他，発熱に伴う頭痛，髄膜炎や副鼻腔炎などの血管炎などに伴う症候性神経血管性頭痛でもみられる．そのような場合，咳やくしゃみが頭に響く場合は髄膜刺激症状を，努責で痛みが悪化する場合は脳圧亢進を，坐位や立位ですぐに頭痛が発症し臥位位で消失する場合は低髄圧症候群を考える．うつむきで悪化する場合は副鼻腔炎，首の動きで悪化する場合は頸椎疾患が考えられる．

非拍動性で，均一性の痛みは緊張型頭痛や多くの症候性頭痛にもみられる．患者の表現は，「ギ

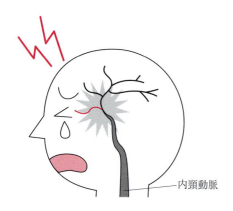

図5 群発頭痛のメカニズム
体内時計に乱れが生じると、三叉神経から痛み物質が放出され、目の裏側を走る内頸動脈が炎症を起こす。すると、内頸動脈が拡張し、周りにある神経を圧迫して群発頭痛の症状が現れる。

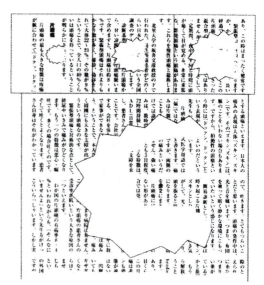

図6 閃輝暗点
目の前がチカチカしたり、ギザギザが出て見にくくなる。

ュー」「ジワー」「ドーン」「重い感じ」などで、はちまきで締め付けられるような痛みである（**図4**）。そのうえで、後頭部や項部の筋の圧痛・硬結や、筋緊張を起こしやすい心理的・職業的要因があれば、緊張型頭痛が疑わしい。日本語でいうと頭重に相当する頭痛は緊張型頭痛である。

しかし緊張型頭痛の程度は全体として軽度から中等度であり、日常生活に支障が出ることがあっても、寝込むことはないのが緊張型頭痛である。動いたり仕事をしているときは、しばしば忘れてしまう。

群発頭痛は、ほとんどの症例でいつも決まった側にのみ激烈な頭痛が現れる。「電撃性で目がえぐられるような」「焼け付くような」「突き刺されるような」「目をつくような」といった痛みやそれに随伴する流涙、鼻閉感を特徴とする。その頭痛は**眼窩部を中心に**、ときには「**ドリルで目の奥をえぐられるような**」激しい痛みが数時間にわたり続く（**図5**）。この群発頭痛と鑑別を要する臨床上の重要な疾患としては、脳下垂体腫瘍、蝶形洞炎や篩骨洞炎などの副鼻腔炎、硬膜動静脈瘻および帯状疱疹などがある。間欠的に一瞬の痛みを繰り返すような**電撃性の強い痛み**は、後頭神経痛、三叉神経痛などの末梢神経由来の痛みである。この時は「**ズキー**」「**ビリッと痛い**」「**ピリピリする**」という痛みが周期的に繰り返すということを問診で聴取する。

痛みの強さの訴えは、個人差があるものの、**一般には群発頭痛が最強、三叉神経痛、片頭痛は強度から中等度、緊張型頭痛は中等度から軽度**である。

（2）随伴症状

片頭痛患者の1/3程度が奇妙な光の知覚、不快な匂い、思考の混乱などを体験する。片頭痛発作の時には、光や音が嫌だ、あるいは、臭いも嫌だと片頭痛をもつ患者は訴える。そういう光や音や臭いに過敏な症状が出るというのも片頭痛の特徴である。頭痛の前に目の前がチカチカして、目がみえにくくなったり（**閃輝暗点**：中心の視野からギザギザした光が少し見えてきて、それがだんだん広がり、ぎざぎざの視野の内側の視野がなくなるという視覚症状）（**図6**）、光をまぶしく感じたり、視野を「不規則な線」が横切ったり、眠気、あくびなどが発作の30〜60分前に先行し（**予兆 aura**）、通常右または左半分の拍動性の頭痛であれば片頭痛と考えることができる。予兆は片頭痛の方の1〜2割位にみられ、**数分〜1時間以内におさまり**、続いて60分以内に本題の右または左半分の拍動性の頭痛が始まる。予兆は片頭

痛の病態研究の結果，持続時間が60分以内の可逆性ある大脳皮質の局所性活動亢進と定義されている[10]．片頭痛はこのような光過敏や音過敏，予兆あるいは次に述べる悪心，嘔吐やめまいがあるのが特徴である．

片頭痛では7〜8割に**悪心・嘔吐**を伴う．吐くと頭痛の症状が少し楽になる．この点も**片頭痛の特徴の一つ**といってもよいが，毎回の発作で悪心・嘔吐が出現するとは限らず，年齢が高くなるにしたがって，これらの症状は軽快したり出現しなくなる．

片頭痛患者のうち，約3〜4割が何らかのめまい症状を訴える．またメニエール病を患う患者には片頭痛をもつ患者が多い．近年**片頭痛性めまい**という疾患概念が報告され，片頭痛の表現形としてのめまい，あるいはめまいの合併症としての頭痛などが片頭痛患者の数十％にみられることが知られるようになった．しかし，その病態や病因，治療法に関しては未だ確定していない．興味あることは，片頭痛のトリガー因子として，低気圧やストレス刺激などがあるが，これらの現象は片頭痛ジェネレーターが視床下部にあることが考えさせられ，自律神経やホルモンを介して血管に影響を及ぼし[8]，ひいてはメニエール病のような病態とも結びつくことも考えられるのではないだろうか．イソソルビドを処方しても効果が得られなかっためまいの症例に，片頭痛の治療薬を投与したところ著効した例も知られている．前庭性片頭痛の病態については今後の研究が必要である．

緊張型頭痛では嘔吐することはまったくといっていいくらいない．だが緊張型頭痛は頸部の筋緊張亢進のため，いわゆる**（頸性）めまい**を伴うことが少なくない．その他，**肩こり**や，首筋のこり，目の疲れ，全身倦怠感，非回転性めまいなどが随伴症状としてみられることが多い．だが，肩こりや首のこりも片頭痛の周辺症状としてよくみられるために，肩こりがあれば即，緊張性頭痛ではないことを認識すべきである．

群発頭痛では発作時に目が充血したり，涙が出たり，鼻水が出たり，嘔気などの随伴症状（**自律神経症状**）がある．眼窩部の激しい痛みが三叉神経第Ｉ枝を経由し脳幹部に入り，反射弓を作り副

交感神経系を活性化しているといわれる．あるいは三叉神経と翼口蓋神経節との神経回路が病態に重要な役割を果たしているとも考えられる．群発頭痛でみられる**縮瞳**は副交感神経系の機能亢進によるもので，**結膜充血，鼻漏，前額部発汗過多**なども副交感神経系の機能亢進として一元的に説明可能である．この群発頭痛と片頭痛は症候学的には類似点が多い．

（3）部位：片側性か両側性か

局在性の強い頭痛は病変部位を示唆する．例えば前頭部の副鼻腔炎では明らかに病側の眉の上あたりや頬部を痛がる．蝶形洞や篩骨洞の副鼻腔炎では頭頂部に痛みが放散し，上顎洞炎では頬部の痛みや歯の痛みを自覚する．後頭神経痛も通常片側性で後頭部から頭頂部間の痛みを感じる．眼窩部の痛みでも視力障害があれば緑内障や側頭動脈炎を考える．

痛みの部位と放散は分けられないことがある．つまり，頭部と頸部に症状があるとき，頭部に病変があって頸部に放散している場合と，逆に頸部に病変があって頭部に痛みが放散している場合がある．これは最初の問診時にはわからないことであるので，できるだけバイアスをなくした状態で痛みの場所を丁寧に聞く．紹介状や予診票の記載に惑わされないように，痛みや症状のある部位を正確に特定する．

片頭痛の痛みは片側の側頭部や前頭部にみられることが多い．確かに片頭痛では頭痛病名に「片」の文字がついているように**片側が痛む**ことが多いのだが，いつも決まった側とは限らない．両側性の症例も決して少なくない（40％）．しかし，よく問診すると若干の左右差を認識できる症例が多い．片頭痛では片側性，拍動性という頭痛の性質はもちろん重要だが，片側性，拍動性でなければ片頭痛ではないと考えられていることが日本では片頭痛が誤解されやすい一つの理由となっている．

緊張型頭痛は大多数の症例が**両側**性である．しかし，1/3は片側性という人もいる．緊張型頭痛では後頭部から首筋にかけて重苦しく締め付けられるような痛みが強いことが多いので，どちら

かというと頭の後ろ寄りの分布を示す.

群発頭痛は必ず片側性であり，眼窩部や眼窩上部（側頭部）にみられることが多い.

（4）影響因子：痛みがどのようなときに起こるのか？

1．年齢，男女差

一次性頭痛（機能性頭痛）の多くは30歳頃までに初発する．片頭痛の性差は男女比で1：4，女性に多くみられる．片頭痛は普通15～16歳から，遅くとも30歳までに始まり，50歳を過ぎると閉経とともにだんだん症状が弱ってくる．このことは他の頭痛との鑑別点として重要で，50代，60代で初めて発症した頭痛発作であれば，片頭痛ではなく積極的に二次性頭痛（症候性頭痛）を考えて鑑別を進めることが大切である．つまり40歳以上での片頭痛の新規発症は考えにくいのである.

片頭痛は遺伝的傾向が強く，血縁者に類似の頭痛を呈する者がいることが多い．片頭痛には家族歴がある．遺伝子はいまだ明確にされてないが，母親が片頭痛である片頭痛患者の割合は6割，父親が片頭痛である割合は2～3割とされている.

緊張型頭痛の好発年齢は30歳代で男女比は5対1と片頭痛とは逆に男性に多い．群発頭痛は片頭痛の病態に近いが，一番決定的な違いは片頭痛が女性に多いのに比べ，群発頭痛は圧倒的に男性に多い．10代，20代で発症し，40代，50代でもまだ発作はみられるが，年をとるとその寛解期間は延長し，60歳以上での発作は稀となる．このような頭痛の男女差，経過の違いを知ることは頭痛の診断に役立つ.

2．発症様式・経過

頭痛の診断にあたっては，まず急性の頭痛か慢性頭痛か，その発症様式を見きわめる．月あるいは年の単位で頭痛が持続する慢性の頭痛は緊張型頭痛であることが多い．片頭痛は通常，慢性，発作性に出現し4～72時間持続する．それでも一般的な片頭痛の発作の持続期間はせいぜい1日で，長くとも3日で，1週間も続くことはない．また，片頭痛の発作の出現頻度は1か月あたりせいぜい1.5～2回であるが，週1回以上経験する

患者も10%位いる．それでもなかには3か月以上にわたり月に15日以上も頭痛がある人もいる．そのような患者は，頭痛のあることがADL（日常生活動作）に支障をきたすので，患者はひどく頭痛に悩んでいる．これを慢性発作性片頭痛と呼ぶ．このように日常生活に影響があるという点が片頭痛と他の頭痛との重要な鑑別点の一つでもある.

慢性頭痛のうち夜間（就眠中）に出現することがあるのは，片頭痛と群発頭痛である．片頭痛は早朝に出現しやすい症例も少なくない．急性頭痛を訴える症候性頭痛のなかで早朝に訴える頭痛の原因として有名なのは脳腫瘍だが，しかし夜間から早朝の頭痛が脳腫瘍の診断に実際役立つことは少ないといわれる．むしろ，早朝頭痛で多いものは薬物乱用性頭痛で，睡眠時無呼吸症候群やうつ病，一酸化炭素誘発性頭痛なども夜間～早朝の頭痛の原因となり得ることが知られている.

群発頭痛の痛みの大きな特徴は反復周期性であり，発作はほぼ同じ時間帯にみられる．痛みは2時間前後続き（持続時間は3時間以内），頭痛の発作期間は連日のように2～6週間にわたり群発する．片頭痛も群発頭痛も眠るとよくなることが多いが，反面，群発頭痛は夜間頭痛で目が覚めることも多い．発作期が過ぎると1～数年間ほどは起こらない．このように頭痛がある一定期間連日生じる時期（群発期）があることが群発頭痛の特徴である．群発期は年に1～2回，または数年に1回のこともある.

以上，一次性頭痛を発症様式から分けると，1年間に一定期間出現するのは群発頭痛，1か月に数回出現するのは片頭痛，1日に何回も出現するのは頭部神経痛や慢性発作性片側頭痛である．緊張型頭痛などは，反復性のパターンがはっきりしない（図7）.

患者によっては，「持続する」頭痛という表現を，間欠的な症状であるが「再発する」頭痛に対して使うことがある．これは表現上の問題である．したがって，「持続する」と患者がいった場合，「その頭痛が始まってから，ここを受診するまで，一時も症状がゼロにならなかったのですか？」と聞くとよい.

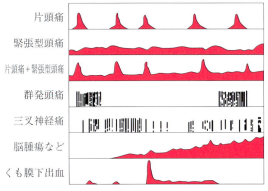

図7　頭痛の起こり方と経過
(Lance JW. Mechanism and Management of Headache, 3rd Edition. 1978, より改変)

症候性頭痛に発症様式の規則性がないのはいうまでもない．症候性頭痛の時間的経過では，次第に悪化する頭痛，突発完成型の頭痛は危険な頭痛である．

(5) 誘発因子（軽快因子，増悪因子）

たとえば，**片頭痛は休日などストレスから解放され副交感神経が優位になると発作が起こりやすい**．だから，片頭痛には"**週末頭痛 weekend headache**"とそう呼ばれる特徴がある．低気圧が接近したり，睡眠不足だったりするときに起きることもある．さらに，冷暖房による**急激な温度差，チョコレート，チーズ，赤ワインなど血管拡張物質を含む食品の摂取**など，日常生活でこのような発作の誘因が重複すると発病の頻度が高くなる．女性の場合は生理とも関係があり，**月経前，生理に入る前の日から2日目くらいまでが多い（月経関連片頭痛）．その原因としてエストロゲンなどの女性ホルモンの関与が示唆されている．女**性の6～7割はこのタイプで，妊娠すると8割位の方で片頭痛発作がなくなる．そして**片頭痛は閉経とともに消失**することが多いともいわれる．このように片頭痛の**頭痛はエピソディックに起こる**のである．

緊張型頭痛は日頃，コンピュータの画面を見過ぎたりして肩がこり，首筋が痛くなる，つまり一定の姿勢を続けることによって生じるピークのはっきりしない頭痛が緊張型頭痛である．**緊張型頭**痛では痛みがいつから始まりいつ終わったか断定できない場合が多い．**軽い運動により疼痛が軽減する場合は緊張型頭痛である**筋肉性の痛みが考えられる．一方，片頭痛では，階段の昇降など日常的な動作で痛みが増強する．このような**運動過敏**があるかないかは，片頭痛と緊張型頭痛の重要な鑑別点の一つである．運動過敏というのは，頭を動かしたり階段の上がり下がりをすると，頭に響いてとてもつらいことをいう．その理由は運動やおじぎをすると，脳の静脈圧が上がり，脳の血管が広がり片頭痛がひどくなるからである．この点，緊張型頭痛では歩行や階段の昇降のような日常的な動作により頭痛は増悪しないばかりか軽くなる．ストレッチなどにより体を動かすと頭痛は楽になる．このように，**緊張型頭痛は身体を動かすと薬になり，片頭痛は反対につらくなる**．動くと痛くなるので片頭痛は，**生活に支障をきたすことが多い**のである．一方，緊張型頭痛は「動くのは気にならない，なにかしていた方が痛みは紛れる」頭痛である．片頭痛の場合でも，緊張型頭痛でみられるような肩こりが非常に強い場合に遭遇することがある．そのような場合は緊張型頭痛と片頭痛が両方混じっている**混合型頭痛**であることがほとんどである．

その他，対照的な点としては，片頭痛では排便やいきみで痛みがひどくなる．

群発頭痛は群発期に**お酒を飲むと必ず発作が起こる**．アルコール，ニトログリセリン，ヒスタミンなどの血管拡張作用を有する物質が頭痛の誘発因子となる．**運動，気温上昇，入浴などが誘発因子**となることもある．春先や秋口などの季節の変り目に好発する．群発頭痛が起こる原因は不明だが，環境の変化や不規則な生活による体内時計の乱れが関係すると考えられている．

頭痛においては，身体所見や画像診断よりもこのような発症様式・経過・誘発因子が頭痛診断のカギとなることが多い．

5) 頭痛の検査

一次性頭痛と診断するためにはまず二次性頭痛を除外することである．頭痛の**理学的検査**[4]として血圧，体温は最低チェックする．耳痛では外

耳道，鼓膜の観察はもちろんとして，耳後部の頭皮の状態を観察する．ヘルペスが発見されることがある．痛みの部位と関連して鼻鏡検査，口腔歯芽の観察も重要である．頭蓋内疾患を除外するため神経学的検査もなおざりにできない．以上の身体的診察のステップを経て，一般検査，頭蓋単純X線，CT・MRI検査，必要とあれば脳波検査，髄液検査などを適宜選択する．

特殊な検査として，次のようなものがある．

① **叩打，振盪試験** jolt accentuation：毎秒3〜5回前後で頭を振る．頭蓋内器質的疾患により痛覚閾値が低下していると陽性に出る．脳腫瘍では60〜80％に振盪性頭痛が証明される．

② **血管圧迫試験**：浅側頭動脈，側頭動脈，脳動脈分枝を圧迫する．頭痛が軽快するときはその血管の関与する血管性頭痛と診断する．圧迫を解除すると数秒でじわーっと痛みが再開する．

③ **筋肉圧迫試験**：前頭筋，側頭筋，後頭筋，後頸筋を圧迫して筋の圧痛と硬結の有無をチェックする．筋緊張型頭痛の診断に有用である．

④ **神経圧迫試験**：神経痛の検査である．頭痛に関与しうる神経，特に大後頭神経，小後頭神経，後耳介神経，前頭神経を圧迫する．

⑤ **薬物服用試験**：三叉神経痛の痛み方が非定型的である場合，しばしば診断に迷うことがある．そのような場合，カルバマゼピン（テグレトール®）服用後，確実に発作性激痛が軽減すれば三叉神経痛の可能性は高くなる．

6) 一次性頭痛の治療

(1) 片頭痛[5]

片頭痛の治療には，片頭痛が起きているときに頭痛を止める発作時の治療（急性期治療）と，頭痛発作を予防する治療がある．片頭痛と緊張型頭痛の鑑別は簡単なようで，案外難しい．片頭痛と緊張型頭痛の双方をもつ頭痛患者も多数おり，肩こりは片頭痛でもしばしば出現するので鑑別点にならない．ポイントは前述のごとく生活支障度，日常動作による頭痛の悪化，悪心・嘔吐，光過敏・音過敏であるが，同じ患者でも個々の頭痛発作を片頭痛，緊張型頭痛と厳密に分類することはしばしば困難である．このような場合，「この患者は片頭痛なのか，緊張型頭痛なのか」と迷った場合には片頭痛から治療を初めてみるというスタンスをとる．緊張型頭痛よりも片頭痛のほうが生活への支障，QOL阻害が大きいので，片頭痛から対策をスタートする方が患者のメリットが大きい．

1. 急性期治療（表4）

片頭痛の発作が起きたらすぐにトリプタンを服用する（痛み始めに服薬する．予兆のある片頭痛では，予兆が終わった段階で服用する）のが今日の片頭痛の急性期治療である．トリプタンは片頭痛の発作時の一大異変を，消防車のように消してくれる力を備えている（図8）．トリプタン製剤には服用のタイミングがある．トリプタンは痛みがひどくなってから飲んだりしても効かない．**頭痛が始まる15〜20分前の早期服薬が最も効果がある**．悪心が強い時は**ナウゼリン®（10 mg）**を併用する．**トリプタン製剤には，スマトリプタン，ゾルミトリプタン，エレトリプタン，リザトリプタン，ナラトリプタンがある**．それらは皆極めて効果的な片頭痛の薬剤で**血管の拡張と炎症を抑制**して痛みをとる．

トリプタンの臨床効果はおしなべて60〜70％程度である．一番強く一番早く効くのはリザトリプタンのマクサルト®で，2時間内に90％位の例で頭痛は消失する．もし2時間以上経っても頭痛が軽減しないなら，もう一錠追加服用をしてもよい．ナラトリプタンは立ち上がりは遅いが，長く効いて，1日効いているというような特徴があ

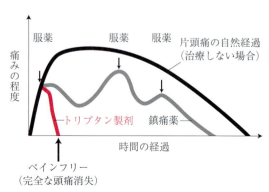

図8 トリプタン製剤と鎮痛薬による片頭痛経過の模式図

表4 エビデンスレベルA（有効）に分類された急性期治療薬

鎮痛薬	トリプタン
アセトアミノフェン（生活に支障をきたすような発作の場合を除く）	almotriptan エレトリプタン frovatriptan ナラトリプタン※ リザトリプタン※ スマトリプタン 　経口薬※ 　点鼻薬※ 　経皮パッチ 　皮下注射薬※ ゾルミトリプタン 　点鼻薬 　経口薬※
エルゴタミン	
ジヒドロエルゴタミン 　点鼻薬※ 　吸入薬	
NSAIDs	
アスピリン※ ジクロフェナク イブプロフェン ナプロキセン※	**併用療法**
	アセトアミノフェン／アスピリン／カフェイン※ スマトリプタン／ナプロキセン
オピオイド	
butorphanol 点鼻薬※	

※2000年発行の米国神経学会（AAN）によるエビデンスレビューに基づく.
（Headache 2015；55：3-20）

る．副作用が少なくて使いやすいので導入の際にはエレトリプタンやナラトリプタンがよく使われる．ストロングトリプタンとしては，リザトリプタンがよく使われる．

　ただしトリプタンの使いすぎは避けなければならない．**1か月のトリプタン使用回数は10回以内に制限する**．10日以上の使用を3か月以上続けると薬物乱用頭痛（後述）が発生する確率が高くなる．トリプタンの副作用として最も多いのは胸痛，胸部苦悶感，圧迫感などの**狭心症様の症状（トリプタン感覚）**と**眠気**である．これらは一過性で大事に至ることはないが，一部の患者はそのためにトリプタンの服用に消極的になる．この狭心症様症状がなぜ生じるかはいまだ明らかではないが，トリプタンの血管収縮作用が冠動脈にも影響を及ぼすこともあるので添付文書には**虚血性心疾患の徴候がある患者には禁忌**となっている．**妊娠中**におけるトリプタンの安全性は米国FDAの**カテゴリーC**に定められていて必ずしも安全とはいえない．だが**スマトリプタンに限っては「比較的安全」というデータがある**ため妊娠中も使用

可になっている．ちなみに**妊婦で安全性が高い**といわれている鎮痛薬はアセトアミノフェン，あるいはイブプロフェンである．トリプタンを**小児に使用するときは，3〜6歳の患者には大体成人の1/4量，7〜12歳は半分**でよい．

　セロトニン作動薬としての**エルゴタミン製剤（カフェルゴット®）**は，頭痛の原因となる頭部の血管を選択的に収縮することで片頭痛を頓挫させる作用をもつ．エルゴタミン製剤には抗頭痛作用を高めるためにカフェインが配合されている．この薬も予兆期に使えば有効だが，頭痛発作が起こってしまったら効果は期待できない．またカフェルゴット®も連用すると慢性頭痛を招くので，この従来併用されてきたエルゴタミンは，トリプタンが効かないノンレスポンダーに使われる以外現在ではほとんど処方されなくなってきている．**非ステロイド性鎮痛薬（NSAIDs）**は予兆期から中等度の痛みが生じたときに飲むのが適している．「慢性期の頭痛診療のガイドライン」では，急性期の治療薬効群の中で有効（group1）なのはトリプタン製剤で，次（group2）がNSAIDsになっている．

2. 予防的治療

　症状が頻繁に（週に1回以上）あるときや，アレルギーなどの理由で発作治療薬が使えないときなどは誘因を取り除くなど頭痛の**予防**に努める．予防には，発作の誘因や増悪因子となる**生活習慣（疲労，ストレス）**や**食事（ワイン，チョコレート，チーズを避ける）**に気を配る．症状が起きていない頭痛間欠期に，三環系抗うつ薬の**塩酸アミトリプチリン（トリプタノール®）**や**バルプロ酸（デパケン®）**や**カルシウム拮抗薬の塩酸ロメリジン（ミグシス®5 mg2錠/2）**を服用する．トリプタノール®はセロトニンとアドレナリンの再取り込みを阻害するので，米国ではトリプタノール®が片頭痛予防の一番のエビデンスをもっている．欠点は，抗コリン作用があるため，口が渇いたり便秘を招いたりする．バルプロ酸は催奇形性があるので妊娠の可能性のある女性には使えない．Ca拮抗剤は降圧剤として各種知られているように，血圧低下が問題となる．発作頻度を半分程度にまで減少させ，発作の強さもやわらげる

が，発作を完全に予防してしまうようなものでは
ない．したがって，現実にはトリプタンとの併用
を余儀なくされることが多い薬である．

予防的治療薬は効果を発揮するまで最低でも2
週間から1か月かかる．服薬を続け，そして3か
月の服薬後は薬剤のもつリバウンドを避けるため
に約1か月かけて漸減する．予防的治療を1クー
ル終了すればその後最低でも半年間は発作回数の
増加をみないことが多い．

（2）緊張型頭痛[6]

ストレスをコントロールしたり，姿勢を矯正し
たり，肩こりなどを解消するための**運動を指導し
たり，または薬物療法**を行う．使用する薬物とし
ては，痛みがつらいときは解熱鎮痛薬や**NSAIDs**
**（アセトアミノフェン，アスピリン，メフェナム
酸，イブプロフェンなどが中心）**が第一選択薬で
ある．妊娠の可能性のある女性にはアセトアミノ
フェンを選択する．これらが無効の場合，あるい
は慢性に経過する場合は筋肉の緊張を和らげる**筋
弛緩薬エペリゾン（テルネリン®）**や毛細血管を
拡げる循環改善剤，抗うつ薬や**抗不安薬エチゾラ
ム（ソラナックス®）**を使用する．

抗うつ薬（トリプタノール®）は鎮痛薬が効か
ない痛みのセカンドチョイスで，三および四環系
抗うつ薬は緊張型頭痛の予防に広く使われてい
る．緊張型頭痛の予防療法はこれらの薬を数か月
以上にわたり十分な期間使用し，しかる後に効果
を評価すべきである．

緊張性頭痛は片頭痛との合併例も多い．一般に
緊張型頭痛は体を動かせば楽になるので，**スト
レッチ**などをしてみて痛みが軽快するかを確かめて
みる．ストレスを解消することが基本で，悪い姿
勢やストレスを貯め込むような**生活習慣を改めて
いく**ことが大切である．ストレス以外，不安，う
つ，運動不足，口・頸部の機能異常は緊張型頭痛
を引き起こす因子なので，これらへの基本的な対
策も重要と考えられる．うつむき姿勢，つまり頭
を下に向けない．姿勢を正して，肩を引く，そう
いう姿勢を取ることにより頭痛を防ぐことができ
る．バイオフィードバック療法，広い意味での認
知行動療法，頸部の指圧，あるいは鍼灸なども有

効である．

（3）群発頭痛

群発頭痛の治療としては発作時には**スマトリプ
タン（イミグラン®）3mg の皮下注射（スマト
リプタン在宅自己注射）または純酸素吸入が即効
的**である．またはイミグラン**点鼻薬®20**
（20 mg/0.1 ml）0.1 ml を鼻腔内投与すると30分
以内に頭痛が寛解する症例が多い．ゾルミトリプ
タン5〜10 mg の経口投与による有効性も報告さ
れている．しかし，トリプタン系薬の使用は副作
用のため頻回投与は推奨されていない．本邦では
保険診療上，1日2回までの使用しか認められて
いない．群発頭痛では痛みが起こってから鎮痛薬
を服用しても，**トリプタン製剤**以外の鎮痛薬はほ
とんど無効である．

ステロイドも，血管の炎症に作用することから
有効と推測される．急性期には**純酸素約7 L/分
を15分ほど吸入**させると10分以内に疼痛がとれ
てくる．酸素吸入は60〜70％に有効である．そ
の作用機序は血管の収縮とされる．

飲酒したり血管拡張薬の服用は群発頭痛を誘発
するので避ける．毎日の発作予防には保険適用外
だがワソラン®（40 mg）3錠 /3，ミグシス®を
投与する．脳の過敏性を減少させる**テグレトー
ル®**が効果的である．

7）特異な機能性頭痛[7]
（1）薬剤の使用過多による頭痛（薬物乱用頭痛　medication overuse headache：MOH）
1．頭痛の心理的な機制

何ごとも感じるということは，感覚をキャッチ
する受容器というものがあって，その興奮が神経
を介して感覚の最後の処理が行われる中枢に届け
られなければならない．しかし，最終的な感覚の
表現には，情報の認識や動作が関わってくるの
で，加えられた刺激と認識され表現される感覚と
は常に1対1で対応することにはならない．

慢性疼痛患者の多くに抑うつ状態が認められ
る．家庭生活や職場でストレスを体験している人
も多い．疼痛性障害とは，痛みが主体になる病気

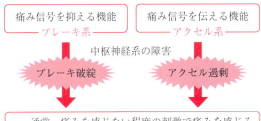

図9 痛覚過敏とアロディニア

だが，痛みのため社会的な障害をもつ人がいる．そういう人のなかから，純粋に体の病気があるものは除外し，うつ病など心の病気が原因であるものも除外して，残ったものが疼痛性障害である．

"頭痛持ち"の人が鎮痛薬を頻繁に服用していると，かえって頭痛の頻度が増え，「薬を飲んでいるのに毎日のように頭痛がする」状態になることがある．だらだらと薬を飲む癖がついてしまうと，脳が種々の刺激に対して敏感に反応するようになり，頭痛が起こりやすくなると考えられている．これを**薬物乱用頭痛（アロディニア，痛覚過敏）**（図9）といい，片頭痛の患者に多くみられる頭痛である．こうした頭痛治療のために薬を服用しすぎてかえって頭痛が悪化するする人の治療は頭痛専門医に紹介した方がよい．

2．病態生理・症状

片頭痛の病態生理は脳の痛みに対する閾値の変化と大きく関わっている．規定量以上の鎮痛薬を頻繁に使用していると**徐々に脳が過敏となり，明け方の頭痛を特徴**とする「薬物乱用頭痛」を引き起こす可能性がある．頭痛薬の使いすぎで頭痛の頻度が増し，**週3日以上**頭痛が生じるようになった状態，あるいは何か月にもわたり，1か月の半分以上頭痛がある状態，すなわち**慢性連日性頭痛**を**薬物乱用頭痛**または**薬物過剰使用性頭痛**と呼ぶ．頭痛患者の約8％にみられる．原因薬剤の中止による頭痛の改善が最も明確なMOHの診断根拠となる．

この頭痛は**50歳以上の女性に有病率が高く**，片頭痛の患者の約20％位が薬物乱用頭痛だという人もいるくらいである．連日，起き抜けに襲う締めつけられるような痛み，頭重感が特徴で，そのために薬の量が増え，そして薬がだんだん効かなくなっている．頭痛発作に対する不安のあまり，患者は毎日薬を飲まずいられない．つまり薬物乱用頭痛は**過剰に投与された治療薬と，影響を受けやすい患者の相互作用で起きる**．

エルゴタミン製剤，NSAIDsなどの鎮痛薬，トリプタンの長期連用時によくみられる．市販の鎮痛薬（OTC）についても同様である．この種の鎮痛薬を過剰服用すると肝臓，腎臓，胃腸などに重篤な副作用を発現することがあるのでその点の注意も必要である．それから，コーヒーなどに含まれる**カフェイン**も薬物乱用頭痛の原因となる．この場合，カフェイン摂取中止後24時間以内に頭痛が発生（**カフェイン離脱頭痛**）し，頭痛はカフェイン100 mg摂取すると1時間以内に軽快する．

頭痛発作の頻度や程度の判定には，「**頭痛ダイアリー**」**が極めて有効**だが，反復性の片頭痛が慢性連日性に変化した時は薬物乱用頭痛を疑う．だが，その予防薬を開始する前に二次性，症候性頭痛の合併の有無を今一度精査すべきである．

3．治療

こうした患者に対しては，薬物乱用が頭痛を引き起こしていること，薬をやめれば連日の頭痛から抜け出せる可能性が高いことを説明する（**原因薬物即時中止**）．その薬物乱用頭痛の治療は，①**原因薬物の中止，②中止後に起こる頭痛への対応，③予防薬の投与**，である．

薬物乱用頭痛の患者には，頭痛の予防を目的としてバルプロ酸，Ca拮抗薬，三環系抗うつ薬を投与する．片頭痛患者はひどい頭痛を経験しているため，頭痛に対する恐怖や不安をもっている．薬物乱用頭痛の治療で大切なことは，まず「**今起きている頭痛は，薬の飲み過ぎによるもの**」**であることをきちんと認識させること．トリプタン製剤は月に10回以上服薬しないように患者指導する必要がある**．それ以上飲んでしまう人には上記の片頭痛の予防薬を使う．

予防薬は頭痛が起こると困る日だけ服用するのではなく，毎日服用させる．効果判定には2か月程度必要，3～6か月は服用を続ける．ただし，バルプロ酸投与時の注意点としては妊娠中，およ

び妊娠の可能性のある女性には原則禁忌である.

薬物乱用頭痛の頓挫薬は,元来の頭痛が片頭痛なので,**トリプタン製剤と非ステロイド性鎮痛薬（NSAIDs）**を投与する.一時的な頭痛の増悪は1～2週間に及ぶが,その後2～3か月かかって回復に向かう.カフェイン離脱頭痛はカフェイン完全離脱後7日以内に消失する.薬物乱用頭痛は治療困難な場合が多い.予後についてはその3割が再発する.

（2）小児の片頭痛

片頭痛発作は小児・思春期より始まり,60歳頃まで繰り返し出現する.中学生（12～15歳）の片頭痛の有病率は5%前後である.女児の有病率が高い.小児の片頭痛は独特の様相を呈する.大人の場合の片頭痛は大体2～4時間から長くて72時間という比較的長い期間持続するが,子どもの場合**大体1時間位**で終わる.それから**両側の痛みのことが多く**,汗をかいたり,血圧が変動したり,顔が赤くなったりといった**自律神経症状を伴う**.経過としては,なかには大人の片頭痛に移っていくものもあるし,自然に消えてしまうこともある.慢性頭痛の診療ガイドライン2013では,小児におけるトリプタンの有効性はグレードBにランクされ,標準的な使用量は体重が25 kg以上40 kg未満では成人の半量使用するように推

奨している.

このような自律神経障害が伴いやすい頭痛というと心身症との鑑別が難しい.特に注意を要するのは「小児周期性症候群」で,自律神経症候を呈し,めまい,嘔吐,腹痛などが周期的に起きる病気である.小児の片頭痛に関しては小児科専門医の診断を仰ぐ（**表5**）.

（3）三叉神経痛
1. 原因・症状・診断

三叉神経には,眼（第Ⅰ）神経,上顎（第Ⅱ）神経,下顎（第Ⅲ）神経がある.脳内の半月神経節でこれらが一緒になり神経根となり,小脳後角部を通り,三叉神経脊髄路核に入る.**特発性三叉神経痛**は,①上顎あるいは下顎あたりに激しい**電撃的な痛み**が起こる,②数秒から長くても数十秒,**間欠的,断続的に痛み**が走る,③触ると痛む,④目や鼻に起こる随伴症状がない,⑤洗顔,化粧,ひげ剃り,冷気,表情の変化,歯磨き,情動的ストレスまたは毛髪の接触なども**引き金**となる,という特徴がある.

三叉神経痛の診断は,医療面接により得られる症候学によりなされる.始めに痛む部位を人差し指で指し示してもらいながら,疼痛部位が三叉神経のどの枝の範囲であるのか,痛みの性質を語らせそれが非侵害刺激で誘発されるか,その特徴をつかむことが肝要である.加えて神経痛などの痛みは,瞬間的な痛みが繰り返し生じることが多いが,患者はその痛みを瞬間的という言葉で表現しないことが多いため,医師から表現を提示する必要がある.

三叉神経痛には特発性と症候性があるが,今日,特発性三叉神経痛の原因は**上小脳動脈による血管による神経根の圧迫**であることが明らかになった.とすれば,特発性三叉神経痛は成因論からすれば「二次性」であるので,特発性と呼ぶことはふさわしくないので,今日では「典型的」という語を冠して特発性神経痛を**典型的三叉神経痛**と呼ぶことが多い.典型的三叉神経痛は血管とぶつかって障害される神経線維の部位により痛みの部位が違ってくる.三叉神経**Ⅱ枝,Ⅲ枝**あたりに痛みが出ることが多い.**責任血管の同定のため**

表5　小児頭痛の診断のコツ

1. 頭痛は自覚症状なので,小児においても問診は重要.
2. その上で必要に応じて以下の精査を行う.
   血圧測定,血液・尿,起立試験,頭部MRI（またはCT）,脳波検査など
   耳鼻咽喉科,眼科も受診
3. 診断される疾患
   1）異常所見（＋）
   　炎症性疾患……………………………多い
   　起立性調節障害………………………比較的多い
   　てんかん発作を伴う頭痛……………少ない
   　耳鼻咽喉科,眼科的疾患……………少ない
   　高血圧を伴う疾患……………………まれ
   2）異常所見（－）
   　片頭痛…………………………………とても多い
   　緊張型頭痛……………………………多い
   　心理的要因関与の頭痛………………少ない

には high resolution heavy T2 imaging を含めた MRI 検査が必須である．しかし MRI を行っても接触血管が証明されない症例が典型的三叉神経痛の 10% 前後あるとされる．この痛みが典型的か症候性かの判断のポイントは，この痛みが**発作性**のものなのかどうか，発作的であれば典型的三叉神経痛が疑われる．そして典型的三叉神経痛は発症後数か月から数年の期間にわたり症状が寛解することも特徴の一つである．それ故に，以前同様の痛みがなかったかを聞くことは典型的三叉神経痛では医療面接の大切な点である．また，典型的三叉神経痛であれば通常，疼痛以外の症状を伴わない．そして，生涯有病率は 0.3% で，男女比は女性が 1.5〜2 倍ぐらい多く，中年以降，とくに **60 歳以上に多い**．

一方の症候性三叉神経痛は，帯状疱疹，あるいは単純疱疹ウイルスに伴う感染，多発性硬化症，腫瘍，動静脈奇形などの等に伴う三叉神経痛が知られている．いずれも症状のみでは典型的三叉神経痛と鑑別できず，画像診断を加えた検討が必要となる．

症候性三叉神経痛を呈する**帯状疱疹では三叉神経第 I 枝が 80%** 侵されることが典型的三叉神経痛と大きく異なる．三叉神経領域以外にも**上部頸神経領域の帯状疱疹**も見逃してはならない．帯状疱疹に伴う痛みは非常に強く，"ちりちりと焼けるような"，"ぴりぴりと神経に障るような"，"突き刺すような" などと患者さんの訴えもさまざまである．帯状疱疹では痛みやしびれを感じない程度の触覚でも強く痛みを感じてしまうアロディニアという症状が出ることがある．アロディニアであれば，それは後から無疹性帯状疱疹であったのではないかという診断の役にも立つ．**歯根の膿瘍や炎症**が痛みの原因と考えられる場合も症候性三叉神経痛で，その場合は舌圧子で原因歯をたたくと打診痛がある．しかし，歯髄炎は診断に難渋することがあり，顕微鏡による根管内の観察や CT 検査の診断を要する場合がある．

両側性の三叉神経痛はまれな病態で，多発性硬化症など中枢疾患の関与を考慮すべきといわれている．腫瘍などの占拠性病変によるものでは，画像診断上，占拠性病変と三叉神経の接触があり，位置関係が診断の契機となる．

2．治療

一般に三叉神経痛に対する治療手段としては，**薬物療法，神経ブロック療法，原因となる神経への血管圧迫を取り除く手術療法**である**神経血管減圧術**がある．通常，三叉神経痛の患者は初診時に強い痛みに悩まされており，しばしば洗顔や経口摂取も困難となっているので，確定診断を待たずに薬物療法を開始する．

神経痛では神経に異常興奮が起きている．この異常興奮は，神経上のナトリウムチャンネルが関与しているので，神経痛の治療にはナトリウムチャンネルを遮断する薬を使う．そうすると一番使われるのが抗てんかん薬で，カルバマゼピン，商品名でテグレトール® が特効薬となる．**カルバマゼピン**を通常は 100〜300 mg/ 日を分 2 から 3 で処方し，最大でも 600 mg を超えないようにする．頓用使用ではなく**定常使用**を指示する．基本的には少量より開始して眩暈，眠気，胃腸障害等の副作用の発現に注意しながら必要量を決定する．また長く使うと白血球が減ったり，肝機能障害が起きる．中枢神経系に対する副作用にも注意する必要がある．典型的三叉神経痛に対して，三環系抗うつ薬の有効性は明らかではない．また，NSAIDs，オピオイドなどの侵害受容性疼痛の治療薬は奏効しない．

帯状疱疹に伴う三叉神経痛であるならば，治療の中心はウイルスの活動と増殖を抑える**抗ウイルス薬**である．抗ウイルス薬は水疱が現れてから 72 時間以内に飲み始めないと効果がない．

神経ブロック療法のブロックは原則として罹患枝の末梢枝から始める．したがって，眼窩上，眼窩下，おとがい神経ブロックから始め，無効な場合，上顎神経，下顎神経のブロックを行う．これらの手技で十分な効果が得られなかった場合に三叉神経節ブロック（CGB）を考慮する．

典型的，症候性を含めた実際の三叉神経痛は，第 II 枝罹患が最も多く，次いで第 III 枝で，第 II 枝と第 III 枝の合併を含めると，これらで 90% 近くを占める．症候性三叉神経痛で多い第 I 枝の罹患は 10% 未満である．したがって，ブロックの実施頻度としては**眼窩下神経ブロック**が最も多い．

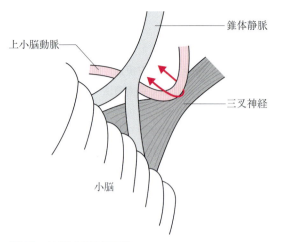

図10　神経血管減圧術
（三井記念病院脳神経外科より提供）

第Ⅱ枝領域の三叉神経痛は，本ブロックで80%解決でき，それより上位の上顎神経ブロックの実施頻度はそれほど高くない．ブロックに用いられる薬剤は，局所麻酔薬，高濃度局所麻酔薬，**神経破壊薬**のアルコールである．まず，局所麻酔薬でブロックの効果と合併症の有無を確認した後に，1年以上の効果を期待する場合は，0.5 ml 以下の純アルコールを用いる．しかし，最近ではアルコールブロック後のしびれに対する配慮等から，高周波熱凝固法によるブロックが増えている．テグレトール®の副作用が出る人，手術等の適用にならない人には，神経ブロックはよく用いられる手法である．

典型的三叉神経痛の根治療法は**頭蓋内微小血管減圧術（俗称としてジャネッタの手術と呼ばれることもある：図10）**である．これは三叉神経と血管を離す手術である．この**神経血管減圧術**はテグレトール®を使用しても効果が得られないということを確認したうえで行う．これにより患者の90%以上が疼痛から開放される[13]．保険外だが，**ガンマナイフ**も用いられる．三叉神経の当該部に放射線が集中するようにして当てる．すぐ効くわけでないが，1〜6か月の間に徐々に痛みが減ってくることが多い．完全除去率は60%位ある．

2　二次性頭痛[8]

二次性頭痛には重篤度と緊急度の高いものが含まれている．それ故に原因となる疾患の診断と治療が重要である．症候から二次性頭痛を疑う時は，二次性頭痛の特徴を考える．①**突然の頭痛**，②**今まで経験したことがない強烈な頭痛**，③**50歳以降に初発の頭痛**，④**いつもと様子の異なる頭痛**，⑤**頻度と程度が増していく頭痛**，⑥**発熱・項部硬直・髄膜刺激症状を有する頭痛**，⑦**精神・神経症状を有する頭痛**など，に注意を払う．とりわけ二次性頭痛の可能性を疑うための質問としては「これまでに同じような頭痛がありましたか？」が有用である．

鑑別すべき原因疾患は多岐にわたる．そのなかでも副鼻腔炎による頭痛は，最も頻度の高い二次性頭痛の一つと考えられる．一般診療では緊急性が高い疾患としては，くも膜下出血，髄膜炎，緑内障を確実に鑑別する．鑑別には上述の問診や身体・神経所見の診察も大切だが，二次性頭痛から一次性頭痛を区別するためには，**画像診断を中心とする諸検査が必要となる**．

1）心因性頭痛

心理要素はどの頭痛にもあてはまるが，純粋な**心因性頭痛**には抑うつ性頭痛，心気症，妄想による頭痛などがある．うつ病と頭痛との関連については，①うつ病の部分症状としての頭痛の場合，②頭痛によってうつが生じる場合，③同一患者にうつと頭痛が共存する場合，の3つのパターンが存在し，互いに影響し合っている状況が考えられる．脳の中にあるセロトニンとアドレナリンという神経伝達物質に痛みを調節する機構があり，何らかの原因でこれらの物質が減ると痛みが出る．これが**抑うつ性頭痛**の本態で，**三環系抗うつ薬**にはこれらの物質を増やす作用があるため頭痛の抑制効果が見込める．

心因性頭痛というのは額の真ん中に，強い"ギリギリというような痛み"を訴える．**うつ病**の頭痛では，"帽子をかぶったときのよう"に頭全体が圧迫される，"お釜をかぶったよう"など，どんよりとした重みを感じる．そして，**睡眠**

障害が必発である．

心因性頭痛は痛みの原因が身体側になく心理的な原因によるが，うつとか神経症とかによる病気でなく，単に痛みに強いこだわりをもっていて，心の状態により痛みの性質が変わるものは心因性頭痛とはいわず，単に**心因性疼痛性障害**という．

2）頭蓋外疾患による頭痛

頭蓋外の諸筋および筋膜には痛覚があり，特に後頭下の筋肉および側頭筋の収縮はしばしば頭痛の原因となる．そして，頭蓋外の血管，特に動脈は疼痛に敏感である．

頭蓋外で疼痛を感じる諸組織に分布し，頭痛の発生に関与する感覚神経は三叉神経第Ⅰ枝および第1, 2, 3頸神経である．一般に三叉神経に由来する頭痛は，耳介から頭頂部にかけて引いた垂線よりも前方に生じるのが特徴で，第1, 2, 3頸神経由来の頭痛は，その垂線より後方に起こる．

（1）鼻副鼻腔疾患による頭痛

鼻副鼻腔疾患が原因の頭痛は，感染や炎症そのものによる痛み，囊胞や腫瘍などが周囲の骨を破壊し神経を圧迫して生じる痛み，あるいは副鼻腔自然口が閉塞し換気不全となったため洞内の気圧調整ができずに生じる痛みが主体である．このような痛みは，まず罹患部位に沿う痛みが主体であり，頭痛はそこからの放散痛であることを認識することが大切である．鼻副鼻腔領域の感覚はすべて三叉神経に支配されているので，**鼻副鼻腔疾患による頭痛はまず三叉神経の第Ⅰ枝（眼神経）への放散**が多い（図11）．しかし，原疾患部位での刺激が高度で持続時間が長ければ，三叉神経の全領域に放散する．

頭痛をきたす鼻副鼻腔疾患としては，副鼻腔炎が最も多い．急性炎症による疼痛は慢性炎症に比較して**限局性かつ拍動性の"ズキズキ"した疼痛**である．罹患副鼻腔に一致した部位に圧痛・叩打痛がある．前頭部痛はしばらく仰臥しているとよくなる．頭に何か乗せたようであるとか，帽子をかぶったよう，締め付けられるよう，頭の芯が痛むなどさまざまな訴えがある．急性副鼻腔炎のなかで**前頭洞性疼痛**はやや特異な存在で，前頭部の頭痛が朝から始まり，昼には最高となり，午後は次第に消退する．それは洞内貯留物が排泄されると軽快する．篩骨洞炎では眉間の痛みが特徴である．蝶形洞や篩骨洞の副鼻腔炎では頭頂部に痛みが放散し，上顎洞炎では歯に痛みを感じることもある．

一方では慢性副鼻腔炎患者の頭痛は痛みというよりは**頭重感**が多く，日中特に午後にかけて起こることが多い．**頭を振ったり，下げたりすると強くなる**（jarring headache）．しかし，片頭痛でも頭部を動かすと痛みが強くなることも多く，副鼻腔炎の痛みも片頭痛と同様，痛みの原因は血管拡張に由来するので，両者の痛みはしばしば混同される．これら副鼻腔炎により痛みの多くは，急性，慢性とに関わらず鼻閉，濃性鼻汁，後鼻漏，嗅覚障害など副鼻腔炎症状と共に出現する．

副鼻腔炎のうち，上顎洞炎ならば単純X線でも診断可能だが，蝶形骨洞炎の診断となるとCTが必要となる．CRPや白血球などは慢性期の副鼻腔炎では正常範囲内であることが多く，参考にならない．

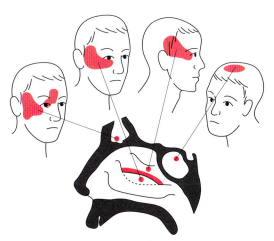

図11　副鼻腔炎による頭痛
各放散痛のひきがねとなる部位．

3）頭蓋内疾患による頭痛

頭蓋内の疾患による頭痛は，頭蓋内の痛覚感受組織が引っぱられたり，圧迫されて起こる**牽引性頭痛**（例：脳腫瘍，くも膜下出血，頭蓋内血腫）

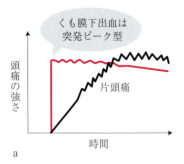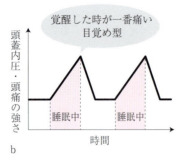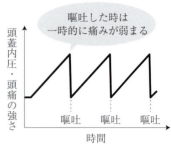

図12 頭蓋内疾患による頭痛
a. くも膜下出血による頭痛の発症, b. 脳腫瘍や慢性硬膜下血腫などで生じる頭蓋内圧亢進による頭痛のパターン.

と痛覚閾値の低下による炎症性頭痛（例：髄膜炎）のいずれかの機序によって起こる.

頭蓋内で痛覚を有するのは**血管系と硬膜および一部の軟膜・くも膜**で, 脳実質などでは疼痛を感じることはない. したがって脳実質の病変で, 例えば脳梗塞や脳出血で神経症状をまったく伴わず頭痛だけで受診するのは極めて稀である. また, 頭蓋内疾患では頭痛の強さや神経症状の有無にかかわらず頭痛の発症様式が「**突発持続**」である場合, まずは血管病変を疑う. **外耳・中耳疾患による頭痛では, 特に成人では髄膜炎や硬膜外膿瘍などの頭蓋内合併症の合併に注意する**.

（1）脳血管障害による頭痛

くも膜下出血による頭痛は突然起こる. 頭蓋内圧亢進による頭痛の特徴は morning headache と嘔吐による一時的な頭痛の軽減である（図12）.

1. くも膜下出血
①原因・病態

脳血管障害は, くも膜下出血, 脳内出血, 脳梗塞に大別される. 命にかかわる頭痛として最も有名なのはくも膜下出血である. くも膜下出血では100％頭痛を訴えるが, 脳出血では20～30％しか頭痛を訴えず, それほど多くないといわれている.

くも膜下出血では, **吐き気や嘔吐を伴う激しい痛み（特に後頭部）が突然起こる**. くも膜下出血を起こした患者はそれを "ガーンというような痛みに突然襲われた" というように表現する. くも膜下出血では "バットで殴られたような頭痛" という有名なフレーズもある. しかし, そのことばの重要性は, 「突然さ」にあって, 痛みの強さではない. くも膜下出血であっても小出血ではそれほど痛みは強くないので, **痛みの程度よりも突発性かどうかに注意する**. "**排便時, また性交時の突然の頭痛**" はくも膜下出血を考える一つのよりどころになる.

くも膜下出血は脳動脈瘤の破裂によることが多い. 大量の血液が脳主幹動脈周囲に急激に流れ込み, 直接血管を刺激, 圧排するために激痛が走る. そのために痛みは出血時が最も強く, それ以降は血液が吸収されるため徐々に弱くなる. 生来健康で, 元気に働いていたのに, 頭痛を訴え卒倒した翌日には命を落とすといった恐ろしい病気である. わが国では, 過労死の原因の一つにあげられている. **くも膜下出血は, 家族性はあるが遺伝性はない**.

②診断

くも膜下出血の診断は通常, **症状とCTスキャンで一目瞭然である**. だが, **発症2日以内であれば100％近い診断率だが, 発症1週間もたつと診断率は50％に低下する**といわれる. 確定診断は**腰椎穿刺**による. 発症3週間以内であれば, キサントクロミー（黄色調の脳脊髄液）として診断可能である.

くも膜下出血では, たとえ頭痛はなくとも一側の**動眼神経麻痺**を認めたら, 動脈瘤破裂寸前の可能性があるため直ちに脳神経外科専門医に紹介すべきである. 診断にあたり留意すべきことはトリプタン "無効" の片頭痛に, くも膜下出血をはじ

めとする脳血管障害などが潜んでいる可能性があることを念頭に置き診断することである．片頭痛は20歳代など比較的若年で発症するが，40歳以上の人が最近始まった頭痛を訴えたら，症候性頭痛を疑いMRIやCTなどの撮影をまず勧めるべきだろう．

2．解離性動脈瘤

くも膜下出血と関連する病態として，**解離性脳動脈瘤**がある．これは内頸動脈と椎骨動脈に多いが，特に椎骨動脈の場合は**後頭部から首にかけての激しい頭痛が突然起きる**．この頭痛は動脈壁が乖離してくるときに起こる痛みで，それが脳梗塞の原因になることもあるし，破れてくも膜下出血になることもある．一般的に脳梗塞に頭痛を伴うことは少ない．

頭痛は基本的には頭蓋内圧亢進症状による．この頭痛には増悪傾向があり，体位による変化（いきむ，臥位，咳で増悪），早朝頭痛，頭蓋内組織の牽引による鈍痛等が特徴である．

内頸動脈の解離では，同側の頭痛，特に眼周囲の疼痛を訴える．頭痛側のホルネル徴候もみられることが多く，その後，同側の内頸動脈領域の虚血症状をきたす．解離性動脈瘤は，以前は稀な疾患と考えられていたが，最近のMRI/MRAの普及とともに注目されている疾患である．10万人あたり，0.5～2.5人程度の頻度である．MRI（水平断面）による**偽腔の確認，MRAによるpearl and string sign**等の確認をして診断する必要がある．

3．脳出血

脳出血による頭痛は，**徐々に強くなり，吐き気や嘔吐を伴い，ろれつが回らなくなったり，手足の感覚が麻痺したり，物が二重にみえたりする**（テント上の脳出血では，頭痛以外に巣症状〔片麻痺，知覚障害，構語障害など〕などを伴うことが多い）．強い頭痛に嘔吐，眩暈を伴うときは，**小脳出血**を疑う．**咳やいきみで頭痛が激しくなる**（このような場合，脳圧亢進の可能性がある）．脳出血の好発部位は被殻，視床，尾状核，皮質などのテント上と小脳，橋などのテント下である．外側型脳出血（被殻出血）の13％，内側型脳出血（視床出血）の32％，**小脳出血の50％に頭痛が認**められ，橋出血では稀であったという報告がある．

高血圧が脳出血の原因であることが多い．**では高血圧が頭痛の原因となるかは，軽度から中等度の慢性高血圧（140～179/90～109 mg）は頭痛を引き起こす要因とはならないと考えられている．**

4．側頭動脈炎（巨細胞性動脈炎）

50歳以上での発症が多く，女性が男性の約2倍多い．症状は片側もしくは両側の**側頭部痛**で，前頭部や後頭部が痛むこともある．浅側頭動脈の他に椎骨動脈，眼動脈，後毛様体動脈などにも炎症が生じる．表在性の持続性の**拍動痛**で，**夜間**や冷気で増悪する．圧痛も著明で，毛髪をブラッシングしたり，枕に頭部を乗せて横向きに寝ると痛みが誘発される．**炎症性変化のため，発赤，圧痛とともに腫脹した浅側頭動脈を触知**する．

微熱や倦怠感，食欲の低下，体重減少，**咀嚼時の顎の痛み jaw claudication（約20％）**，筋肉の圧痛や強直などの全身症状を伴う．

赤沈値の亢進やCRPの高値，白血球増多などの炎症所見，血清フィブリノーゲン値の増加，血清蛋白中のα_2グロブリン，γグロブリンの上昇などがみられ，側頭動脈の生検所見で診断が確実となる．

高安動脈炎は大動脈とその分枝における血管炎であり，アジア人の若年女性に好発する．発熱，倦怠感，体重減少などの全身症状を認めることもあるが，無症状のことも少なくない．頸動脈に炎症をきたした場合，頸部痛を呈することがある．

治療としては，**ステロイド**の投与に速やかに反応し，1週間ほどで臨床症状は著明に軽減するが，再発防止のため，ステロイドは減量して長期間続ける必要がある．

5．その他

女性で気をつけなければならない頭痛に**脳静脈血栓症**がある．若い女性で，特に経口避妊薬，ピルを飲んでいたり，サプリメント摂取やダイエットなどをしていると血液凝固能が亢進してきて，急に脳の静脈および静脈洞が血栓で閉塞してしまい，頭蓋内圧が急激に高くなり頭痛をきたす．

（2）脳腫瘍による頭痛

突然の頭痛であれば，くも膜下出血を一番に考

えないといけないが，緩やかな頭痛の鑑別として重要な疾患は，**髄膜炎，脳炎，脳腫瘍**である．

脳腫瘍患者の約半数に頭痛がみられる．その脳腫瘍の頭痛は，**基本的には頭蓋内圧亢進症状である．咳や排便時，いきんだ時に増悪する**．脳腫瘍の場合は，目覚め型の**頭痛（morning headache）**といわれ，頭が痛くて目が覚めることが特徴である．これは人間には眠ると脳圧が高くなり，目が覚めると低くなるというリズムがあり，脳腫瘍以外の morning headache を引き起こす．例えば睡眠時無呼吸症候群や呼吸不全による頭痛は目が覚めた瞬間が頭痛のピークであり，目覚めると頭痛は楽になる．

頭痛以外には**噴出性嘔吐**（食事に関係なく，悪心を伴わず噴射状に吐く）がある．胃腸系が悪くて吐いたわけではないので，吐くと一時的に脳圧が下がり，頭痛が軽減する．そのため，また食べたくなる．つまり，吐いてはまた食べるという特徴が脳腫瘍の患者にはある．**うっ血乳頭**を伴う．後頭蓋窩の腫瘍では嘔吐が頭痛に数週間先行する．既知の癌患者で新たに生じる頭痛は，脳転移や癌性髄膜炎も考える．

脳腫瘍のなかでも**髄膜腫**は特に血流が豊富な腫瘍で，特に脳の血流に影響するということで片頭痛と同じような症状を呈することがある．だから，片頭痛だろうと思われても1回は MRI をとる必要があるかもしれない．

下垂体腫瘍は3大脳腫瘍の一つだが，ときどき腫瘍内出血を起こすことがある．その場合，**下垂体卒中**といって，突然の，激しい頭痛と視力低下，視野障害で発症する．目の奥の方の突然の激しい頭痛は，視力障害のあるなしにかかわらず下垂体卒中を疑う必要がある．

（3）髄膜炎，頭部外傷による頭痛
1．髄膜炎

髄膜の刺激症状があると，首が固いというような項部硬直がみられる．そのようなとき，**発熱，頭痛，嘔吐といった3徴がそろっていると髄膜炎**を疑うことになる．「風邪でこんな頭痛は初めて」というときは髄膜炎を疑う必要がある．頸を横に振ると頭痛が増悪する「**jolt accentuation**」（1

秒間に2〜3回の速さで頭部を左右に振ったときに頭痛が増強する），「**neck flexion test**」（頸部を前屈させ，痛みで首が胸につかない）陽性は，髄膜炎でみられ，特異度はあまり高くないが感度は非常に高い．

頭部外傷後，頭痛，嘔吐に意識障害や巣症状を伴う場合，急性硬膜外あるいは硬膜下血腫，脳挫傷などを疑い，早急な外科的処置が必要となる．頭部外傷後，頭痛のみが持続する場合，外傷性くも膜下出血を疑い安静にする．**外傷性くも膜下出血**は，破裂脳動脈によるくも膜下出血とは全く別の病態であり，極めて予後が良好である．

高齢者で，大酒飲みの人，特に男性が**頭部外傷後，数か月して頭痛やぼけ症状などが現れたら慢性硬膜血腫**を強く疑う．頭部外傷後に鼻水や耳出血などが持続する場合，**髄液漏**の可能性があり，放置すると髄膜炎に移行する．髄膜炎に罹患すると頭痛，発熱，嘔吐を伴い，命にかかわることもあり得るので，外傷後に髄液漏の疑いがある場合は，必ず入院させて抗生物質などを投与しつつ安静を保つことである．診断は，頭部レントゲン撮影および CT スキャンにて気脳症が認められたら，頭蓋底骨折による髄液鼻漏の存在が疑われる．

2．脳脊髄液減少症（低髄液圧症候群）

脳脊髄液の役割は十分解明されていないが，脳・脊髄の保護や，栄養補給などの役目があると考えられている．脳は通常，髄液に浮かんでいるような状態だが，液を閉じ込めている硬膜の小さな穴から液が外に漏れて減り，水位が低下すると，液の中に浮かぶ脳の位置が下がり，脳から出る神経や血管が引っ張られるなどの影響を受ける．そのため，座ったり立ち上がったりした際に頭全体に激しい頭痛が起こる**起立性頭痛**が顕著な症状である．横になると楽になる．加えて，吐き気，めまい，耳鳴り，目のかすみ，耐え難い疲労感などの症状を訴える患者もいる．

診断はまず，**立ち上がることによって増強し臥位で軽減する**かどうかを確認する．次に，坐位の患者の両側頸部に手を当てがい，**頸静脈を圧迫して頭蓋内圧を高めたときに頭痛が軽減または消失するか**をみる．髄液漏出の判断には MRI や CT などの画像診断，特に **RI 脳槽シンチグラフィー**

が有用である．**脳脊髄液減少症の原因は，交通事故**が半数近くを占め，以下，転倒・転落，スポーツ，出産などが原因となる．飛行機の機内における気圧の変動，またはくしゃみや咳などでも起こる．原因がわからない場合もある．

治療はまず，安静にして，硬膜の穴が開いてる部分が自然に癒着するのを待つ．また，髄液が作られやすくするようにするため，水分補給や点滴を行う．1か間の安静で，約80％の人は漏れが治まる

事前に採取した患者本人の血液を少量，腰椎などから注射し，血を固めて硬膜の穴をふさぐ**ブラッドパッチ療法**が行われる．めまいや痛みが出るリスクもあるので，脳神経科など専門医の元で慎重に進める必要がある．

3）二次性慢性頭痛に対する治療

急性痛の最もよい例は"けが"，けがには応急的な適切な治療が必要である．症候性頭痛の多くは原因治療が優先される．**慢性痛は，急性痛の原因となった組織の障害が治った後もまだ続いてしまう痛み**という定義があり，このことは例えば手術の後の何年も痛いというような痛みとか帯状疱疹後神経痛，幻肢痛とかカウザルギーというような状態を指す．

このような神経が障害を受けた後の慢性痛の機序は，障害された神経から出る異常な信号による．例えば，切断された腕では神経の切れたところから，帯状疱疹ではウイルスに侵された神経から，普通では出現しない**異常な信号**が出る．その信号というのは，電気信号で，ナトリウムチャンネルが活動して起きる．

だから，このような場合の慢性痛にはナトリウムチャンネルを遮断するような薬を使う．例えば，**テグレトール®**とか，**局所麻酔薬のリドカイン**（キシロカイン®）を点滴で静脈投与する．その他，慢性痛にはうつによる痛みを軽減する目的で**抗うつ薬**をよく使う．ただし，副作用の出現には十分に留意し，**抗うつ薬の場合は効果がなければ約3か月で継続か中止かを検討する**．

第2章　発熱

プライマリケア耳鼻咽喉科医は呼吸器感染症を多く扱うので，咳とともに発熱はもっともありふれた症状である．発熱とどう向き合うか，考えを整理しておく必要がある．

1 正常体温とは

一般には発熱（特に微熱）とは**腋窩温で37℃以上の体温**が一定期間持続するか，あるいは一定期間に繰り返し出現する場合を指すが，必ずしもその定義には合理的な根拠があるわけではない．

体温の測定値は，口腔温，腋窩温，直腸温の順に高くなる．日本でよく測定される腋窩温は口腔温より約0.3℃低い．欧米の体温測定では口腔温を用いることが多いので，約0.3℃の表現上の「差」があることを考慮すべきである．なお，鼓膜温は口腔温と腋窩温の中間ぐらいである．

体温（正常体温）は午前2～6時が最も低く，その後上昇し，昼から夕6時に最高値に達して，また次第に下降する（図13）．その変動の幅は約**1℃**である．体温は，代謝量，活動量の多い**小児では高値**を高齢者では低めを示すように，年齢も影響する．なお加齢に伴って体温は低下していく

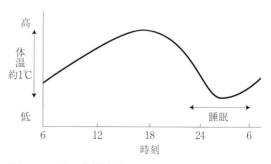

図13　1日の体温変化
体温は明け方に最も低くなり，午後から夜にかけて高くなる傾向がある．

といわれる．加齢とともに筋肉がだんだん減少していってしまうため熱産生が低下するのである．月経のある女性ではその周期による変動があり，排卵後から月経までの2週間は約0.6℃高くなる．その他，入浴，食事，運動などでも影響を受ける．

日本人の健常者の体温，いわゆる平熱は，年齢10～50歳の男女約3,000人の腋窩温の測定結果では**平均36.9℃**，65歳以上の健常者約2,600人では36.7℃という研究結果がある．いずれもほぼ正規分布を示し，標準偏差がそれぞれ，0.3℃，0.4℃のため，正常体温が37℃を超える人も多いことがわかる．このため，特に**37.5℃未満では必ずしも病的とはいえない**ことも多いというのが医学的な見解である．

2 発熱の発症機序

体温（体内温，核心温）が高い状態を，**発熱と高体温症（うつ熱）**とに区分する．発熱とは，体温調節中枢のセットポイントが変化して，体温が正常な日内変動を逸脱して上昇することである．それは病原体の増殖を抑えるなど，免疫反応が関与した生体の合理的な**防御反応**である．

発熱は体内でさまざまな細胞から発生される「**サイトカイン**」と呼ばれるペプチド－**内因性発熱物質**よって起こる．例えば細菌による発熱は，細菌由来の内毒素や外毒素など，いわゆる**外因性発熱物質 pyrogen** と呼ばれるものが白血球やリンパ球などに作用し，これらの細胞が内因性発熱物質であるサイトカインの産生を促すことによって生じる（**図14**）．産生された内因性発熱物質は血流に乗って脳に運ばれ，そこで**プロスタグランジン E_2（PGE_2）の産生**を促す．さらにプロスタグランジンが直接，あるいは間接的に脳内の**視床下部の体温調節中枢**に作用して「**体温設定値の移動**」が起き，その結果，皮膚血管の収縮や"ふるえ"，発汗の抑制などによって熱産生が起こり発熱する．体温が防御反応として必要な体温（セットポイント）に達すると，その体温がしばらく維持される．熱が下がるときには皮膚血管は拡張し，発汗させ，新たにセットされた体温まで下がり，いわゆる「平熱」に戻る．

内因性発熱物質は発熱を引き起こすだけでなく，生体の免疫機能そのものを高める役目も果たしている．たとえば，高温下では細胞障害性T細胞の活性が上昇したり，IL-1などによるT細胞の増殖が促進される．したがって，体内の**免疫系が活性化**していることを示す一つの徴候が発熱であるということもできる．同時に内因性発熱物質には眠気や食欲不振といった症状を惹起する作用もある．そのうえ，多くのウイルスは気温が低いと活動が活発になるが，概してウイルスは高温には弱いといわれ，発熱はウイルスの活動を鈍らせる．それ故，発熱は感染や腫瘍などに対応するための生体にとり基本的に有利な反応であり，**非特異的な生体防御反応の一つ**である．

恒温動物である人間は，食物摂取によってエネルギーを得て，体温はほぼ一定の37℃に保たれている．身体内で産生されるエネルギーにより活動し，過剰な熱エネルギーをほどよく外部環境に放散させて，体熱平衡が図られる．**高体温症 hyperthermia** は体内の熱産生と放熱の不均衡によって生じる．周囲の環境などによって放熱が抑えられ，加えて運動により産熱量が過大となる場合に発熱が起こりやすい．そのような身体内の体熱平衡を保つ体温調節は，自律性調節と行動性調節に大別される．**自律性調節**は産熱・放熱のバラ

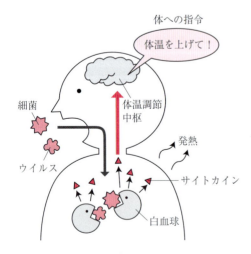

図14 発熱のメカニズム
ウイルスや細菌が体内に入り込むと，白血球が攻撃し，同時にサイトカインを産生．サイトカインが脳の体温調節中枢を刺激すると，中枢から体温を上げる指令が各所に送られる．

ンスを調整する身体機能による調節であり，**行動性調節**は暑熱時には冷房を行い着衣量を少なくするといった行為，行動による調節である．

3 発熱の経過

発熱の原因となる発熱物質が血中に増えると，前述のごとく体温調節中枢の設定値は高温側に移動する（**発熱相**−体温のコントロール中枢の**サーモスタットが高くセット**された状態）．そこで実際の体温を**新たな設定値に近づけるための反応**が引き起こされる．

熱の放散を防ぐために，皮膚の血管は収縮し，血流も減る．したがって発熱相では患者の手足は冷たく顔色も悪い．体温の設定値が実際の体温よりも高いので，今までの体温では寒く感じ，ふるえがみられる．この間，体温は上昇し続け，設定値と等しくなると，体温は高いレベルで安定する．

一方解熱期には，体温の設定値は正常に戻るため，今度は今までの高値に維持された体温は"熱い"とコントロール中枢が判断するようになる．熱を放散するために，血管は拡張して顔は赤くなる．血流が増して手足は熱くなり発汗する．こうした**解熱相**を経過して体温は正常に戻る．

4 発熱から診断へのアプローチ

① 一般的に，**発熱が急性の場合**（おおむね発熱がみられて1週間以内）では，多くは感染症であり，細菌性かウイルス性か，もしくはその他の微生物によるものかを判断していく．一方，**1週間以上にわたる発熱の場合**は，感染の比率は少なくなると同時に，感染としても日常的にみられるようなものでない可能性が高まり，**膠原病や悪性腫瘍，甲状腺疾患，薬剤熱などを鑑別診断に加えておく必要**がある．

② 感染症において，診断の難しさを実感させられるのは**ウイルス感染症**である．一般的にウイルス感染症の特徴として，化膿巣や膿瘍の形成がなく，**2相性の発熱／臨床経過**をとり，発疹を伴うことが多く，抗菌薬が無効である点が挙げられる．そして，ウイルスによる**かぜの発熱は通常5日前後で軽快**する．一般に，ウイルス性の感染症は熱が高くても全身状態が良好な場合が多いとさ

れる．

ウイルス感染症は self-limited disease であり，大部分は患者が受診してから，1，2週間で自然に軽快するが，EBウイルスやサイトメガロウイルス，HIV，ヘルペスウイルスなどでは，数週間にわたって発熱が持続することがある．

発熱があるケースでは，**頸部リンパ節の触診は必ず行うこと**．左右対称，全身性で急性のリンパ節の腫れがある場合は，ほぼウイルス性疾患と考えてよい．

③ 発熱がある場合には耳鼻咽喉科領域ではまず**局所症状**（例：上気道炎，中耳炎）があるかないかのチェックが基本．全般的な発熱の原因としては**呼吸器感染症と尿路感染症とで約74%**を占める．そこで上気道症状が認められない場合は肺炎，腎盂腎炎，胆囊炎など比較的頻度の高い疾患を疑ってみる．

高齢者の場合，原因疾患の臨床症状や臨床病型が非定型的であったり，他の疾患の修飾が加わったりして苦慮することが多い．発熱の程度はそれほどでもないのに，しばしば CRP が異常に高値を示すことがあり，こうしたケースでは重症の感染症を起こしている可能性がある．

④ 「**白血球と CRP が増加しているので感染症を考える**」といつもそう考えるのは誤りである．非感染性疾患でも，強い炎症状態では白血球は増加する．CRP についても，ウイルス感染症では増加することもあるが，一般的にはその上昇は軽度であり，陰性のこともある．**CRP は 5 mg/dl 以上の場合は細菌感染の可能性が高い**．だが発熱に加え，CRP の上昇が認められるためには，発熱して少なくとも6時間以上の時間が必要である．膠原病，中でも関節リウマチや血管炎では CRP は著明に増加することがあり，悪性腫瘍でも CRP は増加する．

⑤ 原因不明のまま**微熱**が長く続いていても，赤沈や血算があまり動かないような場合はまず心配ない．**CRP，赤沈，血算，胸部単純X線写真をチェック**して異常がなければ，経過をみてよいことがほとんどである．一般的には，血沈，CRP が正常であれば，ほぼ**機能的微熱**と考えてよい．

⑥ **熱の高さと持続時間**は，重症の疾患かどうかを見分ける目安となる．**微熱**は，特に明確な定義はないが，腋窩温で37℃台の発熱が，ある程度持続したり繰り返したりし熱感がある場合である．器質的な微熱の場合には，原疾患に伴う微熱以外の他の症状が前面にでることが多く，そうした症状や所見から精査，治療を進めていけばよいことになる．身体診察では，感染症，悪性腫瘍，甲状腺などのチェックが大切である．

⑦ **不明熱**（fever of unknown origin：FUO）（38.3℃ を超える体温が 3 週間以上持続し，1 週間の入院精査でも診断名が確定しない発熱：定義1961）の原因となる基礎疾患としてもっとも多いのが**感染症（約40%）**，次いで**悪性腫瘍（約20%**，悪性リンパ腫や白血病が多い）や**結合織疾患**（約10%，膠原病とその類縁疾患）があげられる．この 3 つで全体の約70%を占める．**薬剤熱**や，患者の職業に関連する疾患の可能性も念頭に置いて置く．どうしても診断のつかないものが10%くらいある．その範疇に**機能的な微熱：本態性高体温症**，月経前熱，妊娠時の微熱，**感染後熱**，うつ病・神経症が含まれる（**表6**）[9]．

感染後熱の場合，感染症が治癒したあとも，体温中枢のセットポイントが正常に戻るまでの間，時には数か月にわたって微熱が続く．本態性高体温症は機能的微熱の代表で，諸種検査で全く異常を認めず，自律神経機能異常によると考えられ，その中には**心因性発熱**が多く含まれる．もしくは，それとの異同がはっきりしない発熱である．結局，心因性発熱の診断は除外診断になるが，体温が上昇する以外に明らかな症状はみられない，解熱剤が無効であることを確認すべきである．**機能性高体温症**は若年女性に多く，典型例では午前中の体温は低めで午後になると37℃代の高体温が出現するが，38℃ を超えることはない．当然のことながら，白血球数やCRPなど検査に異常所見が認められることはなく，身体表現性障害の一つとして扱われる．

幼児の原因不明な発熱の場合，尿路感染症，敗血症，化膿性髄膜炎，中耳炎などを疑う．尿路感染症を疑った場合には検尿を行い，膿尿の有無で診断を確定する．

通常，不明熱がやみくもな抗菌薬投与のみで解決することはまれである．ステロイド薬は投与してしまうと一時的な解熱を認めても，原因疾患を隠すばかりでなく，感染症であればさらに悪化させる原因となりうるため，安易に投与するべきではない．

近年，体内のブドウ糖代謝を放射性薬剤（18 F-FDG）で評価し，腫瘍や炎症性病変を画像化する**FDG/PET**を不明熱の鑑別能向上に応用しようとする試みがある．

その理由は癌細胞は，活発に糖を分解してエネルギーに変え癌細胞を増やす．FDGというブドウ糖代謝診断薬を投与すると，癌細胞が活発に活動している場所にたくさん集まる．これをPET/CTで画像化して診断するのである．

また，感染症や膠原病などの炎症性疾患では，病巣にリンパ球やマクロファージなど炎症にかかわる免疫細胞が集まる．これらの細胞も活発に糖

表6 微熱の鑑別診断

機能的微熱	器質的微熱	
	感染性微熱	随伴性微熱
内臓諸器に全然変化なく，発熱は全く機能的と考えられるもの	諸種の感染による微熱	疾患本来の症候はしばしば発熱を欠くが，感染などほかに原因が見当たらず，原疾患そのものが微熱に大きく関与していると考えられるもの
本態性高体温症 月経前熱 妊娠時の微熱 感染後熱 うつ病・神経症	病巣感染性微熱 老人の感染症 日和見感染症 結核	悪性腫瘍　膠原病　貧血　肝硬変　うっ血性心不全　胃・十二指腸潰瘍　甲状腺機能亢進症・下垂体障害　肉芽腫性疾患（サルコイドーシス，クローン病）　中枢神経障害　寄生虫疾患

（田野吉彦. 成人の発熱. 家庭医 1985；1：219-224，より）

を消費して活動するので，病巣にFDGが集まりPET/CTで診断できる．ただ，FDG/PETで全身のどの場所が熱の原因となっているいるのか見つけても，それが癌なのか炎症なのかわからない．しかし，病巣が特定できれば，生検をしたり，細菌検査をして癌細胞や細菌を見つけ出して，病気を診断できれば，原因となっている病気の治療を行うことができる．

⑧ 薬剤投与中の患者が発熱したら，白血球のチェックが必要．H₂ブロッカーや経口抗癌剤等は白血球減少を起こしやすい．なかでも好中球が減少しやすく，無顆粒球症から免疫反応の減弱をきたして種々の感染を起こし発熱する．

他の薬物性の発熱としては抗菌薬使用時に代表される薬剤熱をはじめ，三環系抗うつ薬などの抗コリン作用のある薬剤では発汗が抑制されるため，特に高音環境下ではうつ熱によって体温の上昇がみられることがある．

⑨ 発熱患者では，まず緊急性があるかないかの判断が重要である．緊急性のポイントして，敗血症やショックなどの把握があがる．

その目安としてSIRS（systemic inflammatory response syndrome）の診断基準があげられ，①体温38℃超または36℃未満，②心拍数90/分超，③呼吸数20/分超，の3項目のうち2項目を満たせば，敗血症の可能性を示唆する．また，心拍数／収縮期血圧で表すショックインデックス（正常値は0.5～0.8．高いほど重症）も簡便である．

また，肺炎の疑いのあるとき，①発熱が37.8℃以下，②脈拍が100/分以下，③正常聴診音，④喘息がない，という4つを満たしていれば肺炎である可能性は少なく，X線を撮る必要はない

といえる．

5 発熱に対する対応の仕方

厚着は高温に設定値が働いたときの発熱相ではいいが，すでに低温に設定された解熱相では熱があってもむしろ薄着にさせたほうがよい．発熱相では，エネルギー代謝が亢進しているので，水分をたくさん取ることも念頭におく．

現在，小児に使用することが国際的に容認されている解熱剤はアセトアミノフェンとイブプロフェンである．先進国では安全性の立場から，メフェナム酸やジクロフェナク，インドメタシン，アミノピリンなどは小児に対しては使用が認められていない．その理由は，これらが低体温，ショック，消化管出血，腎不全などをはじめとする多くの副作用をもたらすからである．

解熱剤を使って発熱を抑えてしまうと，生体の免疫能まで抑えてしまう可能性がある．したがって解熱剤を投与する目的は熱を下げることでなく，患者の苦痛を取り除くことにおく．しかし，高い体温が免疫能を高めるといっても，38～39℃あたりまでで，もともと高温は細胞を障害する性質があるので，それ以上温度が高くなると体は消耗する．その場合には解熱剤の使用も考慮する必要がある．

熱性けいれんは，大多数が**発熱後24時間以内に起こる．そこで，ジアゼパム坐薬1，2回投与法（1回目投与後，8時間置いて2回目投与）に**より，大多数において熱性けいれんの再発予防が可能である．けいれんが起きているときは，ジアゼパムを体重当たり0.3～0.5mg/kg，呼吸循環に注意しながら5分位かけてゆっくり静注する．

第3章 貧血

貧血はプライマリケアで遭遇するありふれた症候の一つである．耳鼻咽喉科臨床でも主訴（鼻出血，めまい，口内炎・舌炎など）と関連して貧血がしばしば問題となる．しかし，貧血もまた症状

であって診断名でない．

貧血患者の診療に当たって重要なことは，①貧血が客観的に存在するか，②貧血の原因は何か，③貧血の予後は何か，④適切な治療は何かである．

1 貧血の確認

　貧血とは，体の中を循環している**血液中の赤血球（RBC）数とその中に含まれるタンパク質であるヘモグロビン（Hb）量の減少した状態**をいう．

　血液は，全身を巡って体の隅々の細胞に酸素を運び，細胞からは酸素が使われた後の二酸化炭素を受け取って肺に運ぶ．肺で，血液は二酸化炭素を放出し，再び酸素を受け取って心臓から全身に送り出される．この酸素を運搬する重要な働きを担うのが，赤血球の主成分であるヘモグロビンである．そのために，赤血球が減ったり，ヘモグロビンが十分でないと体に酸素が行き渡らず，組織や臓器は酸素不足になって，めまいや疲れやすさなど，さまざまな症状が現れる．

　ヘモグロビン濃度の正常値は性と年齢で異なるが，**成人男子でヘモグロビン濃度 13 g/dl 未満，女子で 12 g/dl，65 歳以上の高齢者，小児および妊娠中では男性においては 12 g/dl，女性においては 11 g/dl 以下の時は貧血**があると考え検査を進める．しかし，個人差がかなりあり，特に高齢者では低値を示しても十分健康である場合が多く，できれば**2 回以上検査**してみたほうがよい．もし，貧血の定義を男性でヘモグロビン 12 g/dl 未満，女性で 11 g/dl 未満とした場合，男性では 0.8％，女性ではそれに 7.0％が該当し，特に 40 歳代の女性では 13.9％（7 人に 1 人）が貧血という報告がある．また，Hb は RBC と必ずしも並行して減少しない．例えば鉄欠乏性貧血では RBC よりも Hb が，またビタミン B$_{12}$ 欠乏による悪性貧血では Hb よりも RBC がより著しく減少する．ヘモグロビン濃度が 10 g/dl 以上であると貧血症状も軽く，貧血があっても軽視する傾向があるが，そのような場合でも重篤な疾患が背後にあることがあるので，軽視することなく，その成因を調べることが重要である．このように，貧血は RBC とヘモグロビン量が減少した病態であり病名ではない．貧血では貧血を主症状とする原因疾患が病名ということになる．

　貧血には，骨髄の造血機能の障害で起きる**再生不良性貧血**，赤血球が異常に早く壊される**溶血性貧血**，赤血球の形成に必要な葉酸やビタミン B$_{12}$ の不足による**悪性貧血**，ヘモグロビン合成障害による**鉄芽球性貧血**，**慢性腎不全や癌**などによって起きている場合など，原因によりいろいろな種類があるが，日常，診断される貧血で一番多いのが（貧血の 90％以上）**鉄欠乏性貧血**である．

2 貧血の成因の検査

　貧血の成因の検査をするに当たって，どのような貧血があるかを知らなければならない．貧血の成因を考える際には赤血球の産生過程を知ることが理解の助けとなる．**貧血は赤血球の産生と崩壊のバランスが崩れたときに起こる**．そこで，**貧血の主な原因は，出血，破壊・溶血，産生低下に分けられる**．

　急性の大量出血では貧血症状も強いが，慢性出血では貧血が進むまで症状は乏しく，その大部分は鉄欠乏性貧血であり，Hb が 4〜5 g/dl で外来を初診する患者もしばしば経験する．鉄欠乏性貧血は，体内の鉄が不足し，ヘモグロビンがうまく作れなくなる．すると，体内に十分な酸素を運べなくなり，息切れや立ちくらみ，疲れがとれない，微熱が続く，爪が薄くなって割れたりするなどの様々な症状が出る．造血組織に異常がなくても何らかの基礎疾患があって起こる**慢性疾患による貧血** anemia of chronic disorders（ACD）の多くは**膠原病，慢性腎不全，内分泌疾患**などの慢性疾患に伴うものである．このような場合は体内で主に赤血球の破壊・溶血が進行している．

　貧血を鑑別するうえで注目すべき検査結果は，**平均赤血球容積 mean corpuscular volume（MCV）と網状赤血球数である**．この二つの結果をもとに，どのような貧血であるかの見当をつけ，次の方策を考える．

1）平均赤血球容積（MCV）

　MCV は赤血球 1 個の平均の容積で，ヘマトクリットを赤血球数で除して算定される．その値で，**貧血は小球性貧血（MCV＜80），正球性貧血（80≦MCV≦100）と大球性貧血（MCV＞100）に分けられる**．小球性貧血のほとんどは鉄欠乏性貧血である．血清フェリチン値を測定し，

鉄欠乏が確認されれば，鉄欠乏の原因を調べる．正球性貧血の原因は，再生不良貧血や腎性貧血，溶血性貧血などが考えられる．網状赤血球数，白血球数，血小板数などに異常があれば，骨髄検査を行って造血の状態を確認することがある．赤血球だけが減少している場合は，腎機能検査を行う．大球性貧血はビタミン B_{12} や葉酸の不足による巨赤芽球性貧血が代表である．他にアルコールの多飲，甲状腺機能低下症，慢性肝疾患，骨髄形成症候群などの場合がある．

また，平均赤血球ヘモグロビン濃度 mean corpuscular hemoglobin concentration（MCHC）の多寡で**正色素性あるいは低色素性**と分類することが多いが，鑑別診断上はあまり有用でないので注目されない．なお MCHC で判断すると高色素性の例はほとんどない．

2）網状赤血球数

貧血が起こった場合，赤血球の産生過程に異常がなければ，**骨髄中の赤芽球が増加し，それに伴って網赤血球が増加する**．その典型例は溶血と出血である．また貧血からの回復期の患者，脾摘を受けた患者などでも網赤血球は増加する．

貧血があっても，網赤血球が増加していない場合は，骨髄での赤血球の産生過程に何らかの異常がある場合である．網赤血球の多寡の判定は，網赤血球の割合，つまりパーセント（％）あるいはプロミレ（‰）で表し，正常値は約 1％である．

3）血清フェリチン値

血清フェリチン値は貯蔵鉄量の指標であり，12（16をとる報告もある）ng/ml 未満が鉄欠乏状態と診断される．鉄欠乏の原因として，妊娠，成長期，鉄摂取不足や子宮筋腫による月経過多以外では，出血を伴う消化管の悪性腫瘍が隠れている場合がある．

3　貧血の臨床上の問題点

ヘモグロビンの主な働きは酸素の運搬であるため，貧血は血液の酸素運搬能力が低下し，体内の各臓器は低酸素に陥る．これに対して生体は，心拍数や心拍出量を上げることで代償する．したが

表7　貧血の主な症状

・めまい，立ちくらみ
・疲れやすい，だるい
・動悸，息切れ
・頭痛，頭が重い
・顔色がわるい
・食べ物の味を感じにくくなる
・ものが飲み込みにくい
・髪の毛が抜けやすくなる
・氷などの変わったものが無性に食べたい
・爪が弱くなる，スプーン状に反り返る

貧血がゆっくり進むと，体が酸素不足の状態に慣れ，特に症状がないまま，健診などの血液検査で見つかることもある．

って，貧血では低酸素による症状と，これを代償しようとする生体の反応に基づく症状がみられる．

貧血が耳鼻科臨床上で問題となるのは**急性鼻出血**によって hypovolemia に至り，ショック状態に陥ること，それから**慢性貧血（鉄欠乏性貧血が最多）**のために体組織が hypoxia の状態で，酸素不足のために組織の機能低下を起こし，めまい，耳鳴りなどの自他覚症状を呈する場合である．

後者は酸素を運搬するヘモグロビンが体内で作られるためにはその材料として鉄が必要で，何らかの原因（偏食やダイエットからの鉄摂取量の不足，胃粘膜の異常や胃切除などでの鉄の吸収不足，過多月経などによる鉄の喪失）で体内の鉄が不足すると，ヘモグロビンがうまく作られず，赤血球中のヘモグロビンが減り，その結果，血液の酸素運搬量が減り，さまざまな貧血症状が起きる．

組織の hypoxia による症状としては，全身倦怠感，脱力感などの**不定愁訴**（倦怠感，易疲労感，頭痛，頭重感，耳鳴り，めまい，失神，筋脱力感），皮膚粘膜の**蒼白感**などがある．また，hypoxia を予防ないしは軽減すべく働く代償機序に基づく**循環系の症状**（脈拍数増加，呼吸数増加による労作時の動悸，息切れ）などがある（**表7**）．ただしこれらの呼吸，循環器症状はヘモグロビン濃度を調べてみると予測に反し自覚的にも他覚的にも貧血がないと判明することがある．ま

して皮膚の色調からのみで貧血の有無，その程度を判定するのは難しい．

高齢者はもともと日常生活の活動性が落ちていることが多く，さらに症状もゆっくりすすむため，症状を自覚しにくい．高齢者の貧血では，加齢に伴う生理的な要因によるものか，背景にある病気の治療が必要なのか，医師が見極めることが必要である．

ヘモグロビンが8.0 g/dl前後まで下がった状態で身体を動かすと急に酸素必要量が増加するため，動悸や息切れがする．顔色が悪いと指摘されるのもこの位の数値である．ことに夏は暑い屋外と冷房の効いた室内の温度差で自律神経が乱れ，胃腸の不調を招いて食欲が落ち，鉄分が不足して貧血になりやすい．「夏ばて」の陰にひそむ鉄分不足に要注意である．

スプーン爪は古くから鉄欠乏性貧血の有名な所見だが，近年は鉄欠乏が高度に陥るまで放置される患者が少ないためか，実際には稀にみるにすぎない．

口腔粘膜と歯肉の色調は，貧血の有無と程度を皮膚色調よりもいくぶんよく反映する．貧血時には食道粘膜の萎縮による**嚥下困難**や，胃粘膜の萎縮による食欲不振や胃部不快感などの不定愁訴を訴えることもある．

高齢者が多く使う薬が貧血につながることもある．例えば，腰やひざの痛みを鎮めるために使う鎮痛薬（NSAIDs）は胃腸の出血が副作用として起きることがある．また，ワーファリンなど脳梗塞を予防する薬も鼻出血が起きやすくなる．

再生不良性貧血，急性白血病などの貧血，血小板減少に伴う出血素因では，**鼻出血**が頻発する．これらの疾患では高度の顆粒球減少をきたし，口腔・咽頭の粘膜に潰瘍を生じやすいし，**歯肉腫脹**は急性単球性白血病の重要な所見である．

また，貧血が疑われる患者では頸部リンパ節の触診を入念に行う．悪性リンパ腫，慢性リンパ性白血病，急性白血病などの貧血を伴う造血器腫瘍性疾患には**リンパ節腫脹**をきたすものが少なくない．

急性貧血患者はしばしば舌に疼痛を訴え，舌が赤みを帯び表面が平滑でつるつるしてみえる（**牛肉様舌**）．この舌乳頭萎縮を伴う舌炎は，**悪性貧血以外のビタミンB$_{12}$欠乏症および葉酸欠乏でも同様**にみられる．鉄欠乏症貧血でも舌炎を生じるが，この場合にはあまり高度にはならない．**鉄欠乏性貧血には口角炎を伴う**ことがある．

頸部では聴診も大切である．貧血患者では顔を反対側に少し向け，後頸三角部の頸静脈を聴診すると**血管性雑音**が聴取できる（venous hum）．これは収縮期に増強する連続性雑音で，両側の頸静脈上で聴かれることも，一側のみのこともある．これらの血管性雑音は，血流速度の増大および血流粘稠度低下とこれに伴う乱流によって発生し，これが他覚的耳鳴の原因となることもある．

4 鉄欠乏性貧血の診断と治療

症状や身体所見から貧血が疑われたら，まず血算complete blood cell count（CBC）を行い，貧血の存在を知る．CBCを行えば，RBC，Htから自動的にMCVが計算される．

MCVの低下を示す小球性貧血はヘモグロビンの合成障害による貧血で，その大半は**鉄欠乏性貧血**である．日常の診療で最も多くみられ，そのほとんどは女性である．他の貧血との鑑別で大切な検査は"**血清フェリチン**"の測定で，12 ng/ml以下であれば鉄欠乏性貧血と診断できる．その他の特徴をあげれば鉄欠乏性貧血では**血清鉄値**が低く，総鉄合能（TIBC）値は高値を示す．**慢性疾患による貧血**では血清フェリチン値は正常ないし高値を示し，TIBC値は正常ないし低値で鉄欠乏性貧血と区別される．

鉄欠乏性貧血の診断がなされると，次いで本症をきたしている成因の検索治療を行う．女性は，成人男子が1日に必要とする鉄分の量（1 mg）の2～3倍も必要であるにもかかわらず，ダイエットや好き嫌いなどから食事のバランスを崩し鉄結合性貧血に陥る場合が多い．わが国の女性の**摂取鉄量**をみると，年を追うごとに減少し続け，2002年には7.8 mg/日まで減少している．米国の女性の平均摂取鉄量（13.4 mg/日）と比較しても，また，厚労省の推奨する日本人の月経のある女性の必要摂取鉄量（12 mg/日）と比較しても明らかに少ない．その背景には，家族構成や食事

形態，嗜好の変化，体形維持の願望などさまざまな要因が関与している．摂取鉄量の減少により生じる貧血は老化が反映された指標とも考えられ，貧血は要介護のリスク要因でもある．

　月経過多，子宮筋腫，慢性の痔出血などで鉄分がよけいに排出される場合でも鉄欠乏性貧血に陥る．特に女性は生理に30〜60 ml（鉄量に換算すると1日約1 mgに相当する）の血液を失うので，月経量が80 mlを超えると貧血になる．このような場合，閉経後には貧血は次第に改善する．それでももし中年以降の女性で貧血を繰り返す場合には，**子宮筋腫**を疑う．

　鉄欠乏性貧血に対する治療は**不足鉄量の補充**であり，ほとんどの例は経口鉄剤の内服により2か月以内に貧血の改善がみられる．貧血の改善後，肝臓鉄を満たすまで鉄剤の投与を続ける必要があり，全部で5〜6か月を要する．血清フェリチン値の増加をみて治療を打ち切るが，成因が改善されていない場合は貧血が再発する．バランスのとれた食事は貧血の予防には大切であるが，**いったん貧血になったら鉄剤の投与が絶対に必要**である．

第4章　出血（傾向）

1　出血傾向とは

　出血傾向とは，生体の止血機構が破綻することによって生じる易出血性の変化であり，出血傾向をきたす疾患を**出血性素因**という．出血傾向の主な原因は，**血管壁の脆弱性，血小板減少または機能異常の有無，凝固因子欠乏**である．耳鼻咽喉科プライマリケアの現場では，鼻出血との関係で重要であり，すべての医師が出血の原因，処置についての知識を持つことが要求される．

2　止血機序について

　「止血」は血小板，凝固系による促進機構と，線溶系，阻害物質による制御機構の動的な平衡のもとに作動している．この動的平衡があるからこそ，出血に際しては止血または出血量減少が生じ，その後の止血過程で閉塞した血管が再開通し，循環が再構築されることになる．すなわち，生理的状態では，血管内皮細胞が抗凝固性を有し，血小板の粘着・凝集を抑制するため，止血機構は作動しない．ところが，ひとたび出血が生じると，まず，血小板血栓が形成され，さらに血小板近傍での凝固系の活性化により止血は完成する．この止血機序が過度に作用しないように，あるいは，止血後の血流再開のために線溶機構が作動する．血管損傷後の止血過程は，血小板血栓形成までの**一次止血**と，それからさらに凝固止血（フィブリン血栓）が形成されるまでの**二次止血**に大別される．二次止血は，一次止血で生じた血小板血栓を補強する過程である．

　このような止血機構の安定は，血小板・凝固系による創部の血栓形成によるところが大きいが，それ以外に血栓を除去する**線溶系の作用の絶妙なバランス**によって成り立っている．線溶とは線維素（フィブリン）溶解の略語で，血液凝固の結果として生じた「ゲル状の」フィブリンをフィブリン分解産物「ゾル状態」にする生理機構のことである．プラスミノーゲンが，プラスミノーゲンアクチベーターの作用によりプラスミンとなり，このプラスミンが血栓の主要構成物であるフィブリンを分解する．一方，この線溶機序に対して，生理的にそれを阻害する機構が線溶阻止系である．線溶系が際限なく進むと，形成された血栓が溶解し，再出血をきたすこととなる．

　それ故に，出血傾向に対するスクリーニング検査としては，止血関連4因子（血管，血小板，凝固因子，線溶因子）の観点より診断を進める必要がある．血小板数，出血時間，活性化部分トロンボプラスチン時間（APTT），プロトロンビン時間（PT），フィブリノーゲン，フィブリン体分解産物（FDP）の検査が一般に行われている．

3 出血の性状の違い（出血性素因の原因）

出血性素因の原因の中で，血管の脆弱性，血小板異常と凝固障害・線溶系異常とでは出血の臨床像に違いがみられる.

まず，出血斑の性状は，血管の脆弱性・血小板異常では直径 3 mm 未満の小さな**点状出血**で，即発性で持続時間が比較的短いのに対し，凝固異常・線溶系異常では直径 3 mm 以上の**斑状出血**，ないし**血腫形成**傾向がみられ，遅発性・持続時間が長く止血困難，再出血傾向もあるとされている.

1）血管壁の異常（血管性紫斑病）

アレルギー性紫斑病（Schönlein-Henoch 紫斑病），老人性紫斑病，**遺伝性出血性末梢血管拡張症（オスラー病，Osler-Rendu-Weber 病）**などがある．オスラー病は10万人に1～2人の頻度で生じる常染色体優位遺伝．臍静脈・毛細血管壁の菲薄化があり，わずかな外力で出血する．鼻出血，口腔内出血が多く，耳鼻咽喉科診療で時に遭遇する疾患である.

2）血小板の異常

（1）血小板の数の異常

血小板数の基準範囲は約$15～35 × 10^4/\mu l$だが，計数値が変動しやすいため**10万/μl以下を血小板減少**，**40万/μl以上を血小板増多**としている．3万/μl以下になると出血傾向が出現し始め，1万/μl以下では**止血困難**となる．一方，100万/μl以上では血栓形成の可能性がある.

原因としては，血液疾患以外，薬剤投与や輸血によって産生された抗体による血小板破壊の亢進や，肝硬変に伴う脾腫によって血小板分布の異常が生じることがある.

（2）血小板の機能異常

血小板機能異常は，薬剤性（例：アスピリン，抗腫瘍薬），血液疾患（例：白血病），腎疾患（例：慢性腎不全），自己免疫疾患（例：SLE），異常蛋白症（例：多発性骨髄腫）など非常に多くの原因がある.

（3）血小板減少または機能異常の際の対応

薬剤が疑われたら，それらの薬剤を中止または変更することによって出血傾向は回復することが多い.

重度の血小板減少に対しては**血小板輸血**が必要となる．血小板輸血は，血小板が$1～3 × 1$万/μlでは症例に応じて，$1 × 1$万/μlでは全例に行われる．輸血目標は$5～10 × 1$万/μl以上だが，輸血された血小板は消費されやすいため，輸血後の血小板は理論値の50%前後にとどまることが多い．それだから必要な血小板輸血の量を正確に推定することは難しい.

3）凝固因子の異常

先天性凝固因子異常としては，血友病や von Willebrand 病が，後天性の原因としては，肝障害，ビタミンK欠乏症，経口抗凝固薬，ヘパリン投与，DIC などがある．これらの中で，ビタミンK欠乏症，経口抗凝固薬（ワーファリン®）投与そしてヘパリン投与による凝固障害は，日常最もよく遭遇する．特に高齢者の**抗凝固薬使用による鼻出血傾向**は頻繁である.

1．止血処置に際して抗凝固薬を使用している高齢者への対応

心原性脳塞栓症には，高齢者ではワーファリン®がよく使われる．抗凝固薬使用により脳虚血イベントを抑えるというエビデンスがある一方で，脳出血とか消化管出血を起こしやすいといわれる.

過量使用になると INR（プロトロンビン時間）が高くなり，出血を助長するので，高齢者では INR を 1.6～2.6 と，若年者の 2.0～2.6 よりは低くセッティングすることが必要である.

ワーファリン®やアスピリンは急にやめても体内からの排出に時間がかかり，少なくとも1週間近くは体に残っているので，緊急時，止血処置に際して，あるいは手術に際して急にやめても心配ないといわれるが，個々の例で検討を要する問題である．それで処方された専門医とよく相談して決める．やむを得ないときは出血のリスク，

血栓塞栓症のリスクを秤にかけ3〜5日の休薬は　　　許容されるという見方もある.

第5章　下痢

1 病態・病因・診断

通常，小腸では通過する水分の70〜80%が再吸収を受け，結腸では残り20〜30%が再吸収を受け，約1%が糞便とともに排泄される．学術的に下痢の定まった定義はないが，物理・化学的刺激による器質的・機能的障害や心理的因子により**結腸に達する水分量が増加し，結腸での再吸収の能力を超えた際に下痢**となる.

急性下痢の基礎疾患としては，細菌やウイルス感染に伴って生じる**感染性の下痢**と，その他の薬物や細菌毒素，寒冷刺激，アレルギーなどの種々の原因に伴って生じる**非感染性の下痢**，そして本態性下痢に分けられる．小児の下痢のほとんどは突発性で，これら急性下痢の大部分は**感染性胃腸炎**によるものである.

感染性胃腸炎は大きく細菌性のものとウイルス性のものに分けられるが，**ウイルス感染**が圧倒的に多く，原因となるウイルスには，ノロウイルス，ロタウイルス，サポウイルス，アデノウイルスなどがある．ロタウイルス，アデノウイルスによる胃腸炎は，乳幼児に多くみられる．**患者が1歳未満で発熱，嘔吐，下痢の3主徴がそろった場合はロタウイルスの，3歳以上であればノロウイルスの可能性がそれぞれ高い**．ノロウイルスの検出には，**クイックナビノロ®という迅速診断キット**がある.

これらの胃腸炎は，症状のある期間が比較的短く，またウイルスの種類によって異なる治療が行われることも通常ないため，ウイルス検査を行うことなく，流行状況や症状から「感染性胃腸炎」として診断されることが多い．プライマリケア耳鼻咽喉科ではかぜの乳幼児をみる機会は多く，感染性胃腸炎について，また下痢にどう対処するか知らなければならない.

ウイルス性では，嘔吐，すなわち戻すというこ とが下痢に先立ちみられることが多い．一般にウイルス性下痢症の便は，**水様**でサラサラとした感じだが，ロタウイルスの場合は灰白色である．それが，かなり多量で1日数回から10数回，3〜7日間に及ぶ．一方，**細菌性胃腸炎**は，ウイルス性胃腸炎とは異なりしばしば**粘血便**を呈する．**夏場**にはやる．原因がサルモネラなら黒緑色（海苔の佃煮様）の粘血便といった具合に，見た目である程度予測がつくことがある.

下痢の病型は小腸型と大腸型に2分される．**細菌性の多くは大腸型**に属し，下腹部痛，しぶり腹，血便などを特徴とし，**ウイルス性の多くは小腸型**に属し，吐き気や嘔吐などの上部消化管症状，腹部中央の漠然とした腹痛，水様性で量の多い下痢などを特徴とする．感染以外では，ペニシリン系やセフェム系薬による**薬剤性下痢**も少なくない.

ノロウイルス感染は**食品媒介胃腸炎（食中毒）**の他，散発性胃腸炎，食品を介さないヒト – ヒト**感染による集団胃腸炎**などを起こす．**潜伏期は1〜2日間，通常は1〜3日で回復する**.

細菌性腸炎の原因は，抗菌薬の副作用で発生するものを除けばほとんどが食中毒であることをまず認識しておく必要がある．**夏季の感染性胃腸炎の原因としては，種々の細菌性食中毒と腸管アデノウイルス感染が多い**．細菌性下痢を引き起こす原因食品としては，**サルモネラは卵や鶏肉，カンピロバクターは鶏肉，腸管出血性大腸菌O157は**牛肉，**腸炎ビブリオは生の魚介類**が原因のことが多い．とりわけ，腸炎ビブリオは夏季に最も多く，夏季に上腹部の激しい痛み，下痢，発熱を訴え，発症前24時間以内に魚介類を食べたことがあるときは本症を疑う．乳幼児で嘔吐，発熱が著明でなく，下痢が7〜14日と遷延する場合は**腸管アデノウイルス**が疑われる.

842　全身的な症候と耳鼻咽喉科疾患

2 治療

1）一般療法

　急性下痢症に対する治療の要点は，**安静や食事制限**が基本である．また，適度な**水分補給**を行うことも大切である．基礎疾患を診断して根本的治療を行うのが望ましいが，実際には，基礎疾患を断定することは困難な場合が多い．

　治療を行う際には，基本的に感染性下痢症は**自然治癒の傾向**が強いことを念頭におく．**適切な対症療法と食事療法で軽快することが多く**，細菌感染と確定しても，たいていの場合，抗菌薬を必要としない．**ほとんどは１週間以内に軽快する．特効薬はなく，抗生物質は無効であり，下痢を遷延させる原因となる．**

　また，現在の考えでは，**下痢に対して止瀉剤を使って体内に便を長く保つことはよくない**と考えられている．特に細菌性感染症の場合には，病原体を腸管内に保持することになり，細菌および毒素が体内に入る危険性が大きい．そこで病原体を留めておくより排便させる方がよいと考えられる．

　小児では嘔吐・下痢による**脱水症状への対応（水分や電解質の補給）**が重要となる．保護者には「**下痢は病原菌を早く排出するための生体防御反応である**」と説明し，**水分を十分に与える必要があることを理解させなければならない．**水分補給に際しては，水やお茶ではなく，塩分や糖分が適度に摂取できる**スポーツ飲料などをさ湯で薄めて，少量ずつ頻回に**，ゆっくり取ることを勧める．なお，**みかんなど柑橘系のジュースは酸性の刺激により腸を刺激し**，下痢を悪くして，嘔吐を誘発しやすい．

　食べ物では，消化の悪いもの，たとえば繊維分の多いもの，脂肪の多い，脂っこいもの（脂質）は控える．冷たいものは腸に刺激を与えるので避ける．勧められるものでは，まず**お粥**．お米は非常に消化がよくて，栄養価も高い．次は，くたくたに煮てやわらかくした**うどん**であり，さらには**野菜を煮て**やはりやわらかくしたもの．また，豆腐や白身魚，肉類では鶏肉のささみ，こういったものがよい．

　便のボリュームを増やすために，ニンジンやリ

ンゴのすりおろしたものを与えることも大切である．固形物が食べられないという場合は，野菜スープやみそ汁，ヨーグルトから始めるとよい．**お腹を冷やさない**．便が正常に戻るまで子供にはなるべく家でゆっくりさせる．

2）薬物療法

　薬物療法は**乳酸菌製剤（整腸剤）**を主体とする．収斂剤（タンナルビン®など），吸着剤（アドソルビン®）も習慣的に用いられてきたが前述した理由で用いない方がよい．**通常，ビオフェルミン®，ラックビー®（ビフィズス菌製剤）を菌の消失が確認されるまで使用する．**

　ビフィズス菌は乳酸菌の一種である．作用機序としては，乳酸菌製剤などが腸内で糖を分解し，乳酸を産生して腸内のpHを低下させることにより，有害菌の進入や増殖を防止する．下痢患者の腸内細菌叢を正常化し，菌交代現象に有効であると考えられている．また，**抗菌薬使用中などに整腸剤を投与する場合は，耐性乳酸菌を主成分とする製剤（多くの場合，名称のあとにRがついている）を使用する必要がある．**

　多くの腸管感染症の原因細菌に有効な抗菌薬としてはニューキノロン（小児ではノルフロキサシン）とホスホマイシンがあるが，小児では関節障害という副作用の問題から**ホスホマイシン**が第一選択となる．しかし，通常はあえて抗菌薬を用いなくても１週間ぐらいで自然に下痢は軽快する．

3）予防

　ノロウイルスの二次感染予防は，**接触感染対策**を徹底することが基本である．調理者は，発症後，症状がなくなってから３日間は調理作業を行わない．**手洗いの励行**や衣類・寝具の処理，入浴等，日常生活における対策に加え，最も注意を要するのが感染者の糞便・吐物（およびそれに汚染された物品）の処理法である．トイレは共用でないほうが望ましい．牡蠣などの二枚貝を調理するときは中心まで十分に加熱する．

第**6**章　老化

1 高齢者の耳鼻咽喉科学

　高齢者で**高血圧症**の頻度は60〜70代で3〜4割，**高脂血症**は2〜2割5分，**心疾患**は1割5分〜3割，**糖尿病**は1割，**脳血管障害**の頻度は5分から1割である．

　後期高齢者は，今日平均4種以上の内服薬を服用しているが，**4種以上の薬剤服薬はコンプライアンスが落ちる**といわれる．また内服薬が増えれば増えるほど有意にふらつきや体重減少のリスクが増加するともいわれる．

　老化の問題は人のパーツの問題である．例えば，歯は歳とともに摩耗し，歯髄と歯根への血流が萎縮し，唾液も少なくなれば歯茎に炎症が生じやすくなり，歯茎は歯から離れていく．とくに下の歯に目立つ．**正常な人の骨量は，50歳以降，ほぼ毎年1パーセントの割合で減少する**．70歳にもなれば下顎骨の骨量も20%減り，もろく，弱くなる．人は60歳になったとき，平均して3本の歯を失っている．85歳以降になると，人口のほぼ40%は歯が1本もない．高齢者の外科手術中に大動脈を扱うと，ガチガチしたものが手に触れる．それは大動脈だが，加齢とともにカルシウムが骨格から漏れ出して，他の組織に移行するのである．コレステロールの量よりも，骨量の減少のほうが動脈硬化による死亡の予測因子として優れていることを見いだした研究もある．

　肺の機能的な容量が減少する．腸の動きが遅くなる．腺が分泌しなくなる．脳もまた萎縮する．30歳では脳は1.4キロあり，頭蓋骨にぎりぎり収まるぐらいの大きさだが，70歳になると，灰白質の喪失のために2センチ以上の隙間が空く．頭蓋骨の中で脳がごろごろ回ってしまうのはこのせいで，頭部への衝撃で脳出血が起きやすいのはこのためである．最初に萎縮を起こすのは前頭葉で，そこは判断と計画を司るところ．次が海馬，記憶が整理されるところで，この結果，記憶力と多数のアイデアをまとめて比べる能力は中年期にピークに達した後，徐々に衰えていく（通常の数

学者や物理学者が最良の仕事をするのが若年期なのはそのせいである），85歳になると作業記憶と判断がかなりやられてしまい，40%の人は「教科書が読めないほどの認知症」になるという．

　耳疾患のない日本人の聴力は60代でも中音域3周波の平均聴力は軽度難聴までにとどまるが，しかし，70代に入ると40 dBを超える割合が急増する．統計は60代では男性の4.3%，女性1.4%が難聴であるのに**70代では男性25%，女性11%，85歳以上の80%以上が難聴であることを示している**．高齢者を対象とした健診聴力検査では，その約半数に難聴が認められ，そのうち一割の方は治療が必要で，**補聴器装用で日常生活のQOLが高まる**という．ただ，難聴といわれても自分で耳の聞こえが悪いと感じている人は多くはない．文化の違いもあるだろうが，アメリカでは80歳の高齢者は8割の人が自分の補聴器をもっている．日本では75歳を過ぎたお年寄りで難聴の方の2人に1人は補聴器の適応があるのに，補聴器を保持している人は2割にも満たないともいわれる．

　加齢による聴力の低下は40歳位から高音域より始まり，やがて会話域の聴力低下が進行して，周りが「あの人，最近聞き返すことが多くなった」「返事がトンチンカン」「テレビの音が大きすぎる」と心配しても，「自分はまだまだ大丈夫」と思っている．自分の正確な聴力を知ることは，他人に迷惑をかけないためにも大切である．**難聴になると認知症が進行する**ともいわれる．

　難聴者では，高齢になるほどコミュニケーション障害が顕著になってから家族に引率されて受診する症例が多く，補聴器の装用を開始しても高齢のために補聴機能の操作・管理がうまくできず十分に活用できていない方が多い．適切な視覚・聴覚が矯正されている高齢者は，そうでない高齢者に比べてQOLが高いといわれる．高齢者社会に向けて補聴器ライフを豊かにする官民あげての施策が今，必要である．

　めまいは中年期以降に増加してくる主訴であ

り，60歳以上の高齢者の約30%にみられ，75歳以上では最も頻度の高い症状のひとつである．歳を重ねると自分を支える筋力が弱ってくるので当然といえばそうだが，中枢性めまいの占める割合は65歳以上の高齢者では65歳未満のめまい患者に比較して約2倍の約20%にみられる．

その他にも高齢者に特徴的な主訴として，**鼻出血**，**音声障害**，**耳垢**がある．鼻出血は抗血栓療法剤の服薬や鼻粘膜の乾燥化などに伴って増加する．音声障害のほとんどは声帯萎縮に伴うものである．判断力や注意力が落ちた認知症患者の約30%に耳垢栓塞が認められるという報告もある．

2 エイジングとアンチエイジング

老化はすべからく**遺伝素因と環境因子によって規定**される．アンチエイジング（抗加齢医学）は「老化の進行を人為的に制御」することで，その目的は，健康寿命を延ばして高いQOLの実現にある．

エイジングを考えると，例えば血管が硬くなる，関節が硬くなるという，**硬くなるというエイジング**と，もう一つは骨粗鬆症あるいは脳萎縮といった**組織構成物が減るというエイジング**，その2つの側面がある．

赤ちゃんは80%が水分で赤ちゃんは豆腐みたいなものである．**大人になってくると60%くらいになり，さらに年を取ると50%くらいになる**．**老化は乾燥**である．体の中の水分が抜けてしまう状態である．さらに進むとミイラとなる．だから，飲水は大事で長寿村のおばあちゃんはしょっちゅうお茶を飲んでいる．お茶の葉3gに対して70ccのお湯で入れるとカテキンの働きがよい．

百寿者は弱点が少なくバランスよく老化し，免疫能，代謝，生活習慣，心身ストレス，酸化ストレスなどの老化促進危険因子が少ないことが報告されている．そして，今，後方視的な膨大な研究からアンチエイジングには，**カロリー制限，運動，ホルモン補充療法**が有効と考えられている．運動することにより，ラットの生存日数が延長し，閉経後の女性の骨量が増加する．定期的な軽度の運動でも性ホルモン濃度が上昇する．1日の歩行距離が多いほど認知症の発症リスクが低下す

ると報告されている．

最も理想的な健康状態の目標は，**30歳または実年齢の7〜8割に相当する値**であるといわれる．

3 カロリー制限─長生きするための食入門

日本人の食生活の骨格は**米と大豆と魚の文化**でそれに**野菜**が加わっている．そして世界の長寿を達成した．今度はどうやったら若々しく老化を遅らせることができるかが21世紀のテーマである．

歳をとったら食物をよく噛んで**60%の穀物，25%の野菜，15%の肉類**をとるといいとよくいわれる．アメリカ人は約40%，日本人は約27%のカロリーを脂質からとっているが，厚労省の指針は27%をさらに20〜25%くらいに抑えようとしている．

こどもの出生率は低く，**1人の女性は1.29人しか生まないから日本は老人大国**となりこれから大変である．現在は**人口の20%が隠居さん**だが最終的には35%となる．そうすると3人に1人，下手すると2人に1人が65歳以上の隠居さんになる．お年寄りが多くなれば新しい文化はお年寄りが担い手となる．昔は「親孝行したいと思ったときに親はなし」．今は「親孝行したくないのに親はいる」そういう時代である．ゆとりのある文化から新しい文化が生まれてくる．

小林一茶は65歳で死んだが，死ぬまで何回も結婚している．当時は子供が生まれてもすぐ死んでしまった．一茶は当時の世相を背景に有名な「やせ蛙負けるな一茶ここにあり」「ぽっくりと死ぬが上手な仏かな」を表している．そういう死に方をするためには現代では90歳くらいまで生きないといけない．現在は女性は86歳，男性は80歳でたいがい死ぬ．そして3人に1人は癌で死ぬ．

現代では百長者は全国で6万人以上いる．100歳まで生きるのはそんなに難しくないともいえるだろう．**癌，心臓病，脳卒中の三大生活習慣病にならないと，男性は9年，女性は8年長生きできる**．そのためにはストレスをためない，脂っこいものはとらないことである．

4 老化のメカニズム—どうして我々は歳をとっていくのかという仮説，その対策

衰えは人の運命である．なぜ，私たちは老化するのか．もともと老化は規則正しく，遺伝的にプログラムされたものだと考えられてきた．しかし，近年は従来からの考えが見直され，生き物は徐々に消耗していくのではなく，シャットダウンするのだというアイデアが出され，それを支持する人が最近増えてきた．遺伝子の一つを変えるだけで，寿命を延ばせることが最近の科学研究でわかったからである．

古来，人の寿命は最初からプログラムされているという考えを否定する証拠はたくさんあった．ドイツのマックス・プランク研究所のジェイムズ・ヴォペールは平均よりもどれだけ長生きできるかについて，親の寿命から説明できるのは3％にすぎないとしている．対照的にどれだけ背が高くなるかについては親の身長から90％説明できるが，遺伝子が同じ一卵性双生児でも寿命は15歳以上異なることが一般的であると述べている．もし，彼のいうことが正しければ，遺伝子で説明できる要因が予想よりも小さいこととなり，従来からあった古典的な消耗・傷モデルは当てはまらないことになる．シカゴ大学のレオニド・ガヴリオフはすべての複雑なシステムが崩壊するのと同じ道を通って，人も倒れると主張する．ランダムかつ徐々に壊れるのである．この**老化のプロセスにはすべてに共通する単一の細胞内メカニズムはない**．リボフスチンと酸素フリーラジカル，**DNAの突然変異**，その他数え切れない細胞内のトラブルが体に蓄積し，このプロセスはゆっくり確実に進行し，老衰は避けることができないという．その細胞内トラブルの2つの有力な仮説を紹介する．

1）酸化ストレス仮説（reactive oxygen species：ROS）[11]

過剰な酸化ストレスをコントロールすることによって加齢の促進を抑制するというものである．例えば油や肉など，そういうものは空気に触れると酸化する．ヒトの体も脂やタンパク質でできている．これが酸化していくことが歳をとっていくことだ．というのが**酸化ストレス仮説**である．

糖尿病，高脂血症，肥満を特徴とするメタボリック症候群は老化を促進することが知られているが，メタボリック症候群は動脈硬化や炎症を促進し，組織における酸化ストレスの原因となる．そのための老化対策としては，禁煙，生活習慣病対策などの影響因子の減少が重要である．老人性難聴の予防では，騒音曝露の機会減少などである．**活性酸素を除去するような抗酸化物質を多く含む食べ物，例えばフルーツや野菜を食べ酸化を抑制し，加齢に関係する病気を抑える**．日焼け，タバコ，排気ガス，汚染されたものを食べることを避けて活性酸素を引き出さないように，酸化させないように努めることが大切である．睡眠時無呼吸症候群も活性酸素病を引き起こすといわれている．**一方で，抗酸化酵素を誘導するために有意義な運動をすることも大切である**．運動すると，ミトコンドリアが活性酸素に強いミトコンドリア（エネルギー産生）になり，細胞が活性化されるのである．

ミトコンドリアは細胞内のエネルギー工場である．ここの機能が低下すると，エネルギーが減少し，細胞や組織の機能が低下する．ミトコンドリアは沢山のエネルギーを発生させる一方で，細胞老化の原因となる**活性酸素**をも大量に生み出している．過剰な活性酸素はミトコンドリアDNAの損傷をきたし，癌の発生率を上げたり，内耳感覚細胞はアポトーシスへと導かれる．そして，過剰な酸化ストレスは寿命に影響していることが科学的に証明されている．その一方で少量の酸化ストレスは正常な細胞には必要であり，細胞内の抗酸化酵素などを活性化するプラスの効果があることも知られている．

2）カロリーリストリクション仮説（calorie restriction：CR）[12]

カロリーを7割ぐらいに制限すると，ほとんどすべての動物で寿命が延長するという仮説である．老化は**カロリー制限で予防**できる．昔から，長寿の秘訣は**腹八分目**といわれているが，それは

科学的にも根拠がある.

さまざまな研究の結果，摂取カロリーを制限すると，活性酸素発生量の少ない良質なミトコンドリアが増えることがわかった．いわば排気ガスを大量に発生していた古い車が，排気ガスの少ないエコカーに変わるようなものである.

最近，この良質なミトコンドリアの発生を司る**遺伝子**が存在するという学説がある．カロリー制限することで，ある種の遺伝子が刺激され効率的に良質なミトコンドリアが増える．その結果，活性酸素が抑制されるというのが，カロリー制限による老化予防のメカニズムである．しかしながら，カロリーの抑えすぎは生存確率を減らすなど極端な抑制は健康にマイナスに働く.

メタボリックシンドロームはこの仮説からするとアンチエイジングの敵であり，老化を加速させるからこそ，癌にも，高血圧にも，心筋梗塞にもなる.

カロリーを抑えることで得られる重要なメカニズムは，インスリンシグナルを入れないことだと考えられている．「一に運動，二に食事，しっかり禁煙」これが大切である．これがCR仮説からみた長生きするための秘訣である.

5 老化予防対策の最大のメリットは血管の老化を予防し寝たきりを防ぐこと

高齢者では障害に至る前段階である**フレイル**（虚弱frail，フレイルティfrailty）の時点で発見して，障害に至らないように介入することが重要であるといわれている．**フレイルとは加齢に伴い，生理的機能が低下し，ストレスに対する脆弱性が亢進した状態**ととらえられている．つまり，フレイルとは健康と病気との中間の段階で，完全自立ではなくなってきた段階から要介護の一歩手前ぐらいの時期をイメージする．そのフレイルに対しては，現在，身体的，精神心理的および社会的側面からの評価が必要と考えられている.

この中で身体的フレイルに関してはFriedらの指標が使われており，**体重減少，筋力低下，易疲労感，歩行スピードの低下，身体活動量の低下の5つのうち3項目以上に該当した場合はフレイ**ル，1～2項目に該当した場合はプレ・フレイルとするなどと定義づけられている．日本は世界有数の長寿国だが，平均寿命には寝たきりや入院の期間も含まれている．その長さはなんと6～7年にも及ぶ．つまり，平均寿命からこの寝たきり時間を差し引いた「健康寿命」を延ばすことが大切で，フレイルはこの時期適切に介入することにより再び健常な状態に戻すことができる.

本来，**人間の身体というのは，血管から老いる**．建物はどんなに立派でも，水道管から腐食していく．水道管をリフレッシュすれば，身体も生き返る．動脈硬化にならないようにして，なるべくエイジングを遅らせる．動脈硬化は**血管老化**が要因の一つであり，血管老化は心筋梗塞なども引き起こしかねない．日頃から高コレステロールを招かない食生活を意識したいものである.

認知症の予防も気になるところだが，**認知症は脳の老化だけが原因ではない**．認知症を起こす病気はさまざまで，**脳血管性は約15%で，最も多いのはアルツハイマー病で50～60%，レビー小体型も約15%**ある．そのため，認知症は脳梗塞と同じように，脳の血管老化を予防すれば発症リスクを抑えられる，というわけにはいかない．ただし，70，80代の患者では，純粋なアルツハイマー病，純粋な脳血管性といった認知症は少なく，両者の混在型が多い．だから，脳老化も無関係とはいえないので寝たきりにならないように血管老化の予防対策を講じておくのは大事なことである.

6 アンチエイジング，よりよく生きるために

計算的には，人間は**120歳位まで生きられる**といわれている．実際，ギネスブックに掲載されている最長寿の方は，122歳のフランス人の方．今後さらに寿命は延びるかもしれない．でもだからこそ単に長生きするだけでなく，**人間らしく生きる**ことが重要になってくる．健康寿命を延ばし，豊かな人生を送ること，ここにアンチエイジングの達成目標がある.

アンチエイジングといっても，現時点ではもちろんのこと，これからいかに科学が進化しようとも，**老化を止めることはできない**．それはなぜ

か．人間は，呼吸をすることで，生命活動を維持していくためのエネルギーを生産している．しかし，その一方で，エネルギーを生産するたびに細胞は少しずつ老化していく．つまり，細胞の老化を止めるためには呼吸を止めるしかない．それでは，生きていけないから，**老化は"止める"のではなく，"コントロールする"という考え方が**重要である．老化を予防することが，病気への予防へとつながる．抗加齢というと，これまで**外見ばかり先行していたが，内側の老化も併せてトー**タルでとらえるのが，これからの老いの考え方である．

年齢を重ねても美しい外見は魅力的だが，健康でなければ外出もままならない．ただ健康長寿でも，**社会生活に生きがい**を見いだせなければ，生活の質（QOL）が高いとはいえないだろう．「**結局，抗加齢を突き詰めると，どんな風に生き，老いて，死にたいかを考えることにつながる**」（塩谷信幸・北里大名誉教授・NPO法人アンチエイジングネットワーク理事長）

文献

1) 日本頭痛学会・国際頭痛分類委員会訳. 国際頭痛分類第3版 beta 版. 医学書院, 東京, 2014.
2) 日本頭痛学会・慢性頭痛の診療ガイドライン 2013, 医学書院, 東京, 2013.
3) 跡見裕, 磯部光章, 井廻道夫, 北川泰彦, 北原光夫, 弓倉整, 監修. 症状からアプローチするプライマリケア, 日本医師会学術企画委員会, 日本医師会雑誌 140(2), 2011.
4) 和田攻, 安田利顕, 清水喜八郎, 清水直容, 中村治雄, 堀原一, 矢田純一編. プライマリ・ケアのための診療技. 臨床医 8, 1683-2246, 1982.
5) 柴田　護. 片頭痛のメカニズムと診断の実際. Mebio ; 31(6):8-16, 2014.
6) 柴田　護. 緊張型頭痛に対応する. 鈴木則宏, 清水利彦, 柴田護. これでわかる頭痛診療診療, 南江堂, 東京, 59-74, 2010.
7) Seymour Diamond, Donald J Dakessuiom. The Practicing Physicians's Approach to Headache. 2nd Ed. The Williams & Wilkins Co. Baltimore, 1979.
8) 荒木信夫, 編. 神経内科外来シリーズ 1, 頭痛外来: メジカルビュー社, 東京, 2015.
9) 鈴木富雄, 著. 不明熱にぜったい強くなる, ケースで身につく究極の診断プロセス. 羊土社, 東京, 2015.
10) 坂井文彦. 耳鼻咽喉科と頭痛, 日耳鼻 118 : 1005-1010, 2015.
11) Merksamer, PI et al. The sirtuins, oxidative stress and aging: an emerging link. Aging, 5(3) : p.144-50, 2013.
12) Guarente l, Picard F. Calorie restriction-the SIR2 connection. Cell 120(4): 473-82, 2005.
13) Amagazaki K et al : Clin Neurol Nerurosurg ; 141 : 77-81, 2016.

II 耳鼻咽喉科と精神神経学的アプローチ

近年，わが国では，不安障害，うつ病などの気分障害，統合失調症，認知症といった精神疾患により医療機関を受診する患者が急増して，2008年にはこれらの患者は320万人を超えている．

特に増加の著しい気分障害を含むうつ病は，厚生労働省による患者調査で，1996年の43.3万人に対し，2014年には112万人と18年間で2.6倍に増加した．

また，高齢人口の急増に伴い，高齢者認知症は2010年には200万人に程度だったのが，2020年には320万人を超える見込みともいわれる．

そんな中，さまざまな身体症状を主訴として，耳鼻咽喉科外来を訪れる患者の背景に，不安，うつ，統合失調症，認知症が潜んでいることは少なくない．プライマリケアでその不安やうつが見逃される理由として，医師が不安障害やうつ病を鑑別診断として念頭においていないことが考えられる．また，患者自身が受診科に特有な身体症状しか訴えないことが考えられる．プライマリケアにおいて不安やうつに伴う身体症状の特徴について認識しておくことは，不安症状やうつ病の早期発見，早期治療につなげるために非常に重要である．不安やうつの身体症状は，治療によって劇的に改善することが証明されている．また，身体疾患に不安，うつが合併している場合は，身体疾患の治療と同時にこれらの精神症状を治療する必要がある[1]．

本書では，今後も増加が予想される高齢者の精神疾患やうつ病の診断において専門医とともに耳鼻咽喉科プライマリケア医がどのように精神神経疾患と向きあうべきか紹介する．

第1章 プライマリケアにおける精神医学的問題

耳鼻咽喉科に何らかの身体症状を訴え受診する患者の中には，少なからずその背景に不安や抑うつが隠れていることがある．客観的検査では検出することができない，これらの心理症状をどのように見つけ出し，治療につなげるかが大切である．

すべてのプライマリケア受診者における精神疾患の頻度は，**受診者全体の10〜40%**にわたるといわれる．これらの精神疾患の中では，欧米の研究によれば，**アルコール乱用・依存**（受診者全体の10%），**不安障害**（8%），**うつ病性障害**（5%）などが多いと報告されている．

プライマリケアにおける精神医学的問題は**表1**に示すように，大きく4つに分けることができる．

このうち特に問題となるのは，④のbで，プライマリケアでは，精神疾患の軽症例が多いこともあり，精神疾患が見逃されている場合が多い．では，**身体症状を訴えて耳鼻咽喉科を受診する精神疾患患者を発見するための手がかりは，何だろうか．問題は患者の訴える身体症状を説明しうる身体疾患が発見されないか，身体疾患が発見されたとしても，それによって患者の身体症状が十分には説明されないことである．このような観点から**

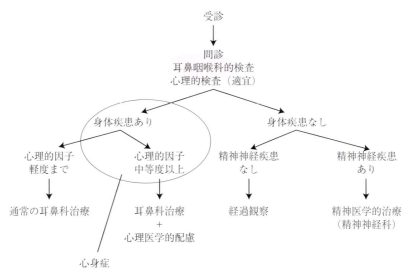

図1 耳鼻咽喉科診療の中で精神症状をもつ患者の扱い

表1 プライマリケアにおける精神的問題

① 身体疾患患者が疾患に対する**心理的反応**として精神症状を示す場合.
② 身体疾患やその治療薬が脳の機能に影響を与えて起こる精神障害.
③ **身体疾患の発病や経過に心理・社会的因子が影響を与えている場合（心身症）**.
④ 精神疾患患者が耳鼻咽喉科を受診する場合.
　a 精神科で治療を受けている患者が，身体疾患のため耳鼻科を受診する場合.
　b **精神疾患患者が身体症状を訴え，精神科でなく耳鼻咽喉科を受診する場合.**

耳鼻咽喉科医としては心理的な考察を深める必要がある.

身体疾患によって説明しえない身体症状を訴える患者の精神科診断は，本邦では**うつ病性障害と不安障害がそれぞれ約1/4，残る約1/2のうち大多数が身体表現性障害（身体表現性障害 - 心気神経症におおむね等しい，睡眠障害など）**であることが知られている.

③の心理・社会的因子は，身体症状だけでなく精神症状とも密接に関連している．不安が身体症状となって現れる場合，器質的疾患の比重が大きければ「心身症」と呼ばれ，一般医または身体疾患の専門医が治療の中心的役割を担う．

一方，精神的因子の比重が大きい「神経症」「うつ病」④は，ときには精神科医への速やかな紹介が必要となるため，両者の見極めが重要である（図1）.

第2章 心身症

心身症とは，**身体疾患の中で，その発症や経過に心理社会的因子が密接に関与し，器質的ないし機能的障害の認められる病態**（表1の③）で，神経症やうつ病など他の精神障害に伴う身体症状（表1④のb）は除外する（日本心身医学会，1991による）．心身症はこころの問題がからだの病気に影響を与えている（心身相関）状態にあるものをさす．一言でいうと，**ストレス反応によって生じる身体的な病気**をいう．

人間という生物は，身体と心とが別々なのではなくて，互いに影響し合っている．そして，**心身症はあくまでも身体疾患であること**，発症や経過

に心理社会的因子が関与していることが重要である．**これに反して，人間は身体の具合が悪いと，心の状態にも影響を及ぼすのが身体因性うつ病（表 1 の①）である**．

　心身症の症状としては，本態性高血圧（ストレスにより血圧が高くなる），緊張型の頭痛，喘息，過敏性腸症候群（緊張するとお腹が痛くなる），最近はパニック障害，拒食症や過食症の摂食障害などがある．

　耳鼻咽喉科領域において心理的要因の関与が大きいといわれる症状としては，めまい，耳鳴，耳閉感，舌痛症（舌の痛み），口内乾燥感，咽喉頭異常感，鼻閉感などがあるが，この中で前述の定義にしたがって本当の心身症と呼べるものは必ずしも多くはない．むしろ，精神神経疾患の身体症状であると考えるべき症例（④の b）が少なくないといわれる．

1 心身症の神経機序

　人は周囲の状況に合わせ対応しなくてはならない．しかし，それでもどんな条件下にあっても体の内部環境は一定に保たれる．**この体の恒常性を保つ状態をホメオスタシスといい，その恒常性が脅かされる状態をストレス**という．

　人はストレスに対して生理的な反応を示し，新たな恒常性を確立しようとする．これをストレス反応という．

　ストレス反応には次の 3 つがある．一つは，ストレスがかかると頭が痛い，お腹が痛い，熱を出すなどの**身体症状**である．もう一つは情緒反応ともいわれるが，不安やうつ，いらいらなどの**精神症状**である．あと一つが，ストレスがかかると，

お酒の量，タバコの量が増え，場合によっては時に非社会的，反社会的なこともある**異常行動**をとる．

　心身症の神経機序は，ストレスがまず**大脳皮質を興奮**させる．大脳皮質（特に，前頭連合野－知性の営みをする）より遠心性インパルスが**大脳辺縁系**（特に海馬や扁桃核－情動の営みを制御する），**視床下部**を経て**脳幹の機能異常**を起こし，この機能異常は脳幹より下行する**自律神経系，体性神経系を介し，その支配下の器官にさまざまな反応を示す**．

　これら中枢からの情報は消化器系，循環系，運動器系，代謝系，免疫系などに伝わり，末梢組織としてのストレス反応を示す．

　ストレス応答機能がうまく働かずに適応ができないと，**ストレス障害**をきたすようになる．そのうちの一つ，**適応障害**とは，強い心理的ストレスのために，日常生活に支障をきたす（仕事が手につかない，眠れないなど）ほどの不安や抑うつなどを呈するもので，いわゆるストレス反応制の疾患である．

　自律神経系活動亢進に主として関係する**ストレス反応**は，ストレス状態の程度，持続時間，**個体の器官脆弱性如何**により，反応性が多種多様となる．どの症状が現れるかは**個人差**があり一定しない．しかし，一般に不安感情は心血管系に結びつきやすく，抑うつ感情は消化器系に現れやすい．自律神経系の活動亢進は**交感神経緊張亢進**に由来するものと，**副交感神経緊張亢進**が前面に表れる場合がある．

　ストレスを負った器官の病変は，病気の早期には機能的，可逆的だが，病気が持続または反復す

大脳皮質―辺縁系―脳幹

　脳幹は自己保存のための循環器や呼吸または種の保存のための生殖などを司る．**大脳辺縁系**は新皮質の配電盤といわれる**視床**，辺縁系の配電盤の**視床下部**，嗅覚，摂食，攻撃などと関与の深い**扁桃核**，性行動の**海馬**，内分泌中枢の**脳下垂体**などから構成されており，生体としての情動や要求と深い関係にある．

　すなわち，家屋の 1 階に例えられる脳幹，2 階の辺縁系，そして辺縁系を大きくカバーする 3 階の新皮質は知的活動のセンターである．脳の右側は情緒に関係し，左側は分析的な思考と関連する．

れば次第に器質的，不可逆的病変へと変化する．そして一般に心因が関与する**病変は再発しやすく，その経過が遷延**することが多い．

2 自律神経反応とは 交感神経系と副交感神経系

自律神経中枢はおそらく**視床下部周辺**にある．ヒトの自律神経系は視床下部を介して内分泌ホルモン，免疫機能と相関連し，**生体の内的環境の恒常性**の保持，ホメオスタシスに強く関係している（図2）．

そして，自律神経系は内分泌系とともに不随的な循環，消化・吸収，体温，代謝，発汗，分泌，性機能等の調節に大きな役割を演じている．また，自律神経系のうち**副交感神経系**が，主として安静時に作動するのに対し，**交感神経－副腎系**は肉体・精神面でのストレス，精神的な興奮，急激な寒暖の変化，大出血，血糖値の低下などを契機に機能を亢進させていく．

緊急反応 emergency reaction は，主に**交感神経系の興奮と，副腎髄質からのアドレナリン分泌**による．つまり交感神経は「非常事態に際し，速やかに逃走や闘争といった行動を起こさせるために，組み立てられた精巧なシステム」と例えられる．現実に，交感神経が亢進すると，瞳孔の拡大，気管支の拡張，心拍出量の増加，血圧の上昇，血糖値の上昇，遊離脂肪酸の増加などがみられる．反対に，皮膚，腎臓，消化管の血液量や消化管および膀胱の機能は低下する．

これに対して副交感神経系の主な役割は，交感

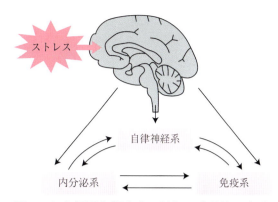

図2 心身相関を規定する神経・内分泌・免疫のネットワーク

ストレス刺激もこのネットワークを乱し，身体疾患の発症，経過に影響を与える．

神経系の興奮によって引き起こされた諸器官の変化を元に戻し，消費されたエネルギーを補充する方向に働く．それゆえに**交感神経系は一斉に，全身的に反応するのに比べて，副交感神経系はむしろ独立的・局所的に働く傾向がある．そして一般的に，循環器系は交感神経系，消化器系は副交感神経系の活動の影響を受けやすい**．

交感神経の発した指令を身体の各部に伝えるうえで，重要な働きを担うのが"受容体"である．交感神経が興奮すると，その末端および副腎からは，アドレナリン（Ad，エピネフリンともいう），ノルアドレナリン（NA，ノルエピネフリン）といった，いわゆる**カテコールアミン類**が分泌される．カテコールアミンはさまざまな臓器に作用させると，その反応はAd＞NA＞イソプロテ

心身症としての更年期障害

更年期とは，生殖期から生殖不能期への移行期で，加齢に伴い，性腺機能が衰退し始め，やがて低下・安定するまでの期間と定義されている．**更年期障害**というものは，更年期に現れる**自律神経失調症を中心とする器質的変化に相応しない不定愁訴を主訴とする**多種多様な症候群である．冷え，肩こり，めまい，耳鳴り，頭痛，いらいら，落ち込み，動悸，胸のつかえなどをよく訴える．一番高いのが，血管運動障害といわれるもので，顔面潮紅とか発汗，不眠とかいう症状である．このような症状を病型で見ると，ホルモンが直接関係しているような症状，すなわち狭義の更年期障害とか身体型といわれるものは50％に満たない．他の残りの50％は心身症型とか神経症型とかパニック障害型，うつ病型とかいわれる精神依存型になるといわれる．

レノール（Iso）の順になるケースと、Iso>Ad>NA となるケースに大別できる。この差は、各組織に分布する受容体の違いに基づくとの推測から、前者を α 受容体、後者を β 受容体と名づけている。

3 心身症の見分け方

心身症の診断は、心身両面にわたる病態診断であり、**心身相関の確認**が必要である。

その方法として、まず**身体面の病態を把握し、他方、面接と心理テストにより心理・社会面の状態を把握して、両者（心身）の相関を究めなければならない**。しかし、そうはいっても心身相関の確認は必ずしも容易でない。そこで、面接、心理テストにより、おおよその見当をつけて心身医学的治療に踏み切り、その反応により**臨床的には retrospective に心身相関を確認せざるを得ないことが多い**[2]。

まず心身症を見分けるには、外来では簡単な**心理テスト**を実施してみる。心身症では**アレキシミアスケール**、神経症では CMI（コーネル医学指数）や MAS（顕性不安尺度）、仮面うつ病では SDS、**SRQ-D**（抑うつ尺度）などが心理テストとして用いられる。

CMI 健康調査表は身体的自覚症を横軸に、精神的自覚症を縦軸にとり、深町による神経症判別図によりⅠ正常領域、Ⅱ準正常領域、Ⅲ準神経症領域、Ⅳ神経症領域の4つの領域に分類される。

本来身体疾患のない健常者の**神経症的傾向をみるために作成**されている CMI を身体症状の多い疾患に使用することは若干の問題がある。よって深町法でⅣ領域といっても、即神経症と診断することはできず、**神経症傾向を示唆するものとして参考程度に留める**。

SDS（self-rating depression scale）は、各項目について1～4点で20項目あるので、合計得点は20～80点の間に分布する。「40あるいは45点以上はうつ病の可能性がある」というが、**本当のうつ病患者は24％、つまり約1/4**であり、残りの3/4は疑陽性（うつ病ではないのに質問票上は異常とされる）であるとされる。そして、**SRQ-D（self-rating questionnair for depression）** は、その総合点が **16点以上となれば mild depression と診断され、抗うつ薬投与の対象**とされる。

CMI と SDS を使うなら、心すべきことはスコア法は精神疾患を診断するためのものではないと知って用いるべきである。この質問票により神経症とうつ状態は見当がつく。つまり傾向をみるもので、診断するものではない。そして、神経症もうつ状態もないということになり、なお精神的な問題があれば、それが心身症である、という具合に診断を進めていく。この方法は精神疾患のスクリーニングや当該疾患の重症度把握に有用とされる。だが、質問紙法では被験者がうそを書いてもわからない。自記式である心理テストは約1割の患者は正しく答えないという弱点があるといわれる。

4 ストレスに対する生体反応どう適応するか？

私達の生命活動は、すべて**生化学的な基盤**をもっている。ストレスとそれに対する反応も例外ではない。セリエ（カナダの医学者1907～1982）の汎適応症候群仮説によると、私達がストレスを受けると、さまざまな**生体反応が下垂体と副腎皮質を司令塔として起こる**とされている。ストレスに抵抗しようとして、**副腎皮質刺激ホルモン、副腎皮質ホルモンの分泌が高まり、血圧上昇、体温上昇、血糖値上昇といった反応が生じ、抵抗力が高まる**。ストレスが去ればこれらは次第に正常化するが、**ストレスが長期間続けば、もはや諸反応**

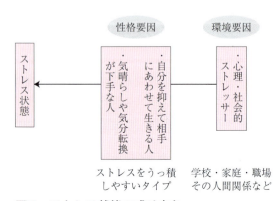

図3　ストレス状態の成り立ち

は**失調状態**となる（適応障害症候群）．

　この失調状態から，さまざまな**心身症**が発生する．**ストレス自体はなくならないし，なくすこともできない．問題はいかにストレス反応から回復するかにある．ストレスから回復しきれない失調状態が続くことがよくないのである**（**図3**）．

　ストレスは多すぎても少なすぎてもよくない．メンタル疾患の患者の中には，アンダーストレスの人もいる．**心身の健康を保とうと思えば，ストレスとストレスからの回復とのサイクルが適度な均衡を保ちつつ，不断に繰り返され，両者が時間軸に沿って規則的なサインカーブを描いていることが必要だ**といわれる．

　既にストレスから十分回復しているのに，次のストレスがもたらされないことは健康とはいえない．それは，無ストレスな状態は長期的には**心身の廃用性萎縮**をもたらしかねないからである．

　例えば，**有閑階級の無為・怠惰**，ニートたちの仕事のない空虚感，子どもの自立後の母親達の空の巣症候群，定年退職後の虚脱感などをみてみよう．何もすることがない，明日の予定がない，誰からも仕事を頼まれないといった日々が続くことは，健康を害する．ストレスもないがエキサイティングなこともない．こんな生活では現代人の心は病む．

　こんな場合，「短時間の仕事でもいい，地域でのボランティアでもいい，とにかくなんらかの用事を作りましょう」と精神科医はいう．**一般に，身体を動かすことと，知的な趣味の両立を考えるのが，身体・精神両面からの療養指導のコツである．適度の仕事は，規則正しい生活をもたらし，精神と肉体の若さを保つことに役立つ**．

　ライフストレスに終わりはない．生きている限りストレスは続く．私達が気をつけるべきは，ストレスをなくすことではなく，**ストレスと回復の曲線をバランスよく描いていくことである**．

第3章　心気症状を呈する精神身体疾患

　種々の身体愁訴を訴えるにもかかわらず，それに見合うだけの身体病変を認めない場合，精神医学では心気症状と呼ぶ（medically unexplained symptoms：MUS）．MUS を呈する患者が，プライマリケア医を受診する頻度は非常に高く，外来患者の全体の30～40％を占めていることが知られている．MUS はプライマリケア医にとり，患者の身体だけでなく心をみること（診療）への扉となるものである．

　愁訴には，同一患者が頭痛，しびれ，倦怠感など多彩な症状を同時に，あるいは異なる時期に訴える場合と，からだの一部に限局して持続的な愁訴を有する場合がある．**舌がヒリヒリする（舌痛症），のどに違和感がある（咽頭異常感症）**などは後者の例である．癌を心配し，検査結果が正常であると説明しても完全に心配がとれない場合も心気症状に含める（**癌ノイローゼ**）．**心気症状を呈する精神疾患の代表は心気症，うつ病，統合失調症である**．とりわけ身体症状を前景としやすい精神疾患としては，**うつ病や各種不安障害，身体表現性障害**が多い．プライマリケアで頻度が高い不安障害としては，**全般性不安障害，パニック障害**がある．その他，明らかな不安や抑うつなどの精神症状を示さず，身体症状のみを訴える**身体表現性障害**も多い．身体表現性障害は従来，**便宜的に自律神経失調症やヒステリー，心気症などと診断されていた**ものである．

1 身体表現性障害

1）身体表現性障害とは

　身体表現性障害 somatoform disorders は，検査結果や身体所見では十分説明できない身体症状を慢性的に訴える一群の疾患の総称である．

　医学的な説明や保証に納得し，症状が軽快する患者も多いが，中には数か月から何年にもわたり，**慢性的に身体症状だけを呈する**場合がある．こうした患者にはいくつかのタイプがあるが，主なものとしては**自律神経失調症，ヒステリー，心**

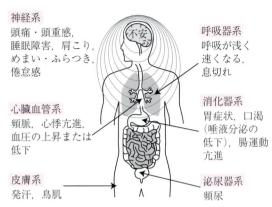

図4 不安に伴う身体症状（身体化）

気症（ヒポコンドリー）や，いわゆる**慢性疼痛症**，身体的外見の欠陥へのとらわれ（**変形恐怖症**），特定不能の身体表現性障害がある．

2）身体化のメカニズム―抑圧

「身体表現性」とは，ストレスや心理・社会的な要因が（患者の自覚なしに，すなわち）無意識に身体症状として表現されているという意味である．このように心理的ストレスや葛藤が身体症状として表れることを**身体化 somatization**（図4）と呼ぶが，これは誰もが経験するものである．身体化には次のような心理的メカニズムが推定されている．

例えば，つらいことがあった場合に落ち込むというのは，本当に正常な反応である．しかし，そのような感情の動きは普通意識的にある程度コントロールしている．それを抑制という．**抑圧は抑制と違い意識して自分でコントロールできるものではない**．悲しいという実感を得られないまま，心の奥深くに悲しみの感情がしまい込まれてしまっているような状態は抑圧である．抑圧の度が過ぎて，極端に，死んでしまいたいというような気持ちになったり，食事が取れないという範疇に入ると，それはうつ病という範疇に入る．それに対して，**心身症や不定愁訴の自律神経失調症では，そういう情緒面があまり表に出ない．その代わり，身体症状として出てきている場合が多いのが身体表現性障害である**．それはそこに抑圧というメカニズムが働いているからである．

自律神経失調症は，日本心身医学会により，「種々の自律神経系の不定愁訴を有し，しかも臨床検査では器質的病変が認められず，かつ顕著な精神障害のないもの」と暫定的に定義されている．自律神経失調症は日常生活のストレス（抑圧）が原因となっている場合が多い．

自律神経失調症の特徴は，次の3点である．
1. 多くの症状が重なって現れる．
2. 治ったり悪くなったり，症状が一定しない．
3. 症状の日内変動があり，朝に症状が強く現れる傾向がある．

2 心気症（ヒポコンドリー）

1）心気症とは

心気症とは，自分が重篤な病気にかかることへの恐怖，または病気にかかっていると思いこんでいる病態を総称したものである．一般内科診療所の5～15%の患者が心気症という報告もある．

心気症では診察室に入ってくるなり，「ここが痛い，あそこが痛い」と症状を並べ立てるように訴える．身体疾患によって説明しえない身体症状のみを訴えて繰り返し受診し，精神症状を否定する．**重大な身体疾患にかかっているのではないかとの不安から，執拗に身体的訴えをし，検査を求める**．つまり，**身体疾患を恐れ，病気でないことの保証を求めている**ともいえる．心気症は，精神医学的には**身体表現性障害**というカテゴリーに分類されていて，うつ病や不安障害とは異なる病気とされている．

耳鼻咽喉科領域では身体表現性障害の患者は咽頭異常感や嘔気，嚥下困難，失声，難聴，痛み，頭痛，安静時の息切れ，動悸，めまい，耳鳴などさまざまな身体的訴えで耳鼻科医を訪れる．検査や身体所見では十分に説明できない身体的な訴えが持続する場合，**まずは頻度の多い心気症やうつ病・不安障害の鑑別が必要となる**．うつ病や不安障害を伴っての自律神経障害の場合はうつ病や不安障害と診断される．**うつや不安の要素は少ない場合は身体表現性障害（心気症）と診断される**．

2）心気症とどう向きあうか

この種の心気症には**向精神薬はほとんど効果が

耳鼻咽喉科と精神神経学的アプローチ　855

ない．その治療においては，**患者の苦痛を共感的に理解し，支持的な治療関係を確立し，適切な対応を行うことが基本**となる．

うつ病や不安障害の治療に用いられる**選択的セロトニン再取り込み阻害薬やセロトニン・ノルアドレナリン再取り込み阻害薬が薬物療法の第一選択薬**となっている．そうした意味では，心気症はうつ病や不安障害と近接する病態と考えてよい．心気症も重症になってくると心配しすぎて疲れるのか，うつ症状が必発となってくるが，一方では不安障害患者は不安が強く，特に行き過ぎた健康不安に苦しんでいる．

心気症では患者の症状への「とらわれ」，（特に器質的な）原因へのとらわれが，治療の妨げにな

るだけでなく，症状を増悪させ，さらに症状にとらわれるという悪循環に陥っていることもある．このような身体化が考えられる時には，①**病歴・所見から器質的疾患は否定的であること（身体保証）**，②**症状は確かにあるが，気にしすぎないようにすること**，の2点を患者によく説明し，患者の症状へのとらわれを断ち切ることが必要である．

プライマリケア医による**症状の説明，回復や悪性の疾患ではないという保証**，支持的対応などによって症状は次第に改善していくことが多い．このような心気症（身体表現性障害）の患者に対しては，**病気についての正しい知識や助言が必要**である．そして，**安易にストレス性，心理的なものと決めつけることは慎むべきである**．

第4章　不安障害（神経症）

1 不安障害とは

生まれながらにして不安を感じやすい人，あまり感じない人がいる．1/3位の人が感じやすいといわれる．**不安や恐怖**は，動物にとっては危険や脅威から身を守るのに必要な正常な**情動**であるばかりでなく，人間にとっては心の成長にも不可欠である．だから正常な不安は一過性で生活に支障をきたすことがない（健康な不安）のに対して，病的な不安では**長期の強い不安**と，それによる**心身の緊張症状**が持続するため苦痛と生活上の支障をきたす．この不安障害は，性格などの問題ではなく，精神療法や薬物療法によって症状の改善が見込める**心の病**である．この不安障害はごくありふれた疾患だが，その受診率は低く，不安を抱える患者の約8割は受診していないといわれる．

不安や恐怖，抑うつなどの情動の調節に関与する脳内回路は，恐怖反応の中枢である**扁桃体を中心とした大脳辺縁系の回路**の活性化が情動反応を起こす．これがボトムアップの情動回路である．これに対して**前頭前野の大脳皮質**がトップダウンの調節を行っている．

不安障害の患者では共通して**些細な刺激で過度の扁桃体の活性化が存在し，強い不安や恐怖が出現してくる**．不安発作が出ている場合，**心身の疲弊（ストレス）が背後にある**ことがほとんどである．

不安障害は国際分類では現在も**神経症性障害**という病名が残されているが，最近は米国の診断基準にそった**不安障害**という病名が用いられることが多い．

この不安障害は**パニック障害，広場恐怖，特定の恐怖，強迫性障害**（心的：汚染されることへの不安），**社会不安障害**（人前で恥ずかしい思いをすることへの不安），**外傷後ストレス障害，急性ストレス障害，全般性不安障害，身体疾患や物質誘発性の不安障害**などに分けられている．プライマリケア領域では，**全般性不安障害 generalized anxiety disorder：GAD**：生涯有病率4〜7%）が最も多いタイプである．このGAD患者を一言でいうと，「日常茶飯な出来事を含む生活のあらゆる領域で，過度な不安や取り越し苦労をもつ．患者は自分の心配が過剰であることを知っているが，その心配な気持ちを抑えることができない，**慢性的な疾患でありストレスが高まると増悪し**，

856　全身的な症候と耳鼻咽喉科疾患

表2　不安を背景にした身体症状を訴える患者への対応

- 身体症状が現実のものであることを認識する.
  ─患者が何が原因と思っているのか.今後何が心配か聞くこと.
- 身体症状について適切な保証と安心を与える.
- 症状と関連する精神的なストレスはないか聞く.
  ─リラクゼーション法は痛みや緊張に由来する頭痛,首の痛み,腰痛には有効な場合も.
  ─運動や気分転換の活動を勧める.
- 症状がなくならなくても,通常の生活パターンに戻させる.
  ─規則的な睡眠覚醒のリズムを促す.
- 多訴の患者には診察間隔や時間を決めて,無用な受診を防ぐ.
- うつ病や不安障害では積極的な薬物療法も必要.

ストレスが過ぎ去ると軽快する」.旧来の不安神経症は,米国の診断基準(DSM-Ⅳ)では,急性(発作性)の不安症状を呈するパニック障害と,慢性で中等度の不安が長く続くGADがこれにおおむね該当する.

2　パニック障害

1) 病態

　パニックpanicとは,突然の強い恐怖や不安,驚き,過度の緊張などのために心理的な混乱状態に陥ることをいう.そのために,激しい動悸,冷や汗,めまい,呼吸困難などの自律神経症状が現れる.これが**パニック発作**である.ところが,何のきっかけもなく,突然"予期しない"パニック発作に襲われる「心の病気」が**パニック障害**である.パニック症ともいう.パニック障害は,一生のうちにかかる確率が2~4%(25人~50人に1人)と比較的多くの人が経験する病気である.耳鼻咽喉科領域ではめまい発作や過換気を伴う呼吸困難,喉の違和感で受診する患者がみられる.

　パニック障害のもう一つの大きな特徴は**予期不安**である.パニック発作を繰り返すうちに,「また発作が起こるのではないか」という不安がめばえる.この不安が,さらにパニック発作を誘発するという悪循環に陥ると,病状が悪化して日常生活に支障をきたすようになる.**パニック障害が悪化したり,慢性化すると,意欲や活動性が低下して,うつ病を併発することもある.**

2) 病因

　パニック障害の原因は,まだ十分に解明されていないが,脳内の神経伝達物質の機能に異常が生じて起きるといわれている.

　生体が危険にさらされると,脳の青斑核と呼ばれる場所からノルアドレナリンという神経伝達物質が分泌され,交感神経の働きを活発にする.交感神経は,「闘争と逃走を司る神経」ともいわれ,この働きが亢進すると,興奮して心拍数が増え,呼吸は激しくなり,血圧は上昇するなど,体は臨戦態勢に入る.これは危険から身を守ろうとする生体の反応で,例えば車にひかれそうになったり,毒ヘビなどの危険な生物に遭遇すると,強い恐怖を感じて,冷や汗,動悸,震えなどが起こる.

　パニック障害では,**青斑核が何らかの原因でエラー(誤作動)を起こして,危険な状況ではないのにノルアドレナリンを分泌してしまうために,**パニック発作が起こると考えられる.また,不安や恐怖をやわらげて精神を安定させるセロトニンという神経伝達物質の分泌や働きの低下も関わっているといわれている.

3) 誘因・診断

　女性は男性より青斑核のエラーを起こしやすいといわれる.女性のパニック障害は男性の2~3倍多い.年齢的には,20~30代の発症が最も多くみられる.遺伝的な影響もいわれており,両親のいずれかがパニック障害の経験がある人は,そうでない人に比べて約8倍,発症リスクが高くな

っている．また，ストレスを感じやすい人，ストレス対処が苦手な人も発症しやすいといわれる．感受性が強い，完璧主義，こだわりが強い，周囲に気を使いすぎるような人は，一般にストレスに弱いといわれている．過労，睡眠不足，運動不足，喫煙はパニック障害の発症や悪化の誘因になる．

　診断は，問診が重要で，主訴と関連するめまいや難聴，耳鳴歴や呼吸困難，失神など以前にも同様な症状がなかったか，ストレスや過労，感冒など聴平衡器，呼吸器，心血管にイベントを起こすものがないか，薬などの影響がないか，身体所見では，嗄声やのどや甲状腺が腫れていないか，眼振はないか，きこえは正常か，血圧の動揺はないか，喘息や不整脈の可能性はないかを確認する．そして，**心理テストを行い心身の相関を確認する**．

4）治療

　治療は薬物療法が中心で，**SSRI（選択的セロトニン再取り込み阻害薬）**という抗うつ薬が，パニック発作の抑制や沈静化に有効である．**抗不安薬**が用いられることもある．服薬治療は長期に及べば及ぶほど良いといわれている．広場恐怖には，認知（物事の受け取り方や考え方）の歪みを

▍不安患者への対応（表2）

　治療の原則は，まず一つは患者さんが安心できるようにすること．患者さんの不安，恐怖，こういった感情に共感，共鳴する．サポートとしては，「不安は誰にでも起こりうるものなのだ」ということ，後は「長く続かない」ことをいい患者さんを安心させてあげる．

　例えば，パニック発作などは10分，15分でだんだんおさまってくるのだから少し我慢していただくことが必要といい，その一方で，私たちは不安を感じながら生活しているのだから不安をまったく感じなくなることはないので，そこは長い目で見ながら不安とつきあっていくことも大事であると話す．

　ある不安にとらわれてしまうと身動きがとれなくなるので，ちょっと別のことをして気持ちをそらし（distraction），気持ちが落ち着いてからまた問題に目を向けていくように進める．例えば，運動をするとか，音楽を聴くとか，好きなことをするとかである．

　不安障害に対しての薬物投与では，各種不安症に対しては脳内の不安恐怖回路の過敏性を軽減する抗うつ薬に分類できるSSRI（選択的セロトニン再取り込み阻害薬）が第一選択の薬物となっている．わが国では，ベンゾジアゼピン系抗不安薬が安易に長期に漫然と使用される傾向にある．特にプライマリケアにおいてはエチゾラム（デパス®）が広く用いられている．ベンゾジアゼピン系抗不安薬は，適切に用いれば効果発現も早く安全性も高いが，不安障害の中核にある慢性の不安や恐怖，強迫とその基盤にある脳機能の異常を是正する作用はなく，あくまで急性不安に対する薬物と考えるべきであろう．加えて，デパス®などでは適正使用でも1か月服用し続けると離脱症状が出る．セロトニンの部分アゴニストであるセディール®は効果発現に時間がかかるが依存性はないとされる．

　これに対してSSRIは，脳内の不安恐怖回路の過敏性を徐々に取り，学習された不安恐怖，こだわりを取る作用に優れている．だがSSRIは，不安障害の患者においては投与初期に一時的に不安や焦燥感を悪化させることがあり，そのような場合では少量からの投与やベンゾジアゼピン系抗不安薬の併用が急性期治療においては必要となる．**SSRIは通常2〜4週間以上で効果が出てくる**．だから，まず抗不安薬で不安をとりながら，抗うつ薬を同時に使っていく方式をとるとよい．

　不安障害をもつ人に対しては「**週50時間以上の睡眠**」は基本方針とすべきである．それとともに**心身のコンディショニングという意識**をもたせる．意識を本来の業務に集中させる．プロの仕事人にとり，いい仕事をすること以上の健康法はない．仕事で達成感が得られれば，人間関係のストレスなどなくなる．本人の職人気質に働きかけることが，いい仕事につながり，結果として本人の自尊心を高めることになる．

正し，行動を修正していく精神療法（心理療法）である**認知行動療法**が有効である．ストレスを感じやすい人は自分なりの**ストレス解消法**を見つけるようにする．

パニック発作が起きると，その激しさのあまり死の恐怖を感じることもあるが，発作は通常，数分でピークに達し，20～30分，長くても1時間以内におさまる．発作が起きたら，「すぐおさまる」「死ぬことはない」と自分にいい聞かせ，腹式呼吸をして，できるだけリラックスするように努めさせる．

第5章 うつ病

1 疫学

耳鼻咽喉科プライマリケア外来を訪れる患者の一番多くを占めるのは上気道感染だが，今すべての診療科外来患者のうちの**10人に1人はうつ病**だといわれる．その80～90％は軽症うつ病といわれているが，厚生労働省は2011年，既存の4大疾病（癌，脳卒中，急性心筋梗塞，糖尿病）に精神疾患を加えて「5大疾病」とし，重点対策を進める方針を発表した．背景には精神疾患患者数の急増がある．厚生労働省の受診統計をみても，うつ病はこの**10年間で1.6倍**ぐらい増えている．WHO（世界保険機構）によれば，うつ病の有病率は**人口の3～5％**という数字をあげているので，その有病率からすれば日本のうつ病患者は**500万から600万人になる**．その数はほぼ糖尿病の患者数に匹敵する．**慢性疾患としては高血圧に続いて2番目に多い**．ストレスの多い現代社会では，うつ病はcommon diseaseで，うつ病は日常診療における重要な問題である．そして将来においてうつ病はさらに増加が予想される．しかし，過去1年間にうつ病であった人のうち，医療機関を受診したのは1割強にすぎないともいわれる．

うつ病の有病率がこれほど高いにもかかわらず，実際に医療機関を受診している人が少ないことが，現在のうつ病医療が抱える大きな課題である．医療機関を受診するうつ病患者の80％以上は精神科以外を受診するといわれる．そしてその9割はプライマリケアにくるといわれるが，耳鼻科を受診する頻度はおよそその4％程度である（図5）．今や精神科以外でもうつ病をしっかり診断治療できないとよい診療ができない時代である．うつ病の初期にはめまいや口腔内異常感，耳鳴，咽頭異常感などの耳鼻咽喉科関連の身体症状が出現することも多い．潜在的なうつ病患者を発見して，治療に導くためには，うつ病患者が初診で受診する可能性が高いプライマリケア医が早くうつ病を発見することが肝要である．耳鼻咽喉科医としてもある程度うつ病を含む，精神疾患の知識を持った上で日常診療に当たることで，これまで説明できなかった患者の身体症状の要因を明らかにすることができる．

疫学的には，**女性が男性の約2倍（ホルモンの変動が関係，出産後・更年期に多い）**うつ病に罹患する確率が高い．うつ病は中年に多いと従来い

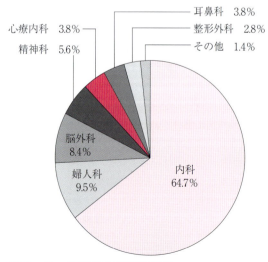

図5　うつ病患者の初診診療科
（三木治：心身医学 42(9)：585, 2002, より）

われてきたが，最近の疫学的調査では**20〜30代前半**にも多いことがわかった．両親や兄弟にうつ病の罹患歴があるとうつ病になる可能性は2〜3倍に増える．

　自殺との関連も見逃せない．うつ病の増加は，自殺との関連も深く，社会問題の一つである．うつ病患者の約60%は何らかの「**死にたい気持ち＝自殺念慮**」を抱いており，うつ病が原因で自殺した約半数の人は，死の直前1か月以内になんらかの身体症状を訴えてプライマリケア医を受診しているといわれる[3]．これは米国のデータだが，癌患者の自殺率は一般患者に比して2倍高いが，頭頸部癌患者ではそれが4倍まで高く，頭頸部癌患者はうつ指向が特に強いといわれる．本邦では**年間3万人を超える自殺者の4〜5割がうつ病関連**でそのうち1〜2割は，実際にうつ病の治療を受けていたとの報告がある．全自殺者数の1/3は60歳以上であるといわれので，高齢者の生き方を考える上でこの数字は示唆に富む数字である．

2　成因

　うつ病の患者には身体疾患の心理的要因にうつが関わっている患者と，最初からうつの症状があって身体疾患を訴えてくる患者がいる．特にうつ病の初期には身体症状が出現することが多く，自ら体の病気ではないかと判断しがちであることもあり，うつ病の患者の多くは初めから精神科を受診せず，かかりつけ医（プライマリケア医）の診察を受ける．うつ病の早期発見の鍵を握るのは，プライマリケア医であるともいえる．

　うつ病は，ストレスという一因のみによって発症するものではなく，“**内因**”“**心因**”“**身体因**”の3要素が総合に影響し合って発症に至る．“内因”とは，脳内の神経伝達物質であるモノアミンの分泌や，生体の防御機構の一つである視床下部－下垂体－副腎皮質系におけるステロイドホルモンの分泌がバランスを崩しやすいという素因，いわゆる生物学的脆弱性のことである．“心因”とは，うつ病を引き起こしやすい性格傾向や考え方の隔たりであり，“身体因”には，心身過労（ストレス）や身体疾患，妊娠や出産によるホルモンバランスの変化，成長や老化の過程などがある．

　すなわち，うつ病は，ストレスを過剰に捉えやすい性格傾向（心因）に，心身の過労（身体因）などのストレスが重なることで，もともと有していた生物学的脆弱性（内因）が拡大されることにより気分や感情に障害が生じ，これが閾値を超えた状態であると考えられる．言葉を変えれば，うつ病の大半は，遺伝的な素因のある人に，環境要因や身体要因が加わり発症するのである．ストレスは危険因子の一つである．

3　分類

　うつ病は大きく分けると3つに分類される．1つはうつの反対の躁状態がある場合，それが**双極性障害**，昔は躁うつ病といってたもので，2つ目が**反応性うつ病（うつ状態）**，3つ目がノイローゼ的な人がかかる昔は神経症性うつ病，今は**気分変調症**というものの3つである．特に内因の影響が強いうつ病を**内因性うつ病**という．内因性（遺伝性）とされるものはうつ病の1/10以下だが，この（内因性）うつ病の発病年齢は社会の中心を担う**20代および50代**に二極分布している．

　内因性うつ病や躁うつ病は**脳内の神経伝達物質の異常が原因**であると推測されているのに対し，気分変調症，反応性うつ病は性格（心因）や環境（身体因）に原因がある．つまり，後者の二つは心理的疲労により脳の機能の一部が反応していると考えられている．

　内因性うつ病の中には精神症状がほとんど目立たず，つまりマスクされて目立たず，その病期のほとんどを身体症状だけで経過し，各科をドクターショッピングするものも少なくない．うつ病であるにもかかわらず抑うつ気分，気力の低下，興味の喪失といった精神症状が，自覚的にも，医師からみても，ごく軽いかほとんどなく，抑うつ気分を把握しにくいタイプだが，この種のうつ病は**身体の病気という仮面を被っているようにみえる**ことから「**仮面うつ病**」masked depression あるいは「**非抑うつ性うつ病**」と呼び，身体疾患と誤診されやすい．この仮面うつ病のほとんどは，うつ病の程度としては軽症と判断されることが多く，いわゆる“**軽症うつ病**”とほぼ同義語とされている．もともとうつ的傾向がある人が，そこに

心理的ストレスが加わり発症する．なお，言葉の使い方として，抑うつ気分は症状，うつ状態は状態像，うつ病は疾患診断である．

4 症候

うつ病は気分障害と呼ばれるように「気分が障害される病気」である．うつ病の主要症状は精神面での抑うつ症状（抑うつ気分，悲哀感，無力感，不安感，イライラ，焦燥感，自己評価の低下，anhedonia〈もともと楽しかったことが楽しめない〉）であるが，典型的なうつ病－従来から内因性うつ病あるいは躁うつ病のうつ病相と呼ばれている病像－はそれ以外に必ず種々の**身体症状**を伴っている．**不眠，食欲不振，性欲低下，疲労・脱力感（倦怠感），頭重・頭痛，体の痛みや立ちくらみ，味覚障害**などの全身症状のほか，**口渇，首筋のこり，胃腸障害，便秘**などの自律神経症状などがその代表的なものである（図6）．ケースによっては，抑うつ気分などの精神症状よりも身体症状の訴えが目立つこともあり（仮面うつ病），プライマリケア医は注意が必要である．耳鼻咽喉科領域はめまい，耳鳴り，口・喉の違和感，発声障害などがそれにあたる．**これらの症状があって，身体に異常がなければ，一度はうつ病を疑ってもよい．**

症状からみたうつ病の鑑別診断のポイントは，**睡眠障害の有無**である．睡眠障害はうつ病の身体症状としてほぼ全例に出現する．不眠症の方から

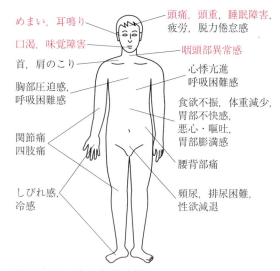

図6 うつ病の身体症状

みると不眠症の30％以上にうつ病があるので，**不眠を訴えれば3〜5人に1人はうつ病**であるという見方をする人もいる．よく誤解されるが，睡眠障害は精神症状ではなく身体症状である．問診では，**入眠，寝つきの障害**と気持ちよく眠れているか（**熟眠の障害**），夜中に目が覚める中途覚醒，あるいは**早朝覚醒**があるかどうかを聞く．うつ病の場合は最も特徴的なのは**早朝覚醒**，目が覚めても熟眠感がない**熟眠障害**，この2つが多い．睡眠時間が短くなるため，朝の寝起きが非常に悪くなる．この**寝起きの悪いのがうつ病の一つの特徴**である．寝起きがよいと患者が感じていれば，

うつ病の特徴について

1. 朝悪く，夕方から夜にかけて軽快する**日内変動**の存在．
2. **不眠**の存在．通常の起床時間より少なくとも2時間早く目覚めてしまうような早朝覚醒．
3. 軽い**抑制**．意欲の低下，あるいは焦燥感．能率低下があれば疑う．
4. **嫌人症**の傾向．他人との交わりを避けるようになる．
5. **喪失体験**．近親者の死別・移動などの変化の後に発症していれば疑う．
6. **アレキシミア**の存在．身体的不調などの事実をくどくど述べる．
7. **遺伝素因**．
8. **抗うつ薬への反応性**．内因性うつ病が疑わしいときは，安易に神経症と診断せずに，抗うつ薬を試してみて，治療反応性をみることで診断を確定できる．双極性障害では抗うつ薬は効かない．**双極性障害を疑う時は精神科を紹介する**．

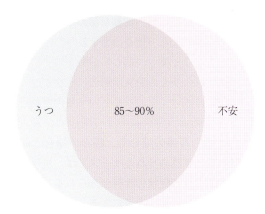

図7 うつと不安の併存（海外データ）
(Gorman JM: Depress Anxiety 4(4): 160, 1996-1997, より)
うつ病患者の約85％が明らかな不安症状を経験し，同様に不安障害患者の90％にうつが併存している．

それだけでうつ病は否定できるともいわれる．このように精神疾患と直接関連して起こる身体症状ではうつ病では不眠が一番多いが，もう一つ重大な症状として，睡眠欲求の減少といい自分は眠らなくても平気だと感じてしまう．このようなことは躁状態で高頻度で起こる．

身体症状として不安感，動悸，落ち着かないなど，**不安**が前面に出てくるのが特徴のうつ病もある．うつ病と不安症状の併存は高頻度に認められ，"うつ"を見れば"不安"を，"不安"をみれば"うつ"を念頭に置く必要がある（**図7**）．

身体症状を訴える仮面うつ病または軽症うつ病で最も多い主訴の一つは**消化器症状**で，「何を食べてもおいしくない」という．次に**疼痛**である．うつ病で**痛みがみられる頻度は40～50％**で，年齢が高いほど多く，女性の方が男性より多い．疼痛は**頭部に多く，それに不安，筋緊張，自律神経症状を伴うことによってうつが特徴づけられる**．

頭痛，腹痛，腰痛，歯痛，舌痛と，**痛み**を訴えることが多いが，それはうつになると，**痛みの閾値が変化するために痛みが出やすいから**といわれる．**うつ病ではセロトニンなどの神経伝達物質の機能低下が起こる．あるいはセロトニンはストレスにより減少することが知られている．セロトニンの機能低下により痛みの閾値が下がるため，痛みを感じやすい体質になる．**うつを伴う痛みは，多くの場合**慢性疼痛**の形をとる．特に**痛みは午前中に強い**というのがうつ病の痛みの特徴で，痛みは朝起きた時が一番強く，午後から夜にかけて軽くなっていく．

5 診断

耳鼻咽喉科を受診するうつの患者はうつ状態を主訴として受診するのではなく，あくまでも耳鼻咽喉科の身体症状を訴えて受診する．そこで，最初に必要とされるのは身体症状が器質的な異常により現れているものか，うつ病などの精神的な問題によるものかについて鑑別することが重要である．また，身体疾患にうつ病を合併し，これが身体疾患の経過にマイナスの影響を及ぼしているケースもあることに留意する．そのため，耳鼻咽喉科外来でうつを発見するには適切なスクリーニングをする必要がある．

うつ病の診断の第一歩は，「**この患者はうつ病かもしれない**」と疑うことである．うつ病を疑うきっかけは，**食欲がない，夜熟睡できない，疲れやすい**などの不定愁訴がある場合である．しかし，それが「当たり前」か「病気」かの判断が難しい．プライマリケア医により正しくうつ病と診断されている患者は半数にも満たないともいわれる．

うつ病の診断は，今のところ臨床症状と経過をもとに行うしかない．うつ病の人の中には身体症状を主に訴える患者が多い．なかでも耳鼻咽喉科領域では疼痛や頭重感，咽頭異常感，めまい，耳鳴を訴える患者は多く，それがうつ病の初期症状であることも少なくない．身体症状を訴える患者にさまざまな検査をしても，因果関係を明確にできるような所見が見当たらない場合には，これらの身体症状の背景にうつ病を疑うことになる．

うつ病の患者では，たとえ身体的な診断名がついても，他覚的な所見と自覚症状との間のギャップが大きい．例えば，この患者ののどにはたしかに炎症所見があるけれど，患者が訴えるほどの痛みを普通の人は感じるはずがない，といった**自覚症状と他覚的所見とのギャップに気づく**．そのような場合，そこにはうつ病が合併しているのではないか，との疑いを抱くことがうつ病診断のファ

862 全身的な症候と耳鼻咽喉科疾患

表3 二質問法

以下の質問にお答えください．（当てはまる方に○をつけてください）

❶この1カ月間，気分が沈んだり，憂うつな気持ちになったりすることがよくありましたか．

　　　　　　　　　Aはい　Bいいえ

❷この1カ月間，どうも物事に対して興味がわかない，あるいは心から楽しめない感じがよくありましたか．

　　　　　　　　　Aはい　Bいいえ

（Spitzer RL et al. JAMA 1994：272：1749-1756，より作成）

ーストステップとなる．

　また，病歴が長く，慢性的に調子が悪い状態が数か月，あるいは年単位で繰り返しているような患者は患者のものごとのとらえ方や考え方などを考慮して症状事態を把握するようにする．病気のとらえ方がネガティブな患者は，その症状に固執して訴え続ける．**患者のちょっとした話，例えば「最近元気がない」「眠れない」というような相談を受けた時，慢性期疾患ではメンタルな疾患を疑うアンテナをそれとなく張っておく必要がある．**

　うつ病のスクリーニングを行うためのツールとして「二質問法」がある（**表3**）．これは，**「憂うつとか，悲しいとか沈んでいますか」，「ものごとを楽しめないですか」**の二つの質問をする．この2項目のうちの最低1つを満たすことが米国精神医学会が作成したうつ病の診断基準（DSM-IV）では要求されている．2項目ともに当てはまり，2週間ぐらいそういう状態が続いていれば88％が内因性うつ病であることが知られている．この2項目だけを質問するこの方法は，プライマリケア医が行ううつ病のスクリーニングとしては十分であることが米国のデータで示されている．

　身体疾患の裏に隠された「うつ」を調べるには，**Zung の自己評価尺度 SDS，SRQ-D，MINI**がある．総得点で「うつ」のある患者をかなりの程度識別でき，簡便で信頼性が高く有用である．

　なお，器質的疾患として他覚的所見を伴っている痛みにおいても，鎮痛薬を投与してもほとんど効果がなく，**痛みに日内変動が認められる場合には，治療的診断として抗うつ薬を投与し，その効果を確認することでうつ病との診断がつくこともある．うつ病の多くの患者は朝方に症状が悪く，夕方から夜にかけて軽くなるという日内変動を示す．日内変動は5割前後のうつ病患者にみられる．めまいや耳鳴の場合も，痛みの場合と同様に，日内変動が認められるケースでは，抗うつ薬を投与することで症状の改善がみられることが多いこともうつ病診断の参考になる．

　逆に，うつ病が否定的な精神疾患を考えるときは，常に不安障害のカテゴリーを考慮する必要がある．

6　治療

1）面接―患者への説明

　プライマリケアの現場では病名を伝える際には，「うつ病」と断定した言い方をせず，「うつ状態」という控えめな表現にする．そのうえで「うつ状態」「うつ病」ともに**医学的に治療で治せる可能性がある**ことを伝える．さらに，うつはそれほど珍しいものではないこと，自分はこれまでに治療の経験があることも伝える．

　そもそも，うつ病は common disease の範疇にあるので，プライマリケア医としての耳鼻咽喉科医が積極的に関わることは当然である．プライマリケア医であれば，患者との長いつきあいで，信頼関係も強く，身体の不調を訴えている患者さんに「ちょっと最近，元気がないのではありませんか？」と気軽に尋ねることもできる．

　しかし，プライマリケア医として「適応範囲」を知ることは非常に大事である．重症の患者，双極性障害の患者，自殺念慮，イライラ感や焦燥感が強い患者などは専門医にまかせるべきだろう（**表4**）．

　プライマリケア医として心がけることは，心療内科や精神科専門医の診療を望むのであれば紹介可能であることを伝える．しかし，場合によっては自施設（プライマリケア医）でも初期治療は可能であることを伝える．さらに患者に最初は「時間は少しかかるかもしれないが，必ず完全に回復し，何も問題が残らない病気」であることをまず

表4　精神科医に任せる目安
はじめから精神科医に任せる
・患者が希望する
・診断に自信が持てない
・うつ病と不安障害など，他の精神疾患の併存がある
・社会生活機能の障害が強い 　例）家事が全然手につかない 　　　仕事や学校に行けない
・希死念慮が強い 　例）自殺方法を具体的に考えている 　　　自殺を実行しかけた
・躁状態（軽いものも含め）の時期が過去にある 　（双極性障害の可能性が高いため）
途中から精神科医に任せる
・1〜2カ月程度の治療で改善の兆しがない 　（重症，特殊なタイプのうつ病，診断間違い）
・躁状態（軽いものも含め）になった

説明して治療にあたる.

　癌患者の精神症状のもっとも悲惨な結末が自殺である. 自殺は癌診断から早期の時期に多く，海外の報告では診断後1週間以内がもっとも危険性が高いと報告されている. 癌患者の自殺の背景においてもうつ病をはじめとしたうつ状態がもっとも大きな要因であることが示唆されている. 特に耳鼻咽喉科領域の頭頸部癌は自殺率が最も高い一群であることが知られているため，アルコール多飲などの生活背景を有する男性患者が進行癌と診断された場合などには精神科専門医による強力なサポートが必要である.

　うつ病との診断に至ったら，患者が自分の病気について納得できるように説明する. 患者への説明のポイントは，

　①**治療すべき病気である**. 決してなまけや気持ちが弱いのではなく，脳神経の信号を伝える神経伝達物質に関係する病気で，治療が必要である.

　②**休息が必要である**. うつ病は心のエネルギーの枯渇状態なので，なるべく早く休息を取る必要がある. 「**励まし**」は逆効果である. 家族は患者に「頑張れ」といってはいけない. 頑張れといわれた患者は，「これ以上何を頑張れというのだろう」と受け止めてしまう. うつ病の急性期は何もせずにゆっくりすることが必要だが，急性期を過

ぎて徐々に意欲が出てくる段階になったら，外に出て積極的に運動をすることもよいと話す.

　③**治る病気である**. すっかりよくなるまで普通でも3か月はかかる.

　④**自殺しないことの約束**. 治れば自殺を考えることはなくなる.

　⑤**重大な決断は棚上げする**.

　⑥**病状には好不調の波があり，次第に回復する**.

　⑦**治療には服薬が欠かせない**. 神経伝達物質の不具合を治すために薬は欠かせない. **薬はよく効くが，効果が出るまで2〜4週間かかる**. その前に出現する一般的な副作用についてよく説明し，自己判断で服薬を中断してはならないことを強調する.

2）休養，薬物療法，精神療法

　うつ病の治療は休養と薬物療法，精神療法が柱となっている. **運動の実施**も，うつ病の治療に非常に効果があるとの見解がある.

　身体疾患の患者でもうつ病はよくみられる. その場合，うつ病と身体疾患は同時に治療しなければならない. うつ病患者の治療を遅らせると，身体疾患，うつ病障害いずれの予後も悪化するといわれる.

　2012年に日本うつ病学会が作成した治療ガイドラインによれば，中等度・重症うつ病では薬物療法が治療の中心となるが，軽症では薬物療法に頼りすぎず，**傾聴や共感など支持的な姿勢を医師が示すことが重要**だと述べている. このことを念頭に置いて，まず第一に，臨床症状から判断して，**意欲低下，抑うつ気分，不安・あせりの三要素のうち，最も前景にある target symptom が何かを見極めたうえで抗うつ薬を選択することが基本である**. **生活指導**も併せて行う.

　無理して頑張っている人にはペースを落とすようにいう必要がある. **精神療法と薬物療法の奏効率は類似しており，約60%の患者さんへはどちらも有効**である. ただ，うつ病の患者は**再発も多い. 20%ぐらいは5年たっても治ってない**というデータもある. だから，"**症状がよくなってもしばらくは治療を継続しないと再発するリスクが高い**"ということを患者に説明し，治療を継続させ

る必要がある．うつ病の治療においては治療初期からアドヒアランスを維持し続けることが重要である．

　休養を取ること，薬物を服用することに強い抵抗を示すことが多いので，その時は強引に押し切らず，時間をかけて説明していく．うつ病は「**脳が疲れた状態**」なので，休養することが必要だと伝え，**休養とは身体的休養よりも精神的休養が大事なことを理解してもらう**．少しでも気を楽に仕事ができるように努めてもらう．

　日常生活においては，可能であれば仕事を休み，負担を軽減することを勧める．何もしなくてもよい許可を与えて，無用に頑張らせず，「性格が弱いから」という思いを起こさせないようにする．「休めない」という患者には，土日は必ず休む，平日勤務を少し早めに切り上げるなど，**休む努力を求める．休みには何もしなくてよいことを繰り返し伝える**．

　例えば，「自分の時間を作って気晴らしをした方がいいですよ」「スポーツでもしたらいいんじゃないですか」「気分転換の時間をもってください」「1人で苦しまないで」などと，常識的な範囲でアドバイスしてあげる．

　うつ病でも軽症のものや反応性のものでは，耳鼻咽喉科医の手による薬物療法も有効である．その場合，抗うつ作用を有する抗不安薬であるアルプラゾラム（ソラナックス®，コンスタン®）から開始し，中等症～重症例に対しては，選択的セロトニン再取り込み阻害薬（SSRI）やセロトニン・ノルアドレナリン再取り込み阻害薬（SNRI），ノルアドレナリン作動性・特異的セロトニン作動性抗うつ薬（NaSSA）から投与することが実際的である．

3）薬物の使い方

　臨床面からみた抗うつ薬の薬理学的特徴は**気分高揚作用**，**抑制解除作用**，**鎮静作用**があげられる．うつ状態の基本的な倦怠感，易疲労感，睡眠障害，日内変動などをある程度印象で聞き出し，**一番つらい部分を助けるために抗うつ薬を少し使う**，そういう基準で使い始める．

　抗うつ薬は単剤主義が大事で，1剤だけを十分

量飲んでもらうように患者さんに説明する．

　不安，焦燥，不眠が強い場合は，抗不安薬や睡眠導入剤などを必要に応じて使う．不安感はなく，ただ元気がなくて，落ち込んでいて，疲れていて，意欲がないという場合には，抗不安薬や睡眠導入剤はむやみに出すべきではない．

　処方する時は「よくなるのに2～4か月かかり，最低でも半年間は服薬を続けてもらって，薬がいらなくなるのは大体1年後ぐらいでしょう」「抗うつ薬は，よくなれば必ず卒業することができる」「抗うつ薬の内服を続けていても癖（依存）になることはない．むしろ睡眠導入剤や抗不安薬を漫然と飲み続けると依存になる．」ことを伝える．

　そして，一般的な治療方法によって十分な効果が得られない場合は，**精神科・心療内科（心療内科を標榜している医師の90％は精神科医）への紹介が必要になる**．最大量の抗うつ薬を2～3か月投与しても，症状が改善しない場合は，「私が信頼している精神科の先生に一度意見を聞いてみましょう」と期間限定での服薬であることを患者さんに伝える．うつ病と診断された5～10人に1人が専門医で最終的に双極性障害と診断される．

　抗うつ薬の副作用としては抗コリン作用に由来する**口渇**，便秘，めまい，立ちくらみ，振戦，動悸，浮腫感，睡気，眼調節障害に注意する．**前立腺肥大や緑内障には禁忌**とされる．

　副作用の説明をめぐるジレンマとしては「薬に慣れてくれば副作用は消えていき，入れ替わりに症状の改善が訪れるので，それを信じて薬を飲み続けてくださいね」「よく頑張って（薬を飲んで）いますね」と患者の服用に対する気持ちを鼓舞することが大切である．

4）認知療法・認知行動療法

　人間の気分や行動がものの考え方や受け取り方（認知のあり方）の影響を受けることから，思考（認知）のバランスを取り，問題解決を手助けすることにより，精神疾患を治療することを目的とした精神療法である．精神科の治療は，薬物療法と精神療法の両輪でやるというふうに考えられるが，認知行動療法はその精神療法の一つである．

（1）概念

　私たちは自分の置かれた状況に絶えず，主観的に，自動的に適応している．しかし，強いストレスを受けるなど特別な状況下では非適応的な反応を示すようになる．そのために抑うつ感や不安感が強まり，さらに認知の歪みを引き起こす．うつ病患者は得てして「自分はダメな人間だ」「他の人から疎まれている」「このつらさはずっと続く」と考える（**否定的認知の3徴 negative cognitive triad −ベック**）．認知療法はそうした認知の隔たりに働きかけて治療を行う．

　こうした認知・思考過程は，大きく二つのレベルに分けて考える．一つは**表層の自動思考**（automatic thought）で，これはある状況で自然に沸き起こる思考だが，精神疾患をもつ人の自動思考は現実から大きくずれている．自動思考を左右するのは，より**深層にあるスキーマ schema**で，スキーマとは，その人の基本的な人生観や人間観である．そして，スキーマは心の深層に存在する個人的な確信である．それが自動思考の現れ方を左右する．

　こうした**自動思考やスキーマは，私達の瞬間的な判断を助ける働きをしているが，なんらかの要因でそのバランスがくずれることがある**．例えば，大切な人との別れや仕事の失敗など，ある人にとり否定的な意味を持つ出来事が起こると，それに関連した非適応的なスキーマが賦活され，その結果，歪みを受けた自動思考が生じ，その影響を受けて感情や行動が変化し，それらがお互いに作用しあって**思考−気分−行動の悪循環**に陥っていく．

　認知行動療法は，こうした悪循環に注目しながら，現実に沿った柔軟なよい考え方や判断ができるように手助けをして，患者がこの悪循環を断ち切っていく手助けをする．

　つまり，**認知というのはものの考え方，受け取り方**ということで，その**受け取り方，考え方をバランスよくする**ことで，**気分を改善したり，行動をいい形に持っていこうとする治療法が認知療法**である．身体疾患に伴う**うつや不安とかに対する治療法**として使われる．

（2）具体的な方法

　具体的には，治療者と患者が協力しあって，患者の極端な考えの妥当性を検証し直すのである．その時に治療者は，考えを変えるように一方的に指導するのではなく，患者が自分で答えを見つけだしていくような形の質問をして気づきを促していく．

　具体的な方法の一番のポイントは，認知に目を向けること．例えば仕事がうまくいかないなど，日常の生活の中でうまくいかないことがあったときに，ああ，ダメだというふうに考えたりする．そのときに，これは自分が力がないからだとか，いろいろな考え方が頭をよぎるはず．ダメだといっても，そこには，うまくいっている部分と，うまくいっていない部分がある．うまくいっていない部分にも濃淡があるはず．それを一括して，だめだと，決めてしまうと苦しくなる．そこに目を向けることがこの治療法の出発点となる．つまり，「そのときどういうことを考えましたか」という，そういうふうな質問をするところから治療が始まる．そして，考え方は他にもありますよということを提示する．

　例えば過食症という病気がある．これは本当に単純な例だが，過食症はストレスがかかると，食べることによってそれを解消しようとする．それを食べたくなったときに別の行動に置き換えるよう提案する．つまり，食べる時間を別の行動で時間を使うことにより食べることを避けるようにする．何を行うかは個別の問題だが，音楽を聴いたり，ゲームをするというのも一つの方法である．耳鳴りの場合も同様に，耳鳴りをどうコントロールするかという意味でこのような心理療法がプライマリケアの現場では役に立つ．

　患者がみている見方というのは，ある現実の一面でしかないことが多い．だから，そういう現実のほかにもこういう現実があるのではないかということを，患者を中心にみていくことで，考え方のバランスをよくする．これを一般的には10〜20回ぐらいの面接で行うのが認知行動療法である．

第6章 統合失調症

1 疫学

　一般人口における精神病症状の有病率は3〜5％とされる．統合失調症の一般人口有病率は約1％であるので現代では100人に1人の割合で罹患しているといわれる．

　初発するのは圧倒的に若年者（10〜20代）が多い．**中学生ぐらいからボツボツ始まって，高校から大学の年齢にピークを迎える．そして，大体35〜40歳位までに一応発病は終わる**．頻度が高く，若年であることに加えて，生涯にわたって治療をという意味で，臨床的にも重大な病気である．

　統合失調症の患者では，**発症から治療を受けるまでに3年以上かかった人が2割**に達する．**自覚症状がわかりにくく，正確な診断も難しいこと**が一因とみられる．

2 症状

　統合失調症の原因は明らかではないが，脳神経のネットワークがうまく働かなくなって起きると考えられている．

　この病気の発病前の**前駆期**といわれる初期の状態では，「今まで自然にできていたことを意識してしまう」ことから始まる．それは，健康ならばある程度無視できる外からの刺激が入ってきて，気になってしょうがない．例えば，人と目が合う．それまで気にならなかったのに，「にらんでいる」「好意をもっている」などと感じる．

　やがて，幻覚（幻聴，幻視など）や妄想，不安感，思考障害などが出てくる．これらは統合失調症の「**陽性症状**」などと呼ばれている．例えば，「臭い」という声が聞こえるという幻聴に苦しむ．一方で，意欲がなくなる，身の回りのことがきちんとできない，集中力が低下し，感情の起伏が乏しくなる，うつ状態などといった状態になることがある．これらは「**陰性症状**」と呼ばれる．しかし，陽性症状は単なる気のせいかなと思い，陰性症状は気分が落ち込んでいるだけなどと勘違いしやすく，症状なのかわかりにくいことがある．

　初期症状には個人差があるが，初期症状としては「行き詰まっている感じ」があったり「夜眠れない」「考えがまとまらない」などといった状態が続く．それが高じると「他人に中傷されているように感じる」などの**被害妄想**や「知らない人の声が聞こえる」といった**幻聴，生活意欲の低下**などが起こってくる．耳鼻咽喉科領域ではこの幻聴を耳鳴と混同して受診する患者がいる．急性期としては，このような幻覚妄想状態より始まり，適切な治療を受けずにいた場合には筋緊張状態を伴う**緊張病性興奮あるいは緊張病性昏迷**，時には感情鈍麻，あるいは**意欲減退というような情意減弱状態**というように症状が徐々に進展する．その進行は個々により違うが，最終的にはその多くが情意減弱状態になり，社会生活が十分に送れなくなる．

　統合失調症に特徴的な症状には，以下のものがある．

　①**自生体験**．自生とは自ら生じるという意味で，雑念が自分の意思とは関係なく，どんどん浮かんでくる**自生思考**，自分が過去にみたことのある情景がありありと脳裏に出てくる自生記憶想起，空想的なイメージがわく**自生空想表象**，音楽の曲が頭の中に聞こえる**音楽性幻聴**などがある．精神病症状とは，このような**幻覚や妄想**といった思考の異常のことをいう．

　②何かに注意を集中していても，例えばコンというような音がすると，そのことにすぐに注意がそがれてしまう**聴覚性気づき亢進**．

　③理由がないのに強い緊迫感に襲われる．そして理由がないために患者自身は困惑し，戸惑ってしまう**緊迫困惑気分/対他緊張**，周りには誰もいないとわかっているのにもかかわらず，何となく周り，ことに背後からみられているという感じ．

　④自明なこと，今までならばすぐにわかっていた事柄がわからなくなる．例えば，日常的な会話で他人に話しかけられた際にその意味がすぐにとれなくなる**即時的認知障害**，または直前のことを忘れてしまう**即時記憶の障害**などがある．

とはいえ，統合失調症のこのような特徴的な症状は初期の段階では本人も気づきにくい．そこが統合失調症の難しいところである．

例えば幻聴などがあるときは聴力検査の結果をみながら「自分のことを責める声が，頭の中で響いていませんか？」「それは実際に声が音として響いていますか？」などの質問を発し，聴いてもらった音とは異なる音で幻聴であることを気づかせて統合失調症を疑うことを告げる．そして，早い段階で専門医へ紹介するのが原則である．前駆期のうちに発見し，「早期介入」していこうという取り組みが今，活発化している．

3　治療

統合失調症には早期発見と治療が大切である．**幻覚妄想状態とか緊張病性興奮ないし昏迷状**態，**ここまで病状が進むとそれが治療によって治っても大なり小なり感情鈍麻とか意欲減退という後遺症が残る**．だが初期段階でこの病気をみつけ，治療がうまくゆくとそういう情意減弱状態というのを後に残さない．そのために，できるだけ**早期に治療を始めることがこの病気では大切で**る．治療は，近年では副作用の少ない向精神薬が開発されたことに加え，運動療法や，他者と一緒に様々な活動を行うグループワーキングを組み合わせるなど，早期の回復に向けたさまざまな手法が進められている．最近は薬の量を減らす流れにあり，入院を必要としない人も増えている．

薬は，症状が治まっても量を減らして飲み続け，再燃を防ぐ．複雑な作業などが苦手になる人もいるが，こうした回復に向けた練習をデイケアなどで行うリハビリなども重要である．

第7章　心身医学的治療法

プライマリケアの現場で精神疾患との診断がついたら，紹介可能な精神科医が身近にいれば治療はその精神科医に依頼するのが原則である．

一般的に行える心身医学的治療として，一般**心理療法**（受容，支持，保証）と**薬物療法**があげられる．薬物療法は，心理療法のみでは効果が不十分であるときや患者の苦痛が強いときに考慮する．

神経症も本来は心理療法がなされるべきだが，実際には不安や緊張が強い場合には，抗不安薬が用いられる．仮面うつ病には抗うつ薬が用いられ，心身症では原疾患の治療に加え，抗不安薬および抗うつ薬が用いられる．

薬物療法でよく使われるのは抗不安薬では，ロラゼパム（ワイパックス®），エチゾラム（デパス®），アルプラゾラム（コンスタン®，ソラナックス®），ジアゼパム（セルシン®，ホリゾン®），クロルジアゼパム（バランス®，コントール®），クエン酸タンドスピロン（セディール®）などがよく使われている．

抗うつ薬としては，塩酸パロキセチン水和薬（パキシル®）が，睡眠導入薬ではしっかり眠るためにはブロムワレリル尿素（ブロバリン®），ゾピクロン（アモバン®），酒石酸ゾルピデム（マイスリー®），ニトラゼパム（ネルボン®）が使われているようである（**表5**）[4]．

1　抗不安薬の使い方

ベンゾジアゼピン系化合物の薬理学的作用には，大脳辺縁系に選択的に作用する①**抗不安作用**，②**鎮静催眠作用**，③**筋弛緩作用**，④**抗痙攣作用**がある．副作用として知られているものに睡気，倦怠感，ふらつき，脱力などがある．**不安神**

表5　プライマリケア医が用いる向精神薬

- 抗うつ薬
  トレドミン®，ドグマチール®，ルボックス®，パキシル®
- 抗不安薬
  セディール®，ソラナックス®，ワイパックス®
- 睡眠導入薬
  マイスリー®，ハルシオン®

868 全身的な症候と耳鼻咽喉科疾患

経症がもっともよい適応となる．筋弛緩作用があるので肩こりにも使われる．

薬効には個人差があり，**老人では成人量の1/3ないし1/2の量からスタート**し，重症度により投与量を加減する．**2週間投与しても効果が認められない場合には，投与量の変更や薬物の変更を行い，漫然と長期間使用することは避ける**．

半減期の短い化合物では，即効性が期待できる反面，依存性が高いので，**薬物依存**に注意する．逆に，半減期の長い薬物では即効性が期待できないものの，離脱症状が現れにくく漸減・中止が行いやすい．

抗不安薬として用いる場合はこの薬は頓用として用い，長期の使用は行わないことが原則である．

ベンゾジアゼピン系薬は依存性が強く常用量を継続していても「常用量依存」の患者を作り出す．だいたい4週間ちょっとで依存が形成されると考えられている．近年では**ベンゾジアゼピン系薬**の依存性が問題となり，不安の治療が**ベンゾジアゼピン系薬**からSSRIに移る傾向がある．例えば，患者が不安感をもっている場合でも，ベンゾジアゼピン系薬をできるだけ使わず，睡眠導入作用の強い抗うつ薬を投与する．具体的な代替薬の候補としては，トラゾドン（レスリン®他）やフルボキサミン（デプロメール®他），ミアンセリン（テトラミド®）などがあげられる．この種の薬であれば症状が改善されれば，大多数の患者は，特別の問題なく薬剤を中止することができる．

代表的なベンゾジアゼピン系化合物であるジアゼパム（セルシン®，ホリゾン®）は抗不安薬に分類されるが，強い**筋弛緩作用・抗痙攣作用**も有しているので，緊張性頭痛や肩こりにも使われる．ただ，筋弛緩作用が翌朝まで持ち越し，高齢者がふらついて，**転倒**したり，筋弛緩作用が呼吸器に作用して睡眠時無呼吸症候群を発症したり，増悪させるケースもあるので，気をつけなければならない．

エチゾラム（デパス®）は，抗不安作用の他，中等度の鎮静・催眠作用を有する．入眠が困難であるなら，エチゾラムのような半減期が短く，また抗不安作用と鎮静・催眠作用の双方を有する薬剤が適しているといえる．しかし，この薬は依存

性が生じやすいので1か月半以上使っていれば，ゆっくりと減らしたり（1/4ぐらいずつ，1〜2週間かけて減らす），非ベンゾジアゼピン系薬のゾルピデム（マイスリー®）に処方変更する．

抗不安薬，睡眠薬というのは，実はベンゾジアゼピンの受容体というものに基本的に働く薬が多い．そのなかでより睡眠に働くものが睡眠薬，より不安に効くものが抗不安薬で基本的には同じものである．したがって，抗不安薬と睡眠薬を併用するときは，常用量以上を処方しない．また，**原則として，抗不安薬どうし，睡眠薬どうしの併用も行わない**．

2 抗うつ薬の使い方

うつ病の7割程度は薬物療法が中心となるが，重症うつ病では精神療法の併用が必要なこともある．プライマリケア医が治療を担当するのは，主に軽症うつ病なので，まずは2〜3種類の基本となる薬が使えて，簡易な精神療法を行えるようにしたい．

抗うつ薬のだいたい9割ぐらいはモノアミンといわれるセロトニン（調節物質），ノルアドレナリン（緊張物質），ドパミン（快感物質）といった神経伝達物質の再取り込みを阻害するというのがメカニズムである．

うつ病の薬物療法に関しては，少量の抗うつ薬で改善する患者が多い．もっとも軽症の患者には，就寝前に**三環系**，あるいは四環系の抗うつ薬を10〜20 mg処方する．抗うつ薬の投薬中は，**禁酒**が原則である．

うつ状態の脳においては，**セロトニンとノルアドレナリンの情報伝達能が低下**している．軽症から中等症のうつ病に十分な効果を発揮するのは**選択的セロトニン再取り込み阻害薬（SSRI）とセロトニン・ノルアドレナリン再取り込み阻害薬（SNRI）**である．セロトニンレベルを上げるためにSSRIを使用する．SSRIやSNRIは用法・用量がシンプルで，患者のアドヒアランスが高く，過量服用した場合にも危険性も低いので，プライマリケア医には使いやすい薬剤といえる．

抗うつ薬は使いやすい反面，わりと副作用が効果よりも先に出る．SSRIやSNRIなどの抗うつ

薬は三環系にみられる抗コリン性や抗ヒスタミン作用などの副作用はほとんどないが，投与初期や増量時にはセロトニンに関連した一過性の**嘔気，頭痛や下痢，口渇などの消化器症状，不眠**が出る（2割程度）．だが続けるうちに**1〜2週間程度で大半が消失**するので，患者には「数日で収まる可能性が高いので，我慢できる程度なら飲み続けてください」と説明しておく．必要なら制吐剤や胃粘膜保護剤のような消化器用薬を併用する．SSRIは，**抗不安作用，パニック，強迫，過食・依存症，痛み**などにも強い効き目が得られる．一般的にいって，抗うつ薬の**効果が出るのには1か月かかる**ので，これらの薬を使う場合は**十分な量まで2〜3週間かけて増量**する．低容量で有効であっても患者にはまだまだ症状が改善する可能性を説明し，少なくとも75 mg，100 mg程度には増量し，最終的には150 mgまでもっていく．そのためにはアドヒアランスを高めることが肝要であり，最初の数か月は2週ごとに診察するとよい．1か月の時点で十分に増量しても効果がみられない場合は，多剤への切り替えを考慮する．

　うつ病では最初に投与した薬で順調に寛解に至る患者の割合は1/3程度．抗うつ薬の効果として，まずイライラや不安の軽減から現れ，続いて抑うつ気分の改善がみられることが多い．抗うつ薬は工夫すれば**6〜7割の有効性**があるが，薬がどうやっても無効なケースも3割くらいある．

　抗うつ薬，とりわけSSRI，SNRIには退薬症状（急に中断すると，3〜4日後にめまい，ふらつきなどの**中止後症候群**が発生する）があり，薬をやめる時かなりの不快感がある．だから，勝手に薬をやめないように話しておく．**薬を完全に切るまでには初発の患者でも半年から1年はかかる**．再燃を繰り返している場合にはより長い維持期間が必要となる．早期に抗うつ薬を中止・減量することは再燃の危険性を高める．初発例では寛解後4〜9か月，再燃例では2年以上にわたる抗うつ薬の維持療法が推奨される．

　継続治療期では頻回に診察する必要はなく，2〜3か月に1回程度行う．治療に対する反応がみられなかったり抗うつ薬の副作用のために患者さんが治療継続に抵抗感を示すようになったときは専門医に紹介するタイミングである．有効量をきちんと服用して**2か月後に効果が現れないときには無効**であるという判断を下すが，一般に薬物療法の失敗は，「**高すぎる初期用量と低すぎる維持用量**」および「**短すぎる投与期間**」によるとされる．

　うつ病は再発や再燃を繰り返しやすい疾患であるため，症状が改善した後も服薬を続けることの必要性を理解してもらう．特に十分な寛解に達していないと症状の再燃・再発が多い．うつ病の症状は**一進一退**があり，直線的にはよくならないのである．

　うつ病は完全に治りきることはあり得るが，3回以上再発を繰り返した患者であれば，たとえ寛解はしても治癒する可能性は低い．血縁者がうつ病や双極性障害に罹患している時には，遺伝的な背景があると考えられるので，完全に治る可能性は低いと考えられるのでさらに慎重であるべきである．その際はプライマリケア医から精神科専門医にバトンを渡す時でもある．

　抗うつ薬の一つであるスルピリドは，副作用が少なく，患者に対しては「胃薬にもなる軽い抗うつ薬」として説明でき，初期用量からの増量が不要，禁忌が少ないなどの理由から，診断が不明なときや患者が副作用に敏感なときにはファーストチョイスである．また，抗うつ薬としての作用より食欲改善の作用を狙って，少量を短期間，SSRIやSNRIと併用することが多い．ただし，高齢者では**薬剤パーキンソニズムを起こしやすい**ことに注意が必要である．高齢者への処方は1日100 mgを上限として，**4週間程度の服用**にとどめる．

　ただ，スルピリドは副作用が少ない抗うつ薬であるために，必要なさそうな人に処方されていたり，双極性障害の人に誤って出されたりしている場合もある．双極性障害の人が抗うつ薬を飲むと躁状態のフェーズでの症状が非常に強まり，イライラしたり攻撃的になったりして，いわゆるキレるという症状（**アクチベーション・シンドローム**）が出ることがある．

　不安や焦燥感の強い患者には，抗うつ薬が効果を発揮するまでの間，**抗不安薬**として**ベンゾジア**

870　全身的な症候と耳鼻咽喉科疾患

ゼピン（BZD）系薬を併用することがある．すると即効性で不安やそれに伴う身体症状の軽減を得やすい．だが，前述のごとく BZD 系薬剤は習慣性が生じやすいので，**抗うつ薬の効果が自覚され始めたら，ベンゾジアゼピン系薬は漸減し，1〜3 か月で中止する**ことが望ましい．SSRI では依存性が起こる可能性は比較的低いが，作用時間の短い**抗不安薬は依存性を形成しやすいため，慎重に用いる必要がある**．抗不安薬としては作用時間が長く，使いやすく，中止しやすいという点でロフラゼプ酸エチルを選ぶことが多い．

　睡眠の確保はうつ病治療の絶対要件である．患者から不眠の訴えがあれば積極的に睡眠薬を併用する．ただし，うつ病による不眠は睡眠薬だけでは改善しない．あくまでも抗うつ薬が基本であり，うつ病が緩解し維持療法にはいると，自然と睡眠薬は不要になることが多い．

3　睡眠薬

　眠れないという訴えの背景にある不眠症状を明らかにする．主たる訴えが**入眠障害，中途覚醒，早朝覚醒**なのかを明らかにする．うつ病が不眠の背景に存在することがあるので，これについてもよく確かめる．

　60 歳を超すと，一晩に実際に眠れる時間はおよそ 6 時間程度になってくる場合が多く，健康な若年成人でも 7 時間程度である．身体が必要としている以上に長く床の中で過ごすと，浅眠感や中途覚醒の原因となることがある．高齢者は，深い睡眠が取れなくなっていたり，あるいは睡眠が細切れになって，分断化しやすい．これは正常な加齢変化，睡眠の変化である．若いうちは，夜寝て，昼は起きている 2 相性睡眠だが，**高齢者は多相性睡眠**といい，睡眠自体は浅く，数時間持続して，ちょこちょこ寝ては起きるというようなパターンに変化していくことによる．その原因は体内時計の調節機能低下にある．

　不眠症の原因には 5 つの P がある．
① physical（**身体的**）：前立腺肥大・夜間頻尿の問題，腰痛，慢性の呼吸器疾患の咳，心疾患，睡眠時無呼吸症候群などによる．
② physiological（**生理学的**）：夜勤等の交代性勤務，時差ぼけなど，睡眠リズムのずれ．
③ psychological（**心理学的**）：緊張・不安など．
④ psychiatrical（**精神医学的**）：うつ病，うつ状態など．
⑤ pharmacological（**薬理学的**）：内服薬やアルコール，カフェインが原因となる．

　高齢者の不眠の訴えは，その多くの場合「**早すぎる就床**」が原因．不眠を訴えただけで安易に睡眠薬の投与はしない．まず不眠症の診断を行い，不眠症と確定診断したならば，睡眠衛生指導とともに適切な睡眠薬の投与を行うべきである．

1）睡眠薬を用いる際に注意すべき事

　①入眠障害が主訴の場合は，超短時間作用型あるいは短時間作用型の睡眠薬を，中途覚醒が主体の場合は，中・長時間作用型の睡眠薬を用いる．鎮静作用の強い抗うつ薬を少量用いると効果的なこともある．

　②半減期の短い**超短時間作用型というのは依存性が高かったり**，半減期の長い薬は朝起きたときに頭が痛い，ぼおっと眠気が残るというような持ち越し効果がある．**薬の効果発現は，30 分から 1 時間**というのが一つの目安．

　③対策としては，眠らないときは床にいる時間を最小限にする．**一般的に 5 時間程度まで短くしてかまわない**．「眠れない」お年寄りには「起きているように」．眠くなってから布団に入る．

　④**アルコールと睡眠薬を併用すると，両者の有害作用が増強されるため，同時に使用することは絶対禁忌である．**

　⑤減量にあたっては，超短時間あるいは短時間作用型の睡眠薬の場合には"**漸減法**"．中・長時間症型の睡眠薬の場合は"**隔日法**"を用いることはよく知られている．漸減法ではだいたい 1/4 ぐらいずつ，1〜2 週間かけて減量するというのがよいといわれる．

　⑥長期間使用は，特に高齢者では**精神運動機能，認知機能の低下を生じる**リスクがある．

　⑦多剤・多量用法の禁止：多量処方の際，自殺の目的で多量に服用する可能性に注意．

　⑧特に高齢者では，夜間にトイレに行く際の筋弛緩作用による転倒に要注意．

⑨妊娠時での使用は催奇性に要注意.

⑩漫然とした長期使用は臨床用量の範囲内でも依存（常用量依存）を引き起こす.

2）睡眠薬の使い方

睡眠薬としてはベンゾジアゼピン（BZD）系薬剤，非ベンゾジアゼピン（非BZD）系薬剤が多く処方されてきた．BZD系薬剤は多くの種類が発売されているが，中には長期服用により耐性，依存性が生じている高齢者も多く，認知機能への影響も危惧される．非BZD系薬剤は，BZD系薬剤に比較すると筋弛緩作用は弱く，転倒リスクが低く安全性は高いが，耐性や依存性が指摘されている．そのようなことで，プライマリケアの第一選択薬としては，上市後長期間経っているニトラゼパム（ネルボン®，ベンザリン®）や向精神薬の指定がされていない塩酸リルマザホン（リスミー®），ゾピクロン（アモバン®），ゾルピデム（マイスリー®）あたりが好ましいのではないか.

しかし，一般的な用法としては，つぎの点に留意する.

①漫然と長期投与しない．最初は1週間をめどに，それでも不眠症が続くならば1か月を目標とする.

②急な中止や極端な減薬を行うと反跳現象が出現する．最初は1/4ずつ減量し，時間をかけて中止させる.

不眠症は完全に消失しなくてもよいので，誤った睡眠習慣が是正され，睡眠に対するこだわりが緩和され，不眠による日中の機能障害が改善されれば漫然と服薬を継続するのではなく減薬・休薬にチャレンジするべきである.

近年，2014年にはメラトニン受容体作動薬，15年にはオレキシン受容体拮抗薬が販売された．メラトニン受容体作動薬は，BZD系薬剤と比べると耐性や依存性はなく，副作用も少なく安全性が高いとされる．松果体から放出される睡眠ホルモンであるメラトニンと同様にメラトニン受容体を刺激することで睡眠を促す．一方，オレキシン受容体拮抗薬は視床下部から放出される覚醒ホルモンであるオレキシンを阻害し，覚醒レベルを低下させることで眠りに導く．やはりBZD系薬剤に比べ耐性や依存性が少なく，日中への持ち越し効果は小さいとされる.

文献

1）北川泰久,寺元明,三村將監修:神経・精神疾患診療マニュアル,日本医師会雑誌142(特2),2013.

2）上島國利,牛島定信,武田雅俊,丹羽真一,宮岡等,監修・編集:精神障害の臨床,日本医師会雑誌131(12),2004.

3）西島英利,監修:自殺予防マニュアル,日本医師会,1-92,2014.

4）本間光夫,上田慶二,伊賀立二,編集:薬の正しい使い方,日本医師会雑誌116(10),1996.

5）五島史行.耳鼻咽喉科における不安・抑うつへの対応.日耳鼻118:1011-1015,2015.

索引

記号

β_2 刺激薬	657, 660, 691
β ラクタム薬	673

数字

1-3-6 ルール	22
1秒率	663, 664, 689, 690
1秒量	663, 665, 689, 690
3歳児検診	24
7価肺炎球菌結合型ワクチン	141

A

A-B gap	49
ABR	16, 20~22, 57, 58, 63, 174, 252
自動——	21
ACE 阻害薬	538, 654
ACOS（COPD と喘息のオーバーラップ症候群）	692
Albright 病	426
ANCA 関連血管炎性中耳炎	123
Arnold-Chiari 奇形	197
A 群 β 溶連菌	520, 523, 537, 757
A 群溶連菌	292, 524, 526, 527, 530

B

Bell 徴候	237
Bezold 膿瘍	144
blood patch 療法	87
Boerhaave 症候群	730

C

CHOP 療法	779
COPD	391, 392, 653, 655, 685~692
——ガイドライン	684

E

EB ウイルス	249, 432, 503, 536
——抗体価	753
ENoG	240~245
e-OAE	17, 18

F

Forestier 病	768

G

GERD	734~739
Globus 症状	561
Gradenigo 症候群	141

H

H_2 ブロッカー	738, 740

HIV〜

HIV 感染症	541
Holzknecht 徴候	695
Hunt 症候群	57

I

IgA 腎症	529~532

J

Jerger の分類	15
jumbling 現象	159, 162, 201

K

Kernig 徴候	142

L

Ludwig アンギーナ	759

M

Mallory-Weiss 症候群	741
MALT リンパ腫	518, 779
Meige 症候群	251
Mikulicz 病	506
MRSA	132

N

NSAIDs	341, 342, 398, 822, 824

O

OAE	17, 18, 22
Onodi 蜂巣	260

P

PDS 遺伝子	49
Pendred 症候群	44
Plummer-Vinson 症候群	725

R

RS ウイルス	398, 679, 680

S

SISI テスト	14
SSRI	33, 671, 672, 857, 868
Sweet 症候群	472

T

TORCH 症候群	53, 54
TRT（tinnitus retraining therapy）	32~35
TSH	793~795, 802
TTAG	24, 25

W

Wallenberg 症候群	190
Waller 変性	239~241
Williams 難聴	85

あ

亜鉛欠乏症	460~465
アカラシア	714, 733, 741
食道——	733, 741
悪性黒色腫	428~434, 786
鼻腔——	433
悪性腫瘍	431, 496, 512, 599, 802, 834
転移性——	756
頭頸部——	428, 772
悪性発作性中枢性頭位眩暈症	215
悪性リンパ腫	428, 505, 511~518, 567, 752~756, 764, 775~801, 807
アジスロマイシン	119
アスピリン	340~348
——喘息	340~342
——脱感作療法	343
——不耐症	341, 348
アスペルギルス	102, 330, 331
アセトアミノフェン	296, 302, 342, 821, 822, 835
アセトアルデヒド	573
アッシャー症候群	46
圧痛	402
圧平衡	5, 24
アデノイド	115, 125, 128, 546, 548, 551, 552, 557, 559, 566
——切除	120, 129, 523
アデノウイルス	290, 527, 537
——気道感染症	537
アテレクターシス	129, 131, 136
アテローム	102
アトピー	
——性疾患	348, 349, 392, 393
——素因	391, 607
アトピー咳嗽	649~651
アトピー型喘息	398
アトピー性皮膚炎	367
アナフィラキシー	359, 386~388, 392, 660
アフタ	468~476, 481, 497
ベドナーの——	470
アフタ性口内炎	468, 497
アブミ骨	3, 74, 103~106
——固着	103~105
——手術	104, 106
アブミ骨筋	

——反射 21, 26, 27, 103, 239~241
アブミ骨底
　——固着 103
アブミ骨底板 105
　——骨折 96
アミロイドーシス 494
　全身性—— 616
アモキシシリン 117~119, 294, 313
アルツハイマー病 274, 846
アルポート症候群 47
アレルギー 335, 347~390
　——検査 332
　——疾患 361, 374, 385
　——症状 317, 375
　食物—— 350
　——性炎症 350, 377, 385
　——性ムチン 331
　——素因 370
　——テスト 373, 398
　鼻—— 352, 355
　——反応 342, 347, 389
　——発作 354
　——マーチ 350, 351
アレルギー性気管支炎 391
アレルギー性血管性浮腫 538
アレルギー性結膜炎 368, 371, 384
アレルギー性喉頭炎 607
アレルギー性真菌性鼻副鼻腔炎 330
アレルギー性真菌性副鼻腔炎 340
アレルギー性鼻炎 129, 277, 336, 339, 347~382, 397, 552, 559
　季節性—— 349
　通年性—— 348, 351, 375
アレルギー性副鼻腔炎 367, 390
アレルゲン 352~361, 371~377, 380, 386~391
　——検査 374
　——免疫療法 385
アロディニア 823
アンギーナ
　Ludwig —— 759
鞍鼻 98, 344, 402
アンピシリン 118, 313, 536

い
息切れ 673~685, 688
胃酸 734~736
意識障害 190, 195, 300, 634
意識消失 187, 208
意識喪失 200
萎縮性鼻炎 343
胃食道逆流症 706, 734, 736
胃洗浄 727, 728
イソソルビド 223, 224
いちご舌 466
いちご状血管腫 769

一側性上位脳神経障害 713
一側前庭機能障害 179
いびき 550, 548~559, 565, 660
　習慣的—— 550
異物症 90
イブプロフェン 120, 296, 821, 835
陰窩洗浄 528, 530
咽喉頭
　——異常感 560~562, 570, 572, 606, 607, 616, 732, 734
咽喉頭腔 708
咽喉頭頸部食道摘出術 574
咽喉頭酸逆流症 561, 734
咽喉頭深部感染症 533
咽後膿瘍 535, 760, 761, 768
　乳幼児—— 535
インターフェロン 287
咽頭 285, 439~449, 520~553, 644, 700~710
　——異物 563
　——ウイルス感染症 536
　——間隙 443, 444
　——期 700, 702, 704, 710
　——神経叢 440
　——痛 525, 534, 536, 542, 605
　——浮腫 539
　——発赤 525
　——反射 706
咽頭炎 532, 537, 655
咽頭癌 565, 573
咽頭間隙膿瘍 761
咽頭結核 546
咽頭結膜熱 537
咽頭後リンパ節 440, 760
咽頭ジフテリア 545
咽頭壁 709
咽頭扁桃肥大 523
インドメタシン 341
インピーダンス 24, 26
インフルエンザ 287, 292~306
　新型—— 305, 306
　鳥—— 305
　——脳炎・脳症 300
　——肺炎 301
　——ワクチン 303, 304, 692
インフルエンザ菌 113, 114, 125, 128, 132, 141, 307, 521, 523, 673, 679

う
ヴァンデルヘーベ症候群 46
ウィーズ 659, 660
ウイルス
　——感染 52, 82, 274, 285, 288, 614, 655, 750, 752, 796, 833, 841
　向神経性—— 600
　呼吸器病原—— 520

神経好性—— 298
ウイルス性結膜炎 368
ウイルス性神経炎 240
ウイルス性脳炎 297
ウェーバー法 20
ウェゲナー肉芽腫 344, 431
ウェルニッケ失語 635, 636
ウェルニッケ中枢 634, 636
うがい 449, 483
うつ病 30, 60, 672, 853~863
ウロキナーゼ療法 84
運動失調 162, 184, 186, 193, 194
運動障害 323
運動情報処理 632
運動神経 236
運動麻痺 162, 196

え
エアートラッピング 690, 691
エアエンボリズム 111
エアロゾル 282, 333
エイズ 541~543
エコノミークラス症候群 112
壊死性血管炎 100, 123, 477
エストロゲン 427, 428
エチゾラム 177, 822
エピネフリン
　——自己注射薬 358
エプレー法 213, 214
エリスロマイシン 315, 329, 692
エングレン線 429
嚥下 6, 24, 25, 699~733, 790, 792
　——機能訓練 716, 717
　頸部回旋—— 601
　——困難 725, 768, 838
　——障害 160, 186, 192, 457, 497, 522, 598, 703~722, 774
　——造影試験 677, 709
　——中枢 701
　——痛 527, 534, 605, 627, 732
　——反射 700, 702, 708, 715
　——リハビリテーション 715, 716
炎症性偽腫瘍 346, 507
延髄麻痺 712
延髄外側症候群 192
エンテロウイルス 291, 298

お
黄色ブドウ球菌 132, 141, 293, 307, 309, 490, 523, 535, 673, 757, 762
　メチシリン耐性—— 309
嘔吐 192~195, 201, 828~830
　噴出性—— 830
横紋筋肉腫 434
オージオグラム 11~20, 68, 133
　自記—— 14, 15

874　索引

スピーチ—— 15, 67
オージオメータ 11, 19
　Bekesy型—— 14
　インピーダンス—— 241
　自記—— 57
オスラー病 418
オセルタミビル 301, 302, 305
オルファクトグラム 271, 272
折れ耳 94
音響耳管検査法 25
音響分析（検査） 586, 618
音響利得 71
音響療法 33~35
音声 583~592, 607~613
　——訓練 585, 590, 718
　——酷使 613
　——障害 583, 610, 844
　——治療 595, 600
　——病変 607
音声衰弱症 597

か

加圧・減圧耳管機能検査法 25
開口障害 490~493, 533, 534, 767
外耳 2, 90~102
　——疾患 90
　——の外傷 95
　——の奇形・変形 91
外耳道 5, 28, 90, 98
　——異物 91
　——形成術 93
　——骨折 97
　——真菌症 102
　——の狭窄 97
　——の変形 94
外耳道炎 99
　悪性—— 100
　壊死性—— 100
外耳道外骨腫 94
外耳道骨腫 95
外耳道真珠腫 101
外耳道深部線維性閉鎖症 95
外耳道皮膚瘙痒症 102
外耳道閉鎖症 92~95
外傷性髄液鼻漏 409
外傷性内耳振盪 197
外歯瘻 491
咳嗽 297, 525, 646~656, 673, 698
　乾性—— 607, 647, 674
　感染性—— 648
　犬吠様—— 604, 655, 680
　湿性—— 290, 334, 647, 649, 656~680
　——中枢 646
　慢性—— 608, 736
　薬剤性—— 654

外転神経 260
　——麻痺 566
外鼻 257
開鼻声 584
海綿状血管腫 769, 770
海綿静脈洞 260, 323
潰瘍 470, 472, 497, 734
　接触性—— 738
解離性脳動脈瘤 189, 190, 829
外リンパ液 150
外リンパ瘻 86~88, 96, 98
下咽頭 444, 447
　——疾患 587
下咽頭癌 560, 565~571, 574
下咽頭収縮筋 699
下咽頭梨状窩瘻 796
下顎骨 404, 491, 748
　——下縁 748
　——骨折 404
下顎頭 492
過換気症候群 671
牙関緊急 534, 767
下気道感染症 289
蝸牛 7, 75, 82, 172
　——奇形 49
　——機能検査法 18
　——障害 39, 51
　——症状 155, 209~228
　——毒性 51
　——有毛細胞 18
蝸牛管 8, 218
蝸牛神経 10, 28, 80
蝸牛窓 3, 86
　——小窩 8
過緊張性発声障害 592~596
顎下腺 445, 501, 508, 518
顎下腺腫瘍 519
顎関節症 487~492
顎骨骨髄炎 491
角膜炎 98
過呼吸 598
下鼓室 4
ガス塞栓症 111
かぜ 366, 370, 392, 525, 654
仮性球麻痺 713
仮声帯 579, 609, 616
かぜ症候群 284~294, 308, 649, 673
　——後持続咳 649
顎下腺唾液（分泌）検査 242
喀血 657, 658, 668
滑車神経 260
喀痰 609, 657, 673, 683, 684, 698
　——検査 678
　——細胞診 661, 697
　膿様—— 673
化膿性髄膜炎 141

カフェ・オ・レ斑 234
花粉症 351~378, 389
カポジ肉腫 542
ガマ腫 494, 510
噛み合わせ 492
空咳 687, 719
カリフラワー耳 95
カルタゲナー症候群 329
カルバマゼピン 196, 210, 419, 465, 561, 563, 825
カロリックテスト 172, 173, 231
川崎病 477, 478
簡易嚥下誘発テスト 707
陥凹型真珠腫 135
感音難聴 9~32, 37, 45, 47, 57, 81~85, 97, 105, 122, 126, 504
　ウイルス性—— 53
　高音急墜型—— 51, 77
　ミトコンドリア性—— 45
眼窩 346, 816, 818
　——骨折 401
　——深部痛 324
眼窩眼瞼気腫 407
感覚障害 162, 165, 186, 192, 196, 198
眼窩先端症候群 323, 324
眼窩前頭皮質 267
眼窩板 258
眼窩蜂窩織炎 323
換気障害 663~665
眼球 150, 154, 197, 198, 405, 406
　——陥凹 405, 406
　——突出 323, 420, 421
　——偏倚 227
眼球運動 150, 170, 171, 405, 406, 566
　——異常 197
　——検査 163, 166
　——障害 198
　——麻痺 324
眼瞼痙攣 251
眼瞼腫脹 421
眼瞼蜂窩織炎 323
喚語困難 634
カンジダ症 483~485, 542, 740
カンジダ性口角炎 453
間質性肺炎 677, 678, 685
眼振 148, 153~171, 209~223, 232
　一方向—— 210
　回旋方向交代性—— 212
　——検査 163, 212
　自発—— 220
　先天性—— 209
　注視方向交代性—— 184
　注視方向性—— 163, 194
関節円板 491, 492, 493
関節リウマチ 504

眼前暗黒感	155~161, 186, 187, 198~204
感染症	647~650
深頸部——	759
含嗽	449, 528
——薬	459
眼痛	420, 493
管内性続発性結核	609
感冒	284~286, 297, 366, 461, 655
顔面異物	410
顔面感覚障害	192
顔面痙攣	143, 252
片側——	251
顔面腫脹	490
顔面神経	4, 94, 143, 233~253
——温存率	232
——管	236
——ブロック	252
——麻痺	98, 123, 160, 237~253
顔面神経鞘腫	253
顔面痛	418
顔面表情筋	246
乾酪様副鼻腔炎	330

き

気圧	86, 110~112
——外傷	111
キーゼルバッハ部位	261, 262, 414~418
気管	642~698
——吸引	720
——切開	606, 627, 693, 763
——内腔	629, 630
気管・気管支軟化症	669
気管憩室	670
気管喉頭狭窄	630
気管支	642~644
——奇形	669
——攣縮	684
気管支炎	285, 650, 678, 677~683, 688
気管支拡張症	328, 657, 658, 691
気管支拡張薬	295, 394, 396, 400, 651, 660, 665~692
気管支鏡検査	697
気管支収縮薬	666
気管支喘息	328, 391~393, 398, 653~659, 687
気管支動脈塞栓術	658
気管支粘液栓塞症	696
気管支肺炎	711
気管支肺胞洗浄法	661
気管支平滑筋	659
——収縮	647, 651
気管腫瘍	697
気管食道瘻	625
気管内挿管	669
気管傍リンパ節	575

聞き取り	60~63, 72, 73, 79
気胸	730
菊池病	757
気骨導差	95
偽腫瘍	427
偽性前庭症候群	194
喫煙	686~690, 741
——感受性	686
——指数	689
——者	690, 698
——歴	688
吃音	
小児——	639
吃逆	561, 562, 705
基底細胞癌	434, 787
気道	118, 642~645, 654, 666, 667, 693
——異物	693, 696
——確保	539, 606, 627
——過敏（性）	269, 362, 365, 393, 398, 647~651, 666
——狭窄	615, 664, 687
——症状	98
——反射	269
——閉塞	393, 688
——リモデリング	366, 396
気導閾値	11
気道好酸球増多症	339
キヌタ・アブミ骨関節	136
キヌタ骨	3, 103
気脳症	409
機能性胃腸症	739
偽囊胞	494
気密耳鏡	127
木村病	758
逆位背部叩打法	560, 653, 734~740
逆流性食道炎	693
吸引	720
嗅覚	257, 270~340
——機構	271
——検査法	271
——識別検査	273
——リハビリテーション	275
嗅覚障害	269, 272~340
中枢性——	273
嗅球	266
球形囊	8, 151, 152, 218
嗅細胞	266
嗅上皮	266
嗅神経	266
嗅神経芽細胞腫	428, 434
求心性線維	236
急性咽頭炎	521, 760
ウイルス性——	520
急性カタル性喉頭炎	604
急性化膿性甲状腺炎	790
急性化膿性中耳炎	114, 115

急性感音難聴	81
小児の——	57
急性気管支炎	678, 680
急性喉頭蓋炎	521, 605, 606
急性喉頭気管気管支炎	604
急性細菌性肺炎	672
急性糸球体腎炎	524, 527
急性声門下喉頭炎	604
急性中耳炎	113~126, 292
急性乳様突起炎	121
急性脳炎	298
急性鼻咽頭炎	655
急性副鼻腔炎	285, 292, 308, 313
急性扁桃炎	523, 530, 533, 536
嗅線毛	266
嗅素	271
嗅部	266
球麻痺	598, 713
キュットナー腫瘍	507
頬骨骨折	401, 404
狭心症	
微小血管——	736
胸水	729, 730
強制呼出	655
強直性脊椎骨増殖症	768
胸痛	673, 734, 736, 761
非心臓性——	736
強度変調放射線治療	430
狭鼻症	411
胸部X線	673~677, 690, 695, 698
頬部蜂窩織炎	490
共鳴腔	583
局所アレルギー反応性鼻炎	374
虚血障害	83
内耳の——	84
去痰薬	295, 646, 647, 657, 692
ギラン・バレー症候群	196, 197, 238
キリアンの脆弱部	730, 732
起立試験	208
起立障害	161, 194
起立性調節障害	183, 206, 207, 208
起立性低血圧	183, 200~204
気流閉塞	686, 687
筋萎縮性側索硬化症	722
禁煙指導	690
菌血症	141
筋性排泄	6

く

クインケの浮腫	538, 539
空間認知	148
くしゃみ	277, 365, 370, 378, 382, 646
——中枢	362
——発作	364
口すぼめ呼吸	689
クプラ結石症	169, 211, 214, 215

クモ膜下出血	175, 189, 195, 828
外傷性——	830
クラミジア	289~294, 544, 656, 672~675
——咽頭感染症	543
——感染症	674, 675
肺炎——	290, 292, 648, 674
クラリスロマイシン	294
グリセロールテスト	31, 221
クループ	285, 604
仮性——	605, 680
グルココルチコイド	506
グロームス腫瘍	28, 144, 145

け

痙咳期	682
経気管支肺生検	662
経耳管感染	115, 125
痙笑	767
頸静脈孔症候群	141
頸椎症	198
頸部	
——運動制限	768
——郭清術	773, 774
——腫脹	748
——腫瘤	750
——痛	87
——膿瘍	790
——リンパ節	749, 752
頸部急性化膿性リンパ節炎	757
頸部食道癌	745
頸部蜂窩織炎	762
頸部リンパ節炎	537
頸部リンパ節転移癌	772
けいれん	143, 251, 252, 300
熱性——	297, 379
けいれん性発声障害	587, 590, 595~597, 602
結核性中耳炎	123
血管	769
——奇形	770
血管運動性鼻炎	339, 374
血管腫	494, 564, 768~770
血管収縮薬	313, 335, 343, 384
血管性雑音	28
血管性浮腫	538
血管内皮腫	513
血腫形成	840
結節性甲状腺腫	791
血痰	656, 657, 668
癌性の——	698
げっぷ	735~737
結膜炎	368, 371, 384, 537
血流障害	185, 230
解熱鎮痛薬	534
下痢	841, 842, 869

ケロイド	785, 786
減圧症	111
嫌気性菌	673, 676, 711
言語習得	79
言語障害	197, 632, 633
言語発達	21, 127, 636~638
——遅滞	127, 636~638
検索反射	23
ゲンタマイシン	223, 225, 226
犬吠様咳嗽	604, 655, 680

こ

誤飲	726
降圧薬	343, 397, 460
抗アレルギー点眼薬	382, 383
抗アレルギー薬	358, 369, 377~382, 394, 397, 607
口囲蒼白	526
抗インフルエンザ薬	301, 305
抗ウイルス薬	243, 301, 454, 825
抗うつ薬	33, 176, 183, 225, 456, 460, 822, 831, 852, 862~869
構音	522, 638
——障害	186, 194, 451, 457, 497, 566, 598, 633, 634, 705, 706
口蓋穿孔	431
口蓋垂軟口蓋咽頭形成術	559
口蓋扁桃	441, 443
——肥大	559
口蓋裂	450
口角炎	452~454, 725
降下性壊死性縦隔炎	761
口渇	379, 455, 504, 864, 869
交感神経	263, 264, 364, 748
——過緊張	218
——緊張亢進	850
高気圧酸素療法	83, 84
硬起声	591
咬筋	701
抗菌薬	99, 100, 117~130, 294, 296, 460, 525, 673, 692, 720, 740
アミノグリコシド系——	32
マクロライド系——	129, 527, 654, 676, 683
口腔	438, 449
——衛生指導	459
——乾燥	454, 455, 465
——期	700, 702
——ケア	489, 715, 716
——内細菌	455
口腔悪性腫瘍	496
口腔アレルギー症候群	539
口腔・咽頭疾患	500
航空性中耳炎	112
口腔帯状疱疹	476
口腔底蜂窩織炎	759

口腔底類皮囊胞	495
口腔内カンジダ症	484, 542
口腔粘膜	466, 474
——癌	496
——の炎症	468
口腔白板症	485
抗けいれん薬	252, 297, 472
高血圧	28, 183, 188~195, 201, 549~552, 654, 843
——薬	201
高血圧脳症	201
抗血栓薬	721
咬合	451
——調整	493
抗好中球細胞質抗体	344, 345
後鼓室	4
抗コリン作用	456
抗コリン薬	384, 397, 691
好酸球性気道炎症	651
好酸球性中耳炎	122
好酸球性鼻炎	371
好酸球性副鼻腔炎	328, 339~342, 653
高脂血症	188, 191, 551
高次機能障害	632
後篩骨神経	263
口臭	454~457, 475, 706, 734
甲状咽頭筋	699, 700
溝状舌	467
甲状舌管囊胞	789
甲状腺	630, 755~797, 791~808
——結節	799
——疾患	791, 799
——腫大	793
——腫瘍	756, 797
——腫瘤	792, 799
——シンチグラム	797
——ホルモン	791, 803
甲状腺炎	790, 795~797
甲状腺癌	630, 801~804
甲状腺機能亢進症	206
甲状腺腫	722, 791, 792, 800, 806
腺腫様——	800
甲状腺ホルモン分泌刺激ホルモン（TSH）	792
甲状披裂筋	595
口唇	452, 458
口唇ヘルペス	453
口唇裂	450
硬性気管支鏡	695
硬性下疳	540, 541
向精神薬	854
抗生物質	293, 296, 523, 527, 604, 606
テトラサイクリン系——	767
高体温症	832
喉摘者	624
抗てんかん薬	33, 196, 201

後天性外耳道閉鎖症	95
後天性ツチ骨前突起固着症	135
喉頭	578~631, 644, 704
——違和感	604
——運動	709
——壊死	621, 622
——外傷	625, 627
——奇形	669
——狭窄	670
——振戦	595, 597
——全摘術	620
——摘出	624, 723, 724
——浮腫	622
——閉鎖	722
——麻痺	597, 600
老人性——	584
喉頭アミロイドーシス	616
喉頭アレルギー	366, 607
喉頭移動術	630
喉頭炎	604, 605, 607
喉頭横隔膜症	595, 613, 631
喉頭蓋	521, 609, 704
——囊胞	606
喉頭蓋炎	521, 605, 606
喉頭蓋谷	707
喉頭蓋嚢胞	605
喉頭過形成症	613
喉頭癌	604, 617~623
喉頭気管狭窄	628
喉頭鏡検査	627
喉頭筋	579
——電図検査	587
喉頭腔	708
喉頭結核	609
喉頭血管腫	594, 616
喉頭挙上術	715
喉頭室	612
喉頭脆弱症	669
喉頭セル	612
喉頭直達鏡検査	619
喉頭軟化症	593, 669
喉頭肉芽腫	608, 609, 734, 736
喉頭乳頭腫	613~615
喉頭嚢腫	594
喉頭ファイバースコピー	606, 660
喉頭ロイコプラキア	613
口内炎	468, 471~475, 539
カンジダ性——	483
歯肉——	475
梅毒性——	539
びらん性——	472
口内乾燥症	455, 456, 460, 504
紅斑（症）	471, 478, 486
後鼻孔閉鎖症	411
後鼻孔ポリープ	336, 337

抗ヒスタミン薬	217, 295, 314, 377~381, 456
後鼻漏	285~328, 647~657
抗不安薬	33, 176, 225, 252, 456, 460, 857, 867~869
硬膜外膿瘍	141
硬膜下膿瘍	324
後迷路	14, 15, 37, 230
——障害	14
後迷路性難聴	14, 15, 230
抗ロイコトリエン薬	381, 382
声	609~639
——の衛生	610, 611, 613
——の強弱	583
——の乱用	610
声変わり	613
——三角	584
誤嚥	598~603, 660, 703~728
異物——	694
不顕性——	709, 711, 712
——防止	581
誤嚥性気管支炎	677
誤嚥性肺炎	676, 705, 710~714, 720
語音聴力検査	63, 65, 67
語音明瞭度	15, 16, 65~77
——検査	15, 65, 71
呼気筋	708
呼気時間延長	659
呼気性雑音	659
呼吸	
陥没——	291, 669
——機能	580
口すぼめ——	660
——障害	522, 598, 658, 683
チェーンストークス——	659
努力様——	660
鼻——	660
頻——	689
——不全	690
——リハビリテーション	690
呼吸器	
——異常	583
呼吸器感染症	295, 661
呼吸筋	644
呼吸困難	392, 593, 599, 606, 611, 616, 628, 644, 660, 661, 669, 673, 686, 688, 761, 767
——感	687
吸気性——	521, 658
呼気性——	659
労作時——	658, 684, 689
呼吸停止	605
呼吸力学的検査	587
呼気流	583
黒色乳様突起	131
黒毛舌	467

鼓索神経	237, 438, 445, 461
——切断	134
鼓室	3, 5
——開放術	87
——形成術	105, 133, 134, 140
——洗浄	123
鼓室峡部	4, 113, 126, 131, 137
鼓室血腫	97, 98
鼓室硬化症	134
鼓室神経叢	5
鼓室線維症	131
コステン症候群	493
骨腫	425
骨髄炎	100, 229, 491
骨性耳管	4
骨折	401~409
Le Fort 型——	401, 403
ブローアウト——	405
骨ページェット病	106
骨迷路	50, 150
コデインリン酸塩	654
ことば	632
コプリック斑	479
鼓膜	3, 5, 96, 109~127
——形成術	134
——弛緩部	137
——切開	120, 121, 128, 129
——チューブ留置	122, 129, 132
——直達性外傷	97
——膨隆	117
——癒着	131
鼓膜炎	
水疱性——	115
鼓膜穿孔	87, 97
外傷性——	96
——閉鎖法	133
鼓膜張筋腱	4
鼓膜張筋半管	4
鼓膜輪	3
コルチ器	10, 39, 82
——外有毛細胞	17
——蝸牛	75
コレステリン肉芽腫	130, 131
根尖性歯周炎	326

さ

サーファーズイヤー	94
細気管支炎	289, 679, 680
鰓弓耳腎症候群	46
細菌	
——感染	529, 533
——毒素	526
細菌重感染	286
細菌性化膿性リンパ節炎	765
細菌性気管支炎	660
細菌性髄膜炎	56

878 索引

再生不良性貧血　836
在宅酸素療法　690
サイトメガロウイルス　55, 82
　　——感染症　54
再発性多発軟骨炎　608
サクソンテスト　458
鎖骨
　　——上縁　748
　　——上窩　749, 753
匙状爪　725
嗄声　585~618, 627, 628, 658, 705, 734, 795, 804
　　気息性——　598, 599, 603
　　術後——　603
　　小児——　612
　　粗造性——　611
詐聴検査　21
雑音　34, 63, 65, 69, 72
　　呼気性——　659
　　頸動脈——　772
　　血管性——　28
　　——抑制機能　70
サッカリン移動試験　312, 330
サッカリン時間　278
ザナミビル　301, 302
砂粒小体　802
サルコイドーシス　752
サルコペニア　703
三叉神経　116, 238, 260, 429, 701, 827
　　——節　453
　　——の障害　230
三叉神経鞘腫　232
三叉神経痛　418, 813, 816, 824, 825
　　症候性——　419
三半規管　148, 150, 160, 181, 209
酸分泌抑制薬　738

し

ジアゼパム　297
シェーグレン症候群　456~506, 518, 757
シェロングテスト　201~208
耳音響放射検査　17
耳介　98, 99, 121
　　——形成術　93
　　——痛　249
　　——の奇形　94
耳介血腫　95
耳介軟骨炎　98
歯科金属疹　485
視覚　149
　　——障害　198
歯牙酸蝕　734
耳下腺　444, 445, 511~518
　　——腫脹　503
　　——症状　501
耳下腺炎　41, 501, 502

耳下腺結核　502
耳下腺腫瘍　513~515, 519
耳下腺粘表皮癌　518
耳下腺嚢胞　510
耳管　5, 6, 26, 107~113, 125
　　——開口部　440
　　——機能検査　24, 109
　　——機能障害　125
　　——機能不全　450, 451
　　——疾患　107
　　——通気　107
耳管開放症　108, 109, 110
耳管狭窄症　107, 109
耳管鼓室気流動体検査法　25
耳管鼓室気流動態法　24
耳管上陥凹　4
耳管軟骨　114
ジクロフェナクナトリウム　302
シクロホスファミド　345, 346
耳垢　91~95, 844
　　——栓塞　90, 95
　　——貯留　95
耳硬化症　26, 46, 105, 228
耳後部　121
篩骨
　　——嚢胞　421
篩骨洞　257, 258, 309
　　——病変　340
篩骨洞炎　273
篩骨胞　258
篩骨蜂巣　258, 259
篩骨漏斗　259
自己免疫性水疱症　472
耳珠　99
歯周炎　326, 488, 489
耳小骨　10, 74, 137
　　——奇形　103
耳小骨筋　26, 28
耳小骨離断　97, 98
　　外傷性——　97
視神経　260
視神経管
　　——骨折　408
　　——損傷　321
　　——隆起　407
ジストニア　595
シスプラチン　32, 51, 52, 162
自声強聴　32, 85, 108
歯性上顎洞炎　310, 325~327
耳性髄液漏　142
耳性帯状疱疹　178, 250
耳石　211~216
　　——置換療法　213, 214
耳石器　150, 152, 160, 172, 212
舌　466~468, 709
　　——の運動　709

市中肺炎　672, 673
　　——ガイドライン　672
耳痛　57, 115, 117, 122, 146, 493, 736
失語　162, 187, 197, 633~636
　　ウェルニッケ——　635, 636
　　運動——　634
　　全——　636
　　ブローカ——　635, 636
失語症　162, 633~635
失神　187, 205
　　血管迷走神経性——　206
　　反射性——　206
　　——発作　158
膝神経節　237, 249
失声　583, 596
失聴者
　　言語習得前——　79
　　中途——　79
失認　187, 633
失明　470
紫斑病　524
耳閉感　35, 36, 70, 82, 85, 108, 160, 210, 219, 493, 566
耳閉塞感　155, 520
脂肪腫　785, 787
耳鳴　27~35, 82~87, 155, 160, 184~195, 210, 213, 219, 249, 493, 862
　　——順応療法　35
　　——中枢発生説　29
シャイ・ドレージャー症候群　198
視野障害　186
しゃっくり　561, 562
ジャネッタの手術　196, 251, 826
斜鼻　402
シャント発声法　625
縦隔気腫　692, 729, 730
縦隔膿瘍　730, 761
シューグレン症候群　505
重心動揺計　173
重心動揺検査　173, 174
周波数　10~14, 31, 38, 65~69
　　高——　74
重力センサー　151
縮瞳　817
出血傾向　405, 839
純音閾値検査　11
純音聴力閾値　58
純音聴力検査　9~28, 119, 163
循環改善薬　87, 176
循環障害　83, 187, 242, 422, 549
　　前庭系——　220
循環不全　82, 185, 186, 191
　　血液——　82
上咽頭　439
上咽頭癌　566
漿液腺　445

上顎癌	428
上顎骨	
——骨折	401
上顎洞	257, 309, 331, 334, 426
——真菌症	331
——洗浄療法	334
上顎洞炎	
菌性——	310, 325~327
——症状	327
乳幼児——	334
上顎洞癌	428
上顎洞骨異形成症	426
上気道	
——感染	81
——狭窄	565, 666
——粘膜免疫機構	442
上気道炎	520
上気道咳症候群	656
症候性神経血管性頭痛	815
上鼓室	4, 136, 137~139
小細胞癌	698
小耳症	92, 93
上深頸リンパ節	575
小錐体神経	5
小児急性中耳炎	114
——診療ガイドライン	117
小児滲出性中耳炎	124, 126
小児声帯結節	613
小脳梗塞	193, 194
小脳失調	184, 197
小脳出血	829
小脳症状	191, 197, 198
上半規管裂隙症候群	227
上部消化管	
——内視鏡検査	726
静脈洞炎	141
褥瘡性潰瘍	470, 497
食道	699~745
—— web 像	725
——期	700, 703
——穿孔	729, 730
——造影	733
——入口部	700, 703
——の蠕動運動	710
——発声法	624
——破裂	741
——裂孔	734
食道異物症	725
食道炎	736
食道外症状	734
食道癌	568, 570, 741~745
——手術	599
食道カンジダ症	740
食道気管支瘻	733
食道憩室	731
食道静脈瘤	741

食道表在癌	744
食道ポリープ	741
食物アレルギー	357~359
耳浴療法	118
書字障害	197
自律神経	215, 236, 263, 851
——機能	203
——系	29
——失調	218, 343
——障害	204
——症状	824, 861
視力	
——障害	323, 408, 422
——低下	421
シルメル試験	241, 458, 504
耳漏	87, 101, 117, 122
難治性——	132
拍動性——	121
反復性——	130
脂漏性角化症	101
脂漏性皮膚炎	101
心因性仮声帯発声	596
心因性失声症	596
真菌	102, 330, 331
神経血管	
——減圧術	251, 252
神経血管圧迫症候群	195, 220, 252, 419
神経原性起立性低血圧	204
神経興奮性検査	240
神経鞘腫	253, 447, 564, 756, 781, 782
神経線維腫症	47, 234, 781
神経浮腫	243
神経ペプチド	813
神経変性	239~245
人工喉頭	624, 625
電気式——	625
——発声法	624
人工内耳	55, 66, 74~80
——手術	79
ハイブリッド——	80
両側——	80
真珠腫	101, 109, 131, 135~144
再形成——	139, 140
前——	131
真珠腫性中耳炎	116, 131, 135,
	138~140
滲出性中耳炎	47, 117, 122~130, 451
合併型——	116
急性期——	128
難治性——	130
心不全	655, 660
うっ血性——	658

す

髄液漏	98, 142, 320, 409, 830
髄液瘻	86

錐体尖病変	143
錐体部真珠腫	144
錐体隆起	5
錐体路	150, 191, 632
——症状	191
垂直性頭位眼振	163
水痘帯状疱疹ウイルス	57, 249, 481
髄膜炎	55, 56, 141, 228, 288, 298,
	324, 409, 477, 501, 502, 830
化膿性——	141
髄膜腫	232, 830
髄膜脳瘤	87, 337
髄膜瘤	402
睡眠時無呼吸障害	547~556
閉塞性——	556
睡眠時無呼吸症候群	522, 547~555
睡眠導入薬	867
スギ花粉症	355~366, 371~376, 385
頭重感	827
スタール耳	94
スタンダール症候群	199
頭痛	87, 88, 160~162, 190~201, 207,
	299, 421, 812~830, 860, 869
スティーブンス・ジョンソン症候群	
	471
ステロイド（薬）	33, 80~101, 123, 130,
	131, 196, 223, 229, 243, 336, 345,
	367~385, 470~473, 534, 604~611,
	680, 740, 759, 829
——吸入	395, 399, 609, 651
吸入——	394, 396, 647, 652
——局所投与	313, 382, 383
——大量療法	244
——点眼薬	369
点鼻——	390
——投与	330
——パルス療法	301, 408, 472
鼻噴霧——	380
——療法	242
——緑内障	383
——レスポンダー	368, 369
ストレプトマイシン	52, 124, 162,
	223, 226
ストロボスコピー	588, 589, 614, 618
喉頭——	614
スパイロメトリー	394, 662~ 665,
	689, 690
スプーン爪	838
スマトリプタン	821, 822

せ

星状神経節ブロック	33, 84, 244
成人T細胞白血病	780
精神疾患	861
声帯	579~613, 724
——萎縮	585, 611

──運動 581, 582, 627
──結節 610
──手術 589
──振動 580, 586
──の可動性 707
ポリープ様── 584
──麻痺 587, 600, 603, 669, 670
声帯位 581, 582, 599
声帯炎 589, 604
声帯癌 618, 620
声帯筋 580, 584, 595
声帯緊張筋 581
声帯溝症 584, 611
声帯嚢胞 611
声帯白板症 613
声帯ポリープ 609, 610
正中頸嚢胞 756
声門 578~612, 617~620, 631, 708
　──下圧 583
　──開大術 603
　──閉鎖 581, 582, 708
　──閉鎖反射 581
　──閉鎖不全 585, 591~612
声門下狭窄 670
声門癌 588, 617, 619, 620
声門瘢着症 631
咳 335, 344, 392, 398, 609, 646~656, 674, 675, 684~686
　小児の慢性── 654
　随意的な── 708
　──チック 654
　──反射 721
脊髄小脳失調症 197
脊髄神経 149
咳喘息 650, 651
咳払い 596, 608, 646, 718, 734
舌 466~468, 709
舌咽神経 116, 438, 439, 440, 445, 568, 701, 713
　──咽頭枝 561
舌咽神経痛 561
舌炎 466, 467, 725
　ハンター── 466, 467
　表在性── 725
石灰沈着性頸長筋腱炎 768
舌下神経 713, 748, 774
舌下腺 445
舌下動脈 509
舌下免疫療法 385, 387, 388
舌癌 496, 497, 498
舌根 521, 553, 568
　──沈下 558, 659
舌根嚢腫 594, 670
舌小帯 451, 474
摂食 700
　──訓練 718

摂食・嚥下
　──訓練 715
　──障害 713
　──動作 705
　──リハビリテーション 719
舌苔 466
舌痛症 464, 465
舌扁桃 468
舌良性腫瘍 493
セモン法 214
線維化 346
腺癌 613, 698, 773
尖圭コンジローマ 615
穿孔性中耳炎 116
前鼓室 4
　──棘切断術 135
潜在性乳様突起炎 121
前篩骨神経 263
腺腫様甲状腺腫 800
全身性エリテマトーデス 474
全身性強皮症 474
潜水病 111
喘息 290, 328, 340~351, 366, 371, 391~400, 650~659, 687, 688
　アトピー型── 393
　気管支── 328, 391~393, 398, 653~659, 687
　小児── 398
　心臓── 654
　成人── 391
　咳── 394
　──増悪 363
　難治性── 396
　──発症率 349
　──誘発 386
　──様症状 736
喘息性気管支炎 679
喘息予防・管理ガイドライン 394, 396
センチネルリンパ節 773
前庭 148, 149, 152~167, 209~229
　──眼反射 150
　──機能不全 82
　──障害 167, 181
　──代償 224
　──毒性 51
前庭枝 152
前庭神経 149, 229
　──切断術 226
前庭神経炎 53, 172, 209, 211
前庭神経核 153, 183, 191, 192
前庭水管拡大症 44, 48, 49
前庭窓 3, 86
前庭ニューロン炎 209
前庭迷路 50, 150
前庭誘発筋電図 227
先天性外耳道閉鎖症 93

先天性風疹症候群 53, 54
前頭骨胞巣 259
前頭洞 257, 260
喘鳴 290, 335, 391~399, 594, 606, 655, 660, 669, 677~684
　吸気性── 398, 593, 658
　呼気── 291
線毛細胞 644
線毛性排泄 6, 7
線毛打頻度 265
腺様嚢胞癌 146

そ

騒音 37~40
挿管性肉芽腫 608
巣症状 829
僧帽筋
　──前縁 748
側頸嚢胞 788
側頭骨 97
　──亜全摘術 145
側頭骨グロームス腫瘍 144
側頭動脈炎 829
側頭部痛 829
咀嚼 700~702, 710
　──機能 726
　──困難 457
ソーンワルト病 535

た

第1第2鰓弓症候群 92
代謝改善剤 33
体重
　──減少 689, 793, 846
　──増加 795
代償機構
　中枢の── 149
　──破綻 201
代償機能
　前庭── 219
　めまいの── 178
代償不全 183
帯状疱疹 52, 57, 141, 178, 238, 249, 250, 276, 475, 476, 481, 825
　──後神経痛 475
帯状疱疹ウイルス 52, 57, 249, 481
大動脈瘤 600
大脳辺縁系 29
体平衡機能検査 156
唾液 445~458, 500~516, 677, 707~712
　──疝痛 509
　──貯留 707, 708
　──分泌 455, 458
　──量 445, 447
唾液管
　──拡張 503

唾液菅炎 508
唾液誤嚥性肺炎 712
唾液腺 445, 456, 501~506, 509
　——腫脹 504
　——造影 448, 503, 504
　——多形腺腫 447
唾液腺炎 501, 507
唾液腺腫瘍 511~516
唾液腺症 508
唾液腺内視鏡 509
唾液飲みテスト 707
唾液分泌過多症 500
高安動脈炎 829
多形滲出性紅斑 471
多形腺腫 515, 516, 517, 784
唾石症 449, 508, 509, 756
立ちくらみ 158, 162, 198, 204~208
立ち直り
　——障害 179
　——反射 164, 173
立ち耳 94
脱水症 457
たばこ誤食 727
多発血管炎性肉芽腫症 344, 345
多発性硬化症 196
多発性骨髄腫 784
多発性内分泌腫瘍症 807
痰 293, 609, 645~647, 683~686
　粘液性—— 646
　膿性—— 293, 645, 654, 656, 674
丹毒 757

ち

チアノーゼ 660, 682, 694
チアマゾール 794
知覚神経 5, 236
智歯周囲炎 488, 490
地図状舌 467
チック 251
窒息 551, 693, 703
中咽頭 441
中咽頭癌 567~569, 773
中鼓室 4
中耳 2~6, 92, 103~146
　——インピーダンス検査 26
　——加圧療法 225
　——ガス代謝 107
　——換気チューブ留置術 129
　——奇形 103
　——手術 134
　——浄化作用 5
　——貯留液 126
　——粘膜ガス交換 5, 6
　——の機能不全 81
　——防御作用 5
中耳炎 110~137, 219, 238, 292

気圧性—— 110
滲出性—— 47, 116, 117, 122~129, 451
難治性—— 114
　——発症年齢 126
反復性—— 120
　——マーチ 116, 117
慢性—— 123, 124, 132, 134
中耳腔 2, 3, 6, 113, 131
中耳結核 123
中耳コレステリン肉芽腫 131
中耳真珠腫 135
中耳肉芽腫 344
中耳傍神経節腫瘍 144
中鼻甲介基板 258
調圧機構 5, 6
聴覚 11~28, 37~89, 231
　——閾値 16, 58
　——異常 27
　——過敏現象 13
　——訓練 79
　——検査 11
　——健診 24
　——失認 63
　——障害児 23
　——スクリーニング 21~23, 42, 77
　——中枢 28, 77
　——発達 23
　——疲労現象 38
　——保護 61
　——補充現象 60
　——誘発電位 231
聴覚器
　人工—— 74
聴覚障害 37, 47, 62~64
　中枢性—— 62
聴覚情報処理 60, 63
聴覚連合野 10
聴器
　——障害 40
　——毒性 51
聴器癌 145
蝶形紅斑 474
蝶形骨洞 257, 260
　——囊胞 421
蝶形簡骨陥凹 258
聴神経 233
聴神経腫瘍 81, 175, 229~232
聴神経鞘腫 229
聴性定常反応 17
聴性脳幹インプラント 66, 75, 80
聴性脳幹反応 16, 57, 58, 63, 174
　——検査 16, 57, 58
聴皮質 16, 62, 63
聴放線 62, 63
聴毛 10

聴力 2~24, 37~89
　——改善効果 74
　——基準値 19
　骨導—— 122
　残存—— 80
　純音—— 105
　——障害 11, 217, 238
　——障害児 42
　——スクリーニング 18, 19
　——損失 39
　平均—— 19
　——保存手術 232
聴力検査 19, 21, 24, 40, 41, 57, 127, 230, 231
　語音—— 63, 65, 67
　純音—— 65
　乳幼児—— 23
貯留囊胞 422, 494, 510
鎮咳薬 295, 646
　中枢性—— 647, 656

つ

椎骨動脈解離 192
椎骨脳底動脈循環不全 185, 191
ツェンカー憩室 731, 732
ツチ骨 3, 103
ツチ骨靫帯 4

て

手足口病 476
低亜鉛血症 465
啼泣 114, 117
低血圧 201~205
　起立性—— 183, 200~204
　食後—— 204
低髄液圧症候群 87
停滞囊腫 135
低分化型扁平上皮 571
低分化扁平上皮癌 569
ティンパノメトリー 18, 26, 98, 105, 120, 127
テオフィリン 395, 396, 691
笛声 682
テグレトール 252, 419
デスモイドシスト 756
鉄欠乏性嚥下困難症 725
鉄欠乏性貧血 466, 838
　——の舌症状 466
伝音障害 105
伝音難聴 9, 12, 15, 20, 30, 47, 92, 97, 98, 105, 227, 228
てんかん 200
電気生理学的検査法 240
デング熱 306
伝染性紅斑 478
伝染性単核球症 536

882 索引

伝染性膿痂疹 486
天疱瘡 472, 473

と

頭位性中耳炎 114
頭位変換眼振検査 212
頭蓋底
　　　――骨折 409
頭蓋底骨髄炎 100
頭蓋内合併症 141
頭蓋内膿瘍 324
動眼神経 260
　　　――麻痺 828
頭頸部癌 461, 566
頭頸部表在癌 573
動静脈奇形 28
疼痛 705
糖尿病 45, 50, 51, 59, 100, 161, 162,
　　　183, 188, 191, 193, 293, 330, 457,
　　　461, 508, 549, 551, 605, 757, 761
動脈硬化 28, 186, 189, 415, 419
動揺視 51
トキソプラズマ症 765
特発性喀血症 658
特発性間質性肺炎 678
特発性縦隔気腫 692
特発性食道拡張症 733
特発性髄液耳漏 87
兎唇 450, 451
突発性難聴 58, 81~89, 158, 168, 172,
　　　178, 193, 219
　　　小児の―― 58
とびひ 486
どもり 638, 639
ドライアイ 458, 503
ドライマウス 455~459, 503
トリプタン 820~824
　　　――感覚 821
努力肺活量 662~664, 689
トレーチャー・コリンズ症候群 47
ドレナージ 731, 763
呑酸 735~737

な

内筋麻痺 611
内頸静脈血栓症 771
内耳 2, 7, 17, 37~91, 115, 148,
　　　152, 177, 215, 218
　　　――奇形 44, 48, 50
　　　――機能障害 176
　　　――機能の回復 83
　　　――機能不全 82
　　　――血行障害 85
　　　――血流障害 185
　　　――出血 185
　　　――循環改善 223

　　　――障害 18, 39, 122, 168
　　　――症状 98
　　　――振盪 97, 98, 197
　　　――前庭機能 222
　　　――動脈 83, 183, 185
　　　――病変 126
内耳炎 56
　　　ウイルス性―― 81, 227
　　　漿液性―― 228
中耳気圧外傷 112
内視鏡下鼻内手術 333
内視鏡下副鼻腔手術 317~320, 327
中耳腔
　　　――内出血 112
　　　――リバースブロック 111
内耳神経 236
内耳窓閉鎖術 86, 87
内耳窓破裂症 86
内耳道 9
内耳瘻孔 138
内舌筋 701
内直筋 258
内リンパ対流 172
内リンパ液 9, 218
内リンパ管 49, 152
内リンパ水腫 158, 218~229
　　　遅発性―― 226
　　　特発性―― 219
内リンパ嚢 49, 152, 219
　　　――開放術 226
　　　――手術 225
内リンパ迷路炎 55~57
内リンパ流 151, 152, 211
軟起声 608
軟口蓋 709
軟骨母斑 94
難聴 9~89, 96, 112, 122~127, 143, 155,
　　　160, 174, 184, 186, 192, 210, 213,
　　　219, 223, 249, 253, 502, 566, 638, 843
　　　――遺伝子 43, 44
　　　遺伝性―― 41~45, 54, 78
　　　加齢性―― 58~61, 65, 72
　　　感音―― 9~32, 37, 45, 47, 57,
　　　　81~85, 97, 105, 122, 126, 504
　　　機能性―― 16, 57, 88
　　　急性音響性―― 37, 41
　　　後迷路性―― 14, 15, 230
　　　混合―― 9, 20
　　　心因性―― 209
　　　騒音性―― 37, 38, 40
　　　伝音―― 9, 12, 15, 20, 30, 47, 92,
　　　　97, 98, 105, 227, 228
　　　突発性―― 58, 81, 85, 158, 168,
　　　　172, 178, 193, 219
　　　内耳性―― 13, 18, 29, 35, 69, 230
　　　無症候性―― 55

　　　ムンプス―― 56, 58, 81
　　　老人性―― 16, 58
軟部好酸球肉芽腫症 758

に

におい 266~272
　　　――の識別 267
肉芽腫 130, 131, 143, 344, 345, 431,
　　　608, 609, 734~738, 758
　　　ウェゲナー―― 344, 431
　　　――形成 346
　　　血管拡張性―― 427
　　　喉頭―― 608, 609, 734, 736
　　　コレステリン―― 130, 131
　　　特異性―― 608
　　　特発性―― 609
肉芽性外耳炎 99
ニコルスキー現象 472
ニューキノロン薬 673
乳頭癌 801
乳頭腫 494, 563, 613~615
　　　喉頭―― 613~615
乳突腔 6, 140
乳突洞 137, 139
乳突蜂巣 121, 126~128
乳び腫 775
乳び漏 775
妊娠性鼻炎 343
認知症 60

ね

ネーザルサイクル 277, 279
ネコひっかき病 765, 766
熱性けいれん 297, 379
ネブライザー 315, 316, 333~335, 521,
　　　522, 589, 604, 680
粘液線毛輸送 265~268, 309, 313, 329,
　　　645, 684
粘液嚢胞 495
粘表皮癌 518
粘膜
　　　――知覚 708
　　　鼻―― 264, 362~376, 385
　　　――肥厚 367, 604
粘膜固有層 580
粘膜上皮 580
粘膜疹 537
粘膜線毛クリアランス検査 330
粘膜線毛浄化 268
粘膜嚢胞 420, 510
粘膜扁平苔癬 484

の

ノイラミニダーゼ阻害薬 301, 302, 306
脳幹 63
　　　――の代償 229

脳血管障害	183, 184, 711, 843
脳血流障害	188
脳梗塞	28, 62, 181, 188~191
脳出血	28, 62, 195, 829
脳膿瘍	324
脳循環障害	549
脳循環不全	186
脳神経核	191
膿性痰	293, 645, 654, 656, 674
脳脊髄液減少症	87
脳脊髄鼻漏	324
脳卒中	188, 189, 713
脳底動脈閉塞症	182
脳膿瘍	141, 142
囊胞	413, 420~423, 494~496, 510, 511, 588, 611, 788
——開放術	422
上皮性——	423
声帯——	611
貯留	422, 494, 510
囊胞状リンパ管腫	756, 771
囊胞性疾患	788, 789
乗り物酔い	215~217
ノロウイルス	291, 842

は

パーキンソン病	197, 274, 500, 713
肺炎	292, 300, 301, 672~678, 688, 703~714, 835
誤嚥性——	676, 705, 710~714, 720
肺炎球菌	114, 115, 119, 132, 141, 293, 309, 523, 673
ペニシリン耐性——	119
ペニシリン低感受性——	121
——ワクチン	673, 692, 721
肺炎クラミジア	290, 292, 648, 674
肺活量	662~664, 689
努力——	662~664, 689
肺化膿症	711
肺癌	653~686, 697
——発症リスク	686
肺気腫	646, 659, 685~688, 694, 695
肺気道系	644
肺結核	653, 764
敗血症	526, 835
肺実質系	644
肺性心	689
肺線維症	686
肺栓塞	771
梅毒	54, 229, 539, 540
梅毒性口内炎	539
肺胞	644
——破壊	686
ハイムリッヒ法	693
肺門部早期癌	698
ハウスダスト	353~375, 385, 386

ハウリング	66~74
——抑制機能	70
破壊性甲状腺中毒症	796
吐き気	828, 829
白苔	483, 521, 525, 536, 546, 736, 740
白内障	480
白板症	485, 486, 496, 613
声帯——	613
橋本病	792, 807
破傷風	767
バセドウ病	791~793, 794, 802
パッサーバン隆起	440
発声	580~597, 724
発声障害	587~597, 602
けいれん性——	587, 590, 595~597, 602
発声機能検査	587
発熱	293, 299, 335, 457, 477, 520, 525, 534~537, 689, 830~835
心因性——	834
鼻アレルギー	358~377, 382
——診療ガイドライン	373, 376
通年性——	365
鼻すすり	109, 110, 114
鼻茸	335, 341, 343
多発性——	340
鼻ポリープ	335~337
パニック障害	671, 672, 853~856
パラインフルエンザ	289, 398, 604
バルサルバ法	24, 25, 109, 708
パルスオキシメーター	555, 660
バレー徴候	165, 166
バレット食道	736, 737
反回神経麻痺	594, 597, 599, 628, 804
半規管	8, 149, 150, 151, 173, 211
——機能	82, 167
——結石	212
——麻痺	172, 178, 220
瘢痕	588, 786
肥厚性——	785
瘢痕性狭窄	631
慢性——	628
瘢痕性食道狭窄	731
反射	23, 149, 150~154
眼——	153
検索——	23
前庭-脊髄——	153
ハンター舌炎	466, 467
ハント症候群	5, 53, 229~250
反復性多発性軟骨炎	98
反復性中耳炎	116, 290
反復唾液嚥下テスト	707

ひ

非アレルギー性鼻炎	339
ピープショウ検査	24

鼻咽腔	114, 115, 125, 127, 702
——細菌叢	114
——閉鎖不全	702
鼻咽腔ファイバースコープ	127
鼻咽頭	439
鼻炎	117, 335~349, 371, 374
——治療	117
皮下気腫	729, 730
非感染性口角炎	454
鼻鏡検査	278
鼻腔	256~346, 363, 441, 432, 450, 644
——形態異常	310
——通気度検査	279
——抵抗値	279
——粘膜	269
——の粘膜防御機構	267
鼻腔異物	411
鼻腔洗浄	341, 346
鼻汁	120, 277~290, 299, 370, 382, 525
——過分泌	362
——吸引器	335
血性——	431
粘性——	340
鼻出血	402, 414~416, 565, 837~840, 844
——傾向	840
——止血処置	416
非ステロイド性鎮痛薬（NSAIDs）	341, 342, 398, 821~824
ビスホスホネート	491, 492
鼻性NK/T細胞リンパ腫	431
鼻性視神経炎	323, 408
鼻石	331
鼻洗浄	120, 282, 316, 657
鼻前頭管	259
鼻中隔	257, 261
——穿孔	344, 413
——膿瘍	413
鼻中隔血腫	402
鼻中隔弯曲（症）	261, 412, 451, 559
ピッチ・マッチ法	31
ビディアン神経	263, 389, 390
鼻堤蜂巣	259
ヒトパピローマウイルス	545, 567, 614, 615
鼻内内視鏡	435
鼻軟骨炎	98
鼻粘膜	264, 362~376, 385
——過敏性	362~365, 385
——腫脹	370
——誘発テスト	373
非びらん性胃食道逆流症	736
鼻副鼻腔	125~128, 256~269, 424~435
鼻副鼻腔炎	126, 128, 284, 307~349
感染性——	313

真菌性──	330	小児──	332	ヘルパンギーナ	476
鼻副鼻腔疾患	281, 827	副鼻腔気管支症候群	328, 329, 653	ヘルペスウイルス	82, 249, 453
鼻副鼻腔腫瘍	322, 429	副鼻腔囊胞	420, 421	ヘルペス脳炎	298
皮膚粘膜眼症候群	471	含み声	606	ベル麻痺	237~249
鼻閉 114, 268, 276, 277, 362, 363, 382,		袋耳	94	変形性頸椎症	188
384, 397, 431, 551, 552, 566		浮腫	243, 405, 538, 539, 622	片頭痛	162, 493, 813~824
鼻弁狭窄	276	不整脈	183, 187, 200	──発作	824
非ホジキンリンパ腫	775~779	普通感冒	284, 285, 655	片頭痛関連めまい	162
びまん性甲状腺腫	791, 792, 800	浮動感	185, 203, 215	変声障害	592, 597
びまん性紅斑性丘疹	525	不眠	371, 860	片側性副鼻腔炎	328
びまん性汎細気管支炎 328, 329, 656,		──症	871	ベンゾジアゼピン	671, 868, 870, 871
657		浮遊耳石置換療法	214	扁桃 441~444, 520~536, 551~559	
百日咳 292, 648, 653, 656, 679~683		フライ症候群	516, 517	──萎縮	522
鼻涙管損傷	321	ふらつき 143, 153~165, 178, 181, 187,		──陰窩	527
披裂喉頭蓋ヒダ	521, 593, 607, 708	196, 215		咽頭──	523
披裂軟骨	578, 626~628	──感	210	口蓋── 522~529, 443, 444, 545,	
──脱臼	626, 627	ブラッドパッチ（療法）	88, 831	569	
──の偏位	628	ブラント-ダロフ法	214	──周囲膿瘍	444
鼻漏 268, 324, 378, 409, 566, 817		ブリュイ	772	──出血	443
脳脊髄──	324	フレイル	182, 846	──摘出術	528, 535
老人性──	374	プレドニゾロン 84, 224, 243, 345,		──肥大	529, 551, 557, 559
貧血	466, 725, 835~839	382~385		扁桃炎	520~537
鉄欠乏性──	466, 838	フレンツェル眼鏡	166~172	化膿性──	533
慢性──	837	ブローカ失語	635, 636	滲出性──	537
溶血性──	836	ブローカ中枢	634, 636	反復性──	522
		フローボリューム曲線	665, 666	溶連菌性──	536
ふ		プロスタグランジン	398	扁桃周囲炎	524
ファイバースコープ	127, 708	フロセミドテスト	221	扁桃周囲膿瘍	533
ファイバースコピー	588, 612, 667	プロトンポンプ阻害薬	737	扁桃性皮膚関節腎症候群	529
喉頭──	606, 660	粉瘤	102	扁桃病巣感染症	529
下咽頭・喉頭──	762			ペンドレッド症候群	47, 49
ファンクショナルゲイン	70, 71	**へ**		扁平上皮癌 145, 567, 569, 571, 742,	
不安障害	848, 853, 855	平均呼気流率	587	743, 773	
風疹	52~54, 82, 478, 480	平衡		扁平苔癬	484, 497
フェノバルビタール	297	圧──	5, 24	片麻痺	165, 166, 186
フォルヒハイマー斑	480, 537	──感覚	163, 209	交代性──	193
不快閾値	68, 69	──訓練	179, 213, 224		
──検査	68	体──	182	**ほ**	
副咽頭間隙腫瘍	447, 784	平衡覚	8	ボイスプロテーゼ	625
副交感神経	263, 264, 339, 364	平衡器	148, 150	蜂窩織炎	323, 490, 605, 759
──緊張型	334	平衡機能	149, 208	傍神経節腫	144, 781~783
──緊張亢進	850	──検査	163, 164, 170	膨大部稜	8
──優位	343, 366	平衡失調	87	ポートワイン血管腫	769
副甲状腺	804~808	平衡障害 148, 155, 163, 173, 174,		歩行障害	192, 194, 197
──ホルモン	808	181, 224		起立──	192
副甲状腺機能亢進症	808	老人性──	182	ホジキン病	775
副甲状腺機能低下症	804	閉塞性角化症	101	ホジキンリンパ腫	752, 776, 779
複視 160, 186, 192, 405, 406, 421		閉塞性呼吸障害	683	補充現象	13, 30, 32, 69, 220
副耳	94	閉塞性肺疾患	666	聴覚──	67
副神経	748	閉鼻声	584	──陽性	15
副鼻腔 256, 257, 280, 281, 316~318		ベーチェット病	469, 470	補聴	23
──手術	317, 318	ペニシリン 128, 229, 308, 503, 523,		──効果	22
──洗浄	316	528, 541, 546, 607, 676		補聴器 16, 20, 35, 42, 60~73, 78, 843	
副鼻腔炎 285, 292, 308, 311~367, 523,		ペニシリン耐性肺炎球菌	119	埋め込み型──	66, 74
530~536, 653		ベル現象	248	高度難聴用──	20
──合併症	323	ベルヌーイ効果	580	骨導──	74, 75

指向性── 70
　　──相談医 64, 73
　　──適合検査 70
　　──適合性 69
　　デジタル── 62~68
　　──特性測定装置 68
　　──の適用 67
　　ノンリニア── 62
ボツリヌストキシン 252, 596, 721
哺乳障害 593, 669
哺乳反射 702
母斑 94, 786
母斑症 234
ポリープ様声帯 590, 610, 611, 613
ホルネル症候群 713
ホルネル徴候 160

ま

マイコプラズマ 289~293, 648, 655, 656, 672~679
　　肺炎── 292, 661, 675
埋没耳 94
膜迷路 2, 7, 50, 150
マクロライド 314, 315, 333
麻疹 56, 479
マスカー療法 33, 34
マスキング 11, 21, 131
　　──法 31
麻痺 184, 187, 236, 237, 603, 635, 708
　　運動── 162, 196
　　延髄── 712
　　外転神経── 566
　　仮性球── 713
　　顔面神経── 98, 123, 160, 237~253
　　球── 598, 713
　　喉頭── 597, 600
　　混合── 713
　　四肢── 195
　　声帯── 587, 600, 603, 669, 670
　　術後── 601
　　先天性── 238
　　挿管性── 599, 600
　　中枢性── 598
　　動眼神経── 828
　　内筋── 611
　　反回神経── 594, 597, 599, 628, 804
　　半規管── 172, 178, 220
麻痺性構音障害 634
マラセチア 101
慢性カタル性喉頭炎 604
慢性化膿性中耳炎 132
慢性気管支炎 650, 683
慢性気道感染症 309
慢性硬化性唾液腺炎 507

慢性単純性喉頭炎 604
慢性中耳炎 123, 124, 132, 134
慢性鼻副鼻腔炎 308
　　小児の── 333
慢性副鼻腔炎 273, 309~313, 322, 652, 657
　　小児── 315
慢性閉塞性肺疾患（COPD）391, 392, 647, 653, 659, 663, 683~692

み

ミオパチー
　　輪状咽頭筋── 714
味覚 242, 447, 457, 460~463
　　──異常 454, 504
　　──検査 242, 446
　　──障害 460~463
ミクリッツ病 506, 507, 758
味細胞 439
耳 2~234
　　折れ── 94
　　カリフラワー── 95
　　スタール── 94
　　──の構造 2
　　──の先天異常 92
耳茸 122
耳鳴り 29~31
耳抜き 112
味蕾 438

む

無気肺 694, 695
無響性耳鳴 30
無菌性髄膜炎 288
ムコーズ菌 121
ムコーズ中耳炎 121
ムコール症 331
無症候性脳梗塞 188
むせ 677, 706, 707
無痛性甲状腺炎 797
無難聴性耳鳴 27, 28
胸やけ 706, 732~737
無疱疹性帯状疱疹 238
ムンプス 52~58, 81, 82, 501
　　──ワクチン 502
ムンプス難聴 52~58, 81

め

迷走神経 116, 440, 701, 713, 735, 748, 774
　　──反射 736
迷路 7, 50, 55~57, 150
　　骨── 50, 150
　　──骨包 151
　　前庭── 50, 150
迷路炎 55~57, 115, 229

　　ウイルス性── 229
　　内リンパ── 55~57
迷路周囲炎 228
迷路瘻孔 143
メニエール病 81, 158, 159, 167, 168, 172, 196, 210, 211, 217~227
　　蝸牛型── 85
　　──診断 221
　　前庭型── 220
　　──の病因 218
めまい 48, 82, 85, 87, 97, 143, 154~230, 249, 817, 843, 862
　　回転性── 51, 98, 157, 184, 186, 195, 210
　　急性期── 176
　　──係数 222
　　頸性── 198, 213
　　高齢者の── 182, 183
　　常時動揺性── 220
　　小児の── 208
　　心因性── 202, 209
　　中枢性── 160, 168, 175, 177, 194
　　てんかん性── 208
　　頭部外傷と── 197
　　──難民 210
　　──の運動療法 225
　　──の検査 163
　　──の問診 156
　　浮動性── 157, 200, 201, 204, 219
　　片頭痛関連── 209, 220, 227
　　──発作 218
　　末梢性── 157, 193
　　──メカニズム 207
メラノーマ 432, 786, 787
メルカーソン・ローゼンタール症候群 250
免疫寛容 386
メンデルソン症候群 711

も

毛舌 467
モラキセラカタラーリス 293, 307, 309
モンディーニ型奇形 48, 49

や

薬剤過敏性症候群 471
薬疹 482

ゆ

遊技聴力検査 24
誘発筋電図 240
誘発耳音響放射 17, 18
有毛細胞 7, 10, 18, 37, 39, 52, 59
癒着性中耳炎 130, 131

よ

溶血性貧血	836
溶連菌	292, 520~532, 537
——感染症	525, 537
翼口蓋窩	260
読み書き障害	635

ら

ライノウイルス	289, 398
ラインケ	580, 582
——腔	580
——の浮腫	610
ラウドネス・バランス法	31
ラ音	673, 674, 678, 688, 694
湿性——	673
ラクナ梗塞	181, 188, 191
ラニナミビル	301, 302
ラリンゴツェーレ	612
ラリンゴマイクロサージャリー	
	589, 609~614, 621
卵形嚢	8, 152, 211, 214
ランブル音	659

り

リウマチ熱	524, 527, 532
リガフェーデ病	470
梨状陥凹	561, 570, 599, 704, 707
麻痺側——	708
梨状皮質	266
リハビリテーション	
嚥下——	715, 716
顔面神経麻痺の——	244
嗅覚——	275
喉頭摘出後の——	624
呼吸——	690
人工内耳手術後の——	79
摂食・嚥下——	719
流涎	534, 605, 705
流涎症	500
流行性耳下腺炎	41
流行性唾液腺炎	501
流涙	239, 241, 421
——検査	239, 241

良聴耳	73
良性発作性頭位めまい(眩暈)症	158,
	159, 169, 176, 178, 198, 208~212
両側声帯麻痺	603
両側性中耳炎	115
緑膿菌	100, 132, 673
淋菌咽頭感染症	544
リンゴ病	478
リン酸コデイン	647
輪状咽頭筋	699~703, 714, 721
——嚥下障害	714
——切断術	715, 722
輪状甲状筋	584
輪状軟骨	578
リンネ法	20
リンパ管腫	494, 756, 770, 771
リンパ節	540, 575, 576, 749~766
咽頭後——	440, 760
——郭清	599
頸部——	833
結核性——	752
——腫大	480
——腫脹	431, 514, 525, 536,
	750~758, 838
——生検	777
センチネル——	773
——転移	773, 798
ルビエール——	440, 444, 576,
	749, 754
リンパ節炎	750~766
亜急性壊死性——	754, 757
化膿性——	756
頸部——	762
結核性——	754, 756, 763, 765
肉芽腫性——	766
リンパ腫	431, 518, 752, 775~779
悪性——	428, 505, 511~518, 567,
	752~756, 764, 775~801, 807
リンパ流	580, 605, 619

る

類アフタ	476
涙骨蜂巣	259

類上皮囊胞	594
涙腺	506
類天疱瘡	472
涙囊炎	321
類皮囊胞	135, 495
ルビエールリンパ節	440, 444, 576,
	749, 754
ル・フォルト骨折	401, 403

れ

レジオネラ感染症	677
レプリーゼ	682
レルモワイエ症候群	221

ろ

ロイコトリエン受容体拮抗薬	397, 399
ロイコプラキア	485, 604, 613
聾	63, 78, 85, 115, 122, 233
一側——	41, 98
——語	63
——耳	75
先天性——	47, 77
発達性——	638
両側——	41
老人性鼻炎	335
ローゼンミュラー窩	440
濾胞性リンパ腫	779
濾胞腺腫	805
ロンカイ	659, 660
ロンベルグ	
——検査	150, 164, 165, 173, 197
——徴候	197
——陽性	150, 164

わ

ワールデンブルグ症候群	47
ワルシャム鉗子	403
ワルダイエル扁桃輪	441
ワルダイエル輪	776, 777, 780
ワルチン腫瘍	448, 511~517
ワレンベルグ症候群	184, 191, 192,
	712, 713, 721, 723

著者略歴

白幡　雄一（しらはたゆういち）

昭和44年　　東京慈恵会医科大学卒業

昭和47年　　東京慈恵会医科大学耳鼻咽喉科教室助手

昭和51年　　医学博士

昭和54年　　米国コロンビア大学留学

昭和56年　　東京慈恵会医科大学耳鼻咽喉科講師

昭和59年　　聖路加国際病院耳鼻咽喉科医長

昭和60年　　東京慈恵会医科大学耳鼻咽喉科助教授

平成8年　　新小岩耳鼻科クリニック院長

平成10（〜26）年　日本耳鼻咽喉科学会評議委員

中山書店の出版物に関する情報は，小社サポートページをご覧ください．
https://www.nakayamashoten.jp/support.html

プライマリケアに活かす 臨床耳鼻咽喉科学
2018年7月1日　初版第1刷発行 ⓒ

著　者	白幡　雄一
発行者	平田　直
発行所	株式会社中山書店 〒112-0006　東京都文京区小日向4-2-6 TEL 03-3813-1100（代表） https://www.nakayamashoten.jp/
デザイン・DTP	株式会社 Sun Fuerza
印刷・製本	株式会社　シナノ

Published by Nakayama Shoten Co., Ltd.　　　Printed in Japan
ISBN978-4-521-74599-2
落丁・乱丁の場合はお取り替え致します

本書の複製権・上映権・譲渡権・公衆送信権（送信可能化権を含む）は
株式会社中山書店が保有します．

JCOPY 〈(社)出版者著作権管理機構　委託出版物〉
本書の無断複写は著作権法上での例外を除き禁じられています．複写
される場合は，そのつど事前に，(社)出版者著作権管理機構（電話03-
3513-6969，FAX03-3513-6979，e-mail：info@jcopy.or.jp）の許諾を
得てください．

本書をスキャン・デジタルデータ化するなどの複製を無許諾で行う行為は，著
作権法上での限られた例外（「私的使用のための複製」など）を除き著作権法
違反となります．なお，大学・病院・企業などにおいて，内部的に業務上使用
する目的で上記の行為を行うことは，私的使用には該当せず違法です．また私
的使用のためであっても，代行業者等の第三者に依頼して使用する本人以外の
者が上記の行為を行うことは違法です．